Anatomia

Estudo Regional do Corpo Humano

ERNEST GARDNER, M.D.
University of California at Davis

DONALD J. GRAY, M.S., Ph.D.
Stanford University

RONAN O' RAHILLY, M.Sc., M.D.
University of California at Davis

Ilustrações de
Caspar Henselmann

Traduzido sob a supervisão de
ROGÉRIO BENEVENTO
*Professor Titular de Anatomia
Humana da UFF.
Vice-Reitor da UFF.
Ex-Chefe do Departamento
de Morfologia da UFF*

Quarta edição

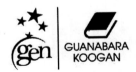

- Os autores deste livro e a editora empenharam seus melhores esforços para assegurar que as informações e os procedimentos apresentados no texto estejam em acordo com os padrões aceitos à época da publicação. Entretanto, tendo em conta a evolução das ciências, as atualizações legislativas, as mudanças regulamentares governamentais e o constante fluxo de novas informações sobre os temas que constam do livro, recomendamos enfaticamente que os leitores consultem sempre outras fontes fidedignas, de modo a se certificarem de que as informações contidas no texto estão corretas e de que não houve alterações nas recomendações ou na legislação regulamentadora.

- Os autores e a editora se empenharam para citar adequadamente e dar o devido crédito a todos os detentores de direitos autorais de qualquer material utilizado neste livro, dispondo-se a possíveis acertos posteriores caso, inadvertida e involuntariamente, a identificação de algum deles tenha sido omitida.

- **Atendimento ao cliente: (11) 5080-0751 | faleconosco@grupogen.com.br**

- Traduzido de
  Anatomy | A Regional Study of Human Structure
  Copyright © 1975 by W.B. Saunders Company
  All rights reserved.
  This edition of *Anatomy | A Regional Study of Human Structure*, 4th Edition, by Ernest Dean Gardner, is published by arrangement with W.B. Saunders Company.
  ISBN: 9780721640181
  Esta edição de *Anatomy | A Regional Study of Human Structure*, 4ª Edição, de Ernest Dean Gardner, é publicada por acordo com a W.B. Saunders Company.

- Direitos exclusivos para a língua portuguesa
  Copyright © 1988 by
  Guanabara Koogan Ltda.
  Uma editora integrante do GEN | Grupo Editorial Nacional
  Travessa do Ouvidor, 11
  Rio de Janeiro – RJ – 20040-040
  www.grupogen.com.br

- Reservados todos os direitos. É proibida a duplicação ou reprodução deste volume, no todo ou em parte, em quaisquer formas ou por quaisquer meios (eletrônico, mecânico, gravação, fotocópia, distribuição pela Internet ou outros), sem permissão, por escrito, da Editora Guanabara Koogan Ltda.

CIP-BRASIL. CATALOGAÇÃO NA FONTE
SINDICATO NACIONAL DOS EDITORES DE LIVROS

G214a

Gardner, Ernest Dean, 1915-
Anatomia : estudo regional do corpo humano / Ernest Gardner, Donald J. Gray, Ronan O'Rahilly ; ilustrações de Caspar Henselmann ; traduzido sob a supervisão de Rogério Benevento. - [Reimpr.]. - Rio de Janeiro : Guanabara Koogan, 2022.
il.

Tradução de: Anatomy: a regional study of human structure, 4th ed.
Contém glossário
Inclui índice
ISBN 978-85-277-1751-9

1. Anatomia Humana. I. Gray, Donald J. II. O'Rahilly, Ronan. III. Título.

25.08.08
CDD: 611
CDU: 611

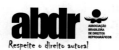

Prefácio da quarta edição

Os objetivos principais da presente obra continuam a ser: (1) proporcionar um compêndio para o estudante de medicina e de odontologia; (2) oferecer informação sobre a anatomia do ser vivo, salientando a importância da relação entre estrutura e função; e, (3) particularmente pela citação de referências selecionadas, satisfazer as necessidades do estudante mais adiantado e do pós-graduado.

Após certas matérias preliminares, em sua maioria de natureza sistêmica, terem sido consideradas numa série de capítulos introdutórios, a maior parte do livro segue um plano regional. O critério regional foi adotado principalmente por ser a maioria dos cursos práticos de anatomia humana baseada na dissecação regional. Dentro de cada região, contudo, não se tentou seguir rigorosamente o método regional, com exclusão de considerações sistêmicas, porque este trabalho não é um manual de laboratório nem um compêndio de anatomia cirúrgica. Assim, a posição desta obra pode ser descrita como de "regionalismo moderado". A ordem segundo a qual são estudadas as Partes Dois a Oito pode ser modificada a fim de se adequar a qualquer programa específico de dissecação.

Os campos especiais de neuroanatomia, histologia e embriologia são tratados em compêndios especiais, e geralmente em cursos separados; por essa razão, foram omitidos. Deve-se salientar que o breve relato sobre a anatomia do cérebro incluído na parte que trata da *cabeça* e *pescoço* é puramente destinado a auxiliar o aluno de anatomia macroscópica que ainda não estudou neuroanatomia pormenorizada.

A inclusão de referências recentes serve para salientar que a anatomia é uma disciplina viva, na qual a pesquisa desempenha um papel ativo e destacado. As abreviaturas usadas para as revistas são baseadas na *World List of Scientific Periodicals*, terceira edição, 1952.

A terminologia empregada é a da *Nomina anatomica*, terceira edição, 1966, traduzida para o inglês quando aplicável. A *Nomina anatomica* baseia-se amplamente na *BNA*, e, quanto às traduções, foram seguidas, de modo geral, no presente texto, as da Birmingham Revision (1933).

No texto e nas ilustrações, certas abreviaturas são freqüentemente utilizadas. Entre elas destacamos: C, cervical; Co, coccígico; L, lombar; N, nervo; S, sacral; T, torácico; V, vértebra. As abreviaturas acima foram geralmente combinadas; por exemplo, VT, vértebra torácica. As abreviaturas que aparecem apenas nas ilustrações incluem: a., artéria; r., ramo; g., gânglio; gld., glândula; lig., ligamento; m., músculo; n., nervo; plx., plexo; tr., tronco; v., veia.

Na presente edição, tanto o material do texto quanto o das ilustrações foram revisados, várias fotografias e desenhos adicionados e novas referências incluídas. Contudo, o número total de páginas pouco foi alterado. Conceitos importantes foram impressos em negrito, não só para auxiliar o neófito no aprendizado da informação básica mas também destacando itens de importância clínica, para ajudar o estudante que está revisando a matéria.

Foi adicionada uma seção conclusiva, a Parte Nove, na qual o suprimento sanguíneo e nervoso de certas partes do organismo é sumarizado, enfatizando, dessa forma, a continuidade entre uma região e a outra. Finalmente, adicionou-se um quadro de medidas, no qual são assinalados pesos e medidas lineares (em grande parte retirados de material do texto geral) de vários órgãos e estruturas.

Os autores agradecem a muitos amigos, tanto estudantes como professores, por seus comentários e sugestões. Mais uma vez é um grande prazer agradecer pelo incentivo constante e assistência cordial de tantos membros da W.B. Saunders Company.

Os autores apreciarão ser alertados para erros tipográficos, bem como erros de texto, que possam perturbar o leitor. Apreciarão também se o leitor chamar sua atenção para informações importantes por acaso omitidas na preparação deste livro.

Os Autores

Índice

Parte Um   Anatomia geral

1 — Introdução, 3
  Ronan O'Rahilly
2 — Esqueleto, 10
  Ernest Gardner
3 — Junturas, 18
  Ernest Gardner
4 — Sistema muscular, 24
  Ernest Gardner
5 — Sistema nervoso, 32
  Ernest Gardner
6 — Vasos sangüíneos, sistema linfático, 39
  Donald J. Gray
7 — Vísceras, 46
  Donald J. Gray
8 — Cútis, pêlos e unhas, 49
  Ronan O'Rahilly
9 — Desenvolvimento e crescimento, 56
  Donald J. Gray
10 — Anatomia radiológica, 65
  Ronan O'Rahilly

Parte Dois   O membro superior

  Ernest Gardner, Donald J. Gray e Ronan O'Rahilly
Introdução, 72
11 — Ossos do membro superior, 73
12 — Veias, drenagem linfática e mama, 98
13 — Ombro e axila, 104
14 — Braço e cotovelo, 122
15 — O antebraço, 130
16 — A mão, 139
17 — Anatomia de superfície do membro superior, 157

Parte Três   O membro inferior

  Ernest Gardner, Donald J. Gray e Ronan O'Rahilly
Introdução, 163
18 — Ossos do membro inferior, 164
19 — As veias e drenagem linfática da perna, 196
20 — Região glútea, 202
21 — Coxa e joelho, 206
22 — A perna, 222
23 — Pé e tornozelo, 231
24 — Postura e locomoção, 244
25 — Anatomia de superfície do membro inferior, 248

Parte Quatro   O tórax

  Ernest Gardner, Donald J. Gray e Ronan O'Rahilly
Introdução, 254
26 — Esqueleto do tórax, 255

27 — Parede torácica e mediastino, 262
28 — Esôfago, traquéia e brônquios, 275
29 — Pleura e pulmões, 280
30 — Coração e pericárdio, 298
31 — Vasos sanguíneos, drenagem linfática e nervos do tórax, 318
32 — Anatomia de superfície, exame físico e anatomia radiológica, 331

Parte Cinco   O abdome

Ernest Gardner
Introdução, 342
33 — Paredes abdominais, 343
34 — Vísceras abdominais e peritoneu, 357
35 — Esôfago, estômago e intestinos, 367
36 — Fígado, vias biliares, pâncreas e baço, 385
37 — Rins, ureteres e glândulas supra-renais, 397
38 — Vasos sanguíneos, drenagem linfática e nervos, 405
39 — Anatomia de superfície, exame físico e anatomia radiológica, 419

Parte Seis   A pelve

Donald J. Gray
Introdução, 428
40 — Ossos, junturas e paredes pélvicas, 429
41 — Vasos sanguíneos, nervos e drenagem linfática, 439
42 — Bexiga urinária, ureter, e uretra, 450
43 — Órgãos genitais masculinos, 457
44 — Órgãos genitais femininos, 465
45 — Reto e canal anal, 476
46 — Diafragma pélvico e fáscia pélvica, 482
47 — Região perineal e órgãos genitais externos, 485

Parte Sete   O dorso

Ernest Gardner e Donald J. Gray
Introdução, 498
48 — Coluna vertebral, 499
49 — Músculos, vasos, nervos e junturas do dorso, 515
50 — Medula espinhal e meninges, 530
51 — Anatomia de superfície do dorso, 536

Parte Oito   Cabeça e pescoço

Ronan O'Rahilly
Introdução, 540
52 — Crânio e osso hióide, 541
53 — Encéfalo, nervos crânicos e meninges, 572
54 — A orelha, 605
55 — A órbita, 618
56 — O olho, 633
57 — Couro cabeludo, e face, 642
58 — Regiões parotídica, temporal e infratemporal, 650
59 — Região submandibular, 663
60 — O pescoço, 668
61 — Boca, língua e dentes, 705
62 — Nariz e seios paranasais, 720
63 — Faringe e laringe, 730

Parte Nove — Epílogo

Ernest Gardner, Donald J. Gray e Ronan O'Rahilly
64 — Resumo da irrigação sanguínea e inervação do corpo, 753

Glossário de epônimos, 774

Índice alfabético, 780

Anatomia

Parte 1

ANATOMIA GERAL

1 INTRODUÇÃO

Ronan O'Rahilly

A ANATOMIA E SUAS SUBDIVISÕES

A *anatomia* é a ciência da estrutura do corpo. Quando usado sem qualificação, o termo aplica-se geralmente à anatomia humana. O vocábulo é derivado, indiretamente, do grego *anatome*, termo formado de *ana*, significando, neste caso, "em partes", e *tome*, significando "corte" (compare as palavras tomo, micrótomo, epítome). Do ponto de vista etimológico, o termo "dissecação" (*dis* significa "separadamente" e *secare* significa "cortar") é o equivalente latino do grego *anatome*.

A anatomia, escreveu Vesálio no prefácio da sua *De Fabrica* (1543), "deve ser realmente considerada o firme alicerce de toda a arte da medicina e sua preliminar essencial". Além disso, um ponto freqüentemente esquecido é o de que o estudo da anatomia introduz o estudante de medicina à maior parte da terminologia médica.

A anatomia "está para a fisiologia como a geografia está para a história" (Fernel) — isto é, ela provê o local para os eventos. Embora o interesse primordial da anatomia esteja na estrutura, a estrutura e a função devem ser consideradas simultaneamente. Por outro lado, através da *anatomia de superfície* e *radiológica* deve-se dar ênfase à anatomia do corpo vivente.* Outro autor assim se expressou a respeito: "Eu não posso apresentar-lhes todo o valor e interesse desse antes negligenciado aspecto da anatomia (de superfície). Muitas vezes, os estudantes só vêm a perceber sua importância quando já se encontram à beira do leito ou da mesa operatória do seu paciente, ocasião em que o primeiro problema que devem enfrentar é o que consideravam o último e menos importante"[1]. Os métodos clássicos de exame físico do corpo e o uso de alguns dos vários "-scópios" (do grego *skopos*, "observador") — por exemplo, o estetoscópio e o oftalmoscópio — devem ser incluídos no curso de anatomia. O estudo radiológico facilita chegar à "compreensão do caráter variável da anatomia e fisiologia do vivente" (A. E. Barclay), convindo lembrar constantemente a importância da variação.

Em relação ao tamanho das partes estudadas, a anatomia é habitualmente dividida em *anatomia macroscópica* e *anatomia microscópica* ou *histologia*. Os termos anatomia microscópica e histologia são, atualmente, usados como sinônimos em inglês. O vocábulo histologia é derivado das palavras gregas *histos*, significando "tecido" ou "teia" e *logos*, significando um "ramo do conhecimento". Embora a presente obra se refira principalmente à anatomia macroscópica, os dois aspectos, macro e microscópico, devem ser estudados em íntima conexão.

O corpo humano deve ser considerado não somente na sua forma definitiva mas também no seu desenvolvimento. *Embriologia* é o estudo do embrião e do feto, isto é, o estudo do desenvolvimento pré-natal. O desenvolvimento continua depois do nascimento e, conseqüentemente, a expressão *anatomia do desenvolvimento* deve ser usada incluindo o desenvolvimento pré e pós-natal. A *anatomia pediátrica* é o estudo da estrutura da criança. O estudo das malformações congênitas é conhecido como *teratologia*.

Em geral, obras que tratam da anatomia humana são dispostas (1) *sistematicamente*, isto é, baseadas nos vários sistemas* do corpo (esquelético, muscular, digestivo etc.) ou (2) *regionalmente*, isto é, de acordo com as subdivisões naturais principais do corpo (cabeça e pescoço, membro superior, tórax etc.). Neste livro, após o estudo da disposição geral dos sistemas em uma série de capítulos introdutórios, o restante da obra segue, geralmente, o critério regional. Esse plano regional foi adotado principalmente porque a grande maioria dos cursos práticos de anatomia humana adota a dissecação regional. A anatomia considerada em base regional é fre-

---

*Devem ser também incluídas na "anatomia do vivente" a *anatomia endoscópica* (utilizando vários "-scópios", v. adiante e a *anatomia cintilográfica* (delineação dos órgãos através de exame com radioisótopos), juntamente com algumas outras variedades especializadas (como as delineações com ultra-som e termografia).

*O termo *sistema* é utilizado para um grupo de partes e órgãos destinados a uma função comum.

qüentemente denominada *anatomia topográfica.*

TERMINOLOGIA ANATÔMICA

Deve-se consultar com freqüência uma das seguintes obras sobre etimologia:

E. J. Field and R. J. Harrison, *Anatomical Terms: Their Origin and Derivation,* Heffer, Cambridge, 3rd. ed., 1968.

H. A. Skinner, *The Origin of Medical Terms,* Williams and Wilkins, Baltimore, 2nd ed., 1961.

Tem-se estimado que, em fins do século XIX, aproximadamente 50.000 nomes anatômicos estavam em uso para cerca de 5.000 formações do corpo humano. Em 1895, contudo, uma lista de cerca de 4.500 termos foi preparada e aceita em Basiléia. Esse sistema de nomenclatura é conhecido como a Nômina Anatômica de Basiléia *(Basle Nomina anatomica,* BNA). Previa-se que revisões ulteriores seriam necessárias e estas foram empreendidas, principalmente na Inglaterra *(Birmingham Revision* ou *BR,* 1933)[2] e na Alemanha *(Jena Nomina anatomica* ou *INA,* 1935). A primeira terminologia preparada e aceita pela Anatomical Society of Great Britain and Ireland, é, ainda, a melhor fonte de tradução dos termos latinos para o inglês. Em Paris, em 1955, foi feito um acordo internacional para um sistema latino de nomenclatura, amplamente baseado na *BNA*. Uma revisão dessa *Nomina anatomica*[3], traduzida para o inglês sempre que viável, é usada no presente livro, embora sinônimos sejam freqüentemente indicados*. Entre os princípios adotados no preparo da nova *NA,* são dignos de nota os seguintes: (1) Que, com um número muito limitado de exceções, cada estrutura seja designada por um único nome; (2) que os nomes na lista oficial sejam escritos em latim, mas cada país tenha a liberdade de traduzir os nomes latinos oficiais para o próprio vernáculo, para fins de ensino; (3) que os termos sejam, em primeiro lugar, fáceis de memorizar, mas de preferência tenham algum valor informativo ou descritivo; (4) que os epônimos não sejam empregados[4].

Na linguagem científica a palavra *epônimo* é usada para formar um termo ou expressão a partir do nome de uma pessoa. Exemplos de epônimos são: ampère, ohm, volt(a), roentgenologia, wistaria (derivado de C. Wistar, 1761-1818, anatomista americano). Em anatomia convém evitar os epônimos. Seu uso é quase sempre fortuito, nada informam sobre o tipo da estrutura envolvida, e freqüentemente faltam à verdade histórica porque, em muitos casos, a pessoa homenageada não foi, de modo algum, a primeira a descrever a estrutura. Poupart, por exemplo, não foi o primeiro a notar o ligamento inguinal.

TERMOS DE POSIÇÃO E DIREÇÃO (Fig. 1.1)

Todas as descrições, em anatomia humana, são expressas em relação à *posição anatômica,* uma convenção pela qual o corpo está ereto, com a cabeça, os olhos e os dedos dos pés dirigidos para a frente e os membros superiores pendentes ao lado do corpo, de modo que as palmas das mãos fiquem voltadas para a frente. Isto não implica que a posição anatômica seja a de repouso. Muitas vezes, porém, é necessário descrever a posição das vísceras também em decúbito dorsal, por ser essa a posição na qual os pacientes são freqüentemente examinados em clínica.

O *plano mediano* é um plano imaginário vertical de secção que passa longitudinalmente através do corpo e o divide em metades direita e esquerda. O plano mediano passa pela superfície ventral e dorsal do corpo, nas chamadas linhas medianas anterior e posterior. É um erro comum referir-se à "linha mediana" do corpo quando se trata de plano mediano.

Todo plano vertical através do corpo, paralelo ao plano mediano, é chamado *plano*

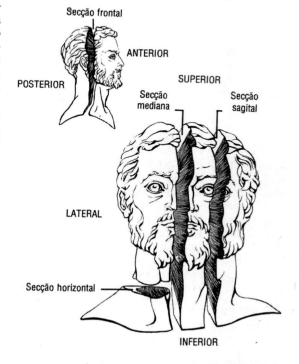

Fig. 1.1 Desenhos ilustrando os principais nomes de posição e os mais importantes planos de referência do corpo.

---

*Referência da edição original em inglês. — N.E.

sagital. Os planos sagitais são assim denominados devido à sutura sagital do crânio,* à qual são paralelos. Neste ponto deve ser notado que o termo "parassagital" é redundância. Qualquer plano paralelo ao sagital é ainda sagital.

Todo plano vertical que intercepta o plano mediano em ângulo reto e divide o corpo em partes ventral e dorsal é chamado *plano frontal* ou *coronal*.†

A expressão *plano horizontal* refere-se ao plano perpendicular a ambos os planos, mediano e coronal; ele divide o corpo em partes superior e inferior. Outros planos (como o transpilórico), empregados somente com relação ao tronco, serão indicados nas seções respectivas do livro.

Deve-se notar que o termo "transverso" geralmente tem o significado habitual de "estar através", isto é, simplesmente em ângulo reto com o eixo longitudinal de uma formação. Assim, a secção transversa de uma artéria não é necessariamente longitudinal. Uma secção transversa da mão é horizontal, ao passo que a do pé é coronal.

O termo *medial* significa mais próximo do plano mediano, e *lateral*, mais afastado dele. Assim, na posição anatômica o polegar é lateral ao dedo mínimo, ao passo que o hálux é medial ao dedo mínimo. *Intermédio* significa situação entre duas formações das quais uma é lateral e outra medial. No membro superior, *radial* significa lateral e *ulnar* significa medial; no membro inferior, *fibular* (ou *peroneal*) quer dizer lateral e *tibial* significa medial. A borda do membro à qual corresponde o polegar ou o hálux, é, às vezes, denominada *pré-axial* e a oposta *pós-axial*. Estes dois termos são baseados na disposição dos membros no embrião durante a sexta semana pós-ovulatória, quando o polegar e o hálux estão, ambos, nas bordas cefálicas dos membros.

Anterior ou *ventral* significa mais próximo da frente do corpo. *Posterior* ou *dorsal* significa mais próximo do dorso. No caso de certas partes (exemplo, língua, pênis, pé), o termo dorsal toma especial significado, baseado na anatomia comparativa (póstero-superior, anterior e superior, respectivamente, nos exemplos citados). No membro superior, o termo *palmar* (antes conhecido como *volar*) significa anterior. No pé, *plantar* significa inferior.

Superior indica mais próximo do ápice ou extremidade superior do corpo. *Inferior*, mais próximo da extremidade inferior. No tronco, *cranial* ou *cefálico* é, às vezes, usado em vez de superior, e *caudal* em vez de inferior; *rostral* significa mais próximo da "extremidade da frente", a qual corresponde à região hipofisial no embrião e à região do nariz e da boca na vida pós-embrionária.* Nos membros, *proximal* e *distal* são usados para indicar mais próximo e mais distante da raiz ou extremidade de conexão do membro, respectivamente.†

Interno e *externo* significam, respectivamente, mais próximo e mais distante do centro de um órgão ou de uma cavidade. *Superficial* e *profundo* indicam mais próximo ou mais afastado da superfície do corpo, respectivamente.

O termo *médio* é usado para uma formação situada entre duas outras que são anterior e posterior, ou superior e inferior, ou ainda externa e interna.

Além dos termos técnicos de posição e direção, certas expressões comuns são, também, usadas em descrições anatômicas: frente, dorso, na frente de, atrás, para a frente, para trás, superior, inferior, acima, abaixo, para cima, para baixo, ascendente, descendente. Estes termos escapam à ambiguidade desde que usados somente em relação à posição anatômica. Outros termos comuns, como "debaixo", devem geralmente ser evitados.

HISTÓRIA DA ANATOMIA

A falta de espaço impede-nos tratar aqui, adequadamente, da história da anatomia. No máximo, tentaremos apresentar, em esquema cronológico, alguns dos principais acontecimentos e personagens até o século XIX[5]. O século XX não está incluído, dado o rápido aumento e a constante ampliação do campo de estudos em anatomia e porque uma equilibrada análise perspectiva dos fatos somente poderá ser realizada depois de terminado o século.

Anatomia na Grécia, a.C.

A anatomia da Grécia teve sua origem no Egito.

---

*Latim *sagitta*, seta.
†Do latim *frons*, fronte, e da sutura coronal do crânio (latim *corona*, coroa), respectivamente.

*Grego *kranion*, crânio; grego *kephalé*, cabeça; latim *cauda*, cauda; latim *rostrum*, bico. O sufixo "mente" é, às vezes, acrescentado a um termo de posição, para indicar idéia de movimento. Assim, cefalicamente significa seguir na direção da cabeça. Tais termos são usados às vezes na descrição de processos de crescimento, porém sua aplicação é muito limitada.
†Esses termos, no entanto, são usados em um sentido particular em relação aos dentes, como veremos no capítulo que estuda a boca.

Alcmaeon de Croton (*ca.* 500 a.C.) forneceu os mais antigos registros de observações anatômicas reais (animais).

Hipócrates de Cos (*ca.* 400 a.C.) é considerado um dos fundadores da ciência anatômica.

A anatomia humana de superfície foi estudada em obras de arte da Grécia desde o século V a.C.

De Anatomia (da coleção hipocrática, meados do século IV a.C.) é talvez o mais antigo tratado de anatomia.

Do Coração (da coleção hipocrática, *ca.* 340 a.C.) é a mais antiga obra anatômica completa.

Aristóteles (384-322 a. C.) foi o fundador da anatomia comparativa.

De Fraturas e Deslocamentos (da coleção hipocrática) contém a primeira descrição clara de anatomia cirúrgica.

Herófilo da Calcedônia (*ca.* 300 a.C.) foi chamado "pai da anatomia".

Erasístrato de Quios (*ca.* 290 a.C.) foi denominado "pai da fisiologia", título que alguns reservam para Galeno.

Anatomia no Império Romano A.D.

Da Denominação das Partes do Corpo, de Rufo de Éfeso (*ca.* A.D. 50) foi o primeiro livro de nomenclatura anatômica.

A descrição da anatomia do útero por Sorano de Éfeso (*ca.* A.D. 100) tem sido considerada uma das melhores obras da antiga anatomia descritiva.

Galeno de Pérgamo (*ca.* A.D. 130-200), o "príncipe dos médicos", demonstrou e escreveu sobre anatomia.

Século XIV

Dissecações humanas foram realizadas na Itália e França durante o século XIV. Existem provas de que as dissecações começaram na Itália antes de 1240. A bula *De sepulturis* (1300) de Bonifácio VIII nada tinha que ver com a anatomia[6].

Mondino de Luzzi (1276-1326), o "restaurador da anatomia", realizou dissecações públicas em Bolonha (1315) e escreveu sua *Anatomia* (1316).

Século XV

A anatomia foi estudada por artistas como, por exemplo, Leonardo da Vinci (1452-1519)[7].

Ilustrações anatômicas começaram a ser impressas na última década do século XV.

Século XVI

Comentário sobre Mondino (1521), por Berengário da Carpi (1470-1550), foi o primeiro compêndio ilustrado de anatomia.

A nomenclatura anatômica foi criada por Jacó Sílvio (Jacques Dubois, 1478-1555).

A anatomia comparativa foi estudada extensivamente por Belon, Fabrício ab Aquapendente e Coiter, entre outros. Os dois últimos foram também notáveis embriologistas.

A anatomia foi reformada por André Vesálio (v. frontispício), de Bruxelas (1514-1564), no seu *De humani corporis fabrica — Dos Trabalhos do Corpo Humano* (1543)[8].

As valiosas pranchas anatômicas de Bartolomeu Eustachi (1524-1574) infelizmente não foram publicadas até 1714.

Outros eminentes anatomistas nesta época foram Canano (pré-vesaliano), Colombo e Falópio.

O microscópio composto foi inventado por volta de 1590, na Holanda, por Zacarias Jansen.

Século XVII

Uma orientação fisiológica foi introduzida na anatomia por William Harvey (1578-1657) em sua obra *Exercitatio anatomica de motucordis et sanguinis in animalibus* (1628).

Os vasos linfáticos foram redescobertos neste século.

A primeira dissecação humana registrada na América teve lugar em Massachusetts, em 1638.

A anatomia microscópica foi fundada por Marcelo Malpighi (1628-1694).

Anatomistas de destaque neste período foram Fabrício, Cassério, Tomás Bartholin e Riolan, o moço. Notáveis em anatomia comparativa são Swammerdam, Perrault, Duverney e Tyson.

O álcool foi usado para conservação a partir de 1660.

Século XVIII

A anatomia patológica foi fundada por Giovanni Battista Morgagni (1682-1771).

Entre os eminentes anatomistas desta época incluem-se Albino e Winslow.

Notáveis anatomistas comparativos foram Buffon, Daubenton, Vicq D'Azyr e John Hunter, o criador da anatomia dental.

Famosos museus anatômicos foram fundados por William (1718-1783) e John (1728-1793) Hunter.

Museus de anatomia cirúrgica foram

fundados por John (1763-1820) e Charles (1774-1842) Bell.

A moderna embriologia foi estabelecida por Caspar Friedrich Wolff (1733-1794).

Século XIX

Os tecidos foram genericamente classificados em 1801 por Xavier Bichat (1771-1802).

A dissecação por estudantes de medicina era feita compulsoriamente (exemplo, em Edinburgh, 1826; em Maryland, 1833).

"Ressurrecionistas" floresciam na Grã-Bretanha e Irlanda, 1750-1832[9].

O último de 16 assassinatos para a venda de cadáveres, praticado por William Burke e William Hare, ocorreu em Edinburgh, 1828. Um assassinato em Londres, três anos mais tarde, foi seguido pela aprovação da *Warburton Anatomy Act (Ato para a Regulamentação de Escolas de Anatomia*, 1832), disposição pela qual era permitido usar para dissecação cadáveres não reclamados[10]. A primeira lei anatômica na América foi aprovada em Massachusetts, 1831.

A "teoria celular" foi proposta por vários autores (1808-1831).

Foi apresentada a teoria da evolução orgânica como um princípio em biologia.

Entre os anatomistas eminentes desta época incluía-se Astley Cooper.

Houve notáveis anatomistas comparativos, entre eles Cuvier e Meckel.

A embriologia progrediu com Karl von Baer, Wilhelm His e Wilhelm Roux.

Vários "-scópios" foram inventados entre 1819 e 1899, como o estetoscópio, o otoscópio, o oftalmoscópio, o laringoscópio, o gastroscópio, o citoscópio e o broncoscópio. Estes instrumentos facilitaram o estudo da anatomia *in vivo*.

Foram fundadas sociedades anatômicas entre as quais a Anatomische Gesellschaft (1886), a Anatomical Society of Great Britain and Ireland (1887), a American Association of Anatomists (1888) e a Association des Anatomistes (1899).

A formalina foi utilizada como fixador em 1890.

Os raios X foram descobertos em 1895 por Wilhelm Conrad Roentgen (1845-1923).

A neuro-histologia foi firmemente estabelecida por Ramón y Cajal (1852-1934).

LITERATURA ANATÔMICA

Livros, incluindo atlas

Alguns dos livros mais importantes sobre vários aspectos da anatomia humana estão assinalados abaixo. (A embriologia, histologia e neuroanatomia não estão incluídas.) Os livros sobre sistemas individualizados(por exemplo, esqueleto) ou regiões (por exemplo, tórax, cabeça e pescoço) são citados nos capítulos correspondentes deste texto.

Anatomia sistêmica

Von Bardeleben, Benninghoff, Braus, and Rauber-Kopsch escreveram textos detalhados em alemão.
Poirier, P., e Charpy, A., *Traité d'anatomie humaine*, Masson, Paris, 1903-1932, 5 volumes; algumas partes alcançaram a 4.ª edição.
Quain's Elements of Anatomy, Longmans, Green, London, 11.ª edição, 1908-1929, 4 volumes (8 livros).

Anatomia regional

Hollinshead, W. H., *Anatomy for Surgeons*, Hoeber-Harper, New York, 2.ª edição, 1968-1971, 3 volumes.
Von Lanz, T., and Wachsmuth, W., *Praktische Anatomie*, Springer, Berlin, 1935-1972, 2 volumes; algumas partes alcançaram a 2.ª edição.

Anatomia aplicada

Lachman, E., *Case Studies in Anatomy*, Oxford University Press, New York, 2.ª edição, 1971.

Atlas sistêmicos

Kiss and Szentágothai, Sobotta, Spalteholz, Toldt, Woerdeman e Wolf-Heidegger produziram atlas sistêmicos.

Atlas regionais

Anson, Jamieson e Lopez-Antunez produziram atlas regionais.
Bassett, D. L., *A Stereoscopic Atlas of Human Anatomy*, Sawyer's, Portland, Oregon, 1952-1962, 8 seções.
Grant, J. C. B., *An Atlas of Anatomy*, Williams & Wilkins, Baltimore, 6.ª edição, 1972.
Pernkopf, E. (editado por H. Ferner e traduzido por H. Monsen), *Atlas of Topographical and Applied Human Anatomy*, Saunders, Philadelphia, 1963 e 1964, 2 volumes.

Atlas especiais

Van der Schueren, G. et al., *Cava vitalia*. Arscia, Brussels, 1961. Excelentes ilustrações de várias cavidades anatômicas.
Yokochi, C., *Photographic Anatomy of the Human Body*, University Park Press, Baltimore, 1971. Excelentes fotografias dispostas sistemicamente.

Atlas em secção transversa

Eycleshymer, A. C., and Schoemaker, D. M.; *A Cross-Section Anatomy*, Appleton Century-Crofts, New York, 1911.
Morton, D. J., *Manual of Human Cross-Section Ana-

tomy, Williams & Wilkins, Baltimore, 2.ª edição, 1944.
Roy-Camille, R., *Coupes horizontales du tronc*, Masson, Paris, 1959.
Symington, J., *An Atlas Illustrating the Topographical Anatomy of the Head, Neck and Trunk*, Oliver and Boyd, Edinburg, 1917. Reeditado em 1956.
V. também *Cabeça e Pescoço* (Parte 8 Introdução).

Anatomia de superfície

Hamilton, W. J., Simon, G., and Hamilton, S. G. I., *Surface and Radiological Anatomy*, Heffer, Cambridge, 5.ª edição, 1971.
V. também *Sistema muscular* (Cap. 5).

Anatomia radiológica, incluindo atlas
V. (Cap. 10).

Técnica anatômica

Edward, J. J., and Edwards, M. J., *Medical Museum Technology*, Oxford University Press, London, 1959.
Montagu, M. F. A., *A Handbook of Anthropometry*, Thomas, Springfield, Ilinois, 1960.
Tompsett, D. H., *Anatomical Techniques*, Livingstone, Edinburgh, 2.ª edição, 1970.

Anatomia neonatal e pediátrica

Crelin, E. S., *Anatomy of the Newborn*, Lea & Febiger, Philadelphia, 1969, e *Functional Anatomy of the Newborn*, Yale University Press, New Haven, 1973.
Peter, K., Wetzel, G., and Heiderich, F., *Handbuch der Anatomie des Kindes*, Bergmann, Munich, 1938, 2 volumes.
Scammon, R. E., *A Summary of the Anatomy of the Infant*, capítulo 3 no volume 1 de I. A. Abt (ed.), *Pediatrics*, Saunders, Philadelphia, 1923.
Symington, J., *The Topographical Anatomy of the Child*, Livingstone, Edinburgh, 1887.

Anatomia teratológica

Schwalbe, E., and Gruber, G. B., *Die Morphologie der Missbildungen des Menschen und der Tiere*, Fischer, Jena, 1906-1958, 3 partes (várias subdivisões).

Periódicos

Informações mais detalhadas e mais recentes do que as que podem ser encontradas em tratados, mesmo extensos, devem ser procuradas em monografias especializadas e periódicos. As seguintes revistas anatômicas são publicadas, inteiramente ou na maior parte, em inglês.
Acta Anatomica (desde 1945). Revista internacional de anatomia, histologia, citologia e embriólogia, com resumos de artigos em inglês, francês e alemão.
American Journal of Anatomy (desde 1901) e *Anatomical Record* (desde 1906). Publicações oficiais da American Association of Anatomists, editadas pelo Wistar Institute of Anatomy and Biology.
Journal of Anatomy (desde 1917), originalmente *Journal of Anatomy and Physiology* (1866-1916). Publicação oficial da Anatomical Society of Great Britain and Ireland.

Há muitas revistas em outras línguas além da inglesa. Em alemão, por exemplo, existe o *Anatomischer Anzeiger, Archiv für Anatomie und Phisiologie, Zeitschrift für Anatomie und Entwicklungsgeschichte, Zeitschrift für Zellforschung und Mikroskopische Anatomie* etc.

Numerosas revistas são dedicadas a campos anatômicos especiais — por exemplo, *Contributions to Embriology* (Carnegie Institution of Washington), *Journal of Cell Science, Journal of Comparative Neurology, Journal of Embriology and Experimental Morphology, Journal of the Royal Microscopical Society* etc.

Com o advento do microscópico eletrônico apareceram revistas especiais dedicadas a ultra-estrutura, como, por exemplo, o *Journal of Cell Biology*.

Além disso, revistas de campos afins, como zoologia, antropologia e genética, freqüentemente contêm artigos de interesse anatômico; muitas revistas clínicas também abordam temas sobre a anatomia.

REFERÊNCIAS

1. S. E. Whitnall, *The Study of Anatomy*, Arnold, London, 4th ed., 1939. A valuable scheme of anatomical clinics has been outlined by I. M. Thompson, Canad. med. Ass. J., 54:33, 1946.
2. *Final Report of the Committee Appointed by the Anatomical Society of Great Britain and Ireland on June 22, 1928*, University Press, Glasgow, 1933.
3. *Nomina anatomica*, Excerpta Medica Foundation, Amsterdam, 3rd ed., 1966.
4. The best source-book of eponymous terms is J. Dobson, *Anatomical Eponyms*, Livingstone, Edinburgh, 2nd ed., 1962.
5. The best general introduction to the history of human anatomy is C. Singer, *A Short History of Anatomy and Physiology from the Greeks to Harvey*, Dover, New York, 1957. Another attractive work is that by J. G. de Lint, *Atlas of the History of Medicine. I. Anatomy*, Lewis, London, 1926. For the history of techniques used in gross anatomy see A. Faller, Acta anat., suppl. 7 (2 ad vol. 4), 1948.
6. M. N. Alston, Bull. Hist. Med., 16:221, 1944.
7. For the superb drawings, see C. D. O'Malley and J. B. de C. M. Saunders, *Leonardo da Vinci on the Human Body*, Schuman, New York, 1952.
8. For the superb woodcuts, see J. B. de C. M. Saunders and C. D. O'Malley, *The Illustrations from the Works of*

Andreas Vesalius of Brussels, World Publishing Co., Cleveland, 1950. See also C. D. O'Malley, *Andreas Vesalius of Brussels*, University of California Press, Berkeley, 1964.

9. See the interesting account by J. M. Ball, *The Sack-em-up Men*, Oliver and Boyd, Edinburgh, 1928.

10. N. M. Goodman, Brit. med. J., 2:807, 1944. This article should be read for its historical and legal considerations, and for its discussion of institutional and "bequest" bodies. See also A. Delmas, C. R. Ass. Anat., 52:1, 1967.

2 ESQUELETO

Ernest Gardner

O esqueleto consiste em ossos e cartilagens. O termo *ossos* refere-se a estruturas formadas por vários tecidos, entre os quais predomina um tecido conectivo especializado, conhecido pelo nome *osso*. Os ossos formam um arcabouço de alavancas, protegem órgãos tais como o cérebro e o coração, sua medula dá origem a certas células do sangue e sua substância compacta acumula ou troca íons de cálcio e fosfato.

O termo *osteologia*, que significa estudo dos ossos, deriva das palavras gregas *ostéon*, osso, e *lógos*, estudo. O termo latino *os* é usado para nomes específicos dos ossos — por exemplo, *os coxae*, osso do quadril.

A cartilagem é um tecido conectivo resistente, elástico, composto de células e fibras dispostas numa matriz intercelular firme e gelatinóide (Cap. 2). A cartilagem é uma parte integrante de muitos ossos, e alguns elementos esqueléticos são inteiramente cartilagíneos.

OSSOS

O esqueleto compreende o *esqueleto axial* (ossos da cabeça, pescoço e tronco) e o *esqueleto apendicular* (ossos dos membros). O osso pode estar presente em outros lugares que não no esqueleto ósseo. Muitas vezes substitui a cartilagem hialina em porções da laringe. Além disso, é às vezes formado em tecido mole, tal como ocorre nas cicatrizes. O osso que se forma onde normalmente não existiria é chamado *osso heterotópico*.

Tipos de ossos

Os ossos podem ser classificados de acordo com a forma que apresentam: longos, curtos, planos e irregulares.

Ossos longos (Fig. 2.1). Os ossos longos são aqueles nos quais o comprimento excede a largura e a espessura. Compreendem a clavícula, úmero, rádio e ulna no membro superior, e o fêmur, tíbia e fíbula no membro inferior. Estão incluídos também os metacárpicos, metatársicos e falanges.

Cada osso longo tem um corpo e duas extremidades que são, em geral, articulares. O corpo é também chamado *diáfise*. As extremidades de um osso longo, comumente mais largas do que o corpo, são conhecidas como *epífises*. As epífises de um osso em

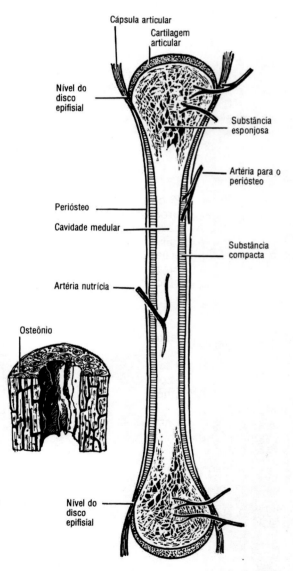

Fig. 2.1 Diagrama esquemático de um osso longo e seu suprimento sanguíneo. O diagrama incluso mostra as lamelas da substância compacta disposta em osteônios.

crescimento são ambas inteiramente cartilagíneas ou, caso já tenha começado a ossificação epifisial, estão separadas do corpo por *discos epifisiais* cartilagíneos. Clinicamente, o termo epífise indica, em geral, a epífise óssea. A parte do corpo adjacente a um disco epifisial é quase sempre mais larga do que o resto do corpo. Essa parte mais larga, que contém a zona de crescimento e osso recém-formado, é chamada *metáfise*. No adulto, o tecido ósseo da metáfise é contínuo com o da epífise.

O corpo de um osso longo é um tubo de *osso compacto* ("compacta"), cuja cavidade é conhecida como *cavidade medular* (ou da medula óssea). A cavidade contém medula óssea rubra ou medula óssea flava, ou ainda uma combinação de ambas (v. adiante). A epífise e a metáfise consistem em anastomoses irregulares das traves ou trabéculas, que formam o que se conhece por *osso esponjoso* ou *reticular*. O espaço entre as trabéculas é preenchido com medula óssea. As porções externas da epífise e da metáfise consistem em uma fina camada de osso compacto, e o osso sobre a superfície articular das extremidades é recoberto por cartilagem, que comumente é hialina.

A diáfise de um osso longo está envolvida por uma lâmina de tecido conectivo, o *periósteo*. Este é constituído por uma resistente camada fibrosa mais externa, que age como uma membrana limitante, e uma camada interna, mais celular, dita osteogênica. A superfície interna do osso compacto é forrada por uma delgada camada celular, o *endósteo*. O periósteo é contínuo, nas extremidades do osso, com a cápsula articular, mas não reveste a cartilagem articular. O periósteo serve também para inserções de músculos e tendões. Os feixes de fibras colágenas de um tendão se espraiam no periósteo; algumas continuam para dentro e penetram no osso. Muitas vezes, a zona de inserção de um tendão não é claramente óssea nem tendínea[1]. Onde os tendões estão em contato com o osso, passando para suas inserções, o periósteo adjacente é com freqüência fibrocartilagíneo[2].

Ossos curtos. As principais dimensões dos ossos curtos são aproximadamente iguais. Encontradas nas mãos e nos pés, consistem em osso esponjoso e medula óssea envolvidos por uma fina camada de osso compacto. São revestidos pelo periósteo, exceto nas superfícies articulares.

Ossos sesamóides. Os sesamóides, um tipo de osso curto, são encontrados principalmente nas mãos e nos pés, alojados na intimidade de tendões ou de cápsulas articulares. Variam em tamanho e número. Alguns servem claramente para alterar o ângulo de tração do tendão. Outros, no entanto, são tão pequenos que custa a crer terem alguma importância funcional.

Ossos acessórios. Ossos acessórios ou supernumerários são os que não estão presentes regularmente[3]. Tais ossos são em geral do tipo curto ou plano, sendo encontrados principalmente nas mãos e nos pés. Incluem-se, no adulto, alguns ossos sesamóides e certas epífises não soldadas. Têm certa importância médico-legal pelo fato de, quando vistos em radiografias, poderem ser confundidos com fraturas. O calo ósseo, contudo, está ausente e os ossos são lisos e em geral estão presentes bilateralmente.

Ossos planos. Estes compreendem as costelas, o esterno, a escápula e muitos ossos do crânio. São delgados e comumente mais recurvados ou torcidos do que planos. Os ossos planos são constituídos por duas camadas de osso compacto com uma intermediária de osso esponjoso e medula óssea. A camada esponjosa interposta nos ossos da calvária é chamada *díploe;* ela contém numerosos canais venosos. Alguns ossos — por exemplo, o osso lacrimal e porções da escápula — são tão finos que constituem em apenas uma fina camada de osso compacto.

As superfícies articulares dos ossos planos são envoltas por cartilagens ou, como no caso de certos ossos do crânio, por tecido fibroso.

Ossos irregulares. Ossos irregulares são aqueles que não podem ser adequadamente incluídos em outras classificações. Compreendem muitos ossos do crânio, as vértebras e os ossos do quadril. São constituídos, na maior parte, de osso esponjoso envolto por uma delgada lâmina de osso compacto. As porções muito delgadas dos ossos irregulares são inteiramente constituídas por osso compacto. Os *ossos pneumáticos* são aqueles que contêm cavidades ou seios cheios de ar.

Contornos e acidentes dos ossos

Os ossos têm acidentes e irregularidades que são definidos ou rotulados de várias maneiras. A maioria dos contornos e acidentes é mais evidente no osso seco, do qual foram removidos o periósteo e a cartilagem articular.

A diáfise dos ossos longos em geral apresenta três faces, separadas entre si por três bordas. Os ossos curtos freqüentemente têm seis faces. Há grande variação no número das faces e bordas dos ossos planos e irregulares.

As superfícies articulares são lisas, mesmo depois de removida a cartilagem articular. Um processo articular proeminente é às vezes mencionado como uma cabeça e sua conexão estreitada com o resto do osso é referida como o colo. O restante é o corpo ou, no osso longo, a diáfise. Um côndilo (saliência) é uma massa protuberante com superfície articular. Um ramo é um largo braço ou processo que se projeta da porção principal do osso.

Outras proeminências, mais ou menos em ordem decrescente de tamanho, são chamadas processos, trocanteres, tuberosidades, protuberâncias, tubérculos e espinhas. As proeminências lineares são as rugas, cristas ou linhas, e as depressões lineares são os sulcos. Outras depressões são as fossas ou fóveas (pequenas covas). Uma ampla cavidade no osso é denominada seio, célula ou antro. Um buraco ou orifício num osso é um forame. Se tem comprimento, é um canal, um hiato ou um aqueduto. Muitos destes termos (por exemplo, canal, fossa, forame, aqueduto etc.) não são, contudo, exclusivos dos ossos.

As extremidades dos ossos, exceção feita para as superfícies articulares, contêm muitos forames para os vasos sanguíneos. Esses forames são mais numerosos próximo às margens das superfícies articulares. Os mais calibrosos são, geralmente, para as veias. Forames vasculares semelhantes são muito menores no corpo dos ossos longos, sendo pouco visíveis, exceto por um ou, às vezes, dois grandes forames nutrícios que conduzem a canais obliquamente dirigidos. Esses canais dão passagem a vasos que suprem a medula óssea. A direção dos canais nutrícios nos ossos longos do ser humano é notavelmente constante, embora eventualmente sejam encontrados no fêmur certos canais anômalos. Os canais em geral partem da extremidade em crescimento do osso e se dirigem para a epífise que se solda primeiro ao corpo. As direções dos vasos são lembradas pela seguinte expressão: para o cotovelo, vou; do joelho, fujo.* Apesar da aparente associação com o crescimento do osso, a direção dos canais nutrícios está mais relacionada a fatores de crescimento estranhos ao osso, talvez ligada a processos de crescimento das artérias dos membros[4].

As superfícies dos ossos são comumente rugosas e elevadas onde existem poderosas inserções fibrosas, mas lisas onde as fibras musculares se inserem diretamente. Da mesma forma, as bordas nas quais as cápsulas articulares se inserem são, muitas vezes, marcadas nos ossos desenvolvidos por uma fina crista ou lábio ósseo. Tal "labiamento" é, aparentemente, causado por tensão sobre o periósteo que se une à cápsula na borda articular. Essa tração, e também a tração onde as inserções fibrosas são concentradas, aparentemente estimulam a camada osteogênica do periósteo a formar osso.

Vascularização e inervação

Os ossos são abundantemente supridos de vasos sanguíneos e o padrão de suprimento de um osso longo está ilustrado na Fig. 2.1.

Os ossos longos são nutridos pelos seguintes tipos de vasos sanguíneos (v. Fig. 2.1): (1) Uma *artéria* (ou artérias) *nutrícia* perfura o osso compacto do corpo e se divide em ramos longitudinalmente orientados, que nutrem a medula óssea e o osso compacto, até as metáfises; (2) muitos ramúsculos dos vasos do periósteo também vascularizam o osso compacto do corpo; (3) os vasos da metáfise e da epífise, que nascem principalmente das artérias que nutrem a articulação, perfuram a compacta e suprem o osso esponjoso e a medula das extremidades do osso. Num osso em crescimento, os vasos metafisiais e epifisiais são separados pela lâmina cartilagínea epifisial. Ambos os grupos de vasos são importantes para a nutrição das zonas de crescimento, e distúrbios do suprimento sanguíneo podem acarretar perturbações no crescimento. Quando o crescimento termina e a lâmina epifisial desaparece, os vasos metafisiais e epifisiais se anastomosam. Até que ponto ocorre a anastomose com os ramos terminais das artérias nutrícias não se sabe. Algumas infecções hematogênicas tendem a se localizar nas extremidades dos ossos.

Estudos clínicos, experimentais e histológicos sugerem que a corrente sanguínea, através da compacta dos ossos adultos normais, segue para fora, isto é, primeiro do sistema arterial medular para os capilares da compacta, daí para os capilares do periósteo e das inserções musculares[5].

Muitas fibras nervosas acompanham os vasos sanguíneos do osso. A maioria dessas fibras é vasomotora, porém algumas são sensitivas e terminam no periósteo e na adventícia dos vasos sanguíneos. Algumas das fibras sensitivas são fibras dolorosas. O periósteo é especialmente sensível à tração ou à pressão.

---

*Em inglês as rimas facilitam a associação: "To the elbow I go; from the knee I flee." — N. E.

A perfuração do osso compacto sem anestesia pode dar origem a dor vaga ou sensação dolorosa; a perfuração do osso esponjoso pode ser muito mais dolorosa. As fraturas causam dor e uma injeção de anestésico entre as extremidades fraturadas do osso pode dar alívio. Um tumor ou uma infecção que aumentam na intimidade de um osso, acarretando pressão, podem ser muito dolorosos. A dor originada num osso pode ser percebida no local, isto é, no ponto de estímulo. Contudo, muitas vezes a dor se difunde ou é referida. Por exemplo, a dor originada no corpo do fêmur pode ser sentida, de modo difuso, na porção mais baixa da coxa ou pode ser sentida no joelho.

Forma e arquitetura[6]

Os ossos são rígidos e elásticos. Resistem às forças de tensão e de pressão quase igualmente e podem suportar cargas estáticas e dinâmicas muitas vezes maiores que o peso do corpo. A óbvia natureza mecânica do esqueleto levou a muitas tentativas para interpretar a arquitetura externa e interna do osso nos campos da mecânica. Os ossos são admiravelmente construídos, combinando força, elasticidade e escassez de peso, propriedades essas modificáveis por várias condições mecânicas.

Com muita freqüência a arquitetura do osso reticulado tem sido interpretada em termos da teoria da trajetória. De acordo com esta, as trabéculas ósseas seguem as linhas de máxima tensão interna (trajetórias) no osso, sendo por isso mesmo adaptadas para suportar as tensões e trações às quais o osso está sujeito. Algumas trabéculas são resistentes às tensões, enquanto outras o são às forças de compressão.

A teoria trajetorial, severamente criticada sob diversos aspectos, é aceita com reservas. Os adeptos da teoria acreditam que forças de tensão são primariamente responsáveis pelo crescimento do osso, enquanto a compressão causa atrofia. Outros pesquisadores do assunto afirmam o contrário. Entretanto, sob as mesmas condições cada um ou ambos os tipos de forças podem estimular o crescimento ósseo. Durante a vida pós-natal, a função é o primeiro fator de estímulo para o crescimento do osso e determinação da estrutura, seja qual for a força mecânica implicada. A influência pós-natal — se há alguma — das funções bioquímica e hematogênica e de outras funções não mecânicas do osso sobre sua forma externa e arquitetura interna é pouco conhecida. Convém acentuar que a forma pode depender tanto dessas funções quanto das ações mecânicas.

Estrutura microscópica do osso

O osso é um tecido conectivo especializado, em constante modificação, composto de células, de uma substância intercelular densa e de inúmeros vasos sanguíneos[7]. É semelhante, em certos pontos, à cartilagem, mas dela difere em importantes aspectos. A estrutura do osso está resumida no Quadro 2.1.

O osso adulto é composto de camadas, sendo por isso conhecido como osso lamelar. No osso compacto, essas camadas ou lamelas são dispostas em *osteônios* ou *sistemas haversianos*, cada um dos quais consiste de *lamelas* concêntricas, à maneira de tubos dentro de tubos (Fig. 2.1). O tubo mais interno encerra um eixo do tecido, contendo usualmente apenas um vaso pequeno. Os osteônios têm alguns milímetros de comprimento e correm longitudinalmente ou obliquamente longitudinais nos corpos dos ossos longos. As lamelas das trabéculas do osso esponjoso são dispostas, não como osteônios, mas como lâminas chatas ou discretamente recurvadas.

As lamelas contêm espaços chamados *lacunas*, os quais se acham ocupados pelos osteócitos. Canalículos se espraiam de cada lacuna e possibilitam a difusão de materiais nutritivos para os capilares. A vida de um osso depende de suas células e, quando uma célula óssea morre, o osso adjacente se desintegra.

A dureza do osso resulta da deposição, no interior de uma matriz orgânica, de uma substância mineral complexa, principalmente complexos de fosfato de cálcio que pertencem ao grupo mineral da apatita. A substância mineral constitui cerca de dois terços do peso do osso. Quando o osso é calcinado (destruição de água e material orgânico), torna-se friável. Quando descalcificado, torna-se flexível. Devido ao seu alto conteúdo mineral, os ossos são muito opacos aos raios X (Cap. 10).

Quadro 2.1 Constituintes da cartilagem e do osso

Constituintes	Cartilagem hialina	Osso
A. Células	Condrócitos nas lacunas	Osteócitos nas lacunas
B. Substância intercelular (matriz)	(a) Fibras colágenas mascaradas (b) Substância fundamental contendo mucopolissacarídios (condroitinos-sulfato e ácido hialurônico) e proteínas	1. Matriz orgânica: (a) Fibras colágenas mascaradas (osseína) (b) Substância fundamental contendo mucopolissacarídios (condroitinos-sulfato e ácido hialurônico) e proteínas 2. Matriz inorgânica: cristais de apatita na substância fundamental
C. Adicionais	(Avascular e sem nervos)	Vasos sanguíneos e nervos (linfáticos no periósteo)

Medula óssea[8]

Antes do nascimento as cavidades medulares dos ossos e os espaços entre as trabéculas estão preenchidos por tecido que se conhece por medula óssea rubra. Este tecido dá origem aos corpúsculos vermelhos do sangue e a certas células brancas (granulócitos). Da infância em diante há uma diminuição progressiva da quantidade de medula óssea formadora de células sanguíneas e um aumento progressivo no acúmulo de gordura (medula óssea flava)[9].

A condição aproximada no adulto é comumente considerada a seguinte: a medula óssea rubra está presente nas costelas, vértebras, esterno e ossos do quadril. O rádio, a ulna, a tíbia e a fíbula contêm medula óssea gordurosa em seus corpos e nas epífises. O fêmur e o úmero, em geral, contêm reduzida quantidade de medula óssea rubra nas porções superiores dos corpos, e pequenas porções podem estar presentes nas epífises proximais. Os ossos do tarso e do carpo contêm, geralmente, apenas medula óssea gordurosa. Em idade muito avançada, a medula óssea rubra pode estar ausente nas epífises e nos corpos do fêmur e do úmero, o que se comprova por simples observação. Entretanto, o exame microscópico de medula óssea gordurosa de qualquer osso, em qualquer idade, muitas vezes mostra ilhotas de células hematopoéticas. Além disso, o acúmulo relativo de medula óssea rubra e flava pode ser alterado por moléstia. A perda de sangue, por exemplo, pode ser seguida de um aumento no acúmulo da medula óssea rubra à medida que se formam mais células sanguíneas.

Desenvolvimento e crescimento[10]

Todos os ossos começam como proliferações do mesênquima, que aparecem muito cedo no período embrionário. O número de fibras do tecido conectivo também aumenta. No caso dos ossos *membranáceos* (também chamados *dermais* ou *de revestimento* e que compreendem a clavícula, mandíbula e certos ossos do crânio), as células diferenciam-se em osteoblastos que depositam uma matéria orgânica chamada osteóide. Os sais ósseos são, então, depositados na matriz. Alguns osteoblastos ficam retidos na matriz e se tornam osteócitos. Outros continuam a se dividir e formam mais osteoblastos na superfície do osso. O osso cresce apenas por aposição, isto é, pela deposição de novo osso em superfícies livres.

Os ossos, no entanto, em sua maioria se desenvolvem como ossos cartilagíneos. As proliferações mesenquimais se condrificam, enquanto as células depositam matriz cartilagínea e formam cartilagens hialinas que têm a conformação dos futuros ossos. Essas cartilagens são, então, substituídas por osso, através de um processo que é ilustrado para o osso longo na Fig. 2.2.

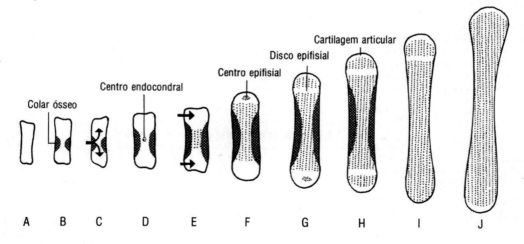

Fig. 2.2 Diagramas esquemáticos do desenvolvimento de um osso longo. A, modelo cartilagíneo. B, colar ósseo. C, invasão do colar ósseo e da cartilagem. D, começa a ossificação endocondral. E, as ossificações periosteal e endocondral estendem-se longitudinalmente e as epífises cartilagíneas começam a ser vascularizadas (indicado pelas setas). F, um centro epifisial de ossificação se inicia numa epífise. G, um centro epifisial se inicia em outra epífise. O primeiro centro cresceu de modo a se formar o disco epifisial. H, dois discos epifisiais estão presentes. I, o último (segundo) centro epifisial a aparecer funde-se primeiro com o corpo. J, o primeiro centro epifisial a aparecer (no extremo do qual o maior crescimento em comprimento se realiza) funde-se por último ao corpo.

Maturação do esqueleto

O desenvolvimento do esqueleto compreende três componentes que se acham inter-relacionados, mas dissociáveis: aumento em tamanho (crescimento), aumento na maturidade, e envelhecimento. A maturação do esqueleto é "a metamorfose do esqueleto cartilagíneo e membranáceo do feto até os ossos completamente ossificados do adulto"[11]. A condição de esqueleto, contudo, não corresponde necessariamente à altura, peso e idade. De fato, as modificações de maturação no esqueleto estão intimamente relacionadas às do sistema reprodutor. Estas, por sua vez, são diretamente responsáveis pela maioria das mudanças externamente discerníveis, nas quais se baseia com freqüência a determinação da maturidade corporal geral. O esqueleto de uma criança sadia desenvolve-se como uma unidade e os vários ossos tendem a se manter compassados entre si. Daí alguns autores acreditarem que o exame radiológico de uma porção limitada do corpo seja suficiente para a estimativa de todo o esqueleto. A mão é a porção examinada com maior freqüência. "Conforme cresce a mão, assim cresce o esqueleto inteiro" — é o que se tem afirmado.

A avaliação da maturidade do esqueleto é importante para determinar se uma criança está adiantada ou retardada em relação ao esqueleto e, portanto, para diagnosticar distúrbios endócrinos e nutricionais. O estado do esqueleto é freqüentemente expresso em termos de idade. Isto implica a comparação de radiografias de certas áreas com os padrões para essas áreas; a idade atribuída ao esqueleto será a do padrão mais próximo. Foram estabelecidos padrões detalhados para o desenvolvimento pós-natal normal da mão, joelho e pé[12]. Na parte interna da última capa deste livro um quadro mostra as épocas de aparecimento dos centros de ossificação pós-natal nos membros[13].

Períodos de maturação do esqueleto. Os seguintes períodos arbitrários são convenientes na consideração do progresso da maturação do esqueleto.

1. Período embrionário propriamente dito. Compreende as primeiras oito semanas pós-ovulatórias do desenvolvimento. A clavícula, mandíbula, maxila, úmero, rádio, ulna, fêmur e tíbia começam a ossificar durante as duas últimas semanas deste período[14].

2. Período fetal. Começa depois de oito semanas pós-ovulatórias, quando o comprimento "vértice-nádegas" atingiu cerca de 30 mm. Os seguintes elementos começam a ossificar cedo no período fetal ou, às vezes, tarde no período embrionário: escápula, ílio, fíbula, falanges distais das mãos, e certos ossos crânicos (exemplo, o frontal).

Começam a ossificar-se durante a primeira metade da vida intra-uterina (Fig. 10.4 A) a maioria dos ossos crânicos e das diáfises (costelas, ossos metacárpicos e metatársicos, falanges), às vezes o calcâneo, o ísquio, a púbis, alguns segmentos do esterno, arcos neurais, e centros vertebrais (C1 a S5)[15].

Começam a ossificar-se pouco tempo antes do nascimento (Fig. 10.4 B) o calcâneo, tálus, cubóide, geralmente a extremidade distal do fêmur e a extremidade proximal da tíbia; algumas vezes o processo coracóide, a cabeça do úmero, e o capitato e hamato; raramente, a cabeça do fêmur e o cuneiforme lateral.

3. Infância. Este período estende-se desde o nascimento até a puberdade, incluindo a lactência (isto é, o primeiro ou os dois primeiros anos após o nascimento). A maioria das epífises dos membros, juntamente com os ossos do carpo e do tarso e os sesamóides, começa a se ossificar durante a infância. É importante lembrar que centros de ossificação geralmente surgem um ou dois anos mais cedo nas meninas do que nos meninos. Além disso, as epífises que primeiro aparecem num elemento esquelético são, em geral, as últimas a se unirem com as diáfises. Elas se localizam nas chamadas "extremidades de crescimento" (por exemplo: ombro, punho, joelho).

4. Adolescência. Esta inclui a puberdade e o período que se estende daí até a maioridade. A puberdade geralmente ocorre por volta dos 13 ± 2 anos de idade nas meninas e dois anos mais tarde nos rapazes. A maior parte dos centros secundários das vértebras, costelas, clavícula, escápula e osso do quadril começa a se ossificar durante a adolescência. A fusão entre os centros epifisiais e as diáfises ocorre usualmente na segunda e terceira décadas. Em geral, essas fusões se dão um ou dois anos mais cedo nas meninas do que nos rapazes. O fechamento das linhas epifisiais realiza-se sob controle hormonal.

5. Maioridade. O úmero serve como índice esquelético das transições para a adolescência e vida adulta, porque sua epífise distal é a primeira, dentre as dos ossos longos, que se une, sendo a sua epífise proximal a última (aos 19 anos ou mais tarde). O centro para a crista ilíaca funde-se cedo na maioridade (entre os 21 e 23 anos). A junção esfenoccipital também se fecha cedo na vida adulta (entre os 20 e 21 anos) e as suturas da calvária começam a se fechar aproximamente na mesma época (dos 22 anos em diante).

Variações

Os ossos variam de acordo com a raça, sexo e idade, e também de indivíduo para indivíduo.

Nas mulheres, os ossos são comumente mais leves e menores, porque em geral elas também são menores e seu crescimento pára mais cedo. As impressões musculares tendem a ser mais pronunciadas nos ossos dos homens. Existem muitos ossos que, somente em casos "extremos", podem ser diferenciados quanto ao sexo.

À parte o tamanho, os ossos das crianças diferem por sua maior elasticidade. Quando fraturados, quebram como um "galho verde". Na verdade, algumas vezes eles se dobram, quando um osso adulto se fraturaria. Os ossos senis podem mostrar atrofia geral e perda de substância compacta, mas é duvidoso que isto seja um acompanhamento inevitável da senilidade.

As variações individuais devem-se a uma série de causas. As variações comuns são diferenças em tamanho e peso dos ossos, usualmente relacionadas com a altura e o desenvolvimento muscular do indivíduo. Os ossos começam a se modificar depois do nascimento, quando a atividade muscular está bem estabelecida. Por exemplo, o processo coronóide da mandíbula depende amplamente dos músculos da mastigação para seu completo desenvolvimento. Acidentes secundários, na forma de superfícies rugosas ou linhas, começam a aparecer na puberdade. Esses acidentes secundários são característicos de inserções fibrosas e tendíneas (v. anteriormente). As linhas primárias, como a linha áspera do fêmur, podem tornar-se espessas e mais altas. O labiamento das margens articulares às vezes ocorre na idade avançada.

Os ossos podem sofrer hipertrofia. Se se retira um osso de um membro, ou se ele está congenitamente ausente — a fíbula, por exemplo —, o osso adjacente (tíbia) se alarga. Ao contrário, os ossos se atrofiam se a atividade muscular está muito diminuída ou ausente, como quando um membro é colocado em aparelho de gesso, ou num caso de paralisia. Perde-se tanto material orgânico quanto material inorgânico do osso; a qualidade do osso é apenas ligeiramente alterada.

Se o uso-destruição (v. Cap. 3) resulta em desgaste da cartilagem articular e conseqüente movimento de osso sobre osso, as superfícies em contato podem tornar-se densas e polidas (ebúrneas).

Aspectos médico-legais e antropológicos[16]

Quando ossos ou fragmentos de ossos são encontrados, é às vezes possível determinar primeiro se os ossos são humanos, e depois se são jovens ou velhos, de homem ou de mulher. Pode ser difícil ou impossível determinar se um osso é humano, a menos que o osso encontrado seja característico e esteja relativamente intato. Se se dispuser de um esqueleto humano completo, o sexo pode ser determinado em cerca de 50 por cento nas crianças e, provavelmente, em 90 por cento ou mais nos adultos. São de maior valia na determinação do sexo, na ordem de importância: (1) a pelve e o osso sacro, (2) o crânio, (3) o esterno, (4) o atlas, e (5) os ossos longos. Alguns pesquisadores acreditam que o fêmur é de maior valor que o atlas. Com um material razoavelmente completo, a idade pode ser determinada dentro de uma faixa de correção de dois anos até os 30 anos, e dentro de cinco a 10 anos de idade real após os 30.

Grande habilidade e experiência são requisitos para a determinação da raça.

A estatura pode ser melhor avaliada quando se dispõe de um osso longo, especialmente do fêmur. Existem quadros padronizados relacionando o comprimento dos ossos longos com a estatura[17].

Pelo fato de os ossos, e sobretudo os dentes, serem resistentes à destruição, são comumente as únicas partes do corpo que se podem encontrar muito tempo após o sepultamento. Assim, são a maior fonte de informações acerca da vida dos animais primitivos; muitos dos nossos conhecimentos sobre modificações evolutivas foram obtidos pelo estudo de ossos fossilizados.

O estudo e a interpretação correta dos ossos fósseis requer grande experiência e amplo conhecimento de variações, aspectos comparativos e procedimentos técnicos. Mesmo assim, os pesquisadores estão sujeitos a interpretações errôneas.*

CARTILAGEM

A cartilagem é um tecido conectivo resistente e elástico que se compõe de células e fibras implantadas numa matriz intercelular firme e gelatinóide (Quadro 2.1). As células da cartilagem (*condrócitos*) estão situadas em lacunas, algumas vezes isoladamente, porém mais amiúde em grupos. Um grupo de células desenvolve-se de uma simples célula precursora chamada *condroblasto*. Importante componente da matriz é um mucopolissacarídio — um dos ácidos condroitinossulfúricos. Na cartilagem adulta não há nervos, e usualmente faltam também vasos sanguíneos. As substâncias nutritivas devem, portanto, difundir-se pela matriz para alcançar as células. Ao contrário dos ossos, a difusão é muito precária nas cartilagens calcificadas. Quando a cartilagem se calcifica, os condrócitos geralmente morrem e a cartilagem é reabsorvida e substituída por osso. As fibras encontradas na matriz são colágenas ou elásticas. A natureza e a disposição dessas fibras são, parcialmente, a base da classificação da cartilagem em três tipos: hialina, fibrosa e elástica.

Um elemento esquelético, que seja principal ou inteiramente cartilagíneo, acha-se rodeado por uma membrana de tecido conectivo, o pericôndrio, cuja estrutura é similar à do periósteo. A cartilagem cresce por aposição, isto é, por deposição de cartilagem nova

---

*"Quando os Drs. J. S. Weiner, K. P. Oakley e W. E. LeGros Clark... anunciaram que um estudo cuidadoso comprovara ser o famoso crânio Piltdown composto tanto de ossos recentes como de fósseis — sendo, portanto, em parte uma fraude deliberada —, encerrou-se uma das maiores controvérsias antropológicas"[18].

sobre a superfície da velha. A nova cartilagem é formada por condroblastos derivados das células mais profundas do pericôndrio. A cartilagem também cresce intersticialmente, ou seja, por aumento no tamanho e número das células existentes e por aumento na quantidade de matriz intercelular. A cartilagem adulta cresce vagarosamente e o reparo ou regeneração é inadequado após uma lesão grave.

Cartilagem hialina (Quadro 2.1). Este tipo, o mais característico, é assim chamado porque possui uma aparência cristalina, translúcida, devida ao caráter da sua matriz. A matriz e as fibras colágenas que nela se acham embebidas têm aproximadamente o mesmo índice de refração. As fibras não são visíveis, portanto, em preparações microscópicas comuns.

Exatamente como ocorre com os discos epifisiais, os modelos cartilagíneos no embrião consistem de cartilagem hialina. A maioria das cartilagens articulares, as cartilagens costais, as cartilagens da traquéia e dos brônquios e grande parte das cartilagens do nariz e da laringe são formadas por cartilagem hialina. A cartilagem hialina não-articular apresenta tendência para calcificar e ser substituída por osso.

Fibrocartilagem. Feixes de fibras colágenas são os constituintes principais da fibrocartilagem. Os feixes são visíveis em preparações microscópicas comuns, ao contrário do que ocorre na cartilagem hialina. A quantidade de matriz é menor do que na cartilagem hialina e os condrócitos se acham dispersos. A fibrocartilagem está presente em certas junturas cartilagíneas e forma cartilagem articular em umas poucas junturas — por exemplo, a temporomandibular.

Cartilagem elástica. Este tipo de cartilagem é parecido com a cartilagem hialina exceto pelo fato de que suas fibras são elásticas. Raramente se calcifica com o avançar da idade. A cartilagem elástica está presente na orelha e na tuba auditiva e forma algumas das cartilagens da laringe.

REFERÊNCIAS

1. G. Mollier, Morph. Jb., 79:161, 1937. H. Biermann, Z. Zellforsch., 46:635, 1957.
2. D. L. Stilwell, Jr., and D. J. Gray, Anat. Rec., 120:663, 1954.
3. R. O'Rahilly, J. Bone Jt Surg., 35A:626, 1953; Clin. Orthopaed., 10:9, 1957.
4. H. Hughes, Acta anat., 15:261, 1952. V. R. Mysorekar, J. Anat., Lond., 101:813, 1967.
5. M. Brookes et al., Lancet, 1:1078, 1961.
6. F. G. Evans, *Stress and Strain in Bones*, Thomas, Springfield, Illinois, 1957, and *Mechanical Properties of Bone*, Thomas, Springfield, Illinois, 1973.
7. A. W. Ham, J. Bone Jt Surg., 34A:701, 1952. F. C. McLean, Science, 127:451, 1958.
8. K. Rohr, *Das menschliche Knochenmark*, Georg Thieme, Stuttgart, 3rd ed., 1960.
9. A. Piney, Brit. med. J., 2:792, 1922. P. Sturgeon, Pediatrics, Springfield, 7:577, 642, 774, 1951.
10. Based on E. Gardner, Osteogenesis in the Human Embryo and Fetus, in G. H. Bourne (ed.), *The Biochemistry and Physiology of Bone*, cited below. For a discussion of the classic experiments on bone growth, see A. Keith, *Menders of the Maimed*, Lippincott, Philadelphia, 1952 (1919).
11. R. M. Acheson, J. Anat., Lond., 88:498, 1954. F. Falkner (ed.), *Human Development*, Saunders, Philadelphia, 1966.
12. S. I. Pyle and N. L. Hoerr, *A Radiographic Standard of Reference for the Growing Knee*, Thomas, Springfield, Illinois, 1969. S. I. Pyle, A. M. Waterhouse, and W. W. Greulich (eds.), *A Radiographic Standard of Reference for the Growing Hand and Wrist*, Press of Case Western Reserve University (Year Book Medical Publishers, Chicago), 1971. N. L. Hoerr, S. I. Pyle, and C. C. Francis, *Radiographic Atlas of Skeletal Development of the Foot and Ankle*, Thomas, Springfield, Illinois, 1962.
13. S. M. Garn, C. G. Rohmann, and F. N. Silverman, Med. Radiogr. Photogr., 43:45, 1967.
14. R. O'Rahilly and E. Gardner, Amer. J. Anat., 134:291, 1972.
15. C. R. Noback and G. G. Robertson, Amer. J. Anat., 89:1, 1951. R. O'Rahilly and D. B. Meyer, Amer. J. Roentgenol., 76:455, 1956.
16. W. M. Krogman, *The Human Skeleton in Forensic Medicine*, Thomas, Springfield, Illinois, 1962. S. Smith and F. S. Fiddes, *Forensic Medicine*, Churchill, London, 10th ed., 1955. D. H. Enlow, in *Studies on the Anatomy and Function of Bone and Joints*, Springer, New York, 1966. See also J. Glaister and J. C. Brash, *Medico-legal Aspects of the Ruxton Case*, Livingstone, Edinburgh, 1937. The extent and character of mutilation of two murder victims provided a problem of anatomical reconstruction unparalleled in criminal records.
17. A. Trotter and G. C. Gleser, Amer. J. phys. Anthrop., 10:463, 1952; 16:79, 1958. L. H. Wells, J. forensic Med., 6:171, 1959.
18. W. L. Straus, Jr., Science, 119:265, 1954.

LEITURA SUPLEMENTAR

Bourne, G. H. (ed.), *The Biochemistry and Physiology of Bone*, Academic Press, New York, 2nd ed., 1971-1972, 3 volumes.

Crock, H. V., *The Blood Supply of the Lower Limb Bones in Man*, Livingstone, Edinburgh, 1967. A beautifully illustrated account of the vascular anatomy of these bones.

Enlow, D. H., *Principles of Bone Remodeling*, Thomas, Springfield, Illinois, 1963. An excellent review with original observations.

Frazer's *Anatomy of the Human Skeleton*, revised by A. S. Breathnach, Churchill, London, 6th ed., 1965. A detailed synthesis of skeletal and muscular anatomy arranged according to regions.

Gray, D. J., Organ Systems in Adaptation: The Skeleton, in Handbook of Physiology, *Adaptation to the Environment*, American Physiological Society, Washington, D.C., Sect. 4, 1964.

Hancox, N. M., *Biology of Bone*, Cambridge University Press, London, 1972. Discusses the properties of bone as a tissue, and the activities and control of cells involved in the deposition and resorption of bone.

McLean, F. C., and Urist, M. R., *Bone*, University of Chicago Press, Chicago, 3rd ed., 1968. Describes mechanisms of calcification and properties of the mineral content.

Vaughan, J. M., *The Physiology of Bone*, Clarendon Press, Oxford, 1970. An excellent, balanced account of bone as a tissue and its complex role in mineral homeostasis.

3 JUNTURAS

Ernest Gardner

Em linguagem cotidiana, o termo *juntura* indica um lugar no qual duas coisas se mantêm juntas. Em linguagem anatômica, uma juntura tem sido descrita como a "conexão existente entre quaisquer partes rígidas componentes do esqueleto, sejam ossos, sejam cartilagens". O termo *articulação* tem a mesma origem latina da palavra *artículo* e é sinônimo de juntura. Nomes tais como *artrologia*, que significa estudo das junturas, e artrite, que significa inflamação das junturas, são de origem grega *(arthron).*

As junturas variam muito em estrutura e disposição, sendo, freqüentemente, especializadas para desempenhar determinadas funções. Não obstante, as junturas possuem certos aspectos estruturais e funcionais em comum. Pode-se classificá-las por seus aspectos mais característicos em três tipos principais: fibrosas, cartilagíneas e sinoviais.

JUNTURAS FIBROSAS

Os ossos de uma juntura fibrosa (às vezes chamada *sinartrose*) estão unidos por tecido fibroso. Há dois tipos de junturas fibrosas: *suturas* e *sindesmoses*. Pequeno ou nenhum movimento, com poucas exceções, ocorre em qualquer dos tipos. A juntura entre um dente e o seu alvéolo é denominada *gonfose*, sendo às vezes classificada como um terceiro tipo de juntura fibrosa.

Suturas. Nas suturas do crânio, os ossos estão ligados por várias camadas fibrosas. Os mecanismos do crescimento ao nível dessas suturas (sobre os quais ainda há discussão) são especialmente importantes na adaptação ao crescimento do encéfalo.

Sindesmoses. Sindesmose é uma juntura fibrosa na qual o tecido conectivo interposto é consideravelmente maior em quantidade do que numa sutura. São exemplos a sindesmose tibiofibular e a sindesmose timpanostapedial.

JUNTURAS CARTILAGÍNEAS

Os ossos das junturas cartilagíneas estão unidos por cartilagem hialina ou por fibrocartilagem.

Junturas de cartilagem hialina. Este tipo de juntura, que é algumas vezes chamado *juntura cartilagínea primária* e outras vezes *sincondrose*, representa uma união temporária. A cartilagem hialina que une os ossos é um remanescente do esqueleto cartilagíneo do embrião e, como tal, funciona como zona de crescimento para um ou ambos os ossos que une. A maioria das junturas de cartilagem hialina se oblitera, isto é, é substituída por osso quando cessa o crescimento. São exemplos de junturas de cartilagem hialina as lâminas epifisiais e as sincondroses esfenoccipital e neurocentral.

Junturas fibrocartilagíneas. Neste tipo de juntura, que algumas vezes recebe as denominações *juntura cartilagínea secundária, anfiartrose* e *sínfise*, os elementos esqueléticos estão unidos, durante uma fase da sua existência, por fibrocartilagem. A fibrocartilagem é geralmente separada dos ossos por delgadas lâminas de cartilagem hialina. As junturas fibrocartilagíneas abrangem a sínfise da pube e as junturas entre os corpos das vértebras.

JUNTURAS SINOVIAIS

Sinóvia é um líquido existente em certas junturas, as quais são, por isso, chamadas sinoviais. Um líquido semelhante existe nas bolsas e bainhas sinoviais dos tendões.

Características gerais

As junturas sinoviais, freqüentemente denominadas *diartroses*, possuem uma cavidade e são especializadas para permitir maior ou menor liberdade de movimento. Suas características principais (Fig. 3.1) são as seguintes:

As superfícies articulares dos ossos ficam cobertas por cartilagem, que é geralmente do tipo hialino. Os ossos estão unidos por uma *cápsula articular* e por ligamentos. A cápsula articular consiste em sua maior parte de uma *camada fibrosa* (o termo cápsula articular é muito usado para indicar especialmente a camada fibrosa), cuja superfície interna está forrada por um tecido co-

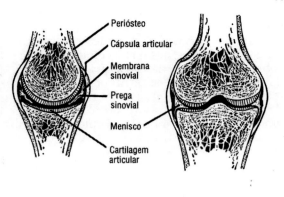

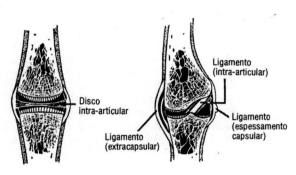

Fig. 3.1 Diagramas esquemáticos das junturas sinoviais. A cavidade articular em cada um deles está exagerada, bem como a espessura da membrana sinovial. A cartilagem articular, os meniscos e os discos intra-articulares não são cobertos pela membrana sinovial, porém os ligamentos intra-articulares o são.

nectivo vascularizado, a *membrana sinovial;* esta produz o líquido sinovial (sinóvia), que ocupa a *cavidade articular* e lubrifica a juntura. A cavidade articular está, algumas vezes, subdividida parcial ou totalmente por *discos* ou *meniscos* fibrosos ou fibrocartilagíneos.

Tipos de junturas sinoviais

As junturas sinoviais podem ser classificadas de acordo com os eixos de movimento. Esta classificação presume a existência de três eixos perpendiculares entre si. Quando uma juntura tem somente um eixo de rotação, como a juntura em dobradiça ou em pivô, diz-se que possui um grau de liberdade. As junturas selar e elipsóide têm dois graus de liberdade. Cada uma permite extensão ou flexão, abdução ou adução, porém não permite rotação, pelo menos independentemente. Uma juntura esferóide tem três graus de liberdade.

As junturas sinoviais também podem ser classificadas de acordo com a forma das superfícies articulares dos ossos que as compõem. Essas formas estabelecem o tipo de movimento e são parcialmente responsáveis pela determinação do grau de movimento. Os tipos mais comuns de junturas sinoviais são a plana, em dobradiça e condilar. As junturas esferóides, elipsóides, em pivô e selar são menos freqüentes.

Juntura plana. As superfícies articulares de uma juntura plana são, em geral, ligeiramente abauladas. Elas permitem resvalos ou deslizamentos em qualquer direção ou a torção de um osso sobre outro.

Juntura em dobradiça ou gínglimo. O gínglimo é uma juntura uniaxial e só permite movimento em um único plano. Numa juntura interfalângica, por exemplo, os movimentos são de flexão e extensão.

Juntura condilar. A área articular de cada osso de uma juntura condilar consiste em duas superfícies articulares distintas, cada uma denominada côndilo. Embora semelhante ao gínglimo no tipo de movimento, esta juntura permite várias modalidades de movimento. A juntura do joelho é do tipo condilar.

Juntura esferóide ou enartrose. Neste tipo de juntura, do qual a juntura do ombro é um exemplo, uma superfície esferóide de um osso move-se dentro de um "receptáculo" do outro osso, segundo três eixos. Flexão, extensão, adução, abdução e rotação podem ocorrer, bem como a combinação desses movimentos, denominada *circundação*. Na circundação, o membro volteia de maneira a circunscrever um cone, cujo vértice está no centro da "esfera".

Juntura elipsóide. Neste tipo de juntura, que se assemelha a uma juntura esferóide, as superfícies articulares são muito mais longas numa direção do que na que lhe é perpendicular. A circunferência da juntura, dessa forma, assemelha-se a uma elipse. Ela é biaxial e a juntura radiocárpica é um exemplo.

Juntura em pivô ou trocóide. Este tipo de juntura, do qual a juntura radioulnar proximal é um exemplo, é também uniaxial, porém o eixo é vertical e o osso gira dentro de um anel ósseo ou osteoligamentar.

Juntura selar. Este tipo de juntura tem a forma de uma sela; um exemplo é a juntura carpometacárpica do polegar. Trata-se de uma juntura biaxial.

Movimentos[1]

Movimentos ativos. Três tipos de movimentos ativos ocorrem nas junturas sinoviais.

Usualmente se fala em movimento *de* um segmento, movimento *sobre* uma juntura; por exemplo, flexão do antebraço, flexão sobre o cotovelo. Esses movimentos ativos são: (1) movimentos de deslizamento ou resvalo; (2) movimentos angulares em torno do eixo horizontal ou látero-lateral (flexão e extensão) ou segundo um eixo ântero-posterior (adução e abdução); e (3) movimentos de rotação em torno de um eixo longitudinal (rotação medial e lateral). Um, vários ou todos os tipos de movimentos podem ocorrer numa determinada juntura, dependendo da sua forma e disposição ligamentar.

O grau dos movimentos nas junturas está limitado por (1) músculos, (2) ligamentos e cápsula, (3) forma dos ossos e (4) oposição das partes moles, tais como as que se encontram na frente do antebraço e do braço durante a flexão completa no cotovelo. O grau de mobilidade varia muito nos diferentes indivíduos. Em alguns, como os acrobatas experimentados, o grau de movimento articular pode ser extraordinário. No entanto, tais indivíduos devem treinar desde cedo na vida.

Movimentos passivos e acessórios. Os movimentos passivos são produzidos por uma força externa, tal como pela gravidade ou por um examinador. Por exemplo, o examinador segura o punho do paciente de forma a imobilizá-lo. Ele pode então fletir, estender, aduzir e abduzir a mão do paciente sobre o punho, movimentos que o indivíduo consegue normalmente realizar ativamente.

Por meio de manipulação cuidadosa o examinador pode também efetuar um pequeno grau de deslizamento e rotação do punho, movimentos que o indivíduo não consegue realizar ativamente por si mesmo. Estes são os chamados movimentos acessórios (freqüentemente classificados como movimentos passivos), definidos como movimentos para os quais a disposição muscular não está preparada, mas que podem ser obtidos por manipulação.

A produção de movimentos passivos e acessórios é valiosa no exame e diagnóstico de distúrbios musculares e articulares.

Estrutura e função

As classificações das junturas sinoviais relacionadas acima indicam, tão simplesmente quanto possível, as formas das superfícies articulares e os movimentos que podem ocorrer nos tipos específicos de junturas. Não levam em conta, todavia, a complexidade da mecânica articular e o fato de que os movimentos articulares devem ser apreciados em termos de geometria esférica assim como plana.

Os mecanismos de lubrificação das junturas sinoviais são tais que os efeitos do atrito sobre a cartilagem articular ficam minimizados[2]. O coeficiente de atrito durante o movimento é menor do que aquele de um pedaço de gelo deslizando sobre outro. Isto se dá graças à natureza do fluido lubrificante (fluido sinovial viscoso), à natureza das superfícies sustentadoras das cartilagens, que adsorvem e absorvem o líquido sinovial, e a uma variedade de mecanismos permitindo que um líquido substituível, em vez de um apoio não substituível, reduza o atrito.

Membrana sinovial e líquido sinovial. A membrana sinovial é um tecido conectivo vascularizado que forra a superfície interna da cápsula mas não reveste a cartilagem articular. Contém células que não se distinguem das células de qualquer tecido conectivo, pelo menos com as colorações histológicas comuns. A membrana sinovial difere dos outros tecidos conectivos porque produz uma substância fundamental que é mais um líquido do que um gel. O aspecto morfológico mais característico da membrana sinovial é uma rede capilar adjacente à cavidade articular. Vilos, pregas e coxins adiposos, em número variável, projetam-se da membrana sinovial para dentro da cavidade articular, cuja superfície é, aliás, relativamente lisa. O tecido abaixo das células da superfície pode ser fibroso, areolar ou adiposo, e varia de espessura. A membrana sinovial também contém vasos linfáticos e poucas fibras nervosas.

A membrana sinovial é responsável pela formação do líquido sinovial, que é um fluido viscoso e pegajoso muito semelhante, em consistência, à clara do ovo. A principal função do líquido sinovial é a lubrificação, mas ele também nutre a cartilagem articular. A natureza viscosa do líquido sinovial é quase inteiramente devida à presença de um mucopolissacarídio não sulfatado conhecido como ácido hialurônico. Pode-se considerar o líquido sinovial, por outro lado, como produto de diálises do plasma sanguíneo. Ele também apresenta normalmente algumas células (na maioria mononucleares) derivadas do tecido circunjacente. Os processos patológicos que afetam a membrana sinovial alteram o conteúdo celular do líquido. A retirada do líquido sinovial e a determinação do seu conteúdo celular e químico e de suas características físicas podem constituir uma valiosa ajuda diagnóstica[3].

Estalidos nas junturas, tal como acontece quando os dedos são puxados bruscamente, devem-se em geral ao brusco desenvolvimento de um vácuo parcial na cavidade articular ao serem separadas as superfícies articulares[4]. O vácuo parcial é ocupado por vapor de água e gases hemáticos sob baixa pressão. Outros tipos de estalidos ou ruídos (mais freqüentemente estalos) são provavelmente devidos ao resvalo súbito de um tendão ou ligamento sobre um processo ou ressalto ósseo ou cartilagíneo.

Cartilagem articular. A cartilagem articular do adulto é um tecido relativamente acelular, avascular e sem nervos. A zona imediatamente vizinha ao osso é, em geral, calcificada. Resistente e elástica, perdeu grande parte do seu poder de crescimento e regeneração. Entretanto, no uso normal pode ocorrer certa substituição da cartilagem articular[5].

A cartilagem é elástica no sentido de que, quando se comprime, torna-se delgada; entretanto, com o abrandamento da pressão, retorna lentamente à sua espessura original. A pressão intermitente causa espessamento da cartilagem por absorção de água, podendo ser importante fator na difusão de materiais nutritivos através da cartilagem.

A cartilagem articular indubitavelmente retira sua principal nutrição do líquido sinovial, porém outras fontes possíveis são apresentadas na Fig. 3.2.

A cartilagem articular não é visível nas radiografias comuns. Conseqüentemente, o denominado "espaço articular radiológico" (Cap. 10) é mais amplo do que o verdadeiro espaço articular.

Cápsula articular e ligamentos. Na maioria das junturas, a cápsula é composta por feixes de fibras colágenas, dispostos um tanto irregularmente, em contraste com a disposição mais regular nos tendões e vários ligamentos. Esses feixes e os de alguns ligamentos tendem a se espiralar. Tal disposição torna-os sensíveis à tensão na maioria das posições que a juntura vem a ocupar. Conseqüentemente, o mais leve movimento altera a tensão ou torção nos feixes, e essa mudança de tensão, por sua vez, estimula terminações nervosas proprioceptivas na cápsula e nos ligamentos (v. adiante). Em poucas junturas (orelha média) a cápsula e os ligamentos são compostos quase inteiramente de fibras elásticas.

Os ligamentos são classificados em *capsulares, extracapsulares* e *intra-articulares* (v. Fig. 3.1). Em sua maioria servem como órgãos sensíveis, pois têm terminações nervosas que são importantes nos mecanismos reflexos e na percepção do movimento e da posição. Os ligamentos também desempenham diferentes espécies de funções mecânicas. Por exemplo, o nome *ligamento colateral* é aplicado a um ligamento extracapsular que permanece estendido durante toda a realização do movimento articular. Os ligamentos cruzados do joelho (intra-articulares) relaxam-se em alguns movimentos e ficam tensos em outros. Fortes ligamentos são geralmente encontrados ao lado das junturas, particularmente nas dos tipos gínglimo e elipsóide.

A relação da lâmina epifisial com a linha da inserção capsular é importante (Fig. 2.1). Por exemplo, a lâmina epifisial é uma barreira à disseminação de infecção entre a metáfise e a epífise. Se a linha epifisial é intra-articular, então parte da metáfise é também intra-articular, e uma infecção metafisária pode comprometer a juntura. Da mesma forma, em tais circunstâncias, uma fratura metafisária torna-se intra-articular, o que é sempre um transtorno sério no que diz respeito à lesão das superfícies articulares. Se a cápsula adere diretamente à periferia da lâmina epifisial, a lesão da juntura pode envolver a lâmina e, em conseqüência, interferir com o crescimento.

Estruturas intra-articulares. Meniscos, discos intra-articulares, coxins adiposos e pregas sinoviais (v. Fig. 3.1) são estruturas que auxiliam a difusão do líquido sinovial por toda a juntura, dessa forma ajudando na sua lubrificação.

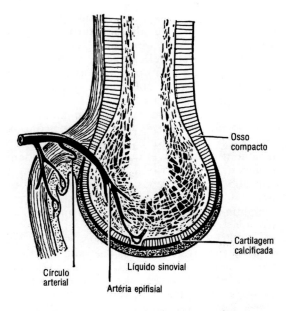

Fig. 3.2 Diagrama esquemático das possíveis fontes de nutrição da cartilagem articular. São elas (1) o líquido sinovial, (2) a difusão dos capilares da medula óssea adjacente, e (3) a difusão dos capilares derivados do círculo arterial em torno da juntura na linha de inserção capsular. A espessura do osso compacto da superfície articular está exagerada, bem como a camada da cartilagem calcificada.

Os discos e meniscos intra-articulares, que são compostos na maior parte por tecido fibroso, podendo conter uma certa porção de fibrocartilagem, têm outras funções importantes[6]. Eles estão inseridos por sua periferia à cápsula articular e existem, geralmente, nas junturas onde a flexão e a extensão estão associadas com deslizamento (v. *Joelho,* Cap. 1), combinação que requer uma superfície arredondada (macho) e uma superfície relativamente achatada (fêmea). Os meniscos e discos, cuja mobilidade está sob controle ligamentar ou muscular, ajudam a evitar instabilidade e ainda permitem uma taxa considerável de deslizamento.

Tecidos periarticulares. A expressão tecidos periarticulares é geral e se refere aos revestimentos membranáceos em torno da juntura. Estes se misturam à cápsula e aos ligamentos, às expansões musculotendíneas que passam sobre ou de permeio com a cápsula articular, e ao tecido conectivo frouxo que reveste os vasos e nervos próximos à juntura. Os tecidos periarticulares contêm muitas fibras elásticas, vasos sanguíneos e nervos.

As junturas são freqüentemente lesadas e estão sujeitas a muitas doenças, algumas das quais envolvem os tecidos periarticulares assim como as próprias junturas. A fibrose acentuada (aderências) dos tecidos periarticulares pode restringir o movimento quase tanto quanto o faz a fibrose dentro de uma juntura.

Absorção pela cavidade articular[7]. Uma rede capilar e um plexo linfático encontram-se na membrana sinovial, adjacentes à cavidade articular. A difusão dá-se facilmente entre esses vasos e a cavidade articular. Eis porque a infecção traumática de uma juntura pode ser seguida de septicemia. Contudo, partículas coloidais, desde que possuam certo tamanho, são usualmente fagocitadas quando localizadas numa juntura. Muitas das substâncias da corrente sanguínea, normais ou patológicas, facilmente penetram na cavidade articular.

Irrigação e inervação. A distribuição dos vasos e nervos articulares está ilustrada na Fig. 3.3. Os vasos articulares e epifisiais originam-se mais ou menos em comum. A maioria dos vasos epifisiais penetra em um osso longo próximo ou na linha de inserção capsular, formando uma importante rede arterial em volta da juntura.

Os vasos articulares transformam-se numa rica rede capilar, que é especialmente acentuada nas áreas areolar e celular da membrana sinovial[8]. Os vasos linfáticos acompanham os vasos sanguíneos e formam plexos na membrana sinovial e na cápsula.

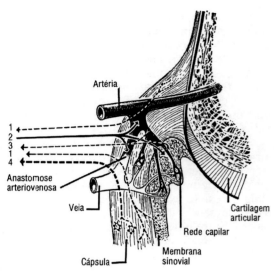

Fig. 3.3 Diagrama esquemático de irrigação e inervação de uma juntura sinovial. Aqui vemos uma artéria suprindo a epífise, cápsula articular e membrana sinovial. Note-se a anastomose arteriovenosa. A inervação contém (1) fibras sensitivas (a maioria para a dor) da cápsula e da membrana sinovial, (2) fibras autônomas (simpáticas pós-ganglionares para os vasos sanguíneos), (3) fibras sensitivas (para a dor, e outras com funções desconhecidas) da adventícia dos vasos sanguíneos e (4) fibras proprioceptivas provenientes das terminações de Ruffini e de pequenos corpúsculos lamelados (não indicados). As setas indicam a direção da condução.

Acredita-se ordinariamente que as mudanças de temperatura, umidade ou pressão tornam a juntura mais sensível ou dolorosa, e há indubitavelmente alguma verdade nessa crença. Pode muito bem acontecer que tais mudanças alterem reflexamente o fluxo sanguíneo. Todavia, bem pouco se sabe sobre o controle do fluxo sanguíneo nas junturas.

Os princípios da distribuição dos nervos nas junturas foram muito adequadamente expressos por Hilton: "Os mesmos troncos nervosos, cujos ramos suprem os grupos musculares que movem uma juntura, também fornecem uma distribuição de nervos para a pele sobre as inserções dos mesmos músculos; e — o que no momento merece mais especialmente nossa atenção — o interior da juntura recebe seus nervos da mesma fonte."[9] Os nervos articulares variam em número e em trajeto e suas áreas de distribuição abrangem o interior da juntura. Os nervos articulares contêm fibras sensitivas e autônomas, cuja distribuição está resumida na Fig. 3.3.

Algumas das fibras sensitivas formam terminações proprioceptivas na cápsula e nos ligamentos. Essas terminações são muito sensíveis à posição e ao movimento. Suas conexões centrais são tais que elas estão relacionadas ao controle reflexo da postura e da locomoção e à percepção da posição e do movimento.[10]

Outras fibras sensitivas formam terminações para a dor, mais numerosas nas cápsulas articulares e nos ligamentos. A torção ou o estiramento dessas estruturas causam muita dor. Estudos realizados em junturas humanas abertas sob anestesia local indicam que a cápsula fibrosa é altamente sensível e que a membrana sinovial é relativamente insensível.[11]

Uso-destruição (desgaste e estragos, atrito)[12]

Qualquer sistema mecânico motor se desgasta com o tempo e as junturas do homem não constituem exceção. Alguma destruição é inevitável durante a atividade normal. O resultado mais comum é o desgaste da cartilagem articular em vários graus, algumas vezes chegando até a exposição, erosão e polimento ou eburnação do osso subjacente. A destruição pelo uso pode ser apressada ou exagerada por muitos fatores, dos quais os mais importantes são o trauma, doença e alterações bioquímicas na cartilagem articular. Estes fatores agem geralmente alterando a geometria articular e/ou diminuindo a viscosidade do líquido sinovial.

Desenvolvimento das junturas[13]

A maioria dos estudos sobre a evolução das junturas tem considerado as junturas sinoviais dos membros. Estas começam a se formar durante o período embrionário adequado. No final desse período elas se assemelham bastante às junturas adultas na forma e distribuição. Também mais ou menos nessa época, ou precocemente no período fetal, as cavidades articulares começam a aparecer, a membrana sinovial a se desenvolver, tornando-se vascularizada, e o líquido sinovial a ser formado.

REFERÊNCIAS

1. For a review of the methods of measuring movement at a joint and of measuring muscle strength, see N. Salter, J. Bone Jt Surg., 37B:474, 1955. See also Joint Motion: Method of Measuring and Recording, Amer. Acad. Orthop. Surg., Chicago, 1965, and W. P. Beetham, Jr., et al., Physical Examination of the Joints, Saunders, Philadelphia, 1965.
2. E. Radin and I. L. Paul, J. Bone Jt Surg., 54A:607, 1972. Freeman, cited below.
3. J. G. Furey, W. S. Clark, and K. L. Brine, J. Bone Jt Surg., 41A:167, 1959.
4. J. B. Roston and R. W. Haines, J. Anat., Lond., 81:165, 1947.
5. F. J. Sääf, Acta orthopaed. scand., suppl. 7, 1950. R. Ekholm and B. Norbäck, Acta orthopaed. scand., 21:81, 1951.
6. C. H. Barnett, J. Anat., Lond., 88:363, 1954. P. Ring, Arch. d'Anat., d'Hist., d'Embryol., 53:143, 1970.
7. E. W. O. Adkins and D. V. Davies, Quart. J. exp. Physiol., 30:147, 1940.
8. D. V. Davies and D. A. W. Edwards, Ann. R. Coll. Surg. Engl., 2:142, 1948.
9. John Hilton, Rest and Pain, edited by W. H. A. Jacobson and reprinted from the last London ed., Garfield, Cincinnati, 1891, p. 165.
10. E. Gardner, Spinal Cord and Brain Stem Pathways for Afferents from Joints, in Ciba Foundation Symposium on Myotatic, Kinesthetic and Vestibular Mechanisms, ed. by A. V. S. de Reuck and J. Knight, Churchill, London, 1967.
11. J. H. Kellgren and E. P. Samuel, J. Bone Jt Surg., 32B:84, 1950.
12. A. W. Meyer, Calif. west. Med., 47:375, 1937. C. H. Barnett, J. Bone Jt Surg., 38B:567, 1956.
13. R. O'Rahilly, Irish J. med. Sci., p. 456, October, 1957. E. Gardner, J. Bone Jt Surg., 45:856, 1963. See also references cited below.

LEITURA SUPLEMENTAR

Barnett, C. H., Davies, D. V., and MacConaill, M. A., Synovial Joints, Clowes and Sons, London, 1961. An excellent treatment of the structure and function of synovial joints, with a good bibliography.

Fick, R., in Handbuch der Anatomie des Menschen, ed. by K. von Bardeleben, Fischer, Jena, 1896, 1934, vol. 2 (8 volumes).

Freeman, M. A. R. (ed.), Adult Articular Cartilage, Pitman Medical, London, 1973. Excellent accounts, including mechanisms of lubrication and properties of synovial fluid.

Gardner, E., The Structure and Function of Joints, in Arthritis, ed. by J. L. Hollander and D. J. McCarty, Jr., Lea & Febiger, Philadelphia, 8th ed., 1972.

Hamerman, D., and Rosenberg, L. C., Diarthrodial Joints Revisited, J. Bone Jt Surg., 52A:725, 1970.

Schubert, M., and Hamerman, D., A Primer on Connective Tissue Biochemistry, Lea & Febiger, Philadelphia, 1968. Includes chapters on synovial fluid and articular cartilage.

4 SISTEMA MUSCULAR

Ernest Gardner

Nenhuma característica externa da vida animal é tão peculiar quanto a do movimento. Este é efetuado por células especializadas denominadas fibras musculares, cuja energia latente é ou pode ser controlada pelo sistema nervoso. As fibras musculares classificam-se em esqueléticas ou estriadas, cardíacas e lisas.

As fibras musculares esqueléticas são células alongadas e multinucleadas, com um aspecto estriado característico ao microscópio. Estas células são inervadas por fibras motoras de células do sistema nervoso central. A musculatura cardíaca também se constitui de fibras estriadas, mas sua ativação é regulada pelo sistema nervoso autônomo. As paredes da maioria dos órgãos e de muitos dos vasos sanguíneos apresentam fibras musculares fusiformes que estão dispostas em lâminas, camadas ou feixes. Estas células não apresentam estrutura estriada e são, por essa razão, denominadas fibras musculares lisas. Sua atividade é regulada pelo sistema nervoso autônomo e por certos hormônios circulantes, e elas fornecem força motora para vários estágios da digestão, circulação, secreção e excreção.

Os músculos esqueléticos são ocasionalmente denominados músculos *voluntários*, devido ao fato de poderem, quase sempre, ser controlados voluntariamente. Muitas das suas ações, no entanto, são automáticas, e alguns deles têm ação reflexa e apenas parcialmente submetida ao controle voluntário. A musculatura lisa e a cardíaca são, às vezes, chamadas musculatura *involuntária*.

MÚSCULOS ESQUELÉTICOS

Características gerais

Os músculos, em sua maioria, são estruturas individualizadas que cruzam uma ou mais junturas e pela sua contração são capazes de transmitir-lhes movimento. Constituem exceção certos músculos subcutâneos (por exemplo, os faciais), que movem ou enrugam a pele ou fecham orifícios, os músculos que movem os olhos e os associados ao sistema respiratório e ao digestivo.

Cada fibra muscular é envolvida por uma delicada bainha de tecido conectivo, o *endomísio*. As fibras musculares ficam agrupadas em fascículos, que são envolvidos por uma bainha de tecido conectivo denominado *perimísio*. O músculo como um todo compõe-se de vários fascículos e é envolvido pelo *epimísio*, que se associa intimamente à fáscia e às vezes funde-se a ela.

As fibras de um músculo de forma retangular ou quadrada dispõem-se paralelamente ao eixo maior do músculo. As fibras de um músculo peniforme são paralelas entre si, mas formam um ângulo com o tendão.[1] As fibras de um músculo triangular ou fusiforme não são paralelas, mas convergem para um tendão. O número de fibras de um músculo depende da sua forma, sendo maior em um músculo peniforme do que em um músculo retangular do mesmo tamanho.

Os nomes dos músculos geralmente indicam alguma característica estrutural ou funcional. O nome pode sugerir a forma, como por exemplo, trapézio, rombóide ou grácil. Pode também relacionar-se à localização, como o tibial posterior. O número de pontos de origem é indicado pelos termos bíceps, tríceps e quadríceps. A ação é refletida por expressões como levantador da escápula ou extensor dos dedos. Ação e forma combinam-se na denominação pronador quadrado, assim como ação e localização no nome flexor profundo dos dedos.

Os músculos variam bastante quanto à sua inserção; podem estar ausentes, e muitos músculos supranumerários foram descritos. As variações dos músculos são tão numerosas que descrições razoavelmente completas só podem ser encontradas em trabalhos especiais.[2]

Os músculos, isoladamente, costumam ser descritos de acordo com sua origem, inserção, inervação e ação. No estudo da inervação incluímos também alguns aspectos da vascularização.

Origem e inserção

A maior parte dos músculos está ligada diretamente ou por intermédio de seus tendões ou aponeuroses aos ossos, cartilagens, ligamentos ou fáscias, ou a uma combinação destes. Outros músculos estão ligados a órgãos, como o bulbo do olho, e outros ainda, à pele. Quando um músculo se contrai e encurta, uma de suas conexões geralmente permanece fixa, enquanto a outra se movimenta. O ponto fixo é denominado *"origem"* e o móvel, *"inserção"*. Nos membros, as porções mais distais de regra possuem maior motilidade. Por essa razão é a ligação distal geralmente denominada inserção. Contudo, os termos *origem* e *inserção* são convenientes apenas com propósitos descritivos. Freqüentemente a inserção anatômica permanece fixa, enquanto a origem se movimenta. Às vezes, ambas as extremidades permanecem fixas; nesses casos, o músculo tem como função estabilizar uma juntura. O ventre de um músculo é a parte compreendida entre a sua origem e a sua inserção.

Inervação e vascularização

Os músculos são vascularizados por vasos adjacentes. O tipo de vascularização varia e diversos tipos fundamentais foram descritos.[3] Alguns músculos são vascularizados por vasos que saem de um tronco único e penetram por uma extremidade (gastrocnêmio) ou no meio de seu ventre (bíceps braquial). Esses músculos são especialmente suscetíveis à necrose causada por interrupção de suprimento sanguíneo. Outros músculos são vascularizados por uma série de vasos anastomosados (adutor magno). A vascularização de alguns músculos (trapézio) combina características de ambos os tipos descritos. Qualquer que seja o tipo, porém, as artérias que penetram no músculo se ramificam várias vezes, formando um extenso leito capilar.

Cada músculo é inervado por um ou mais nervos, com fibras motoras e sensitivas que geralmente se originam em vários nervos espinhais. Alguns grupos musculares, contudo, são inervados principalmente, quando não inteiramente, por um segmento da medula espinhal. Por exemplo, as fibras motoras que inervam os músculos intrínsecos da mão originam-se do primeiro segmento torácico da medula espinhal. Não raramente, os músculos que apresentam funções semelhantes são inervados pelo mesmo nervo periférico.

Os nervos geralmente penetram na superfície profunda de um músculo. O ponto de entrada é conhecido como "ponto motor" do músculo, pois a estimulação elétrica é mais eficaz na produção de contração muscular do que a estimulação em qualquer outra parte do músculo, visto que as fibras nervosas são mais sensíveis à estimulação elétrica do que as fibras musculares.

Cada fibra nervosa que penetra no músculo inerva muitas fibras musculares. A célula nervosa e sua fibra motora somadas às fibras musculares por elas inervadas formam uma *unidade motora*.

Desnervação do músculo. O músculo esquelético não pode funcionar sem inervação. O músculo desnervado torna-se flácido e atrófico. O processo de atrofia consiste em uma diminuição do tamanho das fibras musculares individualizadas. Essas fibras ocasionalmente apresentam contrações espontâneas denominadas fibrilação. Apesar da atrofia, as fibras musculares conservam suas características histológicas por um ano ou mais,[4] sendo eventualmente substituídas por tecido adiposo e conjuntivo. Desde que ocorra regeneração do nervo, os músculos humanos são capazes de recuperar com facilidade sua função normal em cerca de um ano após a desnervação.[5]

Ações e funções

Se ao nervo de um músculo for aplicado um leve choque elétrico, o músculo responderá com uma pequena contração ou crispação. Se estímulos sucessivos forem aplicados rapidamente, as contrações se somarão, produzindo uma contração mantida (tetania). Se a intensidade dos estímulos diminuir, a somação pode ser incompleta; diz-se então que houve uma tetania incompleta. No músculo como um todo, a gradação da atividade torna-se possível pelo número de unidades motoras. Se todas as unidades motoras forem ativadas simultaneamente, o músculo contrair-se-á de uma vez. Mas se elas forem ativadas fora de fase ou assincronicamente (com os impulsos nervosos atingindo as unidades motoras em momentos diferentes), ocorrerá uma tensão mantida no músculo.

A força total desempenhada por um músculo é a soma das forças exercidas por suas fibras individuais. Assim, de dois músculos de igual tamanho, o mais forte é o que tem maior número de fibras. As fibras musculares podem encurtar para a metade, pelo menos, do seu comprimento em repouso, e os músculos que possuem fibras longas são, por esse motivo, capazes de produzir um grau maior de movimento. Foram apresentadas evidências de que é o comprimento dos fascículos que determina a variação da contração de um músculo.[1] Qualquer que seja o mecanismo, porém, os músculos longos e retangulares produzem um grau maior de movimento, enquanto os músculos peniformes exercem maior força. A velocidade e a força do movimento relacionam-se também à distância entre o ponto de ação e o eixo do movimento da juntura. A força é maior quanto mais distante está a inserção do eixo, enquanto a velocidade é geralmente maior quando a inserção está próxima ao eixo.

Tantos são os fatores envolvidos e tantas as variações que podem ocorrer, que a interpretação da mecânica dos músculos torna-se difícil. As ações são ainda de maior complexidade quando alguns músculos cruzam duas ou mais junturas.

Um músculo não pode ser contraído aquém de um comprimento mínimo (insuficiência ativa); tentativas para fazê-lo geralmente são dolorosas. Os músculos posteriores da coxa, que cruzam junturas do quadril e do joelho (Cap. 21), por exemplo, não podem ser encurtados o bastante para, ao mesmo tempo, estender o quadril e fletir totalmente o joelho. Um músculo não pode ser estirado além de um certo ponto sem danos (insuficiência passiva). Se os quadris forem flexionados completamente, como ao curvar-se para tocar o solo, os músculos posteriores da coxa podem não ser capazes de se alongar o suficiente para permitir que se toque o solo sem dobrar os joelhos. Este fenômeno também é conhecido pelo nome de ação dos ligamentos; ocorre uma restrição ao movimento da juntura. Ele se deve, em parte, à inextensibilidade relativa do tecido conjuntivo e dos tendões, e pode ser significativamente alterado por meio de exercícios, sobretudo se forem iniciados nos primeiros anos da vida.

O termo contratura indica o encurtamento mais ou menos permanente de um músculo. É possível que se deva a descargas contínuas do sistema nervoso central, a alterações intrínsecas da fibra muscular produzindo encurtamento permanente, ou a um aumento patológico da quantidade de tecido conjuntivo do músculo.

O tipo de atividade muscular é controlado pelo sistema nervoso central. A maioria dos movimentos, mesmo os mais simples, são complexos e, sob muitos aspectos, automáticos. O tipo de movimento resultante pode ser voluntário, mas as funções dos músculos individualmente são complexas, variáveis e, muitas vezes, fora de controle voluntário. Por exemplo, se nos abaixarmos para apanhar algo que caiu da mesa, o uso dos dedos será o movimento consciente predominante. Mas para fazer com que os dedos cheguem ao objeto, o antebraço é estendido (os flexores se relaxam), outros músculos estabilizam o ombro, e outros ainda estabilizam o tronco e os membros inferiores para assegurar o equilíbrio.

Os músculos podem ser classificados, de acordo com a função que exercem, em agonistas, antagonistas, fixadores e sinergistas. Uma categoria especial inclui aqueles que

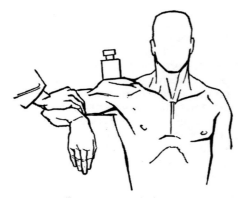

ABDUÇÃO CONTRA A RESISTÊNCIA

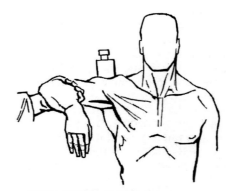

ADUÇÃO CONTRA A RESISTÊNCIA

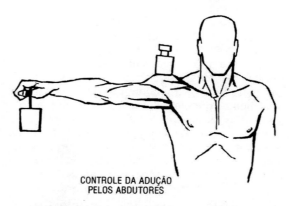

CONTROLE DA ADUÇÃO PELOS ABDUTORES

Fig. 4.1 Ações musculares no ser vivo. Quando um indivíduo abduz o braço contra resistência oferecida pelo examinador, o abdutor (deltóide) fica tenso. Quando aduz contra a resistência, o deltóide relaxa e o peso nele afunda. Quando aduz baixando um balde a partir de uma posição horizontal do braço, o adutor (peitoral maior) fica relaxado. O deltóide contraído controla a descida (adução) por alongamento. Nesse caso, portanto, age como antagonista à gravidade, que é agonista, e realiza um trabalho negativo (ação paradoxal). (v. também Fig. 4.2)

apresentam ação paradoxal ou excêntrica, na qual o músculo se alonga durante a contração (Fig. 4.1). Eles realizam, assim, um trabalho negativo. Um músculo pode ser agonista em uma ação, antagonista em outra e sinergista em uma terceira. Geralmente, na descrição de um músculo, a ação enumerada em primeiro lugar é a que ele realiza como agonista.

Agonistas. O agonista é um músculo ou um grupo de músculos (Fig. 4.1) que leva diretamente ao movimento desejado (flexão dos dedos no movimento acima citado). A ação da gravidade também pode atuar como agonista. Por exemplo, se uma pessoa segura um objeto e o pousa em uma mesa, a gravidade provoca a descida (Fig. 4.1). A única ação muscular envolvida é a de controlar o grau de descida, um exemplo de ação paradoxal.

Antagonistas. Antagonistas ou oponentes são músculos que se opõem diretamente ao movimento em causa. Assim, o tríceps braquial, que é extensor do antebraço quando age como agonista, é antagonista dos flexores do antebraço. Dependendo da velocidade e da força do movimento, os antagonistas podem relaxar-se ou, por um processo de alongamento durante a contração, controlar o movimento e torná-lo suave, livre de vibrações e preciso. O termo antagonista não é o ideal, porque a rigor esses músculos mais cooperam do que se opõem. A gravidade também pode atuar como antagonista, como ocorre quando o antebraço é flexionado a partir da sua posição anatômica.

Músculos fixadores. Os músculos fixadores apresentam grande variedade de funções. Geralmente estabilizam junturas ou parte delas, mantendo assim a postura enquanto o agonista age.

Sinergistas. Os sinergistas formam uma classe especial de músculos fixadores. Quando um agonista atravessa duas ou mais junturas, os sinergistas evitam as ações indesejáveis das junturas intermediárias. Assim, os flexores longos dos dedos fletiriam ao mesmo tempo o punho se este não fosse estabilizado por seus extensores, que atuam como sinergistas nesse movimento específico.

Teste dos músculos

Cinco métodos principais são utilizados para determinar a ação de um músculo. São eles o método anatômico, a palpação, o estímulo elétrico, a eletromiografia e o método clínico. Nenhum deles, separadamente, basta para fornecer uma informação completa e precisa sobre as ações e funções dos músculos.

Método anatômico. As ações são deduzidas da origem e da inserção observadas pela dissecação, e confirmadas puxando-se o músculo — durante uma intervenção cirúrgica, por exemplo. O método anatômico é, em geral, o único meio de se determinar a ação dos músculos profundos demais para serem examinados no vivente. A maioria das ações ordinariamente atribuídas aos músculos foram definidas pelo método anatômico. Sua desvantagem reside no fato de ele determinar todas as ações possíveis com o músculo inerte; em outras palavras, indica o que um músculo pode fazer, mas não necessariamente quais as suas funções.

Palpação. Neste método solicita-se à pessoa que realize certos movimentos enquanto o observador inspeciona e palpa os músculos por eles responsáveis.

O movimento pode ser realizado sem carga ou peso extra e com a gravidade reduzida tanto quanto possível, por meio de um apoio ou da posição de decúbito. O movimento pode, alternativamente, ser realizado contra a gravidade, como acontece quando se flete o antebraço a partir da posição anatômica, com ou sem sobrecarga. Finalmente, a ação pode ser testada com o auxílio de um peso extra, simplesmente fixando-se o membro com uma força oposta. Por exemplo, o observador pede à pessoa para fletir o antebraço e ao mesmo tempo segura-o para evitar a flexão. A palpação de músculos que se contraem opondo-se a uma resistência constitui a maneira mais fácil e simples de aprender a localização e as ações de um músculo no corpo vivo. A palpação é ainda o método mais singelo e direto para testar músculos fracos ou paralisados, sendo amplamente adotada pelos que tratam de pacientes com este tipo de afecção.

Contudo, tem certas desvantagens. Os músculos mais profundos não são passíveis de exame. Quando vários músculos participam de certo movimento, nem sempre é possível determinar a função de cada um deles apenas pela palpação.

Estímulos elétricos. A estimulação elétrica sobre o ponto motor de um músculo leva-o a contrair-se e a permanecer contraído quando se utiliza um estímulo repetido. O método tem a vantagem do possível uso em pessoas vivas, mas os músculos mais profundos podem não ser atingidos. Embora seja um método valioso, apresenta também alguns inconvenientes. Como o método anatômico, ele mostra aquilo que um músculo é capaz de fazer, mas não necessariamente quais as suas funções. Além disso, os resultados podem ser falsos. Se o deltóide, que se prende à escápula e ao úmero, é estimulado, ambos os ossos se movem e a ponta do ombro se retrai. Quando o deltóide atua normalmente, a escápula é fixada por outros músculos a fim de que o úmero possa ser abduzido. Em outras palavras, a ação de um músculo determinada a partir de condições momentâneas pode não ser a natural. O método elétrico tem a vantagem de mostrar o que um músculo não pode fazer; e isso é importante para a avaliação de ações determinadas por outros métodos.

Eletromiografia (Fig. 4.2). A crispação mecânica de uma fibra muscular é precedida pela condução de um impulso que pode ser detectado e registrado por meio de instrumentos adequados. Quando todo o músculo é ativado, a atividade elétrica de suas fibras pode ser detectada por eletrodos colocados no interior do músculo ou sobre a pele suprajacente. A resposta registrada constitui o eletromiograma (EMG). Os instrumentos registradores são construídos de modo que os registros possam ser obtidos de vários músculos simultaneamente. Isto faz da eletromiografia um método valioso para o estudo de tipos de atividade. A eletromiografia, como a palpação, pode, portanto, ser classificada como um método natural ou fisiológico. Finalmente, o padrão eletromiográfico pode ser alterado por distúrbios neurológicos ou musculares. A eletromiografia, por essa razão, mostra-se útil como auxiliar diagnóstico.

As desvantagens são as mesmas da palpação, isto é, dificuldade para avaliar a função precisa de um músculo em determinado movimento. Por exemplo, a eletromiografia mostra claramente que o tensor da fascia lata se contrai quando a perna é estendida. Mas se o quadril for imobilizado, de modo a evitar sua flexão (uma das funções agonistas do músculo), a atividade durante a extensão da perna desaparece. Além disso, o tensor da fascia lata também se contrai durante a abdução da coxa, mas não abduz a coxa quando estimulado eletricamente. Ele pode agir como antagonista durante a abdução.

Método clínico. O estudo de pacientes que têm músculos ou grupos de músculos paralisados fornece informações valiosas sobre a função muscular, principalmente por determinar quais as funções comprometidas.[6]

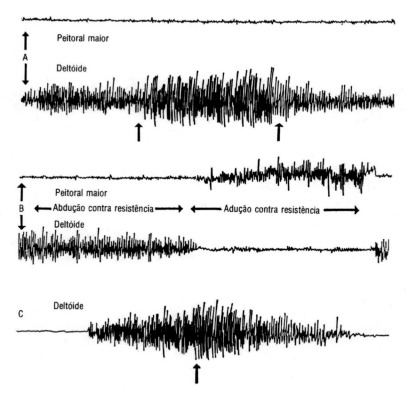

Fig. 4.2 Eletromiografia tomada durante atividade muscular semelhante à representada na Fig. 4.1. Eletrodos na superfície do deltóide e do peitoral maior foram ligados a amplificadores e estes a um registrador. As deflexões representam a soma algébrica das mudanças de potencial elétrico de várias fibras musculares. A, sustentando o membro superior horizontalmente num plano frontal. Seta à esquerda, abaixo do registro do deltóide, tentativa de elevar o membro superior contra resistência. Seta à direita, resistência liberada. B, abdução e adução alternadas contra resistência. C, erguendo um peso para nível horizontal (a seta indica o momento em que o nível é atingido) voltando a baixá-lo.

Algumas precauções, todavia, devem ser tomadas. Em certos distúrbios do sistema nervoso central, um músculo pode estar paralisado em determinado movimento mas tomar parte em outro. Mesmo na presença de lesões de nervos periféricos ou comprometimento direto do músculo, os pacientes podem adquirir movimentos especiais com outros músculos, que compensam ou mascaram o enfraquecimento ou paralisia.[7]

Reflexos e tono muscular

Muitas das ações musculares são de natureza reflexa, isto é, são produzidas por impulsos sensitivos que atingem a medula e ativam as células motoras. O rápido afastamento de um dedo que se queima e o pestanejar das pálpebras quando algo toca a córnea são exemplos disso. Acredita-se que os músculos que suportam o corpo contra a gravidade possuam tono, devido à ação de reflexos de estiramento iniciados pela ação da gravidade ao estirar os músculos. Se isso é estritamente certo para o corpo humano, eis uma questão a ser estudada. Existem evidências de que, em uma posição ereta, sem esforço, pouca ou nenhuma contração ou tono muscular pode ser detectado nos músculos do homem opostos à gravidade.[8]

As provas existentes indicam que o único "tono" de que dispõe um músculo totalmente relaxado é aquele devido a sua tensão elástica passiva.[9] Nenhum impulso nervoso atinge o músculo completamente relaxado e nenhuma atividade elétrica conduzida pode ser detectada.

Estrutura e função

Cada fibra de músculo esquelético é uma célula longa, multinucleada, que consiste numa massa de miofibrilas, cada uma com a espessura de 1 a 2 μm. As miofibrilas dispõem-se paralelamente ao maior eixo da fibra, que é envolvida por uma membrana aparentemente sem estrutura, o *sarcolema*. O aspecto estriado da fibra muscular resulta do fato de que as diferentes partes das miofibrilas apresentam diferentes índices de refração. Partes correspondentes das miofibrilas estão alinhadas entre si (no registro), criando a aparência de discos que atravessam toda a espessura da fibra.

As fibras musculares variam muito em comprimento.[10] A maioria mede menos de 10 a 15 cm, mas algumas podem ter mais de 30 cm. Existem fibras mais curtas do que o feixe a que estão incorporadas, e nesse caso dispõem-se em série, ligando-se em suas terminações por pequenas pontes de tecido fibroso. Outras fibras podem ser tão longas quanto o feixe que as contêm.

O músculo em repouso é macio, livremente extensível e elástico. O músculo em atividade é rijo, tenso, resiste ao estiramento e suspende pesos. O músculo pode, pois, ser comparado a uma máquina que converte energia quimicamente armazenada em trabalho mecânico. Os músculos são também importantes na manutenção da temperatura corporal. O músculo em repouso, sob condições constantes, libera calor, que constitui uma fração importante do metabolismo basal.

De todas as alterações que ocorrem após a morte, uma das mais características é o enrijecimento do cadáver, conseqüência do enrijecimento dos músculos. Essa alteração é conhecida como rigidez cadavérica. Seu tempo de início e de ação é variável. A rigidez é devida, em grande parte, à perda de adenosinatrifosfato pelos músculos após a morte.

TENDÕES E APONEUROSES

A inserção de um músculo a um osso (ou a outro tecido) efetua-se, geralmente, por um tendão alongado, em forma de corda, ou por uma aponeurose larga e relativamente fina. Os tendões e as aponeuroses são formados por feixes de fibras colágenas mais ou menos paralelas. Os tendões são envolvidos pelo *epitendão*, uma fina bainha fibroelástica de tecido conjuntivo frouxo que penetra entre os feixes. As superfícies da aponeurose são recobertas por um tecido semelhante. No ponto em que os tendões se inserem ao osso, os feixes de fibras colágenas abrem-se em forma de leque no periósteo.

Os tendões são inervados por fibras sensitivas que se originam nos nervos dos músculos. Recebem também fibras sensitivas dos nervos superficiais ou profundos vizinhos.[11] Geralmente são vascularizados por artérias que se anastomosam em seu interior de modo a constituir uma única artéria longitudinal acompanhada de veias e vasos linfáticos.[12] As necessidades sanguíneas dos tendões são pequenas. Eles podem ser cortados e transplantados com relativa impunidade. São destruídos muito lentamente por processos inflamatórios e quando infectados cicatrizam com lentidão análoga.

Bainhas tendíneas sinoviais

Nos pontos em que os tendões correm em túneis osteofibrosos, como na mão e no pé, eles são recobertos por bainhas sinoviais de duas camadas (Fig. 4.3). O *mesotendão*,

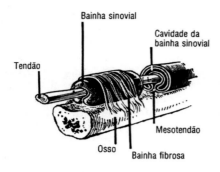

Fig. 4.3 Representação esquemática das bainhas sinovial e fibrosa de um tendão, com uma secção da bainha sinovial.

tecido que forma a continuidade entre as camadas sinoviais, leva vasos sanguíneos até o tendão. A camada interna da bainha sinovial funde-se com o epitendão. O fluido da cavidade da bainha é semelhante ao líquido sinovial e facilita o movimento ao minimizar a fricção.

O revestimento da bainha, como o da membrana sinovial, é muito celularizado e vascularizado. Ele reage a infecções ou traumatismos pela formação de mais fluido e por proliferação celular. Essas reações podem resultar em aderências entre as duas camadas e conseqüente restrição ao movimento do tendão.

BOLSAS

As bolsas (do latim *bursa*), como as bainhas tendíneas sinoviais, são sacos de tecido conjuntivo de superfície interna escorregadia, cheios de líquido sinovial. Estão presentes onde os tendões sofrem atrito com os ossos, ligamentos ou outros tendões, ou onde a pele se move sobre uma saliência óssea. Elas podem crescer em resposta à fricção e facilitam o movimento ao diminuírem a fricção.

As bolsas têm importância clínica. Algumas se comunicam com cavidades articulares e para atingi-las é necessário chegar à cavidade articular, o que sempre implica perigo de infecção. Certas bolsas tendem a se encher de líquidos quando lesadas — por exemplo, as bolsas que se localizam externamente ou abaixo da patela (bursite pré-patelar ou "joelho-de-empregada").

FÁSCIA[13]

A fáscia é um material envolvente, um tecido conjuntivo que fica entre áreas de tecidos mais especializados, como o muscular. Forma membranas fibrosas que separam os músculos entre si e os revestem, sendo por isso freqüentemente denominada fáscia profunda. Entre suas várias funções inclui-se a de proporcionar origens e inserções aos músculos, servir-lhes de bainha elástica e formar faixas especializadas para retenção (retináculos) e bainhas fibrosas para os tendões. Elas fornecem vias para a passagem de vasos e nervos e circundam essas estruturas como bainhas neurovasculares. Além disso, permitem o deslizar de uma estrutura sobre outra. A mobilidade, elasticidade e deslizamento da fáscia do ser vivo não podem ser observados por dissecação de material embalsamado.

O revestimento fascial principal de alguns músculos é indistinguível do epimísio. Outros músculos são mais claramente separados da fáscia, sendo livres para movimentos contra músculos adjacentes. Em qualquer dos casos, porém, os músculos ou grupos deles são geralmente separados por septos intermusculares, prolongamentos profundos da fáscia.

No membro inferior, a volta do sangue ao coração é dificultada pela gravidade e auxiliada pela ação muscular. Os músculos, entretanto, encher-se-iam de sangue se não fosse o vigoroso revestimento fascial, que age como uma meia elástica. O revestimento evita também um abaulamento exagerado durante a contração muscular, tornando-a assim mais eficiente na propulsão do sangue.

A fáscia é mais ou menos contínua em todo o corpo, mas recebe denominações diferentes de acordo com a região — por exemplo, a fáscia peitoral. Ela se fixa às saliências superficiais dos ossos que reveste, confundindo-se com o periósteo, e por meio de septos intermusculares insere-se profundamente no osso.

A fáscia pode restringir ou controlar a difusão de material purulento. Quando encurtada por lesão ou doença, é capaz de limitar o movimento. Retalhos de fáscia são, às vezes, empregados para reparar defeitos de tendões ou aponeuroses.

A maioria das camadas da fáscia são escassamente inervadas por terminações nervosas livres e terminações encapsuladas, simples e diminutas. Terminações proprioceptivas são abundantes nas aponeuroses e retináculos.[14] Essa abundância sugere que tais estruturas têm tanto função cinestética quanto função mecânica.

REFERÊNCIAS

1. W. Pfuhl, Z. Anat. EntwGesch., *106*:749, 1937.
2. L. Testut, *Les anomalies musculaires chez l'homme expliquées par l'anatomie comparée*, Masson, Paris, 1884.
   A. F. Le Double, *Traité des variations du système mus-*

culaire de l'homme et de leur signification au point de vue de l'anthropologie zoologique, Schleicher, Paris, 1897, 2 volumes.
3. J. Campbell and C. M. Pennefather, Lancet, 1:294, 1919. L. B. Blomfield, Proc. R. Soc. Med., 38:617, 1945. R. L. de C. H. Saunders et al., The Anatomic Basis of the Peripheral Circulation in Man, part V of W. Redisch and F. F. Tangco, Peripheral Circulation in Health and Disease, Grune & Stratton, New York, 1957.
4. R. E. M. Bowden and E. Gutmann, Brain, 67:273, 1944. S. Sunderland and L. J. Ray, J. Neurol. Psychiat., 13:159, 1950.
5. S. Sunderland, Arch. Neurol. Psychiat., Chicago, 64:755, 1950.
6. For methods of testing as used by physical therapists, see L. Daniels and C. Worthingham, Muscle Testing, Saunders, Philadelphia, 3rd ed., 1972.
7. F. W. Jones, J. Anat., Lond., 54:41, 1919. S. Sunderland, Aust. N.Z. J. Surg., 13:160, 1944.
8. I. W. Kelton and R. D. Wright, Aust. J. exp. Biol. med. Sci., 27:505, 1949. See also chapter on posture and locomotion (p. 249).
9. S. Clemmesen, Proc. R. Soc. Med., 44:637, 1951.
10. B. Barrett, Acta anat., 48:242, 1962.
11. D. L. Stilwell, Jr., Amer. J. Anat., 100:289, 1957.
12. D. A. W. Edwards, J. Anat., Lond., 80:147, 1946.
13. B. B. Gallaudet, A Description of the Planes of Fascia of the Human Body, Columbia University Press, New York, 1931. E. Singer, Fasciae of the Human Body and Their Relations to the Organs They Envelop, Williams & Wilkins, Baltimore, 1935.
14. D. L. Stilwell, Jr., Amer. J. Anat., 100:289, 1957; Anat. Rec., 127:635, 1957.

LEITURA SUPLEMENTAR

Basmajian, J. V., Muscles Alive, Williams & Wilkins, Baltimore, 3rd ed., 1974. An excellent and timely study of muscle functions, as revealed by electromyography.

Beevor, C., The Croonian Lectures on Muscular Movements, 1903, and Remarks on Paralysis of the Movements of the Trunk in Hemiplegia, 1909, edited and reprinted, Macmillan, London. A classic study of muscle actions based on first-hand observations of living subjects. The lower limb is not included.

Bourne, G. H. (ed.), The Structure and Function of Muscle, Academic Press, New York, 2nd ed., vol. 1, 1972.

Duchenne, G. B., Physiology of Motion (trans. and ed. by E. B. Kaplan), Saunders, Philadelphia, 1959. A classic study of muscle actions, by the use of electrical stimulation and by the study of thousands of patients with various paralyses.

Lockhart, R. D., Living Anatomy, Faber and Faber, London, 6th ed., 1963. Photographs of subjects showing muscles in action and methods of testing.

Royce, J., Surface Anatomy, Davis, Philadelphia, 1965. Photographs and key drawings of living subjects.

Wright, W. G., Muscle Function, Hoeber, New York, 1928. Wright examined thousands of normal and paralyzed patients. Her findings closely resemble those of Beevor and Duchenne.

5 SISTEMA NERVOSO

Ernest Gardner

O sistema nervoso pode ser dividido em sistema nervoso *central,* que consiste no encéfalo e medula espinhal, e sistema nervoso *periférico,* que compreende os nervos crânicos, espinhais e periféricos, com suas terminações motoras e sensitivas. O nome *nervo* é derivado do latim *nervus,* e este, por sua vez, provém do grego *neuron,* significando estruturas "que unem"; o nome antigamente incluía tendões e aponeuroses, além dos nervos.

SISTEMA NERVOSO CENTRAL

O sistema nervoso central é composto de bilhões de células nervosas e gliais, juntamente com vasos sanguíneos e uma pequena quantidade de tecido conjuntivo. As células nervosas ou neurônios caracterizam-se por vários processos e são especializadas pelo fato de exibirem em grau elevado o fenômeno de irritabilidade e condutibilidade. As células gliais são denominadas *neuróglias;* caracterizam-se por curtos processos que apresentam relações especiais com neurônios, vasos sanguíneos e tecido conjuntivo.

Encéfalo

O encéfalo ou cérebro, terminação principal aumentada do sistema nervoso central, ocupa o crânio ou caixa encefálica. O termo latino *cerebrum* tem sido usado de várias formas. De um modo geral significa encéfalo; também tem sido utilizado para indicar, especificamente, o prosencéfalo e o mesencéfalo. O adjetivo *cerebral* é dele derivado. *Encéfalo,* por sua vez, é de origem grega *(enképhalos).* Termos como encefalite — que significa inflamação do encéfalo — são dele provenientes.

O encéfalo humano, como o de todos os outros vertebrados, apresenta três divisões, cada uma possuindo componentes e subdivisões relativamente constantes. As três partes são o prosencéfalo, mesencéfalo e rombencéfalo. O prosencéfalo, por sua vez, apresenta duas subdivisões, o telencéfalo e o diencéfalo. O rombencéfalo apresenta igualmente duas subdivisões, o metencéfalo e o *mielencéfalo.* A grande massa do encéfalo é formada por dois hemisférios cerebrais convolutos, derivados do telencéfalo. Os hemisférios distinguem-se pelas pregas ou convoluções de suas superfícies; formam giros, os quais são separados por sulcos. O diencéfalo, que é ímpar, encontra-se entre os hemisférios. Ele constitui a parte superior do que é geralmente chamado *tronco encefálico,* uma haste ou pedúnculo que desce da base do encéfalo. O tronco encefálico é formado pelo diencéfalo, mesencéfalo, ponte e mielencéfalo ou medula oblonga. A última é continuada pela medula espinhal ao nível do forame magno. O *cerebelo,* uma massa fissurada de substância cinzenta que ocupa a fossa posterior do crânio, está ligado ao tronco encefálico por três pares de pedúnculos. Doze pares de nervos crânicos saem da base do encéfalo e do tronco encefálico.

O córtex cerebral, parte externa dos hemisférios, com somente poucos milímetros de espessura, é composto de substância cinzenta, em contraste com o interior do encéfalo, constituído parcialmente de substância branca. A substância cinzenta é formada principalmente dos corpos das células nervosas e gliais, enquanto a substância branca consiste predominantemente dos processos ou fibras dessas células.

O interior dos hemisférios cerebrais, incluindo o diencéfalo, contém não somente substância branca mas também massas bem delimitadas de substância cinzenta, coletivamente conhecidas como gânglios da base.* Os mais destacados são os núcleos caudado e lentiforme, e os tálamos.

O córtex cerebelar, como o dos hemisférios cerebrais, é composto de substância cinzenta. O interior do cerebelo é formado principalmente de substância branca, contendo também núcleos de substância cinzenta.

O tronco encefálico, ao contrário, possui núcleos e massas difusas de substância cinzenta no seu interior. Aspecto a destacar é o de uma mistura difusa de substância branca e cinzenta, denominada *formação reticular,*

---
*Apesar deste nome, um conjunto de células nervosas dentro do sistema nervoso central é geralmente chamado núcleo, enquanto um conjunto dessas células fora do sistema nervoso central é comumente denominado gânglio.

que se estende longitudinalmente através de todo o tronco encefálico.

O interior do encéfalo encerra também cavidades denominadas *ventrículos*, repletas de líquido cerebrospinal, que discutiremos adiante, na Parte Oito — Cabeça e Pescoço.

Funções. As atividades mentais e comportamentais elevadas, características dos seres humanos, constituem uma função dos hemisférios cerebrais, particularmente do córtex cerebral. São aspectos importantes dessas funções a aprendizagem e a fala. Além disso, existem mecanismos de associação para a integração das funções motora e sensitiva. Algumas áreas dos hemisférios cerebrais controlam a atividade muscular e suas células nervosas enviam processos para o tronco encefálico e medula espinhal, onde se ligam às células motoras, cujos prolongamentos saem pelos nervos crânicos ou raízes ventrais. Outras áreas são sensitivas e recebem impulsos que alcançaram a medula espinhal através de nervos periféricos e raízes dorsais e subiram pela medula espinhal e pelo tronco encefálico graças a uma sucessão de fibras nervosas e seus prolongamentos. As fibras que sobem e descem no encéfalo e na medula espinhal são quase sempre agrupadas em tratos. Estes em geral recebem uma denominação de acordo com sua origem e destino e, algumas vezes, também pela sua posição. Assim, um trato corticospinal é um conjunto de fibras que se originam no córtex cerebral e terminam na medula espinhal; um trato espinotalâmico começa na medula espinhal e termina no tálamo.

O tronco encefálico, que muito se assemelha na estrutura e função em todos os vertebrados, contém, além dos tratos que descem e sobem através dele, grupos de células que: (1) compreendem os principais centros integrantes das funções motora e sensitiva; (2) formam os núcleos da maioria dos nervos crânicos (todos esses nervos, exceto o primeiro, estão ligados ao tronco encefálico); (3) constituem centros relacionados com a regulação de uma variedade de atividades viscerais, endocrinológicas, comportamentais e outras; (4) estão funcionalmente associadas com a maioria dos sentidos especiais; (5) controlam a atividade muscular da cabeça e, em parte, do pescoço; (6) inervam as estruturas dos arcos faríngicos; e (7) estão ligadas com o cerebelo.

O cerebelo, importante órgão relacionado com a regulação automática de movimento e postura, funciona em íntima conexão com o córtex cerebral e o tronco encefálico. Certos grupos de neurônios cerebelares regulam músculos do tronco, outros regulam músculos dos membros, e outros ainda estão em conexão com o córtex cerebral. A disposição anatômica do cerebelo varia muito entre os vertebrados, dependendo do modo de locomoção. O cerebelo é relativamente mais desenvolvido nos primatas, principalmente nos seres humanos.

Medula espinhal

A medula espinhal, uma longa e quase cilíndrica massa de tecido nervoso, oval ou arredondada em secção transversa, ocupa aproximadamente os dois terços superiores do canal vertebral. Ao contrário do que ocorre nos hemisférios cerebrais, a substância cinzenta é encontrada no interior, circundada por substância branca (Fig. 5.1). A medula espinhal tem essencialmente a mesma disposição em toda a sua extensão.

Os neurônios da medula espinhal incluem (1) células motoras cujos axônios saem pelas raízes ventrais e inervam os músculos esqueléticos; (2) células motoras cujos axônios saem pelas raízes ventrais indo até os gânglios autônomos (adiante); e (3) neurônios e interneurônios de transmissão, relacionados a mecanismos sensitivos e reflexos. A substância branca contém tratos ascendentes e descendentes. Alguns sobem ou descem do encéfalo, enquanto outros conectam células em vários níveis da medula.

Ligando-se a cada lado da medula espinhal há uma série de pares de nervos, as *raízes espinhais*, denominadas *ventral* e *dorsal* de acordo com sua posição. Existem geralmente 31 pares, compreendendo oito cervicais, 12 torácicos, cinco lombares, cinco sacrais e um coccígeo. As raízes ventrais e dorsais correspondentes unem-se para formar

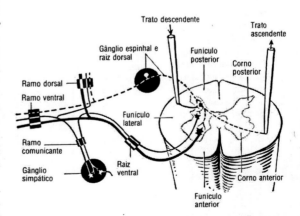

Fig. 5.1 Diagrama de uma secção horizontal da medula espinhal, com raízes dorsal e ventral e um nervo espinhal. A disposição dos ramos comunicantes é geralmente muito mais complicada (v. Cap. 31).

um nervo espinhal. Cada nervo espinhal divide-se em ramos (primários) ventral e dorsal, cuja distribuição é descrita adiante.

A medula espinhal tem disposição segmentar, apresentando pouco da diversificação e especialização tão características do encéfalo. Apresenta funções sensitivas, integradoras e motoras, que podem ser classificadas como reflexas, atividade recíproca (quando uma atividade começa a outra se interrompe), monitorização e modulação de mecanismos sensitivos e motores, e transmissão de impulsos para o encéfalo.

Meninges[1]

O encéfalo e a medula espinhal são envolvidos e protegidos por camadas de tecido não-nervoso chamadas, em conjunto, meninges. Essas camadas, que, de fora para dentro, são a *dura-máter*, a *aracnóide* e a *pia-máter*, serão descritas pormenorizadamente em outro capítulo. O espaço entre a aracnóide e a pia-máter — *espaço subaracnóideo* — contém o líquido cerebrospinal.

Líquido cerebrospinal (LCE)

Os ventrículos do encéfalo contêm plexos corióides vasculares, dos quais se forma o líquido cerebrospinal, quase totalmente desprovido de proteínas.[2] Esse líquido circula através dos ventrículos, entra no espaço subaracnóideo, e finalmente é filtrado para o sistema venoso. O líquido cerebrospinal protege o encéfalo e serve para reduzir ao mínimo lesões devidas a choques na cabeça e no pescoço.

A pressão do líquido cerebrospinal, que geralmente está entre 100 e 200 mm de água, é mais facilmente medida durante a punção lombar (Cap. 50). O líquido pode também ser retirado para exame citológico e químico do conteúdo. Muitas doenças neurológicas alteram a hidrodinâmica do líquor, bem como seu conteúdo celular e químico. Conseqüentemente, estudos dessas alterações constituem valiosos métodos diagnósticos. O líquido retirado é substituível por ar ou por um óleo radiopaco. Como o ar ou o óleo podem ser pesquisados radiograficamente, é possível determinar a posição de uma massa — por exemplo, um tumor — que ocupe, reduza ou bloqueie o espaço subaracnóideo. Anestésicos, como a procaína, podem ser também introduzidos para raquianestesia.

Irrigação sanguínea

O encéfalo é irrigado pelos ramos cerebrais das artérias vertebrais e carótida interna e as meninges o são, principalmente, pela artéria meníngica média, ramo da artéria maxilar. A medula espinhal e as raízes espinhais são nutridas por artérias vertebrais e artérias segmentares. Os nervos periféricos são irrigados por um grande número de pequenos ramos ao longo do seu trajeto.

SISTEMA NERVOSO PERIFÉRICO

Um *nervo* é uma coleção de fibras nervosas visível a olho nu; as fibras que o constituem são unidas por tecido conjuntivo. Cada fibra possui tamanho microscópico, sendo circundada por uma bainha formada por uma célula neurilemal (comparável às células gliais do sistema nervoso central). Centenas ou milhares de fibras estão presentes em cada nervo. Assim, de acordo com o número de fibras constituintes, um nervo pode ser apenas visível ou bastante espesso. Como um todo, o nervo é envolvido por uma bainha de tecido conjuntivo, o *epineuro*. Fibras de tecido conjuntivo partem da bainha e se dirigem para o interior a fim de envolver feixes de fibras nervosas. Tais feixes são denominados *funículos* (fascículos); o tecido conjuntivo que os reveste é chamado *perineuro*.[3] A superfície interna, mole, do perineuro é formada por uma membrana de células mesoteliais achatadas. Nervos muito pequenos podem consistir em somente um funículo, derivado do nervotronco. Finalmente, cada fibra nervosa é circundada por uma bainha de tecido conjuntivo, o *endoneuro*. O tecido conjuntivo de um nervo confere-lhe grande resistência e contém os vasos sanguíneos que o irrigam. As raízes espinhais não possuem bainhas bem definidas e são muito mais frágeis.

As fibras nervosas podem ser classificadas de acordo com as estruturas que inervam, isto é, segundo a sua função. Uma fibra que estimula ou ativa a musculatura esquelética é chamada fibra motora (eferente). Uma fibra que transporta impulsos a partir de uma terminação sensitiva é denominada fibra *sensitiva* (aferente). Contudo, fibras que ativam as glândulas e a musculatura lisa são também fibras motoras, e várias espécies de fibras sensitivas nascem de terminações em vísceras. Conseqüentemente, usa-se às vezes uma classificação mais detalhada dos componentes funcionais (v. Cap. 53).

Nervos espinhais

Cada metade lateral da medula espinhal tem ligada a si raízes espinhais. Estas consistem em uma raiz dorsal, ligada à face dorsal da medula espinhal, e uma raiz ventral, ligada à face ventral da medula espinhal. Cada raiz dorsal (que contém fibras sensitivas da pele, dos tecidos subcutâneos e profundos e também, freqüentemente, das vísceras) é formada por processos nervosos que transportam impulsos sensitivos para a medula espinhal e se originam de neurônios agrupados para formar o que se denomina *gânglio espinhal* (Fig. 5.1). Cada raiz ventral (que contém fibras motoras para a musculatura esquelética, sendo que algumas delas contêm fibras autônomas pré-ganglionares) é formada por processos de neurônios na substância cinzenta da medula espinhal. Como já vimos, as raízes dorsais e ventrais correspondentes juntam-se para formar um nervo espinhal. Cada nervo espinhal divide-se, assim, em ramo dorsal e ventral.

Distribuição dos nervos espinhais e periféricos[1]

Os ramos dorsais dos nervos espinhais inervam a pele e os músculos do dorso. Os ramos ventrais suprem a inervação dos membros e do resto do tronco. Os ramos ventrais que inervam a parede torácica e a abdominal permanecem relativamente isolados ao longo de todo o seu trajeto. Nas regiões cervical e lombossacral, porém, os ramos ventrais entremeiam-se para formar plexos, dos quais emergem nervos periféricos importantes.

Quando o ramo ventral de um nervo espinhal participa de um plexo e se une a outro desses ramos, seus funículos ou fascículos componentes, em última análise, vão integrar diversos dos nervos que emergem do plexo. Assim, como princípio geral, cada nervo espinhal que toma parte em um plexo contribui para a constituição de diversos nervos periféricos, cada um dos quais contém fibras derivadas de diversos nervos espinhais. Esta disposição conduz a dois tipos fundamentais de distribuição (Fig. 5.2). Cada nervo espinhal apresenta um padrão de distribuição freqüentemente referido como *segmentar* ou *dermatomérica*. O termo *dermátomo* refere-se à pele, mais especificamente à área de pele inervada pelas fibras sensitivas de uma única raiz dorsal através dos ramos dorsal e ventral do seu nervo espinhal.

Existe tal mistura de fibras nervosas nos plexos que é difícil, ou mesmo impossível, acompanhar seu trajeto pela dissecação; a distribuição dermatomérica foi pesquisada por experiências fisiológicas e estudos de distúrbios dos nervos espinhais. Os métodos utilizados incluem a estimulação de raízes espinhais e estudos da sensibilidade residual quando uma raiz é deixada intata após secção das raízes acima e abaixo dela,[5] da diminuição da sensibilidade após secção de uma só

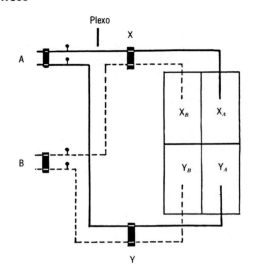

Fig. 5.2 Diagrama esquemático da distribuição dos nervos espinhais e periféricos. Somente fibras sensitivas da pele estão representadas. Duas fibras nervosas do nervo espinhal A são vistas participando de um plexo. Uma das fibras junta-se a um nervo periférico X e a outra ao nervo periférico Y. Duas fibras do nervo espinhal B também se unem aos três nervos periféricos. Desse modo, as áreas inervadas pelos três nervos espinhais são diferentes daquelas inervadas pelos dois nervos periféricos, como se demonstra no retângulo subdividido. Modificado de Gardner, citado em Leitura Suplementar.

raiz, e da distribuição das vesículas que se seguem à inflamação de raízes e gânglios espinhais no herpes zoster (zona).[6] Tais estudos redundaram em mapas complexos, basicamente resultantes de variação, justaposição e diferenças de método. A variação decorreu de anastomoses de radículas intersegmentares adjacentes à medula espinhal cervical e lombossacral, e de diferenças individuais na formação de plexos e na distribuição de nervos periféricos. A justaposição é de tal monta que a secção de uma só raiz não produz anestesia completa na área inervada por aquela raiz; quando muito, pode resultar algum grau de hipoalgesia. Ao contrário, quando é seccionado um nervo periférico, o resultado é uma área central de total perda de sensibilidade circundada por uma área de sensibilidade diminuída. Dermátomos aproximadamente perfeitos são apresentados nas figuras da capa frontal interna; são baseados principalmente em Foerster.[5]

Existe pouca correspondência específica entre os dermátomos e os músculos subjacentes. A disposição geral é a de que os segmentos mais rostrais das intumescências cervicais e lombossacrais da medula espinhal inervam os músculos mais proximais dos membros, e que os segmentos mais caudais inervam os músculos mais distais. Um músculo geralmente recebe fibras de cada um dos nervos espinhais que contribuem para o nervo periférico que o inerva (embora o nervo espinhal possa ser sua principal inervação). A secção de um nervo espinhal isolado enfraquece vários músculos, mas geralmente não os paralisa. A secção de um nervo periférico resulta em fraqueza acentuada ou paralisia total dos músculos que inerva. Além disso, ocorre disfunção autônoma na área da sua distribuição.

Nervos crânicos

Os 12 pares de nervos crânicos são nervos especiais associados ao encéfalo. As fibras dos nervos crânicos são de diversos tipos funcionais. Alguns desses nervos são compostos de um só tipo; outros, de diversos.

Os nervos crânicos diferem significativamente dos espinhais principalmente no seu modo de desenvolvimento embriológico, em sua relação com os sentidos especiais, e devido ao fato de alguns nervos crânicos inervarem estruturas do arco faríngico. Estão ligados ao encéfalo mais a intervalos irregulares do que regulares; não são formados de raízes dorsal e ventral; alguns possuem mais de um gânglio, enquanto outros não possuem nenhum; e o nervo óptico é um trato do sistema nervoso central e não um nervo periférico verdadeiro.

Aspectos característicos dos nervos periféricos

Os ramos dos principais nervos periféricos são, em geral, musculares, cutâneos (ou mucosos), articulares, vasculares (para os vasos sanguíneos adjacentes) e terminais (um, diversos ou todos os dos tipos precedentes). Os ramos musculares são os mais importantes; a secção, mesmo de um pequeno ramo muscular, tem como conseqüência a paralisia completa de todas as fibras musculares inervadas por esse ramo, podendo acarretar grave incapacidade. A importância da perda da sensibilidade varia de acordo com a região. Tal perda produz maior incapacidade no caso da mão e de certas partes da cabeça e da face.

Os nervos periféricos apresentam trajeto ou distribuição variável, mas não tanto quanto os vasos. Nervos adjacentes podem intercomunicar-se. Essas comunicações são, às vezes, responsáveis pela motricidade ou sensibilidade residual após a secção de um nervo acima do nível de uma comunicação (Cap. 15). Os nervos periféricos possuem excelente irrigação sanguínea, com vasos longitudinais que se anastomosam em tal extensão que até 15 cm de um nervo podem ser privados do epineuro sem que esse segmento de nervo perca sua irrigação sanguínea.[7]

SISTEMA NERVOSO AUTÔNOMO

A expressão *sistema nervoso autônomo* refere-se a partes do sistema nervoso que regulam a atividade da musculatura cardíaca, da musculatura lisa e das glândulas. A designação, contudo, implica uma autonomia que nem sempre existe. Por exemplo, a pele exposta ao ar frio torna-se esbranquiçada ou pálida devido a uma constrição reflexa dos vasos sanguíneos cutâneos. O ar frio excita os receptores de temperatura da pele, e o reflexo medular, por meio de fibras autônomas para os vasos sanguíneos, atua no sentido de conservar o calor. Impulsos também chegam ao encéfalo, resultando numa sensação de frio. Este é um exemplo de coordenação de atividades somáticas e automáticas.

Pode-se considerar o sistema nervoso autônomo como constituído por uma série de níveis com funções diferentes; quanto mais alto o nível, tanto mais difusas e gerais são as suas funções; quanto mais baixo, mais restritas e específicas. O nível mais elevado é o córtex cerebral, do qual certas áreas controlam ou regulam funções viscerais. Essas áreas enviam fibras para o nível inferior seguinte, o hipotálamo, localizado na base do encéfalo. O hipotálamo é um centro de coordenação para o controle motor da atividade visceral. Uma das suas múltiplas funções, por exemplo, é a regulação da temperatura corpórea. O hipotálamo apresenta conexões nervosas e vasculares com a hipófise, por intermédio das quais ele influi sobre a hipófise e, através dela, sobre as outras glândulas endócrinas. O hipotálamo envia também fibras nervosas para centros inferiores no tronco encefálico que se acham relacionados com funções ainda mais específicas — por exemplo, a regulação reflexa da respiração, freqüência cardíaca e circulação. Esses centros funcionam graças às suas conexões com centros ainda mais baixos, representados por grupos de células nervosas do tronco encefálico e da medula espinhal, as quais enviam seus axônios para determinados nervos crânicos e espinhais. Esses axônios caracterizam-se, diferentemente do que ocorre com as fibras motoras para a musculatura esquelética, pelo fato de estabelecerem sinapse com células multipolares situadas fora do sistema nervoso central antes de alcançarem a estrutura a ser inervada. As células multipolares são reunidas em gânglios; o ganglionar é o nível mais baixo. Os axônios que passam do sistema nervoso central para essas células ganglionares são denominados fibras *pré-ganglionares*. Os axônios das células ganglionares são chamados fibras *pós-ganglionares;* as fibras de um determinado gânglio inervam um órgão específico ou uma região do corpo.

Sistema simpático

A parte simpática ou toracolombar do sistema autônomo compreende as fibras pré-ganglionares que saem dos níveis torácicos e lombares superiores da medula espinhal. Essas fibras atingem nervos espinhais por meio das raízes ventrais e, a seguir, deixam os nervos espinhais e alcançam gânglios adjacentes por intermédio de ramos comunicantes (Fig. 5.1). Os gânglios estão contidos em longos cordões nervosos, os troncos simpáticos, um em cada lado da coluna vertebral, que se estendem da base do crânio ao cóccix. Algumas fibras pré-ganglionares fazem sinapse em gânglios do tronco, outras continuam até gânglios dos plexos pré-vertebrais (Cap. 38), e outras ainda entram em sinapse com células da medula das glândulas supra-renais. As fibras pós-ganglionares vão diretamente às vísceras e aos vasos sanguíneos adjacentes, ou voltam para nervos espinhais através dos ramos comunicantes e, na área de distribuição desses nervos, inervam a pele com: (1) fibras secretoras para as glândulas sudoríferas; (2) fibras motoras para a musculatura lisa (músculos eretores dos pêlos); e (3) fibras vasomotoras para os vasos sanguíneos dos membros. Algumas células ganglionares simpáticas estão presentes nos nervos espinhais e nos ramos comunicantes. Elas podem estar coletadas nos gânglios chamados intermediários ou acessórios (Cap. 64).

Sistema parassimpático

A parte parassimpática ou craniossacral do sistema autônomo compreende as fibras pré-ganglionares que saem do tronco encefálico (nervos cranianos 3, 7, 9, 10, 11) e da porção sacral da medula espinhal (segundo e terceiro ou terceiro e quarto segmentos sacrais). As células ganglionares com as quais essas fibras estabelecem sinapse estão dentro ou nas proximidades dos órgãos inervados. As fibras pós-ganglionares são muito curtas; aparentemente, nenhuma se dirige para vasos sanguíneos, musculatura lisa ou glândulas dos membros e da parede do corpo. A maioria das vísceras, contudo, possui dupla inervação motora, simpática e parassimpática, às vezes com funções opostas.

Funções

Por seu papel nos mecanismos integradores centrais, o sistema nervoso autônomo está envolvido nos mecanismos comportamentais e neuroendocrinológicos, assim como nos processos pelos quais o corpo conserva seu ambiente interno constante, isto é, mantém a temperatura, equilíbrio hídrico e composição iônica do sangue. O sistema parassimpático está ligado a várias funções específicas, tais como a digestão, metabolismo intermediário e excreção. O sistema simpático é parte importante do mecanismo pelo qual o indivíduo reage ao estresse.

DESENVOLVIMENTO DO SISTEMA NERVOSO

Logo no início do desenvolvimento embrionário forma-se o tubo neural, a partir do ectoderma da face dorsal do embrião. O encéfalo origina-se da extremidade cefálica do tubo, a medula espinhal a partir do resto do tubo. A despeito de complexas modificações durante o crescimento e maturação, o sistema nervoso central conserva a cavidade do tubo neural, exceto na medula espinhal, onde o canal central é, muitas vezes, parcialmente fechado por proliferação celular. Os ventrículos do encéfalo adulto desenvolvem-se a partir dessa cavidade.

Os neurônios que se desenvolvem na parte ventral (lâmina basal) do tubo neural tornam-se células motoras. Aqueles que o fazem na parte dorsal (lâmina alar) associam-se a vias sensitivas e reflexas. Várias células da crista neural, que é uma massa longitudinal de células ectodérmicas que se desenvolve de cada lado do tubo neural, dão origem às células unipolares dos gânglios espinhais. Algumas destas células migram e se desenvolvem, tornando-se neurônios dos gânglios autônomos e células da porção medular das glândulas supra-renais.

REFERÊNCIAS

1. J. W. Millen and D. H. M. Woollam, Brain, 84:514, 1961; *The Anatomy of the Cerebrospinal Fluid*, Oxford University Press, London, 1962.
2. H. Davson, *Physiology of the Cerebrospinal Fluid*, Churchill, London, 1967. R. Katzman and H. Pappius, *Brain Electrolytes and Fluid Metabolism*, Williams & Wilkins, Baltimore, 1973. Millen and Woollam, cited in 1 above.
3. T. R. Shanta and G. H. Bourne, in *The Structure and Function of the Nervous System*, Academic Press, New York, vol. 1, 1968. W. E. Burkel, Anat. Rec., 158:177, 1967.
4. E. Gardner, in *Peripheral Neuropathy*, ed. by P. J. Dyck, P.

K. Thomas, and E. H. Lambert, Saunders, Philadelphia, 1975.
5. O. Foerster, Brain, 56:1, 1933. O. Bumke and O. Foerster, *Handbuch der Neurologie*, Springer, Berlin, vol. 5, 1936.
6. H. Head and A. W. Campbell, Brain, 23:353, 1900.
7. S. Sunderland, Arch. Neurol. Psychiat., Chicago, 54:280, 1945. G. Causey, Ann. R. Coll. Surg. Engl., 16:367, 1955.

LEITURA SUPLEMENTAR

Bossy, J., *Atlas du système nerveux*, Éditions Offiduc, Paris, 1971.

Brodal, A., *Neurological Anatomy*, Oxford University Press, London, 1969.

Delmas, J., and Laux, G., *Système nerveux sympathique*, Masson, Paris, 1952.

Ford, D. H., and Schadé, J. P., *Atlas of the Human Brain*, Elsevier, Amsterdam, 1966.

Gardner, E., *Fundamentals of Neurology*, Saunders, Philadelphia, 6th ed., 1975. A concise account of the nervous system with pertinent references. Useful for orientation and review.

Hovelacque, A., *Anatomie des nerfs crâniens et rachidiens et du système grand sympathique chez l'homme*, Doin, Paris, 1927, 2 volumes.

Miller, R. A., and Burack, E., *Atlas of the Central Nervous System in Man*, Williams & Wilkins, Baltimore, 1968.

Pitres, A., and Testut, L., *Les nerfs en schémas*, Doin, Paris, 1925.

de Ribet, R.-M., *Les nerfs rachidiens*, Doin, Paris, 1953. For the volume on the cranial nerves, see the readings for chapter 53.

Roberts, M., and Hanaway, J., *Atlas of the Human Brain in Section*, Lea & Febiger, Philadelphia, 1970.

Singer, M., and Yakovlev, P. I., *The Human Brain in Sagittal Section*, Lea & Febiger, Philadelphia, 1964.

Truex, R. C., and Carpenter, M. B., *Human Neuroanatomy*, Williams & Wilkins, Baltimore, 6th ed., 1969.

6 VASOS SANGUÍNEOS, SISTEMA LINFÁTICO

Donald J. Gray

VASOS SANGUÍNEOS

Os vasos sanguíneos consistem num sistema fechado de tubos que transportam o sangue do coração para todas as partes do corpo e o trazem de volta ao coração (Figs. 6.1 e 6.2). O estudo dos vasos sanguíneos e linfáticos é chamado *angiologia*. O prefixo *angi*, de origem grega *(angeion, vaso)*, é utilizado em termos como angiografia, angioma, angiopatia.

O coração é uma bomba muscular, cuja função primária é impulsionar o sangue através desse sistema para uma rede de tubos endoteliais simples, onde podem ocorrer trocas. Os vasos sanguíneos conduzem o sangue aos pulmões, onde o dióxido de carbono é trocado por oxigênio. Levam-no também ao intestino, onde substâncias nutritivas em forma líquida são absorvidas, e às glândulas sem ductos, onde os hormônios atravessam suas paredes para atingir o sangue. Os produtos da digestão, hormônios, enzimas e oxigênio contidos no sangue que passa através dos vasos sanguíneos são responsáveis pela qualidade e quantidade de líquido nos tecidos do corpo. As funções dos tecidos, tais como a contração de músculos e a secreção de glândulas, dependem, pelo menos em parte, da composição do líquido tecidual. Os produtos residuais desse líquido são transportados pelos vasos sanguíneos aos rins, intestino, pulmões e pele, onde são excretados. A estabilidade do meio interno *(milieu intérieur)* é, pois, dependente do funcionamento adequado dos vasos sanguíneos e da composição do sangue que eles contêm. A manutenção desse meio interno é mencionada na discussão do sistema nervoso autônomo (Cap. 5).

A circulação do sangue foi descoberta por William Harvey (Cap. 1), que em 1628 publicou os resultados de seus estudos, nos quais se baseia grande parte da fisiologia.

Circulações

O sangue, deixando o coração e a ele voltando, passa em dois circuitos diferentes: a circulação pulmonar e a circulação sistêmica. Na primeira, o sangue passa através das artérias pulmonares aos pulmões e volta, pelas veias pulmonares, ao coração. Na última, o sangue é conduzido pela aorta a todas as partes do corpo e regressa ao coração através das veias cavas superior e inferior e das veias cardíacas.

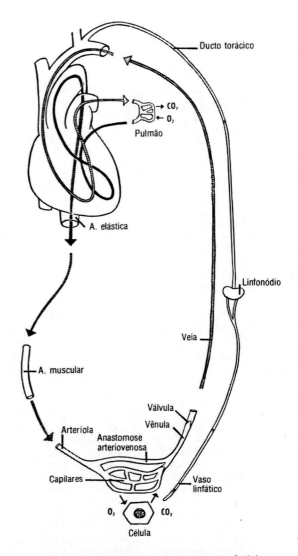

Fig. 6.1 Diagrama esquemático do sistema circulatório.

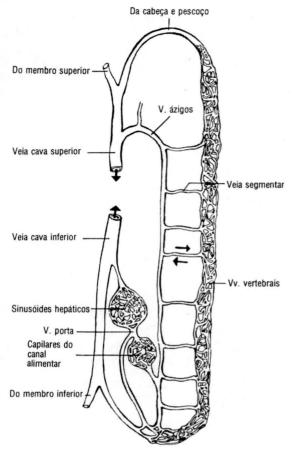

Fig. 6.2 Representação esquemática da circulação venosa. Note-se a circulação porta e também dois sistemas importantes, o ázigos e o vertebral, que formam derivação para o sistema cava. As setas indicam a direção do fluxo sanguíneo. Baseada em Herlihy.[1]

Tipos de vasos sanguíneos

Artérias. As artérias são amareladas ou cinzento-azuladas no indivíduo vivo e caracterizam-se pela sua pulsação. Quando cortada, a artéria sangra em esguicho; também encurta e, se não for de grande calibre, suas extremidades se retraem de modo a estancar a hemorragia.

A pressão sanguínea significa, em geral, a pressão nas artérias, especialmente na artéria braquial. Pelo fato da pressão cair muito pouco ao passar das maiores para as menores artérias, ela é essencialmente a mesma na artéria braquial e nas artérias que lhe são proximais e distais. A pressão sistólica é a das artérias no fim da contração (sístole) do ventrículo esquerdo, sendo, em jovens adultos do sexo masculino, normalmente de cerca de 120 a 130 mm de mercúrio (a variação, em 95 por cento dos indivíduos, é de aproximadamente 95 a 150 mm de mercúrio). A pressão diastólica é a das artérias no fim da fase de repouso (diástole) do ventrículo esquerdo, sendo, em jovens adultos do sexo masculino, normalmente de cerca de 75 a 80 mm de mercúrio (a variação, em 95 por cento dos indivíduos, é de 55 a 95 mm de mercúrio). A diferença entre as pressões sistólica e diastólica é chamada pressão de pulsação. As pressões arteriais normais são mantidas por (1) ação de bombeamento do ventrículo esquerdo; (2) resistência periférica; (3) quantidade de sangue nas artérias; (4) viscosidade do sangue; e (5) elasticidade das paredes arteriais.

A pulsação é uma onda de expansão e contração de uma artéria e também uma reflexão da pressão criada pela ejeção de sangue do coração. Essa onda é propagada através da coluna sanguínea e da parede arterial para a periferia. A onda pulsatória, que progride cerca de cinco a oito metros por segundo na artéria braquial, tem velocidade 10 a 15 vezes maior que a do sangue.

Com base na sua estrutura, as artérias são classificadas em (1) grandes ou elásticas; (2) de distribuição, de tamanho médio ou musculares; e (3) arteríolas. As modificações de estrutura entre uma artéria elástica e uma artéria muscular podem ser bem graduais.

Artérias elásticas. As artérias elásticas incluem a aorta, o tronco braquiocefálico, a artéria carótida comum e a subclávia. A elasticidade da parede da aorta permite considerável expansão. A aorta atua, pois, como um reservatório e transforma o fluxo intermitente de sangue do coração numa corrente contínua mas pulsátil. Sua retração elástica é responsável pela pressão diastólica, que impele o sangue durante a diástole. Essa retração também fecha a valva aórtica e conduz o sangue às artérias coronárias.

O tronco pulmonar e as artérias pulmonares são também de tipo elástico. Conduzem o sangue, porém numa distância relativamente curta e suas paredes oferecem resistência muito menor ao seu fluxo. A pressão arterial no circuito pulmonar é de cerca de um terço daquela da aorta, aproximadamente 20 mm de mercúrio.

Artérias musculares. As artérias musculares são os ramos e as continuações das artérias elásticas. Suas paredes contêm relativamente menos tecido elástico e mais musculatura lisa, a qual, com estímulo apropriado, se contrai e reduz o calibre do vaso. A maioria das artérias do corpo é deste tipo.

As artérias musculares possuem estrutura diferente em várias partes do corpo. As da cavidade crânica, por exemplo, contêm relativamente menos musculatura lisa nas suas paredes.

Os ramos surgem dos troncos principais em ângulo agudo (por exemplo, a artéria mesentérica superior), em ângulo reto (artérias renais) ou em ângulo obtuso (artérias recorrentes). A vazão de ramos que nascem em ângulo reto ou obtuso é amiúde menor do que a de ramos que nascem em ângulo agudo. Alterações patológicas, como a arteriosclerose, costumam ocorrer mais na parte de um ramo próximo à sua origem.

Arteríolas. As arteríolas são as menores divisões das artérias. São consideradas artérias com menos de 100 μm de diâmetro, porém a parede relativamente espessa em relação ao seu pequeno lúmen é um critério mais seguro do que o diâmetro total. Suas paredes consistem predominantemente em musculatura lisa.

As arteríolas são responsáveis pela máxima resistência ao fluxo sanguíneo e sua constrição serve para reduzir a pressão do sangue antes que este penetre nos capilares. A pressão sanguínea, à medida que o sangue flui pelas arteríolas, decresce cerca de 50 a 60 mm de mercúrio.

Capilares.[2] Os capilares formam uma rede anastomótica na qual as arteríolas se esvaziam. Suas paredes atuam como membrana semipermeável, permitindo a passagem de água, cristalóides e alguma proteína plasmática, mas é impermeável a grandes moléculas. O oxigênio e as substâncias nutritivas atravessam a parede da extremidade arteriolar do capilar e passam aos tecidos. Os resíduos e o dióxido de carbono provenientes dos tecidos voltam ao sangue através da parede da extremidade venular. Os capilares estão presentes em maior número nos tecidos ativos, como os músculos, as glândulas, o fígado, os rins e os pulmões. Muitos capilares ficam fechados, no entanto, quando esses tecidos estão inativos. Eles são em menor número nos tecidos menos ativos, como os tendões e os ligamentos. A córnea, a epiderme e a cartilagem hialina não possuem capilares.

A soma das áreas das secções transversais de todos os capilares é de 600 a 800 vezes a área da secção transversal da aorta. Esta área total é chamada leito ou lago capilar. As condições para o intercâmbio de substâncias através da parede capilar são favoráveis devido à baixa pressão e ao lento fluxo nesses vasos. A pressão nos capilares é somente um quarto (ou menos) daquela da aorta, sendo que a vazão é 600 a 800 vezes mais lenta. Ao passar da extremidade arteriolar para a venular do capilar a pressão sanguínea decresce cerca de 15 a 20 mm de mercúrio.

Ao fluir através de um leito capilar, o sangue pode passar apenas por alguns capilares, os quais são, então, denominados capilares preferenciais.

Sinusóides. Os sinusóides são mais calibrosos do que os capilares e também mais tortuosos. Eles tomam o lugar de capilares no fígado, baço, medula óssea, corpos carotídico e coccígico, lobo anterior da hipófise, córtex da glândula supra-renal e glândulas paratireóideas. Os sinusóides estão presentes também no coração. Diversamente dos capilares, as células que os formam, muitas das quais são fagócitos, são sustentadas por tecido reticular.

Tecido cavernoso. Tecido cavernoso é o nome dado aos numerosos espaços repletos de sangue e suas paredes nos corpos cavernosos e no corpo esponjoso do pênis, bem como nos corpos cavernosos da clitóris. O endotélio desses espaços é semelhante ao dos capilares, mas os septos entre eles contêm musculatura lisa. Um tecido semelhante localiza-se na membrana que forra a cavidade nasal.

Vênulas. As vênulas recolhem o sangue dos plexos capilares e juntam-se a vasos semelhantes para formar as veias.

Veias. As veias têm uma cor azul-escura no indivíduo vivo. Normalmente não pulsam, e por isso a hemorragia não ocorre em esguicho. As veias são mais numerosas do que as artérias. Além disso, têm as paredes mais finas e seu diâmetro é, em geral, maior que o das artérias correspondentes.

A pressão nas veias decresce gradualmente, desde a que existe na extremidade venular dos capilares até aquela das veias que se lançam no átrio direito, onde se situa ligeiramente acima de zero. Contudo, tanto a pressão quanto a vazão estão sujeitas a variações, sendo afetadas pelos seguintes fatores: (1) contração do ventrículo esquerdo; (2) quantidade de sangue que as arteríolas permitem entrar nos capilares e, a seguir, nas veias; (3) ação do átrio e ventrículo direitos; (4) pressão intratorácica (normalmente inferior à da atmosfera); (5) massagem efetuada pelos músculos esqueléticos; e (6) efeito da gravidade (responsável por diferenças acentuadas na pressão hidrostática acima e abaixo do coração, especialmente quando o corpo está ereto).

Com poucas exceções, as veias profundas acompanham as artérias e têm os mesmos nomes. A maioria das que acompanham as artérias abaixo do cotovelo, abaixo do joelho e em algumas outras localizações são duplas. Essas duplas, muitas vezes chamadas *venae comitantes*, intercomunicam-se ao longo do seu trajeto. As veias superficiais são independentes de artérias.

Embora a maior parte do sangue volte ao coração através das veias cavas, há vias alternativas. As principais vias alternativas, que não acompanham artérias, são os sistemas da veia ázigos (Cap. 31), o sistema vertebral (Cap. 31) e o sistema da veia porta (Cap. 31). Estes estão representados esquematicamente na Fig. 6.2. Todos os três se intercomunicam, e qualquer um deles pode formar a via principal para o retorno venoso quando os outros estiverem parcial ou completamente bloqueados.

Sistema porta é aquele em que o sangue, depois de ser recolhido de um conjunto de capilares, passa através de outro grupo de vasos semelhantes a capilares antes de voltar à circulação sistêmica. Por exemplo, o sangue recolhido dos capilares do estômago, da maior parte do intestino, do pâncreas, do baço e da vesícula biliar, é conduzido por meio da veia porta ao fígado, onde passa através de sinusóides antes de entrar na veia cava inferior por meio das veias hepáticas (Fig. 36.4).

Válvulas. As válvulas estão presentes em muitas veias. Quando fechadas, impedem o refluxo do sangue. Consistem em pregas da camada interna, e em geral possuem de uma a três cúspides. As bordas livres das cúspides são dirigidas para o coração. A circunferência de uma veia é, ocasionalmente, maior ao nível de uma válvula.

As válvulas numa tributária são amiúde localizadas distalmente à sua abertura em outra veia. As válvulas são mais numerosas nas veias dos membros. Estão ausentes na maioria das veias do tronco, incluindo as dos sistemas porta e vertebral. Não existem em geral, nas veias mais próximas ao coração do que as veias jugular interna, subclávia e femoral, embora estejam presentes, às vezes, nas veias ílicas comum e externa.

As válvulas servem para impedir o refluxo de sangue para as veias da cabeça e dos membros quando a pressão no abdome está aumentada, como ocorre durante a defecação ou quando a pressão no tórax é elevada, como ocorre durante a expiração.

As válvulas das veias superficiais do antebraço podem ser facilmente demonstradas no indivíduo vivo (Cap. 12).

Anastomoses. Em certos locais as artérias se anastomosam entre si. Tais comunicações existem na palma da mão, na planta do pé, na base do encéfalo, próximo aos intestinos, em torno das articulações e no coração. No caso de oclusão ou ligadura de uma das artérias que participe da anastomose, às vezes se estabelece uma circulação colateral através da outra.

A circulação colateral pode, em certas ocasiões, estabelecer-se através de capilares, principalmente em indivíduos jovens. Pela adição de vários tecidos à sua parede um capilar pode converter-se numa artéria ou numa veia.

O sangue nem sempre passa por uma rede capilar ao ser transportado de uma arteríola para uma vênula. Certas localizações são providas de *anastomoses arteriovenosas*,[3] que são desvios antes dos capilares. As paredes desses curtos-circuitos são mais espessas que as dos capilares e não permitem a troca de substâncias. As anastomoses arteriovenosas são amplamente distribuídas e se encontram na pele do nariz, dos lábios, das pálpebras e da palma da mão, na ponta da língua e no intestino. Muitas anastomoses arteriovenosas são bastante complexas na sua disposição e têm sido interpretadas como órgãos terminais neurovasculares. Outras, quando abertas, desviam o sangue dos capilares; as regiões irrigadas por esses capilares ficam, assim, privadas de sangue. Em áreas sujeitas a resfriamento elas ajudam a evitar a perda de calor. Por exemplo, o ar frio que entra em contato com a pele provoca reflexamente a abertura das anastomoses arteriovenosas. Devido à redução da quantidade de sangue nos capilares, a cútis torna-se pálida e perde menos calor. A presença de anastomoses arteriovenosas no intestino possibilita ao sangue desviar-se dos capilares, exceto durante períodos de necessidades, tais como o da digestão. Uma vazão aumentada nas anastomoses arteriovenosas e nos canais preferenciais resulta em elevação da pressão venosa, a qual, por sua vez, auxilia a volta do sangue ao coração.

Artérias terminais. Algumas artérias irrigam áreas limitadas de tecidos e órgãos sem se anastomosar com outras que atendem a áreas adjacentes. São chamadas artérias terminais anatômicas. A artéria que nutre a retina é um exemplo e sua obliteração tem como conseqüência a cegueira. Uma artéria que se anastomosa tão parcamente com outra que irriga território adjacente, a ponto de não se manter adequado suprimento sanguíneo após a sua oclusão, é chamada *artéria terminal funcional*. Tais artérias nutrem segmentos do encéfalo, dos rins, do baço e dos intestinos. O tipo de distribuição arterial varia de um para outro órgão.[4]

Estrutura dos vasos sanguíneos

As artérias consistem em três camadas: (1) uma *túnica íntima* forrada por epitélio sustentado por pequena quantidade de tecido conectivo frouxo; (2) uma *túnica média*, que é a mais espessa e consiste em proporções variáveis de músculo liso e tecido elástico; e (3) uma *túnica externa (túnica adventícia)*, que é a mais forte das três e se compõe tanto de fibras colágenas quanto elásticas. A túnica externa possui pequenos vasos sanguíneos, denominados *vasa vasorum*. Possui também fibras nervosas autônomas e sensitivas, algumas das quais são sensíveis a estímulos dolorosos. A punção de uma artéria pode ser bastante dolorosa, e quando não manipulada com cuidado uma artéria pode entrar em espasmo.

Os capilares apresentam somente uma camada e esta se compõe de endotélio. As paredes dos capilares de diferentes órgãos foram classificadas com base em sua ultra-estrutura.[5]

As vênulas consistem em endotélio sustentado por uma pequena quantidade de tecido colágeno e, nas vênulas maiores, também por poucas fibras musculares lisas.

As veias variam consideravelmente na estrutura. Suas paredes são mais finas e seu calibre é maior que o das artérias correspondentes. A túnica média é bem mais fina que a das artérias, e o músculo liso nessa camada pode estar disposto em forma circular, longitudinal ou espiral. A túnica externa é, com freqüência, a camada mais espessa, havendo *vasa vasorum* em número maior do que em camada semelhante das artérias.

SISTEMA LINFÁTICO

O sistema linfático[6] compreende os vasos linfáticos e o tecido linfático ou linfóide. O tecido linfático está presente em certos órgãos como o intestino, e forma outros órgãos como os linfonódios.

Vasos linfáticos

Substâncias nutritivas e outras estão continuamente passando através das paredes dos capilares sanguíneos para o líquido tecidual. A maioria destas substâncias volta facilmente aos capilares, com exceção das grandes moléculas de proteína. É, portanto, necessário que existam outros sistemas de capilares, cuja função seja absorver essas moléculas e devolvê-las à corrente sanguínea. Os vasos linfáticos atuam como um mecanismo especializado para preencher esse requisito. Pelo fato de estarem intimamente associados aos tecidos linfáticos, conduzem também linfócitos desses tecidos para a corrente sanguínea. O líquido transportado pelos vasos linfáticos é chamado linfa.

Embora os vasos linfáticos já fossem conhecidos diversos séculos a.C., pouca atenção lhes foi dispensada até que Aselli, em 1627, os descreveu no mesentério do cão. O termo linfático foi introduzido por Bartholin em 1653.

Os vasos linfáticos consistem de (1) capilares, que são simples tubos endoteliais; (2) vasos coletores, cujo endotélio se encontra revestido por alguma musculatura lisa e algum tecido conectivo fibroso; e (3) troncos (Fig. 31.4), cuja adventícia contém maior quantidade de tecido conectivo e musculatura lisa.

Os capilares linfáticos, finos e transparentes, são mantidos abertos pela fixação de suas paredes aos tecidos circunjacentes. Maiores e mais irregulares do que os capilares sanguíneos, dispõem-se sob a forma de redes fechadas, tão livremente intercomunicantes que é quase impossível deter completamente o fluxo de linfa numa determinada área. Os capilares contêm poucas válvulas, mas estas são numerosas nos vasos coletores. As válvulas geralmente têm duas cúspides e asseguram o fluxo de linfa numa só direção, ou seja, para o coração. Os vasos apresentam menor calibre ao nível da localização das válvulas e por isso parecem moniliformes (como contas de um rosário). Tendem a formar grupos em vez de permanecerem isolados, e freqüentemente acompanham veias.

Os capilares linfáticos são encontrados na maioria das áreas nas quais estão situados os capilares sanguíneos. São abundantes na cútis e nas membranas mucosas, sendo especialmente numerosos em torno de orifícios, como a rima bucal e o ânus.

Os capilares linfáticos nas membranas mucosas do intestino delgado possuem projeções que terminam em fundo cego nas pontas dos vilos. Estas projeções são chamadas *quilíferas ("lácteas")* e conduzem o quilo, ou gordura emulsionada, produzida durante o processo da digestão.

Vasos linfáticos acham-se localizados no endocárdio, epicárdio e pericárdio e nas pleuras que revestem os pulmões. Iniciam-se perto dos alvéolos pulmonares e saem através do hilo com a artéria e as veias pulmonares. Estão presentes na membrana sinovial e periósteo, bem como na cápsula e nas trabéculas das glândulas.

Os vasos linfáticos estão ausentes no sistema nervoso central, nos músculos esqueléticos (não no tecido conectivo que os reveste), na medula óssea, na polpa do baço e nas estruturas avasculares, como a cartilagem hialina, as unhas e os pêlos.

Linfa

A linfa, líquido absorvido pelos capilares linfáticos, é clara e incolor, exceto nos vasos do intestino, nos quais é branco-leitosa após a digestão. Divide com os outros líquidos extracelulares a responsabilidade de manter constante o meio interno do organismo, ou seja, o *milieu intérieur* de Claude Bernard.

O termo linfa é derivado da palavra latina *lympha*, que significa água — especificamente, rio claro ou água de nascente.

Fluxo da linfa. Durante o período de inatividade de uma área ou parte, o fluxo da linfa é relativamente lento. A atividade muscular provoca o aparecimento de fluxo mais rápido e regular. A circulação da linfa cresce durante o peristaltismo e também com o aumento dos movimentos respiratórios e da atividade cardíaca. Cresce com elevações da pressão venosa, mas é pouco afetada pela elevação das pressões arteriais. Pode ser aumentada por massagem, movimentação passiva e, até certo grau, pelas pulsações das artérias adjacentes. A obstrução do fluxo de linfa de uma dada área tem como conseqüência o acúmulo, nessa área, de quantidades anormalmente grandes de líquido tecidual, formando o chamado linfedema.

Tecidos e órgãos linfáticos

O *tecido linfático* ou *linfóide* consiste em linfócitos de diferentes tamanhos, sustentados por células e fibras reticulares e por fibras colágenas, elásticas e musculares lisas. Está presente (1) em linfonódios; (2) em membranas mucosas; (3) no timo; (4) no baço; e (5) na medula óssea.

O tecido linfático das túnicas mucosas possui apenas vasos eferentes. Concentrações localizadas desse tecido formam as tonsilas palatinas, faríngica e lingual, bem como os folículos linfáticos solitários e agregados no intestino.

O timo caracteriza-se por um arranjo mais em lóbulos do que em nódulos do tecido linfático.

O baço consiste em grande parte de tecido linfático, porém é mais destinado a filtrar o sangue do que a linfa. Ele não é provido de vasos linfáticos aferentes nem eferentes.

Linfonódios. Os linfonódios variam em tamanho, forma e cor. Seu maior diâmetro oscila entre 1 e 20 mm ou mais. Os nódios que drenam o fígado são, em geral de cor marron; os que drenam os pulmões, pretos; e os que drenam o intestino delgado, branco-leitosos. Os nódios ocorrem comumente em grupos, embora às vezes possam estar isolados. Localizam-se, com freqüência, ao longo do trajeto dos vasos sanguíneos, sendo que muitos se situam ao longo do canal digestivo. Os nódios da região inguinal podem geralmente ser palpados; os de algumas outras regiões serão percebidos se estiverem aumentados.

Os linfonódios, tal como o tecido linfático, são relativamente proeminentes ao nascimento. Crescem rapidamente até o fim da infância, depois do que diminuem tanto no peso absoluto quanto no relativo. Podem ficar intumescidos, ainda como reação à inflamação (linfadenite).[7] Os linfonódios diminuem de tamanho durante a má nutrição e após irradiação.

Estrutura. Cada linfonódio é circundado por uma cápsula fibrosa que envia trabéculas para o interior. Os vasos linfáticos aferentes atravessam a cápsula e os eferentes saem pelo hilo, uma depressão através da qual também os vasos sanguíneos entram e saem.

Funções. No corpo sadio, normal, a produção de linfócitos é a principal função dos tecidos e órgãos linfáticos, sendo, aliás, a única função definidamente estabelecida. Os linfócitos têm importante papel no desenvolvimento de anticorpos e reações imunes.

A ação dos tecidos linfáticos servindo como filtros em certas condições patológicas deu origem à teoria da barreira, segundo a qual esses tecidos desempenham importante papel nos mecanismos de defesa do corpo. Partículas inertes, como o carbono, são retidas em grande escala nos tecidos linfáticos. Bactérias, vírus, células cancerosas e hemácias são retidos em variados números. Os tecidos linfáticos, no entanto, só são barreiras até certo ponto e seus vasos eferentes realmente facilitam a disseminação de infecções e neoplasias malignas para outros órgãos e tecidos.

Nódios hemais[8]. Os nódios hemais estão localizados principalmente nas regiões cervical e lombar, na frente da coluna vertebral. São menores e muito menos numerosos do que os linfonódios. Estão ligados a vasos sanguíneos, mas não têm conexão com os vasos linfáticos. Sua estrutura é semelhante à dos linfonódios. Contudo, seus seios estão mais repletos de sangue do que de linfa. Sua função é desconhecida.

REFERÊNCIAS

1. W. F. Herlihy, Med. J. Aust., *1*:661, 1947.
2. A. Krogh, *The Anatomy and Physiology of Capillaries*, Steckert-Hafner, Stuttgart, 2nd ed., 1929, reprint, 1959.
3. M. Clara, *Die arterio-venösen Anastomosen*, Springer, Wien, Zweite Auflage, 1956. J. D. Boyd, Lond. Hosp. Gaz., *42*(8): Clin. Suppl., 1939. A. R. Hale and G. E. Burch, Medicine, Baltimore, *39*:191, 1960.
4. G. Lazorthes and G. Bastide, C. R. Ass. Anat., *42*:879, 1956.
5. H. S. Bennett, J. H. Luft, and J. C. Hampton, Amer. J. Physiol., *196*:381, 1959.
6. L. Allen, Annual Rev. Physiol., 29:197, 1967. J. M. Yoffey, Discovery, 27:24, 1966.
7. F. A. Denz, J. Path. Bact., *59*:575, 1947.
8. A. W. Meyer, Amer. J. Anat., *21*:375, 1917. H. E. Jordan, Anat. Rec., *59*:297, 1934.

LEITURA SUPLEMENTAR

Abramson, D. I. (ed.), *Blood Vessels and Lymphatics*, Academic Press, New York, 1962.

Abramson, D. I., *Circulation in the Extremities*, Aca-

demic Press, New York, 1967.
Benninghoff, A., Blutgefässe und Herz, in *Handbuch der mikroskopischen Anatomie des Meschen*, ed. by W. von Möllendorff, Springer, Berlin, vol. 6, part 1, 1930.
Franklin, K. J., *A Monograph on Veins*, Thomas, Springfield, Illinois, 1937.
Handbook of Physiology: Section 2, Circulation, ed. by W. F. Hamilton, American Physiological Society, Washington, D.C., 1962.
Hellman, T., Lymphgefässe, Lymphknötchen und Lymphknoten, in *Handbuch der mikroskopischen Anatomie des Menschen*, ed. by W. von Möllendorff, Springer, Berlin, vol. 6, part 1, 1930.
Kinmonth, J. B., *The Lymphatics*, Arnold, London, 1972.
McDonald, D. A., *Blood Flow in Arteries*, Physiol. Soc. Monogr., 7, Williams & Wilkins, Baltimore, 1960.
Orbison, J. L., and Smith, D. E. (eds.), *The Peripheral Blood Vessels*, Internat. Acad. Pathol. Monogr. no. 4, Williams & Wilkins, Baltimore, 1963.
Poirier, P., and Cunéo, B., Les Lymphatiques, in *Traité d'anatomie humaine*, ed. by P. Poirier and A. Charpy, Masson, Paris, vol. 2, part 4, 1902.
Rouvière, H., *Anatomie des lymphatiques de l'homme*, Masson, Paris, 1932.
Yoffey, J. M., and Courtice, F. C., *Lymphatics, Lymph and the Lymphomyeloid Complex*, Academic Press, New York, 1970.

7 VÍSCERAS

Donald J. Gray

As vísceras são os órgãos internos do corpo; a maioria delas está localizada nas cavidades torácica, abdominal e pelvina. Os órgãos internos são convencionalmente divididos em quatro grupos ou sistemas, cada um dos quais com função ou funções comuns. Esses quatro grupos são o sistema digestivo, o sistema respiratório, o sistema urogenital e as glândulas sem ductos ou sistema endócrino.

Algumas das vísceras são glândulas, ou seja, agrupamentos de células secretoras especializadas. Essas glândulas apresentam diferentes tamanhos e formas e são exócrinas ou endócrinas. As glândulas exócrinas são providas de ductos, através dos quais suas secreções atingem as cavidades de outros órgãos. As glândulas endócrinas não possuem ductos e suas secreções passam para a corrente sanguínea através das paredes dos capilares.

Víscera é o plural do termo latino *viscus*, que significa órgão interno. O vocábulo grego *splanchnos* significa também órgão interno, dele derivando o adjetivo esplâncnico.

Estrutura dos órgãos cavitários

As vísceras, em sua maioria, são órgãos ocos, tubulares, que variam em tamanho e forma. As paredes desses órgãos apresentam diversas camadas (Fig. 35.8). De dentro para fora essas camadas são denominadas: (1) membrana mucosa ou mucosa; (2) submucosa; (3) túnica muscular; e (4) adventícia, que pode ser uma túnica fibrosa ou serosa.

Membrana mucosa. A membrana mucosa é forrada por epitélio, cujo tipo difere nos vários órgãos e, ocasionalmente, em diferentes partes do mesmo órgão. Contém, muitas vezes, glândulas. O tecido conectivo frouxo adjacente ao epitélio é denominado *túnica* ou *lâmina própria*. Uma ou duas finas camadas de musculatura lisa, a *lâmina muscular* da mucosa, estão presentes na parte externa da membrana mucosa de vários órgãos.

Submucosa. A submucosa consiste em tecido conectivo frouxo, contendo vasos sanguíneos, vasos linfáticos, fibras nervosas (plexo submucoso) e, algumas vezes, glândulas. Muitos histologistas não reconhecem a presença de uma submucosa em órgãos que não possuem lâmina *muscularis mucosae*.

Túnica muscular. A túnica muscular compreende uma, duas ou três camadas de musculatura lisa. Em alguns órgãos, contudo, os feixes de musculatura lisa estão tão entrelaçados que não podem ser reconhecidas camadas definidas. Células nervosas e plexos de fibras nervosas (plexo mientérico) estão localizados nessa túnica. Situam-se freqüentemente entre as túnicas e, às vezes, na sua espessura.

Túnica fibrosa. A túnica fibrosa é a externa, de tecido conectivo, de muitos órgãos tubulares. Outros órgãos possuem uma *túnica serosa* mais externa, que é lisa e deslizante, revestida por uma camada de células mesoteliais. Outros órgãos ainda são parcialmente recobertos por uma túnica fibrosa e parcialmente por uma túnica serosa.

Nomes especiais são dados às túnicas e membranas serosas associadas a certos órgãos ou em determinadas localizações. A que cobre os pulmões é chamada pleura, a que cobre o coração é o pericárdio e a que reveste muitos órgãos abdominais e pelvinos é o peritoneu.

SISTEMA DIGESTIVO

O sistema digestivo está adaptado para: (1) ingestão e mastigação de alimentos; (2) secreção de substâncias que produzem alterações químicas nos alimentos; (3) absorção e assimilação das substâncias nutritivas; e (4) eliminação dos resíduos.

O sistema digestivo consiste em um tubo oco que se estende dos lábios ao ânus e em várias glândulas cujas secreções são lançadas na luz desse tubo que auxiliam no processo da digestão.

O tubo oco apresenta três porções sucessivas: a boca, a faringe e o canal alimentar. Este é formado, pela ordem, do esôfago, estômago, intestino delgado e intestino grosso.

As glândulas que pertencem ao sistema digestivo são as salivares, o fígado e o pâncreas. As glândulas salivares compreendem as parótidas, submandibulares e sublinguais, todas bilaterais, e muitas menores, como as labiais, bucais e linguais, localizadas na túnica mucosa da boca. As secreções de todas elas são lançadas na cavidade da boca, formando a saliva. As secreções do fígado e do pâncreas, situados no abdome, são levadas à primeira porção do intestino delgado.

Cada órgão do sistema digestivo realiza função ou funções específicas. Na boca, o alimento é umedecido, sendo mastigado pelos dentes. Impelido pela faringe e esôfago para o estômago, é aí misturado ao suco gástrico e convertido em quimo. No intestino delgado é digerido por secreção de glândulas das paredes intestinais, bem como do fígado e pâncreas. A água é absorvida através das paredes do intestino grosso, o qual impulsiona os produtos residuais em direção ao ânus, onde são eliminados como fezes.

SISTEMA RESPIRATÓRIO

O sistema respiratório é constituído por uma porção condutora e uma porção respiratória, e, de um ponto de vista funcional, também pela caixa torácica e diafragma. O ar é levado aos pulmões através da porção condutora, que compreende o nariz externo, a cavidade nasal e os seios paranasais, a faringe, a laringe e a traquéia. À medida que o ar passa através destes órgãos, é filtrado, limpado, umedecido, aquecido ou esfriado por suas membranas mucosas.

A porção respiratória compõe-se dos pulmões, cada um dos quais coberto por dupla camada de pleura. As vias intrapulmonares menores estão intimamente associadas a capilares e nelas o dióxido de carbono do sangue é trocado pelo oxigênio do ar. A porção respiratória é incapaz de funcionar sem o auxílio do diafragma e da caixa torácica.

Além da sua função respiratória, este sistema está relacionado com a fonação, em que a laringe desempenha um papel sobremodo importante. Parte da faringe pertence tanto ao sistema digestivo quanto ao respiratório.

SISTEMA UROGENITAL

O sistema urogenital é formado de órgãos urinários e genitais, freqüentemente incluídos num só sistema por estarem estreitamente associados durante o desenvolvimento. Além disso, no homem, um dos órgãos, a uretra, serve tanto para a emissão da urina quanto do líquido seminal.

Órgãos urinários

Os órgãos urinários compreendem os rins esquerdo e direito, os ureteres esquerdo e direito, a bexiga urinária e a uretra. Os rins são os mais importantes de todos os órgãos excretores, pois respondem pela manutenção do equilíbrio iônico do sangue e pela eliminação de produtos residuais do sangue que se tornariam nocivos se fosse permitida a sua acumulação no corpo. Também funcionam para cooperar na conservação de um volume adequado de sangue e de líquido tecidual. A urina, que é excretada pelos rins, desce através dos ureteres para a bexiga urinária, onde é armazenada até sua expulsão através da uretra. Com exceção da uretra, que é muito mais longa no homem, os órgãos urinários dos dois sexos são semelhantes.

Órgãos genitais masculinos

Os órgãos genitais masculinos consistem em (1) dois testículos, que produzem espermatozóides; (2) uma série de ductos, pelos quais os espermatozóides alcançam o exterior; (3) várias glândulas, que contribuem com secreções para o líquido seminal; e (4) um órgão genital externo, o pênis.

Os ductos que partem de cada testículo são, sucessivamente, o epidídimo, o ducto deferente e o ducto ejaculatório. O último abre-se na uretra.

As glândulas que pertencem a este grupo de órgãos são a próstata, as vesículas seminais e as glândulas bulbouretrais. A próstata é órgão ímpar, enquanto os demais são pares. As secreções de todas essas glândulas são lançadas na uretra.

Órgãos genitais femininos

Os órgãos genitais femininos consistem em dois ovários, duas tubas uterinas, um útero, uma vagina e órgãos genitais externos.

Os óvulos são produzidos nos ovários e conduzidos, através das tubas uterinas, à cavidade do útero. As tubas uterinas dirigem o espermatozóide no sentido oposto e a fecundação de um óvulo ocorre geralmente numa tuba.

Quando um óvulo é fecundado, ele normalmente se aninha na parede do útero, onde se desenvolve e cresce para formar o feto. No fim do desenvolvimento pré-natal, o feto passa através do útero e da vagina, que são denominados, em conjunto, canal do parto.

GLÂNDULAS SEM DUCTOS*

As glândulas sem ductos ou endócrinas possuem duas características principais: (1)

---
*C.D. Turner e J. T. Bagnara, *General Endocrinology*, Saunders, Philadelphia, 5th ed., 1971.

suas secreções não saem das glândulas por meio de ductos mas passam diretamente para a corrente sanguínea, pela qual são levadas a todas as partes do corpo; (2) suas secreções contêm substâncias químicas, denominadas hormônios, os quais desempenham papel muito importante na reprodução, crescimento e metabolismo.

As glândulas endócrinas não estão estruturalmente unidas entre si e se localizam em regiões do corpo muito afastadas. Algumas compreendem órgãos inteiros, como a hipófise e a glândula tireóidea. Outras, como as ilhotas pancreáticas e as células intersticiais do testículo, não são entidades anatômicas distintas mas consistem em agrupamentos celulares localizados em outros órgãos do corpo. As glândulas endócrinas apresentam acentuadas diferenças na estrutura, função e modo de desenvolvimento.

Órgãos como o rim, o fígado e o estômago são às vezes classificados como endócrinos por secretarem substâncias semelhantes às das glândulas sem ductos. Outros órgãos ainda, como o corpo pineal e o timo, são freqüentemente incluídos.

Hormônios

O hormônio é uma substância química secretada por células especializadas numa restrita parte do corpo e que, quando transportada, geralmente pela circulação, para outra parte do corpo, pode exibir um alto grau de especificidade na regulação do nível de atividade das células e na integração da sua atividade com outras partes do organismo. A palavra hormônio é derivada do termo grego *hormanein,* que significa pôr em movimento ou incitar.

Alguns hormônios, como os secretados pelo lobo anterior da hipófise, são chamados *tróficos* ou *trópicos* (por exemplo, tireotrópico e gonadotrópico), porque influenciam outros órgãos. Os hormônios trópicos regulam os estados funcionais de outras glândulas endócrinas e controlam, direta ou indiretamente, uma grande variedade de respostas fisiológicas. Os órgãos primariamente afetados por eles são, muitas vezes, chamados órgãos-alvo. A resposta qualitativa e quantitativa dos alvos e outros órgãos a hormônios é influenciada por fatores genéticos e outros, como a raça, a idade, a estação do ano, a temperatura, a dieta e o estado da doença.

Em determinadas condições os hormônios podem apresentar certas interações recíprocas. Por exemplo, o hormônio adrenocorticotrópico, secretado pelo lobo anterior da hipófise, estimula o córtex da glândula supra-renal a secretar certos esteróides. Entretanto, quando tal estímulo é excessivo, os hormônios do córtex supra-renal inibem o lobo anterior da hipófise e o córtex das glândulas supra-renais se contrai. Além disso, as gonadotropinas do lobo anterior da hipófise são necessárias para o funcionamento normal do ovário e do testículo. A remoção das gônadas, reciprocamente, influencia a hipófise e as glândulas supra-renais.

Os hormônios são geralmente eficazes em pequenas quantidades. Contudo, as respostas a eles são relativamente lentas quando comparadas com as reações dos órgãos a estímulos nervosos. As estruturas químicas de numerosos hormônios são conhecidas, mas o mecanismo exato por meio do qual eles produzem seus efeitos ainda está para ser estabelecido.

8 CÚTIS, PÊLOS E UNHAS

Ronan O'Rahilly

CAMADAS DA CÚTIS

Usa-se a denominação *tegumento comum* para designar a cútis e a tela subcutânea, os pêlos, as unhas e as mamas. As mamas serão descritas juntamente com o membro superior. A *cútis* (ou *pele*) proporciona ao corpo um revestimento protetor e impermeável à água, contém terminações nervosas sensitivas e participa da regulação térmica corporal. A cútis é importante não só no diagnóstico médico geral e na cirurgia, mas também por ser sede de muitas doenças que lhe são peculiares. O estudo dessas doenças chama-se *dermatologia* (Gr. *derma*, cútis).

A temperatura normal da pele, em geral, é de cerca de 32 a 36°C, mas ao nível dos dedos do pé é vários graus mais baixa.

A área de superfície corporal (aproximadamente 2 m²) tem importância na mensuração do metabolismo basal, isto é, a produção de energia sob condições padronizadas de repouso. A área de um indivíduo pode ser calculada por fórmulas especiais em função do seu peso e altura. Crianças têm uma área relativamente maior que a dos adultos (cerca de um quinto de metro quadrado no recém-nascido) em relação ao seu peso e volume. No tratamento de queimaduras extensas é importante avaliar a percentagem de superfície corporal comprometida.

A espessura da pele varia de 0,5 a 3 mm (Fig. 8.1). É mais espessa nas superfícies dorsais e extensoras do corpo do que nas ventrais e flexoras. É mais delgada na infância e na velhice. A distensão da pele do abdome durante a gravidez pode ocasionar o aparecimento de estrias avermelhadas *(striae gravidarum)* que persistem como linhas brancas permanentes *(lineae albicantes)*.

A pele compõe-se de duas camadas bem diferentes: (1) a epiderme, camada superficial de epitélio estratificado que se origina do ectoderma; e (2) a derme ou cório, camada subjacente de tecido conectivo que é, em sua maior parte, derivada do mesoderma. A derme constitui a principal porção da pele e será abordada em primeiro lugar.

Cório (derme)

O cório ou derme, com uma espessura de 0,5 a 2,5 mm,[1] contém estruturas formadas por invaginações da epiderme, tais como folículos pilosos e glândulas. A derme apresenta um estrato papilar superficial de delicadas fibras colágenas, elásticas, e frouxas, associadas a fibroblastos, mastócitos e macrófagos.

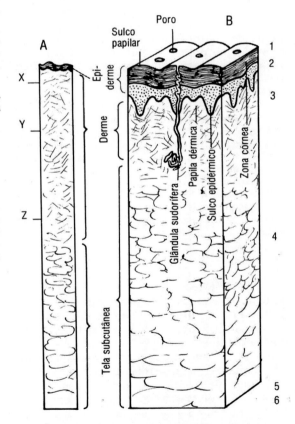

Fig. 8.1 Vista geral da pele e da tela subcutânea. A, pele "fina" do abdome; B, pele "espessa" da palma da mão. X, Y e Z representam os níveis de um enxerto superficial (Thiersch), um enxerto de meia espessura (incluindo um terço a um quarto da derme), e um enxerto de espessura total (Wolfe), respectivamente. Os números de 1 a 6 representam os níveis dos graus de queimaduras, de acordo com a classificação de Dupuytren; outras classificações de queimaduras podem também ser usadas.

Elevações dessa camada *(papillae)* projetam-se em direção à epiderme. O estrato reticular da derme, profundo, mais espesso, é constituído por grossos e densos feixes de fibras colágenas. Algumas dessas fibras penetram no tecido subcutâneo, onde formam feixes entre os lóbulos adiposos. Músculos lisos são encontrados em alguns locais (aréola e papila da mama, escroto e pênis, e períneo). Em algumas áreas, fibras musculares do tipo esquelético (por exemplo, platisma) podem estar inseridas na pele. As tatuagens são feitas pela introdução de partículas estranhas, como as de carvão, na derme.

A pele é distensível e elástica, mas essa elasticidade parece diminuir com a idade. Ela se apóia sobre a *tela subcutânea* ("fáscia superficial"), camada de tecido areolar com células adiposas, suprajacente à fáscia profunda, mais densamente fibrosa. Convém lembrar que à temperatura do corpo a gordura é líquida ou quase líquida. A tela subcutânea serve como depósito para armazenamento de gordura e contribui para impedir a perda de calor. Quando se pinça a pele, formando uma prega, a tela subcutânea fica incluída. As injeções hipodérmicas são aplicadas na tela subcutânea.

Quando se corta a pele com um instrumento afiado circular, forma-se um ferimento linear. A incisão assim produzida é conhecida como *linha de clivagem*. As incisões cirúrgicas, porém, são geralmente mais indicadas nas linhas de flexão, dobras ou pregas.[2] As linhas de flexão não correspondem necessariamente às sedes das junturas. Assim, deve-se notar linhas de flexão bem delimitadas no meio da face palmar da falange proximal. As principais pregas da mão surgem precocemente durante a vida fetal e não são causadas por movimentos dos dedos.

Epiderme

A pele é recoberta por uma fina película de material emulsionado produzido pelas glândulas e por cornificação. A epiderme, com 0,04 a 0,4 mm de espessura,[3] é uma camada avascular do epitélio escamoso estratificado, mais espessa nas palmas das mãos e plantas dos pés. Uma biópsia do epitélio pode ser empregada para determinar o sexo cromossômico. Nos pontos de maior espessura (por exemplo, região palmar e plantar), a epiderme apresenta cinco camadas (v. Quadro 8.1). Nas camadas mais externas, que por conveniência podem ser agrupadas sob o nome de zona córnea, as células transformam-se em escamas de queratina frouxa que se desprendem continuamente da superfície. O *estrato córneo* é uma membrana celular forte, elástica e semitransparente que age como uma barreira à passagem de água. Em condições normais, as figuras mitóticas estão praticamente confinadas à camada mais profunda, o *estrato basal*, que é, portanto, a camada germinativa normal da epiderme. As várias camadas mostram as fases através das quais as células basais evoluem antes da sua queratinização e descamação. As células da epiderme são substituídas, aproximadamente, uma vez por mês. A queratina é uma proteína presente em toda a espessura da epiderme, talvez sob forma modificada. É facilmente hidratável, decorrendo daí a tumefação da pele que ocorre à imersão em água, e a secura que resulta principalmente da falta de água. A queratina pode ser considerada uma secreção holócrina (v. adiante) da epiderme.

Na epiderme humana verifica-se um ciclo mitótico rítmico. A mitose, mais ativa durante a noite,[4] é estimulada por perdas na zona córnea superficial. É provável que não exista membrana basal, mas a derme é separada da epiderme por uma membrana submicroscópica.[5] As células do estrato espinhoso apresentam estriações citoplásmicas *(tonofibrilas)*, muitas das quais terminam em placas densas *(desmossomas)* nas chamadas pontes intercelulares (não há continuidade citoplásmica entre as células espinhosas). Em certas lesões da pele (por exemplo, queimaduras de segundo grau), parte da epiderme ou toda ela se descola e se eleva sob a forma de bolhas pela ação do plasma transudado no local, e pressões e atritos prolongados da epiderme levam à formação de calosidades.

Diversos pigmentos, entre os quais a melanina, o melanóide, o caroteno, a hemoglobina reduzida e a oxi-hemoglobina, são encontrados na pele. A melanina, que se localiza principalmente no estrato basal da epiderme, protege o organismo das radiações ultravioletas.

Quando ocorre destruição de uma área da epiderme, juntamente com a parte superficial da derme subjacente, forma-se nova epi-

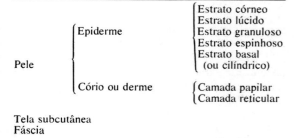

Quadro 8.1 Disposição das camadas da superfície do corpo

Pele	Epiderme	Estrato córneo Estrato lúcido Estrato granuloso Estrato espinhoso Estrato basal (ou cilíndrico)
	Cório ou derme	Camada papilar Camada reticular

Tela subcutânea
Fáscia

derme a partir dos folículos pilosos, e também das glândulas sudoríferas e sebáceas, onde essas estruturas estiverem presentes. Contudo, se a lesão abranger toda a espessura da derme (por exemplo, numa queimadura profunda), a epitelização só poderá ter lugar pelo crescimento da orla epidérmica que circunda a lesão ou pelo emprego de um auto-enxerto. Retalhos de pele com epiderme e parte ou a totalidade da derme podem ser utilizados, processando-se sua vascularização pelo estabelecimento de conexões entre os vasos subcutâneos e os do enxerto. Chama-se úlcera à lesão destrutiva da pele que se estende à derme.

As linhas espessadas da epiderme conhecidas como *cristas papilares* formam um desenho característico na palma da mão e na planta do pé. Essas linhas estão relacionadas com a sensibilidade tátil.[6] Contêm aberturas de glândulas sudoríferas e superpõem-se aos sulcos da pele; os sulcos localizam-se caracteristicamente entre fileiras de duplas cristas conhecidas como *papilas dérmicas* (Fig. 8.1).[7] As cristas papilares aparecem na vida fetal, formando um desenho que persiste permanentemente. São especialmente desenvolvidas nas polpas digitais, usando-se as impressões digitais do adulto e as impressões das plantas dos pés do recém-nascido como meio de identificação.[8]

ESTRUTURAS ESPECIALIZADAS DA PELE

Glândulas sudoríferas

As glândulas sudoríferas (L. *sudor,* suor, e *ferre,* levar) ou sudoríparas regulam a temperatura corporal devido ao fato de que a perspiração absorve calor do corpo por evaporação da água. As glândulas sudoríferas desenvolvem-se no feto sob a forma de invaginações epidérmicas que posteriormente se canalizam. São glândulas tubulares simples, cada qual com uma unidade secretora enovelada na derme ou na tela subcutânea e um ducto longo e tortuoso que atravessa a epiderme e vai se abrir por meio de um poro na superfície da pele (Fig. 8.1). As glândulas sudoríferas são particularmente numerosas nas palmas das mãos e nas plantas dos pés, onde desembocam no ápice das cristas papilares. Calor e emoção constituem os principais estímulos para a sudorese. Caracteristicamente, a perspiração de origem emocional ocorre na fronte, axila, palma das mãos e planta dos pés.

Em certas localizações, como axila, aréola, meato acústico externo e pálpebra desenvolvem-se grandes glândulas sudoríferas que diferem das demais (écrinas) pelo fato de serem apócrinas,[9] isto é, parte das células se desintegram durante o processo de secreção. A perspiração das glândulas apócrinas é rica em material orgânico suscetível de ação bacteriana, do que resulta a produção de odor.

A água também atravessa a epiderme por difusão. Esse processo é denominado perspiração insensível, porque não pode ser visto nem sentido.

Pêlos

A presença de pêlos (ou *pili; pilus* no singular) é uma característica dos mamíferos. Entre suas funções figuram a de proteger, regular a temperatura corporal, bem como facilitar a evaporação do suor; eles exercem também a função de órgãos sensoriais. Os pêlos desenvolvem-se no feto à custa de brotamentos epidérmicos que invadem a derme subjacente. Cada brotamento termina numa expansão que é invaginada por uma *papila* mesodérmica. As células centrais do brotamento queratinizam-se para formar o pêlo, que, em seguida, cresce até atingir a superfície. Os pêlos desenvolvidos inicialmente constituem a lanugem *(lanugo),* que se desprende pouco antes do nascimento; os pêlos finos que se formam a seguir constituem o *velo*. Embora em muitas partes do corpo humano os pêlos sejam pouco perceptíveis, seu número por unidade de área é grande (40 a 880 por centímetro quadrado, dependendo da região). Em alguns pontos (como as regiões palmar e plantar e a face dorsal das falanges distais) a pele é *glabra,* isto é, desprovida de pêlos. No couro cabeludo os cabelos têm um diâmetro médio de 65 μm.[10]

A haste de um pêlo compõe-se de uma *cutícula* e um *córtex* de queratina dura envolvendo, em muitos casos, a *medula* de queratina mole (Fig. 8.2). Os pêlos pigmentados contêm melanina no córtex e na medula, mas não na camada envoltora. A cor do pêlo depende principalmente da tonalidade e quantidade de pigmentos do córtex em grau, dos espaços aéreos existentes no pêlo. Nos pêlos brancos há ausência de pigmentos no córtex e o ar que contêm é o fator responsável pela brancura (o mesmo ocorre na água sob a forma de espuma); os "pêlos grisalhos" *(canície)* geralmente compõem-se de uma mistura de pêlos brancos e pigmentados. Os especialistas acreditam ser provável a existência do fenômeno de embranquecimento súbito dos cabelos referido por muitos observadores competentes.[11] A oxidação da melanina tem como resultado um composto incolor; daí a possibilidade de cabelos escuros serem clare-

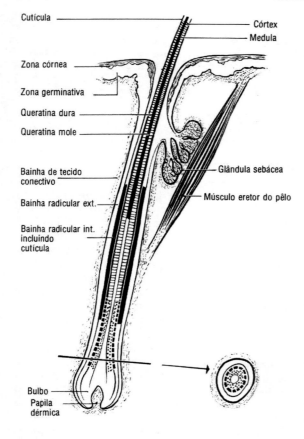

*Fig. 8.2 Diagrama de um folículo piloso. O folículo consiste em uma **bainha radicular externa,** principalmente a camada de células basais da epiderme, e uma **bainha radicular interna** de queratina mole, que inclui uma **cutícula** firmemente aderida à do corpo do pêlo.*

ados pelo peróxido de hidrogênio.

A *raiz* do pêlo aloja-se em um tubo epidérmico denominado *folículo* piloso, que mergulha na derme ou na tela subcutânea. O folículo tem sua base dilatada, formando o *bulbo (matriz).*[12]

O crescimento do pêlo ocorre por proliferação celular e por aumento do volume celular. Um fino plexo nervoso circunda o bulbo, e os pêlos atuam como órgãos do tato.

No ângulo obtuso formado entre a raiz do pêlo e a superfície da pele geralmente se encontra um feixe de fibras musculares lisas, denominado *músculo eretor do pêlo.* Este estende-se desde a parte profunda do folículo piloso até a derme. Ao se contrair, faz com que o pêlo fique em ereção. Os músculos eretores, inervados por fibras simpáticas, contraem-se em resposta à emoção ou ao frio. O enrugamento que isso provoca na superfície da cútis é chamado "pele-de-galinha".

Glândulas sebáceas

As glândulas sebáceas (L. *sebum,* sebo) desenvolvem-se a partir da epiderme no feto, geralmente das paredes dos folículos pilosos (a maioria das glândulas sebáceas são apêndices da bainha radicular externa dos pêlos). Não existem glândulas sebáceas nas regiões palmar e plantar. Trata-se de glândulas alveolares simples que formam lobos na derme, de regra no ângulo agudo entre o músculo eretor do pêlo e seu folículo piloso. As células basais da glândula proliferam, acumulam gotículas de gordura e são excretadas como sebo, através de um ducto amplo e curto, na luz do folículo. Este tipo de glândula, em que a célula secretora se desintegra, é denominado *holócrino.* As glândulas sebáceas acham-se sob controle hormonal. A contração do músculo eretor do pêlo talvez ajude a expulsar o sebo. Essa secreção mantém a flexibilidade do estrato córneo da pele e, em tempo frio, conserva o calor corporal por dificultar a evaporação. Substâncias lipossolúveis podem penetrar na pele através dos folículos pilosos e das glândulas sebáceas. Daí a razão de usar veículos gordurosos quando se deseja a penetração de uma substância na pele. Tais medicamentos devem ser esfregados sobre ela.

Nas pálpebras existem glândulas sebáceas não relacionadas a pêlos, denominadas glândulas társicas; são consideradas apócrinas (pág. 3), tal como as glândulas ceruminosas do meato acústico externo. A seborréia envolve uma secreção excessiva de sebo, o qual pode coletar-se na superfície da pele sob a forma de escamas denominadas caspa. A acne é uma condição inflamatória crônica das glândulas sebáceas. Quando as vias de escape de uma glândula sebácea são ocluídas, forma-se um "cravo" (comedão); a obliteração total leva à formação de um "lobinho" (cisto sebáceo). Ao nascer, a criança apresenta-se coberta pela *vernix caseosa,* mistura de secreção sebácea e células epiteliais descamadas.

Unhas

As unhas (ou *ungues; unguis* no singular), porções endurecidas da zona córnea da epiderme, superpõem-se à face dorsal das falanges distais (Fig. 8.3). Protegem as sensíveis extremidades digitais e prestam-se à função de arranhar. As unhas desenvolvem-se no feto como espessamentos epidérmicos que se aprofundam sob a pele, formando pregas a partir das quais cresce distalmente a substância córnea da unha.

A zona córnea da unha compõe-se de

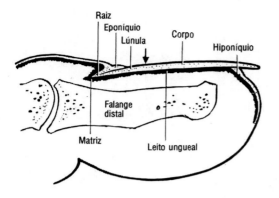

Fig. 8.3 *Diagrama da secção sagital de uma unha de dedo da mão. A seta indica a junção entre a raiz e o corpo da unha.*

queratina dura e tem uma parte distal exposta, o *corpo*, e uma parte proximal oculta, a *raiz*. Esta é recoberta por um prolongamento ou prega da camada córnea da epiderme, constituída de queratina mole e denominada *eponíquio* (Gr. *onyx*, unha). Distalmente ao eponíquio situa-se a "meia-lua" ou *lúnula*, parte da zona córnea opaca aos capilares subjacentes.

Abaixo da borda distal ou livre da unha, a zona córnea da ponta do dedo se espessa e é chamada *hiponíquio*. A zona córnea da unha adere à zona germinativa subjacente do *leito ungueal*. A *matriz*, ou porção proximal do leito ungueal, produz queratina dura. Mais distalmente, porém, o leito pode formar substância ungueal.[13] Além disso, a camada mais superficial da unha pode ser produzida pelo epitélio imediatamente dorsal à raiz e proximal ao eponíquio.[14] O crescimento da unha (normalmente cerca de 2 a 4,5mm por mês)[15] pode ser afetado pela nutrição, hormônios e doença. O crescimento ungueal envolve considerável síntese proteica; como resultado, podem ocorrer alterações inespecíficas nas unhas, em decorrência de diversas alterações locais e sistêmicas. Manchas brancas indicam queratinização incompleta.

A queratina dura existe nas unhas e no córtex dos pêlos. A queratina mole localiza-se na epiderme e na medula e bainha radicular interna dos pêlos.

IRRIGAÇÃO SANGUÍNEA E INERVAÇÃO DA CÚTIS

A cútis possui abundante irrigação sanguínea, de grande importância na regulação térmica. As artérias subcutâneas formam uma rede na tela subcutânea, da qual deriva o plexo subpapilar da derme. Do plexo originam-se alças capilares que se localizam nas papilas da derme e suprem a epiderme avascular com o líquido tecidual que banha suas células. Quando se clareia com óleo a pele adjacente à unha, pode-se ver com um microscópio as alças dos capilares da derme no organismo vivo intato. Além disso, com um microscópio de pouco aumento é possível estudar in vivo os capilares e o plexo subcapilar na derme não queratinizada.[16] Um plexo subpapilar de vênulas confere à pele sua coloração rósea; os vasos dilatam-se ao aquecer da pele, tornando-a avermelhada. A maioria dos lunares congênitos consiste em capilares dilatados (hemangiomas). A derme contém um plexo linfático drenado pelos linfáticos coletores da tela subcutânea. Pode-se demonstrar os linfáticos cutâneos in vivo por injeção de corantes vitais; "qualquer injeção intradérmica é uma injeção intralinfática".[17]

O plexo subpapilar da derme, particularmente nas polpas digitais, nariz e lábios, possui numerosas anastomoses arteriovenosas. Estas ligam arteríolas a vênulas diretamente, desviando o sangue da rede capilar. Têm paredes musculares espessas, inervadas por fibras simpáticas, e à contração podem atuar como esfíncteres e dirigir o sangue para a rede capilar. Dessa forma podem regular a quantidade de sangue que penetra nos capilares, dispositivo útil em estruturas dotadas de metabolismo intermitente. Elas se dilatam quando a pele esfria e, assim, desviam o sangue dos capilares e diminuem a perda de calor. Há uma série de trajetos alternativos através das redes capilares. As vias mais curtas e diretas denominam-se canais preferenciais.

A pele é dotada de farta inervação sensitiva (Fig. 8.4). Os nervos cutâneos perfuram a fáscia e ramificam-se na tela subcutânea formando plexos nessa localização e na derme. Ramificações axônicas delgadas podem estender-se entre as células mais profundas da epiderme. Os nervos cutâneos distribuem-se tanto na pele quanto na tela subcutânea. Entretanto, a área de distribuição de um determinado nervo varia e pode haver considerável superposição de territórios neurais adjacentes (Cap. 5).

Os nervos da pele podem formar vários tipos diferentes de terminações nervosas, e de um modo geral essas terminações relacionam-se com os tipos básicos de sensações perceptíveis na pele e na tela subcutânea, ou seja, dor, tato, modificações térmicas e pressão ou sensibilidade profunda. Sensações complexas, tais como a de vibração ou a capacidade de discriminar estímulos aplicados simultaneamente em dois pontos diversos, parecem depender da combinação dessas modalidades sensitivas básicas. Pode-se considerar o prurido como um tipo de dor branda.

ANATOMIA

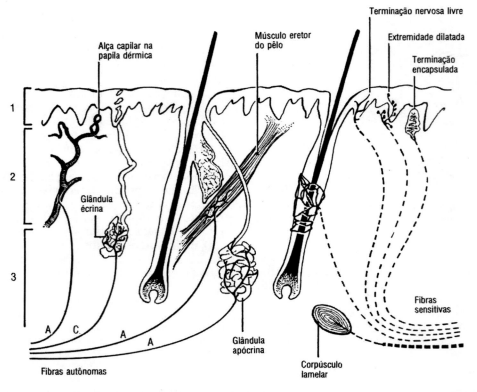

Fig. 8.4 Diagrama da inervação da pele. Os números 1, 2 e 3 indicam, respectivamente, a epiderme, a derme e a tela subcutânea. As letras A e C correspondem, respectivamente, às fibras nervosas adrenérgicas e colinérgicas.

A pele provida de pêlo contém terminações simples e livres, e plexos rodeando os folículos pilosos. A pele glabra, como a da palma da mão, possui os três tipos de terminações nervosas característicos do sistema nervoso somático:[18] (1) terminações nervosas livres originárias de pequenas fibras mielínicas; (2) terminações com extremidades dilatadas,* e (3) terminações encapsuladas.†

Contudo, os tipos básicos de sensação podem ser percebidos tanto na pele provida de pêlos quanto na glabra. Portanto, não se justifica estabelecer correlações entre o tipo de sensação e um tipo específico de terminação nervosa. "Não há e realmente nunca houve prova histológica convincente da assertiva geralmente aceita de que terminações nervosas morfologicamente específicas atendem a cada uma das modalidades primárias de sensibilidade cutânea", isto é, tato, calor, frio e dor.[19]

Os corpúsculos lamelares* são terminações nervosas particularmente grandes, encontradas sobretudo na tela subcutânea e em tecidos mais profundos.

As diversas terminações nervosas da pele tendem a se dispor em grupos, cada um deles com determinado número de terminações. Por exemplo, ao se pesquisar a sensibilidade tátil com um fino pincel de pêlo de camelo, a sensação é percebida em múltiplos pequenos "pontos táteis", ao passo que a pele situada entre esses pontos mostra-se desprovida de sensibilidade.

Os nervos cutâneos possuem também fibras motoras destinadas às paredes das artérias e arteríolas (vasoconstritoras) e aos músculos eretores dos pêlos. Essas fibras pertencem ao sistema simpático e são adrenérgicas. As glândulas sudoríferas écrinas são inervadas principalmente por fibras colinérgicas, ao passo que as apócrinas recebem principalmente fibras adrenérgicas. A secção de determinadas fibras simpáticas (simpatectomia) causa deficiência de sudorese (anidrose) e um aumento da resistência elétrica da pele.

---

* Por exemplo, terminações de Merkel e Ruffini.
† Por exemplo, terminações de Meissner, Krause e Pacini.

*Freqüentemente denominados de Vater e/ou Pacini.

REFERÊNCIAS

1. W. F. W. Southwood, Plast. reconstr. Surg., *15*:423, 1955.
2. E. H. Courtiss *et al.*, Plast. reconstr. Surg., *31*:31, 1963.
3. J. T. Whitton, Hlth Phys., *24*:1, 1973.
4. L. E. Scheving, Anat. Rec., *135*:7, 1959.
5. A. S. Breathnach, *An Atlas of the Ultrastructure of the Human Skin*, Churchill, London, 1971.
6. N. Cauna, Anat. Rec., *119*:449, 1954.
7. L. W. Chacko and M. C. Vaidya, Acta anat., *70*:99, 1968.
8. H. Cummins and C. Midlo, *Finger Prints, Palms and Soles*, Dover, New York, 1961 (1943).
9. H. J. Hurley and W. B. Shelley, *The Human Apocrine Sweat Gland in Health and Disease*, Thomas, Springfield, Illinois, 1960.
10. S. C. Atkinson, F. E. Cormia, and S. A. Unrau, Brit. J. Derm., *71*:309, 1959.
11. A. J. Ephraim, Arch. Derm., *79*:228, 1959.
12. A. M. Kligman, J. invest. Derm., *33*:307, 1959.
13. A. Jarrett and R. I. C. Spearman, Arch. Derm., *94*:652, 1966.
14. B. L. Lewis, Arch. Derm., *70*:732, 1954.
15. M. S. Sibinga, Pediatrics, *24*:225, 1959.
16. M. J. Davis and J. C. Lawler, Arch. Derm., *77*:690, 1958.
17. S. S. Hudack and P. D. McMaster, J. exp. Med., *57*:751, 1933.
18. M. R. Miller, H. J. Ralston, and M. Kasahara, Amer. J. Anat., *102*:183, 1958. M. R. Miller and M. Kasahara, Amer. J. Anat., *105*:233, 1959. R. K. Winkelmann, *Nerve Endings in Normal and Pathologic Skin*, Thomas, Springfield, Illinois, 1960. D. Sinclair in Jarrett, cited below.
19. G. Weddell, E. Palmer, and W. Pallie, Biol. Rev., *30*:159, 1955.

LEITURA SUPLEMENTAR

Advances in Biology of Skin. A volume on a different topic appears annually.

Champion, R. H., *et al.*, *An Introduction to the Biology of the Skin*, Blackwell, Oxford, 1970.

Horstman, E., and Dabelow, A., Die Haut. Die Milchdrüse, in *Handbuch der mikroskopischen Anatomie des Menschen*, ed. by W. von Möllendorff and W. Bargmann, Springer, Berlin, vol. 3, part 3, 1957.

Jarrett, A. (ed.), *The Physiology and Pathophysiology of the Skin*, Academic Press, New York, 1973. Volume 2 is devoted to nerves and blood vessels.

Montagna, W., and Parakkal, P. F., *The Structure and Function of Skin*, Academic Press, New York, 3rd ed., 1974. A good introduction, including histochemistry and electron microscopy.

Pinkus, H., Die makroskopische Anatomie der Haut, in *Normale und pathologische Anatomie der Haut*, ed. by O. Gans and G. K. Steigleder, Springer, Berlin, vol. 2, 1964.

Szabó, G., The Regional Anatomy of the Human Integument..., Phil. Trans. B., *252*:447, 1967.

9 DESENVOLVIMENTO E CRESCIMENTO

Donald J. Gray

O termo *desenvolvimento* refere-se à série de modificações que o organismo apresenta até atingir a maturidade. É geralmente usado para incluir todas as modificações pré-natais e pós-natais com exceção do *crescimento*, que corresponde ao aumento de tamanho. A palavra desenvolvimento é às vezes utilizada como sinônimo de *diferenciação*, que significa aumento na complexidade do corpo e de suas partes. A diferenciação resulta numa modificação dessas partes para a realização de funções especiais. Ela pode não ser evidente assim que ocorre, e algumas vezes exige métodos fisiológicos para sua avaliação. Mais tarde, contudo, ela se torna manifesta como histogênese e organogênese.

O crescimento pode resultar de um aumento no número de células, no tamanho das células ou na quantidade de material não-vivo. Pode ser medido por métodos físicos e é, portanto, mais fácil de avaliar do que a diferenciação.

A divisão celular, resultando em um aumento no número de células (hiperplasia), ocorre bem mais cedo na vida pré-natal, enquanto o aumento no tamanho das células (hipertrofia) ocorre mais tarde. Cada célula caracteriza-se por um ciclo vital que lhe é peculiar. Algumas células do sistema nervoso persistem durante toda a vida do organismo, enquanto o período vital de certas células sanguíneas não excede a cerca de um mês. Do mesmo modo, os órgãos possuem seus próprios ciclos vitais. Embora a maioria deles dure toda a vida, alguns, como o timo, persistem apenas nos períodos iniciais.

O desenvolvimento e o crescimento normais não ocorrem de maneira uniforme mas também não acontecem ao acaso, e várias mudanças têm lugar em períodos previsíveis. As mudanças que ocorrem no corpo como um todo, nas suas partes e nos diferentes órgãos e tecidos não aparecem ao mesmo tempo e nem se realizam com velocidades iguais. Em geral, considera-se que o desenvolvimento e o crescimento cessam na maturidade ou no fim de quase um terço do período médio de vida.

Embora o estado do desenvolvimento e crescimento interesse principalmente ao pediatra, também a outros fornece uma base para a compreensão da atividade funcional do indivíduo, tanto antes como depois da maturidade. Ele oferece um fundamento necessário para estudos da fisiologia, patologia, diagnóstico físico e cirurgia. Uma avaliação adequada desses processos é freqüentemente útil e às vezes imprescindível para o diagnóstico de uma moléstia ou incapacidade.

PERÍODOS DA VIDA ANTES DA MATURIDADE

A união do óvulo e espermatozóide resulta num zigoto unicelular, geralmente denominado "ovo fecundado". Logo que o ovo apresenta segmentação *(clivagem)*, é chamado embrião. Como o zigoto dá origem às membranas extra-embrionárias e também ao embrião, alguns embriologistas preferem não chamar o organismo de embrião antes que esteja formado o disco embrionário. Depois que todos os principais sistemas e órgãos do corpo se tornaram diferenciados e foram estabelecidas as principais características da forma externa do corpo, o organismo é denominado feto. Passa a ser recém-nascido tão logo se encontre fora do corpo materno, mesmo antes que seu cordão umbilical seja cortado.

O período de tempo necessário para um indivíduo alcançar a maturidade foi subdividido em diversos intervalos (v. Quadro 9.1). As subdivisões são um tanto arbitrárias, e na maioria dos casos não há limite nítido entre dois intervalos vizinhos. A duração de muitos dos diferentes períodos varia com a hereditariedade, a raça, o sexo e o meio ambiente.

O período de desenvolvimento antes do nascimento é o chamado período pré-natal, geralmente subdividido em primeiro, segundo e terceiro trimestres. Estende-se aproximadamente por 10 meses lunares (cerca de 280 dias a partir do início da última menstruação ou 266 dias após a data presumida da ovulação).[1] Compreende (1) um período embrionário; e (2) um período fetal.

Quadro 9.1 Sumário dos períodos da vida antes da maturidade

Período pré-natal	
Período embrionário	Primeiras oito semanas pós-ovulatórias
Período fetal	Das oito semanas pós-ovulatórias ao termo
Período pós-natal	
Infância	Primeiro ano
Meninice	
Precoce (primeira)	Um a seis anos
Tardia (segunda)	De seis anos até a puberdade*
Adolescência	Puberdade e daí até a maturidade†

*Nas meninas a puberdade começa com o aparecimento da menstruação (menarca), que ocorre aos 13 ± 2 anos. Não existe um critério tão definido para os meninos, mas aceita-se que neles a puberdade começa aos 15 ± 2 anos, porque a idade osteológica dos meninos, nessa época, corresponde à das meninas por ocasião da menarca.
†Considera-se que as meninas atingem a maturidade por volta dos 18 anos e os meninos por volta dos 20 anos.

Período embrionário. O período embrionário compreende as primeiras oito semanas após a ovulação e a idade do embrião nesta fase pode ser referida em termos de semanas pós-ovulatórias. Na prática obstétrica, contudo, é usualmente utilizada a expressão semanas menstruais. Supõe-se, em geral, que a menstruação ocorreu duas semanas antes da ovulação e a chamada idade menstrual é, portanto, cerca de duas semanas maior do que a idade pós-ovulatória.

Depois que a fecundação se verificou, nem sempre se pode saber a data precisa da ovulação, e muitas vezes é impossível estabelecer o tempo decorrido após o início da última menstruação. Não obstante, grosseira aproximação da idade de um embrião pode ser obtida relacionando-se suas dimensões com tabelas ou curvas padronizadas (Fig. 9.1). Antes que as flexuras se tornem evidentes utiliza-se o comprimento máximo do embrião. Depois que elas aparecem, emprega-se geralmente o comprimento vértice-nádegas (VN) (em inglês, *crown-rump,* CR); essa distância entre o vértice e as nádegas corresponde à altura pós-natal de um indivíduo sentado.

A forma externa e a organização estrutural de um embrião fornecem informação mais segura sobre a idade do que as dimensões.

Período fetal. O período fetal dura desde as primeiras oito semanas pós-ovulatórias, quando o embrião alcançou aproximadamente 30 mm de comprimento VN, até o termo. Embora outros critérios sejam ocasionalmente empregados, o comprimento VN é o mais útil para estabelecer a idade do feto (Fig. 9.1). O comprimento vértice-calcâneo (VC) é usado algumas vezes, particularmente nas últimas fases, porque pode ser comparado com a altura pós-natal do indivíduo.

Período pós-natal. O período pós-natal estende-se do nascimento até a maturidade. É comumente subdividido em infância, primeira meninice, segunda meninice e adolescência (v. Quadro 9.1).

O CORPO COMO UM TODO

Peso. Durante todo o período de desenvolvimento e crescimento, o peso é o melhor indicador isolado. O peso do recém-nascido é diversos bilhões de vezes o do ovo, mas o peso do adulto é apenas cerca de 20 vezes o do recém-nascido. As duas etapas de crescimento mais rápido ocorrem durante a vida fetal, particularmente no último trimestre, e durante a adolescência.

O peso do recém-nascido a termo oscila entre 2,7 e 4,5 kg, em média 3,5 kg. É influenciado pela duração da gestação, sexo da criança e idade e paridade da mãe. O peso ao nascimento é menor em crianças prematuras, nas do sexo feminino, quando são múltiplas e quando as mães são mais jovens. Durante os primeiros dias após o nascimento as crianças geralmente perdem 5 a 6 por cento do peso que apresentavam ao nascer. Essa perda, que resulta da ingestão diminuída de líquido, é compensada em sete a 10 dias. Os prematuros perdem mais peso, necessitando de mais tempo para reavê-lo. O peso alcança 5,6 kg em três meses. O peso do nascimento triplica no fim do primeiro ano e quadruplica no fim do segundo.

As crianças do sexo feminino são relati-

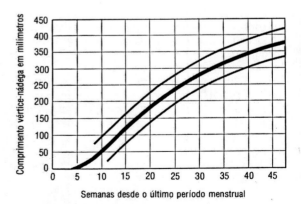

Fig. 9.1 Correlação entre a idade pré-natal e o comprimento vértice-nádega. Baseada em E. Boyd, **Outline of Physical Growth and Development,** *Burgess, Minneapolis, 1941. A linha grossa corresponde à produção de 50 por cento. As linhas finas de cada lado abrangem entre elas 82 por cento dos casos examinados.*

vamente mais leves que as do sexo masculino com a mesma idade, durante a infância e a meninice, mas as moças são geralmente mais pesadas que os rapazes por volta da puberdade. Após os primeiros dois ou três anos de adolescência, os rapazes voltam a ser mais pesados do que as moças.

Comprimento. Durante todo o período de desenvolvimento e crescimento, o aumento relativo do tamanho é muito menor que o do peso. O embrião aumenta de cerca de 5 mm no fim de quatro semanas pós-ovulatórias, para aproximadamente 30 mm no fim de oito. Com base em mensurações VN, o crescimento em altura é bem gradativo até o termo, quando o comprimento VN está entre 310 e 350 mm. Considerando-se o comprimento total, o aumento absoluto mais rápido ocorre durante o quarto mês lunar, no qual o tamanho do feto cresce cerca de 80 a 100 mm. Depois do quarto mês, os acréscimos no crescimento relativo e absoluto do comprimento caem gradativamente. O comprimento vértice-calcâneo a termo varia usualmente entre 480 e 520 mm.

Entre o nascimento e a maturidade, a altura aumenta cerca de três vezes e meia. Uma criança adiciona quase um terço ao tamanho do seu nascimento nos primeiros seis meses e cerca da metade no fim do primeiro ano. O comprimento ao nascer é dobrado aos quatro anos, aproximadamente. O aumento de tamanho é relativamente vagaroso durante a meninice. O rápido surto de crescimento que começa pouco antes da puberdade tem início antes e se completa mais cedo nas meninas do que nos meninos. O aumento na altura em geral cessa aproximadamente aos 18 anos nas moças e aos 20 anos nos rapazes.

Área de superfície.[2] A relação entre a área de superfície e a massa corpórea exerce grande influência sobre o metabolismo do indivíduo. A área relativamente grande no recém-nascido resulta numa perda de calor muito maior.

A área de superfície ao nascimento é de 2.000 a 2.500 cm². Ela dobra durante o primeiro ano e triplica em meados da meninice. Na maturidade, é cerca de sete vezes maior do que ao nascer. Contudo, sofre um decréscimo relativo durante a vida pós-natal de 800 cm²/kg ao nascimento para 300 cm²/kg no adulto.

PARTES DO CORPO

Cada parte do corpo tem seu próprio padrão de desenvolvimento e crescimento. Em geral, as modificações ocorrem em dois sentidos: da extremidade cranial para a caudal e da região mediodorsal para a ventrolateral.

Cabeça.[3] A cabeça constitui cerca de um quarto do corpo ao nascimento e cerca de um duodécimo na maturidade. O diâmetro do crânio diminui durante o parto normal devido ao estreitamento das suturas e fontículos, e a cabeça permanece deformada por vários dias após o nascimento. O fontículo anterior tem 2,5 cm de largura ao nascimento, podendo aumentar nos dois ou três meses seguintes. A seguir a largura diminui e o fontículo se oblitera aproximadamente no fim da infância.

No período embrionário, a parte crânica da cabeça é muito maior que a facial. No fim da vida fetal e na pós-natal, contudo, o crescimento maior da parte facial tende a reduzir essa relação, embora a parte crânica permaneça sempre maior. A erupção dos dentes e o crescimento concomitante da maxila e da mandíbula durante a meninice contribuem substancialmente para a parte facial. O crescimento do meato acústico externo e do processo mastóide durante a infância e a meninice contribuem para a parte crânica, que alcança quase as dimensões do adulto no fim da meninice. O aumento do comprimento da cabeça excede o da largura durante todo o período de desenvolvimento e crescimento.

A circunferência da cabeça é medida valiosa porque está relacionada com o volume intracrânico e, portanto, com o crescimento do encéfalo. Uma circunferência excepcionalmente grande pode indicar hidrocefalia e uma excepcionalmente pequena, microcefalia. A circunferência média da cabeça ao nascer é de 35 cm, aproximadamente o mesmo valor da do tórax. Tem cerca de 46,5 cm à idade de um ano, 49 cm aos dois anos e 50 cm aos três anos. O aumento entre os três anos e a idade adulta é de somente 5 cm.

Tronco. O tronco constitui cerca de 45 a 50 por cento do comprimento do corpo em todas as fases. As partes isoladas do tronco, contudo, alcançam suas proporções máximas em diferentes períodos. A parte torácica atinge seu comprimento relativo máximo mais cedo do que a parte pélvica, que só alcança a proporção máxima na adolescência.

O comprimento combinado da cabeça e do tronco, denominado altura do indivíduo sentado, é útil indicador de desenvolvimento e crescimento. Essa altura constitui cerca de 70 por cento do comprimento total do corpo ao nascer, 57 por cento aos três anos, 52 por cento na puberdade e 53 a 54 por cento no adulto. O aumento no comprimento do tronco depois que cessa o crescimento dos membros inferiores é responsável pelo aumento da proporção do adulto em relação à puberdade.

Durante o período fetal, o tronco é

ovóide e sua circunferência máxima está ao nível do umbigo. A circunferência do tórax e da cabeça é aproximadamente a mesma durante a infância. Após cerca de dois anos, a circunferência do tórax torna-se cada vez maior do que a do abdome.

Os diâmetros ântero-posterior e transverso do tórax são, aproximadamente, iguais na infância, mas o transverso é cerca de três vezes maior do que o ântero-posterior no adulto.

A flexura cervical, presente no período pré-natal, acentua-se quando a criança levanta a cabeça. Depois que a posição ereta é assumida, ela se torna ainda mais pronunciada e a flexura lombar começa a desenvolver-se. A cavidade da pelve aumenta e muitos órgãos abdominais se dirigem para baixo.

Membros. Os aumentos relativos de comprimento e peso do membro superior diferem notavelmente dos aumentos relativos de comprimento e peso do membro inferior. O membro superior é responsável por cerca de 3 por cento do peso total do corpo no início do período fetal. Por ocasião do nascimento é responsável por 8 a 9 por cento, mantendo, a seguir, essa relação. O membro inferior também é responsável por cerca de 3 por cento do peso do corpo no início do período fetal, mas sua proporção aumenta para cerca de 15 por cento ao nascimento e cerca de 30 por cento no adulto.

O membro inferior é aproximadamente igual em comprimento ao superior por volta dos dois anos pós-natais. No adulto, como resultado de um aumento tanto no comprimento relativo quanto no absoluto, é cerca de um sexto mais longo do que o membro superior.

As proporções relativas do braço, antebraço e mão, e coxa, perna e pé são alcançadas bem cedo no período pré-natal.

O aumento relativo de comprimento do membro inferior, acompanhado por um aumento menor no tronco, tem como conseqüência o deslocamento para baixo do ponto médio do corpo, que corresponde ao nível acima e abaixo do qual os comprimentos das metades do corpo são iguais. Esses aumentos também resultam num abaixamento do centro de gravidade, que corresponde ao nível acima e abaixo do qual os pesos das metades do corpo são iguais. O ponto médio, no início do período fetal, está na junção entre o pescoço e o tórax. Desce para o nível do umbigo ao termo da gestação, e para o nível da crista púbica no adulto. O centro de gravidade desloca-se da região cervical no embrião para o forame da veia cava no diafragma a termo,
e para um ponto ao nível do promontório sacral no adulto (Cap. 48).

Sistemas e órgãos

Cútis e tela subcutânea. A cútis é fina e facilmente se traumatiza ao nascimento. É coberta por pêlos primários chamados, em conjunto, lanugem, que desaparecem após poucas semanas, e por um revestimento caseoso, o verniz caseoso *(vernix caseosa),* mistura de células epidérmicas descamadas e secreção de glândulas sebáceas. Tanto as glândulas sudoríferas quanto as sebáceas estão presentes no período fetal, mas têm relativamente pouca função no feto e nas primeiras semanas após o nascimento. Ambos os tipos de glândulas apresentam considerável desenvolvimento e crescimento durante a adolescência.

Os pêlos associados aos caracteres sexuais secundários aparecem na meninice tardia e no início da adolescência. No homem, os pêlos aparecem em diferentes regiões do corpo na seqüência seguinte: região púbica, axila, face, peito e membros. Os pêlos que se estendem para cima da região púbica até o umbigo são mais corretamente considerados terminais do que púbicos. Mais característicos dos homens, podem, contudo, estar presentes nas mulheres. Os pêlos púbicos em geral aparecem nas mulheres pouco antes da menarca e os pêlos axilares só aparecem cerca de seis meses mais tarde.

A pigmentação da cútis das partes genitais externas, das axilas e das aréolas ocorre durante o desenvolvimento de outros caracteres sexuais secundários.

O aumento de tela subcutânea e do seu conteúdo adiposo realiza-se em proporções desiguais; por isso, a quantidade dessa tela não pode ser tomada como critério do estado de nutrição em todas as fases. Um aumento repentino no acúmulo de gordura subcutânea ocorre no último terço do período pré-natal e nos primeiros nove meses após o nascimento. Durante o segundo ano, a quantidade de gordura começa a diminuir, e por volta dos cinco anos a espessura da tela subcutânea é quase a metade da que existia com um ano de idade. A quantidade de gordura aumenta novamente no início da adolescência, especialmente nas meninas, nas quais acúmulos localizados aparecem ao nível dos quadris (simultaneamente aumenta a largura da pelve) e nas mamas.

O peso da pele é cerca de 1/25 do peso total do corpo ao termo, sendo aproximadamente 1/16 do peso total no adulto. A tela subcutânea está presente em quantidades muito pequenas até os cinco meses pré-natais, a seguir aumentando rapidamente até cerca de um quarto do peso total ao nascer. Na maturidade, ela representa cerca de um décimo do peso total nos homens e um quinto nas mulheres. O peso da cútis e da tela subcutânea juntas constitui cerca de um quarto do peso total ao termo e ligeiramente menos do que um quarto na maturidade.

Esqueleto. No período pré-natal, o crescimento do esqueleto é relativamente lento até os últimos dois meses, durante os quais se acelera rapidamente. Ao termo, o peso do esqueleto é de um sexto a um quinto do peso do corpo. Durante o período que medeia entre o nascimento e a maturidade, o aumento de peso é semelhante ao do corpo todo; o peso do esqueleto na maturidade é de cerca de 20 vezes o do nascimento. O mais rápido aumento pós-natal ocorre durante a adolescência.

O primeiro aparecimento e a ulterior fusão dos vários centros de ossificação seguem um padrão e uma cronologia bem definido entre o nascimento e a maturidade (Cap. 2). A interpretação do aspecto radiográfico dos ossos oferece valiosa informação para diagnosticar um crescimento normal ou anormal. O estado do esqueleto em qualquer momento é denominado *idade esquelética* (ou *óssea*), que constitui um ótimo critério para indicar a fase do desenvolvimento e crescimento, superando, em funcionalidade, a idade cronológica. A idade esquelética está sujeita a variações raciais e sexuais e é influenciada por fatores de nutrição e outros fatores ambientais.[4] Apresenta uma boa correlação com a altura, peso e desenvolvimento sexual.

Músculos. A musculatura esquelética caracteriza-se por um moroso crescimento no embrião, mas a partir dos meados da vida pré-natal ela ganha em peso relativo mais do que qualquer outro sistema. Seu aumento durante a infância e a adolescência é tão grande quanto o da combinação de todos os outros tecidos, órgãos e sistemas. Seu crescimento pós-natal resulta mais de aumento no tamanho do que no número das fibras.

Os músculos esqueléticos formam cerca de um quarto do peso do corpo ao nascimento, um terço no início da adolescência e dois quintos na maturidade. O aumento mais rápido ocorre na adolescência, durante a qual a força dos músculos duplica.

Sistema nervoso. O sistema nervoso central constitui cerca de um sétimo do peso corporal ao nascer e 1/50 na maturidade.

O tamanho relativo da cabeça no embrião é um reflexo do volume desproporcionado do encéfalo nessa fase do desenvolvimento. O peso do encéfalo, ao nascimento, duplica durante o primeiro ano e triplica no decorrer do terceiro. Nove décimos ou mais do seu peso no adulto são alcançados aos seis anos; seu peso total pode ser atingido aos 10 anos.

O crescimento pós-natal da medula espinhal é relativamente menor que o da coluna vertebral. A extremidade caudal da medula, que alcança a margem superior da terceira vértebra lombar no recém-nascido, geralmente, se encontra, no adulto, um ou dois níveis vertebrais mais alta (Cap. 50).

Coração. O coração pesa cerca de 20 g ao nascimento. Este peso é dobrado no primeiro ano e triplicado aos três ou quatro anos. Seu crescimento pós-natal mais rápido tem lugar no fim da meninice e início da adolescência. Seu peso na maturidade é cerca de 12 vezes o peso ao nascimento.

Tecidos linfóides. Os tecidos linfóides são relativamente maiores ao nascimento. Crescem rapidamente até o fim da meninice, depois do que sofrem um decréscimo tanto no peso absoluto quanto no relativo. Durante a infância e a meninice reagem à infecção com um rápido intumescimento e hiperplasia. É interessante notar que os tecidos linfóides atingem sua fase de máximo desenvolvimento durante os períodos em que as infecções dos sistemas respiratório e digestivo são mais freqüentes.

O peso do baço varia ao nascimento e durante toda a vida pós-natal. Ele não sofre atrofia significativa no adulto.

Vísceras.[5] O peso das vísceras como um todo é de cerca de 9 por cento do corpo no recém-nascido e aproximadamente 5 a 7 por cento no adulto.

O aumento de peso dos órgãos internos, seja individual ou coletivamente, é vagaroso durante os primeiros cinco meses pré-natais, sendo muito mais rápido durante o resto do período fetal. Até o termo, as cotas de aumento em volume dos vários órgãos é semelhante, mas o crescimento pós-natal dos órgãos genitais difere grandemente daquele dos órgãos que constituem os sistemas digestivo, respiratório e urinário. No último grupo, o peso aumenta rapidamente durante a infância e a primeira parte do início da meninice, mas muito mais lentamente no fim da meninice. Pouco antes da puberdade, esses órgãos têm um surto de crescimento rápido, voltando, durante a adolescência, a uma cota de crescimento mais lento.

Sistema digestivo. Muitos órgãos do tórax e do abdome deslocam-se em sentido caudal no período pós-natal. O crescimento pós-natal do estômago é mais rápido durante os primeiros três meses. Seu longo eixo na criança é horizontal. O comprimento do intestino delgado aumenta aproximadamente 50 por cento durante o primeiro ano e duplica por volta da puberdade. O intestino grosso parece ser desproporcionalmente longo durante os primeiros quatro a cinco anos. O peso do fígado, que ao nascer é de cerca de 4 por cento do peso total do corpo, aumenta por volta de 10 vezes na puberdade.

Pode-se encontrar saliva na boca de uma criança antes que tenha ingerido alimentos. O suco gástrico e algumas das enzimas digestivas estão presentes antes do nascimento. Uma substância preta ou marrom-esverdeada escura, chamada *mecônio*, está presente nos intestinos por ocasião do nascimento. O mecônio é encontrado nas fezes durante as primeiras 12 horas e em geral desaparece após poucos dias.

Sistema respiratório. A migração caudal da traquéia, dos brônquios e dos pulmões é relativamente rápida até o terceiro mês pré-natal, depois do que se torna mais lenta. A bifurcação da traquéia, que está localizada na altura da terceira ou quarta vértebra torácica ao nascer, é encontrada dois níveis vertebrais abaixo aos 12 anos. Durante esse tempo, a extremidade superior da epiglote desloca-se do nível da primeira vértebra cervical para o da terceira.

Nos homens, o tamanho da laringe na puberdade é quase o dobro do tamanho ao nascimento. Nas mulheres, durante o mesmo período, a laringe aumenta cerca de um terço. A pequena luz deste órgão na infância e início da meninice contribui para a incidência de crupe durante as infecções respiratórias que ocorrem nessa época.

O peso dos pulmões ao nascer é dobrado nos primeiros seis meses e triplicado no primeiro ano, alcançando cerca de 20 vezes o peso inicial por ocasião da maturidade. Um aumento rápido no conteúdo de tecido elástico ocorre durante os primeiros meses pós-natais.

Sistema urinário. Os rins crescem lentamente no início do período pré-natal e rapidamente no fim. Aos seis meses pós-natais eles têm duas vezes o seu peso ao nascer; ao primeiro ano, três vezes; ao quinto ano, cinco vezes; e na puberdade, dez vezes.

Os últimos túbulos renais só se formam na infância. Todos os glomérulos tornam-se maiores após o nascimento, mas o tamanho dos periféricos aumenta mais rapidamente. A lobação característica do rim fetal perde-se logo após a infância. A bexiga urinária, que se situa parcialmente no abdome durante a infância, adquire posição pelvina na meninice (Cap. 42).

Sistema genital. Os órgãos do sistema genital, tanto nos homens quanto nas mulheres, apresentam um tipo de desenvolvimento e crescimento que se afasta do tipo geral das outras vísceras. Sob a influência de hormônios maternos, as mamas em ambos os sexos acham-se intumescidas ao nascer e secreções de seus tecidos glandulares são encontradas na maioria das crianças recém-nascidas.

O peso dos testículos no adulto é cerca de 40 vezes o do nascimento. A taxa de aumento é maior durante a infância, e especialmente rápida durante a adolescência. No período pré-natal, o testículo está localizado ao nível do ânulo inguinal profundo no fim do quarto mês e atravessa o canal inguinal durante o sétimo mês. Chega ao escroto, em geral, durante o oitavo mês.

Os túbulos seminíferos estão cheios de células por ocasião do nascimento e adquirem lumens durante a meninice.

O peso do ovário ao nascimento é dobrado durante os primeiros seis meses e aumenta cerca de 30 vezes até a idade adulta. O córtex é relativamente mais espesso no recém-nascido do que na maturidade.

A estimulação do útero fetal pelos hormônios maternos é responsável pelo volume relativamente grande desse órgão no recém-nascido. À falta dessa excitação, depois do nascimento o peso do útero decresce para cerca da metade em umas poucas semanas. O peso ao nascer não é readquirido durante 10 ou 11 anos. O cérvix é bem maior do que o corpo do útero até a adolescência, quando o corpo do órgão cresce muito mais rapidamente até alcançar as proporções do adulto.

Os órgãos genitais externos femininos, como o útero, são relativamente grandes no recém-nascido. Seu volume decresce durante as primeiras poucas semanas após o nascimento.

Órgãos endócrinos. O tipo de desenvolvimento e crescimento da hipófise, das glândulas supra-renais e da glândula tireóidea também difere daquele do grupo visceral geral.

O peso relativo das glândulas supra-renais ao nascer é umas 20 vezes o do adulto. O peso absoluto por ocasião do nascimento decresce cerca da metade durante a infância e não é readquirido até a puberdade. As glândulas supra-renais, a seguir, crescem lentamente até a maturidade, quando apresentam quase o dobro do peso ao nascer.

O peso da glândula tireóidea na maturidade é cerca de 12 vezes maior que ao nascimento; o da hipófise o é cerca de 5 a 6 vezes.

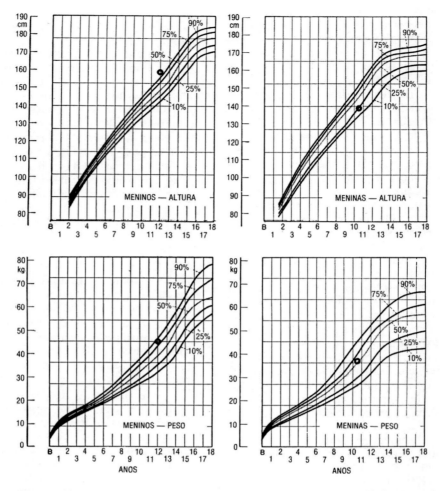

*Fig. 9.2 Gráficos de percentis para altura e peso nos sexos masculino e feminino. Baseados em E. Boyd, **An Introduction to Human Biology and Anatomy for First Year Medical Students**, Child-Research Council, Denver, Colorado, 1952. Os círculos nos dois gráficos à esquerda indicam a altura e o peso de um menino de 12 anos mais alto que 90 por cento e mais pesado que 75 por cento dos meninos da sua idade. Os círculos nos dois gráficos à direita indicam a altura e o peso de uma menina de 10 anos e meio que é tão alta como 25 por cento e tão pesada como 50 por cento das meninas da sua idade.*

PADRÕES NORMAIS DE DESENVOLVIMENTO E CRESCIMENTO

O estado físico e o progresso do desenvolvimento e crescimento podem ser apreciados usando-se tabelas e curvas-padrão obtidas de estudos atualizados de crianças do mesmo sexo, raça e meio ambiente (Fig. 9.2). Os padrões normais apresentam grandes margens de variabilidade, refletindo os distintos padrões de desenvolvimento e crescimento de diferentes crianças. As tabelas e curvas traçadas a partir de medidas das mesmas crianças em várias épocas são chamadas longitudinais; as derivadas de valores médios de diferentes crianças em épocas semelhantes são denominadas transversais. As primeiras são mais significativas, sendo as últimas usadas primariamente como pontos de referência. Um conhecimento de estatística é desejável para a avaliação de qualquer tipo.

A comparação com os padrões normais não deve ser usada como substituto para o exame clínico. Desvios acentuados de quaisquer medidas em relação àquelas de uma determinada idade ou grupo sexual merecem cuidadoso estudo e tentativas devem ser feitas para determinar sua(s) causa(s).

Certas medidas são mais significativas do que outras, e por isso mais freqüentemente utilizadas. Por exemplo:

1. Valores percentuais por sexo e idade para pesos e comprimentos.

2. Altura sentado (pode indicar crescimento desproporcional).
3. Circunferência da cabeça (atrás, ao nível do occipúcio; na frente, exatamente acima das bordas supra-orbitais).
4. Circunferência do tórax (ao nível das papilas mamárias; indivíduo em decúbito).
5. Circunferência da perna (maior perímetro; reflete o estado de nutrição).
6. Diâmetro bicrista (distância entre os tubérculos das cristas ílicas; reflete a constituição geral).

Os seguintes artigos contêm tabelas e curvas úteis para estimativa do estado físico em relação ao desenvolvimento e crescimento:

Bayer, L. M., and Bayley, N., *Growth Diagnosis*, University of Chicago Press, Chicago, 1959.
Jackson, R. L., and Kelly, H. G., Growth Charts for Use in Pediatric Practice, J. Pediat., 27:215, 1945.
Lucas, W. P., and Pryor, H. B., Range and Standard Deviations of Certain Physical Measurements in Healthy Children, J. Pediat., 6:533, 1935.
Meredith, H. V., Stature and Weight of Children of United States, with Reference to Influence of Racial, Regional, Socioeconomic and Secular Factors, Amer. J. Dis. Child., 62:909, 1941.
Meredith, H. V., A "Physical Growth Record" for Use in Elementary and High Schools, Amer. J. publ. Hlth., 39:878, 1949.
National Center for Health Statistics, Height and Weight of Children, United States, in *Vital and Health Statistics*, PHS Pub. No. 1000, series 11, no. 4, Public Health Service, U.S. Government Printing Office, Washington, D.C., September, 1970.
National Center for Health Statistics, Height and Weight of Youths 12–17 Years, United States, in *Vital and Health Statistics*, Series 11, no. 124, Public Health Service, U.S. Government Printing Office, Washington, D.C., January, 1973.
Olson, W. C., *Child Development*, Heath, Boston, 1949.
Olson, W. C., and Hughes, B. O., Growth of the Child as a Whole, chap. 12 in Barker, R. G., Kounin, J. S., and Wright, H. F. (eds.), *Child Behavior and Development*, McGraw-Hill, New York, 1943.
Pryor, H. B., Charts of Normal Body Measurements and Revised Width-Weight Tables in Graphic Form, J. Pediat., 68:615, 1966.
Shuttleworth, F. K., *The Adolescent Periods: A Graphic and Pictorial Atlas*, Monogr., Soc. Res. Child Develm., vol. 3, no. 3, National Research Council, Washington, D.C., 1938.
Simmons, K., *Growth and Development*, Monogr., Soc. Res. Child Develm., vol. 9, no. 1, National Research Council, Washington, D.C., 1944.
Sontag, L. W., and Reynolds, E. L., The Fels Composite Sheet: I. A Practical Method for Analyzing Growth Progress; II. Variations in Growth Patterns in Health and Disease, J. Pediat., 26:327, 336, 1945.
Stuart, H. C., Standards of Physical Development for Reference in Clinical Appraisement, J. Pediat., 5:194, 1934.
Vickers, V. S., and Stuart, H. C., Anthropometry in the Pediatrician's Office: Norms for Selected Body Measurements Based on Studies of Children of North European Stock, J. Pediat., 22:155, 1943.

FATORES RESPONSÁVEIS PELAS VARIAÇÕES

Variações no desenvolvimento e crescimento podem depender de um único fator, porém mais amiúde dependem de diversos fatores, às vezes inter-relacionados. O desenvolvimento e crescimento normais ou anormais dependem e são afetados pela hereditariedade, raça, sexo, fatores congênitos, hormônios, nutrição, tendências seculares, clima, estações do ano, atividade, doenças e funcionamento normal ou anormal dos vários tecidos e órgãos.

Cada um dos tecidos e órgãos do corpo se origina de um primórdio definido e específico. Além disso, cada um se diferencia em momento diferente e com velocidade diferente. A diferenciação normal depende das propriedades intrínsecas dos tecidos e órgãos e das modificações irreversíveis por elas sofridas. O período de atividade acelerada que caracteriza a diferenciação muda de uma estrutura para outra, e tal intervalo na diferenciação da estrutura é chamado período crítico. Durante esse período, a diferenciação de uma estrutura particular é dominante e parece ter um efeito depressor sobre a diferenciação de outros tecidos e órgãos. Se a estrutura falhar em tirar vantagem dessa fase favorável, nunca mais será capaz de manifestar-se e não poderá competir com outros órgãos que atingem seus períodos críticos. Ela pode deixar de se desenvolver ou, então, fazê-lo anormalmente.

Influências nocivas exercidas numa certa fase do desenvolvimento geralmente produzem defeitos em todos os tecidos e órgãos que estão diferenciando nesse momento. Influências semelhantes em outras fases podem exercer pequeno efeito sobre esses tecidos e órgãos, mas afetam outros que tenham períodos críticos diferentes.

REFERÊNCIAS

1. H. Gray, Stanford med. Bull., 20:24, 1962.
2. E. Boyd, *The Growth of the Surface Area of the Human Body*, University of Minnesota Press, Minneapolis, 1935.
3. A. G. Brodie, Amer. J. Anat., 68:209, 1941. J. D. Boyd, Amer. J. Dis. Child., 76:53, 1948.
4. C. C. Francis, Amer. J. Dis. Child., 57:817, 1939.
5. C. M. Jackson, Anat. Rec., 3:361, 1909.

LEITURA SUPLEMENTAR

Baldwin, B. T., *The Physical Growth of Children from Birth to Maturity*, State University of Iowa Press, Iowa City, 1922.
Boyd, E., *An Introduction to Human Biology and Anatomy for First Year Medical Students*, Child-Research Council, Denver, Colorado, 1952.
Boyd, E., *Outline of Physical Growth and Development*, Burgess, Minneapolis, 1941.

Crelin, E. S., *Anatomy of the Newborn: An Atlas*, Lea & Febiger, Philadelphia, 1969.

Crelin, E. S., *Functional Anatomy of the Newborn*, Yale University Press, New Haven and London, 1973.

Falkner, F. (ed.), *Human Development*, Saunders, Philadelphia, 1966.

Harris, J. A., Jackson, C. M., Paterson, D. G., and Scammon, R. E., *The Measurement of Man*, University of Minnesota Press, Minneapolis, 1930.

Huxley, J. S., *Problems in Relative Growth*, Methuen, London, 1932.

Jackson, C. M., On the Prenatal Growth of the Human Body and the Relative Growth of the Various Organs and Parts, Amer. J. Anat., 9:119, 1909.

Needham, J., *Biochemistry and Morphogenesis*, Cambridge University Press, London, 1942.

Peter, K., Wetzel, G., and Heiderich, F., *Handbuch der Anatomie des Kindes*, Bergmann, München, 1938, 2 vols.

Scammon, R. E., A Summary of the Anatomy of the Infant and Child, in *Pediatrics*, ed. by I. A. Abt, Saunders, Philadelphia, vol. I, chap. 3, 1923.

Scammon, R. E., and Calkins, L. A., *The Development and Growth of the External Dimensions of the Human Body in the Fetal Period*, University of Minnesota Press, Minneapolis, 1929.

Simmons, K., *Growth and Development*, Monogr., Soc. Res. Child Develm., vol. 9, no. 1, National Research Council, Washington, D.C., 1944.

Sinclair, D., *Human Growth After Birth*, Oxford University Press, London, 2nd ed., 1973.

Symposia of the Society for the Study of Human Biology, volume III, Human Growth, ed. by J. M. Tanner, Pergamon, New York, 1960.

Tanner, J. M., *Growth at Adolescence*, Blackwell, Oxford, 2nd ed., 1962.

Thompson, D. W., *On Growth and Form*, Cambridge University Press, London, 1942.

Watson, E. H., and Lowrey, G. H., *Growth and Development of Children*, Year Book Publishers, Chicago, 5th ed., 1967.

White House Conference on Child Health and Protection, *Growth and Development of the Child*, pt. II, Anatomy and Physiology, Century, New York, 1933.

Wilmer, H. A., Changes in Structural Components of Human Body from Six Lunar Months to Maturity, Proc. Soc. exp. Biol., N.Y., 43:545, 1940.

Zuckerman, S., et al., A Discussion on the Measurement of Growth and Form, Proc. R. Soc. B., 137:433, 1950.

10 ANATOMIA RADIOLÓGICA

Ronan O'Rahilly

ASPECTOS GERAIS

Os aspectos técnicos da natureza e produção dos raios X são da alçada de físicos e engenheiros eletricistas; os pormenores dos processos radiográficos dizem respeito aos técnicos em radiografia. O radiologista, por sua vez, está interessado principalmente na interpretação das radiografias e das imagens fluoroscópicas. Isto pressupõe um conhecimento de anatomia. A radiografia demonstrou-se particularmente valiosa para a detecção das fases precoces de moléstias de localização profunda, quando a possibilidade de cura ainda é máxima. No entanto, há pequeno desvio do normal durante essas fases iniciais, daí a grande importância médica do conhecimento das variações mais precocemente pesquisáveis, isto é, "dos limites entre o normal e o primórdio patológico numa radiografia" (Köhler). O radiodiagnóstico é o mais importante método de teste não destrutivo do corpo vivo.

RAIOS X

Um tubo de raios X é mostrado na Fig. 10.1.

Os raios X foram descobertos em 1895 pelo físico alemão Wilhelm Conrad Roentgen, que mais tarde publicou um relatório: *Sobre uma Nova Espécie de Raios*. A descoberta dos raios X é uma das mais fascinantes na história da ciência.

Acredita-se que os raios X tenham a mesma natureza dos raios de luz visível. Estes, juntamente com os ultravioleta, infravermelhos e as ondas de rádio, são chamados *ondas eletromagnéticas*, isto é, parcelas de energia em forma de ondas que surgem em associação com uma aceleração de elétrons. Todas essas ondas apresentam a mesma velocidade (c) de 300.000 km por segundo, mas diferem no comprimento de onda (λ) e na freqüência (v) (ciclos por segundo), de acordo com a equação $c = v\lambda$. O comprimento de onda dos raios X é extremamente curto; os usados em radiografias médicas têm aproximadamente 0,01 a 0,05 nm* (0,1 a 0,5 Å). Os raios gama, fisicamente idênticos aos curtos raios X, são emitidos por certos elementos radioativos.

---

*Um nanômetro corresponde a 0,001 μm; 1 micrômetro corresponde a 1 milionésimo do metro ou 1 milésimo do milímetro.

Propriedades dos raios X

As seguintes propriedades dos raios X são aqui de particular relevância.

Efeitos penetrantes. Os raios X penetram na matéria sólida; os de comprimento de onda mais curto possuem maior poder de penetração e são conhecidos como "raios duros". As passarem através da matéria, os raios X são absorvidos; a quantidade absorvida depende do número atômico e da densidade da substância absorvente. Assim, o osso, devido ao seu conteúdo de cálcio, absorve muito mais facilmente os raios X do que as partes moles do corpo. A radiografia é baseada na absorção diferencial de raios X. As estruturas facilmente penetradas pelos raios X são descritas como radiolúcidas; as substâncias penetradas com dificuldade, ou completamente impermeáveis a eles, são radiopacas.

Efeito fotográfico. Quando os raios X atingem uma emulsão fotográfica, produzem um efeito semelhante ao que é causado pela luz. A imagem pode ser examinada após revelação e fixação do filme. O filme resultante é chamado radiograma ou radiografia.

Efeito fluorescente. Quando os raios X atingem determinados sais metálicos (fosforescentes), eles os fazem fluorescer, isto é, produzem-se ondas luminosas. Desta característica depende a fluoroscopia (radioscopia) e também o uso de telas de intensificação que emitem luz e realçam o efeito fotográfico.

Qualidade e quantidade de radiação X

O termo *qualidade* refere-se à capacidade de penetração dos raios X, que é inversamente proporcional ao comprimento de onda, pois os raios de curto comprimento de onda (raios duros) possuem mais energia. Esta depende da energia dos elétrons, a qual, por sua vez, depende da velocidade dos elétrons, sendo esta determinada pela quilovoltagem aplicada ao tubo. Quanto mais alta a quilovoltagem, tanto maior a quantidade de energia nos raios X produzidos e tanto maior o seu poder de penetração. Um feixe ordinário de raios X consiste em raios de diferente comprimento de onda. À medida que a quilovoltagem é aumentada há um aumento geral no número de ondas dos vários comprimentos, mas existe também um aumento relativo no número de ondas de comprimento mais curto.

A *quantidade* ou *dosagem* refere-se à quantidade de energia ionizante num determinado lugar em um feixe de raios X. É medida em unidades chamadas *roentgens*. A intensidade é a quantidade por unidade de tempo. À medida que a miliamperagem na corrente de aquecimento do filamento é aumentada, mais elétrons são libertados e sensibilizam a placa. Isto resulta em aumento do número de raios X sem que a qualidade, no entanto, seja afetada.

A qualidade de uma radiografia depende da distorção (Figs. 10.2 e 10.3), detalhe (definição ou resolução), densidade (enegrecimento de um filme radiográfico) e contraste.

RADIOPACIDADE

As estruturas seguintes produzem a imagem radiográfica usual e se acham dispostas na ordem de radiopacidade crescente (isto é, embranquecimento no filme negativo, enegrecimento no écran fluoroscópico ou em impressão positiva) para uma espessura constante:

1. Ar, como é encontrado, por exemplo, na traquéia e pulmões, estômago, intestinos e seios paranasais. Também o oxigênio, quando injetado nos ventrículos do encéfalo.
2. Gordura.
3. Partes moles — por exemplo, coração, rim, músculos.
4. Calcário (cálcio e fósforo) — por exemplo, no esqueleto.
5. Esmalte dos dentes.
6. Corpos estranhos densos — por exemplo,

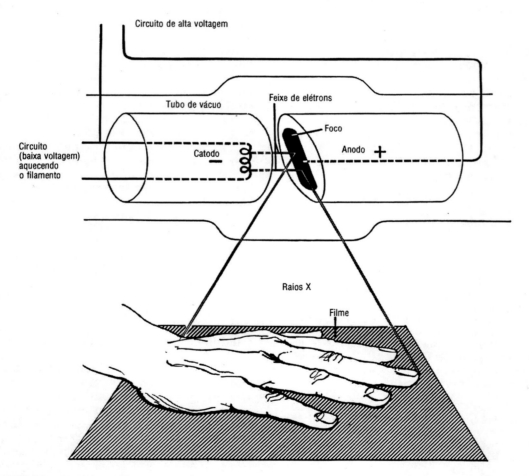

Fig. 10.1 Diagrama de um tubo de raios X. No interior do tubo de vidro hermeticamente fechado. Ali existe um vácuo o mais completo possível. Um filamento, o catodo (aquecido por um circuito separado de baixa voltagem), age como fonte de elétrons. O anodo contém uma placa de tungstênio. Quando se aplica uma quilovoltagem entre o catodo e o anodo (por meio do circuito de alta voltagem), os elétrons são arremessados sobre o anodo com alta velocidade. Ao se chocarem com a placa, ocorre a produção de raios X.

obturações metálicas nos dentes. Também meios de contraste radiopacos, como um sal de bário no estômago.

Quando a densidade de uma estrutura é muito semelhante àquela das estruturas adjacentes, é possível usar meios de contraste em alguns lugares. Os meios de contraste são classificados em radiolúcidos (por exemplo, oxigênio) e radiopacos (por exemplo, bário).

POSIÇÕES

As posições ou vistas usadas em radiografias são designadas a partir do plano do corpo que está mais próximo do filme — por exemplo, anterior, lateral direita, oblíqua anterior esquerda. Alternadamente, as expressões ântero-posterior e póstero-anterior são utilizadas quando os raios X passaram através do objeto de diante para trás (tubo na frente do objeto, filme atrás) ou de trás para diante (tubo atrás do objeto, filme na frente), respectivamente. Pormenores sobre as incidências comumente empregadas são fornecidos por livros especiais que tratam das posições radiográficas.

FLUOROSCOPIA

Um écran fluorescente consiste em um papelão coberto com finas camadas de material fluorescente (fosforescente), como o sulfeto de zinco e cádmio. Quando o écran é ativado pelos raios X, há emissão de luz. A camada fluorescente é coberta por uma folha de chumbo que absorve os raios X, mas através dela o fluoroscopista (radioscopista) pode ver o tipo de brilho produzido pelos raios X. A imagem fluoroscópica ou radioscópica é melhor observada numa câmara escura depois que os olhos se adaptaram à escuridão.

O brilho, o contraste e a resolução de uma imagem fluoroscópica são, geralmente, inferiores aos de uma boa radiografia. Contudo, pode-se aumentar o brilho intensificando a imagem eletronicamente. Além do mais, a imagem fluoroscópica pode ser fotografada. As principais vantagens da fluoroscopia são a possibilidade de observar o movimento de partes do paciente e de mudar a posição do paciente durante o exame.

PROCESSOS ESPECIAIS

Já foram mencionados o uso de meios de contraste bem como a fluoroscopia e a telerradiografia (v. Fig. 10.2).

O radiograma ordinário não dá impressão de profundidade além daquela dependente da própria anatomia. No caso de muitas áreas é comum, portanto, obter pelo menos duas vistas, uma perpendicular à outra (radiografia biplana).

Estereorradiografia. A estereorradiografia é um processo no qual são obtidos dois radiogramas, correspondendo aos pontos de visada dos dois olhos. Duas vistas do mesmo objeto são fornecidas, cada uma delas de um ângulo ligeiramente distinto. Isso é conseguido deslocando-se o tubo de raios X cerca de 6 cm (distância interpupilar entre as duas

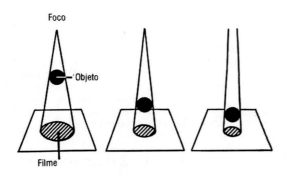

Fig. 10.2 Aumento de imagem. As imagens radiográficas são sombras, e a geometria da sua formação é semelhante àquela relacionada com sombras formadas pela luz ordinária. Assim, a imagem torna-se mais ampliada quanto mais próximo o objeto estiver da fonte de irradiação ou foco. No segundo desenho a imagem do objeto é menor do que no primeiro, porque o objeto está mais afastado da fonte. No terceiro, a fonte está afastada do filme mais de 2 m e o aumento é desprezível (telerradiografia).

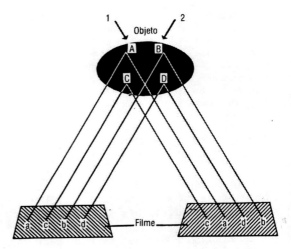

Fig. 10.3 Dissociação de planos nas vistas oblíquas (segundo Tillier). Quando a radiação incidente está no sentido da seta 1, a imagem das partes A, B, C, D do objeto são projetadas na ordem c, a, d, b sobre o filme. Com a radiação incidente no sentido da seta 2, contudo, a ordem é a, c, b, d. Assim, quando o tubo é deslocado para a direita, o plano superior (AB) se desloca para a esquerda em relação ao plano inferior (CD).

exposições). Os filmes resultantes são colocados num visor especial (estereoscópio) para serem examinados estereoscopicamente (em "3D").

Cinerradiografia. A cinerradiografia é a técnica de registrar uma imagem radiográfica em movimento (por exemplo, uma juntura em movimento) numa película cinematográfica. Isto é geralmente realizado fotografando-se a imagem num écran fluorescente com uma máquina cinematográfica.

Tomografia. Na tomografia (do grego *tomos*, corte, como o de um micrótomo), radiografa-se uma camada selecionada do corpo (v. Fig. 26.3B). Tanto o tubo quanto o filme são rodados durante a exposição, mas em direções opostas, resultando borramento dos planos teciduais que não aqueles onde a quantidade de movimento é virtualmente nula (Fig. 63.16).

Xerorradiografia. A xerorradiografia envolve o princípio da xerografia. Aplica-se uma carga eletrostática positiva a uma superfície de selênio, sendo esta exposta como num filme radiográfico. No ponto em que os raios X passam através do tecido mole e alcançam o selênio, cargas positivas se perdem, ao passo que pouca carga é perdida profundamente no osso. A imagem eletrostática latente torna-se visível ao se espalhar um pó carregado negativamente, sendo então transferida para um papel plastificado (Fig. 18.24C).

RADIOLOGIA DO ESQUELETO

O esqueleto, devido à sua alta radiopacidade, é geralmente o mais característico aspecto de uma radiografia. É importante notar, contudo, que muito dos órgãos e tecidos moles do corpo podem ser observados radiograficamente.

Os órgãos serão descritos nas regiões correspondentes — o coração e os pulmões, por exemplo, com o tórax. Em muitos casos, o contraste entre um órgão e as áreas circunjacentes pode ser acentuado pela introdução de um meio de contraste radiolúcido ou radiopaco. Assim, uma suspensão de bário ingerida mostra o estômago e o intestino, o óleo iodado pode ser injetado nos brônquios ou nos ductos das glândulas salivares e um composto orgânico iodado pode ser injetado endovenosamente para delinear a vesícula biliar. Podem-se injetar compostos orgânicos iodados nos vasos sanguíneos. O ar pode ser injetado no espaço subaracnóideo, nos ventrículos encefálicos, ou na cavidade da juntura do joelho. Estes exemplos serão abordados com pormenores na descrição das respectivas regiões, pois aqui nos limitamos a uma discussão geral sobre a radiologia do esqueleto normal.

CARACTERES GERAIS DE UM OSSO LONGO

Radiograficamente, a substância compacta é vista na periferia como uma fita homogênea com densidade de calcário. Um canal nutrício pode ser visível como uma linha radiolúcida atravessando obliquamente a compacta. Em algumas áreas a substância compacta é adelgaçada para formar um córtex. A substância esponjosa é vista particularmente nas extremidades da diáfise como uma rede com a densidade de calcário apresentando interstícios com a densidade de tecido mole. Ilhas de substância compacta são ocasionalmente visíveis na esponjosa. A medula óssea e o periósteo apresentam uma densidade de tecido mole e não se distinguem como tal.

Em muitos ossos jovens a porção não calcificada de um disco ou lâmina epifisial pode ser observada como uma fita radiolúcida e irregular denominada linha epifisial. Quando esta não é mais percebida diz-se que se fechou e que a epífise e a diáfise se uniram ou se fundiram. O aspecto radiográfico da fusão, contudo, precede o desaparecimento do disco epifisial visível tal como é visto no osso macerado.[1]

O termo metáfise é definido de vários modos. Radiologicamente, compreende a cartilagem calcificada de um disco epifisial e o osso recentemente formado abaixo dele.[2]

Linhas transversais de radiopacidade aumentada são freqüentemente vistas nas diáfises de ossos longos perto das linhas epifisiais. As linhas transversas no filme são produzidas por estratos transversais no osso. Estes estratos aparecem quando, devido talvez a uma moléstia aguda, o crescimento cartilagíneo cessa temporariamente mas os osteoblastos continuam a formar osso numa camada horizontal em vez de formá-lo na disposição usual.[3] Não são linhas de crescimento interrompido.[4]

CARACTERES GERAIS DE UMA JUNTURA

A cartilagem articular apresenta uma densidade de tecido mole e não se distingue como tal. O chamado "espaço articular radiológico", isto é, o intervalo entre as regiões epifisiais radiopacas de dois ossos, é ocupado quase totalmente pelas duas camadas de carti-

ANATOMIA RADIOLÓGICA

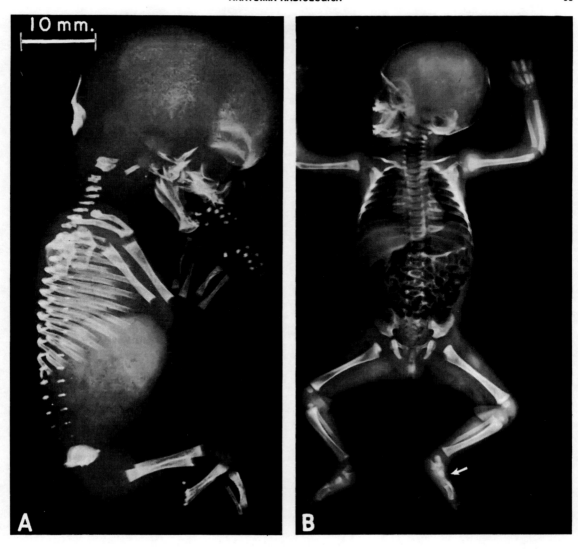

Fig. 10.4 Radiogramas de feto e de criança. A, radiograma lateral de um feto com 11 semanas pós-ovulatórias (69 mm VN[6]). A radiopacidade foi aumentada pelo uso de prata. Na cabeça e no pescoço podem ser identificadas porções dos ossos occipital, parietal, frontal, nasal, maxilar, zigomático, esfenóide, temporal e mandíbula, com os arcos das vértebras cervicais. É evidente a rede trabecular do parietal, frontal e parte escamosa do osso temporal. Os exoccipitais sobrepõem-se e estão localizados imediatamente acima das vértebras cervicais; o basioccipital situa-se obliquamente entre os exoccipitais e a mandíbula; o anel timpânico de cada lado sobrepõe-se parcialmente a ele. Em cada membro superior, note-se a escápula e a clavícula, as diáfises do úmero, do rádio, da ulna, dos metacárpicos e a maioria das falanges. Em cada membro inferior, note-se o ílio e as diáfises do fêmur, da tíbia, da fíbula e dos metatársicos. A falange distal de um hálux pode ser vista no canto inferior direito. Não são visíveis os ossos cárpicos e társicos. Neste caso estão presentes 13 costelas de cada lado, mas as costelas cervicais são difíceis de observar nesta incidência. Os arcos neurais estendem-se de VC 1 a VL 5; os centros vertebrais de VC 7 a VS 2.

B, radiograma de uma criança do sexo feminino, viva, com dois meses. Na cabeça, note-se o fontículo anterior e a parte superior da sutura coronal, a orelha, a cavidade timpânica e os dentes (áreas calcificadas nas coroas dos molares inferiores decíduos são bem visíveis). Em cada membro superior, além das diáfises dos ossos longos, observar a epífise da cabeça do úmero, o capitato e o hamato; em cada membro inferior, as epífises para a extremidade inferior do fêmur e para a extremidade superior da tíbia, o tálus, calcâneo e cubóide. A seta aponta para o centro do cuneiforme lateral. A cabeça do fêmur não é visível ainda. No tórax, atente-se para as costelas, as vértebras, o coração globoso e a posição do diafragma. No abdome, observe-se a radiopacidade do fígado e o aspecto radiolúcido e loculado de gás no intestino. Na pelve, veja-se o ílio, o ísquio e a pube de cada lado, bem como as vértebras sacrais na posição mediana. A pelve é relativamente pequena na meninice. Note-se o largo espaço entre as partes dos ossos púbicos que estão ossificadas.

A tem o dobro e B aproximadamente um quarto do tamanho natural.

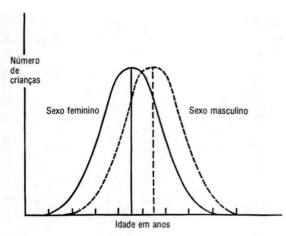

Fig. 10.5 *Gráfico hipotético mostrando a época do início do aparecimento de determinado centro de ossificação, de acordo com a pesquisa radiológica em grande número de crianças. A linha contínua representa as meninas e a linha tracejada, os meninos. As linhas verticais correspondentes indicam a época média do aparecimento, isto é, a idade na qual 50 por cento das meninas e meninos, respectivamente, mostram aquele centro, enquanto os 50 por cento restantes ainda não o mostram.*

lagem articular, uma em cada extremidade adjacente dos dois ossos. Num radiograma de adulto, o "espaço" é geralmente de 2 a 5 mm de largura. A cavidade articular é raramente visível. (Ela pode ser observada sob certas condições — por exemplo, luxação nas junturas do ombro e do joelho.) A "linha articular radiológica", isto é, a junção entre a extremidade radiopaca de um osso e a cartilagem articular radiolúcida, é na realidade a junção entre uma zona de cartilagem calcificada sobre a extremidade do osso e a cartilagem articular não calcificada.

MATURAÇÃO DO ESQUELETO

O desenvolvimento dos ossos e a maturação do esqueleto foram discutidos no Cap. 2. Radiogramas de um feto e de uma criança são apresentados na Fig. 10.4. Na última capa interna existe um quadro mostrando as épocas de aparecimento dos centros de ossificação pós-natais nos membros.[5] A época de aparecimento indicada é a da idade em que 50 por cento das crianças normais apresentam determinado centro radiograficamente, enquanto os restantes 50 por cento não o apresentam ainda (v. Fig. 10.5). É importante compreender que há uma considerável margem de variação de cada lado da estimativa média. Assim, no caso do centro para o epicôndilo medial do úmero, pode-se esperar que 5 por cento das meninas o mostrem com cerca de dois anos, 50 por cento aos três anos e meio e 95 por cento aos cinco anos. Os valores correspondentes para os meninos são de 5 por cento aos quatro anos e meio, 50 por cento aos seis anos e meio e 95 por cento aos oito anos e meio, aproximadamente.

REFERÊNCIAS

1. J. A. Keen, S. Afr. med. J., 24:1086, 1950.
2. S. I. Pyle and N. L. Hoerr, *Radiographic Atlas of Skeletal Development of the Knee,* Thomas, Springfield, Illinois, 1955.
3. R. H. Follis and E. A. Park, Amer. J. Roentgenol., 68:709, 1952.
4. P. S. Gindhart, Amer. J. phys. Anthrop., 31:17, 1969.
5. The figures are based largely on S. M. Garn, C. G. Rohmann, and F. N. Silverman, Med. Radiogr. Photogr., 43:45, 1967.
6. For further views see R. O'Rahilly and D. B. Meyer, Amer. J. Roentgenol., 76:455, 1956. For a discussion of the radiological estimation of fetal maturity *in utero,* see J. B. Hartley, Brit. J. Radiol., 30:561, 1957.

LEITURA SUPLEMENTAR

Raios X
The physical aspects are discussed by O. Glasser *et al., Physical Foundations of Radiology;* T. A. Longmore, *Medical Photography, Radiographic and Clinical;* and J. Selman, *The Fundamentals of X-Ray and Radium Physics.*

Manual de Radiologia
Diethelm, L., *et al., Handbuch der medizinischen Radiologie,* Springer, Berlin, 1965–, many volumes.
Schinz, H. R., *et al., Roentgen-Diagnostics,* Grune and Stratton, New York, 1951. A 6th edition in German began to appear in 1965.

Radiologia do Esqueleto
Brailsford, J. F., *The Radiology of Bones and Joints,* Churchill, London, 5th ed., 1953.
Köhler, A., and Zimmer, E. A., *Borderlands of the Normal and Early Pathologic in Skeletal Roentgenology,* Grune and Stratton, New York, 3rd ed., 1968. Based on the 11th edition in German.

Atlas de Radiologia
Grashey, R., and Birkner, R., *Atlas typischer Röntgenbilder vom normalen Menschen,* Urban and Schwarzenberg, Munich, 10th ed., 1964.
Lusted, L. B., and Keats, T. E., *Atlas of Roentgenographic Measurement,* Year Book Publishers, Chicago, 3rd ed., 1972.
Schmidt, H., *Radiotomographic Anatomic Atlas,* Hafner, Darien, Connecticut, 1970.
Takahashi, S., *An Atlas of Axial Transverse Tomography and its Clinical Application,* Springer, New York, 1969.
See also Head and Neck (pp. 550 and 580).

Anatomia Radiológica
Tillier, H., *Normal Radiological Anatomy,* trans. by R. O'Rahilly, Thomas, Springfield, Illinois, 1968.

Parte 2

O MEMBRO SUPERIOR

Ernest Gardner
Donald J. Gray
Ronan O'Rahilly

Introdução

O membro superior, como o inferior, está ligado ao tronco por uma cintura (cíngulo) e apresenta três segmentos: braço, antebraço e mão. O cíngulo do membro superior, formado pelas escápulas e clavículas, é completado na frente pelo manúbrio do esterno, com o qual as extremidades mediais das duas clavículas se articulam. É incompleto atrás. O membro superior caracteriza-se por sua considerável mobilidade. Muitos dos movimentos dependem do apoio e da estabilidade conferidos por músculos que têm uma origem extensiva das costelas e vértebras. Por isso, os músculos da região peitoral e os superficiais do dorso são incluídos na descrição do membro superior.

Nomes latinos e equivalentes em português das partes do membro superior

Nomes em latim	Equivalentes em português
Humerus	Ombro
Axilla	Axila
Brachium	Braço
Cubitus	Cotovelo
Antebrachium	Antebraço
Carpus	Carpo
Manus	Mão
Palma	Palma
Digiti manus	Dedos da mão
Pollex	Polegar

A NA recomenda o termo "membro", em vez de "extremidade", cujo emprego deve ser restrito a terminações de estruturas, tais como os ossos.

Os membros superiores aparecem inicialmente como pequenos brotos em embriões de cerca de 5 mm de comprimento, isto é, com aproximadamente quatro semanas pós-ovulatórias de idade. Cada broto do membro alonga-se e desenvolve-se em seqüência próximo-distal (por exemplo, o braço aparece antes da mão). Alguns dias depois de os membros se tornarem visíveis crescem nervos para o seu interior, e o esqueleto e os músculos se tornam diferenciados. Pouco tempo depois, os dedos podem ser reconhecidos.

As denominações da maioria dos segmentos do membro superior estão discriminados no quadro acima. Cita-se também os nomes latinos equivalentes*, e é fácil notar que vários outros nomes são derivados destes. Por exemplo, a palavra "manual", no sentido de "pertencente à mão," é usada em nossa linguagem comum.

LEITURA SUPLEMENTAR

Em adição às obras abaixo, que se relacionam diretamente com os membros, ver também as referências citadas nos capítulos introdutórios.

Castaing, J., and Soutoul, J. H., *Atlas de coupes anatomiques. I. Membre supérieur*, Maloine, Paris, 1967.
Henry, A. K., *Extensile Exposure*, Livingstone, Edinburgh, 2nd ed., 1957.
Lockhart, R. D., *Living Anatomy*, Faber & Faber, London, 6th ed., 1963.
Royce, J., *Surface Anatomy*, Davis, Philadelphia, 1965.

---

* Além da palavra *humerus*, que se refere especificamente a um osso, não existe palavra equivalente, em latim, para o termo que indica a região do ombro.

11 OSSOS DO MEMBRO SUPERIOR

O cíngulo do membro superior consiste das escápulas ou lâminas do ombro e das clavículas ou ossos do pescoço. Cada clavícula se articula com a escápula, lateralmente, e com o manúbrio do esterno, medialmente. O úmero é o osso do braço. Articula-se com a escápula, acima, e com os ossos do antebraço, o rádio e a ulna, abaixo. O rádio articula-se com os ossos do carpo ou punho.

CLAVÍCULA

A clavícula, ou osso do pescoço (Figs. 11.1 a 11.5), estende-se da borda superior do manúbrio do esterno ao acrômio da escápula e, assim, articula o tronco com o membro superior. É um osso longo, com extremidade medial arredondada, extremidade lateral achatada e um corpo com dupla curva no plano horizontal. No indivíduo vivo, a clavícula pode ser palpada em toda sua extensão. Ocasionalmente, é perfurada por um dos nervos supraclaviculares.

Os dois terços mediais do osso são convexos para a frente, enquanto o terço lateral é côncavo para a frente. O lado ao qual a claví-

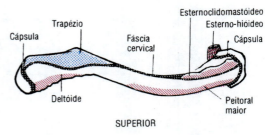
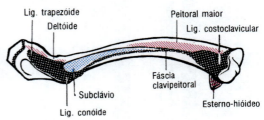
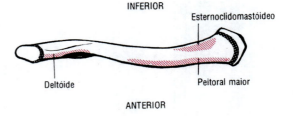

Fig. 11.2 Inserções musculares, ligamentares e fasciais da clavícula direita.

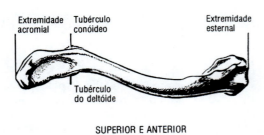
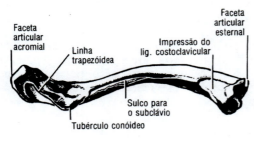

Fig. 11.1 A clavícula direita, vista de frente e de cima, e por baixo.

cula pertence pode ser determinado colocando-se a extremidade arredondada medialmente, a concavidade da curva contígua posteriormente e a superfície lisa do corpo dirigida para cima.

A *extremidade esternal* ou medial tem uma *superfície articular* para a fibrocartilagem esternoclavicular, que se interpõe à clavícula e à incisura clavicular do manúbrio. A superfície articular comumente se prolonga para baixo, a fim de se articular com a primeira cartilagem costal. O maior tamanho da extremidade medial de uma clavícula, quando comparada com a da clavícula contralateral, está associado ao dextrismo.

Os dois terços mediais do corpo têm três faces — *anterior, posterior e inferior* —, separadas por bordas arredondadas, freqüentemente indistintas. A face inferior, que é mui-

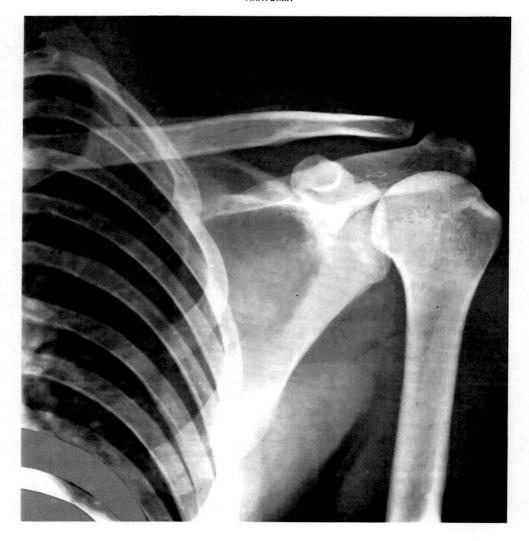

Fig. 11.3 *Ombro de adulto. Notar a juntura acromioclavicular, cavidade glenóide, processo coracóide e ângulo inferior da escápula.*

tas vezes reduzida a uma crista, apresenta uma rugosa *impressão para o ligamento costoclavicular*. Lateralmente a essa impressão encontra-se um sulco para o músculo subclávio, limitado por cristas ou lábios para a fáscia clavipeitoral. A face anterior (sua parte superior é algumas vezes designada face *superior*) é lisa, como o é a face côncava posterior, que se curva sobre o plexo braquial e os vasos subclávios.

O terço lateral do corpo é achatado e tem faces superior e inferior, separadas por bordas anterior e posterior. A borda anterior pode apresentar um pequeno tubérculo deltóideo. A parte inferior apresenta, junto de sua porção posterior, um *tubérculo conóideo* para o ligamento conóide. A *linha trapezóidea*, que é uma área triangular áspera para a inserção do ligamento trapezóide, estende-se para a frente e lateralmente a partir desse tubérculo. O tubérculo conóideo pode formar uma juntura sinovial com o processo coracóide da escápula.

A *extremidade acromial* ou lateral apresenta uma *face articular* para a face medial do acrômio. Esta superfície geralmente está voltada um pouco para baixo, bem como lateralmente, e a clavícula tende a ultrapassar o acrômio.

Ossificação[1]

A clavícula destaca-se pelo fato de ser o primeiro osso a entrar em ossificação, fazendo-o pelo tipo mem-

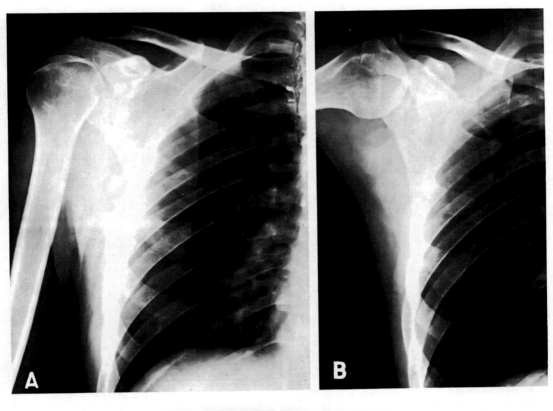
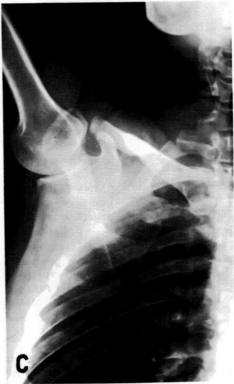

Fig. 11.4 Ombro durante abdução em um plano coronal (comparar com a Fig. 13.12). A, posição de repouso. B, elevação do braço para um ângulo direito. C, elevação do membro acima da cabeça.

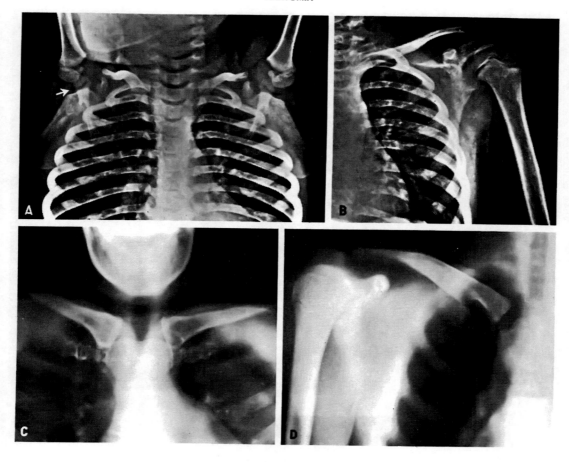

Fig. 11.5 Ombro. **A**, *pneumoartrograma produzido bilateralmente em uma criança por deslocamento da juntura do ombro (seta). Notar as epífises da cabeça e tubérculo maior do úmero, e do processo coracóide da escápula.* **B**, *ombro de criança. Notar as epífises formadas da cabeça e tubérculo maior do úmero.* **C**, *tomografia do manúbrio esternal. Notar a incisura jugular, extremidades mediais das clavículas, e primeiras cartilagens costais (calcificadas).* **D**, *tomografia da juntura esternoclavicular. Observe-se também a linha epifisial do úmero.* A e B, *cortesia de S. F. Thomas, M. D., Palo Alto Medical Clinic, California.* C e D, *cortesia de Bernards S. Epstein, M. D. New Hyde Park, New York.*

branáceo, sem fase cartilagínea anterior. Dois centros adjacentes aparecem durante a sexta semana pós-ovulatória e se fundem quase imediatamente. Pouco tempo depois a cartilagem se desenvolve nas extremidades da clavícula e forma zonas de crescimento semelhantes àquelas de outros ossos longos. Na disostose clidocranial, doença rara caracterizada por defeitos em ossos que ordinariamente têm ossificações intramembranáceas, a clavícula é um dos que podem estar defeituosos ou ausentes.

Usualmente, apenas um centro epifisial se desenvolve. Ele aparece na extremidade esternal durante a adolescência e se funde ao corpo na terceira década. Um centro epifisial ocasionalmente aparece na extremidade acromial durante a adolescência e rapidamente se funde ao corpo.

ESCÁPULA[2]

A escápula ou osso do ombro (Figs. 11.3 a 11.11) é um osso grande, achatado e triangular, ligado ao esterno pela clavícula; articula-se com o úmero e está aplicado à superfície póstero-lateral da parte superior do tórax. Consiste em um corpo, uma espinha que termina lateralmente no acrômio, e um processo coracóide.

O lado ao qual a escápula pertence pode ser determinado pelos seguintes dados: a face côncava é anterior; um processo grande, a espinha, projeta-se da face posterior e se estende lateralmente até o acrômio; o acrômio e a cavidade glenóide (superfície articular para o úmero) pertencem à parte superior e lateral do osso.

A escápula é muito móvel e o cíngulo do membro superior, por conseguinte, tem um amplo raio de movimento; porém na posição anatômica a escápula está relacionada com as faces póstero-laterais da segunda à sétima costela. Nessa posição, a cavidade glenóide está voltada para a frente e lateralmente, e a abdu-

ção do braço, no plano da escápula, leva-o para a frente e lateralmente.

O corpo da escápula é triangular e tem, portanto, duas faces: costal e dorsal; três bordas: superior, medial e lateral; e três ângulos: superior, lateral e inferior.

A *face costal*, côncava, está aplicada contra o tórax, do qual se separa pelo serrátil anterior. A concavidade da superfície costal, conhecida como *fossa subescapular*, apresenta várias cristas baixas. Essas cristas marcam as ligações tendíneas intramusculares.

A *face dorsal* é dividida em duas partes desiguais pela espinha. A parte superior, menor e a superfície superior da espinha formam a fossa *supra-espinhal*. A maior extensão da parte inferior da face dorsal é côncava e junto com a superfície inferior da espinha forma *fossa infra-espinhal*. As duas fossas se comunicam lateralmente, por meio da *incisura espinoglenoidal*. Esta larga incisura separa a borda lateral da espinha do colo e da cabeça da escápula. O osso da fossa é, freqüentemente, delgado.

A *borda superior* é fina e cortante, sendo interrompida na sua junção com o processo coracóide pela *incisura da escápula*. Esta incisura varia em profundidade e largura e está, muitas vezes, parcial ou completamente fechada por um ligamento transverso superior da escápula ossificado. O nervo supra-escapular atravessa a incisura.

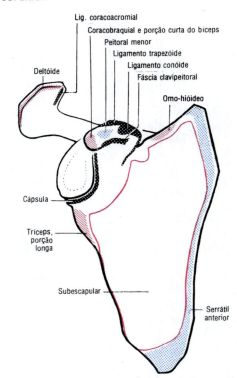

Fig. 11.7 Escápula direita, inserções musculares e ligamentares, face dorsal. A linha de separação do serrátil anterior e do subescapular indica a linha epifisial da borda medial.

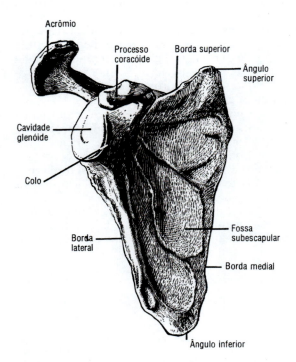

Fig. 11.6 Escápula direita, face costal, posição anatômica.

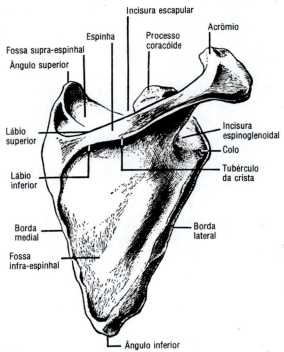

Fig. 11.8 Escápula direita, face dorsal, posição anatômica.

A *borda medial* é geralmente convexa, muitas vezes reta, porém ocasionalmente côncava.[3]

A *borda lateral* é uma crista delgada porém rugosa, marcada na sua parte superior pelo *tubérculo infraglenoidal*. A borda lateral comumente apresenta um sulco para a artéria circunflexa da escápula. As bordas medial e lateral da escápula são indistintamente palpáveis no vivente.

O *ângulo superior* marca a junção das bordas superior e medial. O *ângulo inferior*, na junção das bordas medial e lateral, pode ser palpado facilmente in vivo. O ângulo inferior move-se extensamente quando o braço é abduzido, e é um importante reparo no estudo dos movimentos da escápula. Na posição anatômica está aproximadamente ao nível do processo espinhoso da sétima vértebra torácica; ele se situa sobre a sétima costela ou o sétimo espaço intercostal.

O *ângulo lateral* está na junção das bordas lateral e superior. É espessado para formar a cabeça da escápula, a qual se acha unida ao resto da escápula pelo colo. A face lateral da cabeça forma a *cavidade glenóide* côncava, ligeiramente elevada na sua periferia. A cavidade glenóide, que está dirigida para a frente e lateralmente, é em geral piriforme, um pouco mais estreita em cima do que embaixo, e apresenta ligeira incisura na borda anterior. O *tubérculo supraglenoidal* é uma pequena área rugosa, imediatamente acima da parte superior da borda da cavidade glenóide.

A *espinha* da escápula é uma lâmina triangular, cuja margem anterior está unida ao corpo do osso, e que é continuada lateralmente como o *acrômio*. Encontra-se aproximadamente ao nível do terceiro processo espinhoso torácico na posição anatômica. Sua borda lateral forma uma parte da incisura espinoglenoidal. A borda ou crista posterior é subcutânea e facilmente palpável. Possui lábios superior e inferior proeminentes para a inserção respectiva do trapézio e da origem do deltóide. O lábio inferior apresenta comumente um tubérculo perto da sua extremidade medial.

O *acrômio*, que se ossifica independentemente, é continuado, na maioria das vezes, pela espinha, da qual pode estar separado por cartilagem e tecido fibroso. Tem forma variada e às vezes apresenta um *ângulo acromial* facilmente palpável entre suas bordas lateral e posterior. A borda lateral, o ápice e a parte adjacente da face superior dão origem ao deltóide; o resto da face é subcutânea. O braço é medido clinicamente da extremidade do acrômio ao epicôndilo lateral do úmero. A face inferior do acrômio é ordinariamente lisa e côncava, mas não raramente apresenta uma faceta. Medialmente, o acrômio apresenta uma faceta articular para a clavícula. Essa faceta está voltada para cima e medialmente e varia de forma. O ligamento coracoacromial está inserido na parte mais anterior do acrômio, que pode ser prolongado por ossificação parcial desse ligamento.

O *processo coracóide*, localizado acima do colo e da cavidade glenóide, projeta-se para a frente e um pouco lateralmente. Seu ápice pode ser palpado abaixo da cobertura da borda anterior do deltóide, abaixo da junção dos terços lateral e intermediário da clavícula. O processo coracóide consiste em uma parte vertical, que é achatada súpero-inferiormente, e uma parte horizontal, que pode formar uma juntura sinovial com o tubérculo conóideo da clavícula.

Ossificação

A escápula começa a se ossificar por volta da oitava semana pós-ovulatória. Um centro aparece no corpo, próximo ao colo, e a seguir se estende à maior parte do corpo. Dois outros centros surgem mais tarde, no processo coracóide. Um, o centro coracóide principal, aparece durante o primeiro ano, algumas vezes ao nasci-

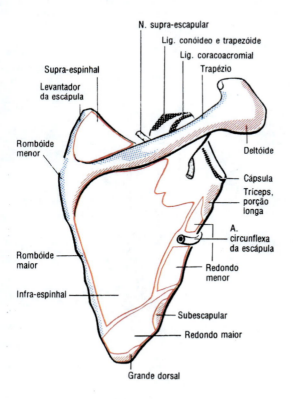

Fig. 11.9 Escápula direita, inserções musculares e ligamentares, face dorsal. A extensão da origem do subescapular à face dorsal é variável.

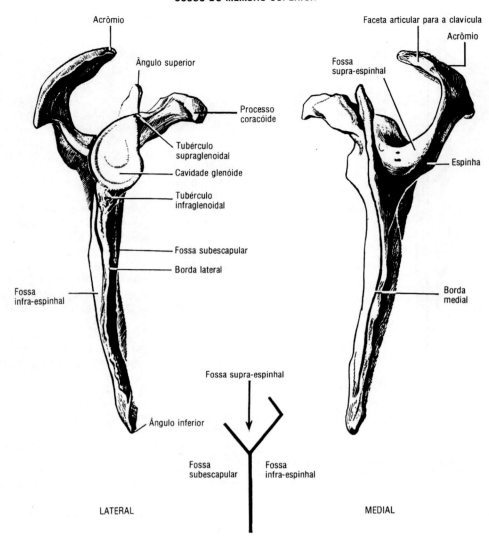

Fig. 11.10 Escápula direita, vistas lateral e medial. A ligeira incisura na borda anterior da cavidade glenóide, dirigida para o tendão do subescapular, marca a junção dos centros de ossificação isolados para a cavidade glenóide. O diagrama anexo demonstra que as porções inferior e superior do corpo formam um ângulo, ao nível da espinha, que contribui para a profundidade da fossa subescapular.

mento. Outro, para a base do processo coracóide e a borda glenoidal, desenvolve-se durante a puberdade. Ambos se fundem com o corpo durante a adolescência.

Centros epifisiais aparecem no acrômio (usualmente dois centros), na borda medial, no ângulo inferior e, algumas vezes, no ápice do processo coracóide, durante a puberdade ou a adolescência. A fusão com o corpo completa-se na adolescência ou, no caso do ângulo inferior e da borda medial, mais tarde.

ÚMERO

O úmero (Figs. 11.3 a 11.5, 11.12 a 11.19) é o osso do braço e do ombro. Articula-se com a escápula no ombro e com o rádio e a ulna no cotovelo. O úmero consiste em um corpo e duas extremidades — proximal e distal. O lado ao qual o úmero pertence pode ser determinado colocando-se o osso com sua extremidade arredondada para cima e os tubérculos, separados por um sulco, olhando anteriormente. A cabeça está, então, dirigida medialmente.

A extremidade proximal consiste da cabeça, do colo anatômico e de dois tubérculos, maior e menor, separados um do outro pelo sulco intertubercular. A cabeça, pouco menor do que meia esfera, orienta-se medialmente, para cima e para trás. Ela pode algumas vezes ser sentida na parte mais superior da axila. O *colo anatômico* é uma ligeira cons-

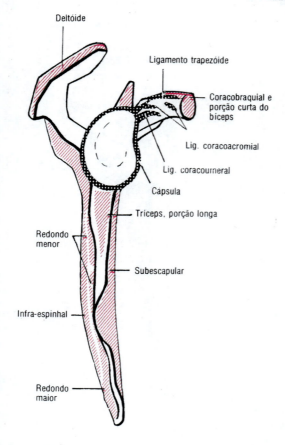

Fig. 11.11 Escápula direita, inserções musculares e ligamentares, vista lateral. Não é mostrada a origem do tendão da porção longa do bíceps a partir do tubérculo supraglenoidal e lábio glenoidal.

trição imediatamente vizinha à cabeça. O *tubérculo maior* projeta-se lateralmente, além do acrômio, de modo que, a menos que o ombro esteja deslocado, uma régua não fará contato simultaneamente com o epicôndilo lateral e o acrômio. É coberto pelo músculo deltóide, responsável pelo contorno arredondado normal do ombro, apresentando impressões para inserções musculares. O *tubérculo menor* forma a parte mais anterior da extremidade proximal do úmero e pode ser palpado através do músculo deltóide no indivíduo vivo. O *sulco intertubercular* separa os tubérculos maior e menor e passa distalmente ao corpo. O tubérculo maior continua-se embaixo na *crista do tubérculo maior*, que forma o lábio lateral do sulco intertubercular. O lábio medial do sulco (*crista do tubérculo menor*) é formado pela borda cortante do tubérculo menor e sua continuação distal. A extremidade proximal do úmero é ligada ao corpo pelo *colo cirúrgico*, sede freqüente de fratura. O nervo axilar e a artéria circunflexa posterior do úmero estão em contato com o colo cirúrgico.

O *corpo* tem três faces — ântero-lateral, ântero-medial e posterior — separadas por três bordas — anterior, medial e lateral.

A *borda medial* é continuada, em cima, pela crista do tubérculo menor e, embaixo, pela crista supracondilar medial. Um ou dois forames nutrícios, localizados na própria borda ou perto dela, prolongam-se em canais dirigidos distalmente. A *borda anterior* é continuada para cima pela crista do tubérculo maior, e para baixo pela crista que separa a tróclea do capítulo. A *borda lateral*, apagada superiormente, continua-se para baixo com a crista supracondilar lateral.

A *face posterior* é marcada por um largo e mal definido *sulco para o nervo radial*, que se dirige para baixo e lateralmente e separa a origem da porção lateral do tríceps, situada acima, da origem da porção medial desse músculo, situada abaixo.

A *face ântero-lateral* apresenta, próximo ao seu meio, uma grande área áspera, a *tuberosidade deltóidea*, para a inserção do músculo deltóide.

A parte mais superior da *face ântero-medial* forma o assoalho rugoso do sulco intertubercular; o resto da face é liso. Em raras ocasiões, um *processo supracondilar*[5] de tamanho variável projeta-se da face ântero-medial. Uma fita fibrosa, que une o epicôndilo medial e o processo, completa um forame que pode dar passagem à artéria braquial e ao nervo mediano.

A extremidade distal consiste no côndilo e nos epicôndilos medial e lateral. O *epicôndilo medial* aponta mais ou menos para a mesma direção que a cabeça do úmero. No entanto, o eixo principal da extremidade distal faz um ângulo com a cabeça (Fig. 11.13). O epicôndilo medial é rugoso na frente e dá origem aos músculos flexores do antebraço. O nervo ulnar acha-se atrás do epicôndilo, no *sulco do nervo ulnar*, onde pode ser palpado. O *epicôndilo lateral* dá origem aos músculos supinador, extensores do antebraço e ancôneu. O *côndilo* inclui a tróclea, o capítulo e as fossas coronóide, do olécrano e radial. A *tróclea* estende-se em espiral da face anterior para a posterior. Sua borda medial projeta-se mais que a lateral, de modo que seu eixo maior é oblíquo em relação ao do corpo. Portanto, na posição anatômica o antebraço forma um "ângulo de carregador" de aproximadamente 170 graus com o braço. Esse ângulo desaparece, contudo, quer durante a flexão, quer durante a pronação do antebraço. Não existem diferenças sexuais signi-

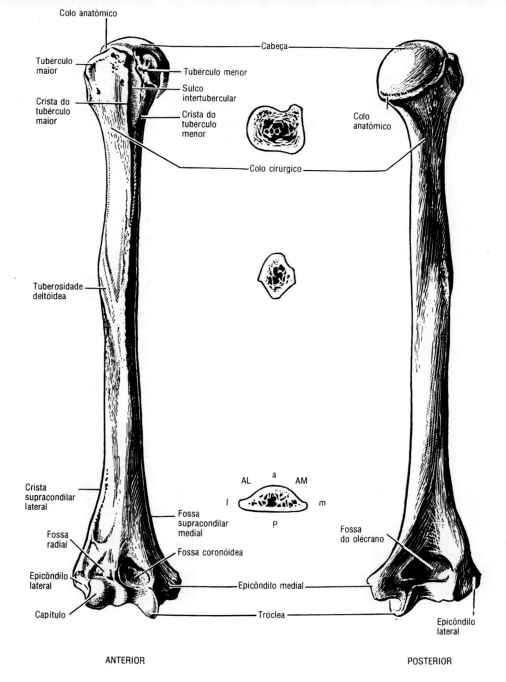

Fig. 11.12 *Úmero direito. Na secção transversal inferior, as letras maiúsculas indicam faces e as minúsculas indicam bordas.*

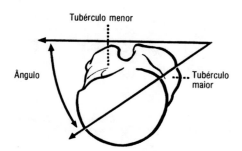

Fig. 11.13 *Úmero visto de cima, mostrando o ângulo de torção umeral. A seta superior mostra a direção para a qual o epicôndilo medial aponta, e indica, aproximadamente, um eixo horizontal passando pelos epicôndilos. A seta inferior mostra o longo eixo da cabeça. O ângulo entre as setas indica o grau de torção. Os métodos de medida do ângulo de torção umeral têm variado muito.*[1]

ficativas.[6] Anteriormente, acima da tróclea, localiza-se a *fossa coronóide* e, posteriormente, a *fossa do olécrano*, mais larga e profunda. O osso que separa estas duas fossas pode ser extremamente delgado e às vezes nem existe. O *capítulo* limita-se às faces anterior e inferior da extremidade distal e se articula com a cabeça do rádio, cuja borda se adapta numa depressão que limita medialmente o capítulo. A *fossa radial*, muito rasa, está situada anteriormente e acima do capítulo.

Devido ao seu contato com o úmero, os nervos axilar, radial e ulnar podem ser lesados nas fraturas do colo cirúrgico, corpo ou epicôndilo medial, respectivamente.

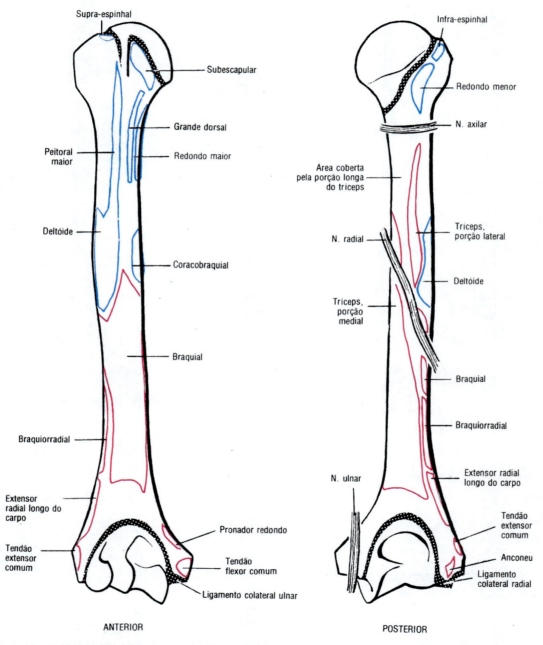

Fig. 11.14 Vistas anterior e posterior do úmero direito, mostrando inserções musculares e ligamentares. Note-se que a inserção do deltóide está fundida com a do peitoral maior, na frente, e com a porção lateral do tríceps, atrás.

Ossificação

O colar periostal aparece durante a sétima semana pós-ovulatória. Um centro está, em geral, presente na cabeça à época do nascimento. Os centros para os tubérculos maior e menor aparecem durante a infância ou no início da meninice (Fig. 11.5A e B); o centro menor geralmente não é visto nas radiografias porque se projeta sobre o do tubérculo maior. Os três centros da extremidade superior se unem cedo na meninice para formar uma epífise única, que se funde com o corpo ao final da

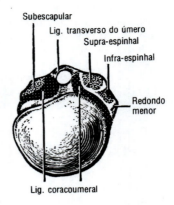

Fig. 11.16 O úmero direito visto por cima, mostrando inserções ligamentares e musculares.

adolescência. A maior parte do crescimento em extensão ocorre na extremidade superior do úmero.

A extremidade inferior tem quatro centros que, por ordem de aparecimento, são: do capítulo e da parte lateral da tróclea (Fig. 11.19A e C), do epicôndilo medial (Fig. 11.19B e C), parte medial da tróclea e, finalmente, do epicôndilo lateral. O tipo de fusão com o corpo é variável. Os três centros mais laterais se unem, e o centro único, assim formado, funde-se com o corpo na puberdade. O epicôndilo medial funde-se logo depois.

As linhas epifisiais do úmero são ilustradas na Fig. 11.17.

RÁDIO

O rádio (Figs. 11.18 a 11.26) é o mais curto e o mais lateral dos dois ossos do ante-

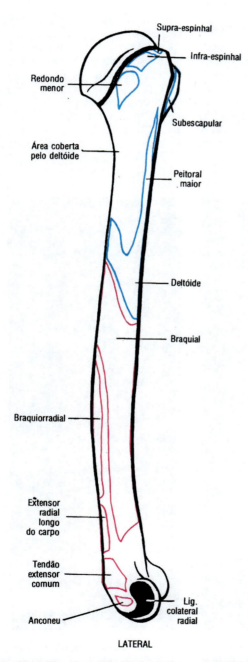

Fig. 11.15 Vista lateral do úmero direito, mostrando inserções musculares e ligamentares.

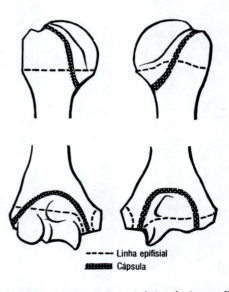

Fig. 11.17 As partes superior e inferior do úmero direito, mostrando a posição usual das linhas epifisiais e a linha usual de inserção da cápsula articular. As linhas epifisiais em ambas as extremidades são em parte extracapsulares. Modificado de Mainland.[7]

braço. Articula-se proximalmente com o úmero, distalmente com o carpo e medialmente com a ulna, consistindo em um corpo e duas extremidades — proximal e distal. Para saber a que lado o osso pertence, a extremidade maior é colocada distalmente, a face côncava lisa dessa extremidade, anteriormente, e o processo pontiagudo, lateral e distalmente. A borda cortante, que termina em cima numa tuberosidade, volta-se então para a ulna e, conseqüentemente, o plano mediano do corpo.

A extremidade superior possui cabeça, colo e tuberosidade. A *cabeça*, na sua parte proximal, é côncava e se articula com o capítulo do úmero. Sua *circunferência articular* é mais larga medialmente, onde se articula com a ulna. Ela é abraçada no resto da sua extensão pelo ligamento anular que cobre o colo distalmente. A cabeça do rádio pode ser palpada no vivente logo abaixo do epicôndilo lateral, especialmente durante a rotação do antebraço. A *tuberosidade do rádio* está localizada em sua superfície anterior e medial, imediatamente distal ao *colo*, que separa a extremidade superior do corpo.

O *corpo* tem faces anterior, posterior e lateral e bordas anterior, posterior e interóssea. A parte inferior da face anterior pode ser marcada por uma linha áspera e oblíqua, a crista do pronador. A artéria nutrícia do osso, dirigida para o cotovelo, penetra usualmente na face anterior, perto da junção de seus terços proximal e médio.[8]

A *borda interóssea* dá inserção à membrana interóssea, exceto na parte mais superior, à qual está ligada a corda oblíqua. Distalmente esta borda se divide em partes anterior e posterior (o músculo pronador quadrado insere-se entre elas); a membrana é inserida na parte posterior. A *borda posterior* é pouco distinta em cima e também embaixo, onde termina no tubérculo dorsal, no dorso da extremidade inferior. A parte superior da

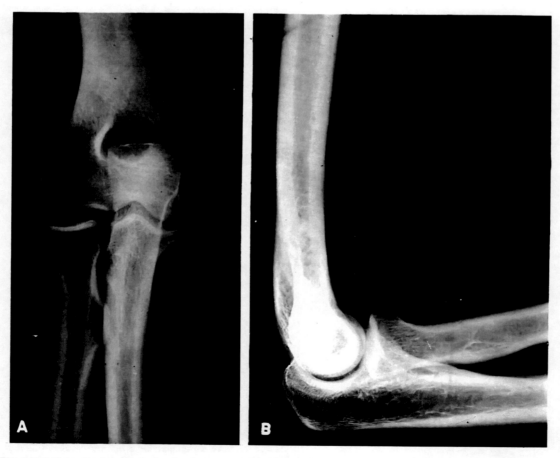

*Fig. 11.18 Cotovelos de adultos. **A**, vista ântero-posterior. Notar a fossa do olécrano, tróclea, epicôndilo medial do úmero, cabeça e tuberosidade do rádio, olécrano e processo coronóide da ulna. **B**, vista lateral. Notar olécrano e processo coronóide da ulna. Cortesia de Sir Thomas Lodge, The Royal Hospital, Sheffield, England.*

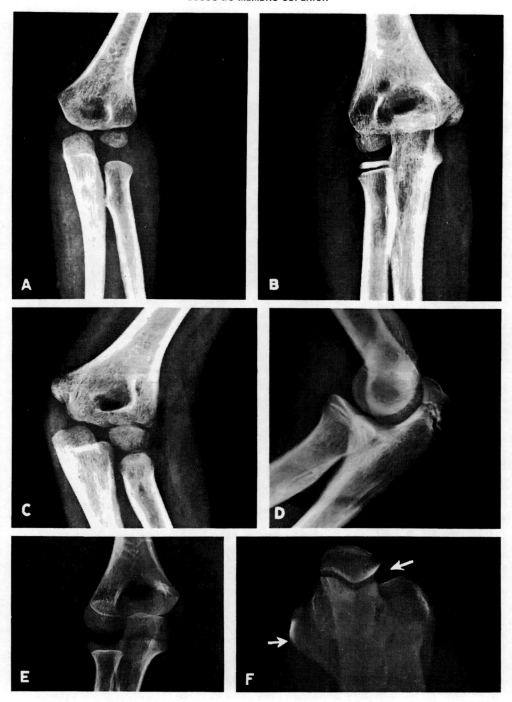

Fig. 11.19 Cotovelo. A, cotovelo de criança. Observar as epífises do capítulo e da parte lateral da tróclea do úmero. A ulna está à esquerda. B, cotovelo de criança. Notar as epífises adicionais do epicôndilo medial do úmero e cabeça do rádio. C, cotovelo de criança. Vista oblíqua mostrando as epífises do capítulo e parte lateral da tróclea e do epicôndilo medial. D, epífise da extremidade superior da ulna. Observe-se também epífises da cabeça do rádio. E, radiografia de ossos secos de um menino de cinco anos. Notar o contorno da cartilagem. F, cotovelo fletido de adulto. Note-se o epicôndilo medial (seta à esquerda) e a linha de juntura entre o olécrano e tróclea (seta à direita). A, B e C, cortesia de S. F. Thomas, M. D., Palo Alto Medical Clinic, California. D, cortesia de G.L. Sackett, M. D., Painesville, Ohio. F, cortesia de V.C. Johnson, M. D., Detroit, Michigan.

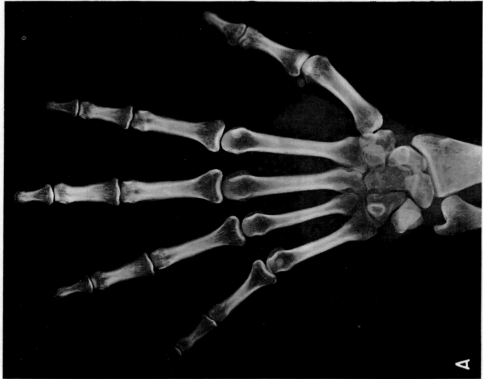
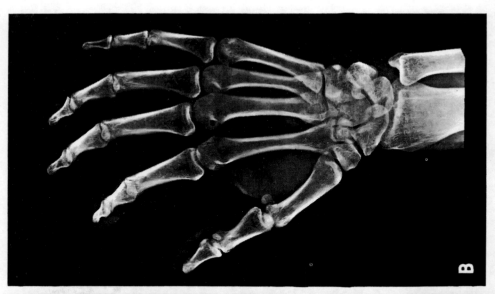

Fig. 11.20 Mãos de adultos. A, vista póstero-anterior. Observe-se o hâmulo do hamato e os ossos sesamóides do primeiro, segundo e quinto dedos. B, vista obliqua. A e B, cortesia de S.F. Thomas, M.D., Palo Alto Medical Clinic, California.

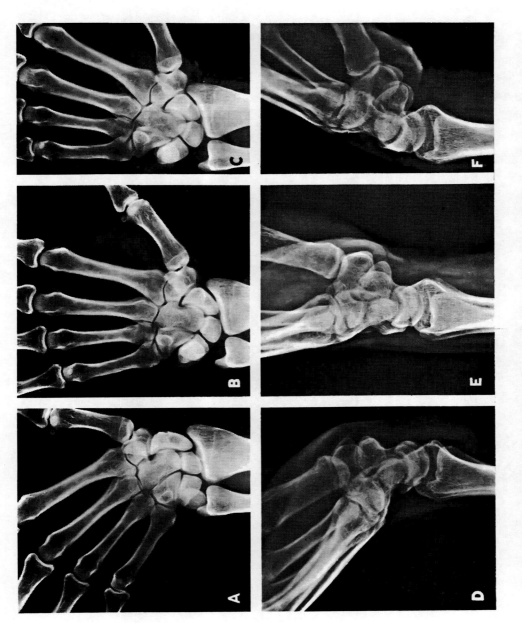

Fig. 11.21 Mãos em várias posições. A, B e C são vistas póstero-anteriores (notar a relação com o rádio da linha de juntura entre o semilunar e o piramidal). Comparar com a Fig. 11.29. D, E e F são vistas laterais. A, adução. B, posição reta. C, abdução. D, extensão. E, posição reta. Observar o semilunar, capitato, escafóide e trapézio. F, flexão.

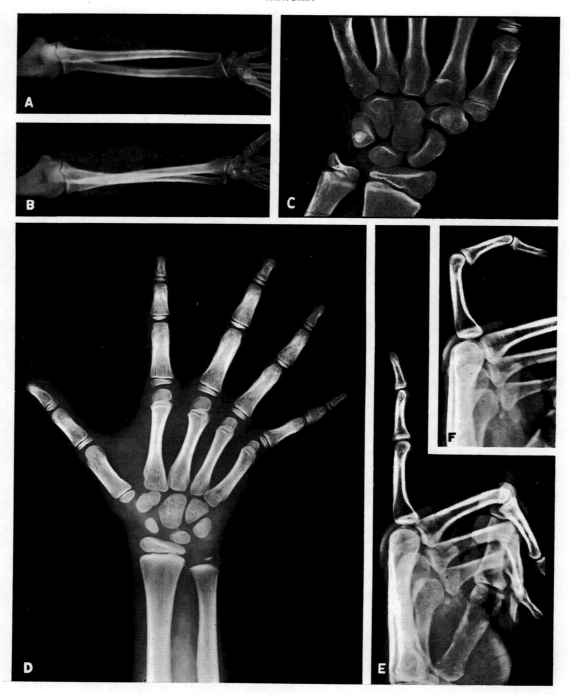

Fig. 11.22 Mão em várias vistas. A e B, antebraço e mão em supinação (A) e pronação (B). C, mão de criança. Observe-se as epífises das extremidades inferiores do rádio e ulna, da base do primeiro metacárpico, e uma epífise acessória da base do segundo metacárpico. D, mão de criança. Não se vê ainda o pisiforme. Notar as epífises dos metacárpicos e falanges. E e F, dedo indicador em extensão (E) e flexão (F). Observe-se a mudança de posição (relativa às cabeças das falanges proximal e média) das bases das falanges média e distal. A, B, E e F, cortesia de S.F. Thomas, M.D., Palo Alto Medical Clinic, California. C, cortesia de J. Lofstrom, M.D., Detroit Memorial Hospital.

OSSOS DO MEMBRO SUPERIOR

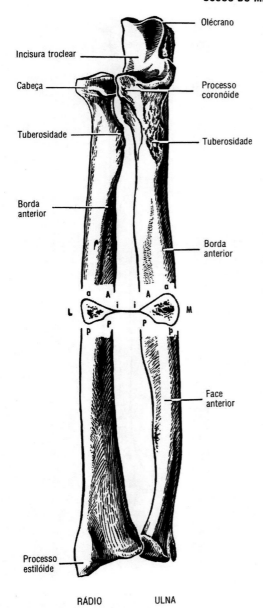

Fig. 11.23 *Rádio e ulna direitos, vista anterior. As secções transversas das porções médias dos corpos mostram as disposições das faces e bordas. As letras maiúsculas indicam as faces, e as minúsculas, as bordas.*

borda anterior é, algumas vezes, chamada linha oblíqua. Esta borda é continuada embaixo pela borda anterior do processo estilóide.

A extremidade distal do rádio é dilatada e apresenta, na sua face medial, a côncava *incisura ulnar*, cujas bordas inferiores dão inserção ao disco articular. A face lateral apresenta o *processo estilóide*, em cujo ápice se insere o ligamento colateral radial. O processo estilóide é palpável numa área localizada entre os tendões dos extensores longo e curto do polegar, conhecida como "tabaqueira anatômica". **O processo estilóide do rádio está 1 cm distalmente ao da ulna. Esta relação é importante no diagnóstico das fraturas da extremidade inferior do rádio para saber se tais fraturas foram reduzidas adequadamente.**

A face anterior da extremidade distal do rádio é lisa. A face dorsal convexa é marcada, perto da sua metade, pelo facilmente palpável *tubérculo dorsal*. A *face articular cárpica* do rádio, côncava de diante para trás e de um lado para o outro, apresenta uma faceta quadrilátera medial para articulação com o osso semilunar e uma faceta triangular lateral para articulação com o escafóide. Estas articulações formam uma parte da juntura radiocárpica ou do punho.

Sulcos para os tendões extensores são encontrados nas faces lateral e posterior da extremidade inferior do rádio (Fig. 11.24). Os tendões estão envolvidos em bainhas sinoviais e cobertos pelo retináculo dos extensores, o qual está inserido nas cristas interpostas, incluindo o tubérculo dorsal.

Ossificação

Um colar periostal aparece na sétima semana pós-ovulatória. Um centro epifisial aparece na extremidade distal durante a infância e outro na cabeça durante a meninice (Figs. 11.19*D* e 11.22*C*). Aquele para a extremidade proximal funde-se durante a puberdade e aquele para a extremidade distal pouco depois. Um centro para a tuberosidade, quando presente, aparece mais ou menos durante a puberdade e se funde logo depois. O crescimento em tamanho do rádio ocorre sobretudo na extremidade distal. As linhas epifisiais do rádio são vistas na Fig. 11.28.

ULNA

A ulna (Figs. 11.18 a 11.23, 11.25 a 11.28) é o osso mais longo e mais medial do antebraço. Articula-se com o úmero em cima, o disco articular embaixo, e o rádio lateralmente. Ela tem um corpo e duas extremidades, sendo palpável em toda a sua extensão. O lado ao qual a ulna pertence pode ser determinado colocando-se sua extremidade maior proximalmente, a grande incisura desta extremidade anteriormente, e a borda cortante do corpo do osso lateralmente.

A extremidade proximal inclui o olécrano, o processo coronóide, a incisura troclear e a incisura radial.

O *olécrano* é a projeção para trás do cotovelo, que é muito proeminente quando o antebraço está fletido. Ele é a parte que re-

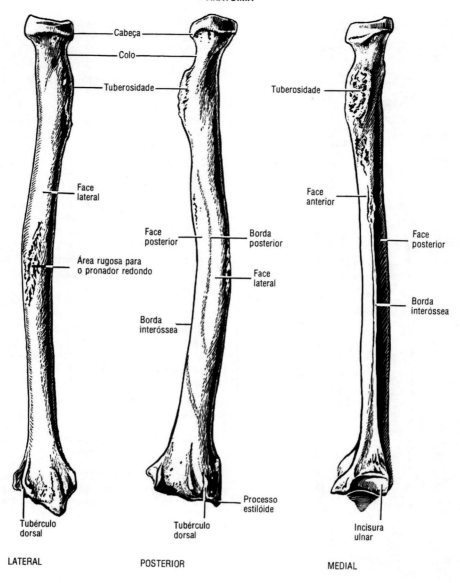

Fig. 11.24 Rádio direito. Na vista lateral, notar o sulco raso imediatamente e à direita do processo estilóide; ele é ocupado pelos tendões do abdutor longo do polegar e extensor curto do polegar. Na vista posterior, note-se que o tubérculo dorsal é sulcado; o sulco é ocupado pelo tendão do extensor longo do polegar. Os tendões dos extensores longo e curto radiais do carpo situam-se à direita do tubérculo; os tendões do extensor do índex e do extensor dos dedos acham-se do lado ulnar.

pousa sobre a mesa, quando se apóia o cotovelo. Sua face superior é áspera atrás, para a inserção do músculo tríceps. A ossificação do tendão é responsável pelo ocasional prolongamento proximal da parte posterior dessa superfície. A cápsula articular está inserida na borda anterior. A face posterior ou subcutânea, ovoidal ou triangular, é relativamente lisa e coberta por uma bolsa. A face anterior, que forma a parte superior da *incisura troclear,* está separada da parte inferior da incisura por uma crista ou sulco transverso. Uma crista longitudinal divide a incisura troclear em partes medial e lateral, que se articula com as partes correspondentes da tróclea do úmero.

O *processo coronóide* projeta-se para a frente e se aloja na fossa coronóide do úmero quando o antebraço está fletido. Sua superfície superior forma a parte inferior da incisura troclear. O processo coronóide prolonga-se para baixo, tendo uma borda medial e outra lateral, que incluem uma área para a inserção do braquial; a parte inferior áspera da área é a *tuberosidade da ulna.* A parte superior da borda medial tem um tubérculo saliente para

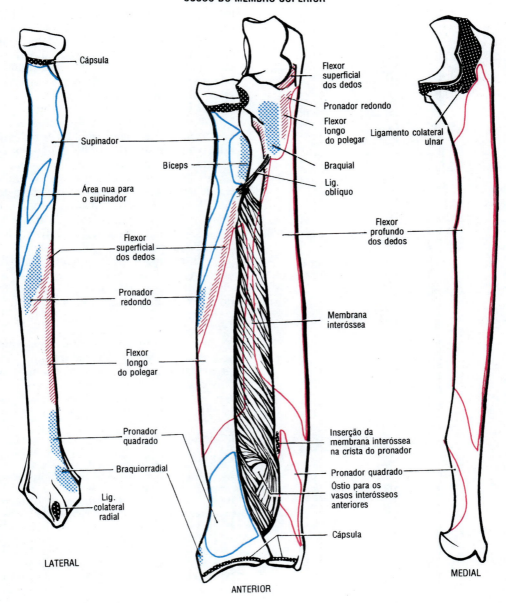

Fig. 11.25 Inserções musculares e ligamentares do rádio e ulna direitos. Na parte média do corpo do rádio encontra-se uma área rugosa para inserção do pronador redondo, abaixo da qual o corpo é coberto pelos tendões do braquiorradial e dos extensores longo e curto radiais do carpo. A membrana interóssea dá origem em parte ao flexor longo do polegar e ao flexor profundo dos dedos.

o ligamento colateral ulnar da articulação do cotovelo e para o flexor superficial dos dedos. O nervo ulnar pode ser palpado contra esse tubérculo. A borda lateral do processo coronóide continua-se na borda anterior da *incisura radial*, a cujas bordas o ligamento anular está inserido.

O *corpo* tem faces anterior, posterior e medial, e bordas anterior, posterior e interóssea.

A *face anterior* é sulcada longitudinalmente nos seus dois terços ou três quartos superiores. O restante, convexo em secção transversal, está freqüentemente separado da parte superior por uma linha áspera oblíqua, a crista do pronador. Uma artéria nutrícia, dirigida para o cotovelo, penetra na face anterior no terço médio do corpo. A *face medial* é lisa, arredondada e subcutânea na sua parte inferior. A *face posterior* é marcada, proximalmente, por uma crista, a linha oblíqua, que une a borda posterior e o tubérculo do

enquanto posteriormente dá origem, em parte, ao supinador. Das duas linhas que ascendem da borda interóssea, a posterior une a linha oblíqua ao nível do tubérculo do supinador. Este último é o ponto mais inferior da crista do supinador, que forma a borda posterior da incisura radial (v. Fig. 15.4). A linha oblíqua está freqüentemente unida à linha vertical que subdivide a face posterior. A *borda anterior* é arredondada e se estende desde o processo coronóide acima, onde se continua com sua borda medial, até o processo estilóide, inferiormente. A *borda posterior* ou subcutânea alcança a parte posterior do olécrano, em cima, e o processo estilóide, embaixo. É facilmente palpável em toda sua extensão e separa os músculos flexores dos extensores do antebraço.

A extremidade distal inclui a *cabeça da ulna* com seu *processo estilóide*. Este é pequeno e cônico, sendo medial e posterior ao resto da cabeça, da qual está separado por um sulco; nesse sulco está inserido o disco articular. O disco separa a ulna dos ossos do carpo e a face inferior da cabeça está articulada a ele. A *circunferência articular* da cabeça articula-se com a incisura ulnar do rádio. A cabeça pode ser facilmente vista e sentida no antebraço em pronação, mas é mascarada pelo rádio durante a supinação.

Ossificação

Um colar periostal aparece durante a sétima semana pós-ovulatória. Os centros epifisiais para as extremidades proximal e distal desenvolvem-se durante a meninice (Figs. 11.19D e 11.22C). O centro para a extremidade distal aparece antes. A epífise proximal funde-se durante a puberdade; a da extremidade distal funde-se logo após. A epífise proximal, que está localizada na parte superior do olécrano, é extremamente variada em tamanho, e pode ou não ser incluída na articulação do cotovelo (Fig. 11.28). O crescimento no tamanho da ulna realiza-se principalmente na extremidade distal.

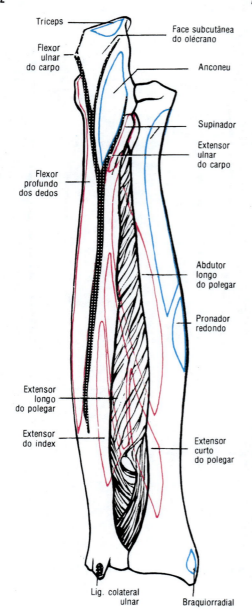

Fig. 11.26 Rádio e ulna direitos mostrando inserções musculares e ligamentares, vista posterior.

supinador à extremidade inferior da *crista do supinador* (Fig. 15.4). Uma extensão considerável da face posterior é dividida por uma crista longitudinal numa parte medial lisa (coberta pelo extensor ulnar do carpo) e numa parte lateral rugosa, para origens musculares.

A *borda interóssea* é cortante proximalmente mas apagada embaixo. Acima, continua-se por duas linhas que passam nas bordas da incisura radial e incluem a fossa do supinador. Essa fossa aloja anteriormente a tuberosidade do rádio durante a pronação,

CARPO

Existem, ordinariamente, oito ossos cárpicos, dispostos em duas fileiras de quatro (Figs. 11.20 a 11.22, 11.29 a 11.31). No sentido látero-medial, os ossos da fileira proximal são: escafóide, semilunar, piramidal e o pisiforme, que está na frente do piramidal. Os da fileira distal são: trapézio, trapezóide, capitato e hamato. Cada osso do carpo, com exceção do pisiforme, tem várias facetas para articulação com os ossos vizinhos. Atenção deve ser dada mais ao estudo do carpo como um todo do que ao das minudências dos ossos do carpo individuais e isolados.

Dorsalmente, o carpo intato é muito

OSSOS DO MEMBRO SUPERIOR

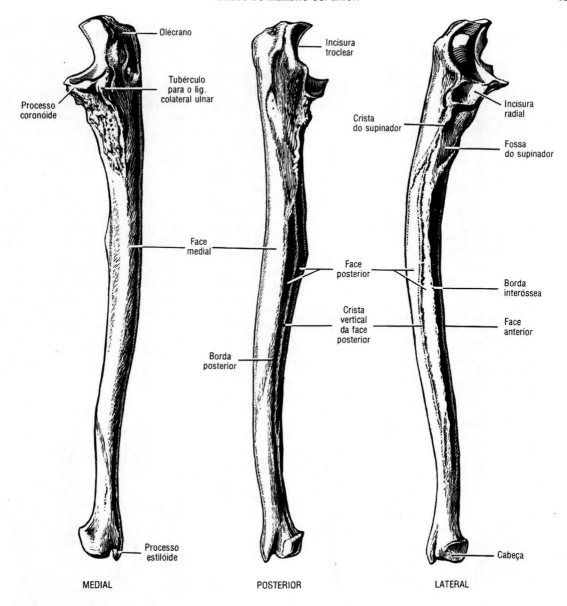

Fig. 11.27 Ulna direita.

convexo de lado a lado, sendo côncavo ventralmente. Como era de esperar, portanto, as faces dorsais dos ossos do carpo são maiores do que as ventrais; no semilunar, porém, dá-se o inverso, em virtude desse osso estar, às vezes, deslocado para a frente. A concavidade do carpo é mantida pelo retináculo dos flexores, que forma um teto para completar o túnel ou *canal cárpico* para os tendões dos flexores. O retináculo dos flexores está inserido em pilares ósseos de cada lado, isto é, no piramidal (e pisiforme) e no hâmulo do hamato, medialmente, e nos tubérculos do escafóide e do trapézio, lateralmente. Essas saliências ósseas são palpáveis na mão do vivente.

O pisiforme pode ser identificado na frente da borda medial do punho e é deslocado de um lado para o outro quando a mão está relaxada. O tendão do flexor ulnar do carpo desce em direção a ele e pode ser sentido ao longo da borda medial do antebraço. O hâmulo do hamato pode ser sentido, sob pressão profunda, sobre a borda medial da palma, aproximadamente 2 cm distal e lateral ao pisiforme.

Os tubérculos do escafóide e do trapézio podem ser, algumas vezes, distinguidos sepa-

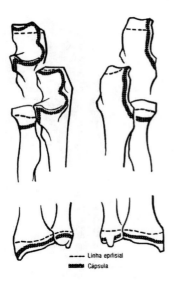

Fig. 11.28 As partes superiores e inferiores da ulna e do rádio direitos mostram a posição usual das linhas epifisiais e a linha freqüente de inserção da cápsula articular. A linha epifisial da cabeça do rádio é intracapsular, a da extremidade superior da ulna é parcial ou inteiramente extracapsular e a da extremidade inferior é extracapsular. As outras vistas da ulna (duas figuras superiores) mostram uma variação freqüente na posição da linha epifisial. Modificado de Mainland.[7]

radamente, mas em geral são sentidos como uma massa óssea contínua no limite proximal da região tenar. O guia para esses ossos é o tendão do flexor radial do carpo, o mais lateral dos tendões que descem na frente do antebraço. O tubérculo do escafóide situa-se em parte abaixo e em parte lateralmente ao tendão. **O escafóide é importante, pois é o osso cárpico mais freqüentemente fraturado, em geral através da sua "cintura".** O escafóide e o trapézio formam o assoalho da "tabaqueira anatômica".

Os ligamentos interósseos mantêm unidos o escafóide, o semilunar e o piramidal, e separam a juntura do punho da juntura mediocárpica. A face proximal destes três ossos é convexa de um lado para o outro e da frente para trás. Eles se articulam com o rádio e com o disco articular para formar a juntura do punho. O fato de a convexidade se estender mais posteriormente do que anteriormente está associado ao maior grau de extensão do que de flexão nesta juntura. Na adução da mão, o semilunar se articula somente com o rádio, enquanto na posição reta ou na abdução ele se articula tanto com o rádio quanto com o disco articular (v. Figs. 11.21 e 16.16).

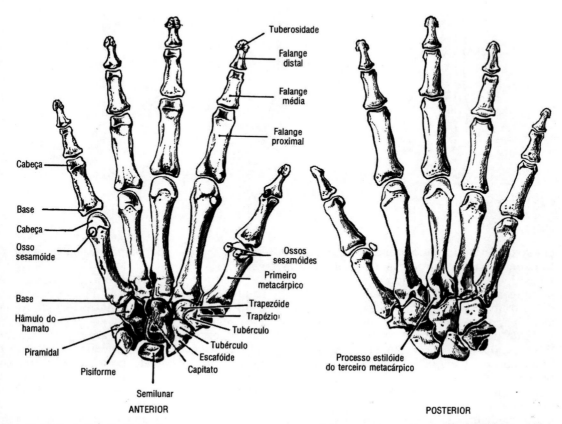

Fig. 11.29 Ossos da mão direita, faces anterior e posterior. Os sesamóides mostrados são aqueles usualmente presentes.

O semilunar está aproximadamente entre as duas dobras cutâneas principais da frente do punho. O pisiforme articula-se somente com a face anterior do piramidal e está localizado mais anteriormente do que os outros ossos cárpicos; não toma parte na articulação do punho.

Os ossos da fileira distal do carpo são unidos por ligamentos interósseos que, freqüentemente, separam a articulação mediocárpica da carpometacárpica. O hamato e a cabeça do capitato ocupam um espaço formado pelo escafóide, semilunar e piramidal. A face anterior do capitato está presa aos ossos vizinhos pelo ligamento radiado, e sua face medial ao hamato por um forte ligamento interósseo. O capitato está em linha com o terceiro metacárpico. O hâmulo do hamato e o tubérculo do trapézio situam-se mais anteriormente e formam as paredes medial e lateral do canal cárpico.

Escafóide (navicular). Este osso, é o maior da fileira proximal. Anteriormente, apresenta um tubérculo palpável, no qual o retináculo dos flexores está inserido. O tipo do suprimento sanguíneo é discutido, dependendo do método de estudo empregado. Contudo, parece haver casos em que fraturas através do centro do osso ("cintura") privam o fragmento proximal da sua irrigação, e então ele morre.

Semilunar. Este osso é suprido por vasos sanguíneos que nele penetram através de inserções capsulares ante-

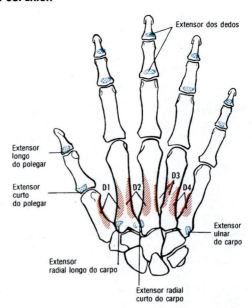

Fig. 11.31 *Ossos da mão direita, mostrando inserções musculares e tendíneas, vista posterior. Cada músculo interósseo dorsal (D) se origina dos corpos dos metacárpicos adjacentes.*

rior e posteriormente. Por isso, as luxações estão sujeitas a ser acompanhadas de interrupção da irrigação sanguínea.

Piramidal. Este osso tem forma piramidal. Proximalmente, ele mantém contato lateral com o disco articular e medialmente dá inserção a ligamentos, incluindo o retináculo dos flexores.

Pisiforme. Este é o menor dos ossos do carpo e o último a se ossificar. É facilmente palpável e móvel de um lado para o outro quando os músculos nele inseridos estão relaxados.

Trapézio. Anteriormente, este osso apresenta um *tubérculo* que pode ser palpado sob pressão profunda, mais facilmente quando a mão está estendida. O tendão do flexor radial do carpo corre em um sulco na sua borda medial. Distalmente, uma faceta em forma de sela se articula com o primeiro metacárpico.

Trapezóide. Mais largo dorsal que ventralmente, este osso dá inserção a ligamentos posterior e anteriormente.

Capitato. Este é o maior dos ossos do carpo e o primeiro a se ossificar. Possui superiormente uma cabeça arredondada, que se adapta na concavidade do semilunar e escafóide.

Hamato. Este osso é facilmente reconhecível pelo *hâmulo*, saliente e palpável em sua face palmar. Lateralmente, o hâmulo limita o canal cárpico e está relacionado com os tendões flexores do dedo mínimo. Anteriormente o hâmulo dá inserção ao retináculo dos flexores e ao ligamento piso-hamático.

Ossículos acessórios. Raramente, estes ossículos podem ser encontrados nos interstícios entre os ossos cárpicos.[10] Mais de 20 destes acessórios carpais foram descritos e nomeados e a possibilidade da sua presença deve ser lembrada na interpretação de radiografias da mão. O mais conhecido é o *central*, ossículo raro que fica dorsalmente entre o escafóide, capitato e trapezóide.

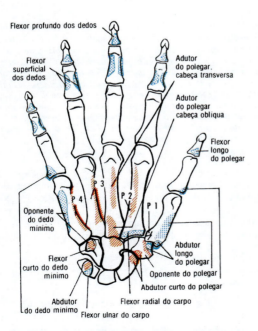

Fig. 11.30 *Ossos da mão direita, mostrando inserções musculares, vista anterior. O flexor curto do polegar não é mostrado. Dos interósseos, apenas os palmares (P) são apresentados.*

Pode ocorrer também fusão cárpica. A mais comum é a do seminular com o piramidal *(osso semilunopiramidal).*

Ossificação

A radiografia da mão é freqüentemente usada para estudo da maturação do esqueleto. Para fins comparativos existe uma série de padrões.[11] Cada osso do carpo ordinariamente se ossifica a partir de um centro, que aparece após o nascimento (Fig. 11.22). A ossificação inicia-se primeiro no capitato e hamato, podendo começar antes do nascimento.[12]

METACARPO

Os metacárpicos ou ossos do metacarpo (Figs. 11.29 a 11.32) unem o carpo acima com as falanges abaixo e são numerados de um a cinco, do polegar ao dedo mínimo. O primeiro é o mais curto, o segundo o mais longo, e eles decrescem em comprimento do segundo ao quinto. Na face palmar, cada um é ligeiramente côncavo no comprimento e contribui para formar a concavidade da palma. Na face posterior, embora cobertos pelos tendões extensores longos dos dedos, eles podem ser palpados em toda a sua extensão. Cada osso do metacarpo consiste em um *corpo* e duas extremidades. As extremidades distais ou *cabeças* articulam-se com as falanges proximais e formam os nós do punho. A face anterior da superfície articular da cabeça estende-se mais proximalmente que a posterior e é escavada no seu meio de modo a formar duas facetas especialmente proeminentes no primeiro metacárpico, onde se articulam com os sesamóides. Um tubérculo localiza-se de cada lado, perto do dorso da cabeça, e imediatamente anterior a ela uma pequena fossa dá inserção à cápsula e ao ligamento colateral. Os quatro metacárpicos mediais estão indiretamente unidos entre si pelo ligamento metacárpico transverso profundo. A extremidade proximal ou *base* é mais larga na face posterior do que na anterior. Os lados adjacentes das bases têm facetas para os metacárpicos vizinhos; o primeiro metacárpico, contudo, não se articula com o segundo.

Além dos caracteres comuns a todos os cinco ossos metacárpicos, cada um tem suas peculiaridades (Fig. 11.32).[13]

Ossificação

Um colar periostal e um centro endocondral aparecem no início do terceiro mês pré-natal. Centros epifisiais aparecem distalmente (cabeça) nos quatro ossos mediais e proximalmente (base) no primeiro, durante a infância (Fig. 11.22D). (Centros múltiplos, que se fundem mais tarde, estão presentes normalmente no primeiro osso metacárpico e na primeira falange proximal.)[15] Estes centros unem-se ao fim da puberdade. O

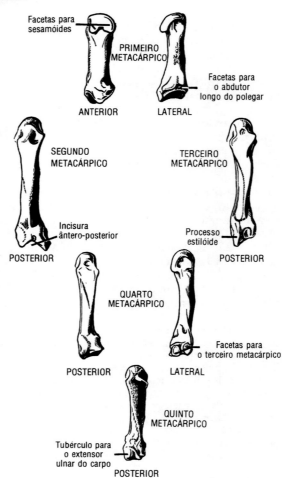

Fig. 11.32 Principais características identificadoras dos metacárpicos. Primeiro metacárpico: curto e largo; duas facetas para sesamóides; face articular cárpica em forma de sela. A cabeça é ocasionalmente um pouco achatada.[14] Segundo metacárpico: sulco ântero-posterior profundo na base; quatro facetas articulares. Terceiro metacárpico: processo estilóide (algumas vezes um osso separado, o osso estilóide). Quarto metacárpico: base quadrangular com duas facetas na borda lateral para o terceiro metacárpico. Quinto metacárpico: tubérculo para inserção do extensor ulnar do carpo; faceta articular na borda lateral da base.

primeiro, ocasionalmente, tem um centro também na cabeça, e o segundo pode ter um na base (Fig. 11.22C); esses centros acessórios (chamados "pseudo-epífises") são em geral vistos parcialmente unidos ao corpo numa radiografia, havendo discordância quanto ao seu modo de origem.[16]

FALANGES

Cada dedo tem três falanges (Figs. 11.29 a 11.31, 11.33), exceto o polegar, que tem somente duas. A falange proximal articula-se com o metacárpico, a falange distal é livre em sua extremidade distal e a falange média está colocada entre as duas. Cada falange tem uma *base,* dirigida proximalmente, uma *cabeça* em sua extremidade distal e um *corpo* interposto. Os nós dos dedos são formados pelas cabeças das falanges proximal e média.

Falanges proximais. A base apresenta uma faceta côncava, arredondada, dirigida proximalmente para a cabeça do osso metacárpico correspondente. A cabeça articula-se com a base da falange média por meio de uma superfície troclear, compreendendo dois pequenos côndilos. A face posterior do corpo é arredondada, mas a face anterior é achatada. A bainha fibrosa dos flexores insere-se nas bordas da face anterior.

Falanges médias. A face articular da base apresenta duas facetas para os côndilos correspondentes da falange proximal. A cabeça apresenta uma face troclear que é semelhante à da falange proximal.

Falanges distais. A face articular da base apresenta duas facetas para os côndilos correspondentes da falange média. As falanges distais são caracterizadas por *tuberosidade,* ou seja, expansões ásperas nas suas extremidades distais ocupando mais a face anterior do que a posterior.

Ossificação

O osso aparece em cada falange proximal e distal durante o terceiro mês pré-natal e na falange média durante o quarto mês. Centros epifisiais aparecem em todas as falanges nas suas bases e estão presentes muito cedo na meninice (Fig. 11.22C e D). Os centros estarão unidos ao fim da puberdade. As falanges distais são peculiares no fato de que a ossificação começa em suas extremidades em vez de se iniciar na forma de um colar em volta do meio do corpo.[17] Isto origina o característico alargamento distal da falange.

OSSOS SESAMÓIDES

Estes pequenos ossos arredondados relacionam-se com as faces anteriores de algumas das junturas metacarpofalângicas e interfalângicas (Fig. 11.29; v. também Figs. 11.20, e 16.17). Eles estão geralmente incluídos nos ligamentos palmares dessas junturas. Dois ossos sesamóides estão quase constantemente presentes na frente da cabeça do primeiro metacárpico.[18] Outros freqüentemente aparecem em relação com a juntura interfalângica do polegar, a borda lateral da juntura metacarpofalângica do segundo dedo e a borda medial da juntura metacarpofalângica do quinto dedo. Sesamóides relacionados com outras junturas da mão são infreqüentes.

REFERÊNCIAS

1. C. Zawisch; Z. mikr.-anat. Forsch., 59:187, 1953. A. R. Koch, Acta anat., 42:177, 1960. R. O'Rahilly and E. Gardner, Amer. J. Anat., 134:291, 1972.
2. Variations in human scapulae are described by D. J. Gray, Amer. J. phys. Anthrop., 29:57, 1942, and by A. Hrdlička, Amer. J. phys. Anthrop., 29:73, 363, 1942.
3. W. W. Graves, Arch. intern. Med., 34:1, 1924.
4. F. G. Evans and V. E. Krahl, Amer. J. Anat., 76:303, 1945. V. E. Krahl and F. G. Evans, Amer. J. phys. Anthrop., 3:229, 1945.
5. R. J. Terry, Amer. J. phys. Anthrop., 4:129, 1921; ibid., 14:459, 1930.
6. W. B. Atkinson and H. Elftman, Anat. Rec., 91:49, 1945. F. L. D. Steel and J. D. W. Tomlinson, J. Anat., Lond., 92:315, 1958.
7. D. Mainland, *Anatomy,* Hoeber, New York, 1945.
8. S. Shulman, Anat. Rec., 134:685, 1959.
9. B. E. Obletz and B. M. Halbstein, J. Bone Jt Surg., 20:424, 1938. J. Taleisnik and P. J. Kelly, J. Bone Jt Surg., 48A:1125, 1966.
10. R. O'Rahilly, J. Bone Jt Surg., 35A:626, 1953; Clin. Orthopaed, 10:9, 1957.
11. S. I. Pyle, A. M. Waterhouse, and W. W. Greulich (eds.), *A Radiographic Standard of Reference for the Growing Hand and Wrist,* Press of Case Western Reserve University (Year Book Medical Publishers, Chicago), 1971.
12. A. Christie, Amer. J. Dis. Child., 77:355, 1949.
13. Common variations in the metacarpal bones are described by I. Singh, J. Anat., Lond., 93:262, 1959.
14. H. Harris and J. Joseph, J. Bone Jt Surg., 31B:547, 1949. J. Joseph, J. Anat., Lond., 85:221, 1951.
15. A. F. Roche and S. Sunderland, J. Bone Jt Surg., 41B:375, 1959.
16. R. W. Haines, J. Anat., Lond., 117:145, 1974.
17. F. A. Dixey, Proc. R. Soc., 31:63, 1881. O. Schuscik, Anat. Anz., 51:118, 1918.
18. The incidence of sesamoids is given by J. Joseph, J. Anat., Lond., 85:230, 1951, and their prenatal development and incidence are discussed by D. J. Gray, E. Gardner, and R. O'Rahilly, Amer. J. Anat., 101:169, 1957. See also J. Sokolowska-Pituchowa and C. Miaśkiewicz, Folia morphol., Warsaw, 24:136, 1965, and 26:24, 1967.

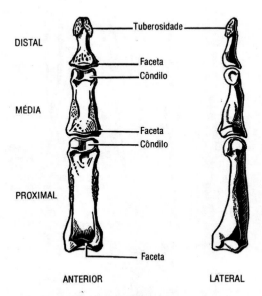

Fig. 11.33 Falanges do dedo médio direito.

12 VEIAS, DRENAGEM LINFÁTICA E MAMA

VEIAS

O sangue do membro superior retorna ao coração por meio de **dois grupos de veias, o superficial e o profundo.** As veias profundas, com exceção da axilar, geralmente se dispõem em pares, que apresentam conexões transversais entre si. As veias, aos pares, acompanham a maioria das artérias do calibre da braquial ou menores e são denominadas *veias satélites*. Ambos os grupos, superficial e profundo, são dotados de válvulas, e o sangue é drenado em última instância para a veia axilar.

Veias superficiais (Fig. 12.1)

A disposição anatômica das veias superficiais e de suas tributárias varia muito. As veias superficiais correm, na maior parte do seu curso, na tela subcutânea, e drenam quase todo o sangue. O sangue das mãos é drenado principalmente pela *rede venosa dorsal* na parte posterior da mão. Essa rede recebe veias digitais dorsais e comunica-se com veias profundas.[1] Duas ou mais veias sobem pela rede; as duas mais importantes são conhecidas como cefálica e basílica, cada uma delas com diversas válvulas.

A *veia cefálica,* cujo início é uma continuação do lado radial da rede dorsal, curva-se anteriormente à borda lateral do antebraço e atinge a parte anterior do cotovelo. A seguir ascende ao longo da borda lateral do bíceps, perfura a fáscia e penetra no sulco existente entre o deltóide e o peitoral maior, onde é acompanhada pelo ramo deltóideo da artéria toracoacromial. Perfura, então, a fáscia clavipeitoral e desemboca na veia axilar. Ocasionalmente, comunica-se com a veia jugular externa por meio de uma tributária que passa pela frente da clavícula. Próximo ao seu término, ela recebe algumas tributárias que acompanham ramos da artéria toracoacromial. A veia cefálica pode ser acompanhada por uma *veia cefálica acessória.* Eventualmente, a porção braquial da veia cefálica é diminuta ou inexiste, e nesse caso sua porção antebraquial drena principalmente para a veia basílica (Fig. 12.1).

A *veia basílica,* cujo início é uma continuação do lado ulnar da rede dorsal, sobe

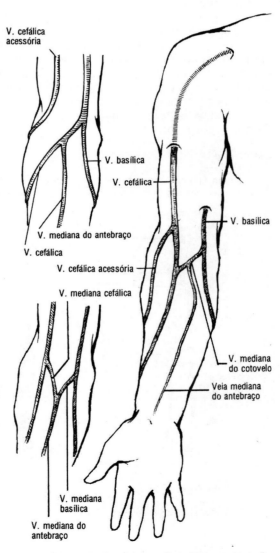

Fig. 12.1 Diagrama de algumas disposições comuns das veias superficiais do membro superior. São mostradas apenas as de maior calibre, do cotovelo; são as mais facilmente visualizáveis através da pele.

pelo lado medial do antebraço. Ao se aproximar do cotovelo, ela se curva anteriormente em torno da borda medial do antebraço para atingir a parte anterior do epicôndilo medial do úmero. Em seguida, ascende ao longo da margem medial do bíceps, perfura a fáscia no meio do braço e acompanha a artéria braquial até a axila, onde se une às veias braquiais, formando a veia axilar.

A *veia mediana do antebraço*, que tem seu início na frente da mão, sobe pela porção anterior do antebraço e se une à veia basílica ou à veia mediana do cotovelo.

Na parte anterior do cotovelo, as veias cefálica e basílica freqüentemente se ligam pela *veia mediana do cotovelo*, um canal anastomótico que corre para cima e medialmente da cefálica para a basílica (Fig. 12.1; Fig. 12.4). Ela cruza superficialmente a aponeurose bicipital que separa a veia do nervo mediano e da artéria braquial subjacente, e pode correr entre os ramos dos nervos cutâneo lateral e medial do antebraço. Neste ponto, em geral, comunica-se com as veias profundas do antebraço[2] e, freqüentemente, recebe uma ou mais tributárias superficiais da parte anterior do antebraço.

A disposição das veias superficiais na parte anterior do cotovelo é extremamente variável; não obstante, certos padrões podem ser observados,[3] alguns dos quais apresentamos na Fig. 12.1. **No ser vivo, certas veias são mais proeminentes, principalmente a mediana do cotovelo ou uma de suas tributárias, e são estas as utilizadas para a colheita de sangue, injeções endovenosas, transfusões e introdução de cateteres no cateterismo cardíaco.**

As válvulas das veias superficiais do antebraço podem ser visualizadas com facilidade pela clássica experiência de Harvey (1628).[4]

"Ligue, acima do cotovelo, o braço de um indivíduo vivo, como para uma sangria. A intervalos, aparecerá ... um determinado número dos chamados nodos e intumescências ... e aqueles nodos são produzidos por válvulas que se apresentam em seu caminho, na parte mais externa do cotovelo ou da mão. Se se comprime a veia para baixo, com o polegar ou outro dedo, tentando impelir o sangue para longe do nodo ou válvula, ver-se-á que não se pode seguir esse sentido por causa do firme obstáculo representado pela válvula; ver-se-á também que a porção da veia entre a intumescência e o dedo que impele para trás fica obliterada, enquanto a porção acima da intumescência ou válvula está uniformemente distendida. Mantendo o sangue assim retido e a veia assim esvaziada, e com a outra mão exercendo uma pressão para baixo em direção à parte superior distendida das válvulas, ver-se-á o sangue resistindo firmemente a ser impelido pela força além da válvula.

"... a função das válvulas venosas parece ser ... a de fechar-se acuradamente e dessa forma impedir o refluxo sanguíneo.

"Quando, contudo, se tira o dedo, ver-se-á o curso da veia encher-se de novo a partir da extremidade inferior ... Portanto, está claramente estabelecido que o sangue se move nas veias das partes de baixo para as de cima e para o coração, e não em sentido oposto."

Veias profundas

As veias profundas acompanham o trajeto das artérias e têm nome semelhante. Como as superficiais, drenam, em última instância, para a veia axilar. A veia axilar (Cap. 13) tem sua origem na borda inferior do redondo maior, como continuação da veia braquial. Na borda externa da primeira costela ela continua como veia subclávia.

DRENAGEM LINFÁTICA[5]

O rico plexo linfático cutâneo dos dedos drena os plexos do dorso e da palma da mão. Estes, por sua vez, drenam para cima, num grupo medial de vasos linfáticos que acompanham a veia basílica e um grupo lateral que segue o curso da veia cefálica (Fig. 12.2). Os canais médios podem passar através dos *linfonódios cubitais* ou *supratrocleares*, que são um ou dois linfonódios dispostos superficialmente acima do epicôndilo medial, medialmente à veia basílica. Os canais ascendem então no braço, unem-se aos linfáticos profundos e entram nos linfonódios axilares laterais (Fig. 12.3). Os canais laterais cruzam principalmente o braço e unem-se ao grupo medial. Alguns continuam com a veia cefálica e entram nos *linfonódios deltopeitorais*, um grupo denominado, algumas vezes, *infraclavicular*, situado abaixo da clavícula, sobre a veia cefálica e drenando a "zona de vacinação". Existem também vasos linfáticos profundos no membro superior. Estes acompanham as artérias radial, ulnar, interóssea e braquial, terminando nos linfonódios axilares laterais.

Em suma, (1) os vasos linfáticos do membro superior, (2) a maioria dos da mama e (3) os vasos cutâneos do tronco acima da cicatriz umbilical drenam para os linfonódios axilares.

Linfonódios axilares

Estes importantes e numerosos linfonódios situam-se principalmente contra a face lateral da parede torácica (Fig. 12.1), são ar-

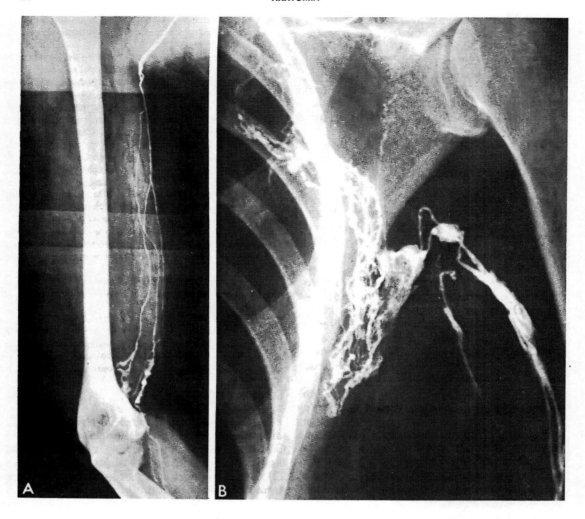

Fig. 12.2 A, linfangiograma normal do braço direito, apresentando o grupo medial de vasos coletores. B, linfangiograma axilar normal (lado esquerdo), apresentando os troncos coletores que passam primeiro para um pequeno linfonódio e a seguir para um grande linfonódio coletor, do qual uma rede de vasos dissemina-se por toda a axila. Observe-se a relação direta com a face lateral do tórax. Cortesia do Prof. J. B. Kinmonth, F. R. C. S.,[5] e de Edward Arnold.

bitrariamente divididos em cinco grupos (Fig. 12.4).

1. Os *linfonódios laterais* localizam-se atrás da veia axilar. Eles drenam o membro superior.

2. Os *linfonódios peitorais* situam-se ao longo das veias torácicas laterais, na borda inferior do peitoral menor. Drenam a maior parte da mama (v. Fig. 12.5), mas qualquer grupo de linfonódios axilares pode receber conexões diretas da glândula mamária.

3. Os *linfonódios posteriores* ou *subescapulares* ficam ao longo da veia subescapular, na borda lateral da escápula; drenam a parte posterior da região do ombro.

4. Os *linfonódios centrais* situam-se perto da base da axila e recebem a linfa dos três grupos anteriores. Formam o maior grupo, o grupo mais comumente palpável.

5. Os *linfonódios apicais* ficam medialmente à veia axilar, acima da borda superior do peitoral menor, ao contrário dos grupos anteriormente descritos, que se situam abaixo daquele músculo. Eles se localizam atrás da fáscia clavipeitoral. **Os linfonódios apicais recebem a linfa de todos os outros grupos e, às vezes, diretamente da mama, e são drenados por dois ou três troncos subclávios, que penetram na confluência venosa jugular-subclávia ou se unem a um canal linfático comum (Fig. 31.3) ou, ainda, desembocam em linfonódios inferiores profundos.**

Os grupos lateral e central geralmente consistem em 10 a 14 linfonódios cada um. Os outros grupos são comumente formados de um até sete linfonódios cada.

VEIAS, DRENAGEM LINFÁTICA E MAMA 101

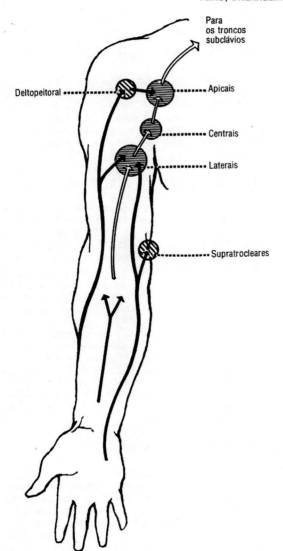

Fig. 12.3 Representação esquemática da drenagem linfática do membro superior. Os linfonódios supratrocleares e deltopeitorais recebem muitos vasos linfáticos superficiais, sendo ocasionalmente chamados linfonódios superficiais. Os linfonodos laterais são, às vezes, denominados linfonódios coletores.

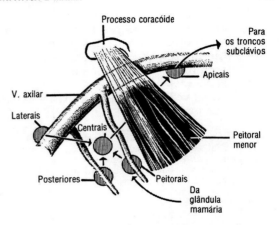

Fig. 12.4 Diagrama dos linfonódios axilares. Cada círculo representa um grupo de linfonódios e as setas indicam a direção do fluxo nos vasos linfáticos.

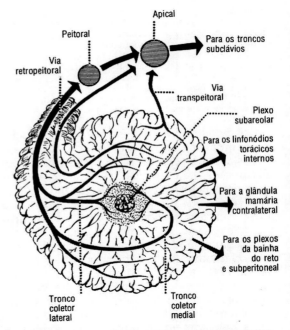

Fig. 12.5 Representação esquemática da drenagem linfática da mama direita.

A MAMA

A mama situa-se ventralmente aos músculos **peitoral maior, serrátil anterior e oblíquo externo. Geralmente estende-se da segunda à sexta costela e do esterno à linha axilar média.** As mamas quase sempre diferem em tamanho. A direita é em geral maior e tem localização mais baixa.[6] A extensão de tecido glandular (glândula mamária) é maior que a da mama. O tecido pode atingir a axila em graus variáveis ("cauda axilar"), chegar até a clavícula na parte superior, à fossa epigástrica na inferior, medialmente ao plano mediano, e lateralmente à borda do grande dorsal.[7] **O quadrante súpero-lateral da mama contém a maior porção de tecido glandular e é o local de maior incidência de tumores mamários.**

A *glândula mamária* localiza-se entre as camadas superficial e profunda da tela subcutânea. A camada superficial, raramente identificada no cadáver, pode ser observada cirurgicamente. Posteriores à mama ficam a camada profunda da tela subcutânea, o espaço retromamário (tecido areolar) e a fáscia envoltora do peitoral maior e do serrátil anterior. Projeções profundas do parênquima mamário às vezes penetram na parte superficial do peitoral maior.

O parênquima é constituído de cerca de 15 a 20 glândulas alveolares compostas ou *lobos,* cada uma com um *ducto lactífero* próprio que se abre na papila da mama. Os ductos podem apresentar dilatações *(seios lactíferos)* perto da sua parte terminal. Nos ductos pode-se injetar uma substância radiopaca para visualização radiológica.[8]

O estroma da glândula consiste de tecido adiposo e fibroso, tão entremeado com o parênquima epitelial, que a dissecação cega é impossível. Anteriormente, a camada superficial da tela subcutânea envia, nas palavras de Sir Astley Cooper, "numerosos processos fibrosos, fortes e largos, para a superfície posterior da pele que recobre a mama... É por esses processos que a mama se encontra suspensa na sua situação, e gostaria de denominá-los, por isso, *ligamentos suspensores*".[9] Sua contração patológica (como ocorre no carcinoma) resulta em retração ou aprofundamento característico da pele.

As glândulas desenvolvem-se no embrião a partir de dois espessamentos ectodérmicos verticais, as cristas mamárias, na parte ventrolateral do tronco. Em raras ocasiões verificam-se glândulas acessórias (polimastia) que, geralmente, embora nem sempre, se situam na linha da crista mamária embrionária.[10]

A *papila da mama* é uma proeminência, freqüentemente ao nível do quarto espaço intercostal, que contém as diminutas aberturas dos ductos lactíferos da glândula. É constituída em sua maior parte de fibras musculares lisas, dispostas circularmente, de modo que ao se contraírem comprimem os ductos, produzindo ereção da papila da mama. Fibras longitudinais podem retrair ou deprimir a papila da mama. Esta é circundada por pele pigmentada, a *aréola,* que se torna marrom durante a gravidez e depois permanece com essa cor. A aréola contém glândulas sudoríferas, glândulas sebáceas formadoras de tubérculos que aumentam durante a gravidez, e glândulas mamárias acessórias com miniaturas de ductos que se abrem através do epitélio areolar. A papila da mama é ricamente inervada e possui terminações nervosas de vários tipos, localizadas principalmente na derme.[11]

Crescimento

Durante a puberdade, na mulher, as mamas crescem e a aréola aumenta e torna-se mais pigmentada. Os ductos proliferam e formam lóbulos (campos glandulares). No entanto, alvéolos secretores verdadeiros não se desenvolvem até a gravidez. A glândula mamária involui após a menopausa. Os elementos glandulares diminuem ou desaparecem e são substituídos por tecido fibroso, e freqüentemente também por gordura, cuja quantidade varia bastante.

Glândula mamária masculina

A glândula mamária masculina permanece às vezes como um simples grupo de cordões epiteliais, mas quase sempre desenvolve-se um sistema de ductos. Contudo, como pouca ou nenhuma gordura de tecido fibroso se forma, a glândula mantém-se pequena e achatada. É comum, durante a puberdade, um pequeno aumento de tamanho.

Inervação e irrigação sanguínea

A glândula mamária é extremamente vascularizada, a partir de ramos perfurantes da artéria torácica interna (Cap. 27) e de vários ramos da axilar (principalmente a torácica lateral).[12] A drenagem venosa é importante não só pelo fato de as veias indicarem o caminho tomado pelos linfáticos, mas também porque um carcinoma pode metastatizar-se por meio delas. As veias superficiais drenam através dos ramos perfurantes da torácica interna ou das veias superficiais da parte inferior do pescoço, e podem ser fotografadas com luz infravermelha.[13] As veias profundas drenam para as veias perfurantes tributárias da torácica interna, axilares e intercostais. As conexões da última com o plexo venoso vertebral (Cap. 31) fornecem uma via para que as propagações cancerosas alcancem os ossos e o sistema nervoso.

Os nervos intercostais enviam fibras sensitivas para a pele da mama e fibras autônomas para os músculos lisos e vasos sanguíneos.

Drenagem linfática (Fig. 12.5)

A drenagem linfática da mama é de particular importância clínica devido ao seu papel na propagação de tumores malignos. Os vasos linfáticos da pele da mama, excetuando-se os da aréola e os da papila da mama, drenam para os linfonódios axilares, cervicais profundos e deltopeitorais e, também, para os linfonódios paraesternais (torácicos internos) de ambos os lados. Os vasos linfáticos da aréola e da papila da mama desembocam nos que drenam o parênquima da glândula.

A glândula é drenada pelos plexos perilobular e subareolar. O plexo perilobular drena para o plexo subareolar, do qual nascem troncos coletores, entre eles os troncos lateral e medial que passam ao redor da borda do peitoral maior, penetram na fáscia axilar para entrar na base da axila, e terminam nos linfonódios axilares. Vias diretas para linfonódios do ápice da axila são observadas ocasionalmente (por exemplo, através dos ou entre os músculos peitorais).

Os linfonódios axilares atuam como uma série de filtros entre a mama e a circulação venosa. As células carcinomatosas que penetram num vaso linfático geralmente têm que ultrapassar dois ou três grupos de linfonódios antes de atingir a circulação venosa.

Os vasos coletores das partes medial e central da mama seguem os vasos sanguíneos perfurantes através do peitoral maior e terminam nos linfonódios paraesternais (torácicos internos), atrás dos músculos intercostais internos e à frente da fáscia endotorácica. Esses linfonódios, geralmente com um diâmetro de apenas 1 a 2 mm, são de três a cinco em cada lado. Às vezes estão presentes vias linfáticas através do plano mediano, na pele ou na fáscia peitoral. Essas vias linfáticas podem ser responsabilizadas por metástases de carcinoma mamário para a axila oposta. Outros vasos linfáticos podem atingir também o plexo da bainha do reto abdominal e os plexos subperitoneal e subfrênico.

REFERÊNCIAS

1. G. Piolino, Arch. Anat., Strasbourg, 40:55, 1957.
2. G. Winckler, Arch. Anat., Strasbourg, 36:177, 1953.
3. J. F. Doyle, Irish J. med. Sci., 1:131, 1968. A. Bouchet et al., Bull. Ass. Anat., 56:971, 1972. A. Halim and S. H. M. Abdi, Anat. Rec., 178:631, 1974.
4. William Harvey, Movement of the Heart and Blood in Animals: An Anatomical Eassy, trans. by K. J. Franklin, Blackwell, Oxford, 1957.
5. J. B. Kinmonth, The Lymphatics, Arnold, London, 1972.
6. B. Skerlj, Anthrop. Anz., 12:304, 1935.
7. N. F. Hicken, Arch. Surg., Chicago, 40:6, 1940.
8. N. F. Hicken et al., Amer. J. Roentgenol., 39:321, 1938. J. N. Wolfe, Mammography, Thomas, Springfield, Illinois, 1967. A. Willemin, Mammographic Appearances, Karger, Basel, 1972.
9. A. Cooper, The Anatomy of the Breast, Longman, Orme, Green, Brown, and Longmans, London, 1840.
10. H. Speert, Quart. Rev. Biol., 17:59, 1942. R. Purves and J. A. Hadley, Brit. J. Surg., 15:279, 1927.
11. E. P. Cathcart, F. W. Gairns, and H. S. D. Garven, Trans, R. Soc. Edinb., 61:699, 1948. M. R. Miller and M. Kasahara, Anat. Rec., 135:153, 1959.
12. B. J. Anson, R. R. Wright, and J. A. Wolfer, Surg. Gynec. Obstet., 69:468, 1939. J. W. Maliniàc, Arch. Surg., Chicago, 47:329, 1943.
13. L. C. Massopust and W. D. Gardner, Surg. Gynec. Obstet., 91:717, 1950. K. Bowes, Ann. R. Coll. Surg. Engl., 6:187, 1950.

LEITURA SUPLEMENTAR

Dabelow, A., Die Milchdrüse, in Handbuch der mikroskopischen Anatomie des Menschen, ed. by W. von Möllendorff and W. Bargmann, Springer, Berlin, Vol. 3, Part 3, 1927.

Haagensen, C. D., Diseases of the Breast, Saunders, Philadelphia, 2nd ed., 1971. Includes structure and function of the breast.

13 OMBRO E AXILA

MÚSCULOS DA REGIÃO PEITORAL

Os músculos da região peitoral são o peitoral maior, o peitoral menor, o subclávio e o serrátil anterior. Formam um grupo situado ventralmente que faz a conexão do membro superior com o esqueleto torácico. O peitoral maior é o único deste grupo que se insere no úmero. Os outros se inserem no cíngulo do membro superior. Todos os quatro músculos são inervados por ramos do plexo braquial.

A tela subcutânea do tórax é contínua com a do pescoço, do membro superior e do abdome. Sua parte superior pode ter uma cor avermelhada devido às fibras do platisma que lhes são profundas. Muitas fibras do platisma originam-se na pele. A tela subcutânea geralmente contém gordura e envolve a glândula mamária.

A fáscia da região peitoral é ligada à clavícula e ao esterno. Ela reveste o peitoral maior (*fáscia peitoral*) e, na margem ínfero-lateral desses músculos, continua até o grande dorsal. Aqui ela se divide em duas lâminas que incluem o grande dorsal e estão ligadas, atrás, aos processos espinhosos das vértebras torácicas. No intervalo entre o peitoral maior e o grande dorsal, a fáscia é mais espessa e, como *fáscia axilar*, forma o assoalho da axila. Uma lâmina que sobe da fáscia axilar e envolve o peitoral menor é, às vezes, denominada ligamento suspensor da axila, porque sua tração produz a concavidade da axila quando o braço está abduzido. Essa lâmina é continuada para cima como *fáscia clavipeitoral*; ela envolve o subclávio e se fixa na clavícula (Fig. 13.1).

A fáscia clavipeitoral funde-se medialmente com a fáscia que recobre os dois primeiros espaços intercostais, e está ligada à primeira costela. Lateralmente, a fáscia estende-se para o processo coracóide, ligando-se à fáscia do bíceps e coracobraquial. A parte entre a primeira costela e o processo coracóide está freqüentemente espessada para formar o ligamento costocoracóideo. Atrás, a fáscia clavipeitoral funde-se com a bainha dos vasos axilares. Ela é perfurada pela veia cefálica, artéria toracoacromial e nervo peitoral lateral.

Peitoral maior. O peitoral maior é um músculo grande, em forma de leque, multilaminar, que nasce da superfície anterior da metade medial da clavícula, da superfície anterior do esterno e das primeiras seis cartilagens costais, e da aponeurose do músculo oblíquo externo do abdome. O tendão bilaminar de inserção liga-se à crista do tubérculo maior do úmero, estando as duas lâminas dispostas em forma de U.[1]

A veia cefálica sobe no intervalo entre o peitoral maior e o músculo deltóide. Estes músculos são separados nas suas fixações claviculares pelo trígono deltopeitoral, o qual varia de pouco mais que um pequeno espaço para a veia cefálica até uma área com alguns centímetros de extensão. A borda inferior do peitoral maior, arredondada, forma a prega axilar anterior.

Inervação e ação. O peitoral maior é suprido pelos nervos peitorais medial e lateral. Ele aduz o braço; a parte clavicular também roda o braço medialmente,[2] fletindo-o, enquanto a porção esternocostal abaixa o braço e o ombro. Na elevação do tronco, quando os braços estão fixados, esse músculo puxa o corpo para cima. Ele ajuda, também, no empurrar, lançar e escavar. Devido às suas inserções nas cartilagens costais, o peitoral maior é potencialmente capaz de elevar as costelas superiores durante a expiração forçada mas, é claro, não o faz normalmente. Essa ação potencial, contudo, é utilizada quando os braços são elevados durante a respiração artificial (Cap. 29).

Peitoral menor. O peitoral menor situa-se atrás do peitoral maior e em frente à segunda parte da artéria axilar. Ele nasce da frente das superfícies externas da segunda à quinta costela. Dirige-se para cima e lateralmente e vai inserir-se no processo coracóide.

Inervação e ação. É suprido pelos ner-

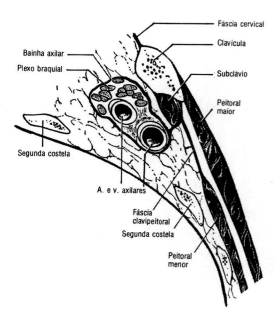

Fig. 13.1 Diagrama da fáscia clavipeitoral e sua relação com a bainha axilar. Secção sagital.

vos peitorais medial e lateral. O músculo provavelmente abaixa a extremidade do ombro.[3]

Subclávio. O subclávio nasce por um tendão da junção da primeira costela com sua cartilagem costal e se insere por meio de fibras musculares em um sulco da superfície inferior da clavícula.

Inervação e ação. O nervo que supre o subclávio nasce do tronco superior do plexo braquial. Pode constituir um nervo frênico acessório (Cap. 31). Esse músculo provavelmente age no abaixamento da parte lateral da clavícula.

Serrátil anterior. O serrátil anterior forma a parede medial da axila (v. Fig. 13.6). É um grande músculo que nasce por uma série de fitas da superfície externa das oito costelas superiores. Insere-se na superfície costal da escápula (1) no ângulo superior, (2) ao longo da borda medial e (3) no ângulo inferior. Mais ou menos a metade do músculo está inserida no ângulo inferior. As fitas de origem inferior interdigitam-se com as do músculo oblíquo externo.

Invervação e ação. O serrátil anterior é suprido pelo nervo torácico longo, que percorre sua face superficial. É um poderoso músculo que roda a escápula de modo que o ângulo inferior se mova lateralmente. Desse modo, desempenha importante papel na abdução do braço e elevação do mesmo acima da horizontal. Traciona a escápula para a frente nas ações de lançar e empurrar. Não é um músculo da respiração forçada.[4] A paralisia do serrátil anterior caracteriza-se pela escápula em asa, isto é, a borda medial do osso se afasta da parede torácica. A elevação do braço acima da horizontal é, então, virtualmente impossível.

Variações e músculos ocasionais[5]

O *esternal* é um músculo ocasional que se situa sobre a origem da cabeça esternocostal do peitoral maior. Fitas musculares variáveis são algumas vezes encontradas na região da axila e podem formar feixes denominados *arcos axilares*, os quais se estendem entre o grande dorsal e o peitoral maior. Feixes musculares podem estender-se desde as costelas até o epicôndilo medial *(condroepitrocleares)* ou do grande dorsal até o epicôndilo medial *(dorsoepitrocleares)*. Outras variações têm sido também descritas. Os músculos peitorais, por exemplo, estão ausentes em raras ocasiões.[6]

MÚSCULOS SUPERFICIAIS DO DORSO

Este grupo dorsal de músculos liga o membro superior à coluna vertebral. Inclui o grande dorsal e o trapézio, localizados superficialmente, e os subjacentes levantador da escápula, rombóide menor e rombóide maior (Fig. 13.2). O grande dorsal insere-se no úmero, os outros no cíngulo do membro superior. Esses músculos, embora topograficamente relacionados com o dorso, recebem sua inervação dos ramos ventrais dos nervos cervicais. O trapézio também recebe fibras do nervo acessório.

Trapézio. O trapézio é grande, triangular e se situa superficialmente no dorso do pescoço e tórax. É responsável pela borda inclinada do pescoço. Juntos, os músculos trapézio de ambos os lados formam um losango. Cada um nasce, usualmente, do processo espinhoso da sétima vértebra cervical, dos processos espinhosos e ligamentos supra-espinhais de todas as vértebras torácicas, do ligamento nucal e, freqüentemente, da linha nucal superior e da protuberância externa do osso occipital.[8] O limite inferior da sua origem é variável e os dois músculos são, amiúde, assimétricos neste aspecto. Na região da sétima vértebra cervical, a aponeurose de origem é mais larga do que nos outros lugares e a ausência de fibras musculares mais volumosas é aqui evidenciada superficialmente por uma área deprimida.

O trapézio tem uma inserção contínua em dois ossos. Sua parte mais superior acha-

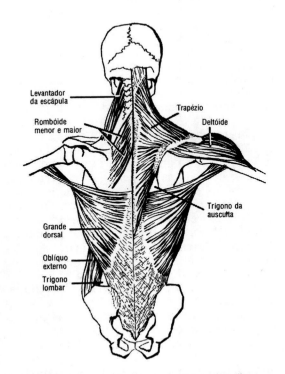

Fig. 13.2 Músculos posteriores superficiais. Note-se como o grande dorsal cobre o ângulo inferior da escápula. O trapézio esquerdo foi removido para mostrar os rombóides e o levantador da escápula. Baseado em Mollier.[7]

se inserida no terço lateral da clavícula, a parte média no acrômio e crista da espinha da escápula e a parte mais inferior no tubérculo da crista. Usualmente, esta última parte é separada da espinha por uma bolsa.

Inervação e ação. O trapézio é inervado pelo nervo acessório e, por meio do plexo cervical, pelo terceiro e quarto nervos cervicais. Achados clínicos indicam que, no homem, os componentes cervicais, em geral considerados totalmente sensitivos, podem conter algumas fibras motoras. As fibras mais superiores do trapézio, com o levantador da escápula, elevam o ombro e, agindo com as do lado oposto, mantêm os ombros fixos ao puxarem a escápula para trás.[9] Sua fraqueza resulta em queda dos ombros. As partes média e inferior do músculo atuam com os rombóides, retraindo e fixando a escápula (enquadrando os ombros). O trapézio tem ainda uma importante função ao girar a escápula durante a abdução e elevação do braço (Cap. 13).

Grande dorsal. O grande dorsal é grande, triangular e situado superficialmente, exceto na sua parte mais superior, onde é coberto pelo trapézio. Próximo à sua fixação inferior, forma o limite posterior do trígono lombar (Fig. 13.2; v. também Cap. 33). O grande dorsal e o redondo maior formam a prega axilar posterior e contribuem para a parede posterior da axila.

O grande dorsal nasce (1) dos processos espinhosos das seis vértebras torácicas inferiores, (2) indiretamente, dos processos espinhosos das vértebras lombares e sacrais através de suas fixações à lâmina posterior da fáscia toracolombar, e (3) da crista ilíaca. À medida que o músculo se dirige para sua inserção, recebe feixes das superfícies externas das últimas três ou quatro costelas (estas fitas se interdigitam com as inferiores do oblíquo externo do abdome) e, geralmente, do ângulo inferior da escápula. A seguir, o músculo dispõe-se numa espiral em torno da margem inferior do redondo maior, inserindo-se no assoalho do sulco intertubercular. Os tendões do grande dorsal e do redondo maior são comumente fundidos.

Invervação e ação. O grande dorsal é suprido pelo nervo toracodorsal. É um poderoso adutor e extensor. Desempenha destacado papel na braçada para baixo na prática da natação, sendo também usado nos esportes do remo, alpinismo, no martelar, e para sustentar o peso do corpo sobre as mãos. Suas fixações escapulares podem ajudar a manter o ângulo inferior da escápula contra a parede do tórax. Através de suas fixações costais, é um músculo acessório da respiração. Pode-se perceber sua contração durante a tosse.

Levantador da escápula, rombóide menor e rombóide maior. O levantador da escápula, fino e em forma de fita, nasce dos tubérculos posteriores dos processos transversais das quatro primeiras vértebras cervicais. Insere-se na borda medial da escápula ao nível e acima da espinha. As inserções do levantador da escápula e dos dois rombóides são, geralmente, contínuas ao longo da borda medial da escápula.[10]

Os rombóides maior e menor encontram-se freqüentemente fundidos. O menor é a fita mais superior; origina-se dos processos espinhosos da sétima vértebra cervical e da primeira vértebra torácica e da parte inferior do ligamento nucal, inserindo-se na borda medial da escápula, ao nível da raiz da espinha. O maior origina-se dos processos espinhosos e ligamentos supra-espinhais da segunda à quinta vértebra torácica e em geral está inserido na borda medial da escápula, abaixo da espinha, ocasionalmente por meio de um arco tendíneo.

Inervação e ação. O levantador da escápula é inervado por pequenos ramos do terceiro e quarto nervos cervicais (C3, 4) que penetram, em cima, por sua face superficial. O nervo escapular dorsal pode dar ramos para a superfície profunda do levantador da escápula à medida que desce para suprir ambos os rombóides.

O levantador da escápula eleva a escápula e pode, desse modo, agir em concordância com o trapézio, encolhendo os ombros. Entretanto, pode agir também com os rombóides, que retraem e fixam a escápula.

Trígono da ausculta

A borda superior do grande dorsal é coberta pela borda lateral do trapézio. O ângulo que assim se forma é convertido num trígono pela borda medial da escápula subjacente. Esse intervalo, cujo assoalho é formado pelo rombóide maior, é chamado trígono da ausculta (Fig. 13.2).

MÚSCULOS DO OMBRO

Este grupo de músculos consiste no deltóide, supra-espinhal, infra-espinhal, redondo menor, redondo maior e subescapular. Nascem do cíngulo do membro superior e se inserem no úmero. São todos supridos pelos ramos ventrais do quinto e sexto nervos espinhais cervicais, através de ramos do plexo braquial. A fáscia da região do ombro é rija e, característicamente, está firmemente ligada aos músculos que reveste.

Deltóide. O deltóide, músculo espesso e

de textura grosseira, situado superficialmente, é responsável pelo arredondamento característico do ombro.

Este músculo, cuja origem abraça a inserção do trapézio (Fig. 13.3), origina-se da superfície superior do terço lateral da clavícula, da margem lateral e superfície superior adjacente do acrômio, e do lábio inferior da crista da espinha. Suas partes clavicular e escapular convergem para inserir-se, com a parte acromial, na tuberosidade deltóidea do úmero.

Inervação e ação. O deltóide é suprido pelo nervo axilar. A parte acromial ou média é um poderoso abdutor do braço, mas sua linha de ação é tal que, quando age isoladamente, abduz o braço no plano das escápulas. A parte espinhal ou posterior do deltóide estende o braço e roda-o lateralmente. Quando as partes posterior e média agem em conjunto, abduzem o braço no plano frontal. A parte clavicular ou anterior do deltóide flexiona o braço e roda-o medialmente. Quando as três partes do deltóide se contraem ao mesmo tempo, o braço é abduzido ou elevado no plano da escápula e as partes clavicular e espinhal se contrabalançam. A questão dos planos de movimento na juntura do ombro é considerada adiante, onde as ações importantes de outros músculos são igualmente estudadas.

O deltóide desempenha importante função como estabilizador em muitos movimentos, particularmente aqueles que envolvem posições horizontais — por exemplo, traçando uma linha num quadro-negro ou fazendo deslizar um livro ao longo da estante. Estes movimentos em sentido horizontal são, muitas vezes, chamados adução e abdução horizontal. O deltóide pode controlar diretamente a adução ou modificar a ação dos adutores (Figs. 4.1 e 4.2).

Supra-espinhal. O supra-espinhal nasce dos dois terços mediais da fossa supra-espinhal e da fáscia suprajacente. Seu tendão de inserção está intimamente associado à cápsula da juntura do ombro (Fig. 13.4) e superiormente se fixa à mais alta das três facetas do tubérculo maior do úmero. O tendão forma o assoalho da bolsa subdeltóidea.

Inervação e ação. O músculo supra-espinhal é suprido pelo nervo supra-escapular. Ajuda o deltóide na abdução do braço. Ambos contraem-se simultaneamente quando a abdução começa. O supra-espinhal, o infra-espinhal, o redondo menor e o subesca-

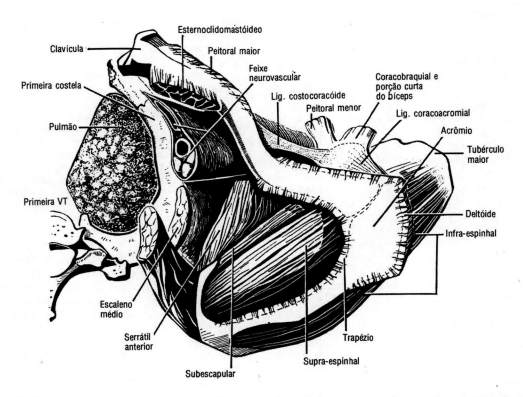

Fig. 13.3 O ombro visto de cima. Observar a relação do feixe neurovascular (vasos subclávios e plexo braquial) com a clavícula. Observar também que a inserção do trapézio na concavidade formada pela espinha, acrômio e clavícula é envolvida pela origem do deltóide a partir da convexidade.

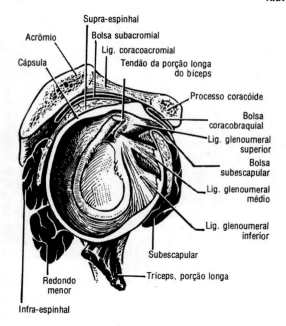

Fig. 13.4 A bainha musculotendínea e a cápusula da juntura do ombro, vistas após a secção da bainha e remoção do úmero. Os tendões do supra-espinhal, infra-espinhal, redondo menor e subescapular fundem-se com a cápsula e formam a bainha (também chamada bainha rotadora), a qual é incompleta embaixo. A figura mostra ainda três ligamentos glenoumerais, variáveis em tamanho e posição. A bolsa subescapular comunica-se com a cavidade articular entre os ligamentos glenoumerais superior e médio.

pular mantêm a cabeça do úmero em posição e impedem que ela seja puxada contra o acrômio pelo deltóide. Quando o deltóide está paralisado, o supra-espinhal de regra não pode abduzir completamente o braço; e se o supra-espinhal estiver paralisado, a abdução normal pode ser difícil ou impossível.

Infra-espinhal. O infra-espinhal é coberto, na sua parte superior, pelo deltóide, lateralmente, e pelo trapézio, medialmente. O músculo nasce dos dois terços mediais da borda infra-espinhal e da superfície inferior da espinha da escápula. Seu tendão torna-se intimamente associado à cápsula da articulação do ombro e se insere na faceta média do tubérculo maior do úmero. Uma bolsa costuma estar presente entre esses músculos e a espinha da escápula, próximo à incisura espinoglenoidal, e outra pode ser encontrada entre o tendão e a cápsula articular.

Redondo menor. O redondo menor, que pode ser inseparável do infra-espinhal, nasce da margem lateral da fossa infra-espinhal. Seu tendão de inserção adere inicialmente à cápsula da juntura do ombro e a seguir vai fixar-se na faceta inferior do tubérculo maior do úmero e na área imediatamente abaixo dele.

Inervação e ação. O infra-espinhal é suprido pelo nervo supra-escapular, o redondo menor, pelo nervo axilar. Ambos os músculos rodam o braço lateralmente e ajudam a manter a cabeça do úmero em posição durante a abdução.

Redondo maior. O redondo maior nasce da superfície dorsal, próximo ao ângulo inferior e insere-se na crista do tubérculo menor, abaixo da inserção do subescapular. Os tendões do grande dorsal e do redondo maior apresentam-se comumente fundidos. O redondo maior, juntamente com a grande dorsal e o subescapular, formam a parede posterior da axila.

Inervação e ação. O redondo maior é suprido pelo nervo subescapular inferior. Atua com o grande dorsal na adução do braço. É provável que a ação do redondo maior seja em grande parte estática — isto é, quando a escápula se encontra fixa, auxilia a manter o braço em adução contra resistência.[11]

Subescapular. O subescapular forma uma parte da parede posterior da axila. Nasce em quase toda a fossa subescapular. Seu tendão de inserção passa na frente da cápsula da juntura do ombro, à qual é aderente, e se fixa no tubérculo menor do úmero e sua crista.

Inervação e ação. O subescapular é suprido pelos nervos subescapulares do fascículo posterior. É um poderoso rotador medial do braço e ajuda a manter a cabeça do úmero na cavidade glenóide.

Espaço triangular e quadrangular

O intervalo de três lados limitado pelos redondo menor e subescapular, acima, redondo maior, abaixo, e colo cirúrgico do úmero, lateralmente, é dividido longitudinalmente pela porção longa do tríceps em um espaço triangular medial e um espaço quadrangular lateral (Fig. 13.5). Os vasos circunflexos da escápula passam pelo espaço triangular, e o nervo axilar e os vasos circunflexos posteriores do úmero atravessam o espaço quadrangular.

AXILA

A axila é um intervalo piramidal entre o braço e a parede do tórax (Fig. 13.6). Sua base, formada pela fáscia axilar, estende-se entre as margens ínfero-laterais dos músculos peitoral maior e grande dorsal. Essas margens formam proeminentes pregas axilares, anterior e posterior, no indivíduo vivo. Seu ápice é o intervalo entre a borda posterior da clavícula, a borda superior da escápula e a borda lateral da primeira costela. Através dela os vasos axilares e os nervos que os acompanham passam do pescoço em direção ao braço. A parede anterior da axila é formada pelos peitorais maior

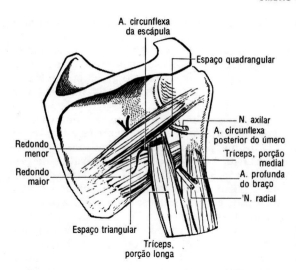

Fig. 13.5 Desenho esquemático dos espaços triangular e quadrangular.

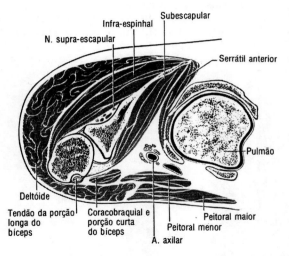

Fig. 13.6 Corte horizontal através da parte inferior do ombro direito. Note a divergência do subescapular e serrátil anterior para formar os limites da axila. As fáscias foram omitidas. Baseado em Symington.[12]

e menor. A parede posterior é formada pelo subescapular, redondo maior e grande dorsal. A axila é limitada medialmente pelas costelas superiores e seus músculos intercostais e pelo serrátil anterior, e lateralmente pelo sulco intertubercular do úmero. O bíceps e o coracobraquial descem entre as paredes anterior e posterior da axila.

A axila contém a artéria e a veia axilar, uma parte do plexo braquial e seus ramos, os ramos cutâneos laterais de alguns nervos intercostais, o nervo torácico longo, o nervo intercostobraquial, uma parte da veia cefálica e os linfonódios axilares. Um prolongamento para baixo da fáscia pré-vertebral forma a bainha axilar, que envolve os vasos axilares e nervos adjacentes (Fig. 13.1).

NERVOS DO MEMBRO SUPERIOR

Plexo braquial

Os nervos do membro superior nascem do plexo braquial,[13] uma grande e importantíssima estrutura situada parcialmente no pescoço e parcialmente na axila. O plexo braquial é formado pela união dos ramos ventrais dos quatro nervos cervicais inferiores (C5, 6, 7, 8) e pela maior parte do ramo ventral do primeiro nervo torácico (T1) mas, freqüentemente, recebe também contribuições do quarto nervo cervical ou do segundo nervo torácico, ou de ambos. Quando a contribuição do quarto cervical é grande e a contribuição do primeiro torácico é pequena, o plexo é descrito como *prefixado* em relação à coluna vertebral. Ao contrário, quando a contribuição do primeiro e do segundo nervos torácicos é grande, o plexo é chamado *pós-fixado*. Quando as primeiras costelas são rudimentares, o segundo nervo torácico dá uma grande contribuição ao plexo braquial.[14]

O plexo braquial, a seguir, desce na parte inferior de uma área do pescoço conhecida como trígono posterior (Cap. 60). Aqui ele está situado acima da clavícula, posterior e lateralmente ao músculo esternoclidomastóideo. Situa-se acima e atrás da terça parte da artéria subclávia e é cruzado pelo ventre inferior do músculo omo-hióideo. Nesta área pode-se injetar no plexo um anestésico local. O plexo braquial pode ser palpável no indivíduo vivo, tanto acima quanto abaixo do omohióideo, no ângulo entre a clavícula e o esternoclidomastóideo. Do ponto de vista da anatomia de superfície, o plexo braquial no pescoço situa-se abaixo de uma linha da margem posterior do esternoclidomastóideo, ao nível da cartilagem cricóide, até o ponto médio da clavícula.

As principais relações superficiais do plexo braquial no pescoço são o platisma, os nervos supraclaviculares, a veia jugular externa, o ventre inferior do omo-hióideo e as artérias cervical transversa e escapular descendente (Cap. 60), as quais usualmente cruzam ou passam entre os troncos do plexo braquial.

O plexo braquial desce atrás da concavidade dos dois terços mediais da clavícula (v. Fig. 13.3) e acompanha a artéria axilar sob o peitoral maior. Seus fascículos estão dispostos em torno da segunda parte daquele vaso atrás do peitoral menor (Fig. 13.7). O plexo é incluído, com os vasos axilares, na bainha axilar. Na borda lateral inferior do peitoral menor, em frente ao subescapular, ele emite seus ramos terminais.

Apesar das variações na maneira como as partes do plexo são formadas, pode-se ver uma disposição comum das Figs. 13.8 e 13.9. Os ramos ventrais do quinto e sexto nervos cervicais unem-se para formar o *tronco superior*, o sétimo permanece isolado como o *tronco médio*, e o oitavo cervical e o primeiro torácico unem-se para formar o *tronco inferior* (Fig. 27.6). Cada tronco, a seguir, fornece uma divisão anterior e uma posterior, e essas divisões propiciam uma indicação geral de quais fibras seguem para a frente do membro e quais seguem para trás. As divisões anteriores dos troncos superior e médio unem-se para formar o *fascículo lateral*. A divisão anterior do tronco inferior permanece isolada formando o *fascículo medial*. As três divisões posteriores unem-se para formar o *fascículo posterior*. Os três fascículos, bem atrás da primeira parte da artéria axilar, tendem a enrolar-se abaixo da segunda porção do vaso e cada um agora vem ocupar o contorno da artéria que lhe dá nome — lateral, medial, posterior. Finalmente, na borda lateral e inferior do peitoral menor, o fascículo divide-se em ramos terminais. Cada ramo terminal, devido à sua complicada formação nos plexos, contém fibras derivadas de diversos nervos espinhais.

O plexo braquial é, assim, composto sucessivamente de (1) ramos ventrais e troncos situados no pescoço em relação com a artéria subclávia, (2) divisões que em geral se descrevem como localizadas, aproximadamente atrás da clavícula, e (3) fascículos e ramos situados na axila, em relação com a artéria axilar. Os vários feixes nervosos descem do pescoço e se encontram, e depois disso acompanham o tubo arterial mais supercialmente situado que ascendeu do tórax. O tronco inferior localiza-se ao nível das primeiras costelas, atrás da artéria subclávia. As lesões do plexo braquial, que têm grande importância, são discutidas no Cap. 64.

Ramos dos ramos ventrais. Os ramos dos ramos ventrais dos nervos que participam do plexo braquial incluem o nervo escapular dorsal, o torácico longo e pequenos ramos para os músculos escaleno e longo do pescoço.

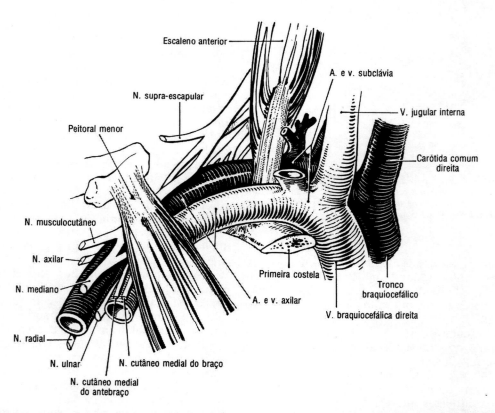

Fig. 13.7 Relações do plexo braquial e vasos axilares. Note-se que a artéria e a veia subclávia são separadas pelo escaleno anterior.

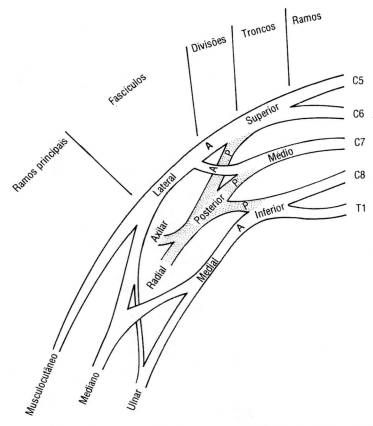

Fig. 13.8 Diagrama esquemático da face anterior do plexo braquial direito. A, divisões anteriores dos troncos. P, divisões posteriores dos troncos. Os músculos aos quais os ramúsculos são finalmente distribuídos estão assinalados no Quadro 13.1.

O *nervo escapular dorsal* (principalmente C5) perfura o escaleno médio, corre profundamente ao levantador da escápula (que inerva algumas vezes) e entra na superfície profunda dos rombóides.

O *nervo torácico longo* nasce geralmente de três raízes (C5, 6, 7). As duas raízes superiores perfuram e a inferior passa na frente do escaleno médio. O nervo desce atrás do plexo braquial e da primeira parte da artéria axilar e corre na superfície externa do serrátil anterior, ao qual dá vários ramos.

Ramos dos troncos. O tronco superior dá dois ramos musculares, o nervo para o subclávio e o nervo supra-escapular. O tronco inferior pode dar origem aos nervos peitorais mediais e as divisões anteriores dos troncos superior e médio podem originar os nervos peitorais laterais.

O *nervo para o subclávio* (principalmente C5) desce por trás da clavícula e na frente do plexo braquial e da terceira parte da artéria subclávia, terminando no subclávio. Inerva também a juntura esternoclavicular. Muitas vezes, contribui com fibras para o nervo frênico por intermédio de um ramo comunicante (nervo frênico acessório, Cap.

31). Raramente, o nervo frênico inteiro pode nascer deste ramo.

O *nervo supra-escapular* (C5, 6) passa lateral e posteriormente à incisura escapular, que ele atravessa ao seguir por baixo do ligamento transverso superior da escápula. Inerva as junturas acromioclavicular e do ombro, o músculo supra-espinhal e, acompanhado pela artéria supra-escapular, passa através da incisura espinoglenoidal para terminar no infra-espinhal.

Ramos dos fascículos. Estes têm a mesma relação com a terceira parte da artéria axilar que os fascículos dos quais derivam têm com a segunda porção daquele vaso. Os ramos dos fascículos são os seguintes:

Do fascículo lateral: peitoral lateral, musculocutâneo, raiz lateral do mediano. O nervo ulnar geralmente também tem uma raiz lateral.

Do fascículo posterior: subescapular superior, toracodorsal, subescapular inferior, radial, axilar, articular.

Do fascículo medial: peitoral medial, cutâneo medial do braço, cutâneo medial do an-

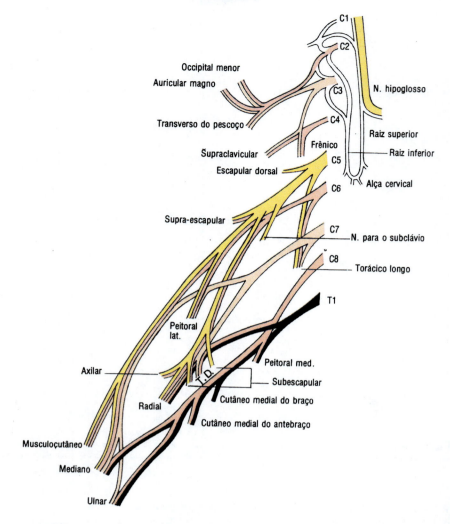

Fig. 13.9 Esquema simplificado dos plexos cervical e braquial, mostrando a distribuição das fibras nervosas nas raízes de origem. (Plexo braquial baseado parcialmente em Seddon.[15]) T. D., toracodorsal.

tebraço, ulnar, raiz medial do mediano.

Os ramos mais importantes do plexo branquial são os nervos mediano, ulnar, radial, musculocutâneo e axilar. Os quatro primeiros continuam-se distalmente no membro; daremos pormenores sobre seus percursos e distribuição mais adiante.

O *nervo mediano*[16] ([C5], C6, 7, 8, T1) (v. Cap. 64) nasce com raízes lateral e medial dos fascículos lateral e medial, respectivamente. As raízes unem-se quer lateral, quer anteriormente à artéria axilar, mas ocasionalmente a raiz lateral pode ser levada até o braço pelo nervo musculocutâneo. O nível no qual as raízes se unem varia e qualquer raiz pode ser dupla. **O nervo mediano é, em última análise, distribuído à pele anterior da parte lateral da mão, à maioria dos músculos flexores anteriores do antebraço, à maioria dos músculos curtos do polegar e à juntura do cotovelo e muitas junturas da mão.**

O *nervo ulnar* (C7, 8, T1) (Caps. 14 e 64) nasce do fascículo medial e geralmente tem também uma raiz lateral (contendo fibras de C7) que emerge da raiz lateral do nervo mediano ou do fascículo lateral. Na sua origem, o nervo ulnar situa-se entre a artéria e a veia axilar, e na frente do redondo maior. **Em última análise, distribui-se para a cútis anterior e posterior da porção medial da mão, para alguns músculos flexores anteriores do antebraço, para muitos músculos curtos da mão, e para a juntura do cotovelo e muitas junturas da mão.**

O *nervo musculocutâneo* (C5, 6, 7) (v. Cap. 64) geralmente, nasce do fascículo late-

Quadro 13.1 Inervação segmentar dos músculos dos membros*

Membro Superior	C3	4	5	6	7	8	T1
Levantador da escápula, trapézio		■					
Rombóides			■				
Deltóide, supra-espinhal, infra-espinhal, redondo maior, subescapular, bíceps, braquial, braquiorradial, supinador			■	■			
Serrátil anterior, peitoral maior (lateral)			■	■	■		
Pronadores				■	■		
Tríceps				■	■	■	
Maioria dos extensores da mão e dos dedos					■	?	
Grande dorsal					■	■	
Flexores superficial e profundo dos dedos					■	■	■
Peitoral maior (medial), palmar longo, flexor longo do polegar						■	■
Músculos da mão						?	■

Membro Inferior	L2	3	4	5	S1	2
Psoas maior, sartório, pectínio, adutor longo	■	■				
Ílico, quadríceps da coxa, adutor curto, grácil	■	■	■			
Obturatório externo	?	■	■			
Adutor magno		■	■	■		
Tensor da fáscia lata			■	■	?	
Gluteus médio e mínimo, plantar, poplíteo, músculos anteriores da perna			■	■	■	
Músculos laterais da perna			?	■	■	
Quadrado da coxa, semimembranáceo, tibial posterior			?	■	■	?
Semitendíneo			?	■	■	
Gluteu máximo, obturatório interno, bíceps (porção longa), flexor longo dos dedos, flexor longo do hálux				■	■	■
Músculos do pé: basicamente um ou mais destes nervos:						
Piriforme				?	■	
Gastrocnêmio, sóleo					■	■

*Adaptado de diversas fontes.[23] Convém enfatizar que, no caso de vários músculos, alguns destes dados são incertos.

ral e perfura o coracobraquial, mas é extremamente variável.[17] Pode conduzir uma parte ou toda a raiz lateral do nervo mediano por uma comunicação no braço. Em outras palavras, o fascículo lateral divide-se mais baixo que o usual. Em alguns casos ocorre o contrário, isto é, parte ou todo o nervo musculocutâneo pode caminhar com a raiz lateral do mediano e ser subseqüentemente devolvido por uma comunicação ao musculocutâneo; ou, na ausência deste como uma entidade, os músculos e a pele que ele comumente inerva recebem ramos do nervo mediano. **Em última análise, o nervo musculocutâneo distribui-se aos músculos flexores, anteriores, do braço, à pele lateral do antebraço e à juntura do coto-**

velo. O nervo para o coracobraquial nasce mais vezes separadamente do fascículo lateral do plexo braquial do que como ramo do nervo musculocutâneo.

O *nervo radial (musculoespiral)*[18] ([C5], C6, 7, 8, [T1]) (v. Cap. 64) pode ser considerado uma continuação do fascículo posterior. É o maior ramo do plexo braquial. Na sua origem, situa-se atrás da artéria axilar e na frente do subescapular. Inerva principalmente o dorso do membro, mas, como seu nome indica, ocupa o contorno lateral em parte do seu curso. **Finalmente, o nervo radial distribui-se à pele do dorso do braço, antebraço e mão, para os músculos extensores do dorso do braço e antebraço, e para a juntura do cotovelo e muitas junturas da mão. O nervo radial pode ser lesado na axila pela pressão de uma muleta ou se deixar o braço pendente sobre o espaldar de uma cadeira.**

O *nervo axilar (circunflexo)* (C5, 6) é um ramo do fascículo posterior. **O nervo axilar inerva o deltóide e o redondo menor, a juntura do ombro e a pele do dorso do braço.** Situa-se na frente do subescapular, atrás da artéria axilar, lateralmente ao nervo radial. Na borda inferior do subescapular, volta-se posteriormente e passa através do espaço quadrangular com a artéria circunflexa posterior do úmero, entre as porções longa e lateral do tríceps. Está situado abaixo da cápsula da juntura do ombro à qual envia um ramúsculo. Passa medialmente ao colo cirúrgico do úmero e divide-se em dois ramos sob o deltóide. O ramo anterior gira em torno do úmero, profundamente ao deltóide, que inerva. Afirma-se que uns poucos filamentos perfuram o músculo e se tornam cutâneos. O ramo posterior inerva o redondo menor e o deltóide. O ramo para o redondo menor tem freqüentemente uma dilatação sobre ele,[19] devida a um aumento da quantidade de tecido conjuntivo. O ramo posterior, a seguir, rodeia a borda posterior do deltóide e inerva uma área cutânea dorsal do braço, como *nervo cutâneo lateral superior do braço* (anteriormente conhecido como *nervo cutâneo lateral do braço*). Acima desse nível, a pele do ombro é inervada pelos supraclaviculares. O nível do nervo axilar é indicado por um plano horizontal que passa pelo meio do deltóide.

Diversos *nervos peitorais laterais* (C5, 6, 7)[20] nascem do fascículo lateral ou das divisões anteriores dos troncos superior e médio. Esses cruzam, pela frente, os vasos axilares, perfuram a fáscia clavipeitoral e terminam no peitoral maior. Enviam uma alça que cruza a primeira parte da artéria axilar para se unir aos nervos peitorais mediais, e por esse meio contribuem com fibras para o peitoral menor. Inervam a articulação acromioclavicular e, freqüentemente, também a articulação do ombro.

Diversos *nervos peitorais mediais* (C8, T1) nascem do fascículo medial ou do tronco inferior, dirigem-se para adiante entre a veia e a artéria axilar, perfuram e suprem o peitoral menor e terminam no peitoral maior suprajacente. Não raramente alguns ramos giram ao redor da borda inferior do peitoral menor para alcançar o peitoral maior.

Um número variável de ramos subescapulares nasce do fascículo posterior e um ramúsculo é, muitas vezes, enviado à articulação do ombro. O *nervo* (ou *nervos*) *subescapulare(es) superior(es)* (C5) supre(m) o subescapular. O próximo a nascer é o *nervo toracodorsal* (C7, 8) que desce primeiro com a artéria subescapular e depois com a artéria toracordosal, inervando o grande dorsal. O *nervo* (ou *nervos*) *subescapular(es) inferior(es)* (C5, 6) supre(m) o subescapular e o redondo maior.

O *nervo cutâneo medial do antebraço* (C8, T1) nasce do fascículo medial. Situa-se entre a artéria e a veia axilar e desce medialmente à artéria braquial. Pode dar um ramo para o braço[21] e a seguir, abaixo do meio do braço, perfura a fáscia, torna-se subcutâneo e divide-se em *ramos anterior* e *ulnar*. O ramo anterior passa superficial ou profundamente à veia mediana do cotovelo e inerva os contornos medial e anterior do antebraço até o punho. O ramo ulnar inerva a pele dos contornos medial e póstero-medial do antebraço. Alguns dos seus ramúsculos anastomosam-se com o nervo cutâneo posterior do antebraço e com o ramo dorsal do nervo ulnar.

O *nervo cutâneo medial do braço* (T1), ramo do fascículo medial, é o menor ramo do plexo braquial. Cruza pela frente ou por trás a veia axilar para tornar-se medial ao vaso, e inerva a pele nos contornos medial e posterior do braço. Comunica-se com o nervo intercostobraquial (Cap. 27).

VASOS SANGÜÍNEOS

Artéria axilar. **A principal artéria que leva o sangue ao membro superior tem, como função mais importante, nutrir os centros vitais da medula oblonga. Recebe vários nomes (subclávia, axilar, braquial) em diferentes partes do seu trajeto** (Fig. 64.1). No lado esquerdo do corpo, a artéria subclávia nasce diretamente do arco da aorta, enquanto à direita ela se origina do tronco braquiocefálico, que por sua vez é um ramo do arco da aorta. Atrás da juntura esternoclavicular, cada artéria subclávia sobe até o pescoço para formar um arco, que se situa ao nível da primeira costela e se estende acima da clavícula. **Tem importância prática, em socorros de urgência para deter hermorragia grave do membro superior, saber que a principal artéria desse membro pode ser comprimida para baixo contra a primeira costela, no ângulo entre a clavícula e a margem posterior do esternoclidomastóideo.**

No ápice da axila, onde a artéria subclávia alcança a borda externa da primeira costela (Fig. 13.7), seu nome é mudado para artéria axilar. **Para fins descritivos, a artéria é comumente dividida em três porções pelo pei-

toral menor. A primeira parte está acima do músculo, a segunda atrás, e a terceira abaixo dele. A primeira parte da artéria axilar, juntamente com a veia axilar e o plexo braquial, está incluída na bainha axilar, prolongamento da lâmina pré-vertebral da fáscia cervical onde esta cobre os músculos escalenos (Cap. 60).

A metade inferior da segunda parte e toda a terceira parte da artéria axilar são bastante superficiais e podem ser comprimidas contra o úmero quando o braço é elevado.

O tubo arterial para o membro superior, subindo do tórax, encontra o plexo braquial, situado mais profundamente no pescoço. Os fascículos do plexo descem atrás e abaixo da primeira parte da artéria axilar e os três fascículos (lateral, posterior e medial) vêm ocupar posições na segunda parte da artéria, indicadas por seus nomes. Na borda lateral e inferior do peitoral menor, os fascículos dividem-se em seus ramos e cada um mantém a mesma relação com a terceira parte da artéria axilar que o fascículo do qual eles se originaram mantém com a segunda porção. Assim, os nervos musculocutâneo e mediano são laterais, e a raiz medial do nervo mediano cruza pela frente aqueles vasos para se unir com a raiz lateral. Os nervos axilar e radial são posteriores à artéria, enquanto o nervo ulnar e os cutâneos mediais do braço e do antebraço são mediais.

Posteriormente, a artéria axilar relaciona-se primeiro com o músculo intercostal externo do primeiro espaço intercostal, com a primeira digitação do serrátil anterior e com o nervo torácico longo, e a seguir com a parede posterior do axila (subescapular, grande dorsal e redondo maior). Medialmente está a veia axilar, e distalmente o coracobraquial é lateral à artéria. A artéria axilar é coberta na frente pelo peitoral menor (na sua segunda parte), pela fáscia clavipeitoral acima daquele músculo e pelas fáscias musculares (arcos axilares) embaixo, quando estas estão presentes. Excetuando-se sua extremidade distal, que é superficial, a artéria axilar é coberta pelo peitoral maior.

Na base da axila, onde a artéria axilar deixa a borda inferior do redondo maior e vem situar-se contra o tríceps no braço, seu nome é mudado para braquial.

Ramos (Fig. 64.1). A artéria axilar dá ramos aos músculos adjacentes, especialmente ao subescapular, e tem diversos ramos com nomes — em geral, seis. Esses ramos variam consideravelmente no nível de origem e no tipo de ramificação,[22] mas seu modo de distribuição é relativamente constante. Cada espaço intercostal, excetuando-se o primeiro, é irrigado por dois ou mais ramos de origem axilar.

1. A *artéria torácica superior* ou *suprema* é um pequeno ramo da primeira parte da artéria axilar, extremamente variável. Nutre os músculos adjacentes.

2. A *artéria toracoacromial*, ramo da primeira ou da segunda parte da artéria axilar, é um curto tronco, cujos ramos se dirigem anteriormente para perfurar a fáscia clavipeitoral. O *ramo acromial* ramifica-se no acrômio, o *ramo clavicular* supre o músculo subclávio, o *ramo peitoral* supre os peitorais maior e menor e o *ramo deltóideo* desce juntamente com a veia cefálica.

3. A *artéria torácica lateral*, também da segunda parte da artéria axilar, é um ramo extremamente variável que desce ao longo da borda lateral do peitoral menor, dando origem aos *ramos mamários laterais*.

4. A *artéria subescapular* é o maior ramo da terceira parte da axilar (algumas vezes da segunda). Nasce em frente à borda inferior do subescapular, ao longo da qual desce em relação com a borda lateral da escápula. Dá um grande ramo, a *artéria circunflexa da escápula* e, a seguir, continua-se como a *artéria toracodorsal*, que acompanha o nervo toracodorsal e nutre a parede do tórax. A artéria circunflexa da escápula é geralmente maior do que a toracodorsal. Dirige-se posteriormente através do espaço triangular, onde pode sulcar a borda lateral da escápula, e então ramifica-se na fossa infra-espinhal.

5. A *artéria circunflexa anterior do úmero* (da terceira parte) é um ramo variável que gira em torno da frente do colo cirúrgico do úmero.

6. A *artéria circunflexa posterior do úmero* (da terceira parte) é um grande ramo que se dirige posteriormente através do espaço quadrangular em companhia do nervo axilar. Um ramo descendente anastomosa-se com a artéria profunda do braço. A artéria circunflexa posterior do úmero pode originar-se da artéria subescapular, ou pode nascer junto com a artéria circunflexa anterior do úmero.

Circulação colateral. Há uma extensa anastomose arterial em torno da escápula; os principais vasos participantes são (1) as artérias subescapular e circunflexa da escápula, ao longo da borda lateral da escápula; (2) a artéria escapular descendente (Cap. 60), ao longo da borda medial do osso; (3) a artéria supra-escapular (Cap. 60), próximo à margem superior da escápula e nas fossas supra e infra-espinhal; (4) outras e menores contribuições (por exemplo, ramos das artérias intercostais). Todos esses vasos formam extensas redes nas superfícies costal e dorsal da escápula. A anastomose, em geral, possibilita o estabelecimento de circulação colateral após ligadura da terceira porção da subclávia ou da primeira porção da artéria axilar.

Veia axilar. A veia axilar (Fig. 13.7) começa ao nível da borda inferior do redondo maior, onde a veia basílica se junta com as veias braquiais. As veias braquiais podem unir-se inicialmente para formar uma veia única que, a seguir, se junta à basílica. As veias axilares sobem através da axila, ao longo do lado medial da artéria axilar. Possui uma ou mais válvulas.[23] Suas relações anteriores e posteriores são as da artéria axilar. Os grupos dos linfonódios axilares lateral e apical estão intimamente relacionados com a veia axilar. Esta recebe tributárias que correspondem aos ramos da artéria axilar e geralmente têm nomes semelhantes. As veias correspondentes aos ramos da artéria toracoacromial, contudo, não se unem para formar um tronco comum. Algumas se lançam na veia axilar, mas outras desembocam na veia cefálica. Proximalmente, a veia axilar recebe a veia cefálica.

A veia axilar comumente recebe, direta ou indiretamente, as *veias toracoepigástricas*[24] e, desse modo, proporciona uma via colateral para o retorno venoso no caso de a veia cava ficar obstruída (Cap. 38).

Na borda externa da primeira costela, a veia axilar continua-se como veia subclávia. Esta se situa na frente da artéria subclávia e é dela separada pelo escaleno anterior. Está, também, em nível mais baixo do que a artéria, e por isso não se eleva acima da clavícula. Atrás da extremidade medial da clavícula, une-se com a veia jugular interna para formar a veia braquiocefálica. As veias braquiocefálicas direita e esquerda unem-se no tórax para formar a veia cava superior, que penetra no átrio direito do coração.

JUNTURAS DO OMBRO

Articulação do ombro. **A juntura do ombro (glenoumeral) é grande, de ampla mobilidade e esferóide; fica entre a cavidade glenóide da escápula e a cabeça do úmero** (Figs. 13.4, 13.6 e 13.10; v. também Figs. 11.3 a 11.5). A rasa cavidade glenóide é um pouco aprofundada pela presença do *lábio glenoidal,* fibroso ou fibrocartilagíneo, fixado às suas margens. A superfície articular da cavidade glenóide é uma área pequena comparada com a do úmero e a cavidade glenóide dificilmente pode ser considerada uma cavidade verdadeira, comparável ao acetábulo da juntura do quadril. A frouxa adaptação mecânica da juntura do ombro permite grande liberdade de movimento. Força e estabilidade são conferidas pelos músculos e tendões adjacentes, em particular pela bainha musculotendínea (Fig. 13.4).

A cápsula articular está fixada à margem da cavidade glenóide, onde freqüentemente se funde até certo ponto com a face externa do lábio glenoidal. Distalmente está fixada ao colo anatômico do úmero, exceto medialmente, onde se reflete para baixo por um centímetro ou mais em direção ao corpo do úmero. A cápsula situa-se profundamente nos tendões da bainha musculotendínea e com eles se funde. É espessada pelo *ligamento coracoumeral* entre os tendões supra-espinhal e subescapular. A parte anterior da cápsula é geralmente espessada para formar diversos feixes variáveis — os *ligamentos glenoumerais* —, que se estendem do lábio glenoidal até o colo anatômico do úmero (Fig. 13.4). O *ligamento transverso do úmero* forma uma ponte sobre o sulco intertubercular (Fig. 13.6), e mantém o tendão do bíceps no sulco.

A linha epifisial superior do úmero é extracapsular, exceto medialmente, onde a cápsula se reflete ao nível do corpo do úmero. A frouxidão da cápsula permite a abdução. Contudo, a mesma frouxidão é responsável pelo fato das luxações da juntura do ombro, não raras, serem muitas vezes subglenoidais. A cabeça do úmero luxa na área de reflexão inferior da cápsula.

Membrana sinovial e tendão do bíceps. A membrana sinovial que reveste a cápsula é contínua com o revestimento interno da bolsa subescapular; forma-se, assim, um recesso subescapular. A bolsa subcoracóide, que se situa entre o processo coracóide e a cápsula articular, também pode comunicar-se com a cavidade articular.

Quando o tendão do bíceps atravessa a cavidade articular, está envolvido por uma bainha tubular sinovial que acompanha o tendão no sulco intertubercular.

O acrômio, o processo coracóide e o ligamento coracoacromial constituem o arco coracoacromial. A *bolsa subdeltóidea* situa-se entre o tendão supra-espinhal, abaixo, e o deltóide e o arco coracoacromial, acima (Fig. 13.10). Parte da bolsa situa-se profundamente no acrômio *(bolsa subacromial);* essa parte não é, em geral, separada da subdeltóidea. A bolsa constitui um mecanismo lubrificante entre a bainha e o arco coracoacromial durante o movimento da juntura do ombro. Os tendões relacionados à bolsa são sobremodo suscetíveis a desgaste e ruptura durante os movimentos.[25]

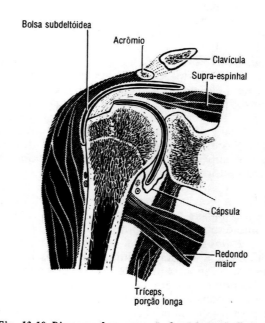

Fig. 13.10 Diagrama de uma secção frontal através da juntura do ombro. A cavidade articular está exagerada.

Inervação.[26] A juntura do ombro é suprida pelos nervos axilar, supra-escapular e peitoral lateral, pelo fascículo posterior do plexo braquial e pelas fibras simpáticas do gânglio estrelado e dos gânglios adjacentes ou do tronco simpático.

Juntura esternoclavicular. **Esta juntura é formada pela extremidade medial da clavícula, pelo esterno e pela primeira cartilagem costal (Fig. 11.5 *C* e *D*). Com base nos movimentos que nela ocorrem, pode ser classificada como articulação esferóide.**

Os ossos são unidos por uma cápsula fibrosa que circunda a juntura e envolve a epífise medial da *clavícula*, sendo considerada importante para a sustentação da clavícula quando o trapézio está inativo.[27] A cápsula é reforçada na frente e atrás pelos *ligamentos esternoclaviculares anterior* e *posterior*. Um feixe adicional, o *ligamento interclavicular*, estende-se através da incisura jugular e reforça a cápsula superiormente. A cápsula é reforçada abaixo pelo forte *ligamento costoclavicular*,[28] colocado mais lateralmente, que sobe da primeira cartilagem costal até uma impressão no contorno inferior da extremidade medial da clavícula.

As superfícies articulares, especialmente da clavícula, são principalmente fibrocartilagíneas. Elas são um tanto curvas, mas estão separadas por um *disco articular densamente fibroso ou fibrocartilagíneo*,[29] cuja periferia se funde com a cápsula. O disco está fixado embaixo ao esterno e em cima à clavícula, e desse modo ajuda a evitar que a clavícula seja empurrada medialmente (v. adiante).

Conexões entre a clavícula e a escápula. O músculo subclávio estende-se algumas vezes à borda superior da escápula e o ligamento costocoracóideo constitui uma conexão adicional. As principais conexões são as seguintes:

Juntura acromioclavicular. É uma juntura plana, entre uma faceta ovóide na borda medial do acrômio e uma faceta semelhante na extremidade lateral da clavícula (Fig. 11.3). As superfícies articulares são essencialmente fibrocartilagíneas. A cápsula da juntura é curta e rija. Um coxim de fibrocartilagem projeta-se freqüentemente de cima para dentro da juntura e pode dividi-la completamente.

Ligamento coracoclavicular. É uma forte fita, constituída de dois ligamentos, o *conóide* e o *trapezóide* que se acham, muitas vezes, separados por uma bolsa. O ligamento conóide estende-se para cima e um pouco para trás do processo coracóide até o tubérculo conóideo, na superfície inferior da clavícula. O ligamento trapezóide estende-se da superfície superior do processo coracóide à linha trapezóidea da clavícula. O ligamento coracoclavicular reforça a juntura acromioclavicular. Desse modo, numa queda sobre a mão, com o braço estendido, o acrômio tende a ser empurrado sobre a clavícula (devido à obliqüidade ascendente da superfície articular). Isso encontra resistência principal no ligamento trapezóide, horizontalmente dirigido. A tendência da força transmitida para empurrar a clavícula medialmente é contraposta pelo disco articular da juntura esternoclavicular. Se o ligamento coracoclavicular se rompe, a juntura acromioclavicular é deslocada.

Há, às vezes, uma juntura sinovial entre o processo coracóide e a clavícula.[30]

Ligamentos escapulares. Diversos ligamentos unem uma parte da escápula à outra, e assim não estabelecem pontes numa juntura.

Ligamento coracoacromial (v. Fig. 13.4). Este forte feixe, que está funcionalmente relacionado à juntura do ombro (com a qual será discutido adiante), estende-se do contorno lateral do processo coracóide ao acrômio. Algumas vezes, divide-se em duas fibras.

O ligamento caracoacromial, juntamente com o acrômio e o processo coracóide, forma um arco protetor ou teto acima do tendão do supra-espinhal e da cabeça do úmero.

Ligamento transverso superior da escápula. Este ligamento forma uma ponte sobre a incisura escapular e a converte em um forame pelo qual passa o nervo supra-escapular. Pode encontrar-se total ou parcialmente ossificado.

Ligamento transverso inferior da escápula. À medida que os músculos supra-espinhal e infra-espinhal se estendem para o tubérculo maior, suas fáscias fundem-se e formam um arco fibroso para os vasos e nervos supra-escapulares ao passarem da fossa supra-espinhal para a infra-espinhal. Esse arco, que pode ser fino (e às vezes está ausente), constitui o ligamento transverso inferior da escápula. Estende-se da borda lateral da espinha da escápula até o colo desse mesmo osso.

MOVIMENTOS DO OMBRO

Movimentos da juntura do ombro (Figs. 13.11 e 13.12).[31] Os movimentos da juntura do ombro são de abdução e adução, flexão e extensão, circundução e rotação. **A juntura do ombro tem maior liberdade e grau de movimento que qualquer outra, devido, em grande parte, ao movimento escapular que ge-**

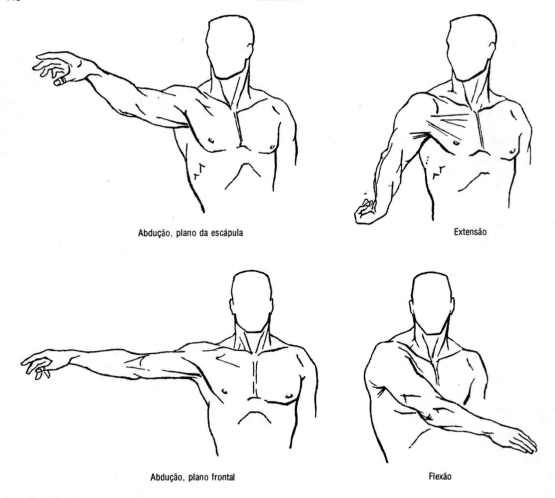

Fig. 13.11 Movimentos no ombro.

ralmente acompanha o movimento da juntura do ombro.[32] A abdução e a retração lateral são controladas principalmente por fibras do quinto segmento cervical da medula espinhal; a adução e a rotação medial por fibras do sexto, sétimo e oitavo segmentos.

Os planos de movimento são definidos como se segue. Quando o supra-espinhal e o deltóide abduzem o braço, eles o fazem no plano do corpo da escápula, isto é, cerca de meio caminho entre um plano sagital e um frontal, para cima e para a frente.[33] A abdução num plano frontal é muito mais complexa; envolve extensão e rotação lateral do úmero bem como a abdução. Nesta discussão *os movimentos estão definidos em termos do plano do corpo da escápula*. A abdução é movimento para diante e lateralmente, afastando do tronco, e a adução é o inverso. Na flexão, o braço é levado para diante e medialmente, através da frente do tórax; na extensão, é levado para trás e lateralmente, para longe do tórax. Na circundução todos esses movimentos estão combinados, e durante a rotação o úmero gira em torno do seu eixo longo. Se o braço está fixo, como ao galgar, ocorrem movimentos contrários da escápula em relação ao úmero. Certos movimentos são difíceis de definir. Assim, o movimento num plano horizontal (deslocar um livro de uma parte a outra da estante ou traçar uma linha no quadro-negro) é, freqüentemente, chamado abdução e adução horizontal.

A cavidade glenóide e a cabeça do úmero não se adaptam perfeitamente; em conseqüência, é durante o movimento que tende a acontecer a luxação. Os músculos que constituem a bainha musculotendínea servem para evitar a luxação mantendo a cabeça do úmero em posição.

Abdutores e adutores. O deltóide é o

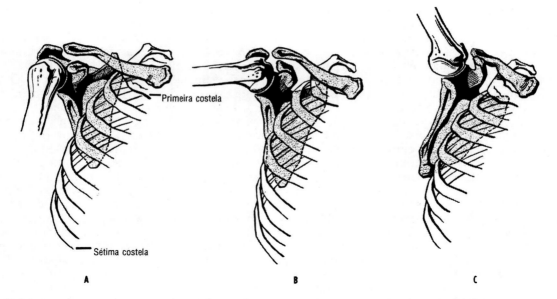

Fig. 13.12 Desenhos de radiogramas de um ombro direito obtidos durante abdução num plano frontal (Fig. 11.4). A, braço lateralmente ao corpo. B, braço abduzido num ângulo reto. C, braço quase totalmente elevado. Note-se o grau de rotação da escápula. Note-se também a rotação lateral do úmero, evidenciada pela mudança de posição dos tubérculos e do sulco intertubercular.

principal abdutor, ajudado pelo supra-espinhal que se contrai simultaneamente com o deltóide.

Uma das funções do supra-espinhal é manter a cabeça do úmero em posição e, desse modo, impedir que o deltóide puxe a cabeça do úmero para cima, sob o acrômio e o ligamento coracoacromial.[34] Os outros músculos da bainha têm, provavelmente, a mesma importância neste ponto. Admite-se comumente que, se o supra-espinhal está paralisado ou seu tendão roto, a abdução torna-se seriamente dificultada. Contudo, há também provas de que, com a completa ruptura do supra-espinhal, a abdução pode ser virtualmente normal. Os outros músculos da bainha mantêm a cabeça do úmero em posição.[35]

Quando o deltóide está paralisado, a abdução normal fica alterada, pois por si mesmo o supra-espinhal raras vezes pode abduzir completamente o braço. Contudo, em alguns pacientes a abdução pode ser virtualmente normal quando o deltóide se encontra paralisado.[36]

Os principais adutores contra resistência são o peitoral maior, o grande dorsal e o redondo maior, auxiliados, talvez, pela parte posterior do deltóide. Se o braço é abaixado (aduzido) a partir de uma posição alta, a descida é controlada pela parte média do deltóide e pelo supra-espinhal, enquanto não ocorre resistência.

Algumas vezes o bíceps ajuda a manter o braço em abdução. Diz-se que a longa porção do bíceps auxilia na adução, mas é mais provável que ele ajude a manter a cabeça do úmero em posição.

Flexores e extensores. Os principais flexores são o peitoral maior (parte clavicular) e a parte anterior do deltóide, auxiliados pelo coracobraquial e pelo bíceps. Quando a flexão se inicia a partir de uma posição de extensão completa, a parte esternocostal do peitoral maior é inicialmente ativa. Ambas as porções do bíceps parecem ser ativas durante a flexão. Os principais extensores são o grande dorsal e a parte posterior do deltóide. O grande dorsal é especialmente poderoso quando a extensão se inicia contra resistência, a partir duma posição de flexão completa.

Rotadores. O principal rotador medial é o subescapular, auxiliado pelo peitoral maior, pela porção anterior do deltóide e pelo grande dorsal. A importância relativa desse músculo varia de acordo com a posição do braço; o subescapular é o mais potente quando o braço está pendente ao lado do corpo. Os principais rotadores laterais são o infra-espinhal e o redondo menor, auxiliados pela parte posterior do deltóide.

Movimentos do cíngulo do membro superior. Os movimentos importantes do cíngulo do membro superior são os deslocamentos da escápula. Estes incluem (1) a elevação e abaixamento da escápula (2) rotação, (3) movimento lateral ou para a frente e (4) movimento medial ou para trás. Durante os movimentos, o acrômio é mantido separado da parede do tórax por uma escora, a clavícula. A extremidade lateral da clavícula descreve um arco, cujo raio é a clavícula e cujo centro é a juntura esternoclavicular. A borda medial da escápula, contudo, é mantida junto à parede do tórax e descreve um arco diferente, o da parede do tórax. Conseqüentemente, o ângulo entre a escápula e a clavícula (ao nível da juntura acromioclavicular) é continuamente modificado. A clavícula gira ao redor do seu eixo longo durante os movimentos da escápula, e dificuldades com essa rotação, bem como a fixação nas junturas acromioclavicular ou esternoclavicular, interferem no movimento escapular. A clavícula confere estabilidade e precisão aos movimentos da escápula.[37]

Os músculos fixados na escápula estão dispostos de tal maneira que nenhum deles pode produzir simples deslocamentos lineares. Assim, para elevar ou abaixar a escápula são necessárias combinações de músculos.

Na elevação da escápula, como no encolhimento dos ombros, o trapézio (fibras superiores) e o levantador da escápula são os agonistas: um compensa o efeito rotatório do outro. O abaixamento da escápula deve-se à gravidade controlada pelo relaxamento dos músculos acima mencionados; entretanto, se o abaixamento é realizado contra resistência, as fibras inferiores do trapézio e o serrátil anterior se contraem.

O movimento da escápula para a frente na parede torácica (como ao empurrar, esmurrar) faz com que a cavidade glenóide se volte mais anteriormente. O serrátil anterior é o agonista, os rombóides são os antagonistas. Um movimento para trás (como ao retesar os ombros) leva a cavidade glenóide a voltar-se mais lateralmente. Os agonistas são os músculos trapézio e os rombóides.

Quando há rotação da escápula, de modo que o ângulo inferior se desloque lateralmente e a cavidade glenóide para cima, o serrátil anterior é o agonista, ajudado pelo trapézio. Tal rotação geralmente acompanha a elevação do braço. O movimento oposto, se realizado contra resistência, é devido ao levantador da escápula e ao rombóide. Embora o serrátil anterior seja um antagonista do trapézio no movimento de recuo da escápula, e vice-versa, ambos cooperam para rodar a escápula. Assim, as funções dos músculos variam de acordo com o movimento que se vai realizar.

Movimentos escapulares e glenoumerais combinados. Pouco ou nenhum movimento ocorre na juntura do ombro sem o movimento ou deslocamento simultâneo do resto do cíngulo do membro superior. Isto pode ser ilustrado por uma elevação do braço até a posição vertical, começando pela abdução do braço num plano frontal. O deltóide e o supra-espinhal iniciam o movimento. O simultâneo movimento escapular é, no início, variável e irregular, mas logo depois de se iniciar a abdução, a escápula começa a rodar, embora numa extensão menor do que o úmero. Assim, o úmero pode ser elevado sobre a escápula até cerca de 120 graus e a escápula pode ser rodada sobre a parede do tórax cerca de 60 graus. Os movimentos combinados permitem a elevação do braço para uma posição vertical completa. Se a articulação do ombro está cirurgicamente fundida, o braço pode ser elevado cerca de 60 graus, em virtude da rotação escapular.

Na rotação escapular, o ângulo inferior move-se lateralmente e o ângulo lateral para cima e medialmente (serrátil anterior e trapézio). A clavícula, do mesmo modo, roda sobre seu eixo longo. A fixação da clavícula ao nível da articulação acromioclavicular ou aos ligamentos coracoclaviculares limita ou impede a elevação completa. Nas primeiras fases da elevação, a angulação clavicular é máxima na juntura esternoclavicular; nas últimas fases é máxima ao nível da juntura acromioclavicular.

Durante a elevação num plano frontal, o úmero é rodado lateralmente (Fig. 13.12); não fora isso, o tubérculo maior entraria em contato com o acrômio.[38] Se a rotação lateral for evitada, a elevação é limitada e a paralisia dos rotadores laterais pode simular enfraquecimento da elevação. A abdução verdadeira, no plano da escápula, não envolve rotação umeral. A importância da rotação lateral na elevação pode ser testada como se segue: Com os braços pendentes nos lados, flexione os antebraços num plano sagital até que os dedos apontem para diante (cerca de 90 graus de flexão). Em seguida, abduza ambos os braços num plano frontal. Será difícil ou impossível elevá-los muito acima da horizontal; é que o tubérculo maior agora se justapõe ao acrômio e ao ligamento coracoacromial. A seguir, rode os braços de modo que os dedos apontem para cima. Agora sim, a elevação até a vertical pode ser efetuada.

REFERÊNCIAS

1. G. T. Ashley, Anat. Rec., *113*:301, 1952.
2. O. Machado de Sousa, F. Berzin, and A. C. Berardi, Electromyography, 9:407, 1969.
3. G. H. Koepke *et al.*, Arch. phys. Med., *36*:271, 1933.
4. W. T. Catton and J. E. Gray, J. Anat., Lond., 85:412, 1951.
5. R. N. Barlow, Anat. Rec., *61*:413, 1934. F. Tischendorf, Z. Anat. EntwGesch., *114*:216, 1948.
6. H. W. Jones, Brit. med. J., 2:59, 1926. J. B. Brown and F. McDowell, Surgery, 7:599, 1940. F. Parenti, Chir. Org. Mov., *45*:34, 1957.
7. S. Mollier, *Plastische Anatomie*, Bergmann, Munich, 2nd ed., 1938 (reprinted in 1967).
8. L. E. Beaton and B. J. Anson, Anat. Rec., 83:41, 1942.

9. M. M. Wiedenbauer and O. Mortensen, Amer. J. phys. Med., 31:363, 1952. But see J. G. Bearn, J. Anat., Lond., 101:159, 1967, who points out that the trapezius may be inactive when the shoulder is depressed, and that the ligaments of the sternoclavicular joint help to maintain clavicular poise.
10. R. A. Macbeth and C. P. Martin, Anat. Rec., 115:691, 1953.
11. V. T. Inman and J. B. de C. M. Saunders, J. Bone Jt Surg., 26:1, 1944. H. L. Broome and J. V. Basmajian, Anat. Rec., 170:309, 1971.
12. J. Symington, The Topographical Anatomy of the Child, Livingstone, Edinburgh, 1887.
13. A. T. Kerr, Amer. J. Anat., 23:285, 1918. R. Fenart, Acta anat., 32:322, 1958.
14. D. R. Dow, J. Anat., Lond., 59:166, 1925.
15. H. Seddon, Surgical Disorders of the Peripheral Nerves, Churchill Livingstone, Edinburgh, 1972.
16. For variations, see M. Borchardt and Dr. Wjasmenski, Beitr. klin. Chir., 107:553, 1917; K. Buch-Hansen, Anat. Anz., 102:187, 1955.
17. H. V. Vallois, Arch. Anat., Strasbourg, 1:183, 1922. H. Ferner, Z. Anat. EntwGesch., 108:567, 1938. K. Buch-Hansen, Anat. Anz., 102:187, 1955. J. P. Neidhardt et al., Lyon Chir., 64:268, 1968.
18. For variations, see M. Borchardt and Dr. Wjasmenski, Beitr. klin. Chir., 117:475, 1919.
19. G. Gitlin, J. Anat., Lond., 91:466, 1957.
20. A. S. Tavares, Acta anat., 21:132, 1954.
21. S. Aiyama, Acta anat. Nippon, 47:1, 1972 (Ex. med., 27:169, 1973).
22. C. F. DeGaris and W. B. Swartley, Amer. J. Anat., 41:353, 1928. M. Trotter et al., Anat. Rec., 46:133, 1930. D. F. Huelke, Anat. Rec., 135:33, 1961. J. A. Keen, Amer. J. Anat., 108:245, 1961.
23. The normal axillary venogram is described by C. J. Rominger, Amer. J. Roentgenol., 80:217, 1958.
24. F. T. Lewis, Amer. J. Anat., 9:33, 1909. L. C. Massopust and W. D. Gardner, Surg. Gynec. Obstet., 91:717, 1950.
25. A. W. Meyer, J. Bone Jt Surg., 20:491, 1922 and 29:341, 1931; Calif. West. Med., 47:375, 1937; Arch. Surg., Chicago, 35:646, 1937.
26. E. Gardner, Anat. Rec., 102:1, 1948. M. Wrete, Acta anat., 7:173, 1949.
27. J. G. Bearn, J. Anat., Lond., 101:159, 1967.
28. A. J. E. Cave, J. Anat., Lond., 95:170, 1961.
29. Different forms of the disc are described by A. Beau, P. Quéreux, and P. Vassal, C. R. Ass. Anat., 42:287, 1955.
30. R. D. Moore and R. R. Renner, Amer. J. Roentgenol., 78:86, 1957. O. J. Lewis, J. Anat., Lond., 93:296, 1959.
31. K.-H. Knese, Z. Anat. EntwGesch., 115:115, 1950.
32. V. T. Inman, J. B. de C. M. Saunders, and L. C. Abbott, J. Bone Jt Surg., 26:1, 1944. See also R. D. Lockhart, J. Anat., Lond., 64:288, 1930; G. H. Fisk and G. Colwell, Arch. phys. Med., 35:149, 1954; E. N. Duvall, Arch. phys. Med., 36:149, 1955.
33. T. B. Johnston, Brit. J. Surg., 25:252, 1937. S. D. Doody, L. Freedman, and J. C. Waterland, Arch. phys. Med., 51:595, 1970.
34. E. A. Codman. The Shoulder, Todd, Boston, 1934. H. F. Moseley, Brit. J. Surg., 38:340, 1951. M. Renard et al., C. R. Ass. Anat., 51:878, 1967.
35. O. Olsson, Acta chir. scand., Suppl. 181, 1953. B. von Linge and J. D. Mulder, J. Bone Jt Surg., 45B:750, 1963.
36. L. J. Pollock, J. Amer. med. Ass., 79:526, 1922. O. S. Staples and A. L. Watkins, J. Bone Jt Surg., 25:85, 1943. E. Dehne and R. M. Hall, J. Bone Jt Surg., 41A:745, 1959.
37. V. T. Inman and J. B. de C. M. Saunders, Calif. West. Med., 65:158, 1946. See also M. A. MacConaill, Proc. R. Irish Acad. B, 50:159, 1944.
38. L. McGregor, Brit. J. Surg., 24:425, 1937. C. P. Martin, Amer. J. Anat., 66:213, 1940.

14 BRAÇO E COTOVELO

MÚSCULOS DO BRAÇO

Os músculos anteriores do braço são o bíceps braquial, o coracobraquial e o braquial. Todos são inervados pelo musculocutâneo. O tríceps braquial é o músculo posterior do braço. A disposição básica dos músculos e nervos no braço e antebraço é vista na Fig. 14.1.

A fáscia do braço, *fáscia braquial*, é uma bainha delgada e frouxa que recebe expansões dos tendões dos músculos deltóide e peitoral maior. Embaixo, ela se espessa sobre o tríceps. De cada lado, emite um septo intermuscular para as cristas supracondilares correspondentes e para os epicôndilos do úmero. Os septos intermusculares delimitam um compartimento fascial anterior, que contém o bíceps, o coracobraquial e o braquial, juntamente com o braquiorradial e o extensor radial longo do carpo, e um compartimento posterior que contém o tríceps.

A tela subcutânea sobre o olécrano e o tendão do tríceps contém uma *bolsa subcutânea do olécrano*, cujas paredes podem estar espessadas e trabeculadas ("cotovelo de mineiro").

Bíceps braquial. O bíceps braquial origina-se da escápula por duas porções. O músculo está inserido na tuberosidade do rádio, na fáscia antebraquial e, por intermédio desta fáscia, na ulna.

A porção *curta* ou *medial* do bíceps origina-se, em comum com o coracobraquial, da extremidade do processo coracóide. A *porção longa* ou *lateral* origina-se por um longo tendão vindo do tubérculo supraglenoidal e do lábio glenoidal fibrocartilagíneo adjacente (Fig. 13.4). À medida que o tendão da porção longa do bíceps desce no sulco intertubercular, ele é mantido no sulco pelo ligamento umeral transverso e por uma parte do tendão de inserção do peitoral maior. Uma terceira porção de origem está algumas vezes presente e provém do corpo do úmero.[1] Os tendões de origem dão lugar a dois ventres que se unem e se continuam em um tendão facilmente palpável, inserido na parte posterior da tuberosidade do rádio. Uma bolsa está presente entre o tendão e a parte anterior da tuberosidade, podendo contornar o tendão. Parte do tendão é continuada por meio de uma expansão aponeurótica, a *aponeurose bicipital*, na fáscia do antebraço e daí para a ulna.[2]

Coracobraquial. O coracobraquial origina-se em comum com a porção curta do bíceps da extremidade do processo coracóide (Fig. 13.3). Seu ventre é geralmente perfurado pelo nervo musculocutâneo. O coracobraquial insere-se no terço médio da borda medial do úmero. Uma bolsa está, em geral, presente entre o seu tendão de origem e o subescapular.

Braquial. O braquial origina-se dos dois terços distais das faces ântero-medial e

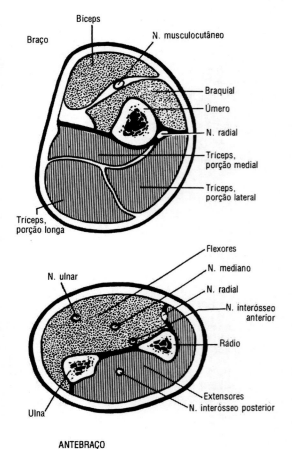

Fig. 14.1 *Arranjo básico dos músculos e nervos no braço e antebraço. No braço o compartimento anterior é ocupado pelos flexores do antebraço inervados pelo nervo musculocutâneo, o compartimento posterior pelos extensores do antebraço inervado pelo nervo radial. No antebraço os músculos anteriores são inervados pelos mediano e ulnar, enquanto os posteriores o são pelo nervo radial (principalmente por seu ramo interósseo posterior).*

ântero-lateral do úmero. Sua origem inclui a inserção do deltóide. Insere-se na cápsula da juntura do cotovelo e na superfície anterior, enrugada, do processo coronóide e na tuberosidade da ulna.

Inervação e ação. Todos os três músculos são inervados pelo nervo musculocutâneo. O ramo para o coracobraquial não raramente nasce separado do plexo braquial (Cap. 13). O braquial é também inervado pelo nervo radial.[3]

A flexão do antebraço (ou a correspondente contração do músculo sem movimento) que se segue à percussão do tendão de inserção do bíceps é conhecida como reflexo bicipital. O centro desse reflexo está no quinto e sexto segmentos cervicais da medula espinhal.

O coracobraquial e o bíceps auxiliam na flexão do braço. O braquial e o bíceps são os principais flexores do antebraço. Além disso, o bíceps é um supinador do antebraço, sendo ativo na flexão ao nível da juntura do ombro.

Tríceps braquial. O tríceps braquial forma a saliência da região posterior do braço. Tem três porções de origem, dispostas em dois planos (Fig. 14.2). As porções longa e lateral ocupam um plano superficial, enquanto a porção medial está em um plano mais profundo.

A *porção longa* origina-se do tubérculo infraglenoidal da escápula. Ao descer, separa o espaço triangular do quadrangular (Cap. 13). As origens das porções lateral e medial estão separadas pelo sulco para o nervo radial. A *porção lateral* origina-se da face posterior do úmero acima desse sulco, e a *porção medial*, abaixo dele. O tríceps está inserido na parte posterior da face superior do olécrano e, por meio da que é, às vezes, denominada "aponeurose tricipital", na fáscia do antebraço. Algumas fibras (subanconeu) podem estar inseridas na cápsula da juntura do cotovelo. Uma bolsa subcutânea do olécrano é quase constantemente encontrada entre a cútis e o olécrano.

Inervação e ação. As porções do músculo são inervadas separadamente por ramos do nervo radial. O tríceps, particularmente a porção medial, é o extensor do antebraço e toma parte no empurrar, arremessar, martelar e escavar. As porções lateral e longa entram em ação quando o movimento encontra resistência. A porção longa pode, também, ajudar a manter a cabeça do úmero em posição. A extensão do antebraço (ou correspondente contração sem movimento) que se segue à percussão do tendão de inserção é conhecida como reflexo tricipital. O centro desse reflexo está no sexto e sétimo segmentos cervicais da medula espinhal.

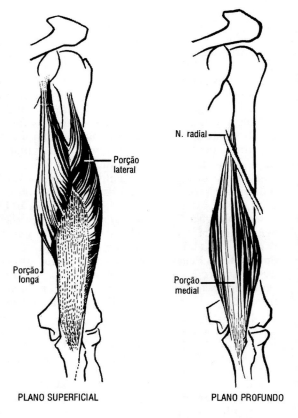

Fig. 14.2 *Os planos superficial e profundo do tríceps.*

NERVOS DO BRAÇO

Os músculos anteriores do braço são inervados pelo nervo musculocutâneo, o tríceps pelo nervo radial. Os três principais nervos para o antebraço e a mão (mediano, ulnar e radial) originam-se na axila dos fascículos do plexo braquial, acompanham a artéria axilar e a parte mais superior da artéria braquial e descem no braço. Os nervos mediano e ulnar passam diretamente ao antebraço, mas o radial emite ramos musculares e cutâneos no braço.

Nervo musculocutâneo. O nervo musculocutâneo (Cap. 13 e Fig. 64.4) é um ramo do fascículo lateral. Comunica-se freqüentemente com o nervo mediano, no braço, e pode originar-se dele. Quando se origina na axila, em geral perfura o coracobraquial. **Desce, então, entre o bíceps, superficialmente, e o braquial, profundamente, e atinge a face lateral do braço. Inerva o coracobraquial, o bíceps e o braquial e a juntura do cotovelo e, raramente, o braquiorradial.**[4] Finalmente, converte-se no *nervo cutâneo lateral do antebraço,* que atravessa a fáscia bem lateralmente ao tendão do bíceps, acima do cotovelo.[5] Divide-se em ramos anterior e posterior, dos quais um ou ambos passam posteriormente a veia cefálica (Fig. 14.4), inervando a pele da metade lateral do antebraço até o punho. Cada ramo pode inervar uma área variável da cútis no dorso da mão.

Nervo mediano. O nervo mediano (Cap. 13; Fig. 64.4) é formado no contorno lateral da artéria axilar por raízes derivadas dos fascículos lateral e medial do plexo braquial. Continua no lado lateral da artéria braquial. **Mais ou menos na metade do braço, o nervo mediano cruza gradualmente a artéria braquial pela frente, mas algumas vezes por trás, e, a seguir, desce junto ao contorno medial desse vaso. Na fossa cubital acha-se atrás da veia mediana do cotovelo, coberto pela aponeurose bicipital, e dá um ramo para a juntura do cotovelo. Penetra então no antebraço, entre as duas porções do pronador redondo.** Emite seus ramos no antebraço e na mão. Sua anatomia de superfície é semelhante à da artéria braquial.

Nervo ulnar. O nervo ulnar (Cap. 13 e Fig. 64.5), ramo do fascículo medial do plexo braquial, desce medialmente à artéria axilar e continua no contorno medial da artéria braquial. **Na metade do braço atravessa o septo intermuscular medial e desce com a artéria colateral ulnar superior e o nervo colateral ulnar, atingindo a parte posterior do epicôndilo medial,[6] onde freqüentemente dá um pequeno ramo para a juntura do cotovelo e onde pode apresentar uma expansão de tecido conjuntivo.[7] Penetra, a seguir, no antebraço entre as duas porções do flexor ulnar do carpo.**

Nervo radial. O nervo radial (Cap. 13 e Fig. 64.3), ramo do fascículo posterior, desce por trás da artéria axilar. Continua por trás da artéria braquial, porém muito cedo dirige-se posteriormente com a artéria profunda do braço. **O nervo radial curva-se ao redor do úmero, coberto pela porção lateral do tríceps. Inicialmente, encontra-se junto à porção medial do tríceps;[8] mais distalmente ocupa o sulco para o nervo radial. A pequena distância abaixo da inserção do deltóide, atravessa o septo intermuscular lateral e dirige-se anteriormente para a fossa cubital, onde se situa profundamente no sulco entre o braquial, medialmente, e o braquiorradial, lateralmente. Ao nível ou abaixo do epicôndilo lateral, divide-se em ramos superficial e profundo.**

Ramos. O *nervo cutâneo posterior do braço* origina-se na axila, cruza o tendão do grande dorsal, e inerva a cútis do dorso do braço, aproximadamente até o nível do olécrano.

Vários *ramos musculares* são dados às três porções do tríceps. Um dos ramos para a porção medial acompanha o nervo ulnar em uma parte do percurso, sendo chamado nervo colateral ulnar. Ramos são dados também para o anconeu e juntura do cotovelo.

O *nervo cutâneo lateral inferior do braço* origina-se, em geral, diretamente do nervo radial.[9] Inerva a parte lateral da parte inferior do braço.

O *nervo cutâneo posterior do antebraço* origina-se no sulco, perfura a porção lateral do tríceps e inerva a pele do dorso do antebraço até o punho.

Ramos musculares são dados ao braquial, braquiorradial, extensor radial longo do carpo e, comumente, ao extensor radial curto do carpo. Um ou mais ramos são dados à juntura do cotovelo.

O *ramo profundo do nervo radial* nasce acima ou abaixo do epicôndilo lateral. Ele se curva lateralmente, em torno do rádio, entre as camadas superficial e profunda do supinador, e se continua como o nervo interósseo posterior que inerva os músculos do dorso do antebraço (Cap. 15).

O *ramo superficial do nervo radial*, continuação direta do nervo radial no antebraço, é descrito no Cap. 15.

ARTÉRIAS DO BRAÇO

Artéria braquial. A artéria braquial (Fig. 64.1) é a continuação da axilar a partir da borda inferior do redondo maior, isto é, do limite distal da parede posterior da axila. Sua porção mais superior tem as mesmas relações nervosas da parte terminal da artéria axilar. O nervo mediano situa-se lateralmente, o nervo radial, posteriormente, e os nervos ulnar e cutâneo medial do antebraço, medialmente. O nervo cutâneo medial do braço está separado pela veia basílica ou pela axilar. O nervo axilar deixa a axila através do espaço quadrangular e não mantém relação com a artéria braquial.

A artéria braquial situa-se superficialmente no contorno medial do braço. Sua parte superior está medialmente ao úmero, mas a parte inferior está na frente deste osso. A artéria, portanto, pode ser comprimida lateralmente contra o úmero, em cima, e posteriormente, embaixo. Atrás, ela se encontra, sucessivamente, sobre o tríceps e o braquial. O bíceps e o coracobraquial estão lateralmente à artéria e parcialmente a recobrem em cima, onde suas pulsações podem ser sentidas. Esse vaso é usado para a esfigmomanometria. No meio do braço, mais ou menos, o nervo mediano gradativamente cruza a frente (ocasionalmente, o dorso) da artéria, vindo do contorno lateral para o medial.

No cotovelo, a artéria braquial está situada no centro da fossa cubital (v. adiante). Aqui, o tendão do bíceps está lateralmente a ela, e o nervo mediano, medialmente; ela é cruzada pela apcneurose bicipital, que a separa da veia mediana do cotovelo. Exatamente abaixo da juntura do cotovelo, defronte ao colo do rádio, a artéria braquial divide-se nas artérias radial e ulnar para irrigar o antebraço e a mão. A anatomia de superfície da artéria braquial está descrita no Cap. 17.

Além das veias braquiais, a artéria braquial está acompanhada na metade do braço pela veia basílica, que perfura a fáscia nesse nível e continua para cima a fim de se unir às veias satélites e tornar-se a veia axilar.

Variações da artéria braquial e seus ramos são comuns.[10] Ei-las em ordem de freqüência: (1) bifurcação alta da artéria braquial, (2) artéria mediana persistente (Cap. 15) e (3) artéria ulnar superficial. A origem alta de uma artéria do antebraço freqüentemente se associa a um curso mais superficial do que o comum para o vaso relacionado. Tal vaso é suscetível de ser lesado durante injeções endovenosas na fossa cubital. Vasos aberrantes podem ligar as artérias axilar ou braquial com uma das artérias do antebraço, geralmente a radial. Algumas vezes a porção distal da artéria braquial encontra-se mais medialmente e, com o nervo mediano, pode passar por trás de um processo supracondilar do úmero (Cap. 11).

Ramos. Além dos *ramos musculares* e de um *ramo nutrício* para o úmero,[11] a artéria braquial tem os seguintes ramos nomeados:

1. A artéria *profunda do braço*, que se origina do contorno posterior da braquial perto da sua origem, algumas vezes da artéria subescapular e terceira porção da axilar e, não raro, em comum com a artéria colateral ulnar superior ou com a circunflexa posterior do úmero.[12] Desce cruzando a face posterior do úmero com o nervo radial, no sulco deste. Emite um *ramo deltóideo* para cima. Na face lateral do braço, divide-se em uma *artéria colateral radial*, que avança com o nervo radial, e uma *artéria colateral média*, que atinge a face posterior do epicôndilo lateral.

2. A *artéria colateral ulnar superior*, que nasce próximo ao meio do braço e acompanha o nervo ulnar à face posterior do epicôndilo medial.

3. A *artéria colateral ulnar inferior*, que nasce a pequena distância acima do cotovelo e, passando por trás do nervo mediano, divide-se em ramos que alcançam as faces anterior e posterior do epicôndilo medial.

Circulação colateral. A anastomose em torno da juntura do cotovelo é formada pelas artérias a seguir citadas. Anteriormente ao epicôndilo lateral, a artéria colateral radial une-se com a artéria recorrente radial, que é um ramo da radial. Por trás do epicôndilo lateral, a artéria colateral média une-se com a artéria recorrente interóssea (derivada, em última análise, da ulnar). Na face anterior do epicôndilo medial, um ramo anterior da artéria colateral ulnar inferior une-se à artéria recorrente ulnar anterior (oriunda da ulnar). Por trás do epicôndilo medial, a artéria colateral ulnar superior, juntamente com um ramo posterior da colateral ulnar inferior, une-se à artéria recorrente ulnar posterior (oriunda da ulnar). Há também conexões transversas — por exemplo, entre os ramos posteriores da profunda do braço e a artéria colateral ulnar inferior. Qualquer um destes vasos pode ser pequeno ou estar ausente, e nesse caso é compensado por outros ramos que contribuem para a rede.

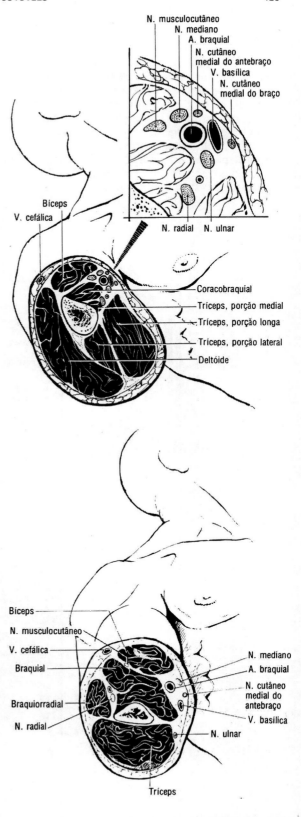

Fig. 14.3 Secções horizontais através das partes superior e inferior do braço.

RELAÇÕES NO BRAÇO

Algumas relações no meio do braço (isto é, pouco abaixo do nível superior na Fig. 14.3) podem ser agora resumidas. Nesse nível, o deltóide está inserido lateralmente e o coracobraquial, medialmente. Anteriormente ao coracobraquial, o nervo cutâneo medial do antebraço emerge através da fáscia. A veia basílica comumente atravessa a fáscia neste ponto, para subir com a artéria braquial, que é cruzada pelo nervo mediano. Mais profundamente, o nervo ulnar e a artéria colateral ulnar superior passam para trás, através do septo intermuscular medial. A pequena distância abaixo da metade do braço, o nervo radial e a artéria colateral radial vêm para a frente, através do septo intermuscular lateral, a fim de alcançar a parte anterior do braço.

Fossa cubital. A fossa cubital é um espaço em forma de V na parte anterior do cotovelo (Fig. 14.4). As pernas do V são formadas por dois músculos do antebraço — o braquiorradial lateralmente, e o pronador redondo medialmente. Estes músculos originam-se das saliências supracondilares la-

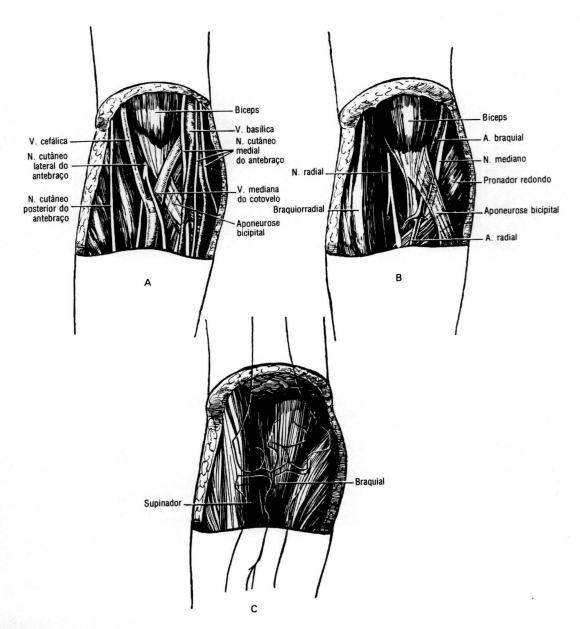

Fig. 14.4 A fossa cubital. A, nervos e veias superficiais. B, conteúdo da fossa cubital. C, assoalho da fossa.

teral e medial, respectivamente, e se aproximam um do outro quando descem para se inserir no rádio. O limite superior da fossa é uma linha horizontal imaginária entre os epicôndilos do úmero. O assoalho da fossa é formado pelo braquial e pelo supinador.

O conteúdo da fossa cubital inclui, látero-medialmente, o tendão do bíceps, a artéria braquial e o nervo mediano. A artéria braquial divide-se geralmente no ápice da fossa em seus ramos terminais, as artérias radial e ulnar. O nervo mediano está a meio caminho entre o tendão do bíceps e o epicôndilo medial. A fossa também contém o nervo radial, profundamente colocado no sulco entre o braquiorradial e o braquial. Na frente, e acima ou abaixo do epicôndilo lateral, divide-se em ramo profundo, o qual perfura o supinador, e seu ramo superficial, que se continua no antebraço coberto pelo braquiorradial.

A fáscia que cobre toda a fossa cubital está relacionada superficialmente com a veia cefálica, o nervo cutâneo lateral do antebraço, a veia basílica e o nervo cutâneo medial do antebraço. Esse teto fascial está reforçado pela aponeurose bicipital, a qual se estende do bíceps, para baixo e medialmente, até a fáscia antebraquial e daí à ulna. A aponeurose cobre a artéria braquial e o nervo mediano, sendo cruzada, quase em ângulo reto, pela veia mediana do cotovelo que une a veia cefálica à basílica. **A veia mediana do cotovelo é freqüentemente usada para injeções endovenosas e transfusões de sangue. Sua estreita relação com a artéria braquial e o nervo mediano deve ser sempre lembrada.**

JUNTURAS DO BRAÇO

Juntura do cotovelo. **Esta juntura em dobradiça é um gínglimo formado entre o úmero e os ossos do antebraço, sendo aproximadamente indicada por uma linha horizontal cerca de 2 a 3 cm abaixo do epicôndilo** (Figs. 14.5 a 14.7; v. também Figs. 11.18 e 11.19). Pode-se subdividi-la em *junturas umerorradial* e *umeroulnar*. As junturas do cotovelo e radioulnar proximal compartilham de uma cavidade comum e de certos ligamentos, mas serão descritas separadamente.

A superfície articular do úmero é coberta por cartilagem hialina (exceto a superfície medial da tróclea). A cartilagem da incisura troclear da ulna está interrompida por tecido fibroso disposto transversalmente sobre o fundo da incisura. A cabeça do rádio é coberta por cartilagem hialina, que se estende à circunferência da cabeça e, desse modo, penetra na juntura radioulnar proximal. A parte posterior da cápsula (ligamento posterior) é delgada, podendo ser medialmente deficiente. A parte anterior (ligamento anterior) dispõe-se irregularmente; algumas das fibras mais profundas do braquial estão inseridas no ligamento anterior.

O *ligamento colateral radial* é uma forte fita que se abre como um leque a partir do epicôndilo lateral para unir-se com o ligamento anular. Ele envia fibras, anterior e posteriormente, ao processo coronóide e ao olécrano, respectivamente. As origens dos extensores superficiais do antebraço e do supinador estão fundidas com o ligamento colateral radial.

O *ligamento colateral ulnar* está fixado acima ao

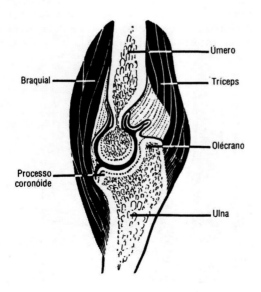

Fig. 14.5 Diagrama de uma secção sagital através da parte umeroulnar da juntura do cotovelo. A cavidade articular está exagerada.

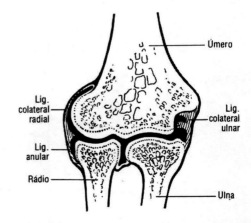

Fig. 14.6 Secção frontal através da juntura do cotovelo. A cavidade articular está exagerada.

epicôndilo medial, principalmente à sua face inferior. Algumas fibras formam uma forte fita dirigida anteriormente para o tubérculo medial do processo coronóide. Fibras posteriores curtas estendem-se do epicôndilo medial ao olécrano, formando uma concavidade para o nervo ulnar.

A membrana sinovial do cotovelo é contínua com a da juntura radioulnar proximal. Coxins de gordura estão comumente presentes.

Inervação. A juntura é inervada pelos nervos musculocutâneo, mediano, radial e ulnar.[13]

***Juntura radioulnar proximal.* A cabeça do rádio ajusta-se à incisura radial da ulna e forma uma juntura trocóide.** É circundada por um forte *ligamento anular,* densamente fibroso, fixado às margens anterior e posterior da incisura. Esse ligamento está fundido em cima com a cápsula da juntura do cotovelo e o ligamento colateral radial, mas está frouxamente fixado ao colo do rádio, embaixo.[14]

A membrana sinovial reflete-se embaixo, entre o rádio e a ulna, para formar uma bolsa sustentada por uma fraca fita, o *ligamento quadrado,* que ajuda a estabilizar a juntura radioulnar proximal.[15]

Inervação. Principalmente os nervos radial, musculocutâneo e mediano.

***Movimentos nas junturas do cotovelo e radioulnar proximal.*[16] A juntura do cotovelo é um gínglimo e a movimentação voluntária está limitada a flexão e extensão.** Não atua, entretanto, precisamente como uma dobradiça. As curvaturas das superfícies articulares, particularmente a curvatura da parte medial da tróclea, são tais que, durante a extensão, o ângulo que o antebraço supinado faz com o braço (*carrying angle,* "ângulo de carregar") torna-se evidente. O grau de curvatura da tróclea varia de diante para trás. Isto modifica o ângulo que a ulna com o úmero e, como conseqüência, a extremidade inferior da ulna se move lateralmente durante a extensão e medialmente durante a flexão. O ângulo de carregar desaparece quando o antebraço está fletido.

Os movimentos na juntura do cotovelo são de flexão e extensão, e entre o rádio e a ulna, de supinação e pronação. A flexão é controlada por fibras oriundas do quinto e sexto segmentos cervicais da medula espinhal; a pronação e supinação, por fibras oriundas do sexto; e a extensão, por fibras oriundas do sétimo e oitavo.

O termo supinação é empregado para a posição do antebraço e da mão quando a palma é voltada para a frente, como na posição anatômica. O termo pronação é empregado quando a palma é voltada para trás. Estes termos são usados também para os movimentos que conduzem a essas posições. A pronação pode ser definida, mais ou menos, como rotação medial em torno de um eixo longitudinal, e a supinação como a rotação lateral, mas ambos os movimentos são consideravelmente mais complexos. O eixo do movimento é representado por uma linha traçada do centro da cabeça do rádio à extremidade inferior da ulna. Por isso, durante a pronação ou a supinação, a extremidade superior do rádio gira simplesmente dentro do ligamento anular. Sua extremidade inferior, porém, descreve um arco, de tal modo que, na pronação, move-se para a frente e medialmente, levando a mão com ela. Os eixos do rádio e da ulna, por esse motivo, se entrecruzam. A menos que o cotovelo esteja fixado, a rotação do úmero acompanha a rotação do antebraço. A ulna não permanece fixa. Sua extremidade inferior move-se para trás e lateralmente du-

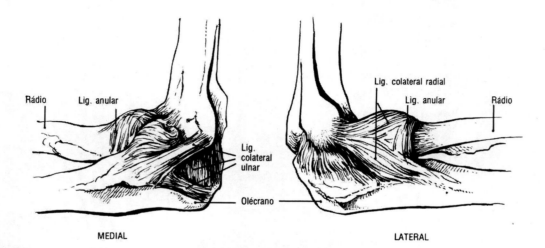

Fig. 14.7 Ligamentos da juntura do cotovelo direito.

rante a supinação. Diz-se que a supinação é o mais forte dos dois movimentos (as espirais dos parafusos estão dispostas de modo a se tirar vantagem deste fato), mas esse não é invariavelmente o caso.[17]

Músculos. Os flexores do antebraço,[18] em ordem decrescente de força, são o braquial, o bíceps e o braquiorradial. O pronador redondo também é um flexor quando encontra resistência. O extensor é o tríceps, particularmente a porção medial (Cap. 14). O principal pronador é o pronador quadrado, auxiliado pelo pronador redondo durante o movimento rápido ou contra resistência.[19] O principal supinador é o supinador, auxiliado pelo bíceps durante o movimento rápido ou contra resistência.[20]

O bíceps é um supinador e flexor do antebraço supinado. O pronador redondo é um flexor e pronador. Se o bíceps e o pronador redondo estão ativos durante a flexão, seus efeitos de rotação se compensam reciprocamente. Os vários músculos podem combinar-se de tal sorte que o antebraço é fletido a partir de qualquer posição sem ser rodado. O bíceps e o tríceps são geralmente antagonistas, mas podem agir conjuntamente, como, por exemplo, quando a supinação e a extensão são combinadas. Quando ocorre supinação ou pronação contra resistência, o tríceps age para prevenir a flexão ao nível da juntura do cotovelo.

REFERÊNCIAS

1. H. W. Greig, B. J. Anson, and J. M. Budinger, Quart. Bull. Northw. Univ. med. Sch., 26:241, 1952. See also H. Ferner, Z. Anat. EntwGesch., 108:567, 1938.
2. E. D. Congdon and H. S. Fish, Anat. Rec., 116:395, 1953. S. Kader, Arch. Anat., Strasbourg, 40:157, 1957.
3. M. C. Ip and K. S. F. Chang, Anat. Rec., 162:363, 1968.
4. R. Bauer, Anat. Anz., 128:108, 1971.
5. I. A. Olson, J. Anat., Lond., 105:381, 1969.
6. D. B. Apfelberg and S. J. Larson, Plast. reconstr. Surg. (Balt.), 51:76, 1973.
7. K. S. F. Chang et al., Anat. Rec., 145:149, 1963.
8. R. O. Whitson, J. Bone Jt Surg., 36A:85, 1964.
9. E. A. Linell, J. Anat., Lond., 55:79, 1921. T. Kasai, Amer. J. Anat., 112:305, 1963.
10. C. F. De Garis and W. B. Swartley, Amer. J. Anat., 41:353, 1928. C. M. Charles et al., Anat. Rec., 50:299, 1931. L. J. McCormack, E. W. Cauldwell, and B. J. Anson, Surg. Gynec. Obstet., 96:43, 1953. H. T. Weathersby, Sth. med. J., Nashville, 49:46, 1956. J. H. Keen, Amer. J. Anat., 108:245, 1961.
11. P. G. Laing, J. Bone Jt Surg., 38A:1105, 1956.
12. C. M. Charles et al., Anat. Rec., 50:299, 1931.
13. E. Gardner, Anat. Rec., 102:161, 1948. E. B. Kaplan, J. Bone Jt Surg., 41A:147, 1959.
14. B. F. Martin, J. Anat., Lond., 91:584, 1957.
15. M. Spinner and E. B. Kaplan, Acta orthopaed. scand., 41:632, 1970.
16. K.-H. Knese, Z. Anat. EntwGeschr., 115:162, 1950.
17. H. D. Darcus, J. Anat., Lond., 85:55, 1951. N. Salter and H. D. Darcus, J. Anat., Lond., 86:197, 1952.
18. J. V. Basmajian and A. Latif, J. Bone Jt Surg., 39A:1106, 1957. O. DeSousa et al., Anat. Rec., 139:125, 1961. J. E. Pauly, J. L. Rushing, and L. E. Scheving, Anat. Rec., 159:47, 1967. See also J. V. Basmajian, cited on p. 30.
19. J. V. Basmajian and A. Travill, Anat. Rec., 139:45, 1961.
20. A. Travill and J. V. Basmajian, Anat. Rec., 139:557, 1961.

15 O ANTEBRAÇO

Os músculos do antebraço são constituídos por um grupo anterior e outro posterior. Os do grupo anterior são os flexores do punho e dos dedos e os pronadores. Os do grupo posterior são os extensores do punho e dos dedos e o supinador.

A disposição dos músculos e nervos do antebraço é apresentada na Fig. 15.1. As bainhas sinoviais de cada músculo são ilustradas neste e no Cap. 16.

A fáscia do antebraço, denominada *fáscia antebraquial*, forma uma bainha para estes músculos e contribui para suas origens. Fixa-se na parte posterior do olécrano e na borda posterior da ulna. Recebe expansões tendíneas do tríceps e do bíceps e forma, no dorso da extremidade distal do antebraço, o retináculo dos extensores (v. adiante).

MÚSCULOS DA REGIÃO ANTERIOR DO ANTEBRAÇO

Os músculos da região anterior do antebraço podem ser divididos em cinco músculos superficiais e três profundos. Um dos músculos superficiais (flexor superficial do dedo) situa-se mais profundamente, e algumas vezes considera-se que forma uma camada média. O grupo superficial origina-se, em sua maior parte, da face anterior do epicôndilo medial do úmero por um tendão comum e da fáscia adjacente, sendo inervado principalmente pelo nervo mediano. O grupo profundo é inervado principalmente pelo nervo interósseo anterior, ramo do mediano. Os músculos de ambos os grupos que não são inervados pelo mediano o são pelo ulnar. A Fig. 15.2 mostra a disposição dos tendões desses músculos na parte inferior do antebraço.

Grupo superficial

Pronador redondo. O pronador redondo origina-se da crista supracondilar medial e do epicôndilo medial do úmero. Freqüentemente, uma segunda porção, mais profunda (em geral um feixe delgado), origina-se do processo coronóide da ulna. O músculo dirige-se lateralmente e para baixo, indo inserir-se na área rugosa existente no meio da face lateral do rádio.

Inervação e ação. É inervado pelo nervo mediano, que comumente passa entre as duas porções.[1] O músculo é pronador e flexor do antebraço.

Flexor radial do carpo. O flexor radial do carpo origina-se pelo tendão comum no epicôndilo medial. Insere-se principalmente na face anterior das bases do segundo e terceiro metacárpicos.

Inervação e ação. É inervado pelo nervo mediano. Flete a mão e participa, com os extensores radiais, da sua abdução. Juntamente com o flexor ulnar do carpo atua como sinergista, fixando o punho durante a extensão dos dedos.

Palmar longo. O palmar longo origina-se pelo tendão comum do epicôndilo medial. Seu longo tendão insere-se na face anterior do retináculo dos flexores e no ápice da aponeurose palmar. O músculo palmar longo muitas vezes está ausente. Sua incidência relaciona-se ao lado do corpo, ao sexo e ao grupo racial.[2]

Inervação e ação. É inervado pelo nervo mediano. Acredita-se que sirva para manter tensa a aponeurose palmar nos movimentos da mão, particularmente do polegar.

Flexor ulnar do carpo. O flexor ulnar do carpo origina-se pelo tendão comum do epicôndilo medial, mas tem uma segunda porção

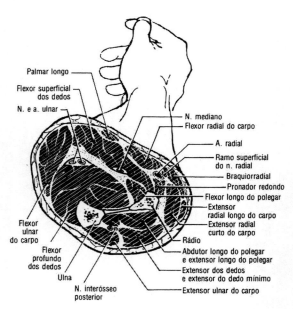

Fig. 15.1 Diagrama de uma secção horizontal através do meio do antebraço. Note-se que a artéria e o nervo ulnares estão juntos ao flexor profundo dos dedos, enquanto o nervo mediano desce junto à superfície profunda do superficial.

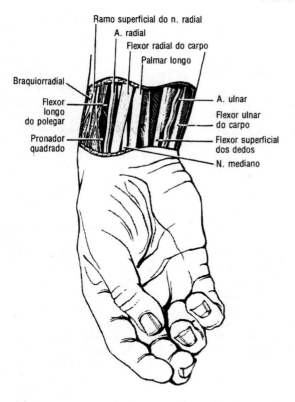

Fig. 15.2 *Estrutura da parte inferior da região anterior do antebraço. O flexor longo do polegar é ainda muscular neste nível. A artéria radial passa da sua superfície anterior para a do pronador quadrado. O flexor radial do carpo é tendíneo, enquanto o flexor ulnar do carpo é parte muscular. Este cobre o nervo ulnar. O nervo mediano é bem superficial no intervalo entre o palmar longo e o flexor radial do carpo. Se o palmar longo estiver ausente, o nervo fica ainda mais exposto.*

originando-se do olécrano e da borda posterior do corpo da ulna. Insere-se no pisiforme e, por meio dos ligamentos piso-hamático e pisometacárpico, no hâmulo do hamato e na base do quinto metacárpico. Seu tendão serve de guia para o nervo e artéria ulnar que caminham lateralmente a ele.

Inervação e ação. É inervado pelo nervo ulnar, que passa entre as duas porções do músculo. É flexor da mão e se associa ao extensor ulnar do carpo para fazer sua adução. Age como sinergista, fixando o pisiforme durante a abdução do quinto dedo pelo abdutor do dedo mínimo. As fibras dos dois são freqüentemente contínuas. Também atua sinergicamente com o flexor radial do carpo na fixação do punho durante a extensão dos dedos e, juntamente com o extensor ulnar do carpo, fixa a mão durante a extensão e abdução do polegar.

Flexor superficial dos dedos. O flexor superficial dos dedos está mais profundamente situado do que o flexor ulnar do carpo. Uma porção espessa e forte tem origem pelo tendão comum no epicôndilo medial do úmero. Uma segunda porção de origem, geralmente delgada e fraca, nasce da parte superior da borda anterior do rádio. As duas porções são unidas por uma ponte fibrosa que passa sobre o nervo mediano e a artéria ulnar. A massa muscular conjunta divide-se a seguir em uma camada superficial e outra profunda. A superficial forma dois tendões, um para o terceiro e outro para o quarto dedo. A camada profunda também forma dois tendões, um para o segundo e outro para o quinto dedo. A massa muscular profunda tem, muitas vezes, um tendão intermediário arredondado. Os quatro tendões digitais passam através do canal cárpico, envolvidos por uma bainha sinovial comum com os tendões do flexor profundo. Sob a aponeurose palmar os tendões divergem e cada qual se dirige profundamente à bainha fibrosa do respectivo dedo. Na altura da falange proximal, cada tendão se divide em duas fitas que abraçam um tendão do flexor profundo. Depois de inverter suas faces, elas se reúnem atrás daquele tendão e, a seguir, separam-se e vão se inserir nas margens da superfície anterior da falange média.

Em cada dedo, um tendão superficial é envolvido na mesma bainha sinovial digital do tendão profundo que o acompanha. Ambos os tendões se fixam às falanges e junturas interfalângicas por fibras fibrosas vascularizadas, denominadas *vínculos,* que, encobertas por pregas da bainha sinovial, funcionam como mesotendão e conduzem sangue para nutrir os tendões.[3]

Inervação e ação. A inervação provém do nervo mediano. O músculo flete a falange média sobre a proximal.

Grupo profundo

Flexor profundo dos dedos.[4] O flexor profundo dos dedos tem uma origem extensa da maior parte da superfície anterior da ulna e porção adjacente da superfície medial e processo coronóide. Origina-se também da borda posterior da ulna e da face anterior da membrana interóssea. Atravessa o canal cárpico e, juntamente com o flexor superficial, é envolvido por uma bainha sinovial comum. Divide-se em quatro tendões, um para cada um dos quatro dedos mediais. Cada tendão se situa profundamente à bainha fibrosa do dedo respectivo, atrás do tendão superficial correspondente, envolvido pela mesma bainha sinovial digital. Na altura da falange proximal, cada tendão profundo é abraçado pelas divisões do tendão superficial e vai inserir-se na face anterior da base da falange distal. Cada tendão do flexor profundo tem vínculos semelhantes aos do flexor superficial.

Na palma, cada tendão do flexor profundo origina um músculo lumbrical.

Inervação e ação. A parte lateral do flexor profundo dos dedos é suprida pelo nervo interósseo anterior (ramo do mediano), a parte medial pelo nervo ulnar. Flete as falanges distais sobre as médias, mas esse movimento é geralmente acompanhado pela flexão das falanges médias pelo flexor superficial dos dedos.

Flexor longo do polegar. O flexor longo do polegar origina-se na maior parte da superfície anterior do rádio e da porção adjacente da membrana interóssea. Em geral tem também uma origem no epicôndilo medial e, muitas vezes, no processo coronóide.[5] O tendão de inserção passa através do canal cárpico, atrás do retináculo dos flexores, envolvido por uma bainha sinovial especial. Estende-se profundamente ao longo da parte medial da eminência tenar entre os dois sesamóides do polegar, coberto pela bainha fibrosa, e insere-se na face palmar da base da falange distal do polegar.

Inervação e ação. É suprido pelo nervo interósseo anterior. Flete a falange distal do polegar.

Pronador quadrado. O pronador quadrado origina-se da superfície anterior e borda da parte distal da ulna, ao longo da crista do pronador. Passa lateralmente e vai inserir-se na face e borda anteriores do terço inferior do rádio.

Inervação e ação. A inervação provém do nervo interósseo anterior. É pronador do antebraço.

MÚSCULOS DA REGIÃO POSTERIOR DO ANTEBRAÇO

Os músculos da região posterior do antebraço são os extensores do punho e dos dedos. Podem ser divididos em sete músculos superficiais e cinco profundos. A maior parte do grupo superficial origina-se da face posterior do epicôndilo lateral do úmero por um tendão comum. Os músculos são inervados pelo nervo radial ou por seu ramo profundo (ou pelo nervo interósseo posterior).

Grupo superficial

Braquiorradial. O braquiorradial origina-se da parte superior da crista supracondilar lateral do úmero e insere-se na face lateral do rádio, logo acima do processo estilóide.

Inervação e ação. É inervado pelo nervo radial. Flete o antebraço.

Extensor radial longo do carpo, extensor radial curto do carpo. Estes músculos apresentam ações semelhantes. O longo origina-se na parte inferior da crista supracondilar lateral e insere-se na face posterior da base do segundo metacárpico. O extensor curto tem origem no epicôndilo lateral do úmero pelo tendão comum. Insere-se na face posterior da base do segundo e terceiro metacárpicos. Os tendões de ambos os músculos, com sua bainha sinovial, passam profundamente ao retináculo dos extensores.

Inervação e ação. O nervo radial supre o extensor longo. O extensor curto é suprido pelo nervo radial ou pelo seu ramo profundo.[6] Os dois músculos são extensores da mão, geralmente em ação comum com o extensor ulnar do carpo. (Esta extensão é um acompanhamento normal da flexão dos dedos quando se forma um punho.) Por outro lado, os dois extensores radiais são abdutores da mão quando se estendem. A abdução isolada é produzida quando atuam em comum com o flexor radial do carpo. Os extensores radiais e o extensor ulnar do carpo atuam sinergicamente para fixar o punho durante a flexão dos dedos.

Extensor dos dedos. O extensor dos dedos origina-se no epicôndilo lateral pelo tendão comum. Acima do punho divide-se em quatro tendões que passam profundamente ao retináculo dos extensores, envolvidos por uma bainha sinovial com o extensor do índex. No dorso da mão, os tendões divergem mas permanecem unidos por cintas. Normalmente, os tendões para o segundo e terceiro dedo estão unidos por uma cinta transversa. O tendão para o quarto dedo emite uma expansão para o do terceiro. O tendão para o quinto dedo divide-se em dois ramos, um dos quais se junta ao tendão para o quarto dedo, unindo-se o outro à parte lateral do extensor do dedo mínimo.

No dorso de cada dedo há uma bainha fibrosa conhecida como expansão extensora ou aponeurose dorsal; ela contém fibras transversas que formam um capuz. A bainha fibrosa é atravessada pelo tendão do extensor, que, então, trifurca-se numa fita central e duas colaterais. O tendão central, que pode inserir-se na base da falange proximal, vai implantar-se no dorso da base da falange média. Os feixes colaterais fundem-se com expansões derivadas das inserções dos músculos interósseos e lumbricais. Os feixes colaterais reforçados convergem e se unem para inserir-se no dorso da base da falange distal.

A expansão do extensor será descrita adiante, no Cap. 16.

Inervação e ação. É inervado pelo ramo profundo do nervo radial. Estende as falanges proximais sobre os metacárpicos. Sua tendência para hiperestender essas junturas é compensada pelos flexores das mesmas, a saber, os lumbricais e interósseos. A ação antagônica desses flexores facilita a ação do extensor dos dedos, que atua como um fraco extensor das falanges média e distal. O extensor dos dedos tende a determinar a divergência dos mesmos e, assim, pode simular a abdução dos dedos produzida pelos músculos interósseos dorsais.

Extensor do dedo mínimo. O extensor do dedo mínimo origina-se pelo tendão comum do epicôndilo lateral. O músculo continua-se por um tendão que passa abaixo dos retináculos dos extensores, envolvido por uma bainha sinovial. O tendão divide-se a seguir em dois feixes, o mais lateral deles unindo-se ao tendão do extensor dos dedos. Ambos são inseridos na aponeurose extensora do dedo mínimo.

Inervação e ação. O músculo é inervado pelo ramo profundo do nervo radial. Estende a falange proximal do dedo mínimo.

Extensor ulnar do carpo. O extensor ulnar do carpo origina-se pelo tendão comum do epicôndilo lateral e na linha oblíqua e borda posterior da ulna. Insere-se num tubérculo na face medial da base do quinto metacárpico.

Inervação e ação. É inervado pelo ramo profundo do nervo radial. Estende a mão e atua com os extensores radiais. Produz a adução isolada quando o músculo atua em combinação com o flexor ulnar do carpo.

Anconeu. O anconeu origina-se no dorso do epicôndilo lateral do úmero, inserindo-se na face lateral do olécrano e na parte adjacente da face posterior da ulna.

Inervação e ação. É inervado pelo nervo radial. É ativo durante a supinação e pronação, possivelmente como estabilizador da juntura auxiliando o tríceps.[7]

Grupo profundo

Supinador (Fig. 15.3). O supinador é, em grande parte, coberto pelos músculos superficiais. **Conhecer a disposição e as relações do supinador é a chave para o conhecimento da região do cotovelo.**[8] Tem origem no epicôndilo lateral do úmero. Origens adicionais são mostradas na Fig. 15.4. Suas fibras estão agrupadas em duas camadas separadas pelo ramo profundo do nervo radial. As fibras superficiais mais verticais inserem-se numa linha oblíqua do rádio, estendendo-se entre a tuberosidade e a inserção do pronador redondo.

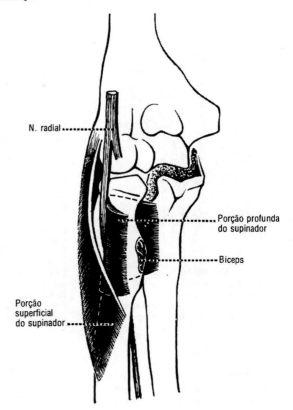

Fig. 15.3 Diagrama esquemático das duas porções do supinador. A porção superficial desce obliquamente; a porção profunda tem um curso horizontal.

A camada profunda origina-se principalmente da fossa e da crista do supinador e da linha oblíqua da ulna. As fibras envolvem o rádio quase completamente e se inserem no terço superior da diáfise. Muitas vezes, existe uma área nua do rádio entre as inserções das porções superficial e profunda. O ramo profundo do nervo radial passa entre as camadas superficial e profunda do supinador; ocasionalmente entra em contato com o osso e junta-se aos vasos interósseos posteriores na extremidade inferior do músculo.

Inervação e ação. É inervado pelo ramo profundo do nervo radial. É supinador do antebraço.

Abdutor longo do polegar. O abdutor longo do polegar origina-se na parte superior da face posterior da membrana interóssea e áreas adjacentes do rádio e da ulna. Insere-se no lado da base do primeiro metacárpico e, usualmente, no trapézio. Freqüentemente emite uma expansão para o abdutor curto do polegar. Tendões ou expansões acessórias amiúde estão presentes.[9] Seu tendão e o do

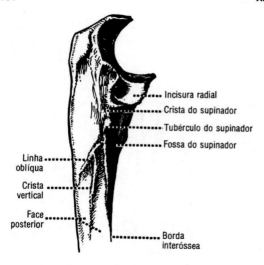

Fig. 15.4 Extremidade superior da ulna. A borda da incisura radial, a fossa e crista do músculo supinador, e a linha oblíqua dão inserção ao supinador, e a linha oblíqua separa-a da inserção do anconeu. Fibras aponeuróticas do extensor ulnar do carpo nascem, também, da linha oblíqua.

extensor curto do polegar cruzam obliquamente os extensores radiais curto e longo do carpo e passam profundamente ao retináculo dos extensores, envolvidos por uma bainha sinovial.

Inervação e ação. É suprido pelo nervo interósseo posterior. Abduz o primeiro metacárpico na juntura carpometacárpica e fixa aquele osso durante os movimentos das falanges.

Extensor curto do polegar. O extensor curto do polegar origina-se da parte distal da face posterior do rádio, abaixo da origem do abdutor longo do polegar, com o qual se relaciona intimamente e, da parte adjacente da membrana interóssea. Insere-se na face posterior da falange proximal do polegar e continua em direção à falange distal, que atinge quase sempre. Une-se ao extensor longo do polegar, formando uma aponeurose dorsal resistente ao nível da falange proximal.

Inervação e ação. É suprido pelo nervo interósseo posterior. Estende o polegar.

Extensor longo do polegar. O extensor longo do polegar origina-se do meio da face posterior da ulna e da parte adjacente da membrana interóssea. Insere-se na face dorsal da base da falange distal do polegar. Seu tendão situa-se numa goteira medial ou na face medial do tubérculo dorsal do rádio. Passa profundamente ao retináculo dos extensores, envolvido numa bainha sinovial, cruzando obliquamente os extensores radiais longo e curto do carpo.

Inervação e ação. É suprido pelo nervo interósseo posterior. É extensor da falange distal do polegar. Admite-se que durante a extensão máxima do polegar ele pode determinar sua adução, graças ao trajeto oblíquo do seu tendão em torno do tubérculo dorsal.

Extensor do índex. O extensor do índex origina-se em uma pequena área da parte distal da face posterior da ulna e da membrana interóssea. Insere-se na expansão extensora do índex.

Tabaqueira anatômica. Quando o polegar é estendido, uma depressão, conhecida como "tabaqueira anatômica", fica facilmente visível entre o tendão do extensor longo do polegar, medialmente, e os tendões do extensor curto e abdutor longo do polegar, lateralmente (Figs. 15.5 e 15.6). O assoalho da depressão é formado pelo escafóide e trapézio, limitando-se proximalmente pelo processo estilóide do rádio. A artéria radial cruza o assoalho. Pode-se sentir os ramos digitais terminais do ramo superficial do nervo radial cruzando o tendão do extensor longo do polegar.

Retináculo dos extensores. É um espessamento da fáscia no dorso da extremidade distal do antebraço. Estende-se da borda anterior do rádio ao processo estilóide da ulna e à face posterior do piramidal. É cruzado pelo ramo superficial do nervo radial e pelo ramo dorsal do nervo ulnar.

Da sua face profunda passam septos que se fixam em cristas do rádio e da ulna, formando seis compartimentos. Cada compartimento tem uma bainha sinovial. Os compartimentos contêm os seguintes tendões, em sentido látero-medial (Fig. 15.7): (1) abdutor longo do polegar e extensor curto do polegar, que podem ocupar compartimentos separados; (2) extensores radiais longo e curto do carpo; (3) extensor longo do polegar; (4) extensor dos dedos e extensor do índex; (5) extensor do dedo mínimo; e (6) extensor ulnar do carpo.

O primeiro grupo dispõe-se lateralmente à extremidade distal do rádio; o segundo na face póstero-lateral; o

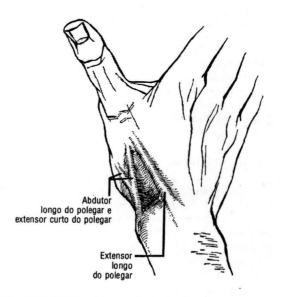

Fig. 15.5 A "tabaqueira anatômica". Note-se como os tendões do abdutor longo do polegar e o extensor curto do polegar divergem distalmente.

O ANTEBRAÇO

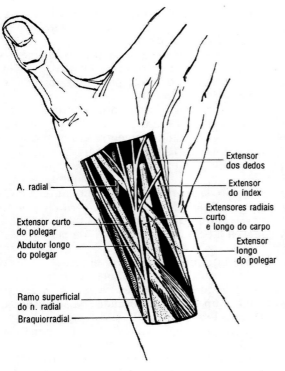

Fig. 15.6 A "tabaqueira anatômica".

terceiro e o quarto, posteriormente; o quinto, posteriormente entre o rádio e a ulna; e o sexto entre a cabeça da ulna e seu processo estilóide.

NERVOS DO ANTEBRAÇO

Nervo mediano (Cap. 13 e Fig. 64.4). O nervo mediano abandona a fossa cubital geralmente passando entre as duas porções do pronador redondo e é separado da artéria ulnar pela porção profunda ou ulnar daquele músculo. Algumas vezes o nervo passa profundamente às duas porções ou pode perfurar a porção superficial ou umeral. No antebraço e na mão está acompanhado pela artéria mediana, ramo da interóssea anterior. **O nervo passa por trás do arco tendíneo que une as duas porções do flexor superficial dos dedos e permanece coberto por esse músculo, aderente à sua face profunda, sobre o flexor profundo dos dedos, até que se aproxima do punho.** Aqui, torna-se mais superficial ao emergir entre o flexor superficial dos dedos e o flexor radial do carpo, sendo parcialmente coberto pelo palmar longo, quando presente. O nervo mediano penetra na mão passando pelo canal cárpico, por trás do retináculo dos flexores e na frente dos tendões flexores. Os

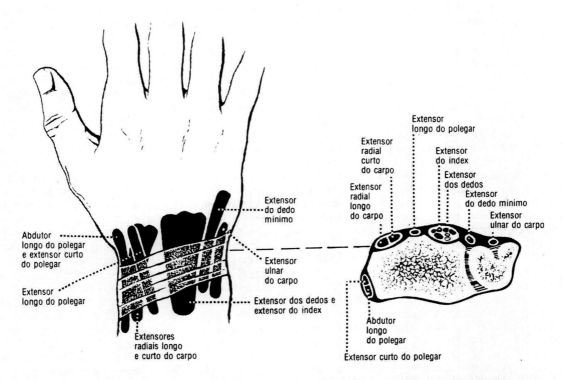

Fig. 15.7 Representação esquemática dos tendões extensores e seus canais osteofibrosos subjacentes ao retináculo dos extensores. A secção horizontal à direita foi feita através das extremidades distais do rádio e da ulna.

nervos mediano e ulnar podem comunicar-se no antebraço, através do flexor profundo dos dedos. A anatomia de superfície do nervo mediano é descrita no Cap. 17.

Ramos. Na fossa cubital, um feixe de ramos *musculares* deixa o nervo mediano pelo seu lado medial. Esses ramos inervam o pronador redondo, o flexor radial do carpo, o palmar longo e o flexor superficial dos dedos.

O *nervo interósseo anterior* tem origem no dorso do nervo mediano, na fossa cubital. Juntamente com a artéria interóssea anterior, desce na frente da membrana interóssea, entre as margens adjacentes do flexor longo do polegar e do flexor profundo dos dedos, inervando a ambos. Passa, então, por trás do pronador quadrado, inerva-o e termina com ramúsculos distribuindo-se ao punho e às junturas intercárpicas. Pode comunicar-se com o nervo ulnar através do flexor profundo dos dedos.

Na parte inferior do antebraço, o nervo mediano dá origem a um *ramo palmar,* inconstante, que inerva uma pequena área da cútis palmar.

Nervo ulnar (Fig. 64.5). O nervo ulnar situa-se na goteira existente no dorso do epicôndilo medial do úmero, onde pode ser sentido e rolado de encontro ao osso, podendo também ser palpado de encontro à face medial do processo coronóide. A origem dos nomes "osso engraçado" ou "osso maluco" tem sido atribuída à sensação provocada por uma leve percussão do nervo ulnar nessa região. **O nervo ulnar penetra no antebraço entre as porções de origem do flexor ulnar do carpo.** Situa-se então sobre o flexor profundo dos dedos, coberto pelo flexor ulnar do carpo. Na união do terço superior com o terço médio do antebraço, a artéria ulnar encontra-o e acompanha-o, lateralmente, para baixo. O nervo ulnar envia ramos para essa artéria. **No segmento distal do antebraço torna-se superficial e então situa-se entre o flexor ulnar do carpo e o flexor superficial dos dedos. O nervo e a artéria ulnar penetram na mão, passando na frente dos retináculos dos flexores, lateralmente ao pisiforme, entre esse osso e o hâmulo do osso hamato.** Eles são cobertos por uma expansão do retináculo dos flexores.

O nervo ulnar pode comunicar-se com o mediano, no antebraço, através do flexor profundo dos dedos. Tal comunicação ocasionalmente conduz importantes fibras de um nervo para o outro. Em raros casos, o nervo mediano pode conduzir todas as fibras dos músculos curtos da mão e ceder a maioria delas ao nervo ulnar, por intermédio de uma comunicação no antebraço. Nessas circunstâncias, a secção do nervo ulnar acima do cotovelo não é acompanhada de paralisia dos músculos curtos da mão.

Ramos. Ramos musculares dirigem-se para os dois músculos entre os quais caminha o nervo ulnar, o flexor profundo dos dedos e o flexor ulnar do carpo.

Na metade do antebraço, o nervo ulnar dá origem a um longo *ramo dorsal,* cutâneo, que desce dorsalmente entre a ulna e o flexor ulnar do carpo, gira posteriormente ao nível do punho,[10] e é distribuído para a mão (Cap. 16).

No segmento inferior do antebraço o nervo ulnar dá origem a um *ramo palmar* variável que cruza o retináculo dos flexores e inerva a pele da parte medial da palma.

Nervo radial (Fig. 64.3). Após perfurar o septo intermuscular lateral no braço, o nervo radial situa-se profundamente entre o braquiorradial e o braquial. Aqui se divide em ramos superficial e profundo, na superfície ou abaixo do epicôndilo lateral.

Ramos. O nervo radial emite numerosos ramos no braço, os quais foram descritos com aquela região. Merecem destaque o *nervo cutâneo posterior do antebraço* (Cap. 14) e *ramos musculares* para o braquiorradial, extensor radial longo do carpo e, muitas vezes, para o curto. Os ramos terminais são o superficial e o profundo.

O ramo superficial ou continuação do nervo radial é cutâneo e articular em sua distribuição. Desce, no antebraço, coberto pelo braquiorradial e se situa, sucessivamente, sobre as inserções do supinador e pronador redondo. Nessa porção do seu trajeto acompanha a artéria radial, que se situa lateralmente, inervando-a. Na porção distal do antebraço curva-se em direção dorsal e torna-se subcutâneo. Inerva a parte lateral do dorso da mão e comunica-se com o nervo cutâneo lateral do antebraço. Tanto este último quanto o nervo cutâneo posterior do antebraço (ramo do radial no braço) podem invadir a distribuição do nervo radial na mão. O nervo radial divide-se, a seguir, em vários *nervos digitais dorsais* que inervam o polegar, o índex e parte do dedo médio.[11] Esses ramos atingem distalmente até a região ungueal no polegar, mas normalmente não passam da falange proximal dos outros dedos. A inervação dorsal é aqui completada, distalmente, pelos nervos digitais do mediano. **A rara oportunidade de identificar nervos cutâneos no vivente é alcançada por um golpe abaixo da unha no tendão estendido do extensor longo do polegar, onde vários ramos podem ser sentidos.**

O ramo profundo do nervo radial é mus-

cular e articular em sua distribuição. Tem origem abaixo do braquiorradial e dirige-se lateralmente em torno do rádio, entre as camadas superficial e profunda do supinador, que inerva. **O ramo profundo freqüentemente faz contato com a área nua do rádio, sendo vulnerável nas fraturas dessa região.** Ao atingir a face posterior do antebraço, situa-se entre os extensores superficial e profundo, fornece ramos para o grupo superficial e é acompanhado pela artéria interóssea posterior. No restante do seu trajeto denomina-se *nervo interósseo posterior*, nome também aplicado a todo o ramo profundo. Na porção distal do antebraço passa junto à membrana interóssea, profundamente ao extensor longo do polegar. Situa-se então, juntamente com a artéria interóssea anterior, na goteira do extensor dos dedos atrás do rádio. Termina no dorso do carpo, numa dilatação de onde se originam ramúsculos que se distribuem ao punho e às junturas intercárpicas.

Em seu trajeto no antebraço, o ramo profundo do radial inerva o supinador (e, muitas vezes, o extensor radial curto do carpo), o extensor dos dedos, o extensor do dedo mínimo e o extensor ulnar do carpo. O nervo interósseo posterior inerva o abdutor longo do polegar, o extensor curto do polegar, o extensor longo do polegar e o extensor do índex.

ARTÉRIAS DO ANTEBRAÇO

Artéria radial (Fig. 64.1). A artéria radial é o menor ramo terminal da artéria braquial. Tem origem na fossa cubital, ao nível do colo do rádio. **Na parte distal do antebraço, a artéria radial é superficial e se encontra na face lateral do tendão do flexor radial do carpo, o qual serve de guia para ela. Suas pulsações podem ser aí percebidas facilmente, dando informações de importância clínica, tais como freqüência, ritmo, compressibilidade e condições da parede arterial.** A artéria radial situa-se, sucessivamente, sobre o tendão do bíceps, supinador, pronador redondo, flexor superficial dos dedos, flexor longo do polegar, pronador quadrado e extremidade inferior do rádio. No terço médio do antebraço, o ramo superficial do nervo radial situa-se lateralmente à artéria. A artéria radial abandona o antebraço dirigindo-se dorsalmente, através do carpo, e seu trajeto posterior é descrito com a mão.

A artéria radial varia e às vezes está ausente. Pode ter origem no braço (v. Cap. 14) ou mesmo na artéria axilar. Ocasionalmente o trajeto é muito superficial em todo o antebraço.

Ramos. A *artéria recorrente radial*[12] passa entre o nervo radial e seu ramo profundo (interósseo) e participa da anastomose em torno da juntura do cotovelo.

Os *ramos palmar superficial* e *cárpico palmar* têm origem no segmento mais inferior do antebraço.

Artéria ulnar (Fig. 64.1). A artéria ulnar é o maior ramo terminal da artéria braquial. Tem origem na fossa cubital, ao nível do colo do rádio. Dirige-se para baixo e medialmente no terço superior do antebraço, depois diretamente para baixo, situando-se sobre o flexor profundo dos dedos. No trecho oblíquo do seu trajeto, é coberto pelos músculos que nascem no epicôndilo medial. O nervo mediano cruza essa porção da artéria ulnar mas dela se acha separado pela porção profunda ou ulnar do músculo pronador redondo, quando essa porção existe. Nos dois terços distais do antebraço o nervo ulnar situa-se medialmente à artéria. No terço médio ambos são cobertos pelo flexor ulnar do carpo; no terço distal, situam-se lateralmente ao seu tendão, sendo superficiais. As pulsações da artéria podem ser sentidas no punho. A artéria ulnar abandona o antebraço, passando na frente do retináculo dos flexores, na face lateral do pisiforme; emite o ramo palmar profundo e continua como arco palmar superficial. Esses ramos são descritos juntamente com a mão. Como a radial, a artéria ulnar tem veias satélites, apresenta variações e pode estar ausente.

Ramos. Além dos ramos para o músculo adjacente, a artéria ulnar emite os seguintes ramos:

1. A *artéria recorrente ulnar* é um pequeno tronco do qual se originam os *ramos anterior e posterior*. Estes ramos, que se podem originar separadamente, dirigem-se para a frente e para trás do epicôndilo medial, respectivamente, onde participam da anastomose em torno da juntura do cotovelo.

2. A *artéria interóssea comum* é um curto tronco que se origina na extremidade inferior da fossa cubital, passa para trás e divide-se em artérias interósseas anterior e posterior.

A *artéria interóssea anterior* desce na frente da membrana interóssea, acompanhada pelo nervo interósseo anterior. Perfura a membrana interóssea e desce para unir-se à rede dorsal do carpo. Emite ramos nutrícios para o rádio e a ulna, envia um ramo por trás do pronador quadrado para a rede cárpica palmar e dá origem à *artéria mediana*, um longo ramo que acompanha o nervo mediano no antebraço e na mão.

A *artéria interóssea posterior* dirige-se para trás, acima da borda superior da membrana interóssea, e desce no dorso do antebraço, entre os grupos musculares superficial e profundo, acompanhada pelo nervo interósseo posterior. Termina anastomosando-se com a artéria interóssea anterior e com a rede dorsal do carpo. Próximo à sua origem, emite uma *artéria recorrente interóssea*, que se dirige para cima, coberta pelo anconeu até a face posterior do epicôndilo lateral.

3. Os *ramos cárpicos palmar* e *dorsal* têm origem no segmento mais inferior do antebraço. Serão descritos juntamente com a mão.

MEMBRANA INTERÓSSEA

A membrana interóssea é uma lâmina fibrosa, delgada, porém resistente, que une as diáfises do rádio e da ulna e dá inserção a vários músculos (v. Figs. 11.25 e 11.26). Suas fibras são dirigidas principalmente para baixo e medialmente, do rádio para a ulna. Distalmente, é perfurada pelos vasos interósseos anteriores, continuando-se pela fáscia da superfície posterior do pronador quadrado. A membrana é suprida pelos nervos interósseos, e numerosos corpúsculos lamelares são encontrados em sua substância.

A *corda oblíqua* é uma delgada estrutura ligamentar que se estende da face lateral da tuberosidade da ulna até imediatamente abaixo da tuberosidade do rádio.[13] Existe um espaço entre a corda oblíqua e a membrana interóssea, através do qual a artéria interóssea posterior passa para a face posterior do antebraço.

REFERÊNCIAS

1. L. E. Beaton and B. J. Anson, Anat. Rec., 75:23, 1939. R. W. Jamieson and B. J. Anson, Quart. Bull. Northw. Univ. med. Sch., 26:34, 1952. See also H. Ferner, Anat. Anz., 84:151, 1937.
2. J. W. Thompson, J. McBatts, and C. H. Danforth, Amer. J. phys. Anthrop., 4:205, 1921. See also A. F. Reimann et al., Anat. Rec., 89:495, 1944; T. S. King and R. O'Rahilly, Acta anat., 10:327, 1950.
3. H. Winter and H.-H. Loetzke, Anat. Anz., 119:337, 1966. E.-M. Ziegler, Anat. Anz., 130:404, 1972.
4. J. L. Wilkinson, J. Anat., Lond., 87:75, 1953. B. F. Martin, J. Anat., Lond., 92:602, 1958.
5. J. Dykes and B. J. Anson, Anat. Rec., 90:83, 1944. V. Mangini, J. Bone Jt Surg., 42A:467, 1960.
6. C. R. Salsbury, Brit. J. Surg., 26:95, 1938.
7. A. A. Travill, Anat. Rec., 144:373, 1962. J. E. Pauly, J. L. Rushing, and L. E. Scheving, Anat. Rec., 159:47, 1967. J. V. Basmajian and W. R. Griffin, J. Bone Jt Surg., 54A:1712, 1972.
8. J. L. Shellshear and N. W. G. Macintosh, *Surveys of Anatomical Fields*, Grahame, Sydney, 1949. See also F. Davies and M. Laird, Anat. Rec., 101:243, 1948.
9. T. Lacey, L. A. Goldstein, and C. E. Tobin, J. Bone Jt Surg., 33A:347, 1951. S. S. Coleman, D. K. McAfee, and B. J. Anson, Quart. Bull. Northw. Univ. med. Sch., 27:117, 1963. M. A. Baba, Anat. Rec., 119:541, 1954.
10. L. Fischer et al., C. R. Ass. Anat. 55:266, 1970.
11. A distribution to all five digits has been recorded. See J. B. Learmonth, J. Anat., Lond., 53:371, 1919
12. C. R. Salsbury, Brit. J. Surg., 26:95, 1938.
13. B. F. Martin, J. Anat, Lond., 92:609, 1958.

16 A MÃO

A mão[1] é a parte do membro superior distal ao antebraço. Seu arcabouço esquelético inclui o carpo ou punho (pulso). Em linguagem leiga, entretanto, o termo "pulso" é usado para a extremidade distal do antebraço, e um relógio de pulso é usado ao nível das extremidades distais do rádio e da ulna.

A importância funcional da mão pode ser avaliada pelo fato de que muitas das suas lesões resultam em incapacidade permanente. Grande parte da eficácia da mão depende do polegar. Os objetos podem facilmente ser agarrados entre o polegar e o dedo index, devido ao movimento especializado de oposição (v. adiante).

As atividades da mão são o movimento livre, preensão, manipulação precisa e beliscão.

A preensão pode ser definida como os potentes movimentos dos dedos e do polegar atuando contra a palma. A preensão transmite força a um objeto e, contrariamente ao movimento livre, é estática e isométrica. A mão ajusta-se ao tamanho e forma de um objeto, podendo ser necessária a rotação, abdução e adução das falanges. Exemplos de preensão: preensão esférica (Fig. 16.21), preensão em gancho, preensão em disco e vários tipos de aperto.

A manipulação precisa envolve a mudança de posição de um objeto que está sendo manuseado, tanto no espaço quanto em torno dos seus próprios eixos, requerendo, portanto, um controle exato das posições do dedo e polegar. A manipulação precisa é dinâmica e isotônica, contrariamente à natureza isométrica da preensão. A maior parte da manipulação precisa envolve duas maneiras básicas de manipular objetos. Uma é a rotação precisa e consiste na atividade do polegar e do dedo que roda um objeto em torno dos seus próprios eixos internos. Um exemplo é o ato de de dar corda num relógio. A outra é a translação precisa, o movimento de um objeto para fora ou em direção à palma (enfiar linha numa agulha e tirar a linha, depois de tê-la enfiado).

Beliscão é a compressão entre o polegar e o dedo índex (Fig. 16.3) ou entre o polegar e os primeiros dois dedos. É primariamente uma atividade estática ou isométrica.

A *posição de repouso* (Fig. 16.1) é aquela assumida pela mão inativa, uma posição devida somente ao tono intrínseco do músculo. Essa é a posição em que a mão deve ser colocada se a imobilização se fizer necessária. Em repouso, a palma da mão é escavada, os dedos são fletidos — o quinto mais, o índex menos. O polegar encontra-se ligeiramente em oposição, e suas superfícies formam aproximadamente ângulos retos com as dos outros dedos. O punho é um pouco dorsifletido. Alguns autores distinguem entre a posição de repouso e a *posição de função*, na qual o punho está ainda mais dorsifletido.

Os dedos são numerados de um a cinco, iniciando-se com o polegar (este deve ser incluído como um dedo.) O primeiro é, pois, conhecido como *polegar*, o segundo dedo é o *índex* (indicador), o terceiro é o *médio*, o quarto é o *anular* e o quinto é o *mínimo*. Em observações clínicas é mais seguro identificar determinado dedo pelo nome do que pelo número.[2] O termo *tenar* é usado como adjetivo relacionado à eminência do polegar, e *hipotenar* é empregado para a eminência do dedo mínimo.

Alguns aspectos gerais da mão devem ser observados. O terceiro dedo projeta-se mais distalmente do que o quarto ou o segundo. (Estes dois podem ser iguais em comprimento.) E os três projetam-se mais do que o dedo mínimo e o polegar. Estas disposições são expressas assim: 3>4>2>5>1 ou 3>2>4>5>1, uma notação conhecida como *fórmula digital*.

A cútis do dorso da mão é delgada e móvel. A pele glabra, mais espessa, da palma da mão está firmemente unida à tela subcutânea por espessas faixas fibrosas, que encerram ou formam lojas de gorduras. Os pêlos amiúde estão presentes nos dorsos das falanges proximais e, invariavelmente, ausentes nas distais. A incidência de pêlos nas falanges médias varia muito, sujeita a evidentes tendências familiares e raciais.[3]

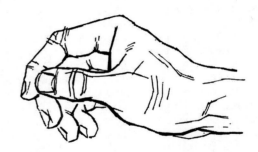

Fig. 16.1 Posição da mão em repouso.

As cristas papilares dispõem-se caracteristicamente na parte palmar das mãos. As cristas são especialmente bem desenvolvidas nas polpas digitais e as impressões digitais são largamente usadas como meio de identificação do indivíduo (Cap. 8). A mão apresenta certo número de linhas de flexão nos sítios de movimento da pele. Aqui a derme está fixada à tela subcutânea. Convém notar que essas linhas não indicam necessariamente os sítios das articulações. Assim, observa-se sulcos bem acentuados correspondendo à metade anterior de uma falange proximal. Duas linhas de flexão bem acentuadas cruzam a palma, dirigindo-se do lado medial da mão para um ou outro lado da base do índex. Da margem lateral da mão, um sulco curvo pode ser acompanhado em torno da base da eminência tenar. Essas linhas indicam os movimentos independentes do índex e do polegar. Os principais sulcos da mão aparecem muito na vida fetal e não são causados pelos movimentos dos dedos. As unhas foram descritas no Cap. 8.

FÁSCIA E BAINHA SINOVIAIS

A tela subcutânea do dorso da mão é frouxa e fina, disposta em duas camadas que se juntam nas margens da mão e nas pregas interdigitais. A tela subcutânea na palma é desenvolvida em coxins fibroadiposos que auxiliam no ato de agarrar.[4]

A fáscia da mão é uma lâmina mais ou menos contínua que mantém os tendões em posição, impede que eles enruguem a pele e provém polias sobre as quais eles agem. A fáscia do dorso da mão é disposta em camadas[5] que revestem os tendões e os músculos interósseos.

A fáscia ventral do antebraço continua-se distalmente na mão. Na frente do carpo ela forma a aponeurose palmar. Sobre os dedos, forma fortes bainhas fibrosas em torno dos tendões.

As pregas interdigitais contêm faixas fibrosas transversas (ligamentos interdigitais ou natatórios) que limitam a flexão de um dedo quando os dedos adjacentes estão distendidos. Algumas das fibras são continuadas distalmente ao longo do lado dos dedos, como os chamados ligamentos cutâneos.[6]

Retináculo flexor. **O retináculo flexor é uma faixa fibrosa transversa que une os tendões flexores dos cinco dedos, com suas bainhas sinoviais e o nervo mediano, no arco do carpo. Assim, converte o arco no canal cárpico** (Fig. 16.2). Ele possui quatro inserções principais. A margem proximal estende-se do (1) tubérculo escafóide ao (2) piramidal e pisiforme,[7] e a margem distal estende-se do (3) tubérculo do trapézio ao (4) hâmulo do hamato. Pelo menos os pontos proximais de inserção podem ser sentidos in vivo e, como a largura próximo-distal do retináculo é de aproximadamente 3 cm, o contorno quadrilátero do retináculo pode ser delineado sobre a mão do vivente. Ele fica distalmente às pregas de flexão na pele do punho.

As fibras retinaculares armam uma ponte sobre o sulco do trapézio e, assim, formam um túnel para o tendão do flexor radial do carpo. A face anterior do retináculo dá inserção ao palmar longo e aos músculos tenares e hipotenares. Esta face é cruzada pelos ramos palmares dos nervos mediano e ulnar e artéria ulnar. Os dois últimos podem ser cruzados por um espessamento fascial, que está inserido no pisiforme e é designado parte superficial do retináculo flexor.

Aponeurose palmar. **A aponeurose palmar é uma forte membrana triangular que cobre os tendões na palma.** Seu vértice é contínuo com o palmar longo (quando presente) e com a fáscia que envolve esse tendão, está fixado na frente do retináculo flexor. Ela pode ser prontamente diferenciada do retináculo somente pela disposição longitudinal de suas fibras e pela sua continuação distal em faixas pré-tendíneas. Nas suas margens lateral e medial, é contínua com a fáscia sobre os músculos tenares e hipotenares, fáscia que se estende profundamente para atingir o primeiro e o quinto ossos metacárpicos, respectivamente. Estas duas expansões fasciais isolam a porção central da palma das eminências tenar e hipotenar.

Distalmente, a aponeurose palmar continua-se como quatro fibras ou fáscias pré-tendíneas, cobrindo os tendões flexores dos quatro dedos mediais. As fáscias são unidas por fibras transversas situadas a pouca distância proximalmente às pregas dos dedos, no plano das fibras natatórias. Elas constituem o *ligamento metatársico transverso superficial*. Cada fibra pré-tendínea está inserida na bainha fibrosa flexora do dedo correspondente. As bainhas fibrosas flexoras são fibras transversas que formam arcos sobre os tendões flexores e suas bainhas sinoviais. Elas estão inseridas nas margens das falanges.

"Espaços" fasciais da palma.[8] Os tendões flexores em suas bainhas sinoviais, juntamente com o nervo mediano (intimamente aplicado à frente da bainha flexora comum), abandonam o canal cárpico e entram no compartimento central da palma. **Este compartimento está limitado na frente pela face profunda da aponeurose palmar, nos lados pela fáscia que cobre os músculos tenares e hipotenares, e atrás por um profundo coxim adiposo que repousa sobre a fáscia interóssea e pela fáscia que cobre a frente do músculo adutor do polegar. Uma infecção não controlada (de uma bainha sinovial, por exemplo) pode romper-se para dentro desses compartimentos e expandir-se proximalmente no antebraço, na frente do músculo pronador quadrado e da sua fáscia.**

A MÃO

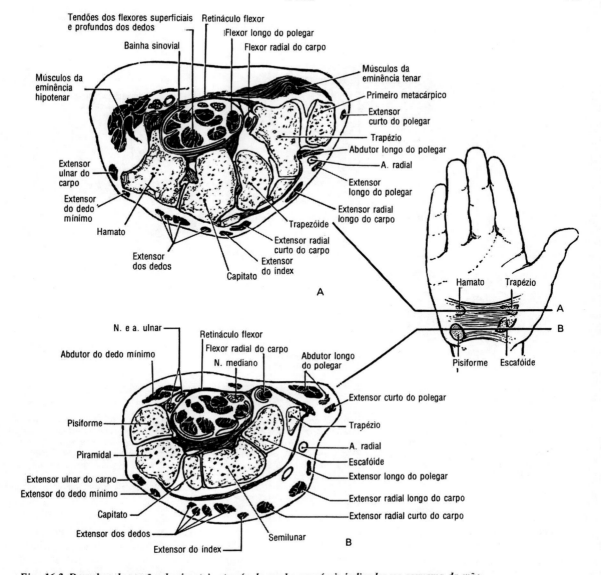

Fig. 16.2 Desenhos de secções horizontais através do punho em níveis indicados no esquema da mão.

O compartimento central da palma é subdividido por septos fibrosos que se estendem da face profunda da aponeurose palmar à fáscia adutora ou à fáscia interóssea anterior (Fig. 16.3). Estes septos encontram-se entre os tendões flexores e os lumbricais, formando canais bem definidos. Proximalmente, iniciam-se no ângulo entre os lumbricais e os tendões flexores profundos. Distalmente, fundem-se com o ligamento metatársico transverso profundo.

O coxim adiposo que se situa entre a fáscia interóssea anterior e as bainhas sinoviais tem, geralmente, vários centímetros de comprimento. Constitui um coxim mole e elástico para as bainhas sinoviais dos flexores e cobre o ramo profundo do nervo ulnar desde a sua penetração no espaço medial até o seu término no adutor do polegar.

Bainhas sinoviais flexoras (Fig. 16.4). Onde os tendões estão mantidos em sua posição pelos retináculos fasciais, são envolvidos por *bainhas sinoviais* que facilitam o deslizamento. **Há três bainhas sinoviais na frente do punho. A bainha do tendão flexor radial do carpo é curta. As outras duas, (1) uma bainha sinovial flexora, envolvendo todos os tendões superficiais e profundos, e (2) uma bainha para o flexor longo do polegar, são importantes para o fácil funcionamento dos tendões e têm significado clínico, devido ao transtorno na função da mão que pode resultar de infecção não tratada**

ANATOMIA

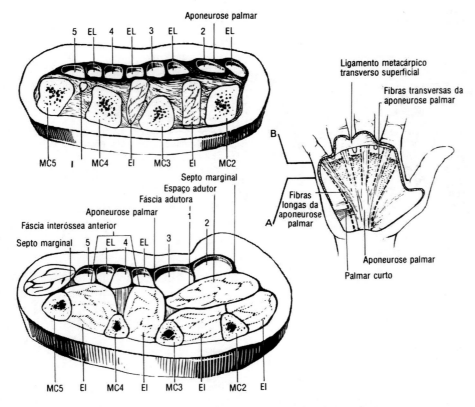

Fig. 16.3 A mão direita, mostrando o curso das fibras na aponeurose palmar. As posições dos dois septos marginais e dos sete septos intermediários estão assinaladas por linhas interrompidas. A, secção transversa através da mão no nível indicado, distal ao polegar, mostrando os compartimentos do espaço central. Note-se que os dois septos paratendíneos mais curtos não estão incluídos nesta secção. B, secção transversa ao nível das cabeças dos metacárpicos, apresentando a subdivisão do espaço central em oito compartimentos. E.L. espaço lumbrical. E.I. e I, espaço interósseo. MC, metacárpico. Baseado em Bojsen-Møller e Schmidt,[8] com permissão dos autores e do editor.

dessas bainhas. Nos livros de clínica, essas bainhas são comumente designadas *bolsa ulnar* e *radial*, respectivamente. As duas bainhas estendem-se proximalmente por uma curta distância acima do retináculo flexor, e comumente se comunicam no canal cárpico.[9] A bainha do flexor longo do polegar estende-se distalmente quase até a inserção do tendão na falange distal do polegar. A bainha comum dos tendões superficial e profundo estende-se comumente quase até a inserção do flexor profundo na falange distal do quinto dedo. Em cerca de um quinto dos casos, entretanto, um espaço separa a bainha principal da porção que se estende ao quinto dedo. O segundo, terceiro e quarto dedos também têm bainhas digitais, mas em geral elas se estendem proximalmente apenas até os colos dos seus ossos metacárpicos. Há um espaço de cerca de 1 a 3 cm entre suas terminações e a bainha comum. Este intervalo, livre de bainhas, corresponde muito aproximadamente àquele entre as duas pregas cutâneas transversas de palma. Observa-se, pois, que a infecção da bainha sinovial do polegar ou do dedo mínimo é capaz de se disseminar rapidamente para a palma, e até para o antebraço, enquanto uma infecção das bainhas dos três dedos intermédios tende mais a ficar localizada.

As bainhas sinoviais nos dedos têm mesotendões, chamados vínculos (Cap. 15), que veiculam a irrigação sanguínea aos tendões e se fixam às falanges.[10]

MÚSCULOS DA MÃO

Os músculos da mão (intrínsecos) são aqueles do polegar (músculos tenares), aqueles do dedo mínimo (músculos hipotenares), os interósseos palmares e dorsais, e os lumbricais. Sua inervação motora é derivada do primeiro segmento torácico da medula espinhal; as fibras atingem os músculos através dos nervos mediano e ulnar.[11]

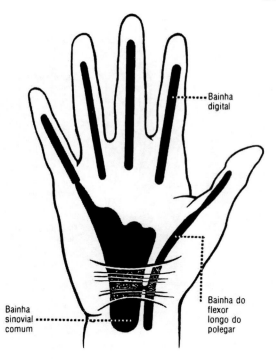

Fig. 16.4 Diagrama de uma disposição comum das bainhas sinoviais dos tendões flexores.

Músculos do polegar

A pega em pinça, entre o polegar e o índex, é um útil instrumento para todos, e uma característica tão indispensável à maioria dos trabalhadores que torna o estudo do polegar de grande importância. Os músculos curtos do polegar (Fig. 16.5) são o abdutor curto do polegar, o flexor curto do polegar, o oponente do polegar, o adutor do polegar, o primeiro interósseo palmar e o primeiro interósseo dorsal. Os dois últimos são estudados adiante.

Abdutor curto do polegar, flexor curto do polegar e oponente do polegar. Estes músculos formam a eminência tenar e originam-se da frente do retináculo flexor e do tubérculo do trapézio. O abdutor origina-se, também, do tubérculo do escafóide e quase sempre recebe uma fita do tendão do abdutor longo do polegar.[12] O abdutor curto do polegar (em geral, dois ventres) é o mais superficial e forma o contorno lateral da eminência tenar. O flexor curto do polegar forma a parte medial. O abdutor e o flexor, freqüentemente fundidos, estão inseridos por um tendão comum no osso sesamóide lateral e lateralmente à base da falange proximal do polegar, e também na expansão extensora.

O nome "cabeça profunda" do flexor curto do polegar tem sido, infelizmente, aplicado a diferentes feixes musculares. Aqui ele é usado para indicar a parte que se origina em comum com a cabeça oblíqua do adutor do polegar, suprida pelo nervo ulnar mas unindo-se à cabeça superficial para ser inserida no sesamóide lateral.[13]

O oponente do polegar, mais profundamente localizado, está coberto pelo abdutor curto do polegar. Ele se estende do retináculo flexor e do trapézio à margem lateral e parte lateral da frente da diáfise do primeiro metacárpico. Funde-se, às vezes, com o flexor curto do polegar.

Inervação e ação. **Os três músculos são inervados por um ramo recorrente especial do nervo mediano. Esse importante ramo localiza-se na margem distal do retináculo flexor e é muito superficial.** Freqüentemente se anastomosa com o ramo profundo do nervo ulnar por uma alça denominada *alça tenar*.[14] Essa anastomose responde pela dupla inervação motora dos músculos tenares, especialmente a cabeça profunda do flexor curto do polegar. Uma importante anomalia é a ocasional presença de um ramo motor adicional do mediano que chega aos músculos tenares através do flexor curto do polegar ou palmar curto.[15]

As ações dos três músculos estão indicadas, até certo ponto, pelos seus nomes. Assim, o abdutor abduz o polegar. Contudo, este músculo cruza duas junturas (carpometacárpica e metacarpofalângica do polegar) e tem ação sobre ambas. Age sobre a juntura carpometacárpica durante a oposição (v. adi-

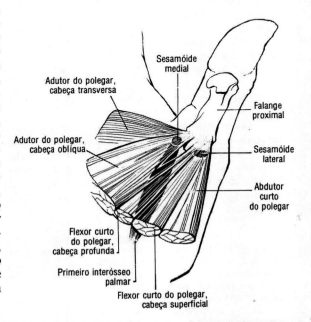

Fig. 16.5 Músculos intrínsecos do polegar (não é mostrado o oponente).

ante) e roda a falange proximal medialmente durante o mesmo movimento. É auxiliado nesses movimentos pelo flexor curto do polegar. O oponente age apenas sobre a juntura carpometacárpica; ele gira o primeiro metacárpico medialmente durante a oposição. Na extensão do polegar, o oponente e o abdutor agem juntos para estabilizar a juntura.

Adutor do polegar. O adutor do polegar está profundamente localizado na palma e nasce de duas cabeças. A *cabeça oblíqua* origina-se da frente da base do segundo metacárpico, do capitato e trapezóide, e dos ligamentos palmares. A *cabeça transversa* origina-se da crista longitudinal na frente do terceiro metacárpico. Ambas as cabeças, juntamente com o músculo primeiro interósseo palmar, estão inseridas por um tendão comum no osso sesamóide medial e medialmente à base da falange proximal do polegar, e também na expansão extensora. Um feixe da cabeça oblíqua amiúde passa profundamente ao tendão do flexor longo do polegar para unir-se ao flexor curto do polegar como a cabeça profunda do último músculo.

Inervação e ação. O adutor do polegar é inervado pelo ramo profundo do nervo ulnar; poucas vezes, é inervado pelo mediano. Ele aduz o polegar e, como o flexor curto, auxilia na oposição.

Em resumo, a maior parte do adutor do polegar, juntamente com o primeiro interósseo palmar, está inserida medialmente à base da falange proximal, sendo, amiúde, inervada pelo ulnar. O flexor curto do polegar e o abdutor curto do polegar estão inseridos lateralmente à base da falange proximal e, com o oponente do polegar (que está inserido no primeiro metacárpico), são freqüentemente inervados pelo mediano; o flexor, entretanto, comumente recebe ainda inervação ulnar.

Músculos do dedo mínimo

Abdutor do dedo mínimo, oponente do dedo mínimo e flexor curto do dedo mínimo (Figs. 16.6 e 16.7). Estes são os curtos músculos do quinto dedo (ou mínimo) que formam a eminência hipotenar. São inervados pelo ramo profundo do nervo ulnar, e suas ações estão indicadas pelos nomes.[16]

O abdutor do dedo mínimo, que se origina no pisiforme, é freqüentemente contínuo com o flexor ulnar do carpo. Está inserido medialmente à base da falange proximal do quinto dedo. Ele é, muitas vezes, dividido em duas partes. O flexor curto do dedo mínimo, que nem sempre está presente, coloca-se lateralmente ao abdutor. Origina-se no hâmulo do hamato e está inserido em comum com o abdutor. Há, geralmente, um osso sesamóide na cápsula da juntura, com o qual os tendões estão

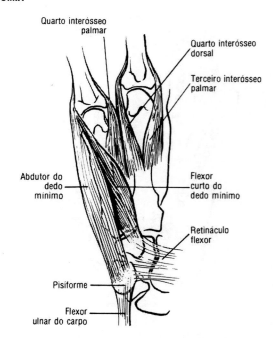

Fig. 16.6 Músculos intrínsecos do dedo mínimo.

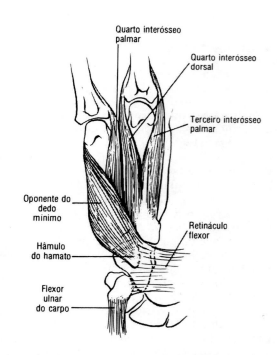

Fig. 16.7 Oponente do dedo mínimo depois de removido o abdutor e o flexor suprajacente (Fig. 16.6).

relacionados. O oponente do dedo mínimo está coberto pelo flexor e abdutor, originando-se no hâmulo do hamato. Um arco fibroso na extremidade proximal do oponente transmite os ramos profundos do nervo e da artéria ulnar. O músculo está inserido na parte medial da frente da diáfise do quinto osso metacárpico.

Inervação e ação. O abdutor e o flexor agem como seus nomes indicam. O oponente puxa o quinto osso metacárpico para diante e, desse modo, aprofunda a concavidade da palma. O quinto dedo, entretanto, não pode opor-se, mas pode ser oposto pelo polegar.

Os músculos hipotenares estão proximalmente cobertos pelo *palmar curto,* uma faixa de fibras musculares subcutâneas que se dirigem medialmente da margem medial da aponeurose palmar à pele. Ele é inervado pelo ramo superficial do ulnar e ajuda a aumentar a concavidade da palma, protegendo artéria e nervo ulnares de pressão sobreposta.[17]

Lumbricais e interósseos

Os **lumbricais e interósseos (Figs. 16.6 a 16.8) são pequenos mas importantes músculos, que se inserem principalmente na expansão extensora (Fig. 16.9).** Os lumbricais são quatro pequenos músculos associados com os tendões do flexor profundo dos dedos na palma. Os músculos interósseos situam-se, em grande parte, entre os ossos metacárpicos, e estão dispostos em dois grupos, um palmar e um dorsal.

Lumbricais. Estes são numerados de um a quatro, do lado lateral ao medial. O primeiro e o segundo originam-se, cada um deles por cabeça única, dos contornos laterais dos dois tendões laterais do flexor profundo, sendo inervados pelos ramos digitais do mediano. O terceiro e o quarto lumbricais originam-se cada um deles por duas cabeças, dos lados adjacentes dos três tendões mediais do flexor profundo, sendo inervados pelo ramo profundo do ulnar. O terceiro lumbrical pode receber também um filete do nervo mediano. Cada lumbrical tem, comumente, a mesma inervação do seu tendão profundo.[18] Os quatro lumbricais passam na frente do ligamento metacárpico transverso profundo. Estão inseridos nos contornos laterais (radiais) das expansões extensoras do segundo ao quinto dedo, respectivamente, imediatamente distais aos interósseos, mais ou menos ao nível das junturas metacarpofalângicas. São principalmente extensores das junturas interfalângicas (v. adiante). Variações de origem e de inserção são comuns.[19]

Interósseos palmares (Figs. 16.8 e 16.9). Estes são em número de quatro e aduzem os dedos em direção a uma linha que passa pelo dedo médio. Cada um se origina por uma cabeça única na diáfise metacárpica do dedo (primeiro, segundo, quarto e quinto) que aduz. Essa disposição pode ser melhor apreciada na Fig. 16.8. Os interósseos palmares estão inseridos nas expansões extensoras, cada um do lado que permitirá aduzir o dedo.

Interósseos dorsais (Figs. 16.8 e 16.9).

Estes são também em número de quatro, e abduzem os dedos para fora de uma linha através do terceiro dedo; esse movimento só pode ser realizado quando os dedos se encontram estendidos. Cada um se origina por duas

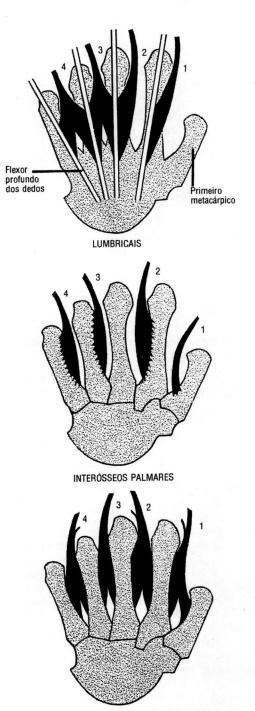

Fig. 16.8 Diagramas mostrando a disposição dos lumbricais e interósseos (v. também Fig. 16.9).

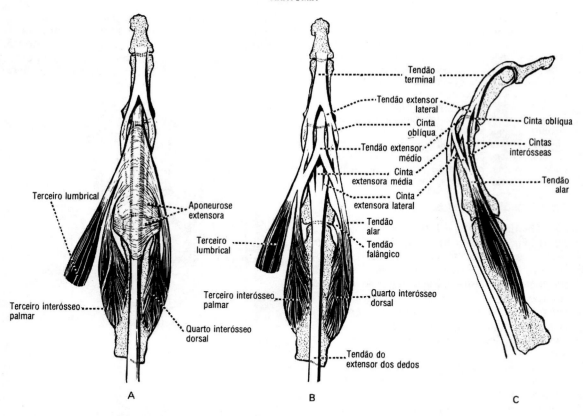

Fig. 16.9 *Aponeurose extensora do quarto dedo. Baseado em Landsmeer.*[5]

cabeças dos lados adjacentes de dois ossos metacárpicos. Esses interósseos passam por trás do ligamento metacárpico transverso profundo. Os interósseos dorsais estão inseridos nas expansões extensoras do segundo, terceiro e quarto dedo, em cada caso no lado que permite abduzir o dedo, e em certos dedos também na base da falange proximal (Fig. 16.8). O terceiro dedo tem um interósseo dorsal em cada lado, sendo estes dois músculos os únicos capazes de produzir movimento desse dedo para um lado ou outro. A disposição e a ação abdutora dos interósseos dorsais podem ser melhor compreendidas pela observação da Fig. 16.8. O primeiro interósseo dorsal é facilmente visto e sentido in vivo durante a abdução do índex contra resistência.

Aponeurose extensora.[20] Está ilustrada na Fig. 16.9. Note-se em A que o músculo interósseo dorsal, que fica à direita, tem dois tendões, um dos quais inserido na falange, profundamente às fibras transversas que formam a aponeurose extensora, enquanto o outro tendão se une à aponeurose. O lumbrical e o interósseo palmar inserem-se tão somente na aponeurose. A remoção desta, como se vê em B, mostra as fitas do tendão alar que unem as divisões do tendão extensor. A cinta oblíqua, que está indicada em B e C, estende-se da frente da falange proximal e das bainhas fibrosas ao tendão terminal. Quando a juntura interfalângica distal é fletida, as cintas oblíquas tornam-se tensas e puxam a juntura proximal para a flexão. Quando a juntura proximal está estendida, as cintas oblíquas puxam a juntura distal para a extensão.

Inervação e ação. Os interósseos, ambos palmar e dorsal, são supridos pelo ramo profundo do nervo ulnar. Raramente o primeiro interósseo dorsal é inervado pelo mediano.[21] Tem-se mencionado que os interósseos palmares aduzem e os interósseos dorsais abduzem os dedos em relação a uma linha que passa pelo terceiro dedo. Além disso, fornecem componentes rotatórios em certos movimentos da mão e fletem as junturas metacarpofalângicas (v. adiante). Por exemplo, em combinação com a dorsiflexão da mão, os interósseos e lumbricais produzem o que se tem chamado de posição em Z (Fig. 16.10). Seu papel na manipulação precisa é apresentado adiante.

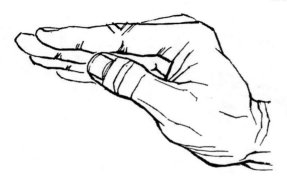

Fig. 16.10 A posição em Z da mão; os dedos são flexionados nas junturas metacarpofalângicas e estendidos nas junturas interfalângicas; a mão é estendida ao nível do punho.

Os detalhes precisos do movimento dos interósseos e lumbricais in vivo, a relação entre os movimentos dos interósseos e os lumbricais, e a correlação com as ações dos flexores e extensores longos dos dedos ainda são obscuros. Estudos eletromiográficos e estimulações dos lumbricais in vivo indicam que estes músculos são primariamente extensores nas junturas interfalângicas e apenas fracos flexores nas junturas metacarpofalângicas, enquanto os interósseos são primariamente flexores nas junturas metacarpofalângicas e extensores fracos nas junturas interfalângicas.[22]

NERVOS DA MÃO

O mediano, o ulnar e o radial inervam a mão (Figs. 16.11 e 16.12). Ramos do nervo cutâneo lateral do antebraço e, ocasionalmente, também do cutâneo posterior do antebraço,[23] podem atingir o dorso. Variam os territórios que estes nervos suprem. **As fibras motoras para os músculos intrínsecos da mão são derivadas do primeiro segmento torácico da medula espinhal; as fibras atingem os músculos através dos nervos mediano e ulnar.**

O ramo superficial do nervo radial, que dá ramos cutâneos e articulares para a mão, e o ramo profundo, que dá apenas ramos articulares, são descritos com o antebraço (Cap. 15).

Nervo mediano. Na parte inferior do antebraço, o mediano emite um inconstante *ramo palmar* que cruza o retináculo flexor e supre uma pequena área da cútis palmar. O nervo mediano dirige-se então para a mão, passando através do canal cárpico, atrás do retináculo flexor e na frente dos tendões flexores para o índex. A artéria mediana, quando calibrosa, acompanha o nervo mediano no canal e contribui para o arco palmar superficial. O nervo pode ser assinalado na superfície, no meio da frente do punho, medialmente ao tendão flexor radial do carpo, que é facilmente identificável. Ele se localiza lateralmente ao tendão do palmar longo quando este está presente. Na margem distal do retináculo flexor; o nervo mediano alarga-se e se divide em seus ramos terminais sob a aponeurose palmar e o arco palmar superficial. Comumente, ele se divide antes em porção lateral e medial.

Imediatamente, a divisão lateral emite importante ramo muscular (às vezes chamado ramo recorrente) na base da eminência tenar (v. anteriormente para variações); ele inerva o

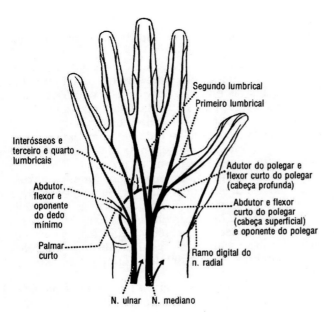

Fig. 16.11 Esquema da inervação anterior da mão.

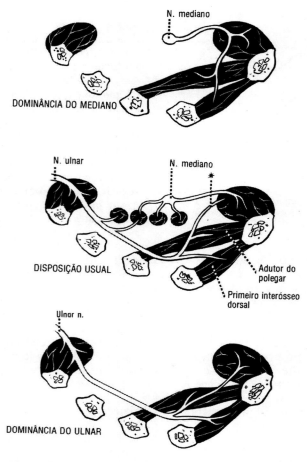

Fig. 16.12 Diagramas esquemáticos da inervação dos músculos intrínsecos da mão. O asterisco indica o ramo ulnar para a cabeça profunda do flexor curto do polegar. A disposição usual é mostrada na figura central. Na dominância do mediano, todos os músculos tenares são inervados pelo nervo mediano. Na dominância do ulnar, todos os músculos tenares são inervados pelo nervo ulnar. A maioria das variações, entretanto, não atinge os extremos aqui vistos. Baseado parcialmente em Brooks.[24]

abdutor curto do polegar, o flexor curto do polegar e o oponente do polegar. A divisão lateral se divide então em três *nervos digitais palmares* para ambos os lados do polegar e para a face lateral do índex. O nervo digital para o índex dá inicialmente um filete para o primeiro lumbrical. Raramente, o nervo mediano inerva o primeiro interósseo dorsal ou o adutor do polegar. Estes músculos são geralmente supridos pelo nervo ulnar. Há uma tendência geral para o nervo mediano inervar os músculos tenares e o nervo ulnar suprir os demais músculos curtos da mão, aqueles situados medialmente ao tendão do flexor longo do polegar. Quanto à inervação cutânea, porém, a linha divisória entre as duas distribuições é variável e cada nervo pode invadir o território do outro (Fig. 16.12). Parece que, em casos muito raros, os músculos curtos da mão podem ser inervados somente pelo mediano, e em outros somente pelo ulnar.

A divisão medial do nervo mediano subdivide-se em dois ramos, cada um dos quais se bifurca, depois, em nervos digitais palmares, para os lados adjacentes do índex e do médio, bem como do médio e do anular. O nervo destinado ao índex e ao médio dá antes um filete para o segundo lumbrical. Aquele para o médio e o anular comunica-se com o ramo contíguo do nervo ulnar (que, às vezes, substitui sua distribuição, ou vice-versa), e ele comumente inerva o terceiro lumbrical, em parte ou totalmente. Os ramos digitais do nervo mediano, como os do ulnar, estão em frente às artérias digitais, sobre os músculos lumbricais, distribuindo-se lateral e anteriormente aos dedos.

Os nervos digitais, próximos às suas terminações, emitem ramos dorsalmente para inervar o dorso das porções distais dos dedos (v. adiante).

O nervo mediano é caracterizado pelos filetes que dá aos ossos, junturas, ligamentos, membrana interóssea e vasos sanguíneos. Ele inerva as junturas metacarpofalângicas e interfalângicas com fibras para a apreciação de posição e de movimento. **Lesões no nervo mediano podem ser seguidas de grave distúrbio crônico sensitivo e trófico, em parte devido ao fato de que a regeneração é impedida pela complexa disposição das fibras e fascículos dentro do nervo.**

Nervo ulnar. No meio do antebraço, o nervo ulnar emite uma *ramo dorsal,* que desce dorsalmente, entre a ulna e o flexor ulnar do carpo, para o contorno medial do dorso da mão. Após dar filetes à pele do dorso da mão, ele se divide em três *nervos digitais dorsais* que suprem o contorno medial do dedo mínimo, os lados adjacentes dos dedos mínimo e anular, e os dedos anular e médio, em suas faces dorsais. O mais lateral dos nervos digitais dorsais comunica-se com o contíguo nervo digital dorsal do ramo superficial do nervo radial. Um quarto nervo digital dorsal do ulnar pode estar presente e atingir o índex.

Os ramos digitais dorsais dos nervos radial e ulnar não atingem as extremidades dos dedos. Nos primeiro e quinto dedos eles se estendem até a região ungueal, mas nos três dedos intermédios, comumente apenas até a falange proximal ou média.[25] A inervação dorsal é, então, distalmente completada, pelos ramos digitais palmares dos nervos mediano e ulnar.

Na parte inferior do antebraço, o nervo ulnar emite um variável *ramo palmar,* que cruza o retináculo flexor e supre a pele medial da palma.

O nervo ulnar entra na mão externamente (anteriormente) ao canal cárpico, lateralmente ao pisiforme (entre este osso e o hâmulo do hamato), e na frente do retináculo flexor. A artéria ulnar situa-se lateralmente ao nervo e ambos estão, às vezes, cobertos pela parte superficial do retináculo e pelo ligamento piso-hamático e o músculo palmar curto. A seguir, o nervo divide-se em seus dois ramos terminais, superficial e profundo.

O *ramo superficial* do nervo ulnar dá um filete ao palmar curto e divide-se em *nervos digitais palmares* para o contorno medial do dedo mínimo e para os lados adjacentes dos dedos mínimo e anular. Estes ramos originam filetes cutâneos e articulares (para as junturas metacarpofalângicas e interfalângicas), como aqueles do mediano, e se comunicam com o último nervo. Eventualmente, o nervo ulnar supre também os lados adjacentes dos dedos anular e médio. Assim, na frente da mão, a distribuição do ulnar varia inversamente àquela do mediano; no dorso, o território do ulnar varia inversamente àquele do radial.

O *ramo profundo* do nervo ulnar passa profundamente entre os músculos abdutor e flexor do dedo mínimo, suprindo a ambos. Ele passa através de um arco fibroso na extremidade proximal do oponente do dedo mínimo e inerva esse músculo. Depois contorna o hâmulo do hamato e expande-se lateralmente com o arco palmar profundo sob a proteção de um coxim de gordura localizado atrás dos tendões flexores. Nesta parte do seu curso, inerva todos os interósseos, o terceiro e quarto lumbricais, o adutor do polegar e, usualmente, o flexor curto do polegar, no qual termina.

Devido à importante distribuição do nervo ulnar aos músculos responsáveis pelos mais delicados movimentos dos dedos, suas lesões causam incapacidades severas (Cap. 64).

Em resumo, o ulnar usualmente inerva as faces palmares de um e meio dedos mediais e as faces dorsais de dois e meio dedos mediais. Os outros dedos são inervados pelo mediano nas suas faces palmares, e pelo radial dorsalmente; o nervo mediano estende-se dorsalmente à falange distal do polegar e às duas falanges distais dos dois e meio primeiros dedos.

ARTÉRIAS DA MÃO

Artéria radial. A artéria radial deixa o antebraço curvando-se em direção dorsal em torno do ligamento colateral radial, escafóide e trapézio, no assoalho da tabaqueira anatômica (Fig. 16.13). Ela é cruzada pelo ramo superficial do nervo radial e pelos tendões do abdutor longo do polegar, extensor curto do polegar e extensor longo do polegar. Em seguida entra na palma, passando entre as cabeças do músculo primeiro interósseo dorsal. Volta-se medialmente e passa entre as cabeças do adutor do polegar. Anastomosa-se com o ramo profundo da artéria ulnar e forma o arco palmar profundo.

Ramos. A artéria radial emite os seguintes ramos:

1. Um *ramo palmar superficial,* inconstante, originado na parte inferior do antebraço, desce aos músculos tenares e se anastomosa com a artéria ulnar para completar o arco palmar superficial (Fig. 16.14).

2. Um *ramo cárpico palmar* passa medialmente atrás dos tendões flexores e forma uma rede ou arco com um correspondente ramo da artéria ulnar.

3. Um *ramo cárpico dorsal* corre profundá e medialmente aos tendões extensores e forma a *rede cárpica dorsal* com um ramo correspondente da artéria ulnar. Três ou mais *artérias metacárpicas dorsais* originam-se

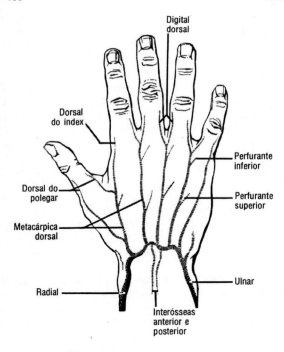

Fig. 16.13 Esquema das artérias do dorso da mão

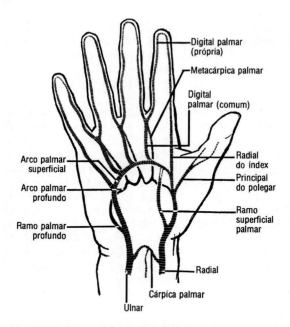

Fig. 16.14 Esquema das artérias anteriores da mão. O arco palmar superficial é, às vezes, completado lateralmente pelo ramo palmar superficial da artéria radial. (A anastomose é indicada pelas linhas tracejadas.)

da rede, descem e dividem-se em *artérias digitais dorsais* para as faces adjacentes dos quatro dedos mediais (Fig. 16.13). As artérias metacárpicas dorsais e digitais anastomosam-se com os arcos palmares por meio de pequenos ramos perfurantes.

4. *Artérias digitais dorsais*, duas para o polegar e uma para o lado radial do índex.

5. A *artéria principal do polegar* origina-se quando a artéria radial entra na palma. Desce sobre o primeiro osso metacárpico e divide-se em duas artérias digitais palmares para o polegar. Ela pode originar-se em comum com a radial do índex, como uma primeira metacárpica palmar ou pode emitir a radial do índex.

6. Uma *artéria radial do índex* corre distalmente no lado radial do índex. Ela supre comumente ambos os lados do índex e o lado radial do dedo médio. É, muitas vezes, um ramo da principal do polegar ou pode originar-se tanto do arco superficial quanto do profundo. Quando se origina do arco superficial, é então distribuída ao lado radial do índex.[26]

7. O *arco palmar profundo* localiza-se sobre os interósseos, profundamente aos tendões flexores, cerca de 1 cm próximo ao nível do arco superficial. Sua localização profunda protege-o de lesões, e por isso não tem a importância clínica do arco superficial. Emite um número variável de artérias palmares profundas, algumas das quais são denominadas *artérias metacárpicas palmares*.[27] Estas descem sobre os interósseos e unem-se às artérias digitais palmares do arco superficial para os lados adjacentes dos quatro dedos mediais.

Artéria ulnar. A artéria ulnar entra na mão na frente do retináculo flexor, lateralmente ao pisiforme, entre este osso e o hâmulo do hamato. O nervo ulnar situa-se medialmente e ambos podem ser cobertos pelas fibras superficiais do retináculo e pelo ligamento piso-hamático. A seguir divide-se em seus dois ramos terminais, o arco palmar superficial e o ramo palmar profundo (Figs. 16.14 e 64.1).

Ramos. A artéria ulnar inclui os seguintes ramos:

1. Um *ramo cárpico palmar* passa lateralmente atrás dos tendões flexores e forma uma rede com o ramo correspondente da artéria radial.

2. Um *variável ramo cárpico dorsal* corre lateralmente, profundamente aos tendões do flexor e extensor ulnar do carpo, ajudando a formar a rede cárpica dorsal.

3. O *arco palmar superficial* é a principal terminação da artéria ulnar. A conclusão do arco no lado radial é extremamente variável. Em geral, ele é completado pela radial do índex, pelo ramo palmar superficial ou pela artéria principal do polegar. Uma calibrosa artéria mediana pode contribuir para ele. O arco localiza-se sobre os tendões flexores, os músculos lumbricais e os ramos do nervo mediano, sob a proteção da aponeurose palmar e do palmar curto. Além de um ramo para o contorno medial do quinto dedo, o arco emite três *artérias digitais palmares* comuns que se dividem para irrigar os lados adjacentes dos dedos.

4. O *ramo palmar profundo* da artéria ulnar acompanha o ramo profundo do nervo ulnar entre o abdutor e o flexor curto do dedo mínimo. Ele se une à artéria radial para formar o arco palmar profundo.

JUNTURAS DO PUNHO E DA MÃO

Juntura radioulnar distal. Esta juntura trocóide é formada pela cabeça da ulna e pela incisura ulnar da extremidade distal do rádio.

O *disco articular* (Fig. 16.15) é uma forte lâmina triangular de tecido fibroso denso.[28] Sua base, inserida no rádio, pode ser formada de fibrocartilagem. Seu vértice está inserido lateralmente à base do processo estilóide da ulna. A cavidade articular está entre o disco e a cabeça da ulna e estende-se para cima entre o rádio e a ulna. Ela tem, por isso, a forma de um L. O disco exclui a ulna da juntura do punho. A superfície distal do disco forma uma parte do punho ou juntura radiocárpica, adjacente a uma porção do semilunar.

A cápsula é indefinida. Cordões fibrosos fundem-se anterior e posteriormente com o disco embaixo, mas estão separados em cima por uma extensão proximal da cavidade, o *recesso saciforme*.

Movimentos. Os movimentos são de supinação e pronação. Estes movimentos e os músculos que os produzem são descritos com a juntura radioulnar proximal (Cap. 14). O rádio é o osso móvel. Por isso, o disco articular, fixado por seu ápice à ulna, desliza contra a superfície articular inferior da cabeça da ulna durante a supinação e a pronação.

Junturas radiocárpica e cárpica

Juntura radiocárpica. **A juntura radiocárpica ou do punho é uma articulação elipsóide formada pelo rádio, pelo disco articular e pela fileira proximal dos ossos cárpicos, exceto o osso pisiforme (Fig. 16.15). Sua posição é aproximadamente indicada por uma linha que une os processos estilóides do rádio e da ulna.**

A cápsula consiste principalmente em fortes faixas localizadas. O largo *ligamento radiocárpico palmar* estende-se, em forma de leque, da extremidade inferior do rádio até a fileira cárpica proximal. Espessamentos capsulares também podem ser encontrados entre o processo estilóide da ulna e do carpo. A delgada cápsula dorsal é coberta ou reforçada pelo *ligamento radiocárpico dorsal*, um forte ligamento que se estende em leque do rádio à fileira proximal dos cárpicos. O *ligamento colateral ulnar* estende-se do processo estilóide da ulna ao piramidal e ao pisiforme. O *ligamento colateral radial* une o processo estilóide do rádio ao escafóide. Ele é cruzado pela artéria radial.

A membrana sinovial da juntura do punho não cobre o disco articular. A cavidade comumente se comunica com as cavidades das junturas intercárpicas e pisopiramidal, mas só se comunica com aquela da juntura radioulnar distal quando o disco é perfurado em virtude de atrito.[29]

As junturas radiocárpica, intercárpica e carpometacárpicas são, todas, supridas pelos nervos mediano (interósseo anterior), interósseo posterior e ulnar (ramos dorsal e profundo).[30] Um pequeno ramo do nervo radial superficial entra no primeiro espaço interósseo dorsalmente e inerva as junturas adjacentes.

Juntura mediocárpica. **Os ossos cárpicos, excluindo-se o pisiforme, formam importante juntura intercárpica, a juntura mediocárpica, entre as fileiras proximal e distal** (Fig. 16.15). O hamato e a cabeça do capitato formam uma juntura elipsóide pelo encaixe da concavidade formada pelo escafóide, semilunar e piramidal, enquanto o trapézio e o trapezóide formam uma juntura plana com o escafóide. Os ossos são mantidos juntos pelo denso tecido fibroso contínuo, próximo da cápsula da juntura do punho. A união na face palmar é reforçada por fibras que se irradiam do capitato *(ligamento cárpico radiado)*. Os ossos também são mantidos juntos por fortes *ligamentos interósseos*.

A complicada cavidade pode comunicar-se com a do punho, porém mais amiúde se comunica com a da juntura carpometacárpica, especialmente em um lado ou outro do trapezóide.

Um intervalo variável,[31] ocupado por pregas sinoviais, aparece entre o semilunar, o piramidal, o capitato e o hamato. Esse espaço é evidente pela radiografia e seu aspecto muda com o movimento. O semilunar aproxima-se do hamato durante a adução e tende a obliterar o espaço. O inverso ocorre na abdução.

Juntura pisopiramidal. Uma pequena cápsula une o pisiforme e a face palmar do piramidal e envolve uma pequena cavidade sinovial que freqüentemente se comunica com a juntura radiocárpica.[32] O forte *ligamento pisometacárpico* estende-se do pisiforme à base do quinto metacárpico, como continuação do tendão do flexor ulnar do carpo. O ligamento *piso-hamático* diverge para o hâmulo do hamato.

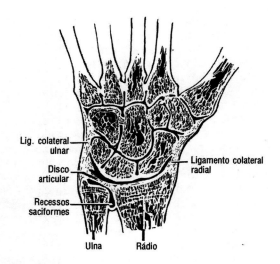

Fig. 16.15 Secção frontal esquemática do carpo, como se este fosse plano.

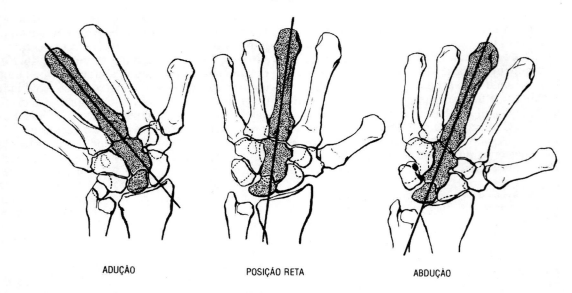

Fig. 16.16 Abdução e adução da mão. Os desenhos são de radiografias póstero-anteriores da mão esquerda (Fig. 11.21). Na posição de abdução e na posição reta, o semilunar articula-se superiormente em parte com o rádio e em parte com o disco articular. Na adução ele se articula superiormente com o rádio.

Movimentos nas junturas radiocárpica e mediocárpica (Fig. 16.16; Fig. 11.21). Estas são junturas elipsóides e os movimentos são de flexão e extensão, abdução e adução, e suas combinações. Há, não obstante, considerável controvérsia no que concerne aos pormenores exatos desses movimentos.[33]

A mão pode ser fletida sobre o antebraço mais do que pode ser estendida. Flexão e extensão ocorrem em ambas as junturas — radiocárpica e mediocárpica.

A mão pode ser aduzida (desvio ulnar) mais do que abduzida (desvio radial). O último movimento é impedido pelo processo estilóide do rádio colocado mais distalmente. Ocorre abdução em ambas as junturas, mas especialmente na radiocárpica. Durante a adução, o semilunar articula-se completamente com o rádio, e o piramidal com o disco. A abdução ocorre quase inteiramente na juntura mediocárpica.

Músculos. Os movimentos nas junturas radiocárpica e mediocárpica, são produzidos pelo músculos extrínsecos da mão. São eles os flexores (principalmente o flexor ulnar do carpo e o flexor radial do carpo), os extensores (extensor radial longo e curto do carpo e extensor ulnar do carpo), os abdutores (principalmente flexor radial do carpo e extensor radial longo e curto do carpo) e os adutores (extensor e flexor ulnar do carpo).

As funções dos músculos extrínsecos nos movimentos de preensão são apresentadas adiante.

Junturas do carpo e dos dedos

Junturas carpometacárpicas. A juntura carpometacárpica do polegar (Figs. 16.15 e 16.17) é singular entre as junturas da mão. É

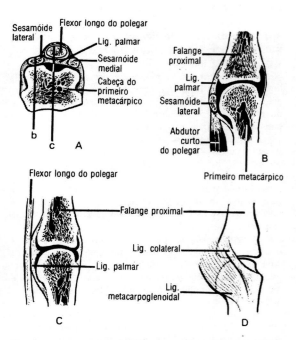

Fig. 16.17 Juntura metacarpofalângica do polegar. A, secção horizontal; b e c indicam os planos das secções B e C, que são sagitais. D, os dois componentes do ligamento colateral.

uma juntura selar com superfícies talhadas reciprocamente sobre o trapézio e primeiro metacárpico que lhe dão especial liberdade de movimento. Ela possui uma cápsula disposta frouxamente que é reforçada por ligamentos especiais.[34] A maioria dos músculos inseridos distalmente à juntura pode girar ou, então, mover o primeiro metacárpico. Portanto, às vezes é difícil analisar as paralisias de músculos individuais porque um músculo pode compensar a insuficiência do outro.

As quatro junturas carpometacárpicas mediais formam uma série de articulações planas com uma cavidade comum, de forma irregular, envolvida por uma cápsula na face palmar e dorsal. A cavidade estende-se distalmente entre as bases dos metacárpicos e proximalmente entre os ossos cárpicos. Um ligamento interósseo une o capitato, o hamato e, às vezes, também os metacárpicos adjacentes. Um ligamento resistente estende-se medialmente do trapézio ao segundo e terceiro metacárpicos.[35]

Algum movimento deslizante é possível nas junturas carpometacárpicas e intermetacárpicas do segundo ao quinto dedo, mais nas junturas do dedo mínimo. O quinto metacárpico, por exemplo, pode ser passivamente movido para a frente e para trás em apreciável grau, o segundo metacárpico praticamente não pode ser movido.

Junturas metacarpofalângicas e interfalângicas. **As junturas metacarpofalângicas são elipsóides e as interfalângicas são gínglimos, mas suas disposições ligamentares se assemelham** (Fig. 16.17).

Cada cápsula fibrosa é reforçada por dois *ligamentos colaterais* que se estendem distalmente, transversais à juntura, e estão inseridos na base da falange. Fundem-se para formar a parte anterior da cápsula, que é um coxim espesso, fibroso e denso ou fibrocartilagíneo, designado *ligamento palmar* (Fig. 16.17). Os ligamentos palmares das quatro junturas metacarpofalângicas mediais são unidos por fortes fibras transversais do *ligamento metacárpico transverso profundo*. Este ligamento ajuda a manter juntas as cabeças metacárpicas. Os tendões interósseos passam atrás dele, os tendões dos lumbricais, na frente. Atrás, as cápsulas articulares são formadas principalmente pela aponeurose extensora.

Inervação. As junturas são supridas por filetes dos nervos adjacentes, radial, mediano ou ulnar, dependendo da localização da juntura.[36]

Movimentos da mão. É necessário ter conhecimento da inervação e das ações dos músculos individuais para avaliar as lesões de nervos periféricos. Por outro lado, é mais importante que os mecanismos da preensão, manipulação precisa e beliscão sejam compreendidos (v. anteriormente). De particular interesse são os movimentos do polegar (Figs. 16.18 e 16.23).

A posição do polegar faz um ângulo em

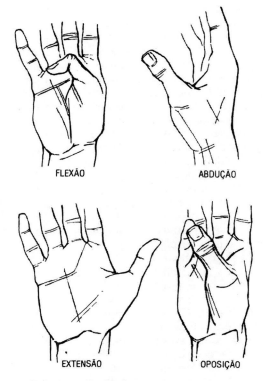

Fig. 16.18 Movimentos do polegar

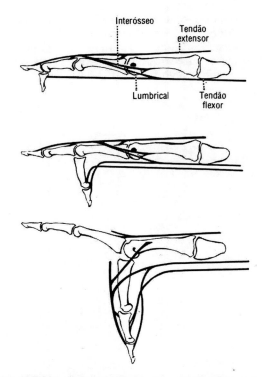

Fig. 16.19 Representação esquemática, de cima para baixo, dos músculos que controlam os movimentos nas junturas interfalângicas proximal e distal e metacarpofalângicas. Baseada em von Lanz e Wachsmuth.[37]

relação ao plano da palma. O movimento desse dedo para diante, afastando-se da palma, é chamado abdução; o movimento inverso, adução. Quando a mão fica sobre uma mesa, com a palma para cima, a abdução move o polegar de modo que ele aponta para o teto. O movimento medial do polegar no plano da palma é denominado flexão; o inverso, extensão. Por oposição entende-se o movimento pelo qual a face palmar do polegar toca a face palmar da ponta ou a frente de outro dedo da mesma mão. Quando o contato não se faz por sua face palmar, o movimento é meramente de aposição. O movimento inverso à oposição é a reposição. Esses movimentos ocorrem em todas as junturas do polegar, ocorrendo a oposição principalmente na juntura carpometacárpica.

Nos outros dedos, os principais movimentos ocorrem nas articulações metacarpofalângicas e interfalângicas. Flexão e extensão ocorrem em ambas as junturas (Figs. 16.19 e 16.22), e um importante componente rotatório (Figs. 16.20 e 16.21) ocorre nas junturas metacarpofalângicas (produzido pelos interósseos através da abdução e da adução).

Considerando-se a mão como um todo, as atividades são exercidas da seguinte forma:[38]

Na preensão, os músculos extrínsecos fornecem a principal força preensora, sendo usados na proporção da força necessária. Além disso, os interósseos são usados como flexores e rotadores nas junturas metacarpofalângicas. Os músculos tenares são ativos na maioria das formas de preensão, mas a maioria dos lumbricais não é significativamente usada.

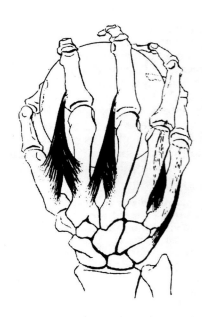

Fig. 16.21 Diagrama para mostrar a preensão, com rotação nas junturas metacarpofalângicas ao apertar uma bola. As inserções falângicas dos interósseos dorsais e do abdutor do dedo mínimo são indicadas. Baseado em Landsmeer.[5]

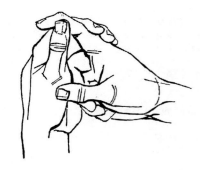

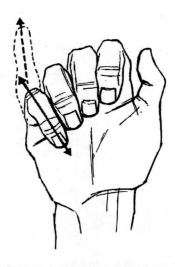

Fig. 16.20 Rotação dos dedos. Quando fletidos, os dedos rodam ligeiramente e são, assim, levados a se aproximarem na posição de completa flexão. A extensão do mínimo é mostrada pelo contorno tracejado. Note-se a diferença na direção dos eixos longitudinais do dedo mínimo fletido e estendido.

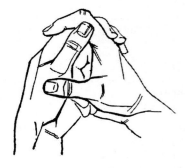

Fig. 16.22 Teste dos movimentos dos dedos. Em cima, se as junturas metacarpofalângica e interfalângica proximais forem estabilizadas, como aqui vemos, a flexão na juntura interfalângica distal pode ser testada. Embaixo, se a juntura metacarpofalângica for estabilizada, como aqui se demonstra, a flexão na juntura interfalângica proximal pode ser testada.

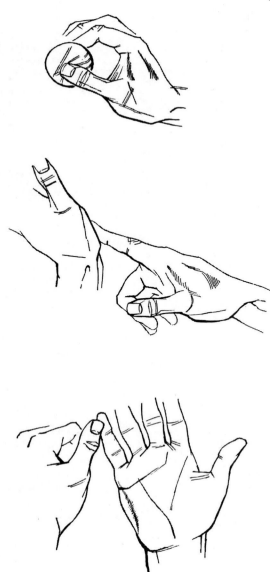

Fig. 16.23 Teste dos movimentos dos dedos. Em cima, *o uso de um beliscão para testar o primeiro interósseo dorsal e o adutor do polegar. A adução pelos outros interósseos pode ser testada fazendo-se com que o paciente segure alguma coisa — tal como uma folha de papel — entre seus dedos, enquanto o examinador tenta retirá-la.* No centro, *os músculos do polegar podem ser avaliados pela palpação à medida que são feitos movimentos contra a resistência. Note-se a tensão do primeiro interósseo dorsal do examinador.* Embaixo, *teste dos músculos hipotenares abduzindo (ou fletindo) contra resistência.*

Na manipulação precisa, o movimento grosseiro e as forças de compressão são fornecidos por músculos extrínsecos específicos. Os interósseos são importantes impondo as forças rotatórias necessárias, assim como a flexão nas junturas metacarpofalângicas. Os lumbricais são principalmente extensores nas junturas interfalângicas. Nos movimentos de translação em direção à palma, os interósseos são responsáveis pelas forças de compressão e rotação para a maioria das posições eficazes dos dedos. Nos movimentos de translação para fora da palma, o objeto manuseado é dirigido pelos interósseos e lumbricais.

Os músculos tenares atuam na manipulação precisa como uma tríade (flexor curto do polegar, oponente do polegar e abdutor curto do polegar). A tríade produz abdução e flexão do polegar e rotação medial do primeiro metacárpico. O adutor do polegar entra em ação quando é necessária uma força para aduzir o polegar em direção ao índex.

No beliscão a compressão é fornecida principalmente pelos músculos extrínsecos, auxiliados pelos músculos tenares e pelos interósseos (Fig. 16.23).

REFERÊNCIAS

1. F. Wood Jones, *The Principles of Anatomy as Seen in the Hand*, Baillière, Tindall, and Cox, London, 2nd ed., 1942. A classic work on the structure and function of the hand. E. B. Kaplan, *Functional and Surgical Anatomy of the Hand*, Lippincott, Philadelphia, 2nd ed., 1965. *Bunnell's Surgery of the Hand*, 5th ed. revised by J. H. Boyes, Lippincott, Philadelphia, 1970. The account of movements of the hand is based on C. Long et al., J. Bone Jt Surg., 52A:853, 1970.
2. R. Forbes, Brit. med. J., 2:851, 1955. P. H. Addison, Brit. med. J., 2:806, 1960.
3. C. H. Danforth, Amer. J. phys. Anthrop., 4:189, 1921. *Hair, with Special Reference to Hypertrichosis*, American Medical Association, Chicago, 1925.
4. T. S. Kirk, J. Anat., Lond., 58:228, 1924.
5. B. J. Anson et al., Surg. Gynec. Obstet., 81:327, 1945. E. B. Kaplan, cited above. J. M. F. Landsmeer, Acta anat., Suppl. 24, 1955.
6. L. W. Milford, *Retaining Ligaments of the Digits of the Hand*, Saunders, Philadelphia, 1968.
7. The pisiform is very mobile. Its removal hardly affects the attachments of the retinaculum. See A. Young and R. J. Harrison, J. Anat., Lond., 81:397, 1947; A. K. Henry, cited on page 70.
8. M. A. Ritter, J. Brit. Soc. Surg. Hand, 5:263, 1973. F. Bojsen-Møller and L. Schmidt, J. Anat., Lond., 117:55, 1974. For details of the web spaces, see H. G. Stack, *The Palmar Fascia*, Churchill Livingstone, Edinburgh, 1973.
9. E. W. Scheldrup, Surg. Gynec. Obstet., 93:16, 1951.
10. The blood supply of tendons in the forearm and hand is described by J. G. Brockis, J. Bone Jt Surg., 35B:131, 1953.
11. W. Harris, J. Anat., Lond., 38:399, 1904, R. J. Last, J. Bone Jt Surg., 31B:452, 1949; Brain, 74:481, 1951.
12. J. R. Napier, J. Anat., Lond., 86:335, 1952.
13. Based on the description of F. Wood Jones, cited above.
14. D. Harness and E. Sekeles, J. Anat., Lond., 109:461, 1971.
15. L. Mannerfelt and C.-H. Hybbinette, Bull. Hosp. Jt Dis., N.Y., 33:15, 1972.
16. The role of hypothenar muscles in movements of opposition of the thumb is described by S. Sunderland, Aust. N.Z. J. Surg., 13:155, 1944.
17. M. A. Shrewsbury, R. K. Johnson, and D. R. Ousterhold, J. Bone Jt Surg., 54A:344, 1972.
18. S. Sunderland, Anat. Rec., 93:317, 1945.
19. E. Reinhardt, Anat. Anz., 20:129, 1902. F. Wagenseil, Z. Morph. Anthr., 36:39, 1937. K. F. Russell and S. Sunderland, J. Anat., Lond., 72:306, 1938. H. J. Mehta and W. U. Gardner, Amer. J. Anat., 109:227, 1961.
20. E. B. Kaplan, Anat. Rec., 92:293, 1945. J. M. F. Landsmeer,

Anat. Rec., *104*:31, 1949. R. W. Haines, J. Anat., Lond., *85*:251, 1951. J. M. F. Landsmeer, Acta anat., Suppl. 24, 1955.
21. S. Sunderland, Anat. Rec., *95*:7, 1946. F. Murphey, J. W. Kirklin, and A. I. Finlayson, Surg. Gynec. Obstet., *83*:15, 1946.
22. C. Long et al., J. Bone Jt Surg., *52A*:853, 1970. W. H. Hollinshead, Amer. J. Anat., *134*:1, 1972.
23. J. S. B. Stopford, J. Anat., Lond., *53*:14, 1918.
24. H. St. John Brooks, J. Anat., Lond., *21*:575, 1887.
25. J. Dankmeijer and J. M. Waltman, Acta anat., *10*:377, 1950.
26. H. T. Weathersby, Anat. Rec., *122*:57, 1955. E. A. Edwards, Amer. J. Surg., *99*:837, 1960.
27. T. Murakami, Okajimas Folia anat. Jap., *46*:177, 1969.
28. K. Weigl and E. Spira, Reconstr. Surg. Traumatol., *11*:139, 1969.
29. M. Kutsuna, Jap. J. med. Sci., Trans. Abstr. I., Anat., *2*:187, 1930. B. N. Kropp, Anat. Rec., *92*:91, 1945.
30. D. J. Gray and E. Gardner, Anat. Rec., *151*:261, 1965.
31. R. O'Rahilly, Acta radiol., Stockh., *39*:401, 1953.
32. B. N. Kropp, Anat. Rec., *92*:91, 1945.
33. K. C. Bradley and S. Sunderland, Anat. Rec., *116*:139, 1953. R. D. Wright, J. Anat., Lond., *70*:137, 1935. See also M. A. MacConaill, J. Anat., Lond., *75*:166, 1941; W. W. Gilford, R. H. Bolton, and C. Lambrinudi, Guy's Hosp. Rep., *92*:52, 1943.
34. R. W. Haines, J. Anat., Lond., *78*:44, 1944. J. R. Napier, J. Anat., Lond., *89*:362, 1955. K.-O. Gedda, Acta chir. scand., Suppl. 193, 1954. A. P. Pieron, Acta orthopaed. scand., Suppl. 148, 1973.
35. H.-J. Welti, Arch. Anat., Strasbourg, *49*:481, 1966.
36. J. S. B. Stopford, J. Anat., Lond., *56*:1, 1921. See also D. L. Stilwell, Jr., Amer. J. Anat., *101*:75, 1957; D. J. Gray and E. Gardner, Anat. Rec., *151*:261, 1965.
37. T. von Lanz and W. Wachsmuth, *Praktische Anatomie. Ein Lehr- und Hilfsbuch der anatomischen Grundlagen ärztlichen Handelns*, Springer, Berlin, 1935–1958.
38. C. Long et al., J. Bone Jt Surg., *52A*:853, 1970.

17 ANATOMIA DE SUPERFÍCIE DO MEMBRO SUPERIOR

Alguns dos músculos e tendões do membro superior que geralmente podem ser identificados pela inspeção são apresentados nas Figs. 17.1 e 17.2.

OMBRO E BRAÇO

A escápula está entre a segunda e a sétima costela na posição anatômica; sua espinha está ao nível do processo espinhoso da terceira vértebra torácica. O processo coracóide pode ser palpado abaixo do ponto lateral da trissecção da clavícula, profundamente à borda anterior do deltóide. O acrômio é delimitado quando o deltóide se contrai contra uma resistência. A juntura acromioclavicular é medial à parte lateral do acrômio. **O braço é medido clinicamente do ápice do acrômio ao epicôndilo lateral do úmero.**

A cabeça do úmero pode ser sentida profundamente na parte superior da axila, especialmente em indivíduos magros. Com o braço pendente ao lado, a cabeça aponta para trás e medialmente, como faz o epicôndilo medial. O tubérculo maior do úmero é coberto pelo deltóide, que contribui para o arredondamento do ombro. O tubérculo maior é o ponto ósseo mais lateral da região do ombro e impede que uma borda reta toque simultaneamente o ápice do acrômio e o epicôndilo lateral. O epicôndilo medial está mais ou menos no mesmo plano vertical que a cabeça do úmero. Com o braço pendente ao lado, o epicôndilo medial está aproximadamente no mesmo nível do plano transpilórico. **O cotovelo situa-se cerca de 2 a 3cm abaixo dos epicôndilos.**

A artéria subclávia estende-se da parte posterior da juntura esternoclavicular até a proximidade do ponto médio da clavícula, formando um arco de 1 a 3cm, de convexidade superior, acima do osso. A artéria axilar estende-se do ponto médio da clavícula até a margem medial do bíceps, ao nível da prega

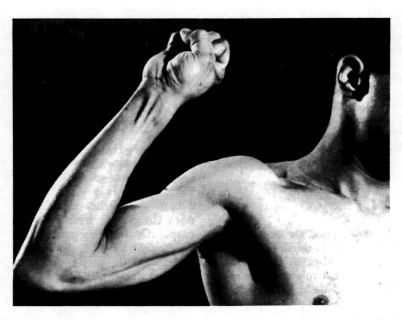

Fig. 17.1 Alguns limites de superfície do membro superior. Cortesia de J. Royce, Ph. D. (citado na Parte 2, Introdução), e Davis, Philadelphia.

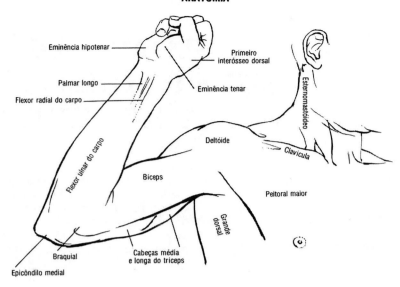

Fig. 17.1 Continuação.

axilar posterior. A artéria braquial estende-se ao longo da margem medial do coracobraquial e do bíceps até a fossa cubital ao nível do colo do rádio. **O pulso braquial é palpável na maior parte do trajeto da artéria.**

O plexo braquial é palpável no pescoço e os nervos também podem ser palpados em torno da artéria axilar. O nervo axilar é indicado por uma linha horizontal que passa pelo meio do deltóide. Os nervos mediano e ulnar acompanham a artéria braquial. **O nervo ulnar passa atrás do epicôndilo medial, onde pode ser palpado, medialmente ao processo coronóide.** O nervo radial estende-se da margem medial do bíceps ao nível da prega axilar posterior, obliquamente através do dorso do braço. Ele perfura o septo intermuscular lateral no ponto superior da trissecção de uma linha entre a inserção do deltóide e o epicôndilo lateral, e então desce à frente do epicôndilo lateral. **O nervo radial pode ser palpado em indivíduos magros à medida que gira em torno do úmero, especialmente, a cerca de 1 a 2cm abaixo da inserção do deltóide, e também no intervalo entre o braquial e o braquiorradial.**

ANTEBRAÇO

A cabeça do rádio pode ser sentida logo abaixo do epicôndilo lateral, durante a pronação e a supinação do antebraço. O tubérculo dorsal é sentido como um relevo vertical na parte posterior da extremidade inferior do rádio; ele é sulcado em seu contorno medial pelo tendão do extensor longo do polegar. **O processo estilóide do rádio está na extremidade proximal da tabaqueira anatômica, cerca de 1cm distalmente ao nível do processo estilóide da ulna. As posições relativas dos dois processos estilóides são alteradas nas fraturas do punho e constituem reparos para o correto realinhamento dos ossos fraturados.**

O olécrano da ulna forma uma linha reta, horizontal, com os epicôndilos do úmero quando o cotovelo está estendido, e um triângulo equilátero quando o cotovelo está fletido em ângulo reto. **O processo coronóide não é diretamente palpável, mas o nervo ulnar pode ser rolado contra ele, imediatamente distal ao epicôndilo medial.** A borda posterior da ulna é subcutânea, é palpável através de toda a sua extensão e separa os flexores dos extensores. A cabeça da ulna forma a elevação dorsal proeminente do antebraço em pronação. Ela é coberta pelo rádio no antebraço em supinação. O processo estilóide é a parte medial e distal da cabeça. O sulco entre elas contém o tendão do extensor ulnar do carpo.

A juntura do punho é mais ou menos indicada por uma linha que une os processos estilóides.

O nervo mediano estende-se para baixo do meio do antebraço em direção ao ponto médio entre os processos estilóides. Logo antes de passar por trás do retináculo dos flexores, ele é bem superficial no intervalo entre os tendões do palmar longo e do flexor radial do carpo. Os tendões do flexor ulnar do carpo, do palmar longo (quando presente) e do flexor radial do carpo são palpáveis nesta região. O nervo ulnar passa atrás do epicôndilo medial para o lado medial do processo coronóide. Seu curso é indicado na superfície por uma linha que parte da frente do epicôndilo medial para a margem lateral do pisiforme (e medial ao hâmulo do hamato). Ele está bem profundo ao tendão do flexor ulnar do carpo. **O ramo superficial do nervo radial continua da fossa cubital para o ponto inferior da trissecção do antebraço, gira profundamente ao braquiorradial e penetra na tabaqueira anatômica.** Pode ser palpado por uns poucos centímetros proximais à tabaqueira anatômica e seus ramos digitais terminais podem ser sentidos ao cruzarem o tendão do extensor longo do polegar (usando-se uma unha no tendão esticado).

A artéria radial estende-se da artéria braquial ao tubérculo do escafóide e, a seguir, profundamente aos tendões da tabaqueira anatômica. **O pulso radial é palpado lateralmente ao tendão do flexor radial do carpo (use três dedos), e também na tabaqueira anatômica.** A artéria ulnar estende-se da artéria braquial distal e medialmente para o lado medial do antebraço, e a seguir para o lado lateral do pisiforme.

A disposição das veias superficiais pode ser visível à simples inspeção, especialmente ao nível da fossa cubital. Quando não, elas podem ser distendidas e intumescidas colocando-se um torniquete em torno do braço a fim de obstruir o retorno venoso, realizando-se rápido fechamento e abertura do punho para aumentar o retorno venoso. Uma veia apropriada para injeções endovenosas ou para retiradas de sangue pode ser assim escolhida. Os locais das válvulas são freqüentemente visíveis quando as veias estão cheias. As veias amiúde se distendem quando o braço está pendendo ao lado do corpo, especialmente as do dorso da mão.

MÃO

O escafóide pode ser palpado na tabaqueira anatômica logo distalmente ao processo estilóide do rádio. Ele é notado pelo dedo que palpa quando o indivíduo aduz sua mão. O tubérculo do escafóide pode ser palpado no lado radial do tendão do flexor radial do carpo. (Isto será facilitado se o indivíduo aduzir e estender ligeiramente a mão.) A extremidade lateral da prega distal do punho indica mais ou menos o tubérculo. Assim, os dedos que palpam o tubérculo e a tabaqueira anatômica têm simultaneamente o escafóide entre eles (esta manobra pode ser usada no exame de fratura do escafóide).

O trapézio é indistintamente palpável na tabaqueira anatômica, distalmente ao escafóide. A borda da juntura carpometacárpica do polegar também pode ser aqui distinguida. O tubérculo ou crista do trapézio parece geralmente continuar-se com o tubérculo do escafóide à palpação, embora possa, algumas vezes, ser percebido separadamente.

O pisiforme pode ser localizado acompanhando-se o tendão do flexor ulnar do carpo até chegar a ele. Quando a mão está numa posição tal que relaxe esse músculo (freqüentemente, quando a mão é fletida e aduzida), o pisiforme pode ser sentido entre o polegar e o indicador e deslocado para trás e para a frente. A posição do pisiforme é indi-

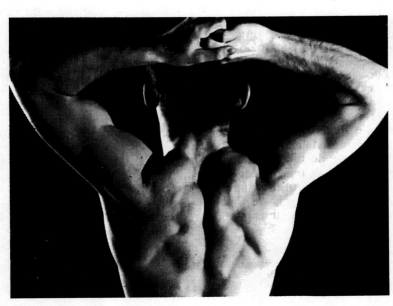

Fig. 17.2 Alguns limites de superfície do dorso e membros superiores. Cortesia de J. Royce, Ph. D. (citado na Parte 2, Introdução), e Davis, Philadelphia.

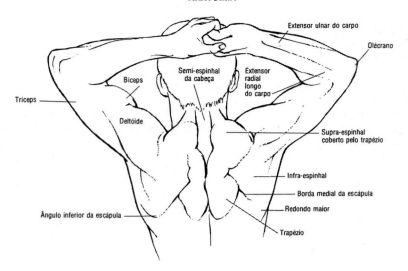

Fig. 17.2 Continuação.

cada mais ou menos pela extremidade medial da prega distal do punho.

O hâmulo do hamato está cerca de 2 cm distal e lateralmente ao pisiforme, situa-se mais profundamente, e é indistintamente palpável.

O tubérculo dorsal do rádio está alinhado com o processo estilóide do terceiro metacárpico. O capitato e o semilunar ocupam o intervalo entre eles.

O lado medial arredondado do piramidal pode ser palpado logo distalmente ao processo estilóide da ulna quando o antebraço está a meio caminho entre a completa pronação e a completa supinação, e especialmente quando a mão é abduzida. O hamato está profunda e indistintamente distal ao piramidal, embora a base do quinto metacárpico seja proeminente.

As cabeças dos metacárpicos formam os nós do punho. As cabeças das falanges médias e proximais formam os nós dos dedos fletidos. As margens das membranas interdigitais e as pregas de flexão das junções dos dedos e da palma estão distalmente às junturas metacarpofalângicas e ao nível da metade das falanges proximais. As pregas médias de flexão indicam as junturas interfalângicas proximais, mas as pregas digitais de flexão são ligeiramente proximais às junturas interfalângicas distais.

Os tendões que formam as margens da tabaqueira anatômica são, em geral, facilmente identificados quando os músculos se acham contraídos. Em algumas pessoas os vários tendões do abdutor longo do polegar tornam-se visíveis. Os tendões do extensor radial longo e curto do carpo podem ser visíveis e são geralmente palpáveis em suas inserções quando se fecha a mão. Os tendões dos interósseos podem ser sentidos colocando-se o polegar e o índex em cada lado de uma falange proximal. À flexão e extensão das falanges médias e distais, os tendões dos interósseos rolam sobre os dedos que palpam.

O retináculo dos músculos flexores tem cerca de 3cm^2. Sua margem proximal é indicada por uma linha entre o pisiforme e o tubérculo do escafóide, sua margem distal por uma linha entre o hâmulo do hamato e o tubérculo do trapézio.

As bainhas sinoviais dos dedos alcançam as junturas interfalângicas distais. As dos três dedos intermediários começam ao nível dos colos dos metacárpicos.

A parte mais distal do arco palmar superficial está aproximadamente ao nível da superfície palmar do polegar estendido. Alternativamente, pode ser localizado pelas duas pregas horizontais da palma da mão, entre as quais se situa. A parte mais distal do arco palmar profundo está mais ou menos 1cm proximalmente ao arco palmar superficial.

Parte 3

O MEMBRO INFERIOR

Ernest Gardner
Donald J. Gray
Ronan O'Rahilly

Introdução

O membro inferior, como o superior, está ligado ao tronco por um cíngulo e apresenta três segmentos, a coxa, a perna e o pé. O cíngulo do membro inferior é formado pelos dois ossos do quadril, que são unidos na frente mas separados atrás pela porção superior do sacro. O cíngulo do membro inferior e o sacro formam, juntos, um anel forte, rígido, denominado pelve óssea.

O membro inferior é especializado para a sustentação do peso e controle da gravidade, e para a locomoção. Alguns dos músculos que agem sobre ele originam-se do cíngulo do membro inferior do sacro e da coluna vertebral. Daí ser costume, ao descrever o membro inferior, incluir as regiões de transição entre o tronco e o membro inferior (por exemplo, a região glútea, ou nádega, e a região inguinal, ou virilha). A maioria das pessoas não se utilizam igualmente dos dois membros, e não há nítida correlação com a preferência pelo uso de uma das mãos.*

Os membros inferiores aparecem inicialmente como diminutos brotos, em embriões de cerca de 5 mm de comprimento, isto é, com umas quatro semanas pós-ovulatórias de idade. Os brotos do membro inferior estão ligeiramente atrás dos superiores no desenvolvimento. Cada broto de membro alonga-se e se desenvolve em seqüência próximo-distal (por exemplo, a perna aparece antes do pé). Alguns dias depois que os membros já podem ser vistos, os nervos crescem dentro deles, e o esqueleto e os músculos tornam-se diferenciados. Um pouco depois, os dedos podem ser identificados.

Os nomes comuns para muitas partes do membro inferior são citados no quadro ao lado. Os equivalentes latinos também são citados, e pode-se notar que muitos outros termos são derivados destes. Por exemplo, a palavra "podal", com o significado de "referente ao pé", é usada na linguagem comum.

Nomes latinos e equivalentes em português das partes do membro inferior

Nomes em latim	Equivalentes em português
Coxa	Quadril
Natis ou Clunis	Nádegas
Femur	Coxa
Genu	Joelho
Crus	Perna
Sura	Panturrilha
Talus	Tornozelo
Pes	Pé
Calx	Calcanhar
Planta	Planta
Digiti pedis	Dedos do pé
Hallux	Hálux

LEITURAS GERAIS

Além das indicações, abaixo, que estudam principalmente os membros, ver também as referências citadas nos capítulos introdutórios.

Castaing, J., and Soutoul, J. H., *Atlas de coupes anatomiques. II. Membre inférieur*, Maloine, Paris, 1968.
Henry, A. K., *Extensile Exposure*, Livingstone, Edinburg, 2nd ed., 1957.
Lockhart, R. D., *Living Anatomy*, Faber and Faber, London, 6th ed., 1963.
Royce, J., *Surface Anatomy*, Davis, Philadelphia, 1965.

---

*I. Singh, Acta anat., 77:131, 1970.

18 OSSOS DO MEMBRO INFERIOR

Os ossos do quadril, que formam o cíngulo do membro inferior, unem-se, na frente, na sínfise da pube. Cada um se articula atrás com a porção superior do sacro. O fêmur é o osso da coxa. Articula-se em cima com o osso do quadril, e embaixo com a tíbia. A tíbia e a fíbula são os ossos da perna; unem-se ao esqueleto do pé no tornozelo.

OSSO DO QUADRIL

O osso do quadril (Figs. 18.1 a 18.8; v. também Fig. 40.2) une o sacro ao fêmur e, conseqüentemente, forma a conexão óssea entre o tronco e o membro inferior. O lado ao qual pertence o osso do quadril pode ser determinado colocando-se o osso de tal modo que sua grande cavidade acetabuliforme olhe lateral e ligeiramente para a frente, ficando o grande forame obturado colocado abaixo e adiante dela.

A maioria das bordas e faces do osso do

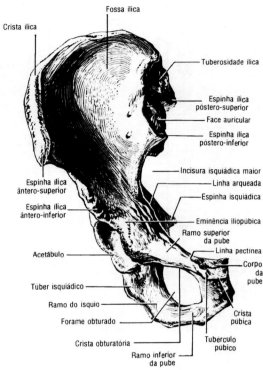

Fig. 18.2 Osso do quadril direito. Vista anterior, posição anatômica.

quadril são denominadas de acordo com a sua posição anatômica. É importante compreender que, nessa posição, a face interna do corpo da pube olha quase diretamente para cima e a bexiga repousa sobre ela. Essa posição evidencia-se logo no osso do quadril isolado, quando o osso é orientado de tal modo que a superfície articular da sínfise da pube fique em um plano sagital e a incisura do acetábulo aponte para baixo. O tubérculo pubico e a espinha ílica ântero-superior ficam, então, aproximadamente no mesmo plano frontal. Essa é a orientação correta do osso na posição anatômica.

O osso do quadril forma as paredes anterior e lateral da pelve óssea. Articula-se na frente com os do lado oposto, para formar a sínfise da pube, e com o sacro por trás, para formar a juntura sacroílica. Cada osso do quadril consiste em ílio, ísquio e pube, todos

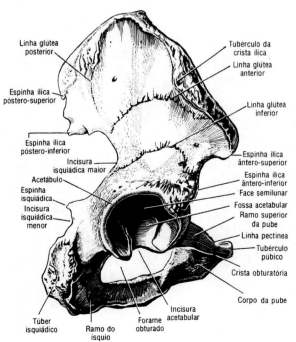

Fig. 18.1 Osso do quadril direito. Vista lateral, posição anatômica.

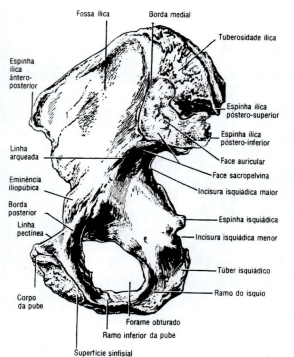

Fig. 18.3 Osso do quadril direito. Vista medial, posição anatômica.

os três fundidos, no adulto, ao nível do acetábulo para formar um único osso.

Elementos componentes

Ílio. O ílio consiste em um *corpo*, que forma cerca de dois quintos do acetábulo, e uma *asa* ou *ala*, que forma a porção superior expandida do osso do quadril. O corpo e a asa são demarcados um do outro, na face interna do osso, pela porção inferior da borda medial. A porção inferior dessa borda é uma crista romba e lisa que constitui a parte ílica da linha arqueada (parte ílica da linha terminal, Cap. 40). Nenhuma demarcação é visível na face externa do osso.

O corpo do ílio articula-se com o ísquio e a pube. Uma linha tênue que se estende posteriormente, das margens do acetábulo, marca a fusão do ílio com o ísquio. A eminência iliopúbica marca a fusão do ílio com a pube.

A extremidade superior expandida do ílio é a crista ílica, que pode ser palpada em toda a sua extensão no indivíduo vivo. A crista é um tanto arqueada. Também é curvada de lado a lado, sendo convexa para fora, na frente, e côncava para dentro, atrás. Seu limite anterior é a *espinha ílica ântero-*

superior, à qual está fixado o ligamento inguinal, e o limite posterior é a *espinha ílica póstero-superior*. A maior parte da crista apresenta *lábios internos* e *externos*, que envolvem uma área ou *linha intermédia* rugosa. O tubérculo da crista é um espessamento ou projeção do lábio externo, cerca de 5 cm atrás da espinha ílica ântero-superior (ao nível da quinta VL). **O ponto mais alto da crista ílica está um pouco atrás do seu ponto médio, ao nível da quarta VL. O plano supracristal é um plano horizontal que une os pontos mais altos das cristas direita e esquerda.**

A asa ou ala do ílio apresenta as faces glútea e sacropelvina, a fossa ílica e três bordas — anterior, posterior e medial.

A *face glútea* do ílio, que está recurvada como a crista ílica, é uma ampla superfície entre as bordas posterior e anterior. É cruzada por três cristas curvas, que variam, em proeminência, de acordo com o desenvolvimento muscular dos indivíduos. A *linha glútea posterior* inicia-se na crista, cerca de 5 cm

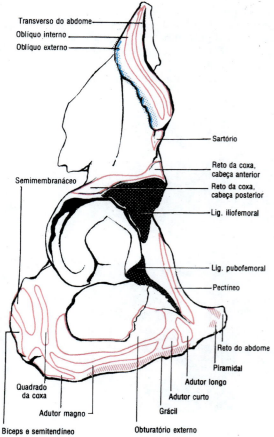

Fig. 18.4 Osso do quadril direito. Vista infero-lateral, com inserções musculares e ligamentosas.

OSSOS DO MEMBRO INFERIOR

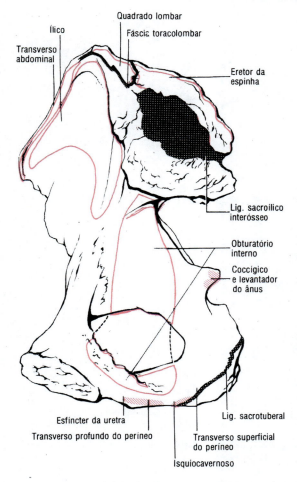

Fig. 18.5 Osso do quadril direito. Vista medial, com origens musculares e inserções ligamentosas.

adiante da espinha ílica póstero-superior, e curva-se para baixo em direção à incisura isquiádica maior. A *linha glútea anterior* começa junto do tubérculo da crista e arqueia-se através da superfície glútea em direção à incisura isquiádica maior. A *linha glútea inferior* começa imediatamente acima da espinha ílica ântero-superior e curva-se, para baixo e para trás, cerca de 2 a 3 cm acima do acetábulo, em direção à incisura isquiádica maior. É a menos distinta das três linhas glúteas.

A *fossa ílica*, situada entre as bordas anterior e medial, está limitada em cima pela crista ílica e embaixo pelas porções inferiores da borda medial (Fig. 18.3). A fossa é lisa e côncava, e geralmente contém um grande forame nutrício. O osso da parte superior da fossa pode ser fino e translúcido.

A *face sacropelvina*, entre as bordas posterior e medial, é limitada em cima e embaixo pela crista ílica. Ela inclui a face auricular e a tuberosidade ílica. A face auricular, em forma de orelha, está localizada diretamente atrás da fossa ílica. Esta parte é freqüentemente plana. O *sulco pré-auricular*, em geral encontrado somente na mulher, localiza-se na frente e embaixo da face auricular. A *tuberosidade ílica* é a área rugosa acima e atrás da face auricular. Facetas acessórias para a articulação com o sacro podem estar presentes nesta região (v. Cap. 48).

A parte inferior, lisa, da face sacropelvina (também conhecida como parte pelvina) fica entre a porção inferior da borda medial e a incisura isquiádica maior. Ela forma uma parte da parede lateral da pelve verdadeira.

A borda anterior da asa do ílio estende-se da espinha ílica ântero-superior ao acetábulo. Sua porção inferior apresenta a *espinha ílica ântero-inferior*, uma projeção áspera pouco acima do acetábulo. Um sulco raso, abaixo e medial à espinha ântero-inferior, aloja o iliopsoas. A *eminência iliopúbica*, imediatamente medial a este sulco, é uma proeminência baixa que marca a linha de fusão do ílio com a pube. **A espinha ântero-superior é um ponto de reparo importante. Ela pode, em geral, ser palpada seguindo-se o curso do ligamento inguinal, para cima, ou a crista ílica, para baixo.** Na posição ereta, ela está aproximadamente, no mesmo plano frontal que o tubérculo púbico e ao nível da primeira VS. **Clinicamente, o membro inferior é medido da espinha ântero-superior até a ponta do maléolo medial da tíbia.** A fita métrica deve ser mantida ao longo da margem medial da patela.

A borda posterior inicia-se na espinha ílica póstero-superior. Estende-se para baixo, em direção à *espinha ílica póstero-inferior*, e então, faz uma curva brusca para diante e se torna contínua com a borda posterior do ísquio. Ela forma, com esta borda, a *incisura isquiádica maior*. Uma pequena cova cutânea geralmente marca a posição da espinha póstero-superior, cerca de 5 cm lateralmente ao plano mediano (Fig. 51.1). **Uma linha unindo as duas pequenas covas fica ao nível da VS e indica o nível das junturas sacroílicas.**

A borda medial da asa do ílio inicia-se na crista ílica e estende-se para baixo, primeiro como uma linha áspera e depois como uma borda cortante, limitando a face auricular na frente. Volta-se, então, abruptamente para a frente e continua como uma linha curva em direção à eminência iliopúbica. É essa metade inferior curva que forma a porção ílica da linha arqueada.

Ísquio. O ísquio (de cujo nome deriva o adjetivo isquiádico) forma a porção póstero-inferior do osso do quadril, consistindo em um corpo e um ramo.

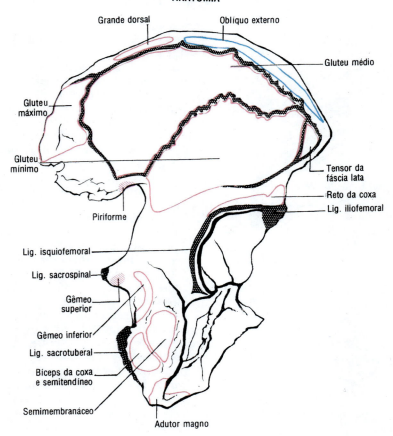

Fig. 18.6 Osso do quadril direito. Vista póstero-lateral, com inserções musculares e ligamentosas. A origem do tensor da fáscia lata amiúde estende-se mais para trás.

O *corpo do ísquio* tem extremidades superior e inferior. A extremidade superior funde-se com a pube e o ílio e forma parte do acetábulo. A extremidade inferior livre e a porção inferior áspera da face dorsal formam o *túber isquiádico (tuberosidade isquiádica)*. O ramo projeta-se da extremidade inferior e funde-se com o ramo inferior da pube, abaixo do forame obturado.

O corpo apresenta faces femoral, pelvina e dorsal. A face femoral está abaixo do acetábulo e volta-se para a coxa. É limitada na frente pela margem do forame obturado; esta margem é, algumas vezes, chamada borda anterior. A superfície pelvina, lisa, ajuda a formar a parede óssea da fossa isquiorretal. Ela é contínua em cima com as faces pelvinas do ílio e da pube.

A face dorsal do ísquio é contínua, em cima, com a face glútea do ílio. Embaixo continua na extremidade inferior livre do ísquio e com ela forma o túber isquiádico. A margem lateral dessa superfície pode ser denominada borda lateral do ísquio. Ela separa as faces femoral e dorsal. A outra margem, que pode ser denominada borda posterior, separa as faces pelvina e dorsal; é contínua, em cima, com a borda posterior do ílio. Ela ajuda a completar a *incisura isquiádica maior*, abaixo da qual a borda é marcada por uma *espinha isquiádica* triangular e aguçada. A *incisura isquiádica menor* é uma incisura arredondada na borda posterior, entre a espinha e o túber.

Os ligamentos sacro-espinhal e sacrotuberal convertem as incisuras isquiádicas em forames isquiádicos maior e menor.

O túber isquiádico consiste em uma porção superior, lisa, e uma porção inferior, áspera. A porção superior é subdividida para a fixação dos músculos do jarrete. O túber é palpável quando a coxa está fletida.

O *ramo do ísquio** estende-se para cima e medialmente e une-se ao ramo inferior da pube. Os ramos unidos do ísquio e da pube

---

*Alguns autores descrevem um ramo superior do ísquio. O ramo superior em questão está incorporado ao corpo do ísquio na presente descrição.

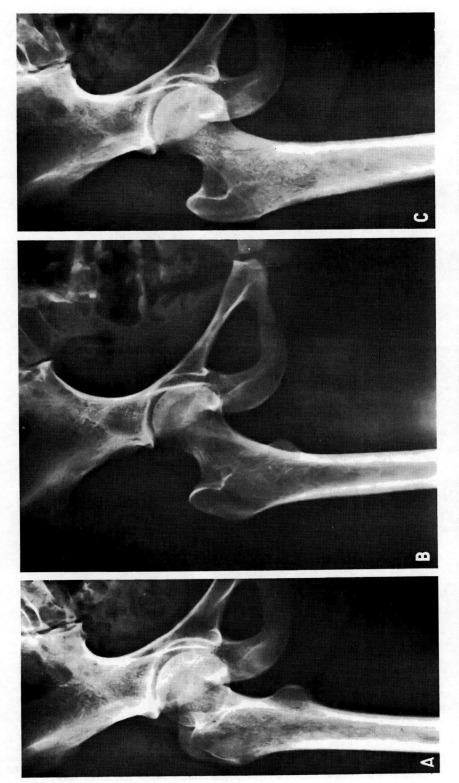

Fig. 18.7 Osso do quadril em várias posições. A, rotação lateral máxima. Observar o encurtamento para a frente do colo do fêmur. O trocanter menor está claramente visível. B, posição anatômica. Embora o colo apareça bem, ainda está ligeiramente encurtado, sendo necessário um ligeiro grau de rotação medial para mostrá-lo corretamente. C, rotação medial máxima. Note-se que o trocanter menor está agora completamente coberto pela diáfise do fêmur.

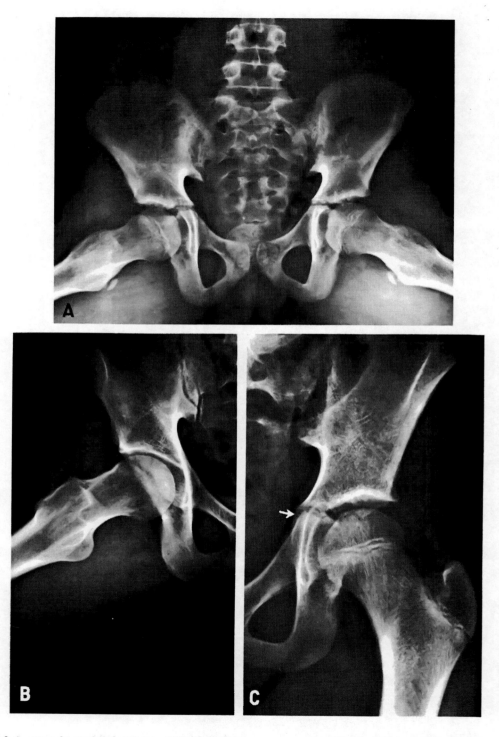

Fig. 18.8 A, ossos do quadril de criança, abduzidos. Observar o trocanter menor nas epífises de cada lado. B, osso do quadril de um adulto, abduzido. Note-se o trocanter maior (em cima) e o menor (embaixo). C, osso do quadril de uma criança. Observe-se a localização da cartilagem trirradiada (seta) e as epífises para a cabeça e o trocanter maior do fêmur.

formam uma barra óssea com duas faces, a externa e a interna, e duas bordas, superior e inferior. Comumente, uma crista divide a face interna, longitudinalmente, em partes superior e inferior. A borda superior, aguçada, olha para o forame obturado. A borda inferior é áspera e um tanto evertida.

Pube. A pube é dividida em um corpo e dois ramos, o superior e o inferior.

O *corpo* é uma larga porção comprimida do osso, medial aos ramos.* Sua face sinfisial ou medial é ovóide e áspera.[1] O corpo une-se ao corpo da pube do lado oposto, no plano mediano, para formar a *sínfise da pube*. As outras faces do corpo são a pelvina e a femoral. A face pelvina lisa volta-se para cima; a bexiga repousa sobre ela. A face femoral volta-se para baixo; ela torna-se áspera para a fixação dos músculos. A borda anterior áspera é a *crista púbica*, e a porção lateral inferior é o proeminente *tubérculo púbico*. **O tubérculo é um ponto de reparo na porção inferior da parede abdominal, cerca de 3 cm do plano mediano** (Figs. 33.6 e 33.8). **É um guia para o ânulo inguinal, o ânulo femoral e o hiato safeno. Quando o osso do quadril está colocado na posição anatômica, o tubérculo púbico e a espinha ilíaca ântero-superior encontram-se no mesmo plano frontal.** Nesta posição, também, a crista púbica, o cóccix, o meio do acetábulo, a cabeça do fêmur e a ponta do trocanter maior, todos estão aproximadamente no mesmo plano horizontal. O sacro está inteiramente, ou quase inteiramente, acima do nível da sínfise da pube.

O *ramo superior* estende-se para cima, para trás e lateralmente ao acetábulo, onde se funde com o ílio e o ísquio. Internamente, ele é delimitado do corpo do ílio pela eminência iliopúbica e do ísquio por uma linha áspera entre a eminência iliopúbica e a margem do forame obturado.

O ramo superior apresenta as faces pectínea, pelvina e obturatória, e bordas anterior, posterior e inferior. A borda anterior é a *linha pectínea*, uma aresta aguçada que se inicia no tubérculo púbico e continua até a eminência iliopúbica. A crista púbica e a linha pectínea constituem a porção púbica da linha terminal. A borda inferior é a *crista obturatória;* ela corre do tubérculo púbico até a incisura do acetábulo. A face pectínea, triangular, fica entre a linha pectínea e a crista obturatória. A borda posterior é a margem do forame obturado, visto da face pelvina. A face pelvina, entre a linha pectínea e a borda posterior, é contínua com a face pelvina do corpo. A face obturatória apresenta o *sulco obturatório*, um sulco oblíquo que aloja os vasos e nervos obturatórios. A membrana obturatória (v. adiante) converte o sulco no *canal obturatório* (Fig. 40.10).

O ramo inferior é uma barra curta que se estende do corpo da pube para trás, para baixo e lateralmente. Ele encontra e funde-se com o ramo do ísquio.

Acetábulo

O acetábulo (Figs. 18.1 e 21.9) está voltado para baixo, para a frente e lateralmente. É uma grande cavidade crateriforme no lado externo do osso do quadril, que se articula com a cabeça do fêmur para formar a juntura do quadril. O acetábulo é incompleto embaixo, onde se forma a *incisura do acetábulo*. A depressão áspera no assoalho do acetábulo, em cima da incisura, é a *fossa do acetábulo*. A fossa é, algumas vezes, fina e translúcida em sua porção superior. O restante do acetábulo, a *face semilunar*, é liso e se articula com a cabeça do fêmur. O *lábio acetabular* é ligado à sua margem periférica.

A pube forma cerca de um quinto do acetábulo; o ílio, quase dois quintos, e o ísquio, um pouco mais de dois quintos (Fig. 18.9C)

Forame obturado

O forame obturado é limitado pela pube e pelo ísquio e seus respectivos ramos. O forame é fechado, exceto no sulco obturatório, por uma *membrana obturatória* delgada e forte (Fig. 40.10) que está fixada às margens do forame.

Ossificação (Fig. 18.9)

As três porções do osso do quadril começam a se ossificar durante o período fetal. No nascimento, cada um destes centros formou parte do acetábulo. Os centros nos ramos do ísquio e no ramo inferior da pube unem-se perto do fim da infância, e nessa ocasião os três centros primários estão separados no acetábulo, pela *cartilagem trirradiada* em forma de Y (Fig. 18.8). Um ou mais centros secundários aparecem nessa cartilagem durante o fim da infância. Outros centros secundários (crista ílica) espinha ilíaca ântero-inferior, túber isquiádico e sínfise da pube aparecem durante a puberdade. O centro para o túber aparece durante a adolescência.

Os centros acetabulares geralmente começam a se unir durante a adolescência; a união completa-se pelo fim da adolescência ou no início da vida adulta. Os outros centros unem-se durante a terceira década. Ocasionalmente estão presentes outros centros secundários (por exemplo, crista púbica, espinha isquiádica). O osso do acetábulo é um ossículo ocasional, presente na borda do acetábulo, na linha de junção da pube com o ísquio.

---

*A expressão "corpo da pube" é usada também para indicar a parte da pube que forma uma porção do acetábulo.

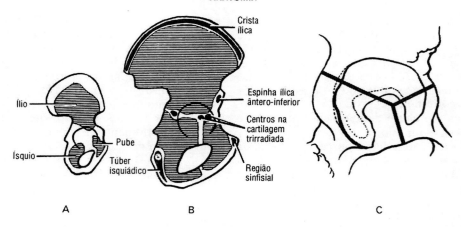

Fig. 18.9 A, osso do quadril ao nascimento. As regiões hachuradas indicam áreas ósseas no ílio, ísquio e pube. O restante é cartilagem. B, osso do quadril na puberdade, mostrando aumento na ossificação e centros secundários (preto).C, acetábulo de adulto. As linhas indicam as linhas de fusão do ílio, ísquio e pube.

FÊMUR

O fêmur, ou osso da coxa (Figs. 18.7, 18.8 e 18.10 a 18.22), é o osso mais longo e mais pesado do corpo; seu comprimento oscila entre um quarto e um terço do comprimento do corpo. A estatura pode ser calculada pelo comprimento do fêmur.[2] Na posição ereta, o fêmur transmite o peso do osso do quadril para a tíbia. No indivíduo vivo, o fêmur é tão recoberto por músculos que é apenas palpável junto de suas extremidades superior e inferior.

O fêmur consiste em uma diáfise e duas extremidades, superior e inferior. A extremidade superior é constituída por uma cabeça, um colo e dois trocanteres, o maior e o menor. A extremidade inferior consiste em dois côndilos recurvados em espiral — o medial e o lateral. O lado ao qual pertence o fêmur pode ser determinado quando a extremidade arredondada ou cabeça se volta para cima e medialmente, e a convexidade da diáfise se volta para a frente.

Quando o fêmur está na posição anatômica, os dois côndilos encontram-se no mesmo plano horizontal — isto é, suas superfícies inferiores tocarão, ambas, uma superfície horizontal, como um tampo de mesa. A diáfise faz um ângulo de cerca de 10 graus com a linha vertical baixada da cabeça do fêmur (Fig. 18.13). Essa linha vertical é o eixo em torno do qual ocorrem as rotações medial e lateral do fêmur.

O plano do colo do fêmur, seguido medialmente, fica em geral um pouco na frente do plano dos côndilos: diz-se que a cabeça do fêmur é antevertida. O pequeno ângulo agudo entre os dois planos é denominado *ângulo de torção femoral*, porque a diáfise do fêmur parece ser torcida de tal modo que a cabeça

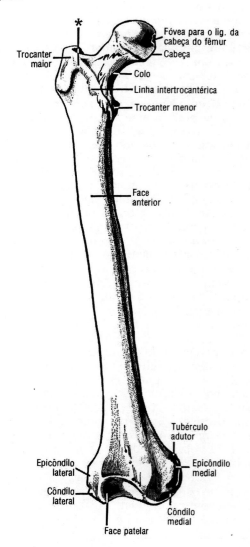

Fig. 18.10 Fêmur direito. Vista anterior, posição anatômica. O asterisco indica o tubérculo cervical.

vem apontar um pouco para a frente (Figs. 18.14 e 18.16). **Nos adultos, o ângulo de torção tem cerca de 15 graus; ele é, geralmente, muito maior na criança (em média, 31 graus).**[3] O grau de anteversão pode ser alterado em condições patológicas. Por isso, sua determinação é às vezes importante para o diagnóstico e tratamento.

O ângulo que o eixo longitudinal do colo faz com o eixo longitudinal da diáfise é denominado *ângulo de inclinação* (Fig. 18.15). Ele varia com a idade, sexo, e desenvolvimento do esqueleto ósseo. Pode ser modificado por qualquer processo patológico que enfraqueça o colo do fêmur. **Quando o ângulo de inclinação está diminuído, a condição é conhecida como coxa vara; quando está aumentado, como coxa valga.**

A diáfise do fêmur é recurvada, com a convexidade para a frente (Fig. 18.16). A curvatura é mais pronunciada na sua porção superior. As porções superiores e inferiores da diáfise são comprimidas de diante para trás. A *platimeria* é um grau exagerado de compressão.

A *cabeça* do fêmur forma cerca de dois terços de uma esfera e volta-se para cima, medialmente, e um pouco para a frente. Uma depressão, ou *fóvea*, à qual está preso o ligamento da cabeça do fêmur, acha-se localizada um pouco atrás e abaixo do seu centro. A superfície articular da cabeça é prolongada, em muitos fêmures, sobre a região ântero-superior do colo.

O *colo* é uma grossa barra de osso, um tanto retangular em secção transversal, que une a cabeça à diáfise na região dos trocanteres. O colo, exceto na frente, é separado da cabeça por uma borda aguçada. Um sulco sagital que aparece freqüentemente na face anterior do colo corresponde ao lábio acetabular quando a coxa está girada medialmente.[4] Na frente, o colo e a diáfise são separados pela *linha intertroncatérica*, que se inicia em cima num tubérculo (tubérculo cervical) e corre para baixo e medialmente. Ela torna-se contínua com uma linha espiral, pouco marcada, que se curva para o dorso do osso abaixo do trocanter menor e se junta ao lábio medial da linha áspera. Atrás, o colo é liso; cerca de dois quintos dele são intracapsulares. Em geral é evidente, na face extracapsular, um sulco para o músculo obturatório externo passando obliquamente para cima, em direção à fossa trocantérica. Em cima o colo é curto e possui muitos forames nutrícios. Embaixo ele corre para baixo e lateralmente, indo terminar no trocanter menor.

O *trocanter maior*, colocado lateral-

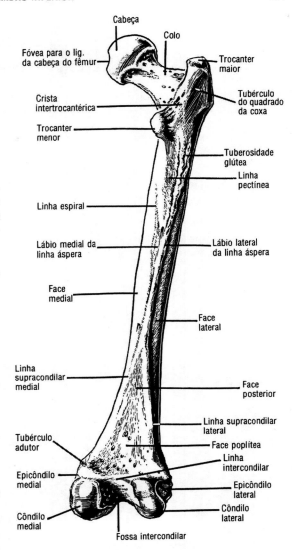

Fig. 18.11 Fêmur direito. Vista posterior, posição anatômica.

mente, projeta-se por cima da junção da diáfise ao colo e pode ser palpado na face lateral da coxa, aproximadamente 10 cm abaixo da crista ílica. **Na posição ereta o trocanter maior encontra-se no mesmo plano horizontal do tubérculo púbico, da cabeça do fêmur e do cóccix.** O trocanter maior apresenta faces medial e lateral, e margens superior, anterior e posterior. A face lateral é retangular; uma crista para inserção do gluteu médio cruza-a obliquamente.

As margens anterior e superior são relativamente largas. A margem posterior continua embaixo com a crista intertrocantérica, que termina no trocanter menor. A face medial apresenta uma depressão áspera, a *fossa trocantérica*.

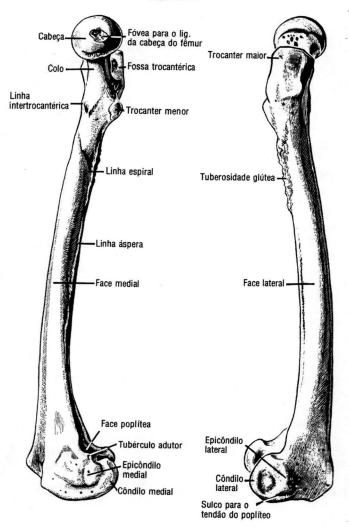

Fig. 18.12 Fêmur direito. Vistas medial e lateral.

A *crista intertrocantérica* une o dorso do trocanter maior ao trocanter menor. O tubérculo quadrado é uma elevação arredondada na crista.

O *trocanter menor*, arredondado, cônico, estende-se medialmente da porção pósteromedial da junção do colo com a diáfise. O trocanter menor é indistintamente palpável acima da extremidade lateral da prega glútea quando a coxa está girada medialmente.

O corpo do fêmur apresenta as faces anterior, medial e lateral na sua porção média e, além disso, uma face posterior nas suas porções superior e inferior. Mostra bordas medial e lateral mal definidas, mas no terço médio possui uma proeminente borda posterior, a *linha áspera* (Fig. 18.20). A linha áspera apresenta *lábios medial e lateral*, e uma área intermédia que se alarga para formar superfícies posteriores à medida que os lábios divergem no terço superior e no terço inferior do corpo. O lábio lateral torna-se contínuo, em cima, com a *tuberosidade glútea*. O lábio medial é contínuo, em cima, com a linha espiral. A *linha pectínea* estende-se do dorso do trocanter menor até a linha áspera. O lábio lateral da linha áspera é prolongado para baixo como a linha supracondilar lateral, que termina no epicôndilo lateral. O lábio medial estende-se distalmente como a linha supracondilar medial. Ela é interrompida por uma área lisa relacionada com a artéria femoral e termina no tubérculo adutório. A face posterior plana ou poplítea fica entre os prolongamentos distais dos lábios da linha áspera. Uma ou duas artérias nutrícias penetram na diáfise e são dirigidas para cima.

A extremidade distal consiste de dois côndilos recurvados em espiral, que são contínuos na frente mas separados atrás e em-

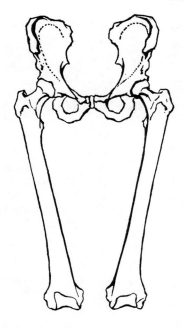

Fig. 18.13 Orientação dos ossos do quadril e dos fêmures na posição ereta.

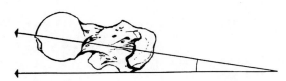

Fig. 18.14 Anteversão da cabeça do fêmur vista por cima. O ângulo de torção é o ângulo entre o eixo longitudinal da cabeça (seta superior) e o eixo horizontal dos côndilos (seta inferior)

baixo pela *fossa intercondilar*. Na frente os côndilos formam a *face patelar*, que é dividida por um sulco vertical em duas porções desiguais. A porção lateral é mais ampla e estende-se mais proximalmente. Ela se articula com a faceta articular lateral da patela. A porção medial, mais estreita, articula-se com a faceta medial da patela. A face inferior do côndilo lateral é relativamente ampla e plana. A do côndilo medial é curva e estreita. Uma área estreita, em crescente, contígua à fossa intercondilar, articula-se com a patela na flexão extrema. A face posterior do côndilo medial é mais larga e mais plana do que a do lateral. As faces posteriores de ambos articulam-se com a tíbia apenas durante a flexão.

A face medial do côndilo medial é áspera e convexa. Sua porção mais proeminente é o *epicôndilo medial*. O *tubérculo adutório*, uma pequena saliência na parte mais alta do côndilo, é palpável e pode ser localizado seguindo-se o tendão do adutor magno até ele.

O *epicôndilo lateral*, menor que o medial, é uma proeminência na face lateral do côndilo lateral. A porção lateral do gastrocnêmio nasce de uma impressão ou fossa, imediatamente acima do epicôndilo lateral, e o poplíteo nasce de uma fossa imediatamente abaixo dele. Há geralmente um sulco que corre da fossa, para cima e para trás, ao longo da margem articular. Esse sulco aloja o tendão do poplíteo quando a perna está fletida. Uma incisura na margem articular, abaixo da fossa, aloja o tendão quando a perna está estendida.

A fossa intercondilar é limitada embaixo e aos lados pelas margens dos côndilos e é separada da face poplítea do corpo pela linha intercondilar.

Estrutura

O fêmur é o exemplo clássico para estudo da arquitetura óssea. Duas massas de osso compacto estão associadas com a extremidade superior. Uma é o calcar femorale (Fig. 18.22), uma barra de osso que se estende para dentro do colo desde a região do trocanter menor.[5] A outra é o toro cervical, uma faixa espessada ou crista de substância compacta encontrada às vezes[6] na face superior do colo, entre a cabeça e o trocanter maior.

Irrigação sanguínea

O suprimento sanguíneo[7] da cabeça é importante porque pode ser interrompido quando o colo está fraturado. As artérias metafisial e epifisial lateral, derivadas da artéria circunflexa medial, são levadas pelos retináculos do colo até a cabeça e o colo do fêmur. Os ramos epifisiais mediais, que nascem principalmente da artéria obturatória (Cap. 21), penetram na cabeça pelo ligamento da cabeça. Uma e, às vezes, duas artérias nutrícias entram na diáfise através da linha áspera ou próximo a ela, e daí correm para cima.

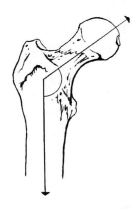

Fig. 18.15 O ângulo de inclinação. Mede cerca de 125 graus em adultos.

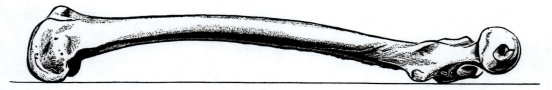

Fig. 18.16 Fêmur direito, vista medial. A face posterior repousa sobre uma superfície horizontal. Observar a curvatura da diáfise. Observar também a anteversão (a cabeça não toca a superfície).

Ossificação[a]

Um colar periostal está presente na sétima semana pós-ovulatória. Geralmente aparece um centro epifisial na extremidade distal ao nascimento. O da cabeça surge durante a primeira infância, o do trocanter maior durante a meninice, e o do trocanter menor no final da meninice. A fusão do trocanter menor com a diáfise ocorre durante a adolescência e é seguida pela fusão do trocanter maior, da cabeça e da extremidade inferior (término da adolescência ou início da fase adulta). O crescimento no tamanho do fêmur ocorre principalmente na extremidade inferior. As epífises do fêmur são mostradas nas Figs. 18.8 e 18.25, e as posições usuais das linhas epifisiais do fêmur na Fig. 18.21.

PATELA

A patela, ou capuz do joelho (Figs. 18.23 a 18.25), é um osso sesamóide triangular, com cerca de 5 cm de diâmetro, que está incluído no tendão de inserção do músculo quadríceps da coxa. Quando o quadríceps está relaxado, a patela pode ser movida de um lado para outro, em menor extensão, para cima e para baixo. Articula-se atrás com a face patelar dos côndilos do fêmur. Quando a patela é colocada sobre uma mesa, com a face articular para baixo e o ápice apontado em direção oposta ao observador, a faceta lateral maior indica o lado ao qual pertence a patela. A patela também se inclinará para esse lado, porque a parte lateral, sendo maior, é mais pesada.

A patela apresenta duas faces, a anterior e a articular; três bordas, superior, medial e lateral, e um ápice.

A *face anterior* é convexa de lado a lado e de cima para baixo. Possui numerosas cristas verticais e muitos orifícios pequenos para vasos nutrícios. É recoberta por uma parte do tendão de inserção do quadríceps da coxa. Essa parte do tendão, contínua do *ápice* à tuberosidade da tíbia, é denominada *ligamento da patela*.

Uma crista vertical arredondada na face articular separa-a em uma faceta articular maior e lateral e outra menor e medial. A parte não articular da face posterior está relacionada com o corpo adiposo infrapatelar e dá inserção ao ligamento da patela.

A borda superior, ou base, inclina-se para baixo e para a frente. As bordas lateral e medial convergem para o ápice.

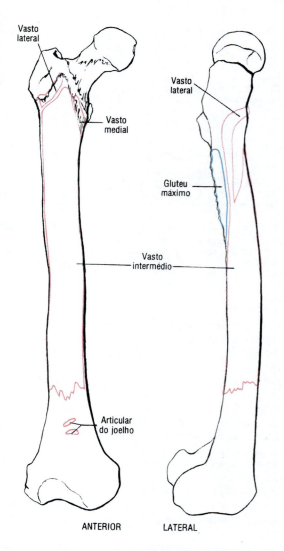

Fig. 18.17 Fêmur direito, mostrando as fixações musculares. A parte inferior da origem do vasto intermediário funde-se com a do vasto lateral.

OSSOS DO MEMBRO INFERIOR

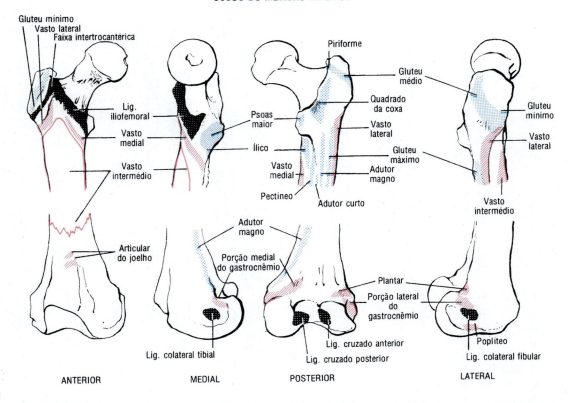

Fig. 18.18 Fixações musculares e ligamentosas nas extremidades superior e inferior do fêmur direito. Anterior, a fáscia que envolve o tensor da fáscia lata reúne-se na frente desse músculo, volta-se ao redor da borda anterior do gluteu mínimo e funde-se com o reto da coxa e ligamento iliofemoral no ílio e com o tendão do gluteu mínimo abaixo do trocanter maior. Essa fáscia nastriforme constitui a faixa iliotrocantérica. Medial, a fixação do ligamento iliofemoral volta-se para o alto, acima do trocanter menor, constituindo a fixação femoral do ligamento pubofemoral. Posterior, v. também Fig. 18.20 para detalhes. Lateral, o gluteu médio está inserido ao longo de uma linha oblíqua na face lateral do trocanter maior, contínuo, na frente e abaixo, com o gluteu médio (há uma bolsa de permeio) e, acima e atrás, com o piriforme.

Ossificação

A patela ossifica-se por vários centros, os quais aparecem durante o início da meninice e se fundem mais tarde.[10] A ossificação geralmente se completa na puberdade ou adolescência.

TÍBIA

A tíbia, ou osso da canela (Fig. 18.24 a 18.32), é, depois do fêmur, o osso mais longo e mais pesado do corpo. Mede cerca de um quarto a um quinto do comprimento do corpo. Está localizada anterior e medialmente na perna, onde pode ser palpada em toda a sua extensão. Na posição ereta ela transmite o peso do fêmur aos ossos do tornozelo e do pé. Pode ser identificada, quando ao lado, colocando-se sua extremidade maior, dilatada, proximalmente; sua borda mais acentuada, anteriormente, e o prolongamento distal de sua extremidade inferior, medialmente.

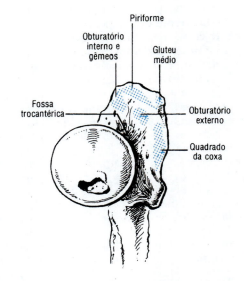

Fig. 18.19 Vista aproximadamente póstero-medial da extremidade superior de um fêmur direito, mostrando inserções musculares. Note-se a inserção tendínea quase contínua do obturatório interno, piriforme e gluteu médio.

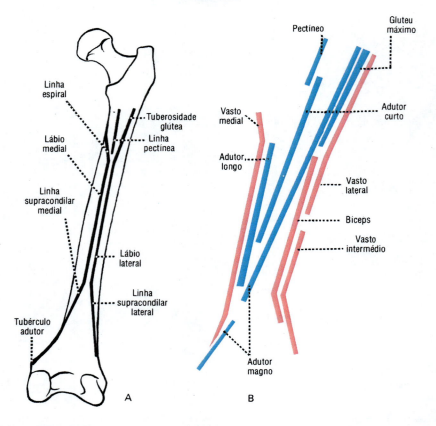

Fig. 18.20 Representação esquemática da face posterior de um fêmur. A, a linha áspera e suas inserções para cima e para baixo, B, fixações musculares.

A tíbia apresenta um corpo e duas extremidades — superior e inferior. Quando vista por cima, o corpo parece ser torcido como se a extremidade superior fosse rodada mais medialmente que a extremidade inferior. **O ângulo entre uma linha horizontal que passa pelos côndilos e uma que passa através do maléolo indica o grau de torção tibial** (em média 15 a 20 graus; oscilação de 0 a 40 graus).[11]

A extremidade superior é maior e mais expandida para a juntura com a extremidade inferior do fêmur. É um pouco inclinada para trás e consiste nos *côndilos medial e lateral*, e numa *tuberosidade* (algumas vezes descrita com o corpo). A face superior de cada côndilo é grande, ovóide e lisa, articulando-se com o côndilo femoral correspondente. As faces são separadas da frente para trás pela *área intercondilar anterior, eminência intercondilar e área intercondilar posterior*. A área anterior é a maior das duas e apresenta-se deprimida abaixo da face articular. Os lados da eminência intercondilar são prolongados proximalmente pelos tubérculos intercondilares medial e lateral, nos quais se estende a face articular. A eminência intercon-

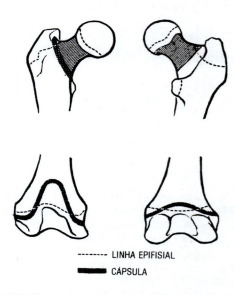

Fig. 18.21 Extremidades superior e inferior do fêmur, mostrando a posição usual das linhas epifisiais e a linha comum de fixação da cápsula articular. A parte posterior do colo está recoberta por uma reflexão da membrana sinovial, mas tem poucas ou nenhuma fixação capsular. Baseado em Mainland.[8]

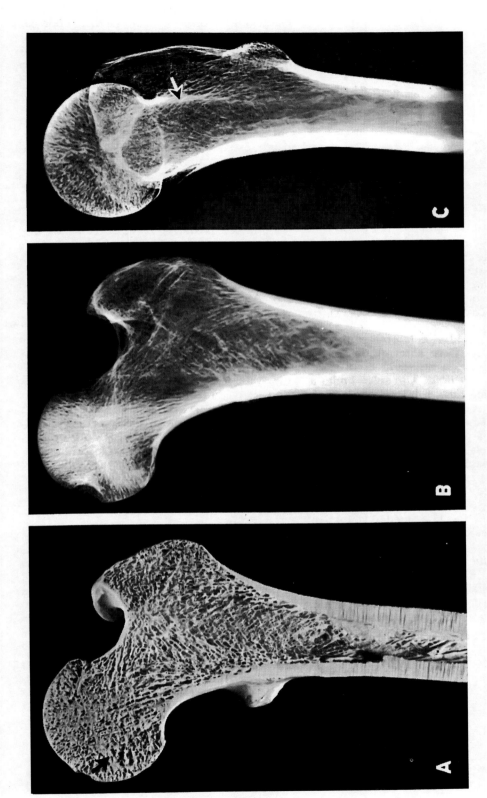

Fig. 18.22 A. fotografia da metade posterior do fêmur esquerdo, cortado em plano frontal. Observar as trabéculas retas e arqueadas. A seta mostra a localização do antigo disco epifisial. A cabeça e o trocanter maior estão cobertos por uma camada muito fina de osso compacto. B, radiografia de um fêmur intato. Observar as trabéculas retas e arqueadas. Vê-se claramente a fossa do ligamento da cabeça. C, radiografia lateral do fêmur intato. Observar o calcar femorale (seta).

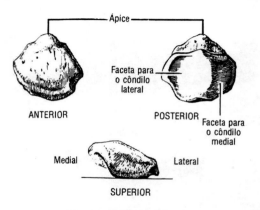

Fig. 18.23 A patela direita.

dilar varia grandemente em forma e altura, podendo estar ausente.[12]

O côndilo lateral é um pouco mais proeminente que o medial. A face inferior da sua protrusão posterior apresenta uma *faceta articular*, plana e circular, para a cabeça da fíbula.

Os côndilos medial e lateral compartilham de uma superfície anterior de forma triangular. O ápice do triângulo é formado pela *tuberosidade da tíbia*. Um sulco limita a tuberosidade, em cima e lateralmente.[13] A porção da tuberosidade é lisa e arredondada. **Na posição de joelhos, o corpo repousa sobre a parte inferior e áspera da tuberosidade, o ligamento da patela, a frente dos côndilos tibiais, e sobre a patela.**

O *corpo* da tíbia é mais delgado na união do seu terço médio com o distal e, gradualmente, expande-se para cima e para baixo. Ele apresenta três faces — medial, lateral e posterior — e três bordas — anterior, medial e interóssea.

A *face medial* é lisa e ligeiramente convexa. Pode ser sentida através da pele. A *face lateral* é ligeiramente côncava. Sua parte inferior torna-se convexa e volta-se à frente para tornar-se contínua com a frente da extremidade inferior. A *face posterior* fica entre as bordas medial e interóssea. Seu terço superior é cruzado por uma crista áspera, a *linha do músculo sóleo*, que se estende obliquamente para baixo desde a faceta articular para a fíbula até a borda medial. Uma linha vertical indistinta estende-se distalmente da linha do músculo sóleo, por uma curta distância, e subdivide a face posterior nas porções medial e lateral. Um grande forame nutrício está, em geral, presente na face posterior.

A *crista* ou *borda anterior* é a mais proeminente das três bordas e forma a "canela". Em cima, ela se inicia ao longo da margem lateral da tuberosidade. Passa obliquamente em direção medial e torna-se contínua com a margem anterior do maléolo medial. Pode ser sentida, no vivente, em toda a sua extensão. A *borda medial* é pouco definida. Estende-se de trás do côndilo medial até atrás do maléolo medial. A *borda interóssea* (ou lateral), melhor definida que a medial, dá inserção à membrana interóssea. Em cima ela se inicia no côndilo lateral, cerca de meio caminho entre a faceta fibular e a tuberosidade. Embaixo, estende-se até o ápice da incisura fibular, onde se bifurca.

A extremidade inferior da tíbia tem uma projeção distal, o *maléolo medial*, e apresenta cinco faces — anterior, posterior, medial, lateral e inferior.

A face posterior é marcada pelo *sulco maleolar* para os tendões do tibial posterior e do flexor longo dos dedos. O sulco fica próximo à margem medial e continua, distalmente, na margem posterior do maléolo medial. Algumas vezes está presente nessa face um sulco indistinto, colocado lateralmente e no sentido do tendão do flexor longo do hálux. A face lateral da extremidade inferior é uma depressão larga e triangular, cuja porção inferior é mais lisa e mais profunda, formando a *incisura fibular*. A porção inferior da fíbula repousa nessa incisura.

A *superfície articular inferior* da extremidade inferior da tíbia é retangular e articula-se com a face anterior do corpo do tálus. A face articular inferior é prolongada na *superfície articular do maléolo*, que se articula com a face medial do tálus.

Ossificação

Um colar periostal está presente na sétima semana pós-ovulatória. O centro epifisial da extremidade superior está, em geral, presente ao nascimento. O da extremidade inferior aparece durante a infância. A tuberosidade é formada, em parte, pelo crescimento para baixo do centro epifisial superior. Amiúde está presente um centro adicional na tuberosidade; ele aparece durante o fim da meninice. O maléolo medial ossifica-se por uma extensão do centro epifisial inferior; um centro separado aparece algumas vezes para a ponta.[14] O centro para a extremidade inferior começa a se fundir durante a puberdade, o da extremidade superior um pouco mais tarde. O crescimento no comprimento da tíbia ocorre principalmente na sua extremidade superior. As epífises da tíbia são mostradas nas Figs. 18.25 e 18.34, e as posições usuais das linhas epifisiais da tíbia são mostradas na Fig. 18.32.

FÍBULA

A fíbula* (Figs. 18.24 a 18.27, 18.29 a 18.31, e 18.33) está localizada na parte lateral

---

*L., *fíbula*. "Peroneu" e "peroneal" são derivados do nome grego correspondente, *perone*.

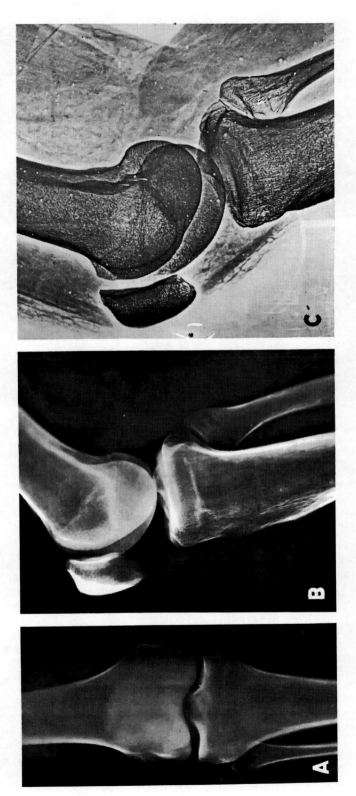

Fig. 18.24 A. vista ântero-posterior do joelho. Note-se a obliqüidade do fêmur, os limites da patela, o intervalo radiotransparente ocupado pelos meniscos e pela cartilagem articular, e a eminência intercondilar da tíbia (mostrando os tubérculos intercondilares lateral e medial). B. vista lateral do joelho fletido. Observar a patela, os côndilos do fêmur, a cabeça da fíbula e a juntura tibiofibular (superior), e a tuberosidade da tíbia. C. xerorradiografia do joelho. Imagem pontilhada sobre uma placa metálica revestida de selênio. A e B, cortesia de V.C. Johnson, M.D., Detroit, Michigan. C, cortesia de J.F. Roach, M.D., Albany, New York.

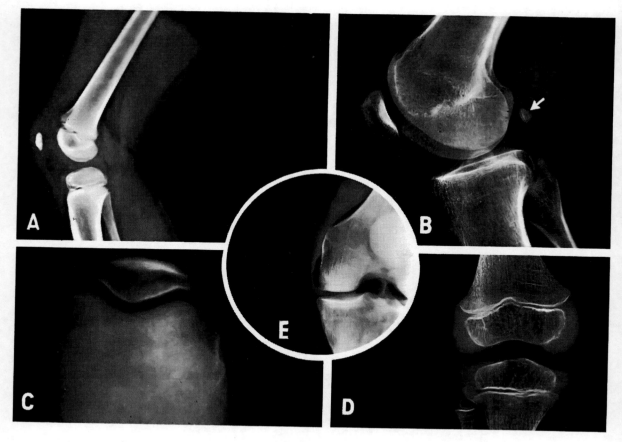

Fig. 18.25 A, joelho de criança, vista lateral. Observar nas epífises a extremidade inferior do fêmur e a extremidade superior da tíbia. A patela começou a se ossificar e a gordura profunda do ligamento da patela é visível como uma área radiotransparente. B, radiografia lateral do joelho, mostrando a fabela (seta). C, radiografia do joelho fletido. O côndilo lateral do fêmur é o que está no lado direito da ilustração. D, radiografia dos ossos secos de um menino de 5 anos. Observar o desenho da cartilagem. E, pneumoartrografia do joelho, produzida com a injeção de ar na cavidade articular. Notar o menisco medial e os ligamentos cruzados. A, cortesia de V.C. Johnson, M.D., Detroit, Michigan. E, cortesia de Sir Thomas Lodge, The Royal Hospital, Sheffield, England.

da perna, aproximadamente paralela à tíbia. É quase tão longa quanto a tíbia, e muito delgada. Suas extremidades são ligeiramente expandidas. Forma junturas sinovais com a tíbia, em cima, e com o tálus, embaixo. Sua porção intermediária é ligada à tíbia pela membrana interóssea. Ela não suporta peso e, porque os músculos recobrem sua parte média, só pode ser palpada nas extremidades. A fíbula pode ser identificada quanto ao lado colocando-se sua extremidade achatada inferiormente, de modo que a faceta triangular lisa dessa extremidade se apresente medialmente, e a incisura adjacente esteja localizada atrás dessa faceta.

A fíbula tem um corpo e duas extremidades, superior e inferior.

A extremidade superior, ou *cabeça*, que se articula com a parte posterior da tíbia, pode ser palpada imediatamente abaixo da porção posterior do côndilo lateral da tíbia. **A cabeça da fíbula está no mesmo nível da tuberosidade da tíbia e pode ser localizada acompanhando-se o tendão do bíceps para baixo.** A porção medial da face superior da cabeça apresenta uma *faceta articular* circular para o côndilo lateral da tíbia. Essa faceta volta-se para diante, para cima e medialmente. Uma área áspera, lateral a essa faceta, dá inserção ao tendão do bíceps da coxa e ao ligamento colateral fibular. O *ápice* (ou *processo estilóide*) é prolongado para cima a partir das faces lateral e posterior. **O nervo fibular comum curva-se da sua posição atrás da cabeça e se torna lateral à fíbula, ao nível do colo. Aí ele pode ser deslocado entre o dedo e o osso.**

O *corpo* arqueia-se para diante à medida que desce para o maléolo lateral. Por isso o plano da membrana interóssea é sagital —

isto é, estende-se da frente para trás. Apenas na parte inferior da perna ela está em um plano frontal, ou seja, dirigida de medial a lateral. **A torção da fíbula e as modificações de relação da fíbula e tíbia devem ser lembradas para se entender a topografia da perna.** As faces e bordas do corpo variam muito, especialmente no quarto inferior, que tende a ser achatado de lado a lado. Um corpo bem desenvolvido apresenta três faces, anterior, posterior e lateral, e três bordas, anterior, interóssea e posterior. Também existe uma crista medial na face posterior. Um forame nutrício está presente no terço médio do corpo. Ocasionalmente está dirigido para cima.[15]

A *face anterior*, que fica entre as bordas anterior e interóssea, é muito estreita em cima, mas é mais larga embaixo. A *face posterior* é subdividida por uma proeminente *crista medial*, que começa no colo. Embaixo, ela passa obliquamente para a frente para se unir à borda interóssea. A *face lateral*, lateral à borda anterior, gira na sua parte inferior para voltar-se para trás e torna-se contínua com a face posterior do maléolo lateral. Um sulco, alojando os tendões dos fibulares longo e curto, está amiúde presente na porção inferior desta face.

A *borda anterior* é uma linha uniforme e aguçada que se estende do colo à extremidade inferior, onde passa lateralmente e se bifurca para envolver uma área subcutânea triangular logo acima do maléolo lateral. A *borda interóssea*, que é freqüentemente pouco marcada, dá fixação à membrana interóssea. Esta borda inicia-se, em cima, no colo, junto da borda anterior. Corre paralela à borda anterior até atingir a porção inferior do corpo. Aqui ela se bifurca para envolver uma área triangular que está localizada acima da faceta articular no maléolo lateral e que serve para fixação do ligamento interósseo tibiofibular. A *borda posterior* é uma margem distinta que se inicia em cima, no colo. Próximo ao meio do corpo ela se volta posterior e medialmente e termina como margem medial da face posterior do maléolo.

O corpo da fíbula parece ter sido torcido lateralmente por cerca de um quarto de um ângulo reto. Isto se correlaciona com a disposição dos músculos suprajacentes.

A extremidade inferior da fíbula é o maléolo lateral, mais proeminente que o medial, mais posterior, e que se estende cerca de 1 cm mais distalmente. Articula-se com a face lateral do tálus, que se encaixa entre os dois maléolos. A face lateral, convexa, do maléolo lateral é contínua, em cima, com a expansão lateral triangular da face anterior do corpo. A

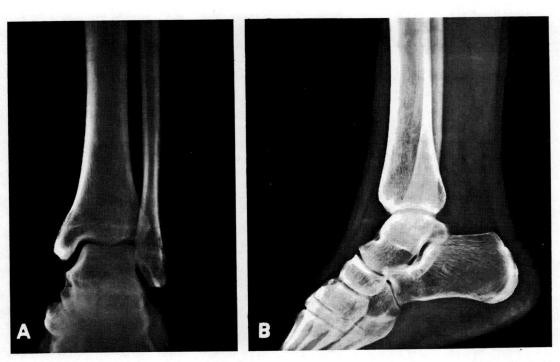

Fig. 18.26 A, vista ântero-posterior do tornozelo esquerdo. Observar os maléolos medial e lateral (e seus diferentes níveis) e a trabécula do tálus. B, vista lateral do tornozelo. Observar a linha da parte talotibial da juntura, e o contorno do tálus navicular e calcâneo. B, cortesia de V.C. Johnson, M. D., Detroit, Michigan.

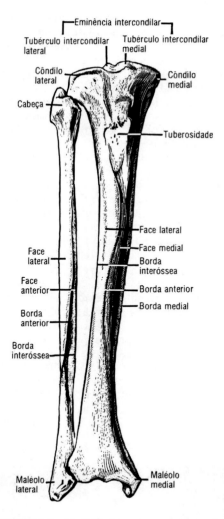

Fig. 18.27 *Tíbia e fíbula direitas, vista anterior.*

face medial do maléolo apresenta, adiante, a faceta ou *face articular*, triangular, para o tálus; a margem superior desta face articula-se com a tíbia. A *fossa maleolar* fica atrás da face articular, na superfície medial. A larga margem posterior do maléolo apresenta um sulco, continuado distalmente da face lateral do corpo, para os tendões fibulares.[16]

Ossificação

Um colar periostal está presente pela oitava semana pós-ovulatória e, algumas vezes, mais cedo. a fíbula é peculiar porque, embora o crescimento em comprimento ocorra principalmente na sua extremidade superior (como na tíbia), a epífise para sua extremidade inferior aparece antes,[17] durante a infância; contudo, a epífise inferior funde-se primeiro, durante a adolescência. O centro para a extremidade superior aparece no início da meninice e funde-se no final da adolescência. A artéria nutrícia está dirigida para longe da extremidade de crescimento, isto é, para longe do joelho. A epífise para a extremidade inferior da fíbula é mostrada na Fig. 18.34A e as posições usuais das linhas epifisiais da fíbula são mostradas na Fig. 18.32.

TARSO

Embora o conhecimento das características principais de cada osso do tarso seja necessário para a compreensão detalhada da estrutura do pé, é importante estudar também o esqueleto do pé como um todo e identificar os pontos de reparo ósseo no pé do indivíduo vivo.

O tarso (Figs. 18.26, 18.34 a 18.40) compreende usualmente sete ossos, dos quais um, o tálus, articula-se com os ossos da perna. Os sete ossos, na ordem aproximada de decréscimo de tamanho são o calcâneo, tálus, cubóide, navicular, cuneiforme medial, cuneiforme lateral e cuneiforme intermédio. As anomalias do atraso não são raras e podem estar envolvidas em distúrbios do pé.

O tálus termina, adiante, por uma cabeça arredondada que está dirigida para a frente e medialmente e que repousa em uma projeção do calcâneo, denominada sustentáculo do tálus. As extremidades anteriores do tálus e do calcâneo são mais ou menos reajuntadas e formam a juntura transversa do tarso articulando-se com o navicular e o cubóide, respectivamente. Os três cuneiformes ficam entre o navicular e os três primeiros metatársicos, enquanto o cubóide se articula diretamente com o quarto e quinto metatársicos.

A face superior do tarso é convexa, particularmente de lado a lado. O corpo proeminente do tálus projeta-se para cima e apresenta faces articulares (coletivamente chamadas tróclea) para os ossos da perna. O corpo e a cabeça do tálus são separados entre si por um curto colo, embaixo da face lateral do qual existe uma depressão, o *seio do tarso*, entre o tálus e o calcâneo (Fig. 18.35B). O seio estreita-se medialmente e estende-se como o canal társico para trás do sustentáculo do tálus Cap. 23).

Na frente do navicular pode-se ver que o cuneiforme intermédio tem uma face dorsal ou superior, caracteristicamente quadrada, associada com a projeção posterior do segundo metatársico entre os cuneiformes medial e lateral. A linha das junturas tarsometatársicas é, assim, irregular. A porção lateral dessa linha curva-se para trás em associação com o lado lateral estreito do cubóide, que é parcialmente ultrapassado pela proeminente tuberosidade do quinto metatársico.

A face inferior do tarso é côncava e limi-

OSSOS DO MEMBRO INFERIOR

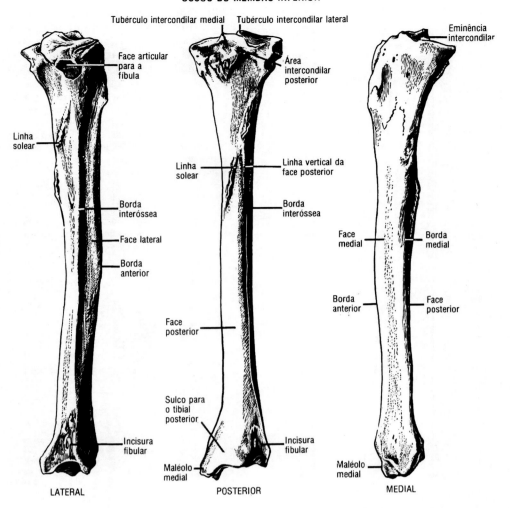

Fig. 18.28 Tíbia direita. Observe-se que a linha solear (vista posterior) está interrompida (v. Figs. 22.5 e 22.6). A linha vertical que subdivide a face posterior separa as origens do flexor longo dos dedos e do tibial posterior.

tada atrás pela proeminência do calcanhar, o túber do calcâneo. O túber apresenta processos ou tubérculos medial e lateral (o medial é muito maior) que dão inserção à aponeurose plantar e a alguns músculos da planta. O calcanhar repousa sobre esses dois tubérculos. A face inferior do sustentáculo do tálus possui um sulco que é contínuo com outro atrás do tálus, e a ranhura contínua aloja o tendão do flexor longo do hálux. A cabeça do tálus pode ser vista no espaço entre o sustentáculo e o navicular. Esse intervalo é transformado em ponte por um forte ligamento calcaneonavicular, que completa a concavidade da importante juntura talocalcaneonavicular.

O lado medial do navicular apresenta uma tuberosidade proeminente. Na frente do navicular podem ser observados os três cuneiformes, a base do cuneiforme medial e as margens dos outros dois. O cubóide fica lateral ao navicular e aos cuneiformes. **Estes ossos (navicular, cuneiformes e cubóide), junto com os cinco metatársicos, formam o arco transverso do pé.** A face inferior do cubóide é sulcada obliquamente próximo das bases dos dois metatársicos laterais. O sulco pode ser parcialmente ocupado pelo tendão do fibular longo e está dirigido para a junção do cuneiforme medial com o primeiro metatársico, ossos nos quais o tendão é inserido. O sulco é fechado, atrás, pela tuberosidade do cubóide. Atrás deste, uma concavidade rasa no cubóide e calcâneo aloja o ligamento plantar curto. O ligamento plantar longo, colocado mais superficialmente, estende-se da maior parte da face inferior do calcâneo (na frente dos tubérculos) para a tuberosidade do cubóide.

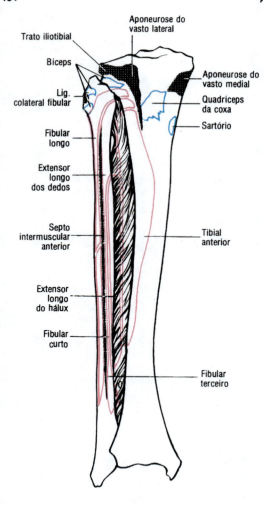

Fig. 18.29 Tíbia e fíbula direitas, face anterior, fixações musculares e ligamentosas. Note-se que o fibular longo e o flexor longo dos dedos nascem tanto da tíbia como da fíbula.

identificados no pé, no vivente, são o maléolo lateral e a tuberosidade do quinto metatársico. A extremidade lateral da juntura társica transversa está a cerca de meio caminho entre esses dois pontos de reparo ósseo.

Tálus. O tálus ou osso do tornozelo é o único osso társico sem fixação de tendões ou músculos. Compreende uma cabeça, um colo e um corpo.

O *corpo* é formado pela porção posterior maior do tálus e apresenta a *tróclea*, que inclui três superfícies que se articulam com os ossos da perna. A face superior articula-se com a tíbia. A *face maleolar lateral* é grande e triangular. Sua base volta-se para cima, e o *processo lateral do tálus* está no seu ápice. A *face maleolar medial* tem a forma de uma vírgula.

A face posterior do corpo do tálus apresenta o *processo posterior do tálus*, que é marcado por um *sulco*

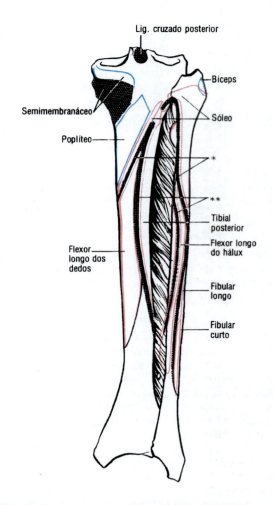

Fig. 18.30 Tíbia e fíbula direitas, face posterior, fixações musculares e ligamentosas. Note-se que as origens dos fibulares longo e curto, devido à torção da diáfise da fíbula, distinguem-se, em parte, nesta vista posterior. A fixação da fáscia transversa profunda da perna é indicada por um asterisco; a fixação da aponeurose de revestimento do tibial posterior é indicada por dois asteriscos.

Na face medial do pé, o arco longitudinal é formado pelo calcâneo, tálus, navicular, cuneiformes e os três primeiros metatársicos.

No pé do indivíduo vivo, o sustentáculo do tálus pode ser sentido, aproximadamente 1 a 2 cm abaixo do maléolo medial, e a cabeça do tálus pode ser reconhecida na frente do maléolo. A tuberosidade do navicular pode ser sentida na frente do sustentáculo, podendo o dorso da tuberosidade ser tomado como a extremidade medial da juntura társica transversa. O cuneiforme medial e o primeiro metatársico podem ser identificados na frente da tuberosidade.

No lado lateral do pé, um arco longitudinal é formado pelo calcâneo, cubóide e os dois metatársicos laterais.

Os únicos pontos laterais prontamente

OSSOS DO MEMBRO INFERIOR

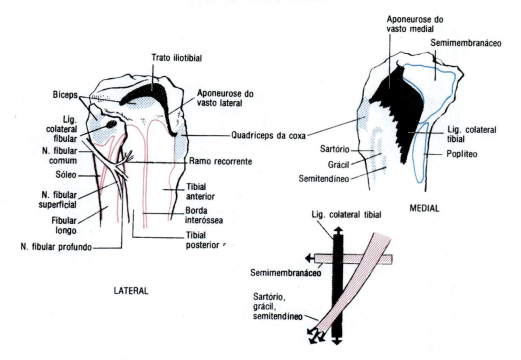

*Fig. 18.31 Fixações musculares e ligamentosas das extremidades superiores da tíbia e fíbula direitas. Na vista lateral, observar que a borda interóssea da tíbia separa as fixações dos tibiais anterior e posterior. A origem do fibular longo e do extensor curto dos dedos na tíbia não é mostrada (v. Fig. 18.29). Embaixo, à direita, **representação esquemática das relações do ligamento colateral tibial, que cruza o tendão do semimembranáceo mas é profundo em relação aos tendões do grácil, semitendíneo e sartório.***

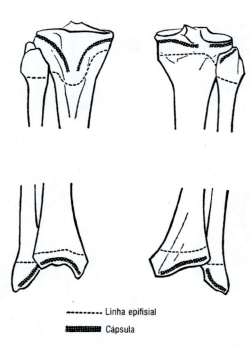

Fig. 18.32 Extremidades superior e inferior da tíbia e fíbula direitas, mostrando a posição usual das linhas epifisiais e a linha usual de fixação da cápsula articular. Baseado em Mainland.[8]

vertical para o tendão do músculo flexor longo do hálux. Este sulco continua em outro na face inferior do sustentáculo do tálus. O processo posterior apresenta uma elevação de cada lado do sulco no dorso do tálus. Um é o *tubérculo medial*, o outro o *tubérculo lateral* (algumas vezes chamado tubérculo posterior). O *os trigonum*, quando presente (Fig. 18.34*B*), é geralmente considerado um tubérculo lateral separado.

A face inferior do corpo do tálus apresenta posteriormente a *face articular calcanear posterior*, oblonga, da juntura subtalar (Fig. 18.41), a *face articular calcanear média*, que se articula com a face superior do sustentáculo do tálus, e a *face articular calcanear anterior* na cabeça. Esta última face e a cabeça formam a esfera para a concavidade da juntura talocalcaneonavicular.

O *colo do tálus* é dirigido quer medialmente quer para a frente; ele forma um ângulo com o corpo (Fig. 18.42), de cerca de 15 graus.[18] Este ângulo é ligeiramente maior no recém-nascido.

Em determinadas pessoas, duas pequenas facetas são, freqüentemente encontradas no colo do tálus, em posição para se articular com a tíbia durante a dorsiflexão extrema do pé.[19] Essas facetas para a posição "de cócoras" estão presentes em fetos,[20] mas desaparecem após o nascimento em pessoas que habitualmente não ficam de cócoras.[21]

A *cabeça do tálus* apresenta uma face articular convexa para o navicular, e uma faceta medial para o ligamento calcaneonavicular plantar. O principal suprimento sangüíneo do tálus é feito através de vasos que penetram

ANATOMIA

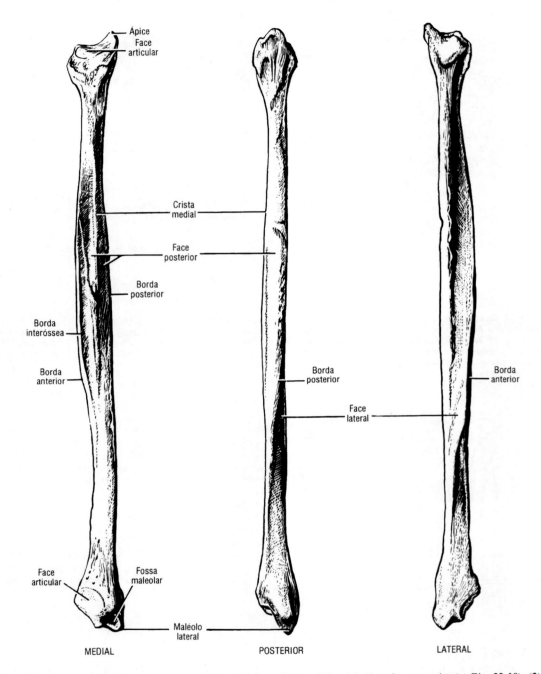

Fig. 18.33 Fíbula direita. Note-se que (1) na vista medial, a crista medial subdivide a face posterior (v. Fig. 22.10); (2) na vista posterior, a face lateral volta-se posteriormente ao se dirigir para baixo; e (3) na vista lateral, a face anterior volta-se lateralmente ao se dirigir para baixo.

OSSOS DO MEMBRO INFERIOR

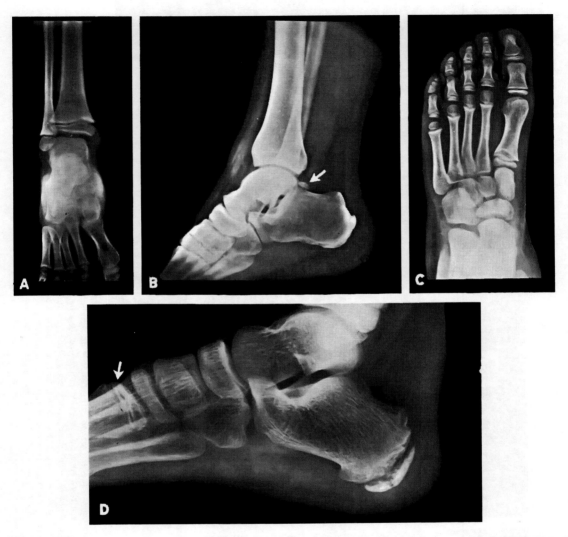

Fig. 18.34 Tornozelo e pé. A, tornozelo de criança. Observar nas epífises as extremidades inferiores da fíbula e da tíbia. A linha epifisial da fíbula está alinhada com a juntura do tornozelo. B, vista lateral do tornozelo de um adulto. Note-se o os trigonum (seta) no dorso do tálus. C, pé de criança. Observar as epífises dos metacárpicos e das falanges. Observar também a irregularidade na ossificação das falanges do quinto dedo. D, vista lateral do pé de uma criança. Notar as epífises da base do primeiro metatársico (seta) e do calcâneo. A, B e C, cortesia de V.C. Johnson, M.D. Detroit, Michigan. D, cortesia de George L. Sackett, M. D., Painesville, Ohio.

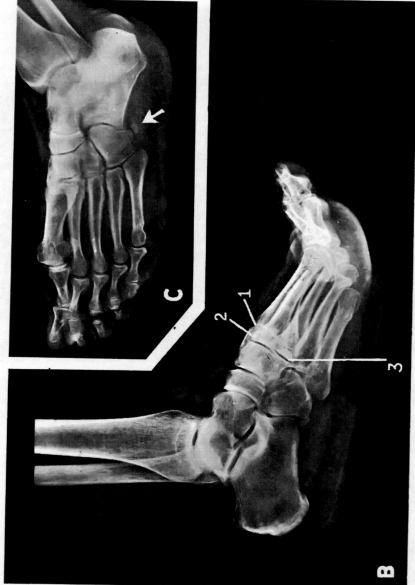

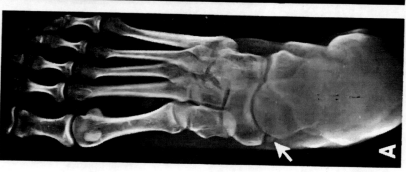

Fig. 18.35 A, vista dorsoplantar do pé. Pelo menos parte de todos os sete ossos társicos pode ser identificada. Observar o osso tibial externo (seta) próximo à tuberosidade do navicular; ele é bilateral neste indivíduo. Observar também os ossos sesamóides abaixo da cabeça do primeiro metatársico. B, vista lateral do pé. Note-se o navicular e sua tuberosidade (cobertos pela cabeça do tálus), o cubóide e um sesamóide fibular, e a tuberosidade do quinto metatársico. Os números 1, 2 e 3 indicam as linhas da primeira, segunda e terceira junturas cuneometatársicas, respectivamente. C, vista oblíqua do pé. Observar a região onde o calcâneo se encontra com a navicular. É visível um sesamóide fibular (seta) próximo à tuberosidade do cubóide. A, B e C, cortesia de V. C. Johnson, M.D., Detroit, Michigan.

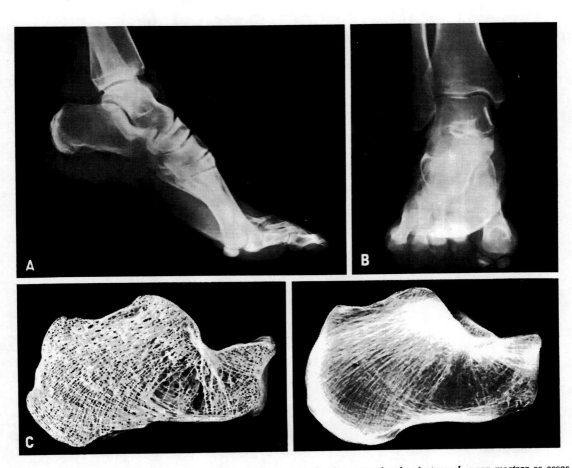

Fig. 18.36 A, vista lateral do pé, sem o indivíduo suportar peso. B, vista posterior do pé esquerdo para mostrar os ossos sesamóides na primeira juntura metatarsofalângica. Os dedos estão acentuadamente dorsifletidos. C, fotografia de metade de um calcâneo cortado em plano sagital. Note-se as diversas trabéculas curvas. D, radiografias de um calcâneo intato, seco. Observar as diversas trabéculas curvas. A, de Medical Radiography and Photography, cortesia de Felton O. Gamble, D.C.S., Tucson, Arizona.

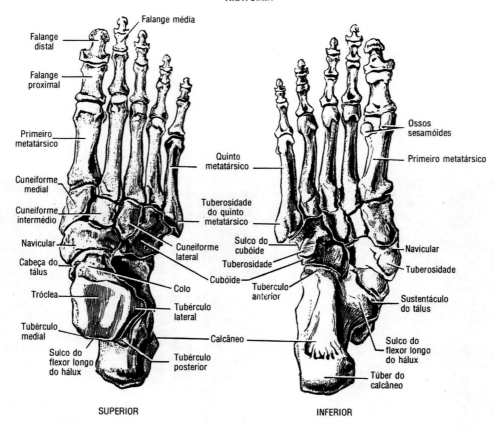

Fig. 18.37 Ossos do pé direito.

no canal társico e no seio do tarso.[22]

Calcâneo. Também conhecido como os calcis, o calcâneo transmite muito do peso do corpo do tálus para o chão. Sua estrutura, que é demonstrada na Fig. 18.36C e D, recebeu considerável atenção relativamente à sua função no suporte e transmissão do peso. Suas trabéculas, cuja organização varia com o sexo, são facilmente demonstradas radiograficamente.[23]

A metade frontal da face superior do calcâneo é prolongada, medialmente, para formar o *sustentáculo do tálus*, que pode ser sentido in vivo logo abaixo do maléolo medial. A face superior do sustentáculo forma a faceta média para o tálus. Esta faceta continua à frente como a *face anterior* para a cabeça do tálus (Fig. 18.41). A *face posterior* para o tálus articula-se com a face posterior do corpo do tálus, formando a *juntura talocalcanear*. A face posterior, convexa, expandida, do calcâneo, forma uma parte do *túber do calcâneo*.

A face inferior do calcâneo apresenta uma eminência próximo da sua extremidade frontal, o *tubérculo anterior*. Dois processos ou tubérculos sobre os quais o osso repousa estendem-se pela face inferior desde o túber do calcâneo. São os *processos medial* e *lateral*. O medial é o mais longo.

A face medial côncava do calcâneo é transformada em ponte pelo retináculo dos flexores. A face inferior do sustentáculo do tálus apresenta o *sulco para o tendão do flexor longo do hálux*.

A face lateral do calcâneo é marcada por uma projeção, a *eminência retrotroclear*, à qual está fixado o ligamento calcaneofibular. Uma projeção de tamanho variável, a *tróclea fibular* (processo troclear, tubérculo fibular), pode ser, algumas vezes, encontrada na frente da eminência (Fig. 18.43). A tróclea fibular e a eminência retrotroclear são coletivamente denominadas *processo fibular*.

A face anterior do calcâneo é formada pela *face articular do cubóide*, em forma de sela.

Navicular. O navicular está situado entre o tálus, atrás, e os três ossos cuneiformes, na frente. A face lateral, áspera, estreita, às vezes apresenta uma pequena faceta que se articula com o cubóide. A face medial projeta-se para baixo e forma a *tuberosidade do navicular*. A tuberosidade pode ser palpada cerca de 3 cm abaixo e na frente do maléolo medial.

Cuneiformes. Os ossos cuneiformes, assim denominados porque têm a forma de cunha, ficam entre o navicular, atrás, e os três primeiros metatársicos, na frente; eles são mediais ao cubóide. Atrás, são quase nivelados porque todos se articulam com a frente do navicular. Os cuneiformes medial e lateral, contudo, projetam-se mais para a frente do que o intermédio. O espaço resultante é ocupado pela base do segundo metatársico. A estabilidade do pé é aumentada por causa desse arranjo.

Cubóide. O cubóide pode ser palpado na face lateral do pé. Sua face posterior apresenta uma faceta em forma de sela para o calcâneo. Seu ângulo ínfero-medial é prolongado para formar um "processo calcanear". A face anterior apresenta facetas medial e lateral para o quarto e quinto metatársicos.

A face inferior é caracterizada, na frente, por um sulco que corre obliquamente para a frente e, medialmente, desde a face lateral. O tendão para o fibular longo ocasionalmente ocupa o sulco. O ligamento plantar longo está fixado em ambos os lábios do sulco.[24] Uma crista que limita o sulco, atrás, torna-se achatada, lateralmente, para formar a *tuberosidade do cubóide*, um promontório em cujo declive anterior liso se movimenta o tendão do fibular longo.

A face medial articula-se com o cuneiforme lateral e, algumas vezes, com o navicular. A face lateral pequena é profundamente sulcada por uma continuação do sulco da face inferior; ela se superpõe, em grande parte, à tuberosidade do quinto metatársico.

Ossículos acessórios. Estes podem ser encontrados nos interstícios entre os ossos társicos. Cerca de 28 receberam nomes distintos.[25] Alguns são chamados *sesamóides* — por exemplo, o osso no tendão do fibular longo (os sesamoideum peroneum) (Fig. 18.35C). O os tibiale externum é um ossículo junto à tuberosidade do navicular. O os trigonum está no tubérculo posterior do tálus (Fig. 18.34B). Estes três ossículos são os mais comuns.

Ossificação (Fig. 18.34)

Algumas vezes, o osso periostal forma-se numa parte do calcâneo por volta do quarto mês pré-natal.[26] De outro modo, a ossificação começa no calcâneo antes do nascimento, como um centro endocondral. A ossificação endocondral inicia-se no tálus, um pouco antes do nascimento. As epífises aparecem para o túber do calcâneo[27] e o tubérculo posterior do tálus,[28] durante a meninice. A fusão do túber do calcâneo amiúde se mostra radiograficamente completa por volta da puberdade, e a do tubérculo lateral do processo posterior do tálus alguns anos antes.

METATARSO

Os *metatársicos*, ou ossos do metatarso, conectam o tarso, atrás, com as falanges, na frente, e são numerados de um a cinco, do hálux ao dedo mínimo. Cada metatarso apresenta uma base, um corpo e uma cabeça.

A *base* é a extremidade proximal, maior. Ela é cuneiforme, e a base da cunha está voltada para cima. A base articula-se atrás com o tarso e em um ou ambos os lados com os metatársicos adjacentes.

O *corpo*, côncavo embaixo e convexo em cima, diminui de tamanho à medida que passa para a frente. A face superior é reco-

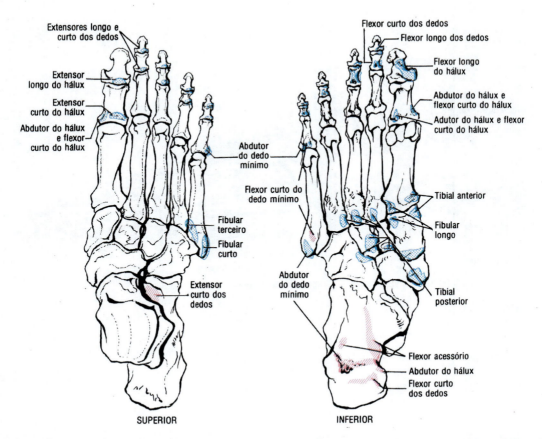

Fig. 18.38 Ossos do pé direito, fixações musculares e ligamentosas. As fixações dos interósseos estão omitidas. V. Figs. 22.3 e 22.4, para mais pormenores sobre o calcâneo.

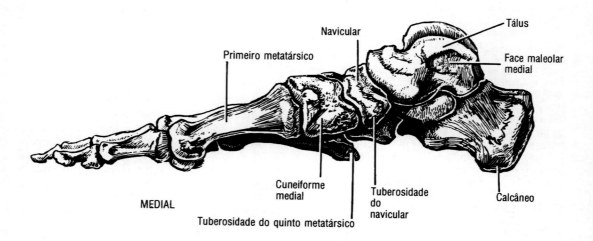
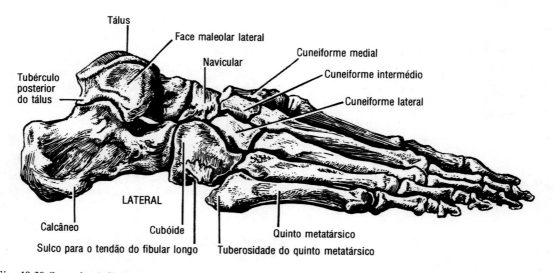

Fig. 18.39 Ossos do pé direito.

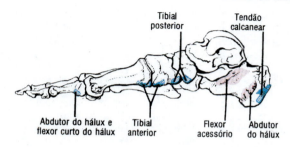

Fig. 18.40 Ossos do pé direito, vista medial. Fixações musculares e ligamentosas.

berta pelos tendões extensores e é mais larga próximo às extremidades do que no meio. A borda inferior começa na extremidade da cunha da base. Ela passa distalmente e bifurca-se junto da cabeça para formar duas pontas, cada uma das quais termina em uma dilatação na face inferior da cabeça. As bordas medial e lateral terminam distalmente em tubérculos nas faces medial e lateral da cabeça, respectivamente.

A *cabeça* articula-se com a base da falange proximal através de uma face articular convexa, que se estende mais proximalmente na face inferior do que na superior. A face inferior é sulcada, entretanto, e a porção média, que não é articular, aloja o tendão flexor. Tubérculos na junção da cabeça e do corpo, em cima, dão inserção aos ligamentos colaterais.

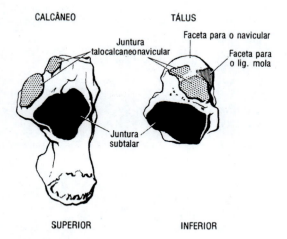

Fig. 18.41 Calcâneo e tálus direitos, mostrando as facetas articulares correspondentes.

Os metatársicos são mais longos e mais finos que os metacárpicos. Além das características comuns aos cinco metatársicos, cada um apresenta características peculiares isoladamente.[29]

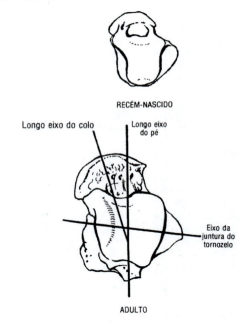

Fig. 18.42 Tálus de um recém-nascido e de um adulto, desenhados em proporções, mostrando o ângulo que o colo faz com o corpo.

Primeiro metatársico. Este osso, que é relativamente curto e grosso, suporta muito mais peso do que os outros metatársicos. Ele pode ser palpado em toda a extensão. A face articular da cabeça apresenta dois sulcos, que são separados por uma crista e se articulam com os ossos sesamóides. A superfície da cabeça é, ocasionalmente, achatada.[30] Algumas vezes o primeiro metatársico é congenitamente muito curto e grosso. Isso, entretanto, raramente constitui causa de incapacidade do pé.[31]

Segundo metatársico. É o mais longo dos metatársicos. Ele é prolongado atrás, entre os cuneiformes medial e lateral.

Terceiro metatársico. É mais curto do que o segundo.

Quarto metatársico. Este é mais curto do que o ter-

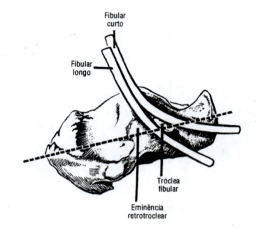

Fig. 18.43 Calcâneo direito, vista lateral, modificado de David B. Meyer. A linha tracejada é uma linha arbitrária utilizada para localizar estruturas na face calcanear lateral.

ceiro. A forte base tem um plano oblíquo e o aspecto de um sulco e uma torção.

Quinto metatársico. O quinto metatársico é, geralmente, mais longo do que o terceiro e o quarto. Sua base caracteriza-se por um processo em seu lado lateral, a *tuberosidade*, que se projeta tanto para trás quanto lateralmente.

Ossificação (Fig. 18.34)

Os colares periostais aparecem em torno dos metatársicos durante o início da vida fetal. Os centros epifisiais aparecem distalmente (cabeças) nos quatro metatársicos laterais e na base do primeiro durante a meninice. (Múltiplos centros epifisiais amiúde estão presentes, sobretudo no primeiro metatársico e na primeira falange.)[32] Eles se fundem durante a adolescência.[33] O primeiro metatársico, como o primeiro metacárpico, pode ter uma epífise para sua cabeça, bem como para sua base. Não é incomum a tuberosidade do quinto metatársico ter uma epífise que aparece durante o fim da meninice e se funde durante a puberdade.[34]

FALANGES

Cada dedo tem três falanges, exceto o primeiro, que só tem duas, e o quinto, que freqüentemente também só tem duas. Comparadas com as da mão, as falanges do pé têm corpos arredondados e finos e grandes extremidades. As do hálux, entretanto, são curtas, largas e fortes.

Falanges proximais. Cada uma delas tem uma base, um corpo e uma cabeça. A *base* articula-se com o metatársico correspondente por uma faceta ovóide e côncava. O *corpo* é estreito e ligeiramente côncavo embaixo. A *cabeça* tem um sulco no centro e elevações de cada lado. A falange proximal do hálux apresenta uma obliqüidade em sua base que se relaciona com a divergência lateral do hálux *(desvio valgo)*.[35] Afirma-se, entretanto, que em povos não europeus essa divergência pode praticamente inexistir.[36]

Falanges médias. Estas são curtas e tornam-se menores, tendo segmento lateral a partir do segundo dedo. A falange média do quinto, quando presente como o osso separado, é em geral apenas um nódulo irregular. A base de cada uma articula-se com a falange proximal por duas depressões que são separadas por uma crista. O corpo é achatado e a cabeça apresenta uma superfície troclear para a falange distal.

Falanges distais. As falanges distais dos dedos mediais são maiores. Cada falange distal consiste em uma base larga e uma extremidade distal. A extremidade distal é expandida para formar a *tuberosidade* (ungueal), que recobre mais a face inferior do que a face superior da falange.

As falanges média e distal do dedo mínimo estão freqüentemente fundidas.[37] A fusão ocorre na cartilagem antes do nascimento.[38] Fusões similares podem ocorrer em outros dedos (particularmente no quarto), mas são menos freqüentes.

Ossificação (Fig. 18.34)

As falanges geralmente começam a se ossificar durante a vida fetal. Os centros epifisiais para as bases aparecem durante o início da meninice e se fundem durante a puberdade. As falanges médias do terceiro ao quinto dedos podem não ter epífises.

OSSOS SESAMÓIDES

Estes pequenos ossos arredondados relacionam-se com a face inferior de algumas junturas metatarsofalángicas e interfalângicas.[39] Eles são comumente incluídos ou cobertos pelos ligamentos plantares dessas junturas. Dois ossos sesamóides estão quase constantemente presentes abaixo da cabeça do primeiro metatársico (Cap. 23; Fig. 18.36 *B*). Raramente, podem ser quatro. Um sesamóide interfalângico está às vezes presente no hálux, um sesamóide metatarsofalângico, ocasionalmente, no dedo mínimo, e, ainda mais ocasionalmente, um sesamóide interfalângico no dedo mínimo. Os sesamóides desenvolvem-se antes do nascimento e começam a se ossificar no fim da meninice.

REFERÊNCIAS

1. T. W. Todd, Amer. J. phys. Anthrop., *4*:1, 1921.
2. M. Trotter and G. C. Gleser, Amer. J. phys. Anthrop., *10*:463, 1952.
3. K. Pearson and J. Bell, *Long Bones of the English Skeleton*, Draper's Company Research Memoirs, Biometric Series 10 and 11, Cambridge University Press, London, 1919 (dried bones). A. R. Shands and M. K. Steel, J. Bone Jt Surg., *40A*:803, 1958; G. Fabry, G. D. MacEwen, and A. R. Shands, J. Bone Jt Surg., *55A*:1726, 1973 (radiographic methods in living subjects).
4. A. W. Meyer, Amer. J. phys. Anthrop., *7*:257, 1924; Amer. J. Anat., *55*:469, 1934. For other details of the neck, see also T. Walmsley, J. Anat., Lond., *49*:305, 1915.
5. M. Harty, J. Bone Jt Surg., *39A*:625, 1957.
6. A. W. Meyer, Amer. J. Anat., *55*:469, 1934.
7. F. G. St. Clair Strange, *The Hip*, Heinemann, London, 1965.
8. D. Mainland, *Anatomy*, Hoeber, New York, 1945.
9. W. J. L. Felts, Amer. J. Anat., *94*:1, 1954 (prenatal development). S. I. Pyle and N. L. Hoerr, *Radiographic Standard of Reference for the Growing Knee*, Thomas, Springfield, Illinois, 1969. S. Scheller, Acta radiol., Stockh., Suppl. 195, 1960.
10. H. Hellmer, Acta radiol., Stockh., Suppl. 27, 1935. J. McKenzie and E. Naylor, J. Anat., Lond., *91*:583, 1957. S. I. Pyle and N. L. Hoerr, cited above.
11. C. G. Hutter and W. Scott, J. Bone Jt Surg., *31A*:511, 1949. H. Rosen and H. Sandick, J. Bone Jt Surg., *37A*:847, 1955. Tibial torsion is less during infancy, and it varies independently of femoral torsion. See H. Elftman, Amer. J. phys. Anthrop., *3*:255, 1945.
12. B. Giorgi, Clin. Orthopaed., *8*:209, 1956.
13. E. S. R. Hughes and S. Sunderland, Anat. Rec., *96*:439, 1946.
14. H. D. W. Powell, J. Bone Jt Surg., *43B*:107, 1961.
15. V. R. Mysorekar, J. Anat., Lond., *101*:813, 1967.
16. M. E. Edwards, Amer. J. Anat., *42*:213, 1928.
17. F. G. Ellis and J. Joseph, J. Anat., Lond., *88*:533, 1954. N. L. Hoerr, S. I. Pyle, and C. C. Francis, *Radiographic Atlas of Skeletal Development of the Foot and Ankle*, Thomas, Springfield, Illinois, 1962.

18. C. H. Barnett, J. Anat., Lond., 89:225, 1955.
19. M. I. Satinoff, J. hum. Evol., 1:209, 1972.
20. R. H. Charles, J. Anat., Lond., 28:1, 271, 1893–94. I. Singh, J. Anat., Lond., 93:540, 1959.
21. C. H. Barnett, J. Anat., Lond., 88:509, 1954.
22. E. Wildenauer, Z. Anat. EntwGesch., 115:32, 1950. R. A. Haliburton et al., J. Bone Jt Surg., 40A:1115, 1958. G. L. Mulfinger and J. Trueta, J. Bone Jt Surg., 52B:160, 1970.
23. G. Sassu, Arch. ital. Anat. Embriol., 62:330, 1957. F. Morin, Arch. ital. Anat. Embriol., 49:92, 1943.
24. M. E. Edwards, Amer. J. Anat., 42:213, 1928. E. Wildenauer and W. Müller, Z. Anat. EntwGesch., 115:443, 1951.
25. Two general accounts, with a review of the literature, are provided by R. O'Rahilly, J. Bone Jt Surg., 35A:626, 1953, and Clin. Orthopaed., 10:9, 1957.
26. E. Hintzsche, Z. mikr.-anat. Forsch., 21:531, 1930. A. Hasselwander, in Peter, Wetzel, and Heiderich, Handbuch der Anatomie des Kindes, Bergmann, Munich, 1938, 2 volumes.
27. E. Ruckensteiner, Die normale Entwicklung des Knochensystems im Röntgenbild, Thieme, Leipzig, 1931. See also V. V. Harding, Child Develpm., 23:181, 1952, and Hoerr, Pyle, and Francis, cited above.
28. A. McDougall, J. Bone Jt Surg., 37B:257, 1955.
29. Common variations in the metatarsal bones are described by I. Singh, J. Anat., Lond., 94:345, 1960.
30. J. Joseph, J. Anat., Lond., 85:221, 1951.
31. R. I. Harris and T. Beath, J. Bone Jt Surg., 31A:553, 1949.
32. A. F. Roche and S. Sunderland, J. Bone Jt Surg., 41B:375, 1959.
33. H. Flecker, Amer. J. Roentgenol., 68:37, 1952.
34. C. T. Holland, J. Anat., Lond., 55:235, 1921.
35. J. L. Wilkinson, J. Anat., Lond., 88:537, 1954. C. H. Barnett, J. Anat., Lond., 96:171, 1962.
36. N. A. Barnicott and R. H. Hardy, J. Anat., Lond., 89:355, 1955.
37. P. Venning, Amer. J. phys. Anthrop., 14:1, 1956.
38. E. Gardner, D. J. Gray, and R. O'Rahilly, J. Bone Jt Surg., 41A:847, 1959. See also D. Trolle, Accessory Bones of the Human Foot, trans. by E. Aagensen, Munksgaard, Copenhagen, 1948.
39. A. H. Bizarro, J. Anat., Lond., 55:256, 1921. M. S. Burman and P. W. Lapidus, Arch. Surg., Chicago, 22:936, 1931. S. N. Kassatkin, Z. Anat. EntwGesch., 102:635, 1934. C. A. Hubay, Amer. J. Roentgenol., 61:493, 1949.

19 AS VEIAS E DRENAGEM LINFÁTICA DA PERNA

VEIAS[1]

VEIAS SUPERFICIAIS

As *veias digitais dorsais*, que correm ao longo das duas margens dorsais de cada dedo, unem-se nas pregas interdigitais para formar as *veias metatársicas dorsais*. Estas desembocam, por sua vez, no *arco venoso dorsal*, que fica sobre os ossos metatársicos, situados na tela subcutânea. O arco venoso dorsal recebe comunicações do arco venoso plantar (Cap. 23). Do lado proximal está ligado à irregular *rede venosa dorsal do pé*.

Veia safena magna* (Fig. 19.1). Esta veia, que é também chamada *grande* ou *maior*, começa na junção da veia digital dorsal do lado medial do hálux com o arco venoso dorsal. Passa na frente do maléolo medial e cruza obliquamente a face medial da tíbia, em companhia do nervo safeno. Sobe ao longo da borda medial da tíbia e vem situar-se atrás dos côndilos mediais da tíbia e do fêmur; a seguir, corre para cima, ao longo da margem medial da coxa. Vem dispor-se sobre o trígono femoral e atravessa a fáscia crivosa, que ocupa o hiato safeno na fáscia lata. Perfura então a bainha femoral e termina na veia femoral. A veia safena magna está freqüentemente aumentada e tortuosa, e suas válvulas, que se encontram distribuídas mais ou menos irregularmente por toda a sua extensão,[2] podem estar defeituosas. Esses vasos defeituosos são conhecidos como *veias varicosas*.

Além de muitas tributárias anônimas, a veia safena magna recebe o arco venoso posterior e a veia anterior da perna, que se une a ela próximo do joelho, e uma *veia safena acessória* (comumente lateral, algumas vezes medial), que se une a ela no hiato safeno. As outras tributárias formam um padrão variável[3] no hiato safeno (Fig. 19.1). **Ocorrem comunicações entre a veia epigástrica superficial e a veia torácica lateral, através das veias toracoepigástricas. Quando há obstrução da veia cava inferior ou superior, essas comunicações podem tornar-se dilatadas.**

Veia safena parva. Esta veia, que é também denominada *menor*, começa na junção da veia digital dorsal do lado lateral do dedo mínimo com o arco venoso dorsal. Ela ascende ao longo da borda lateral do tendão calcanear, atrás do maléolo lateral (Fig. 19.1). Sobe, então, no dorso da perna, primeiro entre a tela subcutânea e a fáscia e posteriormente em um túnel formado pelas duas camadas da fáscia,[4] em companhia do nervo sural. A seguir passa entre as cabeças do gastrocnêmio e perfura a fáscia da fossa poplítea. Termina de modo variável, freqüentemente na veia poplítea ou safena magna, algumas vezes em veias profundas ou veias musculares da parte inferior da coxa e, ocasionalmente, nas veias dos músculos da panturrilha. Apresenta várias válvulas irregularmente dispostas.

VEIAS PROFUNDAS
(Figs. 19.2 e 19.4)

As veias profundas originam-se no pé como veias digitais plantares nas faces plantares dos dedos (Cap. 23). As principais veias profundas são a *femoral* e a *poplítea*, e as veias que acompanham as artérias tibial anterior, tibial posterior e fibular e seus ramos. Estas veias apresentam muitas válvulas, sendo que as das veias da perna estão colocadas a poucos centímetros uma da outra. A veia femoral tem válvulas mais freqüentemente na sua porção proximal; é constante a

---
*O termo safeno, em grego, significa visível, mas quando aplicado à veia acredita-se na origem árabe do nome *(al-safin*, escondido*)*. Na maior parte do seu curso a veia está sobre a fáscia ou intimamente ligada a ela, e por isso é geralmente invisível. Ao nível do joelho é freqüentemente mais superficial, podendo estar logo abaixo da pele.

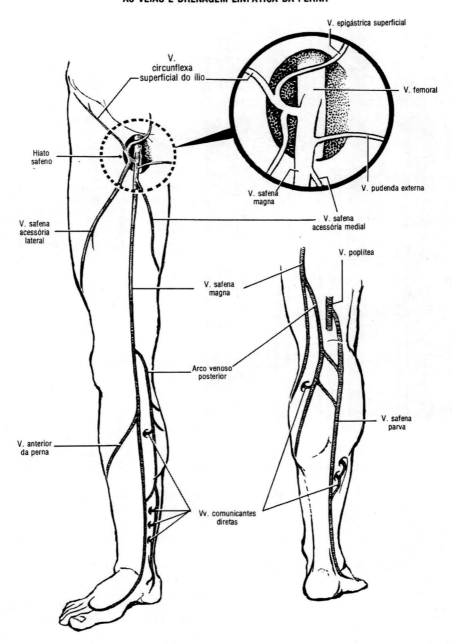

Fig. 19.1 Representação simplificada das veias superficiais do membro inferior. Vemos aqui as principais tributárias e também as principais veias comunicantes acima do tornozelo, segundo Dodd e Cockett.[1] Pormenores das veias do pé[3] foram omitidos.

presença de uma válvula logo acima da junção safenofemoral.[2] O músculo sóleo contém muitas veias grandes e longas, que freqüentemente apresentam dilatações ou seios.[5] **A maior parte do sangue retorna através das veias profundas, e a quantidade e as conexões dos canais venosos são tantas que existem muitas vias derivativas, mesmo quando a veia femoral é ligada.**

VEIAS PERFURANTES OU COMUNICANTES

As veias perfurantes conectam as veias superficiais com as profundas (Figs. 19.1 e 19.4). Existem quatro tipos de veias perfurantes: direta, indireta, mista e atípica.[6] As veias perfurantes diretas fazem a conexão de uma veia superficial com uma veia profunda prin-

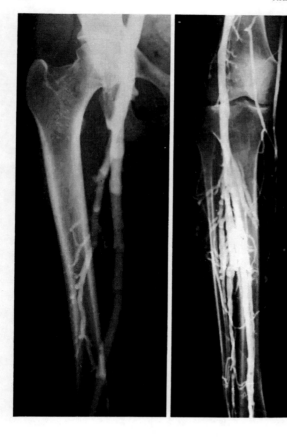

Fig. 19.2 Venogramas normais mostrando, à direita, *as veias profundas da perna, a veia poplítea e a veia safena magna*, e à esquerda, *as veias femoral e femoral profunda. Observar os pequenos abaulamentos nas válvulas, em algumas das quais as cúspides podem ser distinguidas.* Cortesia de G. M. Stevens, M. D., Palo Alto Medical Clinic, Califórnia.

cipal. Uma veia perfurante amiúde está presente na coxa e outra na porção superior da perna. Uma série importante é encontrada na parte inferior da perna, e outras estão ainda presentes no pé. Nas veias do pé, as válvulas estão dispostas de modo que o sangue corra da veia profunda para a superficial.[7] Acima do tornozelo, cada veia perfurante apresenta uma válvula próximo de cada junção, estando elas colocadas de modo a fazer com que o sangue passe da veia superficial para a profunda.

As veias perfurantes indiretas são conexões entre as veias superficiais e as veias musculares. Estas últimas, por sua vez, desembocam nas veias profundas principais. As veias perfurantes indiretas são pequenas, numerosas e variáveis. Comumente, um número significativo perfura o gluteu máximo e se une às veias glúteas inferiores.[8] Algumas veias perfurantes consistem em canais diretos e indiretos, e algumas apresentam cursos atípicos ou arranjos valvulares.

RETORNO VENOSO

A ação muscular, combinada com o arranjo das válvulas, é um importante fator no retorno do sangue do membro inferior, e o fluxo sanguíneo é acentuadamente reduzido quando o indivíduo está quieto, de pé. Durante exercício, as modificações de tensão são tais que o sangue das veias superficiais, acima do tornozelo, flui para as veias profundas, que, assim, conduzem toda a carga (Fig. 19.4). As veias superficiais podem ser obliteradas sem afetar gravemente a circulação, desde que as veias profundas estejam intatas.

DRENAGEM LINFÁTICA[9]
(Figs. 19.3 e 19.5)

Os principais vasos linfáticos coletores são superficiais e profundos. Os profundos ascendem ao longo dos vasos sanguíneos e comumente desembocam nos nódios poplíteos. Os vasos linfáticos superficiais — junto com os da região glútea, da parede abdominal

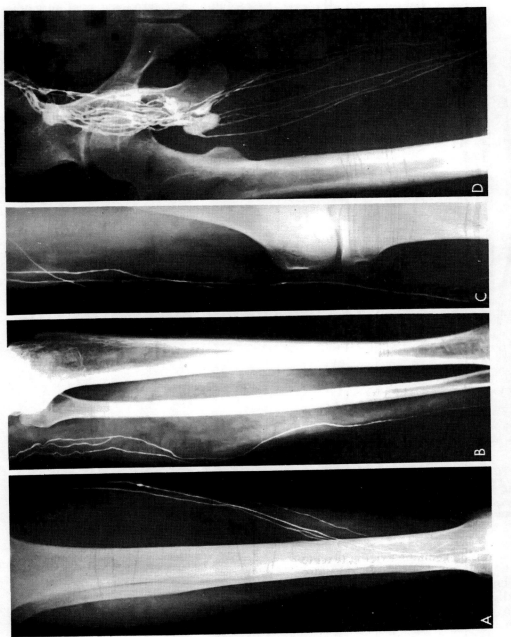

Fig. 19.3 Linfogramas normais. A, vista ântero-posterior de três troncos linfáticos mediais cheios abaixo do joelho. B, vista póstero-oblíqua mostrando que os troncos mediais passam posteriormente ao lado da juntura do joelho. (Eles são adjacentes à veia safena magna.) C, troncos mediais são grupados muito próximos à medida que ascendem perto da juntura do joelho. D, vasos coletores da face ântero-medial da coxa drenando para os linfonódios inguinais. Também podem ser demonstrados pequenos e amplos vasos linfáticos eferentes. Cortesia do Prof. J. B. Kinmonth, F. R. C. S.," e Edward Arnold.

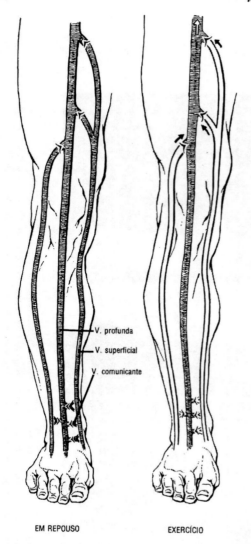

Fig. 19.4 *Representação esquemática da circulação venosa. As alterações na pressão venosa durante exercício são tais que quase todo o sangue retorna pelas veias profundas, que recebem o sangue das veias superficiais por meio de vasos comunicantes acima do tornozelo.*

em número de um a cinco, e situam-se profundamente na fáscia da fossa poplítea. Seus aferentes são os troncos profundos ao longo dos vasos tibiais e o grupo lateral dos troncos superficiais. Seus eferentes acompanham, os vasos femorais e terminam nos linfonódios inguinais profundos.

Os *linfonódios inguinais,* em número de três a 14, estão em sua maior parte situados na tela subcutânea; começam logo abaixo da junção safenofemoral podendo freqüentemente ser palpados no indivíduo vivo. Em geral são descritos como superficiais e profundos, mas esta divisão não apresenta significado fisiológico ou clínico. Os poucos linfonódios profundos (um a três) situam-se profundamente na fáscia lata, ao longo da borda medial da veia femoral. Um pode estar presente no ânulo femoral.

anterior e lateral, da genitália externa (exceto a glande do pênis ou do clitóris), do útero (somente em parte, por meio dos vasos ao longo do ligamento redondo) e do ânus — convergem para a virilha e drenam para os linfonódios inguinais (Fig. 19.5).

Os vasos superficiais da perna compreendem dois conjuntos, um medial com três a sete troncos principais e um lateral com um ou dois troncos principais. Os troncos mediais desembocam nos linfonódios inguinais. Os troncos laterais podem unir-se aos troncos mediais acima do joelho ou terminar nos linfonódios poplíteos.

Os *linfonódios poplíteos* são pequenos,

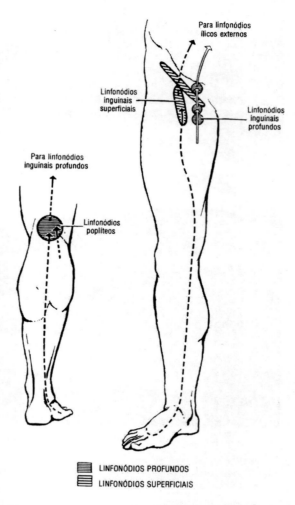

Fig. 19.5 *Representação esquemática dos vasos linfáticos do membro inferior. As duas setas inferiores na figura à esquerda indicam que os linfonódios poplíteos recebem tanto vasos linfáticos superficiais quanto profundos.*

Os eferentes dos linfonódios inguinais desembocam nos linfonódios ílicos externos e finalmente drenam para os vasos e linfonódios lombares (aórticos) (Fig. 38.4)

REFERÊNCIAS

1. H. Dodd and F. B. Cockett, *The Pathology and Surgery of the Veins of the Lower Limb*, Livingstone, Edinburgh, 1956. I. F. K. Muir, E. H. Mucklow, and A. J. H. Rains, Brit. J. Surg., 42:276, 1954. J. Ludbrook, *Aspects of Venous Function in the Lower Limbs*, Thomas, Springfield, Illinois, 1966. M. C. Conrad, *Functional Anatomy of the Circulation to the Lower Extremities*, Year Book Medical Publishers, Chicago, 1971.
2. L. B. Kwakye, Acta morphol. neerl.-scand., 9:41, 1971.
3. Accounts of the venous patterns and anomalies in the region of the saphenous opening are given by E. H. Daseler et al., Surg. Gynec. Obstet., 82:53, 1946, by A. R. Mansberger et al., Surg. Gynec. Obstet., 91:533, 1950, and by A. Morin et al., C. R. Ass. Anat., 55:459, 1970.
4. J. F. Doyle, Irish J. med. Sci., 6th series, 317, 1967. E. Stolic, C. R. Ass. Anat., 55:1016, 1970.
5. L. B. Kwakye, Acta morphol. neerl.-scand., 9:281, 1972.
6. E. Stolic, Bull. Ass. Anat., 56:1164, 1972.
7. E. P. Lofgren et al., Surg. Gynec. Obstet., 127:289, 1968.
8. J. F. Doyle, Irish J. med. Sci., 3:285, 1970.
9. E. H. Daseler, B. J. Anson, and A. F. Reimann, Surg. Gynec. Obstet., 87:679, 1948. Y. Tezuka, Kumamoto med. J., 6:1, 1954. J. J. Pflug and J. S. Calnan, Brit. J. Surg., 58:925, 1971. J. B. Kinmonth, *The Lymphatics*, Arnold, London, 1972.

20 REGIÃO GLÚTEA

A pele da nádega é inervada pelos nervos superior, médio e inferior da nádega (v. adiante), pelos ramos cutâneos laterais dos nervos subcostal e ílio-hipogástrico (Cap. 38), e pelo nervo cutâneo perfurante (Cap. 41).

FÁSCIA DA REGIÃO GLÚTEA

A tela subcutânea da nádega é, ordinariamente, espessa e gordurosa. Uma bolsa acha-se, nessa camada, sobre o trocanter maior. A fáscia da região glútea envolve o gluteu máximo, continua para diante como uma lâmina aponeurótica forte ("aponeurose glútea") sobre o gluteu médio e divide-se em torno do tensor da fáscia lata. Aí, sua camada profunda funde-se com uma cápsula da juntura do quadril e com uma porção refletida ou posterior do reto da coxa. Inferiormente, a aponeurose glútea continua distalmente como trato iliotibial da fáscia lata; superiormente está aderida à crista ílica e, posteriormente, ao ligamento sacrotuberal; noutros pontos continua com a fáscia lata. Está unida à pele ao longo da prega glútea, abaixo da borda inferior do gluteu máximo.

A disposição dos vasos e nervos é tal que o quadrante lateral e superior da nádega e, também, a parte anterior da região glútea (a parte que contém o tensor da fáscia lata) são relativamente avasculares e livres de nervos principais. Daí essas regiões serem, comumente, utilizadas para injeções intramusculares.

MÚSCULOS DA REGIÃO GLÚTEA

Músculos gluteus e tensor da fáscia lata

O gluteu máximo, o gluteu médio e o gluteu mínimo, do plano superficial para o profundo, nesta ordem, formam a massa da nádega. Esses músculos estão providos de vasos e nervos gluteus, que os atingem através do forame isquiádico maior. O tensor da fáscia lata, que está funcionalmente associado aos músculos gluteus, bem como aos flexores da coxa, é inervado pelo nervo gluteu superior, sendo, por isso, descrito com os músculos gluteus.

Gluteu máximo. Este músculo grosseiramente fasciculado, cuja porção cranial espessa é unicamente humana,[1] origina-se no ílio, posteriormente à linha glútea posterior, nas faces dorsais do sacro, cóccix e ligamento sacrotuberal, na aponeurose do eretor da espinha e na aponeurose glútea. Insere-se parcialmente na tuberosidade glútea do fêmur, mas principalmente no trato iliotibial da fáscia lata e, assim, no lábio lateral da linha áspera e no côndilo lateral da tíbia.

O gluteu máximo deixa o túber isquiádico descoberto quando a coxa é flexionada, como na posição sentada. Há, geralmente, uma bolsa grande (ou várias bolsas menores) entre o músculo e o trocanter maior, outra entre ele e a parte superior do vasto lateral e, freqüentemente, uma sob o túber isquiádico.

Inervação e ação. O gluteu máximo é inervado pelo nervo gluteu inferior. É um poderoso extensor da coxa, e da pelve ou tronco sobre os membros inferiores fixos. Contudo não apresenta nenhuma função postural importante,[2] está relaxado quando o indivíduo permanece ereto, e é usado escassamente na marcha normal. O gluteu máximo atua quando há necessidade de força e é, assim, importante na corrida, no trepar e nas atividades similares, inclusive no levantar-se a partir da posição sentada. Por ação paradoxal, ele regula a flexão do quadril no processo de sentar-se. Além disso, atuando a partir de uma inserção fixa, ele pode estender o tronco e é importante na extensão a partir de uma posição curvada anteriormente (Cap. 49). Por estar a sua linha de força abaixo e atrás da juntura do quadril, diz-se que o gluteu máximo faz a rotação da coxa lateralmente, assim se opondo ao gluteu médio. Sua parte superior pode abduzir.

Devido à sua íntima relação com a fossa isquiorretal, o gluteu máximo pode comprimi-la e assim, indiretamente, tem certo efeito sobre o canal anal.

Gluteu médio. Este músculo origina-se no ílio entre as linhas glúteas anterior e posterior, e na aponeurose glútea suprajacente. As fibras musculares convergem para um tendão curto e forte, que possui uma inserção oblíqua sobre a face lateral do trocanter maior. Uma bolsa situa-se profundamente ao tendão, na sua inserção.

Gluteu mínimo. Este origina-se no ílio, entre as linhas glúteas anterior e inferior. Freqüentemente, funde-se com o gluteu médio, na frente, e com o piriforme, atrás. Insere-se na borda anterior do trocanter maior.

Inervação e ação. Ambos os músculos gluteus são inervados pelo nervo gluteu superior. Eles fazem a abdução e rotação medial da coxa. Têm ações poderosas sobre a pelve quando a coxa está fixa e são particularmente importantes na deambulação. Durante a marcha, os gluteus médio e mínimo do membro pousado no solo fazem a abdução da pelve, isto é, eles a inclinam ou contêm, de modo a evitar a inclinação da pelve do lado do membro livre ou pendente. O pé do membro livre fica, assim, capacitado a abrir caminho.

A paralisia do gluteu médio conduz a uma marcha característica vacilante e instável. O lado da pelve oposto ao músculo paralisado fica pendente, e para que o membro daquele lado possa abrir caminho, o tronco inclina-se para o lado paralisado.

Tensor da fáscia lata. Origina-se do lábio externo da crista ílica e da espinha ílica ântero-superior. Insere-se no trato iliotibial.

Inervação e ação. É inervado pelo nervo gluteu superior. Flexiona a coxa e faz sua rotação medial. Flexionando, ele atua sinergicamente com o iliopsoas. Se o iliopsoas estiver paralisado, o tensor da fáscia lata hipertrofia-se. Como rotador medial, o tensor atua junto com os gluteus médio e mínimo. Também se contrai durante outros movimentos do quadril, sobretudo durante a abdução, movimento no qual é, provavelmente, sinergista ou fixador. O músculo não tem ação direta sobre a perna.

Rotadores laterais da coxa

Consistem em seis músculos relativamente pequenos, na sua maioria revestidos pelo gluteu máximo. São eles o piriforme, o obturatório interno, o gêmeo superior, o gêmeo inferior, o quadrado da coxa e o obturatório externo. O obturatório externo é inervado pelo nervo obturatório, os outros por ramos do plexo sacral.

Piriforme. Origina-se principalmente na face pelvina do sacro (VS 2 a 4) e ligamento sacrotuberal, e no ílio logo abaixo da espinha póstero-inferior. O piriforme deixa a pelve através do forame isquiádico maior (Fig. 20.1, Fig. 40.12) e insere-se na borda superior do trocanter maior.

Inervação. É inervado por divisões dos ramos ventrais do primeiro e segundo nervos sacrais. Comumente, estas divisões penetram diretamente na face pelvina do músculo.

Obturatório interno. Origina-se na face pelvina da membrana obturatória e no osso do quadril (Fig. 40.12). Superiormente, a origem óssea estende-se da incisura isquiádica maior até a linha pectínea, e, inferiormente, estende-se ao longo das bordas isquiádica e púbica do forame obturatório. As fibras musculares convergem para um tendão fasciculado que deixa a pelve através do forame isquiádico menor, curva-se agudamente para diante e insere-se na face medial do trocanter

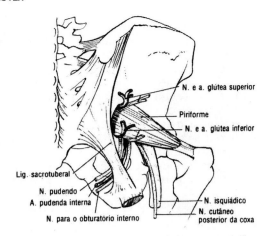

Fig. 20.1 Disposição das estruturas que emergem do forame isquiádico maior. O forame dá saída ao piriforme, a sete nervos (isquiádico, cutâneo posterior da coxa, gluteu superior, gluteu inferior, pudendo, nervo para o obturatório interno e nervo para o quadrado da coxa), e a três grupos de vasos (pudendo interno, gluteu superior e gluteu inferior). O nervo para o quadrado da coxa e as veias que acompanham as artérias não estão representados.

maior, logo na frente da inserção do piriforme.

Inervação. É inervado por um nervo que se origina no plexo sacral (Cap. 41) e que termina na face perineal do obturatório interno. A parte extrapelvina do músculo pode receber um ramo adicional, diretamente do plexo sacral ou do nervo para o quadrado da coxa.

Gêmeo superior, gêmeo inferior. São dois pequenos músculos que se originam na espinha e no túber isquiádico, respectivamente, e se inserem nas margens superior e inferior do tendão do obturatório interno, respectivamente.

Inervação. O gêmeo superior é comumente inervado pelo nervo para o obturatório interno, e o inferior pelo nervo para o quadrado da coxa.

Quadrado da coxa. Este pequeno e espesso músculo estende-se do túber isquiádico à crista intertrocantérica. Um pequeno ramo insere-se no tubérculo do quadrado.[3]

Inervação. É inervado por um nervo que se origina do plexo sacral (Cap. 41).

Obturatório externo. Este músculo faz a rotação lateral da coxa, e aqui o descrevemos porque sua inserção está topograficamente relacionada aos músculos anteriores. Origina-se na face externa da pube e do ísquio, ao longo da margem do forame obturatório, e na membrana obturatória. As fibras musculares convergem para um tendão espesso que passa através do dorso da juntura do quadril e inserem-se na fossa trocantérica do fêmur (Fig. 21.10).

Inervação. É inervado pela divisão posterior do nervo obturatório.

Ações. Os seis músculos acima descritos fazem a rotação lateral da coxa e estabilizam a juntura do quadril. O piriforme e o obturatório interno inserem-se acima do nível da cabeça do fêmur e podem, assim, fazer a adução da coxa. Diz-se que essa ação, cuja importância é questionável, é mais evidente quando a coxa está estendida. O quadrado da coxa e o obturatório externo inserem-se um pouco abaixo do nível da cabeça do fêmur e é possível que aduzam a coxa.

VASOS E NERVOS DA REGIÃO GLÚTEA

Vasos

As artérias glúteas originam-se, direta ou indiretamente, da artéria ílica interna, mas os tipos de origem são extremamente variáveis (Cap. 41).

Artéria glútea superior. Esta artéria, o maior ramo da artéria ílica interna, situa-se entre o tronco lombossacral e o primeiro nervo sacral (Fig. 41.2). Deixa, a seguir, a pelve, através do forame isquiádico maior, por cima do piriforme. Na região glútea, sob o gluteu máximo, divide-se em ramos superficiais e profundos.

Ramos. Na pelve, a artéria glútea superior supre os músculos adjacentes e o osso do quadril. Na região glútea, o *ramo superficial* divide-se imediatamente em ramúsculos que penetram no gluteu máximo. Alguns deles o perfuram para atingir a cútis sobreposta. O *ramo profundo* prossegue para diante, entre os gluteus médio e mínimo, e divide-se em *ramos superiores e inferiores, os quais acompanham os ramos do nervo gluteu superior e suprem os músculos adjacentes*.

Artéria glútea inferior. Outro ramo da ílica interna, passa para trás entre o primeiro e o segundo, ou entre o segundo e terceiro nervos sacrais, e deixa a pelve através do forame isquiádico maior, abaixo do piriforme (Fig. 41.2). Na região glútea, situa-se sob o gluteu máximo e desce medialmente ao nervo isquiádico, conjuntamente com o nervo cutâneo posterior da coxa. Situa-se atrás do obturatório interno, dos gêmeos, do quadrado da coxa e do adutor magno.

Ramos. No interior da pelve, ela distribui ramos musculares, ramúsculos para a bexiga, vesículas seminais e próstata, e, ocasionalmente, um ramo que substitui a artéria retal média. Fora da pelve, supre os músculos gluteus e posteriores da coxa, a juntura do quadril e a pele suprajacente, e toma parte na anastomose cruciforme (Cap. 20). Os ramos coccígeo perfuram o ligamento sacrotuberal e suprem as partes moles do dorso do cóccix. A *artéria satélite do nervo isquiádico* é um ramo fino que desce sobre o nervo isquiádico ou dentro dele, irrigando-o.

Veias. As *veias glúteas superior e inferior* são comumente duplas. Acompanham as artérias e desembocam na veia ílica interna. Comunicam-se com as tributárias da veia femoral e provêm uma via importante para o retorno do sangue do membro inferior, pois podem estabelecer esse retorno se a veia femoral for ligada.

Nervos

Diversos nervos importantes do plexo sacral (Cap. 41) inervam ou atravessam a região glútea (Fig. 20.2). São os nervos gluteus superior e inferior, o nervo pudendo, ramos musculares especiais, o nervo cutâneo posterior da coxa e o nervo isquiádico. O nervo pudendo penetra na região glútea através do forame isquiádico maior e reentra na pelve através do forame isquiádico menor. É descrito com a pelve (Cap. 41).

Nervo gluteu superior (L4, 5, S1) (Fig. 41.4, Fig. 64.8). Este nervo atravessa o forame isquiádico maior, por cima do piriforme. Um ramo superior inerva o gluteu médio, e um ramo inferior inerva os gluteus mínimo e médio, o tensor da fáscia lata e a juntura do quadril.

Nervo gluteu inferior (L5, S1, 2; às vezes do componente fibular comum do nervo isquiádico[4]) (Fig. 41.4, Fig. 64.8). Atravessa o forame isquiádico maior, por baixo do piriforme. Divide-se em ramos que penetram e inervam o gluteu máximo subjacente.

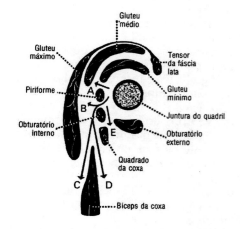

Fig. 20.2 Representação sagital esquemática dos planos musculares em torno da juntura do quadril. As setas indicam as estruturas que emergem do forame isquiádico maior como se segue: A, nervo e vasos gluteus superiores; B, nervo e vasos gluteus inferiores; C, nervo cutâneo posterior da coxa; D, nervo isquiádico; E, nervo para o quadrado da coxa.

Nervo cutâneo posterior da coxa. Este é um ramo do plexo sacral (S1 a S3) (Fig. 20.1, Fig. 41.4) que penetra na região glútea através do forame isquiádico maior, por baixo do piriforme. Desce profundamente ao gluteu máximo, junto com a artéria glútea inferior e o nervo isquiádico. Torna-se superficial próximo à fossa poplítea e acompanha a veia safena parva até a metade da sura, onde seus filamentos terminais se anastomosam com o nervo sural.

Ramos. Embora situado profundamente no gluteu máximo, o nervo cutâneo posterior da coxa emite os *nervos inferiores da nádega (ramos gluteus)* para a cútis da nádega, *ramos perineais* que atravessam os músculos posteriores da coxa e inervam a cútis da genitália externa, e os ramos *femoral* e *sural* para a pele do dorso da coxa e da sura. Alguns ramos podem atingir o tornozelo.

Nervo isquiádico. **O maior nervo do corpo, compõe-se de dois nervos, o tibial e o fibular, que estão unidos.** O nervo isquiádico é um ramo do plexo sacral (L4 a S3) (Fig. 20.1, Fig. 64.8). Deixa a pelve e penetra na região glútea através do forame isquiádico maior, por baixo do piriforme.[5] Algumas vezes, entretanto, o componenente fibular perfura o piriforme, ou mesmo emerge por cima desse músculo, e então permanece separado no restante do percurso. O nervo isquiádico desce diante do gluteu máximo, entre o trocanter maior e o túber isquiádico. Anteriormente, situa-se sucessivamente sobre o ísquio, os gêmeos e o obturatório interno, e sobre o quadrado da coxa. A seguir, o nervo penetra na coxa. Seu curso subseqüente está descrito no Cap. 21.

REFERÊNCIAS

1. J. T. Stern, Amer. J. phys. Anthrop., 36:315, 1972.
2. E. Karlsson and B. Jonsson, Acta morph. neerl.-scand., 6:161, 1964.
3. S. Sunderland, J. Anat., Lond., 72:309, 1938.
4. S. Zaluska and Z. Urbanowicz, Folia morphol., Warsaw, 30:167, 1971.
5. L. E. Beaton and B. J. Anson, Anat. Rec., 70:1, 1937. P'an Ming-Tzu, Amer. J. phys. Anthrop., 28:375, 1941.

21 COXA E JOELHO

A cútis da coxa é inervada pelos ramos cutâneos dos nervos femoral e obturatório, pelos nervos cutâneos lateral e posterior da coxa, pelo nervo ilioinguinal e pelo ramo femoral do nervo genitofemoral. Os ramos cutâneos laterais dos nervos subcostal e iliohipogástrico, que suprem a pele das nádegas, podem enviar ramos para as porções superior e anterior da coxa.

FÁSCIA DA COXA

A tela subcutânea contém, freqüentemente, muita gordura. É bastante espessa na virilha, onde forma duas camadas separadas pelos linfonódios inguinais superficiais, pela veia safena magna e por vasos menores. A camada profunda, membranácea e fina, é mais bem marcada no lado medial da veia safena magna, logo abaixo do ligamento inguinal. Ela recobre o hiato safeno (onde é denominada de *fáscia crivosa*), funde-se com a bainha femoral e com o ligamento lacunar e, lateralmente, com a fáscia lata, abaixo e paralelamente ao ligamento inguinal. Assim, o líquido que se coleta profundamente à tela subcutânea do abdome não pode estender-se para a coxa.

A fáscia da coxa *(fascia lata)* está presa às porções subcutâneas do osso do quadril (Ex., a crista ilíaca), do sacro e do cóccix e aos ligamentos inguinal e sacrotuberal. As expansões internas de sua face profunda até o fêmur formam os *septos intermusculares lateral e medial*. Assim, três compartimentos são formados: anterior, posterior e medial (Fig. 21.1).

A fáscia lata também se funde com as inserções aponeuróticas do vasto medial e do lateral para formar os retináculos medial e lateral da patela. A parte da fáscia lata sobre o vasto lateral é espessada e forma o *trato iliotibial* (Fig. 21.1; v. também Fig. 25.2),[1] que, por sua vez, se estende para dentro, em direção ao lábio lateral da linha áspera e da linha supracondilar lateral, como o septo intermuscular lateral. Acima, o trato continua para a crista ilíaca, como a aponeurose glútea. Abaixo, funde-se com o retináculo lateral da patela. O gluteu máximo e o tensor da fáscia lata estão inseridos no trato e, com o trato e o septo, formam um aparelho musculoligamentar forte e contínuo, que constitui um importante mecanismo na manutenção da postura e na locomoção.

Profundamente ao sartório, as fibras fasciais formam uma densa membrana: a fáscia subsartorial, que liga o vasto medial aos adutores longo e magno e recobre os vasos femorais no canal adutor. O septo intermuscular medial, mais delgado e menos distinto que o lateral, estende-se da fáscia subsartorial para dentro, em direção à linha supracondilar medial e ao lábio medial da linha áspera.

Hiato safeno (Fossa ovalis) (Figs. 19.1 e 21.2). É uma grande abertura ovóide na fáscia lata, cerca de 4 cm abaixo do tubérculo púbico e lateralmente a ele. Varia em tamanho e forma, e situa-se em frente da veia femoral, sendo que através dela a veia safena magna passa para a veia femoral. A fáscia lata funde-se com o ligamento inguinal desde a espinha ilíaca ântero-superior até o tubérculo púbico. Ela se funde ao ligamento lacunar e, assim, atinge a linha pectínea. No tubérculo púbico, ela se reflete para baixo e lateralmente, ao lado da veia safena magna, formando a *borda falciforme,* que é aderente à bainha femoral. A parte superior dessa bainha é o *corno superior,* e a inferior é o *corno inferior.* Este continua atrás da veia safena magna e, em seguida, volta-se profundamente e para cima, a fim de cobrir o músculo pectíneo. A fáscia lata, ao formar o hiato safeno, pode-se dizer que se espiraliza, primeiro para baixo e lateralmente, e, em seguida, medialmente e para cima; finalmente, da superfície para a profundidade. O hiato safeno é fechado pela fáscia crivosa, que é atravessada pela veia safena magna e algumas de suas tributárias e por pequenos vasos.

A topografia da região do hiato safeno pode aparecer diferente no indivíduo vivo, devido à distensão da veia femoral pelo sangue.[2]

Bainha femoral, trígono femoral e canal adutor

Bainha femoral (Fig. 21.3). As porções mais altas da artéria e da veia femorais ficam

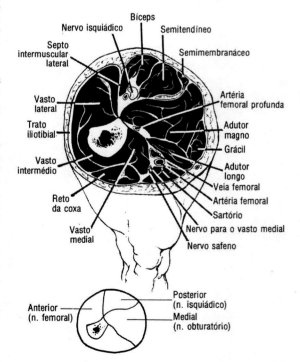

Fig. 21.1 Desenho de uma secção horizontal da parte média da coxa. Os três principais compartimentos musculares são mostrados na Fig. suplementar: anterior (inervado pelo nervo femoral), posterior (inervado pelo nervo isquiádico) e medial (inervado pelo nervo obturatório).

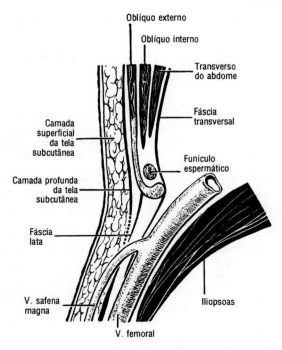

Fig. 21.2 Representação esquemática da parede abdominal anterior, do ligamento inguinal e do hiato safeno em um plano sagital. V. também a Fig. 33.9.

margem lateral do ligamento de Henle (Cap. 33) limita medialmente o ânulo femoral.

O canal femoral é importante cirurgicamente devido a sua relação com hérnias. **Uma hérnia femoral é a protrusão de tecido extraperitoneal, com uma víscera abdominal ou sem esta, através do ânulo femoral.** Pode descer pelo canal femoral e, através da bainha femoral, atingir a extremidade inferior do canal, aproximadamente ao nível do ligamento lacunar. O saco herniário é formado pelo peritoneu parietal, mas os revestimentos externos da hérnia estão, amiúde, fundidos. A hérnia pode passar através do hiato safeno. Clinicamente, o colo da hérnia é encontrado em um ponto na coxa, logo inferior e lateral ao tubérculo púbico.

Trígono femoral (Fig. 21.4). **O trígono femoral está localizado no terço superior da face anterior da coxa. Ele contém os vasos e nervo femorais. É limitado lateralmente pela borda medial do sartório; medialmente, pela borda medial do adutor longo e, superiormente, pelo ligamento inguinal. Seu teto é formado pela fáscia lata e a fáscia crivosa. Seu assoalho é formado pelo iliopsoas, pelo pectíneo e pelo adutor longo** (Fig. 21.5).

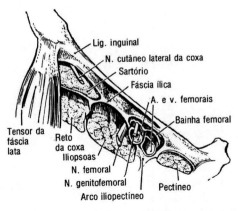

Fig. 21.3 Estruturas que descem atrás do ligamento inguinal.

atrás do ligamento inguinal no compartimento vascular, situado no sulco entre o iliopsoas e o pectíneo. O iliopsoas e o nervo femoral ocupam o compartimento muscular, localizado mais lateralmente. Os dois compartimentos estão separados por uma fáscia espessada, que forma o arco ou septo iliopectíneo. **A artéria e a veia femorais e o canal femoral localizado medialmente são envolvidos por um funil fascial chamado bainha femoral.** A fáscia transversal forma a frente da bainha femoral, e a fáscia ílica forma a parte posterior. A parede anterior da bainha é atravessada pelo ramo femoral do nervo genitofemoral e pela veia safena magna. A bainha femoral tem apenas alguns centímetros de comprimento. Inferiormente, ela se adelgaça e se torna indefinida à medida que se funde com a adventícia dos vasos. Dentro da bainha femoral, lateromedialmente, encontram-se a artéria, a veia e o canal femorais, separados por dois septos anteroposteriores.

O canal femoral está situado na frente do pectíneo e contém gordura e alguns vasos linfáticos. Sua extremidade superior ou base, denominada *ânulo femoral*, é fechada por um tecido extraperitoneal, conhecido como *septo femoral*, e um linfonódio pode ser encontrado nessa localização. O septo é recoberto superiormente pelo peritoneu parietal. A

No trígono femoral, a artéria femoral é recoberta, anteriormente, pela frente da bainha femoral (Fig. 21.3); acima, pela fáscia crivosa e, abaixo, pela fáscia lata. Atrás, a artéria fica sobre o dorso da bainha femoral e sobre o psoas maior, o qual a separa da cabeça do fêmur. Abaixo deste, ela é separada do pectíneo e do adutor longo pela veia femoral. A veia, que fica atrás da artéria na porção inferior do trígono femoral, passa acima para seu lado medial. Lateralmente à artéria femoral encontram-se o nervo femoral, acima, e o nervo safeno e o nervo para o vasto medial, embaixo.

Canal adutor. O canal adutor (ou subsar-

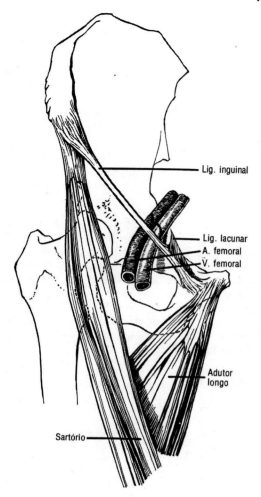

Fig. 21.4 O trígono femoral (sartório, adutor longo, ligamento inguinal).

torial)* está localizado no terço médio da porção medial da coxa. O canal contém os vasos femorais, o nervo safeno e, geralmente, o nervo para o vasto medial. É limitado lateralmente pelo vasto medial; medialmente, pelo adutor longo e, freqüentemente, pelo adutor magno (Fig. 21.1).[3] Superficialmente, é recoberto pelo sartório e pela fáscia subsartorial, que une os limites lateral e medial.

No canal adutor, a artéria femoral encontra-se recoberta, na frente, pelo teto fascial do canal, pelo plexo nervoso subsartorial e pelo sartório. Posteriormente, a artéria está separada do adutor longo e do magno pela veia femoral. O vasto medial ocupa uma posição lateral. O nervo safeno acompanha a artéria femoral através de todo o canal; por

---

*Descrito por John Hunter (1728-1793), que ligou a artéria femoral em pacientes com aneurisma poplíteo.

sua vez, ele é lateral, anterior e medial ao vaso.

REGIÃO POSTERIOR DA COXA

Músculos

Os músculos da região posterior da coxa são o bíceps da coxa, o semitendíneo e o semimembranáceo. Com exceção da porção curta do bíceps, que é inervada pela porção fibular do nervo isquiádico, esses músculos nascem do túber isquiádico, são inervados pela porção tibial do nervo isquiádico e cruzam duas junturas. Em conjunto, são conhecidos como músculos do jarrete.

Uma parte do adutor magno ajuda os músculos do jarrete na extensão da coxa. Sua descrição faz parte dos adutores (v. adiante).

Bíceps da coxa. A *porção longa* deste músculo nasce da faceta medial do túber isquiádico, juntamente com o semitendíneo.[4] Algumas fibras são contínuas com o ligamento sacrotuberal. Na porção inferior da coxa, o músculo dá lugar a um tendão, ao qual se une uma porção curta. A *porção curta* nasce do lábio lateral da linha áspera,

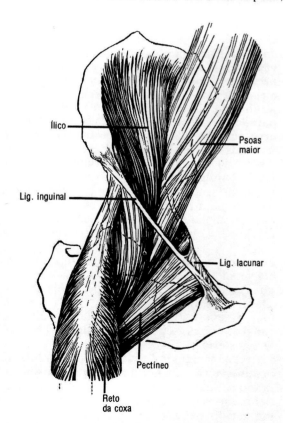

Fig. 21.5 Assoalho do trígono femoral. O adutor longo, que também forma uma parte do assoalho, não é mostrado. V. Fig. 21.4.

da porção superior da linha supracondilar lateral e do septo intermuscular lateral. O tendão combinado, que é palpável e visível (Fig. 25.2), forma o limite lateral da fossa poplítea. Ele desce para a cabeça da fíbula e para a fáscia da perna. Parte do tendão é prolongada para o ligamento colateral fibular, para o côndilo lateral da tíbia e para a fáscia adjacente (Fig. 18.31).[5]

Semitendíneo. Nasce juntamente com a porção longa do bíceps. Na porção média da coxa, seu ventre dá lugar a um longo tendão arredondado, que é palpável e visível como um dos limites mediais da fossa poplítea (Fig. 25.2). Esse tendão cruza o semimembranáceo e insere-se na fáscia da perna e na parte superior da face medial da tíbia, profundamente ao sartório e distalmente ao grácil. A *bolsa anserina* (bolsa intertendínea tibial) é encontrada nas inserções tendíneas; ela separa os tendões do ligamento colateral tibial.

Semimembranáceo. Nasce por um tendão achatado, principalmente da faceta lateral do túber isquiádico e, também, da porção contígua do ramo do ísquio. Esse tendão se torna muscular na parte superior da coxa; o tendão de inserção[6] começa, aproximadamente, no meio da coxa e consiste de porções superficial e profunda. Uma expansão da porção superficial volta-se para cima e lateralmente, como o ligamento poplíteo oblíquo da articulação do joelho; o restante forma a fáscia do poplíteo e está ligado à borda medial e à linha solear da tíbia. A parte profunda do tendão forma (1) um cordão espesso, que se estende para dentro e acha-se preso a um sulco no côndilo medial da tíbia, profundamente ao ligamento colateral tibial; e (2) uma curta lingüeta, que está presa a um tubérculo abaixo do sulco. Várias bolsas estão associadas com as inserções. Uma, entre o tendão principal e a cabeça medial do gastrocnêmio, comunica-se freqüentemente com a cavidade da juntura do joelho.

Ações. Os músculos do jarrete cruzam as junturas do quadril e do joelho. Constituem-se nos principais extensores da coxa e flexores da perna, especialmente durante a marcha. Quando a perna e a coxa estão fixas, eles podem estender o tronco.

A habilidade dos músculos do jarrete para atuar em uma das junturas depende da posição da outra juntura. Assim, se o joelho estiver totalmente fletido, os músculos do jarrete estão de tal modo encurtados, que não se podem contrair mais e atuar sobre o quadril. Do mesmo modo, se o quadril estiver totalmente estendido, os músculos do jarrete estarão de tal modo encurtados que não poderão atuar sobre o joelho.

Esses músculos cruzam duas junturas e, portanto, têm ações ligamentares (Cap. 4). Se o quadril estiver totalmente fletido, como na tentativa de dar um chute alto, os músculos do jarrete estarão de tal modo alongados, que se torna, em geral, difícil ou impossível estender totalmente o joelho, ao mesmo tempo (exceto com a prática continuada). De fato, os músculos do jarrete, quando tensos, tendem a fazer fletir o joelho. Da mesma forma, se o joelho estiver estendido por completo, os músculos do jarrete estarão de tal modo alongados que se tornará difícil fletir o quadril totalmente. É em geral difícil tocar os dedos do pé com os da mão, sem dobrar o joelho, se não temos o hábito de o fazer.

Nervos

Nervo cutâneo posterior da coxa (Cap. 20).

Nervo isquiádico. O nervo isquiádico (Cap. 20) (Fig. 64.8), tendo entrado na região glútea através do forame isquiádico maior, desce sob a cobertura do gluteu máximo (v. Fig. 20.1). Penetra na coxa, onde fica na frente do adutor magno, e é cruzado posteriormente pela porção longa do bíceps. No seu lado medial, encontram-se a artéria glútea inferior (que dá um ramo especial: a artéria satélite do nervo isquiádico) e o nervo cutâneo posterior da coxa. Embora a separação do isquiádico nos nervos tibial e fibular comum possa ocorrer em qualquer nível da região glútea ou da coxa, ela usualmente ocorre no terço inferior da coxa. Se a divisão ocorrer no plexo sacral, o fibular comum adota, geralmente, um curso mais posterior, perfurando o piriforme.

Ramos. Os ramos do nervo isquiádico nascem, na maioria das vezes, de seu lado medial. Uma série de ramos, derivados do nervo tibial, inervam o semitendíneo, o semimembranáceo, a porção longa do bíceps e o adutor magno. Um ramo para a porção curta do bíceps nasce do nervo fibular comum.

REGIÃO MEDIAL DA COXA

Os músculos da região medial da coxa são o pectíneo, o adutor longo, o adutor curto, o adutor magno, o grácil e o obturatório externo. O pectíneo e o adutor curto são, também, topograficamente, uma parte da região anterior da coxa. O obturatório externo pertence, em parte, à região glútea, com a qual é descrito. Ele roda a coxa lateralmente; a principal função dos outros é a adução da coxa.

Pectíneo. Forma a parte medial do assoalho do trígono femoral (Cap. 20). Ele nasce da linha pectínea da pube, desce atrás do trocanter menor e insere-se na metade superior da linha pectínea do fêmur.

Adutor longo. A borda medial deste músculo forma o limite medial do trígono femoral (Cap. 20). Ele nasce da face femoral do corpo da púbe, abaixo da crista, e insere-se no lábio medial da linha áspera.

Adutor curto. Está oculto, em grande parte, pelo adutor longo e pelo pectíneo. Estende-se do corpo e do ramo inferior da pube à linha pectínea e à parte superior da linha áspera. O ramo anterior do nervo obturatório fica em frente ao músculo; o posterior, atrás dele.

Adutor magno. Este grande músculo triangular consiste de: (1) uma *parte adutora*, que se estende, principalmente, do ramo isquiopúbico para a linha áspera, sendo inervada pelo nervo obturatório e; (2) uma *porção extensora*, que vai principalmente do túber isquiádico até o tubérculo adutor, sendo inervada pelo nervo isquiádico. A porção adutora é a parte anterior e superior do músculo (adutor mínimo); ela nasce, em parte, do corpo da pube, mas principalmente da margem do ramo isquiopúbico, entre o grácil e o obturatório externo. As fibras correm quase horizontalmente à face posterior do fêmur. A porção extensora, algumas vezes denominada porção isquiocondilar, nasce medial à porção adutora do ramo e do túber isquiádico. A inserção é feita por fibras musculares, na linha áspera e na crista supracondilar medial e, por um tendão, no tubérculo adutor.

A inserção na linha áspera é interrompida por três ou quatro arcos fibrosos de ramos perfurantes da artéria femoral profunda. Entre a inserção na linha supracondilar medial e o tubérculo adutor existe um arco fibroso maior, a fim de dar passagem aos vasos femorais para dentro da fossa poplítea.

Grácil. Este músculo longo e delgado nasce da margem inferior do corpo e do ramo inferior da pube e encontra-se inserido na parte superior da face medial da diáfise da tíbia.

Inervação e ações. Na maior parte, estes músculos são inervados pelo nervo obturatório. O pectíneo é comumente[7] inervado pelo nervo femoral e às vezes pelo nervo obturatório ou pelo nervo obturatório acessório. A porção extensora do adutor magno é inervada pela porção tibial do nervo isquiádico.

Os três adutores (auxiliados um pouco pelo pectíneo) apresentam-se como poderosos músculos, sendo utilizados em todos os movimentos em que as coxas são comprimidas uma contra a outra. São importantes estabilizadores durante a flexão e a extensão. O longo e o magno são ativos durante a rotação medial, mas a importância desta ação é controvertida. A porção extensora do adutor magno ajuda os músculos do jarrete na extensão da coxa.

O grácil atua tanto no quadril quanto no joelho, mas é principalmente um flexor, um adutor e um rotador medial, especialmente durante a face oscilatória da marcha. Não apresenta importante função postural.

Vasos e nervos

Artéria obturatória. Esta artéria, um ramo da ílica interna, é descrita com a pelve (Cap. 41). Seus *ramos anterior* e *posterior* giram ao redor da margem do forame obturado, irrigam os músculos adjacentes e anastomosam-se na margem inferior. O posterior emite um *ramo acetabular*, que passa através da incisura acetabular e se constitui na principal fonte dos ramos epifisiais médios para a cabeça do fêmur.[8]

Nervo obturatório (L3, 4, algumas vezes L2 ou, também, L5) (Fig. 38.9, Fig. 64.8). Este nervo nasce do plexo lombar na substância do psoas maior. Emerge na margem medial do psoas, ao nível da entrada da pelve, atrás dos vasos ílicos comuns. Acompanha, então (ficando por cima), os vasos obturatórios até o sulco obturatório, onde se divide nos ramos anterior e posterior. Estes passam através do forame obturado para atingir a coxa, onde são separados pelo adutor curto. O tronco e um ou ambos os ramos dão ramúsculos para a juntura do quadril.

Ramos. O *ramo anterior* do nervo obturatório fica em frente do obturatório externo e do adutor curto, e atrás do pectíneo e do adutor longo. Termina ao longo do último músculo, inervando-o e ao grácil, ao adutor curto e, algumas vezes, também ao pectíneo, terminando como um filamento para a artéria femoral e plexo subsartorial. Seus ramúsculos inervam a pele suprajacente e, ocasionalmente, a juntura do joelho.

O *ramo posterior* do nervo obturatório perfura o obturatório externo. Desce em frente do adutor magno, atrás do adutor curto. Termina atravessando o magno (às vezes junto com a artéria femoral), atingindo a artéria poplítea e perfurando o ligamento poplíteo oblíquo, para inervar a juntura do joelho. Inerva o obturatório externo, o adutor magno e, às vezes, o adutor curto.

Nervo obturatório acessório (L3, 4 ou L2, 3). Quando presente (Cap. 38), surge na margem medial do psoas maior e penetra na coxa em frente da pube. Comunica-se com o ramo anterior do nervo obturatório e envia ramos para o pectíneo e a juntura do quadril.

REGIÃO ANTERIOR DA COXA

Músculos

Os músculos da região anterior da coxa são o iliopsoas, o quadríceps da coxa e o sartório. O tensor da fáscia lata, pectíneo e o adutor longo, topograficamente relacionados, em parte, com a região anterior da coxa, já foram descritos.

Iliopsoas (Figs. 21.5; 33.13). Este é o grande flexor da coxa e do tronco. Sua larga porção lateral, o ílico, e sua longa porção medial, o psoas maior, nascem da fossa ílica e das vértebras lombares, respectivamente.

Ílico. O ílico nasce da porção superior da fossa ílica e da asa do sacro e dos ligamentos adjacentes. Uma lingüeta que nasce da porção inferior da espinha ílica ântero-inferior é, às vezes, denominada ílico menor. A maior parte das fibras do ílico estão inseridas na face lateral do tendão do psoas maior; algumas atingem o trocanter menor.

Psoas maior. O psoas maior nasce por lingüetas musculares dos discos intervertebrais, acima de cada vértebra lombar e das margens adjacentes das vértebras. Nasce, também, de arcos fibrosos e dos processos transversos das vértebras lombares. O ligamento arqueado medial do diafragma arqueia-se obliquamente sobre a porção superior do psoas maior. O músculo grosso e alongado, que assim se forma, desce ao longo da margem da pelve e penetra na coxa, atrás do ligamento inguinal. O tendão que nasce na face lateral do músculo psoas passa em frente da juntura do quadril e insere-se no trocanter menor. Uma bolsa, que pode comunicar-se com a cavidade da juntura do quadril, comumente separa este tendão da cápsula articular.

O *psoas menor*, que com freqüência está ausente, é descrito no Cap. 33.

Inervação e ação. O psoas maior é inervado pelo plexo lombar (L2, 3 e às vezes L1 ou 4), o qual é formado na substância do músculo. O ílico é inervado pelo nervo femoral, através de ramos que nascem no abdome.

O iliopsoas é o principal flexor da coxa[9] e, quando a coxa está fixada, do tronco. Ele avança o membro durante a marcha. O psoas maior inclina a coluna vertebral para um lado (flexão lateral) e controla o desvio do tronco quando se está sentado. É um músculo postural, ativo nos indivíduos que estão de pé. É rotador lateral da coxa, mas esta ação não é importante.

Quadríceps da coxa. É um dos maiores e mais poderosos músculos do corpo. Consiste (1) de um músculo biarticular, o reto da coxa, que se estende do osso do quadril até a tíbia, e (2) de três músculos monoarticulares, o vasto lateral, vasto intermédio e vasto medial, que nascem das regiões anterior e laterais do fêmur e que se estendem até a tíbia. Estes quatro músculos se combinam em uma inserção aponeurótica e tendínea na tíbia. Um grande osso sesamóide, a patela, encontra-se presente na porção tendínea da inserção.

Reto da coxa. O reto da coxa nasce por uma porção anterior da espinha ílica ântero-inferior e por uma porção posterior ou refletida da face póstero-superior da borda do acetábulo. As duas porções, que se encontram intimamente relacionadas com o ligamento iliofemoral (Fig. 18.4), unem-se e continuam para dentro do ventre muscular, o qual, por sua vez, se torna tendíneo na parte inferior da coxa. Parte do tendão está inserida na base da patela; o restante continua para a tuberosidade da tíbia.[10] A parte do tendão de inserção entre a patela e a tuberosidade é conhecida como *ligamento da patela*.

Vasto lateral. O vasto lateral é um músculo espesso, que nasce estreito, de cima para baixo, na linha intertrocantérica, trocanter maior, tuberosidade glútea, porção superior do lábio lateral da linha áspera e septo intermuscular lateral. Apresenta uma extensa fixação em comum com o gluteu máximo. Suas fibras musculares continuam em uma larga aponeurose que se une ao contorno lateral do tendão do reto da coxa. Como vimos a maior parte da aponeurose funde-se com a fáscia sobrejacente e continua para a borda lateral da patela e do ligamento da patela e para o côndilo lateral da tíbia.

Vasto medial. O vasto medial é um músculo espesso e potente, que, em geral, forma uma saliência característica na região medial inferior da coxa. Ele recobre a face medial do fêmur, mas não está ligado a ela. Nasce de cima para baixo na linha intertrocantérica, linha espiral e septo intermuscular medial. Sua porção inferior está fundida com o adutor magno e com o adutor longo. Suas fibras musculares continuam numa aponeurose, que se une à face medial do tendão do reto da coxa. A maior parte da aponeurose funde-se com a fáscia sobrejacente e continua para a borda medial da patela e do ligamento da patela e para o côndilo medial da tíbia.

Vasto intermédio. O vasto intermédio tem uma origem muscular na face anterior e lateral dos dois terços superiores do corpo do fêmur e na metade distal do septo intermuscular lateral. Aqui ele se funde com o vasto lateral e, assim, tem uma origem óssea no lábio lateral da linha áspera e na linha supracondilar lateral. Suas fibras musculares dão origem a uma aponeurose que se junta à face profunda do tendão do reto e dos outros vastos.

Por suas faces superficiais, o vasto medial e o intermédio parecem ser fundidos, mas suas origens ósseas são separadas por um estreito intervalo.

Inervação e ação. O quadríceps da coxa é inervado pelo nervo femoral. Ele estende a perna e controla sua flexão. O reto da coxa nasce do osso do quadril e, portanto, flexiona a coxa, bem como estende a perna. O reto ajuda o iliopsoas, tendo sido denominado o "músculo do chute". Como um músculo de duas junturas, suas ações têm vantagens e desvantagens comparáveis com as dos músculos do jarrete.

O quadríceps da coxa é especialmente importante na subida, na corrida, no salto, no levantar a partir de uma posição sentada, e no subir e descer escadas. Deve-se ressaltar que, em muitas fases de tais atividades, a perna está fixa e a coxa se move. Um quadríceps forte não é essencial para uma marcha comum em um terreno plano; a habilidade para subir ou descer escada é um índice mais correto de sua força. Quando o quadríceps está fraco ou paralisado, o paciente precisa pôr seus joelhos em extensão, ou com as mãos ou com ajuda mecânica. Contudo, pode ainda ser possível colocar-se em posição ereta, e também realizar uma marcha comum, de modo muito desajeitado, numa superfície plana.

Afirma-se, usualmente, que o vasto medial se contrai fortemente apenas durante a última fase da extensão, mas isto não foi confirmado. Existem, entretanto, algumas diferenças em período e intensidade de ação das diferentes partes do quadríceps.[11]

Em razão de os fêmures terem uma posição oblíqua, há um ângulo no joelho, freqüentemente mais agudo nas mulheres, cujo exagero é denominado joelho valgo (joelho em X). Devido a este ângulo, a patela tende a mover-se lateralmente quando a perna é estendida. Este movimento lateral é acentuado pela tração lateral do vasto lateral. Quando ocorre a luxação da patela, o deslocamento é quase sempre lateral, incidindo mais freqüentemente em mulheres. A tração lateral, entretanto, é contrabalançada pela tração horizontal do vasto medial e pelo fato de o côndilo lateral do fêmur possuir uma projeção mais para a frente e um declive mais profundo para a faceta lateral, maior, da patela. Assim, há um impedimento mecânico para a luxação lateral.

Extensão brusca do joelho. **A extensão brusca do joelho é obtida batendo-se de leve no ligamento da patela. O estiramento súbito do músculo induz reflexamente à contração. O centro deste reflexo está no terceiro segmento lombar da medula espinhal.**

Bolsas. Podem estar presentes uma *bolsa pré-patelar subtendínea*, entre a patela e as fibras tendíneas que descem na frente dela; uma *bolsa pré-patelar subfascial*, entre as fibras tendíneas e a fáscia sobrejacente; e uma *bolsa infrapatelar subcutânea*, na frente da patela e do ligamento da patela. A bolsa subcutânea está quase sempre presente. Sua parede, da mesma forma que a da bolsa subcutânea do olécrano, pode ser espessada e multilocular. Ramos dos nervos superficiais podem atravessar a bolsa subcutânea. Uma *bolsa infrapatelar profunda* encontra-se também profundamente na fixação tibial do ligamento da patela.

Articular do joelho. Pequeno músculo sem importância que consiste, usualmente, de duas lingüetas com origem na face anterior da porção inferior do fêmur e que se inserem na porção superior da cápsula da juntura do joelho.[12]

Sartório. Músculo que nasce da espinha ílica ântero-superior e da área imediatamente abaixo dela. Toma um longo curso espiral sobre a face anterior da coxa e insere-se na porção superior da face medial da tíbia, onde recobre os tendões do grácil e do semitendíneo. A bolsa anserina está associada com estes tendões. O sartório forma o limite lateral do trígono femoral e recobre o canal adutor.

Inervação e ação. É inervado pelo nervo femoral. Age principalmente como um flexor da coxa e da perna, sendo o mais ativo durante a flexão do quadril.[13]

Vasos femorais

Artéria femoral. A artéria femoral é a continuação da ílica externa, abaixo do nível do ligamento inguinal. No terço superior da coxa, é relativamente superficial no trígono femoral. No terço médio, situa-se profundamente no canal adutor. No terço inferior, o nome da artéria é mudado para poplítea, quando passa através do hiato tendíneo (Fig. 64.2).

Ramos. Em sua porção proximal, a artéria femoral dá origem à artéria epigástrica superficial, à artéria circunflexa superficial do ílio, à artéria pudenda externa superficial e à artéria pudenda externa profunda. Mais distalmente, dá origem à femoral profunda e à artéria descendente do joelho.

1. A *artéria epigástrica superficial* perfura a bainha femoral e a fáscia lata e ascende em direção ao umbigo para anastomosar-se com a artéria epigástrica inferior (Cap. 33).

2. A *artéria circunflexa superficial do ílio* atravessa a bainha femoral e a fáscia lata, e corre em direção à

espinha ílica ântero-superior, onde se anastomosa com a artéria circunflexa profunda do ílio (Cap. 33).

3. As *artérias pudendas externas* (descritas como superficial e profunda) emergem através do hiato safeno, correm medialmente e para cima, transversalmente ao funículo espermático (ou ao ligamento redondo, na mulher), dando *ramos inguinais* para a pele e músculos daquela região, e os *ramos escrotais anteriores* (ou *labiais*).

4. *Artéria femoral profunda*. Entre 1 e 5 cm abaixo do ligamento inguinal, a artéria femoral, direta ou indiretamente, dá origem às artérias circunflexas, que suprem a maior parte da coxa. Em cerca da metade dos casos, essas artérias nascem da artéria femoral através de um tronco comum, a artéria femoral profunda.[14] Esta artéria, como cruza medialmente e por trás a artéria femoral, dá origem a seus ramos circunflexos e, então, desce na face medial do fêmur, situando-se sobre os adutores curto e magno. Termina passando através de um arco fibroso no adutor magno, como a última artéria perfurante. A femoral profunda dá origem a ramos musculares e várias (freqüentemente três) *artérias perfurantes*. Estas passam através de arcos fibrosos nas inserções dos adutores curto e magno. Elas suprem os músculos do jarrete e anastomosam-se umas com as outras no vasto lateral. Profundamente ao gluteu máximo, a primeira artéria perfurante anastomosa-se com a glútea inferior e com os ramos transversos das artérias circunflexas lateral e medial. Tal união é conhecida como anastomose cruciforme. As artérias nutrícias para o fêmur nascem de uma ou mais das artérias perfurantes, geralmente da primeira, ou da primeira e da segunda. A continuação da femoral profunda é freqüentemente apontada como a quarta artéria perfurante.

A *artéria circunflexa lateral*, que pode nascer diretamente da femoral, corre lateral, entre os ramos do nervo femoral; a seguir, passa atrás do sartório e do reto femoral e dá um *ramo ascendente*, que se anastomosa com a artéria glútea superior; um *ramo transverso*, que se volta ao redor do fêmur e penetra na anastomose cruciforme; e um *ramo descendente*, que atinge o joelho. O último ramo pode nascer separadamente da femoral profunda.

A *artéria circunflexa medial*, que pode nascer separadamente da femoral, corre para trás, entre o psoas maior e o pectíneo, em direção ao acetábulo. Dá origem a um *ramo acetabular*, que se anastomosa com o ramo acetabular da artéria obturatória, podendo enviar um ramo epifisial medial para a cabeça do fêmur, e, a seguir, divide-se em um *ramo ascendente*, que se anastomosa com as artérias glúteas, e um *ramo transverso*, que penetra na anastomose cruciforme.

Ramos das artérias circunflexas atingem a cabeça do fêmur por intermédio dos retináculos no colo do fêmur, sendo tais ramos denominados artérias epifisiais laterais.

5. A *artéria descendente do joelho* nasce da femoral, bem próximo a sua terminação. Divide-se imediatamente nos *ramos safeno e articular*. O safeno acompanha o nervo safeno até o joelho e anastomosa-se com a artéria inferior medial do joelho. Os ramos articulares descem na substância do vasto medial até a juntura do joelho.

Veia femoral. A veia femoral, cuja porção inferior pode ser dupla, é a continuação das veias poplíteas, acima do hiato tendíneo. Ela sobe através do canal adutor, ficando póstero-lateral, e depois posterior, à artéria femoral. Em seguida, passa através do trígono femoral, ficando posterior e, depois, medial à artéria femoral. Penetra na bainha femoral e termina atrás do ligamento inguinal, tornando-se a veia ílica externa. Geralmente, ela possui duas ou três válvulas; uma delas encontra-se localizada na terminação superior da veia e, outra, logo acima da abertura para a veia femoral profunda. Suas principais tributárias são a femoral profunda, as circunflexas medial e lateral e as grandes veias safenas.[15] Observa-se comumente no canal adutor uma anastomose plexiforme entre a veia femoral e a veia femoral profunda.

Nervos

Nervo femoral (principalmente L4, mais L2 e L3) (Fig. 38.9; Fig. 64.8). Este é o maior ramo do plexo lombar. Nasce na substância do psoas maior e emerge da borda lateral desse músculo, um pouco abaixo da crista ílica. Depois, desce no sulco entre os músculos ílico e psoas maior e penetra na coxa, atrás do ligamento inguinal, no compartimento muscular lateral aos vasos femorais. Penetrando no trígono femoral, o nervo femoral origina numerosos ramos terminais.

Ramos. No abdome, o nervo femoral pode dar origem ao nervo cutâneo lateral da coxa. Na fossa ílica, inerva o ílico e a artéria femoral.[16] O nervo para o pectíneo nasce neste ponto (ou no trígono femoral) e passa atrás da bainha femoral, para inervar o pectíneo e a juntura do quadril.

Os ramos terminais do nervo femoral são às vezes classificados segundo uma divisão anterior (cutâneo anterior e o ramo para o sartório) e uma posterior (muscular e safeno).

Os *ramos cutâneos anteriores* da divisão anterior são subdivididos em nervos cutâneo intermédio e cutâneo medial. O nervo cutâneo intermédio, que comumente é duplo fornece ramos para o sartório e inerva a pele na região anterior da coxa; distalmente, contribui para o plexo patelar. Os nervos mediais cruzam-se superficialmente aos vasos femorais no ápice do trígono femoral e inervam a pele da face medial da coxa, contribuindo para os plexos subsartorial e patelar. O *ramo muscular* da divisão anterior vai diretamente para o sartório.

Os *ramos musculares* da divisão posterior inervam o quadríceps da coxa e o articular do joelho. O ramo para o reto da coxa também inerva a juntura do quadril. Os ramos para os vastos enviam filamentos para a juntura do joelho.

O *nervo safeno*[17] é considerado como a

terminação do nervo femoral. Ele desce com os vasos femorais através do trígono femoral e do canal subsartorial, cruza com a artéria femoral látero-medialmente e, em seguida, torna-se cutâneo. Fornece um ramo para a juntura do joelho, contribui para os plexos subsartorial e patelar, e, a seguir, desce na perna com a veia safena magna, inervando a pele na face medial da perna e do pé. O nervo safeno pode estar acompanhado por filamentos que constituem um nervo femoral acessório. Este é uma variante comum, que nasce do plexo lombar e corre separadamente na coxa, sendo comum acabar se associando com um dos ramos do nervo femoral. Também pode existir um nervo safeno acessório (dos nervos femoral ou safeno), que desce superficial ao canal adutor até a face medial da panturrilha.[18]

O plexo subsartorial consiste de comunicações, profundamente no sartório, entre ramos dos nervos cutâneos mediais da coxa e dos nervos safeno e obturatório. Na frente do joelho, o plexo patelar é formado por comunicações entre ramos dos nervos cutâneos intermédio, medial e lateral e nervo safeno.

Nervo cutâneo lateral da coxa (Figs. 33.8; 38.9). Este nervo pode nascer do nervo femoral; constitui de outra forma um ramo independente do plexo lombar (L2, ou L2 e L3, ou L1 e L2). Emerge da borda lateral do psoas maior, cruza o ilíaco obliquamente e penetra na coxa, passando atrás do ligamento inguinal próximo à espinha ilíaca ânterosuperior. Divide-se em ramos anterior e posterior, os quais inervam a pele nas faces anterior e lateral da coxa.

Outro nervo cutâneo de importância para essa região é o ramo femoral do nervo genitofemoral. Este último é um ramo do plexo lombar. Seu ramo femoral entra na coxa atrás do ligamento inguinal, na face lateral da artéria femoral, e atravessa a parede anterior da bainha femoral, inervando a pele superficialmente ao trígono femoral, lateralmente ao território do nervo ilioinguinal.

FOSSA POPLÍTEA

A fossa poplítea (Figs. 21.6 e 21.7) é uma área rômbica atrás do joelho. Seus limites superiores são o bíceps, lateralmente, e o semitendíneo e o semimembranáceo, medialmente. Seus limites inferiores são o plantar e a porção lateral do gastrocnêmio, lateralmente, e a porção medial do gastrocnêmio, medialmente. O teto é formado pela fáscia poplítea, que é estirada quando o joelho está estendido. O assoalho é formado, de cima para baixo, pela face poplítea do fêmur, pelo ligamento poplíteo oblíquo do joelho e pela fáscia sobre o músculo poplíteo. **A fossa po-**

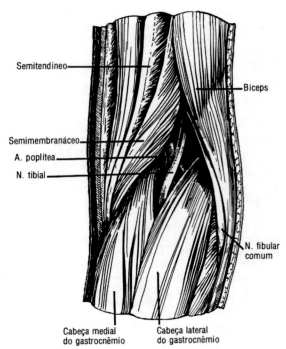

Fig. 21.6 A fossa poplítea direita.

plítea contém os nervos fibular comum e tibial, os vasos poplíteos, o nervo cutâneo posterior da coxa, o ramo genicular do nervo obturatório, a veia safena parva, linfonódios, bolsas e gordura.

Vasos

Artéria poplítea. Na fossa poplítea, a artéria poplítea situa-se sucessivamente na face poplítea do fêmur (da qual é separada somente por gordura), no ligamento poplíteo oblíquo e no poplíteo. Posteriormente, está relacionada, sucessivamente, com a borda lateral do semimembranáceo, com as veias poplíteas e nervo tibial, e com o gastrocnêmio e o plantar. As veias poplíteas cruzam a artéria posteriormente, da face lateral para a medial, quando seguidas de cima para baixo; e o nervo tibial cruza posteriormente a veia poplítea, também da face lateral para a medial.

Ramos (Fig. 64.1) Um dos vários ramos cutâneos (*artéria sural superficial*) acompanha a veia safena parva. Dos vários ramos musculares, as *artérias surais* constituem o único suprimento sanguíneo para o gastrocnêmio. Cinco artérias denominadas geniculares nascem da poplítea. As *artérias medial e lateral superiores do joelho* passam, respectivamente medial e lateralmente, acima do côndilo que corresponde ao fêmur e à cabeça do gastrocnêmio, e profundamente aos músculos do jarrete. Elas tomam parte na anastomose em torno da juntura do joelho. A *artéria média do joelho* corre diretamente para

cio, póstero-medialmente a ela e lateralmente ao nervo tibial. À medida que sobem através da fossa poplítea, as veias poplíteas ficam atrás da artéria poplítea, entre esse vaso e o nervo tibial suprajacente.

Em cima, as veias são póstero-laterais à artéria. As veias poplíteas apresentam várias válvulas. Elas recebem tributárias correspondentes aos ramos da artéria poplítea, e também a veia safena parva. Terminam passando através do hiato tendíneo tornando-se a veia femoral (ou veias).

Nervos

Nervo fibular comum (poplíteo lateral) (L4 e S2) (Fig. 64.8). Geralmente incorporado ao nervo isquiádico na região glútea e na coxa, o nervo fibular comum desce separadamente através da fossa poplítea. Segue bem de perto a borda medial do bíceps, sendo, em parte, oculto por ela. Cruza superficialmente a porção lateral do gastrocnêmio, para alcançar a face posterior da cabeça da fíbula. Em seguida, volta-se lateralmente ao redor do colo desse osso (onde é amiúde palpável e suscetível a lesão), debaixo do fibular longo. Nesta área, divide-se em seus ramos terminais, os nervos fibulares profundo e superficial.

Ramos. Enquanto constitui uma parte do nervo isquiádico, o nervo fibular comum inerva a porção curta do bíceps e, algumas vezes, também a juntura do joelho. Na fossa poplítea, inerva a juntura do joelho e dá origem a um ramo que se divide em *nervo cutâneo lateral da sura* (para a pele sobre a face lateral) da perna, e o *ramo comunicante fibular* (que comumente se une ao nervo cutâneo medial da sura para formar o nervo sural; v. adiante). No colo da fíbula, o nervo fibular comum dá origem a um pequeno nervo recorrente, que inerva a pele e as junturas do joelho e tibiofibular, e o tibial anterior. Às vezes, o nervo fibular comum fornece um ramo, ou ramos, para o fibular longo, e também para o tibial anterior ou para o extensor longo dos dedos, ou para ambos.

Nervo tibial (poplíteo medial) (L4 a S3) (Fig. 64.8). Este nervo, incorporado ao nervo isquiádico (como o nervo fibular comum) na região glútea e na coxa, também desce separadamente através da fossa poplítea. A seguir, situa-se sobre o músculo poplíteo, sob o gastrocnêmio e, na borda inferior do poplíteo, passa profundamente ao arco fibroso do sóleo até a parte posterior da perna. Seu curso ulterior é descrito no Cap. 22.

Ramos. Enquanto incorporado ao nervo isquiádico, o nervo tibial inerva o semitendíneo, o semimembranáceo, a porção longa do

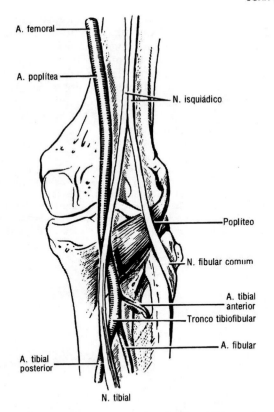

Fig. 21.7 Estruturas na fossa poplítea direita; veias poplíteas omitidas. Observar a relação entre o nervo tibial, primeiro com a artéria poplítea e, depois, com a artéria tibial posterior. Note-se, também, que a artéria tibial posterior passa lateralmente, e não anteriormente, através de um arco na membrana interóssea.

diante, atravessa o ligamento poplíteo oblíquo e penetra na juntura do joelho. As *artérias medial e lateral inferiores do joelho* passam, respectivamente, medial e lateralmente, situando-se sobre o poplíteo e abaixo da porção correspondente do gastrocnêmio. Cada uma, então, corre profundamente ao ligamento colateral correspondente e termina tomando parte na anastomose em torno da juntura do joelho.

Ramos terminais da artéria poplítea são as *artérias tibiais anterior e posterior*. Elas nascem na borda inferior do poplíteo. A tibial posterior, a esse nível, às vezes é referida como o tronco tibiofibular.

A anastomose em torno da juntura do joelho é formada pelas duas artérias geniculares superiores e pelas duas geniculares inferiores da poplítea, pelo ramo descendente da artéria circunflexa lateral e pela artéria descendente do joelho. Conexões cruzadas entre as partes lateral e medial ocorrem superficial e profundamente no quadríceps, e também profundamente no ligamento da patela.

Veias poplíteas. Geralmente em número de duas,[19] são formadas ao nível do joelho pelas veias satélites das artérias tibiais anterior e posterior. Encontram-se intimamente ligadas à artéria poplítea e situam-se, de iní-

bíceps e o adutor magno. Na fossa poplítea, saem ramos para a juntura do joelho. *Ramos musculares* inervam o gastrocnêmio, o sóleo, o plantar, o poplíteo e o tibial posterior. Um ramo do nervo para o poplíteo, o *nervo interósseo da perna*, dirige-se distalmente junto à membrana interóssea e atinge o nível da sindesmose tibiofibular. O *nervo cutâneo medial da sura* desce entre as duas porções do gastrocnêmio e une-se ao ramo comunicante fibular do nervo fibular comum para formar o *nervo sural*.[20] O nervo cutâneo medial da sura pode continuar como o nervo sural, e raramente o nervo cutâneo lateral da sura estende-se ao pé, como o nervo sural. O nervo sural situa-se no tendão calcanear; em seguida, junto com a veia safena parva, dirige-se à parte posterior do maléolo lateral. Ele contribui com os *ramos laterais* do calcâneo para a pele da região posterior da coxa e da face lateral do pé e do calcanhar, fornece ramos para a juntura do tornozelo e junturas társicas adjacentes, e continua para diante, até a face lateral do dedo mínimo, como o *nervo cutâneo dorsal lateral*. Inerva o dedo mínimo e as junturas digitais adjacentes e comunica-se com o nervo fibular superficial. Ocasionalmente, sua distribuição cutânea é muito maior.[21]

JUNTURAS

Juntura do quadril[22]

A juntura do quadril é côncava, muito forte e estável, formada pelo acetábulo do osso do quadril e a cabeça do fêmur (Figs. 18.7 e 18.8). Os ossos da juntura do quadril são rodeados por potentes músculos e unidos por uma cápsula densa e forte. Mais da metade da cabeça do fêmur está contida dentro do acetábulo, que é aprofundado pelo *lábio acetabular* e completado, embaixo, pelo *ligamento transverso*. Este se estende como uma ponte sobre a incisura acetabular. O lábio acetabular é uma estrutura densamente fibrosa ou fibrocartilagínea que margeia a borda do acetábulo. Continua através da incisura acetabular, onde, unindo-se a fibras colocadas mais profundamente, forma o ligamento transverso, que não preenche completamente a incisura.

A juntura do quadril é admiravelmente construída para combinar movimento relativamente livre com sustenção e transmissão do peso. Na posição de pé, por exemplo, todo o peso da parte superior do corpo é transmitido, através dos ossos do quadril, para a cabeça e colo de cada fêmur.

A cápsula da juntura do quadril (Figs. 21.8 a 21.10) está fixa à margem do acetábulo. Na frente, ela se une com o lábio do acetábulo e, embaixo, ao ligamento transverso. A cápsula estende-se ao fêmur, onde se encontra fixa, principalmente à linha intertrocantérica. Algumas partes da cápsula se apresentam mais espessas que outras e são denominadas ligamentos.

O ligamento mais forte e mais importante é o *ligamento iliofemoral*. Ele é fixo, acima, à espinha ílica ântero-inferior e à área atrás desta, onde se funde com o tendão refletido do reto da coxa e à fáscia adjacente. Abaixo, ele está fixo à linha intertrocantérica do fêmur. O *ligamento pubofemoral* estende-se horizontalmente da porção púbica do acetábulo e do ramo superior da pube à

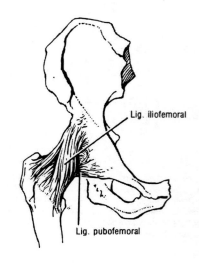

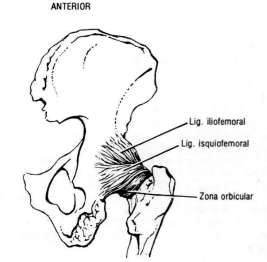

Fig. 21.8 Cápsula da juntura do quadril. Observar que as fibras circulares formam a zona orbicular e que o colo do fêmur não está completamente coberto.

parte inferior da linha intertrocantérica. A porção da cápsula entre os ligamentos iliofemoral e pubofemoral é freqüentemente fina. A bolsa que se interpõe entre ela e o psoas pode comunicar-se com a juntura do quadril.

A parte da cápsula que se encontra fixa ao acetábulo, atrás, estende-se horizontalmente através do colo do fêmur e funde-se com o ligamento iliofemoral. Essa parte é denominada *ligamento isquiofemoral,* mas somente a porção inferior do ligamento atinge diretamente o fêmur. Ela o faz espiralando-se para cima, em direção à junção do colo com o trocanter maior. As fibras do ligamento isquiofemoral localizadas mais profundamente rodeiam o colo do fêmur e formam a *zona orbicular* (Fig. 21.8). **A disposição da porção posterior da cápsula é tal que o terço lateral, até a metade da face posterior do colo do fêmur é descoberto, ou seja, é extracapsular.** A face extracapsular é coberta pelo tendão do obturatório externo.

O ligamento iliofemoral é notável por sua espessura e força, mas a maior parte do restante da cápsula é quase igualmente espessa, de modo que os ligamentos separados são com freqüência difíceis de ser distinguidos.

Onde quer que as fibras capsulares estejam fixas ao fêmur, elas tendem a se refletir como retináculos ao longo do colo, em direção à cabeça do fêmur, levando consigo vasos epifisiais laterais e reflexões da membrana sinovial.

O *ligamento da cabeça do fêmur* (ligamento redondo) é uma faixa achatada ou triangular que nasce através das raízes isquiádica e púbica, das margens da incisura acetabular e do ligamento transverso. Está fixo à fóvea da cabeça do fêmur. Conduz vasos epifisiais mediais à cabeça do fêmur. Tem significação mecânica muito duvidosa.

Uma delgada camada da *membrana sinovial* reveste a face interna da cápsula e reflete-se para cima, sobre a face externa do lábio do acetábulo e, para baixo, sobre o colo do fêmur. Ao nível do ligamento transverso, ela recobre a gordura que preenche a fossa, da qual se prolonga como um revestimento tubular para o ligamento da cabeça. A membrana sinovial forma uma bolsa ou recesso visível quando se reflete sobre o colo.

Inervação. A juntura do quadril é inervada pelos nervos femoral, obturatório e gluteu superior, pelo nervo

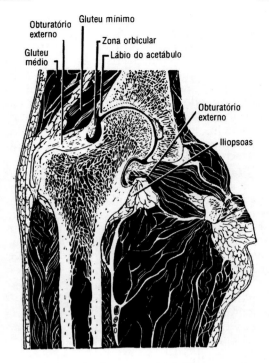

Fig. 21.10 Desenho de um corte frontal da juntura do quadril em um plano indicado na Fig. 21.9

para o quadrado da coxa e pelo nervo obturatório acessório, quando tal nervo se encontra presente.[23]

Movimentos na juntura do quadril.[24] Os movimentos da coxa na juntura do quadril são de flexão e extensão, abdução e adução e de circundução e rotação. Os movimentos do tronco na juntura do quadril são igualmente importantes, como quando uma pessoa levanta seu tronco da posição supina.

A flexão e a extensão da coxa ocorrem ao redor de um eixo horizontal através da cabeça do fêmur. A cápsula é afrouxada quando o quadril é fletido. Se o joelho também estiver fletido (para relaxar os músculos do jarrete), a coxa pode ser trazida contra a parede anterior do abdome. Esse movimento não ocorre todo na juntura do quadril; uma parte é atribuída à flexão da coluna vertebral. Durante a extensão, a cápsula, especialmente o ligamento iliofemoral, torna-se tensa. O quadril pode ser geralmente estendido apenas um pouco além da vertical. A extensão, combinada com a adução moderada e a rotação medial, fecha a juntura do quadril. A juntura é mecanicamente mais estável, sobretudo quando suporta mais peso.

A abdução e a adução ocorrem ao redor de um eixo ântero-posterior através da cabeça do fêmur. A abdução é geralmente um pouco mais livre do que a adução.

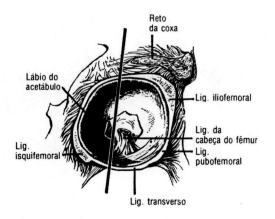

Fig. 21.9 O acetábulo e a cápsula da juntura do quadril após a remoção do fêmur. Note-se como a cápsula varia em espessura. A linha indica o plano e a posição do corte na Fig. 21.10.

A rotação ocorre ao redor de um eixo vertical, que se estende da cabeça do fêmur e, aproximadamente, através do centro do côndilo femoral medial. Este eixo não é o eixo longo do fêmur. A rotação pode ser conseguida por, aproximadamente, um sexto do círculo, quando a coxa está estendida, e um pouco mais quando está fletida.

Na circundução, o membro gira ao redor de um cone, cujo ápice está na cabeça do fêmur.

Flexores e extensores. O iliopsoas, o tensor da fáscia lata e o reto da coxa estendem a coxa. Eles são auxiliados pelos adutores e pelo sartório. O iliopsoas é o mais forte dos flexores. O tensor da fáscia lata é também um rotador medial. Na flexão pura, sua ação rotatória é neutralizada pela ação dos rotadores laterais.

Os extensores são os músculos do jarrete e o gluteu máximo. O gluteu máximo é relativamente inativo, a menos que seja necessária uma extensão forçada.

Abdutores e adutores. O gluteu médio e o mínimo abduzem a coxa. Tais músculos, ou pelo menos suas porções anteriores, são também rotadores mediais na abdução pura. Seus efeitos rotatórios são neutralizados pelos rotadores laterais. O tensor da fáscia lata também se contrai durante a abdução, mas age provavelmente, como um fixador.

Os adutores são os três denominados adutores (longo, curto e magno), auxiliados pelo pectíneo e, em certa extensão, pelo grácil.

Rotadores. O tensor da fáscia lata o gluteu médio e o gluteu mínimo rodam a coxa medialmente. O papel dos outros músculos é controvertido. Por exemplo, os adutores contraem-se durante a rotação medial; porém, procedendo assim, eles estão agindo como adutores para impedir a ação abdutora dos verdadeiros rotadores mediais.

Os rotadores laterais são os músculos curtos da região glútea, isto é, o obturatório interno e o externo, os gêmeos superior e inferior, o piriforme e o quadrado da coxa, auxiliados pelo gluteu máximo.

Juntura do joelho[25]

As superfícies articulares da juntura do joelho (Figs. 21.11 a 21.14) são caracterizadas pelo seu grande tamanho e pelas suas complicadas e incongruentes formas, as quais têm uma importante influência nos movimentos dessa juntura.

As superfícies articulares são os côndilos do fêmur, os côndilos da tíbia e a patela (Fig. 18.24). O fêmur inclina-se medialmente ao joelho, enquanto que a tíbia é quase vertical. O ângulo entre os eixos verticais do fêmur e da tíbia é de aproximadamente 10 a 12 graus. O ângulo encontra-se exagerado no joelho valgo (joelho em X).

A cápsula articular que reveste a juntura é em geral muito delgada e deficiente em algumas áreas. Está fixa ao fêmur, acima da fossa intercondilar, às margens dos côndilos femorais, às margens da patela e do ligamento da patelar, e às margens dos côndilos tibiais.

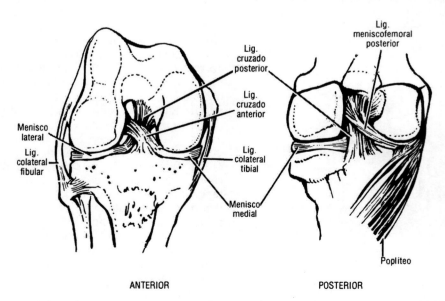

Fig. 21.11 Vista anterior da juntura do joelho direito fletido, na qual o ligamento transverso encontra-se ausente. Na vista posterior da juntura do joelho direito, note-se que o poplíteo nasce, em parte, do menisco lateral. As fixações dos ligamentos colaterais aos meniscos são omitidas.

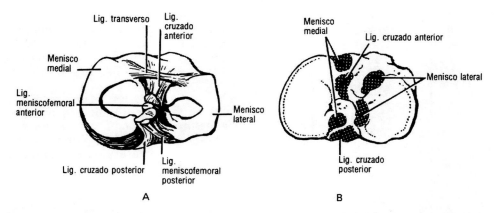

Fig. 21.12 **A,** *os ligamentos cruzados e os meniscos vistos de cima. Observar as diferenças no tamanho e forma dos meniscos.* **B,** *a tíbia direita vista de cima, mostrando-se as fixações dos meniscos e dos ligamentos cruzados.*

A patela e o ligamento da patela servem como cápsula na frente.

À medida que a cápsula se estende do fêmur à tíbia, ela se fixa às faces externas dos meniscos. A porção da cápsula entre os meniscos e a tíbia é, às vezes, denominada ligamento coronário. Na face medial da juntura, a cápsula geralmente se funde com a porção posterior do ligamento colateral tibial. Na face lateral da juntura, um forte espessamento da cápsula (ligamento lateral curto) estende-se do epicôndilo lateral até a cabeça da fíbula. Situa-se profundamente no ligamento colateral fibular e forma uma porção da origem do tendão poplíteo.

A cápsula é reforçada em ambos os lados pelas expansões aponeuróticas dos vastos e da fáscia suprajacente. As camadas fáscio-aponeuróticas associadas são conhecidas como os *retináculos medial* e *lateral da patela,* respectivamente.

Na face posterior da juntura, a cápsula forma uma delgada camada, profundamente às cabeças do gastrocnêmio. Em geral há uma bolsa entre cada cabeça e a cápsula. A bolsa medial comunica-se, geralmente, com a concavidade da juntura do joelho e com a bolsa adjacente do tendão do semimembranáceo. Entre as cabeças do gastrocnêmio, a cápsula é muito espessada por uma forte expansão do tendão do semimembranáceo. Esta expansão, o *ligamento poplíteo oblíquo,* corre para cima e lateralmente e cruza a face posterior da juntura, em direção ao côndilo lateral do fêmur e à cabeça lateral do gastrocnêmio.

Ligamentos extracapsulares. O *ligamento colateral tibial* é uma faixa larga, achatada, que se estende do epicôndilo medial do fêmur à face medial da tíbia.[26] O ligamento é imediatamente externo à cápsula; sua porção profunda é fixa à cápsula (medial e posterior), à face externa do menisco medial e à tíbia, acima do sulco para o tendão do semimembranáceo. Uma ou mais bolsas podem estar presentes profundamente ao ligamento. O ligamento colateral tibial e as amplas expansões do tendão do semimembranáceo são importantes suportes para o lado medial da juntura.[27] Em conjunto com o ligamento colateral fibular, eles ajudam a evitar a hipertensão da juntura do joelho.

O *ligamento colateral fibular,* mais arredondado e em forma de cordão, estende-se do epicôndilo lateral do fêmur à cabeça da fíbula. Sua face profunda está relacionada ao ligamento lateral curto. Sua extremidade inferior é coberta pelo tendão do bíceps (interpondo-se uma bolsa), e é separada do menisco lateral pelo tendão do músculo poplíteo. As estruturas estabilizantes de importância na face lateral da juntura são o ligamento colateral fibular, o tendão do bíceps, o tendão do poplíteo e o trato iliotibial.[28]

Ligamentos intra-articulares. Estes consistem dos ligamentos cruzados e dos meniscos. O tendão do músculo poplíteo também é intra-articular em uma parte de seu curso.

Os *ligamentos cruzados anterior e posterior* estendem-se do osso adjacente à fossa intercondilar do fêmur até a tíbia, na frente e atrás da eminência intercondilar, respectivamente. Os ligamentos são denominados anterior e posterior, de acordo com suas fixações tibiais. Atrás, eles são contínuos com a cápsula, cuja membrana sinovial se prolonga ao redor deles. Pode haver uma bolsa entre os ligamentos. Os dois ligamentos cruzam-se aproximadamente como as pernas da letra X.*

Os *meniscos medial e lateral* ou *cartilagens semilunares* são estruturas em forma de meia-lua, densamente fibrosas, que repousam nas faces articulares da extremidade superior

---

*"Represente os ligamentos pelos seus próprios membros inferiores, estando de pé; isto é, cruze sua perna direita (ligamento cruzado anterior direito) em frente a sua perna esquerda. Rode seu tronco para a direita e para a esquerda". (Mainland.)

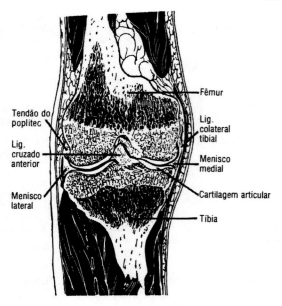

Fig. 21.13 Corte frontal da juntura do joelho.

da tíbia. Aprofundam-se na cavidade dos côndilos da tíbia, agem como coxins ou estabilizadores absorventes de choque, ou facilitam a lubrificação. Cada menisco é de seção cuneiforme, com uma face externa espessa, a qual se funde com a cápsula, e uma borda interna delgada e livre. As extremidades ou cornos dos meniscos são fixos à tíbia, na frente ou atrás das eminências intercondilares. O *ligamento transverso* é uma faixa fibrosa que une os meniscos na frente. Às vezes se encontra ausente. O menisco medial forma um semicírculo, enquanto que o lateral forma quase um círculo. O menisco lateral é amiúde sulcado póstero-lateralmente pelo tendão do poplíteo, que nasce, em parte, por sua porção posterior. São comuns[29] as variações de forma e arranjo dos meniscos, e os ligamentos intermeniscais oblíquos podem estar presentes.[30] É raro um dos meniscos, geralmente o lateral, apresentar a forma discóide.[31]

Comumente, uma faixa fibrosa estende-se para cima e medialmente, da porção posterior do menisco lateral até o côndilo medial do fêmur. Pode passar atrás dos ligamentos cruzados posteriores, como ligamento *meniscofemoral posterior* ou, em frente deles, como *ligamento meniscofemoral anterior*, ou pode dividir-se ao redor deles.[32] O menisco lateral tem menos fixação capsular. É o mais livre para se mover, sendo provável que o poplíteo o puxe para trás durante a flexão, de modo que ele siga o movimento para trás do fêmur.

Membrana sinovial. A cavidade da juntura do joelho (Fig. 18.25E) é a maior do corpo. Sua membrana sinovial reveste a cápsula fibrosa e, como esta, fixa-se às margens dos meniscos. É refletida para a frente da parede posterior da juntura em direção aos ligamentos cruzados, formando uma cobertura comum para ambos os ligamentos. Entre a patela e a tíbia, ela reveste o *coxim adiposo infrapatelar*. Uma prega mediana, ou pregas, de tela sinovial, a *prega sinovial infrapatelar*, estende-se para trás do coxim adiposo até a fossa intercondilar do fêmur. Uma *prega alar* de cada lado diverge da prega mediana para as margens laterais da patela.

A cavidade da juntura é prolongada por 5 cm, ou mais, acima da patela, como a *bolsa suprapatelar*. Esta bolsa está situada profundamente ao articular do joelho e ao vasto intermédio; às vezes, pode estender-se um pouco para cima na frente do fêmur. É possível, também, prolongar-se distalmente ao longo do tendão do poplíteo como *recesso subpoplíteo*.

Inervação.[33] A juntura do joelho é inervada pelos ramúsculos dos ramos musculares do nervo femoral e pelo nervo safeno. Recebe um número variável de ramos dos nervos tibial, fibular comum e obturatório.

Movimentos na juntura do joelho.[34] O fato de a juntura do joelho ser em geral considerada como uma dobradiça, implica em que seus movimentos sejam de flexão e extensão em torno de um eixo horizontal. **Contudo, a juntura do joelho é mais verdadeiramente uma juntura condilar, sendo complexos seus movimentos. As formas e curvaturas das superfícies articulares são tais que os movimentos de dobradiça são combinados com o deslizamento e rolamento e com a rotação em torno de um eixo vertical.** No membro estendido, o eixo de rotação estende-se da cabeça do fêmur ao côndilo medial da tíbia. Por esta razão, o côndilo lateral do fêmur desliza ao redor desse eixo vertical através do côndilo medial.

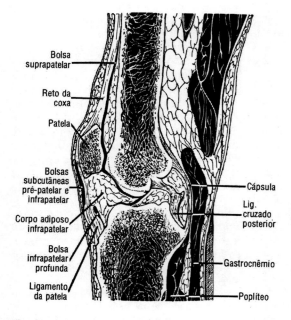

Fig. 21.14 Corte sagital da juntura do joelho. O tamanho das cavidades articular e bursal encontra-se exagerado.

Quando a coxa está fletida no joelho e a perna permanece fixa (como quando se assume a posição sentada), a coxa roda lateralmente durante a primeira parte da flexão, e o fêmur rola para trás sobre a tíbia. De modo inverso, quando a coxa está estendida, ela rola medialmente durante a última parte da extensão. No final da extensão, diz-se que a juntura está "trancada" ou "aparafusada". Pode ser que na realidade não seja assim, mas o caso é que, no final da extensão, as superfícies articulares estão mais congruentes e, a juntura, mais estável mecanicamente.

Se a coxa estiver fixa e a perna estiver livre para se mover (como quando se balança a perna enquanto se está sentado numa cadeira), a tíbia roda sobre o fêmur. A rotação lateral da tíbia é equivalente à rotação medial do fêmur. Por isto, a primeira parte da flexão da perna no joelho é acompanhada de rotação medial da perna e, a parte terminal da extensão, pela rotação lateral da perna.

Quando o joelho se encontra totalmente estendido, todos os ligamentos estão tensos. O ligamento cruzado posterior limita o deslizamento ulterior do fêmur sobre a tíbia; o ligamento cruzado anterior limita o deslizamento posterior.[35] Na flexão completa, o ligamento colateral fibular está relaxado; ele se estende com a rotação em qualquer direção.

Músculos. O quadríceps da coxa estende a perna. Os flexores são os músculos do jarrete, auxiliados pelo grácil, pelo sartório e pelo gastrocnêmio. É improvável que o poplíteo contribua para a flexão do joelho.

O bíceps da coxa é o principal rotador lateral da perna sobre a coxa, especialmente quando o joelho está fletido; o semitendíneo é um rotador medial. O poplíteo, agindo a partir de um fêmur fixo, também é rotador medial.[36] Agindo a partir de uma tíbia fixa, ele pode rodar o fêmur lateralmente, e é considerado importante para "destrancar" a juntura.

Juntura tibiofibular

É uma pequena juntura plana entre a faceta da cabeça da fíbula e da face posterior do côndilo lateral da tíbia. É amiúde referida como a juntura tibiofibular superior ou proximal. Espessamentos de sua cápsula, na frente e atrás, formam os *ligamentos anterior e posterior da cabeça da fíbula,* respectivamente.

A cavidade articular pode comunicar-se com o recesso subpoplíteo e, desse modo, com a cavidade da juntura do joelho, ou pode comunicar-se diretamente com esta.

REFERÊNCIAS

1. E. B. Kaplan, J. Bone Jt Surg., *40A*:817, 1958.
2. W. J. Lytle, Ann. R. Coll. Surg. Engl., *21*:244, 1957.
3. L. Olivieri, Quad. Anat. prat., *10*:470, 1955.
4. B. F. Martin, J. Anat., Lond., *102*:345, 1968.
5. R. S. Sneath, J. Anat., Lond., *89*:550, 1955. J. L. Marshall, F. G. Girgis, and R. R. Zelko, J. Bone Jt Surg., *54A*:1444, 1972.
6. A. J. E. Cave and C. J. Porteous, Ann. R. Coll. Surg. Engl., *24*:251, 1959. See also A. Faller, Acta anat., *6*:92, 1948; E. B. Kaplan, Bull. Hosp. Jt Dis., *18*:51, 1957.
7. T. Sugihara, Okajimas Folia anat. jap., *28*:377, 1956.
8. H. T. Weathersby, J. Bone Jt Surg., *41A*:261, 1959.
9. J. V. Basmajian, Anat. Rec., *132*:127, 1958. R. D. Keagy, J. Brumlik, and J. J. Bergan, J. Bone Jt Surg., *48A*:1377, 1966. P. Fitzgerald, Irish J. med. Sci., *2*:31, 1969.
10. E. S. R. Hughes and S. Sunderland, Anat. Rec., *96*:439, 1946. See also O. J. Lewis, J. Anat., Lond., *92*:587, 1958.
11. D. A. Brewerton, Ann. phys. Med., *2*:164, 1955. M. Ravaglia, Chir. Org. Mov., *44*:498, 1957. J. V. Basmajian, T. P. Harden, and E. M. Regenos, Anat. Rec., *172*:15, 1972.
12. L. J. A. DiDio, A. Zappalá, and W. P. Carney, Acta anat., *67*:1, 1967.
13. C. E. Johnson, J. V. Basmajian, and W. Dasher, Anat. Rec., *173*:127, 1972.
14. H. D. Senior, Amer. J. Anat., *33*:243, 1924. G. D. Williams et al., Anat. Rec., *46*:273, 1930. J. A. Keen, Amer. J. Anat., *108*:245, 1961.
15. C. M. Charles et al., Anat. Rec., *46*:125, 1930. E. A. Edwards and J. D. Robuck, Surg. Gynec. Obstet., *85*:547, 1947.
16. F. R. Wilde, Brit. J. Surg., *39*:97, 1951.
17. J. Pürner, Anat. Anz., *129*:114, 1971.
18. H. Sirang, Anat. Anz., *130*:158, 1972.
19. A. F. Williams, Surg. Gynec. Obstet., *97*:769, 1953. See also H. Dodd and F. B. Cockett, *The Pathology and Surgery of the Veins of the Lower Limb,* Livingstone, Edinburgh, 1956.
20. D. F. Huelke, Amer. J. phys. Anthrop., *15*:137, 1957; Anat. Rec., *132*:81, 1958. See also C. Kosinski, J. Anat, Lond., *60*:274, 1926; D. D. Williams, Anat. Rec., *120*:533, 1954.
21. J. R. Barbour, Med. J. Aust., *1*:275, 1947. J. J. Joyce and M. Harty, Clin. Orthopaed., *98*:27,1974.
22. F. G. St. Clair Strange, *The Hip,* Heinemann, London, 1965.
23. E. Gardner, Anat. Rec., *101*:353, 1948. L. G. Wertheimer, J. Bone Jt Surg., *34A*:477, 1952.
24. W. H. Roberts, Anat. Rec., *147*:321, 1963.
25. M. Harty and J. J. Joyce, AAOS Instructional Course Lectures, *20*:206, 1971.
26. A. Jost, Arch. Anat., Strasbourg, *1*:245, 1922. O. C. Brantigan and A. F. Voshell, J. Bone Jt Surg., *25*:121, 1943. R. J. Last, J. Bone Jt Surg., *32B*:93, 1950. C. H. Barnett, J. Anat., Lond., *88*:59, 1954. E. B. Kaplan, Surg. Gynec. Obstet., *104*:346, 1957.
27. L. F. Warren, J. L. Marshall, and F. Girgis, J. Bone Jt Surg., *56A*:665, 1974.
28. E. B. Kaplan, Bull. Hosp. Jt Dis., *18*:51, 1957.
29. C. M. Charles, Anat. Rec., *63*:355, 1935.
30. A. Lahlaidi, C. R. Ass. Anat., *56*:1046, 1972.
31. E. B. Kaplan, J. Bone Jt Surg., *39A*:77, 1957. J. A. Ross, I. C. K. Tough, and T. A. English, J. Bone Jt Surg., *40B*:262, 1958.
32. E. B. Kaplan, Bull. Hosp. Jt Dis., *17*:176, 1956. L. Heller, Anat. Rec., *130*:314, 1958. L. Candiollo and G. Gautero, Acta anat., *38*:304, 1959. L. Heller and J. Langman, J. Bone Jt Surg., *46B*:307, 1964.
33. E. Gardner, Anat. Rec., *101*:109, 1948.
34. M. A. MacConaill, J. Anat., Lond., *66*:210, 1932. K.-H. Knese, Z. Anat. EntwGesch., *115*:287, 1950. C. H. Barnett, J. Anat., Lond., *87*:91, 1953. J. W. Smith, J. Anat., Lond., *90*:236, 1956.
35. O. C. Brantigan and A. F. Voshell, J. Bone Jt Surg., *23*:44, 1941. See also R. W. Haines, J. Anat., Lond., *75*:373, 1941; J. C. Kennedy, H. W. Weinberg, and A. S. Wilson, J. Bone Jt Surg., *56A*:223, 1974.
36. C. H. Barnett and A. T. Richardson, Ann. phys. Med., *1*:177, 1952. See also R. J. Last, J. Bone Jt Surg., *32B*:93, 1950.

22 A PERNA

A cútis e a tela subcutânea da perna são inervadas pelos nervos safeno, cutâneo posterior da coxa, cutâneo medial da sura, cutâneo lateral da sura, sural e fibular superficial, e, às vezes, também pelo obturatório.

FÁSCIA DA PERNA

A fáscia da perna é contínua com a fáscia lata nas suas inserções comuns nos côndilos da tíbia e na cabeça da fíbula. Lateralmente, recebe expansões do tendão do bíceps e, medialmente, dos tendões do semitendíneo, do grácil e do sartório. O semimembranáceo contribui para a fáscia sobre o poplíteo.

A fáscia é fixa à borda anterior da tíbia; ela rodeia a perna para alcançar a borda medial da tíbia. As extensões internas de sua superfície profunda para as bordas anterior e posterior da fíbula formam, respectivamente, o *septo intermuscular anterior* e o *posterior*. Assim, três compartimentos são formados: anterior, lateral e posterior (Fig. 22.1). O compartimento posterior é subdividido por um septo da fáscia, a fáscia transversa profunda da perna, que se estende da borda medial da tíbia até a borda posterior da fíbula. Acima, este septo é fixo à linha solear; abaixo, torna-se uma forte camada que se funde com a camada externa da fáscia e contribui para o retináculo flexor.

A fáscia do compartimento anterior é espessa e densa; ela forma o revestimento bem compacto para os músculos e, em parte, dá-lhes origem. A fáscia da porção superior do compartimento lateral é, igualmente, densa. O fino revestimento fascial destes músculos auxilia a impedir o excessivo intumescimento dos músculos durante o exercício e, desta forma, facilita o retorno venoso.

Abaixo, no tornozelo, a fáscia é contínua com a do pé. Ao nível do maléolo, forma três retináculos: flexor, extensor e fibular, que mantêm os respectivos tendões.

REGIÃO ANTERIOR DA PERNA

Músculos

Os músculos da região anterior da perna são o tibial anterior, o extensor longo do hálux, o extensor longo dos dedos e o fibular terceiro. Eles se originam de osso, da fáscia de revestimento, da membrana interóssea e do septo intermuscular adjacente. São inervados pelo nervo fibular profundo. Em geral, o tibial anterior e o extensor longo dos dedos, freqüentemente, recebem também um ramo do nervo fibular comum.

Estes músculos dorsifletem o tornozelo. Além disso, alguns invertem o pé e outros evertem-no. **Em dorsiflexão, o pé é fletido no tornozelo de tal modo que o dorso ou face superior do pé se afasta do solo (em direção à frente da perna). Na flexão plantar, ocorre o movimento oposto. Na inversão, a planta do pé é voltada medialmente; na eversão, ela é voltada lateralmente. A dorsiflexão e a flexão plantar ocorrem ao nível da juntura do tornozelo; a inversão e a eversão, nas junturas subtalar e transversa do tarso.**

Tibial anterior. Este músculo nasce do côndilo lateral da tíbia, dos dois terços superiores da face lateral de sua diáfise e da membrana interóssea. Está inserido na face medial do cuneiforme medial e na base do primeiro metatársico.

Ação. Ele dorsiflete e inverte o pé.

Extensor longo dos dedos. Nasce no côn-

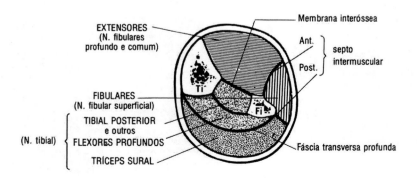

Fig. 22.1 Diagrama de uma secção horizontal, aproximadamente através do meio da perna, mostrando a disposição dos grupos musculares. O grupo posterior é inervado pelo tibial, o lateral pelo fibular superficial, e o anterior pelos fibulares comum e profundo. Notar que a fíbula se encontra num plano posterior ao da tíbia.

dilo lateral da tíbia, nos três quartos superiores da face anterior da diáfise da fíbula e da membrana interóssea. Seu tendão divide-se em quatro tendões na frente do tornozelo; estes se inserem nos quatro dedos laterais. Cada um forma uma expansão membranácea sobre o dorso da juntura metatarsofalângica, onde se funde com a cápsula. Próximo à juntura interfalângica proximal, a expansão divide-se em três lingüetas. A porção central da aponeurose continua distalmente para a base da falange média. As lingüetas colaterais continuam para a base da falange distal.

Ação. O extensor longo dos dedos estende os dedos, principalmente nas junturas metatarsofalângicas. Também dorsiflete e everte o pé.

Fibular terceiro. É a porção lateral inferior do extensor longo dos dedos. Seu tamanho e o grau de sua separação do extensor longo são variáveis. Nasce do quarto inferior da face anterior da fíbula e da membrana interóssea. Pode inserir-se na base do quinto (ou quarto) metatársico, porém mais freqüentemente torna-se contínuo com a fáscia.

Extensor longo do hálux. Apresenta uma origem estreita, da metade medial da face anterior da fíbula e da membrana interóssea. Insere-se na face superior da base da falange distal do hálux.

Ação. Estende o hálux e auxilia na dorsiflexão do pé.

Retináculos extensores (Figs. 22.2 a 22.4). São espessamentos da fáscia no tornozelo e no dorso do pé. Eles mantêm os tendões no lugar e impedem que se portem como "cordas de arco". As bainhas sinoviais dos tendões extensores descem atrás dos retináculos (Fig. 23.1, Cap. 23).

Os retináculos extensores são denominados superior e inferior. O *retináculo extensor superior* é um espessamento indistinto que se estende entre as bordas anteriores da tíbia e da fíbula, logo acima do tornozelo. O *retináculo extensor inferior* tem a forma de um Y (deitado). Seu tronco ou ápice nasce de uma raiz medial, no canal do tarso, e das raízes intermédia e lateral no seio do tarso (Fig. 22.4). No tronco, forma uma alça para os tendões e, em seguida, divide-se em ramos superior e inferior. O ramo superior corre para o maléolo medial; o inferior passa para a face medial do pé, onde se alarga sobre a fáscia. Qualquer dos dois ramos que divergir do tronco pode ficar superficialmente ou profundo em relação ao tendão do tibial anterior. Internamente, estendem-se septos dos ramos e do tronco, formando amarras. Estas impedem o deslocamento mediano dos extensores longos durante a inversão do pé.

Vasos e nervos

Artéria tibial anterior. Sendo o menor dos ramos terminais da poplítea, esta artéria está localizada profundamente no seu terço superior, mas é de fácil acesso distalmente. Começa na borda inferior do poplíteo, passa lateralmente através do arco fibroso do tibial posterior (entre suas porções tibial e fibular), e, a seguir, através do arco fibroso da membrana interóssea, para encontrar o nervo que a acompanha. Desce na frente da membrana interóssea, mas na porção inferior do seu curso situa-se diretamente sobre a tíbia. A artéria tibial anterior é acompanhada de duas veias e do

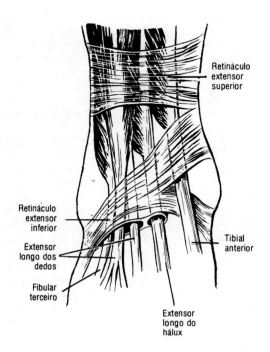

Fig. 22.2 Os retináculos extensores, pé direito.

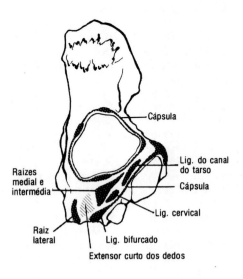

Fig. 22.3 O calcâneo direito, vista superior mostrando inserções musculares e ligamentares no assoalho do seio do tarso e no canal do tarso.

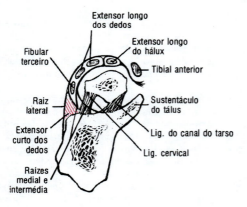

Fig. 22.4 Secção esquemática (aproximadamente sagital) do calcâneo e tálus direitos. Esta é uma representação composta, não estando todas as estruturas presentes em uma só secção.

nervo fibular profundo. No dorso do pé ela continua numa rede arterial. Freqüentemente tem uma continuação direta bem definida, a artéria dorsal do pé (Cap. 23, Fig. 23.6).

Ramos. Irrigam os músculos adjacentes e a pele da região anterior da perna. O *ramo circunflexo* da fíbula (ocasional) comumente surge da tibial posterior. A *artéria recorrente tibial posterior* (inconstante) sobe na frente do poplíteo. A *artéria recorrente tibial anterior* sobe no tibial anterior e contribui para a anastomose em torno da juntura do joelho. A *artéria maleolar anterior medial* nasce acima da juntura do tornozelo. Desce em direção ao maléolo medial, onde se anastomosa com os ramos da tibial posterior e da plantar medial. A *artéria maleolar anterior lateral* passa atrás do extensor longo dos dedos e anastomosa-se com o ramo perfurante da artéria fibular. Ambas as artérias maleolares contribuem para a rede em torno da juntura do tornozelo.

Nervo fibular profundo. É um dos ramos terminais do nervo fibular comum. Ao nível do colo da fíbula, o fibular comum passa através de um arco fibroso na fáscia do sóleo, entre o sóleo e o fibular longo, e divide-se nos nervos fibulares profundo e superficial. O profundo continua em torno do colo da fíbula, atravessa o septo intermuscular anterior e o extensor longo dos dedos e, a seguir, desce sobre a membrana interóssea. Junta-se à artéria tibial anterior e ambos passam profundamente aos retináculos extensores. No pé, onde o nervo está situado entre os maléolos, divide-se em seus ramos terminais, medial e lateral.

Ramos. Ramos são fornecidos ao tibial anterior, ao extensor longo do hálux, ao extensor longo dos dedos, ao fibular terceiro e à juntura do tornozelo. Dos ramos terminais, o ramo medial ou digital situa-se lateralmente à artéria dorsal do pé e divide-se em *nervos digitais dorsais* para os lados adjacentes do primeiro e do segundo dedos.[3] Dá também alguns ramos articulares e comunica-se com o nervo fibular superficial. O ramo lateral passa lateralmente através do tarso, profundamente ao extensor curto dos dedos. Termina numa dilatação (compare com o nervo interósseo posterior, no punho) que dá vários ramos para o extensor curto dos dedos e às junturas adjacentes. Também pode enviar alguns ramos (talvez aferentes) para os três primeiros interósseos dorsais.

REGIÃO LATERAL DA PERNA

Músculos

Os dois músculos deste grupo, o fibular longo e o fibular curto, situam-se entre os septos intermusculares anterior e posterior, lateralmente à fíbula. Como os músculos do grupo anterior, eles estão revestidos pela fáscia. Nascem, em parte, da fáscia e dos septos adjacentes. Ambos são inervados pelo nervo fibular superficial; o fibular longo é freqüentemente inervado também pelo fibular comum.

Fibular longo. O fibular longo nasce do côndilo lateral da tíbia, da cabeça da fíbula e dos dois terços superiores da face lateral da diáfise da fíbula.

Seu tendão curva-se atrás do maléolo lateral numa bainha sinovial comum com o fibular curto. Assim, depois de passar através de uma incisura na face lateral do cubóide, ele cruza obliquamente a planta do pé (Fig. 23.11, Cap. 23), para se inserir na face lateral do cuneiforme medial e na face adjacente da base do primeiro metatársico. Abaixo do cubóide, o tendão contém um sesamóide ou um espessamento fibrocartilagíneo. Em seu trajeto através do pé, o tendão tem uma bainha sinovial distal numa bainha fibrosa formada pelo prolongamento do ligamento plantar longo.

Ação. O fibular longo é um flexor plantar do pé e um eversor. Atua na face medial do pé, abaixando o primeiro metatársico; desta forma, habilita um pé invertido a permanecer plantígrado.

Fibular curto. Este músculo se situa profundamente ao longo; nasce dos dois terços inferiores da face lateral da fíbula. Seu tendão circunda o dorso do maléolo lateral e, a seguir, volta-se para frente, acima da tróclea fibular, em direção à tuberosidade do quinto metatársico. Comumente, uma pequena língüeta do tendão junta-se ao tendão do extensor longo dos dedos para o dedo mínimo ou continua para frente em direção à falange proximal.

Ação. Everte o pé.

Retináculos fibulares. Estes são o superior e o inferior. O *retináculo fibular superior* estende-se do maléolo ao calcâneo e mantém os tendões fibulares atrás do maléolo lateral. O *retináculo fibular inferior* mantém os tendões na face lateral do calcâneo.

Nervos

Nervo fibular superficial (musculocutâneo). É um dos ramos terminais do fibular comum. Desce na frente da fíbula e entre os fibulares e o extensor longo dos dedos. Na região inferior da perna, divide-se nos ramos cutâneos dorsais medial e intermédio.

Ramos. Os ramos musculares são fornecidos para os fibulares longo e curto. O ramo para o último está freqüentemente prolongado até o extensor curto dos dedos e até as articulações e ligamentos adjacentes, sendo denominado o nervo fibular profundo acessório.[4]

Os dois ramos cutâneos terminais passam na frente dos retináculos extensores até o dorso do pé. O *nervo cutâneo dorsal medial* divide-se em um ramo para a face medial do hálux, um ramo que se comunica com o nervo fibular profundo e um ramo que se divide em ramos digitais dorsais para os lados adjacentes do segundo e do terceiro dedos. O *nervo cutâneo dorsal intermédio* divide-se em dois ramos, cada um dos quais se divide em nervos digitais dorsais para os lados adjacentes do terceiro e quarto e do quarto e quinto dedos. A distribuição dos ramos cutâneos, entretanto, está sujeita a considerável variação. As unhas e as pontas dos dedos são inervadas pelos ramos digitais plantares dos nervos plantares medial e lateral.

REGIÃO POSTERIOR DA PERNA

Músculos (Figs. 22.5 a 22.8)

Os músculos superficiais deste grupo são o gastrocnêmio e o sóleo, que formam o tríceps sural e o plantar. Os músculos profundos são o poplíteo, o tibial posterior, o flexor longo dos dedos e o flexor longo do hálux. Os últimos

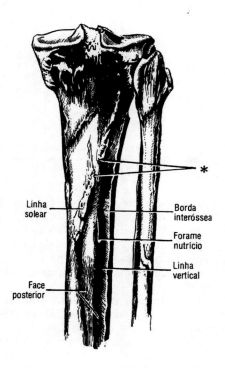

Fig. 22.5 As partes superiores da tíbia e da fíbula, vistas por trás. Notar a interrupção na linha solear (*) para a goteira destinada à artéria nutrícia da tíbia. Baseado em Shellshear e Macintosh.[1]

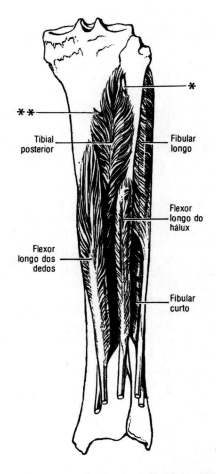

Fig. 22.6 Origens dos músculos profundos da panturrilha. Note-se o arco fibroso no tibial posterior para os vasos tibiais anteriores (*). Notar, também, o arco no tibial posterior para a artéria nutrícia da tíbia (**). Baseado em Shellshear e Macintosh.[1]

três músculos, que estão separados do grupo superficial pela fáscia transversa profunda da perna, têm, além de suas origens ósseas, uma extensa inserção na membrana interóssea subjacente.

Inervação. **Todos os músculos da porção posterior da perna são inervados pelo nervo tibial.**

Tríceps sural. Consiste do gastrocnêmio e do sóleo.

Gastrocnêmio. O gastrocnêmio possui duas grandes porções que nascem da extremidade inferior do fêmur e terminam aproximadamente no meio da perna, em um tendão comum. A *porção lateral* nasce da parte superior da face lateral do côndilo lateral do fêmur. Uma bolsa freqüentemente se interpõe entre a porção lateral e a cápsula articular. A porção lateral pode conter um osso sesamóide, a *fabela* (Fig. 18.25B, Cap. 18), e pode ter uma faceta para a articulação com o côndilo lateral do fêmur e que está ligada à fíbula pelo ligamento fabelofibular.[5] A *porção medial*, que raramente contém um sesamóide, nasce da face poplítea do fêmur, acima do côndilo medial e da parte superior deste, próximo ao tubérculo adutor. Esta porção está comumente separada da cápsula por uma bolsa, que em geral se comunica com a cavidade articular e com a bolsa adjacente do semimembranáceo.

Os ventres dos músculos convergem numa lâmina membranácea que se funde com o tendão subjacente do sóleo para formar o *tendão calcanear.**

O gastrocnêmio é um dos poucos músculos com apenas uma fonte de irrigação sangüínea. Cada porção é suprida por um ramo da artéria poplítea.[7]

Sóleo.[8] O sóleo é um músculo espesso e achatado que nasce principalmente por uma origem conóide do dorso da cabeça da fíbula e da porção superior da face posterior da fíbula, e do septo intermuscular posterior. Possui uma origem adicional de um *arco tendíneo*, que se estende de um tubérculo no colo da fíbula à linha solear da tíbia e, em extensão variável, da borda medial da tíbia. O arco tendíneo situa-se atrás da porção inferior do músculo poplíteo, dos vasos poplíteos e do nervo tibial.

---

*O sinônimo tendo *Achillis* (tendão de Aquiles) foi usado pela primeira vez em 1693.[6] A lenda conta que a mãe de Aquiles segurou-o pelos calcanhares ao mergulhá-lo no rio Estige para torná-lo invulnerável. No cerco de Tróia, Aquiles foi mortalmente ferido por uma flechada no calcanhar.

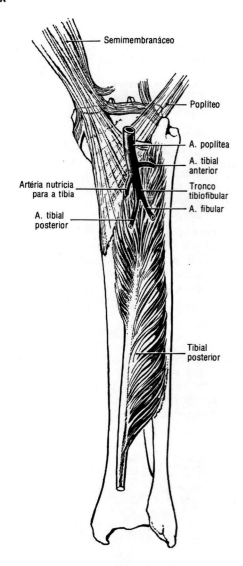

Fig. 22.7 Os ramos da artéria poplítea e suas relações com o tibial anterior. Baseado em Shellshear e Macintosh.[1]

O tendão do sóleo funde-se com as lâminas tendíneas do gastrocnêmio para formar o tendão calcanear. Este tendão espesso e forte, cujas fibras são arranjadas de modo um tanto espiralado, está inserido na face posterior do calcâneo. Uma bolsa situa-se entre o tendão e o osso.

Ação. **O tríceps sural é um importante músculo postural e locomotor. É um flexor plantar do pé que atua principalmente sobre a face lateral deste e tende a invertê-lo.** O tríceps sural é importante na marcha, na corrida, no salto e na dança. Seu uso depende, em parte, do fato de o gastrocnêmio ser um músculo biarticular; ele pode fletir o joelho tão bem quanto efetuar a flexão plantar do pé. Se, en-

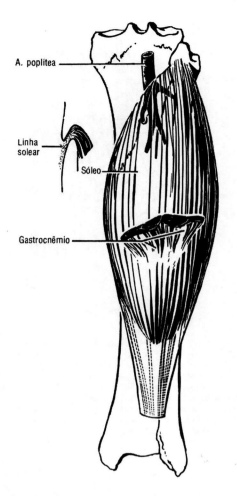

Fig. 22.8 *O sóleo superposto às estruturas da Fig. 22.7. Observe-se que seu ápice está na fíbula. Observar, também, na Fig. anexa, que o sóleo sobe a partir da linha solear e, a seguir, volta-se para baixo. Assim, a borda superior do músculo está num nível mais alto do que a linha solear. Baseado em Schellshear e Macintosh.*[1]

tretanto, o joelho estiver totalmente fletido, o gastrocnêmio fica tão curto que não pode mais se encurtar. Fica impedido, então, de promover a flexão plantar do pé. Esta é realizada pelos músculos flexores profundos. Se o pé estiver em total flexão plantar, o gastrocnêmio não pode fletir o joelho. Inversamente, por ação ligamentar, se o joelho estiver totalmente estendido, o gastrocnêmio alongado tende a puxar o pé para a flexão plantar. Se o pé estiver em total dorsiflexão, o gastrocnêmio alongado tende a puxar o joelho para a flexão.

Reflexo do tornozelo. **O reflexo do tornozelo é uma contração reflexa do tríceps sural, induzida pela percussão do tendão calcanear. O centro do reflexo está no quinto segmento lombar ou no primeiro segmento sacral da medula espinhal.**

Plantar. Este músculo é variável em tamanho e extensão e pode estar ausente.[9] Nasce da porção inferior da linha supracondilar lateral e da face poplítea do fêmur, logo acima da porção lateral do gastrocnêmio. Seu tendão fino e membranáceo desce entre o gastrocnêmio e o sóleo, para fixar-se no lado medial do tendão calcanear ou na face posterior do calcâneo. Às vezes, ele se alarga difusamente na fáscia, no lado medial do tornozelo. É inervado pelo nervo tibial e sua ação não é importante.

Poplíteo. O poplíteo apresenta duas origens, a femoral e a meniscal.[10] A femoral nasce por um tendão arredondado e forte, por uma depressão na extremidade do sulco na face lateral do côndilo lateral do fêmur (ele ocupa o sulco durante a flexão). Está ligado por uma expansão à cabeça da fíbula, e os dois apresentam uma expansão para a cápsula conhecida como o *ligamento poplíteo arqueado*.[11] A origem meniscal nasce por fibras tendíneas do dorso do menisco lateral. O músculo passa para adiante, medialmente à face triangular da tíbia, acima da linha solear.

Ação.[12] É o rotador medial da tíbia; também é o rotador lateral do fêmur, quando a tíbia está fixa. Ele puxa o menisco lateral para trás no início da flexão. Qualquer ação flexora do poplíteo é de importância duvidosa. O músculo é ativo durante o ato de abaixar-se; presumivelmente, ele impede o deslizamento, para frente, do fêmur sobre a tíbia.

Flexor longo dos dedos. Nasce da metade medial da face posterior da tíbia, abaixo da linha solear. Seu tendão desce atrás do maléolo medial[13] e, a seguir, volta-se para frente, ao nível ou logo abaixo da borda medial do sustentáculo do tálus. Na planta, caminha abaixo do flexor longo do hálux, o qual recebe uma lingüeta tendínea. O tendão divide-se em quatro partes, uma para cada um dos quatro dedos laterais. O quadrado da planta está inserido no tendão, próximo a sua divisão (Cap. 23). Os lumbricais nascem nos pontos de divisão. Cada tendão penetra numa bainha fibrosa e dirige-se para frente, para sua inserção na falange distal. Dentro da bainha, ele perfura o tendão flexor curto que o acompanha. Ambos os tendões são revestidos por uma bainha sinovial e ligados às falanges por vínculos.[14]

Ação. Flete as falanges distais dos quatro dedos laterais.

Flexor longo do hálux. Nasce dos dois terços inferiores da face posterior da fíbula e do septo intermuscular posterior. Seu tendão passa profundamente ao retináculo flexor. Ocupa, inicialmente, o sulco na face posterior do tálus e, em seguida, o sulco na face inferior do sustentáculo do tálus. Toma uma direção oblíqua, através da planta do pé, acima do tendão do flexor longo dos dedos, ao qual fornece uma lingueta. Insere-se na face inferior da base da falange distal do hálux. Ao estender-se para frente, cruza a cabeça do flexor curto do hálux e em seguida corre entre os dois sesamóides, em uma bainha fibrosa, abaixo da falange proximal. As bainhas sinoviais deste e de outros tendões flexores são descritas no Cap. 23.

Ação. Flete a falange distal do hálux.

Tibial posterior. Este músculo, cuja compreensão é a chave para uma compreensão da perna, está profundamente localizado, abaixo dos dois músculos flexores longos, e tem uma origem extensa da membrana interóssea, da fíbula e da tíbia. A face posterior da fíbula está subdividida por uma crista medial em uma porção posterior, para o flexor longo do hálux, e uma porção anterior para o tibial posterior. A origem fibular do útimo estende-se até a cápsula da juntura tibiofibular, incluindo-a. Deve-se salientar que o plano da membrana interóssea, da tíbia à fíbula, tem uma direção ântero-posterior. Por isto, o tibial posterior estende-se para diante e para cima na membrana interóssea, até a tíbia, entre a borda interóssea e a linha oblíqua. A porção superior do músculo entre a tíbia e a fíbula constitui o arco fibroso atrás do qual os vasos tibiais anteriores passam mediolateralmente.

O limite superior da origem tibial do tibial posterior é a metade superior e os dois terços superiores da linha solear. Esta linha é freqüentemente interrompida, próximo a sua extremidade superior, por uma área lisa com um tubérculo em cada extremidade (Fig. 22.5). Aqui, o arco fibroso conduz a artéria nutrícia da tíbia.

O tendão do tibial posterior desce atrás do maléolo medial, onde é mantido inferiormente pelo retináculo flexor. Continua para diante, sob a cobertura do abdutor do hálux, e alarga-se imediatamente abaixo do ligamento calcaneonavicular plantar. Aqui contém fibrocartilagem e um sesamóide. Insere-se na tuberosidade do navicular; expansões continuam até os cuneiformes, cubóide, bainha do fibular longo e bases do segundo ao quarto metartársicos. O tendão tem uma longa bainha sinovial.

Ação. **O tibial posterior é o principal inversor do pé.**

Retináculo flexor. É um espessamento da fáscia imperfeitamente delimitado. Acima, continua-se diretamente com as camadas da fáscia, na frente e atrás do tríceps sural. Abaixo, continua-se com a origem tendínea do abdutor do hálux. O retináculo flexor estende-se entre

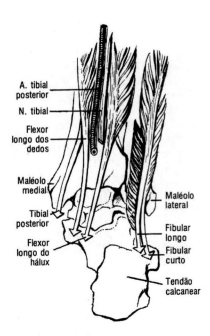

Fig. 22.9 *Vista posterior esquemática da disposição dos tendões, atrás do tornozelo. Note-se que o tibial posterior é imediatamente posterior ao maléolo medial, e que o flexor longo dos dedos, tendo recoberto o tendão do tibial posterior em cima, é agora lateral. Seguem-se o nervo tibial e a artéria tibial posterior (veias omitidas), que descem por uma curta distância em imediato contato com a tíbia. O tendão do flexor longo do hálux está contido numa goteira entre os tubérculos medial e posterior do tálus.*

o maléolo medial e a face medial do calcâneo. Septos que se estendem internamente, partindo de sua face profunda, unem o osso e o ligamento deltóide e formam quatro compartimentos ou túneis.[13] Estes contêm as seguintes estruturas, de diante para trás (Fig. 22.9): (1) o tendão do tibial posterior e sua bainha sinovial; (2) o tendão do flexor longo dos dedos e sua bainha; (3) os vasos tibiais posteriores e o nervo tibial; e (4) o tendão do flexor longo do hálux e sua bainha.

Vasos

Artéria tibial posterior. É o maior dos ramos terminais da poplítea. Continua a linha deste último vaso e começa na borda inferior do poplíteo. Anteriormente, situa-se, sucessivamente, sobre o tibial posterior, flexor longo dos dedos e face posterior da tíbia. Posteriormente, a artéria é recoberta pela fáscia transversa profunda da perna e pelo sóleo e gastrocnêmio. Distalmente, torna-se mais superficial, mas, ao nível de sua divisão em artérias plantares medial e lateral, situa-se profundamente ao retináculo flexor e ao abdutor do hálux. O nervo tibial é, sucessivamente, medial, posterior e lateral à artéria.

Ramos (Fig. 64.2, Cap. 64). A artéria tibial posterior irriga os músculos adjacentes e dá uma artéria nutrícia para a tíbia. Esta artéria, a maior artéria nutrícia para um osso longo, passa através de um arco fibroso do tibial posterior. Além disto, existem os seguintes ramos:

1. O *ramo circunflexo da fíbula* gira lateralmente ao redor do colo da fíbula, através do sóleo, e contribui para a anastomose em torno da juntura do joelho.

2. A *artéria fibular*[15] é geralmente do mesmo tamanho que a tibial posterior e continua, aproximadamente, a linha deste vaso. Nasce abaixo da borda inferior do poplíteo, cruza o tibial posterior e desce ao longo da crista medial da fíbula. Distalmente, situa-se sobre a membrana interóssea, passa atrás do maléolo lateral e anastomosa-se com as artérias dorsal do pé e plantar lateral. Seus ramos são (a) muscular, (b) artéria nutrícia para a fíbula, (c) o *ramo comunicante* para a tibial posterior, (d) o ramo perfurante e (e) o ramo maleolar lateral. O *ramo perfurante* passa para frente, entre a membrana interóssea e o ligamento tibiofibular interósseo, e desce em frente da juntura do tornozelo para anastomosar-se com as artérias vizinhas. Se a artéria tibial anterior for pequena ou estiver ausente, a fibular é grande e pode, por meio de seu ramo perfurante, substituir a artéria dorsal do pé. Os *ramos maleolares laterais* contribuem para a rede em torno do maléolo lateral e terminam como *ramos calcaneares*.

3. O *ramo maleolar medial* (ou ramos) ramifica-se sobre o maléolo medial. Dá ramos calcaneares para a *rede calcanear*.

Os ramos terminais são as artérias plantares medial e lateral (Cap. 23).

Veias tibiais posteriores (Venae comitantes).

São formadas pela união das veias plantares medial e lateral. Drenam as estruturas adjacentes, recebem as veias fibulares e unem-se com as veias tibiais anteriores para formar as veias poplíteas. Estas veias profundas drenam a maior parte do sangue da perna e do pé. O sangue das veias superficiais atinge-as por intermédio das veias comunicantes.

Nervos

Nervo tibial. Este nervo desce através da fossa poplítea. Situa-se, a seguir, sobre o músculo poplíteo, sob a cobertura do gastrocnêmio. Na borda inferior do poplíteo, passa profundamente ao (na frente do) arco tendíneo do sóleo, desce, primeiramente, sobre o tibial posterior e o flexor longo dos dedos, e, a seguir, sobre a tíbia. Tornando-se mais superficial e cruzando posteriormente a artéria tibial anterior, para ganhar seu lado lateral, termina sob a cobertura do retináculo flexor, dividindo-se nos nervos plantares medial e lateral.

Ramos. Abaixo da fossa poplítea, os *ramos musculares* são fornecidos para o sóleo, tibial posterior, flexor longo do hálux e flexor longo dos dedos. O ramo ou ramos para o flexor do hálux desce com a artéria fibular. Os *ramos calcaneares mediais* são distribuídos à pele do calcanhar e da planta. Um

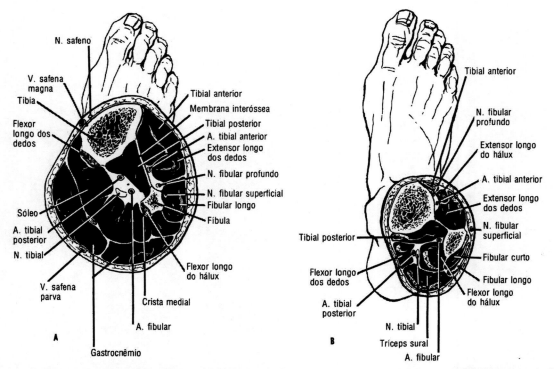

Fig. 22.10 **A**, *secção horizontal através da parte superior da perna direita. Note-se a posição posterior da fíbula em relação à tíbia.* **B**, *secção horizontal através da parte inferior da perna direita. Observar a mudança nas posições relativas da tíbia e da fíbula.*

ramo é dado à juntura do tornozelo. Os ramos terminais são os nervos plantares medial e lateral (Cap. 23).

MEMBRANA INTERÓSSEA

Esta membrana é fixa às bordas interósseas da tíbia e da fíbula. Na porção superior da perna, seu plano é quase ântero-posterior; na porção inferior é quase mediolateral (Fig. 22.10). Os vasos tibiais anteriores penetram no compartimento anterior da perna, através de um arco na porção superior e posterior da membrana interóssea.

REFERÊNCIAS

1. J. W. Smith, J. Anat., Lond., 92:616, 1958. J. L. Shellshear and N. W. Macintosh, Surveys of Anatomical Fields, Grahame, Sydney, 1949.
2. H. Gloobe and D. Chain, Acta anat., 85:84, 1973.
3. J. R. Barbour, Med. J. Aust., 1:275, 1947. See also C. Kosinski, J. Anat., Lond., 60:274, 1926.
4. G. Winckler, Arch. Anat., Strasbourg, 18:181, 1934. E. H. Lambert, Neurology, 19:1169, 1969.
5. E. B. Kaplan, J. Bone Jt Surg., 43A:169, 1961.
6. J. H. Couch, Canad. med. Ass. J., 34:688, 1936.
7. J. Campbell and C. M. Pennefather, Lancet, 1:294, 1919. E. A. Edwards, Surg. Gynec. Obstet., 97:87, 1953.
8. K. Trzenschik and H. H. Loetzke, Anat. Anz., 124:297, 1969.
9. E. H. Daseler and B. J. Anson, J. Bone Jt Surg., 25:822, 1943.
10. C. M. Fürst, Der Musculus Popliteus und seine Sehne, E. Malmströms, Lund, 1903. E. Weinberg, Arch. Anat., Strasbourg, 9:254, 1929. R. J. Last, J. Bone Jt Surg., 32B:93, 1950. K. O. Mörike, Anat. Anz., 133:265, 1973.
11. J. F. Lovejoy and T. P. Harden, Anat. Rec., 169:727, 1971.
12. C. H. Barnett and A. T. Richardson, Ann. phys. Med., 1:177, 1952. J. V. Basmajian and J. F. Lovejoy, J. Bone Jt Surg., 53A:557, 1971.
13. The retromalleolar arrangements are described by G. Leutert and R. Arnold, Anat. Anz., 122:455, 1968.
14. E.-M. Ziegler, Anat. Anz., 130:404, 1972.
15. A. Bouchet, L. Fischer, and R. Tiano, Bull. Ass. Anat., 58:233, 1973.

23 PÉ E TORNOZELO

O pé é a parte do membro inferior distal à perna. É muitas vezes comparado com a mão, e ambos têm muitas semelhanças; mas a mão é um órgão tátil e preensor, e as funções do pé são a sustentação e a locomoção.[1] Estas funções estão discutidas no Cap. 24.

Os dedos são numerados de um a cinco, a começar do dedo maior, o hálux. O hálux comumente se projeta mais do que os outros dedos, e a fórmula digital é 1>2>3>4>5. Ocasionalmente, ela é 1=2>3>4>5 ou 2>1>3>4>5. Raramente o dedo médio projeta-se mais que os outros.

A pele do dorso do pé é fina e móvel. Os pêlos no dorso do pé são esparsos, irregularmente distribuídos e muitas vezes quase não existem. Em geral, apresentam-se no dorso das falanges proximais, ocasionalmente no dorso das falanges médias, mas não no das distais.[2] Os pêlos sobre a falange proximal do hálux geralmente formam um tufo bem acentuado nos homens; encontra-se, amiúde, ausente nas mulheres.

A pele da planta do pé é espessa e pode espessar-se ainda mais, em forma de calos. Está firmemente unida à tela subcutânea por grossas fitas fibrosas que delimitam as bolsas de gordura. As linhas condensadas da epiderme, conhecidas como *cristas papilares*, formam um padrão característico na planta do pé, de modo que as impressões plantares, à semelhança das digitais, podem ser usadas como meio de identificação. O pé apresenta certo número de linhas de flexão onde há movimento cutâneo, mas elas não são tão bem desenvolvidas nem tão importantes quanto as da mão.

FÁSCIA DO PÉ

A tela subcutânea na planta do pé é grandemente espessada por almofadas fibrogordurosas que são importantes estruturas para a sustentação.

A fáscia do pé continua-se em cima com a da perna. A fáscia dorsal do pé é uma camada membranácea fina que embainha os tendões.[3] Acima, ela se funde com os retináculos extensores. Nos lados do pé, a fáscia funde-se com a aponeurose plantar.

Aponeurose plantar. **A fáscia da planta do pé é especializada como aponeurose plantar (v. Fig. 23.12). Esta é uma forte lâmina aponeurótica, dividida em três partes: central, medial e lateral.** A forte parte central está inserida atrás do processo medial do túber do calcâneo. Ela se estende para frente, alargando-se, e divide-se em cinco processos, um para cada dedo. As fibras transversas auxiliam a unir estes processos. Uma fita superficial de cada prolongamento termina na pele do sulco ou goteira entre os dedos e a planta. O resto do prolongamento divide-se em duas fitas que se fundem com a bainha fibrosa do tendão e se fixam no ligamento plantar da juntura metatarsofalângica. A aponeurose plantar forma, assim, uma forte união mecânica, especialmente acentuada para o hálux e o arco medial, entre o calcâneo e cada falange proximal.[4]

A fina parte medial da fáscia cobre a parte inferior do abdutor do hálux e, na sua junção com a parte central, estende-se para cima como um septo vertical, que delimita um compartimento medial ou do hálux.[5] A parte lateral da fáscia estende-se como uma fita aponeurótica do processo lateral do túber do calcâneo à tuberosidade do quinto metatársico. Ela cobre o abdutor do dedo mínimo e, na sua junção com a parte central, estende-se para cima e delimita um compartimento lateral ou do dedo mínimo.

"Espaços" fasciais do pé.[6] Três espaços estão localizados no dorso do pé, um subcutâneo e outro subaponeurótico. Os espaços importantes na planta do pé acham-se no compartimento central, os quais compreendem quatro espaços que se situam, sucessivamente, acima da porção central da aponeurose plantar. Primeiro, o inferior, que está entre a aponeurose e o flexor curto dos dedos; o segundo, entre este e o quadrado da planta, e, o terceiro, entre o quadrado da planta e os ossos do tarso e ligamentos associados. O quarto, e superior, é um espaço oblíquo acima do adutor do hálux.

Bainhas sinoviais dos tendões.[7] Três bainhas sinoviais são encontradas na frente do tornozelo, profundamente aos retináculos extensores, para o (1) tibial anterior, (2) extensor longo do hálux e (3) extensor longo dos dedos e fibular terceiro. A disposição comum destas bainhas é mostrada na Fig. 23.1.

À medida que os tendões do extensor longo dos dedos se estendem sobre as junturas metatarsofalângicas, são envolvidos por bainhas sinoviais. Os tendões do extensor curto dos dedos são, comumente, também envolvidos.

Uma única bainha sinovial atrás do maléolo medial contém os tendões do fibular longo e curto. Esta bainha se subdivide, de modo que cada tendão apresenta um prolongamento para a bainha comum. Uma bainha distal envolve o tendão do fibular longo, desde o cubóide até quase a sua inserção. As bainhas proximal e distal podem comunicar-se entre si.

Três bainhas sinoviais estão presentes atrás do maléolo medial para o (1) tibial posterior, (2) flexor longo dos dedos e (3) flexor longo do hálux. Estas bainhas podem comunicar-se entre si, mas não se unem a qualquer das bainhas digitais. Nos dedos, cada um dos tendões do flexor longo possui uma bainha digital, que compartilha com o tendão do flexor curto.

MÚSCULOS DO PÉ

Os músculos do pé são o extensor curto dos dedos no dorso (que é inervado pelo nervo

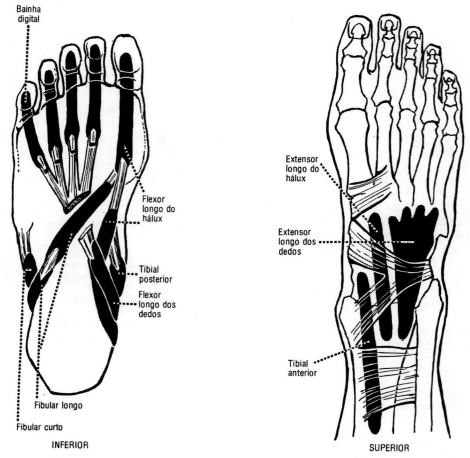

Fig. 23.1 Bainhas sinoviais dos tendões do pé e do tornozelo. As bainhas mais distais e um pouco menos constantes dos extensores longo e curto dos dedos foram omitidas.

fibular profundo), e músculos do hálux e do dedo mínimo, o quadrado da planta, o flexor curto dos dedos, os lumbricais e os interósseos (que são inervados pelos nervos plantares lateral e medial).

Músculos do dorso do pé

Extensor curto dos dedos. Este é o único músculo do dorso do pé. Nasce do assoalho do seio do tarso e dos prolongamentos do retináculo extensor (v. Figs. 22.3 e 22.4, Cap. 22). Divide-se, geralmente, em quatro tendões, que estão inseridos nos quatro dedos mediais pela fusão com os tendões do extensor longo. A parte mais medial deste músculo, o *extensor curto do hálux*, termina separadamente na base da falange proximal do hálux.

Inervação e ação. É inervado pelo nervo fibular profundo e, algumas vezes, também pelo nervo fibular profundo acessório (Cap. 22). O músculo auxilia na extensão dos quatro dedos mediais ao nível das junturas metatarsofalângicas e interfalângicas.

Músculos da planta do pé

Os músculos da planta do pé (Fig. 23.2), individualmente, apresentam pouca importância, mas, coletivamente, são significantes na postura e locomoção e sustentam, com firmeza, os arcos do pé durante os movimentos (v. final deste Capítulo). Estes músculos estão dispostos em três grupos, um grupo medial para o hálux, um grupo central e um grupo lateral para o dedo mínimo. Para a dissecção, no entanto, é mais simples considerá-los em camadas. A camada mais superficial (i.e., a mais inferior) compreende o abdutor do hálux, o flexor curto dos dedos e o abdutor do dedo mínimo. A segunda camada consiste do quadrado da planta, dos lumbricais e dos tendões do flexor longo do hálux e do flexor longo dos dedos. A terceira camada compreende o flexor curto do hálux, o adutor do hálux e o flexor curto do dedo mínimo. A quarta camada ou a mais superior consiste dos interósseos e dos tendões do tibial posterior e do fibular longo.

Os termos abdução e adução dos dedos são utilizados com referência a um eixo através do segundo dedo. Assim, a abdução do hálux é um movimento medial, para longe do segundo dedo.

PÉ E TORNOZELO

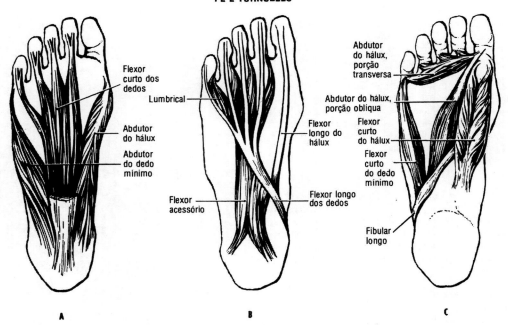

Fig. 23.2 Músculos da planta do pé, ilustrados em camadas sucessivas de baixo para cima. A, a primeira camada ou superficial. B, a segunda camada. C, a terceira camada, incluindo o fibular longo, cuja inserção pertence à quarta camada. V. Figs. 23.4, 23.5 e 23.11 para a quarta camada.

PRIMEIRA CAMADA

Abdutor do hálux. Este músculo nasce do processo medial do túber do calcâneo e nas aponeuroses adjacentes. Juntamente com a porção medial do flexor curto do hálux, insere-se no sesamóide medial e na base da falange proximal do hálux. É inervado pelo nervo plantar medial e flete e abduz o hálux.

Flexor curto dos dedos. Este músculo se estende para diante do processo medial do túber do calcâneo e divide-se em quatro tendões para os quatro dedos laterais. Cada tendão penetra na bainha fibrosa do flexor, junto com o tendão do flexor longo. É perfurado pelo tendão flexor longo e, a seguir, divide-se para inserir-se ao longo dos lados da falange média. É inervado pelo nervo plantar medial e flete os quatro dedos laterais ao nível da juntura interfalângica proximal.

Abdutor do dedo mínimo. Este músculo nasce, difusamente, do processo lateral e das partes adjacentes do túber do calcâneo, e insere-se na face lateral da falange proximal do dedo mínimo. É inervado pelo nervo plantar lateral e auxilia na abdução e flexão do dedo mínimo. As fibras da porção plantar do músculo estão geralmente inseridas no quinto metatársico e podem constituir, então, um músculo separado *(abdutor do quinto osso metatársico)*.

SEGUNDA CAMADA

Quadrado da planta (flexor acessório). Este músculo, inervado pelo nervo plantar lateral, nasce através das cabeças medial e lateral do túber do calcâneo e da fáscia e ligamentos adjacentes, e insere-se na face profunda do tendão do flexor longo dos dedos, na região de sua divisão.[8] O quadrado da planta exerce uma tração direta do calcanhar para o tendão flexor situado obliquamente (v. final deste capítulo para uma ação sugerida).

Lumbricais. São em número de quatro. Todos nascem dos tendões flexores longos[9] (Fig. 23.3), e cada músculo está inserido na face medial da base da falange

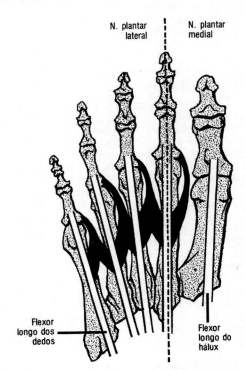

Fig. 23.3 Vista plantar da disposição dos lumbricais do pé direito. Os laterais ao eixo longitudinal são inervados pelo plantar lateral; o lumbrical medial é inervado pelo plantar medial.

proximal do respectivo dedo (segundo ao quinto). Algumas fibras tendíneas alcançam a aponeurose extensora. O tendão de cada lumbrical corre abaixo do ligamento metatársico profundo para sua inserção; aqueles dos interósseos correm acima.

O primeiro lumbrical é inervado pelo nervo plantar medial; os outros, pelo plantar lateral. Como os lumbricais da mão, eles ajudam a afrouxar os tendões flexores. Também auxiliam os interósseos na flexão ao nível das junturas metatarsofalângicas. Não se sabe ao certo se auxiliam na abdução e na adução.

TERCEIRA CAMADA

Flexor curto do hálux. Este músculo nasce do septo adjacente e da extensão metatársica do tibial posterior. Insere-se através das porções medial e lateral, a medial no sesamóide medial e na base da falange proximal do hálux, junto com o abdutor do hálux, e a lateral no sesamóide lateral e na base da falange proximal, junto com o adutor do hálux. É inervado pelo nervo plantar medial e flete o hálux.

Adutor do hálux. Apresenta *porções oblíqua* e *transversa*, ambas inervadas pelo plantar lateral. A porção oblíqua nasce, principalmente, da bainha do fibular longo e insere-se no sesamóide lateral e na falange proximal, junto com a porção lateral do flexor curto do hálux. Funcionalmente, é uma parte deste flexor. A porção transversa nasce do ligamento metatársico transverso profundo e estende-se medialmente até a bainha fibrosa do flexor longo do hálux. A porção transversa atua como uma amarra contrátil para as cabeças dos metatársicos.

Flexor curto do dedo mínimo. Este é um pequeno músculo que é inervado pelo plantar lateral. Nasce da bainha do fibular longo e se insere na base da falange proximal do dedo mínimo. Presume-se que flexione o dedo mínimo. Algumas das fibras musculares inserem-se no quinto metatársico e podem formar um músculo separado, o *oponente do dedo mínimo.* O termo oponente, contudo, refere-se a uma função não existente.

QUARTA CAMADA

Interósseos dorsais e plantares. São inervados pelo plantar lateral e estão dispostos como é mostrado nas Figs. 23.4 e 23.5. Ambos os grupos são mais proeminentes quando vistos por baixo, de modo que mal merecem os adjetivos dorsal e plantar.

Cada um dos três interósseos plantares nasce da face medial da base do seu respectivo metatársico (terceiro, quarto e quinto) e da bainha do fibular longo. Os tendões dirigem-se para frente, acima do ligamento metatársico transverso profundo, para o contorno medial da base da falange proximal.

Cada um dos quatro interósseos dorsais nasce das diáfises dos ossos adjacentes.[10] Cada tendão dirige-se para diante, acima do ligamento metatársico transverso profundo, para a base da falange proximal.

Nenhum grupo de interósseos está inserido na aponeurose extensora.[11] Os tendões de ambos os grupos podem contribuir para as cápsulas das junturas metatarsofalângicas.

Ação. Os interósseos (e os lumbricais) flexionam as junturas metatarsofalângicas e, como antagonistas dos extensores longos, permitem a estes atuar a partir de dedos fixos e, portanto, mover a perna. Os interósseos também podem aduzir e abduzir, em relação a um eixo

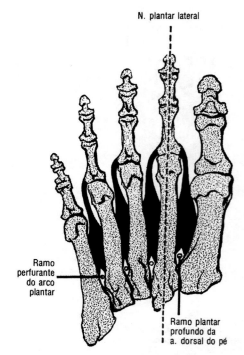

Fig. 23.4 Vista plantar da disposição dos interósseos dorsais do pé direito. Eles são inervados pelo plantar lateral.

que passe pelo segundo dedo (Figs. 23.4 e 23.5), mas estas não são ações importantes. Talvez mais importante seja o fato de que, devido à inserção dos interósseos em metatársicos adjacentes, eles mantêm juntos estes ossos, assim reforçando o arco metatársico.

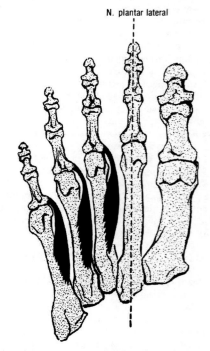

Fig. 23.5 Vista plantar da disposição dos interósseos plantares do pé direito. Eles são inervados pelo plantar lateral.

Reflexo cutâneo plantar. Quando se raspa a pele da planta ao longo da borda externa, a partir do calcanhar para diante, os dedos se fletem. Mas, em pacientes com certos distúrbios das vias motoras do encéfalo e da medula (e em crianças, antes de andar), a estimulação similar da planta resulta em uma lenta dorsiflexão do hálux e ligeira abertura, em leque, dos outros dedos. Esta resposta é conhecida como o reflexo de Babinski.

VASOS DO PÉ[12]

Artéria plantar medial (Fig. 23.6). Comumente, o menor dos ramos terminais da tibial posterior, esta artéria nasce sob a cobertura do retináculo flexor. Inicialmente profunda ao abdutor do hálux, ela se dirige anteriormente na planta e vem situar-se entre o abdutor do hálux e o flexor curto dos dedos. Um *ramo superficial* bem constante continua diretamente para frente e supre a face medial do hálux.

Em seu trajeto, a artéria plantar medial dá ramos cutâneos, musculares e articulares. Seu *ramo profundo* dá três ramos digitais superficiais, que se anastomosam com as três artérias metatársicas plantares mediais.

Artéria plantar lateral. Também nasce sob a cobertura do retináculo flexor. Ela se dirige, anterior e lateralmente, na planta, entre o flexor curto dos dedos, embaixo, e o quadrado da planta, acima (i.e., entre a primeira e a segunda camadas de músculos da planta), dando ramos calcaneares, cutâneos e musculares. Da base do quinto metatársico, volta-se medialmente e ajuda a formar o arco plantar (Fig. 23.6).

Artéria dorsal do pé. Embora variável em tamanho e curso, este vaso é, contudo, palpável e clinicamente importante na avaliação da circulação periférica. É a continuação da tibial anterior, a partir de um ponto médio entre os maléolos (Fig. 23.6). É cruzada pelo retináculo extensor inferior e pelo extensor curto do hálux. Situa-se, sucessivamente, sob a cápsula da juntura do tornozelo, a cabeça do talus, o navicular e o cuneiforme intermédio. Lateralmente a ela, encontram-se o ramo medial do nervo fibular profundo e os extensores longo e curto dos dedos. O tendão do extensor longo do hálux cruza a tibial anterior e a dorsal do pé e vem situar-se medialmente à última. A dorsal do pé termina em um *ramo plantar profundo,* ao nível da extremidade proximal do primeiro espaço intermetatársico, e passa para a planta, entre as porções do primeiro interósseo dorsal. Aqui ela forma o arco plantar.

Ramos. Os ramos da dorsal do pé são variáveis em tamanho, padrão e freqüência, e são mostrados e denominados na Fig. 23.6. Forma uma rede arterial sobre o dorso do pé, a qual apresenta disposição relativamente constante, mas cujos ramos podem variar em tamanho. A dorsal do pé, por exemplo, pode ser muito pequena e, portanto, não palpável.

Arco plantar. O arco plantar é formado pela artéria plantar lateral, acompanhado pelo ramo profundo do nervo plantar lateral e situa-se entre a terceira e quarta camadas dos músculos da planta. O arco dá quatro *artérias metatársicas plantares,* das quais nascem os *ramos perfurantes* que ascendem através dos espaços interósseos e se anastomosam com as artérias metatársicas dorsais. As *artérias digitais plantares* também são fornecidas; sua distribuição é mostrada na Fig. 23.6.

Veias. As veias superficiais são descritas no Cap. 19. As veias profundas surgem como *veias digitais plantares* nas faces plantares dos dedos. Estas veias drenam proximalmente e recebem veias de uma *rede venosa plantar,* da planta do pé, para formar quatro *veias metatársicas plantares.* Estas se comunicam com as veias do dorso do pé por intermédio de veias que sobem entre as cabeças dos metatársicos. As veias metatársicas plantares unem-se para formar o *arco venoso plantar,* do qual veias plantares laterais e mediais se dirigem posteriormente e se unem para formar, atrás do maléolo medial, as veias tibiais posteriores.

NERVOS DO PÉ

Os nervos do pé incluem o safeno (Cap. 21), o sural (Cap. 21), os fibulares profundo e superficial (Cap. 22) e os nervos plantares lateral e medial.

Nervo plantar medial. Sendo o maior dos ramos terminais do nervo tibial, o nervo plantar medial nasce sob a cobertura do retináculo flexor, profundamente ao abdutor do hálux. Dirige-se para diante, na planta, e vem situar-se entre o abdutor do hálux e o flexor curto dos dedos, lateralmente à artéria plantar medial. Inerva estes músculos e a pele na face medial do pé. Seus ramos terminais são os quatro *nervos digitais plantares,* que inervam os músculos (flexor curto do hálux e primeiro lumbrical), a pele (hálux, segundo e terceiro dedos e face medial do quarto dedo) e os junturas adjacentes. Os nervos digitais plantares estendem-se sobre o dorso para inervar os leitos ungueais e as pontas dos dedos.

Nervo plantar lateral. Este nervo nasce sob a cobertura do retináculo flexor e dirige-se para diante e lateralmente, entre o flexor

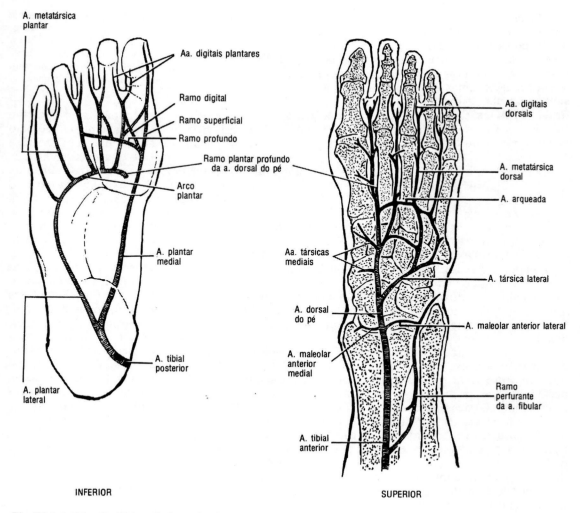

Fig. 23.6 Artérias da planta e do dorso do pé.

curto dos dedos e o quadrado da planta, medialmente à artéria plantar lateral. A seguir, divide-se em ramo superficial e ramo profundo. Em seu curso, inerva o quadrado da planta, o abdutor do dedo mínimo e a face lateral da planta. O ramo superficial inerva o flexor curto do dedo mínimo, a face lateral da planta e o dedo mínimo, além das junturas adjacentes, e, através de *nervos digitais plantares*, os lados adjacentes e as junturas do quarto e quinto dedos. O ramo profundo torna-se medial e inerva os interósseos, o segundo, terceiro e quarto lumbricais, o adutor do hálux e as junturas adjacentes.

JUNTURAS

Sindesmose tibiofibular

A sindesmose tibiofibular é uma forte união entre as extremidades inferiores da tíbia e da fíbula. O ligamento interósseo une as superfícies rugosas adjacentes dos ossos e ajuda a manter os maléolos contra o talus, continuando-se, superiormente, com a membrana interóssea.

A juntura é reforçada, na frente e atrás, por duas sólidas fitas, os *ligamentos tibiofibulares anterior* e *posterior*. O ligamento adicional, o *ligamento transverso*, nasce na fossa maleolar da fíbula, em comum com o ligamento talofibular posterior da juntura do tornozelo (Fig. 23.7). Estende-se à superfície posterior da tíbia, atrás do talus.

Juntura do tornozelo

A juntura do tornozelo (talocrural) apresenta-se como uma dobradiça, entre a tíbia e a fíbula, de um lado, e a tróclea do talus, do outro (Fig. 18.26, Cap. 18). A tíbia e a fíbula formam uma cavidade, mais larga na

PÉ E TORNOZELO

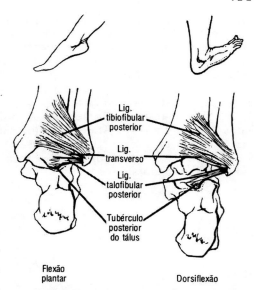

Fig. 23.7 Ligamentos da sindesmose tibiofibular e da juntura do tornozelo, por trás. Note-se a diferença na posição do ligamento transverso e do ligamento talofibular na dorsiflexão e na flexão plantar. Baseado em F. Wood Jones.[1]

Os fortes ligamentos medial e lateral impedem o escorregamento anterior e posterior do talus, embora permitam dorsiflexão e a flexão plantar livres. Na dorsiflexão, a parte anterior larga da tróclea do talus é forçada na parte posterior mais estreita da cavidade tibiofibular, e a tíbia e a fíbula são ligeiramente separadas. Auxiliados pelos fortes ligamentos da sindesmose tibiofibular, os maléolos seguram firmemente o talus.

Os ligamentos transverso e talofibular posterior encontram-se, aproximadamente, paralelos quando o pé está em flexão plantar. Durante a dorsiflexão, os ligamentos separam-se como as lâminas de uma tesoura (Fig. 23.7). O ligamento transverso desliza contra a face posterior da tróclea. De fato, ela forma uma das superfícies articulares da juntura do tornozelo, aprofundando a cavidade para o talus.

Membrana sinovial. Um recesso forrado de sinovial da cavidade articular muitas vezes se estende para cima, na porção inferior da sindesmose tibiofibular. Coxins adiposos e pregas sinoviais estão presentes nas porções anterior e posterior da juntura do tornozelo.

frente do que atrás, na qual se move o talus.

A cápsula articular é espessada de cada lado por diversos ligamentos (Figs. 23.8 e 23.9).

O espessamento capsular, no lado medial da juntura, forma o chamado *ligamento medial ou deltóide*,[13] que está inserido, em cima, no maléolo medial e, embaixo, no talus, no navicular e no calcâneo. A parte anterior do ligamento alcança o colo do talus; sua parte mais superficial estende-se ao navicular. A parte posterior, e também a mais profunda do ligamento deltóide, desce ao lado do talus. A parte interposta estende-se para baixo, para o sustentáculo do talus.

Septos fibrosos fortes passam para dentro da face profunda do retináculo flexor, em direção à face externa do ligamento deltóide, e formam túneis fibrosos para tendões, vasos e nervos (Cap. 28). A face externa do ligamento deltóide tem, pois, cristas e sulcos.

Três ligamentos distintos estão presentes na face lateral da juntura. São muitas vezes chamados, em conjunto, de ligamento lateral. As porções da cápsula que se interpõem entre os ligamentos são muito finas. O *ligamento talofibular anterior* estende-se do maléolo lateral ao colo do talus. O *ligamento talofibular posterior* é uma fita bem distinta, que nasce na fossa maleolar, junto com o ligamento transverso. Estende-se ao tubérculo posterior do talus (Fig. 23.7). O interposto *ligamento calcaneofibular* é sulcado por septos, que se estendem para dentro a partir dos retináculos fibulares.

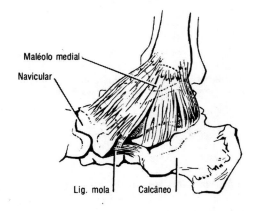

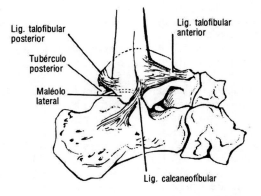

Fig. 23.8 Ligamentos da juntura do tornozelo. A vista medial mostra o ligamento medial, que forma um ligamento denso, quase contínuo. Os ligamentos laterais, entretanto, acham-se geralmente separados um do outro. (V. Fig. 23.7 para outra perspectiva do ligamento talofibular posterior.)

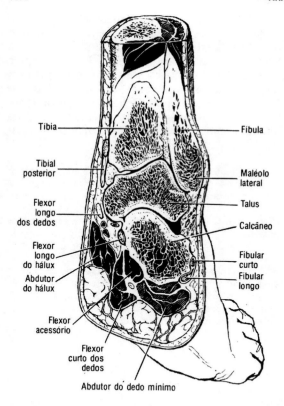

Fig. 23.9 Secção frontal da juntura do tornozelo. A espessura das cavidades articulares está exagerada.

nêmio é um músculo biarticular, e, quando o joelho está totalmente fletido, o tríceps sural não pode encurtar-se suficientemente para atuar sobre o pé. A flexão plantar é, então, realizada pelo tibial posterior e pelo fibular longo, provavelmente auxiliados pelos flexores longos dos dedos e do hálux.

O tibial anterior e o extensor longo dos dedos dorsifletem o pé. Atuando juntos, suas ações individuais de inversão e eversão são neutralizadas. O extensor longo do hálux pode auxiliar na dorsiflexão.

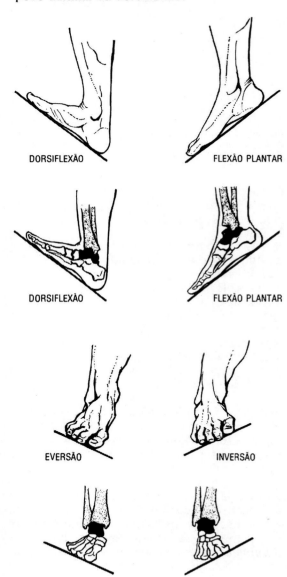

Inervação. A juntura é inervada pelos nervos tibial, sural, fibular profundo e safeno, e pelo nervo fibular profundo acessório, quando presente.[14]

Movimentos na juntura do tornozelo (Figs. 23.10, 23.13). **Os movimentos são de dorsiflexão e flexão plantar. O eixo do movimento passa aproximadamente através dos maléolos.** Ele é mais ou menos perpendicular a uma linha que passa para a frente, do calcanhar ao terceiro dedo.

Partindo do pé em ângulo reto com a perna, é possível realizar a flexão plantar em maior grau que a dorsiflexão. Mas há muita variação individual, e a amplitude do movimento pode ser aumentada pelo treino. Ao dançar na ponta dos pés, por exemplo, o dorso do pé fica em linha com a frente da perna. Parte deste movimento, contudo, envolve junturas outras além do tornozelo.

Na dorsiflexão forçada suportando peso, como de cócoras, a margem anterior da superfície articular inferior da tíbia quase alcança o colo do talus.

Músculos. O tríceps sural e o fibular longo efetuam a flexão plantar. Atuando juntos, suas ações individuais de inervação e eversão são neutralizadas. Mas o grastroc-

Fig. 23.10 Movimentos do pé e do tornozelo. A dorsiflexão e a flexão plantar são ilustradas subindo e descendo. O movimento ocorre na juntura do tornozelo. A eversão e a inversão são ilustradas na posição do pé com a planta apoiada em planos inclinados lateralmente. O movimento ocorre nas junturas társicas, permanecendo fixo o talus. Baseado em S. Mollier.[15]

Junturas intertársicas

O talus move-se com o pé na dorsiflexão e na flexão plantar. Mas, durante a inversão e a eversão, que ocorrem nas junturas intertársicas, o talus move-se com a perna. As **junturas intertársicas mais importantes são a subtalar, a talocalcaneonavicular e a calcaneocubóidea. As duas últimas formam a juntura transversa do tarso ou mediotársica.** As outras junturas intertársicas são a cuneocubóidea, a intercuneiforme e a cuneonavicular.

Juntura subtalar (talocalcanear). É uma juntura separada, atrás do canal do tarso, formada pela faceta da parte inferior do corpo do talus e a faceta da parte superior do calcâneo. As margens articulares são ligadas por uma curta cápsula, que é espessada nos dois lados. A parte anterior da cápsula situa-se no canal társico.

Juntura talocalcaneonavicular.[16] Esta juntura, uma parte da *juntura transversa do tarso,* situa-se na frente do canal társico. Assemelha-se a uma juntura esferóide, na qual a cabeça do talus se adapta a uma cavidade formada pelo navicular, na frente, e pelo calcâneo, embaixo.

O considerável intervalo entre o navicular e o calcâneo é ocupado pelo *ligamento calcaneonavicular plantar.*[17] Este ligamento une o sustentáculo do talus ao navicular e completa a cavidade. O tendão do tibial posterior está logo abaixo dele. O ligamento é composto de tecido fibroso denso e inelástico, e uma parte de sua superfície articular assemelha-se a uma cartilagem articular.[18]

Juntura calcaneocubóidea. É, também, uma parte da juntura transversa do tarso e assemelha-se a uma juntura selar, embora lhe falte a liberdade de movimento desta. Os dois ossos estão unidos por uma cápsula e por ligamentos especiais. O *ligamento bifurcado* é um forte ligamento, que nasce da parte superior do calcâneo, no assoalho do seio do tarso. Ele se divide, uma parte indo ao navicular e a outra ao cubóide.

A tensão que se desenvolve durante a sustentação do peso do corpo é enfrentada por fortes ligamentos na face plantar do tarso (Figs. 23.11 e 23.12). O *ligamento plantar longo* nasce na maior parte da face plantar do calcâneo. Estende-se anteriormente para a tuberosidade do cubóide. Algumas de suas fibras superficiais continuam-se na bainha do fibular longo e, assim, alcançam as bases dos três metatársicos laterais. O *ligamento calcaneocubóideo plantar* (ou ligamento plantar curto) nasce da frente da superfície inferior do calcâneo, profundamente ao ligamento

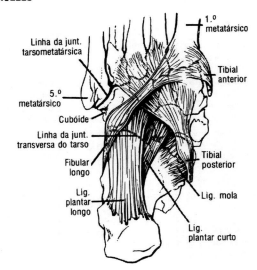

Fig. 23.11 Tendões e ligamentos do pé, vista plantar. Note-se o trajeto oblíquo do tendão do fibular longo e a larga inserção do tibial posterior.

plantar longo. Estende-se um pouco obliquamente para a crista atrás do sulco do cubóide.

As cavidades das junturas subtalar e transversa do tarso não se comunicam entre si. A cavidade da juntura transversa do tarso forma um plano irregular através do tarso.

Canal e seio do tarso (Figs. 22.3 e 22.4, Cap. 22).[19] As goteiras da parte inferior do talus e da superior do calcâneo formam o canal társico, que separa a juntura subtalar, atrás, da juntura talocalcaneonavicular, na frente. Este canal se dirige, em sentido oblíquo, para frente e lateralmente, e expande-se em sua extremidade ânterolateral para formar o seio do tarso. O seio contém vasos sanguíneos (a maior parte do suprimento sanguíneo para o talus provém destes vasos), ligamentos e gordura. O ligamento bifurcado salienta-se no assoalho do seio do tarso. Lateralmente ao ligamento bifurcado, situa-se a origem do extensor curto dos dedos; atrás, encontra-se um forte ligamento (cervical), que se estende superiormente para o colo do talus. Parte do retináculo extensor

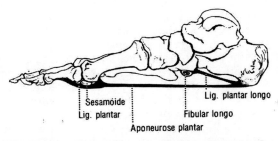

Fig. 23.12 Representação esquemática da aponeurose plantar e do ligamento plantar longo. Notar que a principal inserção do ligamento plantar longo é no cubóide, atrás do tendão do fibular longo; uma parte dele continua-se na bainha fibrosa do tendão. A aponeurose plantar, aqui observada estendendo-se até o hálux, continua-se no ligamento plantar das junturas metatarsofalângicas e, destas, até as falanges proximais.

inferior entra no seio do tarso e continua-se no ligamento do canal társico (Fig. 22.4, Cap. 22). Tem-se postulado que o ligamento cervical limita a inversão e, o ligamento do canal társico, a eversão.

Junturas cuneocubóidea, intercuneiforme e cuneonavicular. A juntura cuneocubóidea e as duas intercuneiformes são junturas planas, unidas por ligamentos curtos plantares, dorsais e interósseos. A juntura cuneonavicular é uma juntura plana, entre os cuneiformes e o navicular, cuja cartilagem articular é facetada para os cuneiformes. As cavidades destas junturas intertársicas muitas vezes se comunicam; a cuneocubóidea, todavia, pode ser separada. O cubóide e o navicular estão, geralmente, unidos por tela fibrosa, mas uma pequena cavidade sinovial pode-se apresentar entre eles.

Inervação. As faces plantares das junturas intertársicas são inervadas pelos nervos plantares medial ou lateral e, suas faces dorsais, principalmente pelo nervo fibular profundo (algumas vezes, também pelos nervos cutâneo dorsal e fibular profundo acessório).[20]

Movimentos nas junturas intertársicas (Figs. 23.10 e 23.13). **Os principais movimentos do pé, distalmente à juntura do tornozelo,** são a inversão e a eversão. Na inversão, a planta do pé é dirigida medialmente (ou movimento equivalente, no qual o pé é fixado e a perna se move). Na eversão, a planta do pé está voltada para fora, de modo que se dirige lateralmente (ou movimento equivalente, em que o pé está fixo e a perna se move). A inversão e a eversão têm lugar, sobretudo, nas junturas subtalar e transversa do tarso. Os eixos de um movimento, nestas junturas, estão dispostos obliquamente em relação aos planos fundamentais. Por isso, nenhum dos movimentos fundamentais (flexão-extensão, adução-abdução, supinação-pronação) pode ocorrer isoladamente. Cada um dos movimentos que ocorre é uma combinação de dois ou mais movimentos primários. A inversão compreende supinação, adução e flexão plantar. A eversão inclui pronação, abdução e dorsiflexão.

É de se lastimar que os termos usados para descrever os movimentos do pé sejam empregados de modo diferente por vários autores. Via de regra, porém, a supinação e a pronação referem-se à rotação medial e lateral em relação a um eixo ântero-posterior. A adução e a abdução referem-se aos movimentos da parte anterior do pé em relação ao eixo vertical. Deve-se salientar que nenhum destes movimentos pode ocorrer isoladamente.

As junturas intertársicas anteriores à juntura transversa do tarso são, individualmente, menos importantes. Contudo, algum deslizamento ocorre em cada uma delas e, coletivamente, a elasticidade e a multiplicidade dos pequenos movimentos que elas permitem são de considerável importância.

Músculos. O tibial posterior e o tibial anterior, auxiliados pelo tríceps sural invertem o pé. O fibular longo e o extensor longo dos dedos, auxiliados pelo fibular terceiro, evertem o pé.

Junturas tarsometatársicas e intermetatársicas

São junturas planas que permitem o deslizamento simples. A amplitude de movimento em cada juntura é pequena, mas as diversas junturas reunidas dão elasticidade ao pé, permitem a torção de sua parte anterior e, assim, aumentam o grau de movimentos iniciados em junturas mais proximalmente situadas. Elas são inervadas pelo fibular profundo, pelos plantares lateral e medial e pelo sural.

Junturas tarsometatársicas. O cuneiforme medial e o primeiro metatársico apresentam uma cavidade articular independente (Fig. 18.35*B*, Cap. 18).* As cavidades das junturas cuneometatársicas intermédia e lateral comunicam-se (ao redor dos ligamentos interósseos) com as junturas intercuneiforme e cuneonavicular. O segundo metatársico adapta-se em uma cavidade formada pelos três cuneiformes. Há uma só cavidade para a juntura entre o cubóide e o quarto e quinto metatársico.

As junturas tarsometatársicas são unidas entre si pelas cápsulas articulares, pelos *ligamentos plantar e dorsal* e pelos *interósseos.*

Junturas intermetatársicas. Não há juntura entre as bases do primeiro e segundo metatársicos, embora uma bolsa esteja presente algumas vezes. As outras junturas são unidas por *ligamentos plantares* e *dorsais* e por *ligamentos interósseos,* os quais unem as partes não articulares das superfícies adjacentes das bases. As cavidades articulares são projeções anteriores das junturas tarsometatársicas.

Junturas metatarsofalângicas e interfalângicas

As junturas metatarsofalângicas são elipsóides, e as interfalângicas são dobradiças; mas as disposições ligamentares são semelhantes nas duas junturas.

Cada juntura é unida por uma *cápsula articular* reforçada por dois *ligamentos colaterais* que se estendem

---

*A articulação tarsometatarsiana do hálux é uma característica tipicamente humana.[24] Pode ocorrer oposição a este nível em antropóides, mas não no homem. Os indivíduos que adquiriram habilidade em usar os dedos dos pés, como aqueles que nasceram sem mãos, realizam tais movimentos utilizando as articulações metatarsofalangianas e interfalangianas.

distalmente através da juntura e se inserem na base da falange e na parte plantar da cápsula. A parte plantar da cápsula é um coxim espesso, fibrocartilagíneo ou densamente fibroso, o *ligamento plantar*. Os ligamentos plantares das junturas metatarsofalângicas são unidos por fortes fibras transversas do *ligamento metatársico transverso profundo*.[25] Este ligamento auxilia a manter juntas as cabeças dos metatársicos. Forma uma forte amarra para esta parte do pé, sendo auxiliado pelo adutor do hálux (porção transversa) que nasce de sua face plantar. Os tendões dos interósseos passam acima deste ligamento e, os lumbricais, abaixo dele.

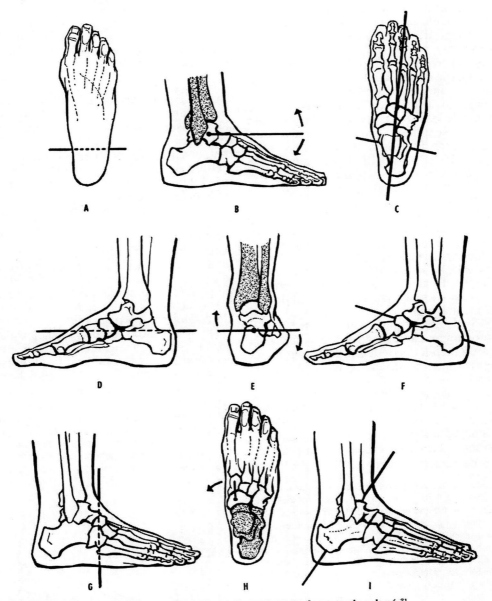

Fig. 23.13 Representação esquemática dos eixos oblíquos de movimentos do tornozelo e do pé.[21]
Fileira superior. *Se o eixo de movimento do tornozelo fosse horizontal, como ilustrado em A, a flexão e a extensão ocorreriam em um plano sagital, como está indicado por setas em B. Mas, como ilustrado em C, o eixo do tornozelo é obliquamente vertical.*[22] *Além disso, o eixo muda com o movimento, inclinando-se inferior e lateralmente na dorsiflexão, inferior e medialmente na flexão plantar. A obliqüidade do eixo é grandemente responsável pela inversão que, automaticamente, acompanha a flexão plantar. A inversão é apenas um pouco reduzida em pacientes com junturas subtalar e mediotársicas fundidas.*[23]
Fileira média. *Se houvesse um eixo ântero-posterior, como se vê em D, a supinação-pronação ocorreria em um plano frontal (E). Mas os eixos das junturas intertársicas são oblíquos (um dos eixos, o da juntura transversa do tarso, está ilustrado em F) e a verdadeira supinação-pronação é, conseqüentemente, impossível.*
Fileira inferior. *Se houvesse um eixo vertical, como é visto em G, a adução-abdução do pé ocorreria em um plano horizontal (H). Mas, de novo, os eixos das junturas intertársicas são oblíquos (exemplo de um destes eixos, o da juntura talocalcaneonavicular, está ilustrado em I), e a verdadeira adução-abdução é, portanto, impossível.*

Em cima, as cápsulas articulares consistem, principalmente, da aponeurose extensora. Um pequeno coxim fibroso geralmente se estende para baixo, por uma curta distância.

Inervação. As junturas são inervadas nas suas faces plantares e dorsais pelos nervos digitais vizinhos.[20]

Movimentos. Flexão, extensão, abdução e adução ocorrem nas junturas metatarsofalângicas. O grau de extensão é maior do que o de flexão.[26]

Os flexores são os lumbricais, os interósseos, o flexor curto do hálux e o flexor curto do dedo mínimo. Os extensores são o extensor longo do hálux e os extensores longo e curto dos dedos. Os dedos são abduzidos (em relação ao segundo dedo) pelo abdutor do hálux, abdutor do dedo mínimo e interósseos dorsais. Eles são aduzidos pelo adutor do hálux e pelos interósseos plantares.

As junturas interfalângicas são dobradiças; a flexão é o movimento mais livre. Os flexores são os flexores longo e curto dos dedos e o flexor longo do hálux. Os extensores são o extensor longo do hálux e os extensores longo e curto dos dedos.

Mecanismo sesamóide. A juntura metatarsofalângica do hálux é de especial interesse. Dois sulcos na face plantar da cabeça do primeiro metatársico articulam-se com os sesamóides incluídos no ligamento plantar. Os ligamentos unem cada sesamóide aos lados da cabeça do metatársico. A fita mais medial da aponeurose plantar divide-se em duas. Cada divisão passa para um sesamóide e assim, através do ligamento plantar, está firmemente ligada à falange (Fig. 23.12).[27] Os dois sesamóides do hálux sustentam o peso do corpo, sobretudo na última parte da fase de estação da marcha, e eles se interpõem entre a cabeça do metatársico e os tecidos moles do hálux.

O mecanismo sesamóide é perturbado pelos joanetes e pelo hálux valgo, que constituem distúrbios associados. O joanete é um tumescimento medial à juntura devido a espessamento da parede de uma bolsa que, aqui, está geralmente presente. No hálux valgo, o hálux está deslocado lateralmente, ocorrendo uma angulação na juntura metatarsofalângica. O ligamento plantar e os sesamóides estão deslocados lateralmente e, os ligamentos da face medial da juntura, estirados.[28]

ARCOS E PÉS PLANOS

Os arcos do pé (Figs. 23.13 a 23.16) são o longitudinal e o transverso. Na face medial do pé, o *arco longitudinal* é formado pelo calcâneo, talus, navicular, cuneiforme e pelos três primeiros metatársicos. Na face lateral do pé, o *arco longitudinal* é formado pelo calcâneo, cubóide e pelos dois metatársicos laterais. O *arco transverso* ou *metatársico* é

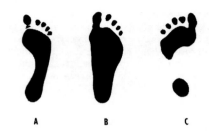

Fig. 23.14 Impressões plantares. **A,** *normal;* **B,** *pé chato;* **C,** *arco longitudinal alto.*

formado pelo navicular, cuneiformes e cubóide, junto com os cinco metatársicos. Estes arcos ósseos, que são o resultado da disposição mecânica intrínseca dos ossos, são sustentados por ligamentos.[29] Durante o movimento, eles recebem o suporte adicional dos músculos,[30] sobretudo daqueles que invertem ou evertem os arcos do pé.

Os arcos do pé estão presentes assim que os elementos esqueléticos adquirem sua forma definitiva durante a vida intra-uterina. Antes do nascimento, a gordura está distribuída em toda a planta e forma o coxim plantar, responsável pela convexidade da planta do pé fetal. No nascimento e durante a infância, o coxim plantar ainda mascara os arcos do esqueleto, e a planta do pé pode aparecer chata. Mais tarde, as bolsas encapsuladas de gordura subcutânea adelgaçam-se em áreas não contactadas com o solo. Por isso, na maioria dos adultos, o arco medial pode ser reconhecido nas impressões plantares.

A extensão do contato da planta do pé com o chão não é, necessariamente, um adequado índice de altura dos arcos ósseos. A expressão *pé chato (pes planus)* refere-se a qualquer de muitas condições. Em sentido estrito, um pé chato é o que tem um simples abaixamento

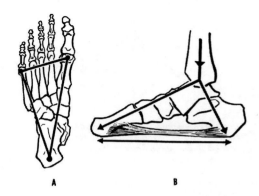

Fig. 23.15 **A,** *os três pontos principais da sustentação do peso do corpo.* **B,** *a parte medial do arco longitudinal; as setas indicam a distribuição do peso que tende a achatar o arco. A conexão entre o calcâneo e o metatársico representa, esquematicamente, o suporte ligamentar do arco. Baseado em Mollier.*[15]

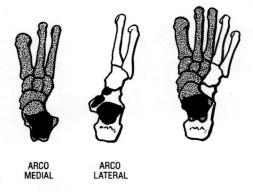

Fig. 23.16 Os componentes ósseos dos arcos longitudinais. A figura à direita mostra ambos os arcos.

do arco longitudinal. Em tais casos, o pé é construído de modo a ter um arco baixo quando se encontra na postura ideal para determinado indivíduo (Fig. 23.14B). Este tipo de pé não é incomum,[31] não sendo patológico; representa o contorno normal de um pé forte e estável.

O inverso do pé chato é o *pé cavo* (Fig. 23.14C), no qual o arco longitudinal é excessiva ou anormalmente alto.

O termo *pé torto* ou *talípede* é usado para um pé que se mostra retorcido, deformado ou fora de posição. Existem muitas variedades e todas são congênitas.

REFERÊNCIAS

1. F. Wood Jones, *Structure and Function as Seen in the Foot*, Ballière, Tindall, & Cox, London, 2nd ed., 1949. E. de Doncker and C. Kowalski, Acta orthop. Belgica, 36:377, 1970.
2. C. H. Danforth, Amer. J. phys. Anthrop., 4:189, 1921; *Hair, with Special Reference to Hypertrichosis*, American Medical Association, Chicago, 1925.
3. P. Bellocq and P. Meyer, Acta anat., 30:67, 1957.
4. J. H. Hicks, J. Anat., Lond., 88:25, 1954.
5. B. F. Martin, J. Anat., Lond., 98:437, 1964.
6. M. Grodinsky, Surg. Gynec. Obstet., 49:737, 1929.
7. A. G. H. Lowell and H. H. Tanner, J. Anat., Lond., 42:415, 1908. M. Grodinsky, Surg. Gynec. Obstet., 51:460, 1930. F. Wood Jones, cited above.
8. T. E. Barlow, J. Anat., Lond., 87:308, 1953. G. Winckler and G. Gianoli, Arch. Anat., Strasbourg, 38:47, 1955.
9. Variations in the origins of the lumbricals are described by R. Schmidt and R. Schultka, Z. Anat. EntwGesch., 126:172, 1967.
10. Additional origins of the first dorsal interosseus are described by J. C. Lamont, J. Anat., Lond., 42:236, 1908. See also A. E. Harbeson, J. Anat., Lond., 72:463, 1938.
11. A. Forster, Arch. Anat., Strasbourg, 7:247, 1927. J. T. Manter, Anat. Rec., 93:117, 1945.
12. H. Radke, Fortschr. Röntgenstr., 85:580, 1956. E. A. Edwards, Acta anat., 41:81, 1960. J. F. Huber, Anat. Rec., 80:373, 1941. H. M. Vann, Anat. Rec., 85:269, 1943. T. Murakami, Okajimas Folí anat. jap., 48:295, 1971.
13. The deltoid ligament contains an appreciable amount of elastic tissue. See T. J. Harrison, J. Anat., Lond., 85:432, 1951.
14. E. Gardner and D. J. Gray, Anat. Rec., 161:141, 1968. H. Lippert, Z. Anat. EntwGesch., 123:295, 1962. J. Champetier, Acta anat., 77:398, 1970.
15. S. Mollier, *Plastische Anatomie*, Bergmann, Munich, 2nd ed., 1938.
16. E. Barclay Smith, J. Anat., Lond., 30:390, 1896.
17. R. von Volkmann, Anat. Anz., 131:425, 1972, and 134:460, 1973.
18. R. H. Hardy, J. Anat., Lond., 85:135, 1951.
19. J. W. Smith, J. Anat., Lond., 92:616, 1958. D. R. Cahill, Anat. Rec., 153:1, 1965. See also G. Winckler, Arch. Anat., Strasbourg, 18:181, 1934.
20. E. Gardner and D. J. Gray, Anat. Rec., 161:141, 1968.
21. J. H. Hicks, J. Anat., Lond., 87:345, 1953. On movement at the subtalar and other tarsal joints, see also M. C. Hall, Canad. J. Surg., 2:287, 1959, and A. Huson, An Anatomical and Functional Study of the Tarsal Joints, thesis, Leiden, 1961.
22. M. Harty, Lancet, 2:275. 1953. C. H. Barnett and J. R. Napier, J. Anat., Lond., 86:1, 1952. C. H. Barnett, J. Anat., Lond., 87:499, 1953.
23. C. H. Barnett, J. Anat., Lond., 89:225, 1955.
24. F. Wood Jones, J. Anat., Lond., 63:408, 1929.
25. F. Wood Jones, cited in reference 1. R. W. Haines, J. Anat., Lond., 87:460, 1953.
26. J. Joseph, J. Bone Jt Surg., 36B:450, 1954.
27. J. H. Hicks, J. Anat., Lond., 88:25, 1954.
28. R. W. Haines and A. McDougall, J. Bone Jt Surg., 36B:272, 1954.
29. J. V. Basmajian and G. Stecko, J. Bone Jt Surg., 45A:1184, 1963. R. Mann and V. T. Inman, J. Bone Jt Surg., 46A:469, 1964.
30. N. Suzuki, Nagoya med. J., 17:57, 1972.
31. R. I. Harris and T. Beath, J. Bone Jt Surg., 30A:116, 1948.

24 POSTURA[1] E LOCOMOÇÃO[2]

POSTURA

Ficar de pé consiste em uma série de atitudes relativamente imóveis, separadas por breves intervalos de movimento durante os quais ocorre oscilação.[3]

Quando alguém assume a posição ortostática, isto é, ereta, confortavelmente equilibrada, com os pés ligeiramente afastados e voltados um tanto lateralmente (dedos dirigidos um pouco para fora), pequeno número de músculos do dorso e dos membros inferiores permanecem ativos durante os períodos de imobilidade. São tais as disposições mecânicas dos músculos e das junturas, que é necessário um mínimo de atividade muscular para manter esta posição. A posição da linha da gravidade, determinada pela distribuição do peso corporal, é um importante fator na determinação do grau de atividade muscular envolvido na manutenção de todas as fases da postura. **A linha da gravidade estende-se, para cima, através das junções das curvas da coluna vertebral, e, para baixo, atrás da juntura do quadril, mas na frente das junturas do joelho e do tornozelo.**[4] Com uma grosseira aproximação, a linha pode ser considerada paralela à margem anterior da tíbia.

Na fácil posição ereta, as junturas do quadril e do joelho encontram-se estendidas e nas suas posições mais estáveis. Devido ao fato de a linha de gravidade passar atrás da juntura do quadril, o peso do corpo tende a estendê-la ainda mais. A hiperextensão é impedida pela cápsula articular, especialmente pelo ligamento iliofemoral. A linha de gravidade passa em frente à juntura do joelho, que tende a ser hiperestendido. Isto é impedido pelo aparelho ligamentar do joelho e pela ação ligamentar dos músculos do jarrete (às vezes, pela sua contração ativa).

Se a linha de gravidade se move para trás menos do que 2 a 3cm, o mecanismo de sustentação do joelho entra em colapso. Isto é ilustrado pelo resultado da brincadeira de meninos, na qual se dá um empurrão, subrepticiamente, no dorso dos joelhos de uma pessoa distraída. Uma flexão considerada ocorre antes que os extensores se retraiam reflexamente.

A linha de gravidade passa em frente à juntura do tornozelo, e o peso do corpo tende a produzir uma oscilação para a frente (dorsiflexão) dessa juntura. O tornozelo é menos estável que o quadril e o joelho, e a oscilação para a frente é controlada pela contração dos músculos da panturrilha.

A posição ortostática possui grande estabilidade lateral, dependendo particularmente da posição da fáscia lata, do trato iliotibial, do ligamento colateral fibular do joelho e do tibial anterior. O último, atuando a partir de um pé fixo, controla a oscilação lateral ao nível do tornozelo. Os gluteus médio e mínimo acham-se relaxados durante a oscilação lateral.

LOCOMOÇÃO

A locomoção é uma função extraordinariamente complexa, da qual é dado aqui apenas um curto relato. É laboriosamente aprendida e quase completamente automática. Os distúrbios da deambulação (e também da postura) são importantes sinais em muitas doenças do sistema nervoso central.

O tipo de andar pode ser alterado por diversos fatores. Estes incluem o hábito ou estilo (andar com pé varo e dedos para fora, ou pé chato), má postura, excesso de peso, desgaste do pé (como salto alto) e diferenças individuais de coordenação. Os tipos de locomoção podem diferir muito, não só na seqüência ou tipo de atividade muscular como também na quantidade de energia exigida. O gluteu máximo e o quadríceps da coxa, por exemplo, são muito ativos e importantes no subir e descer.[5] A lista de exemplos poderia ser aumentada quase ao infinito se se quisesse discutir os variados e excessivamente complexos tipos que ocorrem no atletismo e na dança.

Os movimentos do membro inferior em

solo plano podem ser divididos em fases de "oscilação" e de "estação". A fase de oscilação ocorre quando o membro está afastado do chão e, a de estação, quando ele está em contato com o solo, sustentando o peso. Um ciclo de deambulação é o período que começa com a batida do calcanhar de um pé até a batida seguinte do calcanhar do mesmo pé.

O centro de gravidade desloca-se duas vezes para cima e para baixo, durante cada ciclo. Isto é, o corpo eleva-se, quando o membro é estendido durante sua fase de estação, e é elevado de novo quando outro membro é estendido durante sua fase de estação. Estes deslocamentos verticais são visíveis como elevação e abaixamento da cabeça. O deslocamento vertical total é de cerca de 5cm. Note-se, na Fig. 24.1, que, quando o corpo está diretamente sobre o membro em estação, o membro não se acha de todo estendido. Em outras palavras, o centro de gravidade, quando uma pessoa está na posição ereta, encontra-se em um nível mais alto do que em qualquer outro momento durante a

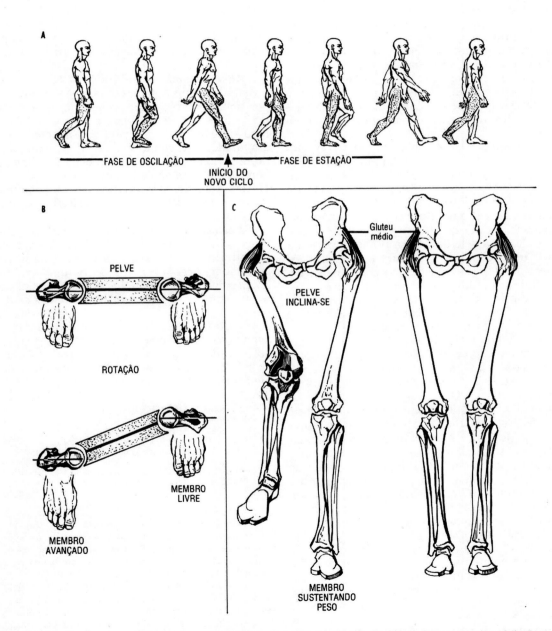

Fig. 24.1 **A**, *as fases de oscilação e estação do membro inferior direito.* **B**, *rotação entre o fêmur e a pelve, visão de cima.* **C**, *abdução e adução, visão de frente.*

deambulação; uma pessoa é, aproximadamente, 1cm "mais baixa" quando anda.

Durante a deambulação, o centro de gravidade move-se, também, cerca de 5cm de um lado para outro. Evidenciam-se estes deslocamentos quando o indivíduo é observado de frente ou por trás.

Se os membros inferiores fossem alavancas rígidas, o deslocamento do centro de gravidade seria muito maior, e mais energia seria exigida no andar.

Três tipos básicos de movimentos são necessários: flexão e extensão das junturas do quadril, do joelho, do tornozelo e da parte anterior do pé; abdução e adução, sobretudo da juntura do quadril; e rotação, principalmente nas junturas do quadril e do joelho. Os músculos não atuam sempre em padrões definidos como agonistas e antagonistas, mas tendem a estabilizar as junturas durante a sustentação do peso e a partida, e a acelerar e atenuar os movimentos causados pela gravidade.

Flexão e extensão. Na Fig. 24.1A, o indivíduo é visto de lado, de modo a ilustrar a flexão e a extensão. O pé direito está iniciando a fase de oscilação; na fase preparatória da partida, o tornozelo está relativamente rígido e, o pé, apoiado nas junturas metatarsofalângicas. O quadril, o joelho e o tornozelo flexionam-se durante a primeira parte da fase de oscilação. A seguir, o membro começa a estender-se, e fica completamente estendido quando o calcanhar atinge o solo; este é o início da fase de estação. O joelho, então, flete-se ligeiramente e encontra-se nesta posição quando o peso é todo sustentado. De novo, ele se estende completamente no fim da fase de estação, precedendo a partida para a fase de oscilação. Há, portanto, dupla extensão da juntura do joelho durante a fase de estação. Os flexores do quadril são os mais ativos durante a parte inicial da fase de oscilação, enquanto que os extensores apresentam atividade máxima quando o calcanhar atinge o solo. Eles não somente estendem o quadril, como também diminuem a extensão da perna, de modo a plantar o calcanhar sobre o chão. O quadríceps da coxa atua durante duas partes do ciclo: logo após a extensão total na percussão do calcanhar sobre o solo (para suportar o joelho) e, novamente, na partida. O quadríceps participa menos do que comumente se acredita na deambulação. Os flexores plantares do pé são os mais ativos durante a metade final da estação, sobretudo durante a partida. Os dorsiflexores do pé são ativos após o calcanhar pousar no solo (quando eles reduzem a velocidade do pé, impedem que bata violentamente no chão e, também, no início da fase oscilante, quando facilitam a elevação do pé para deixar o solo).

Durante a última parte da fase de estação, os dedos tendem a fletir-se e a "agarrar" o solo ou a superfície de marcha.* Os extensores longos e os músculos intrínsecos do pé estabilizam os dedos e fornecem origens fixas, de modo que os flexores longos e os extensores possam atuar sobre a perna.†

A estabilização é muito importante durante a marcha. Um exemplo é o controle da inclinação pélvica pelos abdutores do quadril. Os inversores e os eversores do pé são os principais estabilizadores durante a fase de estação. Também auxiliam na sustentação dos arcos do pé durante essa fase, assim como procedem os músculos intrínsecos do pé.

Abdução e adução. Na Fig. 24.1C, a pelve é vista de frente. Quando o peso é sustentado por um membro durante a fase de estação, a pelve curva-se ou inclina-se para o solo do lado livre ou oscilante, devido ao efeito da gravidade. A inclinação é reduzida pelos abdutores do quadril do lado da estação. Eles se contraem fortemente, atuando sobre a pelve a partir de um fêmur fixo. Durante a deambulação, esta inclinação pélvica alterna de um lado para o outro.

Rotação. Na Fig. 24.1B, a pelve e as junturas do quadril são vistas de cima. Durante a deambulação, os segmentos do membro giram em torno de eixos aproximadamente longitudinais (por exemplo, rotação medial do fêmur sobre a tíbia no final da extensão da perna).[7]

Note-se que, à medida que o membro avança, o fêmur roda lateralmente em relação ao osso do quadril. O resultado global é que os pés são conservados apontando mais ou menos diretamente para a frente.

REFERÊNCIAS

1. B. Åkelblom, *Standing and Sitting Posture*, A.-B. Nordiska Bokhandeln, Stockholm, 1948. J. Joseph, *Man's Posture: Electromyographic Studies*, Thomas, Springfield, Illinois, 1960. J. V. Basmajian, *Muscles Alive*, Williams & Wilkins, Baltimore, 3rd ed., 1974.

---

*O peso do corpo tende a achatar o arco, o que é acentuado na partida. A tensão aumentada na aponeurose plantar tende a flexionar as articulações e, assim, a participar no "agarrar" e, também, ajuda para a estabilidade dos dedos.

†F. Wood Jones sugere que em certas fases do ciclo da marcha, o quadrado da planta se contrai e puxa o tendão do flexor longo dos dedos. O ventre do último relaxar-se-ia (e não impediria, portanto, a dorsiflexão do tornozelo), mas sua ação sobre os dedos seria mantida.

2. Based upon *Fundamental Studies of Human Locomotion and Other Information Relating to Design of Artificial Limbs*, University of California report to National Research Council, vols. 1 and 2, 1945-47; Basmajian, cited above; S. Carlsöö, *How Man Moves*, trans. by W. P. Michael, Heinemann, London, 1973; and upon papers by V. T. Inman, J. Bone Jt Surg., 29:607, 1947; A. S. Levens, V. T. Inman, and J. A. Blosser, J. Bone Jt Surg., 30A:859, 1948; J. B. de C. M. Saunders, V. T. Inman, and H. D. Eberhart, J. Bone Jt Surg., 35A:543, 1953.
3. J. W. Smith, Acta orthopaed. scand., 23:159, 1954.
4. M. G. Fox and O. G. Young, Res. Quart. Amer. Ass. Hlth. phys. Educ., 25:277, 1954.
5. J. Joseph and R. Watson, J. Bone Jt Surg., 49B:774, 1967.
6. J. H. Hicks, J. Anat., Lond., 88:25, 1954.
7. M. Harty, Lancet, 2:275, 1953.

25 ANATOMIA DE SUPERFÍCIE DO MEMBRO INFERIOR

QUADRIL E COXA

Na posição ereta, a crista púbica, o cóccix, o ponto médio do acetábulo, a cabeça do fêmur e a ponta do trocanter maior encontram-se todos, aproximadamente, no mesmo plano horizontal. O sacro está inteiramente, ou quase inteiramente, acima do nível da sínfise da pube. O ponto mais alto da crista ílica acha-se atrás do ponto médio da crista. O plano supracristal que une estes pontos mais altos encontra-se ao nível da quarta VL da coluna. O tubérculo da crista ílica está ao nível da quinta VL.

A espinha ílica ântero-superior é um ponto de reparo importante. Está localizada seguindo-se a crista ílica, para baixo, ou o ligamento inguinal, para cima. Na posição ereta, ela se encontra, aproximadamente, no mesmo plano frontal do tubérculo púbico e ao

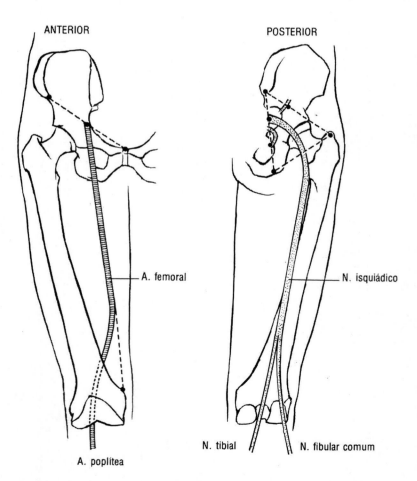

Fig. 25.1 Anatomia de superfície da artéria femoral, nervos gluteus e isquiádico.

nível da primeira vértebra sacral. O comprimento do membro inferior é medido clinicamente da espinha ílica ântero-superior até a ponta do maléolo medial; a fita é mantida no lado medial da patela.

O tubérculo púbico está cerca de 3cm do plano mediano. Serve como guia para o ânulo inguinal superficial, para o ânulo femoral e para o hiato safeno. Pode ser localizado acompanhando-se o tendão do adutor longo para cima, até ele.

Uma depressão cutânea freqüentemente marca a espinha ílica póstero-superior, e esta, por sua vez, indica o nível da juntura sacroílica e da segunda vértebra sacral.

O tuber isquiádico é palpável quando a coxa está fletida.

O trocanter maior está, aproximadamente, 10cm abaixo da crista ílica. Na posição ereta, está no mesmo plano horizontal do tubérculo púbico, da cabeça do fêmur e do cóccix. Assim, a juntura do quadril é indicada por este plano, cerca de 1cm abaixo do terço intermédio do ligamento inguinal. Uma linha do tuber isquiádico até a espinha ílica ântero-superior cruza a ponta do trocanter maior.

O tubérculo adutor é o ponto mais elevado do côndilo medial do fêmur. Pode ser localizado seguindo-se o tendão do adutor magno para baixo, até atingi-lo.

A saída da artéria e do nervo gluteus superiores da pelve é indicada pelo ponto superior de trissecção de uma linha que parte da espinha ílica póstero-superior até a extremidade superior do trocanter maior (Fig. 25.1).

As saídas da artéria e do nervo gluteus inferiores, da artéria pudenda interna e do nervo pudendo são indicadas pelo ponto inferior de trissecção de uma linha que vai da espinha ílica póstero-superior até o tuber isquiádico.

O nervo isquiádico emerge da pelve próximo ao terço superior de uma linha que parte da espinha ílica póstero-superior até o tuber isquiádico (ponto superior da trissecção) (Fig. 25.1). Desce, então, ligeiramente lateral ao tuber isquiádico (ponto médio da linha entre o

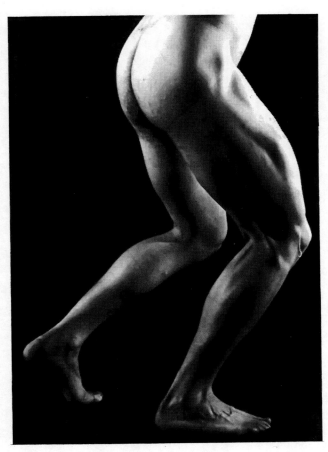

Fig. 25.2 Algumas características de superfície do membro inferior. Cort. de J. Royce, Ph.D. (citado na Introdução à terceira parte), e Davis, Philadelphia.

tuber isquiádico e o trocanter maior), para o meio do dorso da coxa. Termina aproximadamente ao nível da metade da coxa ou na parte superior da fossa poplítea.

A artéria femoral é indicada pelos dois terços superiores de uma linha que parte do ponto médio inguinal (ponto médio entre a espinha ílica ântero-superior e a sínfise da pube) até o tubérculo adutor (Fig. 25.1). Seus batimentos podem ser sentidos quando a coxa está fletida, abduzida, e rodada lateralmente. **A artéria pode ser comprimida, especialmente quando se pressiona diretamente para trás no ponto médio inguinal.** O canal adutor encontra-se no terço médio da coxa, profundamente ao sartório. O nervo femoral desce por trás do meio do ligamento inguinal (lateralmente à artéria) e divide-se após curto trajeto.

PERNA (Fig. 25.2)

O nível mais inferior da juntura do joelho acha-se ao nível das margens dos côndilos tibiais, 1cm ou mais abaixo do ápice da patela.
A cabeça da fíbula (localizada seguindo-se o tendão do bíceps da coxa para baixo) e a tuberosidade da tíbia encontram-se no mesmo plano, cerca de 1cm abaixo da juntura do joelho. A tuberosidade e a borda anterior da tíbia são subcutâneas e constituem o que se conhece como "canela".

O maléolo medial é subcutâneo. Sua ponta está em um plano anterior à ponta do maléolo lateral e acima dela. Os tendões do tibial posterior e do flexor longo dos dedos são freqüentemente palpáveis atrás do maléolo. A superfície subcutânea triangular da parte inferior da fíbula é palpável e continua-se com a face lateral do maléolo lateral. A ponta do maléolo lateral está cerca de 1cm distalmente à do maléolo medial, e é mais posterior. Quanto aos tendões dos fibulares, eles são palpáveis atrás destes.

O nível mais alto da juntura do tornozelo está mais ou menos 1cm acima da ponta do maléolo medial.

A artéria poplítea é indicada por uma

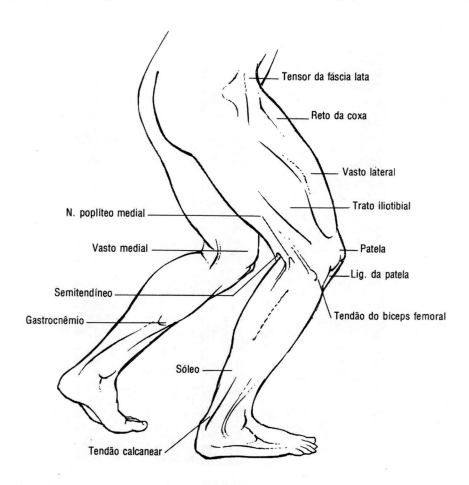

Fig. 25.2 Continuação.

linha que parte do ângulo superior da fossa poplítea até o meio do dorso da perna, ao nível da tuberosidade da tíbia. Suas pulsações podem ser, algumas vezes, percebidas quando o joelho é fletido passivamente. O nervo fibular comum desce do nervo isquiádico, no ângulo superior da fossa poplítea, ao longo da margem medial do bíceps até o dorso da cabeça da fíbula. A seguir, gira para a frente ao redor do colo. **Ele é palpável contra o bíceps e a fíbula.**

O nervo tibial começa no ângulo superior da fossa poplítea e desce, primeiramente, com a artéria poplítea e, a seguir, com a artéria tibial posterior. Seu curso é indicado por uma linha que parte próximo ao nível da tuberosidade da tíbia, dirigindo-se para baixo até o ponto médio entre o maléolo medial e o calcanhar. **A artéria tibial posterior é freqüentemente palpável entre o maléolo e o tendão calcanear.**

A artéria tibial anterior é indicada por uma linha que parte de um ponto situado entre a tuberosidade da tíbia e a fíbula, dirigindo-se para baixo até o ponto médio entre os maléolos, anteriormente. O nervo fibular profundo estende-se do contorno lateral do colo da fíbula, e, a seguir, volta-se medialmente para juntar-se à artéria tibial anterior e descer com ela até o ponto médio entre os maléolos. O nervo fibular superficial torna-se cutâneo no terço inferior da perna.

PÉ E TORNOZELO

A borda medial do sustentáculo do talus está cerca de 2 a 3 cm abaixo da ponta do maléolo medial. A tróclea fibular, quando presente, está 2 a 3 cm abaixo da ponta do maléolo lateral.

A extremidade posterior do talus pode, algumas vezes, ser sentida vagamente entre o maléolo medial e o tuber do calcâneo, quando o pé está dorsifletido. A parte medial da cabeça pode ser percebida entre o maléolo medial e a tuberosidade do navicular no pé em eversão. A parte lateral da cabeça pode ser palpada no dorso do pé invertido. O corpo pode ser palpado no dorso do pé em flexão plantar. **As várias partes do talus são mais facilmente palpáveis em crianças.**

A tuberosidade do navicular é palpável cerca de 3cm abaixo da ponta do maléolo medial, anteriormente a ela, e cerca de 2 a 3cm na frente do sustentáculo do talus.

O cuneiforme medial é localizado seguindo-se, para diante, o tendão do tibial anterior do pé dorsifletido, até o atingir. O primeiro metatársico é anterior ao cuneiforme medial. A borda média de sua base localiza-se mais ou menos 4 a 5cm anteriormente à tuberosidade do navicular. A tuberosidade do quinto metatársico está no meio da borda lateral do pé.

A juntura transversa do tarso é indicada por uma linha que parte do dorso da tuberosidade do navicular até um ponto situado a meia distância entre o maléolo lateral e a tuberosidade do quinto metatársico.

A linha da juntura tarsometatársica é indicada, grosseiramente, por uma curva que se dirige para trás e lateralmente, a partir de um ponto situado logo atrás da base do primeiro metatársico até outro, situado imediatamente atrás da tuberosidade do quinto metatársico. A base do segundo metatársico, contudo, projeta-se atrás desta linha.

A artéria dorsal do pé estende-se do ponto médio entre os maléolos, anteriormente, até a extremidade posterior do primeiro espaço intermetatársico. **As pulsações da artéria dorsal do pé não são, amiúde, palpáveis, mas, quando existem, podem ser sentidas na face lateral do tendão do extensor longo do hálux.**

A artéria e o nervo plantares laterais são indicados por uma linha que parte de um ponto entre o maléolo medial e o calcâneo até a face medial da base do quinto metatársico. A artéria e o nervo plantares mediais têm início no mesmo ponto proximal, estendendo-se até a extremidade posterior do primeiro espaço intermetatársico.

A veia safena magna começa no dorso do pé, anteriormente ao maléolo medial. A seguir, ascende ao longo da borda medial da tíbia e passa atrás do côndilo medial do fêmur. É indicada, então, por uma linha que vai do tubérculo adutor até o hiato safeno.

A veia safena parva começa no dorso do pé e ascende por detrás do maléolo medial até a fossa poplítea.

Parte 4

O TÓRAX

Ernest Gardner
Donald J. Gray
Ronald O'Rahilly

Introdução

O tórax aloja o coração, os pulmões e muitas outras estruturas importantes. Seu arcabouço esquelético, que envolve e protege estes e alguns dos órgãos abdominais, consta das vértebras torácicas e dos discos intervertebrais, das costelas e das cartilagens costais, e do esterno (Fig. 26.1). O esqueleto torácico é construído de tal modo que, através de movimentos apropriados, o volume da cavidade torácica pode ser variado.

A *cavidade torácica* comunica-se com a porção anterior do pescoço pela *abertura torácica superior*. A abertura está limitada pela margem superior da primeira VT, dorsalmente; pela borda superior do manúbrio, ventralmente; e pelo primeiro par de costelas e suas cartilagens, lateralmente. A abertura mede apenas cerca de 5cm, ventrodorsalmente, e cerca de 10cm látero-lateralmente. Devido à obliqüidade das primeiras costelas, a abertura desvia-se caudal e ventralmente. Ela é ocupada, em cada lado, pelos ápices dos pulmões e das pleuras, e pelo feixe neurovascular para o membro superior; é ocupada, no plano mediano, por vasos da cabeça e do pescoço, e por vísceras.

A cavidade torácica comunica-se com o abdome através da *abertura torácica inferior*, que é fechada pelo diafragma. Esta abertura é ampla e de contorno desigual; é limitada pela 12.ª VT, pelos corpos do 12.º par de costelas, pelas bordas livres dos seis pares de cartilagens costais inferiores e pela juntura xifesternal.

Da sétima até a décima, as cartilagens costais unem-se de cada lado, e suas bordas mediais formam a margem costal. As margens costais formam os lados do *ângulo infrasternal (subcostal);* a juntura xifesternal forma seu ápice. O processo xifóide penetra no ângulo infrasternal. A ligeira depressão na frente do processo é a *fossa epigástrica* ("boca do estômago"). O ângulo infrasternal mede, geralmente, entre 70 a 110 graus.

No nascimento, o tórax é quase circular em secção horizontal; mas, entre a infância e a puberdade, torna-se gradualmente mais elíptico, até que, no adulto, é maior látero-lateralmente que ventrodorsalmente. A excentricidade máxima dos diâmetros torácicos é atingida um a dois anos mais cedo em meninas do que em meninos. A forma do tórax também varia de pessoa para pessoa. Os extremos são representados por aqueles com tórax largo e amplos ângulos infrasternais (indivíduos hiperestênicos), e aqueles que têm tórax reduzido, estreito e pequenos ângulos infrasternais (indivíduos astênicos). A relação entre a profundidade do tórax (diâmetro ântero-posterior) e a sua largura (diâmetro transverso) é o índice torácico.

O lado direito do tórax é geralmente maior, a clavícula direita é mais proeminente, o ombro direito mais elevado, os músculos do lado direito mais desenvolvidos e a curvatura da coluna vertebral ligeiramente convexa à direita.

LEITURA GERAL

Edwards, E. A., Malone, P. D., and Collins, J. J., *Operative Anatomy of Thorax*, Lea & Febiger, Philadelphia, 1972.

Kubik, S., *Surgical Anatomy of the Thorax*, trans. by S. E. Connelly, reviewed and edited by J. E. Healey, Saunders, Philadelphia, 1970.

26 ESQUELETO DO TÓRAX

O esqueleto do tórax inclui o esterno, as costelas, as cartilagens costais, as vértebras torácicas e discos intervertebrais (Fig. 26.1).

ESTERNO

O esterno é um osso plano que forma uma parte da parede óssea do tórax. Consiste de três partes: o manúbrio, o corpo e o processo xifóide, em sentido craniocaudal (Figs. 26.2 e 26.3). **Devido a sua acessibilidade e à pequena espessura de sua compacta, o esterno pode ser puncionado por uma agulha, e a medula pode ser aspirada para estudo.** Também pode ser transfundido sangue na medula do esterno.

Manúbrio. O manúbrio é a mais larga e a mais espessa das três partes. A porção côncava mediana da borda superior é *incisura jugular*, que pode ser facilmente palpada e que se encontra, geralmente, ao nível da terceira VT (na segunda VT na inspiração forçada, e na quarta VT na expiração forçada).[1]

Lateralmente, a borda superior apresenta as *incisuras claviculares* côncavas para as faces articulares esternais das clavículas. A parte do manúbrio entre as incisuras claviculares é a mais espessa de todo o esterno. A primeira cartilagem costal une-se a porção superior rugosa da borda lateral, e a porção inferior desta apresenta a faceta que, juntamente com uma faceta adjacente do corpo, articula-se com a segunda cartilagem costal.

A borda inferior do manúbrio articula-se com a borda superior do corpo, em um ângulo pequeno denominado *ângulo esternal.* Uma crista transversal, que marca o ângulo, pode ser sentida e, geralmente, vista no vivo cerca de 5cm abaixo da incisura jugular. **O ângulo esternal é uma importante referência óssea que se encontra ao nível da quarta ou quinta VT. Ele marca não somente a junção do manúbrio com o corpo do esterno, mas também o nível da segunda cartilagem costal. Daí ser um ponto de referência na contagem das costelas.** Raramente, contudo, o ângulo esternal pode situar-se ao nível da terceira cartilagem costal. O manúbrio e o corpo do esterno estão comumente ligados por fibrocartilagem; a junção acha-se, algumas vezes, ossificada.

Corpo. O corpo do esterno tem o dobro do tamanho do manúbrio e é mais largo ao nível da quarta ou quinta cartilagem costal. Três linhas, mais ou menos distintas, geralmente cruzam a face anterior do corpo. Elas marcam as linhas de fusão dos segmentos inicialmente separados. Em crianças, por exemplo, o corpo é composto de vários centros de ossificação unidos por cartilagem. Das três linhas transversais, a inferior pode ser interrompida por um forame, que é preenchido por cartilagem hialina no vivo. A terceira, quarta e quinta cartilagens costais fixam-se em incisuras na borda lateral do corpo, ao nível destas linhas. A sexta cartilagem costal fixa-se em uma incisura na borda lateral do segmento inferior e, a sétima, em uma incisura geralmente dividida entre o corpo e o processo xifóide.

A face superior do corpo, ligeiramente côncava craniocaudalmente, é em geral mais lisa do que a anterior, que é ligeiramente convexa. A margem inferior do corpo é separada do processo xifóide por fibrocartilagem até a velhice, quando as duas partes em geral

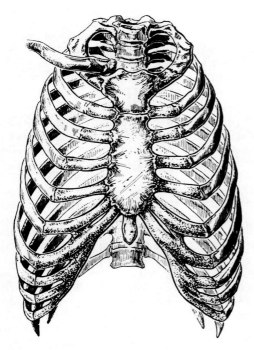

Fig. 26.1 Ossos do tórax. Note-se que as duas e meia vértebras torácicas superiores e as duas e meia inferiores são visíveis.

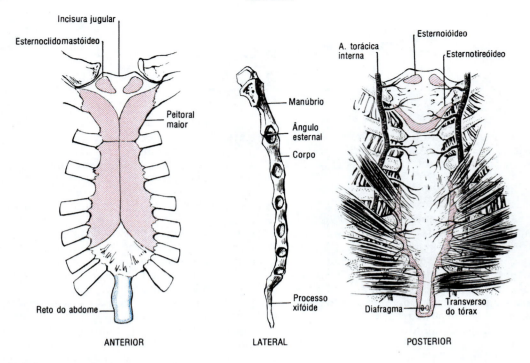

Fig. 26.2 O esterno e suas inserções musculares.

se fundem.

Processo xifóide. O processo xifóide, a menor das três partes do esterno, é variável em tamanho e forma. Pode ser bífido ou perfurado. É mais fino do que o corpo. No vivo, uma depressão pode ser sentida e geralmente vista na frente do processo xifóide: a fossa epigástrica ou a "boca do estômago". No adulto, o processo xifóide consiste de cartilagem hialina que envolve um eixo central do osso. Este eixo aumenta com a idade.

A *juntura xifesternal* está no ápice do ângulo infrasternal. Pode ser sentida como uma pequena crista horizontal na porção superior da fossa epigástrica. Fica, aproximadamente, ao nível da 10.ª ou da 11.ª VT.[2]

Ossificação e variações

As variações de forma estão geralmente relacionadas com o tipo de desenvolvimento. Duas faixas longitudinais unem as extremidades anteriores das costelas em desenvolvimento no início da vida embrionária. Estas faixas se fundem e formam uma estrutura mediana única, o esterno. A fusão completa conduz a uma série de simples centros medianos de ossificação, que estão presentes no manúbrio e em cada um dos segmentos corporais na época do nascimento. No entanto, pode não existir centro para o quarto segmento. A fusão incompleta predispõe a ossificação bilateral, especialmente no terceiro e no quarto segmentos. O grau em que existem centros de ossificação bilateral determina a forma do osso adulto.[3] A fusão ainda menos íntima leva à formação de um forame esternal ou a uma fissura esternal completa.

O centro de ossificação aparece no processo xifóide durante a meninice. Os centros do corpo fundem-se entre o fim da meninice e o início da idade adulta. Ossículos suprasternais encontram-se ocasionalmente presentes.[4] Eles se ossificam durante a puberdade e podem articular-se com o manúbrio ou fundir-se com ele.

O esterno pode ser muito fundo ou deprimido ("tórax em funil"), mas tal condição não causa, necessariamente, sintomas.[5]

COSTELAS

Há, em geral, 12 costelas (Fig. 26.4) em cada lado do corpo. São ossos alongados, achatados, que se encurvam anterior e inferiormente, partindo das vértebras torácicas. Ajudam a proteger o conteúdo torácico e, também, os órgãos da porção superior do abdome. As costelas aumentam em obliqüidade da primeira à nona, que é de todas a mais oblíqua. As costelas, tanto quanto as cartilagens costais, aumentam em comprimento da primeira à sétima e, a seguir, diminuem até a 12.ª. As primeiras sete costelas, e às vezes a oitava, são ligadas ao esterno por suas cartilagens costais; são chamadas *costelas verdadeiras*. Das cinco remanescentes, chamadas *costelas falsas,* a oitava, a nona, e geralmente a 10.ª, ligam-se, por meio de suas cartilagens costais, à cartilagem costal imediatamente superior, enquanto a 11.ª e a 12.ª são livres.

ESQUELETO DO TÓRAX

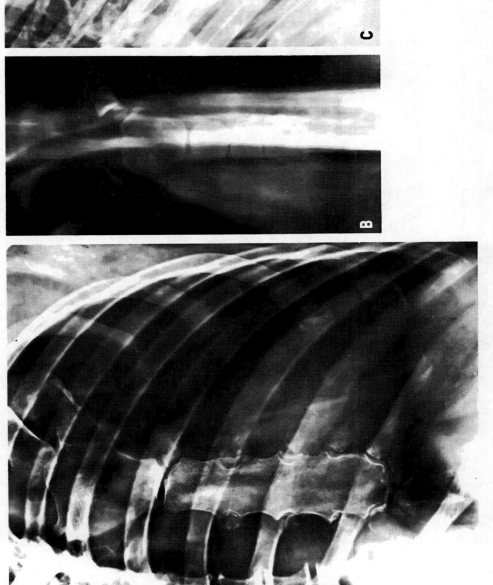

Fig. 26.3 Esterno. A, vista oblíqua do tórax para mostrar o esterno. Note-se o manúbrio, o corpo e o processo xifóide, e também as incisuras costais de cada lado para as cartilagens costais das primeiras sete costelas. Algumas cartilagens costais estão calcificadas. As barras radiopacas que se vêem cruzando o esterno obliquamente são as porções dorsais das costelas. B, tomograma do esterno de criança. Note-se que alguns dos centros de ossificação ainda não se uniram. À exceção da primeira peça, o corpo do esterno está sendo ossificado por centros bilaterais. A grande mancha do lado esquerdo da ilustração é produzida pelo coração. C, vista lateral do esterno de criança. Os vários centros de ossificação ainda não se uniram. A juntura manubrioesternal está indicada por uma seta. B e C, cort. de Bernard S. Epstein, M. D., New Hyde Park, New York.

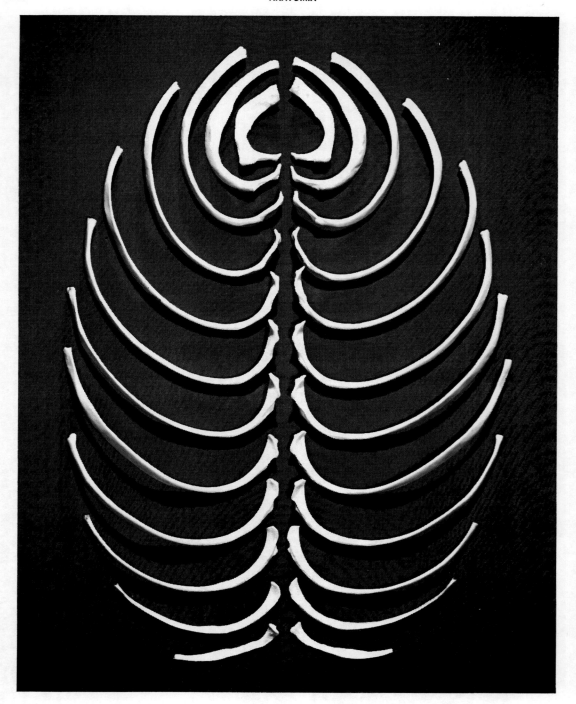

Fig. 26.4 Fotografia das costelas.

Estas duas últimas são chamadas *costelas flutuantes*.

As costelas supernumerárias são comuns. Quando presentes, podem ser encontradas na região lombar, mas localizam-se preferencialmente na região cervical (Cap. 60). As extremidades anteriores das costelas podem ser largas e são, às vezes, bífidas. Algumas vezes, duas costelas adjacentes encontram-se parcialmente fundidas.

Uma costela típica

A terceira até a nona costelas possuem características em comum e são conhecidas como costelas típicas (Figs. 26.5 a 26.7). Cada uma possui uma cabeça, colo e corpo. A *cabeça* apresenta uma *face articular* dividida em duas facetas por uma *crista*. A maior, a faceta inferior, articula-se com a fóvea superior da vértebra correspondente, em número, à costela; e a menor, a faceta superior, articula-se com a fóvea costal inferior da vértebra suprajacente.

O *colo*, que está localizado entre a cabeça e o tubérculo, apresenta uma *crista* em sua borda superior. Há, geralmente, uma crista inferior no colo. A junção do colo e do corpo é marcada na superfície externa pelo tubérculo, onde a *face articular* se une à faceta do processo transverso de sua vértebra.

O *corpo* da costela passa posterior e lateralmente a pouca distância, voltando-se a seguir anterior e lateralmente. Essa mudança é o *ângulo* costal (Figs. 26.6 e 26.7). O corpo continua a curvar-se, voltando-se anteriormente, medialmente e inferiormente. É também torcido de tal modo, que a face externa tende a voltar para cima e para o lado quando é seguida anteriormente.

A direção posterior e lateral de uma costela, a partir de sua cabeça, é tal que uma linha que liga os ângulos de um par de costelas passa pelo ápice de um processo espinhoso. Assim, uma pessoa em decúbito dorsal apóia-se nos processos espinhosos e nos ângulos costais.

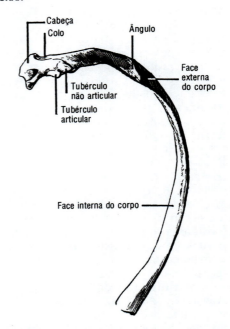

Fig. 26.6 A sétima costela direita, vista inferior e posterior.

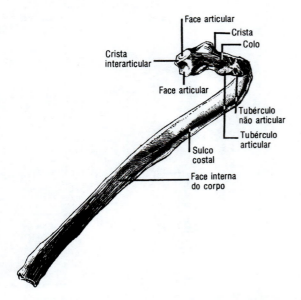

Fig. 26.5 Face interna da sétima costela direita. Note-se a obliqüidade no sentido ventral e caudal e a torção do corpo.

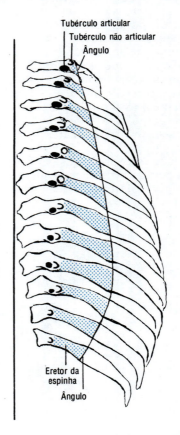

Fig. 26.7 Representação esquemática das costelas em vista posterior, mostrando as porções articulares e não articulares dos tubérculos. A linha que liga os ângulos costais assinala a extensão lateral do eretor da espinha e de sua fáscia. Note-se a variação na posição do ângulo.

A face externa convexa do corpo dá inserção a músculos ou é por eles coberta. A face interna côncava é marcada em sua porção inferior pelo *sulco costal,* que é mais largo e mais profundo na parte posterior. A borda inferior da costela limita, inferiormente, o sulco costal. Esta borda é aguçada posteriormente, mas arredondada anteriormente. A borda superior é arredondada posteriormente e aguçada anteriormente. Uma depressão caliciforme na extremidade anterior do corpo recebe a cartilagem costal.

Primeira costela. A primeira costela (Figs. 26.8 e 26.9) situa-se no limite superior do tórax, onde ajuda a delimitar a abertura torácica superior. É larga e chata; suas faces estão voltadas superior e inferiormente e, suas bordas, interna e externamente. É mais larga e mais curta que as costelas sucessivas e, em geral, também mais curta. Desvia-se inferior e anteriormente de sua extremidade vertebral para a esternal. A pequena face articular da cabeça apresenta geralmente apenas uma faceta, que se articula com a primeira VT. O colo, relativamente longo, delgado e arredondado, está situado imediatamente atrás do ápice da pleura e do pulmão. A face superior do corpo apresenta, próximo a seu ponto médio, o inconstante *sulco da artéria subclávia,* que aloja também o tronco inferior do plexo braquial. O *tubérculo para o músculo escaleno anterior* está localizado anteriormente a este sulco, próximo à borda interna do corpo. Um *sulco da veia subclávia* encontra-se localizado anteriormente ao tubérculo.

A face inferior da costela é ligeiramente sulcada pelo primeiro nervo intercostal e pelo seu ramo colateral.[6] Esses sulcos são variáveis em incidência e nitidez. A primeira costela pode estar presente apenas como uma estrutura rudimentar, que se pode apresentar fundida com a segunda costela, próximo ao tubérculo do escaleno.[7] Em tais casos, outras anomalias esqueléticas, geralmente presentes, deformam a abertura torácica superior (Cap. 60).

Segunda costela. A segunda costela, que tem o dobro do comprimento da primeira, é fortemente curvada, mas não torcida. A face articular da cabeça, similar às faces articulares de uma costela típica, apresenta duas facetas, que se articulam com a primeira e a segunda VT. A segunda costela tem um ângulo, um tubérculo e um sulco costal pouco nítido. A face externa do corpo próxima ao ponto médio apresenta a característica especial da segunda costela, a *tuberosidade do músculo serrátil anterior,* para a inserção da segunda e parte da primeira digitação deste músculo.

Décima, 11.ª e 12.ª costelas. A 10.ª costela pode parecer típica, mas a face articular da cabeça geralmente tem apenas uma faceta para a 10.ª VT. Pode ser difícil distinguir entre a 10.ª e 11.ª costelas.

A 11.ª costela apresenta uma única faceta na face articular da cabeça. O ângulo e o sulco costal são pouco nítidos. O tubérculo, quando presente, é pequeno e não tem a face articular da cabeça. A extremidade anterior da costela é geralmente pontiaguda.

A 12.ª costela é pequena e delgada. Como a 11.ª, também apresenta uma única faceta na face articular da cabeça. O tubérculo, o ângulo, o colo e o sulco costal estão ausentes, ou melhor, pouco nítidos. A borda superior é arredondada, enquanto que a inferior é pontiaguda. A 11.ª costela é variável

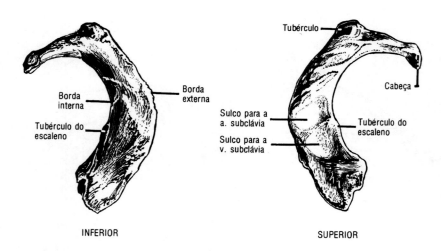

Fig. 26.8 A primeira costela, vista inferior e superior.

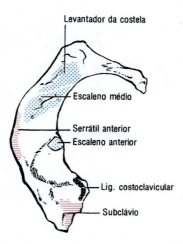

Fig. 26.9 A primeira costela, em vista superior, mostrando inserções musculares e ligamentares. O escaleno mínimo (não mostrado) insere-se, também, na primeira costela.

em comprimento e pode ter de 11 a 14cm.[8] **As diferenças de comprimento são importantes nas abordagens cirúrgicas de rim.**

Cartilagens costais

As cartilagens costais, mais arredondadas que as costelas, consistem de barras de cartilagem hialina que, a partir da quarta década, podem tornar-se ossificadas.[9] Numa das extremidades, elas se adaptam às depressões da extremidade anterior das costelas. Em suas extremidades opostas, as sete costelas superiores, e algumas vezes a oitava, articulam-se com o esterno. As extremidades da oitava, nona e, geralmente, 10.ª fundem-se com a cartilagem costal imediatamente superior e formam a margem costal. As extremidades da 11.ª e 12.ª ficam entre os músculos da parede abdominal. A primeira e segunda cartilagens costais inclinam-se inferior e medialmente; a terceira é mais ou menos horizontal; a quarta, em geral começa a desviar-se superiormente. Da quinta à 10.ª, a direção acompanha a da costela correspondente por cerca de 3cm e então se volta para cima. As cartilagens costais são elásticas, podem resistir a considerável porção e conferem elasticidade à parede torácica.

Ossificação

Um centro primário está presente próximo ao ângulo costal no final do período embrionário. Centros secundários, um para a cabeça e dois para os tubérculos de costelas típicas, aparecem mais ou menos na época da puberdade e fundem-se com as costelas durante o fim da adolescência e o início da vida adulta. A primeira e as compreendidas entre a sétima, até a 10.ª, inclusive, apresentam um centro secundário para o tubérculo. A 11.ª e a 12.ª costelas apresentam somente um centro secundário, para a cabeça.

VÉRTEBRAS TORÁCICAS

As vértebras torácicas e os discos intervertebrais são descritos nos Caps. 48 e 49. A fóvea costal superior de uma vértebra torácica típica forma com o disco intervertebral e a fóvea costal inferior da vértebra suprajacente um encaixe que recebe a cabeça da costela correspondente.

REFERÊNCIAS

1. P. Bellocq and J. G. Koritké, C. R. Ass. Anat., *42*:313, 1955.
2. A. B. Appleton, J. Anat., Lond., *72*:317, 1938.
3. G. T. Ashley, J. Anat., Lond., *90*:87, 1956; Amer. J. phys. Anthrop., *14*:449, 1956.
4. W. M. Cobb, J. Anat., Lond., *71*:245, 1937. K. Kinoshita, Kyushu J. med. Sci., *7*:63, 1956.
5. W. Evans, Brit. Heart J., *8*:162, 1946. I. D. Sutherland, J. Bone Jt Surg., *40B*:244, 1958.
6. A. J. E. Cave, J. Anat., Lond., *63*:367, 1929.
7. T. W. Todd, J. Anat., Lond., *46*:244, 1912. J. C. White, M. H. Poppel, and R. Adams, Surg. Gynec. Obstet., *81*:643, 1945.
8. J. Minet, Arch. Mal. Reins, *9*:47, 1935. F. A. Hughes, J. Urol., *61*:159, 1949.
9. Ossification is the true process, although the term calcification is commonly used. See J. B. King, Brit. J. Radiol., *12*:2, 1939. The pattern of the ossification differs according to sex. See S. Navani, J. R. Shah, and P. S. Levy, Amer. J. Roentgenol., *108*:771, 1970.

27 PAREDE TORÁCICA E MEDIASTINO

PAREDE TORÁCICA

MÚSCULOS

Os músculos das paredes torácica e abdominal estão, na maioria, dispostos em camadas **externa, média e interna**. No tórax, os músculos intercostais externos formam a camada externa e, os intercostais internos, a camada média (Figs. 27.1 e 27.2). Os intercostais íntimos, os subcostais e o transverso do tórax formam a camada interna. O diafragma separa a cavidade torácica da cavidade abdominal. A camada interna de músculos e o esterno, as costelas e as cartilagens costais são separados da pleura costal por uma pequena quantidade de tecido conjuntivo frouxo, a *fáscia endotorácica*.

Em outros músculos que contribuem para a parede torácica incluem-se alguns do membro superior, os músculos da parede abdominal e determinados músculos do dorso, todos eles ficando para fora das costelas e dos espaços intercostais. Os levantadores das costelas estão, topograficamente, associados aos músculos do dorso, mas funcionalmente associados com os músculos intercostais e são descritos com eles.

Camada externa

Intercostais externos. Os músculos intercostais externos estão inseridos nas bordas inferiores de cada uma das 11 primeiras costelas. Suas fibras dirigem-se para baixo e para diante até a borda superior da costela, abaixo. Os sete músculos mais baixos estão intimamente conectados com o oblíquo externo. Os intercostais externos vão dos tubérculos das costelas, atrás, às vizinhanças das junções costocondrais, na frente, onde dão lugar às *membranas intercostais externas*. Desta forma, os músculos apresentam posição inteiramente interóssea.

Os intercostais externos são inervados pelos nervos intercostais ou toracoabdominais correspondentes. Elevam as costelas e são considerados músculos da inspiração.

Levantadores das costelas. Estes músculos nascem dos processos transversos desde a sétima cervical até a 11.ª VT (Fig. 27.5). Cada um se insere na face externa da costela subjacente, entre o tubérculo e o ângulo. Os músculos mais inferiores estendem-se, em parte, sobre uma costela para se inserir na próxima costela, abaixo.

São supridos pelos ramos dorsais dos nervos oitavo cervical e do primeiro ao 11.º

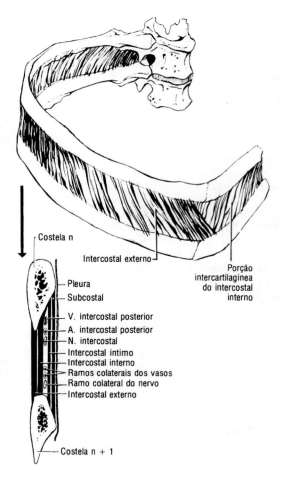

Fig. 27.1 *Os músculos intercostais. A figura acima mostra a direção das fibras dos intercostais externo e interno. A seta indica o local do corte da figura abaixo (próximo ao ângulo da costela). O músculo subcostal, que está limitado a um espaço intercostal no diafragma, pode atravessar uma ou duas costelas (v. texto). A fáscia endotorácica, que fica entre a pleura e o músculo, é omitida.*

torácico.[1] Elevam as costelas e apresentam uma função inspiratória insignificante.

Camada média

Intercostais internos. Os músculos intercostais internos estão inseridos na borda inferior das costelas e das cartilagens costais, e no assoalho do sulco costal, quando este está presente. Suas fibras dirigem-se para baixo e para trás até as bordas superiores das costelas e cartilagens subjacentes. Os intercostais internos estendem-se das extremidades mediais dos espaços intercostais, para os ângulos das costelas, onde dão lugar às *membranas intercostais internas.* Assim, os músculos intercostais internos consistem de porções intercartilagíneas e interósseas. Os músculos mais inferiores estão intimamente unidos ao oblíquo interno.

Os músculos intercostais internos são inervados pelos nervos intercostais e toracoabdominais correspondentes. São músculos da expiração, exceto as porções intercartilagíneas nos quatro ou cinco espaços superiores (os intercostais "paresternais"), que são de função inspiratória (v. mais adiante neste mesmo capítulo).

Camada interna

Intercostais íntimos.[2] Podem ser considerados como partes dos intercostais internos, dos quais se encontram separados pelos vasos e nervos intercostais. Não são bem desenvolvidos e podem estar ausentes nos espaços superiores. Ficam compreendidos entre o lado interno do sulco da costela de cima e a borda superior da costela de baixo, e são supridos pelos nervos intercostais ou toracoabdominais. Nas extremidades anteriores dos espaços mais inferiores, estão fundidos com o diafragma. Suas ações são desconhecidas.

Subcostais. Variáveis em número, são mais bem desenvolvidos na parte inferior do tórax. Originam-se das bordas inferiores das costelas, nas proximidades dos seus ângulos, e inserem-se nas bordas superiores da segunda ou terceira costela, abaixo. São inervados pelos nervos intercostais e toracoabdominais e, provavelmente, levantam as costelas.

Transverso do tórax[3] *(esternocostal)* (Fig. 26.2, Cap. 26). Este músculo se origina por cintas aponeuróticas da face posterior do processo xifóide ou do corpo do esterno, e insere-se na face interna da segunda à sexta cartilagem costal. É suprido pelos nervos intercostais correspondentes e apresenta uma função expiratória insignificante.

Diafragma

O diafragma é o mais importante músculo da respiração, mas não é essencial. Separa a cavidade torácica da abdominal (Fig. 33.13, Cap. 33). Cada metade da porção muscular do diafragma é dividida em três partes: esternal, costal e lombar. Estas três partes estão inseridas no centro tendíneo, uma estrutura de forma trifoliada logo abaixo do coração, e não têm inserções ósseas.[4] O tendão contém o forame para a veia cava inferior.

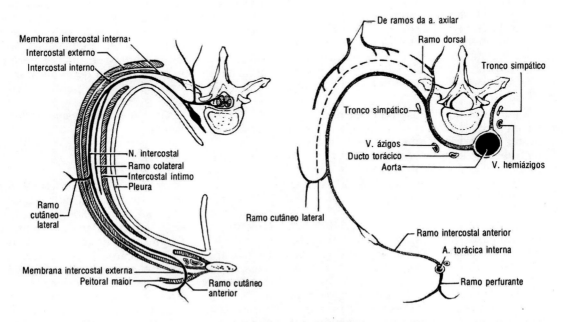

Fig. 27.2 Representação diagramática dos nervos, das artérias e dos músculos da parede torácica. V. a Fig. 27.1 para a posição dos ramos colaterais. Note-se que os vasos intercostais passam por trás das estruturas, dispostas longitudinalmente, do mediastino posterior. A espessura dos músculos intercostais é exagerada.

Parte esternal (Fig. 29.7, Cap. 29). Estreitas cintas originam-se por trás do processo xifóide e descem para o centro tendíneo. No cadáver, entretanto, devido ao relaxamento do diafragma após a morte, a parte esternal parece ascender desde a sua origem. De cada lado, um pequeno espaço, conhecido como *trígono esternocostal,* está localizado entre as porções esternal e costal, e dá passagem aos vasos epigástricos superiores e a alguns linfáticos. Este espaço pode ser o local de uma hérnia diafragmática.

Parte costal. As partes costais, que formam as cúpulas direita e esquerda, surgem das superfícies externas das seis cartilagens costais inferiores e das quatro costelas mais inferiores. Elas se interdigitam com o transverso do abdome nas suas origens costais. As fibras inserem-se nas partes ântero-laterais do centro tendíneo. Vários pequenos arcos fibrosos freqüentemente prendem as cartilagens costais adjacentes, sobretudo as duas ou três últimas, e algumas fibras surgem desses arcos. A porção do diafragma que nasce das duas últimas costelas é delgada e, muitas vezes, deficiente.

Parte lombar ou vertebral. Cada parte lombar origina-se de dois arcos fibrosos e dos corpos das vértebras lombares mais altas (Fig. 33.13, Cap. 33). Os dois arcos fibrosos são *os ligamentos arqueados medial e lateral.* O ligamento medial é um espessamento da fáscia sobre a parte mais alta do *psoas* maior. Estende-se do corpo da primeira ou segunda vértebra lombar até a ponta do processo transverso da mesma vértebra, de onde o ligamento lateral se estende à 11.ª ou 12.ª costela. O ligamento lateral é um espessamento da fáscia sobre a porção superior do quadrado lombar. As fibras musculares sobem, vindas de ambos os ligamentos, ao centro tendíneo.

A porção da parte costal do diafragma que nasce da 11.ª e 12.ª costelas está em geral separada da porção lombar por um intervalo denominado *trígono vertebrocostal.* Quando este intervalo está presente, é ocupado por tela conjuntiva frouxa, que separa a pleura, acima, da glândula supra-renal e da extremidade superior do rim, abaixo.

A parte do diafragma que surge das vértebras lombares forma dois pilares musculares que sobem até o centro tendíneo. O *pilar direito* nasce das três ou quatro vértebras superiores, e o *pilar esquerdo* nas duas ou três vértebras superiores. Os pilares unem-se adiante da aorta por uma arcada fibrosa, o *ligamento arqueado mediano,* formando por meio deste o hiato aórtico (Cap. 36). O pilar direito, mais largo, divide-se em torno do esôfago (v. Figs. 28.2, Cap. 28; e Fig. 33.13, Cap. 33).[5] Parte do pilar direito continua no músculo suspensor do duodeno. O pilar esquerdo, que ascende à esquerda do esôfago, é menor e muito variável. Uma divisão do pilar esquerdo pode entrar na formação do hiato esofágico.

Inervação. O diafragma e a pleura e peritoneu adjacentes são inervados pelos nervos frênicos (Fig. 31.7, Cap. 31), cada um dos quais é distribuído para uma metade do diafragma. A metade esquerda do pilar direito, que fica à esquerda do plano mediano, é suprida pelo mesmo frênico esquerdo.[6] A parte periférica do diafragma também é suprida com as fibras sensoriais e vasomotoras dos nervos toracoabdominais.

AÇÃO[7]

O diafragma desce, quando se contrai, e arrasta o centro tendíneo para baixo. Assim, o volume do tórax é aumentado e a pressão intratorácica diminuída. Entretanto, o volume da cavidade abdominal é diminuído, e a pressão intra-abdominal é aumentada.

A parte costal do diafragma levanta e everte a borda costal. Os movimentos do diafragma também são importantes na circulação do sangue. A pressão intratorácica diminuída e a pressão abdominal aumentada, que acompanham a descida do diafragma, facilitam o retorno do sangue ao coração.

Cada metade do diafragma apresenta uma inervação separada, e a paralisia de uma metade não afeta a outra. Contudo, as duas metades do diafragma comumente se contraem de modo sincrônico. O diafragma está sob controle voluntário apenas em uma determinada extensão. Ninguém pode, voluntariamente, prender a respiração ao ponto da asfixia.

Os soluços são contrações espasmódicas agudas do diafragma.

FORMA E RELAÇÕES

No plano mediano, a parte esternal do diafragma desce de sua origem e, a seguir, curva-se para cima, sobre o fígado, indo para o centro tendíneo, de conformidade com a superfície diafragmática do coração (Fig. 29.7, Cap. 29). O coração e o pericárdio repousam sobre o centro tendíneo. A inclinação do diafragma para baixo de sua origem esternal comumente não é vista no cadáver. Nos cortes sagitais, cada cúpula ou parte costal pode ser vista arquear-se sobre as vísceras abdominais.

Orifícios. O diafragma apresenta três

grandes orifícios. O *hiato aórtico*, que fica por trás dos pilares, dá passagem à aorta, muitas vezes ao ducto torácico e, também, aos nervos esplâncnicos maiores. O *hiato esofágico*, no pilar direito, dá passagem ao esôfago e aos nervos vagos. O *forame da veia cava inferior*,[8] na metade direita do centro tendíneo, dá passagem à veia cava inferior, ao nervo frênico direito e aos vasos linfáticos do fígado. Às vezes, a veia hepática passa por essa abertura antes de desembocar na veia cava inferior. Os nervos esplâncnicos, o tronco simpático, os vasos e nervos subcostais, os vasos epigástricos superiores, os vasos musculofrênicos e as veias ázigos e hemiázigos perfuram o diafragma ou estão relacionados com ele.

Posição do diafragma. Na posição ereta e na fase média da respiração, as partes mais altas das cúpulas do diafragma estão, aproximadamente, no mesmo nível do ápice do coração (Cap. 30). A mudança da posição ereta para a posição supina tem pequena influência no movimento total do diafragma, mas o nível de repouso do músculo eleva-se (a excursão durante a inspiração é aumentada), e o volume é diminuído.

Na posição lateral (decúbito lateral), a cúpula do diafragma, no lado inferior, sobe mais no tórax, tanto quanto todo o diafragma o faz na posição supina (Fig. 32.7, Cap. 32). A excursão da cúpula mais baixa e do pulmão correspondente é aumentada durante a inspiração.[9]

Desenvolvimento e anomalias congênitas. O diafragma é principalmente formado a partir do *septo transverso*. Os defeitos evidentes do diafragma são em geral congênitos e pouco comuns, como as duplicações e lingüetas acessórias.[10] Contudo, variações no grau de desenvolvimento das partes musculares são bastante comuns. O canal pleuroperitoneal, comumente à esquerda, pode persistir; o resultado é uma fenda na porção costal do diafragma. O diafragma pode estar quase completamente ausente em um lado; isto representa um intenso grau de persistência do canal pleuroperitoneal.

Hérnias diafragmáticas.[11] Uma hérnia diafragmática é o deslocamento de um órgão abdominal ou estruturas através de uma área fraca ou defeito do diafragma, para a cavidade torácica. Tal hérnia pode ser congênita ou adquirida após o nascimento, e pode ser devida a um traumatismo. Quase todas as vísceras abdominais foram encontradas no tórax em diferentes pacientes.

As hérnias congênitas podem ocorrer através de fendas da parte costal do diafragma (falta de fechamento da abertura peritoneal), através do hiato esofágico ou através do trígono esternocostal. Hérnias adquiridas podem ocorrer nos mesmos lugares. Em sua maioria, as hérnias diafragmáticas, quer congênitas, quer adquiridas, fazem-se pelo hiato esofágico e são chamadas *hérnias de hiato*.

As hérnias diafragmáticas comumente têm sacos que consistem em peritoneu e que são formados quando o órgão empurra o peritoneu diante de si, ao penetrar na cavidade torácica. Entretanto, se um canal pleuroperitoneal não se oclui, as cavidades pleural e peritoneal comunicam-se, e a hérnia através do defeito não terá saco. O saco pré-formado de uma hérnia paraesofágica pode ser decorrente da persistência do recesso pneumoentérico direito (parte superior da bolsa omental de embrião). A comunicação é geralmente obliterada antes do nascimento, ainda que o extremo superior do recesso possa persistir como bolsa infracardíaca (Cap. 30).

VASOS SANGUÍNEOS E DRENAGEM LINFÁTICA

A parede torácica é suprida pelas artérias torácica interna e torácica suprema, que são ramos da subclávia e pelas artérias intercostais posteriores e artérias subcostais, que são, na maior parte, ramos da aorta. A parede torácica recebe também ramos da artéria axilar.

Artérias

Artéria torácica interna (mamária interna) (Figs. 26.2 e 27.2). A origem desta artéria é variável, mas geralmente ela nasce da face inferior da primeira porção da subclávia. Neste ponto, ela fica junto da borda medial do escaleno anterior e, comumente, oposta ao tronco tireocervical. Passa para baixo, adiante e medialmente, por trás do esternoclidomastóideo, da clavícula e das veias subclávia e jugular interna. Repousa sobre a pleura, que fica por trás, e é cruzada pelo nervo frênico, que lhe fornece filamentos[12] e que passa, obliquamente, do seu lado lateral para o medial.

Passa para baixo, através do tórax, por trás das seis cartilagens costais superiores e dos músculos intercostais internos interpostos, lateralmente ao esterno. Atrás, repousa sobre a pleura, exceto onde está separada desta pelo músculo transverso do tórax. É acompanhada por duas veias satélites e por vasos linfáticos.

A artéria torácica interna termina no sexto espaço intercostal, dividindo-se em seus ramos terminais, as artérias epigástricas superior e musculofrênica.

Ramos. A principal distribuição é para as paredes torácica e abdominal. Os ramos incluem um número variável de *ramos mediastinais, tímicos* e *bronquiais*.

A *artéria pericardiofrênica* nasce na porção superior do tórax, acompanha o nervo frênico até o diafragma e ajuda a suprir a pleura e o pericárdio.

Dois *ramos intercostais anteriores* estão presentes em cada lado dos seis espaços intercostais superiores. Ambos correm lateralmente; o superior anastomosa-se com a artéria intercostal posterior e, o inferior, com o ramo colateral da intercostal posterior.

Um *ramo perfurante* está localizado em cada lado dos seis primeiros espaços intercostais. Eles acompanham os ramos cutâneos anteriores dos nervos intercostais que suprem o músculo peitoral maior e a cútis que o reveste. O segundo, o terceiro e o quarto fornecem *ramos mamários*.[13]

Um *ramo costal lateral*,[14] quando presente, dirige-se

para baixo e lateralmente, atrás das costelas, e anastomosa-se com as artérias intercostais posteriores. Ocasionalmente, é tão grande quanto a torácica interna.

A *artéria epigástrica superior* é o ramo medial entre os dois ramos terminais. Passa por trás da sétima cartilagem costal e entre as origens esternal e costal do diafragma (trígono esternocostal). Desce entre o músculo reto do abdome e a lâmina posterior de sua bainha e, a seguir, entra neste músculo e anastomosa-se com a artéria epigástrica inferior (Fig. 33.5, Cap. 33). Supre o diafragma e a parede abdominal anterior; o ramo caminha no ligamento falciforme para o fígado.

A *artéria musculofrênica* é a lateral dos ramos terminais. Dirige-se para baixo e lateralmente, por trás das origens costais do diafragma. Perfura o diafragma, atrás da oitava cartilagem costal, e termina, aproximadamente, no 10.º espaço intercostal, onde se anastomosa com a artéria circunflexa profunda do ílio e com as duas últimas artérias intercostais. Supre o diafragma e os músculos da parede abdominal, e dá dois ramos intercostais anteriores em cada um dos espaços sétimo, oitavo e nono.

Artéria intercostal suprema.[15] Esta artéria nasce do tronco costocervical da subclávia e, a seguir, desce adiante do colo da primeira costela. O tronco simpático está no seu contorno medial, o primeiro nervo torácico no lateral. Dá a primeira artéria intercostal posterior na borda inferior do colo da primeira costela e continua para diante do colo da segunda costela, para tornar-se a segunda artéria intercostal posterior. O trajeto e a distribuição destas duas artérias são semelhantes ao das outras artérias intercostais posteriores. As variações são comuns.

Artérias intercostais posteriores (Figs. 27.2 e 27.3). As duas primeiras artérias intercostais posteriores nascem da intercostal suprema; as nove restantes, da porção dorsal da aorta. As artérias direitas passam diante da coluna vertebral e são, portanto, mais longas do que as esquerdas. A maioria delas passa por trás do esôfago, do ducto torácico e da veia hemiázigos ou da veia hemiázigos acessória. Tanto as artérias direitas quanto as esquerdas ficam por trás da pleura e são cruzadas pelos troncos simpáticos; os nervos esplâncnicos também cruzam as inferiores. Depois de passar por diante ou por trás de um nervo intercostal, cada artéria alcança o ângulo da costela acima. Então, penetra no sulco da costela, onde fica entre o nervo e a veia correspondentes, e caminha para diante, entre os músculos intercostais íntimo e interno. Na extremidade anterior do espaço intercostal, seus ramos terminais anastomosam-se com os ramos intercostais anteriores das artérias torácica interna e a musculofrênica. As 10.ª e 11.ª artérias entram na parede abdominal e aí se anastomosam com os ramos das artérias epigástrica superior, subcostal e lombares.

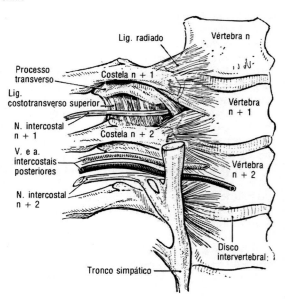

Fig. 27.3 Vasos e nervos intercostais. Uma parte do tronco simpático é evidenciada, inclusive alguns ramos comunicantes.

O ramo dorsal dirige-se para trás, juntamente com o ramo dorsal do nervo torácico correspondente, e divide-se nos *ramos muscular* e *espinhal*. O ramo muscular, por sua vez, divide-se em um *medial* e outro *cutâneo lateral*. Cada um supre os músculos e a cútis do dorso. O ramo espinhal passa pelo forame intervertebral e ajuda a suprir a medula espinhal (Cap. 50).

O *ramo colateral* nasce próximo ao ângulo da costela e então corre para diante, para o extremo anterior do espaço, onde se anastomosa com o mais baixo dos ramos intercostais anteriores das artérias torácicas interna e musculofrênica.

O ramo cutâneo lateral acompanha o ramo correspondente do nervo através dos músculos suprajacentes. Os ramos do terceiro, quarto e quinto intercostais posteriores dão pequenos *ramos mamários*.

Ramos. A *artéria brônquica direita* freqüentemente nasce da aorta como um tronco comum com a terceira artéria intercostal posterior direita (Cap. 29).

Artérias subcostais. Estas duas artérias estão em série com as artérias intercostais. Cada uma penetra no abdome com o nervo correspondente, passa por trás do arco lombar lateral, desce entre o rim e o quadrado lombar, perfura o transverso do abdome e anastomosa-se com as artérias adjacentes.

Circulação colateral. As anastomoses entre a torácica interna, as intercostais posteriores e a epigástrica inferior fornecem uma importante via colateral, em caso de oclusão da aorta, tal como na coartação da aorta.

Veias

Veias torácicas internas. As veias satélites da artéria torácica interna unem-se e formam um único tronco que desemboca na veia braquiocefálica correspondente (às vezes no lado direito, na veia cava superior). Os pares direito e esquerdo de veias satélites comunicam-se por uma veia que passa imediatamente na frente do processo xifóide.[16]

Veias subcostais e intercostais posteriores. As veias intercostais posteriores e subcostais recebem tributárias que correspondem aos ramos dessas artérias. A primeira veia intercostal posterior, de cada lado, passa sobre o ápice do pulmão e sua pleura e termina, geralmente, na veia braquiocefálica (Fig. 31.1, Cap. 31), algumas vezes na veia vertebral. Também pode unir-se à veia intercostal superior, que é formada pela segunda e terceira veias intercostais posteriores, e às vezes também pela quarta. A veia direita aflui à veia ázigos; a esquerda passa para cima, cruzando o arco aórtico, e aflui à veia braquiocefálica esquerda. As veias intercostais posteriores restantes do lado direito afluem à veia ázigos; as do lado esquerdo, à hemiázigos acessória.

A veia subcostal direita penetra no tórax, atrás do ligamento arqueado lateral direito, e une-se à veia lombar ascendente direita para formar a veia ázigos (Cap. 31). A veia subcostal esquerda penetra no tórax, atrás do ligamento arqueado lateral esquerdo, e une-se à veia lombar ascendente esquerda para formar a veia hemiázigos.

A circulação venosa e as vias de retorno lateral são discutidas no Cap. 31.

Drenagem linfática

Os linfonódios do tórax são viscerais e parietais, de acordo com suas localizações. Os linfonódios viscerais são comentados no Cap. 31. Os linfonódios parietais são paresternais, frênicos e intercostais.

Linfonódios paresternais (torácicos internos). São encontrados ao longo da parte superior da artéria torácica interna, um ou dois em cada quatro ou cinco espaços superiores. Eles recebem vasos linfáticos da parte medial da mama, do diafragma, dos espaços intercostais e da pleura costal. Seus vasos eferentes reúnem-se num tronco simples, que usualmente se une ao tronco broncomediastinal do mesmo lado (Fig. 31.3, Cap. 31).

Os linfonódios paresternais fornecem uma via, através da qual o câncer da mama pode disseminar-se para os pulmões e mediastino, ou, ainda, para o fígado (linfonódios do diafragma drenam o fígado).

Linfonódios frênicos (diafragmáticos). Diversos grupos desses linfonódios são encontrados na superfície torácica do diafragma.[17] Eles recebem vasos linfáticos dos últimos espaços intercostais e do pericárdio, diafragma e fígado, enviando seus vasos eferentes para os linfonódios paresternais. Diversos linfonódios na porção posterior do diafragma enviam seus vasos eferentes para os linfonódios mediastinais posteriores. Outros linfonódios, ainda, situados nas proximidades do nervo frênico esquerdo e da veia cava inferior, recebem vasos linfáticos do diafragma, do fígado, do estômago, do esôfago, e emitem, adiante e atrás de si mesmos, vasos eferentes para os linfonódios frênicos.

Linfonódios intercostais. Um ou dois linfonódios encontram-se na extremidade vertebral de cada espaço intercostal. Eles recebem vasos linfáticos de estruturas situadas ao longo dos vasos sanguíneos adjacentes e da pleura. Os linfonódios nos espaços intercostais superiores drenam para o ducto torácico. Aqueles nos espaços inferiores drenam geralmente para um vaso, situado de cada lado, que desce para a cisterna do quilo.

NERVOS TORÁCICOS

Cada um dos 12 nervos espinhais torácicos dá um ramo meníngico (Cap. 49) e, a seguir, após emergir de um forame intervertebral, divide-se em um ramo dorsal e outro ventral. Estes ramos (Fig. 27.4) contêm fibras motoras para o músculo, fibras sensitivas, oriundas da pele e das telas profundas, e fibras simpáticas pós-ganglionares para os vasos sanguíneos, glândulas sudoríferas e músculos eretores do pêlo.

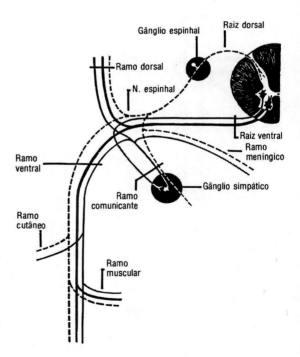

Fig. 27.4 Componentes funcionais de um nervo espinhal torácico. Para simplificar, cada componente é mostrado como uma simples fibra. As fibras motoras para os músculos esqueléticos são representadas por linhas grossas; as fibras simpáticas, por linhas finas; e as sensitivas, por linhas tracejadas. As divisões do ramo ventral, para a pleura e para o pericárdio, não são mostradas.

Ramos dorsais

Os ramos dorsais (Figs. 27.2, 27.4 e 27.5) passam para diante e inervam os músculos, ossos, junturas e a pele do dorso (Cap. 49).

Ramos ventrais

Cada ramo ventral está ligado ao tronco simpático por um número variável de ramos comunicantes, e cada um possui um curso separado para diante que inerva a pele, músculos e membranas serosas das paredes torácica e abdominal. **A distribuição dos ramos ventrais é segmentar, mas a sobreposição de nervos adjacentes é tão grande, que a secção de três nervos consecutivos é necessária para produzir anestesia completa e paralisia, inclusive do espaço médio, dos três espaços intercostais inervados.**

Os ramos ventrais dos 11 primeiros nervos espinhais torácicos são chamados nervos intercostais. Entretanto, os três primeiros ramos ventrais dão ramos para o membro superior, assim como para a parede torácica; do sétimo até o 11.º, os ramos ventrais são toracoabdominais em sua distribuição, e o ramo ventral do 12.º nervo é mais subcostal do que intercostal em posição.

Nervos intercostais típicos (Figs. 27.2 a 27.4). O quarto, quinto e sexto nervos intercostais são nervos intercostais típicos e apenas inervam a parede torácica, inclusive o músculo intercostal, serrátil posterior superior e o transverso do tórax. Cada um emerge por trás de uma porção destacada do ligamento costotransverso superior. Em seguida, fica por trás da pleura e em frente, a princípio, da porção principal do ligamento costotransverso superior e, depois, da membrana intercostal interna. Passa por baixo do colo da costela que lhe corresponde em número e entra no sulco da costela, onde fica abaixo dos vasos intercostais posteriores correspondentes. Em seu trajeto para diante, situa-se primeiro sobre a pleura e a fáscia endotorácica, a seguir, entre os músculos intercostais íntimo e interno e, finalmente, sobre o músculo transverso do tórax e os vasos torácicos internos. Na extremidade anterior do espaço intercostal, medialmente a esses vasos, recurva-se para diante através do músculo intercostal interno, da membrana intercostal externa e do músculo peitoral maior. Distribui-se à pele e à tela subcutânea da região anterior do tórax, como *ramo cutâneo anterior,* e envia *ramos mamários mediais*.

No ângulo da costela, cada nervo intercostal dá origem a um ramo para o músculo intercostal externo e, a seguir, um ramo cutâneo lateral e um colateral. Comumente, um ramo comunicante delgado é enviado para cima, através da face profunda da costela, para o nervo intercostal vizinho. Cada nervo dá pequenos ramos para a pleura parietal, e cada um se comunica com o tronco simpático por meio de um a quatro ramos comunicantes (Cap. 31).

O ramo colateral dirige-se para diante, na porção inferior do espaço intercostal. Esse ramo pode reencontrar o nervo intercostal, mas, se isso acontece, ele novamente o abandona. O ramo colateral termina como um nervo cutâneo anterior inferior do espaço intercostal correspondente.

O ramo cutâneo lateral torna-se superficial após perfurar, obliquamente, os músculos intercostal e serrátil anterior. Divide-se, a seguir, em ramos anterior e posterior, os quais inervam a pele e a tela subcutânea do tórax. Alguns dos ramos anteriores dão *ramos mamários laterais*.

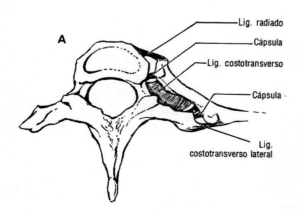 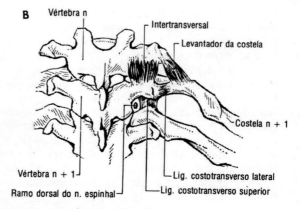

Fig. 27.5 Representação diagramática das junturas costovertebrais, vistas por cima (A) e por baixo (B).

Nervos especiais. O primeiro, o segundo e o terceiro nervos intercostais são especiais porque suprem o braço, assim como o tórax. O primeiro nervo torácico é o maior dos nervos espinhais torácicos. Divide-se, diante do ligamento costotransverso superior, em uma porção superior maior e outra inferior, menor. A porção superior comunica-se com o plexo braquial; a porção inferior torna-se o primeiro nervo intercostal (Fig. 27.6), que apresenta uma distribuição semelhante a de um nervo intercostal típico,[18] exceto pelo fato de que seu ramo cutâneo lateral supre a pele da axila e pode comunicar-se com o nervo intercostobraquial (e, algumas vezes, também com o nervo cutâneo medial do braço).

O segundo nervo intercostal, que pode contribuir para o plexo braquial, tem uma distribuição intercostal semelhante a de um nervo intercostal típico. Seu ramo cutâneo lateral passa para o braço sob a denominação de *nervo intercostobraquial*. Ele perfura os músculos intercostal e serrátil anterior, torna-se superficial na prega axilar posterior e

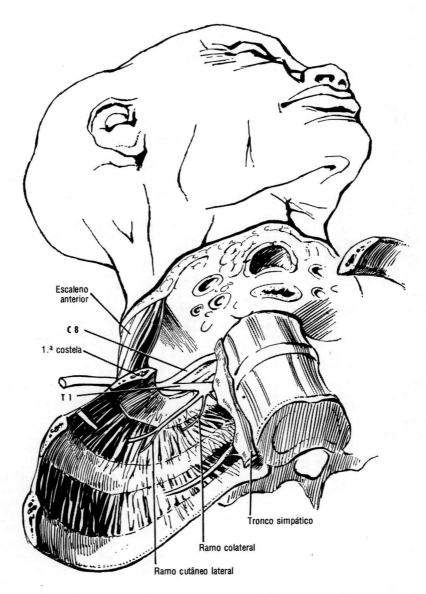

Fig. 27.6 O ramo ventral do primeiro nervo torácico, visto por baixo. Note-se como a divisão superior de T1 se comunica com C8 e forma o tronco inferior do plexo braquial, que repousa sobre a primeira costela. É mostrada parte do tronco simpático. O gânglio cervicotorácico está em firme comunicação com o primeiro nervo torácico pelos ramos comunicantes, mas estes se situam posteriormente e encontram-se ocultos.

supre a pele e a tela subcutânea do dorso e da face medial do braço até o cotovelo. Comumente, anastomosa-se com o nervo cutâneo medial e posterior do braço, e pode comunicar-se com os ramos cutâneos laterais do primeiro e do terceiro nervos intercostais. Também inerva o arco axilar, quando aquele músculo está presente.

O terceiro nervo intercostal apresenta uma distribuição semelhante a de um nervo intercostal típico. Contudo, seu ramo cutâneo lateral geralmente dá um pequeno ramo para a pele e a tela subcutânea da porção superior da face medial do braço, e outro pequeno ramo, que se incorpora ao nervo intercostobraquial.

Nervos toracoabdominais (Figs. 33.11 e 33.12, Cap. 33). Do sétimo ao 11.º, os nervos intercostais também são especiais, pois inervam tanto a parede abdominal como a parede torácica. Dirigem-se para diante e para baixo até as extremidades anteriores dos espaços intercostais. Aqui, passam primeiro entre as origens condrais do diafragma e o transverso do abdome (o sétimo, o oitavo e o nono nervos passam atrás das cartilagens costais correspondentes). Continuam entre os músculos transverso e oblíquo interno e, a seguir, entre o reto do abdome e a parede posterior de sua bainha. Neste ponto, cada um deles se divide em dois ramos. O ramo maior divide-se em uma distribuição plexiforme, que inerva o reto e dá origem a um *ramo cutâneo anterior*, o qual perfura o reto e a camada anterior de sua bainha para inervar a pele suprajacente. O ramo menor também supre o reto e pode perfurar o músculo e tornar-se cutâneo.

Os *ramos cutâneos laterais* dos nervos toracoabdominais perfuram o oblíquo externo e dividem-se em ramos anteriores e posteriores. Esses inervam a pele da região dorsal, lateral e anterior da parede abdominal.

Os nervos toracoabdominais inervam os músculos intercostais, subcostais, serrátil póstero-inferior, transverso do abdome, oblíquos externo e interno e o reto do abdome, e enviam ramos sensitivos para o diafragma, pleura e peritoneu adjacentes.

Nervo subcostal. O ramo ventral do 12.º nervo torácico é especial, pois é mais subcostal do que intercostal em posição, e é conhecido como nervo subcostal. Penetra no abdome atrás do ligamento arqueado lateral e dirige-se para baixo e lateralmente, por trás do rim (Figs. 37.7, Cap. 37, e 38.9, Cap. 38); perfura o transverso do abdome e passa entre este músculo e o oblíquo interno. A seguir, entra na bainha do reto, volta-se para diante, através de sua camada anterior, e torna-se superficial na altura da metade da distância entre o umbigo e a sínfise da pube.

Seu ramo cutâneo lateral desce através dos oblíquos interno e externo, tornando-se superficial acima da crista ílica. Inerva a pele e a tela subcutânea da região glútea e da face lateral da coxa, até o nível do trocanter maior do fêmur.

O nervo subcostal supre porções dos músculos transverso, oblíquo e reto, e comumente do piramidal. Pequenos ramos também são enviados para o peritoneu adjacente.

JUNTURAS

As junturas do tórax compreendem as situadas entre (1) costelas e vértebras, (2) costelas e cartilagens costais, (3) cartilagens costais, (4) cartilagens costais e esterno e (5) as partes do esterno entre si. Também se incluem as junturas entre as vértebras (v. Cap. 49).

Junturas costovertebrais

As junturas costovertebrais (Figs. 27.3 e 27.5) são as junturas das cabeças das costelas e as junturas costotransversas. São inervadas pelos ramos torácicos dorsais.

Junturas das cabeças das costelas. A superfície articular da cabeça de uma costela típica (da segunda até a nona, inclusive) articula-se com as fóveas costais inferior e superior dos corpos de duas vértebras adjacentes e o disco vertebral entre essas fóveas. Um *ligamento intra-articular*, curto e horizontalmente situado, estende-se da crista da cabeça da costela ao disco intervertebral e separa uma cavidade articular superior de outra inferior.

A *cápsula articular* envolve completamente a juntura. É espessada na frente, para formar o *ligamento radiado* (Figs. 27.3 e 27.5A).

As cabeças da primeira, 10.ª, 11.ª e 12.ª costelas articulam-se com uma só vértebra, e suas junturas apresentam apenas uma cavidade simples.

Junturas costotransversas. A face articular do tubérculo de uma costela típica articula-se com a fóvea costal do processo transverso da vértebra correspondente.

A cápsula articular é reforçada pelo ligamento acessório. Estes são os *ligamentos costotransverso, costotransverso lateral* e *costotransverso superior* (Fig. 27.5).

A 11.ª e a 12.ª costelas não possuem tubérculo e, portanto, não têm junturas costotransversas. O *ligamento lombocostal* une a 12.ª costela às extremidades dos processos transversos da primeira e da segunda vértebras lombares, e segue por trás do quadrado lombar.

Junturas costocondrais e intercondrais

Junturas costocondrais. São junturas cartilagíneas hialinas entre as cartilagens costais e as depressões nos extremos dos corpos das costelas.

Junturas intercondrais. Cada uma das cartilagens costais, da quinta à oitava, e algumas vezes a nona, articula-se com a cartilagem logo abaixo, bem medialmente em relação ao local onde essas cartilagens se curvam para cima, na frente. Cada uma destas junturas geralmente contém uma cavidade sinovial.[19]

Junturas esternocostais

As junturas esternocostais *(esternocondrais)* são formadas pela juntura das extremidades mediais das sete primeiras cartilagens costais com as incisuras costais na borda lateral do esterno.[20] Na primeira juntura, a cartilagem hialina da incisura está, comumente, em íntima continuidade com a cartilagem costal. Algumas vezes, essas junturas contêm uma cavidade.

Da segunda até a sétima, as junturas são, em geral, consideradas como sinoviais, mas podem estar parcial ou completamente repletas com fibrocartilagens.

A cápsula de cada juntura é reforçada, anteriormente, pelo *ligamento esternocostal radiado,* que se entrelaça com o periósteo e a origem tendínea do peitoral maior para formar uma espessa e densa *membrana esternal.* Um *ligamento intra-articular* horizontal divide freqüentemente a segunda juntura nas porções superior e inferior.

Os *ligamentos costoxifóideos,* quando presentes, estendem-se da face anterior do processo xifóide até a sétima cartilagem costal, e algumas vezes também até a sexta.

Junturas do esterno

Juntura manubrioesternal. A juntura fibrocartilagínea entre o manúbrio e o corpo do esterno pode tornar-se ossificada.[21]

Juntura xifesternal. A união cartilagínea entre o processo xifóide e o corpo do esterno começa a ossificar-se na vida adulta e, na velhice, comumente está ossificada por completo.

MOVIMENTOS DA CAIXA TORÁCICA

A freqüência de movimento das junturas do tórax é maior que qualquer outra combinação de junturas, com a possível exceção das que ficam entre os ossículos do ouvido. A série de movimentos de qualquer uma das junturas torácicas é pequena, mas qualquer distúrbio que reduza sua mobilidade perturba a respiração.

Eixos de movimento. Da segunda à sexta costela, cada uma delas se move em torno de dois eixos. O movimento na juntura costovertebral em torno de um eixo látero-lateral resulta no levantamento e abaixamento da extremidade esternal da costela, o chamado movimento de "braço de bomba" (Fig. 27.7). Como as costelas se inclinam para baixo, qualquer elevação, por exemplo, durante a fase inspiratória da respiração, resulta em um movimento do esterno para cima e para diante, em um aumento no diâmetro ânteroposterior do tórax. O movimento na juntura costovertebral, em torno de um eixo ânteroposterior, leva a depressão ou elevação do meio da costela, o chamado movimento de "alça de balde" (Fig. 27.7). Este tipo de movimento, que aumenta o diâmetro transverso do tórax e que também ocorre durante a inspiração, ocorre sobretudo da sétima à décima junturas costotransversas. Os tubérculos articulares dessas junturas são planos. Assim, as costelas podem deslocar-se para cima e para baixo e, desse modo, permitir o movimento de "alça de balde".

Os eixos de rotação da primeira costela diferem um tanto dos da outra.[22] Durante a respiração normal, há pouco ou nenhum movimento das primeiras costelas, embora a rotação sobre o eixo do colo de cada primeira costela cause uma pequena elevação ou abaixamento do esterno, e resulte em uma ligeira alteração no diâmetro ântero-posterior do interior do tórax.

Os movimentos da sétima à 10.ª costelas ocorrem em torno de eixos semelhantes aos da segunda à sexta. Contudo, devido ao fato de suas cartilagens costais curvarem-se para cima, uma elevação das extremidades anteriores das costelas (o movimento de "braço de bomba") tende a ser associada com um movimento de recuo do esterno, o qual só é possível através da curvatura na juntura manubrioesternal.

A elevação das costelas superiores conduz à elevação e projeção do esterno para diante. A elevação das costelas inferiores leva ao movimento de recuo do esterno. Portanto, em tais movimentos, há curvatura na juntura manubrioesternal e torção das cartilagens costais. A ossificação da juntura manubrioesternal e das cartilagens costais diminui o movimento da caixa torácica.

Volume torácico. O movimento de apenas alguns milímetros da caixa torácica para diante, para cima ou lateralmente basta para aumentar seu volume de quase meio litro. Esse é o volume comum de ar que penetra nos pul-

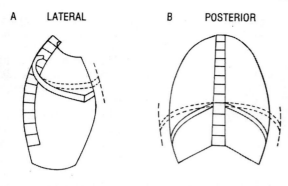

Fig. 27.7 Representação de certos movimentos das costelas. Em A, quando as costelas superiores são elevadas, o diâmetro ântero-posterior do tórax é aumentado (movimento de "braço de bomba"). Em B, as costelas inferiores deslocam-se lateralmente, quando elevadas, e o diâmetro transverso do tórax é aumentado (movimento de "alça de balde").

mões e dele sai durante uma respiração normal.[23]

Na respiração profunda, as excursões da caixa óssea são maiores, o dorso é estendido e a curvatura normal da coluna torácica é retificada. Isto resulta num aumento ulterior do diâmetro ântero-posterior do tórax.

A descida do diafragma, o que faz aumentar a altura da cavidade torácica, constitui outro fator importante no aumento do volume do tórax, embora na paralisia unilateral do diafragma, e até mesmo na bilateral, possa não existir incapacidade significante.[24] A respiração diafragmática, que envolve os músculos abdominais em grau variável, é freqüentemente denominada respiração abdominal. Em geral, ambas as respirações, torácica e abdominal, são usadas no mesmo indivíduo em vários graus.

Músculos da respiração.[7] O diafragma é o músculo mais importante da respiração e aumenta o volume da cavidade torácica, como já foi descrito. As ações mecânicas dos músculos intercostais ainda não foram completamente estabelecidas, mas é provável que os intercostais externos e as porções intercartilagíneas dos intercostais internos elevem as costelas, sendo assim de função inspiratória, enquanto que as porções interósseas dos intercostais internos deprimem as costelas e, em conseqüência, sejam de função expiratória. Atuando simultaneamente, como o fazem durante a expiração forçada, os músculos intercostais talvez mantenham a tensão nos espaços intercostais, evitando que eles se abaúlem à medida que a pressão intratorácica é aumentada. Contudo, os músculos importantes da expiração, incluindo a expiração forçada, são os músculos abdominais externos (v. adiante).

Na fase inspiratória da respiração normal, o diafragma, os intercostais "paresternais" e os intercostais externos, posteriormente, são ativos em todos os indivíduos, e os músculos escalenos, em alguns indivíduos. A expiração é principalmente passiva e depende de certos fatores, como a elasticidade dos pulmões (Cap. 29); mas as porções interósseas dos intercostais internos, do sétimo ao 10.º espaços intercostais, são regularmente ativas durante a última parte da expiração.

O padrão é semelhante durante a respiração moderadamente aumentada, em freqüências ventilatórias de até 50 litros por minuto. A atividade intercostal dissemina-se, sendo que a camada externa em qualquer região é inspiratória, e a camada mais profunda apresenta ação irregular, expiratória.

À medida que a respiração se torna mais vigorosa (entre 50 e 100 litros por minuto), os esternoclidomastóideos e extensores da coluna vertebral ficam ativos próximo ao término da inspiração, e os músculos abdominais externos ântero-laterais tornam-se progressivamente ativos durante a expiração. Estes músculos, que comprimem as vísceras abdominais e são ativos na tosse, esforço exagerado e vômito, puxam as costelas para baixo e são os mais importantes músculos expiratórios.

Na respiração muito aumentada (acima de 100 litros por minuto), todos os músculos acessórios da respiração tornam-se ativos durante toda a inspiração, e todos os músculos abdominais externos são ativos durante toda a expiração.

Os músculos escaleno e esternoclidomastóideo são os únicos músculos acessórios da inspiração a apresentar uma atividade significante, e os esternoclidomastóideos são mais importantes que os escalenos. Os esternoclidomastóideos, da mesma forma que os escalenos, podem deslocar as costelas para cima e para baixo e, em geral, são ativos durante altas freqüências de ventilação. Muitos outros músculos apresentam funções respiratórias potenciais, porque estão inseridos às costelas, mas, à exceção do eretor da espinha e do *grande dorsal,* que se contraem fortemente durante a tosse, seus papéis na respiração são desprezíveis.

O controle muscular da expiração é importante na fala e no canto. A habilidade de um canto exercitado para manter uma nota prolongada, por exemplo, depende da ação coordenada de diversos músculos. O quadrado lombar, inserido abaixo do osso do quadril, é capaz de fixar a 12.ª costela, assim propiciando uma origem estável para o diafragma, que mantém a tensão à medida que lentamente se relaxa. Os músculos abdominais contraem-se lentamente; sua ação expiratória sofre resistência por parte do diafragma. Os músculos intercostais controlam a tensão nos espaços intercostais. O mecanismo completo possibilita um fluxo de ar idêntico, precisamente controlado para cima através da laringe.[25]

MEDIASTINO

A cavidade torácica contém os pulmões, as pleuras e, no mediastino, outras determinadas estruturas, principalmente o coração. **Admite-se que o mediastino, que é o intervalo entre as duas pleuras, compreenda um *mediastino superior*, acima do nível do pericárdio, e três divisões inferiores, denominadas *anterior*, *média* e *posterior*** (Fig. 27.8). O *mediastino médio* contém o pericárdio e o coração e as porções imediatamente adjacentes dos grandes vasos, junto com os brônquios principais e outras estruturas das raízes dos pulmões. O *mediastino anterior* está localizado na frente do pericárdio e atrás do esterno. Seu principal componente é o timo, que também ocupa a porção anterior do mediastino superior. O *mediastino posterior* está situado por trás do pericárdio. Contém, entre outras estruturas, o esôfago e a aorta torácica, que o alcançam vindos do mediastino superior. O *mediastino superior* contém o esôfago e a traquéia, posteriormente; o timo (ou seu remanescente), anteriormente; e, entre eles, os grandes vasos relacionados ao coração e pericárdio.

Tecido conjuntivo frouxo, geralmente infiltrado de gordura, invade o mediastino, envolve e sustenta os órgãos. Esse tecido se torna mais fibroso e rígido com a idade, e as estruturas mediastinais tornam-se, correspondentemente, menos móveis. A sustentação das estruturas mediastinais é devida, em parte, à continuidade de vasos e órgãos do pescoço, mas também à disposição do tecido conjuntivo mediastinal.[26] Esse tecido conjuntivo se estende até a parede torácica anterior como ligamentos esternopericárdicos; liga órgãos e atinge a parede torácica posterior.

Uma porção significante do mediastino pode ser visualizada e procedimentos cirúrgicos podem ser realizados, através de um instrumento tubular, iluminado, que se denomina *mediastinoscópio*, comumente inserido através de uma incisão supra-esternal. O procedimento é conhecido como *mediastinoscopia*.

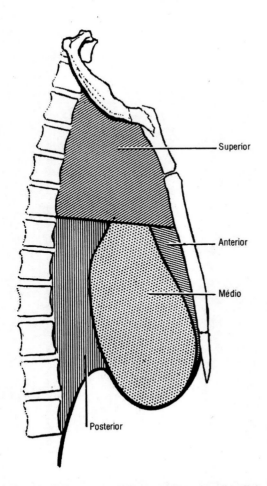

Fig. 27.8 Diagrama das divisões do mediastino. As divisões aqui mostradas são de indivíduos vivos em posição ereta (v. Figs. 29.7 e 29.8).

REFERÊNCIAS

1. A. B. Morrison, J. Anat., Lond., *88*:19, 1954. R. Steubl, Z. Anat. EntwGesch., *128*:211, 1969. W. Langenberg and S. Jüschke, Z. Anat. EntwGesch., *130*:255, 1970.
2. F. Davies, R. J. Gladstone, and E. P. Stibbe, J. Anat., Lond., *66*:323, 1932. See also T. Walmsley, J. Anat., Lond., *50*:165, 1916; A. J. E. Cave, J. Anat., Lond., *63*:367, 1929; M. A. H. Siddiqi and A. N. Mullick, J. Anat., Lond., *69*:350, 1935.
3. J. Satoh, Okajimas Foliá anat. jap., *48*:103, 1971.
4. D. M. Blair, J. Anat., Lond., *57*:203, 1923.
5. A. Low, J. Anat., Lond., *42*:93, 1907. J. L. Collis, T. D. Kelly, and A. M. Wiley, Thorax, *9*:175, 1954.
6. J. L. Collis, L. B. Satchwell, and L. D. Abrams, Thorax, *9*:22, 1954. G. S. Muller Botha, Thorax, *12*:50, 1957. R. Scott, Thorax, *20*:357, 1965. R. Shehata, Acta anat., *63*:49, 1966.
7. For the functional anatomy of respiration, see E. J. M. Campbell, E. Agostini, and J. N. Davis, *The Respiratory Muscles*, Lloyd-Luke, London, 2nd ed., 1970, and R. M. Peters, *The Mechanical Basis of Respiration*, Little,

Brown, Boston, 1969. See also A. Taylor, J. Physiol., *151*:390, 1960.
8. W. F. Walker and H. D. Attwood, Brit. J. Surg., *48*:86, 1960.
9. R. D. Adams and H. C. Pillsbury, Arch. intern. Med., *29*:245, 1922.
10. L. Allen, J. thorac. Surg., *19*:290, 1950. T. B. Sappington and R. A. Daniel, J. thorac. Surg., *21*:212, 1951.
11. S. W. Harrington, Ann. Surg., *122*:546, 1945; Surg. Gynec. Obstet., *86*:735, 1948. P. R. Allison, Surg. Gynec. Obstet., *92*:419, 1951. N. R. Barrett, Brit. J. Surg., *42*:231, 1954. J. J. Schlegel, Ergebn. Chir. Orthop., *41*:350, 1958.
12. A. A. Pearson and R. W. Sauter, Thorax, *26*:354, 1971.
13. B. J. Anson, R. R. Wright, and J. A. Wolfer, Surg. Gynec. Obstet., *69*:468, 1939.
14. B. N. Kropp, J. thorac. Surg., *21*:421, 1951.
15. E. Ennabli, Arch. Anat. Path., *14*:98, 1966.
16. E. P. Chung, J. thorac. cardiovasc. Surg., *63*:880, 1972.
17. E. P. Stibbe, J. Anat., Lond., *52*:257, 1918.
18. A. J. E. Cave, J. Anat., Lond., *63*:367, 1929.
19. C. Briscoe, J. Anat., Lond., *59*:432, 1925.
20. D. J. Gray and E. D. Gardner, Anat. Rec., *87*:235, 1943. M. Williams, J. Morph., *101*:275, 1957.
21. M. Trotter, Amer. J. phys. Anthrop., *18*:439, 1934.
22. R. W. Haines, J. Anat., Lond., *84*:94, 1946.
23. The human thoracic diameters at rest and during activity are described by P. R. Davis and J. D. G. Troup, J. Anat., Lond., *100*:397, 1966.
24. A. L. Banyai, Arch. Surg., Chicago, *37*:288, 1938.
25. M. H. Draper, P. Ladefoged, and D. M. Whitteridge, Brit. med. J., *1*:1837, 1960.
26. P. Marchand, Thorax, *6*:359, 1951. D. L. Bassett, Anat. Rec., *133*:248, 1959.

28 ESÔFAGO, TRAQUÉIA E BRÔNQUIOS

PARTE TORÁCICA DO ESÔFAGO[1]

O esôfago (Figs. 28.1 a 28.3) estende-se da extremidade inferior da faringe até o óstio cárdico do estômago. Apresenta as partes cervical (Cap. 60), torácica e abdominal (Cap. 35).

O esôfago inicia-se ao nível da cartilagem cricóide (sexta V C). Atravessa o diafragma ao nível da 11.ª ou 12.ª VT. Na posição ereta, tem cerca de 25 a 30 cm de comprimento, ou seja, pouco mais de duas vezes o comprimento da traquéia, sendo 1 a 2cm mais curto nas mulheres.

O esôfago é uma estrutura mediana que se situa, inicialmente, atrás da traquéia e, a seguir, atrás do átrio esquerdo. Começa a desviar-se para a esquerda, abaixo do brônquio principal esquerdo. Quando atravessa o diafragma, muitas vezes faz uma curva brusca para a esquerda. No mediastino posterior, está relacionado com a coluna vertebral assim como uma corda está para um arco. Por isso, há um espaço entre ele e a coluna vertebral (retrocardíaco), um espaço visível radiograficamente nas posições oblíqua e lateral. Nesta região, ramos da aorta alcançam o esôfago entre as lâminas da pleura que formam o recesso retroesofágico.

O esôfago serve, principalmente, para a condução do alimento sólido e líquido, já tendo sido substituído, com sucesso, por um tubo não-muscular. É bastante distensível e acomoda quase tudo que possa ser deglutido. Sabe-se que um objeto da dimensão de uma dentadura superior chegou até o estômago sem causar grande desconforto.

A camada muscular do esôfago é composta de músculo esquelético, acima, e músculo liso, abaixo. Raramente se encontra músculo esquelético na porção inferior do esôfago.[2]

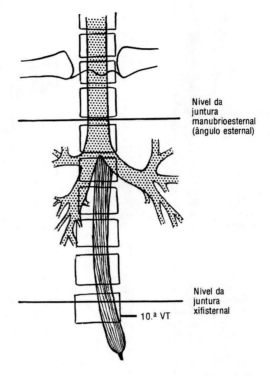

Fig. 28.1 A traquéia e o esôfago em relação aos níveis vertebral e esternal na posição ereta.

Irrigação sanguínea e drenagem linfática. O esôfago é irrigado pelas artérias tireoídeas inferiores e bronquiais, pelos ramos diretos da aorta e pelas artérias frênica e gástrica esquerda.[3] As veias esofágicas drenam para as veias adjacentes. **A anastomose da porção inferior do esôfago com a veia gástrica esquerda constitui uma das mais importantes comunicações entre os sistemas porta e sistêmico** (Cap. 38).

Os vasos linfáticos da porção torácica do esôfago drenam para os linfonódios frênicos, mediastinais posteriores e traqueais.

Inervação. Fibras motoras especiais do vago inervam o músculo esquelético.

As fibras pré-ganglionares parassimpáticas alcançam o esôfago pelos nervos vagos e estabelecem sinapses com células ganglionares no esôfago. As fibras pós-ganglionares suprem o músculo liso e as glândulas que usualmente o ativam. As fibras pré-ganglionares nascem da porção inferior da medula torácica e entram em sinapse nos gânglios dos troncos simpáticos. As fibras pós-ganglionares penetram no plexo esofágico através dos ramos viscerais dos troncos e dos ramos dos nervos esplâncnicos maiores. Elas, provavelmente, agem de modo oposto ao das fibras parassimpáticas.

As fibras condutoras da sensibilidade dolorosa do esôfago acompanham as fibras simpáticas até os troncos simpáticos, de onde passam aos ramos comunicantes e

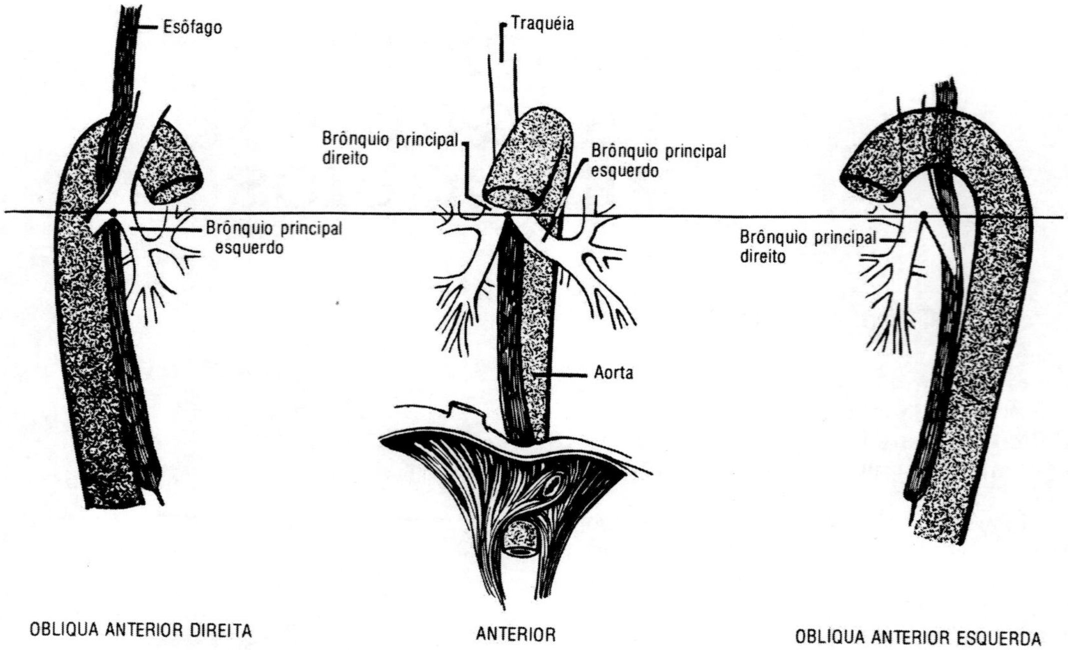

OBLIQUA ANTERIOR DIREITA   ANTERIOR   OBLIQUA ANTERIOR ESQUERDA

Fig. 28.2 As relações recíprocas da traquéia, dos brônquios, do esôfago e da aorta. Na posição oblíqua anterior direita, os brônquios lobar direito e segmentares foram omitidos, porque não são bem visíveis nas radiografias com esta incidência. Pelas mesmas razões, os brônquios lobar e segmentares foram omitidos na posição oblíqua anterior esquerda.

nervos espinhais. Elas entram na medula espinhal através das raízes dorsais. Uma dor vaga, de localização profunda, pode ser devida ao esôfago, sobretudo de sua porção inferior, cuja estimulação pode causar dor sentida atrás do esterno ou no epigástrio. Esta dor se assemelha àquela originada no estômago ou no coração ("azia").

Anatomia radiológica. Se uma espessa massa de bário é deglutida, a luz do esôfago pode ser visualizada radiograficamente (Fig. 28.4). As estruturas adjacentes produzem impressões no esôfago (Cap. 32).[1] Alterações na posição e forma destas estruturas, por doenças, podem por sua vez alterar a impressão que elas normalmente causam. **O esôfago apresenta constrições (1) no seu início, (2) freqüentemente, onde é cruzado pelo brônquio principal esquerdo, e (3) comumente, onde atravessa o diafragma.**

Deglutição

O processo de deglutição (Cap. 63) pode ser observado fluoroscopicamente. Uma suspensão pastosa ou líquida que contenha bário é deglutida tão rapidamente, que o processo não pode ser acompanhado a olho nu. O material é "atirado" para o óstio cárdico, onde sua passagem pode ter a velocidade diminuída antes de penetrar no estômago. (As disposições de esfíncteres na junção cardioesofágica são discutidas no Cap. 35.)

Uma massa espessa de bário, ou o bolo alimentar, desce mais vagarosamente no esôfago. A velocidade pode ser ainda menor nas diversas constrições e impressões. A musculatura esquelética da porção superior do esôfago começa a ser substituída pela musculatura lisa ao nível das clavículas. A mudança de contração, da musculatura esquelética para a lisa, pode ser responsabilizada por uma redução momentânea da velocidade na passagem do alimento a este nível.

TRAQUÉIA

A traquéia (Figs. 28.1 a 28.3) começa no pescoço, onde está em continuidade com a extremidade inferior da laringe. Desce ventralmente ao esôfago, penetra no mediastino superior e divide-se nos brônquios principais direito e esquerdo. A traquéia é, essencialmente, uma estrutura mediana, mas, próximo a sua extremidade inferior, desvia-se ligeiramente para a direita. **Por isso, o brônquio principal esquerdo cruza a frente do esôfago.** A traquéia é muito móvel e pode ser deslocada com facilidade durante os atos cirúrgicos.

A traquéia possui de 16 a 20 anéis, em

ESÔFAGO, TRAQUÉIA E BRÔNQUIOS

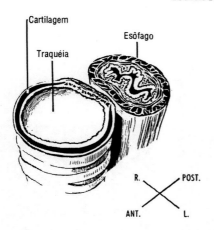

Fig. 28.3 Secções diagramáticas horizontais da traquéia e do esôfago.

forma de C, de cartilagem hialina, os quais fornecem a rigidez que impede a traquéia de colapsar. Dispõe de fibras elásticas, dispostas longitudinalmente, que lhe permitem elasticidade suficiente para distender-se e descer com as raízes pulmonares, durante a inspiração. Sua elasticidade auxilia no recuo dos pulmões durante a expiração.

No indivíduo em posição ereta, a traquéia se divide ao nível da quinta ou sexta VT (algumas vezes, da sétima VT).[5] O nível é mais alto no cadáver. A traquéia desloca-se durante a respiração e com os movimentos da laringe. Conseqüentemente, o nível da bifurcação varia. A traquéia mede cerca de 9 a 15cm, pouco menos da metade do comprimento do esôfago. O comprimento da traquéia varia com o indivíduo, a idade e a fase da respiração.[6]

A *carina* é uma crista interna na bifurcação da traquéia. É formada pela projeção para trás e um pouco para baixo da última cartilagem traqueal. É um ponto de referência durante a broncoscopia e separa a extremidade superior do brônquio principal direito da extremidade superior do brônquio principal esquerdo. Comumente, a carina está situada à esquerda do plano mediano. Sua porção superior é, algumas vezes, mais membranácea que cartilagínea.

Relações. **O arco da aorta está, a princípio, na frente da traquéia e, a seguir, à sua esquerda, exatamente acima do brônquio principal esquerdo.** As artérias braquicefálica e carótida comum esquerda estão, primeiramente, à sua frente e, em seguida, à sua direita e esquerda, respectivamente. O esôfago está situado posteriormente a ela. Devido as suas relações vasculares, a traquéia está um pouco mais próxima do ápice do pulmão direito do que do esquerdo. As outras relações são mostradas nas Figs. 28.1 e 28.2.

Irrigação sanguínea e drenagem linfática. A traquéia é suprida, principalmente, pelas artérias tireoídeas inferiores, mas também recebe ramos das artérias tireoídeas superior, bronquiais e, algumas vezes, da torácica interna. É drenada, principalmente, pelas veias tireoídeas inferiores.

Os vasos linfáticos da traquéia drenam para os linfonódios adjacentes (cervical, traqueal e traqueobrônquico).

Inervação. Fibras pré-ganglionares parassimpáticas dos nervos vagos são dadas para a traquéia através de ramos diretos dos nervos vagos e por ramos dos nervos laríngicos recorrentes. As fibras entram em sinapse com as células ganglionares da parede da traquéia. As fibras pós-ganglionares suprem o músculo liso e as glândulas. Sua função parece ser a estimulação destas estruturas. As fibras pós-ganglionares simpáticas, que alcançam a traquéia oriundas dos troncos simpáticos, provavelmente agem de maneira inversa sobre o músculo liso e as glândulas.

Os nervos vagos também contêm fibras da sensibilidade dolorosa, que inervam a membrana mucosa. A irritação da membrana mucosa geralmente causa dor ou tosse (a estimulação elétrica da mucosa traqueobrônquica, em pacientes humanos, causa dor, que é referida no pescoço ou na região anterior do tórax, no mesmo lado). Se a irritação ocorre de modo súbito, como quando se inala um gás irritante, por exemplo, a respiração pode ser suspensa reflexamente.

Anatomia radiológica. A traquéia é, usualmente, visível acima do arco aórtico em radiografias comuns póstero-anteriores do tórax. O ar interior dá a seu lume maior transparência.

BRÔNQUIOS PRINCIPAIS

Cada brônquio principal estende-se da bifurcação da traquéia ao hilo do pulmão correspondente. O *brônquio principal direito* pode ser considerado como compreendendo uma porção superior, da qual se originam os brônquios segmentares do lobo superior, e uma porção inferior, da qual emergem os brônquios segmentares dos lobos médio e inferior (Fig. 28.5). O *brônquio principal esquerdo* divide-se em dois brônquios lobares, um para o lobo superior e outro para o lobo inferior do pulmão esquerdo. O brônquio lobar superior pode ser considerado como tendo uma divisão superior e uma inferior, ou lingular.

O brônquio principal direito, com cerca de 2,5cm de comprimento, é mais curto, mais largo e encontra-se mais próximo da posição

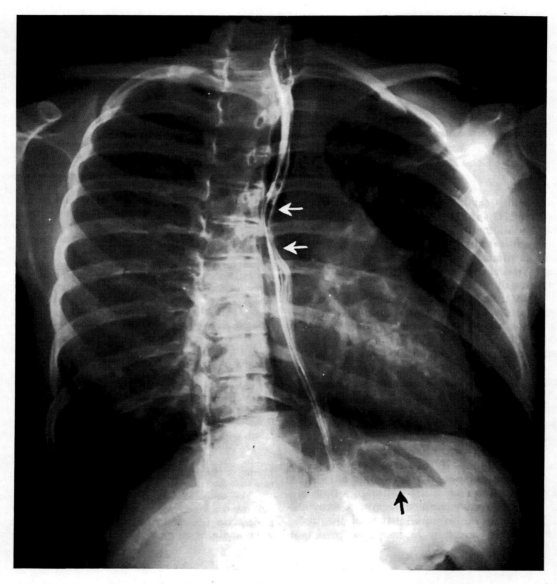

Fig. 28.4 Vista oblíqua do tórax (O. A. D.). O esôfago mostra-se forrado com suspensão de sulfato de bário. Notar as pregas verticais da mucosa e os estreitamentos produzidos pelo arco aórtico (seta superior) e pelo brônquio principal esquerdo (seta inferior). Notar, também, as cúpulas direita e esquerda do diafragma (à direita e à esquerda da ilustração, respectivamente) e o nível líquido do estômago (seta escura). Cort. do Dr. D. L. Bassett e Sawyer's Inc. De D. L. Bassett, A Stereoscopic Atlas of Human Anatomy, *Sawyer's, Portland, Oregon, 1958, section 4, reel 129, view 6, Copyright 1958, Sawyer's Inc. USA.*

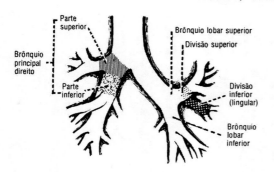

Fig. 28.5 Brônquios lobares. V. Cap. 29 para os brônquios segmentares.

vertical do que o esquerdo. Como está quase em linha reta com a traquéia, em geral penetram no brônquio principal direito os corpos estranhos que passam pela traquéia. O brônquio principal esquerdo, com cerca de 5cm ou mais de comprimento, cruza pela frente do esôfago (Fig. 28.2) e forma a segunda constrição deste órgão, visível radiologicamente. Ambos os brônquios são estruturas móveis e elásticas que modificam seu comprimento (tal como o faz a traquéia). Possuem anéis cartilagíneos que formam placas, quando os brônquios se tornam intrapulmonares nas raízes pulmonares. As modificações respiratórias na posição das raízes pulmonares são descritas em outro local (Cap. 31).

Irrigação sanguínea, drenagem linfática e inervação. Os brônquios são supridos pelas artérias bronquiais. A drenagem venosa é feita para as veias bronquiais. Os vasos linfáticos drenam para os linfonódios adjacentes (broncopulmonares e traqueobronquiais). A inervação é semelhante à da traquéia, e alcança os brônquios através dos plexos cardíaco e pulmonar. Os brônquios são relativamente indolores, embora a estimulação de sua mucosa comumente provoque tosse.

REFERÊNCIAS

1. A general reference, with extensive bibliography, is J. Terracol and R. H. Sweet, *Diseases of the Esophagus*, Saunders, Philadelphia, 1958.
2. L. B. Arey and M. J. Tremaine, Anat. Rec., 56:315, 1933.
3. A. L. Shapiro and G. L. Robillard, Ann. Surg., 131:171, 1950. L. L. Swigart *et al.*, Surg. Gynec. Obstet., 90:234, 1950.
4. W. Evans, *The Course of the Oesophagus in Health, and in Disease of the Heart and Great Vessels*, Spec. Rep. Ser. med. Res. Coun., Lond., No. 208, 1936.
5. The bronchial and the subcarinal angles are given by R. S. Turner, Anat. Rec., 143:189, 1962.
6. J. E. Jesseph and K. A. Merendino, Surg. Gynec. Obstet., 105:210, 1957. H. Pineau, I. Eralp, and A. Delmas, Arch. Anat. Path., 20:395, 1972.
7. D. R. Morton, K. P. Klassen, and G. M. Curtis, Surgery, 28:699, 1950.
8. F. Vanpeperstraete, Adv. Anat., Embryol., Cell Biol., 48:1973.

29 PLEURA E PULMÕES

PLEURA

Os dois pulmões, cada um com o seu saco pleural, estão contidos na cavidade torácica (Figs. 29.1 e 29.2). A pleura é uma membrana serosa, brilhante, escorregadia, delicada, que forra a parede torácica e o mediastino, onde é chamada *pleura parietal*. Ela se reflete do mediastino para o pulmão, onde é chamada *pleura visceral* ou *pulmonar*. A pleura visceral cobre o pulmão e aprofunda-se em suas fissuras. As faces opostas da pleura parietal e da visceral deslizam suavemente, uma de encontro a outra, durante a respiração. O espaço virtual entre elas, a *cavidade pleural*, contém uma película de líquido de espessura capilar.

A extensão completa da pleura não é acessível ao estudo direto no indivíduo vivo íntegro, e, exceto em determinadas regiões ou com técnicas especiais, a pleura não é visível radiograficamente.

Ambas as pleuras, a parietal e a visceral, podem distender-se quando submetidas a tensão prolongada. Se um pulmão estiver congenitamente ausente ou colapsado, o outro pulmão poderá expandir-se e, juntamente com sua pleura, pela frente do coração, preencher a área que corresponde ao primeiro.[1]

Irrigação sanguínea e drenagem linfática. A pleura parietal é vascularizada, principalmente, pelos ramos dos vasos intercostais posteriores, torácico interno, intercostal superior, torácico interno e frênico superior. Os vasos linfáticos drenam para os linfonódios adjacentes da parede torácica. Esses linfonódios, por sua vez, podem drenar para os linfonódios axilares.

A pleura visceral é suprida pelas artérias bronquiais, mas seu sangue venoso é drenado pelas veias pulmonares. Os vasos linfáticos são numerosos e drenam em direção aos linfonódios do hilo.[2]

Inervação. Os nervos intercostais e toracoabdominais dão pequenos ramos sensitivos para a porção costal da pleura parietal. Os nervos toracoabdominal e subcostal dão ramos sensitivos para a parte periférica da pleura diafragmática. As fibras sensitivas do nervo frênico inervam a pleura mediastinal e a porção central da pleura diafragmática. **A pleura parietal, especialmente em sua porção costal, é muito sensível a dor.**[3] Quando a pleura costal é irritada, a dor é localizada, profunda, correspondendo a uma costela ou a um espaço intercostal. A irritação da parte da pleura diafragmática inervada por um nervo torácico causa dor mais difusa, que freqüentemente se irradia para a parede abdominal e região lombar. A irritação da pleura inervada pelo nervo frênico causa dor referida. Algumas vezes, na região da orelha, todavia com mais freqüência no pescoço e, principalmente, na pele sobre o músculo trapézio até a ponta do ombro (Cap. 31). A pleura visceral é insensível.

Anatomia radiológica. A pleura parietal é radiograficamente visível apenas em determinadas regiões ou com incidêncis especiais.

A pleura visceral geralmente não é visível à radiografia, exceto onde apresenta uma margem ao feixe de raios X, como em visualizações especiais que demonstram as fissuras. O lobo da veia ázigos também pode ser delimitado, em virtude da reflexão pleural entre ele e o lobo superior direito (Cap. 32). Qualquer processo patológico que resulte em espessamento da pleura pode tornar-se visível radiograficamente.

Disposição geral da pleura parietal

A pleura parietal compreende as porções costal, mediastinal e diafragmática e uma cúpula (Figs. 29.3 a 29.6).

Pleura costal. **A pleura costal está separada do esterno, das cartilagens costais, das costelas e dos músculos, por um pequeno acúmulo de tecido conjuntivo frouxo, a *fáscia endotorácica*, o qual proporciona um plano de clivagem natural, para separar cirurgicamente a pleura da parede torácica.**

Anteriormente, a pleura costal reflete-se bruscamente sobre o mediastino, onde se continua com a pleura mediastinal. A borda de reflexão é chamada *borda anterior* da pleura. A porção da cavidade pleural entre as camadas dessa reflexão pleural é o *recesso costomediastinal*. Inferiormente, a pleura costal continua com a pleura diafragmática, sendo o recesso costodiafragmático originado por esta reflexão. A margem do recesso, que é chamada *borda inferior* da pleura, em geral não se estende caudalmente, até as origens costais do diafragma. Em conseqüência, uma parte do diafragma permanece descoberta. Posteriormente, a pleura costal volta-se para frente, ladeando os corpos das vértebras, e, novamente, continua-se com a pleura mediastinal. A mudança de direção para diante, na região de continuidade, constitui uma indefinida *borda posterior* da pleura.

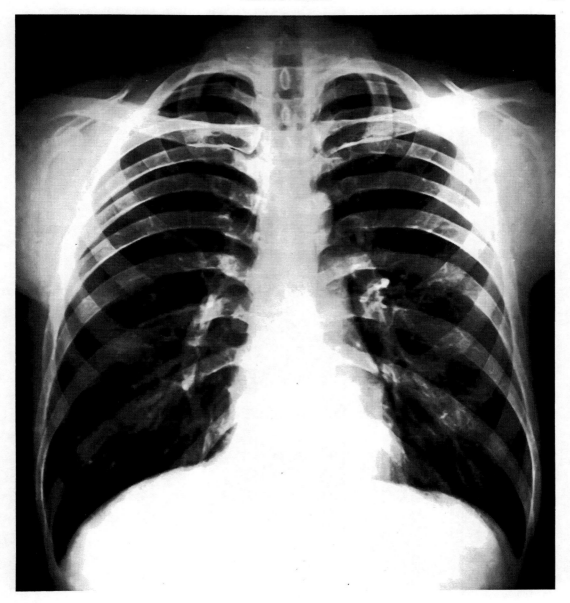

Fig. 29.1 Tórax de um adulto. Notem-se as clavículas, as costelas, o diafragma, a sombra cardiovascular (incluindo o átrio direito, a saliência aórtica e o ventrículo esquerdo), a traquéia, os pulmões (incluindo as imagens vasculares). Longos ramos descendentes das artérias pulmonares são visíveis de cada lado do coração.

O trajeto da borda anterior da pleura está sujeito a variações (Fig. 29.3).[4] **No indivíduo adulto, as duas bordas anteriores provavelmente se encontram no plano mediano, ou próximo a ele, durante uma parte de seu trajeto.**[5] Nas crianças, entretanto, estão separadas pelo timo. A divergência da borda anterior esquerda pode deixar uma parte do pericárdio descoberta (área nua do coração ou do pericárdio), mas tal disposição parece ser pouco comum após a meninice. A borda inferior da pleura também varia quanto ao nível (Fig. 29.4).[6] Posteriormente, ela se encontra intimamente relacionada com a 12.ª costela e, indiretamente, com o rim (Fig. 37.7B, Cap. 37).

Mesmo durante a respiração normal, o pulmão, indubitavelmente, estende-se aos recessos costomediastinal e costodiafragmático, mas sua presença, em geral, não pode ser revelada pela percussão.

Pleura mediastinal. Acima da raiz do pulmão, a pleura mediastinal é uma lâmina contínua, que vai do recesso costomediastinal à borda posterior, onde se torna a pleura costal. Na raiz do pulmão, a pleura mediastinal

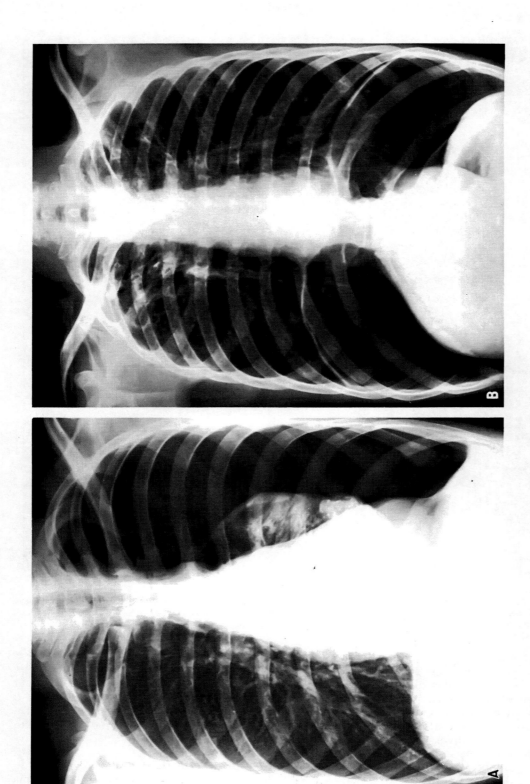

Fig. 29.2 Tórax e abdome. A, pneumotórax. O pulmão esquerdo foi colabado (notar seu pequeno tamanho). A presença de ar na cavidade pleural é responsável pelo aspecto radiotransparente da maior parte do lado esquerdo do tórax. B, pneumoperitoneu. O ar na cavidade peritoneal deslocou as vísceras abdominais para baixo, e as cúpulas direita e esquerda do diafragma esboçaram-se como linhas radiopacas.

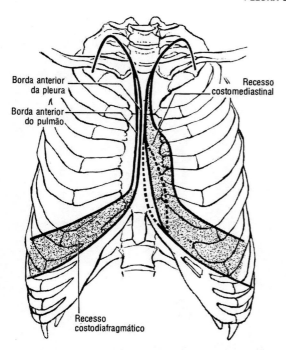

Fig. 29.3 As pleuras, de frente. As linhas interrompidas representam variações, entre as quais a borda anterior esquerda da pleura permanece em 70 por cento dos casos. Os recessos costodiafragmáticos e costomediastinais estão indicados pelo pontilhado. Baseado em Woodburne.[4]

volta-se lateralmente, envolvendo as estruturas da raiz e continuando-se com a pleura visceral. Abaixo da raiz do pulmão, a pleura mediastinal volta-se lateralmente com uma camada dupla (Figs. 29.7 e 29.8), que se estende entre o esôfago e o pulmão. Essa camada dupla é chamada *ligamento pulmonar*. Continua-se, acima, com a reflexão em torno da raiz do pulmão. Adelgaça-se de cima para baixo e termina, embaixo, numa borda livre.

A parte da pleura mediastinal que recobre o pericárdio é aderente a este, exceto ao longo do nervo frênico e dos vasos que o acompanham. A pleura mediastinal tende a insinuar-se entre as estruturas mediastinais. As pleuras direita e esquerda aproximam-se uma da outra, acima do nível do arco aórtico atrás do esôfago. A do lado direito freqüentemente atravessa o plano mediano. A reflexão da pleura atrás do esôfago forma um *recesso retroesofágico* de cada lado (Fig. 29.6). Cada recesso é, provavelmente, ocupado por uma parte do pulmão e contribui para a visualização radiográfica do *espaço retrocardíaco*.[7] Um pequeno *recesso intrapericárdico* do saco pleural direito, algumas vezes se estende abaixo do pericárdio, logo atrás da veia cava inferior.

Pleura diafragmática. Esta porção da pleura parietal recobre a maior parte do diafragma, exceto o centro tendíneo. Uma fina camada de fáscia endotorácica, *fáscia frenicopleural*, estabelece a conexão com o diafragma.

Cúpula da pleura (pleura cervical). As porções costal e mediastinal da pleura parietal continuam-se sobre o ápice do pulmão, onde formam a cúpula ou abóbada de pleura. A cúpula é reforçada por um espessamento da fáscia endotorácica, a *membrana suprapleural*, que se insere na borda interna da primeira costela e no processo transverso da sétima vértebra cervical. Comumente, algumas fibras musculares *(escaleno mínimo)* e tecido fibroso se inserem nesta membrana e na primeira costela.

A cúpula da pleura e o ápice do pulmão estão ao nível da primeira costela, atrás. Contudo, como a primeira costela se dirige para baixo, o pulmão e a pleura estendem-se acima do nível da porção anterior da costela, até a raiz do pescoço. Seu ponto mais elevado é, em geral, indicado pelo processo espinhoso da sétima vértebra cervical, atrás. Eles ficam posteriormente ao músculo esternoclidomastóideo, 2 a 3 cm ou mais acima do nível do terço médio da clavícula.

O tronco simpático, o primeiro nervo torácico e os vasos do primeiro espaço inter-

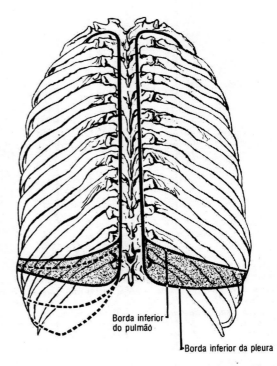

Fig. 29.4 As pleuras, por trás. As linhas interrompidas à esquerda representam variações comuns da posição da borda inferior da pleura. Os recessos costodiafragmáticos estão pontilhados. Baseado em Lachman.[6]

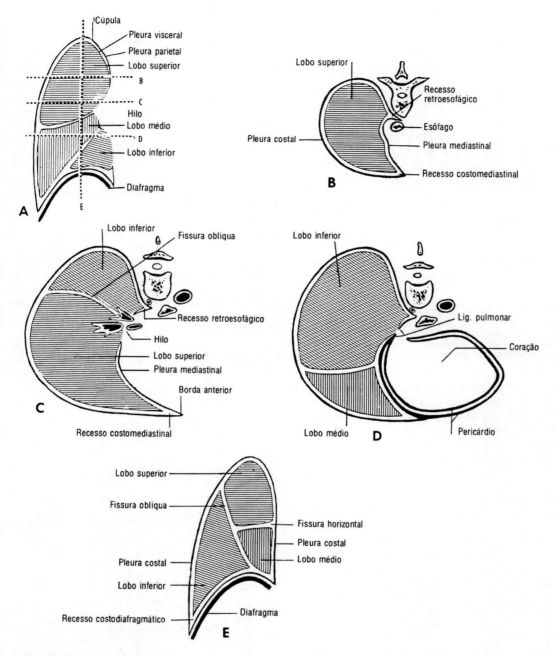

Fig. 29.5 Diagrama das reflexões pleurais. A, corte frontal do pulmão e pleura direitos. As linhas de B a E indicam os respectivos planos e níveis de secção, mostrados nos diagramas de B a E. B, corte horizontal superior. Notem-se os recessos costomediastinal e retroesofágico. C, corte horizontal médio. Observar que a borda anterior da pleura forma a margem do recesso costomediastinal e que a fissura oblíqua quase alcança o hilo. D, corte horizontal inferior, mostrando, também, relações com o pericárdio. Note-se que o ligamento pulmonar é formado pela dupla reflexão da pleura, abaixo do hilo do pulmão (Fig. 29.7, Cap. 29). A pleura mediastinal é aderente ao pericárdio fibroso, exceto onde o nervo frênico desce entre eles (não mostrado). E, corte sagital.

costal ficam por trás da cúpula. Afecções do pulmão e da pleura nessa região, bem como dos ossos adjacentes, podem comprometer tais vasos e nervos. O comprometimento do primeiro nervo torácico resultará em paralisia dos músculos intrínsecos da mão; o comprometimento do tronco simpático conduzirá à síndrome de Horner (Cap. 60).

PULMÕES

Os pulmões são os órgãos da respiração. O adjetivo pulmonar origina-se do latim *pulmo*, pulmão. **Cada pulmão é preso ao coração e à traquéia pela sua raiz e pelo ligamento pulmonar. Encontra-se aliás, livre na cavidade torácica.** Os pulmões são órgãos brilhantes, moles, esponjosos e elásticos. Quando sadios, sempre contêm algum ar; flutuam, quando colocados em água, e crepitam ao ser comprimidos. Um pulmão cheio de líquido, resultante de doença, pode não flutuar em água. O pulmão de um feto ou de recém-nascido é de um cor-de-rosa claro e é firme ao tato. Se a criança não respirou, o pulmão não flutuará. A superfície de um pulmão adulto é usualmente malhada e apresenta porções cinzentas ou azuladas, escuras, sobre um fundo azulado. O aumento da coloração com a idade deve-se a impregnação de poeira atmosférica inalada. As porções superiores dos pulmões expandem-se principalmente no plano horizontal durante a respiração, e a coloração das porções superiores dos pulmões tende a ocorrer em faixas, profunda e correspondentemente aos seus espaços intercostais.

O brônquio principal que penetra no hilo de cada pulmão divide-se e subdivide-se na substância do pulmão, formando um sistema de tubos aéreos ramificados chamado *árvore brônquica*. Os tubos transportam ar para os alvéolos, onde ocorrem as trocas respiratórias com o sangue.

O pulmão direito é mais pesado que o esquerdo. É mais curto porque a cúpula direita do diafragma é mais alta (o lobo direito do fígado empurra-a para cima), e é mais largo porque o coração e o pericárdio salientam-se mais para a esquerda.

Cada pulmão apresenta um ápice, uma base, três faces (costal, medial e diafragmática) e três bordas (anterior, inferior e posterior). As faces interlobares também estão presentes, mas escondidas na profundidade das fissuras. O pulmão esquerdo encontra-se dividido em lobos superior e inferior por uma fissura oblíqua. O pulmão direito está dividido em lobo superior, médio e inferior por uma fissura oblíqua e outra horizontal (Fig. 29.9)

Os brônquios e os vasos pulmonares estendem-se da traquéia e do coração, respectivamente, até cada pulmão, e coletivamente formam a raiz do pulmão em cada lado. O hilo é a parte da face medial onde estas estruturas penetram no pulmão.

Quando um pulmão é endurecido por embalsamação, mantém as impressões das estruturas adjacentes, ao passo que os pulmões recentemente removidos geralmente não as apresentam. Por exemplo, as costelas suprajacentes e as cartilagens costais deixam impressões nos pulmões fixados. A aorta e a

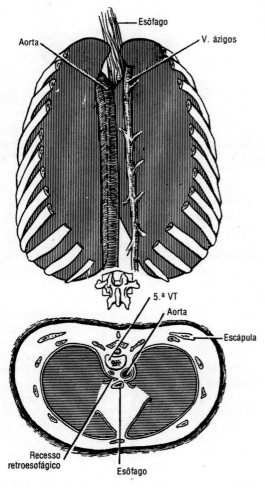

Fig. 29.6 **Figura superior,** *visão posterior,* **e figura inferior,** *secção horizontal ao nível da 5.ª VT, mostrando as relações dos pulmões e pleura. As linhas interrompidas na figura superior indicam as margens do recesso retroesofágico. Baseado em Lachman.*[6]

ANATOMIA

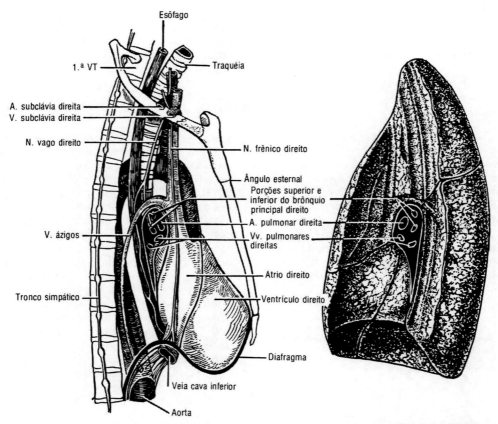

Fig. 29.7 Imagens especulares do pulmão direito e das estruturas mediastinais. A linha de reflexão da pleura parietal para a visceral é mostrada com uma linha branca em torno do hilo, afilando-se para baixo como ligamento pulmonar bilaminado. As impressões produzidas pelas estruturas mediastinais foram indicadas na face medial do pulmão como podem aparecer num pulmão fixado. Baseado em Mainland, e em Mainland e Gordon.[9]

veia ázigos usualmente formam acentuados sulcos nas faces mediais dos pulmões esquerdo e direito, respectivamente. Essas e outras impressões cadavéricas servem para mostrar as relações dos pulmões (Fig. 29.7 e 29.8).

ASPECTOS ANATÔMICOS

Faces e bordas

Ápice. O ápice é arredondado. Tem as mesmas relações da cúpula da pleura (Cap. 60). O ápice do pulmão direito é menor do que o do esquerdo e está mais próximo da traquéia. Isto, provavelmente, explica por que o som da percussão do ápice direito pode ser mais alto e menos ressonante do que o produzido pela percussão do esquerdo.[8]

Face costal. A face costal, convexa, adapta-se à parte da parede torácica formada pelo esterno, pelas costelas e pelas cartilagens costais. A face costal une-se à face medial, nas bordas anterior e posterior, e à face diafragmática, na borda inferior.

Face medial. A face medial apresenta porções vertebral e mediastinal. A *porção vertebral* está aplicada aos lados dos corpos das vértebras. A *porção mediastinal* está relacionada às porções média, posterior e superior do mediastino. A *impressão cardíaca*, produzida pelo coração e pericárdio, é mais profunda no pulmão esquerdo do que no direito. O *hilo* é uma área em forma de cunha, acima e atrás da impressão cardíaca; contém vasos sanguíneos, vasos linfáticos, nervos e os brônquios que entram ou saem do pulmão. A disposição das estruturas do hilo difere nos pulmões direito e esquerdo.

Face diafragmática. A face diafragmática côncava corresponde à cúpula do diafragma. A face diafragmática do pulmão direito é mais côncava do que a do esquerdo, de conformidade com a posição mais elevada da cúpula direita do diafragma. A face diafragmática do pulmão direito está relacionada ao lobo direito do fígado e, a do esquerdo, com o fundo do estômago, com o baço, às vezes com a flexura esquerda do cólon e, muito freqüentemente, com o lobo esquerdo do fígado.

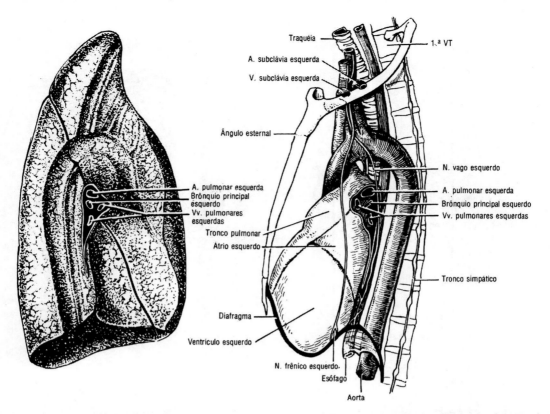

Fig. 29.8 Imagens especulares do pulmão esquerdo e das estruturas mediastinais. A linha de reflexão da pleura parietal para a visceral é mostrada como uma linha branca ao redor do hilo, afilando-se para baixo como ligamento pulmonar. As impressões produzidas pelas estruturas mediastinais foram indicadas na face medial do pulmão como pode aparecer num pulmão fixado. Baseado em Mainland e em Mainland e Gordon.[9]

Borda anterior. Esta corresponde, mais ou menos, à borda anterior da pleura (Fig. 29.3). Não se sabe exatamente se o recesso costomediastinal da pleura é de todo preenchido pelo pulmão durante a respiração normal, mas sim durante a inspiração profunda. A borda anterior do pulmão esquerdo provavelmente se desvia mais para a esquerda *(incisura cardíaca)* do que a da pleura, mas o tamanho dessa incisura não é conhecido durante a vida. Uma incisura similar, porém menor, é ocasionalmente encontrada no pulmão direito. A *língula* é uma pequena porção, em forma de língua, do lobo superior do pulmão esquerdo; ela se situa entre essa incisura e a fissura oblíqua e corresponde ao lobo médio do pulmão direito.

Borda inferior. A borda inferior separa a face diafragmática das faces costal e medial. Esta margem do pulmão ocupa o recesso costodiafragmático da pleura durante todas as fases da respiração. Contudo, a borda inferior, como foi demonstrado através da percussão, está em um nível mais elevado (Fig. 29.4), um nível que desce durante a inspiração profunda. A explicação é que, durante a respiração normal, a parte do pulmão no recesso costodiafragmático é muito delgada para ser demonstrável pela percussão. Durante uma inspiração profunda, o pulmão estende-se no espaço que já ocupa. **Para fins cirúrgicos, pode-se considerar que o pulmão e a pleura se expandem ao mesmo tempo. O fígado, o estômago, o baço, o cólon e o rim, assim como a cavidade peritoneal, alcançam um nível mais elevado do que a periferia do diafragma e da borda inferior do pulmão. Qualquer perfuração nos espaços intercostais inferiores deve ser considerada, tanto em ferimento abdominal quanto torácico.**

A borda inferior, delimitada pela percussão, começa aproximadamente ao nível da juntura xifesternal. A seguir, dirige-se lateralmente numa linha um pouco menos curva do que a pleura, cerca de dois espaços intercostais mais alta (Figs. 29.3 e 29.4). Cruza a sexta costela na linha medioclavicular, a oitava costela na linha medioaxilar e, a seguir, dirige-se para o processo espinhoso da 10.ª VT. Há consideráveis variações individuais no nível da borda inferior. Durante a inspiração profunda, o nível aparente desce pelo menos dois espaços intercostais.

Borda posterior. As relações da borda posterior são as mesmas da borda posterior da pleura.

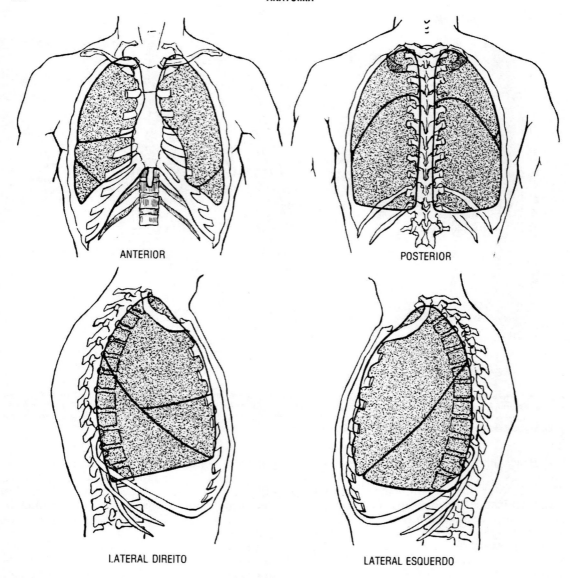

Fig. 29.9 *Os lobos e fissuras dos pulmões. Baseado em Brock.*[10]

Lobos e fissuras

O pulmão esquerdo está dividido em lobos superior e inferior por uma fissura longa, profunda e oblíqua, a qual se estende para dentro até quase o hilo. O *lobo superior*, que fica acima e adiante desta fissura, inclui o ápice e a borda anterior do pulmão. A *língula* do pulmão esquerdo corresponde ao lobo médio do pulmão direito. O *lobo inferior* maior situa-se abaixo e por trás desta fissura, e inclui, aproximadamente, toda a base e a maior parte da porção posterior do pulmão.

O pulmão direito está dividido em *lobos superior, médio* e *inferior* por uma fissura oblíqua e outra horizontal. A fissura oblíqua separa o lobo inferior dos lobos médio e superior. A fissura horizontal estende-se para diante, a partir da fissura oblíqua, e separa os lobos superior e médio. O lobo médio é comumente de contorno triangular ou cuneiforme.

Fissura oblíqua (Fig. 29.9). No lado direito, a fissura oblíqua geralmente começa ao nível da cabeça da quinta costela, ou mesmo inferiormente. (Pode começar, também, ao nível da cabeça da quarta costela.) A origem da fissura oblíqua esquerda é, em geral, em um nível mais elevado do que o da direita.

Vista pela face costal no indivíduo vivo, a fissura oblíqua curva-se para baixo, seguindo a linha da sexta costela. Termina próximo à sexta juntura costocondral, onde se encontra com a borda inferior do pulmão. Quando o braço está abduzido e a mão colocada atrás da cabeça, a borda medial da escápula indica aproximadamente a fissura oblíqua.

Fissura horizontal. Começa na fissura oblíqua, próximo à linha medioaxilar, mais ou menos ao nível da sexta costela. Estende-se para diante, de modo muito variável, até a borda anterior, ao nível da quarta cartilagem costal.

Brônquios e raiz do pulmão

A raiz do pulmão, formada pelas estruturas que penetram o hilo ou que dele emergem, une a face medial de cada pulmão ao coração e à traquéia. As principais estruturas da raiz são os brônquios e os vasos pulmonares. Outras estruturas são representadas por nervos, vasos bronquiais, vasos linfáticos e linfonódios, todos incluídos no tecido conjuntivo. A raiz é envolta pela pleura, que se prolonga para baixo como ligamento pulmonar.

A traquéia e os brônquios principais ocupam um plano posterior àquele ocupado pelo coração e grandes vasos.[9] Esta relação é mantida na raiz do pulmão, onde, da frente para trás, estão situadas veias, artéria e brônquio, com a artéria sobre as veias. As Figs. 29.7 e 29.8 ilustram algumas das relações importantes.

Segmentos broncopulmonares (Fig. 29.10).[10] O pulmão pode ser considerado como dividido em segmentos cada vez menores, cada um constituindo a área de distribuição de um brônquio específico (Figs. 28.5, 29.11 a 29.14). Eventualmente, esses tubos condutores terminam em minúsculos espaços aéreos denominados *alvéolos*. A parede de um alvéolo é a membrana alveolar, ou barreira hematogasosa, através da qual se difundem o dióxido de carbono e o oxigênio. A área do pulmão ao nível do hilo carece de tecido respiratório, sendo conhecida como a parte não-expansível ou não-respiratória do pulmão. **O termo segmento broncopulmonar é aplicado aos maiores segmentos de um lobo.** O brônquio que ventila um segmento é um ramo direto de um brônquio lobar ou "divisão". Conseqüentemente, é um ramo de terceira ordem, sendo de primeira ordem um brônquio principal e, de segunda ordem, um brônquio lobar ou "divisão". Os segmentos broncopulmonares são separados uns dos outros por septos de tecido conjuntivo.

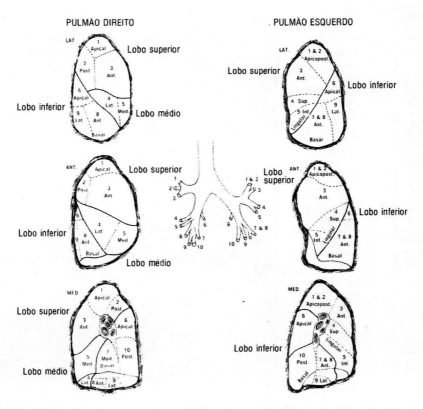

Fig. 29.10 Os brônquios segmentares e os segmentos broncopulmonares. Os brônquios e segmentos são numerados de modo a facilitar a comparação com as Figs. 29.11 a 29.13. Para nomes, v. Quadro 29.1, Cap. 29.

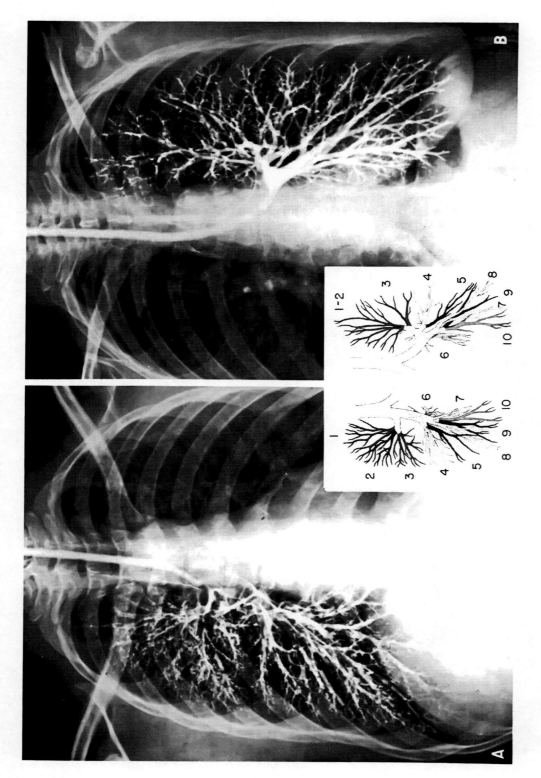

Fig. 29.11 Broncogramas póstero-anteriores. A, pulmão direito. B, pulmão esquerdo. De Medical Radiography and Photography. Cort. dos Drs. J. Stauffer Lehman e J. Antrim Crellin, Philadelphia, Pennsylvania. Para a terminologia, v. Quadro 29.1.

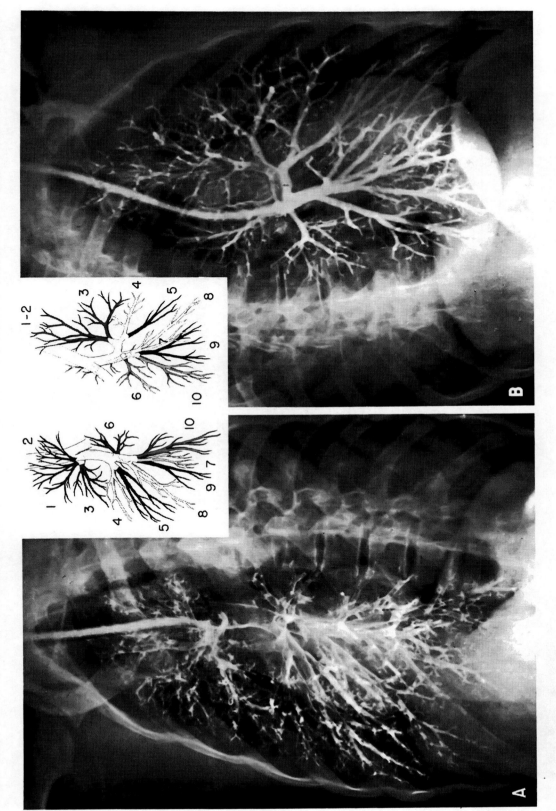

Fig. 29.12 Broncogramas oblíquos. A, pulmão direito, vista oblíqua anterior esquerda. B, pulmão esquerdo, vista oblíqua anterior direita. De Medical Radiography and Photography. Cort. dos Drs. J. Stauffer Lehman e J. Antrim Crellin, Philadelphia, Pennsylvania. Para a terminologia, v. Quadro 29.1.

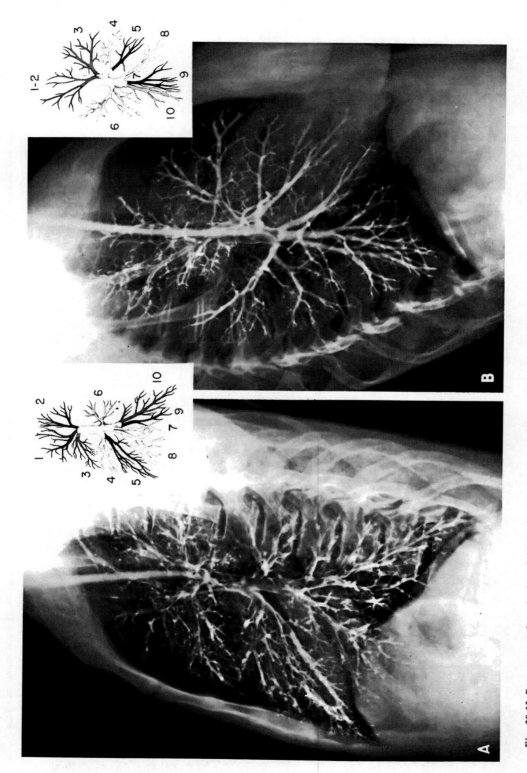

Fig. 29.13 Broncogramas laterais. A, pulmão direito. B, pulmão esquerdo. De Medical Radiography and Photography. Cort. dos Drs. J. Stauffer Lehman e J. Antrim Crellin, Philadelphia, Pennsylvania. Para a terminologia, v. Quadro 29.1.

PLEURA E PULMÕES

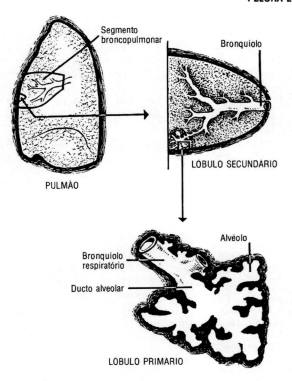

Fig. 29.14 *Representação diagramática de um segmento broncopulmonar e de lóbulos primário e secundário. Baseado em Miller.*

Os septos estão em continuação com a pleura visceral e enviam prolongamentos nos segmentos. Estes septos impedem a difusão do ar de um segmento cujo brônquio tenha sido bloqueado. Os segmentos broncopulmonares receberam nomes (comparar a Fig. 29.10 e o Quadro 29.1), mas existem consideráveis variações nos segmentos e seus brônquios e vasos sanguíneos

As afecções pulmonares podem localizar-se num segmento broncopulmonar ou limitar-se a ele. A importância clínica dos segmentos baseia-se no fato de que é possível fazer a remoção cirúrgica de um segmento comprometido por um tumor ou infecção. Da mesma forma, o segmento envolvido por um distúrbio pode ser localizado através de radiografia ou broncoscopia, e as informações obtidas podem determinar o curso do tratamento.

Os ramos das artérias pulmonares acompanham os brônquios e tendem a corresponder aos segmentos. São mais variáveis, entretanto, porque um ramo pode irrigar mais de um segmento ou, mais freqüentemente, o número de ramos denominados para um lobo pode exceder o número de segmentos. **As veias pulmonares não acompanham os brônquios. Elas são intersegmentares e, portanto, guias para os planos intersegmentares.**[11]

Variações

As fissuras estão, com freqüência, ausentes ou são incompletas, especialmente a horizontal. Por outro lado, uma fissura supranumerária pode dividir o pulmão e formar um lobo extra. As variações no padrão de ramificação dos brônquios segmentares e subsegmentares são comuns, resultando no fato de que os segmentos broncopulmonares podem variar em número e posição. Por exemplo, um segmento subapical (subsuperior) adicional está algumas vezes presente, tanto no lobo inferior direito como no esquerdo, e um segmento basal (cardíaco) medial pode estar presente no lobo inferior esquerdo. Raramente um brônquio segmentar pode nascer da traquéia.[12]

As variações comuns nos pulmões são de pequena importância funcional, mas podem ser importantes em procedimentos cirúrgicos e diagnósticos. Algumas variações podem ser reconhecidas radiograficamente. Uma delas é o *lóbulo da veia ázigos*.[13] Diversas espécies têm sido descritas, mas aquela aqui referida forma-se quando a veia ázigos, em vez de se curvar sobre o hilo, arqueia-se sobre a parte superior do pulmão direito. Deste modo, ela se aprofunda na tela pulmonar e isola, parcialmente, uma parte medial do pulmão, o chamado lóbulo da veia ázigos. A pleura parietal é impelida pela veia na fissura. As quatro camadas da pleura (mesoázigos) na fissura, com a veia no fundo da fissura, podem ser visíveis radiograficamente.

Anatomia radiológica

É discutida com maior detalhe no Cap. 32. Os pulmões ficam transparentes pelo ar que contêm, e esta

Quadro 29.1 Segmentos broncopulmonares

Pulmão direito	*Pulmão esquerdo*
Lobo superior 1. Apical 2. Posterior 3. Anterior	*Lobo superior* 1 e 2. Apicoposterior 3. Anterior
Lobo médio 4. Lateral 5. Medial	 4. Lingular superior 5. Lingular inferior
Lobo inferior 6. Apical (superior) 7. Basal medial (cardíaco) 8. Basal anterior 9. Basal lateral 10. Basal posterior	*Lobo inferior* 6. Apical (superior) 7 e 8. Basal anterior (Basal medial [cardíaco] é independente em 1/3 dos casos) 9. Basal lateral 10. Basal posterior

transparência aumenta durante a inspiração. Desta forma, a maior parte dos pulmões pode ser delimitada radiograficamente (v. Figs. 29.1 e 29.2). Contudo, as partes que se estendem abaixo dos níveis das cúpulas do diafragma são obscurecidas pelo fígado, abaixo da cúpula direita, e pelo fundo do estômago, pelo fígado, pelo baço, e algumas vezes pela flexura esquerda do cólon, abaixo da cúpula esquerda. O coração e os grandes vasos também obscurecem porções dos pulmões.

As artérias no hilo são visíveis radiograficamente e formam um padrão que se estende para dentro do pulmão. É comum os brônquios não serem visíveis, exceto ocasionalmente, quando vistos do topo; também não o são os linfonódios, a menos que estejam calcificados ou fibrosados.

IRRIGAÇÃO SANGUÍNEA, DRENAGEM LINFÁTICA, INERVAÇÃO E DESENVOLVIMENTO

Artérias e veias

O sangue a ser oxigenado é conduzido pelas artérias pulmonares. Os tecidos dos pulmões são nutridos pelas artérias bronquiais. Em raros casos, artérias anômalas para as porções inferiores dos pulmões podem originar-se da porção inferior da aorta torácica ou da porção superior da aorta abdominal.[14]

Artérias pulmonares. Os ramos intrapulmonares das artérias pulmonares acompanham os brônquios ou situam-se em suas bainhas de tecido conjuntivo. Eles terminam em redes capilares nos ductos e sáculos alveolares, e nos alvéolos.

Veias pulmonares. As veias pulmonares, que carecem de válvulas, coletam o sangue arterial da parte respiratória do pulmão e, o sangue venoso, da pleura visceral e dos brônquios. As primeiras divisões dos brônquios principais, entretanto, são drenadas pelas veias bronquiais. As veias pulmonares são intersegmentares quanto à localização. Correm nos septos de tecido conjuntivo, em direção ao hilo, e algumas vezes atravessam uma fissura.

Comumente, uma só veia pulmonar deixa cada lobo. As veias lobares direitas superior e média unem-se tipicamente próximo ao hilo, para formar a veia pulmonar direita superior. Comumente, então, quatro veias pulmonares (superiores direita e esquerda, inferiores direita e esquerda) passam para o átrio esquerdo do coração (Cap. 31). As variações em tamanho e número são comuns. Ocasionalmente, uma ou mais veias pulmonares penetram no átrio direito ou na veia cava superior.[15] Então, podem surgir dificuldades, se a tela pulmonar drenada pelas veias restantes (para o átrio esquerdo) estiver lesada e a oxigenação ficar prejudicada.

Artérias bronquiais. Comumente, há uma artéria bronquial à direita, que, amiúde, nasce da aorta, em tronco comum com a terceira artéria intercostal posterior direita, mas que pode nascer da artéria bronquial esquerda superior. Existem, comumente, duas artérias bronquiais, à esquerda, que nascem da aorta. Muitos padrões e anomalias das artérias bronquiais foram descritos,[16] inclusive origens de artérias torácicas internas, de uma artéria subclávia ou de uma artéria tireoídea inferior. Diversos ramos anastomóticos longitudinais de cada artéria bronquial acompanham os brônquios intrapulmonares até os bronquíolos respiratórios. Eles suprem de sangue oxigenado os tecidos não-respiratórios dos pulmões, incluindo os nervos, as paredes dos vasos pulmonares e uma porção da pleura visceral.

Veias bronquiais. O sangue venoso das primeiras poucas divisões dos brônquios é conduzido pelas veias bronquiais para a veia ázigos, para a hemiázigos ou para as veias intercostais posteriores. Todo o sangue venoso restante é conduzido pelas veias pulmonares.

Drenagem linfática

Os vasos linfáticos profundos drenam a árvore bronquial, os vasos pulmonares e os septos de tecido conjuntivo. Os vasos profundos possuem poucas válvulas. Eles se intercomunicam e também se comunicam com os vasos superficiais nos septos dos lóbulos secundários. Os vasos superficiais têm numerosas válvulas. A linfa, em ambos os grupos de vasos, flui em direção ao hilo, onde os vasos terminam nos linfonódios pulmonares e broncopulmonares. Estes, por sua vez, drenam para os linfonódios traqueobrônquicos (Cap. 31).

Se as pleuras parietal e visceral tornarem-se fundidas, os linfáticos no pulmão e na pleura visceral podem drenar para os linfonódios axilares. (A presença de partículas de carvão nos linfonódios axilares faz presumir tal fusão.)

Inervação[17]

Os plexos pulmonares anterior e posterior, na frente e atrás da raiz do pulmão, são formados por ramos dos nervos vagos e dos troncos simpáticos (Cap. 31). Os grupos de células ganglionares parassimpáticas estão presentes nos plexos e ao longo da árvore brônquica.

Fibras autônomas. As fibras parassimpáticas pré-ganglionares dos nervos vagos fazem sinapse com as células ganglionares cujos axônios inervam o músculo liso e as glândulas da árvore brônquica. São, provavelmente, excitantes destas estruturas.

As fibras simpáticas pós-ganglionares nascem dos quatro ou cinco gânglios simpáticos torácicos superiores e alcançam os plexos através de ramos diretos. Elas inervam os vasos sanguíneos, o músculo liso e as glândulas da árvore brônquica. São, possivelmente, inibidoras da musculatura lisa dos brônquios e bronquíolos.

Fibras sensitivas. São de origem vagal. Algumas formam terminações sensitivas nas paredes dos vasos pulmonares, especialmente as veias, tanto no trajeto pulmonar quanto no extrapulmonar. As funções destas terminações são incertas, embora a estimulação mecânica destas nas paredes dos vasos possa resultar em grave queda na pressão arterial e na freqüência cardíaca. Ainda outras fibras vagais formam terminais sensitivos na pleura visceral e nas paredes dos brônquios e bronquíolos, e, provavelmente, também entre os alvéolos. Estas terminações se relacionam com o controle reflexo da respiração. Ainda outras terminações sensitivas estão presentes na mucosa brônquica; sua irritação provoca tosse.

Desenvolvimento do sistema respiratório[18]

O epitélio do sistema respiratório surge como um divertículo de intestino anterior. Este divertículo cresce caudalmente e se divide em dois. Cada divisão (brônquio principal) cresce para dentro da cavidade torácica, como se estivesse invaginando o saco pleural adiante dele, e continua a se dividir. O divertículo conduz o mesênquima que dá origem à tela conjuntiva, ao músculo e à cartilagem do pulmão. Os alvéolos começam a ser formados no segundo trimestre, e os fetos de cerca de sete meses de gravidez podem ser viáveis, isto é, estar aptos a viver *ex utero*.

Se a traquéia e o esôfago falham em se separar convenientemente durante o desenvolvimento, podem restar comunicações anormais entre eles. Estas comunicações constituem uma anomalia importante, conhecida como *fístula traqueosofágica*. Na forma mais comum, a parte superior do esôfago termina em fundo cego, enquanto a parte inferior nasce da traquéia. A anomalia mais severa, felizmente incomum, é a ausência de um pulmão.[19]

RESPIRAÇÃO

A principal função dos pulmões é oxigenar o sangue venoso misturado. Isto envolve (1) *ventilação*, um processo que inclui tanto o volume como a distribuição do ar que atinge o alvéolo; (2) *difusão*, o processo pelo qual o oxigênio e o dióxido de carbono atravessam a membrana alveolar; (3) e *fluxo sanguíneo nos capilares pulmonares*, que deve ser adequado em volume e mesmo em distribuição.

A ventilação é realizada, principalmente, pelos músculos respiratórios. Embora estes sejam do tipo esquelético, o processo respiratório é controlado reflexamente pelos centros respiratórios no tronco cerebral. A atividade destes centros pode ser voluntariamente modificada, mas suas funções reflexas não podem ser de todo suprimidas. O volume da respiração é indicado por certas medidas anatômicas, denominadas *volumes pulmonares primários*. Estes são: (1) volume residual, (2) volume de reserva expiratória, (3) volume circulante e (4) volume de reserva inspiratória. O volume residual, que é indicado no círculo mais interno da Fig. 29.15, é o volume de ar que permanece depois da expulsão voluntária da maior quantidade possível de ar dos pulmões. (O volume de um pulmão colapsado é menor que o volume residual.) Volume circulante (500 a 600ml) (profundidade da respiração) é o volume de gás que entra no trato respiratório ou dele sai em cada respiração. É também a diferença entre a inspiração e a expiração normais. Os fisiologistas pulmonares também definem as capacidades. Por exemplo, a capacidade vital é a diferença entre a capacidade total do pulmão (todos os quatro volumes primários; indicados na Fig. 29.15 pela linha mais externa) e o volume residual. É o volume máximo de ar que pode ser expelido dos pulmões após uma inspiração máxima.

Relativamente à distribuição do ar durante a ventilação, é importante reconhecer que o fluxo de ar através dos pulmões não é uniforme em freqüências ventilatórias baixas. Por exemplo, em indivíduos normais na posição ereta, até os primeiros 500ml de ar inspirado do volume residual são distribuídos quase que exclusivamente para as regiões apicais dos pulmões.[20] Entre os fatores responsáveis por esta distribuição desigual incluem-se as diferenças regionais na resistência ao fluxo, nas pequenas vias aéreas (menores que 2mm em diâmetro). Portanto, como a resistência ao fluxo de ar aumenta (por exemplo, por causa da perda da elasticidade pulmonar com a idade), as probabilidades são de que parte dos pulmões, em indivíduos idosos, foi mal ventilada durante a respiração normal. Além disso, a doença respiratória em qualquer idade pode interferir com o fluxo de ar. Assim, testes simples destinados a medir a alteração de volume (volume fechado), durante meio segundo da determinação da capacidade vital, são úteis em detectar a doença precoce das pequenas vias aéreas.[21] Testes mais complexos de fluxo aéreo e distribuição e da eficiência respiratória também estão disponíveis para o estudo de um espectro mais largo de doenças respiratórias.[22]

A freqüência respiratória média é de cerca de 11 a 14 por minuto nos adultos sa-

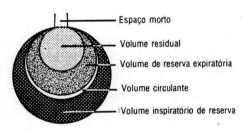

Fig. 29.15 Os volumes primários do pulmão. A linha mais externa representa o maior tamanho até onde o pulmão pode expandir-se. Baseado em Comroe et al.

dios, sob condições metabólicas basais. A média da freqüência respiratória ao nascer é de 39 por minuto.[23] A média do volume de ar que penetra no trato respiratório ou dele sai em cada respiração (volume circulante ou profundidade de respiração, Fig. 29.10) é de 500 a 600ml.

Os movimentos da caixa óssea torácica e do diafragma estão descritos em outro local (Cap. 27). Estes movimentos e seu papel na alteração da pressão endotorácica devem ser considerados em conexão com as funções dos pulmões e da pleura. As lâminas parietal e visceral da pleura e a interposta camada capilar de líquido podem ser comparadas a dois pedaços de vidro separados por uma delgada película de líquido. Os pedaços de vidro podem escorregar facilmente um de encontro ao outro, porém é necessária uma força considerável para separá-los. As lâminas da pleura, do mesmo modo, deslizam facilmente uma de encontro a outra, mas, em condições normais, nunca se separam. Se não houver aderência entre as lâminas da pleura, os pulmões não podem expandir-se. Duas forças auxiliam na aderência das lâminas. Uma é a pressão atmosférica por fora da parede torácica. A outra é a pressão intra-alveolar que, devido a sua conexão através das vias aéreas com o exterior, torna-se igual à pressão atmosférica quando a respiração é suspensa.

Duas forças tendem a separar as lâminas pleurais. Uma é a elasticidade da parede torácica que é dirigida para fora. (As extremidades de uma costela cortada lançam-se para fora.) A outra é o poder de retração dos pulmões. Durante a inspiração, as telas elásticas da traquéia, dos brônquios, dos pulmões e da parede torácica são distendidas. O poder de retração dos pulmões é aumentado pela distensão, mas é ainda mínimo se comparado com a pressão atmosférica e com o poder de aproximação das lâminas da pleura. A energia potencial criada pela contração dos músculos inspiratórios é armazenada pela tela elástica. Quando os músculos se relaxam (a expiração normal é um processo passivo, sendo completada em três segundos), as telas elásticas distendidas recuam, com uma força que depende do volume de ar nos pulmões, no fim da inspiração, e da aquiescência (falta de resistência à corrente aérea) das vias aéreas. Mesmo em repouso, as telas elásticas tendem a separar as camadas da pleura, porque os pulmões não estão completamente vazios. Os pulmões de uma criança tendem a esvaziar-se completamente de ar durante a expiração e, estando relaxados, não exercem tração sobre a pleura ao nível de repouso expiratório.[24] Contudo, o tórax cresce mais rapidamente que os pulmões, e, logo após o nascimento, estes começam a ser distendidos, de modo que, como no adulto, mesmo em repouso eles tracionam as lâminas pleurais.

Outro fator importante no poder de retração é dado pelos fenômenos de superfície no limite gás-tela, isto é, tensão superficial do forro mucoso ou do material mucoso do alvéolo.[25]

Durante a inspiração, a cavidade torácica se amplia e a pressão intra-alveolar é reduzida. Se a pressão nas grandes veias e nos átrios for medida, observa-se que é negativa no repouso e que diminui durante a inspiração. A diferença de pressão entre os capilares e o átrio direito, portanto, torna-se maior. Um resultado é o aumento no retorno do sangue para o coração. O contrário ocorre durante a expiração. A pressão do líquido cerebrospinal está diretamente relacionada com a pressão venosa. Do mesmo modo, há alterações de pressão na primeira, correspondentes às fases de respiração.

Movimento da árvore brônquica. Durante a inspiração, a árvore brônquica se alonga, e as raízes dos pulmões deslocam-se para baixo, para fora e para diante; a traquéia e os brônquios principais descem.[26] Estes movimentos não são acentuados durante a respiração normal, mas são consideráveis com uma inspiração profunda, quando a bifurcação da traquéia pode descer 5cm ou mais. Os movimentos das raízes para diante fornecem espaços, por assim dizer, no qual as porções posteriores dos pulmões podem expandir-se. Qualquer aumento na rigidez do mediastino, ou obstáculo ao movimento da raiz do pulmão, dificulta a ventilação das porções posteriores do pulmão. Deve-se enfatizar, entretanto, que a aeração tem grandes reservas. Um indivíduo com ambos os lobos inferiores, o lobo médio direito e a *língula* removidos viveu sem prejuízos notáveis.[27]

Os pulmões também mostram expansão diferencial, relacionada com os movimentos respiratórios. A maior parte da expansão das porções superiores dos pulmões, por exemplo, ocorre quando a caixa torácica aumenta em diâmetro, enquanto as partes inferiores dos pulmões se estendem, principalmente quando o diafragma desce. É bem provável que estes movimentos diferenciais das porções superiores e inferiores do pulmão sejam facilitados pelas fissuras oblíquas.

Respiração artificial. Muitos métodos de respiração artificial foram inventados para fornecer a ventilação adequada e para mimetizar a ventilação natural tanto quanto possível.

O melhor é o método boca-a-boca ou boca-nariz. O paciente é colocado sobre o dorso, e sua cabeça é inclinada para trás, numa posição de mento elevado, com o pescoço estendido. Com uma das mãos, o operador puxa a mandíbula para diante; com a outra, mantém o nariz fechado ou fecha a boca para evitar escoamento de ar. Em seguida, toma uma respiração profunda e sopra na boca ou no nariz do paciente, até que o peito do mesmo se eleve. Então, ele pára e permite que ocorra a expiração. O ciclo inspiração forçada expiração passiva é repetido de 12 a 20 vezes por minuto. Para crianças, o operador fecha tanto a boca como o nariz com sua boca e sopra pequenas lufadas de ar.

Um método manual recomendado é o da pressão por seu braço elevado,[28] no qual o paciente fica em decúbito ventral e o operador se ajoelha na altura da sua cabeça. A inspiração é realizada pela elevação e tração dos braços para diante, em direção ao operador. Esta manobra levanta o peso do corpo do peito, os músculos peitorais elevam as costelas e a coluna é estendida. A expiração é produzida pela compressão sobre as costas do paciente.

REFERÊNCIAS

1. J. W. Pierson, J. Amer. med. Ass., 105:399, 1935.
2. T. C. Pennell, J. thor. cardiov. Surg., 52:629, 1966.
3. J. A. Capps, Arch. intern. Med., 8:717, 1911. J. A. Capps and G. H. Coleman, *An Experimental and Clinical Study of Pain in the Pleura, Pericardium and Peritoneum*, Macmillan, New York, 1932.
4. R. T. Woodburne, Anat. Rec., 97:197, 1947.
5. G. J. Noback, Anat. Rec., 52 (Suppl.):28, 1932.
6. E. Lachman, Anat. Rec., 83:521, 1942; Amer. J. Roentgenol., 56:419, 1946.
7. H. C. Maier, Amer. J. Roentgenol., 43:168, 1940. E. Lachman, Anat. Rec., 83:521, 1942.
8. A. F. Hewat, Edinb. med. J., 45:326, 1938.
9. For a discussion of important relations and surgical anatomy, see D. Mainland, *Anatomy*, Hoeber, New York, 1945. See also D. Mainland and E. J. Gordon, Amer. J. Anat., 68:457, 1941; R. Brock and L. L. Whytehead, Brit. J. Surg., 43:8, 1955; E. M. Kent and B. Blades, J. thorac. Surg., 12:18, 1942; and P. Caulouma, Gaz. Hôpit., 130:251, 1958.
10. C. L. Jackson and J. F. Huber, Dis. Chest, 9:319, 1943. J. F. Huber, J. natn. med. Ass., 41:49, 1949. R. C. Brock, *The Anatomy of the Bronchial Tree*, Cumberledge, London, 2nd ed., 1954. E. A. Boyden, *Segmental Anatomy of the Lungs*, Blakiston Division, McGraw-Hill, New York, 1955.
11. B. H. Ramsey, Surgery, 25:533, 1949.
12. W. Woźniak, Folia Morphol. Praha, 14:148, 1966.
13. L. E. Etter, Amer. J. Roentgenol., 58:726, 1947. B. J. Anson et al., Quart. Bull. Northw. Univ. med. Sch., 24:285, 1950.
14. A. Bruwer, O. T. Clagett, and J. R. McDonald, J. thorac. Surg., 19:957, 1950.
15. H. Brody, Arch. Path. (Lab. Med.), 33:221, 1942. O. C. Brantigan, Surg. Gynec. Obstet., 84:653, 1947.
16. J. F. Menke, Anat. Rec., 65:55, 1936. R. O'Rahilly, H. Debson, and T. S. King, Anat. Rec., 108:227, 1950.
17. O. Larsell and R. S. Dow, Amer. J. Anat., 52:125, 1933. J. B. Gaylor, Brain, 57:143, 1934. H. Spencer and D. Leob, J. Anat., Lond., 98:599, 1964. F. L. Dwinnell, Jr., Amer. J. Anat., 118:217, 1966.
18. L. J. Wells and E. A. Boyden, Amer. J. Anat., 95:163, 1954. E. A. Boyden, Amer. J. Surg., 89:79, 1955.
19. L. B. Thomas and E. A. Boyden, Surgery, 31:429, 1952. A. R. Valle, Amer. J. Surg., 89:90, 1955. R. O'Rahilly and E. A. Boyden, Z. Anat. EntwGesch., 141:237, 1973.
20. J. Milic-Emili et al., J. appl. Physiol., 21:749, 1966.
21. D. S. McCarthy et al., Am. J. Med., 52:747, 1972.
22. J. A. Burdine et al., J. nucl. Med., 13:933, 1972.
23. H. J. Boutourline-Young and C. A. Smith, Amer. J. Dis. Child., 80:753, 1950.
24. T. G. Heaton, Canad. med. Ass. J., 39:275, 1938.
25. J. Mead, Physiol. Rev., 41:281, 1961.
26. C. C. Macklin, Amer. J. Anat., 35:303, 1925; Physiol. Rev., 9:1, 1929; Amer. Rev. Tuberc., 25:393, 1932.
27. E. A. Graham, Surgery, 8:239, 1940.
28. A. S. Gordon et al., J. Amer. med. Ass., 147:1444, 1951. Council on Physical Medicine and Rehabilitation, J. Amer. med. Ass., 147:1454, 1951.

LEITURA SUPLEMENTAR

Comroe, J. H., et al., *The Lung*, Year Book Medical Publishers, Chicago, 2nd ed., 1962. A valuable account of pulmonary physiology.

Fraser, R. G., and Paré, J. A. P., *Structure and Function of the Lung*, Saunders, Philadelphia, 1971. Deals chiefly with the radiology of the airways and vessels.

The following are concerned with the normal anatomy and structure of the lung:

Engel, S., *The Child's Lung*, Arnold, London, 1947.

Lauweryns, J. M., The blood and lymphatic microcirculation of the lung, in *Pathology Annual*, ed. by S. C. Sommers, Appleton-Century-Crofts, New York, vol. 6, 1971.

Miller, W. S., *The Lung*, Thomas, Springfield, Illinois, 2nd ed., 1947.

Nagaishi, C., et al., *Functional Anatomy and Histology of the Lung*, University Park Press, Baltimore, 1972.

Policard, A., *Le Poumon*, Masson, Paris, 2nd ed., 1955.

von Hayek, H., *Die menschliche Lunge*, Springer-Verlag, Berlin, 2nd ed., 1970.

30 CORAÇÃO E PERICÁRDIO

O pericárdio[1] é o saco fibrosseroso (Figs. 30.1 e 30.2) que envolve o coração e com o qual ocupa a maior parte do mediastino médio (Fig. 27.8, Cap. 27). A face interna da túnica externa, fibrosa, é forrada por uma membrana serosa que se reflete para a superfície do coração. Ela forma um saco fechado que contém uma película de líquido. **O pericárdio, com seu líquido, lubrifica as superfícies móveis do coração, mantendo-o em posição e evitando sua dilatação, constituindo assim um importante sistema hidrostático.**

Pericárdio fibroso. A resistente porção externa do pericárdio é uma camada densa de feixes colágenos entrelaçados com o esqueleto de fibras elásticas em suas partes mais profundas.[2] Embaixo, confunde-se com o centro tendíneo do diafragma, ao qual adere firmemente na frente e à direita (ligamento frenopericárdico). A união com o diafragma é mais frouxa em outras áreas. O pericárdio é atravessado pela veia cava inferior e funde-se com sua adventícia. Ocasionalmente, encontra-se uma pequena *bolsa infracardíaca* entre o pericárdio e o esôfago.[3] Essa bolsa é formada pela extremidade superior do recesso pneumoentérico direito do embrião. Encontram-se, freqüentemente, franjas ou dobras de gordura nas margens da junção do pericárdio com o diafragma, em ambos os lados. Essa massa gordurosa extrapericárdica pode ser visualizada radiograficamente, sobretudo à esquerda, onde pode obscurecer o ângulo inferior esquerdo da silhueta cardíaca.

Posteriormente, o pericárdio é fixado por tecido conjuntivo frouxo às estruturas do mediastino posterior. Relaciona-se estreitamente com a aorta torácica e com o esôfago. Em suas faces laterais, adere à pleura mediastinal, exceto quando dela está separado pelos nervos frênicos e seus vasos satélites. Adiante, o pericárdio forma o limite posterior do mediastino anterior. Dois cordões fibrosos, variáveis, os *ligamentos esternopericárdicos,* unem o pericárdio, superior e inferiormente, com a face posterior do esterno.

Por cima e por trás, o pericárdio fibroso confunde-se gradualmente com a veia cava superior, com o tronco pulmonar e seus dois ramos, com as quatro veias pulmonares e com o ligamento arterial.

O pericárdio fibroso inextensível é tão firmemente aderido aos grandes vasos que o coração poderá ser comprimido, e o retorno venoso impossibilitado, caso se acumule líquido rapidamente em sua cavidade. Alguns centímetros cúbicos de sangue na cavidade pericárdica podem causar sérios distúrbios. Por outro lado, se os líquidos se depositam lentamente, o pericárdio distender-se-á, aos poucos, de tal modo que considerável quantidade possa ser contida.

A ausência congênita de pericárdio tem sido observada.[4] Não se relataram, em tais circunstâncias, os efeitos sobre o coração. Pericárdio seroso (Fig. 30.1). É um saco fechado, cuja *lâmina parietal* externa forra a superfície interna do pericárdio fibroso e se reflete para o coração, onde é designada *lâmina visceral* ou *epicárdio*. À medida que a lâmina visceral se reflete para o coração, ela envolve parcialmente os grandes vasos. **As camadas visceral e parietal, cujas superfícies opostas são recobertas por mesotélio, acham-se separadas por um espaço potencial, a *cavidade do pericárdio,* e são umedecidas por uma película líquida.**

No embrião, a lâmina parietal reflete-se para o coração nas extremidades arterial e venosa. A aorta e o tronco pulmonar, que se

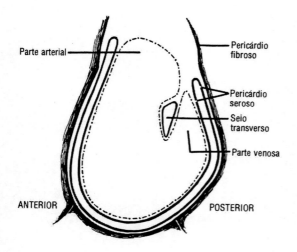

Fig. 30.1 Representação diagramática de um corte sagital através do coração e pericárdio. Note-se como a túnica serosa do pericárdio se reflete para o coração e forma uma dupla membrana.

CORAÇÃO E PERICÁRDIO

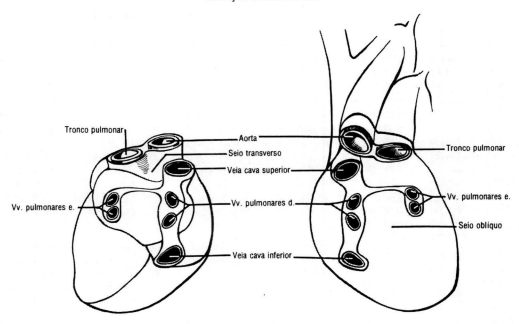

Fig. 30.2 Imagens especulares das reflexões pericárdicas. A figura da esquerda mostra as reflexões para o coração observadas por trás. À direita, o coração foi removido, e a parte posterior do pericárdio é vista de frente. A reflexão das veias forma uma linha contínua irregular, que se inicia na altura da veia cava inferior, estende-se para cima, para a veia pulmonar inferior direita, e volta-se para a esquerda, através do átrio esquerdo, para as veias pulmonares esquerdas. O espaço irregular, assim limitado, constitui o seio oblíquo do pericárdio.

desenvolvem na extremidade arterial, são envolvidos, no adulto, por uma bainha comum da lâmina visceral. Quando o saco pericárdico do adulto é aberto em sua superfície anterior, é possível passar um dedo por trás da aorta e do tronco pulmonar, por diante do átrio esquerdo e da veia cava superior. Essa passagem é denominada *seio transverso do pericárdio* (Figs. 30.1 e 30.2).

A reflexão do pericárdio ao nível das veias é mais complexa. Forma uma linha irregular em torno do espaço conhecido como *seio oblíquo do pericárdio*, que é limitado em cada lado pelas dobras pericárdicas serosas nas desembocaduras das veias pulmonares direita e esquerda. Entre as veias, o seio é limitado pela reflexão da lâmina serosa para a face interna da lâmina fibrosa. Se o saco pericárdico for incisado na frente, um dedo pode ser colocado no seio oblíquo por baixo, onde é aberto. A *prega da veia cava esquerda* é uma pequena dobra do pericárdio seroso, situada entre a artéria pulmonar esquerda e a veia pulmonar esquerda superior, atrás da extremidade esquerda do seio transverso. Ela contém o *ligamento da veia cava esquerda*, que é um resquício da veia cardinal anterior esquerda. Uma pequena veia, a *veia oblíqua do átrio esquerdo*, dirige-se da extremidade inferior deste ligamento para o seio coronário (v. adiante).

Irrigação sanguínea e inervação. O pericárdio é irrigado pelos ramos pericardiacofrênicos das artérias torácicas internas e através de ramos pericárdicos das artérias bronquiais, esofágicas e frênica superior. Esses vasos apresentam anastomoses extracardíacas com as artérias coronárias (v. adiante). O epicárdio é irrigado pelas artérias coronárias.

O pericárdio recebe seus nervos e ramos oriundos do nervo frênico, que contém fibras vasomotoras e sensitivas.[5] A dor pericárdica é percebida de forma difusa, atrás do esterno, e pode irradiar-se para a parede torácica e abdome[6], mas o pericárdio é menos sensível do que a pleura. O epicárdio recebe fibras vasomotoras e sensitivas dos plexos coronários, mas a dor não resulta da estimulação do epicárdio.

CORAÇÃO

O coração (o adjetivo cardíaco provém do grego *kardia*, que significa coração) está situado no mediastino médio. É dividido em duas metades, direita e esquerda, por um septo longitudinal orientado obliquamente. Cada metade consiste de uma câmara, chamada átrio, que recebe o sangue das veias, e de outra, chamada *ventrículo*, que impulsiona o sangue para o interior das artérias. O coração tem situação predominante para o lado esquerdo do plano mediano. No indivíduo vivo, seu maior eixo se dirige de trás para diante, para a esquerda e para baixo.

A veia cava superior, a veia cava inferior e as veias intrínsecas do coração conduzem o sangue venoso para o átrio direito (Figs. 30.3 a 30.5). A seguir, o sangue penetra no ventrículo direito, do qual é ejetado para o tronco pulmonar. As artérias pulmonares direita e esquerda levam o sangue para os pulmões, e as veias pulmonares trazem-no de volta ao átrio esquerdo. O sangue penetra, então, no ventrículo esquerdo e é ejetado para o interior da aorta. As importantes valvas do coração são quatro: as *atrioventriculares direita* e *esquerda;* a *pulmonar*, entre o ventrículo direito e o tronco pulmonar; e a *aórtica*, entre o ventrículo esquerdo e a aorta.

O coração é constituído, de fora para dentro, de epicárdio, miocárdio e endocárdio. O *epicárdio* é o pericárdio visceral, sendo freqüentemente infiltrado de gordura. Os vasos coronários destinados ao coração têm trajeto pelo epicárdio antes de atingir o miocárdio. O *miocárdio* é composto principalmente de fibras musculares cardíacas. Também contém o esqueleto de tecido conjuntivo que sustenta a musculatura e lhe dá inserção. A espessura da camada miocárdica é proporcional à quantidade de trabalho que executa. Os ventrículos trabalham mais do que os átrios, e suas paredes são mais espessas. A pressão na aorta é maior do que no tronco pulmonar, e a parede do ventrículo esquerdo é mais de duas vezes mais espessa que a do direito. O *endocárdio* constitui o revestimento endotelial liso do interior do coração.

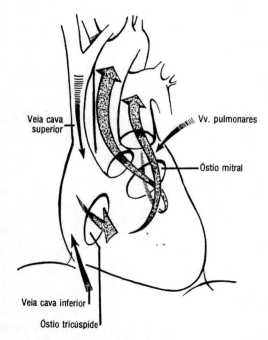

Fig. 30.3 A circulação do sangue através dos compartimentos do coração. Observar que o sangue circula quase horizontalmente para a frente, do átrio direito para o ventrículo direito.

TAMANHO E POSIÇÃO

Tamanho. A determinação do tamanho do coração no indivíduo vivo é um problema clínico importante, porém difícil.[7] O coração estreito (já visto em radiografias anteriores) pode ter considerável profundidade ântero-posterior (como mostram os radiogramas laterais). Da mesma forma, um coração "transverso" grande pode não ser maior em volume do que um coração estreito, porque o diâmetro ântero-posterior do coração transverso às vezes é menor. Um tumor, ou outra causa, é capaz de modificar a silhueta cardíaca e, assim, aparentar aumento de tamanho do coração.

Tabelas pormenorizadas têm sido publicadas, relacionando o tamanho do coração à idade, ao sexo, à altura, ao peso e à área da superfície do corpo. A maioria das tabelas usa a área da superfície do coração, já determinada pelos radiogramas anteriores, como um índice do tamanho cardíaco.

Diâmetros cardíacos. Os diâmetros cardíacos incluem o diâmetro longitudinal, isto é, o comprimento do eixo maior, e o diâmetro transverso, isto é, o maior diâmetro da sombra cardíaca perpendicular ao diâmetro longitudinal. Outro diâmetro que também é usado para determinar o tamanho cardíaco é o diâmetro transverso máximo, que representa a maior distância do plano mediano para o lado direito da silhueta cardíaca, somada à maior distância do plano mediano ao lado esquerdo da silhueta. Comumente, cerca de dois terços do diâmetro situam-se à esquerda do plano mediano.

Posição. Em adultos jovens, masculinos, eretos e na fase média da respiração, a posição média do coração, em relação à parede anterior do tórax, é ilustrada na Fig. 30.6. O coração é muito mais alto no cadáver, devido ao relaxamento do diafragma e deslocamento ascendente, pós-morte, das vísceras abdominais. No ser vivo, a posição do coração, sobretudo a sua assim chamada borda esquerda, pode ser determinada por percussão, mas, freqüentemente, há considerável discrepância entre a posição desta borda determinada pela percussão e a encontrada pelos métodos radiográficos. **A localização do batimento do ápice é provavelmente um guia melhor para a posição da borda esquerda do que a percussão.**

Ápice e batimento do ápice.[8] O chamado ápice do coração é na maioria das vezes arredondado, sendo comum ser mal definido radiograficamente. Quando o ápice pode ser reconhecido radiograficamente, em geral está situado ao nível da sexta cartilagem costal, para baixo e medial ao ponto em que o ápice

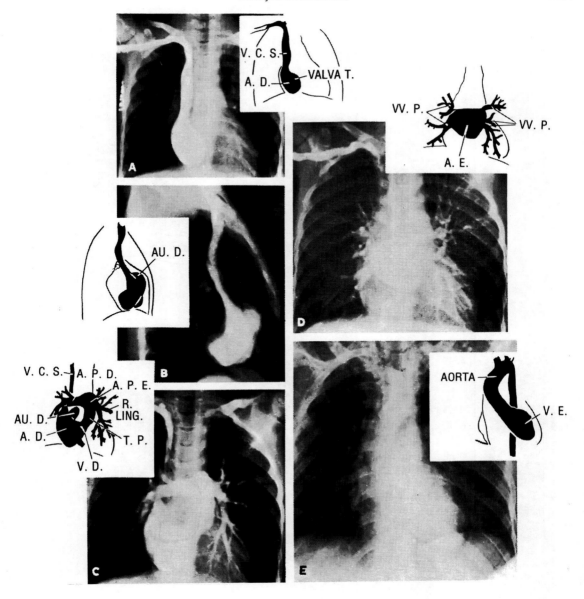

Fig. 30.4 Angiocardiogramas. A e B, angiocardiogramas ântero-posterior e lateral expostos simultaneamente, mostrando a veia cava superior e o átrio esquerdo. C, átrio direito, ventrículo direito e sistema arterial pulmonar. O ventrículo direito está em sístole parcial. D, átrio esquerdo e sistema venoso pulmonar. E, ventrículo esquerdo e aorta.
Abreviações: A. E., átrio esquerdo; R. LING., ramo lingular; A. P. E., artéria pulmonar esquerda; V. E., ventrículo esquerdo; T. P., tronco pulmonar; VV. P., veias pulmonares; A. D., átrio direito; AU. D., aurícula direita; A. P. D., artéria pulmonar direita; V. D., ventrículo direito; V. C. S., veia cava superior; VALVA T., valva tricúspide.
De R. N. Cooley e R. D. Sloan, Radiology of the Heart and Great Vessels, Williams & Wilkins, Baltimore, 1956. Cort. de R. N. Cooley, M. D., University of Texas, Galveston, e de Williams & Wilkins Co.

pode ser sentido. O chamado batimento do ápice, que é um impulso desencadeado pelo coração, pode ser sentido na frente, do lado esquerdo do tórax, na maioria dos indivíduos. O lugar, também conhecido por *ponto de pulsação máxima*, situa-se geralmente no quarto ou quinto espaço intercostal, cerca de 6 ou 7 cm do plano mediano (com consideráveis variações). O batimento do ápice é produzido por um movimento complexo do ventrículo esquerdo durante a contração. Embora este batimento seja um guia satisfatoriamente seguro para a posição da borda esquerda, o batimento do ápice pode ser sentido fora da área cardíaca em alguns indivíduos (v. Fig. 32.1, Cap. 32).

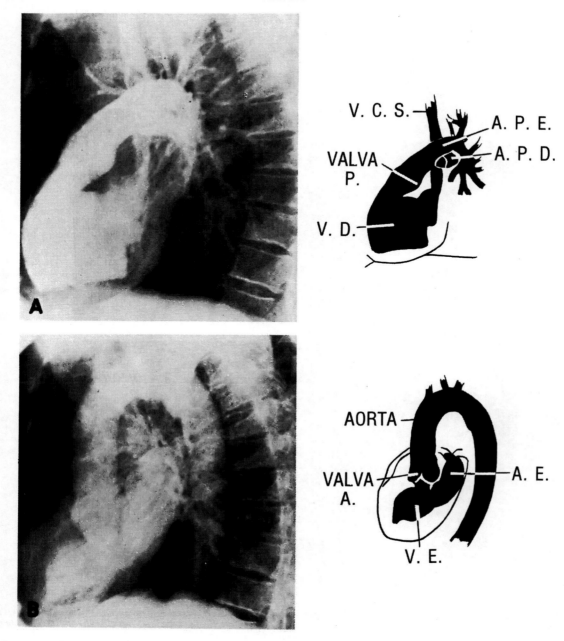

Fig. 30.5 Angiocardiogramas. A, vista lateral do coração: câmaras direitas e tronco pulmonar. B, vista lateral do coração: câmaras esquerdas e aorta.
Abreviações: VALVA A., valva aórtica; A. E., átrio esquerdo; A. P. E., artéria pulmonar esquerda; V. E., ventrículo esquerdo; VALVA P., valva pulmonar; A. P. D., artéria pulmonar direita; V. D., ventrículo direito; V. C. S., veia cava superior.
De R. N. Cooley e R. D. Sloan, Radiology of the Heart and Great Vessels, Williams & Wilkins, Baltimore, 1956. Cort. de R. N. Cooley, M. D., University of Texas, Galveston, e de Williams & Wilkins Co.

Orientação.[9] **Os átrios, que formam a base do coração, situam-se atrás dos ventrículos.** O longo eixo do coração estende-se da base para o ápice; dirige-se do centro da base, de trás para diante, para baixo e para a esquerda. O átrio direito situa-se atrás do ventrículo direito, que ocupa a porção direita e anterior do coração. **Os planos dos óstios atrioventriculares são mais verticais do que horizontais (Fig. 30.3), e o sangue corre quase horizontalmente para a frente, fluindo dos átrios para os ventrículos,** especialmente do

CORAÇÃO E PERICÁRDIO

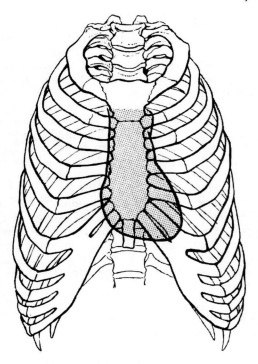

Fig. 30.6 A sombra cardiovascular (de um coração "vertical") em relação à caixa óssea. Dependendo da postura e da fase respiratória, a margem inferior do coração pode encontrar-se a um nível mais baixo, tanto quanto 5 cm abaixo da juntura xifesternal (Figs. 29.7 e 29.8, Cap. 29). V. Fig. 32.3, Cap. 32, para a composição da sombra cardiovascular.

átrio direito para o ventrículo direito. Dependendo da maior horizontalidade ou verticalidade do eixo longo um coração pode ser chamado "transverso" (uma condição comumente associada à infância, à obesidade ou à gravidez), "longo", "estreito" ou "vertical". Muitos corações situam-se entre essas duas categorias e são chamados "oblíquos".

Variações no tamanho, forma e posição. O tamanho, a forma e posição do coração podem variar de indivíduo para indivíduo, e também de tempos em tempos no mesmo indivíduo (v. Figs. de 32.6 a 32.9).

Tipo corpóreo. Indivíduos altos, delgados, têm, mais provavelmente, coração "vertical" (semelhante à forma observada após a inspiração profunda). Pessoas atarracadas, bem nutridas, são mais sujeitas a ter coração "transverso" (semelhante à imagem vista depois de uma expiração profunda).

As deformidades da parede torácica ou da coluna vertebral podem afetar acentuadamente a forma e a posição do coração, freqüentemente sem causar sintomas. Um exemplo marcante é ocasionalmente observado em indivíduos com retrocurvatura do esterno (peito em funil). O esterno é deprimido, sendo o coração empurrado para trás ou para o lado.

Idade. O coração do recém-nascido e da criança é pequeno, mas é avantajado em proporção ao tórax e, em geral, apresenta uma forma globosa. Mostra-se particularmente desenvolvido no final da expiração. Parte do seu grande tamanho aparente deve-se à rotação associada ao avultado formato do fígado. O coração é mais "transverso" do que no adulto, tendo pelo menos um espaço intercostal mais alto em posição. O pulso médio do recém-nascido é de 120 a 140 por minuto.

Postura. Quando se assume a posição supina, o coração se move para cima e para trás. Esta modificação é devida principalmente ao movimento de elevação do diafragma. O coração também se torna mais "transverso", a ponto de o batimento do ápice deslocar-se lateralmente. Da mesma forma, em decúbito lateral, o batimento do ápice desloca-se para o mesmo lado. Na posição supina, o coração desloca-se para trás, afastando-se da parede anterior do tórax, e o batimento do ápice é mais dificilmente percebido.

Respiração. **A posição e os movimentos do diafragma são os mais importantes fatores que determinam a posição do coração.** O pericárdio está firmemente inserido ao centro tendíneo do diafragma. A posição do coração, varia, conseqüentemente, com a posição do diafragma. Modificações na posição do coração dificilmente são perceptíveis quando ao respirar tranqüilo; mas, com uma inspiração profunda, o coração desce e roda para a direita, de modo a se tornar mais "vertical" e mais estreito. Ele pode também deslocar-se para trás e o batimento do ápice torna-se mais baixo e mais medial. O inverso ocorre na expiração profunda. O batimento do ápice pode, então, situar-se no terceiro ou no quarto espaço intercostal.

ANATOMIA

Anatomia radiológica

O coração determina uma densa sombra nas radiografias (Fig. 29.1, Cap. 29), mas esta se confunde com a sombra determinada pelos grandes vasos. A silhueta cardiovascular é descrita com pormenores no Cap. 32.

Anatomia externa

O coração fixado é comumente descrito como tendo um ápice, uma base e três faces: esternocostal, diafragmática e pulmonar, ou esquerda. As bordas também são descritas, mas estas são indefinidas e, em geral, não

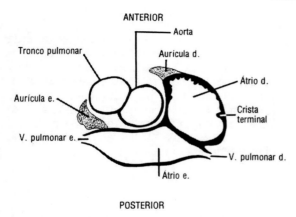

Fig. 30.7 *Diagrama de um corte do coração para mostrar as relações usuais dos átrios, aurículas, tronco pulmonar e aorta. Observe que o átrio esquerdo se situa atrás do tronco pulmonar e aorta, dos quais é separado pelo seio transverso do pericárdio. Modificado de Walmsley.*

podem ser distinguidas *in vivo*. Da mesma forma, não é possível um ápice ser modelado *in vivo;* a região apical é freqüentemente arredondada.

A *base* do coração é formada pelos átrios. Esta base se dirige para trás; os átrios situam-se principalmente atrás dos ventrículos. As veias cavas superior e inferior e as veias pulmonares penetram no coração pela base. O septo interatrial é algumas vezes indicado por um sulco superficial na base, imediatamente à direita das veias pulmonares direitas. Cada átrio se continua anteriormente de cada lado da aorta e do tronco pulmonar, como um apêndice em forma de orelha, a *aurícula* (Fig. 30.7). A aurícula direita freqüentemente esconde a raiz da aorta na frente. Na linguagem clínica, um átrio é freqüentemente chamado de aurícula, e o apêndice é chamado de apêndice auricular.

Pode existir um sulco superficial na parede direita ou lateral do átrio direito, estendendo-se da frente do óstio da veia cava superior para a direita da veia cava inferior. Esse sulco é o *sulco terminal*, indicação exterior de um feixe muscular bem desenvolvido, a *crista terminal*, que se projeta para o interior do átrio direito. A porção superior do sulco terminal é ocupada pelo nó sino-atrial.

Os átrios e os ventrículos são separados pelo *sulco coronário* ou *atrioventricular*, que aloja o seio coronário, a artéria coronária direita e a terminação da artéria coronária esquerda. Esse sulco é bem marcado atrás, mas interrompido na frente pela aorta e pelo tronco pulmonar.

A **face esternocostal** do coração é formada sobretudo pelo ventrículo direito. Uma parte do ventrículo direito prolonga-se para cima, ao longo do tronco pulmonar. Essa parte é o **cone arterial** ou *infundíbulo*. O ramo interventricular da artéria coronária esquerda pode ser alojado em um superficial **sulco interventricular anterior** (realmente superior), na porção esquerda da face esternocostal. Um **sulco interventricular posterior** (realmente inferior) pode estar presente na face diafragmática. Ele aloja o ramo interventricular da artéria coronária direita. Esses sulcos, que indicam o septo interventricular, são comumente apagados pela gordura epicárdica.

A **face esquerda** ou **pulmonar** é formada principalmente pelo ventrículo esquerdo, que produz a impressão cardíaca na face medial do pulmão esquerdo. A **face diafragmática** é formada por ambos os ventrículos. Repousa, principalmente, sobre o centro tendíneo do diafragma.

Anatomia interna dos átrios
(Fig. 30.8)

As superfícies internas de ambas as aurículas são enrugadas por elevações musculares, os *músculos pectíneos*. A superfície interna do átrio esquerdo é lisa. A do átrio direito é parcialmente enrugada pelos músculos pectíneos que se estendem da aurícula para a crista terminal.

Átrio direito. As paredes posterior e septal são lisas. Os músculos pectíneos iniciam-se no lado direito do átrio, numa saliência muscular vertical, a crista terminal, cuja indicação externa é o sulco terminal. O *seio das veias cavas* é a região do átrio em que desembocam as veias cavas superior e inferior. A parte da parede atrial situada entre os dois óstios das veias cavas forma uma elevação na maioria das vezes variável, arredondada, orientada horizontalmente, o *tubérculo intervenoso*, que consiste principalmente de um feixe muscular.

Em raras ocasiões o *óstio da veia cava superior* é provido de uma válvula parcial. A *válvula da veia cava inferior* é uma lâmina semilunar, variável, que se situa na frente e, algumas vezes, cobre parcialmente o *óstio da veia cava inferior*. Esta válvula é freqüentemente fenestrada,[10] pode não existir e talvez não apresente significado funcional no adulto. A *válvula do seio coronário* é uma lâmina ocasional, freqüentemente fenestrada e de tamanho variável. Está relacionada ao óstio circular do seio, imediatamente à frente e à esquerda da válvula da veia cava inferior. Raramente, uma ou mais veias pulmonares se lançam no átrio direito.

Vários pequenos orifícios encontram-se

CORAÇÃO E PERICÁRDIO

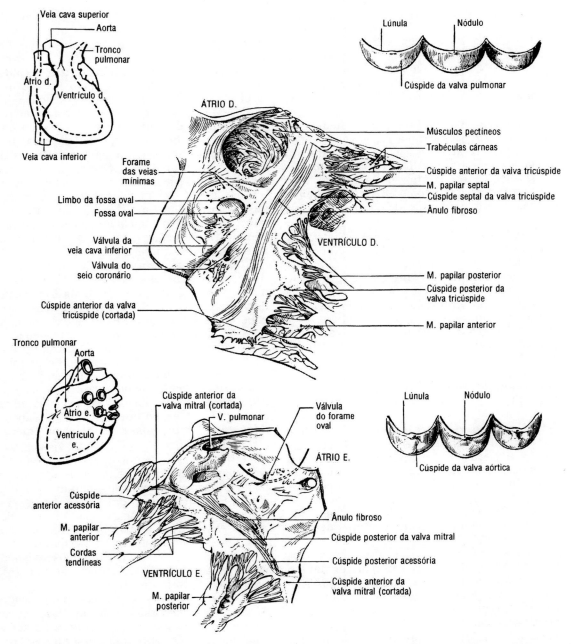

Fig. 30.8 A anatomia interna do coração. Desenhos de um coração aberto através das incisões indicadas pelas linhas interrompidas nas duas figuras à esquerda. No centro, em cima, anatomia interna do átrio direito e do ventrículo direito. As paredes foram afastadas de modo que toda a circunferência do óstio atrioventricular direito fosse mostrada. No centro, embaixo, anatomia interna do átrio e ventrículo esquerdo. As paredes estão totalmente afastadas para permitir uma visão completa da circunferência do óstio atrioventricular esquerdo. Um forame oval expandido neste coração é indicado pela sonda. Nas figuras à direita, as valvas do tronco pulmonar e da aorta.
Os óstios atrioventriculares são vistos na mesma orientação com os que se apresentam no ser vivo (v. Fig. 30.3).

nas paredes dos átrios. Tais orifícios, que são chamados *forames das veias mínimas*, são as terminações de pequenos canais venosos, as *veias mínimas do coração*. Os orifícios ocorrem em todos os compartimentos do coração, e diferentes tipos foram descritos.[12]

O *óstio atrioventricular direito* ou *tricúspide* é provido, no lado ventricular, da valva tricúspide. O óstio é habitualmente grande, o suficiente para admitir três dedos.

Septo interatrial. No átrio direito, a porção inferior do septo contém uma área ovóide, deprimida, a *fossa oval*. Uma lâmina arredondada, o *limbo da fossa oval (anulus ovalis)*, limita a fossa em cima, na frente e atrás. A porção superior da fossa pode estar separada do limbo pelo *forame oval*,[13] uma abertura de tamanho variável que representa a persistência do forame oval fetal, através do qual os átrios se comunicam entre si.

A fossa oval pode ser reconhecida no átrio esquerdo como uma região translúcida do septo interatrial. O contorno superior desta região é a borda livre da *válvula do forame oval*. Esta lâmina pode formar uma crista em forma de foice, mas é freqüentemente apenas uma rede de fibras entrelaçadas.

Átrio esquerdo. A cavidade do átrio esquerdo prolonga-se para os lados, como bolsas, para os *óstios das veias pulmonares*. Os músculos pectíneos confinam-se principalmente à aurícula. Os forames das veias mínimas estão presentes na parede do átrio. O *óstio atrioventricular esquerdo* ou *mitral* é provido, no lado ventricular, da valva mitral, sendo em geral bastante amplo para admitir dois dedos.

Anatomia interna dos ventrículos
(Fig. 30.8)

A porção ventricular do coração tem quatro óstios: um atrioventricular e um aórtico, à esquerda, e um atrioventricular e um pulmonar, à direita. Uma massa densa de tecido conjuntivo ocupa o intervalo entre os óstios atrioventricular e aórtico e continua-se com os ânulos fibrosos em torno destes óstios e com o segmento superior do septo interventricular.

As superfícies internas dos ventrículos (exceto o infundíbulo) são irregulares devido à projeção de feixes musculares, as *trabéculas cárneas*. Três são os tipos de trabéculas cárneas existentes: cristas, pontes e pilares. (1) Cristas, ou colunas, são feixes que se levantam em relevo da parede ventricular. (2) Pontes são feixes arqueados, livres em sua porção média, inseridos, em cada uma de suas extremidades, à parede ventricular. (3) Pilares são os *músculos papilares*, os quais apresentam forma cônica e cujas bases são implantadas na parede ventricular. Seus ápices são continuados por *cordas tendíneas finas*, que se inserem nos ápices, nas bordas e nas faces ventriculares das cúspides das valvas atrioventriculares.

O aparelho valvar em cada ventrículo consiste do ânulo fibroso, em torno do óstio atrioventricular; da valva, das cordas tendíneas e dos músculos papilares. As cordas tendíneas que se inserem na margem livre da valva evitam a sua eversão. As que se inserem na face ventricular asseguram-lhe firmeza e a reforçam.

Cada valva atrioventricular tem cúspides cujas bases se inserem no ânulo fibroso que circunda o óstio. As faces atriais das cúspides são lisas, enquanto que as faces ventriculares são ásperas, devido à inserção das cordas tendíneas. As bordas livres das cúspides freqüentemente apresentam pequenos espessamentos nodulares. As fibras musculares atriais e uma rede capilar podem estar presentes nas bases das cúspides, mas continuam nestas por, no máximo,[14] uns poucos milímetros. O restante das cúspides consiste de tela conjuntiva avascular, densa, coberta em cada face pelo endocárdio.

As *valvas semilunares* da aorta e do tronco pulmonar estão situadas nas origens destes vasos. Cada uma apresenta três cúspides, que consistem de tela fibrosa avascular, coberta pela camada íntima. A extremidade livre de cada cúspide apresenta um pequeno espessamento central da tela fibrosa, o *nódulo*. Estendendo-se de cada lado do nódulo, existe uma estreita e pouco espessa área em forma decrescente, denominada *lúnula*, que não apresenta tela fibrosa. Os espaços entre as cúspides e as paredes dos vasos são os *seios aórtico* e *pulmonar*, respectivamente.

As valvas cardíacas não são visíveis radiograficamente, a menos que estejam calcificadas; mas podem ser delimitadas durante a angiocardiografia. Por este método, a valva aórtica tem sido observada, localizando-se no centro da sombra cardíaca quando vista de frente. A valva mitral está bem próxima, um pouco mais para baixo e para a esquerda.

Os forames das veias mínimas existem em ambos os ventrículos, mas não são tão numerosos quanto nos átrios.

O ventrículo direito usualmente apresenta (1) uma valva tricúspide, (2) uma face septal trabeculada e (3) uma crista supraventricular e o infundíbulo. O ventrículo esquerdo, em geral, possui (1) uma valva bicúspide, (2) uma face septal lisa e (3) nenhuma crista ou infundíbulo. Estes critérios morfológicos internos são importantes porque, em algumas anomalias, um ventrículo direito morfológico pode apresentar-se do lado esquerdo e, um ventrículo esquerdo morfológico, do lado direito.

Ventrículo direito. A cavidade do ventrículo direito apresenta-se em forma de um U deitado, ou seja: ⊂ (Fig. 30.9). O traço inferior do U que recebe sangue do átrio direito é a porção venosa ou de enchimento do ventrículo. O *cone arterial*, que é a câmara arterial ou de esvaziamento, é o braço superior e an-

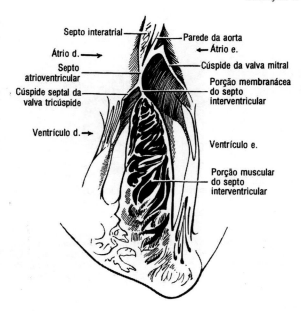

Fig. 30.9 Desenho de um corte do septo interventricular.

terior. Uma saliência muscular espessa, a *crista supraventricular*, situa-se no ângulo formado pelas duas partes. As paredes do cone arterial são habitualmente lisas. A junção do cone arterial com o tronco pulmonar faz-se numa região em que a parede da artéria é constituída de tela fibrosa densa, a qual circunda a valva pulmonar e se continua com o ânulo fibroso do esqueleto cardíaco. Esta parte da parede do tronco pulmonar é, algumas vezes, designada raiz do tronco pulmonar.

O ventrículo direito fica na frente do átrio direito. O plano do *óstio atrioventricular direito* é aproximadamente vertical, e o sangue circula em direção horizontal do átrio para o ventrículo (Fig. 30.3). O óstio é provido da *valva atrioventricular direita* ou *tricúspide*, que tem três cúspides: *anterior, posterior (inferior)* e *septal (medial)* (Fig. 30.10). No indivíduo vivo, a cúspide posterior fica abaixo da corrente de sangue do átrio, enquanto que a cúspide anterior se apresenta entre o óstio e o cone arterial. A cúspide septal é única, a anterior pode ser recortada, e a posterior comumente apresenta um número variável de curvaturas.[15] Os músculos papilares que correspondem às cúspides são o *anterior*, o *posterior (inferior)* e o *septal*, dos quais o maior e mais constante é o anterior. Origina-se da parede ântero-lateral do ventrículo e da trabécula septomarginal. O músculo papilar posterior é irregular em tamanho e situação. O septal é com freqüência formado por diversos músculos, dos quais um pode ser maior e mais constante.

A *trabécula septomarginal (fita moderadora)* é mais ou menos isolada, do tipo ponte, estendendo-se do septo interventricular para a base do músculo papilar anterior, na parte mais baixa ou apical do ventrículo. Contém fibras de Purkinje do ramo direito do feixe atrioventricular (v. adiante).

As cúspides da *valva pulmonar* são duas na frente e uma atrás (Fig. 30.10). A terminologia das valvas pulmonar e aórtica é importante na consideração e comparação dos defeitos cardíacos congênitos em que os grandes vasos estão mal alinhados, fora de posição ou transpostos.[16] A terminologia é confusa porque um sistema de classificação das cúspides, é um uso comum, de acordo com suas posições em um coração que não está orientado em suas relações usuais *in situ;* ele dispõe as cúspides, uma na frente e duas atrás, uma orientação que está presente durante o desenvolvimento embrionário, mas apenas ocasionalmente no adulto. As diferenças da terminologia são mostradas nas Figs. 30.10 e 30.14.

Septo interventricular (Fig. 30.9). Este septo é uma formação forte, obliquamente

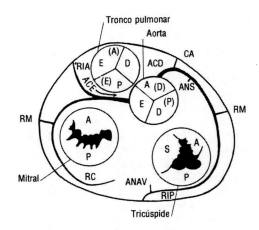

Fig. 30.10 Diagrama das valvas cardíacas, suas cúspides e as artérias coronárias, mostrando suas posições usuais in situ. *As cúspides pulmonares são a esquerda, E, direita, D, e posterior, P. As cúspides aórticas são a anterior, A, a esquerda, E, e a direita, D. Observe que uma ligeira rotação, no sentido dos ponteiros do relógio, do coração seria suficiente para trasnformar as cúspides pulmonares em anterior, A, esquerda, E, e a direita D, que são os nomes fornecidos na* Nomina anatomica. *As cúspides aórticas seriam a esquerda, E, a direita, D, e a posterior, P. As cúspides tricúspides são a septal, S, a anterior, A, e a posterior, P. As cúspides mitrais são a anterior, A, e a posterior, P.*

Abreviações: ACD, artéria coronária direita; CA, ramo para o cone arterial; ANS, artéria do nó sinusal; RM, ramo marginal; RIP, ramo interventricular posterior; ANAV, artéria do nó atrioventricular; ACE, artéria coronária esquerda; RIA, ramo interventricular anterior; RC, ramo circunflexo.

orientada, que consiste de uma *porção membranácea* e de outra *muscular*.

A porção membranácea do septo é delgada, lisa e de estrutura fibrosa. Comumente, a cúspide septal da valva tricúspide insere-se no lado direito da parte superior do septo membranáceo, de tal forma que o lado direito do septo corresponde ao átrio direito, acima da valva, e ao ventrículo direito, abaixo dela. Conseqüentemente, a porção do septo acima da valva situa-se entre o átrio direito e o ventrículo esquerdo. Esta porção é denominada de *septo atrioventricular*.

Uma face do septo interventricular volta-se para diante e para a direita, formando uma saliência na cavidade do ventrículo direito. A outra face volta-se para trás e para a esquerda, e é côncava em relação ao ventrículo esquerdo. O septo estende-se da região apical do coração até o intervalo que separa os óstios pulmonar e tricúspide dos óstios aórtico e mitral. Às vezes, as margens do septo são indicadas na superfície do coração por sulcos interventriculares superficiais.

Ventrículo esquerdo. A pressão arterial é muito mais alta na circulação sistêmica do que na pulmonar, o ventrículo esquerdo realiza mais trabalho, e sua parede é, normalmente, mais que o dobro da espessura da parede do ventrículo direito. A porção inferior, ou de enchimento, da cavidade do ventrículo esquerdo comunica-se com o átrio esquerdo. A porção superior e anterior é o *vestíbulo aórtico*, cujas paredes são principalmente fibrosas. O vestíbulo conduz a aorta. A junção do vestíbulo aórtico e a aorta é uma região em que a parede da aorta é composta de tecido fibroso denso, que envolve a valva e se continua com o ânulo fibroso do esqueleto cardíaco. Esta porção da parede da aorta é algumas vezes denominada raiz da aorta.

O ventrículo esquerdo situa-se, em sua maior parte, à frente do átrio esquerdo; o plano do *óstio atrioventricular esquerdo* é quase vertical, e o sangue circula do átrio para o ventrículo dirigindo-se obliquamente para a frente, da direita para a esquerda. O óstio é provido da *valva atrioventricular esquerda* ou *mitral*. Um ânulo contínuo de tecido valvar circunda o óstio e insere-se no ânulo fibroso. Duas cúspides maiores (*anterior*, ou *aórtica*, e *posterior*) projetam-se no ânulo do tecido valvar.[17] A cúspide posterior apresenta incisuras, comumente de tal modo a mostrar três pequenas curvaturas.[18] A cúspide anterior apresenta curvaturas com muito menos freqüência. Existem, comumente, dois músculos papilares: o *anterior* e o *posterior*.

As cúspides da *valva aórtica* (Figs. 30.10 e 30.14) situam-se geralmente uma na frente e

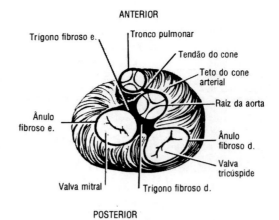

Fig. 30.11 Representação diagramática do esqueleto cardíaco visto de cima. Tem-se dado nomes a partes diversas do esqueleto, embora, como se vê, seja uma massa contínua de tela conjuntiva que circunda os óstios. Modificado de Walmsley.

duas atrás, embora as relações embrionárias permaneçam em alguns casos (duas na frente e uma atrás). Conseqüentemente, existem problemas de terminologia exatamente como os das cúspides pulmonares.

Esqueleto cardíaco e miocárdio

Esqueleto cardíaco. O esqueleto cardíaco (Fig. 30.11) consiste de tecido fibroso ou fibrocartilagíneo que circunda os óstios atrioventriculares e semilunares, dá inserção às valvas e camadas musculares e é continuado pelas raízes da aorta e do tronco pulmonar e pela parte membranácea do septo interventricular.

Miocárdio. As fibras musculares cardíacas dispõem-se em camadas e feixes musculares complexos. As musculares atrial e ventricular são separadas: o sistema de condução é a sua única conexão muscular.

Musculatura dos átrios. A musculatura dos átrios é formada de feixes superficiais, comuns a ambos os átrios, e feixes profundos, alguns dos quais restritos a um átrio (tais como os músculos pectíneos) e outros passando no septo interatrial. Um quantidade variável de músculo cardíaco pode estender-se para cima, ao longo da veia cava superior e através do seio coronário, por fora das paredes destes vasos. As fibras miocárdicas dispõem-se circularmente em torno dos óstios das veias pulmonares e podem estender-se lateralmente ao longo das veias[19] como lâminas cilíndricas miocárdico-venosas.

Musculatura dos ventrículos.[20] Existem dois grupos principais de lâminas miocárdicas ventriculares, um superficial espiral e um profundo constritor. As fibras de uma lâmina orientam-se mais ou menos em ângulo reto relativamente a outras. A lâmina constritora profunda, mais pronunciada no ventrículo esquerdo, comprime os ventrículos como um punho cerrado. A contração destas fibras profundas determina uma diminuição no diâmetro dos óstios mitral e tricúspide, e as fibras musculares atuam como esfíncteres. Em virtude do arranjo espiral dos feixes superficiais, o coração se torce, durante a sístole, como uma roupa que é espremida.

SISTEMA DE CONDUÇÃO

O sistema de condução (Fig. 30.12) consiste de fibras musculares especializadas (no sentido de conduzir impulsos) que unem certas regiões de "marcapasso" do coração com as fibras musculares cardíacas. As contrações rítmicas, intrínsecas, das fibras musculares cardíacas são reguladas pelos marcapassos, e a ritmicidade intrínseca dos marcapassos é regulada, por sua vez, por impulsos nervosos dos centros vasomotores do tronco encefálico.

No embrião, as fibras musculares cardíacas começam a contrair-se, rítmica e sincronicamente, antes que as fibras nervosas atinjam o coração. Fibras musculares aparecem antes na região ventricular e começam a pulsar. Mais tarde, fibras musculares desenvolvem-se na região atrial e iniciam batimento com freqüência mais rápida que a dos ventrículos. No adulto, se o sistema de condução entre os átrios e os ventrículos estiver destruído (bloqueio cardíaco completo), os ventrículos e os átrios se contraem em ritmos diferentes. A freqüência dos ventrículos pode estar a 30 por minuto ou menos. Contudo, mesmo este baixo índice de atividade pode ser suficiente para manter uma circulação adequada.

O sistema de condução do coração adulto compreende o nó sino-atrial, o nó atrioventricular e o feixe atrioventricular com seus dois ramos e os plexos subendocárdicos de fibras de Purkinje. O impulso começa no nó sino-atrial, ativa a musculatura do átrio e é daí conduzido ao nó atrioventricular. Algumas das fibras musculares atriais formam feixes que passam mais ou menos diretamente do nó sino-atrial para o nó atrioventricular. Estes tratos internodais podem ser funcionalmente especializados, mas não se estabeleceu se são importantes na atividade fisiológica normal. O feixe atrioventricular, seus dois ramos e as fibras de Purkinje conduzem o impulso do nó atriventricular até o miocárdio ventricular.

Nó sino-atrial (nó sinusal). Ordinariamente o marcapasso do coração, este nó se localiza na região ântero-lateral da junção da veia cava superior e átrio direito, próximo à extremidade superior do sulco terminal.[22] Também pode ser localizado tomando-se por orientação o trajeto da artéria do nó sinusal. Esta artéria, que nasce em geral da artéria coronária direita (Fig. 30.10), mas que pode nascer da esquerda, atravessa o nó sino-atrial.[23]

Situando-se logo abaixo do epicárdio, o nó sino-atrial é uma massa pálida, fusiforme, com cerca de 7 mm de comprimento e não

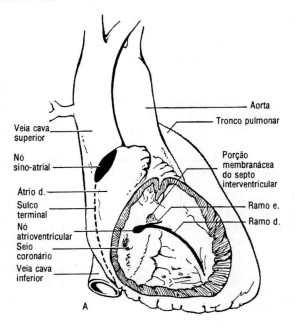

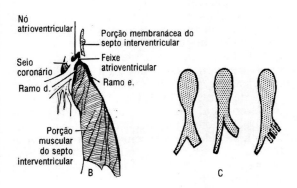

Fig. 30.12 Diagramas do sistema de condução. A, mostra a situação dos nós sino-atrial e atrioventricular. O átrio e o ventrículo direito estão abertos e o septo interventricular, exposto. B, diagrama do feixe atrioventricular e seus ramos vistos de cima. C, diagrama mostrando três tipos de ramo esquerdo do feixe atrioventricular, vistos de cima. B, baseado em Bassett, A Stereoscopic Atlas of Human Anatomy. C, baseado em Walls.[26]

mais que 1 mm de espessura.[24] Contém uma rede de fibras musculares cardíacas especializadas que se torna contínua com as fibras musculares do átrio da periferia do nó. As fibras do nó são inervadas por fibras autônomas. Existem numerosas células ganglionares próximas ao nó, algumas das quais se encontram agrupadas como pequenos gânglios.

Nó atrioventricular. Este nó, que é algo menor que o sino-atrial,[25] está localizado abaixo do endocárdio do átrio direito, na parte do septo interatrial que forma ou que continua o trígono fibroso direito, imediatamente acima do óstio do seio coronário.

Como o nó sino-atrial, constitui-se ele de uma rede de fibras musculares cardíacas especializadas. Estas têm continuidade (1) com as fibras musculares atriais e (2) com o feixe atrioventricular. O nó recebe fibras nervosas autônomas. A irrigação se faz comumente pela artéria interventricular posterior ou pela própria coronária direita.

Fascículo (feixe) atrioventricular. Esta coleção de fibras especializadas deixa o nó atrioventricular e se dirige para cima, no trígono fibroso direito, em direção à porção membranácea do septo interventricular. Daqui segue para diante e divide-se em ramos direito e esquerdo, os quais cavalgam a porção muscular do septo.[26] O *ramo direito* é um feixe arredondado que continua para a frente em direção à região apical; penetra na trabécula septomarginal e atinge a parede ventricular e músculo papilar anterior. Suas fibras, então, formam um plexo subendocárdico de fibras de Purkinje nos músculos papilares e na parede do ventrículo direito. O *ramo esquerdo,* que consiste de um a três feixes ou cordões achatados, dirige-se para diante, para a região apical. Isto ocorre imediatamente abaixo do endocárdio que forra a face esquerda da porção muscular do septo. As fibras atingem os músculos papilares e ramificam-se subendocardicamente como um plexo de fibras de Purkinje. As fibras do feixe atrioventricular e seus ramos começam a mostrar as características de fibras de Purkinje à medida que descem no septo interventricular. As fibras de Purkinje são ligeiramente maiores, coram-se um pouco menos do que as fibras musculares cardíacas ordinárias, sendo suas estrias menos evidentes. Elas podem ser acompanhadas diretamente até as fibras musculares cardíacas.[27]

O feixe e seus ramos são envolvidos em toda sua extensão por uma bainha fibrosa que os isola do miocárdio adjacente. A bainha continua-se, como um delicado revestimento, para as fibras de Purkinje.

IRRIGAÇÃO SANGUÍNEA,[28] DRENAGEM LINFÁTICA E INERVAÇÃO

O coração é irrigado pelas artérias coronárias direita e esquerda (Fig. 30.13), que normalmente nascem dos seios aórticos ventral e esquerdo, respectivamente (Figs. 30.10 e 30.14). O coração é drenado por numerosas veias. Algumas destas se esvaziam diretamente nos compartimentos do coração, enquanto que outras drenam para o seio coronário, que, por sua vez, desemboca no átrio direito. As artérias coronárias e suas primeiras poucas ordens de ramos percorrem e suprem o epicárdio. Os ramos subseqüentes penetram no miocárdio. As artérias coronárias são inervadas por fibras sensoriais e autônomas dos plexos coronários.

Artérias coronárias

Não há uma linha segura de demarcação entre a distribuição ventricular das artérias coronárias. Comumente, a disposição é a seguinte: a artéria coronária direita supre o ventrículo direito (exceto a porção esquerda da sua parede anterior), a porção direita da parede posterior do ventrículo esquerdo e parte do septo interventricular. A artéria coronária esquerda nutre a maior parte do ventrículo esquerdo, parte do ventrículo direito e a maior porção do septo interventricular. Quando a distribuição da artéria coronária direita se estende em direção à região frontal do ventrículo esquerdo, diz-se que a artéria coronária direita é preponderante. A preponderância da artéria coronária esquerda está presente quando o ramo circunflexo é maior que o normal e cruza o sulco interventricular posterior.[29] É provável que, na maioria dos casos, o coração seja igualmente suprido pelas artérias coronárias.

A maior parte do sangue nas artérias coronárias volta às câmaras do coração através das veias. Alguma porção pode retornar diretamente ao coração através de sinusóides especiais no miocárdio, ou por meio de finos ramos de arteríolas do endocárdio que se abrem diretamente nas câmaras, e algum sangue retorna através das anastomoses extracardíacas.[30]

Artéria coronária direita. Esta artéria nasce no seio aórtico anterior (direito). Dirige-se para a direita, emerge entre o tronco pulmonar e a aurícula direita e corre no sulco coronário para o dorso do coração, onde se anastomosa com a artéria coronária esquerda. Durante a primeira parte de seu trajeto, envia ramos para o ventrículo direito. O primeiro destes ramos ventriculares supre o cone arterial; Na maioria das vezes, nasce separadamente da aorta e então é chamado *artéria do cone.* Um ramo marginal, relativamente constante, desce ao longo do ventrículo direito até o ápice. Comumente, a primeira parte da artéria coronária direita dá um ramo, a *artéria do nó sinusal,* que se dirige para cima e medialmente, nutrindo o átrio direito. Ela circunda o óstio da veia cava superior e penetra no nó sino-atrial. A artéria do nó pode surgir de um ramo da artéria coronária direita, ou da artéria coronária esquerda, ou de um seus ramos.

À medida que a artéria coronária direita prossegue, ela dá ramos adicionais para o átrio direito[33] e ventrículo direito. Penetra no sulco coronário e atinge o sulco interventricular posterior, onde fornece vários ramos, um dos quais é o *ramo interventricular posterior.* A artéria coronária direita continua, a seguir, através do sulco interventricular posterior e

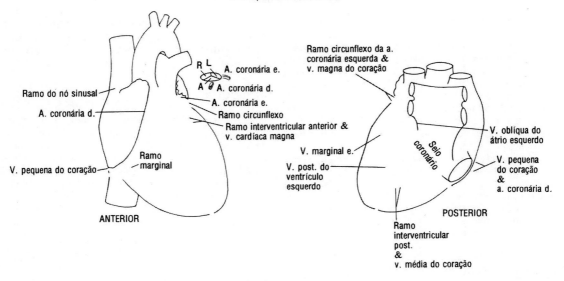

Fig. 30.13 Os vasos coronários e seus ramos mais importantes. As veias mostradas são as que drenam no seio coronário.

anastomosa-se com o ramo circunflexo da artéria coronária esquerda.

A artéria interventricular posterior percorre o sulco interventricular posterior até a região apical. Ela pode nascer do ramo circunflexo da artéria coronária esquerda. Nutre as porções adjacentes de ambos os ventrículos e uma parte do septo interventricular. A artéria que supre o nó atrioventricular comumente nasce da primeira porção do ramo interventricular posterior, algumas vezes da própria coronária direita (v. ramo circunflexo adiante).

Artéria coronária esquerda. Esta artéria nasce do seio aórtico esquerdo, atrás do tronco pulmonar. Passa entre esse tronco e a aurícula esquerda, dá um *ramo interventricular anterior* (que desce até a região apical), nutre o átrio esquerdo e, como *ramo circunflexo*, continua na parte esquerda do sulco coronário, onde se anastomosa com a artéria coronária direita.

O ramo interventricular anterior, que pode ser considerado como uma continuação direta da artéria coronária esquerda, desce ao longo do sulco interventricular anterior até o ápice do coração. Contorna o ápice e sobe, por distância variável, no sulco interventricular posterior, onde encontra os ramos terminais do ramo interventricular posterior da artéria coronária direita. O ramo interventricular anterior nutre ambos os ventrículos e fornece o suprimento principal do septo interventricular.

O ramo circunflexo supre a parte adjacente do ventrículo esquerdo (um ramo marginal é relativamente constante), o átrio esquerdo[33] e, freqüentemente, o septo. Posteriormente, no sulco coronário, o ramo circunflexo pode cruzar o sulco interventricular posterior, nutrindo o nó atrioventricular e dando origem ao ramo interventricular posterior.

Variações e anomalias.[34] Pode existir apenas uma artéria coronária, como pode haver mais duas. Os ramos das artérias coronárias variam freqüentemente em número, tamanho e distribuição. Uma variação comum é a de ambos os ramos interventriculares nascerem da artéria coronária esquerda. Ocasionalmente, existem dois ramos interventriculares anteriores. Freqüentemente, existem vários ramos interventriculares posteriores, em vez de um. As anomalias podem ser secundárias a certas malformações cardíacas. Também podem ser de importância primária e maior, tais como uma comunicação direta de uma artéria coronária com um compartimento do coração.

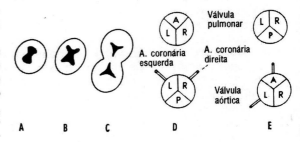

Fig. 30.14 Representação esquemática da septação do tronco arterial e o desenvolvimento das valvas semilunares. **A**, *tronco arterial.* **B, C e D,** *uma posição intermediária durante a rotação que o coração sofre durante o desenvolvimento, base para a denominação das valvas na* **Nomina anatomica.** **E,** *a posição usual das valvas do coração adulto* in situ. *A terminologia é diferente da recomendada na NA, mas é aqui empregada baseada em* **Kramer.**[31] *A terminologia baseada nas relações embrionárias foi proposta por Kerr e Goss.*[32]

Anastomoses intracardíacas e extracardíacas. Na maior parte das áreas do coração, há numerosas anastomoses arteriais pequenas e pré-capilares.[35] Embora estas anastomoses pareçam inadequadas para fornecer uma boa circulação colateral, quando uma artéria coronária ou um dos seus maiores ramos é subitamente ocluído, estes pequenos canais anastomóticos podem aumentar consideravelmente durante uma oclusão que se desenvolve devagar. Em tais casos, um indivíduo pode sobreviver à completa oclusão de uma artéria coronária, ou mesmo à de ambas.

As artérias coronárias nutrem o epicárdio, que também recebe pequenos ramos de outras artérias[36] (aorta, torácica interna, frênica superior, intercostal posterior, traqueal, esofágica e bronquial). As anastomoses entre estes vasos e as artérias coronárias podem dilatar-se e prover uma circulação colateral, quando a oclusão coronária se desenvolver lentamente.

Drenagem venosa

O coração é parcialmente drenado por veias que se lançam no seio coronário (Fig. 30.13) e, em parte, por pequenas veias que desembocam no interior das cavidades do coração.

As veias diretas incluem dois ou três pequenos vasos, as *veias cardíacas anteriores*, que drenam a parede anterior do ventrículo direito. Elas cruzam o sulco coronário e terminam diretamente no átrio direito. Uma delas drena a margem inferior do coração, sendo algumas vezes denominada veia marginal direita. As *veias mínimas do coração* são muito pequenas, originam-se nas paredes do coração e terminam diretamente em suas cavidades (principalmente nos átrios).[37]

O *seio coronário* situa-se no sulco coronário, entre o átrio esquerdo e o ventrículo esquerdo. É um tronco curto, mas relativamente largo, que termina no átrio direito, entre o óstio da veia cava inferior, à direita, e o óstio tricúspide, na frente. O contorno direito de seu óstio é provido da válvula do seio coronário. O seio coronário recebe as seguintes tributárias: (1) A *veia magna do coração*, que ascende no sulco interventricular anterior e, a seguir, continua como seio coronário. Antes de se tornar seio coronário, ela recebe a veia marginal esquerda, que drena a margem esquerda do coração. (2) A *veia posterior do ventrículo esquerdo*, que é freqüentemente dupla e que pode terminar na veia média ao coração. (3) A *veia média do coração*, que sobe no sulco interventricular posterior e pode desembocar diretamente no átrio direito. (4) A *veia pequena do coração*, da margem direita do ventrículo direito. Ela pode lançar-se diretamente no átrio direito e pode receber a veia marginal direita. (5) A *veia oblíqua do átrio esquerdo*, que é o resquício da veia cardinal comum esquerda embrionária, e uma parte da veia cardinal anterior esquerda. Desemboca no início do seio coronário.

Drenagem linfática[38]

Os capilares linfáticos drenam para vasos situados no epicárdio, onde seguem as artérias coronárias e terminam nos troncos coletores direito e esquerdo. O tronco direito dirige-se para os linfonódios mediastinais superiores (anteriores). O esquerdo atinge um linfonódio (o "linfonódio da veia cava") do grupo traqueobrônquico superior entre a aorta e a veia cava superior.

Inervação

O coração é inervado por fibras nervosas autônomas e fibras sensitivas dos nervos vagos e dos troncos simpáticos (Fig. 30.15). Muitas células ganglionares estão presentes nos átrios, principalmente próximas aos nós e nas vizinhanças das veias. Algumas também estão presentes nos ventrículos. Estas células nervosas, que são principalmente parassimpáticas, ocorrem tanto no epicárdio como no miocárdio. Terminações nervosas sensitivas complexas são encontradas no coração, especialmente nos átrios, próximo aos óstios das veias e nas paredes das grandes veias.

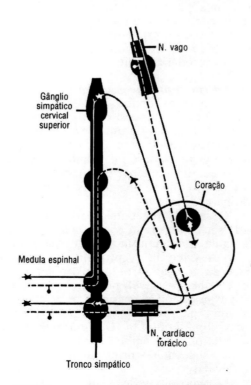

Fig. 30.15 Representação esquemática das fibras simpáticas e sensoriais (linhas interrompidas) para o coração. Para as fibras vagais, v. Fig. 31.8, Cap. 31.

Fibras autônomas.[39] A inervação do coração é de evidente importância, embora um coração transplantado possa funcionar sem uma inervação extrínseca. As fibras simpáticas pré-ganglionares originam-se do primeiro ao quarto (e, algumas vezes, do quinto e sexto) segmentos torácicos da medula espinhal. Fazem sinapses nos gânglios cervicais e torácicos, e as fibras pós-ganglionares para o coração são levadas pelos ramos cardíacos das partes cervical e torácica do tronco simpático. As fibras parassimpáticas pré-ganglionares nos nervos vagos são levadas pelos ramos cardíacos cervical e torácicos dos nervos vagos para as células ganglionares do coração. As fibras pós-ganglionares de ambos os sistemas inervam os nós sino-atrial e atrioventricular e os vasos coronários.

Os vários nervos cardíacos são extremamente variáveis em suas topografias e trajetos, sendo melhor agrupados de acordo com os seus níveis de origem. São:

1. Os *nervos cardíacos cervicais* (freqüentemente superior e médio) nascem do tronco simpático cervical, dos gânglios, ou de ambos, e comumente estão unidos por ramos cardíacos cervicais do vago. Os nervos reunidos então descem na frente ou atrás do arco da aorta e penetram no plexo cardíaco.

2. Vários *nervos cervicotorácicos* (também denominados cardíacos cervicais inferiores) nascem do gânglio cervicotorácico e da alça subclávia e, comumente, são unidos pelos ramos cardíacos cervicotorácicos do vago. A seguir, os nervos reunidos correm anterior ou posteriormente ao arco da aorta até o plexo cardíaco.

3. Os *nervos cardíacos torácicos* nascem dos quatro ou cinco gânglios simpáticos torácicos superiores e, junto com os ramos cardíacos torácicos dos nervos vago e laríngicos recorrentes esquerdos, vão diretamente para o plexo cardíaco, especialmente para as paredes posteriores dos átrios.

Fibras sensitivas. As fibras de origem das terminações sensitivas complexas no coração sobem pelos nervos vagos. Trabalhos experimentais indicam que estas terminações estão todas envolvidas no controle reflexo da pressão arterial, do fluxo sanguíneo e da freqüência cardíaca.

As terminações livres encontram-se no tecido conjuntivo do coração e na adventícia dos vasos sangüíneos. Suas fibras de origem dirigem-se para as porções torácicas e cervical inferior dos troncos simpáticos. Penetram na medula espinhal através das quatro ou cinco raízes dorsais torácicas superiores. A secção dessas raízes dorsais ou dos ramos comunicantes que se dirigem aos nervos espinhais correspondentes geralmente abolirá a dor cardíaca. A dor cardíaca, via de regra, é referida no ombro esquerdo e na face medial do braço, antebraço e mão (distribuição ulnar) esquerda, embora possa ser sentida no lado do tórax e, ocasionalmente, no pescoço, na orelha, na maxila, ou de forma difusa, profundamente em relação ao esterno.

CICLO CARDÍACO (Fig. 30.16)

A contração do coração é denominada sístole e o seu relaxamento, diástole. Quando os ventrículos estão cheios, eles começam a contrair-se. O aumento na pressão intraventricular causa o fechamento das valvas atrioventriculares, e as vibrações que resultam deste fechamento são a principal causa da

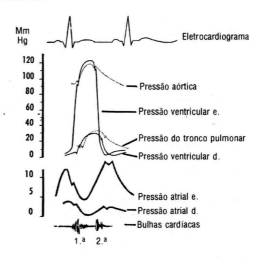

Fig. 30.16 Relações de tempo e valores dos fenômenos no ciclo cardíaco no homem. Baseado em O. Bayer et al.[10]

primeira "bulha cardíaca". Durante a fase de aumento da pressão intraventricular (contração isométrica dos ventrículos), as valvas atrioventriculares estão imobilizadas, e a contração dos músculos papilares e das camadas superficiais do miocárdio evitam que as mesmas sejam impelidas para os átrios.

Quando as pressões intraventriculares ultrapassam as da aorta e as do tronco pulmonar, as valvas destes vasos são abertas e o sangue é neles injetado. A camada constritora profunda dos ventrículos é responsável por esta ejeção de sangue. A mais alta pressão atingida durante esta fase de contração ventricular representa a pressão sangüínea sistólica. O fechamento das valvas aórtica e pulmonar é a causa principal da segunda "bulha cardíaca".

Durante a sístole ventricular, o coração se torce de modo a fazer com que a maior parte do ventrículo esquerdo se volte para diante. No final da contração ventricular, e após o fechamento das valvas aórtica e pulmonar, a musculatura ventricular relaxa-se. A pressão intraventricular cai a um nível inferior ao dos átrios. Abrem-se, então, as valvas atrioventriculares, e o sangue flui dos átrios para os ventrículos. Os ventrículos dilatam-se à medida que se enchem de sangue (diástole ventricular). Durante esse intervalo, a pressão nas artérias atinge seu nível mais baixo (pressão arterial diastólica). Os átrios contraem-se durante essa fase (sístole atrial), embora em proporção bem menor ao que farão os ventrículos, mais tarde. Durante o enchimento ventricular, as valvas atrioventriculares permanecem em posição intermediária; o impacto contra as cúspides pelo influxo de sangue é equilibrado pela formação de turbilhões em suas faces ventriculares.

Se as valvas do coração estiverem lesadas a ponto de o sangue vazar por elas, ou se estiverem enrijecidas a ponto de impedir a corrente sanguínea, ocorrem vibrações anormais que podem ser ouvidas como sopros (v. Cap. 32).

Certas condições em que o coração pára de bater podem requerer uma tentativa feita no sentido de que volte a fazê-lo. **O batimento cardíaco pode ser iniciado pela estimulação elétrica, pela massagem cardíaca após a abertura do tórax, ou através de massagem cardíaca com o tórax fechado.** No último método, com o paciente em posição supina, aplicam-se fortes pressões verticalmente para baixo, na porção inferior do esterno, cerca de 60 vezes por minuto.

Como no caso do músculo esquelético, um impulso conduzido precede a contração. O registro desta atividade elétrica do coração é denominado *eletrocardiograma* (ECG ou EKG). A forma, a direção e a amplitude das várias deflexões de um ECG normal dependem da posição dos eletródios em relação ao coração e, por conseguinte, da posição do coração, do tamanho do tórax, da posição do corpo e da fase da respiração.

DESENVOLVIMENTO DO CORAÇÃO E DOS VASOS SANGUÍNEOS

O coração e os vasos sanguíneos desenvolvem-se muito cedo no período embrionário propriamente dito e são o primeiro sistema orgânico a tornar-se funcional. As necessidades nutritivas e respiratórias do embrião podem ser atingidas apenas por um mecanismo circulatório, e a circulação do sangue inicia-se, provavelmente, no fim da terceira semana após a fecundação. As células musculares começam a formar-se, e o coração principia a bater.

O coração é formado por dois tubos celulares simples, os tubos endoteliais ou endocárdicos, que formam a extremidade cefálica do embrião. A terminação cefálica de cada tubo volta-se dorsalmente como o primeiro arco aórtico, e, em seguida, continua caudalmente como uma das duas aortas dorsais. A extremidade caudal de cada tubo endocárdico une-se a um vaso formado pela fusão das veias vitelina e umbilical correspondentes. Os dois tubos endocárdicos logo começam a fundir-se. O coração em crescimento toma a forma de S, e sua extremidade venosa, originariamente caudal, torna-se dorsal e ligeiramente cranial em relação à extremidade arterial, que se subdivide para formar a aorta e o tronco pulmonar (Figs. 30.14 e 30.17). A forma externa do coração é mais ou menos estabelecida durante o segundo mês. Os detalhes morfológicos do desenvolvimento do coração e dos vasos sanguíneos são complicados e devem ser estudados em livros de embriologia.

Circulação fetal (Fig. 30.18)

A descrição seguinte baseia-se principalmente em estudos feitos em carneiros.[41]

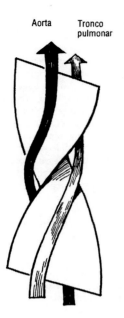

Fig. 30.17 Representação esquemática do septo espiral no tronco arterial e **bulbus cordis.**

Os estudos angiográficos de fetos humanos indicam que a seqüência de eventos no gênero humano é semelhante.[42]

O sangue oxigenado que retorna da placenta pela veia umbilical é em grande parte desviado pelo ducto venoso para a veia cava inferior. A mistura de sangue oxigenado e desoxigenado ocorre na veia cava inferior, porque este canal também recebe sangue das porções caudais do embrião e das veias hepática e vitelina. A maior parte do sangue contido na veia cava inferior, ao entrar no coração, passa à esquerda da extremidade do *septum secundum*, através do forame oval, para o átrio esquerdo. Parte do sangue que circula na veia cava inferior mistura-se com o que vem da veia cava superior.

O sangue no átrio esquerdo (junto com o sangue venoso dos pulmões) penetra no ventrículo esquerdo e na aorta. A maior quantidade desse sangue (largamente oxigenado) destina-se à cabeça, ao pescoço e aos membros superiores. Uma parte desce pela aorta (misturada com o sangue venoso do ducto arterial) e é distribuída ao tronco, membros inferiores e à placenta.

O sangue venoso dos membros superiores, da cabeça e pescoço, e da maior parte da parede corpórea, penetra no átrio direito através da veia cava superior. No átrio, mistura-se com pequena quantidade de sangue da veia cava inferior e, a seguir, atinge o ventrículo direito e o tronco pulmonar. Uma porção desse sangue alcança os pulmões e re-

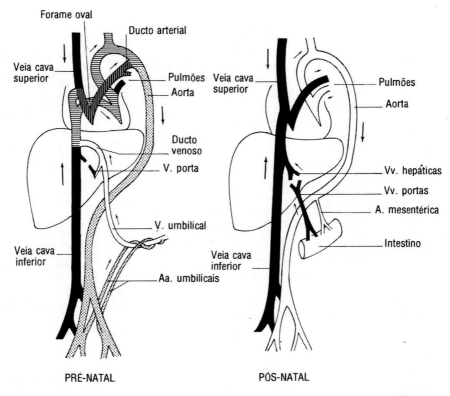

Fig. 30.18 Representação esquemática das circulações fetal e pós-natal. As diferenças no sombreado representam as diferenças na oxigenação do sangue. Os vasos sanguíneos com sombreado mais escuro contêm sangue menos oxigenado.

torna (ainda como sangue venoso) ao átrio esquerdo (onde se mistura com o sangue oxigenado da placenta). A maior parte de sangue do tronco pulmonar, entretanto, é desviada através do ducto arterial para a aorta, pela qual grande parte dele alcança a placenta para a oxigenação.

A circulação fetal é assim regulada para tomar oxigênio da circulação materna na placenta, orientar a maior parte de sangue oxigenado para a cabeça e pescoço, e desviar sangue venoso dos pulmões para a placenta.

Embora os pulmões fetais não tenham função respiratória, a quantidade de sangue que circula através deles se torna considerável durante a última fase do período pré-natal. Os pulmões não estão expandidos, e a resistência ao fluxo sanguíneo é mais alta que após o nascimento. O ventrículo direito bombeia sangue contra essa resistência e contra a pressão aórtica. Antes do nascimento, a parede do ventrículo direito é tão espessa quanto a do esquerdo, ou mais.

Modificações ao nascimento. Logo após a primeira respiração, as duas artérias umbilicais contraem-se e evitam que o sangue fuja do corpo da criança. O sangue pode, ainda, retornar da placenta para a criança, porque a veia umbilical e o ducto venoso não se contraem tão cedo quanto as artérias umbilicais. Os vasos, gradualmente, transformam-se em estruturas fibrosas: as artérias umbilicais passam a ser os ligamentos umbilicais mediais (Cap. 41), a porção intra-abdominal da veia umbilical torna-se ligamento redondo do fígado (Cap. 36), e o ducto venoso transforma-se em ligamento venoso (Cap. 36).

Com a primeira respiração, modifica-se o tipo de circulação. O sangue venoso é dirigido aos pulmões para a oxigenação, em substituição à placenta.

À medida que os pulmões se expandem, cai a sua resistência ao fluxo sanguíneo e ao aumento do fluxo sanguíneo pulmonar. O ducto arterial contrai-se. Com a queda da pressão sanguínea pulmonar, o sangue flui da aorta para a artéria pulmonar esquerda. Esta reversão no fluxo, através do ducto arterial, persiste por várias horas ou dias. Quanto mais sangue atinge os pulmões, mais sangue volta ao átrio esquerdo. A pressão no átrio esquerdo torna-se igual à do átrio direito. Com pressões aproximadamente iguais nos átrios, o limbo da fossa oval e a válvula do forame oval se juntam e, habitualmente, fecham o forame oval. Mesmo que o forame não se feche, a igualdade de pressões evita qualquer fluxo significativo de sangue entre os átrios. O fechamento funcional do forame oval ocorre logo após o nascimento, mas o fechamento anatômico requer semanas ou mesmo meses. Quando o ducto arterial se fecha completamente, atinge-se o tipo adulto de circulação. Embora o fechamento funcional do ducto arterial, assim como o fechamento funcional do forame oval, ocorra dentro de algumas horas ou dias após o nascimento, o fechamento anatômico requer semanas ou mesmo meses. A tela conjuntiva cresce em seu interior e gradualmente o oblitera; o ducto transforma-se aos poucos no *ligamento arterial* fibroso. Ao nascimento, o ventrículo direito tem mais peso que o esquerdo; contudo, dentro de um mês após o nascimento, o ventrículo esquerdo torna-se mais pesado.[43] A diferença na espessura aumenta gradualmente, até que a proporção adulta seja atingida.

Em resumo, **as seguintes alterações ocorrem no nascimento ou logo após a ele: (1) As artérias umbilicais são obstruídas e formam o ligamento umbilical medial, (2) a veia umbilical e o ducto venoso obliteram-se e formam o ligamento redondo e o ligamento venoso, (3) o ducto arterial fecha-se e forma o ligamento arterial, e (4) o forame oval se fecha.**

Malformações congênitas do coração[44]

A importância da cardiopatia congênita na cardiologia pediátrica pode ser pouco enfatizada. Uma compreensão da cardiopatia congênita depende de se conhecer o desenvolvimento do coração e dos vasos sanguíneos, e de se conhecer a circulação fetal, as alterações na circulação ao nascimento e a fisiologia circulatória e respiratória.

A cardiopatia congênita resulta de uma anormalidade estrutural do coração. Existem três grupos principais de anomalias: (1) comunicações anormais entre as circulações pulmonar e sistêmica, (2) lesões valvulares e vasculares, e (3) transposição das grandes artérias, veias ou de compartimentos cardíacos isolados.

As manifestações clínicas da cardiopatia congênita são complexas e dependem da extensão em que a circulação está alterada e, a oxigenação do sangue, comprometida. Além disto, a anomalia estrutural pode envolver o sistema de condução e, assim, interferir com o ritmo cardíaco.

REFERÊNCIAS

1. H. Milhiet and P. Jager, *Anatomie et Chirurgie du Péricarde*, Masson, Paris, 1956. J. P. Holt, Amer. J. Cardiol., 26:455, 1970.
2. G. T. Popa and E. Lucinescu, J. Anat., Lond., 67:78, 1932.
3. J. L. Bremer, Anat. Rec., 87:311, 1943. S. J. Viikari, Ann. Chir. Gyn. Fenn., 39 (Suppl.):3, 1950.
4. R. L. Moore, Arch. Surg., Chicago, 11:765, 1925. H. Southworth and C. S. Stevenson, Arch. intern. Med., 61:223, 1938. S. Sunderland and R. J. Wright-Smith, Brit. Heart J., 6:167, 1944.
5. F. Morin and E. Bonivento, Arch. ital. Anat. Embriol., 43:56, 1940. B. Delaloye, Arch. Anat., Strasbourg, 40:131, 1957.
6. J. Alexander, A. G. Macleod, and P. S. Barker, Arch. Surg., Chicago, 19:1470, 1929. See also J. A. Capps, Arch. intern. Med., 8:717, 1911; J. A. Capps and G. H. Coleman, *An Experimental and Clinical Study of Pain in the Pleura, Pericardium and Peritoneum*, Macmillan, New York, 1932.
7. F. J. Hodges, Amer. J. Roentgenol., 42:1, 1939. W. J. Comeau and P. D. White, Amer. J. Roentgenol., 47:665, 1942.
8. R. O'Rahilly, Amer. Heart J., 44:23, 1952.
9. R. Walmsley, Brit. Heart J., 20:441, 1958.
10. E. D. U. Powell and J. M. Mullaney, Brit. Heart J., 22:579, 1960.
11. Variations in the opening of the coronary sinus are described by H. K. Hellerstein and J. L. Orbison, Circulation, 3:514, 1951.
12. R. T. Grant and L. E. Viko, Heart, 15:103, 1929. K. Unger, Z. Anat. EntwGesch., 108:356, 1938.
13. B. M. Patten, Amer. J. Anat., 48:19, 1931. G. A. Seib, Amer. J. Anat., 55:511, 1934. R. R. Wright, B. J. Anson, and H. C. Cleveland, Anat. Rec., 100:331, 1948.
14. D. R. Dow and W. F. Harper, J. Anat., Lond., 66:610, 1932. W. F. Harper, J. Anat., Lond., 73:94, 1938; J. Anat., Lond., 75:88, 1940.
15. M. D. Silver et al., Circulation, 43:333, 1971.
16. R. J. Merklin, Amer. J. Anat., 125:375, 1969.
17. The functional anatomy of the mitral valve has been described by M. A. Chiechi, W. M. Lees, and R. Thompson, J. thorac. Surg., 32:378, 1956; by J. C. Van der Spuy, Brit. Heart J., 20:471, 1958; and by L. A. Du Plessis and P. Marchand, Thorax, 19:221, 1964.
18. J. H. Lam et al., Circulation, 41:449, 1970. N. Ranganathan et al., Circulation, 41:459, 1970.
19. H. Nathan and M. Eliakim, Circulation, 34:412, 1966.
20. R. L. Flett, J. Anat., Lond., 62:439, 1928. J. S. Robb and R. C. Robb, Amer. Heart J., 23:455, 1942. R. F. Rushmer, Physiol. Rev., 36:400, 1956. M. Lev and C. S. Simkins, Lab. Invest., 5:396, 1956.
21. T. N. James, Amer. Heart J., 66:498, 1963.
22. T. N. James, Anat. Rec., 141:141, 1961.
23. R. Ryback and N. Mizeres, Anat. Rec., 153:23, 1965.
24. R. C. Truex, M. Q. Smythe, and M. J. Taylor, Anat. Rec., 159:371, 1967.
25. T. N. James, Amer. Heart J., 62:756, 1961.
26. E. W. Walls, J. Anat., Lond., 79:45, 1945.
27. R. C. Truex and W. M. Copenhaver, Amer. J. Anat., 80:173, 1947. J. H. Kugler and J. B. Parkin, Anat. Rec., 126:335, 1956.
28. L. Gross, *The Blood Supply to the Heart*, Hoeber, New York, 1921. W. Spalteholz, *Die Arterien der Herzwand*, S. Hirzel, Leipzig, 1924. D. E. Gregg, Physiol. Rev., 26:28, 1946. T. N. James, *Anatomy of the Coronary Arteries*, Hoeber, New York, 1961. G. Baroldi and G. Scomazzoni, *Coronary Circulation in the Normal and Pathologic Heart*, Office of Surg. Gen., Dept. Army, Washington, D.C., 1967.
29. S. H. Ahmed et al., Acta anat., 83:87, 1972.
30. J. T. Wearn et al., Amer. Heart J., 9:143, 1933.
31. T. C. Kramer, Amer. J. Anat., 71:343, 1942.
32. A. Kerr and C. M. Goss, Anat. Rec., 125:777, 1956.
33. L. J. A. DiDio and T. W. Wakefield, Acta cardiol., Brux., 27:565, 1972. Nguyen Huu, J. P. Leroy, and A. Tiercelin, Bull. Ass. Anat., 57:905, 1973.
34. J. E. Edwards, Circulation, 17:1001, 1958. J. A. Ogden and J. M. Kabemba, Acta cardiol., Brux., 25:487, 1970.
35. W. Laurie and J. D. Woods, Lancet, 2:812, 1958. L. Reiner et al., Arch. Path. (Lab. Med.), 71:103, 1961. T. N. James, Amer. Heart J., 62:756, 1961.
36. C. L. Hudson, A. R. Moritz, and J. T. Wearn, J. exp. Med., 56:919, 1932.
37. R. F. Butterworth, J. Anat., Lond., 88:131, 1954.
38. L. R. Shore, J. Anat., Lond., 63:291, 1929. P. R. Patek, Amer. J. Anat., 64:203, 1939.
39. N. J. Mizeres, Amer. J. Anat., 112:141, 1963. J. P. Ellison and T. H. Williams, Amer. J. Anat., 124:149, 1969.

40. O. Bayer et al., *Atlas intracardioler Druckkurven*, Thieme, Stuttgart, 1959.
41. A. E. Barclay, K. J. Franklin, and M. M. L. Prichard, *The Foetal Circulation*, Blackwell, Oxford, 1944. E. C. Amoroso et al., J. Anat., Lond., 76:240, 1942. J. A. Keen, J. Anat., Lond., 77:104, 1942.
42. J. Lind and C. Wegelius, Cold Spr. Harb. Symp. quant. Biol., 19:109, 1954.
43. J. A. Keen, J. Anat., Lond., 77:104, 1942. E. N. Keen, J. Anat., Lond., 89:484, 1955. J. L. Emery and A. Mithal, Brit. Heart J., 23:313, 1961.
44. H. B. Taussig, *Congenital Malformations of the Heart*, Harvard University Press, Cambridge, 2nd ed., 1960.

A. S. Nadas and D. C. Fyler, *Pediatric Cardiology*, Saunders, Philadelphia, 3rd ed., 1972.

LEITURA SUPLEMENTAR

Tandler, J., *Anatomie des Herzens*, vol. 3, pt. 1 of K. von Bardeleben, *Handbuch der Anatomie des Menschen*, Fischer, Jena, 1896–1934, 8 volumes.

Walmsley, T., *The Heart*, vol. 4, pt. 3 of Quain's *Elements of Anatomy*, Longmans, Green, London, 11th ed., 1929.

31 VASOS SANGUÍNEOS, DRENAGEM LINFÁTICA E NERVOS DO TÓRAX

VASOS SANGUÍNEOS

CIRCULAÇÃO PULMONAR

Embora as artérias e o tronco pulmonar transportem sangue venoso, são realmente conceituados como artérias por conduzirem o sangue para longe do coração, sob pressão relativamente alta (pressão sistólica, 20 a 30 mm de mercúrio) e de modo pulsátil. Além disto, suas paredes, como a parede da aorta, possuem estrutura elástica.

Tronco pulmonar

O tronco pulmonar[1] estende-se do cone arterial do ventrículo direito à concavidade do arco da aorta, à esquerda da aorta ascendente. É recoberto pelo pericárdio fibroso e está incluído junto com a aorta numa bainha frouxa de pericárdio seroso que, algumas vezes, forma uma bolsa cuja extensão vai até o ligamento arterial.[2] Após um trajeto de cerca de 5 cm, o tronco pulmonar divide-se em artérias pulmonares direita e esquerda.

O trajeto do tronco pulmonar pode ser indicado por uma linha traçada a partir do centro da porção cranial da silhueta cardíaca até o extremo esquerdo do ângulo esternal, logo atrás da segunda cartilagem costal esquerda. O tronco forma a margem esquerda da imagem vascular visualizada nas radiografias anteriores, abaixo do botão aórtico (Fig. 32.3).

As artérias pulmonares e seus ramos são em grande parte responsáveis pelas imagens radiográficas normais das raízes e dos hilos pulmonares.

Artéria pulmonar direita. A artéria pulmonar direita é mais longa e mais calibrosa do que a esquerda. Passa por baixo do arco da aorta, ventralmente ao brônquio principal direito, e atinge o hilo do pulmão direito (Fig. 29.7, Cap. 29). Antes de penetrar no hilo, emite um ramo que dá origem às artérias segmentares do lobo superior. Os ramos dos outros lobos têm origem no hilo.

Artéria pulmonar esquerda. A artéria pulmonar esquerda é mais curta e menos calibrosa do que a direita. Estende-se lateralmente na raiz do pulmão esquerdo, na frente do brônquio principal esquerdo (Fig. 29.8, Cap. 29). No hilo, divide-se em ramos que acompanham os brônquios para os lobos superior e inferior, dos quais nascem as artérias segmentares. A artéria pulmonar esquerda está ligada ao arco da aorta pelo *ligamento arterial*, o resquício fibroso do ducto arterial.

Veias pulmonares

Comumente existem cinco veias pulmonares, uma para cada lobo. As veias dos lobos superior e médio direitos geralmente se fundem, de modo que quatro veias, duas superiores e duas inferiores em cada lado, penetram no átrio esquerdo. A veia pulmonar direita inferior passa por trás do átrio direito, entre os óstios das veias cavas superior e inferior. A veia pulmonar direita superior cruza dorsalmente a cava superior. Ambas as veias direitas penetram num prolongamento ou bolsa do átrio esquerdo, comportando-se da mesma maneira que as veias pulmonares esquerdas. Todas as veias pulmonares são recobertas parcialmente pela lâmina serosa do pericárdio e contribuem para limitar o seio oblíquo do pericárdio. As veias pulmonares e suas tributárias são avalvuladas. As variações são discutidas em conjunto com os pulmões (Cap. 29) e as relações com o pericárdio e os átrios são discutidas no Cap. 30.

CIRCULAÇÃO SISTÊMICA

O principal suprimento sistêmico do tórax deriva dos ramos da aorta. As artérias axilar (Cap. 13) e torácica interna (Cap. 27), e o tronco costocervical (Cap. 60) também contribuem.

Aorta

A aorta é a principal artéria sistêmica do corpo. Divide-se em aorta ascendente, arco da aorta e aorta descendente. A porção da aorta descendente no tórax é chamada aorta torácica. Em cada uma dessas partes surgem ramos. A aorta é uma artéria elástica, de túnica média espessa e constituída, em grande parte, por lâminas de tecido elástico. O vaso é admiravelmente constituído para resistir à pressão sistólica e presidir a retração elástica. Sua elasticidade diminui com a idade. As paredes da aorta são nutridas por *vasa-vasorum* originados de seus vários ramos. As paredes da aorta ascendente e do arco da aorta contêm presso-receptores, cujas fibras de origem sobem com os nervos vagos até os centros vasomotores do tronco encefálico. A estimulação desses receptores por aumento de pressão produz uma reação reflexa, de queda da pressão arterial e da freqüência cardíaca. Em muitos vertebrados inferiores, as fibras sensitivas da aorta ascendem num único ramo do nervo vago, denominado "nervo depressor aórtico", o qual não existe em um único nervo no homem.

Aorta ascendente. A aorta ascendente, que se situa no mediastino médio, estende-se da raiz da aorta, para cima e ligeiramente para a direita, até a altura do ângulo esternal, logo à direita do plano mediano. É revestida pelo pericárdio fibroso e compartilha de uma reflexão serosa com o tronco pulmonar. Tem cerca de 3 cm de diâmetro e 5 cm de comprimento. Ordinariamente, a aorta ascendente não se afasta tanto para a direita a ponto de fazer parte da borda direita da sombra cardiovascular. Pode, no entanto, transmitir uma pulsação (como observado fluoroscopicamente) à veia cava superior, que é estrutura integrante desta borda.

A raiz da aorta é dilatada em conseqüência de três saliências que existem em sua parede, os *seios da aorta*. Cada seio corresponde a uma cúspide da valva aórtica (Cap. 30) e tem a mesma denominação. Em sua origem, a aorta ascendente está relacionada ventralmente com o tronco pulmonar e o cone arterial, enquanto que o átrio esquerdo e o seio transverso do pericárdio situam-se dorsalmente. Seu segmento mais cranial é recoberto pelo pulmão direito e pela pleura direita, situando-se na frente da artéria pulmonar direita e do brônquio principal direito. Uma crista de tecido adiposo circunda parcialmente a porção média da aorta ascendente. Abaixo, ela se expande num coxim em frente à borda da aurícula direita.[3]

Os ramos da aorta ascendente são as artérias coronárias direita e esquerda (Cap. 30).

Arco da aorta. A aorta ascendente continua-se no arco da aorta,[4] que se dirige para a esquerda, ventralmente à traquéia. Em seguida, volta-se para trás e para baixo, abaixo do brônquio esquerdo, para a esquerda da traquéia e do esôfago (v. Figs. 28.2, 32.5 e 32.6, Caps. 28 e 32). **O arco da aorta ocupa um plano quase sagital no mediastino superior, por trás da porção inferior do manúbrio do esterno.** Forma uma saliência, visível radiograficamente como "botão aórtico" (Fig. 32.3, Cap. 32).

O arco da aorta é relacionado, à esquerda, com o nervo frênico esquerdo, nervo vago esquerdo, veia intercostal superior esquerda, ramos cardíacos do vago esquerdo e do tronco simpático. Acima estão os três ramos do arco; estes são cruzados ventralmente pela veia braquiocefálica esquerda. Embaixo estão a bifurcação do tronco pulmonar e a raiz do pulmão esquerdo. O ligamento arterial une o arco com a artéria pulmonar esquerda. O nervo laríngico recorrente esquerdo contorna-o, subindo por trás dele. O arco da aorta usualmente deixa sua impressão no contorno esquerdo do esôfago — impressão que muitas vezes se junta àquela produzida pelo brônquio principal esquerdo e dela é indiferenciável.

Os ramos do arco da aorta são o tronco braquiocefálico, a artéria carótida comum esquerda e a artéria subclávia esquerda. Após a emissão destes ramos, a aorta diminui de calibre.

<small>Uma ligeira constrição imediatamente distal à artéria subclávia esquerda (istmo da aorta) indica uma área crítica. Uma constrição exagerada nesta área pode ocorrer durante o desenvolvimento (coartação da aorta). Se a coartação estiver situada distalmente à abertura do canal arterial na aorta, desenvolve-se uma adequada circulação colateral antes do nascimento. Entretanto, se a coartação for proximal ao ducto arterial, não se desenvolvendo uma circulação colateral adequada, a criança poderá morrer quando do fechamento do ducto.[5] Os canais colaterais importantes são: (1) ramos intercostais anteriores da artéria torácica interna, que se anastomosam com as artérias intercostais posteriores, e a artéria epigástrica superior, que se anastomosa com a epigástrica inferior; (2) ramos da artéria subclávia (Cap. 60), que, por anastomose com as artérias que rodeiam a escápula, indiretamente se anastomosam com as artérias intercostais posteriores.[6] Um canal colateral adicional pode ser fornecido pelas artérias espinhais anteriores, através das artérias vertebrais (Cap. 50). A artéria espinhal anterior é reforçada em vários níveis por ramos medulares das artérias segmentares (Fig. 50.3, Cap. 50).</small>

Tronco braquiocefálico. O tronco braquiocefálico é o primeiro ramo do arco. Estende-se da parte posterior da porção inferior do manúbrio do esterno até o nível da juntura esternoclavicular direita. Atrás desta juntura, divide-se em artérias subclávia direita e carótica comum direita. Situa-se, inicialmente, por diante da traquéia e, a seguir, à direita dela. A veia braquiocefálica direita está a sua direita; é cruzada ventralmente pela veia braquiocefálica esquerda.

Artéria carótida comum esquerda. Esta artéria se origina ligeiramente à esquerda do tronco braquiocefálico. Dirige-se em princípio para cima, para a frente e, logo após, para a esquerda da traquéia e penetra no pescoço por detrás da juntura esternoclavicular esquerda.

Artéria subclávia esquerda. Esta artéria nasce por trás da artéria carótida comum esquerda, ascende lateralmente à traquéia e deixa o tórax por trás da juntura esternoclavicular esquerda.

Variações. As pequenas variações nos ramos do arco da aorta são bastante freqüentes,[7] como, por exemplo, a origem comum do tronco braquiocefálico e da artéria carótida comum esquerda. Poucas dessas variações têm significado funcional, mas levantam problemas interessantes relativos à embriogênese dos arcos aórticos. Algumas variações podem causar sintomas ou ter algum significado cirúrgico.[8] Por exemplo, um anel aórtico que envolva a traquéia e o esôfago pode comprimir estas estruturas. O tronco braquiocefálico, quando de comum origem com a artéria carótida comum esquerda, pode cruzar a traquéia por diante. A artéria subclávia direita pode ter origem anômala da aorta torácica (v. *vas aberrans,* embaixo); nestes casos, pode estar associada a existência de um ducto torácico direito. Estas variações devem ser lembradas por ocasião de operações cirúrgicas na traquéia e no esôfago. A *artéria tireóidea ima* é um ramo inconstante do arco da aorta ou do tronco braquiocefálico; sobe na frente da traquéia para a glândula tireóidea e deve-se ter em mente nas técnicas medianas para a traquéia (Cap. 60).

Aorta torácica. A aorta torácica desce no mediastino posterior, do arco aórtico até aproximadamente o nível da 12.ª VT. Nesta altura, atravessa o hiato aórtico do diafragma e daí para baixo toma o nome de aorta abdominal. Está à esquerda da coluna vertebral, na porção superior de seu trajeto. Atinge gradualmente a frente da coluna vertebral, onde se situa atrás do esôfago e penetra no abdome no plano mediano. O ducto torácico situa-se a sua direita. A veia ázigos pode estar a sua direita ou a sua esquerda. Por diante dela, de cima para baixo, estão a raiz do pulmão esquerdo, o pericárdio, o esôfago e o diafragma.

Os ramos da aorta torácica podem ser classificados como parietais e viscerais.

Os ramos *parietais* incluem da terceira até a 11.ª artérias intercostais posteriores e as artérias subcostais (Cap. 27). Também incluem várias pequenas *artérias frênicas superiores* para a porção posterior do diafragma e o *vas aberrans.* Este é um ramo inconstante que representa a aorta dorsal direita embrionária. Dirige-se para cima e para a direita, atrás do esôfago. Ocasionalmente, a aorta dorsal direita persiste, e o quarto arco aórtico direito desaparece. Neste caso, a artéria subclávia direita origina-se da aorta torácica, sendo sua porção inicial formada pelo *vas aberrans.*

Os ramos *viscerais* da aorta torácica são *bronquiais* (comumente duas artérias bronquiais esquerdas e, ocasionalmente, uma direita, Cap. 29), *esofágicos* (geralmente dois), *pericárdicos* e *mediastinais.* As artérias bronquiais também suprem os linfonódios adjacentes, os vasos pulmonares, o pericárdio e o esôfago.

Veias

As veias da cavidade torácica são de paredes delgadas e avalvuladas, possuindo uma musculatura lisa, disposta longitudinalmente na adventícia.

Veias braquiocefálicas. Cada uma das veias braquiocefálicas é formada pela união das veias jugular interna e subclávia, por trás da juntura esternoclavicular correspondente. A veia braquiocefálica direita desce mais ou menos em sentido vertical. A esquerda cruza obliquamente o mediastino superior, por diante dos ramos do arco da aorta. As duas veias reúnem-se para formar a veia cava superior, quase ao nível do ângulo do esterno, por trás da cartilagem costal direita. Ambas as veias recebem várias tributárias (Fig. 31.1).

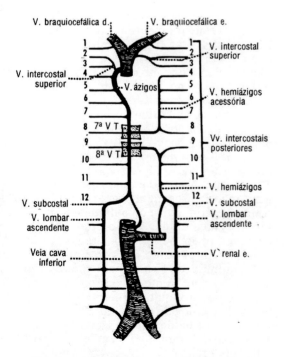

Fig. 31.1 Representação diagramática das veias do tórax.

Veia cava superior. A veia cava superior desce à direita da aorta ascendente, recebe a veia ázigos e termina no átrio direito. A veia cava superior e a veia braquiocefálica direita formam a margem superior direita da imagem cardiovascular (Fig. 32.3, Cap. 32).

Veia cava inferior. Depois que a veia cava inferior atravessa sua abertura no centro tendíneo do diafragma, tem um percurso intratorácico de 2 a 3 cm, penetrando em seguida no átrio direito. Seu óstio no átrio é provido de uma válvula imperfeita. A veia cava inferior pode ser visualizada radiologicamente entre o diafragma e a porção inferior da sombra vascular (v. Fig. 32.3). A veia hepática direita algumas vezes atravessa o óstio da veia cava no diafragma, antes de atingir a veia cava inferior.

Veias do sistema ázigos. A maior parte do sangue do dorso e das paredes torácicas e abdominais é drenada por veias situadas ao longo dos corpos das vértebras. Estas veias constituem o chamado sistema ázigos.[9] As veias terminais deste sistema são as veias ázigos, hemiázigos e hemiázigos acessória (Fig. 31.1). O sistema ázigos é tão variável que não se pode relacionar suas variações numa curta descrição.

A *veia ázigos* (Fig. 31.2) é habitualmente formada pela junção das veias subcostal direita e lombar ascendente direita. Sobe através dos mediastinos posterior e superior, por diante das artérias intercostais posteriores, adjacentes à aorta. Forma um arco sobre a raiz do pulmão direito e termina na veia cava superior. No trajeto superior, a veia ázigos, em raras ocasiões, desvia e demarca um lóbulo do pulmão direito (o lóbulo da veia ázigos, Cap. 29). Durante sua ascensão, a veia ázigos freqüentemente percorre uma parte de seu trajeto no lado esquerdo da coluna vertebral.[10] A porção inferior da veia ázigos une-se, em geral, ao contorno posterior da cava inferior por uma pequena veia ou um cordão fibroso. As tributárias da veia ázigos são a veia intercostal superior direita, as veias intercostais posteriores direitas, desde a quarta até a 11.ª, e a hemiázigos ou a hemiázigos acessória, ou, ainda, ambas.

As *veias hemiázigos* e a *hemiázigos acessória* apresentam uma disposição extremamente variável no lado esquerdo.

A veia hemiázigos geralmente começa pela união das veias subcostal esquerda e lombar ascendente esquerda, e está comumente unida com a veia renal esquerda. Suas tributárias são as veias intercostais posteriores inferiores e algumas veias mediastinais e esofágicas. A veia hemiázigos desemboca na veia ázigos.

A veia hemiázigos acessória geralmente se inicia no quarto espaço intercostal, como uma continuação da veia desse espaço. Desce, recebendo tributárias dos espaços situados acima e abaixo, bem como veias bronquiais e mediastinais, e une-se com a veia hemiázigos ou com a veia ázigos.

Anastomoses e vias de retorno venoso. **Extensas anastomoses entre os sistemas das veias cavas, ázigos e vertebral fornecem múltiplas vias para o retorno do sangue ao coração** (Fig. 6.2). Realmente, os sistemas ázigos e vertebral formam curtos circuitos ao sistema das cavas.

O *sistema venoso vertebral*[11] consiste de plexos venosos de paredes delgadas que drenam o dorso, as vértebras e as estruturas situadas no canal vertebral (v. Cap. 49). Eles podem ser demonstrados *in vivo* pela venografia intra-óssea.[12] Esses plexos se comunicam superiormente com as veias intracrânicas e, inferiormente, com o sistema porta, esvaziando-se nas veias vertebrais, intercostais posteriores, lombares e sacrais laterais. As veias do plexo vertebral são avalvuladas, e o sangue pode fluir em qualquer direção. Um aumento das pressões intra-abdominais ou intratorácica, tal como acontece durante a tosse, esforço ou expiração, pode obrigar o sangue, nos plexos vertebrais, a afastar-se do coração, tanto para cima quanto para baixo. Um aumento de pressão nesses plexos venosos é acompanhado por um aumento na pressão do líquido cefalorraquídico. Tem-se demonstrado que mudanças cíclicas na pressão venosa ou modificações causadas pela tosse ou pelo esforço são de importância clínica, porque podem facilitar a mobilização de células tumorais ou agentes infecciosos. Por exemplo, células das cavidades pélvica, torácica e abdominal ou de tumores da mama podem penetrar no sistema venoso e serem carregadas para os plexos vertebrais no momento de uma inversão do fluxo sanguíneo. Estas células poderão finalmente se alojar nas vértebras, na medula espinal ou no encéfalo.

Outros canais colaterais são fornecidos por veias da parede torácica que desembocam nas veias axilar e torácica interna e se anastomosam inferiormente com as veias que se esvaziam nas tributárias da veia cava inferior e do sistema porta. Algumas das mais importantes anastomoses são feitas por veias *toracoepigástricas*, dispostas superficialmente, que unem a torácica lateral com a veia epigástrica superficial de cada lado.

Se a veia cava superior for obstruída acima da veia ázigos, o sangue poderá ser drenado para baixo, nas veias da parede do corpo; a seguir, nas torácicas internas e nas ílicas e retornar ao coração pelos sistemas da veia

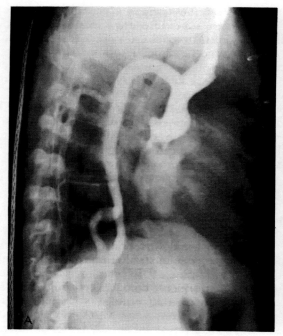 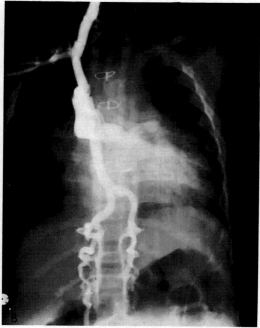

Fig. 31.2 Angiogramas do sistema ázigos. A, lateral; B, ântero-posterior. Note-se o refluxo para as veias hemiázigos, especialmente em B. Cort. de R. A. Castellino, M. D., Stanford University, California.

cava inferior e ázigos. O sangue da cabeça e do pescoço também pode penetrar nos plexos vertebrais e por aí voltar ao coração. Uma obstrução na veia cava superior, situada entre a veia ázigos e o átrio direito, é mais grave, porque faz da veia cava inferior a única responsável pelo retorno venoso. Entretanto, foi descrito um caso de fechamento completo da desembocadura da veia cava superior.[13]

Se a veia cava inferior for obstruída, o sangue poderá fluir para cima pelas veias da parede do tronco e pelos plexos vertebrais, e assim atingir a veia cava superior.

No caso de oclusão de qualquer veia do corpo, os pacientes podem sobreviver desde que, quando se tratar de grandes veias, como as cavas superior ou inferior, a oclusão não se processe com muita rapidez. Mesmo ocorrendo oclusões repentinas, como por ligaduras cirúrgicas, casos de sobrevida têm sido registrados.

DRENAGEM LINFÁTICA

LINFONÓDIOS

Os linfonódios do tórax classificam-se em parietais e viscerais, conforme sua localização. Seus vasos linfáticos comunicam-se livremente. Os linfonódios parietais, que são os paresternais, frênicos e intercostais, são descritos no Cap. 27.

Linfónodios viscerais

Os linfonódios viscerais drenam os pulmões, as pleuras e o mediastino. São irregularmente dispostos em torno das raízes dos pulmões, ao longo da traquéia e brônquios, e nos mediastinos superior e posterior (Fig. 31.3).

Linfonódios das raízes e hilos pulmonares. Os linfonódios das raízes e hilos pulmonares são subdivididos em vários grupos. Pequenos *linfonódios pulmonares* acompanham os grandes brônquios perto do hilo, dentro do parênquima pulmonar. Os *linfonódios broncopulmonares* estão incluídos na raiz do pulmão, principalmente no hilo. Os linfonódios broncopulmonares e pulmonares drenam para cima, nos linfonódios traqueobrônquicos.[14] Os *linfonódios traqueobrônquicos* formam um grupo *inferior*, no ângulo da bifurcação da traquéia, e grupos *superiores*, situados de cada lado no ângulo formado pela traquéia com o brônquio.[15] Estes linfonódios traqueobrônquicos, que estão relacionados à porção inferior do brônquio principal direito, são algumas vezes denominados "cisterna linfática"; são invadidos por tumores tanto dos lobos superiores quanto dos inferiores.[16]

Os linfonódios traqueobrônquicos recebem, através dos linfonódios pulmonares e broncopulmonares, os vasos linfáticos dos pulmões, da pleura visceral, dos brônquios, da parte inferior da traquéia e do coração. A drenagem linfática do pulmão direito para os linfonódios traqueobrônquicos é ipsilateral e a do esquerdo é freqüentemente bilateral. (O lobo inferior esquerdo drena para os linfonódios traqueobrônquicos superiores direitos.) Os eferentes dos linfonódios traqueobrônquicos sobem junto à traquéia.

Os linfonódios das raízes pulmonares são comumente atingidos de modo secundário por infecções, tais como a tuberculose, e por tumores dos pulmões e do mediastino. Sua densidade pode aumentar, de modo que se tornem radiologicamente visíveis, principalmente se calcificados.

Linfonódios traqueais (paratraqueais). Estes linfonódios se alinham de cada lado da traquéia, estendendo-se até o pescoço. Recebem vasos linfáticos da traquéia, do esôfago e dos linfonódios traqueobrônquicos. Seus eferentes reúnem-se aos dos linfonódios mediastinais para formar um tronco broncomediastinal (mediastinal) de cada lado da traquéia. Estes troncos também recebem os vasos eferentes dos linfonódios paresternais.

Linfonódios mediastinais. Incluem-se alguns pequenos linfonódios disseminados no mediastino posterior, os chamados linfonódios inominados (também denominados *linfonódios mediastinais anteriores,* apesar de sua localização no mediastino superior). Recebem linfáticos do timo, das paredes das grandes veias (um deles é chamado "linfonódio da cava"), do pericárdio e do coração. Seus eferentes reúnem-se aos da traquéia, dos brônquios e dos pulmões para formar o tronco broncomediastinal. Os *linfonódios mediastinais posteriores* são poucos e estão situados em torno da porção inferior do esôfago torácico. Os mais inferiores deste grupo repousam sobre o diafragma, vizinhos ou confundidos com os linfonódios frênicos mais posteriores. Os linfonódios mediastinais posteriores recebem vasos linfáticos do esôfago e do pericárdio, e alguns poucos dos lobos inferiores dos pulmões. Seus eferentes dirigem-se diretamente para o ducto torácico e para os troncos linfáticos intercostais descendentes. Alguns sobem para o grupo traqueal.

VASOS LINFÁTICOS

Todo o sistema linfático do tórax converge para os troncos broncomediastinais, o ducto torácico e os troncos linfáticos intercostais descendentes (Fig. 31.3).

Os troncos linfáticos são extremamente variáveis. Troncos adicionais, tais como os paratraqueais e o mediastinal posterior são bastante comuns. O tronco broncomediastinal esquerdo pode terminar no ducto torácico ou desembocar em uma das veias vizinhas à terminação do ducto torácico. O tronco broncomediastinal direito forma várias combinações com os troncos subclávio e jugular direitos. Raramente os três se reúnem para formar um *ducto linfático direito (ducto torácico direito),* que se abre, então, diretamente no ângulo da junção das veias jugular interna e subclávia.

Ducto torácico. O ducto torácico[17] estende-se da porção superior do abdome até o pescoço, onde termina em uma das grandes veias (Figs. 31.4 e 31.5). Inicia-se no abdome

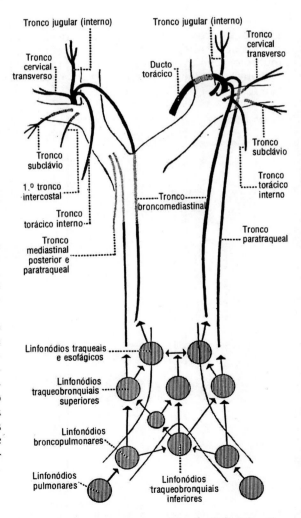

Fig. 31.3 Representação esquemática dos linfonódios viscerais e troncos coletores do tórax.

na junção dos troncos intestinal, lombar e intercostal descendente (Cap. 38). A junção consiste de uma dilatação chamada *cisterna do quilo* ou aparesenta disposição plexiforme.[18] O ducto torácico passa, em geral, através ou perto do hiato aórtico do diafragma (pode haver dois ou mais ductos a este nível), e ascende no mediastino posterior à direita da aorta, entre a aorta e a veia ázigos (se esta estiver à direita). Ao nível da 5.ª ou 6.ª VT, começa a cruzar obliquamente para a esquerda, por trás do esôfago. Este cruzamento é geralmente completado na região torácica superior. Sobe à esquerda do esôfago, passa por trás da artéria subclávia direita e penetra no pescoço, onde forma um arco que pode atingir o nível da 7.ª VC, acima do nível da clavícula. Daí se dirige para frente e para baixo, comumente formando múltiplos canais que se unem em um tronco comum, o qual termina na veia jugular interna esquerda (Fig. 31.6).[19]

As variações no ducto são comuns. Seu trajeto torácico é variável, pode ocasionalmente ser múltiplo, terminar em forma de múltiplos canais ou como um único tronco; terminar na veia subclávia esquerda ou veia

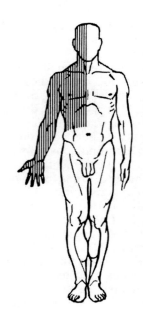

Fig. 31.5 Toda a área, exceto a sombreada, é drenada pelo ducto torácico.

braquiocefálica esquerda e, ocasionalmente, está completamente à esquerda. Raramente, pode terminar no lado direito.

Além dos troncos linfáticos que recebem em sua origem, o ducto torácico recebe eferentes dos linfonódios mediastinais posteriores e dos intercostais superiores. No pescoço ou na porção superior do tórax, geralmente recebe os troncos jugular e subclávio esquerdos e, muitas vezes, também o tronco broncomediastinal esquerdo.

A maior parte da linfa do corpo chega ao sistema venoso por intermédio do ducto torácico (Fig. 31.5), mas as anastomoses dos seus canais coletores no tórax e pescoço são tão extensas, que nenhuma conseqüência grave resulta se o ducto for ligado.

TIMO

O timo do adulto é uma massa irregular, situada parte no tórax e parte no pescoço.[20] Compõe-se de um a três lobos irregulares, mais comumente dois. Cada lobo consiste de numerosos lóbulos, circundados, pelo menos parcialmente, por cápsulas delgadas de tela conjuntiva. Os linfócitos formados no timo desempenham uma função principal no desenvolvimento e manutenção do sistema imunológico.

A porção torácica do timo está geralmente situada atrás do manúbrio ou da porção superior do corpo do esterno, mas tem sido encontrada até na altura do processo xifóide. A porção cervical do timo, muitas

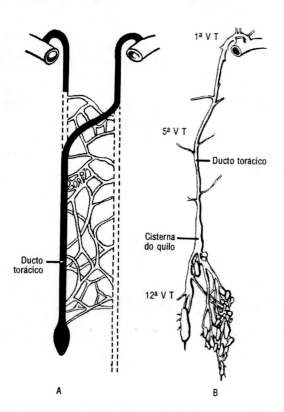

Fig. 31.4 Ducto torácico. A, representação esquemática do desenvolvimento (admitido, mas não provado). B, arranjo comum do ducto torácico, cruzando a coluna vertebral na quinta ou sexta VT. Baseado em Davis.[17]

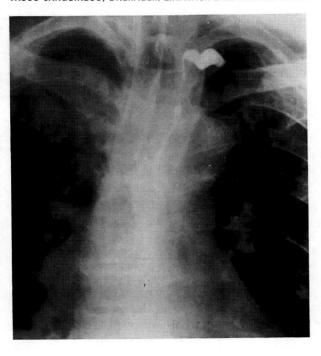

Fig. 31.6 Extremidade superior do ducto torácico com ampola terminal. (Um arranjo em que existisse mais de um canal terminal poderia ser obscurecido pelo material de contraste radiopaco.) Cort. do Prof. J. B. Kinmonth, F. R. C. S., e Edward Arnold.

vezes constituído por uma fita fibrosa contendo tecido tímico, situa-se adiante e dos lados da traquéia, por trás dos músculos esternohióideo e esternotireóideo. Une-se por meio de tratos fibrosos aos tecidos que envolvem a glândula tireóidea.

O peso do timo não vai além de poucos gramas por ocasião do nascimento, mas cresce rapidamente até atingir seu maior tamanho na época da puberdade. A seguir, começa a regredir. Grande porção de sua substância é substituída por gordura e tecido conjuntivo fibroso, contudo o tecido tímico não desaparece completamente. Ao nascer o timo se apresenta como uma glândula larga e irregularmente lobulada, com mais freqüência bilobada. Sua extremidade superior atinge a glândula tireóidea, mas a massa do timo situa-se no mediastino superior. Neste local, nos primeiros anos de vida, provoca uma imagem radiográfica distinta.[21]

O timo é abundantemente nutrido pelos vasos vizinhos (tireóidea inferior, torácica interna, intercostais anteriores). Este suprimento persiste mesmo após a involução da glândula. Sua drenagem linfática é profusa. A maioria dos seus vasos eferentes linfáticos dirige-se para os linfonódios inominados, mas alguns desembocam diretamente nas veias adjacentes.

NERVOS

Os nervos do tórax são os nervos torácicos, frênicos e vagos, os troncos simpáticos e os plexos autônomos. Os nervos torácicos são descritos no Cap. 27.

Nervos frênicos

Estes nervos suprem o diafragma. Cada um deles geralmente se origina do quarto e quinto nervos cervicais (Cap. 60), podendo receber uma contribuição do terceiro e, algumas vezes, do segundo ou sexto. Cada nervo penetra no tórax após passar por diante do escaleno anterior. São acompanhados, no seu percurso torácico, pelos ramos pericardiocofrênicos dos vasos torácicos internos. Cada um dá ramos para o pericárdio, pleura mediastinal e porção central da pleura diafragmática, e cada um se divide em três a cinco ramos no ângulo formado pelo pericárdio e diafragma.[22] O ramo mais posterior de cada lado perfura o diafragma e inerva os pilares (a porção esquerda do pilar direito é inervada pelo frênico direito); o ramo posterior direito é imediatamente lateral à veia cava inferior, para a qual fornece um pequeno ramo. Todos os outros ramos perfuram o diafragma e distribuem-se abaixo dele. Ambos os nervos frênicos dão filamentos para os plexos situados ao longo das artérias frênicas inferiores e para a porção central do peritoneu diafragmático.

Nervo frênico direito. O nervo frênico direito desce à direita da veia cava superior e do átrio direito, por diante da raiz do pulmão direito, entre o pericárdio e a pleura mediastinal.

Nervo frênico esquerdo. O nervo frênico esquerdo desce entre as artérias subclávia e carótida comum esquerdas, lateralmente ao nervo vago e ao arco da aorta. Passa por diante da raiz do pulmão esquerdo, entre a pleura mediastinal e o pericárdio, e seus ramos perfuram o diafragma, imediatamente à esquerda do pericárdio.

Componentes funcionais. Os nervos frênicos contêm fibras motoras, sensitivas e simpáticas (Fig. 31.7). As fibras motoras inervam o diafragma. A maior parte das fibras sensitivas são fibras da dor, oriundas do peritoneu diafragmático, das pleuras mediastinal e diafragmática e do pericárdio. A dor da área inervada por um frênico é normalmente relatada como ocorrendo na zona cutânea que cobre o músculo trapézio, isto é, na área situada entre a parte inferior do pescoço e a extremidade do ombro.[23] Algumas vezes, a dor também é referida na região da orelha. Nestes casos, o nervo frênico provavelmente tem uma considerável contribuição do segundo ou terceiro nervos cervicais, que inervam esta região através do nervo auricular magno. A dor relatada como oriunda da irritação da parte da pleura inervada pelo frênico não se distingue daquela produzida pela irritação da parte do peritoneu suprida pelo mesmo nervo. As fibras simpáticas são vasomotoras.

Nervos frênicos acessórios. A contribuição do quinto nervo cervical para o frênico freqüentemente nasce, ou é uma continuação, do nervo do músculo subclávio. Em alguns casos, essa contribuição pode ter um trajeto isolado no tórax, antes de se lançar no frênico, e então é denominada nervo frênico acessório. Ocasionalmente, todo o nervo frênico pode originar-se desse modo. Pode haver também contingentes acessórios sem conexão com o nervo do subclávio. O nervo frênico acessório comumente desce por diante da veia subclávia, enquanto que o nervo frênico passa por trás dela.

Se o nervo frênico acessório estiver

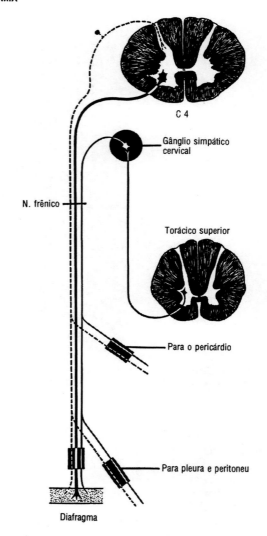

Fig. 31.7 Componentes funcionais do nervo frênico. Para simplificar, cada componente é representado por uma única fibra.

presente, a secção ou lesão do nervo frênico no pescoço não paralisará completamente a metade correspondente do diafragma; o nervo acessório ainda fornecerá uma parte da inervação motora.

Nervos vagos

Depois de abandonarem a fossa crânica posterior e descerem através do pescoço, os nervos vagos penetram no tórax, onde contribuem para os plexos pulmonares e, a seguir, continuam até o esôfago, onde formam o plexo esofágico (v. adiante). Na porção inferior do esôfago, o plexo reúne-se em um *tronco vagal anterior* e outro *posterior,* que descem atravessando o hiato esofágico do diafragma (Cap. 27). O tronco anterior desce sobre a face anterior do esôfago e, o posterior, na face posterior. Cada tronco contém fibras tanto do vago direito como do esquerdo,[24] e ambos dão ramos para o estômago (Cap. 38).

Cada nervo vago emite um ramo *laríngico recorrente,* que inerva a traquéia, esôfago e laringe. Cada um apresenta um número variável de ramos *cardíacos cervicais* que nascem no pescoço. Estes comumente se unem aos ramos cardíacos dos gânglios simpáticos cervicais. Ramos *cardíacos cervicotorácicos* originam-se na entrada do tórax e juntam-se aos ramos cervicotorácicos dos troncos simpáticos. Ramos também são fornecidos aos brônquios e ao esôfago, diretamente e por meio dos plexos associados.

Nervo vago direito. O nervo vago direito passa por diante da primeira porção da artéria subclávia direita, por trás da veia cava superior, e desce no mediastino superior à direita da traquéia. Os ramos cardíacos torácicos são fornecidos abaixo da origem do nervo laríngico recorrente. Na altura da raiz do pulmão, o vago direito fornece troncos que contribuem para os plexos pulmonares e, a seguir, continua no plexo esofágico.

O *nervo laríngico recorrente direito* nasce do vago direito, no ponto em que este cruza por diante a artéria subclávia direita. Daí forma um gancho por baixo da artéria; a seguir, por trás dela, e sobe entre a traquéia e o esôfago, aos quais supre. Seu percurso posterior é descrito com o pescoço (Cap. 60).

Nervo vago esquerdo. O nervo vago esquerdo penetra no tórax, entre as artérias carótida comum e subclávia esquerdas, por trás da veia braquiocefálica esquerda. Desce no mediastino superior, cruza o contorno esquerdo do arco aórtico, fornece alguns ramos para o coração (nervos cardíacos torácicos), contribui para os plexos pulmonares penetrando no plexo esofágico. Imediatamente abaixo do arco da aorta, o nervo é cruzado superficialmente pelo nervo frênico esquerdo.

O nervo laríngico recorrente esquerdo deixa o vago esquerdo ao nível do arco aórtico, contorna este arco por baixo, em forma de gancho, à esquerda do ligamento arterial, e sobe daí por diante à direita do arco, entre a traquéia e o esôfago. Fornece ramos para a aorta, para a traquéia, para o esôfago e para o coração (nervos cardíacos torácicos). **O nervo laríngico recorrente esquerdo está sujeito a ser lesado nas afecções da aorta (aneurismas) ou do mediastino (tumores).** Tal lesão pode ser inicialmente irritativa, levando à tosse, como se as mucosas da traquéia e laringe estivessem sendo irritadas. Com a destruição do nervo, seguem-se rouquidão e paralisia da corda vocal homolateral.

Acredita-se que os nervos laríngicos recorrentes devam suas relações, no adulto, ao fato de estarem relacionados, no embrião com os sextos arcos aórticos e passarem caudalmente a estes vasos no trajeto para a laringe. À direita, a porção dorsal do sexto arco (homólogo do ducto arterial) desaparece, o quinto arco também regride, e o nervo laríngico recorrente vem situar-se abaixo do quarto arco (porção inicial da artéria subclávia). À esquerda, o quinto arco também regride, mas o sexto persiste, inicialmente como ducto arterial, mais tarde como ligamento arterial. Daí, no adulto, o nervo passar caudalmente ao ligamento arterial antes de subir para a laringe.

Componentes funcionais. A Fig. 31.8 ilustra os componentes de todo o nervo. O nervo vago possui fibras motoras para os músculos da faringe e laringe. Estas fibras motoras, entretanto, abandonam a medula oblonga, através da porção crânica do nervo acessório (Cap. 60). Os ramos torácicos dos nervos vagos contêm fibras parassimpáticas e sensitivas.

As fibras parassimpáticas importantes são aquelas destinadas ao coração, que estão envolvidas na regulagem dos batimentos cardíacos. As outras fibras parassimpáticas inervam a musculatura e as glândulas da traquéia, dos brônquios, dos bronquíolos, do esôfago e das vísceras abdominais. Muitas fibras sensitivas estão relacionadas com reflexos pulmonares e cardiovasculares. Outras terminações sensitivas ocorrem nas mucosas da traquéia, brônquios e bronquíolos. A irritação destas terminações leva à tosse e à inibição reflexa da respiração. A tosse devida à irritação traqueal pode ser acompanhada por uma sensação profunda, possível de ser dolorosa. Outras fibras sensitivas dos nervos vagos originam-se do esôfago e das vísceras abdominais.

Troncos simpáticos e gânglios

Os troncos simpáticos (Fig. 64.15, Cap. 64) penetram no tórax através do pescoço e descem por diante das cabeças das costelas e dos vasos e nervos intercostais posteriores. As porções torácicas de cada tronco comumente apresentam 11 ou 12 gânglios isolados, de tamanho variado; ocasionalmente, existem 10 ou 13. O primeiro gânglio torácico funde-se freqüentemente com o gânglio simpático cervical inferior para formar o *gânglio cervicotorácico* ou *estrelado.* O segundo gânglio torácico às vezes se funde com o primeiro.

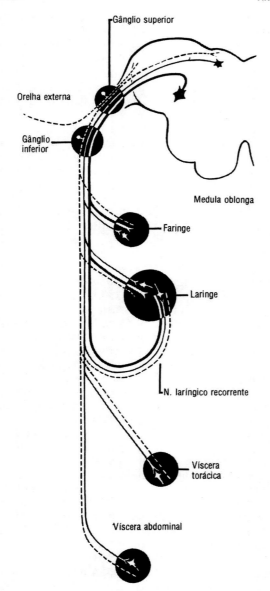

Fig. 31.8 Componentes funcionais do nervo vago. Para simplificar, cada componente é representado por uma única fibra. A distinção entre os componentes acessório e vagal não é mostrada (v. Fig. 60.22, Cap. 60).

Os restantes gânglios torácicos habitualmente se situam na altura dos discos intervertebrais correspondentes. Em algumas ocasiões, a porção do tronco simpático que liga dois gânglios adjacentes é dupla; outras vezes, muito delgada. Os troncos simpáticos penetram no abdome, perfurando o diafragma ou passando por trás dos ligamentos arqueados mediais.

Os troncos e gânglios são ligados aos ramos ventrais dos nervos torácicos por meio dos ramos comunicantes; fornecem ramos para as vísceras e vasos adjacentes e enviam nervos esplâncnicos para o abdome.

As fibras pré-ganglionares para o coração e vasos coronários nascem dos quarto, quinto, ou sexto segmentos superiores da porção torácica da coluna vertebral, e fazem sinapses nos gânglios correspondentes, assim como nos gânglios cervicais. As fibras pós-ganglionares atingem o coração através dos nervos cervicais, cervicotorácicos e cardiacotorácicos.

As fibras pré-ganglionares para a árvore brônquica e vasos pulmonares nascem dos quarto, quinto, ou sexto segmentos superiores da porção torácica da medula espinal. As fibras pós-ganglionares deixam os gânglios correspondentes em ramos diretos para os plexos pulmonares e nos nervos cardiacotorácicos.

As fibras pré-ganglionares para a aorta originam-se dos segmentos superiores da porção torácica da medula espinhal. As fibras pós-ganglionares atingem a aorta e as porções proximais de seus ramos, como ramos diretos dos gânglios torácicos superiores.

As fibras pré-ganglionares para o esôfago nascem principalmente dos segmentos inferiores da porção torácica da medula espinhal. As fibras atingem a porção torácica do esôfago através de ramos diretos e dos nervos esplâncnicos maiores.

As fibras pré-ganglionares para os vasos sanguíneos, glândulas sudoríferas e músculos eretores dos pêlos das paredes torácica e abdominal do dorso nascem em todos os níveis da porção torácica da medula espinhal. As fibras pós-ganglionares penetram nos nervos espinhais através dos ramos comunicantes e atingem estas estruturas através dos ramos dorsal e ventral e pelos ramos meníngicos dos nervos espinhais.

Ramos comunicantes. Cada gânglio possui de um a quatro ramos comunicantes que o ligam com o nervo correspondente e, muitas vezes, a nervos situados acima e abaixo. O ramo, ou ramos, onde predominam as fibras pós-ganglionares tende a se ligar com o nervo correspondente. Os ramos com predominância de fibras pré-ganglionares são mais oblíquos (originando-se do nervo espinhal acima ou abaixo) e situam-se mais lateralmente (mais afastados da medula espinhal).[25] Os gânglios simpáticos acessórios ocorrem ao longo dos ramos ventrais e ramos comunicantes dos nervos torácicos inferiores (Cap. 64).

As fibras pré-ganglionares simpáticas nos nervos espinhais chegam ao tronco simpático através de ramos comunicantes. Fibras pós-ganglionares do tronco e dos gânglios retornam a estes nervos através dos ramos comunicantes. Fibras sensitivas (dor) originadas das vísceras torácicas e abdominais atravessam o tronco simpático para os ramos comunicantes e, assim, chegam aos nervos espinhais e raízes dorsais.

Ramos viscerais. Os ramos cardíacos originam-se da alça do subclávio, do gânglio cervicotorácico e dos quatro ou cinco gânglios torácicos superiores. Estes últimos também dão ramos para os plexos pulmonares. Alguns filamentos atingem o plexo aórtico e uns poucos chegam ao plexo esofágico. Os maiores ramos viscerais são os três nervos esplâncnicos. O termo esplâncnico é também usado para certos ramos viscerais dos troncos simpáticos lombares e dos nervos sacrais.

Nervo esplâncnico maior. Este nervo é formado pela convergência de três ou quatro grandes raízes e mais um número inconstante de pequenas raízes, originadas do tronco simpático e dos gânglios, entre o quinto e o 10.º As raízes caminham obliquamente para baixo e para diante, em direção à aorta. Reúnem-se, perfuram o diafragma[26] e terminam nos gânglios e plexos celíacos. O *gânglio esplâncnico* grande e relativamente constante, assim como um número variável de gânglios menores, são encontrados ao longo deste nervo, próximo ao diafragma.

Os nervos esplâncnicos maiores fornecem filamentos para a aorta, o esôfago e a pleura. Um deles, ou ambos, com freqüência está intimamente aplicado à aorta.

Nervo esplâncnico menor. Este nervo, que pode estar ausente, é geralmente formado por uma a três radículas originadas dos gânglios torácicos inferiores. Desce, um pouco lateralmente, ao esplâncnico maior, perfura o diafragma e chega ao gânglio aórtico-renal e ao plexo celíaco. Muitas vezes dá filamentos para o gânglio esplâncnico e comunica-se com os plexos renal e mesentérico superior. Os nervos esplâncnicos maior e menor podem eventualmente se fundir.

Nervo esplâncnico imo: Este pequeno nervo, que pode não existir, geralmente se origina do último gânglio torácico. Penetra no abdome medialmente ao tronco simpático e chega ao gânglio aórtico-renal e aos plexos adjacentes.

Composição do tronco e ramos simpáticos. A composição autônoma é considerada posteriormente em maiores detalhes (Cap. 64). Neste ponto, entretanto, deve-se enfatizar que o tronco simpático e seus ramos também contêm fibras sensitivas. Em sua maior parte, estas são fibras da dor, das vísceras torácicas e abdominais e dos vasos sanguíneos. Estas fibras sensitivas atravessam os troncos simpáticos e os ramos comunicantes para atingir os nervos espinhais e as raízes dorsais, penetrando assim na medula espinhal. Seus níveis de entrada de um órgão específico freqüentemente correspondem aos níveis de saída das fibras simpáticas para aquele órgão.

Plexos autônomos

Muitos ramos dos nervos vagos e dos troncos simpáticos que inervam vísceras e vasos sanguíneos torácicos misturam-se, formando plexos nos quais as fibras vagais individuais, ou feixes dessas fibras, situam-se lado a lado com fibras simpáticas e sensitivas individuais, ou feixes das mesmas, oriundas dos troncos simpáticos. A natureza plexiforme do suprimento nervoso visceral é acentuada pelo tecido conjuntivo em que esses nervos estão incluídos. Na verdade, se o tecido conjuntivo for removido, a evidenciação desses plexos será menor, sendo então possível seguir os ramos nervosos diretamente aos órgãos a que se destinam.

Plexo cardíaco. Os nervos que suprem o coração tendem a convergir na frente da porção inferior da traquéia, atrás do arco da aorta, mas podem ser seguidos separadamente até o coração. Um número variável de *gânglios cardíacos,* alguns destes volumosos, pode ser encontrado ao longo nervos cervicotorácicos. Em seu trajeto para o coração, esses nervos fornecem pequenos ramos para a adventícia da aorta ascendente, do arco da aorta e do tronco e das artérias pulmonares.

O plexo cardíaco consiste da disposição plexiforme relacionada com a traquéia, o arco da aorta e o tronco pulmonar, e que, ao chegar ao coração, formam, no epicárdio, os plexos coronários direito e esquerdo, e os plexos atriais direito e esquerdo. A disposição plexiforme também se une com os plexos pulmonares.

Plexos pulmonares. Embora muitas vezes descritos como anterior e posterior, estes plexos são intercomunicantes, e também se unem com uma porção do plexo cardíaco. À medida que os nervos vagos descem para as raízes pulmonares, fornecem diversos ramos volumosos que se reúnem ao tronco simpático e aos do plexo cardíaco. Os maiores troncos assim formados situam-se atrás da raiz pulmonar e constituem o plexo pulmonar posterior. Ramos destes plexos acompanham os vasos sanguíneos e os brônquios no interior dos pulmões.

Abaixo das raízes pulmonares, esses plexos se condensam em troncos que se dirigem ao plexo esofágico.

Plexo esofágico. Este plexo, de disposição variável, é constituído pelos nervos vagos depois que estes abandonam os plexos pulmonares. Cada nervo vago penetra na túnica fibrosa do esôfago, dividindo-se em um número de ramos que se comunicam entre si e com ramos similares do vago contralateral. Os nervos vagos perdem sua individualidade neste plexo. Na porção inferior do esôfago, a parte do plexo situada adiante dele se reúne em um *tronco* (ou troncos) *vagal anterior.* A parte situada atrás do esôfago reúne-se no *tronco* (ou troncos) *vagal posterior.* Cada um destes troncos possui fibras de ambos os nervos vagos. Ambos os troncos passam pelo hiato esofágico do diafragma, o tronco anterior para a superfície anterior do estômago, o posterior para a face posterior.

O plexo esofágico recebe filamentos dos troncos simpáticos e dos nervos esplâncnicos maiores. Provavelmente todas as fibras destes filamentos inervam a porção torácica do esôfago; não é certo existirem neles fibras simpáticas que acompanham os troncos vagais até o abdome.

A porção do plexo esofágico na parte superior do tórax e no pescoço é muito menos distinta do que a da parte inferior do tórax, onde consiste, em grande parte, de uma disposição plexiforme dos nervos vagos na sua marcha para o abdome. O esôfago, no pescoço e na parte superior do tórax, recebe fibras parassimpáticas, em grande parte, por meio dos nervos laríngicos recorrentes.

Plexo aórtico torácico. A aorta torácica recebe filamentos dos troncos simpáticos e dos vagos. Estes filamentos se ramificam na adventícia, formando um delicado plexo do qual partem pequenos ramos que podem ser seguidos por um curto percurso ao longo dos ramos da aorta. O plexo atravessa o hiato aórtico do diafragma com o plexo da aorta abdominal e também com o plexo celíaco.

REFERÊNCIAS

1. Anomalies of the pulmonary vessels and their surgical significance are discussed by C. W. Findlay and H. C. Maier, Surgery, 29:604, 1951.
2. H. W. Greig et al., Quart. Bull. Northw. Univ. med. Sch., 28:66, 1954.
3. W. W. Parke and N. A. Michels, Anat. Rec., 154:185, 1966.
4. Various measurements of the arch of the aorta and its branches are provided by N. L. Wright, J. Anat., Lond., 104:377, 1969.
5. R. C. Bahn, J. E. Edwards, and J. W. DuShane, Pediatrics, 8:192, 1951.
6. J. E. Edwards et al., Proc. Mayo Clin., 23:333, 1948.
7. J. J. McDonald and B. J. Anson, Amer. J. phys. Anthrop., 27:91, 1940. J. D. Liechty, T. W. Shields, and B. J. Anson, Quart. Bull. Northw. Univ. med. Sch., 31:136, 1957. A. Pontes,*Artérias supra-aórticas*, thesis, University of Brazil, Rio de Janeiro, 1963.
8. R. E. Gross and P. F. Ware, Surg. Gynec. Obstet., 83:435, 1946.
9. G. A. Seib, Amer. J. phys. Anthrop., 19:39, 1934. D. Bowsher, J. Anat., Lond., 88:400, 1954. C. H. Barnett, R. J. Harrison, and J. D. W. Tomlinson, Biol. Rev., 33:442, 1958.
10. H. Nathan, Thorax, 15:229, 1960.
11. O. V. Batson, Amer. J. Roentgenol., 78:195, 1957. H. J. Clemens, *Die Venensysteme der menschlichen Wirbelsaüle*, Walter de Gruyter, Berlin, 1961.
12. R. Schobinger, Angiology, 11:283, 1960.
13. O. F. Kampmeier, Anat. Rec., 19:361, 1920.
14. H. C. Nohl, Thorax, 11:172, 1956.
15. H. P. Nelson, J. Anat., Lond., 66:228, 1932.
16. H. C. Nohl-Oser, Ann. R. Coll. Surg. Engl., 51:157, 1972.
17. F. R. Sabin, Amer. J. Anat., 9:43, 1909. H. K. Davis, Amer. J. Anat., 17:211, 1915. S.-I. Jacobsson, *Clinical Anattomy and Pathology of the Thoracic Duct*, Almqvist & Wiksell, Stockholm, 1972.
18. A. Rosenberger and H. L. Abrams, Amer. J. Roentgenol., 111:807, 1971.
19. P. Kinnaert, J. Anat., Lond., 115:45, 1973.
20. R. H. Bell et al., Quart. Bull. Northw. Univ. med. Sch., 28:156, 1954.
21. H. A. Judson, Radiology, 30:636, 1938.
22. M. W. Thornton and M. R. Schweisthal, Anat. Rec., 164:283, 1969.
23. J. A. Capps, Arch. intern. Med., 8:717, 1911. J. A. Capps and G. H. Coleman, *An Experimental and Clinical Study of Pain in the Pleura, Pericardium, and Peritoneum*, Macmillan, New York, 1932. Z. Cope, Brit. J. Surg., 10:192, 1922. J. C. Hinsey and R. A. Phillips, J. Neurophysiol., 3:175, 1940. F. S. A. Doran and A. H. Ratcliffe, Brain, 77:427, 1954.
24. H. A. Teitelbaum, Anat. Rec., 55:297, 1933. J. van Geertruyden, Arch. Anat., Strasbourg, 32:221, 1949. R. G. Jackson, Anat. Rec., 103:1, 1949.
25. J. Pick and D. Sheehan, J. Anat., Lond., 80:12, 1946.
26. H. Loeweneck, H. J. Stork, and P. Loeweneck, Anat. Anz., 126:531, 1970.

32 ANATOMIA DE SUPERFÍCIE, EXAME FÍSICO E ANATOMIA RADIOLÓGICA

ANATOMIA DE SUPERFÍCIE

O ângulo do esterno é um importante reparo que serve como referência na enumeração das costelas. É usualmente palpável e, algumas vezes, visível cerca de 5 cm abaixo da incisura jugular do esterno. A segunda cartilagem costal estende-se lateralmente de cada lado do ângulo, e os espaços intercostais podem, desse modo, ser localizados abaixo das respectivas cartilagem e costela. Ocasionalmente, o ângulo do esterno encontra-se ao nível das terceiras cartilagens costais. Na prática, é comumente mais fácil enumerar os espaços intercostais do que as costelas. A primeira costela é difícil de palpar, mas o primeiro espaço intercostal pode ser localizado logo abaixo da clavícula, e é usado como ponto de partida na contagem das costelas, se o ângulo do esterno estiver ausente. Não é seguro contar as costelas a partir da 12.ª para cima, porque a 12.ª costela pode estar ausente ou pode ser muito curta para se projetar lateralmente ao músculo eretor da espinha.

Em adultos jovens masculinos, a incisura jugular está ao nível da 3.ª VT e, a juntura xifesternal, ao nível da 10.ª ou 11.ª VT. O manúbrio apresenta cerca de 5 cm de comprimento, e o ângulo do esterno está ao nível da 4.ª ou 5.ª VT. Esse nível, nas mulheres, está cerca de uma vértebra mais acima do que nos homens. A fossa infraclavicular é uma ligeira depressão, imediatamente abaixo da porção lateral da clavícula.

Nas mulheres, a mama cobre o músculo peitoral maior. A base da mama é mais ou menos circular e cobre a área compreendida entre a segunda e sexta costelas, estendendo-se até a axila por intermédio da chamada "cauda axilar". A posição do corpo da mama é extremamente variável. **A papila da mama nos homens tem posição mais constante, encontrando-se na frente do quarto espaço intercostal ou das costelas adjacentes, imediatamente lateral à linha medioclavicular.**

Na posição anatômica, a escápula geralmente ocupa a área compreendida entre a segunda e a sétima costelas. A extremidade medial da espinha da escápula está comumente ao nível do processo espinhoso da 3.ª VT. O trígono da ausculta está descrito no Cap. 13.

A anatomia da superfície das vértebras torácicas está descrita em outra parte (Cap. 51).

Linhas e planos de referência

O plano mediano é o mais importante. As posições relativas das estruturas mais profundas, tais como a região do coração, devem ser referidas em termos de distância ao plano mediano.

A linha medioclavicular[1] é comumente usada como referência. Ela se estende para baixo, a partir do ponto médio da clavícula. É aproximadamente equivalente a uma linha vertical traçada a meio caminho entre o plano mediano e a borda lateral do acrômio.

Outras linhas verticais incluem: (1) a linha esternal lateral, ao longo da margem lateral do esterno; (2) a linha paresternal, a meia distância entre a esternal lateral e a medioclavicular; (3) a linha mamilar, lateral em relação à linha medioclavicular; (4) a linha axilar anterior, descendo a partir da prega axilar anterior, a qual é formada pela margem inferior do músculo peitoral maior; (5) a linha medioaxilar, a meio caminho entre as linhas axilares anterior e posterior, descendo em direção ao tubérculo da crista ílica; (6) a linha axilar posterior, descendo a partir da prega axilar posterior, a qual é formada pelo grande dorsal; (7) a linha escapular, que passa através do ângulo inferior da escápula, na posição anatômica; (8) a linha paravertebral, passando através das extremidades dos processos transversos.

Órgãos internos

Diafragma. Na posição ereta e com a respiração na fase média, as partes mais altas das cúpulas do diafragma estão mais ou menos ao nível do ápice do coração, isto é, do quinto espaço intercostal ou sexta costela, na linha medioclavicular, e ao nível da 10.ª ou 11.ª VT. A cúpula direita é comumente cerca de 1 cm mais alta. Na respiração normal, o diafragma excursiona cerca de 0,5 cm, enquanto que, durante a respiração profunda, essa excursão pode atingir até 10 cm.

Traquéia. Na posição ereta, a traquéia se divide ao nível da 5.ª até a 7.ª VT. Esse nível é mais alto no cadáver.

Pleura. Sua borda anterior estende-se para baixo, a partir da cúpula, passando por trás da juntura esternoclavicular até o meio do ângulo do esterno, e, a seguir, até cerca do nível da juntura xifesternal. Daí se curva lateralmente, como a borda inferior. Seu curso é indicado por uma linha que cruza a oitava costela na linha medioclavicular, a 10.ª costela na linha medioaxilar e, a seguir, dirige-se para o processo espinhoso da 10.ª VT (para variações, v. Cap. 29). A borda posterior estende-se para cima, em direção à cúpula da pleura, cerca de 2 a 3 cm do plano mediano (porém, ver recessos retroesofágicos, Cap. 29).

Pulmões. As bordas anterior e posterior correspondem, aproximadamente, às bordas anterior e posterior da pleura. **A borda inferior, determinada por percussão, começa mais ou menos ao nível da juntura xifesternal e situa-se, lateralmente, cerca de dois espaços intercostais mais acima do que a borda inferior da pleura, cruzando a sexta costela na linha medioaxilar, dirigindo-se, então, para o processo espinhoso da 10.ª VT. Durante a inspiração esse nível desce, no mínimo, dois espaços intercostais.**

A fissura oblíqua direita, comumente, começa ao nível da cabeça da quinta costela; a esquerda, a um nível um pouco mais alto. Cada fissura oblíqua curva-se para baixo, seguindo a linha da sexta costela, e termina ao nível da sexta juntura condrocostal, onde se encontra com a borda inferior. Quando o braço está em abdução e a mão colocada na parte posterior da cabeça, a borda medial da escápula indica aproximadamente a fissura oblíqua.

A fissura horizontal começa na fissura oblíqua, perto da linha medioaxilar, ao nível da sexta costela, dirigindo-se de maneira muito variável para a borda anterior do pulmão, ao nível da quarta cartilagem costal.

Coração. **O choque da ponta ou ponto de pulsação máxima é, geralmente, sentido no quarto ou no quinto espaço intercostal, cerca de 6 a 7 cm do plano mediano (com variação considerável).** Na posição ereta, a borda inferior do coração está abaixo do nível da juntura xifesternal, podendo descer até 5 cm.

Vasos sanguíneos. O trajeto do tronco pulmonar pode ser indicado por uma linha traçada do centro da sombra cardíaca para o lado esquerdo do ângulo do esterno, atrás da segunda cartilagem costal esquerda.

A aorta ascendente dirige-se para cima e ligeiramente para a direita até o nível do ângulo do esterno, imediatamente à direita do plano mediano. O arco da aorta encontra-se atrás da porção inferior do manúbrio do esterno.

O tronco braquiocefálico é indicado por uma linha que vai da parte inferior do manúbrio à juntura esternoclavicular direita. A artéria carótida comum e a subclávia esquerda são indicadas por uma linha que vai do manúbrio à juntura esternoclavicular esquerda.

Cada veia braquiocefálica é formada atrás da juntura esternoclavicular. As duas veias se unem para formar a veia cava superior ao nível do ângulo do esterno, atrás da segunda cartilagem costal direita.

EXAME FÍSICO

Os métodos clássicos de exame físico do indivíduo vivo, na ordem em que se empregam, são inspeção, palpação, percussão e ausculta. É importante lembrar que, ao usar esses métodos, pontos similares em ambos os lados do tórax devem ser comparados sistematicamente.

Sistema respiratório

Inspeção. O tórax deve ser inspecionado pela frente, pelo dorso, pelos lados e, também, examinado de cima para baixo, olhando-se por sobre os ombros do paciente. A traquéia e o choque da ponta devem ser procurados, e suas respectivas posições confirmadas pela palpação. As escápulas, a clavícula, as costelas e o ângulo do esterno devem ser observados. Os espaços intercostais são mais amplos na frente do que no dorso. O ângulo subcostal está geralmente entre 70 e 110 graus.

A expansão do tórax pode ser medida

colocando-se uma fita métrica logo abaixo das papilas da mama, instruindo o paciente para inspirar e expirar profundamente. O tórax deve expandir-se igualmente dos dois lados. O grau de movimento da parede abdominal durante a respiração deve ser observado e comparado com o movimento do tórax.

A **freqüência respiratória é normalmente de 11 a 14 movimentos por minuto. Ela é maior na criança (no recém-nascido é duas a três vezes maior) e é mais lenta nos indivíduos idosos. É mais ou menos um quarto da freqüência da pulsação arterial.** Quando existe dificuldade na respiração (dispnéia), os esternoclidomastóideos e os músculos do nariz externo entram em ação.

As deformidades do tórax, incluindo as depressões do esterno, embora predisponham a doença respiratória, estão na maioria das vezes presentes sem enfermidades dos órgãos nele contidos. Assim, a obstrução nasal devida às vegetações adenóides induz ao enchimento defeituoso dos pulmões, o que pode causar alteração na configuração do tórax.

Palpação. As mãos devem ser aquecidas, e a palpação deve ser delicada.

A posição da traquéia deve ser confirmada colocando o dedo acima da incisura jugular do manúbrio.

Frêmito vocal. Pondo-se a mão estendida sobre o tórax, enquanto o paciente diz "trinta e três" ou "um, um, um", o examinador pode perceber vibrações, transmitidas da laringe através da traquéia, dos brônquios, dos pulmões e da parede torácica.

Percussão. Por meio de uma pancada leve e viva podem ser provocadas vibrações nos tecidos e órgãos do corpo. Coloca-se o dedo médio da mão esquerda (plexímetro) em firme contato com a parede torácica, enquanto os outros dedos da mesma mão permanecem elevados. Dá-se, então, uma leve pancada viva na falange intermédia daquele dedo com o índex ou com o dedo médio da mão direita (plexor ou percussor). O percussor é mantido perpendicularmente em relação aos plexímetros. O movimento ocorre no punho, o qual deve cessar imediatamente depois da pancada. As estruturas profundas ou a massa mais volumosa de tecido podem ser postas em vibração por uma percussão mais forte.

Os órgãos que contêm ar, especialmente os pulmões, produzem um som chamado ressonância. A ressonância extrema, chamada timpânica, pode ser encontrada sobre o estômago e os intestinos. O som produzido pela percussão dos órgãos sólidos, tais como o fígado e o coração cheio de sangue, é chamado macicez.

O tórax é ressonante, exceto sobre o coração e os grandes vasos. Os ápices dos pulmões podem ser examinados por percussão das clavículas.

Ausculta. Foi René Laennec, no início do século XIX, quem descobriu que os sons respiratórios e cardíacos podiam ser ouvidos mais clara e convenientemente, através de um condutor. Desde então, o estetoscópio sofreu consideráveis modificações. Durante a respiração calma, o caráter dos sons respiratórios deve ser auscultado em muitas diferentes áreas, e pontos similares de ambos os lados do tórax são selecionados por comparação. Os lobos superiores são examinados abaixo das clavículas e sobre as fossas supra-espinhais; os lobos inferiores, sobre a parte de trás das costelas inferiores (da sétima à 10.ª). A respiração ouvida sobre a maior parte do tórax é chamada "vesicular"; às vezes é tão débil, que somente é audível durante a respiração profunda. O som inspiratório é mais longo do que o expiratório, sendo este freqüentemente inaudível. O murmúrio vesicular é caracterizado por um som suave e sussurrante, causado pela passagem do ar nos numerosos alvéolos.

A respiração na região da traquéia e dos brônquios principais é denominada "broncovesicular", isto é, o murmúrio vesicular é modificado por um elemento bronquial (o melhor termo é laríngico) ou tubular, isto é, um som forte e rude, provocado por vibrações das pregas vocais e dos órgãos adjacentes, tais como a faringe, a laringe e a traquéia. Os sons inspiratórios e expiratórios são iguais em amplitude, havendo uma pausa entre eles. O elemento laríngico ou tubular pode ser dominante sobre as porções solidificadas dos pulmões patológicos ou sobre as cavidades.

Os sons respiratórios são mais ásperos nas crianças (respiração pueril) e após os exercícios físicos.

Ressonância vocal. As vibrações transmitidas da laringe para a parede torácica, enquanto o indivíduo diz "trinta e três" ou "um, um, um", podem ser captadas pelo estetoscópio. Sons de altas tonalidades são apreciados através do estetoscópio, enquanto que somente sons de baixa tonalidade são palpáveis como frêmito. A ressonância é mais forte sobre a região da traquéia e dos brônquios principais. Ela está aumentada sobre as porções solidificadas do pulmão afetado, podendo, às vezes, estar relacionada com cavidades subjacentes. Em algumas ocasiões, mesmo sílabas da voz cochichada podem ser ouvidas.

A estenose ou obstrução parcial da árvore traqueobrônquica pode resultar em vários tipos de sons ou ruídos adventícios, cujos pormenores serão descritos em obras de diagnóstico físico.

Sistema circulatório

Inspeção. A posição do choque da ponta pode ser determinada em alguns indivíduos pela simples inspeção.

Palpação. **A freqüência dos batimentos cardíacos é geralmente de 70 por minuto, mas uma variação considerável pode ocorrer (50 a 90). O recém-nascido possui uma freqüência duas vezes mais rápida.**

A mão espalmada deve ser colocada sobre a área da pulsação cardíaca. O choque da ponta, se for palpável, poderá ser localizado com um ou dois dedos. O ponto ínferolateral mais afastado possível de ser percebido pela palpação dos dedos é geralmente usado para medir a distância entre o choque da ponta e o plano mediano. **O choque da ponta está comumente de 6 a 7 cm, ou mais, do plano mediano e encontra-se geralmente no quarto ou no quinto espaço intercostal.** Entretanto, não está necessariamente dentro da área cardíaca (Fig. 32.1). O choque da ponta é freqüentemente visível e palpável, mas pode ser difuso.

As vibrações comunicadas à mão que palpa, pelo coração ou pelos grandes vasos, são chamadas *thrills* e indicam enfermidade orgânica.

Percussão. A técnica da percussão foi descrita anteriormente. Apresenta um valor limitado na avaliação do contorno do coração; é necessária a radiografia para uma determinação precisa do tamanho do coração. Entretanto, por uma cuidadosa percussão e após muita prática, pode ser delimitada, aproximadamente, a posição das bordas direita e esquerda do coração. A percussão é iniciada abaixo da axila e é conduzida ao longo de um espaço intercostal. O dedo plexímetro é geralmente mantido paralelo à borda do coração e, simultaneamente, é movido medialmente, centímetro por centímetro. Antes de se percutir a margem direita do coração, o limite superior da macicez hepática deve ser procurado, percutindo-se para baixo, em cada espaço intercostal, até ser percebida uma mudança de som (comumente no quinto espaço). A seguir, o dedo pleximetro é colocado sobre este nível e paralelamente ao esterno, sendo deslocado medialmente num esforço para localizar a margem direita do coração.

Alguns autores distinguem (1) uma macicez cardíaca relativa ou profunda obtida por uma percussão bem forte, que delimitaria aproximadamente a silhueta cardíaca, (2) uma macicez absoluta ou superficial, obtida por uma leve percussão e que se supõe corresponder à área não coberta pelo pulmão esquerdo.

Ausculta. A freqüência e o ritmo dos batimentos cardíacos podem ser confirmados e comparados com os do pulso.

Bulhas cardíacas. É importante observar as diferenças consideráveis na intensidade e no caráter das bulhas cardíacas, que são encontradas em indivíduos normais. A obesidade e uma musculatura muito desenvolvida estão associadas com a intensidade diminuída, enquanto que as bulhas cardíacas são, em geral, claramente audíveis nas crianças.

A primeira bulha cardíaca é atribuída à contração ventricular e ao fechamento das valvas atrioventriculares; a segunda, ao fechamento das valvas aórtica e pulmonar. Uma terceira bulha, ouvida facilmente após a segunda, é ocasionalmente observada perto da região apical. As bulhas foram aproximadamente assemelhadas às sílabas *lubb-dupp*, seguidas por uma pausa. Transportadas, aproximadamente, para uma notação musical, são como segue:

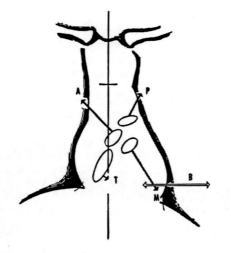

Fig. 32.1 Áreas de ausculta. As setas indicam o sentido da condução dos sons cardíacos oriundos das valvas; os sons são mais bem ouvidos nos pontos indicados. **A,** *aórtico;* **P,** *pulmonar;* **T,** *tricúspide;* **M,** *mitral. A seta B indica os limites comuns da área em que o batimento apical pode ser sentido.*

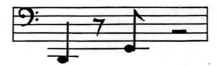

A área de máxima intensidade das bulhas cardíacas para cada valva não corresponde à localização anatômica da mesma, mas à área da cavidade na qual a valva se situa, que está mais próxima da superfície do corpo e o mais longe possível das outras valvas. Essa área de audibilidade máxima é "distal" à valva com referência à direção do fluxo da corrente sanguínea. As áreas de audibilidade máxima (Fig. 32.1) são:

Pulmonar: sobre o segundo espaço intercostal esquerdo;
Aórtico: sobre o segundo espaço intercostal direito;
Mitral: sobre a região apical;
Tricúspide: sobre a parte inferior do corpo do esterno.

A primeira bulha cardíaca é geralmente mais forte na região apical; a segunda, nas áreas auscultatórias pulmonar e aórtica. Nos jovens, a segunda bulha é mais forte na área pulmonar do que na aórtica, sendo o contrário nos indivíduos idosos. Elas têm tendência a ser mais intensas e mais agudas após as excitações e os exercícios físicos. O fechamento assincrônico de cada uma das valvas atrioventriculares ou das valvas aórtica e pulmonar dão, como resultado, o desdobramento da primeira ou da segunda bulha, respectivamente; o desdobramento é em geral, mas nem sempre, patológico.

Afora os atritos das lâminas pericárdicas ou pleurais, a maior parte dos sons adventícios enquadra-se nas categorias dos "murmúrios" que aparecem tanto nas valvas quanto nos grandes vasos. Os múltiplos fatores, provavelmente, concorrem para sua produção, mas o mais importante deles é a desproporção entre o óstio e a cavidade na qual flui o sangue. Alguns murmúrios são considerados fisiológicos, por exemplo, os ruídos sistólicos na área de auscultação pulmonar, que são freqüentes em indivíduos com plena saúde e são mais acentuados quando o indivíduo está em decúbito dorsal. Os murmúrios são classificados de acordo com a fase do ciclo cardíaco durante o qual ocorrem (murmúrio diastólico ou murmúrio sistólico) e conforme a valva na qual se apresentam (por exemplo, murmúrio diastólico mitral).

ANATOMIA RADIOLÓGICA

Pulmões e esôfago

Os métodos radiológicos principais usados no exame do tórax são a radioscopia, a radiografia, a tomografia e a broncografia.

Fluoroscopia

A fluoroscopia permite um estudo das pulsações do coração e da aorta, dos movimentos respiratórios do diafragma e das costelas, e possibilita a rotação do paciente durante o exame. As projeções usuais são vistas na Fig. 32.2. Uma seqüência metódica definida do processo é recomendada na fluoroscopia: primeiro, uma vista geral do tórax; a seguir, um estudo em pequeno campo dos ápices; inspeção dos campos médio e inferior dos pulmões em várias projeções e, finalmente, um estudo do coração e dos grandes vasos. A ordem desse procedimento varia de um radiologista para outro.

Radiografia

O campo visual mais freqüentemente empregado em radiografia do tórax é o anterior (projeção póstero-anterior). O tubo de raios X é colocado atrás do paciente em posição ereta, e o filme é posto verticalmente em frente de seu tórax. As escápulas são excluídas dos campos pulmonares por abdução e rotação medial dos membros superiores e pela colocação dos mesmos ao redor do chassi. O tubo é centrado em frente à 4.ª VT e, de preferência, à distância de 2 m do filme. A exposição (menos de 1/10 de segundo) é feita enquanto o paciente mantém suspensa a respiração, após uma inspiração profunda. Algumas vezes, são feitos filmes anteriores estereoscópicos. As técnicas com altas voltagens são usadas ocasionalmente com a finalidade de tornar a clavícula, as costelas e o coração menos visíveis.

Os seguintes critérios foram propostos para a avaliação da qualidade de uma radiografia geral do tórax: (a) o contorno da coluna vertebral (o corpo da 3.ª VT, em particular), mas não os espaços intervertebrais, deve ser apenas esboçado através da sombra cardíaca; (b) o desenho da disposição vascular do pulmão deve ser discernível claramente, mesmo nas bases; (c) as costelas devem ser nitidamente evidentes na região escapular.

Uma seqüência definida de inspeção é recomendada para o exame de um radiograma do tórax. Por exemplo:

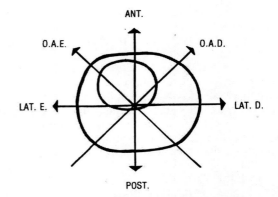

Fig. 32.2 As incidências habituais usadas em fluoroscopia e radiografia são: anterior, posterior, oblíqua anterior direita (O. A. D.; posição de esgrimista) e oblíqua anterior esquerda (O. A. E.; posição de guarda em pugilismo). Outras posições usadas algumas vezes são as laterais direita e esquerda. Baseado em Zdansky.[2]

Parede torácica (clavículas, esterno, escápulas, coluna vertebral, costelas, mamas, partes moles, tais como esternoclidomastóideos). Variações e anomalias das costelas podem estar presentes, por exemplo, costelas cervicais, costelas bifurcadas.

Diafragma. O diafragma não é diretamente visível radiograficamente; mas, em virtude da densidade do fígado, embaixo, e da transparência do pulmão, em cima, a posição de cada cúpula é delimitada. Por isso, os movimentos diafragmáticos são seguidos com facilidade radioscopicamente, e a forma e posição de cada cúpula podem ser determinadas no indivíduo vivo.

É comum referir-se ao arco das porções inferiores dos pulmões como "diafragma". A margem da sombra é a superfície superior do diafragma, mas a espessura da mesma é dada pela do diafragma e pela de órgãos abdominais, tais como o fígado e o baço. As cúpulas diafragmáticas estão comumente ao nível da 10.ª ou 11.ª VT, sendo a direita quase invariavelmente mais alta do que a esquerda. O diafragma aparece relativamente mais baixo na posição sentada (porque os músculos abdominais estão relaxados e as vísceras abdominais descem um pouco) e mais elevado na posição deitada. Também é relativamente mais alto durante a juventude, no sexo feminino, e quando há obesidade. Da mesma forma, é mais elevado ao lado do decúbito (fixo) lateral.

Sombra cardiovascular e traquéia (v. Fig. 29.1, Cap. 29). O coração e os grandes vasos são examinados mais adiante. A traquéia aparece como uma faixa radiotransparente, em geral, no plano mediano, superiormente, um pouco à direita em sua parte inferior. Estende-se do nível da 6.ª VCe até cerca da 5.ª ou 7.ª VT. Ela se bifurca aproximadamente uma vértebra mais acima, na posição supina, e, na criança, duas vértebras mais acima. Seu nível varia ligeiramente com as fases da respiração.

Pulmões, pleuras, hilos. Os mais importantes das sombras hilares e das tramas pulmonares são os vasos pulmonares (v. Fig. 29.1). Os ramos das artérias pulmonares são os principais responsáveis e seguem a mesma distribuição da árvore brônquica. A disposição vascular varia em importância de um indivíduo para outro. Os brônquios e o tecido pulmonar são radiotransparentes, mas os brônquios principais podem ser freqüentemente reconhecidos entre as densas sombras hilares. Estas são produzidas pelos seguintes componentes: vascular, brônquico, linfático e tecido conjuntivo. Os linfonódios hilares normais, entretanto, não são visíveis como tais.

A fissura interlobar, entre os lobos superior e médio, é ocasionalmente discernível no hemitórax direito. Os campos pulmonares direito e esquerdo devem ser igualmente claros.

A pleura normal é visível radiologicamente apenas quando uma extensa área do plano de uma camada da mesma se encontra no mesmo plano do feixe dos raios X.

O lóbulo da veia ázigos é uma porção medial do ápice do pulmão direito, o qual, quando presente, está parcialmente separado do restante do lobo superior por um septo pleural (mesoázigos). Este septo varia de posição entre os diversos indivíduos e pode ser horizontal, oblíquo ou vertical. Pode ser radiologicamente visualizado junto à margem direita da sombra do mediastino superior, e, tipicamente, sua sombra tem a forma de uma gota invertida ou de uma vírgula.[3]

Para facilidade de diagnóstico, os pulmões vistos num radiograma anterior podem ser considerados como apresentando, cada um, três ou quatro campos convencionalmente determinados: apical, superior, médio e inferior. As linhas de divisão usadas são as clavículas e as linhas horizontais passando através das porções anteriores da segunda e quarta costelas. Essas áreas topográficas são utilizáveis para documentar a presença de lesões, quando não for possível atribuir-lhes uma localização lobar ou segmentar. Deve ser lembrado que cerca de um quarto dos campos pulmonares não é visível nesses filmes convencionais, porque os mesmos são obscurecidos pela sombra cardiovascular e pelas estruturas subdiafragmáticas.

Certas diferenças são encontradas entre os dois lados do tórax. No lado direito, o diafragma e o fígado são mais elevados. No lado esquerdo, a silhueta cardíaca é evidente e pode apresentar o chamado "apex"; o botão aórtico é visível, e pode haver ar no fundo do estômago ou no cólon. Devem ser lembrados, ainda, os raros casos de dextrocardia e dos *situs viscerum inversus*.

Esôfago (v. Fig. 28.4, Cap. 28). O esôfago apresenta uma série de impressões tendo toda a concavidade para a esquerda, tanto na projeção anterior quanto na posição oblíqua anterior direita. Algumas dessas impressões podem ser radiologicamente reveladas quando o esôfago é visualizado durante a deglutição de uma pasta de sulfato de bário. Elas são devidas ao arco aórtico, ao brônquio principal esquerdo, à artéria pulmonar direita (esta impressão é raramente visível) e à aorta descendente, logo acima do diafragma. Devido à íntima relação do esôfago com a aorta e com o átrio esquerdo, sua repleção por um meio de contraste é usada para diagnosticar a dilatação dessas estruturas.

Tomografia

A tomografia pode ser empregada para mostrar a carina, isolada das estruturas vizinhas, os brônquios nos hilos e a veia ázigos. Em condições patológicas, a tomografia pode, algumas vezes, ser de considerável utilidade na descoberta de lesões pulmonares.

Broncografia

Os brônquios são geralmente visíveis somente com o auxílio de técnicas especiais. A broncografia é um processo pelo qual a árvore brônquica é demonstrada radiologicamente, após delineamento por meio de contraste. Nesse processo, um composto iodado é injetado por meio de um cateter endotraqueal. Ele poderá ser introduzido através da boca ou do nariz. As posições mais freqüentemente empregadas são as laterais (para ambos os pulmões) e a oblíqua anterior direita (para o pulmão esquerdo). Os exemplos de broncogramas são dados nas Figs. 29.11 a 29.13 (Cap. 29), e a disposição dos brônquios com relação a cada segmento broncopulmonar é mostrada na Fig. 29.10 (Cap. 29).

CORAÇÃO

Os principais métodos radiográficos usados no exame do coração e dos grandes vasos são: fluoroscopia, radiografia e telerradiografia e métodos especiais, tais como: ortodiagrafia, quimografia, eletroquimografia, cateterização cardíaca, angiocardiografia e aortografia.

Fluoroscopia

A fluoroscopia permite uma concepção plástica do volume e da forma do coração e o reconhecimento de pulsações e movimentos.

Radiografia e telerradiografia

A posição mais freqüentemente usada na radiografia do coração é a anterior (projeção póstero-anterior). O tubo de raios X é colocado atrás do paciente em posição ereta, e o filme é posto verticalmente na frente do tórax. A exposição é executada ao final de uma inspiração profunda, mas não forçada. A fase do ciclo cardíaco durante a qual é feita a exposição é geralmente desprezada. Breves tempos de exposição são necessários para se obter uma imagem nítida do coração e dos grandes vasos.

Na telerradiografia (G. *tele-*, longe, como em telescópio e telefone), o tubo do raios X é colocado, no mínimo, à distância de 2 metros do filme. A ampliação da imagem é reduzida, consideravelmente, por este processo, em geral cerca de 5 por cento.

Métodos especiais

Cateterização cardíaca. Um cateter radiopaco é introduzido numa veia periférica e conduzido, sob controle radioscópico, até o lado direito do coração (átrio direito, ventrículo direito, tronco pulmonar e artéria pulmonar, sucessivamente). A pressão endocárdica pode ser registrada, e podem ser retiradas amostras de sangue. Como uma via optativa, o cateter pode ser diretamente levado ao átrio esquerdo por um broncoscópio ou um esofagoscópio.

Angiocardiografia (G. *angeion*, vaso, como em angiologia). A passagem de um meio radiopaco (um composto iodado) injetado numa veia periférica é seguida, através do coração e dos grandes vasos, por meio de uma exposição seriada de radiogramas (v. Figs. 30.4 e 30.5, Cap. 30). Optativamente, a cinerradiografia pode ser empregada. O meio de contraste enche antes o lado direito do coração e, posteriormente, o esquerdo. A angiocardiografia permite o estudo da circulação através do perfeito funcionamento cardíaco, sendo particularmente utilizada na investigação de anomalias congênitas do coração.

Aortografia. A passagem de um meio radiopaco injetado na aorta (ascendente, arco, descendente torácica ou abdominal) é seguida através de seus ramos por meio da exposição seriada de radiogramas (Fig. 41.1, Cap. 41). As artérias renais e seus ramos podem ser demonstrados pela aortografia.

O coração e a sombra cardiovascular

Em vista anterior, as margens da sombra cardiovascular são geralmente produzidas pelas formações seguintes (Figs. 32.3 e 32.4). A margem direita: veia braquiocefálica direita, veia cava superior (ocasionalmente, a aorta ascendente), átrio direito (ventrículo direito, algumas vezes) e veia cava inferior ou

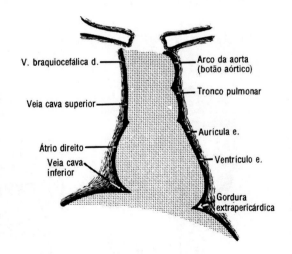

Fig. 32.3 Composição das margens da sombra cardiovascular. Baseado em Zdansky.[2]

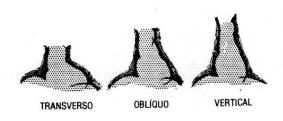

Fig. 32.4 Tipos de sombra cardiovascular.

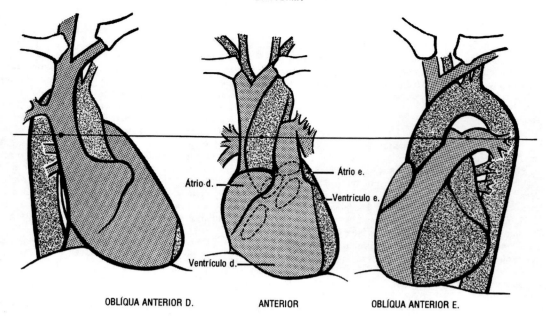

Fig. 32.5 *O coração e os grandes vasos. A linha horizontal indica o nível da bifurcação da traquéia. Baseado em Zdansky.*[2]

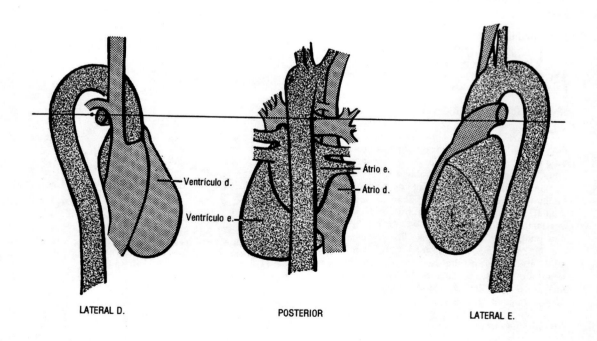

Fig. 32.6 *O coração e os grandes vasos. A linha horizontal indica o nível da bifurcação da traquéia. Baseado em Zdansky.*[2]

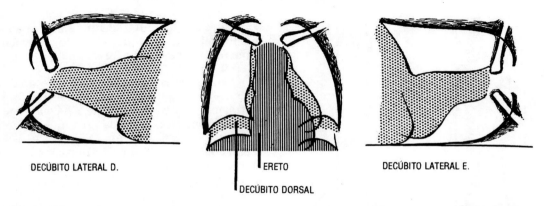

Fig. 32.7 Variações da forma e da posição do coração de acordo com a postura. Na figura do meio, note-se que, na posição de decúbito dorsal, o coração parece aumentar de volume. Na posição de decúbito lateral, o mediastino desce para o lado da postura, pelo efeito da gravidade. O diafragma ascende ao lado do decúbito e desce do lado oposto. Baseado em Zdansky.[2]

veia hepática direita. A margem esquerda: arco da aorta (formando uma saliência conhecida como botão aórtico), tronco pulmonar (cone arterial, raramente), aurícula esquerda, ventrículo esquerdo e um coxin extrapericárdico de gordura.

A porção inferior esquerda da silhueta cardíaca pode apresentar o que foi melhor denominado "região do ápice", porque numerosos corações não possuem um ápice anatômico.[4] Naqueles que o possuem, o "ápice" está comumente abaixo do nível da sombra do diafragma.[5] A relação entre o batimento apical e a silhueta cardíaca[6] é discutida no Cap. 30.

Três principais tipos de sombras cardiovasculares são comumente descritas (Fig. 32.4): o tipo transverso, característico dos obesos, das grávidas e das crianças; o tipo oblíquo, encontrado na maior parte dos indivíduos, e o tipo vertical, pertencente às pessoas que possuem tórax estreito.

O coração parece relativamente maior na infância e na meninice (em parte devido à rotação, associada ao grande volume do fígado). Parece muito grande no final da expiração. A parte superior da sombra cardiovascular é superposta pela sombra do timo, o diafragma é alto e o botão aórtico não é visível. Durante a primeira infância, o coração apresenta uma predominância do ventrículo direito, e, como resultado, a silhueta cardíaca assemelha-se ao "nariz de carneiro" ou a um tamanco *(coeur en sabot)*.

Na projeção oblíqua anterior direita (OAD, Fig. 32.5), a parte posterior do coração situa-se em frente à coluna vertebral. Abaixo da carina e dos vasos pulmonares, a margem posterior da sombra cardiovascular é formada pelo átrio esquerdo e pela veia cava inferior. Uma área clara atrás do átrio esquerdo, o espaço retrocardíaco, contém o esôfago. Outra área clara, a janela pré-vertebral ou espaço retrovascular, é visível atrás da traquéia. A margem anterior da sombra cardiovascular é formada pela aorta ascendente, pelo tronco pulmonar, pelo cone arterial, pelo ventrículo direito e pela região apical.

Na projeção oblíqua anterior esquerda (OAE, Fig. 32.5), a parte posterior da sombra cardíaca situa-se fora da coluna vertebral. A margem anterior da sombra cardiovascular é formada pela veia cava superior, pela aorta ascendente, pelo átrio direito e pelo ventrículo direito. Freqüentemente, o arco aórtico é bem visível, e uma área clara, a "janela aórtica", aparece abaixo dele. A margem posterior é formada, numa pequena parte, pela aurícula esquerda, mas principalmente pelo ventrículo esquerdo. Na projeção OAE, os raios estão freqüentemente no plano do septo interventricular.

Nas projeções laterais (Fig. 32.6), o ventrículo direito está intimamente relacionado

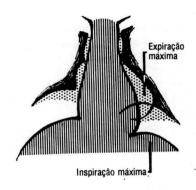

Fig. 32.8 A forma do coração na inspiração máxima e na expiração máxima.

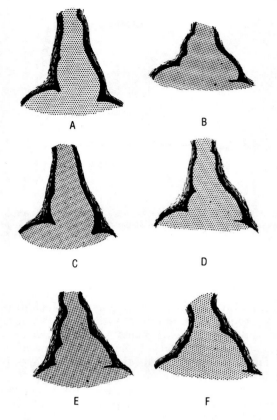

Fig. 32.9 Mudanças na forma da sombra cardiovascular em várias manobras respiratórias. A, final de uma inspiração normal, com a respiração detida sem se forçar. B, final de uma expiração normal, com respiração detida sem se forçar. C, pressão positiva grande, desenvolvida pelo fechamento da glote, após a inspiração, e experimentando-se executar uma expiração forçada (teste de Valsalva). A pressão endotorácica é assim aumentada, causando uma diminuição do fluxo sanguíneo para dentro do tórax e uma redução no volume do coração. D, glote fechada no final de uma expiração normal e expiração forçada. E, glote fechada no final de uma inspiração normal e extremo esforço feito para inspirar. F, glote fechada no final de uma expiração normal e extremo esforço feito para inspirar (teste de Müller). A pressão endotorácica é, por esse meio, diminuída, causando um aumento do fluxo sanguíneo e um aumento do volume do coração. Baseado em Crowden e Harris.[9]

com o dorso do esterno. Acima deste, a parte anterior da silhueta é formada pelo cone arterial, pelo tronco pulmonar e pela aorta ascendente. Na frente dessas estruturas, o espaço retrosternal mostra a localização do mediastino anterior. O trajeto completo da aorta torácica pode, algumas vezes, ser visualizado numa projeção lateral. A parte posterior da sombra cardiovascular é formada principalmente pelo átrio esquerdo, pelo ventrículo esquerdo também e, às vezes, pela veia cava inferior.

Posição do coração. A posição e a configuração do coração dependem, sobretudo, do diafragma, e a posição deste está na dependência, principalmente, da postura[7] e da respiração. Na posição ereta (Fig. 32.7), o diafragma desce e o coração sofre rotação. Este, então, apresenta uma diminuição de seu diâmetro transverso em sua área frontal, e de seu volume. Na posição ereta, o coração situa-se entre a 7.ª e 10.ª VT. Em decúbito, eleva-se cerca de uma vértebra. Na posição ereta, a margem inferior do coração, no plano mediano, encontra-se a 5 cm ou mais abaixo da juntura xifesternal.[8]

Durante a inspiração, o coração apresenta-se mais vertical (Fig. 32.8). Como resultado disso, os hilos dos pulmões são mais facilmente visíveis. O aspecto radiológico do coração e dos pulmões varia grandemente, no mesmo indivíduo, durante as diversas fases da respiração (Fig. 32.9).

Volume do coração. Na clínica, o volume do coração é calculado pelos dados fornecidos por um telerradiograma anterior, em função de constituição individual e do seu hábito (Cap. 30).

REFERÊNCIAS

1. D. A. Rytand, Ann. int. Med., 69:329, 1968.
2. E. Zdansky, *Roentgen Diagnosis of the Heart and Great Vessels*, trans. by L. J. Boyd, Grune & Stratton, New York, 1953.
3. L. E. Etter, Amer. J. Roentgenol., 58:726, 1947. B. J. Anson et al., Quart. Bull. Northw. Univ. med. Sch., 24:285, 1950.
4. T. S. Keith, Lancet, 1:1466, 1936.
5. Otten, cited by F. M. Groedel, *Lehrbuch und Atlas der Rontgendiagnostik in der inneren Medizin und ihren Grenzgebieten*, Flehmann, Munich, part 1, 1936.
6. R. O'Rahilly, Amer. Heart J., 44:23, 1952.
7. J. E. Habbe, Amer. J. Roentgenol., 76:706, 1956.
8. D. Mainland and E. J. Gordon, Amer. J. Anat., 68:457, 1941.
9. G. P. Crowden and H. A. Harris, Brit. med. J., 1:439, 1929.

LEITURA SUPLEMENTAR

Bailey, H., *Demonstrations of Physical Signs in Clinical Surgery*, Wright, Bristol, 14th ed., 1967.
Chamberlain, E. N., *Symptoms and Signs in Clinical Medicine*, Wright, Bristol, 7th ed., 1961.
Delp, M. H., and Manning, R. T., *Major's Physical Diagnosis*, Saunders, Philadelphia, 8th ed., 1975.

Parte 5

O ABDOME

Ernest Gardner

Introdução

O tronco compreende o tórax, o abdome, a pelve e o dorso. O abdome (propriamente dito) localiza-se entre o tórax e a pelve. **A cavidade abdominal (propriamente dita) está separada da cavidade torácica, superiormente, pelo diafragma, e da cavidade pelvina, inferiormente e posteriormente, por um plano arbitrário que passa através das linhas terminais da pelve óssea (Fig. 40.1, Cap. 40). Uma parte considerável da cavidade abdominal está coberta pela caixa torácica óssea.**

O abdome, segundo alguns autores, inclui a pelve e a cavidade abdominal, inclusive a cavidade pelvina. A cavidade pelvina projeta-se em direção posterior com relação à cavidade abdominal, aproximadamente em ângulo reto.

A cavidade abdominal contém a maior parte dos órgãos do sistema digestivo (estômago, intestino, fígado, pâncreas); parte do sistema urogenital (rins, ureteres); baço, glândulas supra-renais, e partes dos plexos autônomos. Ela também contém o peritoneu, que é a principal membrana serosa do sistema digestivo. Muitos órgãos abdominais podem localizar-se, parcial ou temporariamente, na pelve, e os órgãos pelvinos podem, às vezes, apresentar uma posição abdominal.

A parede abdominal consiste, anteriormente, do músculo reto abdominal, dos músculos piramidais e das aponeuroses dos três músculos (oblíquo externo, oblíquo interno e transverso). As partes laterais são formadas por estes três músculos, e, em parte, pelo músculo ílico, e pelos ossos do quadril. Posteriormente, a parede abdominal é formada pelos corpos e, entre estes, pelos discos das cinco vértebras lombares, pilares do diafragma, músculos psoas maior e menor, lateralmente, e, ainda mais lateralmente, pelo quadrado lombar, e, em parte, pelos músculos ílicos e ossos do quadril (Fig. 39.2, Cap. 39). A maior parte da parede abdominal está disposta em camadas.* Essas camadas, que apresentam importância cirúrgica,† são, do exterior para o interior: (1) pele; (2) tela subcutânea; (3) músculos e fáscias, ou ossos; (4) tecido extraperitoneal e; (5) peritoneu. A parede abdominal pode ser o local de alguns defeitos congênitos, tais como as hérnias ventrais (Cap. 33).

A parede abdominal acomoda-se bem às expansões impostas pela gravidez ou pelo depósito continuado de gordura, e sabe-se que se expande enormemente devido a tumores abdominais ou pelvinos de crescimento lento, ou a partir de obesidade excessiva. Os músculos atrofiam-se, porém a pele se desenvolve, e os nervos e vasos sanguíneos esticam-se. Linhas avermelhadas, conhecidas como estrias gravídicas, são às vezes observadas na pele do abdome durante a gravidez. Após o parto, estas estrias gradualmente se transformam em linhas finas, esbranquiçadas, semelhantes a cicatriz: as linhas albicantes. Estas linhas podem também ocorrer em homens e na pele da coxa tanto de homens quanto de mulheres.

---

*C. E. Tobin, J. A. Benjamin, and J. C. Wells, Surg. Gynec. Obstet. 83:575, 1946. M. A. Haynes, Amer. J. Anat., 87:119, 1950.
†V. L. Rees and F. A. Coller, Arch. Surg., Chicago, 47:136, 1943. E. W. Lampe, Surg, Clin. N. Amer., 32:545, 1952.

33 PAREDES ABDOMINAIS

PAREDE ANTEROLATERAL DO ABDOME

MÚSCULOS

Os músculos em cada lado são anteriormente dois: o reto do abdome e o piramidal; e anterolateralmente são três: oblíquo externo, oblíquo interno e o transverso. Cada um destes três músculos anterolaterais está colocado entre finas camadas de fáscias. Uma quantidade variável de tela subcutânea se localiza entre a pele e o oblíquo externo, e uma quantidade variável de tecido extraperitoneal entre a fáscia transversal e o peritoneu.

A tela subcutânea contém gordura, sobretudo na parte superficial. Sua parte mais profunda tende a ser mais colágena e, por esta razão, mais membranácea, especialmente na região inguinal (Fig. 33.9). Esta parte superficial é contínua com uma tela similar na coxa e com a camada gordurosa superficial da fáscia perineal superficial (Cap. 47). A parte membranácea mais profunda está presa ao longo do ligamento inguinal e à fáscia lata por cerca de 1,5 cm abaixo do ligamento inguinal, e funde-se à linha alba no plano mediano. Ela se prolonga da sínfise da pube até o dorso do pênis como *ligamento fundiforme*. Ela se continua com o músculo dartos do escroto e com a camada membranácea da fáscia perineal superficial. Quando a uretra se rompe abaixo do diafragma urogenital, a urina pode difundir-se através da parte anterior do períneo, e é então possível infiltrar a tela subcutânea e espalhar-se sobre a parede abdominal anterior. A sua passagem para a coxa está limitada pela inserção da parte membranácea da tela subcutânea à fáscia lata.

A fáscia da parede abdominal é uma camada fina de revestimento do oblíquo externo. Ela se continua medialmente sobre a aponeurose do oblíquo externo até a linha alba. Inferiormente, no ânulo inguinal superficial, ela se funde com a fáscia sobre a superfície profunda do oblíquo externo e se prolonga até o funículo espermático como fáscia espermática externa.

Oblíquo externo (Figs. 33.1 e 33.2). O mais superficial dos três músculos anterolaterais. Tem origem por uma série de fitas carnosas nas superfícies externas das oito coste-

las inferiores. Essas projeções musculares se interdigitam com as do serrátil anterior e com as do grande dorsal, sendo que freqüentemente se fundem com os músculos intercostais externos. Estas projeções se misturam, e suas fibras correm em direção inferior e medialmente. As fibras da parte mais inferior e posterior do músculo descendem verticalmente até o lado externo da crista ílica. Na linha espinoumbilical (que vai da espinha ílica ântero-superior ao umbigo), as fibras do res-

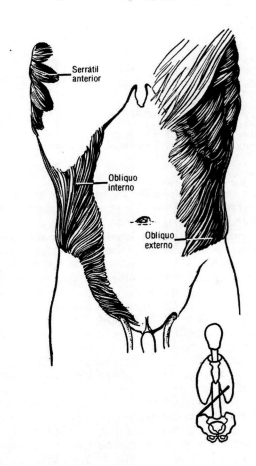

Fig. 33.1 Oblíquos externo e interno. As fibras de um oblíquo externo são aproximadamente paralelas às fibras do oblíquo interno oposto. O diagrama inferior mostra a linha de tração do oblíquo externo esquerdo e do oblíquo interno direito. Atuando em conjunto, estes músculos flexionam e giram o tronco.

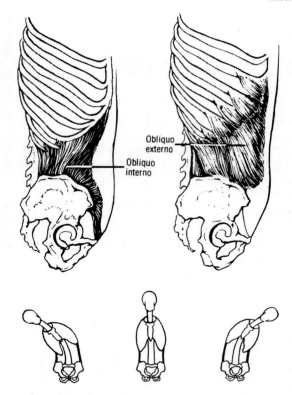

Fig. 33.2 Superior esquerda, *oblíquo interno;* superior direita, *oblíquo externo. As figuras inferiores mostram que o oblíquo externo e o oblíquo interno de um lado atuam em conjunto na inclinação do tronco para este lado.*

tante do músculo dão origem a uma aponeurose fina, porém forte, que se continua com a aponeurose do músculo do lado oposto na altura da linha alba. **A borda inferior da aponeurose estende-se como ligamento inguinal da espinha ílica ântero-superior ao tubérculo púbico** (Cap. 33). Medialmente, a aponeurose funde-se com aquela do oblíquo interno subjacente. Na parte superior do abdome, esta fusão ocorre próximo à borda lateral do reto. Próximo à pube, todavia, a linha de fusão encontra-se próxima à linha alba. A este nível, entretanto, a aponeurose do oblíquo externo contribui muito pouco à camada anterior da bainha do reto.

A borda posterior do músculo oblíquo externo está comumente livre e forma um ângulo com a borda lateral do grande dorsal. Este ângulo se converte no *trígono lombar* através da crista ílica, que dá inserção a estes dois músculos, anterior e posterior, respectivamente (Fig. 13.2, Cap. 13). O assoalho do trígono lombar é formado pelo oblíquo interno.[1]

Inervação. Nervos toracoabdominais e nervo subcostal.

Oblíquo interno (Figs. 33.1 e 33.2). Este músculo tem origem na fáscia toracolombar (assim, indiretamente, nos processos espinhosos e transversos das vértebras lombares) por fibras musculares, a partir da linha intermédia da crista ílica e a partir da fáscia ílica.

As fibras musculares irradiam-se (1) em direção superior e medialmente para as três costelas mais inferiores, onde se continuam com os três músculos intercostais mais inferiores; (2) em direção superior e medialmente à aponeurose inserida acima da borda costal e, inferiormente, dirigida em horizontal para a bainha do reto; e (3) em direção inferior para a pube. A relação do oblíquo interno com o canal inguinal será descrita posteriormente.

A parte do oblíquo interno que se origina da crista ílica é amiúde mais espessa que o resto do músculo, podendo ser dividida em partes posterior e anterior.[2] A parte posterior tem sido denominada como oblíquo interno acessório.

Inervação. Os dois ou três nervos toracoabdominais mais inferiores e o nervo subcostal. Os ramos dos nervos ílio-hipogástrico e ilioinguinal podem estar presentes, porém não se sabe se eles contêm fibras motoras.

Transverso do abdome (Fig. 33.3). Este músculo tem origem na fáscia ílica, borda interna da crista ílica e fáscia toracolombar, e da superfície interna das seis cartilagens costais inferiores, onde as fibras se interdigitam e, freqüentemente, se fundem com o diafragma. As fibras musculares correm mais ou menos horizontalmente, embora as mais inferiores se inclinem em direção inferior e corram paralelas às do oblíquo interno. As fibras musculares terminam numa aponeurose que contribui para a bainha dos retos. As fibras musculares mais superiores passam por trás do reto antes de dar origem à aponeurose, que então se estende até o processo xifóide. A disposição da parte mais inferior da aponeurose é descrita mais adiante (Cap. 33).

A fáscia na superfície interna do músculo transverso serve como um epimísio e forma uma camada bem distinta, que é denominada *fáscia transversal.*[3] A fáscia transversal é uma parte da fáscia de revestimento interno da parede abdominal e, como tal, continua-se com a fáscia transversal do outro lado, por trás do músculo reto abdominal e da bainha do reto. Ela se continua com a fáscia ílica, com a fáscia diafragmática, com a fáscia pelvina parietal, com a fáscia toracolombar na borda do músculo quadrado lombar e camada anterior da bainha femoral. Alguns autores, todavia, consideram a fáscia transversal como parte do tecido conectivo extraperitoneal.[4]

Inervação. Os nervos toracoabdominais e o nervo subcostal. Como no caso do oblíquo interno, a questão de uma inervação motora possível pelos nervos ílio-hipogástrico e ilioinguinal ainda não está estabelecida.

Reto do abdome (Figs. 33.4 e 33.5). É um músculo longo, fino, relativamente largo, que se prende na região anterior do processo xifóide e à quinta e sétima cartilagens costais, acima, e, abaixo, na crista púbica e sínfise da pube. Três ou mais *intersecções tendíneas* atravessam o músculo anteriormente e fundem-se com a camada anterior da bainha. A borda medial da parte superior de cada reto está ligada à linha alba.

Inervação. Nervo toracoabdominal e nervo subcostal.

Linha alba e bainha do reto (Figs. 33.4 e 33.5). A aponeurose do músculo oblíquo externo passa anteriormente ao reto abdominal. A bainha do reto é formada principalmente pelas aponeuroses do oblíquo interno e do transverso. As duas aponeuroses reúnem-se na borda lateral do reto, ao longo de uma linha curva denominada *linha semilunar*. Desde a altura do processo xifóide, em direção inferior por uma distância variável, o músculo transverso abdominal passa por trás do reto. Abaixo, todavia, a aponeurose do transverso localiza-se por sobre o reto. O limite inferior da parte que se localiza abaixo do reto forma uma borda crescente, a *linha arqueada* (ou *linha semicircular*). O nível de ocorrência da linha arqueada é variável, e a alteração no trajeto da aponeurose do transverso pode ser abrupta ou gradual. No último caso, as linhas secundárias podem ocorrer. Abaixo do nível da linha arqueada, a fáscia transversal separa o reto do tecido conectivo extraperitoneal.

Iniciando-se imediatamente abaixo do nível do processo xifóide, a aponeurose do oblíquo interno divide-se em uma camada anterior e outra posterior. A camada anterior passa anteriormente ao reto até a *linha alba*,[5] que é uma rafe tendínea espessa, de fibras entrelaçadas, e que se estende do processo xifóide à sínfise da pube. A camada anterior funde-se com a aponeurose do oblíquo externo suprajacente. A camada posterior passa atrás do reto, em direção à linha alba, e funde-se com a aponeurose do transverso. A divisão da aponeurose do oblíquo interno em camadas anterior e posterior está ausente na parte mais inferior do abdome, onde a aponeurose de todos os três músculos passa anteriormente ao reto em direção à linha alba.

A formação da bainha do reto está sujeita a uma variação considerável com relação aos níveis de divisão e suas disposições,[6] e também com relação ao papel da participação do oblíquo interno, que pode determinar a contribuição da aponeurose do oblíquo interno à camada posterior da bainha do reto.

Em resumo, de acordo com a descrição clássica, a bainha do reto consiste de uma *camada anterior* e uma *posterior*. Acima do nível da linha arqueada, a camada anterior é formada pela aponeurose do oblíquo interno juntamente com a aponeurose do oblíquo externo, medialmente a sua fusão com a interna. Abaixo da linha arqueada, a camada anterior está formada pela aponeurose do oblíquo interno e do transverso, juntamente com a do oblíquo externo próximo à linha alba. Ao nível do processo xifóide, a camada posterior está formada pelo transverso abdominal e sua aponeurose. Abaixo deste nível, até a linha arqueada, ela está formada pelas aponeuroses do oblíquo interno e do transverso. As camadas anterior e posterior fundem-se no plano mediano com aquelas do lado oposto para formar a linha alba.

Piramidal. A parte mais inferior da parede anterior da bainha divide-se e engloba o músculo piramidal, que se estende em direção superior desde o corpo da pube até a linha alba. Tem pouca importância e amiúde se encontra ausente, sendo inervado pelo nervo subcostal.

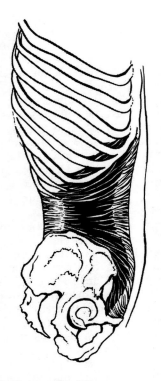

Fig. 33.3 O transverso do abdome.

Ações. Os músculos da parede abdominal

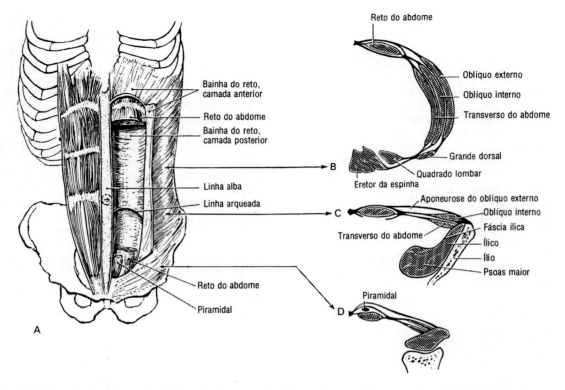

Fig. 33.4 Os músculos da parede abdominal. A, o reto do abdome. As setas indicam os níveis do diagrama B a D, que mostram uma disposição comum da bainha do reto como é observada em secção horizontal. A fáscia transversal não está demonstrada separadamente da aponeurose do transverso.

protegem as vísceras e auxiliam na manutenção e no aumento da pressão intra-abdominal. Eles movimentam o tronco e auxiliam na manutenção da postura.

A principal função do reto abdominal é a flexão do tronco contra uma resistência e, na posição supina, elevar o tórax e, indiretamente, a cabeça.[7] O músculo pode ser testado determinando-se que um paciente, em posição supina, flexione o tronco sem usar os braços. Os retos também desempenham um papel na respiração (Cap. 27) e no esforço. A sua bainha serve como um retináculo e evita que ele se disponha como a corda de um arco.

A contração dos oblíquos interno e externo, do transverso e dos músculos do diafragma da pelve determina uma parede abdominal e um assoalho pelvino tensos que resistem à pressão inferior do diafragma toracoabdominal durante esforços e tosse. As ações combinadas destes músculos podem resultar num aumento considerável da pressão intra-abdominal. Os músculos são, assim, importantes na respiração, defecação, micção, no parto e no vômito. As partes inferiores do oblíquo interno e do transverso, e aquelas que estão presas à crista ílica e à fáscia ílica encontram-se totalmente inseridas na pelve, não podendo atuar sobre o tronco. As suas funções, sem se cogitar seus efeitos sobre o canal inguinal, são, desta maneira, mais ou menos restritas a determinar alterações na pressão intra-abdominal.

Os músculos da parede abdominal, embora inativos durante uma respiração calma, são os músculos mais importantes numa expiração forçada. Eles se contraem no fim de uma inspiração voluntária máxima e, desta maneira, limitam-na; são ativos durante as fases expiratórias da respiração, se a ventilação é muito grande, e durante a expiração forçada e tosse (Cap. 27).

Quando os oblíquos externos se contraem simultaneamente, eles auxiliam os músculos retos do abdome na flexão do tronco. Esta ação flexora ocorreria durante atividades como aquelas de esforço ou de levantamento de peso, exceto para contrabalançar a contração dos músculos eretores da espinha, que estendem o tronco (Cap. 49). Os músculos oblíquos auxiliam os músculos do dorso na rotação do tronco (Cap. 49), o oblíquo externo de um lado trabalhando em conjunto com o oblíquo interno oposto. Os músculos de um lado determinam a inclinação do tronco para este lado (flexão lateral). Eles também auxiliam na manutenção do equilíbrio quando nos inclinamos para o lado oposto ou ficamos de pé numa só perna. Na posição ereta, há uma quantidade moderada de atividade nos oblíquos.

Todos os músculos abdominais controlam a hiperextensão do tronco e auxiliam na fixação da caixa torácica óssea durante movimentos dos membros superiores.

Canal inguinal

O canal inguinal é uma passagem oblíqua, de 3 a 5 cm de comprimento, através da parede abdominal (Figs. 33.6 a 33.9). Nos homens, encontra-se ocupado pelo funículo espermático e, nas mulheres, pelo ligamento redondo do útero; ele contém o nervo ilioinguinal. O canal é uma área potencialmente fraca nos homens, e as hérnias inguinais são comuns. Provavelmente, muito se tem escrito e pouco se tem concordado sobre isso, e mais confusão existe com relação ao canal inguinal e sua cirurgia do que em qualquer outra região do corpo. Três razões importantes são: (1) as variações não têm sido adequadamente consideradas; (2) os termos não têm sido definidos com precisão, e seu uso varia de autor para autor e; (3) os epônimos são abundantes.[8]

O ducto deferente dispõe-se em gancho ao redor do contorno lateral da artéria epigástrica inferior, sendo ladeado por vasos e nervos para formar o funículo espermático. O ducto deferente, os vasos e os nervos estão envolvidos numa continuação de tecido conectivo extraperitoneal. Imediatamente acima do ponto inguinal médio, o funículo espermático atravessa o *ânulo inguinal profundo,* que é um orifício em forma de fenda na fáscia transversal. A parte mais inferior do ânulo profundo é reforçada por uma alça de fibras na fáscia transversal.[9] O funículo então corre obliquamente em direção inferior e medial no canal inguinal e emerge através do *ânulo inguinal superficial,* que é uma abertura triangular de tamanho variável na aponeurose do oblíquo externo. No seu trajeto através do canal, o funículo espermático adquire bainhas de cada uma das camadas da parede abdominal, e estas bainhas se continuam com o funículo em direção ao escroto.

A parede anterior do canal inguinal está formada pela aponeurose do oblíquo externo e, lateralmente, pelas fibras musculares do oblíquo interno. A parede posterior está formada pela aponeurose do transverso e fáscia transversal, sendo comumente mais aponeurótica na sua parte medial e mais fascial próximo ao ânulo profundo. Às vezes, a aponeurose do oblíquo interno contribui para a parede posterior na extremidade medial do canal. Acima, o canal está limitado pelas fibras arqueadas do oblíquo interno e transverso abdominal. O assoalho está formado pelo ligamento inguinal e ligamento lacunar.

Os vasos epigástricos inferiores localizam-se posteriormente ao canal, imediatamente medial ao ânulo profundo. Estes vasos e o tecido conectivo extraperitoneal que os envolve formam a prega umbilical lateral, que é visível na face interna do peritoneu. Os vasos também formam a borda lateral do *trí-*

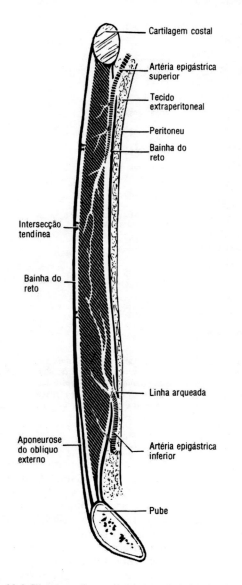

Fig. 33.5 Diagrama de uma secção sagital do reto do abdome e sua bainha. A camada fascial atrás do reto do abdome, embaixo da artéria epigástrica inferior, é a fáscia transversal. Não foi demonstrada como uma camada separada acima da artéria.

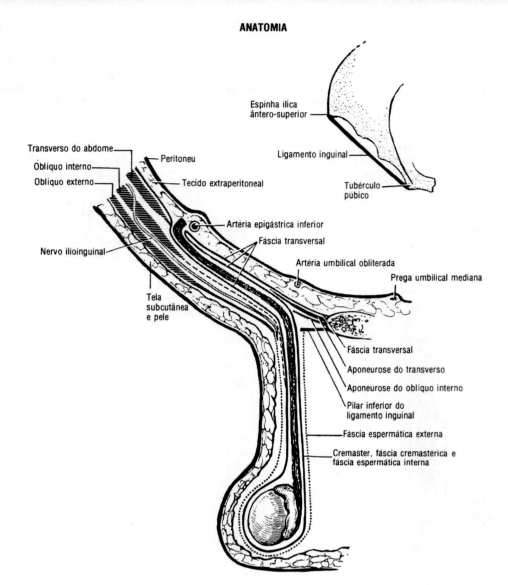

Fig. 33.6 Canal inguinal e camadas do escroto (v. também Figs. 43.2, Cap. 43). O diagrama combina dois planos. Um é o plano do ligamento inguinal (Fig. superior à direita); a outra é um plano sagital do escroto. A separação das camadas do canal e do funículo está exagerada. O músculo cremaster e a fáscia cremastérica estão demonstrados com uma continuação direta do oblíquo interno, sendo também demonstradas fundindo-se com a fáscia transversal. Observe que a fáscia transversal prolonga-se ao longo do ducto deferente como fáscia espermática interna, e que esta forma a maior parte da parede posterior do canal inguinal.

gono inguinal; a borda medial deste é formada pela borda lateral do reto do abdome, e a borda inferior ou base pelo ligamento pectíneo e pube. O trígono é suprajacente à fossa inguinal medial e à parte lateral da fossa supravesical. Às vezes, a bexiga encontra-se bem próxima à terminação medial do canal inguinal. O canal inguinal está presente antes do nascimento, porém é menor e muito menos oblíquo do que no adulto,[10] sendo que o ânulo superficial se localiza quase que diretamente anterior ao ânulo profundo.

O canal inguinal feminino é mais estreito que o masculino, e as hérnias muito menos freqüentes. O canal dá passagem ao ligamento redondo do útero, aos vasos que o acompanham e ao nervo ilioinguinal. O ligamento redondo termina como cordões fibrosos na tela subcutânea dos lábios maiores.

A principal proteção do canal inguinal é muscular. Os músculos aumentam a pressão intra-abdominal e tendem a forçar o conteúdo abdominal para o interior do canal, ao mesmo tempo que tendem a estreitar o canal e a fechar os seus anéis. Por exemplo, durante a contração dos músculos abdominais, as fibras do transverso movem-se lateralmente e para cima, enquanto as do oblíquo interno e da borda lateral do ânulo profundo apresentam movimento medial. A direção do movimento produzido pela compressão muscular foi demonstrada por estimulação elétrica dos músculos durante a cirurgia.[11] Em conseqüência, o ânulo profundo move-se em direção superior e lateralmente, fechando-se como um diafragma de máquina fotográfica e alongando o canal que, também, se torna mais oblíquo.

As camadas da parede abdominal e as suas relações com o canal inguinal e funículo espermático (Figs. 33.8 e 33.9) são consideradas com maiores detalhes nas páginas seguintes.

Transverso abdominal e fáscia transversal. A aponeurose do transverso, que passa sobre o funículo espermático ou pode ser por este perfurada, continua-se medialmente até a lâmina anterior da bainha do reto. Abaixo, a aponeurose funde-se com a aponeurose do oblíquo interno. As aponeuroses unidas formam um arco profundo sobre os vasos que descem para a coxa, e se continuam medialmente, para se unirem à fáscia pectínea e ao *ligamento pectíneo*. O ligamento consiste de fibras que se estendem horizontalmente do arco iliopectíneo (Cap. 21) ao longo da linha pectínea, para o tubérculo púbico. Ele cobre o ramo superior, a linha pectínea e a parte superior da fáscia pectínea. A fáscia transversal estende-se a pube, onde se continua com a fáscia pelvina parietal. Acima do nível da pube ela reveste o reto e, entre a pube e a linha arqueada, separa o reto do tecido conectivo extraperitoneal. Ela também se continua abaixo do nível da aponeurose do transverso e se funde com a fáscia ílica. Prolonga-se anteriormente aos vasos femorais, na coxa, como parte anterior da bainha femoral (Cap. 21), e forma a *fáscia espermática interna*.

Oblíquo interno e cremaster. As fibras musculares do oblíquo interno com origem na fáscia ílica estendem-se tão medialmente quanto o ânulo inguinal profundo. O funículo espermático atravessa a parte muscular deste músculo bastante obliquamente — e desta maneira adquire uma camada de fibras musculares e da fáscia que a reveste —, o *músculo cremaster* e a *fáscia cremastérica* (Cap. 43).

A aponeurose do oblíquo interno continua-se medialmente à camada anterior da bainha do reto. Abaixo, como já foi mencionado, ela se funde com a aponeurose do transverso. A porção medial das aponeuroses fundidas é denominada tendão conjunto (foice inguinal). Ela se continua medial e anteriormente à bainha do reto. O tendão conjunto varia de acordo com a contribuição da aponeurose do oblíquo interno,[12] de tal maneira que este último não se encontra amiúde presente atrás do ânulo superficial. A parede posterior do canal inguinal aqui está formada, principalmente, por uma camada composta pela aponeurose do transverso e fáscia transversal em uma combinação variada, com resistência variável. É esta camada que, amiúde, resiste às hérnias inguinais diretas.

A borda lateral do tendão do reto, na sua inserção púbica, freqüentemente se estende lateralmente como uma fina aponeurose que se funde com a fáscia transversal e com a aponeurose do transverso, posteriormente ao ânulo inguinal superficial. Esta fusão forma o que foi denominado ligamento de Henle, e é a borda medial do ânulo femoral (Cap. 21).

Oblíquo externo e ligamento inguinal.[13] A borda inferior desta parte da aponeurose do oblíquo externo que se estende da espinha ílica ântero-superior ao tubérculo púbico é denominada *ligamento inguinal*. Ela está fundida com o *ligamento iliopúbico* que é um cordão fibroso formado pela fáscia ílica e fáscia lata entre o ílio e a pube. Estes cordões fundidos formam um arco superficial sobre os vasos que descem em direção à coxa. Na sua terminação medial, a fita estende-se em direção posterior à fáscia e ligamento pectíneo. Esta porção, que se dispõe de certa maneira horizontalmente, é conhecida como *ligamento lacunar* ou *parte pectínea do ligamento inguinal*.

Lateralmente ao tubérculo púbico, a aponeurose do oblíquo externo divide-se em dois pilares, o *medial* (ou superior) e o *lateral* (ou inferior). A divergência dos pilares forma o ânulo inguinal superficial. **O ânulo inguinal superficial normalmente permite a introdução da ponta do quinto dedo, podendo ser encontrado empurrando-se para cima a frouxa pele escrotal, ao longo do funículo espermático, em um ponto imediatamente acima do tubérculo púbico e, então, pressionando-se para trás. Assim delimitamos as bordas do ânulo.**

O pilar medial continua-se medialmente e em direção inferior até o corpo da pube. O pilar lateral, sobre o qual repousa o funículo espermático, é a terminação medial do ligamento inguinal. Uma pequena faixa de fibras

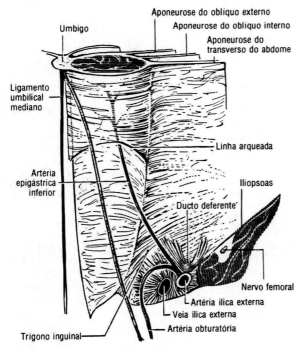

Fig. 33.7 A face posterior da parede abdominal anterior com suas fáscias e peritoneu removido. A bainha do reto não corresponde à descrição clássica. A artéria obturatória é demonstrada como tendo origem na artéria epigástrica. A artéria umbilical obliterada é demonstrada, porém sem dístico. Uma hérnia inguinal direta penetraria no canal inguinal através de sua parede posterior, medialmente à artéria epigástrica inferior.

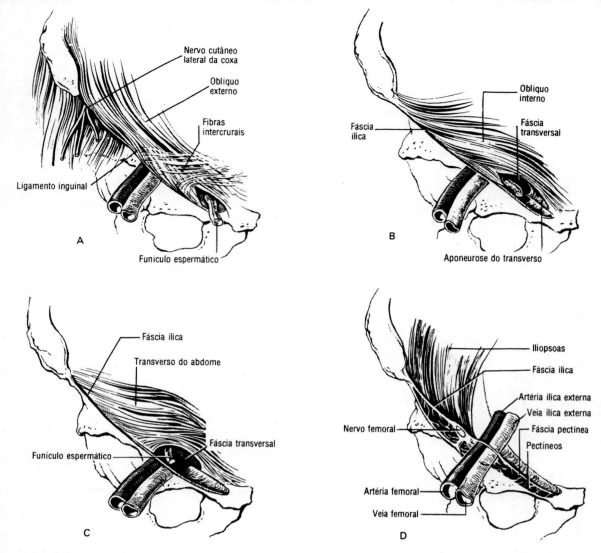

Fig. 33.8 Diagramas do canal inguinal e do ligamento inguinal vistos anteriormente, e progressivamente de fora para dentro, camada por camada. Nenhuma distinção foi feita entre músculo e aponeurose. A, o oblíquo externo, com o ânulo inguinal superficial e o funículo espermático sobre o ligamento lacunar e pilar inferior. B, o oblíquo interno, originando-se da fáscia ílica, estendendo-se medialmente a pube. Ele apresentou uma abertura oblíqua para o funículo espermático. C, parte do transverso abdominal é mostrada originando-se da fáscia ílica, estendendo-se medialmente, e arqueando-se sobre o funículo espermático na pube. A fáscia transversal atrás do transverso estende-se em direção inferior à fáscia ílica. D, as bordas seccionadas do iliopsoas e do pectíneo. A fáscia ílica divide-se em torno dos vasos.

(*ligamento reflexo*), às vezes bem definida, estende-se da inserção púbica do pilar lateral, em direção superior e medial, por trás do pilar superior e reúne-se à aponeurose do oblíquo externo oposto.

As fáscias sobre ambas as superfícies do oblíquo externo fundem-se no ânulo superficial e formam uma bainha para o funículo espermático, a *fáscia espermática externa*. Entre os pilares, as aponeuroses freqüentemente formam feixes de fibras intercrurais de tamanho e disposição variáveis. Faixas de fibras podem estar dispostas sobre a superfície externa da parte mais inferior da aponeurose do oblíquo externo (Fig. 33.8A).

Hérnias

A maior parte das hérnias[14] ocorre nas regiões umbilical e inguinal. As da região umbilical são classificadas com as hérnias ventrais.[15] Elas são freqüentemente congênitas e resultam de um fechamento incompleto da parede abdominal. As hérnias ventrais também podem ocorrer através de defeitos na linha alba, onde também são denominadas hérnias medianas, ou ao longo da linha semilunar, onde são também denominadas hérnias laterais. As hérnias podem ocorrer através do ânulo femoral (Cap. 21) e, ocasionalmente, no trígono lombar ou através do forame obturado.

As hérnias inguinais são de duas espécies: indireta, ou oblíqua, e direta.

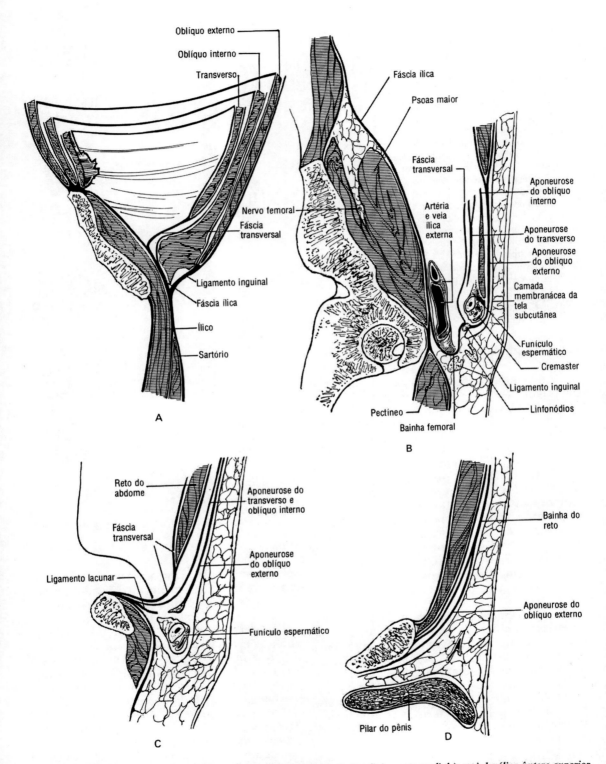

Fig. 33.9 Desenhos de secções sagitais através do canal inguinal. A, imediatamente medial à espinha ílica ântero-superior. B, uma expansão da fáscia ílica contribui para a bainha femoral e continua-se com o ligamento inguinal, fáscia transversal e camada membranácea da tela subcutânea. C, através do ânulo inguinal superficial. Observe que o ligamento lacunar estende-se em direção posterior e superior, D, através do corpo da pube. Observe que a aponeurose do oblíquo externo funde-se com a bainha do reto acima, porém está separada abaixo.

Hérnia inguinal indireta (Fig. 33.10). **Na hérnia indireta, o conteúdo abdominal penetra no canal inguinal na altura do ânulo profundo.** A hérnia indireta é mais comum que a direta, com maior incidência em homens e ocorrendo mais do lado direito. Acredita-se geralmente que as hérnias indiretas sejam devidas a fatores congênitos, sendo o mais importante destes a permeabilidade parcial ou total do processo vaginal.

As camadas de uma hérnia indireta são aquelas do funículo espermático. Numa hérnia de longa duração, as camadas podem tornar-se espessas e muito mais facilmente separadas ou distinguíveis do que em estado normal. Na verdade, podem observar-se camadas extras.

Hérnia inguinal direta. **Uma hérnia direta penetra no canal inguinal através de sua parede posterior, medialmente à artéria epigástrica inferior.** Portanto, ela envolve a parede posterior na região do trígono inguinal acima do ligamento inguinal, isto é, tanto na fossa inguinal medial quanto na fossa supravesical, ou em ambas. Ela determina uma protrusão em direção anterior ao ânulo superficial, porém raramente através destes. A causa primária é algum tipo de fraqueza da parede posterior. O saco de uma hérnia direta é formado pelo peritoneu que fica atrás da parede abdominal anterior.

VASOS SANGUÍNEOS E DRENAGEM LINFÁTICA

Vasos sanguíneos

As artérias cutâneas da parede abdominal originam-se das artérias mais profundas (v. adiante), e também da artéria epigástrica superficial e de ramos circunflexos superficiais do ílio da artéria femoral (Cap. 21). As veias cutâneas que drenam a área desde o umbigo para baixo terminam na veia safena magna (Cap. 26). Acima, elas se anastomosam com vasos que convergem para as veias toracoepigástricas. Estas, por sua vez, drenam para as veias torácicas laterais e, assim, fornecem uma via de circulação colateral em caso de obstrução de veia cava (Cap. 38). As veias subcutâneas na proximidade do umbigo anastomosam-se com a veia porta através de ramos ao longo do ligamento redondo do fígado.

As principais artérias de cada metade da parede abdominal são, superiormente, duas: a epigástrica superior e os ramos musculofrênicos da artéria torácica interna (Cap. 27); e, inferiormente, também duas: a epigástrica inferior e ramos circunflexos profundos do ílio da artéria ilíaca externa (Cap. 38). Existem também contribuições das artérias lombares e subcostal e das intercostais posteriores mais inferiores.

Artéria epigástrica superior (Fig. 33.5). A artéria epigástrica superior penetra na bainha do reto posteriormente à sétima cartilagem costal, através do trígono esternocostal e desce por trás do reto, vascularizando-o e à

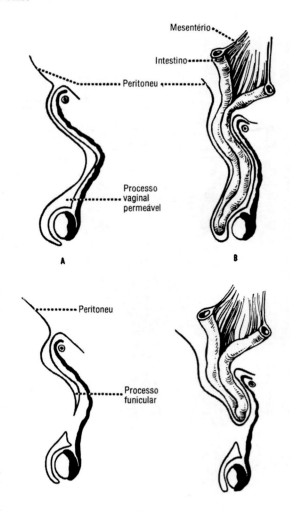

Fig. 33.10 Diagramas de hérnias inguinais indiretas congênitas. A, um processo vaginal patente. B, hérnia no processo. C, processo funicular. D, hérnia no processo funicular.

pele suprajacente. Um ou mais ramos da artéria direita podem alcançar o fígado através do ligamento falciforme. As anastomoses entre as artérias epigástricas superior e inferior determinam uma circulação colateral entre as artérias subclávia e ilíaca externa.

Artéria musculofrênica. Esta artéria passa ao longo da borda costal, atrás das cartilagens, vascularizando os espaços intercostais, diafragma e parede abdominal.

Artéria epigástrica inferior (Figs. 33.5 e 33.7; Fig. 41.1, Cap. 41). Ela se origina da artéria ilíaca externa, próximo ao ponto inguinal médio, e ascende por trás da borda medial do ânulo profundo, onde o ducto deferente se dispõe em forma de gancho em torno de sua borda lateral. Continuando em direção à borda lateral do reto abdominal, ela forma a borda lateral do trígono inguinal. A artéria, então, perfura a fáscia transversal, ascende entre o reto e a parede posterior de sua bainha, por trás do reto, num compartimento formado pela parede posterior da bainha do reto.[16] Vasculariza o reto, os músculos adjacentes e a pele, e anastomosa-se com ramos da artéria epigástrica superior. **As anastomoses entre as artérias epigástricas superior e inferior fornecem uma circulação colateral entre as artérias subclávia e ílica externa.** Dois ramos têm origem próximo ao ânulo profundo: um, a *artéria do cremaster*, que penetra no canal inguinal, vasculariza o cremaster e se anastomosa com a artéria testicular; o outro, o *ramo púbico*, que desce até a parte posterior da pube e se anastomosa com o ramo púbico da obturatória (Cap. 41).

Artéria circunflexa profunda do ílio (Fig. 41.1, Cap. 41). Esta se origina da ílica externa, praticamente no mesmo nível que a epigástrica inferior. Dirige-se lateralmente, a princípio por trás do ligamento inguinal e, após, ao longo da crista ílica, finalmente perfurando o transverso e ramificando-se entre este músculo e o oblíquo interno. Antes de o vaso atingir a espinha ílica ântero-superior, um *ramo ascendente* perfura o transverso, vasculariza-o e ao oblíquo interno, e anastomosa-se com a artéria musculofrênica.

Drenagem linfática

Os vasos linfáticos da pele, assim como as veias superficiais, drenam em duas direções: aproximadamente do umbigo para baixo, para os linfonódios inguinais superficiais e, do umbigo para cima, para os linfonódios axilares. Alguns linfáticos uterinos acompanham o ligamento redondo e drenam para os linfonódios inguinais.

NERVOS

A parede abdominal encontra-se inervada pelos nervos toracoabdominais e pelos nervos ílio-hipogástrico e ilioinguinal (Figs. 33.11 e 33.12).

Nervos toracoabdominais. Estes nervos, do sétimo ao 11.º intercostais (Cap. 27), deixam os espaços intercostais e dirigem-se, inferior e anteriormente, entre os músculos transverso e oblíquo interno, inervando estes músculos e o oblíquo externo. Penetram na bainha do reto, onde se ramificam em direção anterior para inervar o reto e a pele suprajacente. Uma incisão vertical ao longo da linha semilunar determinará a desnervação do reto, e uma através da parte média do reto irá desnervar sua metade medial. O nervo subcostal, que apresenta um trajeto similar, também inerva o piramidal. Os ramos cutâneos laterais destes nervos já foram descritos (Cap. 27).

Nervos ílio-hipogástrico e ilioinguinal. Derivados principalmente do primeiro nervo lombar (Cap. 38), eles apresentam sobretudo distribuição cutânea. O nervo ilioinguinal penetra no canal inguinal e acompanha o funículo espermático (ou ligamento redondo do útero) até o escroto (ou lábio maior).

Distribuição cutânea. Cada nervo toracoabdominal inerva uma faixa de pele através

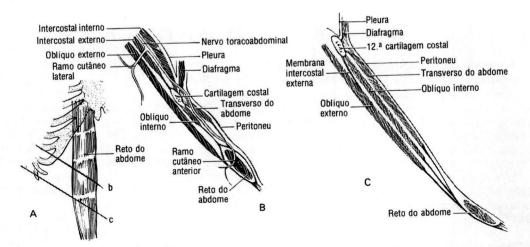

Fig. 33.11 Diagramas das camadas musculares da parede abdominal e o trajeto dos nervos toracoabdominais. A linha b indica o plano do diagrama B, e a linha c indica o plano do diagrama C. Note que em B o diagrama e o transverso apresentam uma junção tendínea. Os ramos musculares do nervo foram omitidos. Em C, a parte do oblíquo interno, imediatamente adjacente e presa à cartilagem costal, continua-se com um intercostal interno deste espaço. Os nervos foram omitidos.

de seus ramos cutâneos lateral e anterior. A superposição de nervos adjacentes é tal que a secção de um único nervo resulta apenas num decréscimo da sensação em sua área de inervação.

cluindo hérnias ventrais. Um exemplo é a *onfalocele*, que é uma protrusão do intestino através de um grande defeito no umbigo).

UMBIGO

O umbigo *(umbilicu* (latim), ou *omphalos* (grego)) é uma cicatriz deprimida ou escavada no plano mediano, um pouco mais próxima da pube que do processo xifóide (Fig. 33.7). Antes do nascimento, a parede abdominal encontra-se aberta na inserção do funículo umbilical, com as suas duas artérias e veias mais o úraco. Depois da secção do cordão umbilical, no nascimento, forma-se uma cicatriz no umbigo. No adulto, alguns dos constituintes do funículo podem ser reconhecidos na face interna da parede abdominal, onde eles convergem para o umbigo.

Todas as camadas da parede abdominal se fundem no umbigo. Onde se acumulam gorduras subcutâneas, a pele não pode ser elevada de sua área de fusão, tornando-se assim elevada em torno das bordas da cicatriz; o umbigo, por esta razão, torna-se deprimido ou escavado, em grau variável, após o nascimento.

Várias anomalias congênitas podem ocorrer na região do umbigo.[17] Elas podem ser classificadas de modo geral em: (1) alimentar (por exemplo, persistência do ducto onfalomesentérico ou vitelointestinal); (2) uracal (por exemplo, uma permeabilidade parcial ou completa do úraco); (3) vascular (por exemplo, uma veia onfalomesentérica permeável); e (4) somática (por exemplo, uma falta de desenvolvimento da parede abdominal, in-

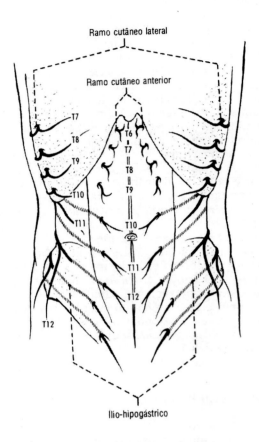

Fig. 33.12 Distribuição cutânea dos nervos toracoabdominais.

PAREDE ABDOMINAL POSTERIOR

A parede abdominal posterior é composta do corpo das cinco vértebras lombares e de seus discos interpostos, dos músculos psoas maior e menor, lateralmente, e, ainda mais lateralmente, a cada lado, o quadrado lombar, o ílio e o ílico (Fig. 33.13). O diafragma também contribui para a parte superior da parede posterior. Os músculos eretores da espinha localizam-se atrás do quadrado lombar, como faz o grande dorsal mais superficialmente. As origens dos músculos oblíquo interno e transverso abdominal a partir da fáscia toracolombar estão dispostas na borda lateral do quadrado lombar.

A aorta e a veia cava inferior localizam-se anteriormente aos corpos vertebrais, com o músculo psoas maior ao lado. As vértebras lombares superiores estão parcialmente cobertas pelos pilares do diafragma. Os ligamentos arqueados medial e lateral do diafragma cruzam o psoas e o quadrado lombar, respectivamente. Os rins e as glândulas supra-renais localizam-se contra a parede abaixo de seus arcos. Mais embaixo, ainda, o cécum e o cólon ascendente estão relacionados com a parede abdominal do lado direito. O cólon descendente relaciona-se com a parede do lado esquerdo. Toda a parede está revestida por peritoneu parietal.

Iliopsoas. Este é o principal flexor da coxa e do tronco. A sua grande parte lateral, o ílico, e a sua longa parte medial, o psoas maior, originam-se da fossa ílica e das vértebras lombares, respectivamente. O músculo está descrito em detalhe em outro local (Cap. 21).

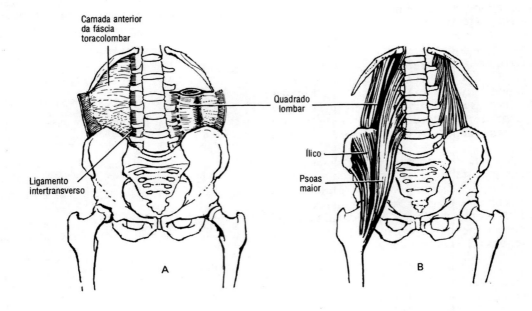
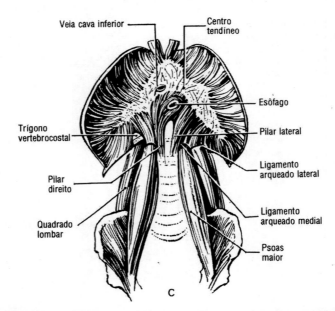

Fig. 33.13 Músculos da parede abdominal posterior. A, a fáscia toracolombar, mostrando-se na parte direita da figura a sua divisão para envolver o quadrado lombar (v. Fig. 49.10). B, psoas maior, ílico e quadrado lombar. C, relações do diafragma com os músculos da parede abdominal posterior. Um trígono vertebrocostal está demonstrado a cada lado.

A fáscia transversal continua-se com a camada anterior da fáscia toracolombar, anteriormente ao quadrado lombar (Fig. 49.10, Cap. 49). Através dessa camada ela se continua medialmente com a fáscia do psoas e, abaixo, com a fáscia do ílico. A fáscia do psoas, também denominada bainha do psoas, insere-se lateralmente aos processos transversos das vértebras lombares e, medialmente, aos corpos das vértebras lombares. Abaixo, na fossa ílica, ela se continua com a fáscia ílica. A bainha do psoas forma um revestimento frouxo, e as infecções neste músculo (por exemplo, um abscesso tuberculoso a partir de um corpo vertebral infectado) podem descender, através do músculo, para a coxa.

A *fáscia ílica* cobre o ílico. Acima, ela se prende à crista ílica, juntamente com a fáscia transversal. Abaixo, ela contribui para a bainha femoral (Fig. 33.9B) e para o ligamento inguinal, continuando-se com a coxa. O transverso e o oblíquo interno originam-se, em parte, desta fáscia (Fig. 33.4).

Psoas menor. É um músculo pequeno, que, quando presente, se origina dos corpos da 12.ª VT e primeira VL. Insere-se na linha arqueada, alcançando a eminência iliopectínea, e apresenta uma inserção inconstante adicional à fáscia ílica e ao ligamento pectíneo. Ele se localiza sobre a superfície anterior do músculo psoas maior e está inervado pelo plexo lombar. Provavelmente, auxilia o psoas maior em sua ação sobre a coluna vertebral.

Quadrado lombar. É um músculo grosseiramente quadrilátero que se prende, inferiormente, à parte posterior da borda interna da crista ílica, acima da costela, e, medialmente, às pontas dos processos transversos das vértebras lombares. Está colocado entre as camadas anterior e média da fáscia toracolombar (Fig. 49.10. Cap. 49).

Inervação e ação. O nervo subcostal e plexo lombar. Ele provavelmente flexiona o tronco lateralmente. acreditando-se que fixe a última costela e, por esta razão. auxilie o diafragma (Cap. 27). Quando ambos os músculos se contraem, eles provavelmente fixam o tronco.

REFERÊNCIAS

1. G. W. Cooper, Anat. Rec., *114*:1, 1952.
2. H. B. Howell, Surgery, *6*:653, 1939. K. S. Chouke, Anat. Rec., *61*:341, 1935.
3. C. B. McVay and B. J. Anson, Anat. Rec., 77:213, 1940. J. D. Rives and D. D. Baker, Ann. Surg., *115*:745, 1942.
4. D. Browne, Lancet, *1*:460, 1933. Y. Appajee, Ind. J. Surg., 7:113, 1945.
5. H. Hadžiselimović and V. Tomić, Anat. Anz., *129*:421, 1971.
6. C. B. McVay and B. J. Anson, Anat. Rec., 77:213, 1940. A. Ruiz Liard, M. Latarjet, and F. Crestanello, C. R. Ass. Anat., 55:532, 1970.
7. W. F. Floyd and P. H. S. Silver, J. Anat., Lond., *84*:132, 1950. O. Machado de Sousa and J. Furlani, Acta anat., *88*:281, 1974.
8. H. F. Lunn, Ann. R. Coll. Surg. Engl., 2:285, 1948.
9. W. J. Lytle, Brit. J. Surg., *32*:441, 1945; Ann. R. Coll. Surg. Engl., 9:245, 1951.
10. H. Curl and R. G. Tromly, J. Anat., Lond., 78:148, 1944. S. B. Chandler, Anat. Rec., *107*:93, 1950.
11. D. H. Patey, Brit. J. Surg., *36*:264, 1949.
12. J. H. Clark and E. I. Hashimoto, Surg. Gynec. Obstet., *82*:480, 1946.
13. R. E. Condon, Ann. Surg., *173*:1, 1971. J. F. Doyle, J. Anat., Lond., *108*:297, 1971.
14. L. M. Zimmerman and B. J. Anson, *Anatomy and Surgery of Hernia*, Williams & Wilkins, Baltimore, 2nd ed., 1967.
15. G. M. Wyburn, J. Anat., Lond., *71*:201, 1937, 72:365, 1938, *73*:289, 1939; Brit. J. Surg., *40*:553, 1953.
16. R. Orda, Acta anat., *83*:382, 1972.
17. T. S. Cullen, *The Umbilicus and Its Diseases*, Saunders, Philadelphia, 1916. H. L. Trimingham and J. A. McDonald, Surg. Gynec. Obstet., *80*:152, 1945. See also Wyburn, cited in reference 15.

34 VÍSCERAS ABDOMINAIS E PERITONEU

VÍSCERAS ABDOMINAIS

As principais vísceras do abdome são: estômago, intestinos, o fígado e sistema biliar, o pâncreas, o baço, as glândulas supra-renais e os rins e ureteres. O estômago e o intestino estão totalmente presos à parede corporal por um mesentério formado pelo peritoneu, enquanto que as três glândulas pares, rins, supra-renais e gônadas (de origem abdominal antes do nascimento), estão localizadas retroperitonealmente. O fígado e o pâncreas estão associados com o canal alimentar. A relação geral das vísceras abdominais está mostrada nas Figs. 34.1 a 34.3.

As posições das vísceras abdominais variam de indivíduo para indivíduo e dependem da gravidade, postura, respiração e estado de enchimento (se são ocas). Após a morte, os diafragmas pelvino e torácico relaxam-se, e as vísceras abdominais deslocam-se para cima (portanto, modificando as posições dos órgãos torácicos); as vísceras pelvinas aprofundam-se. Estas alterações são mimetizadas durante a vida no decorrer de uma anestesia profunda.

As vísceras conservadas são duras, imóveis e de coloração não natural. As impressões produzidas sobre um órgão por órgãos adjacentes podem ser fixas no local pela conservação, podendo resultar em superfícies, margens e outros acidentes que não se manifestam durante a vida.

Os estudos radiológicos têm dado uma informação mais apurada e valiosa acerca da posição e mobilidade das vísceras em indivíduos vivos. Tais estudos demonstram que, na maior parte, as vísceras são bastante móveis, tão móveis que não apresentam uma posição fixa. "**As vísceras abdominais normais não apresentam formas fixas, nem posições fixas, e toda descrição que as envolve deve ser qualificada por uma descrição das posições que existiam no momento da observação. Além disso, as alterações profundas podem ser determinadas não somente por forças mecânicas, mas também por influências mentais.**"[1]

Os estudos radiológicos de mais de 1.000 estudantes em posição ereta,[2] com o uso do plano supracristal como um ponto de referência, as seguintes posições foram encontradas e são as normais: a parte mais inferior da curvatura maior do estômago encontra-se 15 cm abaixo do plano supracristal; o piloro freqüentemente abaixo do plano transpilórico; o cólon transverso mergulhado na pelve verdadeira; a margem inferior do fígado abaixo do plano supracristal. Os órgãos tendem a baixar na posição ereta e a se elevar na posição de decúbito, e se elevar ou se abaixar de acordo com os movimentos diafragmáticos. Alguns órgãos podem movimentar-se para cima e para baixo, até 17 cm entre as posições de pé e supina. Outros podem nem se mover. Os órgãos de maior mobilidade são aqueles presos por mesentérios, enquanto que os retroperitoneais são relativamente menos móveis. Maiores detalhes serão dados nos capítulos concernentes aos órgãos específicos.

Durante o exame físico do abdome (Cap. 39), umas poucas vísceras podem ser acessíveis à palpação. As seguintes estruturas podem, às vezes, ser palpadas em indivíduos

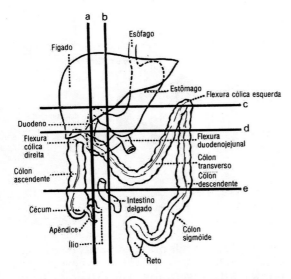

Fig. 34.1 O fígado e as partes do canal alimentar. As linhas a e b indicam os planos de secção nas Figs. 34.2; as linhas c, d e e os planos de secção na Fig. 34.3.

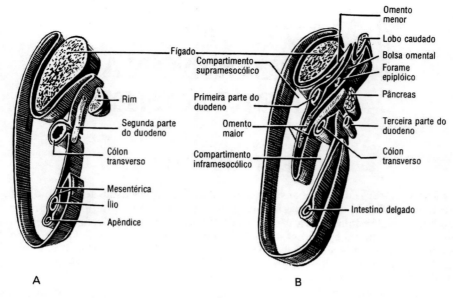

Fig. 34.2 A e B, diagramas de secção sagital em planos a e b da Fig. 34.1, respectivamente, demonstrados a partir da esquerda. A separação das várias camadas peritoneais e órgãos está aumentada. O mesocólon transverso e o omento maior encontram-se detalhados na Fig. 34.6.

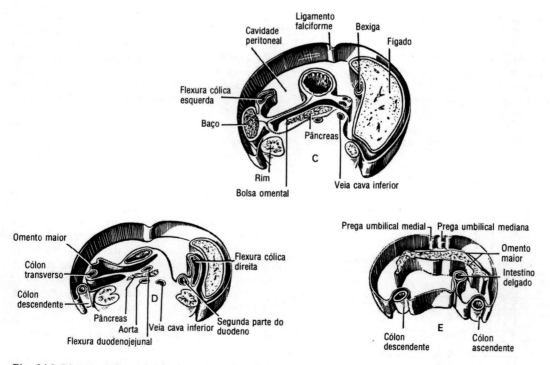

Fig. 34.3 Diagramas de secções horizontais nos planos c, d e e da Fig. 34.1, demonstrados a partir de cima.

normais: vértebras lombares, pólo inferior do rim direito, às vezes o fígado, ocasionalmente o baço e as pulsações da aorta abdominal. O corpo do útero pode ser palpado bimanualmente. O exame das vísceras abdominais, por outro lado, depende principalmente de técnicas especiais, tais como as que envolvem radiografia. Os principais métodos de estudo radiográfico das vísceras abdominais estão descritos no Cap. 39.

PERITONEU

O peritoneu[3] é uma membrana serosa, lisa e deslizante que forma a parede abdominal, onde é conhecida como *peritoneu parietal* e se reflete da parede para os vários órgãos, cujas superfícies ela reveste em extensão variável. O peritoneu que cobre estes órgãos é denominado *peritoneu visceral*. Ele forma uma parte integrante da camada mais externa ou serosa de muitos órgãos. O tecido conectivo extraperitoneal externo ao peritoneu parietal é conduzido, juntamente com as reflexões do peritoneu, para os órgãos e se tornam parte da camada serosa.

Algumas das vísceras abdominais, por exemplo, os rins, se localizam na parede abdominal posterior e são cobertas pelo peritoneu somente nas suas faces anteriores. Tais órgãos são denominados retroperitoneais na sua posição. Outros órgãos, como a maior parte do intestino, são quase que completamente revestidos por peritoneu. Encontram-se presos à parede do corpo por um mesentério.

A disposição do peritoneu é tal que se forma um saco de dupla camada, comparável neste aspecto ao pericárdio e à pleura. A cavidade peritoneal encontra-se normalmente vazia, exceto quanto à presença de uma fina camada de líquido que mantém as superfícies úmidas. Os órgãos estão colocados tão intimamente próximos que a cavidade normalmente apresenta espaço potencial de espessura capilar. **A cavidade peritoneal no homem é um saco completamente fechado. Na mulher, as tubas uterinas abrem-se em seu interior. Estas tubas também se abrem no interior do útero, e, por esta razão, a cavidade peritoneal comunica-se diretamente com o exterior do corpo.** O ar injetado na cavidade uterina normalmente entra nas tubas uterinas e alcança a cavidade peritoneal (Cap. 44). Este procedimento é usado como um teste para permeabilidade das tubas uterinas.

As duas mais importantes funções do peritoneu consistem em diminuir o atrito e opor resistência às infecções. Uma função menos importante é o armazenamento de gordura, especialmente no omento maior. O peritoneu fornece uma superfície bastante deslizante, permitindo o livre movimento das vísceras abdominais. O peritoneu exsuda líquido e células em resposta a uma injúria ou infecção e tende a confiná-la ou localizá-la. O omento maior tende a mover-se para o local da irritação (o mecanismo do movimento é obscuro) para se tornar aderente a esta e assim aumentar a irrigação sanguínea local. Ele pode deste modo ajudar a prevenir a disseminação da infecção.

A superfície do peritoneu é muito grande, provavelmente igual a da pele, e um líquido injetado no interior da cavidade peritoneal é absorvido muito rapidamente. Alguns anestésicos, tais como soluções de compostos de barbitúricos, podem ser administrados através de injeção intraperitoneal. Este método é freqüentemente utilizado na anestesia de animais.

Inervação. O peritoneu parietal é inervado pelos nervos da parede corporal adjacente: a parte subdiafragmática, pelos nervos frênicos, e o restante pelos nervos toracoabdominal e subcostal e pelos ramos do plexo lombossacral.

As fibras nos nervos para o peritoneu são sensitivas e vasomotoras. A maior parte do peritoneu parietal é muito sensível à dor.[4] O estímulo doloroso para as regiões anteriores e lateral é grosseiramente localizado no ponto estimulado. Por outro lado, o estímulo doloroso à parte central do peritoneu diafragmático é referido no ombro (Cap. 31). O estímulo doloroso à parte periférica do peritoneu diafragmático é percebido no espaço intercostal. As raízes do mesentério contém fibras dolorosas sensíveis ao estiramento.

O peritoneu visceral, assim como a pleura visceral do pericárdio, é insensível.

Terminologia. Alguns termos, freqüentemente arbitrários, são usados em conexões com o peritoneu. Uma reflexão de peritoneu que liga o intestino à parede abdominal é freqüentemente denominada de acordo com a parte do canal com que está presa. Por exemplo, embora a reflexão do jejuno e ílio seja denominada mesentério, a do cólon transverso é denominada mesocólon transverso. Algumas reflexões do peritoneu entre órgãos ou entre a parede abdominal e os órgãos são denominadas ligamentos (ligamento gastro-hepático, ligamento falciforme) ou pregas (por exemplo, prega retrouterina, prega umbilical lateral). O termo prega é freqüentemente aplicado a uma reflexão peritoneal com a borda livre. A maior parte dos ligamentos contém vasos sanguíneos, e a maioria das pregas é oriunda de vasos sanguíneos subjacentes, porém nenhuma delas fornece muita resistência. Finalmente, uma lâmina ou reflexão larga de peritônio é denominada omento. O termo grego para omento é *epiploon*, sendo que dele se deriva o adjetivo epiplóico.

Disposição geral do peritoneu

A continuidade das vísceras e do peritoneu parietal em adultos está demonstrada em secções horizontais e sagitais nas Figs. 34.2 e 34.3, que também mostram a disposição de alguns mesentérios e ligamentos e as subdivisões da cavidade peritoneal. As inserções do peritoneu estão demonstradas nas Figs. 34.4 e 34.5.

Uma incisão feita através da parede abdominal anterior e do peritoneu parietal penetra na cavidade peritoneal. A parte da cavidade então penetrada é denominada o grande saco (cavidade peritoneal propriamente dita), em contraste com o pequeno saco (bolsa omental) que é um recesso complicado, cuja comunicação com o grande saco se processa através do forame epiplóico. A disposição do peritoneu, os limites do grande e pequeno sacos e as inserções e conteúdo dos mesentérios, ligamentos, pregas e omentos são mais bem apreendidos através de um estudo repetitivo e por exploração com os dedos.

Grande saco (cavidade peritoneal). Ela se estende desde o diafragma até o assoalho pelvino; sua parede anterior contém quatro pregas que convergem no umbigo, e duas dispostas mais lateralmente. Das seis pregas, uma delas se coloca acima do umbigo; as outras, abaixo.

A prega superior é o *ligamento falciforme*, que contém na sua borda livre o ligamento redondo do fígado (a veia umbilical obliterada). Ele também contêm uma parte do denominado corpo gorduroso abdominal anterior.[5] As pregas inferiores são: (1) *prega umbilical mediana* (contêm o úraco), que se estende da bexiga até o umbigo; (2) as duas *pregas umbilicais mediais*, cada uma delas contendo uma artéria umbilical obliterada que se estende da face lateral da bexiga ao umbigo, e; (3) as duas *pregas umbilicais laterais* (pregas das artérias epigástricas), que se estendem desde o ânulo inguinal profundo, a cada lado, até a linha arqueada (Fig. 33.7, Cap. 33).

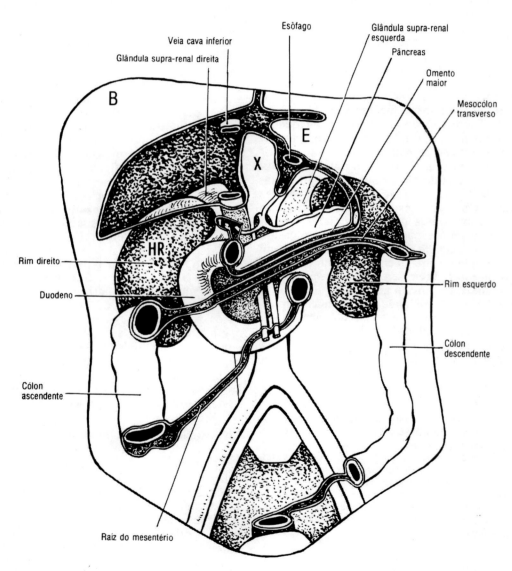

Fig. 34.4 A inserção do peritoneu à parede abdominal posterior, observada anteriormente.   localização do espaço subfrênico direito;   espaço subfrênico esquerdo;   loja hepatorrenal ou espaço sub-hepático direito. O local do forame epiplóico pode ser identificado entre a veia cava inferior e a porção cortada do omento menor. Observe o recesso superior (X), da bolsa omental e os ramos do tronco celíaco. Uma imagem em espelho está demonstrada na Fig. 34.5. Baseado em O'Rahilly.[7]

VÍSCERAS ABDOMINAIS E PERITONEU

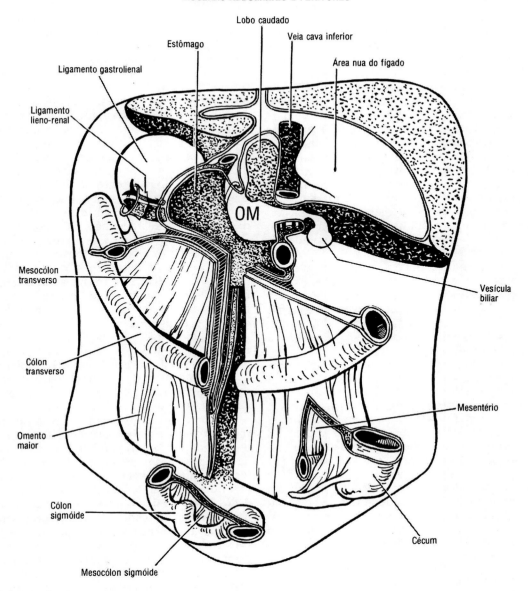

Fig. 34.5 As inserções do peritoneu às vísceras abdominais vistas por trás. Esta é uma imagem em espelho da visão obtida na Fig. 34.4. Um segmento vertical do mesocólon transverso e do omento maior foi removido para demonstrar as camadas. As linhas pontilhadas indicam a fusão. Para o fígado, compare a Fig. 36.2D, (Cap. 36). As letras OM servem para o omento menor. Baseado em O'Rahilly.[7]

As três depressões a cada lado do plano mediano são produzidas por pregas umbilicais: (1) a *fossa supravesical*, entre as pregas umbilicais mediana e medial, a parte lateral desta está relacionada com o trígono inguinal (Cap. 33); (2) a *fossa umbilical medial*, entre as pregas umbilicais medial e lateral, e que está relacionada ao trígono inguinal; e (3) a *fossa inguinal lateral*, que se situa lateralmente à prega umbilical lateral e que cobre o local do ânulo inguinal profundo.

Abaixo do umbigo, entre os dois ligamentos umbilicais mediais, o tecido conectivo extraperitoneal apresenta duas camadas adicionais de fáscia: a vesicoumbilical e a fáscia umbilical pré-vesical.[6] A fáscia vesicoumbilical é a mais profunda das duas camadas. Ela se estende em direção inferior, desde o umbigo, e envolve os ligamentos umbilicais mediano e medial. Ao atingir a bexiga, ela se continua com o tecido conectivo que reveste este órgão. A fáscia umbilical pré-vesical localiza-se entre a fáscia transversal, anteriormente, e a fáscia vesicoumbilical, posteriormente. Ela se estende entre os ligamentos umbilicais mediais e funde-se com a fáscia vesicoumbilical e com a fáscia transversal ao longo destes ligamentos. Também se funde com estes no umbigo. Inferiormente, prende-se às superfícies inferolaterais da bexiga. O espaço potencial entre a fáscia transversal e a fáscia umbilical pré-vesical, entre a bexiga e a pube, é denominado espaço retropúbico (Cap. 42).

O *omento maior* é uma prega peritoneal proeminente que tem origem no estômago, anteriormente ao cólon transverso, ao qual se prende. Trata-se de uma prega dupla que, no embrião, se encontra composta de quatro camadas derivadas do mesogástrio dorsal (Fig. 34.6). A cavidade entre as duas camadas apresenta-se comumente obliterada, pelo menos na parte mais inferior do omento. O omento maior freqüentemente apresenta gordura em forma de lóbulos. Ele tende a aderir às áreas de inflamação, e encontra-se amiúde nas hérnias.

Se o omento maior é tracionado para cima, as alças do intestino delgado podem ser examinadas e o *mesentério,* acompanhado até a sua *raiz.* **Se for seguida para cima e para a esquerda, a raiz do mesentério conduz à flexura duodenojejunal; se para baixo e para a direita, ela conduz à junção iliocólica.**

Seguido para cima, o omento maior chega ao cólon transverso (atrás do omento) e estômago. Uma mão colocada abaixo do cólon transverso encontra o *mesocólon transverso,* que está anteriormente preso ao cólon transverso e, posteriormente, à parede abdominal posterior. As inserções do mesocólon transverso podem ser agora seguidas horizontalmente. Um dedo que penetre no mesocólon transverso entra na bolsa omental. Da mesma maneira, um dedo colocado através do omento maior, entre o estômago e o cólon transverso, entra na bolsa omental. As várias partes do intestino grosso podem ser localizadas seguindo-se o intestino em direção superior desde a junção iliocólica, ou em qualquer direção a partir do cólon transverso. Os cólons ascendente e descendente freqüentemente não apresentam mesocólons e, em tais casos, são retroperitoneais. É comum o cólon sigmóide apresentar um mesocólon, que pode ter a forma de um V invertido, com ápice situado na borda pelvina, anteriormente ao ureter esquerdo.

Se o ligamento falciforme é seguido para cima, observa-se que ele se reflete sobre as duas superfícies diafragmáticas do fígado. Uma mão colocada entre o fígado e o diafragma, à direita, não pode passar para o lado esquerdo, em decorrência desta reflexão; da mesma maneira, uma mão colocada entre o fígado e o diafragma, à esquerda, não pode passar para a direita. Mais posteriormente, a reflexão do peritoneu, a partir do diafragma para o fígado, diverge e forma a camada superior do ligamento coronário, à direita, e a camada superior do ligamento triangular esquerdo, à esquerda.

O fundo da vesícula biliar é freqüentemente visível na borda inferior do fígado. Seguida em direção superior, a vesícula biliar leva ao *omento menor,* que é derivado do mesogástrio ventral e que se estende entre o fígado e o estômago e duodeno.

A borda livre do omento menor fica à direita. **O forame epiplóico (ádito ou abertura para a bolsa omental) fica imediatamente atrás da borda livre do omento menor. Se um dedo for colocado na abertura e outro, o polegar, anteriormente ao ligamento, entre estes dois dedos ficarão o ducto biliar, a artéria hepática e a veia porta (o ducto biliar à direita, a artéria hepática à esquerda e a veia porta atrás). A veia cava inferior localiza-se atrás do forame epiplóico.** A parte do omento menor que se estende entre o duodeno e o fígado é denominada *ligamento hepatoduodenal.* A parte que conecta o fígado com o estômago é denominada *ligamento gastro-hepático.* As duas partes são contínuas.

Subdivisões da cavidade peritoneal. A cavidade peritoneal é subdividida pelo omento maior, cólon transverso e mesocólon transverso em uma parte súpero-anterior, o compartimento supramesocólico, e uma parte ínfero-posterior, o compartimento inframesocólico. Estes compartimentos formam canais ou recessos que determinam como ou onde irá se depositar ou diminuir o líquido peritoneal. O compartimento inframesocólico encontra-se posteriormente dividido pelo mesentério do intestino delgado em duas partes: a direita (superior) e a esquerda (inferior). Esta última se comunica com a pelve. Os *sulcos paracólicos* são depressões longitudinais laterais ao cólon ascendente e descendente. O compartimento supramesocólico está dividido pelo fígado em espaços subfrênicos e sub-hepáticos (Quadro 34.1).

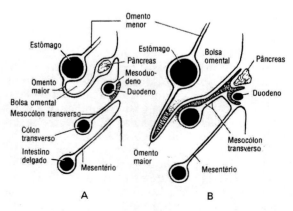

Fig. 34.6 Representação em diagramas em secção sagital da formação do mesocólon transverso e do omento maior. **A,** *embrião;* **B,** *adulto. As numerosas linhas curtas no omento maior e entre (1) a parede posterior da bolsa omental e (2) o mesocólon transverso e cólon transverso representam linhas de fusão.*

Pequeno saco (ou bolsa omental). A bolsa omental é um espaço grande, irregular, que se localiza principalmente atrás do estômago e o do omento menor (Figs. 34.2 e 34.3). Sua parede anterior é formada pelo peritoneu, que (1) forma a camada posterior do omento menor, (2) cobre a superfície posterior do estômago e 1 ou 2 cm da primeira parte do duodeno e (3) forma a camada posterior das duas camadas anteriores do omento maior. A parede posterior da bolsa omental formada pelo peritoneu que cobre o diafragma, o pâncreas, o rim e supra-renal esquerda e o duodeno e se continua em direção inferior como a camada anterior das duas camadas posteriores do omento maior. A camada posterior destas duas outras se encontra fundida à camada superior do mesocólon transverso (podendo, porém, ser dela separada) e à sua continuação no cólon transverso. As bordas da bolsa omental, que são extretamente variáveis, estão ilustradas na Fig. 34.7.

O forame epiplóico, que comunica a cavidade peritoneal com a bolsa omental, é um canal curto, possível de ser localizado colocando-se um dedo ao longo da vesícula biliar em direção à borda livre do omento menor. Usualmente, é possível inserir dois dedos na abertura (as paredes anterior e posterior da abertura encontram-se geralmente em contato). Nesta posição, a borda livre ou direita do omento menor e do seu conteúdo (ducto biliar, artéria hepática e veia porta) ficam anteriormente aos dedos, o fígado acima e a primeira parte do duodeno abaixo, sendo que o peritoneu cobre a parede abdominal posterior, e a veia cava inferior localiza-se posteriormente.

A bolsa omental apresenta três recessos: o superior, o inferior e o lienal. O *recesso superior* localiza-se posteriormente ao fígado. O lobo caudado projeta-se no seu

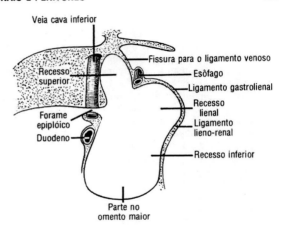

Fig. 34.7 Diagrama esquemático da parede posterior da bolsa omental num plano coronal.

interior vindo de cima (Fig. 34.2). O *recesso inferior* (a bolsa omental do embrião) localiza-se posteriormente ao estômago e no omento maior; parte deste se estende para a esquerda como *recesso lienal*. A parede posterior da bolsa omental está marcada por duas pregas que se projetam externamente: são as *pregas gastropancreáticas* direita e esquerda, que estão formadas, respectivamente, pela artéria hepática comum (que se dirige em direção inferior e para a direita) e artéria gástrica esquerda (que se dirige superiormente e para a esquerda). O termo bursa omental é às vezes utilizado como sinônimo de bolsa omental, porém a bursa omental é o recesso que se desenvolve no embrião, no mesoderma lateral ao esboço endodérmico do intestino anterior.[8] A cavidade assim formada corresponde ao recesso inferior da bolsa omental do adulto. Ela logo se reúne à cavidade celomática geral e também se junta com o recesso pneumoentérico direito mais cefalicamente localizado. A porção superior do último recesso freqüentemente desaparece, porém pode persistir acima do diafragma como uma bolsa infracardíaca (Cap. 30).

Pregas, fossas, e recessos peritoneais menores. (Fig. 34.8). As fossas e recessos menores são freqüentemente formados por pequenas pregas peritoneais. Embora se

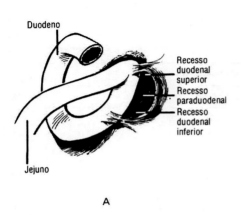
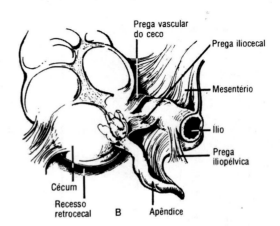

Fig. 34.8 Diagramas de algumas das pregas, fossas e recessos em torno (A) do duodeno e (B) do cécum. Baseado em uma dissecção.

tenha pensado que uma parte do intestino pudesse se transformar numa destas fossas ou recessos (hérnia intra-abdominal ou retroperitoneal), elas são amiúde tão rasas que as hérnias para o seu interior são infreqüentes, a menos que haja mal desenvolvimento do peritoneu ou das vísceras.[9]

A mais comum destas estruturas menores e freqüentemente sem importância ocorre em associação com o duodeno, o cécum e o cólon sigmóide. Nove tipos diferentes de fossa e diversas pregas têm sido descritos com relação ao duodeno.[10] Duas pequenas pregas, as pregas duodenais superior e inferior, encontram-se amiúde presentes e se estendem para a esquerda, a partir da terceira parte do duodeno. A prega superior está formada pela veia mesentérica inferior e pelo ramo ascendente da artéria cólica esquerda. O recesso duodenal superior situa-se atrás da prega superior, e o recesso duodenal inferior atrás da inferior. A veia mesentérica inferior e um ramo da artéria cólica esquerda podem formar uma prega paraduodenal, atrás da qual fica o recesso paraduodenal (uma extensão do recesso duodenal superior). O *recesso retroduodenal* encontra-se ocasionalmente atrás da quarta porção do duodeno. É raro o *recesso mesentérico parietal* localizar-se abaixo da terceira porção do duodeno. A prega anterior a este contém a artéria mesentérica superior.

Três recessos podem ocorrer próximo ao ceco. O *recesso iliocecal superior* está formado pela *prega vascular do cécum*, que contém os vasos cecais anteriores, e estende-se do mesentério à junção iliocecal. O *recesso iliocecal inferior* está formado pela *prega iliocecal*, que se estende da parte terminal do ílio à base do apêndice. O *recesso retrocecal* localiza-se atrás do cécum e pode atingir, posteriormente, o cólon ascendente. As *pregas cecais* podem conectar o cécum à parede abdominal, a cada lado do recesso.

O *recesso intersigmóide*, o *recesso do mesocólon pelvino*, está presente em fetos e na maioria das crianças, porém pode não ser encontrado no adulto. Localiza-se atrás do ápice do mesocólon, anteriormente ao ureter esquerdo, na bifurcação da artéria ílica comum esquerda.

Espaços subfrênicos (subdiafragmático) e sub-hepático.[11] Esses espaços são de importância clínica, particularmente em infecções, nos quais podem ocorrer abscessos em um dos dois. Os espaços mais importantes nesse aspecto estão localizados no lado direito.

O Quadro 34.1 relaciona os espaços clinicamente importantes e os seus limites. Os dois espaços subfrênicos estão separados pelo ligamento falciforme. O recesso hepatorrenal, também conhecido como espaço sub-hepático, está delineado por uma reflexão peritoneal, o ligamento hepatorrenal, entre o rim direito e a superfície visceral do fígado.[12]

Desenvolvimento do canal alimentar e peritoneu

Cedo, no período embrionário, o endoderma intra-embrionário, com o seu mesoderma associado, consiste de três partes: intestino anterior, intestino posterior e, entre eles, o intestino médio, que se comunica ventralmente com o saco vitelino definitivo. A Fig. 34.9 ilustra algumas características do desenvolvimento subseqüente, as quais ajudam na explicação da disposição do adulto.

O estômago está preso à parede abdominal posterior por uma porção do *mesentério dorsal comum* conhecida como *mesogástrio dorsal* e, à parede abdominal anterior, pelo *mesogástrio ventral*. O fígado e pâncreas desenvolvem-se na junção do intestino anterior com o médio. O fígado cresce no interior do mesogástrio ventral. O pâncreas desenvolve-se a partir de um brotamento ventral, no mesogástrio ventral, juntamente com o fígado, e um brotamento dorsal que cresce no interior do mesogástrio dorsal juntamente com o baço. A parte do duodeno cefálico à entrada do ducto biliar encontra-se presa à parede abdominal anterior através do mesogástrio ventral.

O intestino médio apresenta um alongamento rápido durante o desenvolvimento e forma a parte caudal do duodeno (distal à entrada do ducto biliar), o jejuno e o ílio e o intestino grosso até o terço esquerdo do cólon transverso. O restante do intestino grosso e a porção proximal do canal anal são derivados do intestino posterior. O cécum e o apêndice desenvolvem-se como projeções a partir da primeira porção do intestino grosso. O intestino grosso, inicialmente, fecha-se como um ponto cego; porém, durante o terceiro mês de vida intra-uterina, a membrana anal entre o intestino posterior endodérmico e a fenda anal ectodérmica *(protacdeum)* desaparece.

Durante o curso do desenvolvimento, o baço cresce para a esquerda de tal maneira que são formados os ligamentos gastrolienais e lieno-renais (Fig. 34.9G). A parte do mesogástrio ventral entre o estômago e o fígado torna-se o omento menor, enquanto que, entre o fígado e a parede abdominal anterior, torna-se o ligamento falciforme, cuja borda livre contém o ligamento redondo (veia umbilical obliterada).

Quadro 34.1 Relações dos espaços clinicamente importantes subfrênicos e sub-hepáticos

Espaço	*Relações importantes*				
	Anterior	*Posterior*	*Superior*	*Direito*	*Esquerdo*
Subfrênico direito	Parede abdominal anterior	Camada superior do ligamento coronário	Diafragma	Diafragma	Ligamento falciforme
Subfrênico esquerdo	Parede abdominal anterior	Ligamento triangular esquerdo	Diafragma	Ligamento falciforme	Baço
Sub-hepático direito (também chamada loja hepatorrenal)	Superfície visceral do lobo direito do fígado	Rim direito	Camada inferior do ligamento coronário	Diafragma	Forame epiplóico

VÍSCERAS ABDOMINAIS E PERITONEU

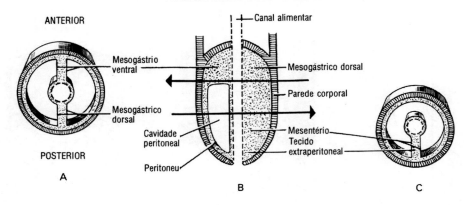

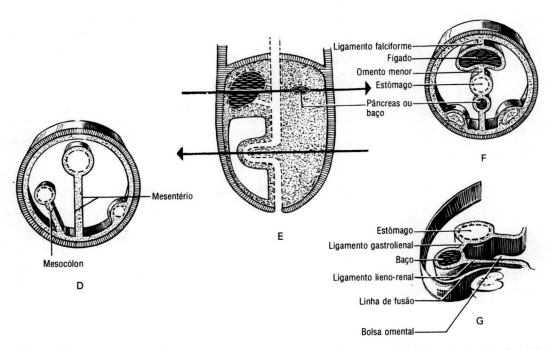

Fig. 34.9 Os princípios do canal alimentar baseados em desenvolvimento. B e E são secções no plano mediano. As setas indicam os níveis e secções mostrados em A, C, D e F. D, todavia, representa um estádio um tanto mais avançado que o nível nela indicado. A alteração na posição do estômago e baço está demonstrada em G. A camada esquerda (agora posterior) do mesogástrio dorsal fundir-se-á com o peritoneu na parede corporal posterior. As duas camadas peritoneais fundidas desaparecem, deixando um curto ligamento lieno-renal.

A parte do mesogástrio dorsal entre o estômago e pâncreas e o baço cresce de tal maneira que se forma o omento maior. Este, posteriormente, se prende ao cólon transverso; suas duas camadas posteriores fundem-se com o mesocólon transverso do embrião e formam o mesocólon transverso do adulto. Como resultado desta fusão, o pâncreas e o duodeno tornam-se retroperitoneais.

Rotação do intestino (Fig. 34.10). A ampla comunicação entre o intestino médio e o saco vitelino definitivo torna-se reduzida, ao término do primeiro mês de vida intra-uterina, a uma estreita passagem (ducto vitelointestinal) que se torna obliterada. Ocasionalmente, uma porção do ducto pode persistir por um período pós-natal como o divertículo do ílio *(diverticulum ilei)*. Durante o desenvolvimento, o mesentério se alonga e o intestino médio forma uma alça que, precocemente, no segundo mês, se hernia através do umbigo e para o interior do funículo umbilical. O intestino herniado retorna ao abdome durante o terceiro mês. Durante esta retirada, ele desenvolve uma rotação que resulta no estabelecimento de distribuição e relações características do intestino no adulto. Um desenvolvimento inicial defeituoso pode resultar numa retenção de uma alça do intestino médio no funículo umbilical. A interferência com estádios posteriores pode resultar numa não-rotação, má rotação ou numa hérnia interna. Se o cécum não desce, ele permanece em sua posição sub-hepática original.

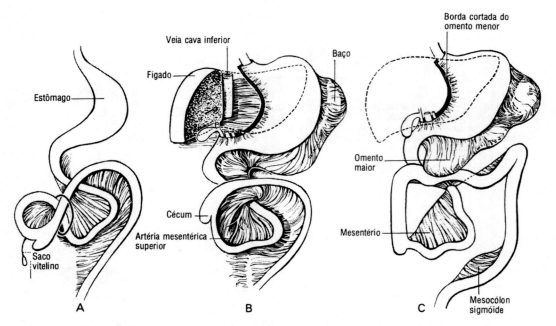

Fig. 34.10 Representação esquemática das inserções mesentéricas e da rotação do intestino. A, período fetal inicial. Observe que o cruzamento do cólon é ventral ao duodeno. O intestino delgado, sendo reduzido, pode entrar na cavidade abdominal através do ânulo umbilical. B, e geralmente mais tarde, no período fetal, o intestino está completamente reduzido. O eixo de rotação do intestino é a artéria mesentérica superior. C, a fixação dos mesentérios no adulto. Observe que cada segunda parte do canal gastrintestinal apresenta um mesentério.

REFERÊNCIAS

1. A. E. Barclay, *The Digestive Tract,* Cambridge University Press, London, 2nd ed., 1936.
2. R. O. Moody, J. Anat., Lond., *61*:223, 1927. R. O. Moody, R. G. Van Nuys, and W. E. Chamberlain, J. Amer. med. Ass., *81*:1924, 1923.
3. J. Brizon, J. Castaing, and F. G. Hourtoulle, *Le Péritoine,* Libraire Maloine S. A., Paris, 1956.
4. V. J. Kinsella, Brit. J. Surg., 27:449, 1940.
5. N. G. Nordenson, T. Petrén, and P. J. Wising, Z. anat. EntwGesch., 93:223, 1930. R. J. Merklin, Amer. J. Anat., *132*:33, 1971.
6. G. Hammond, L. Yglesias, and J. E. Davis, Anat. Rec., *80*:271, 1941.
7. R. O'Rahilly, Irish J. med. Sci., p. 663, October, 1947.
8. R. Kanagasuntheram, J. Anat., Lond., *91*:188, 1957.
9. M. Laslie, C. Durden, and L. Allen, Anat. Rec., *155*:145, 1966.
10. R. C. Bryan, Amer. J. Surg., 28:703, 1935.
11. D. P. Boyd, New Engl. J. Med., *275*:911, 1966.
12. A. Gisel, Acta anat., 27:149, 1956.

35 ESÔFAGO, ESTÔMAGO E INTESTINOS

O esôfago, estômago e intestinos constituem o canal alimentar e são derivados do intestino anterior, médio e posterior. A porção do intestino anterior abaixo do diafragma está vascularizada pelo tronco celíaco. O intestino médio está vascularizado pela artéria mesentérica superior, e o posterior pela mesentérica inferior. A entrada do ducto biliar no duodeno marca a junção do intestino anterior e médio. A junção do intestino médio e posterior ocorre na parte esquerda do cólon transverso.

O esôfago ou "goela" é um tubo que conduz a comida, enquanto que o estômago, intestinos e glândulas associadas estão relacionados com a digestão da comida e a excreção do material não digerido.

Os produtos da digestão passam através do epitélio da mucosa gástrica e intestinal para os capilares sangüíneos e linfáticos. Os capilares do canal gastrintestinal drenam para as veias que vão formar a veia porta. A veia porta, então, desdobra-se em um grupo secundário de capilares (sinusóides) no fígado. Estes capilares, por sua vez, drenam em veias que formam as veias hepáticas.

A submucosa dá a resistência ao canal alimentar. A principal função da camada muscular é mover o conteúdo. A camada muscular pode, às vezes, confinar os conteúdos a uma região do canal. A maior parte do canal alimentar apresenta uma camada serosa mais externa, que é escorregadia e permite mobilidade. Algumas partes do canal, todavia, apresentam uma camada fibrosa externa que tende a fixar o órgão à parede abdominal e, por esta razão, tende também a limitar a mobilidade; outras partes apresentam uma camada serosa em uma face do órgão, e uma camada fibrosa em outra parte.

O canal alimentar está caracterizado por um mecanismo esfinctérico a cada área juncional, por exemplo, faringoesofágico, gastroesofágico, pilórico e ilocólico. É provável que a principal função dos esfíncteres, que estão sob controle neural e hormonal, seja evitar a regurgitação de conteúdos do lúmen de uma porção do canal para outra.

PARTE ABDOMINAL DO ESÔFAGO

As partes cervical e torácica do esôfago estão descritas em outros pontos (Cap. 28). A parte mais inferior do esôfago desvia-se para a esquerda e atravessa a abertura esofágica do diafragma, juntando-se ao estômago na sua curvatura menor. Esta junção é conhecida como junção gastroesofágica ou cardioesofágica.

A junção gastroesofágica é uma região na qual a passagem de comida para o estômago é mais lenta. Mais importante, ela constitui uma barreira para o refluxo do conteúdo do estômago para o esôfago. A camada circular de músculo liso da porção final do esôfago é contínua com a camada mais superior e também se continua diretamente com a do estômago.

Acima da junção gastroesofágica, encontra-se um segmento esfinctérico[1] de 1 a 4cm de comprimento, localizado parcialmente no tórax, parcialmente na abertura do diafragma, e também parcialmente no abdome. O segmento prende-se ao diafragma através do ligamento frenoesofágico. O segmento, posteriormente, é caracterizado por uma subdivisão em uma porção tubular superior e uma porção expandida inferior ou vestíbulo. As fibras musculares circulares, em torno da junção entre estas duas porções, compreendem o esfíncter esofágico inferior. Um esfíncter adicional pode estar presente em torno do vestíbulo. O mecanismo esfinctérico normal é representado por uma zona de pressão de repouso intraluminal maior do que no fundo do estômago. A pressão diminui imediatamente antes da chegada do bolo alimentar. O rápido relaxamento e subseqüente pós-contração do esfíncter esofágico inferior em resposta à deglutição encontram-se, principalmente, sob controle neural. O tono de repouso do esfíncter parece estar sob controle hormonal.[2] O mecanismo de fechamento entre o esôfago e estômago inclui pregas mucosas que se reúnem quando o esfíncter se contrai.[3]

Um ponto de referência adicional da junção gastroesofágica é fornecido pelas fibras em "alça" do estômago. Estas fibras musculares formam um gancho em torno do lado esquerdo da junção e descem em direção à curvatura menor do estômago. Elas podem ser reconhecidas como uma incisura em seres vivos durante o exame radiológico com bário.

Inervação e irrigação. A irrigação do esôfago está descrita no Cap. 28. As anastomoses entre as veias esofágicas e a veia gástrica esquerda, que são importantes anastomoses do sistema porta (Cap. 38), têm lugar através de plexos venosos na lâmina própria, na submucosa e na superfície externa da região juncional.[4]

A junção gastroesofágica é inervada pelos nervos esplâncnicos (do plexo celíaco através do plexo gástrico esquerdo e outros plexos adjacentes) e pelos troncos vagais.[5] As fibras autônomas estão distribuídas principalmente aos músculos lisos. Algumas fibras sensitivas também se encontram presentes e talvez estejam relacionadas com a dor. A estimulação dolorosa da parte inferior do esôfago (por exemplo, por refluxos de conteúdos de ácido gástrico) pode determinar uma dor ("em queimação") que é percebida profundamente sob o esterno e no epigástrio. Dores similares podem originar-se no estômago.

Hérnia (hiatal) esofágica. Este termo é aplicado para vários tipos de hérnias diafragmáticas através das aberturas esofágicas no diafragma (Cap. 27).

ESTÔMAGO

O estômago (do grego *gaster*, ventre; o adjetivo *gástrico* é do latim *gastricus*) apresenta uma parte cárdica, um fundo, um corpo e uma parte pilórica (Fig. 35.1A); duas curvaturas, a maior e a menor; duas paredes, a anterior e a posterior; e duas aberturas, a cárdica e a pilórica.

A cavidade do esôfago junta-se com a do estômago na *abertura cárdica*, na junção das curvaturas menor e maior. A porção imediatamente adjacente à do estômago é a *parte cárdica*. Ela se distingue somente pelas glândulas cárdicas na sua mucosa. Não há linha externa de demarcação entre a parte cárdica e o fundo ou o corpo.

O *fundo* é a parte do estômago acima do nível de entrada do esôfago. Ele freqüentemente contém ar deglutido (em média, cerca de 50 ml), sendo por esta razão visível em radiografias simples desta região. A mucosa do fundo tem uma estrutura similar à do corpo. Ambas contêm glândulas gástricas propriamente ditas. O *corpo* do estômago é a porção entre o fundo e a parte pilórica. Não há linha externa de demarcação entre o corpo e o fundo, superiormente, ou entre o corpo e a parte pilórica, inferiormente. A linha de demarcação entre o corpo da parte pilórica pode ser localizada corretamente apenas por métodos especiais em que se distinguem as suas mucosas.[6] A localização aproximada da linha é mostrada na Fig. 35.1.

A *parte pilórica* do estômago é a porção revestida pela mucosa que contém glândulas pilóricas. A parte proximal é denominada *antro pilórico* e a parte distal, *canal pilórico*. A *abertura pilórica* (também denominada *piloro*), entre a primeira parte do duodeno e o estômago, é circundada pelo *esfíncter piló-* *rico*. Uma destacada veia, a veia pré-pilórica, encontra-se amiúde presente anteriormente à junção piloro duodenal, sendo que a transição da parte pilórica muscular espessa para uma parede fina duodenal é em geral bastante abrupta. O esfíncter pilórico pode estar congenitamente espessado, uma condição conhecida como estenose pilórica hipertrófica congênita, e requer intervenção cirúrgica muito precocemente, na infância.[7]

As *curvaturas maior* e *menor* se estendem do cárdia à abertura pilórica. A curvatura maior fica à esquerda, tende a ser convexa e é muito mais longa. A curvatura menor fica à direita, é mais curta e tende a ser côncava. A curvatura menor freqüentemente exibe uma incisura, a *incisura angular* no seu ponto mais baixo. A incisura é quase sempre evidenciada em radiografias com o estômago cheio de bário e tiradas na posição ereta. O estômago apresenta *paredes ante-*

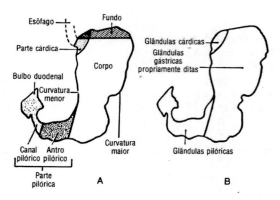

Fig. 35.1 A, as partes do estômago, numa visão anterior. A descrição do estômago está baseada em radiografias. B, a localização das glândulas.

rior e *posterior*, porém as direções para as quais elas estão dispostas variam de acordo com a posição e grau de enchimento do estômago.

O estômago é um órgão bastante distensível, apresentando uma capacidade de 1 a 2 litros ou mais, e não apresenta forma estável. Quando vazio, assemelha-se comumente à letra **J**. O estômago pode, todavia, ser cilíndrico ou grosseiramente crescente, e a sua forma é com facilidade variada por alterações na postura (Fig. 35.2).

Relações. O estômago é um órgão móvel, facilmente deslocável, e não apresenta uma posição fixa. Quando o indivíduo está em decúbito e o estômago se encontra vazio, são as seguintes as relações mais comuns e importantes: anteriormente, o diafragma, o fígado e a parede abdominal anterior e, às vezes, o cólon transverso. Toda a superfície anterior está coberta com peritoneu, e uma parte da cavidade peritoneal interpõe-se entre o estômago e as estruturas mencionadas. Posteriormente, de cima para baixo, estão o diafragma, a glândula supra-renal esquerda, o pâncreas, uma parte do rim esquerdo e o mesocólon transverso. A superfície posterior está coberta por peritoneu, exceto por uma pequena área "nua" próximo à abertura cárdica, onde o estômago se encontra em contato direto com o pilar esquerdo do diafragma. Exceto na área "nua", a superfície posterior do estômago está separada pela bolsa omental das estruturas mencionadas. O baço também se relaciona com o estômago, freqüentemente na parte superior da curvatura maior ou na parte adjacente de qualquer das duas superfícies (freqüentemente a posterior).

As relações fornecidas podem não se aplicar em outras posições ou condições fisiológicas do estômago. Os seguintes pontos gerais aplicam-se na maior parte de condições.

O óstio cárdico é a parte mais fixa do estômago. Ele pode estar marcado na superfície na altura da borda costal esquerda, cerca de meio caminho entre a articulação xifesternal e o plano transpilórico, uns poucos centímetros para a esquerda do plano mediano. O fundo junta-se na curvatura da cúpula diafragmática esquerda, e se move com ela. O ar, no fundo, determina uma nota timpânica à percussão. A parte pilórica é bastante móvel. Na posição de decúbito, com o estômago vazio, ela está próxima do plano transpilórico ou praticamente nele, uns poucos centímetros para a esquerda do plano mediano. Na posição ereta, ou com o estômago cheio, ela pode estar em qualquer ponto entre o plano transpilórico e supracristal, ou em qualquer lado do plano mediano. A curvatura maior se aprofunda ainda mais inferiormente, com o estômago podendo penetrar na pelve.

Relações peritoneais. A parte do omento menor entre o fígado e o estômago é conhecida como *ligamento gastro-hepático.* As duas camadas do omento menor se separam na curvatura menor do estômago, cobrem as superfícies anterior e posterior, com exceção da área "nua", como foi observado acima, e se encontram na curvatura maior. As duas camadas continuam-se para a esquerda, desde a parte superior da curvatura maior, como ligamentos gastrofrênicos e gastrolienal, e continuam em direção inferior, a partir da parte inferior da curvatura maior, como as duas camadas anteriores do omento maior (Fig. 34.6B). A cobertura peritoneal da superfície anterior do estômago continua-se em direção superior, por uma distância curta, sobre a face anterior do esôfago.

A maior parte sobre o conhecimento da forma, posição e movimentos do estômago do ser vivo tem sido obtida de estudos radiológicos, freqüentemente após a ingestão de bário

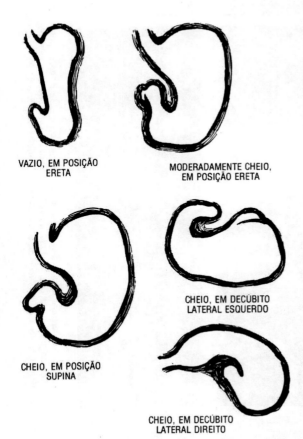

Fig. 35.2 Desenho do contorno da forma do estômago sob condições diferentes, observado em uma visão anterior. Baseado em Barclay.

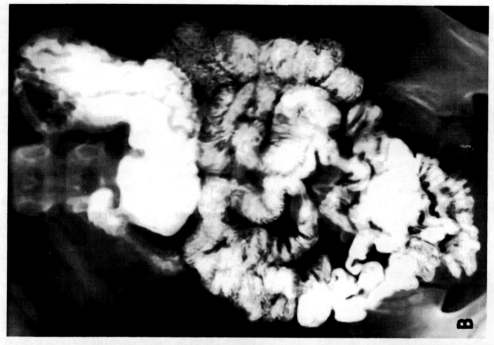
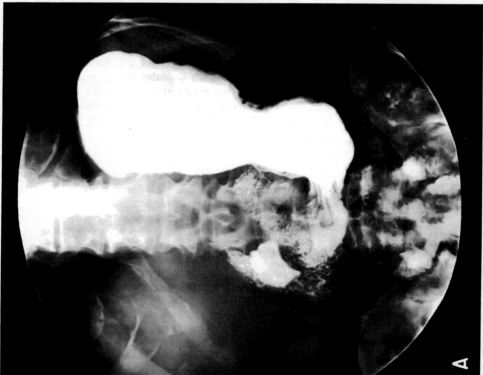

Fig. 35.3 Estômago e intestino delgado. A, estômago após a ingestão de bário; posição prona. Note o bulbo duodenal, a característica peniforme do bário no intestino delgado, a 12.ª costela, no lado direito do corpo, e a parte pilórica do estômago ao nível da quarta VL. B, intestino delgado 25 minutos após a ingestão de bário. Observe o bulbo duodenal, a característica peniforme do bário no jejuno e o íleo na parte inferior da fotografia.

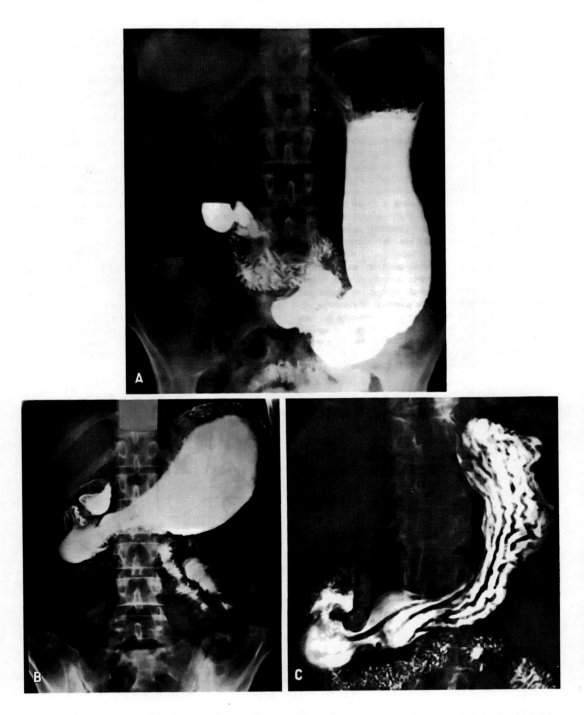

Fig. 35.4 Estômago. A, o estômago após a ingestão de bário; posição ereta. Parte do bário passou através dos ductos colédoco e cístico e é observada na parte inferior da vesícula biliar. (Atente para o nível líquido, tanto no estômago quanto na vesícula biliar). A parte inferior do estômago desta mulher estende-se consideravelmente abaixo do plano supracristal, e o fundo da vesícula biliar está ao nível da quarta VL. A sombra no canto superior esquerdo é produzida pelo seio direito. B, estômago após a ingestão de bário. Observe a posição horizontal do estômago (estômago "em chifre de novilha"). O bulbo duodenal e as porções do jejuno são visíveis. C, o estômago revestido por bário. Observe as pregas da mucosa do estômago e a característica peniforme do intestino delgado. A, cortesia de A. J. Chilko, MD., Nova York.

(Figs. 35.3 e 35.4). Detalhes posteriores da anatomia radiológica são fornecidos no Cap. 39.

Estrutura e função. O estômago apresenta uma mucosa que contém glândulas pilóricas, gástricas e cárdicas. A sua forte camada muscular está disposta principalmente numa camada circular, interna, e numa longitudinal, externa. A mucosa do estômago vazio pode apresentar pregas denominadas rugas ou *pregas gástricas*. Estas pregas, que não são permanentes, apresentam um centro submucoso. A mucosa do estômago de um ser vivo pode ser examinada por meio de instrumentos tubulares, com iluminação elétrica, que passam em direção inferior através do esôfago. Este método é denominado gastroscopia.

A digestão enzimática é a principal função do estômago. A entrada de comida não apresenta uma via definida, exceto que os líquidos tendem a pegar o caminho mais próximo de acordo com a gravidade, isto é, ao longo da curvatura menor (canal gástrico). A metade superior do estômago é menor que um saco receptor que se relaxa enquanto se enche de comida.

Apesar da secreção de ácido gástrico, os alimentos sólidos ou semi-sólidos permanecem neste estado, no estômago, por um período longo de tempo, às vezes por algumas horas ou mais. O suco gástrico converte o alimento, na superfície da massa alimentar, em uma mistura líquida e macia denominada *quimo*. Uma vez o quimo formado, ele é, então, esvaziado rapidamente para o duodeno, isto é, há algum mecanismo através do qual os líquidos são evacuados do estômago e os sólidos são retidos.

Os movimentos peristálticos são responsáveis pelo esvaziamento do conteúdo gástrico para o duodeno. Estes movimentos são ondas contráteis anulares que têm início na altura da parte média do estômago e se deslocam lenta, porém maciamente, em direção ao piloro. Ocorrem cerca de três ondas por minuto, cada uma delas com aproximadamente 20 segundos de duração. Os movimentos peristálticos são raramente vigorosos, a menos que esteja presente uma obstrução. O esfíncter pilórico é uma parte integral deste mecanismo. Ele se contrai, quando uma onda peristáltica o atinge, e se relaxa durante os intervalos. Assim, como o esfíncter esofágico inferior, ele está sob controle neural e hormonal. Sua principal função parece ser evitar o refluxo de material do duodeno para o estômago. Pouca ou nenhuma atividade peristáltica ocorre no fundo e no corpo. O estômago, portanto, não atua como um moinho, exceto, talvez, em uma ligeira extensão no canal pilórico, onde o quimo tende a mover-se para trás e para a frente, antes de se esvaziar no duodeno.

Irrigação sanguínea (Fig. 35.5).[8] As artérias que irrigam o estômago têm origem, direta ou indiretamente, do tronco celíaco (Cap. 38). As artérias são a gástrica direita e esquerda, a gástrica epiplóica direita e esquerda, as gástricas curtas e, freqüentemente, a frênica inferior esquerda. As artérias gástricas direita e esquerda atingem a curvatura menor do estômago, enquanto que as artérias gástricas curtas e os ramos das artérias gastroepiplóicas passam pela curvatura maior. Há comumente cinco ou seis artérias gástricas curtas. Elas se originam de uma divisão da artéria lienal, a partir do principal tronco da lienal ou de um ramo lienal acessório.

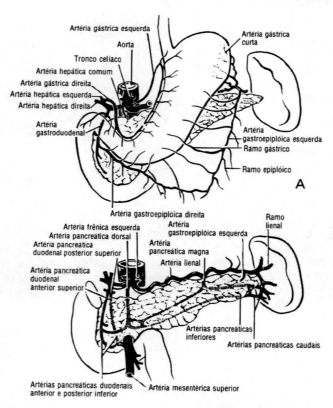

Fig. 35.5 Diagramas da irrigação do estômago. (A), duodeno; (B), pâncreas e baço. O estômago e a primeira parte do duodeno foram retirados em B. A irrigação pancreática está baseada em Woodburne e Olsen.

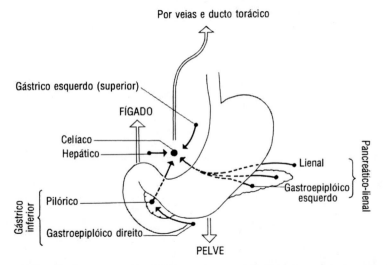

Fig. 35.6 Diagrama da drenagem linfática do estômago, pâncreas e baço. Cada ponto representa um ou mais linfonódios. As setas brancas indicam as três principais direções de disseminação.

As anastomoses das artérias que irrigam o estômago com aquelas que irrigam os órgãos abdominais externos fornecem uma via de circulação colateral.[9] No interior das paredes do estômago, as anastomoses entre as artérias gástricas e esofágicas ocorrem constantemente, porém as anastomoses entre as artérias gástricas e duodenais são escassas, pelo menos nas paredes da junção piloroduodenal ("linha sem sangue").

As veias do estômago acompanham as artérias mas não terminam num tronco único antes de entrar na veia porta. Elas se esvaziam tanto na veia porta como em uma de suas tributárias, de uma maneira extremamente variável. A veia pré-pilórica, que indica a junção entre o piloro e o duodeno, reúne-se com a veia gástrica direita. As anastomoses entre a veia gástrica esquerda e as veias esofágicas são importantes anastomoses do sistema porta (Cap. 38).

Drenagem linfática.[10] Os plexos linfáticos que drenam o estômago comunicam-se com plexos similares do esôfago e duodeno e esvaziam-se em vasos linfáticos que drenam, finalmente, para o ducto torácico. Os linfonódios regionais localizam-se ao longo das artérias adjacentes e são denominados de acordo com elas. Todavia, nomes adicionais e alternativos são freqüentemente usados (Fig. 35.6). A drenagem sanguínea e linfática do estômago é tal que um câncer pode facilmente se difundir: (1) para o fígado, através da veia porta ou por uma reversão do fluxo dos vasos linfáticos do fígado; (2) para a pelve, por vasos linfáticos retroperitoneais; (3) para qualquer outra parte do corpo, tanto diretamente, por veias, quanto indiretamente, através do ducto torácico. O ducto torácico pode ser composto de vários troncos no pescoço, e um ou mais destes troncos podem entrar no linfonódio cervical. Há exemplos nos quais o câncer de estômago apresenta a metástase para um linfonódio acima da clavícula esquerda.

Inervação (Fig. 35.7). O estômago está inervado pelo plexo celíaco através de plexos ao longo das artérias do estômago, por fibras simpáticas no nervo frênico esquerdo e por ramos gástricos do tronco vagal (Cap. 38).[11]

As fibras simpáticas pré-ganglionares alcançam o gânglio celíaco, ou qualquer outro, através dos nervos esplâncnicos. As fibras pós-ganglionares são, assim, distribuídas aos vasos sanguíneos e à musculatura gástrica. As fibras parassimpáticas pré-ganglionares originam-se na medula oblonga, descem no nervo vago e alcançam o estômago através dos ramos gástricos diretos dos troncos vagais ou, indiretamente, através do plexo celíaco.

As fibras sensitivas dos nervos do estômago são de tipos variáveis. As mais importantes encontram-se relacionadas com reflexos, tais como reflexos de ativação de secreção gástrica. Estas fibras sensitivas ascendem no vago. Se as fibras dolorosas estão presentes, esta é uma questão em aberto. A sensação de fome, diz-se estar associada com contrações gástricas, porém esta associação não está clara.

INTESTINOS

INTESTINO DELGADO

A principal parte da digestão ocorre no intestino delgado, que se estende do piloro até a junção iliocólica, onde se reúne com o intestino grosso. O intestino delgado consiste do duodeno, que é uma porção curta e curva que, em sua maior parte, não apresenta um mesentério; e de duas porções longas e enroladas, o jejuno e o ílio, que estão presas à parede abdominal posterior através do mesentério. A palavra grega *enteron* significa intestino e é usada para se referir ao intestino (enterite é a inflamação do intestino) e de suas inserções peritoneais (mesentério). O intestino delgado é um órgão indispensável. A comida é com-

dades circulares, que determinam um aspecto peniforme ao contorno do conteúdo de bário (Fig. 35.4). Todavia, o bulbo duodenal é relativamente liso (Cap. 39).

Estrutura e atividade musculares (Fig. 35.8). A superfície da mucosa é bastante aumentada pelas miríades de *vilosidades* microscópicas e por *pregas circulares*. As pregas circulares são pregas permanentes da mucosa e da submucosa, que estão presentes através de todo o intestino delgado, exceto pelos primeiros poucos centímetros iniciais do duodeno. Os folículos linfáticos ocorrem através de todo o intestino delgado, e grandes aglomerados de tecidos linfáticos, denominados folículos linfáticos agregados, ocorrem no ílio, principalmente na sua parte inferior. O revestimento muscular é disposto em uma camada circular, interna, e outra longitudinal, externa.

O quimo que entra no duodeno desloca-se imediatamente para o jejuno. Relativamente, pouca peristalse ocorre no duodeno, exceto se este estiver muito cheio. A primeira parte do duodeno é bastante quieta, porém o restante mostra uma atividade rápida, irregular, que sugere uma ação de moer e agitar, produzida por contração da camada muscular da mucosa.

A peristalse ocorre no jejuno e ílio, porém não é potente, exceto em caso de obstrução. Ela é freqüentemente local, isto é, restrita a uma alça, e pode ser bem menos importante que os movimentos musculares da mucosa na propulsão e no revolver do conteúdo intestinal. Os movimentos intestinais são difíceis de estudar e analisar, no homem, e aqueles observados em cirurgias não são necessariamente normais; os achados em animais experimentais não são necessariamente aplicáveis ao homem.

A parte terminal do ílio é inerte comparada com o resto do intestino delgado.[13] A entrada de comida no estômago tende a determinar o esvaziamento do ílio para o cécum (reflexo gastrileal).[14] Um mecanismo esfinctérico na junção iliocecal, assim como outros esfíncteres gastrintestinais, estão sob controle neural e hormonal. O canal alimentar é ativo durante o nascimento. O estômago de uma criança amiúde contém relativamente mais ar deglutido do que o de um adulto, e ela deve, por esta razão, ser forçada a eructar. O estômago de uma criança também leva mais tempo para se esvaziar do que o de um adulto.

Duodeno

O duodeno, que é derivado do intestino anterior e médio, é assim chamado porque se estima que ele apresenta 12 dedos de comprimento. Sua forma é variável, porém comumente se assemelha a um **C**, em cuja concavidade alberga a cabeça do pâncreas. Apresenta uma parte **superior** (primeira), **descendente** (segunda), **horizontal** ou **inferior** (terceira) e **ascendente** (quarta). O duodeno estende-se do piloro à flexura duodenojejunal, apresentando 25 a 30 cm de comprimento.

1. A primeira parte do duodeno, que recebe o quimo ácido do estômago, dirige-se para a direita e para trás, da região anterior

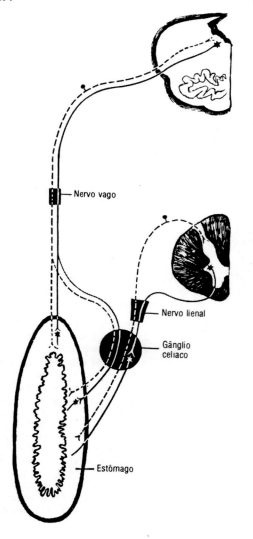

Fig. 35.7 Componentes funcionais da inervação do estômago. Com o propósito de simplificar, cada componente está mostrado como uma única fibra. As fibras autônomas são demonstradas como linhas contínuas e, as sensitivas, como linhas interrompidas.

pletamente digerida no seu interior, cujo revestimento é adaptado para absorção; apresenta uma grande área de superfície para absorção e um grande suprimento sangüíneo.

O intestino delgado retirado numa autópsia é de cerca de 7 m de comprimento, porém varia entre 5 e 8 m.[12] (O comprimento do intestino delgado e grosso em conjunto, após a morte, é de 9 metros.) O comprimento do intestino delgado está correlacionado com a estatura e, por esta razão, é ligeiramente menor (em cerca de 1 metro) nas mulheres.

O intestino delgado apresenta um aspecto radiográfico característico após a ingestão de bário, devido as suas pregas e vilosi-

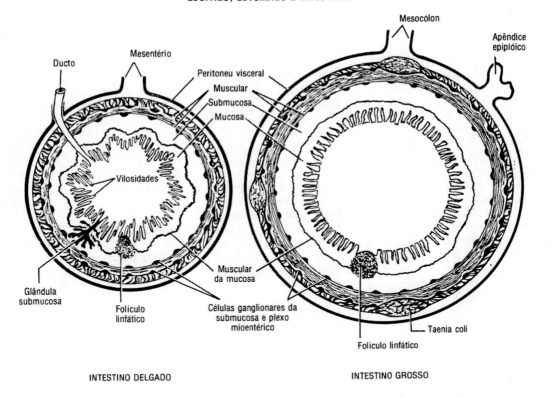

Fig. 35.8 Diagramas esquemáticos das camadas do intestino delgado e intestino grosso. O diagrama do intestino delgado apresenta glândulas submucosas e a abertura de um ducto (colédoco ou pancreático), embora apareçam somente no duodeno. As células ganglionares da submucosa e do plexo mioentérico estão espalhadas, ao invés de se apresentarem em grupo como aqui demonstradas.

da coluna vertebral para o lado direito da coluna vertebral e veia cava inferior. **O início da primeira parte do duodeno é denominada parte livre,**[15] **porque ela não está presa à parede abdominal posterior. É muito móvel e segue todos os desvios de posição da parte pilórica do estômago. A parte livre é denominada bulbo duodenal em radiologia e não apresenta pregas circulares.**

Anteriormente estão o fígado e a vesícula biliar; atrás, o ducto biliar, a veia porta e o pâncreas. A vesícula biliar está tão intimamente relacionada ao duodeno que, após a morte, este é freqüentemente corado pela bile que escapa através da parede da vesícula biliar.

2. A segunda parte desce anteriormente aos vasos renais direitos e numa extensão variável do rim direito. Anteriormente estão o fígado e a vesícula biliar, o cólon transverso e o intestino delgado.

3. A terceira parte corre para a esquerda, cruza o músculo psoas maior direito, a veia cava inferior, a aorta e o músculo psoas maior esquerdo. Outras relações posteriores incluem o ureter direito, os vasos testiculares ou ováricos direitos e os vasos mesentéricos inferiores. Ela está cruzada anteriormente pelos vasos mesentéricos superiores e pela raiz do mesentério.

4. A quarta parte ascende do lado esquerdo da aorta e, então volta-se anteriormente como flexura duodenojejunal. O nível da flexura é quase tão alto quanto a primeira parte do duodeno. Em geral não há distinção entre a terceira e quarta partes; as duas formam uma parte inferior que ascende obliquamente para a flexura.

O músculo liso e as fibras elásticas, que formam uma fita triangular que ascende do dorso do duodeno (de todas as partes, exceto a primeira) para o pilar direito do diafragma, constituem o *músculo suspensor do duodeno.*[16] Se o músculo é curto e preso somente à flexura duodenojejunal, ele pode angular a flexura e apresentar uma barreira para uma entubação bem sucedida.[17]

Posição e relações peritoneais (Fig. 35.9). Exceto por sua parte livre, o duodeno está relativamente fixo; não obstante, ele mostra alguma variação na posição. **A primeira parte móvel está freqüentemente ao nível da segunda**

VL (variando desde a 12.ª VT até a terceira VL); *in vivo*, porém, este nível descende com a idade.[18]

A primeira parte do duodeno está presa ao fígado pela parte hepatoduodenal do omento menor. O início da primeira parte do duodeno, a parte livre ou móvel, está coberta pelo peritoneu anteriormente e posteriormente. O restante do duodeno é retroperitoneal e seu contorno posterior está fixo à parede abdominal posterior e aos órgãos adjacentes.

Ducto colédoco e ducto pancreático. **A parte descendente do duodeno recebe o ducto colédoco, o ducto pancreático e o ducto pancreático acessório.** O colédoco e o ducto pancreático freqüentemente se esvaziam juntos na *papila maior do duodeno*, uma pequena projeção mamilar no interior da face posterior e medial (concavidade) da segunda parte do duodeno, cerca de 7 cm do piloro.[19] O ducto colédoco freqüentemente se entrelaça com o ducto pancreático e, em mais da metade dos casos, os dois se unem para formar uma *ampola hepatopancreática*, que se abre no duodeno, na superfície da papila maior do duodeno (Fig. 36.6, Cap. 36). A membrana mucosa da ampola torna-se contínua com aquela do duodeno no óstio da papila. Em outros casos, os dois ductos se reúnem, porém se abrem separadamente no duodeno, no óstio da papila. Cada ducto em geral adquire um revestimento esfinctérico muscular; o que circunda a terminação inferior do colédoco é conhecido como *esfíncter do colédoco* (Cap. 36).[20] O esfíncter em torno do ducto pancreático é algumas vezes muito pouco desenvolvido. Quando os dois ductos formam uma ampola, um esfíncter da ampola hepatopancreática pode também estar presente. As variações em extensão e espessura dos vários esfíncteres são comuns.[21] A presença de uma ampola hepatopancreática pode, sob certas condições predispor um refluxo da bile para o ducto pancreático.

O ducto pancreático acessório esvazia-se na *papila menor do duodeno*, que está situada na face ântero-medial da parte descendente do duodeno, cerca de 2cm mais alta que a papila maior. Ela se encontra amiúde ausente.

Anomalias. As anomalias são relativamente incomuns, e as suas origens são incertas.[22] Elas incluem atresias (descontinuidade do lúmen) e estenose (completa ou incompleta).

Irrigação sanguínea, drenagem linfática e inervação. A entrada do ducto colédoco no duodeno é uma indicação grosseira do fato de o tronco celíaco irrigar a porção infradiafragmática do intestino anterior, e a artéria mesentérica superior irrigar o intestino médio. Os ramos do tronco celíaco originam-se das artérias gástricas direita e gastroduodenal e da artéria mesentérica superior através das artérias pancreaticoduodenais inferiores (Fig. 35.5). A principal irrigação é a partir de duas arcadas formadas pelas artérias pancreaticoduodenais superior e inferior (Fig. 35.5). Uma pequena irrigação, principalmente para a primeira parte do duodeno, é derivada dos ramos supraduodenais e retroduodenais da artéria gastroduodenal (Cap. 38). As veias do duodeno tendem a seguir as artérias, porém são mais variáveis.

As artérias chegam ao duodeno através de sua concavidade. Por isso, uma incisão ao lado da borda direita da segunda parte do duodeno mobilizará o duodeno e cabeça do pâncreas sem determinar perigo para sua irrigação.

Os vasos linfáticos drenam para os troncos coletores anterior e posterior e para os linfonódios que se localizam anterior e posteriormente ao pâncreas. Enfim, drenam para o ducto torácico.

O duodeno está inervado por fibras autônomas e sensitivas derivadas dos plexos celíaco e mesentérico superior. A inervação é similar àquela do resto do intestino delgado (Fig. 35.12).

Jejuno e ílio

Da parte novelada do intestino delgado, o jejuno constitui cerca dos dois quintos proximais, cabendo ao ílio cerca dos três quintos distais.

Em contraste com o ílio, o jejuno está, de uma forma característica, freqüentemente vazio, apresentando-se mais vascularizado (mais

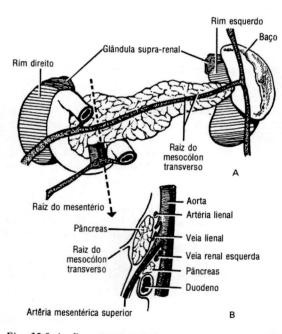

Fig. 35.9 **A**, *diagrama esquemático das relações peritoneais do duodeno e pâncreas, numa visão anterior. Note a continuidade do mesoduodeno (da primeira parte do duodeno) com o mesocólon transverso.* **B**, *secção sagital no plano indicado pela seta em* **A**. *Observe a veia renal esquerda, o processo uncinato do pâncreas e o duodeno no ângulo entre a artéria mesentérica superior e a aorta.*

vermelho no vivo), com paredes mais espessas, sendo que seu mesentério mostra áreas translucentes entre os vasos devido à ausência de gordura. Porém, estas diferenças "típicas" ocorrem entre a parte superior do jejuno e a parte inferior do ílio. Freqüentemente, é difícil de se distinguir entre o jejuno e o ílio durante uma cirurgia.

Ocasionalmente, um remanescente do ducto onfalomesentérico ou vitelointestinal do embrião persiste e, no adulto, pode formar o *diverticulum ilei* com alguns centímetros de comprimento.[23] No embrião, o ducto está preso ao ápice da alça do intestino médio. Por isso, no adulto, um divertículo ileal ocorre a uma distância variável do ceco.

Relações. O jejuno e ílio estão presos à parede abdominal posterior pelo mesentério. Eles são muito mais longos que a raiz do mesentério e estão dispostos em novelos ou alças. Estas alças ocupam a maior parte da cavidade abdominal e parte da cavidade pelvina. O jejuno e o ílio são muito mais móveis do que qualquer outra parte do canal alimentar, e qualquer alça pode ocupar qualquer posição na cavidade abdominal. A raiz do mesentério dispõe-se em direção inferior e para a direita (Fig. 34.4, Cap. 34), e as alças da parte superior do jejuno tendem a ficar no quadrante superior esquerdo, enquanto que a parte terminal do ílio no quadrante inferior direito. A terminação superior esquerda de qualquer alça intestinal é a terminação gástrica ou proximal.

Mesentério. O mesentério, em forma de leque, conecta o jejuno e o ílio à parede abdominal posterior. **Sua borda presa à parede abdominal é a raiz do mesentério. A raiz apresenta 15 cm de comprimento e dirige-se obliquamente para baixo e para a direita, desde a flexura duodenojejunal ao nível da juntura sacroilíaca direita.** Medido desde a raiz do intestino, o mesentério pode apresentar 20 cm ou mais de largura na sua parte central. O mesentério consiste de duas camadas de peritoneu, uma direita e outra esquerda, que passam anteriormente ao intestino (v. Fig. 34.3, Cap. 34). Estas duas camadas também contêm entre si os ramos dos vasos mesentéricos superior, nervos, linfonódios e vasos, além de uma quantidade variável de gordura.

Na parede abdominal posterior, a parte inferior da camada direita do mesentério passa imediatamente sobre o cólon ascendente; a parte superior torna-se contínua com a camada inferior do mesocólon transverso. A camada esquerda do mesentério passa para a esquerda, sobre o cólon descendente.

Irrigação (Fig. 35.10).[24] A artéria mesentérica superior irriga o intestino médio, isto é, o intestino delgado, desde a entrada do ducto colédoco no duodeno, e também o intestino grosso até próximo à flexura cólica esquerda.

Um número variável de *artérias jejunais* e *iliais* (não mais que seis ou sete grandes artérias) origina-se da convexidade (lado esquerdo) da artéria mesentérica superior. Estes ramos descem pelo mesentério, ramificando-se de tal modo que formam uma série de arcadas (Fig. 35.11)[25] As artérias retas da arcada mais periférica dirigem-se diretamente para o intestino, sem se anastomosarem. Aí se dividem e dão ramos para um dos lados ou para ambos. As arcadas estão, provavelmente, relacionadas com a mobilidade, pois um grande movimento pode ocorrer sem interferir com a circulação. As arcadas apresentam-se, assim, em menor número nas partes menos móveis, superiores, do jejuno.[26] No interior da parede do intestino, os vasos formam uma rede anastomótica de pequenos vasos. As anastomoses, embora relativamente pobres na borda antimesentérica,[27] são suficientes para nutrir vários centímetros de intestino.

As veias acompanham as artérias (assim como os vasos linfáticos e plexos nervosos, e drenam, através da veia mesentérica superior, na veia porta.

Drenagem linfática. A drenagem da mucosa é para os vasos linfáticos que acompanham os vasos sanguíneos mesentéricos. Após uma refeição gordurosa, os linfáticos mesentéricos contêm uma considerável quantidade de gordura emulsificada; o aspecto cremoso da linfa é denominado quilo.

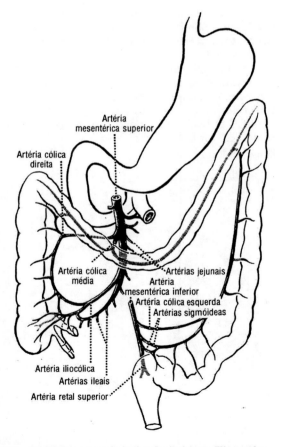

Fig. 35.10 Diagrama da irrigação do jejuno, ílio e cólon.

Os linfonódios são abundantes no mesentério e dispõem-se ao longo dos vasos sanguíneos. A linfa do intestino dirige-se para a raiz do mesentério e, finalmente, entra no ducto torácico.

O câncer do intestino pode invadir o fígado através da veia porta e através dos vasos linfáticos (ocorrem comunicações, em grande quantidade, entre os vasos linfáticos de todas as vísceras abdominais) e qualquer local no corpo através de veias e do ducto torácico. O fígado é freqüentemente o primeiro órgão a ser envolvido pela disseminação do câncer do intestino ou estômago.

Os vasos linfáticos na parede do intestino delgado (e cólon) correm em ângulo reto com o eixo longo, e o câncer ou tuberculose que se difunde através deles tende a envolver o intestino, determinando uma constrição. Ao contrário, os vasos do reto correm longitudinalmente e, se houver uma obstrução, esta é de ocorrência tardia.

Inervação (Fig. 35.12). O intestino delgado está inervado por fibras autônomas e sensitivas a partir dos plexos celíacos e mesentéricos superiores. As fibras acompanham as artérias para o intestino. As fibras sensitivas incluem fibras para a percepção da dor e fibras relacionadas com a regulação do reflexo de movimento e secreção. O intestino é bastante insensível à maior parte dos estímulos dolorosos, inclusive de secção e queimação, mas é bastante sensível à distensão. A distensão resulta numa sensação de "cólicas".

INTESTINO GROSSO

O intestino grosso consiste de cécum, apêndice, cólon[28] que apresenta partes ascendente, transversa, descendente e sigmóide, reto e canal anal.

Bolhas de ar e gás são freqüentemente observadas no intestino grosso em radiografias simples, especialmente no cécum, cólon ascendente e parte distal do cólon transverso.[29] O bário dado pela boca ou por enema pode ser utilizado para delimitar o intestino grosso (Fig. 35.13).

Estrutura e função. O intestino grosso, exceto o reto e o canal anal, está caracterizado por uma mucosa com

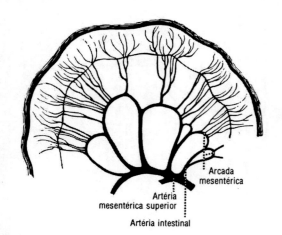

Fig. 35.11 Padrão vascular mesentérico.

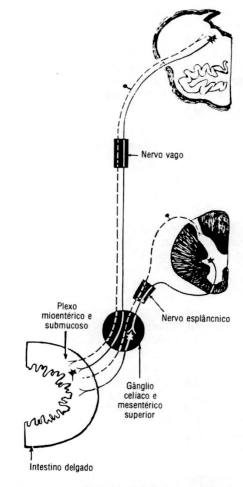

Fig. 35.12 Componentes funcionais da inervação do intestino delgado. Com o propósito de simplificar, cada componente é demonstrado como uma única fibra. Fibras autônomas são demonstradas como linhas contínuas, enquanto que fibras sensitivas como linhas interrompidas.

células caliciformes, glandulares e de absorção. Os *apêndices epiplóicos* são pequenas massas de gordura, envolvidas por peritoneu, que se salientam da superfície do cólon.

A camada longitudinal externa de músculo é espessada por três faixas, as *taenia coli* **(Fig. 35.17)**.[30] As tênias, que apresentam cerca de 1cm de largura, são de posição variável. Elas estão bem delimitadas no cécum e no cólon ascendente. As suas posições no cólon transverso são variáveis; elas são menos conspícuas e tendem a se tornar difusas no cólon descendente, e são bastante indistintas no cólon sigmóide. No reto (Cap. 45), o revestimento longitudinal muscular está em forma de faixas largas difusas, principalmente nas faces anterior e posterior.

A maior parte do intestino grosso está caracterizada por saculações, denominadas *haustros*. Não é certo se os haustros são devidos a encurtamentos das tênias quando comparadas com a extensão do cólon ou se eles são devidos a disposições especiais da musculatura circular. Os haustros em indivíduos vivos modificam de posição e desaparecem de tempo em tempo.

O intestino grosso é caracterizado pela sua capacidade, distensibilidade, pela extensão de tempo que ele retém seu conteúdo e pela disposição especial de sua musculatura. Ele possui uma mobilidade considerável, especialmente o cólon transverso e sigmóide. Estas propriedades estão diretamente relacionadas às principais funções do intestino grosso, que são a formação, o transporte e a evacuação de fezes.[31] Estas funções necessitam de mobilidade, absorção de água e secreção de muco.

Mobilidade.[32] Os movimentos do intestino grosso são bastante diferentes daqueles do intestino delgado. Além disso, eles são tão infreqüentes que não são visíveis quando estudados pelos métodos radiográficos simples. Quando a comida penetra no estômago, aumenta a atividade no cólon. A parte terminal do ílio começa a encher-se cerca de meia a cinco horas após a administração de bário por via oral. O ílio esvazia-se no cécum por uma espécie de movimento de espremedura que ocorre a intervalos de três a 15 minutos, tendo cada um a duração de 10 a 20 segundos. À medida que o material entra no

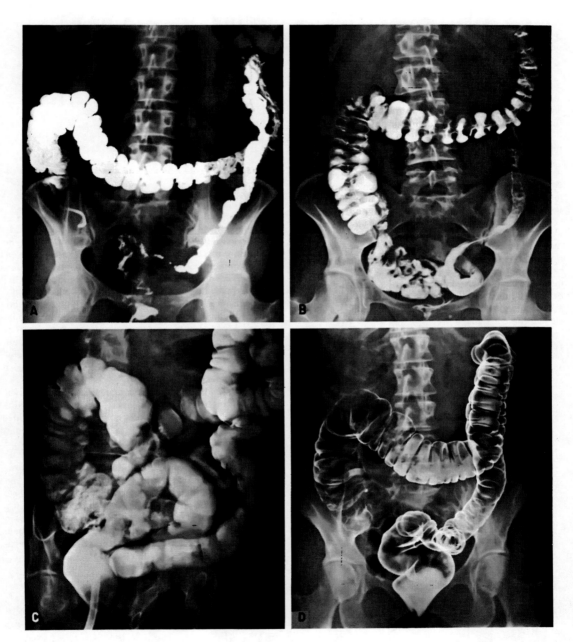

Fig. 35.13 Intestino grosso demonstrado por um enema de bário. Observe os diferentes níveis no cólon transverso. A, note o apêndice vermiforme; B, note o ílio e o padrão do cólon. C, uma visão oblíqua do cólon e do reto. D, cólon e reto demonstrados por um enema duplo de contraste. A, cortesia de Maurice C. Howard, M.D., Omaha, Nebraska. C, de **Radiografia e Fotografia Médica**; *cortesia de Robert A. Powers, M.D., Palo Alto, California. D, de* **Radiografia e Fotografia Médica**; *cortesia de Eugene E. Ahern, M.D., Minneapolis, Minnesota.*

cécum, este se relaxa e baixa, desaparecendo os seus haustros. O cécum e o cólon ascendente e transverso enchem-se lentamente, sobretudo por um processo passivo que pode levar várias horas. À medida que o cólon transverso se enche, ele assume uma posição mais inferior.

A atividade muscular do cólon consiste de "movimentos de massa", vigorosos e rápidos, associados com a formação de haustros. Estes movimentos de massa ocorrem principalmente no cólon transverso, porém também no cólon descendente e sigmóide, em intervalo de duas a três vezes ao dia. Eles movem o conteúdo do cólon para o cólon sigmóide. O conteúdo intestinal é comumente mantido no cólon sigmóide até que se inicie o processo da defecação.

Absorção de água. O material na parte terminal do ílio apresenta cerca de 90 por cento de água, a maior parte da qual é absorvida do cécum e cólon ascendente.

Secreção de muco. O muco, que é secretado profusamente em resposta à injúria ou irritação, é uma substância protetora extremamente importante. Ele protege a membrana mucosa de injúria direta, dilui os irritantes e interfere ou evita a absorção de muitas substâncias.

Irrigação (Figs. 35.10 e 35.14).[33] O intestino grosso é irrigado pelas artérias mesentéricas superior e inferior, com a artéria mesentérica inferior distribuída à porção do intestino posterior (da parte esquerda do cólon transverso até as regiões distais). Os ramos das artérias mesentéricas formam uma artéria marginal longa que, em muitos casos, se estende desde o cécum até o cólon sigmóide. Ela é comparável a uma série de arcadas primárias. Arcadas secundárias variáveis originam-se dela, especialmente onde o cólon é mais móvel. Os vasos retos que se originam da artéria marginal ou arcadas irrigam as paredes do intestino (Fig. 35.15). As artérias que nutrem a artéria marginal são a iliocólica, a cólica direita, média e esquerda e a sigmóide (Cap. 38).

As veias que acompanham as artérias drenam para a veia porta através das veias mesentéricas inferior e superior. Há também muitas veias retroperitoneais pequenas que partem de regiões retroperitoneais do intestino e se conectam com as veias da parede do corpo (Cap. 38).

Drenagem linfática. A drenagem linfática é similar àquela do intestino delgado. Os vasos na parede correm principalmente no ângulo reto aos eixos longos do intestino, e formam plexos que drenam inicialmente para linfonódios próximos ao intestino. Estes linfonódios regionais estão nomeados de acordo com suas posições: iliocólico, cólico direito, médio e esquerdo e mesentérico inferior. Eles drenam para vasos que acompanham os vasos sanguíneos. Neoplasias do cólon podem disseminar-se para o fígado, através da veia porta e pelos linfáticos, e para outras partes do corpo pelas veias e vasos linfáticos.

Inervação (Fig. 35.16). Fibras autônomas e sensitivas chegam ao intestino grosso através de continuações dos plexos celíaco, mesentérico superior e mesentérico inferior, que acompanham as artérias cólicas. A inervação parassimpática para a parte distal do cólon, todavia, é derivada dos nervos esplâncnicos pelvinos por meio de nervos hipogástricos e de plexos hipogástricos inferiores (Cap. 41),[34] através de ramos que inervam o cólon sigmóide e que se estendem superiormente até a parte média do cólon descendente, algumas vezes até a flexura esquerda. As fibras para percepção de dor no cólon são ativadas por distensão e penetram na medula por meio dos nervos esplâncnicos. O controle reflexo da defecação está descrito mais adiante (Cap. 45).

Cécum e apêndice

Cécum. É a parte do intestino grosso que se localiza ao nível ou abaixo do ponto no qual o ílio se reúne ao intestino grosso. O cécum localiza-se na fossa ilíaca direita e pode alcançar o espaço pelvino, especialmente quando o indivíduo está de pé. Está comumente envolvido por peritoneu, porém não

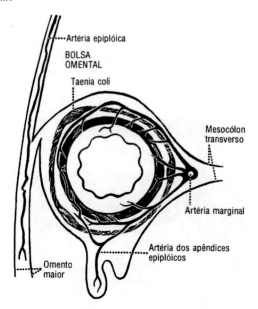

Fig. 35.15 Diagrama da irrigação arterial intrínseca do cólon.

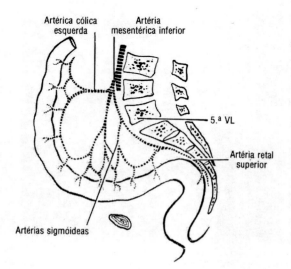

Fig. 35.14 Um padrão comum da artéria mesentérica inferior vista em perspectiva lateral. O cólon descendente e sigmóide foram jogados para frente.

apresenta apêndices epiplóicos. Não há comumente mesocécum, porém uma prega, a cada lado de sua face posterior, pode estender-se entre o cécum e a parede abdominal. No embrião, o cécum apresenta inicialmente a forma de um cone, com as tênias encontrando-se no ápice deste cone, e o apêndice desenvolvendo-se a partir do ápice. Subseqüentemente, o crescimento é tal que o cécum toma a forma de um U, com suas paredes laterais formando as suas principais partes dependentes; tal é o cécum do adulto. Também a inserção do apêndice está na sua face póstero-medial.

A parte terminal do ílio amiúde penetra no intestino grosso póstero-medialmente; algumas vezes, medialmente; ocasionalmente, posteriormente. Os últimos poucos centímetros de ílio algumas vezes não apresentam mesentério. Esta parte do ílio está, então, relacionada diretamente com a parede abdominal posterior. O óstio *iliocecal* apresenta duas pregas ou lábios, uma acima e outra abaixo, que formam a assim chamada *válvula iliocecal (iliocólica)*. Estas pregas se juntam em suas partes terminais e se continuam como o *frêmulo da valva iliocecal*, em torno da circunferência do intestino, desta maneira delimitando a junção cecocólica. As pregas e o frênulo variam consideravelmente de tamanho, espessura e disposição.[35] Nos indivíduos vivos, o ílio forma uma projeção conóide para o interior do cécum, e o termo papila ilial foi proposto para esta projeção.[36] A valva iliocecal apresenta pouca importância mecânica. Após um enema com bário, quando o cólon está cheio, o bário é freqüentemente encontrado na parte terminal do ílio.

As relações posteriores importantes do cécum são com os músculos, vasos e nervos da fossa ílica (Fig. 35.17). Anteriormente estão os músculos abdominais anteriores, com partes variáveis do omento maior, cólon transverso e intestino delgado interpostas.

Irrigação.[37] A artéria iliocólica, que é um ramo da mesentérica superior, dá origem à *artéria cecal anterior e posterior*. A posterior irriga a maior parte do cécum.

Apêndice. Um apêndice vermiforme ocorre somente nos homens e nos macacos antropóides, embora alguns outros mamíferos apresentem um órgão similar ou estrutura linfóide similar no ápice do cécum. Ele está ausente congenitamente, no homem, em raras ocasiões.[38] O apêndice, caracteristicamente, origina-se da face póstero-medial do cécum, na junção das três *taenia coli*, cerca de 1 a 2 cm abaixo do ílio. Ele apresenta cerca de 9 a 10 cm de comprimeiro.

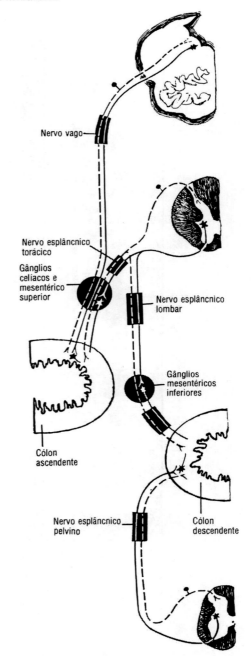

Fig. 35.16 Componentes funcionais de inervação do cólon. Com o propósito de simplificar, cada componente é mostrado como uma única fibra. As fibras autônomas são mostradas como linhas contínuas, enquanto que as fibras sensitivas como linhas interrompidas.

O apêndice não apresenta saculações e tem uma capa muscular longitudinal sem tênias. A sua mucosa está grandemente infiltrada com tecido linfóide. A parte do apêndice imediatamente adjacente ao cécum apresenta um lúmen mais estreito e uma musculatura mais espessa que sua parte mais distal.

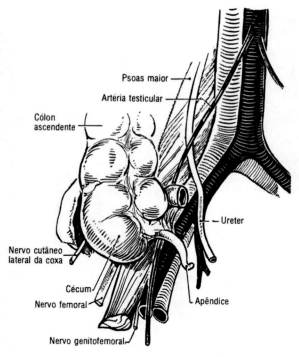

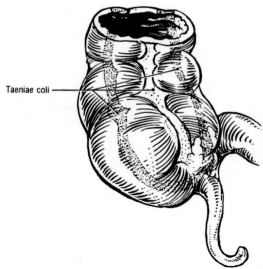

Fig. 35.17 Superior, relações comuns do cécum e apêndice. Um apêndice livre pode chegar até a abertura superior da pelve ou ser retrocecal. Inferior, posições das tênias, que se encontram na base do apêndice.

O apêndice não apresenta um mesentério verdadeiro, porém há comumente uma prega peritoneal, denominada mesentério do apêndice vermiforme (mesoapêndice), a qual contém a *artéria apendicular*, que é um ramo da artéria iliocólica. O apêndice amiúde recebe ramos adicionais das artérias cecais.[39] A prega é freqüentemente curta, de tal forma que o apêndice está pregueado ou enrolado sobre si mesmo.

O apêndice apresenta uma posição variável e pode ser classificado em anterior, em posição ilial ou pelvina, ou posterior em posição subcecal, retrocecal, ou retrocólica.[40] **A posição mais comum é a pelvina. Os apêndices também podem estar fixos ou livres.** Os apêndices fixos, que estão presentes em menos de um terço dos casos, são tanto retrocecais como retrocólicos, em posição. Eles são mantidos em posição por uma prega peritoneal curta ou por uma aderência à face posterior do cécum ou cólon. Um apêndice livre pode ser encontrado em qualquer ponto no interior de uma projeção esférica, cujo centro é a inserção do apêndice no cécum.[41] A posição de um apêndice livre está parcialmente determinada pelo enchimento do cécum. Quando o cécum está cheio e descendente, o apêndice livre está pendente e, amiúde, atinge a pelve. Quando o cécum está vazio e contraído, o apêndice livre pode tornar-se retrocecal em posição.

O apêndice é um órgão estreito, oco e muscular. Se ele se inflama, tende a desenvolver um espasmo. O espasmo, assim como a distensão, determina uma dor que é referida no epigástrio. Se o peritoneu parietal adjacente se inflama, a dor é percebida, também, no quadrante inferior direito do abdome, e os músculos suprajacentes freqüentemente mostram um espasmo reflexo. **O ponto de sensibilidade máxima à pressão pode ser em qualquer lugar no quadrante inferior direito. McBurney originalmente descreveu este ponto sobre uma linha que vai da espinha ílica ântero-superior até o umbigo a 5 cm da espinha ílica ântero-superior em casos de inflamação de apêndice. Este ponto, todavia, não pode ser usado como uma referência anatômica — o apêndice e o umbigo são muito variáveis em posição.**[42]

Cólon

Cólon ascendente. O cólon ascendente estende-se, em direção superior, na fossa ílica direita e sobre a parede abdominal posterior até a *flexura cólica direita*, que se localiza anteriormente ao rim direito. Exceto na porção mais inferior, o cólon ascendente é coberto com peritoneu apenas anterior e lateralmente, estando posteriormente relacionado com a parede abdominal. Um mesocólon ascendente é algumas vezes observado. Freqüentemente, em indivíduo vivo, a flacidez dos tecidos é tal que o cólon ascendente está bem distante da parede abdominal posterior e pode, de fato, tocar a parede abdominal anterior. Algumas vezes o peritoneu difunde-se diretamente através da parte anterior do cólon ascendente sem aprofundar-se lateralmente. As "fitas" ou "membranas", pericólicas, assim formadas, reduzem acentuadamente a mobilidade normal do cólon.

Cólon transverso. O cólon transverso, que é derivado tanto do intestino médio quanto do posterior, estende-se para a esquerda, a partir da flexura cólica direita. A parte direita está relacionada posteriormente com o duodeno e pâncreas, porém o restante apresenta relações extremamente variáveis. A *flexura cólica esquerda* é freqüentemente mais alta, mais aguda e menos móvel que a direita, e ambas as flexuras freqüentemente apresentam um considerável componente ântero-posterior.[43] Uma dobra de peritoneu, o *ligamento frenicocólico*, pode prender a flexura ao diafragma. **O mesocólon transverso é de um comprimento tal que a maior parte do cólon transverso se dispõe inferiormente, freqüentemente abaixo do nível das cristas ílicas, e mesmo em direção à pelve menor.**

Mesocólon transverso. Esta é uma prega larga de peritoneu que passa em direção anterior desde o pâncreas, envolvendo a maior parte do cólon transverso. A sua camada superior está aderente ou fundida com o omento maior (v. Figs. 34.5 e 34.6, Cap. 34). Suas camadas mais inferiores cobrem a parte mais inferior do pâncreas, e as terceira e quarta partes do duodeno continuam-se com a camada direita do mesentério. Os vasos sanguíneos, nervos e vasos linfáticos do cólon transverso estão contidos entre as camadas de mesocólon.

Cólon descendente. O cólon descendente, que amiúde não apresenta mesocólon, descende aproximadamente até a abertura superior da pelve, onde se inicia o cólon sigmóide.

Cólon sigmóide (pelvino). O cólon sigmóide, que passa a ser reto anteriormente ao sacro, distingue-se pelo *mesocólon sigmóide*, cuja linha de inserção é variável. O cólon sigmóide por si próprio forma uma alça, cuja forma e posição dependem muito do grau de enchimento. Quando o cólon sigmóide está cheio, ele está relaxado e, por esta razão, torna-se mais longo e pode atingir o epigástrio[44] ou localizar-se na pelve. Quando vazio e curto, ele, amiúde, corre inicialmente para frente e para a direita; depois, então, para trás e para a direita. Nos etíopes, o cólon sigmóide freqüentemente apresenta uma alça suprapelvina ascendente, de acordo com o seu estado de enchimento.[45] Um vólvulo desta alça é a causa mais comum de obstrução intestinal aguda nesta população.

A junção retossigmóide recebe ramos da artéria retal superior assim como das artérias sigmóides.

Mesocólon sigmóide (pelve). É uma prega de peritoneu que prende o cólon sigmóide à parede pelvina. Sua linha de inserção pode formar um **V** invertido, cujo ápice se localiza anteriormente ao ureter esquerdo e à divisão das artérias ílicas comuns esquerdas. Um recesso intersigmóide (Cap. 34) pode estar presente no seu ápice.

REFERÊNCIAS

1. G. S. Muller Botha, *The Gastro-oesophageal Junction*, Churchill, London, 1962. G. W. Friedland *et al.*, Thorax, 21:487, 1966. B. S. Wolf, P. Heitmann, and B. R. Cohen, Amer. J. Roentgenol., 103:251, 1968. F. F. Zboralske and G. W. Friedland, Calif. west. Med., 112:33, 1970. The last contains a list of the many anatomical terms and synonyms applied to the distal esophagus and gastroesophageal junction.
2. R. H. Salter, Lancet, 1:347, 1974.
3. A. H. James, *The Physiology of Gastric Digestion*, Arnold, London, 1957. G. S. Muller Botha, Brit. J. Surg., 45:569, 1958.
4. C. A. F. de Carvalho, Acta anat., 64:125, 1966.
5. G. A. G. Mitchell, Brit. J. Surg., 26:333, 1938.
6. E. Landboe-Christensen, Acta path. microbiol. scand., 54 (Suppl.):671, 1944.
7. C. A. Nafe, Arch. Surg., Chicago, 54:555, 1947.
8. H. I. El-Eishi, S. F. Ayoub, and M. Abd-el-Khalek, Acta anat., 86:565, 1974.
9. T. E. Barlow, F. H. Bentley, and D. N. Walder, Surg. Gynec. Obstet., 93:657, 1951.
10. J. H. Gray, J. Anat., Lond., 71:492, 1937. I. Donini, Acta anat., 23:289, 1955.
11. G. A. G. Mitchell, J. Anat., Lond., 75:50, 1940.
12. B. M. L. Underhill, Brit. med. J., 2:1243, 1955.
13. A. E. Barclay, Radiology, 33:170, 1939.
14. A. F. Hertz, J. Physiol., 47:54, 1913.
15. H. Ogilvie, Lancet, 1:1077, 1952.
16. J. C. Haley and J. H. Perry, Amer. J. Surg., 77:590, 1949. M. Argème *et al.*, C. R. Ass. Anat., 55:76, 1970. L. Costacurta, Acta anat., 82:34, 1972.
17. M. O. Cantor, Surgery, 26:673, 1949.
18. S. M. Friedman, Amer. J.. Anat., 79:147, 1946.
19. V. J. Dardinski, J. Anat., Lond., 69:469, 1935.
20. E. A. Boyden, Surg. Gynec. Obstet., 104:641, 1957. I. Singh, J. anat. Soc. India, 6:1, 1957.
21. J. A. Sterling, Surg. Gynec. Obstet., 98:420, 1954. I. Singh, J. anat. Soc. India, 5:54, 1956.
22. H. B. Lynn and E. E. Espinas, Arch. Surg., Chicago, 79:357, 1959. T. V. Santulli and W. A. Blanc, Ann. Surg., 154:939, 1961. E. A. Boyden, J. G. Cope, and A. H. Bill, Anat. Rec., 157:218, 1967.
23. L. M. Howell, Amer. J. Dis. Child., 71:365, 1946. See also H. H. Curd, Arch. Surg., Chicago, 32:506, 1936.
24. J. V. Basmajian, Surg. Gynec. Obstet., 101:585, 1955. J. Sonneland, B. J. Anson, and L. E. Beáton, Surg. Gynec. Obstet., 106:385, 1958.
25. R. J. Noer, Amer. J. Anat., 73:293, 1943. R. Sarrazin and J. B. Levy, C. R. Ass. Anat., 53:1503, 1969.
26. J. A. Ross, Edinb. med. J., 57:572, 1950; Brit. J. Surg., 39:330, 1952. T. E. Barlow, Brit. J. Surg., 43:473, 1956.
27. F. S. A. Doran, J. Anat., Lond., 84:283, 1950.
28. See Brit. med. J., 1:708, 1946, for a brief discussion of the history of the terminology of the parts of the colon.
29. C. F. DeGaris, Ann. Surg., 113:540, 1941.
30. P. E. Lineback, Amer. J. Anat., 36:357, 1925. G. F. Hamilton, J. Anat., Lond., 80:230, 1946.
31. T. L. Hardy, Lancet, 1:519, 1945.
32. A. F. Hertz and A. Newton, J. Physiol., 47:57, 1913. A. F. Hurst, Lancet, 1:1483, 1935. A. Oppenheimer, Amer. J. Roentgenol., 45:177, 1941. A. E. Barclay, *The Digestive Tract*, Cambridge University Press, London, 2nd ed., 1936.
33. J. C. Goligher, Brit. J. Surg., 37:157, 1949. J. A. Steward and F. W. Rankin, Arch. Surg., Chicago, 26:843, 1933. A. F. Castro and R. S. Smith, Surg. Gynec. Obstet., 94:223, 1952. J. A. Ross, Edinb. med. J., 57:572, 1950. J. G. Brockis and D. B. Moffat, J. Anat., Lond., 92:52,

1958. J. D. Griffiths, Brit. med. J., *1*:323, 1961.
34. R. T. Woodburne, Anat. Rec., *124*:67, 1956.
35. R. E. Buirge, Anat. Rec., *86*:373, 1943.
36. L. J. A. DiDio, J. R. Marques, and E. P. Pinto, Acta anat., *44*:346, 1961.
37. W. C. O. Hall, J. Anat., Lond., *83*:65, 1949.
38. J. J. Saave, Acta anat., *23*:327, 1955.
39. M. A. Shah and M. Shah, Anat. Rec., *95*:457, 1946.
40. K. Buschard and A. Kjaeldgaard, Acta chir. scand., *139*:293, 1973.
41. C. F. DeGaris, Ann. Surg., *113*:540, 1941. H. Maisel, Anat. Rec., *136*:385, 1960.
42. R. O'Rahilly, Irish J. med Sci., p. 738, November, 1948.
43. J. P. Whalen and P. A. Riemenschneider, Amer. J. Roentgenol., 99:55, 1967.
44. A. Oppenheimer and G. W. Saleeby, Surg. Gynec. Obstet., 69:83, 1939.
45. F. B. Lisowski, Ethiop. med. J., 7:105, 1969.

36 FÍGADO, VIAS BILIARES, PÂNCREAS E BAÇO

Os sistemas de ductos do fígado e do pâncreas são derivados do canal alimentar. Eles têm origem no embrião como brotamentos na junção entre o intestino anterior e o médio, isto é, na região em que tem início o duodeno. Todos os vertebrados apresentam um fígado e um pâncreas, cujas secreções exócrinas são esvaziadas no intestino.

FÍGADO

O fígado (do gr. *hepar,* fígado; daí o adjetivo *hepático*) é um órgão grande, mole e avermelhado. **Trata-se da maior glândula do corpo, uma importante glândula exócrina, cuja secreção é denominada bile. A maior parte dos produtos das células hepáticas é descarregada diretamente na corrente sanguínea, sendo estes produtos amiúde considerados como a sua secreção endócrina.**

Em sua maior parte, o fígado está sob a cobertura da caixa óssea torácica, coberto pelo diafragma. Sua posição no ser vivo pode ser demonstrada pela ingestão de isótopos radioativos (Fig. 36.1).[1] No nascimento, ele é relativamente grande e ocupa cerca de dois quintos do abdome. No adulto, seu peso varia de 1000 a 3000 g. O fígado apresenta duas superfícies, a diafragmática e a visceral.

A *superfície diafragmática* do fígado é lisa, com uma forma que se amolda ao diafragma. Esta superfície apresenta as faces anterior, posterior, superior e direita, que, algumas vezes, são designadas separadamente como superfícies. A superfície diafragmática está separada anteriormente da superfície visceral por uma *borda inferior* aguda, que é interrompida por uma *incisura* profunda *para o ligamento redondo.* Esta incisura está sobre o plano mediano.

A *superfície visceral* ou *inferior* do fígado, que é algo achatada, está voltada para baixo, para trás e para a esquerda, e apresenta os *lobos quadrado e caudado* (Fig. 36.2). Estes se destacam, pela forma em **H**, do grupo de fissuras e sulcos. A barra do **H** é a *porta do fígado,* isto é, o hilo do fígado, e contém o ducto hepático e os ramos da veia porta e da artéria hepática própria. A *fissura para o ligamento redondo* estende-se da incisura até a borda inferior do ramo esquerdo da veia porta, na borda hepática. A fissura contém o *ligamento redondo,* que é um remanescente obliterado da veia umbilical esquerda. A *fissura para o ligamento venoso* estende-se desde a porta do fígado até a cava inferior. Esta fissura profunda contém o *ligamento venoso,* o remanescente fibroso do ducto venoso.

O fígado pode ser dividido em *lobos direito* e *esquerdo,* que estão marcados na superfície diafragmática pela inserção do ligamento falciforme e, na superfície visceral, pela fissura para o ligamento venoso, posteriormente, e pela fissura para o ligamento redondo, anteriormente. Todavia, o fígado é, de fato, um órgão bilateral, consistindo das metades direita e esquerda, que estão claramente divididas. O plano de divisão é, algumas vezes, denominado "plano principal ou fissura limitante principal", que se estende em direção anterior desde a vesícula biliar e veia cava inferior, um tanto à direita do ligamento falciforme e plano mediano. As metades direita e esquerda recebem, respectivamente, os ramos direito e esquerdo da veia porta e da artéria hepática própria e dão origem aos ductos hepáticos direito e esquerdo. As duas metades apresentam quase o mesmo peso, e há uma pequena sobreposição da distribuição intra-hepática de vasos e ductos.

Dentro de cada metade, os ramos primários são suficientemente consistentes, de tal forma que quatro segmentos portas podem ser descritos (Fig. 36.3).[2] O padrão de ramificação secundária é tal que podem ser esboçados segmentos adicionais. Por exemplo, um plano horizontal a cada metade divide os segmentos em partes superior e inferior,

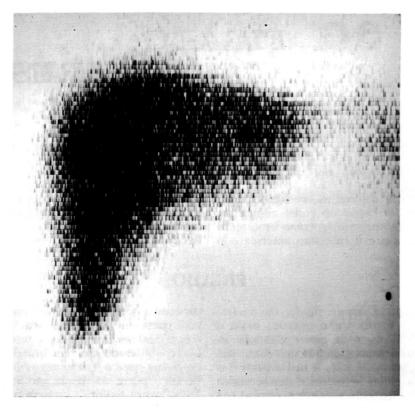

Fig. 36.1 *Cintigrafia do fígado.* O *scaning radioisotópico do fígado depende (1) da fagocitose de partículas pelas células estreladas do sistema reticuloendotelial e (2) da excreção pelas células hepáticas no sistema biliar. Esta visão anterior mostra a aparência normal do fígado. Áreas de densidades menores são freqüentemente observadas próximas das veias hepáticas, a porta do fígado, a fossa para a vesícula biliar e a incisura para o ligamento redondo. A área mais escura à direita da fotografia é produzida pelo baço.* De F. H. DeLand e N. H. Wagner, Atlas of Nuclear Medicine, *Volume 3*, Reticuloendothelial System, Liver, Spleen and Thyroid, *Saunders, Filadélfia, 1972; cortesia dos autores.*

constituindo oito segmentos hepáticos (porta). Se o lobo caudado é designado separadamente, ocorrem nove segmentos. Todavia, as variações na ramificação secundária são tais, que ainda não se tem um acordo geral sobre a terminologia. Além disso, as veias hepáticas são intersegmentares em posição, drenando segmentos adjacentes, e a cirurgia segmentar deve levar isto em conta.[3]

Diferentes dos segmentos broncopulmonares, os segmentos hepáticos não estão separados por septos de tecido conectivo. Além disso, o fígado é uniforme em estrutura e função. Daí a divisão em segmentos ser significativa tanto para o diagnóstico quanto para a cirurgia, porém apresenta pouca importância funcional.

Relações. O fígado é movimentado com a respiração, e desloca-se de posição com qualquer alteração postural que afete o diafragma. Ademais, ele varia de posição de acordo com o tipo corporal do indivíduo. As importantes relações a seguir se aplicam somente quando o corpo está na posição de decúbito.

A superfície convexa diafragmática está em contato com o diafragma e a parede abdominal anterior, sendo em grande parte separada deles pelo peritoneu. Uma grande parte da porção posterior da superfície diafragmática encontra-se sem peritoneu e em contato direto com o diafragma. Esta parte constitui a *área nua* do fígado; ela está limitada, acima e abaixo, por camadas do ligamento coronário. A área nua é de contorno triangular. Seu ápice está no ligamento triangular direito. Sua base, dirigida para a esquerda, é formada pelo *sulco* profundo *para a veia cava inferior.* Este sulco pode estar cruzado por uma faixa de tecido conectivo ou por tecido hepático. Uma parte da área nua está relacionada com a glândula supra-renal direita.

A superfície visceral está relacionada, da esquerda para a direita, com: (1) a parte superior do estômago, parte terminal do esôfago e

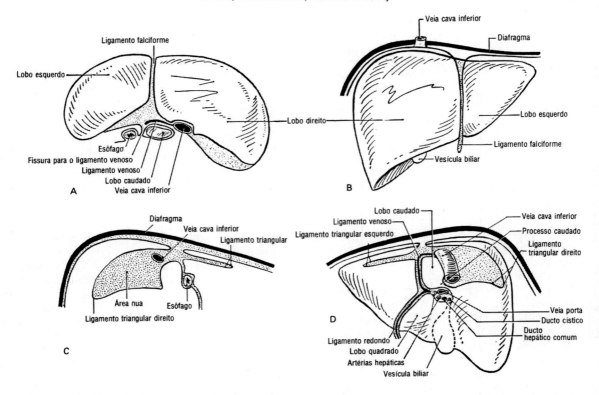

Fig. 36.2 Diagramas do fígado e de suas relações peritoneais. As áreas pontilhadas representam as superfícies que não estão cobertas com peritoneu. A, visão superior. B, visão anterior. C, o diafragma visto anteriormente, mostrando a posição da área nua do fígado. D, a superfície visceral do fígado, observada posteriormente.

omento menor; (2) a parte pilórica do estômago e a primeira parte do duodeno à direita da *fossa para a vesícula biliar;* e (3) a flexura cólica direita e rim direito.

Relações peritoneais. No embrião, o esboço hepático em desenvolvimento cresce no interior do mesogástrio ventral e septo transverso. A porção do mesogástrio ventral entre o fígado e a parede abdominal torna-se o ligamento falciforme do adulto, enquanto que a parte entre o fígado e o intestino anterior se torna o omento menor (Fig. 34.9, Cap. 34). O crescimento no interior do mesogástrio ventral e do septo transverso é responsável pelo fato de o fígado adulto ser praticamente circundado por peritoneu, mas manter contato com o diafragma através de sua área nua.

O fígado conecta-se com o diafragma e parede abdominal anterior, além do estômago e duodeno, através de um número de pregas peritoneais que são reflexões do peritoneu de revestimento do fígado (Fig. 36.2). Estas pregas são o omento menor, o ligamento coronário, os ligamentos triangulares direito e esquerdo e o ligamento falciforme.

O *omento menor* estende-se do fígado à curvatura menor do estômago e ao início do duodeno. A inserção do omento menor ao fígado tem a forma de um **L**, observado posteriormente. O ramo horizontal do **L** corresponde às bordas da porta do fígado; o ramo vertical, ao assoalho da fissura para o ligamento venoso. Na terminação superior da última fissura, a lâmina esquerda ou anterior do omento menor continua-se na lâmina posterior do ligamento triangular esquerdo. A lâmina direita ou posterior do omento menor continua-se indiretamente com a lâmina inferior do ligamento coronário; a parte direita do omento menor, isto é, ligamento hepatoduodenal, contém o ducto colédoco em sua borda livre. A artéria hepática própria localiza-se à esquerda do ducto, com a veia porta atrás e, amiúde, um tanto para a esquerda. Há, todavia, muitas variações nesta disposição, sendo algumas de importância cirúrgica.

A reflexão do peritoneu do diafragma para as partes posterior e superior da superfície diafragmática do fígado forma o *ligamento coronário*. O ligamento consiste de uma lâmina superior ou anterior e de outra inferior ou posterior, que se encontram à direita; esta junção constitui o *ligamento triangular direito* (Fig. 36.2). Estas lâminas do ligamento coroná-

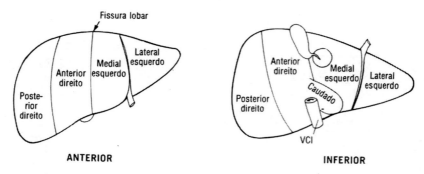

Fig. 36.3 Superfícies anterior e inferior do fígado, mostrando a representação simplificada dos segmentos portais.

rio divergem em direção à esquerda e envolvem a área triangular nua. A lâmina superior do ligamento coronário continua-se à esquerda com a lâmina direita do ligamento falciforme; a lâmina inferior continua-se com a lâmina direita do omento menor. As lâminas esquerdas do ligamento falciforme e do omento menor reúnem-se e formam o *ligamento triangular esquerdo*.

O *ligamento falciforme* conecta o fígado ao diafragma e à parede abdominal anterior. As duas lâminas deste ligamento em forma de foice envolvem o ligamento redondo, algumas veias parumbilicais e uma porção do coxim gorduroso. A borda livre do ligamento falciforme reúne-se na borda inferior do fígado, na altura da incisura para o ligamento redondo, do qual a fissura para o ligamento redondo se continua até a superfície visceral. As duas lâminas de ligamento falciforme estão algo separadas na superfície diafragmática e refletidas sobre o diafragma, deixando uma estreita faixa sem peritoneu. A lâmina esquerda continua-se com o ligamento triangular esquerdo; à direita, com a lâmina superior do ligamento coronário.

Anatomia de superfície. O fígado, em sua maior parte, está sob cobertura da caixa óssea torácica, coberto pelo diafragma. No lado direito, ele se estende acima do nível da borda inferior do pulmão, e uma macicez é, por esta razão, encontrada quando se percute em direção inferior sobre o pulmão (Cap. 32). Na infância e adolescência, o fígado estende-se ligeiramente abaixo da borda costal.[4]

Nos indivíduos magros com o tórax estreito, o fígado localiza-se, principal ou inteiramente, à direita do plano mediano.[5] Sua borda inferior desloca-se agudamente para baixo e para a esquerda, e o seu ângulo inferior direito pode atingir a crista ilíaca, ou até mesmo se situar abaixo dela. Em indivíduos gordos com tórax largo, o fígado estende-se muito mais para a esquerda do plano mediano. A inclinação da borda inferior é muito menor, e a vesícula biliar encontra-se na borda costal. Em ambos os tipos de indivíduos, o fígado altera sua posição durante qualquer alteração postural que afete o diafragma.

O estudo de tecido hepático obtido por biópsia através de uma punção com agulha é de valor considerável no diagnóstico e tratamento de doenças hepáticas. A punção transtorácica no fígado é feita através do sétimo, oitavo ou nono espaços intercostais, entre as linhas anterior e axilar média, um interespaço abaixo do limite superior de macicez hepática, enquanto o paciente mantém a sua respiração em total expiração.

O fígado é opaco aos raio X, sendo grandemente responsável pelo delineamento do diafragma observado nas radiografias. Suas bordas e superfícies freqüentemente não podem ser observadas muito distintamente.

Estrutura. O fígado apresenta uma estrutura uniforme, consistindo de lâminas de células anastomóticas que estão interpostas por sinusóides. As células hepáticas secretam em minúsculos canalículos biliares, que se unem para formar dúctulos, que, por sua vez, se juntam para formar ductos intra-hepáticos. Finalmente, os ductos hepáticos direito e esquerdo deixam o fígado. As células hepáticas são irrigadas por ramos de veia porta e da artéria hepática que acompanham o sistema de ductos e que, finalmente, se esvaziam nos sinusóides. Assim, as células hepáticas são banhadas por uma mistura de sangue venoso, do canal alimentar, e sangue arterial, da artéria hepática. Os sinusóides são drenados por veias que se esvaziam na veia cava inferior através das veias hepáticas.

O fígado está coberto por uma capa fibrosa, fina, que se localiza profundamente ao peritoneu. Septos incompletos e finos projetam-se para o interior do fígado. Além disso, camadas de tecido conectivo penetram no fígado, com vasos sanguíneos e ductos que constituem a *cápsula perivascular fibrosa*. Devido à disposição do tecido conectivo das células hepáticas, a superfície do fígado é mosqueada e, a superfície de corte ou de ruptura, granular. O fígado sangra profusamente, quando rompido, devido sobretudo ao fato de suas veias não apresentarem válvulas e permanecerem abertas quando rompidas.

Função. A bile secretada pelo fígado é armazenada na vesícula biliar e expelida no duodeno, quando ali chega a comida. Os sais biliares na bile auxiliam na digestão e absorção da gordura e retornam para o fígado, através do sistema porta, para a re-excreção. O fígado também apresenta papel importante na síntese de proteínas, no metabolismo intermediário, nos mecanismos de coagulação, na detoxificação e no armazenamento de ferro, cobre, vitamina e glicogênio, sendo um importante órgão formador de células sanguíneas no feto. Muitas de suas funções metabólicas dependem do recebimento de sangue venoso a partir do canal alimentar, através da veia porta.

As células hepáticas podem dividir-se e substituir aquelas destruídas pela doença. Estimou-se que um terço do fígado é suficiente para manter uma função hepática normal. A remoção total do fígado é rapidamente fatal.

Irrigação. O fígado apresenta uma irrigação dupla, a partir da artéria hepática própria e a partir da veia porta. A veia porta leva sangue venoso do canal alimentar para os sinusóides hepáticos (Fig. 36.4).

A artéria hepática comum é classicamente descrita como ascendendo no omento menor, como a artéria hepática própria, à esquerda do ducto colédoco, anteriormente à veia porta, onde ela se divide em ramos direito e esquerdo (também chamados artérias hepáticas direita e esquerda). O ramo direito cruza anteriormente à veia porta, atrás do ducto colédoco, dando origem à artéria cística, e entra no fígado. O ramo esquerdo continua-se para a metade esquerda do fígado. As variações são comuns (Cap. 36); o padrão descrito acima, embora seja o mais freqüente, encontra-se apenas numa minoria de casos. Freqüentemente, uma das artérias segmentares origina-se fora do fígado. Por exemplo, em cerca de metade dos casos a artéria para o segmento medial origina-se fora do fígado, sendo então denominada ramo médio ou artéria hepática média. A origem da artéria hepática comum é assunto de considerável variação.

A veia porta ascende atrás do ducto colédoco e da artéria hepática própria. No hilo hepático, ela se divide em ramos direito e esquerdo e, comumente, dá origem ao ramo adicional para o lobo quadrado.

As veias centrais do fígado drenam num sistema de veias hepáticas que, eventualmente, formam três vasos principais, as veias hepáticas esquerda, média e direita.[6] A esquerda freqüentemente se reúne à média, que se localiza no "plano principal", e se esvazia na veia cava inferior. A direita, da mesma maneira, esvazia-se na veia cava inferior. Além disso, algumas pequenas veias (veias hepáticas curtas) passam, em direção posterior, do fígado à veia cava.

Drenagem linfática. Os vasos linfáticos profundos formam uma rede subperitoneal, através da qual os vasos alcançam os linfonódios torácicos internos. Alguns acompanham o ligamento redondo até o umbigo. A outra principal via para os vasos linfáticos é ao longo dos vasos sanguíneos do omento menor para os linfonódios celíacos, e daí para o ducto torácico.

O fígado é uma região comum de metástase que pode ser atingida a partir do tórax, do seio (Cap. 27) ou

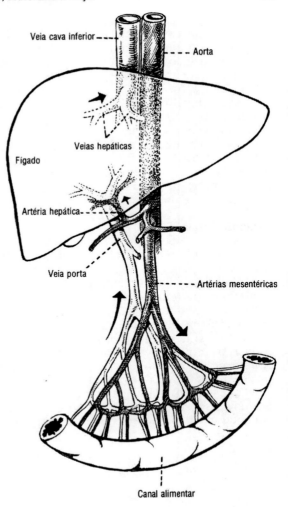

Fig. 36.4 Diagrama esquemático da circulação porta. O sangue, a partir da aorta, irriga o canal alimentar. O sangue venoso, a partir do intestino, alcança os sinusóides hepáticos através da veia porta. O sangue venoso do fígado atinge a veia cava inferior através das veias hepáticas.

de qualquer região drenada pelo sistema porta.

Inervação. Em grande número, fibras nervosas chegam às vias biliares e fígado através de um plexo hepático muito extenso. Este plexo se estende desde o plexo celíaco, recebendo ramos adicionais do tronco vagal anterior.

Este plexo apresenta fibras vasomotoras, fibras para músculos lisos e fibras sensitivas para dor, particularmente nas vias biliares (Cap. 36).

VIAS BILIARES

As vias biliares extra-hepáticas são a vesícula biliar e os vários ductos (Fig. 36.5). A palavra grega *cholos* significa bile, e a combinação de chole é usada em muitos termos que se relacionam com as vias biliares, tais como colecistectomia e colelitíase.

Os ductos hepáticos direito e esquerdo emergem das metades correspondentes do fígado e se unem para formar o ducto hepático comum. Este recebe o ducto cístico, a partir da vesícula biliar, e se torna o ducto colédoco, que se esvazia na segunda parte do duodeno, juntamente com o ducto pancreático ou ao lado deste. As vias biliares são cirurgicamente importantes, pois são sedes de inflamação e formação de cálculos biliares. Um fato notável nas vias biliares é a relativa ausência de músculo, quando comparadas com o intestino,[7] excetuando-se a vesícula biliar e os 2 cm inferiores do ducto colédoco. As vias biliares, por esta razão, são capazes de se distender, porém não de apresentar muita contração. A mucosa do ducto colédoco contém glândulas.

Vesícula biliar

A vesícula biliar localiza-se na fossa da superfície visceral do fígado, onde está coberta inferior e lateralmente pelo peritoneu. A principal parte da vesícula biliar é denominada *corpo*. A terminação inferior cega do corpo está na borda do fígado ou inferiormente a esta, sendo denominada *fundo*. Acima, o *colo* da vesícula biliar junta o corpo com o *ducto cístico*. A parte superior do corpo, o colo, e a primeira parte do ducto cístico apresentam comumente a forma de um S,[8] uma disposição que resulta no que se denominou de sifão. A vesícula biliar varia bastante em tamanho e forma. Em média, comporta cerca de 30 ml. Uma dilatação denominada bolsa cervical está algumas vezes presente na junção do corpo com o colo, porém é patológica.[9] A mucosa do ducto cístico e do colo da vesícula biliar apresenta-se sob a forma de *pregas espirais*. As do ducto são tão regulares que foram denominadas valvas espirais.

É rara a ocorrência de vesícula biliar dupla e ausência congênita. Em alguns animais, normalmente não ocorre a vesícula biliar (por exemplo, cavalo, veado e rato).

Relações e anatomia de superfície. Quando o indivíduo está em decúbito, as relações da vesícula biliar são: acima, com o fígado; posteriormente, com a primeira ou segunda parte do duodeno, ou ambas; com o cólon transverso, inferiormente; e, anteriormente, com a parede abdominal anterior.

A vesícula biliar varia de posição de acordo com a posição do fígado. Quando o indivíduo está em posição erecta, a vesícula biliar pode estar em qualquer local, desde a borda costal direita e a linha semilunar e entre os planos transpilórico e supracristal, dependendo do tipo corporal.[10] Nas mulheres magras, a vesícula pode ficar pendurada até a crista ílica.

Ducto cístico. O ducto cístico corre em di-

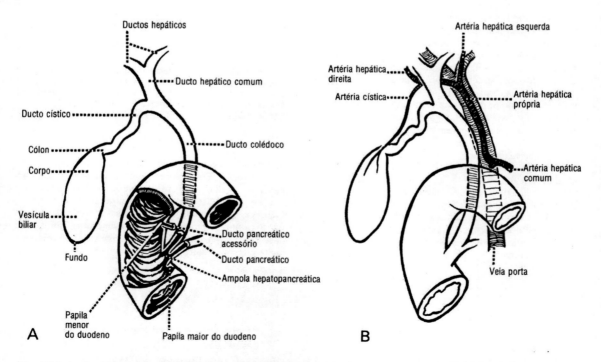

Fig. 36.5 A, vias biliares. B, um dos tipos de estrutura do pedículo hepático. O ducto hepático comum, o ducto cístico e o fígado formam o trígono cisto-hepático, na proximidade do qual se encontram as principais estruturas de importância na colecistectomia.

reção posterior e inferior; (em indivíduos vivos, o ducto usualmente corre em direção superior e para a esquerda, juntando-se com o ducto hepático comum para formar o ducto colédoco. O ducto cístico pode ser bastante longo e pode descer até o duodeno antes de se juntar com o ducto hepático comum. Por outro lado, o ducto cístico pode ser muito curto, e sua primeira parte é freqüentemente uma parte do sifão.

Ductos hepáticos e ducto colédoco

Ductos hepáticos. Os *ductos hepáticos direito* e *esquerdo* deixam as metades correspondentes do fígado e se unem para formar o *ducto hepático comum.* Este corre em direção inferior e para a direita, indo reunir-se com o ducto cístico para formar o *ducto colédoco.* O ducto hepático esquerdo é comumente mais largo e reúne-se com o direito em ângulo agudo. A variação mais freqüente é a junção de dois ductos hepáticos a um nível mais inferior. O ducto cístico freqüentemente corre paralelo ao ducto hepático comum antes de se juntar a ele.

Ducto colédoco. O ducto colédoco* corre na borda livre do omento menor, atrás da primeira parte do duodeno, e atravessa a cabeça do pâncreas (ou é envolvido pela parte posterior da cabeça), entrando a seguir no duodeno. No indivíduo vivo, ele apresenta um trajeto angular ou curvo, de cerca de 4 a 8 cm com a concavidade, para a direita.[11] Quando ele chega à concavidade da segunda parte do duodeno, localiza-se posterior e ligeiramente acima do ducto pancreático. Os dois, então, correm obliquamente através da parede do duodeno por cerca de 2 cm.

As relações importantes do ducto colédoco são as que seguem. A veia porta, formada atrás do colo do pâncreas, ascende posteriormente ao ducto colédoco e à esquerda deste. O ramo gastroduodenal da artéria hepática comum desce juntamente com o ducto, e a artéria hepática própria ascende à esquerda do ducto, anteriormente à veia porta. O ramo pancreático duodenal pósterosuperior da artéria gastroduodenal tende a espiralar-se em torno do ducto colédoco durante a sua parte descendente e é comum cruzar anteriormente a parte retroduodenal. Os vasos linfáticos e linfonódios acompanham os vasos sanguíneos e o ducto. A veia cava inferior localiza-se posteriormente às estruturas do omento menor, separada dos ductos pela veia porta, atrás da primeira parte do duodeno, e pelo forame epiplóico mais acima. O ducto colédoco é mais acessível à exposição cirúrgica durante o seu trajeto pelo omento menor.

Parte intraduodenal do ducto colédoco.[12] Como o ducto colédoco passa através da parede duodenal, ele se torna constrito, sua parede se espessa e seu lume se estreita. Durante seu trajeto através da parede duodenal, o ducto colédoco está intimamente associado com o ducto pancreático. Eles freqüentemente estão unidos por tecido conectivo, especialmente na parte final do trajeto, e amiúde se esvaziam num canal comum, comumente denominado ampola hepatopancreática, que, por sua vez, se esvazia no duodeno, no ápice da papila maior do duodeno. Estas relações são mostradas na Fig. 36.6.

Uma camada circular de músculo liso ocorre em torno da parte intraduodenal do ducto colédoco. Ela é mais espessa no final do ducto colédoco, sendo denominada esfíncter do ducto colédoco. Continua-se com o esfíncter da ampola quando ele está presente. O esfíncter do ducto colédoco aparentemente não se continua com a musculatura do duodeno. Encontra-se sob controle neural e hormonal e é o principal mecanismo que controla o fluxo da bile para o interior do duodeno.

Funções das vias biliares

A vesícula biliar recebe bile, que então armazena, concentra pela absorção de água e sais e envia para o duodeno, quando ali chega o alimento. A retirada da vesícula biliar não afeta a função hepática. A bile que alcança o duodeno na ausência da vesícula biliar é mais

---

*O termo usado freqüentemente, "ducto biliar comum", não é encontrado em nenhuma das terminologias oficiais. Ao nível de consideração, há somente um denominado ducto biliar (ducto colédoco); as passagens dentro do fígado, que são de diferentes ordens de magnitude, são melhor referidas como dúctulos biliares e canalículos biliares.

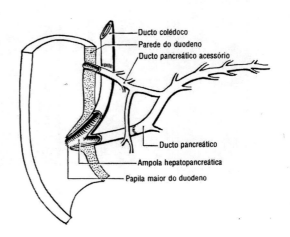

Fig. 36.6 Diagrama esquemático da disposição dos ductos pancreáticos e pancreáticos acessórios.

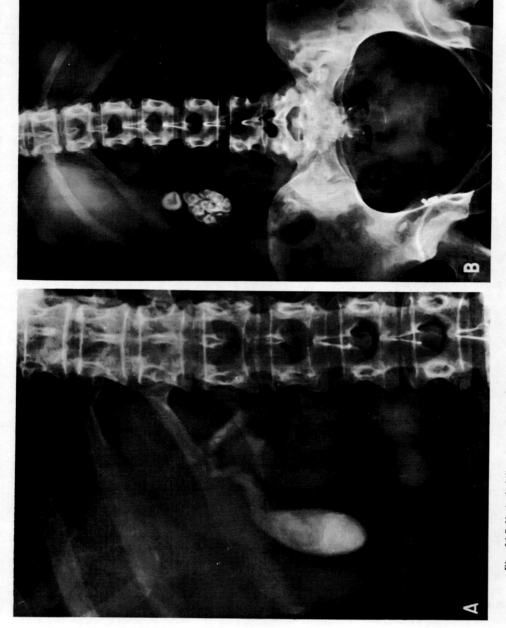

Fig. 36.7 Vesícula biliar. A, um colecistograma que demonstra os ductos hepáticos direito, esquerdo e comum, ducto cístico, a vesícula biliar (o fundo ao nível da segunda VL nesta pessoa) e o ducto colédoco. Compare a Fig. 36.5 B, em que a posição da vesícula biliar é mostrada por cálculos biliares radiopacos. Observe o aspecto multifacetado dos cálculos. O fundo ao nível da porção superior da quarta VL nesta pessoa. A, cort. de John Pepe, M. D., Brooklin, New York.

diluída. Algumas substâncias radiopacas, comumente compostos de iodo orgânico dados por via oral ou injetados por via venosa, são excretadas na bile. Devido à concentração da bile na vesícula biliar, as vias biliares podem, desta maneira, ser visualizadas radiograficamente (Fig. 36.7).

Os constituintes da bile podem precipitar e formar cálculos biliares (colelitíase). As variedades comuns contêm quantidades variáveis de colesterol. Em outros, os pigmentos biliares de cálcio são os constituintes predominantes. Os cálculos biliares são comuns e, freqüentemente, passam para o interior do ducto colédoco. Podem passar para o duodeno ou obstruir o ducto, sobretudo no ponto de seu estreitamento. A dor da distensão e espasmo do trato biliar é forte, especialmente em presença de uma obstrução.

Irrigação sanguínea drenagem linfática e inervação

A artéria cística irriga a vesícula biliar. Ela se origina da artéria hepática direita e pode ser dupla ou aberrante. As veias da vesícula biliar em sua maior parte entram no fígado e dão origem a capilares. Ocasionalmente, uma ou duas veias da superfície serosa reúnem-se na veia porta.

Os ductos hepáticos e colédoco são irrigados, principalmente, por pequenos ramos múltiplos das artérias císticas, supraduodenal, e pancreaticoduodenal póstero superior.[13] Uma ou duas pequenas veias, que se comunicam com aquelas do pâncreas e duodeno, ascendem próximo aos ductos colédoco e hepático e esvaziam-se no fígado. Além disso, um plexo venoso está presente na parte supraduodenal do ducto colédoco.[14] Este plexo drena o ducto e ascende para o fígado.

Os vasos linfáticos da vesícula biliar e das vias biliares anastomosam-se, acima, com aqueles do fígado e, abaixo, com aqueles do pâncreas.

A inervação ocorre através do plexo hepático. As fibras para percepção de dor originária das vias biliares alcançam a medula espinhal através dos nervos esplâncnicos. A dor por distensão ou espasmo pode ser cruciante. Ela é freqüentemente percebida no quadrante superior direito ou no epigástrio e, com freqüência, referida posteriormente na região da escápula direita sendo às vezes, do tipo cardíaco de distribuição.

Pedículo hepático

As estruturas que entram no fígado através do hilo hepático constituem o pedículo hepático (Fig. 36.5). Aqui, e em todo o interior do omento menor, elas apresentam muitas variações, algumas de importância cirúrgica, pois um padrão "típico" raramente existe.[15]

Artérias. A artéria hepática comum pode originar-se da artéria gástrica esquerda, da aorta ou, ocasionalmente, da artéria mesentérica superior. A artéria hepática direita pode originar-se separadamente da artéria mesentérica superior e, a esquerda, da artéria gástrica esquerda. A artéria hepática direita pode passar, anteriormente ou posteriormente, ao ducto colédoco ou hepático e com freqüência está intimamente relacionada com o ducto cístico. Encontra-se amiúde uma artéria hepática acessória que representa a origem extra-hepática de uma artéria segmentar.[16] A artéria hepática direita costuma correr paralela ao ducto cístico por uma distância apreciável antes de dar origem à artéria cística, e pode ser inadvertidamente ligada quando o ducto é ligado.[17] A artéria cística, que freqüentemente se localiza no trígono cisto-hepático (Fig. 36.5), é algumas vezes dupla.

Ductos. A extensão dos ductos hepático e cístico e o ângulo através do qual eles se reúnem variam muito; em alguns, os ductos cístico e hepático comum reúnem-se tão inferiormente, que o ducto colédoco se forma atrás do duodeno. Os ductos hepáticos acessórios ocorrem, geralmente, na metade direita do fígado, porém sua incidência é incerta. Estes ductos acessórios são ductos segmentares com um trajeto extra-hepático. Ductos hepáticos acessórios podem também se juntar diretamente na vesícula biliar. No global, maiores variações congênitas são raras. As mais importantes são a estenose ou a atresia congênita, a duplicação do ducto colédoco e uma abertura anormal (no piloro).

PÂNCREAS

O pâncreas*, uma glândula exócrina e endócrina, é um órgão mole e carnoso com muito pouco tecido conectivo. O pâncreas é constituído de uma cabeça, um corpo e uma cauda. A junção da cabeça com o corpo é conhecida por colo. A veia mesentérica superior termina em união com a veia lienal para formar a veia porta atrás do colo.

A *cabeça* localiza-se no interior da curvatura do duodeno e é coberta, anteriormente, pela parte pilórica do estômago e pela primeira parte do duodeno. O ducto colédoco, que desce atrás da primeira parte do duodeno, situa-se inicialmente atrás da cabeça do pâncreas; porém, antes de entrar no duodeno, ele é amiúde envolvido pelo pâncreas. As arcadas pancreaticoduodenais têm localização anterior e, também, posterior à cabeça e estão praticamente envolvidas nela. O *processo uncinado* é uma prolongação da parte inferior e esquerda da cabeça; ele se projeta em direção superior e para a esquerda, atrás dos vasos mesentéricos superiores (Fig. 35.9, Cap. 35). A veia mesentérica superior, que está à direita da artéria, passa através da *incisura pancreática* formada por este processo.

O *corpo* e a *cauda* do pâncreas estendem-se para a esquerda, cruzando a coluna vertebral. A cauda projeta-se no liga-

---

*O pâncreas e o timo de animais são conhecidos, segundo o inglês, como *sweetbreads*, quando preparados como alimento.

mento lieno-renal, no ponto em que ele entra em contato com o baço. O corpo localiza-se imediatamente abaixo do tronco celíaco e acima da flexura duodenojejunal; apresentando uma forma um tanto prismática, três superfícies: anterior, posterior, inferior; e três bordas: superior, anterior e inferior. O *tuber omental* é uma pequena projeção da borda superior que está em contato com a superfície posterior do omento menor.

Relações. As estruturas principais anteriores ao pâncreas são o estômago e, algumas vezes, o cólon transverso. As relações posteriores importantes são: (1) a veia cava inferior, a aorta e os vasos renais e gonadais atrás da cabeça; (2) as veias mesentéricas superior e porta, atrás do colo; (3) o diafragma, a glândula supra-renal esquerda, o rim esquerdo e os vasos renais atrás do corpo; (4) a veia lienal localiza-se regularmente atrás do corpo e cauda do pâncreas, sendo algumas vezes parcialmente envolvida por este. A tortuosa artéria lienal está localizada acima da veia na região da borda superior. A cauda é mais móvel que o resto do pâncreas e, por esta razão, mais variável nas suas relações.

Relações peritoneais. A cauda do pâncreas está envolvida por peritoneu; o pâncreas, por outro lado, é retroperitoneal. As duas lâminas do mesocólon transverso projetam-se para a frente do pâncreas (Fig. 35.9, Cap. 35). A lâmina superior continua-se com a lâmina posterior do omento maior, à qual se adere ou se funde. Acima da linha de inserção do mesocólon transverso, o pâncreas está coberto, anteriormente, pelo peritoneu que forma a parede posterior da bolsa omental (Figs. 34.2 e 34.6, Cap. 34). A parte inferior do mesocólon transverso cobre a superfície inferior do corpo do pâncreas e a superfície anterior da cabeça, de onde ela passa anterior à terceira e quarta partes do duodeno e continua com a lâmina direita do mesentério.

Ductos pancreáticos.[18] (Fig. 36.6). O *ducto pancreático,* usualmente a principal saída da secreção pancreática, tem início na cauda do pâncreas e corre para a direita, próximo à superfície posterior da glândula. A pouca distância do cólon, ele toma uma direção inferior, para a esquerda, e entra em relação com o ducto colédoco, com o qual se esvazia na segunda parte do duodeno, na papila maior do duodeno. Um *ducto pancreático acessório* costuma estar presente. Ele drena uma parte da cabeça, corre em direção superior, anteriormente ao ducto pancreático, ao qual se encontra freqüentemente conectado, e esvazia-se no duodeno, na papila menor do duodeno (Cap. 35). Ele é, com freqüência, patente.[19]

Anomalias. As anomalias mais comuns são tecidos pancreáticos, acessórios ou aberrantes, que podem aparecer no estômago ou no duodeno (ou no jejuno, ílio, vesícula biliar, ou baço).[20] O tecido pancreático acessório pode incluir células insulares. O pâncreas pode, também, ser dividido ou anular. Um pâncreas anular pode constritar ou obstruir o duodeno.

Estrutura e função. O pâncreas é tanto uma glândula exócrina quanto endócrina. A porção exócrina consiste de unidades secretoras, os ácinos pancreáticos. Estes compreendem células glandulares de secreção enzimática, as quais são descarregadas nos sistemas de ductos e, a seguir, no duodeno.

A porção endócrina da glândula é composta de pequenos grupos celulares, as ilhotas pancreáticas, que estão dispostas através de todo o pâncreas. Cada ilhota é ricamente irrigada por capilares, no interior dos quais as células descarregam o hormônio insulina.

Irrigação sanguínea[21] *e drenagem linfática.* O pâncreas está irrigado pelas artérias pancreaticoduodenais e por ramos da artéria lienal (Fig. 35.5, Cap. 35). As artérias pancreaticoduodenais ântero-superior e ântero-inferior formam uma arcada anteriormente à cabeça do pâncreas, e as artérias pancreaticoduodenais póstero-superior e póstero-inferior, uma arcada posteriormente à cabeça do pâncreas. Ambas as arcadas irrigam o pâncreas e o duodeno. O pâncreas também recebe um número de ramos a partir da artéria lienal (Cap. 38). Estes ramos incluem as artérias pancreática dorsal, pancreática inferior, pancreática magna e a pancreática caudal. Ocasionalmente, há um *shunt* arterial através da parte anterior da cabeça do pâncreas, entre as artérias gastroduodenais e mesentérica superior.[22] As veias, um tanto mais variáveis, acompanham as artérias. Os vasos linfáticos que drenam o pâncreas estendem-se por todos os linfonódios adjacentes: lienal, mesentérico, gástrico, hepático e celíaco.

Inervação. O pâncreas é inervado por fibras nervosas a partir dos plexos celíaco e mesentérico superior. Estas fibras são autônomas e sensitivas. As fibras sensitivas incluem algumas relacionadas com os reflexos e outras relacionadas com dor. As fibras relacionadas com sensação dolorosa do pâncreas entram na medula espinhal através dos nervos esplâncnicos.

BAÇO

O baço[23] (L. *lien;* gr. *splen;* daí os adjetivos *lienal* e *esplênico*) é um órgão vascular mole, que se localiza contra o diafragma e a nona e 10.ª costelas, sobre o lado esquerdo. Embora o baço não seja um órgão digestivo, sua drenagem venosa vai para o sistema porta. Ele é um órgão linfático que filtra sangue, remove ferro da hemoglobina, produz linfócitos e anticorpos, e armazena e libera sangue com uma alta concentração de corpúsculos. A retirada do baço não determina nenhuma incapacidade aparente. O baço apresenta *superfícies diafragmáticas* e *viscerais, bordas superior* e *inferior,* e *extremidades anterior* e *posterior* (freqüentemente denominadas extremidades medial e lateral). A borda superior é chanfrada; as incisuras representam os remanescentes da lobulação fetal. As superfícies e margens do baço são mais notáveis nos cadáveres fixados. O baço de um ser vivo é facilmente moldado pelas estruturas adjacentes.

Um tecido lienal acessório pode ocorrer em qualquer porção da cavidade abdominal, mas principalmente na cauda do pâncreas.[24]

Relações. A superfície diafragmática está relacionada com a parte costal do diafragma. A superfície visceral apresenta as superfícies gástricas, renais e cólica. A *superfície gástrica* está relacionada com o estômago. Uma longa fissura, o *hilo,* presente na parte inferior do baço, está perfurada por vasos e nervos. A *superfície renal* da parte inferior da superfície visceral está relacionada com o rim esquerdo e, algumas vezes, com a glândula supra-renal esquerda. A *superfície cólica,* na extremidade anterior, está relacionada com a flexura cólica esquerda. A cauda do pâncreas pode chegar até o baço, entre a superfície cólica e o hilo.

Relações peritoneais. O baço está circundado totalmente por peritoneu, exceto no hilo. Uma reflexão peritoneal pode partir do pólo inferior do omento maior; ela pode romper-se, durante a retração cirúrgica do estômago para a direita, resultando em sangramento.[25] O baço desenvolve-se no mesogástrio dorsal e permanece conectado ao estômago através do *ligamento gastrolienal (gastroesplênico),* e à parede corporal e rim, através do *ligamento frenicolienal,* sendo a parte inferior deste denominada *ligamento lienorenal* (Fig. 34.9, Cap. 34). O ligamento lienorenal dá passagem aos vasos lienais e contém a cauda do pâncreas.

Anatomia de superfície. O baço é um órgão muito móvel. Na posição de decúbito, seu eixo longo encontra-se praticamente paralelo com o eixo longo da 10.ª costela, estando localizado anteriormente às 9.ª e 10.ª costelas. Em geral, ele não é palpável, a não ser que esteja aumentado ou acentuadamente deslocado. A parte de um baço, endurecido e aumentado, que pode ser palpada é amiúde a borda chanfrada superior.

Estrutura. A cápsula fibrosa dá origem a trabéculas para o interior do baço que compõe a polpa lienal. A polpa consiste de folículos linfáticos ou "corpúsculos lienais" (polpa branca), circundada pela polpa vermelha.

A polpa vermelha está composta de seios venosos, mantidos unidos por uma rede de fibras reticulares e revestidos por células que incluem aquelas do sistema reticuloendotelial. O sangue das artérias que entram no baço eventualmente atingem os seios, os quais são drenados pelas veias lienais.

Irrigação sanguínea[26] *e drenagem linfática.* O baço está irrigado pela artéria lienal, que, freqüentemente, se origina do tronco celíaco e apresenta um trajeto tortuoso para a esquerda, próximo à borda superior do corpo do pâncreas (v. Fig. 35.5). Durante o seu trajeto, ela dá origem a ramos pancreáticos, ramos gástricos curtos e à artéria gastroepiplóica esquerda. Ela então se divide em dois ou três ramos terminais, que se dividem posteriormente antes de penetrar no baço, muitos deles através da superfície visceral. A extremidade da artéria pancreática inferior pode também irrigar o baço.

Alguns troncos venosos que deixam o baço, especialmente a partir do hilo, se reúnem para formar a veia lienal. Esta veia corre para a direita, atrás do corpo do pâncreas, e reúne-se a veia mesentérica superior, atrás do colo do pâncreas, para formar a veia porta. Ela, freqüentemente, recebe à veia mesentérica inferior e, algumas vezes, a veia gástrica esquerda. A veia lienal e a veia porta podem ser demonstradas através de injeção percutânea de material radiopaco no baço.[27] O material entra no sangue e, a seguir, para o sistema porta.

Os linfócitos formados no baço entram na corrente sanguínea. Os vasos linfáticos estão presentes apenas na cápsula e nas grandes trabéculas. Eles drenam para os linfonódios adjacentes.

Inervação. Uma densa rede de fibras continua-se do plexo celíaco ao longo da artéria lienal. A maior parte são fibras simpáticas pós-ganglionares para os músculos lisos da cápsula, trabéculas e para os vasos lienais na polpa.

REFERÊNCIAS

1. F. H. DeLand and H. N. Wagner, *Atlas of Nuclear Medicine,* vol. 3, *Reticuloendothelial System, Liver, Spleen and Thyroid,* Saunders, Philadelphia, 1972.
2. G. A. Kune, Aust. N. Z. J. Surg., 39:117, 1969.
3. C.-H. Hjortsjö pioneered the concept of liver segments: Kungl. Fysiogr. Sallskapets Handl., N. F. 59:1, 1948; Acta anat., 11:589, 1951; *Leverns Segmentering,* Pharmacia, Uppsala, 2nd ed., 1964. Subsequently, various studies have been published and systems of nomenclature proposed: J. E. Healey, P. C. Schray, and R. J. Sorensen, J. int. Coll. Surg., 20:133, 1953. H. Elias, Surgery, 36:950, 1954; Recent Results in Cancer Research, 26:116, 1970. W. Platzer and H. Maurer, Acta anat., 63:8, 1966.
4. D. Deligeorgis et al., Arch. Dis. Childh., 45:702, 1970.
5. F. G. Fleischner and V. Sayegh, New Engl. J. Med., 259:271, 1958.
6. K. J. Hardy, Aust. N. Z. J. Surg., 42:11, 1972.
7. J. Kirk, Ann. R. Coll. Surg. Engl., 3:132, 1948.
8. G. Simon, Ch. Debray, and J. A. Baumann, Ann. Rech. méd., 5:1125, 1957.
9. F. Davies and H. E. Harding, Lancet, 1:193, 1942.
10. N. F. Hicken, Q. B. Coray, and B. Franz, Surg. Gynec. Obstet., 88:577, 1949. F. G. Fleischner and V. Sayegh, New Engl. J. Med., 259:271, 1958.
11. H. Wapshaw, Brit. J. Surg., 43:132, 1955. E. Samuel, Ann. R. Coll. Surg. Engl., 20:157, 1957.
12. W. H. Hollinshead, Surg. Clin. N. Amer., 37:939, 1957.
13. A. L. Shapiro and G. L. Robillard, Surgery, 23:1, 1948. F. A. Henley, Brit. J. Surg., 43:75, 1955.
14. J. H. Saint, Brit. J. Surg., 48:489, 1961.
15. N. F. Hicken, Q. B. Coray, and B. Franz, Surg. Gynec.

Obstet., *88*:577, 1949. E. V. Johnston and B. J. Anson, Surg. Gynec. Obstet., *94*:669, 1952. B. J. Anson, Quart. Bull. Northw. Univ. med. Sch., *30*:250, 1956. M. A. Hayes, I. S. Goldenberg, and C. C. Bishop, Surg. Gynec. Obstet., *107*:447, 1958. A. dos Santos Ferreira and A. Caria Mendes, C. R. Ass. Anat., *53*:1487, 1968.
16. J. P. J. Vandamme, J. Bonte, and G. van der Schueren, Acta anat., *73*:192, 1969. W. Feigl, W. Firbas, and H. Sinzinger, Anat. Anz., *134*:139, 1973.
17. H. K. Gray and F. B. Whitesell, Surg. Clin. N. Amer., *30*:1001, 1950.
18. T. Smanio, Int. Surg., Chicago, *52*:125, 1969.
19. W. F. Rienhoff and K. L. Pickrell, Arch. Surg., Chicago, *51*:205, 1945. W. Dawson and J. Langman, Anat. Rec., *139*:59, 1961.
20. M. Feldman and T. Weinberg, J. Amer. med. Ass., *148*:893, 1952.
21. R. T. Woodburne and L. L. Olsen, Anat. Rec., *111*:255, 1951.
22. L. L. Olsen and R. T. Woodburne, Surg. Gynec. Obstet., *99*:713, 1954.
23. L. Arvy, *Splénologie*, Gauthier-Villars, Paris, 1965.
24. G. M. Curtis and D. Movitz, Ann. Surg., *123*:276, 1946. B. Halpert and F. Györkey, Anat. Rec., *133*:389, 1959.
25. A. Gourevitch and M. D. Lord, Brit. J. Surg., *52*:202, 1965.
26. J.-L. Cayotte *et al.*, C. R. Ass. Anat., *55*:591, 1970.
27. J. A. Evans and W. D. O'Sullivan, Med. Radiogr. Photogr., *31*:98, 1955.

37 RINS, URETERES E GLÂNDULAS SUPRA-RENAIS

O rim (do latim *ren*, do grego *nephros*; daí os adjetivos *renal* e *néfrico*) e os ureteres são partes do sistema urogenital, e as glândulas supra-renais são partes do sistema endócrino. Estas três estruturas, porém, se encontram relacionadas topograficamente. Elas se localizam na parede posterior do abdome a cada lado da coluna vertebral. Os rins mantêm o balanço iônico do sangue, e a perda de ambos é fatal. As supra-renais são glândulas endócrinas, e suas secreções são necessárias para a continuação da vida.

RINS

Os rins são um par de órgãos de coloração marrom-avermelhada, com a forma de um grão de feijão cobertos por uma cápsula fibromuscular, fina, brilhante, que se descola facilmente em um rim normal, o mesmo não ocorrendo em um rim doente. Cada um apresenta uma *superfície anterior e posterior, bordas medial e lateral* e *pólos superior e inferior*. A borda lateral é convexa; a medial, chanfrada na altura do *hilo*, o qual conduz ao *seio renal*. Os principais vasos renais entram no hilo e dele saem, e os ureteres deixam o hilo.

Os rins estão localizados paralelamente a coluna vertebral, sobre o músculo psoas maior, e num plano oblíquo, entre o coronal e o sagital. Seus eixos longos estão deslocados para a frente e lateralmente, assim como inferiormente, em conformidade com o eixo longo do psoas maior. Os rins apresentam cerca de 11 a 13 cm de comprimento, sendo o esquerdo um pouco mais longo e maior que o direito.[1] Os contornos renais podem ser visíveis em radiografias simples (Fig. 39.2B, Cap. 39). Os cálices, a pelve e o ureter podem ser delineados por pielografia intravenosa (Fig. 37.1).

Relações. As principais relações do rim são as que seguem.

Acima, o pólo superior encontra-se coberto pela glândula supra-renal, que se apresenta envolvida pela fáscia renal juntamente com o rim.

Anteriormente, o rim direito relaciona-se com o fígado, segunda parte do duodeno, cólon ascendente ou flexura cólica direita e com o intestino delgado. O rim esquerdo está relacionado com o estômago, pâncreas, cólon descendente ou flexura cólica esquerda, baço e intestino delgado. Às vezes o baço apresenta-se tão intimamente relacionado ao rim esquerdo que o seu peso causa uma protrusão sobre a borda lateral.[2] Isto pode estar evidente em radiografias.

As relações posteriores importantes são: o diafragma, o psoas maior e o quadrado lombar, e ramos do plexo lombar, juntamente com a 12.ª costela e a borda lateral do eretor da espinha. O pólo inferior do rim pode estar próximo ao trígono lombar (e um abscesso renal pode emergir neste ponto). **O diafragma geralmente separa o pulmão e a pleura da parte superior do rim. No trígono vertebrocostal (Cap. 27), o pólo superior do rim pode estar separado da pleura somente por uma camada de tecido conectivo.**

Relações peritoneais. Ambos os rins são retroperitoneais. A parte da superfície anterior do rim direito relacionada com o fígado e o intestino delgado encontra-se coberta por peritoneu. O resto da superfície anterior não apresenta peritoneu. A parte da superfície anterior do rim esquerdo em contato com o estômago, baço e o intestino delgado está coberta com peritoneu.

As relações importantes dos rins com os grandes vasos são mostradas na Fig. 37.2.

Anatomia de superfície.[3] **Na posição erecta, os rins estendem-se do nível da primeira VL à quarta VL. O rim direito pode estar ligeiramente mais baixo que o esquerdo, provavelmente devido ao fígado.** Seu pólo inferior às vezes é palpável. Os níveis de ambos os rins alteram-se durante a respiração e com alterações de postura. Na posição de decúbito, os rins situam-se ao nível da 12.ª VT até a terceira VL. A quantidade de movimento de

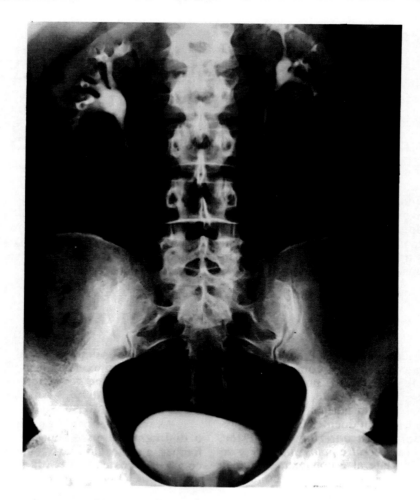

Fig. 37.1 Pielograma intravenoso. Observe os cálices, alguns dos quais vistos de lado e outros com terminações, e a pelve renal, que diferem em forma e nível. Cortesia de Sir Thomas Lodge, The Royal Hospital, Sheffield, England.

acordo com a respiração é variável. Durante uma respiração profunda, os rins movimentam-se em direção superior e inferior, menos de 1 cm até mais de 7 cm.

Um rim muito móvel (flutuante) é encontrado, às vezes, próximo à cavidade pelvina ou à parede abdominal anterior, e sabe-se que ele pode virar de cabeça para baixo e torcer-se sobre os seus vasos sanguíneos.

Seio renal. A borda medial do rim contém uma fissura vertical, o hilo, que dá passagem aos vasos renais e nervos e à extremidade superior do ureter. O hilo conduz a um recesso, o seio renal, que está revestido pela continuação da cápsula e contém os vasos renais e a *pelve renal*.[4] O último é a expansão da extremidade superior do ureter. Do grego *pyelos*, que significa um tubo ou bacia, refere-se à pelve do ureter, e o termo pielonefrite refere-se a uma inflamação do rim e do ureter.

No interior do seio, a pelve renal divide-se em dois ou três tubos largos e cur-

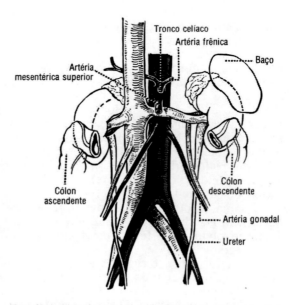

Fig. 37.2 Relações do rim. Vários ramos da aorta, tais como artéria mesentérica inferior, foram omitidos. Baseado em Stirling.[5]

tos, os *cálices maiores*. Cada um destes cálices se subdivide em 7 a 14 cálices menores. Cada cálice menor está fixo, de maneira semelhante a uma tampa de bule, e perfurado por túbulos coletores. Ocasionalmente, não há cálices maiores.[6]

Estrutura. Cada rim contém um milhão ou mais de *túbulos renais* epiteliais (ou *nefrons*), a unidade funcional do rim desenvolvida a partir do metanefron. Uma extremidade do nefron termina cegamente, enquanto que a outra se esvazia num túbulo coletor, um ducto excretor que conduz a urina para o cálice menor. Há cerca de 500 túbulos coletores, que são desenvolvidos a partir do broto uretérico no embrião. A extremidade cega de cada nefron está invaginada por capilares, para formar uma *cápsula glomerular* de dupla camada. O novelo de capilares é denominado *glomérulo*, enquanto que a cápsula e os glomérulos juntos são denominados *corpúsculo renal*.

O rim está composto de um córtex, mais pálido e externo, e de uma medula, mais escura e interna (Fig. 37.3). O *córtex* consiste dos corpúsculos renais, partes dos túbulos secretores e do início dos túbulos coletores. A medula consiste das *pirâmides renais*, cada uma destas contendo túbulos coletores e partes dos túbulos secretores. A *papila* ou ápice de cada pirâmide prende-se à indentação em forma de tampa de bule dos cálices menores, os quais estão perfurados pelos túbulos coletores. O prolongamento dos túbulos da pirâmide no interior do córtex dá o aspecto estriado ao córtex. O córtex estriado imediatamente externo a cada pirâmide é denominado raios medulares. O tecido cortical que se localiza entre duas pirâmides adjacentes é o *septo* ou *coluna renal*.

O lobo de um rim é uma pirâmide e o seu córtex associado.[7] No feto, há freqüentemente de cinco a seis ramos primários de brotamento ureteral e, em conseqüência, de cinco a seis lobos. Este número aumenta pela divisão dos ramos, já tendo sido descritos[8] 19 ou mais lobos. A evidência de lobulação pode persistir por algum tempo após o nascimento, mesmo em rins adultos.

Os rins mantêm o balanço iônico do sangue e, desta maneira, excretam produtos do catabolismo sob a forma de urina. As concentrações dos componentes urinários, tais como os uratos ou outros compostos cristalínicos, podem-se formar no cálice ou na pelve do ureter e constituir o que é conhecido por cálculos renais (nefrolitíase). Eles variam em tamanho, podendo ser pequenos o suficiente para passar inferiormente pelo ureter. Eles também podem tornar-se fixos no cálice, na pelve ou no ureter. Se uma pedra é pequena o suficiente para penetrar no ureter e grande o suficiente para obstruí-lo, pode dar origem a uma cólica renal.

Irrigação sanguínea*[9] *e drenagem linfática. As artérias renais originam-se da aorta, imediatamente abaixo da origem da artéria mesentérica superior, próximo ao nível do disco entre a primeira e segunda vértebras lombares. A artéria renal direita passa por trás da veia cava inferior. Cada artéria renal desce ligeiramente conforme ela corre para a pelve renal (Fig. 37.4), vascularizando a supra-renal e o ureter e, então, dividindo-se em ramos primários superior, inferior e posterior.[10] Dois ramos secundários (intermediário e médio) encontram-se amiúde presentes. Além disso, uma artéria supra-hilar (apical) pode ocorrer, podendo ser primária na origem. Com base na distribuição arterial, os segmentos renais são descritos, cada um consistindo de vários lobos e supridos somente por uma artéria segmentar. Dependendo da definição, uma artéria segmentar pode ser um ramo primário, ou a definição pode ser estendida para incluir ramos secundários. Embora os segmentos existam e tenham importância cirúrgica, há muita variação na distribuição de

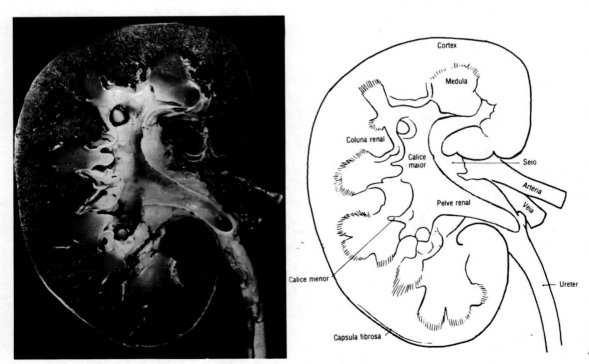

Fig. 37.3 Secção coronal do rim. Cortesia do Professor C. Yokochi e Igaku Shoin, Ltda, Tokyo.

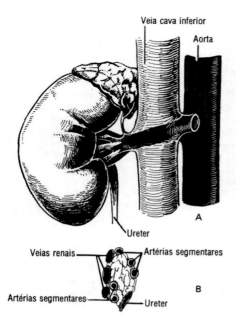

Fig. 37.4 A, a glândula supra-renal direita, rim e pedículo renal. B, uma secção através do pedículo.

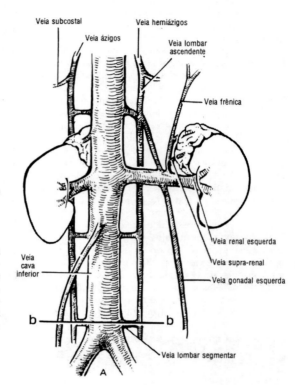

querdo está comumente drenado por uma única veia. Além disso, a veia renal esquerda drena uma área extensa do corpo, recebendo sangue não só dos rins, como também da glândula supra-renal, gônadas, diafragma e parede do corpo (Fig. 37.6).[13]

Os vasos linfáticos do rim drenam para os linfonódios adjacentes, e daí para os linfonódios lombares.

Inervação. O rim apresenta uma extensa inervação a partir de extensões dos plexos celíacos (aórtico-renal)

ramos de um rim para outro, de maneira que não há um tipo constante comum à maior parte dos rins.[11] As artérias segmentares dividem-se em artérias interlobares, e os ramos de distribuição destas são mostrados na Fig. 37.5. Várias veias drenam o rim e se unem de uma maneira variável para formar a veia renal.[12] Às vezes há mais de uma veia renal do lado direito, porém o rim es-

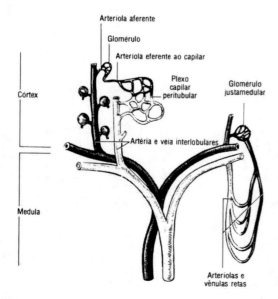

Fig. 37.5 Diagrama esquemático da irrigação do rim. Uma artéria interlombar divide-se em artérias arqueadas, das quais se originam as artérias interlobulares e arteríolas retas.

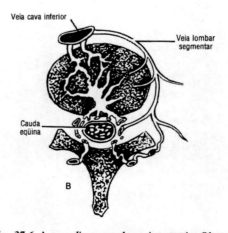

Fig. 37.6 A, um diagrama das veias renais. Observe a extensa área drenada pela veia renal esquerda, que apresenta tributárias para o dorso, parede abdominal, diafragma, glândula supra-renal e gônada. B, uma secção horizontal no plano bb indicado em A para mostrar as tributárias da veia cava inferior a partir de veias vertebrais (a veia segmentar direita foi omitida).

e intermesentérico que acompanham a artéria renal, assim como de ramos diretos dos nervos esplâncnicos torácicos e lombares.[14] As fibras para a sensibilidade dolorosa, principalmente a partir da pelve renal e da parte superior do ureter, penetram na medula espinhal através dos nervos esplâncnicos.

Malformações e variações. Os distúrbios do desenvolvimento são responsáveis por uma variedade de anomalias e anormalidades renais. Entre estas estão: o rim policístico, o rim em ferradura, a lobulação do rim adulto, os rins anormalmente baixos, conhecidos também como rins ectópicos, por exemplo, o rim pelvino (devido a uma falta de migração superior); duplicação renal e variação na ramificação dos ureteres. Foi demonstrado que indivíduos com variações renais são muito mais suscetíveis a doenças renais.[15] A ausência congênita de um rim é incomum. A ausência de ambos é incompatível com a vida.

Pedículo renal

O ureter e os vasos que entram no hilo renal constituem o pedículo renal. As variações nessas regiões são comuns e freqüentemente importantes.[16]

As principais relações dentro do pedículo são as seguintes: a veia renal está anterior, o ureter posterior e, as artérias, dispostas como mostra a Fig. 37.4. Um rim retirado do corpo pode freqüentemente ser identificado como direito ou esquerdo colocando-se de uma maneira que o ureter fique posterior e apontando em direção inferior e medialmente. Uma parte da pelve renal localiza-se por fora do seio renal e, desta maneira, constitui uma parte do pedículo.

A crista urogenital na qual se desenvolve o rim é vascularizada por vasos pares múltiplos, dos quais uns poucos freqüentemente permanecem. O mais superior é a artéria frênica inferior, que irriga o diafragma e a glândula supra-renal. Outros irrigam a glândula supra-renal, e um terceiro, o mais inferior, irriga o rim. Além disso, uma outra artéria irriga a gônada. As variações na persistência dos vasos mesonéfricos, com relação tanto ao nível quanto ao número, são responsáveis por muitas das variações arteriais.

As artérias segmentares do rim freqüentemente têm origem na artéria renal próxima ao hilo ou no próprio hilo, porém freqüentemente uma ou mais artérias segmentares podem originar-se antes de a artéria renal alcançar o hilo, ou podem originar-se da aorta ou da artéria supra-renal inferior. A irrigação supra-renal e a renal estão intimamente relacionadas, de tal forma que a artéria supra-renal inferior comumente se origina da renal e, por outro lado, freqüentemente dá um ramo capsular para o rim, um ramo do qual pode originar-se uma artéria acessória. As artérias gonadais também estão intimamente relacionadas ao pedículo renal e variam nas suas relações com este. Uma das veias gonadais, freqüentemente a esquerda, pode enrolar-se em torno da veia renal, isto é, passar sobre a veia renal e por trás dela, e então se dirigir para a frente, sobre ela, e finalmente em direção inferior, anteriormente a ela.

Ambas as veias renais tendem a localizar-se anteriormente às artérias; a esquerda é necessariamente a mais longa. Veias

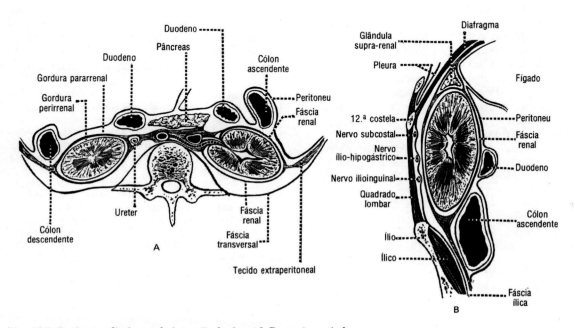

Fig. 37.7 Os rins e a fáscia renal: **A**, *secção horizontal;* **B**, *secção sagital.*

renais anômalas não são comuns. As veias renais múltiplas ocasionalmente ocorrem e, quando isto acontece, encontram-se comumente no lado direito. A veia renal esquerda é raramente múltipla, porém pode dividir-se e envolver a aorta (anel venoso circum-aórtico).

A disposição topográfica das estruturas no pedículo renal pode estar ainda mais complicada por variações do ureter (Cap. 37). Assim, o máximo que se pode dizer acerca de uma disposição "típica" é que as veias tendem a ficar anteriormente, e que as artérias e veias localizam-se freqüentemente anteriores à pelve e ureter.

Fáscia renal

O tecido extraperitoneal lateral ao rim condensa-se para formar uma camada membranácea chamada *fáscia renal* que, passando medialmente, se divide para envolver o rim (Fig. 37.7).[17] A camada anterior continua-se através do plano mediano, enquanto que a camada posterior se mistura com a tela conectiva na face anterior da coluna vertebral. Ambas as camadas se misturam com a tela conectiva em torno dos vasos renais. As duas camadas fundem-se uma com a outra acima da glândula supra-renal. Inferiormente, elas se fundem frouxamente e se perdem na tela extraperitoneal que circunda o ureter.

A fáscia renal está separada da cápsula do rim por um espaço perinefrético. Este espaço é ocupado pela gordura perinefrética (perirrenal). A gordura que se localiza externamente à fáscia renal, tanto anterior quanto posteriormente, é denominada gordura pararrenal.

Parece bem estabelecido que a fáscia renal é uma condensação de tecido extraperitoneal e não derivada da fáscia transversal. A fáscia renal está ausente se os rins não se desenvolvem.[18] Além disso, se os rins se desenvolvem numa localização iliolombar, eles apresentam uma fáscia renal distinta da fáscia transversal ou da fáscia ílica.[19]

Os dois espaços perinefréticos não se comunicam através do plano mediano. Eles estão, todavia, potencialmente abertos inferiormente, a um tal grau que os abscessos perinefréticos de um rim podem não se propagar através do plano mediano, porém podem difundir-se inferiormente, sobretudo ao longo do ureter. Os estudos nos quais ar e líquidos são injetados nos espaços perinefréticos dão resultados ligeiramente diferentes. O ar, sendo mais difusível, pode cruzar o plano mediano.[20]

URETERES

O ureter é um tubo muscular, de 25 a 30 cm de comprimento, que conecta o rim com a bexiga. O ureter é retroperitoneal, sendo a metade superior abdominal, e a metade inferior, pelvina. O ureter deixa a pelve renal ao nível do hilo ou próximo a ele, atrás dos vasos renais, e desce sobre o psoas maior, envolto em tecido conectivo peritoneal. Ele cruza a artéria ílica comum ou a primeira parte da ílica externa, correndo ao longo da parede lateral da pelve; então, volta-se medialmente em direção à bexiga. O seu trajeto pelvino na mulher é de importância especial (Cap. 42). Na região da espinha isquiádica, ele gira em direção inferior, anterior e medialmente, abaixo dos vasos uterinos, cerca de 1,5 a 2 cm da cérvix. O ureter é um grande perigo neste local durante as histerectomias.[21] Devido à assimetria do ureter e da vagina, o ureter esquerdo está mais intimamente relacionado com a vagina, algumas vezes cruzando o plano mediano anteriormente a ela.

O ureter direito localiza-se atrás da segunda parte do duodeno na sua origem. Durante o seu trajeto, é cruzado pela raiz do mesentério e pelos vasos gonadais. Da mesma maneira, o ureter esquerdo está cruzado pelos vasos gonadais. Ao nível da abertura superior da pelve, ele passa atrás do cólon sigmóide, no ápice do mesocólon sigmóide.

O ureter pode estar estreitado em um grau variável (1) na junção do ureter com a pelve renal, (2) quando ele cruza a abertura superior da pelve (3) e durante o seu trajeto através da parede da bexiga. Estes são locais potencialmente passíveis de obstrução.

Os ureteres são muito distensíveis. Eles se tornam muito dilatados e suas paredes se espessam quando há uma obstrução crônica em suas partes inferiores ou na uretra. Uma obstrução aguda é comumente resultante de um cálculo renal e, amiúde, determina dor.

A membrana mucosa, que está revestida por epitélio transicional, é preguada quando o ureter está vazio. A camada muscular espessa contém fibras musculares lisas circulares e longitudinais. A urina passa em direção inferior pelo ureter, através de ondas de contração,[22] e entra na bexiga em esguichos de intervalos freqüentes (uma a seis vezes por minuto).

Irrigação sanguínea, drenagem linfática e inervação. O ureter está irrigado por um número variável de "artérias longas" a partir das artérias renais, gonadal e vesical inferior, assim como por um número de outras artérias.[23] Os ramos que atingem o ureter se dividem em ramos ascendentes e descendentes, que se anastomosam. As veias acompanham as artérias. Os vasos linfáticos drenam para os linfonódios adjacentes.

As fibras nervosas chegam ao ureter a partir de plexos adjacentes (renal e hipogástrico). Os plexos contêm fibras para sensação dolorosa. A cólica renal, que resulta de uma distensão aguda e é freqüentemente devida a uma obstrução por cálculo renal, caracteriza-se por uma dor súbita e muito forte. **Dependendo do nível de obstrução, a dor de uma cólica renal pode ser referida à região lombar ou à hipogástrica, à genitália externa ou aos testículos.**

Variações. A variação mais comum é a duplicação da terminação da extremidade superior do ureter.[24] Menos comumente, há uma duplicação de todo o ureter.

GLÂNDULAS SUPRA-RENAIS

Estas glândulas pares são pequenas glândulas endócrinas de cerca de 3 a 6 gramas cada uma. Alguns dos hormônios produzidos pela supra-renal são essenciais à vida. Cada supra-renal se localiza na face superomedial da parte anterior do rim correspondente (Figs. 37.2 e 37.4). A supra-renal direita projeta-se um tanto posteriormente à veia cava inferior. Cada uma é circundada pela fáscia renal, à qual está firmemente aderida. As glândulas podem ser demonstradas radiograficamente pela injeção de oxigênio ou ar na gordura perirrenal. As camadas da fáscia renal fundem-se acima das glândulas supra-renais, que se encontram presas à fáscia. Esta fáscia, por sua vez, está presa ao diafragma.

Na maioria dos animais, as glândulas são denominadas glândulas adrenais, devido ao fato de estarem próximas ao rim, porém não necessariamente acima deles. Daí adrenalina (epinefrina) e adrenalectomia.

A glândula direita é algo piramidal. Sua base repousa sobre o rim. Posteriormente, ela se encosta no diafragma; anteriormente, está em contato com a área nua do fígado, veia cava inferior e com o peritoneu. A supra-renal esquerda é mais achatada e tem mais ou menos a forma de meia-lua. Ela se relaciona posteriormente com o diafragma; anteriormente, está coberta acima pelo peritoneu da bolsa omental e, abaixo, pelo pâncreas. A artéria lienal é uma importante relação anterior. Cada glândula possui um hilo do qual emergem as veias supra-renais.

Estrutura e função. Cada glândula supra-renal compreende dois componentes endócrinos diferentes: o *córtex* e a *medula*. Toda a glândula está circundada por uma cápsula de tela conectiva. O córtex supra-renal produz hormônios esteróides, importantes na manutenção do balanço eletrolítico e no metabolismo de proteína e carboidrato. A medula produz epinefrina e norepinefrina, cujos efeitos são geralmente similares àqueles resultantes da estimulação do sistema nervoso simpático.

Irrigação sanguínea e drenagem linfática. Artérias supra-renais múltiplas originam-se da artéria frênica inferior; uma ou mais artérias supra-renais inferiores freqüentemente se originam da renal, e uma artéria supra-renal média proveniente da aorta pode alcançar a glândula.[25] O número e tipos de disposição das artérias supra-renais são tão variáveis que podem ser diferentes em dois corpos ou em dois lados de um mesmo corpo.

A drenagem venosa[26] é feita através da veia supra-renal que deixa o hilo e que, através de várias pequenas veias, acompanha a artéria. A veia renal direita (às vezes dupla) penetra na veia cava inferior, e a curta veia esquerda entra na veia renal, freqüentemente como um tronco comum junto com a veia frênica inferior esquerda.

Somente uns poucos vasos linfáticos encontram-se presentes no córtex, porém existem muitos na medula. Eles acompanham as veias para os linfonódios adjacentes.

Inervação. As glândulas supra-renais estão inervadas pelo plexo celíaco e nervos esplâncnicos torácicos e lombares. As fibras são sobretudo fibras simpáticas pré-ganglionares que vão diretamente às células da medula.

Desenvolvimento e variações. Devido ao desenvolvimento do córtex fetal ou provisório, as supra-renais são extremamente grandes no nascimento, apresentando cerca de um terço do tamanho dos rins. Após o nascimento, o córtex fetal degenera-se e o tamanho absoluto da glândula decresce. As glândulas não readquirem o seu tamanho durante o nascimento até a puberdade.

O tecido supra-renal acessório está comumente presente no abdome e pelve. O córtex desenvolve-se em associação com a crista urogenital. O tecido cortical acessório pode, por esta razão, estar presente nas vizinhanças do rim ou em qualquer ponto ao longo do caminho de descida das gônadas, tendo sido encontrado na pelve e no escroto. Tecido medular ou cromafim acessório constitui também um achado comum.

Sistema cromafim

As células que se derivam do neuroectoderma e que se coram com sais de cromo podem ocorrer em qualquer local em que existam células ganglionares simpáticas. Elas são mais comuns na cavidade abdominal, freqüentemente próximas aos gânglios simpáticos ao longo da aorta. Estes *paragânglios* ou *corpos paraórticos*, juntamente com a medula adrenal, constituem o sistema cromafim. A maior parte dos paragânglios secretam norepinefrina.

Muitos dos corpos paraórticos alcançam o seu tamanho máximo durante a vida fetal.[27] Dois deles são muito constantes em posição (próximo à origem da artéria mesentérica superior) e apresentam cerca de 1 cm de comprimento.[28] Eles continuam a aumentar depois do nascimento, mas rapidamente após decrescem consideravelmente em tamanho.

REFERÊNCIAS

1. H. Moël, Acta radiol., Stockh., *46*:640, 1956.
2. J. Frimann-Dahl, Acta radiol., Stockh., *55*:207, 1961.
3. R. O. Moody and R. G. Van Nuys, Anat. Rec., *76*:111, 1940.
4. P. A. Narath, *Renal Pelvis and Ureter*, Grune & Stratton, New York, 1951.
5. W. B. Stirling, *Aortography*, Livingstone, Edinburgh, 1957.
6. H. Fine and E. N. Keen, J. Anat., Lond., *100*:881, 1966.
7. J. Hodson, Brit. J. Urol., *44*:246, 1972.
8. G. Inke, M. Schneider, and W. Schneider, Anat. Anz., *118*:241, 1966. G. Inke, M. Schneider, W. Schneider, and G. Trautmann, Anat. Anz., *129*:471, 1971.

9. J. Fourman and D. B. Moffat, *The Blood Vessels of the Kidney*, Blackwell, Oxford, 1971. F. T. Graves, *The Arterial Anatomy of the Kidney*, John Wright, Bristol, 1971.
10. Ref. 6. See also H. E. Engelbrecht et al., S. Afr. med. J., 43:826, 1969. S. Poisel and H. P. Spängler, Acta anat., 76:516, 1970.
11. Ref. 10. See also W. Woźniak, A. Kiersz, and S. Wawrzniak, Anat. Anz., 132:332, 1972. G. Arvis, C. R. Ass. Anat., 53:432, 1968.
12. S. Poisel and H. Sirang, Acta anat., 83:149, 1972.
13. R. A. Davis, F. J. Milloy, and B. J. Anson, Surg. Gynec. Obstet., 107:1, 1958.
14. G. A. G. Mitchell, J. Anat., Lond., 70:10, 1935.
15. O. S. Culp and P. E. Hiebert, J. Urol., 51:397, 1944. J. E. Dees, J. Urol., 46:659, 1941. E. C. Smith and L. A. Orkin, J. Urol., 53:11, 1945.
16. R. J. Merklin and N. A. Michels, J. int. Coll. Surg., 29:41, 1958.
17. C. P. Martin, J. Anat., Lond., 77:101, 1942. C. E. Tobin, Anat. Rec., 89:295, 1944. F. Morin and P. L. Bruzzone, Arch. Anat. Anthrop., Lisboa, 26:673, 1949. G. A. G. Mitchell, Brit. J. Surg., 37:257, 1950.
18. J. A. Benjamin and C. E. Tobin, J. Urol., 65:715, 1951.
19. E. H. Daseler and B. J. Anson, J. Urol., 49:789, 1943.
20. J. Grossman, J. Anat., Lond., 88:407, 1954.
21. J. Howkins, Ann. R. Coll. Surg. Engl., 15:326, 1954.
22. F. Kiil, *The Function of the Ureter and Renal Pelvis*, Saunders, Philadelphia, 1957.
23. L. J. McCormack and B. J. Anson, Quart. Bull. Northw. Univ. med. Sch., 24:291, 1950. O. Daniel and R. Shackman, Brit. J. Urol., 24:334, 1952. E. Douville and W. H. Hollinshead, J. Urol., 73:906, 1955.
24. C. D. Read, Ann. R. Coll. Surg. Engl., 10:228, 1952.
25. R. Gagnon, Rev. canad. Biol., 16:421, 1957, 25:135, 1966. R. J. Merklin, Anat. Rec., 144:359, 1962. J. W. Dobbie and T. Symington, J. Endocr., 34:479, 1966.
26. R. Gagnon, Rev. canad. Biol., 14:350, 1956. F. R. C. Johnstone, Amer. J. Surg., 94:615, 1957.
27. W. H. Hollinshead, Quart. Rev. Biol., 15:156, 1949.
28. G. Iwanow, Z. Anat. EntwGesch., 91:404, 1930. R. E. Coupland, J. Anat., Lond., 86:357, 1952.

38 VASOS SANGUÍNEOS, DRENAGEM LINFÁTICA E NERVOS

VASOS SANGUÍNEOS

As artérias que irrigam a parede anterolateral do abdome são descritas em outros locais (Caps. 21, 33). As outras artérias para o abdome se originam da aorta abdominal.

AORTA ABDOMINAL

A aorta abdominal tem início no hiato aórtico do diafragma, à altura do nível da 12.ª VT. Apresenta um trajeto descendente, anterior aos corpos vertebrais e à esquerda da veia cava inferior. Ela se desvia ligeiramente para a esquerda, durante o seu trajeto descendente, e termina mais ou menos ao nível da quarta VL, dividindo-se nas artérias ílicas comuns direita e esquerda. As relações anteriores importantes são, de cima para baixo, o pâncreas, as veias lienal e renal esquerda, a terceira parte do duodeno e as alças do intestino delgado. O plexo celíaco e os gânglios localizam-se anteriormente à parte superior da aorta. Em um nível pouco mais abaixo, a parte intermesentérica do plexo aórtico localiza-se anteriormente.

A aorta abdominal pode ser comprimida por uma pressão em direção posterior a partir da parede abdominal anterior, ao nível da quarta VL, especialmente em crianças e adultos magros.

Os ramos parietais e viscerais da aorta abdominal podem ser classificados como pares e ímpares (Fig. 38.1).[1]

Ramos parietais

As artérias frênicas inferiores, lombares e ílicas comuns são pares; a sacral mediana é ímpar.

Artérias frênicas inferiores. As artérias frênicas inferiores direita e esquerda originam-se do tronco celíaco quase tão freqüentemente quanto o fazem da aorta; apresentam, amiúde, um tronco comum. Cada artéria cruza o pilar do diafragma correspondente, dividindo-se em ramos que irrigam o diafragma e que se anastomosam com as artérias pericardicofrênica e musculofrênica.

Muitas artérias supra-renais superiores têm origem a partir de cada artéria frênica inferior ou de seu ramo posterior. A artéria frênica inferior esquerda pode dar um ramo para o estômago, e ambos podem dar uma artéria acessória para o rim.

Artérias lombares. Há pequenas artérias segmentares que se originam da parte posterior da aorta. São comumente quatro ou cinco pares,[2] e cada par pode originar-se como um tronco comum, sobretudo no caso das artérias lombares inferiores. A artéria sacral mediana pode originar-se de uma ou de outra das cinco artérias lombares.

As artérias lombares passam entre o músculo psoas maior e os corpos vertebrais e dividem-se em ramos ventrais menores e dorsais maiores. Os *ramos ventrais* irrigam os músculos e nervos adjacentes, em particular o plexo lombar, e anastomosam-se com as artérias segmentares acima e abaixo. Cada *ramo dorsal* passa em direção posterior, juntamente com o ramo dorsal do nervo lombar correspondente, e irriga as estruturas do dorso. Dá origem a um ramo espinhal que penetra no canal vertebral (Cap. 50). O ramo dorsal da quinta VL pode ser substituído pelo ramo lombar da artéria iliolombar.

Artérias ílicas comuns. As artérias ílicas comuns direita e esquerda são os ramos ter-

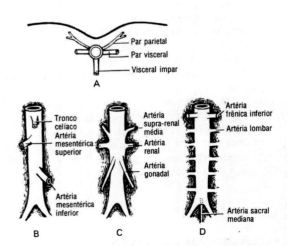

Fig. 38.1 **A**, *representação esquemática horizontal dos tipos de ramos da aorta.* **B**, *ramos viscerais ímpares.* **C**, *ramos viscerais pares.* **D**, *ramos parietais pares e ímpares.*

minais da aorta. Cada uma delas se dirige inferiormente e lateralmente, terminando ao nível do disco lombossacral e dividindo-se em artérias ílicas externa e interna. A artéria ílica comum direita é freqüentemente um pouco mais longa, devido ao fato de a aorta estar à esquerda do plano mediano na sua bifurcação.

O ureter cruza anteriormente tanto na bifurcação da ílica comum quanto na parte superior da ílica externa. A artéria esquerda apresenta anteriormente o ápice do mesocólon sigmóide e os vasos retais superiores e, posteriormente, os corpos da quarta e quinta VL e o músculo psoas maior. A artéria ílica comum direita está separada das quarta e quinta VL e psoas maior direito pelas terminações superiores das veias ílicas comuns e início da veia cava inferior.

O plexo aórtico continua-se ao longo dos vasos e nervos como plexo ílico.

Artérias ílicas externas. As artérias ílicas externas direita e esquerda são as continuações das artérias ílicas comuns. Cada uma desce na fossa ílica até um ponto atrás do ligamento inguinal, onde passam a chamar-se artéria femoral. O plexo ílico continua-se ao longo da artéria femoral. Posteriormente, ela se localiza sobre o músculo psoas maior. O cécum, apêndice e intestino delgado podem estar anteriores à artéria direita, e o cólon sigmóide e intestino delgado anteriores à esquerda. No homem, a artéria testicular e o ducto deferente localizam-se anteriormente à parte inferior da artéria e, na mulher, o ligamento redondo ocupa a mesma posição. O ureter pode cruzar a parte superior da artéria e, na mulher, pode também cruzar os vasos ováricos. As artérias ílicas externas dão pequenos ramos para as estruturas adjacentes, e cada uma apresenta dois ramos que são, a saber, a epigástrica inferior e a artéria circunflexa profunda do ílio (Cap. 33).

Artérias ílicas internas. Serão descritas no Cap. 41.

Artéria sacral mediana. É um ramo parietal ímpar que se origina da parte posterior da aorta, um pouco acima de sua bifurcação, ou de uma ou de ambas as artérias lombares mais inferiores. Apresenta um trajeto descendente anterior à quarta e quinta VL e, então, anteriormente ao sacro e cóccix, e termina no corpo coccígico (Cap. 40).

Ramos viscerais[3]

As artérias supra-renal, renal e gonadal são pares; o tronco celíaco e as artérias mesentéricas superior e inferior são ímpares.

Artérias supra-renais médias. São pequenos vasos pares que têm origem ligeiramente acima do nível das artérias renais. É possível estarem ausentes ou serem múltiplas, irrigarem uma parte considerável das glândulas supra-renais ou, sobretudo, a gordura perirrenal.

Artérias renais. Originam-se aproximadamente à altura da segunda VL. A artéria renal direita, freqüentemente mais baixa que a esquerda, passa por trás da veia cava inferior. Cada uma dá origem a uma ou mais artérias supra-renais inferiores, um ramo para o ureter, ramos para a gordura e parede corporal adjacentes, dividindo-se, então, a seguir, em seus dois ramos primários (Cap. 37).

Artérias gonadais (testicular ou ováricas). As gônadas desenvolvem-se na crista urogenital, próximo ao rim, e recebem a sua irrigação a partir da aorta abdominal (Fig. 38.2).[4] As artérias que irrigam as gônadas, às vezes em número de três ou quatro, apresentam um nível variável de origem com relação à artéria renal e também uma em relação a outra.[5] Ocasionalmente se originam como um tronco comum. As *artérias testiculares* são vasos finos e longos que se originam anteriormente à aorta ou de ramos adjacentes da aorta. Cada um desses vasos passa em direção inferior e lateralmente sobre o psoas maior, cruzando o ureter, para o qual cada um fornece um ramo ou ramos. Chegando ao ânulo inguinal profundo, estes vasos acompanham o ducto deferente em direção ao escroto, onde irrigam o funículo espermático e o testículo. Cada *artéria ovárica* de uma maneira similar passa em direção inferior e lateralmente ao psoas maior e dá origem a um ramo ou ramos para o ureter. Cada uma cruza a artéria ílica externa, penetra no ligamento suspensor do ovário e dirige-se medialmente ao mesovário; irriga o ovário e anastomosa-se com o ramo ovárico da artéria uterina.

Tronco celíaco. **O tronco celíaco é a artéria da parte caudal do intestino anterior.** É um vaso curto, largo, que se origina imediatamente abaixo do hiato aórtico do diafragma, entre os pilares, ocasionalmente num tronco comum com a artéria mesentérica superior. Está envolvido na massa densa dos gânglios e plexos celíacos. Em pelo menos metade dos casos, após um trajeto de 1 a 3 cm, ele se divide em artérias gástrica esquerda, hepática comum e lienal.[6] Pode também dar origem às artérias frênicas inferiores e a um ramo direto para o pâncreas (artéria pancreática dorsal). Qualquer um destes ramos pode originar-se separadamente da aorta ou da artéria mesentérica superior.

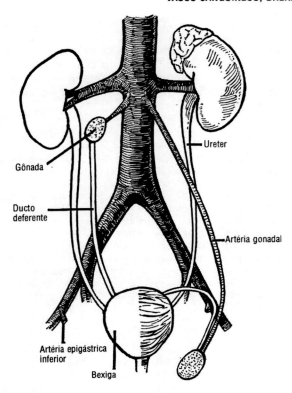

Fig. 38.2 *Representação esquemática da irrigação das gônadas e dos rins. As gônadas desenvolvem-se próximo ao rim (metade esquerda da Fig.). Posteriormente, as gônadas descem, levando consigo seus vasos sanguíneos e ductos. A metade direita da Fig. mostra a relação no adulto do sexo masculino.*

Artéria gástrica esquerda (Fig. 35.5, Cap. 35):[7] Esta, que é o menor dos ramos, corre em direção superior e para a esquerda, na prega gastropancreática esquerda. Ao chegar ao estômago, volta-se e corre ao longo da curvatura menor, entre as lâminas do omento menor, e termina anastomosando-se com a artéria gástrica direita. Dá origem a *ramos esofagicos* e a ramos para ambas as superfícies do estômago; anastomosa-se com ramos gástricos das artérias lienal e gastroepiplóica. Pode também dar origem à artéria hepática direita.

Artéria lienal (Fig. 35.5, Cap. 35). É o maior ramo do tronco celíaco. Apresenta um trajeto tortuoso ao longo da borda superior do corpo do pâncreas, um trajeto tão variável que não há duas artérias lienais idênticas. Durante o seu trajeto, ela dá origem a muitos *ramos pancreáticos* e termina em um número de *ramos lienais*. A *artéria gastroepiplóica esquerda* e um número de artérias gástricas curtas originam-se de um dos ramos lienais ou da parte terminal da artéria lienal. A artéria gastroepiplóica esquerda corre da esquerda para a direita, entre as lâminas do omento maior. Dá origem a ramos para o estômago, sendo que os ramos longos e finos para o omento são os *ramos epiplóicos* ou omentais. Ela não se anastomosa diretamente com a artéria gastroepiplóica direita, porém se comunica de maneira variável no omento.[8]

Alguns dos ramos pancreáticos são bastante constantes e estão nomeados separadamente. A *artéria pancreática dorsal* (Fig. 35.5, Cap. 35) é amiúde um ramo da artéria lienal, porém pode originar-se da artéria mesentérica superior, da hepática ou do tronco celíaco. A continuação do ramo esquerdo da pancreática dorsal é às vezes chamada de *artéria pancreática transversa ou inferior*. A *artéria pancreática magna*, que entra no corpo da glândula, é freqüentemente um grande ramo pancreático superior derivado da artéria lienal. Os ramos para a cauda do pâncreas originam-se da artéria lienal ou de uma de suas divisões, tais como a artéria gastroepiplóica esquerda, e são às vezes chamados de *artérias pancreáticas caudais*.

Artéria hepática comum (Fig. 35.5, Cap. 35). Passa ao longo da borda superior do corpo do pâncreas, na prega gastropancreática direita, em direção à face superior da primeira parte do duodeno, onde, de uma forma variável, se divide em artéria hepática própria, artéria gástrica direita e artéria gastroduodenal.

A *artéria hepática própria* continua-se em direção superior através da borda do omento menor para o fígado, onde se divide em *ramos direito* e *esquerdo*. A *artéria cística* origina-se do ramo direito.

A *artéria gástrica direita* é um pequeno ramo que passa ao longo da curvatura menor do estômago, entre as lâminas do omento menor. Irriga o duodeno e estômago e anastomosa-se com a artéria gástrica esquerda.

A *artéria gastroduodenal* é um tronco curto e espesso que desce atrás da primeira parte do duodeno, enquanto que o ducto colédoco se encontra à direita. Freqüentemente, dá origem a uma *artéria supraduodenal* para a face superior da primeira parte do duodeno, e a um número de pequenos *ramos retroduodenais* para a face inferior. A *artéria pancreaticoduodenal posterior* origina-se por trás da primeira parte do duodeno, tende a espiralar-se em torno do ducto colédoco e entra na arcada posterior (Cap. 36). Ao chegar ao pâncreas, a artéria gastroduodenal divide-se em artérias gastroepiplóica direita e pancreaticoduodenal superior anterior. A *artéria gastroepiplóica direita* corre em direção à esquerda, ao longo da curvatura maior do estômago, entre as lâminas do omento maior. Dá origem a ramos gástricos, e a *ramos epiplóicos* para o omento maior. A *artéria pancreaticoduodenal anterior superior* entra na arcada anterior.

Artéria mesentérica superior.[9] **A artéria mesentérica superior (Fig. 35.10, Cap. 35) é a artéria do intestino médio.** Origina-se da parte anterior da aorta, abaixo da origem do tronco celíaco. Irriga uma parte do pâncreas, todo o intestino delgado, exceto uma parte do duodeno, e o intestino grosso desde o cécum até próximo à flexura esquerda do cólon. Na sua origem, ela se localiza posteriormente ao pâncreas e à veia lienal. De cima para baixo, desce anteriormente à veia renal esquerda, ao processo uncinado do pâncreas e à terceira parte do duodeno. Penetra, então, na raiz do mesentério e a percorre até a fossa ilíaca direita. A veia mesentérica superior encontra-se comumente do seu lado direito.

O seu primeiro ramo, *a artéria pancreaticoduodenal inferior*, pode originar-se do primeiro ramo jejunal. Ela passa para a direita e divide-se em *artéria pancreatico-*

duodenal anterior e *inferior*, e *artéria pancreaticoduodenais posterior* e *inferior*. Estas artérias entram nas arcadas anterior e posterior (Cap. 36). Ambas as artérias podem originar-se separadamente da mesentérica superior.

Vários ramos que se originam de uma maneira variável, a partir da concavidade (lado direito) da artéria mesentérica superior, vascularizam o intestino grosso. Estes ramos são as *artérias iliocólica, cólica direita* e as *artérias cólicas médias* (Cap. 35). Suas anastomoses contribuem para a formação da artéria marginal. A artéria iliocólica apresenta dois ou mais ramos com uma variedade de comunicações anastomóticas. Estes ramos irrigam a parte terminal do ílio, cécum e o apêndice.

Artérias jejunais e *ileais,* em número variável, originam-se da convexidade (lado esquerdo) da artéria mesentérica superior (Cap. 35). O primeiro ramo jejunal pode dar origem à artéria pancreaticoduodenal inferior. A artéria mesentérica superior e seus ramos estão acompanhados por veias e por um grande número de fibras nervosas e vasos linfáticos.

Artéria mesentérica inferior. **A artéria mesentérica inferior (Fig. 35.10, Cap. 35) é a artéria do intestino posterior.** Ela se origina da aorta vários centímetros acima de sua bifurcação; irriga a parte distal do cólon, isto é, desde próximo a flexura esquerda do cólon até a ampola do reto. De sua origem, ela corre em direção inferior e para a esquerda, sobre o psoas maior; cruza a abertura superior da pelve e se torna a *artéria retal superior*. Esta cruza a artéria ílica comum esquerda, onde o ureter lhe é lateral, no ápice do mesocólon sigmóide. Ela, então, se continua entre as lâminas do mesocólon sigmóide até o reto, onde se divide em dois ramos, que se continuam em direção inferior na parede do reto (Cap. 45). A artéria mesentérica inferior e seus ramos estão acompanhados por fibras nervosas (plexo mesentérico inferior) e por veias e linfáticos. A artéria está acompanhada pela veia mesentérica inferior na parte inferior do seu trajeto.

Antes de cruzar a abertura superior da pelve, a artéria mesentérica inferior dá origem às *artérias cólica esquerda* e *sigmóidea*. Estas formam arcadas que contribuem para a artéria marginal e das quais partem as artérias retas que atingem o intestino.

A anastomose entre as artérias cólicas esquerda e média, na altura da flexura esquerda do cólon, é ótima (através da artéria marginal); ocasionalmente, uma comunicação intermesentérica conecta a artéria cólica esquerda com as artérias cólica média ou mesentérica superior,[10] e raramente a artéria cólica média origina-se da artéria mesentérica inferior.[11] A anastomose extramural entre o último ramo sigmóideo e a artéria retal superior é freqüentemente pobre,[12] porém, no interior das paredes do intestino, pode ser adequada.[13]

Circulação colateral

A circulação colateral desenvolve-se após a obstrução da aorta abdominal (deixam as aberturas para as artérias renais intactas), é complexa e detalhada, embora simples em princípio.[14] As anastomoses que determinam o *bypass* da obstrução formam três grupos, dos quais os dois primeiros são os mais importantes:

(1) Anastomoses longitudinais entre os vasos parietais, em particular os intercostais inferiores, as artérias subcostais e as artérias epigástricas. (2) As anastomoses entre os ramos viscerais, especialmente os intestinais e cólicos. (3) As anastomoses através do plano mediano, especialmente na pelve, entre ramos da artéria ílica interna.

VEIAS

Em sua maior parte, as veias abdominais acompanham as artérias correspondentes e não necessitam de uma descrição separada. Algumas características do sistema venoso, todavia, merecem ênfase. Estas se referem ao sistema porta, à veia cava inferior e suas tributárias e ao plexo vertebral e suas interconexões.

Sistema porta

O sangue venoso, a partir do canal gastrintestinal, é coletado pela veia porta e suas tributárias e levado até os sinusóides do fígado, a partir de onde é finalmente drenado para a veia cava inferior através das veias hepáticas (Fig. 36.4, Cap. 36).

A veia porta é formada pela junção das veias mesentéricas superior e lienal atrás do colo do pâncreas (Fig. 38.3); estas veias podem ser demonstradas radiologicamente através de injeção percutânea de material radiopaco no baço.[15] A veia mesentérica superior é extremamente variável, apresentando de 10 a 25 tributárias. Ainda sua área de drenagem e seu trajeto geral são bastante constantes.[16]

A veia mesentérica inferior pode reunir-se na junção das veias mesentéricas superior e veia lienal, de tal forma que as três podem formar a veia porta. Em outros casos, a veia mesentérica inferior junta-se à veia lienal ou mesentérica superior de maneira muito variável.[17] A veia porta freqüentemente recebe a veia gástrica esquerda.

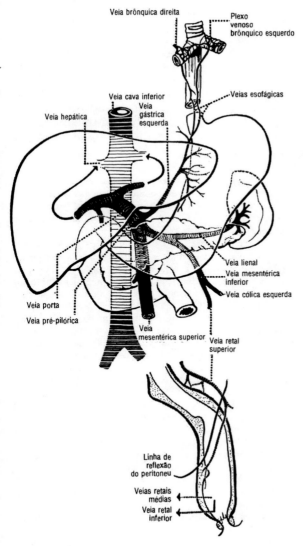

Fig. 38.3 *Veia porta e algumas das suas principais tributárias.*

A veia porta penetra no ligamento hepatoduodenal, ascende por trás do ducto colédoco e da artéria hepática, recebe um número variável de pequenas veias e divide-se, no hilo hepático, em ramos direito e esquerdo. As anomalias da veia porta são raras.

Anastomoses porto-sistêmicas. As válvulas do sistema porta são insignificantes ou se encontram ausentes, embora possam estar presentes em tributárias menores no nascimento. **Por esta razão, a hipertensão porta, que resulta da obstrução da veia porta, causa rapidamente um aumento das conexões entre as tributárias porta e as veias sistêmicas e ainda um fluxo invertido de sangue nas veias sistêmicas.** As anastomoses porto-sistêmicas são normalmente pequenas, porém aumentam muito de tamanho em presença de uma obstrução. As anastomoses importantes são as seguintes:

1. Entre a veia mesentérica inferior e a veia cava inferior e suas tributárias. As tributárias retais superiores das veias mesentéricas inferiores anastomosam-se com as veias retais média e inferior, e o sangue do sistema porta pode alcançar a veia cava inferior através das veias ílicas comuns e internas. As anastomoses das tributárias das veias ílicas internas também permitem que o sangue atinja o plexo vertebral e as veias ílicas externas e, desta maneira, ambos os sistemas cava, superior e inferior (Fig. 6.2, Cap. 6).

2. Entre as veias gástricas e a veia cava superior e suas tributárias. As veias da parte inferior do esôfago, que se anastomosam acima com as veias bronquiais e, abaixo, com a veia gástrica esquerda,[18] também se anastomosam com o sistema ázigos. O sangue do sistema porta pode, desta maneira, atingir o sistema ázigos e o plexo vertebral e, portanto, a veia cava superior. As anastomoses gastroesofágicas são capazes de se tornar grandes e com varicosidades de paredes finas na presença de obstrução porta, e de se romper e determinar um grave sangramento.

3. Entre as veias retroperitoneais e sistemas cava e ázigos. As veias retroperitoneais são pequenas veias numerosas que drenam as superfícies não peritonizadas dos órgãos (cólon ascendente e descendente, duodeno, pâncreas, fígado). Estas veias e a parte retroperitoneal do sistema das tributárias da veia porta apresentam pequenas anastomoses com as veias segmentares e frênicas. As conexões das veias segmentares e frênicas permitem que o sangue atinja o coração através do sistema cava, tanto diretamente como através do sistema ázigos e das veias vertebrais.

4. Entre as veias parumbilicais e as veias subcutâneas. As veias parumbilicais, no ligamento falciforme, conectam o ramo esquerdo da veia porta com as veias subcutâneas na região do umbigo. A drenagem das veias subcutâneas nas veias epigástricas permite que o sangue atinja as veias cavas superior e inferior. As veias parumbilicais também incluem pequenas veias que drenam as estruturas na região da porta do fígado. Estas conexões porto-sistêmicas são pouco importantes. Elas se encontram normalmente fechadas, ou são tão pequenas que estão virtualmente fechadas, e se abrem e aumentam de tamanho somente na vigência de uma obstrução porta.

Durante o desenvolvimento pré-natal, as duas veias

umbilicais a partir da placenta entram no fígado e desembocam em sinusóides. A veia direita atrofia-se, e um *shunt*, o *ducto venoso*,[20] conecta a veia esquerda ao coração através do fígado. A veia umbilical esquerda e o ducto venoso obliteram-se após o nascimento e formam o ligamento redondo e ligamento venoso, respectivamente.

Veia cava inferior

A veia cava inferior[21] é um tronco venoso, grande, sem válvulas, que recebe o sangue dos membros inferiores, grande parte do sangue da região do dorso e das paredes e conteúdos do abdome e pelve.

É formada pela junção das duas veias ílicas comuns, ligeiramente abaixo e à direita da bifurcação da aorta. Ascende à direita da aorta, através do centro tendíneo do diafragma, e esvazia-se no átrio direito. De baixo para cima, ela se localiza atrás do peritoneu (cruza a raiz do mesentério e os vasos gonadais direitos), duodeno e pâncreas, veia porta, forame epiplóico e fígado. A artéria renal direita cruza por trás dela.

As tributárias da veia cava inferior são as ílicas comuns, a gonadal, a renal, a supra-renal, a frênica inferior, a lombar e a hepática.

Variações. A parte da veia cava abaixo dos rins pode ser dupla ou pode estar localizada mais à esquerda do que à direita. Às vezes, a parte da veia cava inferior abaixo dos rins desenvolve-se da veia subcardinal mais do que das supracardinais (simpática lateral). Em tais casos, a veia cava inferior localiza-se anteriormente ao ureter (veia cava pré-ureter)*. A veia cava inferior esquerda do feto persiste mais freqüentemente do que se possa presumir. Quando presente em toda sua extensão, ela conecta a veia renal esquerda e veia ílica comum esquerda. Um segmento da veia cava inferior esquerda freqüentemente persiste e complica a estrutura do pedículo renal esquerdo.

Veias ílicas comuns. As veias ílicas comuns direita e esquerda são formadas pela junção das respectivas *veias ílicas interna e externa*, e, através delas, a veia cava inferior drena os membros inferiores e a maior parte da pelve. Com relação à posição relativa da veia cava inferior e da aorta, a veia ílica comum esquerda localiza-se diretamente abaixo da bifurcação da aorta. As veias ílicas freqüentemente não apresentam válvulas.

Veias gonadais e supra-renais. A veia gonadal direita *(testicular* ou *ovárica)* e a supra-renal direita freqüentemente desembocam na veia cava inferior e, a esquerda, na veia renal esquerda.

Veias renais. Cada uma das veias renais tende a localizar-se anteriormente à artéria renal correspondente; a esquerda é mais longa. A veia renal direita, que pode ser múltipla, recebe poucas ou nenhuma tributária, com exceção das que recebe do rim. A veia renal esquerda, todavia, drena uma parte extensa do corpo de uma maneira complexa (v. Fig. 37.6).

Veias frênicas inferiores. As veias frênicas inferiores direitas geralmente desembocam na veia cava inferior. A esquerda reúne-se com a supra-renal esquerda, (e daí com a renal), com a renal esquerda ou com a veia cava inferior.

Veias hepáticas. São troncos curtos (duas ou três veias hepáticas principais e algumas menos importantes) que desembocam na veia cava inferior assim que esta passa através do diafragma. A veia hepática direita às vezes atravessa a abertura da veia cava antes de se reunir a esta veia.

Veias lombares. Consistem de quatro ou cinco segmentos pares que acompanham, em parte, as artérias correspondentes. Seus ramos dorsais drenam as estruturas do dorso e apresentam conexões livres com os plexos vertebrais. As veias lombares podem desembocar separadamente na veia cava inferior ou na ílica comum, porém estão geralmente unidas a cada lado por uma veia conectante vertical, a *veia lombar ascendente*. Cada veia lombar ascendente entra no tórax atrás do psoas maior e do ligamento arqueado medial do lado correspondente. A veia direita reúne-se com a veia subcostal direita e forma a veia ázigos (Cap. 31). A esquerda reúne-se com a subcostal esquerda e forma a veia hemiázigos.

As veias lombares superiores esquerdas e veia lombar ascendente estão amiúde conectadas com a veia renal esquerda.

Circulação colateral. Os canais colaterais disponíveis na possibilidade de uma obstrução da veia cava superior são muito numerosos e complexos, porém podem ser classificados em dois grupos, ambos de natureza longitudinal. (1) Uma variedade de anastomoses na pelve e abdome permite que o sangue chegue às veias epigástricas superficial e inferior e que ascenda, por estas veias, para as veias toracoepigástricas e epigástrica superior e, portanto, alcançando a veia cava superior. (2) Anastomoses das tributárias da veia cava inferior com o sistema vertebral de veias permite que o sangue ascenda através destes plexos para o sistema cava superior. O sangue também pode descer, entrar nas veias pélvicas, daí atingir as veias epigástricas e, eventualmente, a veia cava superior.

Plexo vertebral

O sistema vertebral de veias está discutido, e a sua importância funcional e clínica enfatizada no Cap. 31. No abdome e na pelve, assim como no tórax, na cabeça e no pescoço, os principais canais sistêmicos apresentam conexões difusas sem válvulas com o plexo venoso do sistema vertebral, que também não apresenta válvulas. No abdome e

---

*Os sinônimos são pós-caval, circuncaval, defletida e retrocava. O ureter nesta posição está freqüentemente obstruído, e deve-se suspeitar de uma hidronefrose obscura no lado direito.[22]

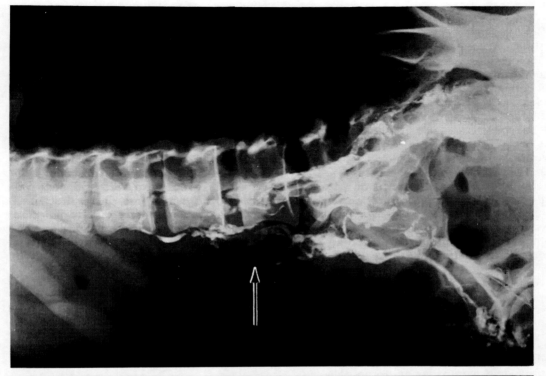
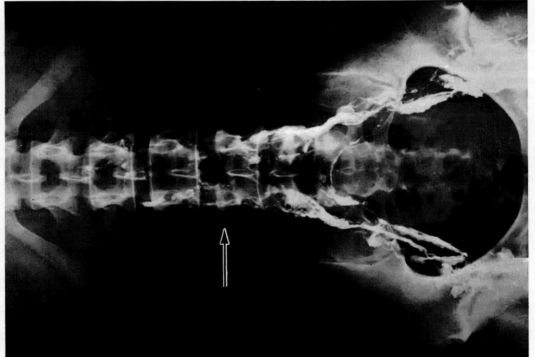

Fig. 38.4 Dois linfangiogramas normais (anterior e obliquo) mostrando os linfonódios lombares inferiores e os vasos. As setas indicam o vaso por bypass lombar inferior direito. Cortesia de G. M. Stevens, M. D., Palo Alto Medical Clinic, Palo Alto, Califórnia.

pelve, assim como em outros locais, a importância clínica do plexo vertebral deve-se ao papel da possibilidade de disseminação de células tumorais e infecção.

Os mesmos mecanismos que produzem um fluxo de sangue entre o plexo vertebral e o sistema ázigos atuam no abdome e pelve, mas com tempos diferentes. O retorno sanguíneo dos membros inferiores, pelve e abdome depende de seu fluxo sob diferentes pressões entre os capilares e o lado venoso do coração, e também da ação muito importante de compressão dos músculos, combinada com a disposição das válvulas. O fluxo sanguíneo, além disso, é auxiliado pela respiração. Durante a inspiração, a pressão intratorácica diminui, e a diferença de pressão entre os capilares e o coração torna-se muito grande. Durante esta fase, o sangue passa do plexo vertebral para o sistema ázigos. A mesma excursão inspiratória, devido ao movimento diafragmático que leva as vísceras em direção inferior e as comprime, aumenta a pressão intra-abdominal. Este aumento na pressão força o sangue em direção superior (válvulas na pelve e nos membros inferiores evitam o fluxo em direção inferior), desta maneira auxiliando o retorno venoso. Ao mesmo tempo, o sangue tende a fluir para o plexo vertebral. Assim, durante a inspiração, o retorno venoso aumenta, o fluxo sanguíneo vai para cima, nos plexos vertebrais, a partir do abdome, e para fora dos plexos vertebrais, no tórax.

As alterações inversas ocorrem durante a expiração. **Está claro que, independente da direção do fluxo nos principais canais venosos sistêmicos, que permanece constante, a direção do fluxo no plexo vertebral pode variar de acordo com a fase da respiração. O fluxo do sangue do abdome e pelve no plexo vertebral está acentuado por qualquer aumento na pressão intra-abdominal devido a tosse ou espirro.**

DRENAGEM LINFÁTICA[23]

Os vasos linfáticos da parede abdominal anterolateral estão discutidos no Cap. 33. Os vasos linfáticos lombares ascendem dos linfonódios ílicos (Fig. 41.6, Cap. 41) como duas ou três cadeias agrupadas em torno da aorta. Cada uma delas consiste de vários vasos que são mais ou menos paralelos, sendo que cada um cobre as bordas direita e esquerda dos corpos vertebrais. (Se presentes três cadeias, a média fica próxima ao plano mediano.) Há freqüentemente um vaso em alça à direita da terceira ou quarta VL (Fig. 38.4). *Este é o vaso de bypass lombar inferior direito;* isto corresponde a um hiato na cadeia de linfonódios. A cadeia linfática ascendente reúne-se ao ducto torácico.

Existem duas ou três cadeias de *linfonódios lombares (aórticos)* (Fig. 38.5), dispostas tanto em coluna como de modo esparso. As colunas direita e esquerda estão sobre os processos transversos. (Se houver três colunas, a média localiza-se sobre a aorta, e os linfonódios também se localizam por trás da aorta, nas regiões lombares superiores e torácica inferior.) Os linfonódios são variáveis em tamanho e em número (10 a 54). As conexões entre os lados direito e esquerdo são comuns *(crossover* linfático lombar*).*

Outros linfonódios abdominais são mais regionais que centrais e encontram-se espalhados ao longo dos vasos, drenando os vários órgãos.

A extremidade inferior do ducto torácico localiza-se atrás e ao lado direito da aorta adjacente à coluna vertebral e ao pilar direito do diafragma. O ducto torácico (Cap. 31) começa de uma maneira altamente variável, tanto como uma dilatação alongada e ovóide, a cisterna do quilo, ou como uma dilatação irregular, ou ainda como plexo de vasos. Vários ductos coletores convergem em direção à *cisterna do quilo* ou plexo, e estes incluem o tronco intestinal a partir de linfonódios anteriores à aorta, um par de troncos lombares dos linfonódios mais laterais e um par de troncos intercostais dependentes a partir de linfonódios nos espaços intercostais inferiores. O número de troncos varia, e troncos além destes já enumerados podem estar presentes. O ducto torácico passa em direção superior através do hiato aórtico, no diafragma, e ascende no tórax até a raiz do pescoço, onde se desemboca no sistema venoso.

NERVOS

Os nervos do abdome são os nervos toracoabdominais, nervo frênico e nervo vago, os nervos esplâncnicos torácicos, o tronco simpático e seus ramos, os plexos autônomos e o plexo lombar. Os nervos toracoabdominais já foram descritos (Cap. 27).

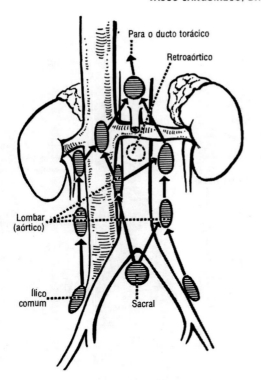

Fig. 38.5 *Diagrama dos vasos linfáticos e linfonódios da parede posterior do abdome.*

Nervos frênicos

Os nervos frênicos, que contêm as fibras motoras, sensitivas, e simpáticas (Fig. 31.7, Cap. 31), suprem o pericárdio, a pleura mediastinal, a parte central da pleura diafragmática, o diafragma e o peritoneu. O nervo frênico direito perfura o diafragma próximo à veia cava inferior ou atravessa a abertura para esta veia. O nervo frênico esquerdo perfura o diafragma diretamente à esquerda do pericárdio. Na maior parte, as fibras motoras nestes nervos encontram-se distribuídas para o diafragma por baixo. Algumas das fibras simpáticas no nervo esquerdo atingem o estômago, enquanto que outras chegam à veia supra-renal.

Nervo vago

Quando os nervos vagos (Cap. 31) entram no plexo esofágico, eles se misturam e formam os troncos vagais anterior e posterior. Estes troncos descem sob o esôfago até as superfícies anterior e posterior do estômago, respectivamente. Cada tronco contém fibras tanto dos nervos vagos direito quanto do esquerdo.

O tronco vagal anterior dá origem a vários (algumas vezes a somente um) ramos hepáticos que passam através do omento menor para o plexo hepático; algumas fibras descem ao longo da artéria hepática para alcançar os órgãos vascularizados por ramos dessa artéria. Após dar origem a ramos hepáticos, o tronco vagal anterior dá origem a vários ramos gástricos e celíacos. O tronco vagal posterior da mesma maneira apresenta um número de ramos gástricos e celíacos.

As fibras vagais que entram no plexo celíaco passam aos ramos dos plexos celíacos e mesentéricos superiores para alcançar o estômago, pâncreas, fígado, intestino delgado e intestino grosso até a flexura esquerda do cólon (isto é, os derivados do intestino anterior e médio). O restante do intestino grosso recebe fibras parassimpáticas a partir dos nervos esplâncnicos pelvinos (Cap. 41).

Os componentes funcionais foram discutidos no Cap. 31.

Nervos esplâncnicos torácicos

Estes nervos simpáticos, que são os nervos esplâncnicos maior, menor e imo, originam-se da parte torácica do tronco simpático (Cap. 31). Eles conduzem a maior parte da inervação simpática e sensitiva para as vísceras abdominais.

Nervo esplâncnico maior. Perfura a parte muscular do pilar diafragmático e, então, volta-se medialmente para penetrar no gânglio celíaco. Um *gânglio esplâncnico* bastante grande e vários pequenos gânglios encontram-se localizados ao longo do nervo. Após perfurar o diafragma, o nervo direito localiza-se atrás da veia cava inferior e, o esquerdo, por trás da glândula supra-renal esquerda.

Nervo esplâncnico menor. Este nervo perfura o diafragma ligeiramente lateral ao nervo esplâncnico maior, reúne-se com o gânglio aórtico renal e fornece filamentos para os plexos celíacos, mesentérico superior, renal e, freqüentemente, para o gânglio esplâncnico.

Nervo esplâncnico imo. Entra no abdome pelo lado medial do tronco simpático e junta-se ao gânglio aórtico renal e ao plexo renal.

Troncos e gânglios simpáticos[24]

Os troncos simpáticos e seus componentes funcionais estão descritos no Cap. 64; entram no abdome perfurando o diafragma ou passando atrás do ligamento arqueado medial. Eles descendem sobre a coluna vertebral adjacente ao músculo psoas maior. O tronco direito coloca-se por trás da veia cava inferior e, o esquerdo, ao lado da aorta. Os troncos continuam em direção à pelve, anteriormente ao sacro.

Os troncos simpáticos são raramente simétricos, e os gânglios lombares são irregulares no tamanho, posição e número (usualmente, de três a cinco).[25] Eles podem ser de dois a seis gânglios e, às vezes, um tronco simpático é uma massa meramente alongada e ganglionada. A variabilidade no número dos gânglios lombares parece ser devido ao fato de que, com o desenvolvimento dos gânglios, cada um se separa em duas partes. Estas duas partes mais tarde se recombinam e formam um tronco segmentado. A irregularidade na recombinação conduz às variações comumente presentes no adulto.

A identificação de um nível adequado de um gânglio específico é muito difícil. Contando-se a partir do mais alto gânglio lombar, observa-se que não depende disto. Por exemplo, o primeiro gânglio lombar, quando presente, localiza-se entre os pilares do diafragma e a coluna vertebral.[26] Ele é difícil de se alcançar e muitas vezes passa despercebido. Os gânglios são melhor identificados através de seus ramos comunicantes.

Ramos comunicantes. Cada gânglio lombar apresenta dois ou mais ramos comunicantes e se prendem aos ramos ventrais de dois ou mais nervos espinhais. O ramo mais inferior, que contém a maior parte de fibras pré-ganglionares, é freqüentemente a chave para a identificação de um gânglio. Por exemplo, o primeiro gânglio lombar apresenta ramos que o conectam com os nervos 12.º torácico e primeiro lombar. O segundo gânglio lombar, que é freqüentemente o maior e o mais constante dos gânglios lombares, apresenta ramos que o conectam com o segundo e primeiro nervos lombares. A identificação de um gânglio durante uma cirurgia é muito incerta, devido à dificuldade de localização e dissecação dos ramos comunicantes e dos ramos ventrais de localização medial ao psoas maior.

O segundo nervo lombar é o mais inferior para conter fibras pré-ganglionares. Conseqüentemente, se o tronco simpático é seccionado abaixo dos ramos que o conectam, as fibras pré-ganglionares do membro inferior serão lesadas.

Ramos viscerais. Consistem de quatro ou mais *nervos esplâncnicos lombares,*[27] de tamanho variável, que se originam dos gânglios lombares ou do tronco simpático. Os mais superiores reúnem-se aos plexos celíaco e adjacentes, os médios vão para os plexos intermesentéricos e adjacentes, e os mais inferiores descendem para o plexo hipogástrico superior.

Plexo autônomo

O grande plexo pré-vertebral do abdome está formado pelos nervos esplâncnicos, ramos

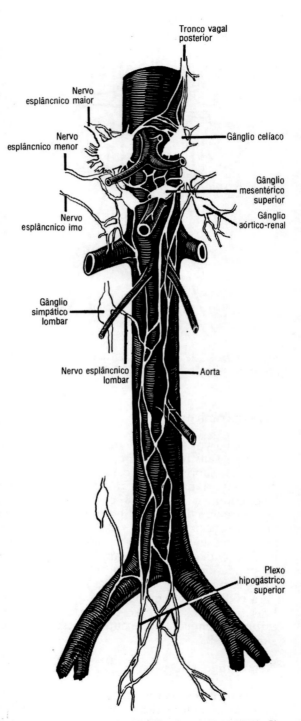

Fig. 38.6 Diagrama dos gânglios e plexos pré-vertebrais. V. também a Fig. 64.15 (Cap. 64) para os troncos simpáticos e gânglios simpáticos.

de ambos os nervos vagos e massas de células ganglionares, todas tão envolvidas por tela conectiva, que formam uma rede muito densa.

O plexo pré-vertebral localiza-se anteriormente à parte superior da aorta; estende-se ao longo da aorta e de seus ramos (Fig. 38.6). O plexo e suas extensões periféricas contêm fibras simpáticas pré e pós-ganglionares, parassimpáticas pré-ganglionares e fibras sensitivas. O plexo e suas extensões são contínuos, mas suas partes seguintes são denominadas de acordo com as artérias com que se encontram associados.

Plexos celíaco e mesentérico superior. O *plexo celíaco* localiza-se anteriormente e ao lado da aorta, na origem do tronco celíaco e das artérias mesentéricas superior e renal. Contém os gânglios celíacos pares, o gânglio mesentérico superior (ou gânglios) e muitas massas ganglionares pequenas, sem denominação; seus componentes funcionais são mostrados na Fig. 38.7. Os *gânglios celíacos* de forma irregular localizam-se ao nível da origem do tronco celíaco, cada um no pilar correspondente do diafragma. O gânglio direito localiza-se atrás da veia cava inferior e da cabeça do pâncreas e, o esquerdo, acima do corpo do pâncreas, atrás da bolsa omental. Os *gânglios aórtico-renais*, que estão às vezes parcialmente fundidos com os gânglios celíacos, localizam-se próximo à origem das artérias renais.[28]

Os ramos do plexo celíaco estendem-se ao longo das artérias e formam plexos que são denominados de acordo — *hepático, gástrico, frênico, lienal, supra-renal* e *renal*. Pequenos gânglios estão localizados nestes plexos, sendo alguns denominados, por exemplo, *frênicos* e *renal*. O gânglio frênico está na junção do plexo celíaco e do nervo frênico. Os ramos do plexo celíaco da região dos gânglios aórticos renais também descendem e, junto com os ramos do plexo intermesentérico, formam os plexos *uretérico* e *testicular* ou *ovárico*. As fibras do plexo testicular acompanham os vasos até o funículo espermático, testículo e epidídimo, e as do plexo ovárico acompanham os vasos até o ovário, ligamento largo e tuba uterina.

O *gânglio* ou *gânglios mesentéricos* superiores colocam-se imediatamente abaixo ou ao lado da artéria mesentérica superior e comumente se fundem com o gânglio celíaco. Os ramos que acompanham a artéria formam o *plexo mesentérico superior*.

Plexo aórtico. As fibras que se continuam em direção inferior ao longo da aorta constituem o plexo aórtico, que, conforme desce, recebe ramos dos nervos esplâncnicos lombares. A parte do plexo entre as origens das artérias mesentéricas superior e inferior é também conhecida como *plexo intermesentérico*. Ele recebe ramos de todos os nervos esplâncnicos lombares.[29] Abaixo da bifurcação da aorta, o plexo aórtico torna-se o plexo hi-

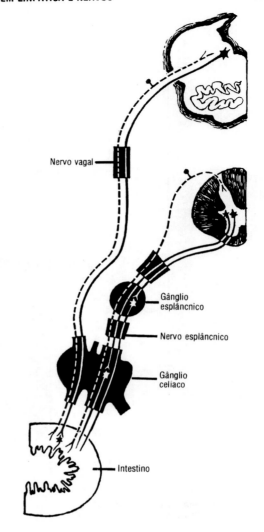

Fig. 38.7 Componentes funcionais dos gânglios celíacos. Para simplificar, cada componente está mostrado como uma única fibra. As fibras autônomas, por linhas contínuas; as sensitivas, por linhas interrompidas. Parte de um gânglio celíaco e tipos de fibras que passam através dele e de seus ramos aparecem indicados (pré e pós-ganglionar simpática, pré-ganglionar parassimpática, e sensorial).

pogástrico superior (Cap. 41), cujas fibras são derivadas, principalmente, dos nervos esplâncnicos lombares.

Alguns filamentos a partir do plexo aórtico, reforçados de ramos dos nervos esplâncnicos lombares, formam um plexo ao longo das artérias ilícas comum e externa.[30] Este plexo se reúne por um grande ramo do nervo genitofemoral e se continua na coxa, sobre a artéria femoral. Contém muitas fibras sensitivas e pode fornecer uma via para fibras dolorosas desde a parte superior do membro inferior.

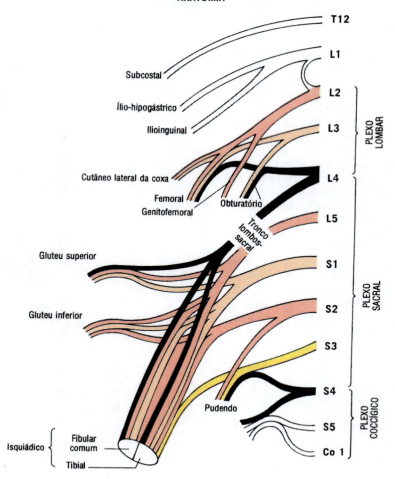

Fig. 38.8 Esquema simplificado dos plexos lombossacral e coccígico. (O plexo lombossacral está baseado parcialmente em Seddon.[31]) V. o Quadro 13.1 (Cap. 13) para uma demonstração da distribuição dos ramos para os músculos.

Plexo mesentérico inferior. Consiste de uma extensão do plexo aórtico ao longo da artéria mesentérica inferior. Um ou mais gânglios mesentéricos inferiores estão presentes próximo ao início da artéria. O plexo continua-se ao longo dos ramos da artéria, e isto forma o *plexo retal superior,* que leva fibras simpáticas para o reto e conduz fibras aferentes deste local.

Plexo lombar

Os ramos dorsais dos nervos espinhais lombares, fornecedores de uma parte dos nervos que inervam o dorso, vêm descritos posteriormente (Cap. 49). Os ramos ventrais entram no músculo psoas maior, onde se reúnem de maneira variável para formar o plexo lombar (Figs. 38.8 e 38.9). (Uma divisão em segmentos anterior e posterior, que então se combinam, como ocorre nos troncos do plexo braquial, foi descrita, porém é difícil de se demonstrar.) No interior do músculo, os ramos estão conectados com o tronco simpático lombar através de ramos comunicantes. **Desde o segundo nervo espinhal até o quarto são usualmente (em cerca de três quartos dos casos) descritos como formadores do plexo lombar propriamente dito. Todavia, a parte inferior do quarto nervo lombar e toda a do quinto nervo entram no plexo sacral (o tronco combinado é conhecido como tronco lombossacral), e os dois plexos são comumente conhecidos como plexo lombossacral.** Assim, o quarto nervo lombar apresenta um ramo ventral comum a ambos os plexos. Finalmente, os ramos do primeiro nervo lombar também são comumente descritos com o plexo lombar.

Como no caso do plexo braquial, a pré e

a pós-fixação do plexo lombossacral, no sentido de alterações completas para cima e para baixo, são incomuns. Além disso, fala-se freqüentemente no plexo como *pré-fixado* quando o nível superior é na altura do 11.º ou 12.º nervo torácico e, *pós-fixado,* quando a borda inferior é no quinto sacral ou primeiro coccígico. A variação total pode, portanto, formar-se desde o 11.º torácico até o primeiro coccígico. Os ramos que inervam os membros, exclusive os ramos cutâneos de T12 a L1, variam de L1 a S3. Além disso, variações menores no padrão são comuns, e os plexos direito e esquerdo são raramente simétricos.[32]

O plexo lombar dá ramos diretos (L1 a L4) para os músculos quadrado lombar, psoas maior, e psoas menor. Isto está baseado nos padrões mais freqüentemente encontrados.

Primeiro nervo lombar. O primeiro nervo lombar, que apresenta conexões variáveis com o nervo subcostal e com L2, dá origem a filetes musculares, dividindo-se então em ílio-hipogástrico e ilioinguinal (Fig. 38.10), que emergem da face lateral do psoas. Estritamente falando, estes não fazem parte do plexo lombar, porém são usualmente descritos com ele.

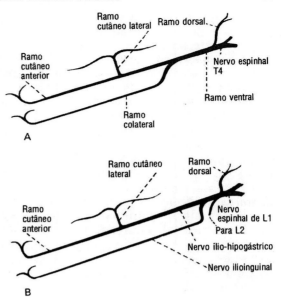

Fig. 38.10 Comparação de A, um intercostal, e B, o primeiro nervo lombar. Baseado em Davies.[34]

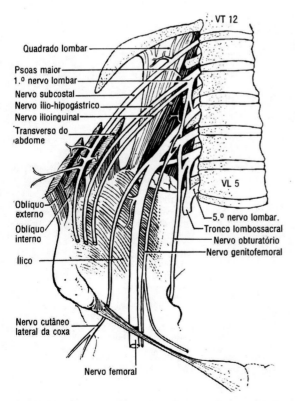

Fig. 38.9 Diagrama esquemático do plexo lombar em relação às camadas musculares da parede abdominal. O ramo cutâneo lateral do nervo ílio-hipogástrico não está demonstrado (v. Fig. 38.10). Baseado em Pitres e Testut.[35]

O primeiro nervo lombar assemelha-se a um nervo intercostal, pois dá origem a um ramo colateral, o nervo ilioinguinal, e então se continua como nervo ílio-hipogástrico, o qual apresenta um ramo cutâneo lateral.[34] O ponto de origem, todavia, é extremamente variável.

O *nervo ílio-hipogástrico,* que pode originar-se de T12, corre posteriormente à parte inferior do rim e anterior ao quadrado lombar, perfura a parte posterior do transverso do abdome, acima da crista ílica, e divide-se nos ramos cutâneos lateral e anterior. O ramo cutâneo lateral perfura os oblíquos interno e externo e inerva a pele lateralmente às nádegas; o ramo cutâneo anterior corre em direção anterior entre os oblíquos, perfura a aponeurose do oblíquo externo e inerva a pele acima da pube. Os ramos musculares, caso existam, são provavelmente sensitivos.

O *nervo ilioinguinal,* que às vezes se origina de T12 e, ocasionalmente, de L2, apresenta um trajeto similar para a crista ílica, onde, após perfurar o transverso e o oblíquo interno, se continua para a frente, para acompanhar o funículo espermático ou o ligamento redondo através do canal inguinal. Ele emerge do ânulo superficial, dá os ramos cutâneos para a coxa e origina os ramos escrotal anterior ou labiais anteriores.

Nervo cutâneo lateral da coxa. Este nervo, originando-se de L2, de L2 e L3, ou de L1 e 2, está freqüentemente preso ao nervo femoral por tecido conectivo e pode parecer originar-se deste nervo na fossa ílica. Corre obliquamente através do ílico em direção à espinha ílica ântero-superior, atrás do ligamento inguinal, através do sartório ou anteriormente a ele, e no interior da coxa. Seus ramos anterior e posterior inervam a pele da região anterior e lateral da coxa (Cap. 21).

Nervo femoral. Este nervo, originando-se principalmente de L4, mais L2 e L3, é o maior ramo do plexo lombar. Ocasionalmente, recebe uma contribuição de L5. É o mais inferior dos ramos e emerge pela face lateral do músculo psoas maior. Desce entre o psoas e o ílico e entra na coxa por trás do ligamento inguinal. Na fossa ílica, dá ramos para o ílico. O nervo para o pectíneo e aquele para a artéria femoral também podem originar-se na fossa ílica ou atrás do ligamento inguinal.

O nervo femoral inerva o quadríceps da coxa, o pectíneo, e sartório, a pele da região anterior e medial da coxa e a parte medial da perna e as junturas do quadril e do joelho. O seu trajeto de distribuição está descrito no Cap. 21.

Nervo genitofemoral. Origina-se freqüentemente a partir de L2 ou de L1 e 2 e, ocasionalmente, de L3. Desce anteriormente ao psoas e divide-se em ramos genital e femoral. O *ramo genital* entra no canal inguinal através do ânulo profundo, inerva o cremaster e se continua para inervar o escroto (ou lábios maiores) e a parte adjacente da coxa. O *ramo femoral* entra na bainha femoral, lateralmente à artéria, volta-se anteriormente e inerva a pele do trígono femoral.

Nervo obturatório. Origina-se a partir de L3 e 4, às vezes também de L2 e, ocasionalmente, de L5. Emerge da face medial do psoas na abertura superior da pelve. Corre em direção inferior e para a frente, sobre a parede lateral da pelve, e penetra na coxa através do forame obturado. Ele inerva os músculos adutores e grácil, a pele da parte interna da coxa e as junturas do quadril e do joelho. Seu trajeto e distribuição na coxa foram considerados no Cap. 21.

Nervo obturatório acessório. Quando presente,[36] este pequeno nervo se origina, principalmente, de L3 e 4, desce medialmente ao psoas e entra na coxa, cruzando acima do ramo superior da pube profundamente ao pectíneo. Inerva a juntura do quadril e o pectíneo (Cap. 21).

REFERÊNCIAS

1. Details of vertebral levels of the aorta and its branches are given by R. George, J. Anat., Lond., 69:196, 1935; by E. W. Cauldwell and B. J. Anson, Amer. J. Anat., 73:27, 1943; and by D. Obounou-Akong, R. M. Ouiminga, and R. Louis, C. R. Ass. Anat., 56:1089, 1972.
2. A. H. Young, J. Anat., Lond., 39:295, 1905. A. Rigaud, J. H. Soutoul, and C. Isabellon, C. R. Ass. Anat., 104:699, 1959.
3. N. A. Michels, *Blood Supply and Anatomy of the Upper Abdominal Organs*, Lippincott, Philadelphia, 1955. R. A. Nebesar et al., *Celiac and Superior Mesenteric Arteries*, Little, Brown, Boston, 1969 (a correlation of angiograms and dissections).
4. J. C. B. Grant, Canad. med. Ass. J., 15:1195, 1925.
5. G. Gerard, C. R. Soc. Biol., Paris, 74:778, 1913.
6. H. M. Helm, Anat. Rec., 9:637, 1915. See also reference 3.
7. H. I. El-Eishi, S. F. Ayoub, and M. Abd-el-Khalek, Acta anat., 86:565, 1974.
8. R. E. Horton, Guy's Hosp. Rep., 101:108, 1952. H. Ogilvie, Lancet, 1:1077, 1952.
9. R. Sarrazin and J.-B. Levy, C. R. Ass. Anat., 53:1503, 1969. See also reference 3.
10. G. H. Williams and E. J. Klop, Univ. Mich. med. Bull., 23:53, 1957.
11. A. M. Vare and U. V. Karandikar, J. anat. Soc. India, 21:74, 1972.
12. S. Sunderland, Aust. N. Z. J. Surg., 11:253, 1942. J. C. Goligher, Brit. J. Surg., 41:351, 1954. J. V. Basmajian, Surg. Gynec. Obstet., 99:614, 1954.
13. J. D. Griffiths, Ann. R. Coll. Surg. Engl., 19:241, 1956.
14. R. F. Muller and M. M. Figley, Amer. J. Roentgenol., 77:296, 1957. See also G. J. Baylin, Anat. Rec., 75:405, 1939, for a report of a case of complete obstruction of the aorta below the renal arteries.
15. J. A. Evans and W. D. O'Sullivan, Med. Radiogr. Photogr., 31:98, 1955.
16. C. Gillot et al., J. int. Coll. Surg., 41:339, 1964.
17. B. E. Douglass, A. H. Baggenstoss, and W. H. Hollinshead, Surg. Gynec. Obstet., 91:562, 1950. C. W. A. Falconer and E. Griffiths, Brit. J. Surg., 37:334, 1950. R. S. Gilfillan, Arch. Surg., Chicago, 61:449, 1950. L. J. A. DiDio, Anat. Rec., 141:141, 1961. P. Barry, A. Repolt, and J.-M. Autissier, C. R. Ass. Anat., 53:510, 1968.
18. H. Butler, Thorax, 6:276, 1951.
19. E. A. Edwards, Arch. intern. Med., 88:137, 1951.
20. A. D. Dickson, J. Anat., Lond., 91:358, 1957.
21. R. A. Davis, F. J. Milloy, and B. J. Anson, Surg. Gynec. Obstet., 107:1, 1958. E. J. Ferris et al., *Venography of the Inferior Vena Cava and Its Branches*, Williams & Wilkins, Baltimore, 1969.
22. O. S. Lowsley, Surg. Gynec. Obstet., 82:549, 1946. J. E. Heslin and C. Mamonas, J. Urol., 65:212, 1951. W. E. Goodwin, D. E. Burke, and W. H. Muller, Surg. Gynec. Obstet., 104:337, 1957.
23. A. dos Santos Ferreira, *Les grandes lymphatiques: abdomino-thoraco-cervicales*, Université de Lisbonne, 1973. B. T. Jackson, Ann. R. Coll. Surg. Engl., 54:3, 1974. See also Kinmonth, cited on page 43.
24. J. Pick and D. Sheehan, J. Anat., Lond., 80:12, 1946.
25. R. H. Webber, Anat. Rec., 130:581, 1958.
26. K. C. Bradley, Aust. N. Z. J. Surg., 20:272, 1951.
27. A. Kuntz, J. comp. Neurol., 105:251, 1956.
28. J. E. Norvell, J. comp. Neurol., 133:101, 1968.
29. W. Wozniak, Folia Morphol., Warsaw, 24:37, 1965.
30. F. R. Wilde, Brit. J. Surg., 39:514, 1952.
31. H. Seddon, *Surgical Disorders of the Peripheral Nerves*, Churchill Livingstone, Edinburgh, 1972.
32. A. Rigaud et al., C. R. Ass. Anat., 42:1206, 1955.
33. R. H. Webber, Acta anat., 44:336, 1961.
34. F. Davies, J. Anat., Lond., 70:177, 1935.
35. A. Pitres and L. Testut, *Les Nerfs en Schémas*, Doin, Paris, 1925.
36. R. T. Woodburne, Anat. Rec., 136:367, 1960.

39 ANATOMIA DE SUPERFÍCIE, EXAME FÍSICO E ANATOMIA RADIOLÓGICA

ANATOMIA DE SUPERFÍCIE

Um rápido sumário é dado aqui de pontos já discutidos através de toda a secção sobre o abdome.

A articulação xifesternal encontra-se no ápice do *ângulo infrasternal* e, a seu lado, os sete pares de cartilagens costais. O processo xifóide estende-se neste ângulo. Uma ligeira depressão anterior ao processo é denominada *fossa epigástrica* ("boca do estômago") da parede abdominal anterior. Da sétima à 10.ª cartilagem costal, encontram-se a cada lado e formam a borda costal. As margens costais formam os ângulos infrasternais.

Toda a crista ílica é geralmente palpável. Sua parte mais alta está situada posteriormente. A linha axilar média continua-se inferiormente e se encontra com o tubérculo da crista. A espinha ílica ântero-superior freqüentemente forma uma proeminência visível. A espinha ílica póstero-superior está comumente indicada por uma depressão. O tubérculo púbico está localizado cerca de 2 ou 3 cm lateralmente ao plano mediano.

A linha alba forma um sulco mediano, alargado acima, se evidencia e especialmente em indivíduos musculosos e magros, quando os retos se contraem. Em tais indivíduos, a linha semilunar é evidenciada como uma goteira rasa e curva, lateralmente a cada reto, e as segmentações do reto podem ser vistas pelas intersecções tendíneas. O oblíquo externo é também proeminente, aparecendo amiúde como um abaulamento acima da crista ílica.

O umbigo é proeminente, porém constitui um ponto de referência bastante variável no plano mediano, sobretudo entre os níveis da terceira e quinta VL. Ele está mais baixo na adolescência e na senectude, e a variação em nível pode ser extrema em indivíduos obesos.

Planos e pontos de referência

Os seguintes planos e pontos de referência são comumente indicados para exames do abdome:

Plano supracristal. Um plano horizontal entre os pontos mais altos das cristas ílicas. Ocorre ao nível do processo espinhoso da quarta VL.

Plano transtubercular. Um plano horizontal através dos tubérculos das cristas ílicas, ao nível da quinta VL.

Plano transpilórico. Um plano horizontal, aproximadamente a meio caminho entre a incisura jugular do esterno e a sínfise da pube, ao nível da primeira VL. Quando o braço está ao lado, o epicôndilo medial do úmero encontra-se aproximadamente ao nível do plano transpilórico.

Planos laterais direito e esquerdo. Os planos sagitais estão a meio caminho do plano mediano (sínfise da pube) e a espinha ílica ântero-superior a cada lado, isto é, os planos sagitais através de pontos inguinais médios.

Ponto inguinal médio. Um ponto a meio caminho entre a espinha ílica ântero-superior e o plano mediano (por esta razão medial ao ponto médio do ligamento inguinal). Marca o ducto deferente no ânulo inguinal profundo e as origens das artérias epigástricas inferiores e circunflexa profunda do íleo.

Regiões da parede abdominal. No exame e descrição do abdome, costuma-se relatar dor ou aumento de volume ou a posição de um órgão para uma das regiões mostradas na Fig. 39.1. **As subdivisões regionais mais simples e mais comumente usadas são os quadrantes direito e esquerdo superior e inferior, formados pelo plano mediano e um plano horizontal através do umbigo.**

Alternativamente, o abdome pode ser dividido em nove regiões, limitadas por dois

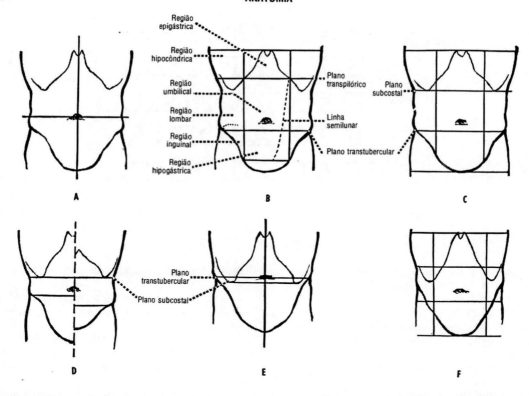

Fig. 39.1 Topografia abdominal. A, divisão em quadrantes. B, divisão em nove regiões por dois planos verticais e dois horizontais. C, divisão em nove regiões usando-se um plano subcostal em vez de um transpilórico. D, zona umbilical estreita num homem de 75 anos, à esquerda; zona alargada numa criança de três anos, à direita. E, um homem de 58 anos com um plano subcostal a nível mais inferior que o transtubercular; não estão presentes as regiões umbilicais ou lombares. F, sistema de regiões baseado na divisão da linha alba em terço. B a F, de Brown e Smith.[1]

planos horizontais (transpilórico e transtubercular) e dois planos sagitais (lateral direito e esquerdo); estes planos também são designados nas descrições clínicas. O valor prático desta subdivisão detalhada é muito duvidoso, sendo ainda diminuído pelo uso comum de planos diferentes, tais como plano subcostal, em vez de transpilórico, e planos sagitais através de pontos médios dos ligamentos inguinais, em vez de pontos inguinais médios. Todavia, os nomes de várias regiões são de uso comum; por exemplo, dor epigástrica, que é percebida na região epigástrica.

Estruturas na parede abdominal

Ligamento inguinal. Localiza-se na virilha, estendendo-se da espinha ílica ânterosuperior até o tubérculo púbico. A dobra cutânea da junção entre a coxa e o abdome fica logo abaixo do ligamento inguinal e paralela a ele.

Ânulo inguinal profundo. Encontra-se imediatamente acima do ponto inguinal médio, lateralmente à origem da artéria epigástrica inferior.

Canal inguinal. Com cerca de 3 a 5 cm de comprimento, estende-se entre os ânulos profundo e superficial, acima da metade medial do ligamento inguinal.

Ânulo inguinal superficial. Cerca de 1 cm acima do tubérculo púbico e lateral a este.

Vísceras abdominais

Em sua maior parte, as vísceras normais não apresentam forma nem posição fixas. Alguns órgãos são mais fixos que outros, e as posições dos órgãos em pacientes sob anestesia geral profunda assemelham-se muito intimamente às posições que ocupariam num cadáver.

Estômago. O óstio cárdico é relativamente fixo, podendo ser delimitado na borda costal esquerda, cerca de meio caminho entre o plano da articulação xifesternal e o plano transpilórico, cerca de 3 cm para a esquerda do plano mediano. O fundo corresponde à cúpula esquerda do diafragma. A curvatura maior, extremamente variável, está amiúde entre os planos transpilóricos e os planos transtuberculares. A curvatura menor pode estar acima ou parcialmente abaixo do plano supracristal. **O estômago pode penetrar na abertura superior da pelve. A parte pilórica, bastante móvel, está comumente entre os planos transpilórico e supracristal, para a direita ou esquerda do plano mediano — cerca de 2 ou 3 cm à direita do plano mediano sobre o plano transpilórico, quando o estômago está cheio e o paciente em decúbito.**

Duodeno. Apresenta cerca de 25 cm de comprimento. A primeira parte é móvel, como o piloro. A flexura duodenojejunal relativamente fixa, cerca de 2 ou 3 cm abaixo do plano transpilórico e para a esquerda do plano mediano.

Jejuno e ílio. Não apresentam posição fixa.

Cécum e apêndice. Estão na fossa ilíaca direita, às vezes na abertura superior da pelve. A posição do apêndice é bastante variável. Um círculo de 18 cm de diâmetro, centrado no ponto lateral de trissecção da linha espinoumbilical direita, foi necessário para cobrir as posições da base do apêndice em 30 casos não selecionados.[2]

Cólon. Os cólons ascendente e descendente são laterais aos planos laterais direito e esquerdo, respectivamente. A flexura direita do cólon está amiúde abaixo do plano transpilórico e, a flexura esquerda, acima deles; porém, ambos podem estar abaixo do plano supracristal. O cólon transverso é extremamente variável e pode penetrar na pelve. O cólon sigmóide é, do mesmo modo, bastante variável em comprimento e posição e está comumente na pelve menor.

Fígado e vesícula biliar. **O fígado está relacionado acima com a cúpula do diafragma e ocupa uma área extensa no lado direito. A sua parte inferior do lado direito pode chegar abaixo do plano supracristal.** O fundo da vesícula biliar está comumente no ângulo entre a borda costal direita e a linha semilunar, porém a vesícula biliar pode ocupar sempre qualquer posição do lado direito. As posições tanto do fígado quanto da vesícula biliar variam de acordo com o tipo corporal.

Baço. De tamanho variável, o seu eixo longo corresponde grosseiramente ao eixo longo da 10.ª costela.

Rim. **Na posição ereta, estende-se desde a primeira VL até a quarta, estando o hilo cerca de 5 cm do plano mediano.** O rim direito é amiúde ligeiramente mais baixo que o esquerdo. Ambos descem com a inspiração e quando o corpo assume a posição ereta.

Bexiga. Estende-se no abdome, em crianças, e pode alcançar o umbigo. Também em adultos uma bexiga cheia pode alcançar o umbigo.

Útero. O fundo do útero de uma paciente grávida eleva-se acima da sínfise da pube na época do terceiro mês; atinge o plano supracristal no sexto e, a juntura xifesternal, no oitavo.

Peritoneu. A raiz do mesentério estende-se por cerca de 15 cm a partir da flexura duodenojejunal, em direção inferior e para a direita, ao nível da juntura sacroílica direita. A raiz do mesocólon transverso estende-se por uma distância similar entre as flexuras direita e esquerda dos cólons. A raiz do mesocólon sigmóide apresenta freqüentemente a forma de um V invertido, cujo ápice se localiza na divisão da artéria ilíca esquerda comum, anterior ao ureter esquerdo.

Vasos sanguíneos. A aorta abdominal tem início no hiato aórtico, entre a juntura xifesternal e o plano transpilórico. Ela se divide na altura do plano supracristal (nível da quarta VL). A veia cava inferior tem início no plano transtubercular, ligeiramente abaixo da bifurcação da aorta, ascende no lado direito da aorta e perfura o diafragma acima do nível da juntura xifesternal. A artéria epigástrica inferior estende-se para cima e medialmente, a partir do ponto inguinal médio; a artéria circunflexa profunda do íleo estende-se lateralmente a partir do mesmo ponto.

EXAME FÍSICO

O método clássico de exame físico compreende inspeção, palpação, percussão e ausculta.

Inspeção. Os movimentos respiratórios podem ser mais bem observados com luz tangencial. Os músculos, especialmente o reto do abdome com suas intersecções tendíneas, podem ser observados em indivíduos magros e musculosos. O nível dos testículos — um com relação ao outro — deve ser observado.

Palpação. Tanto o examinador quanto o paciente devem estar confortáveis; este último de preferência num colchão ou numa mesa de exame. As mãos do examinador devem estar quentes, e as palmas das mãos devem ser usadas. A tensão da musculatura abdominal dificulta um exame adequado. O examinador deve estar relaxado, mandando o paciente flexionar os joelhos para cima, com respirações profundas ou através de distrações. **Na palpação profunda, as seguintes estruturas podem às vezes ser identificadas em** indivíduos normais: **aorta abdominal, vértebras lombares, pólo inferior do rim direito, às vezes o fígado e, ocasionalmente, o baço.** Para se palpar mais profundamente, deixa-se que a mão siga a parede abdominal para dentro, durante a expiração profunda, e que vá empurando mais profundamente durante expirações sucessivas. O fígado e o baço podem ser mais facilmente palpáveis em crianças e lactentes.[3]

Estimulando-se a pele com uma ponta aguda, pode-se induzir uma contração reflexa da musculatura abdominal. Qualquer movimento do umbigo deve ser observado. Os reflexos abdominais superficiais normalmente variam de intensidade na resposta, podendo estar diminuídos ou ausentes, sobretudo em indivíduos obesos. O reflexo cremastérico é também um reflexo superficial. Consiste numa elevação reflexa dos testículos após um estímulo de se esfregar a parte interna da região superior da coxa. O reflexo está melhor desenvolvido em crianças.

O corpo do útero pode ser palpado bimanualmente (Cap. 44) quando o índex é colocado na vagina e, a mão oposta, sobre a parede abdominal anterior. O ânulo inguinal superficial pode ser identificado e examinado com o indivíduo ereto. O escroto é invaginado com o dedo mínimo, que empurra em direção superior, ao longo do funículo espermático, até que se encontre o tubérculo púbico; então, força-se para trás. O ânulo normalmente admite a ponta do dedo mínimo, ou mesmo do índex. Quando o indivíduo tosse, o impulso da hérnia pode ser percebido pelo dedo.

Percussão. (V. também o Cap. 32). Um som timpânico é obtido sobre o canal alimentar, sobretudo sobre o fundo do estômago, quando se observa durante a percussão para baixo, sobre o pulmão esquerdo. Obtém-se uma macicez sobre o fígado, baço e vesícula cheia. A macicez sobre o fígado é encontrada percutindo-se em direção inferior sobre o pulmão direito.

Ausculta. Usa-se para se ouvirem os sons do intestino. Também se emprega durante a gravidez para se ouvirem os batimentos cardíacos fetais através das paredes abdominais e uterinas. A freqüência cardíaca fetal é cerca de duas vezes a freqüência do pulso materno.

ANATOMIA RADIOLÓGICA

Os principais métodos de estudo incluem a fluoroscopia e a radiografia, suplementados pelo uso de meio contrastado. O meio contrastado inclui o gás (ar e oxigênio), suspensão de bário e vários compostos orgânicos de iodo.

Visão geral do abdome

Uma radiografia anterior (panorâmica) de todo o abdome mostra as costelas inferiores, as vértebras lombares, o osso do quadril, e pode mostrar também as articulações sacroílicas. (Fig. 39.2).

Na parte superior do abdome, a sombra do fígado é em geral bem definida e demarca as cúpulas diafragmáticas. O baço pode freqüentemente ser reconhecido no lado esquerdo. O músculo psoas maior apresenta-se amiúde como uma sombra bem definida a cada lado da coluna vertebral; esta sombra se alarga conforme se dirige inferiormente. A sombra do rim pode também ser identificada lateral à parte superior da sombra do psoas. (A gordura perirrenal atua como um meio de contraste natural.)

O ar deglutido está presente no fundo do estômago, que é visível como uma área translucente. Pode haver componentes gasosos no intestino delgado de uma criança, porém não está normalmente presente como ocorre no adulto. As bolhas de ar ou gás, é comum estarem visíveis no intestino grosso do adulto e assemelham-se a áreas translucentes, amiúde em meio a sombras produzidas por material fecal.

Canal alimentar

A suspensão de bário é o meio de contraste usado para o estudo do canal alimentar, sendo que pode ser dado por via oral ou através de um enema. Se uma pequena quantidade é deglutida, o processo de deglutição e entrada do material na parte cárdica do estômago pode ser observado fluoroscopicamente. O estômago e o duodeno podem, então, ser examinados; as radiografias são tiradas quando necessárias, e mais bário é deglutido para se obter o enchimento do estômago. A passagem do bário pode ser estudada em radiografias sucessivas, as quais demonstrarão que, após a entrada do material no duodeno, ele atinge a parte terminal do ílio em duas horas ou menos, uma vez que a maior parte já chegou ao intestino grosso após seis horas. Ele pode atingir o reto dentro de 24 horas. Algum bário pode ainda estar presente no intestino grosso após vários dias. O tempo de passagem e de evacuação é bastante variável.

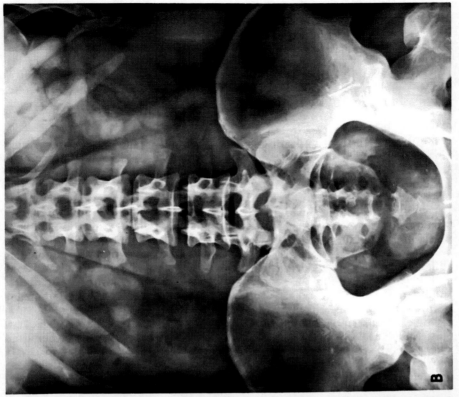
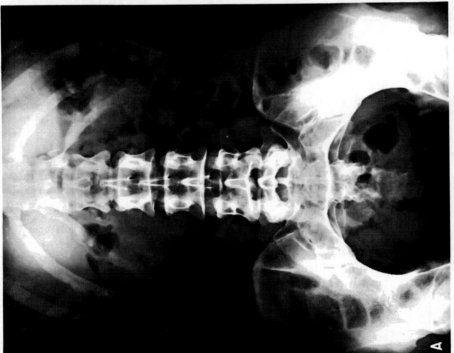

Fig. 39.2 Abdome. A, radiografia panorâmica de abdome, com ênfase nas vértebras lombares (o processo espinhoso da quarta VL) e gás no intestino grosso, particularmente no cólon descendente. B, panorâmica de abdome com ênfase nos tecidos moles. Observe os rins, músculo psoas maior e bexiga. As 12.ªˢ costelas são muito menores do que no paciente em A. Observe os processos transversos das vétebras lombares, a articulação sacroilíaca, sacro e cóccix.

Estômago e duodeno (v. Figs. 35.3 e 35.4, Cap. 35). Quando o bário penetra na parte cárdica do estômago, ele tende a formar uma massa triangular abaixo do ar, no fundo. O material, então, desce numa corrente estreita (canalização) para o interior da parte pilórica do estômago. Por pressão sobre a parede abdominal anterior, o bário pode-se propagar como uma camada sobre a mucosa do estômago. As pregas gástricas são, então, delineadas ou acentuadas. A posição e forma do estômago podem, também, estar bastante alteradas por tais pressões, e podem ser observadas alterações com mudanças de posturas ou com variação das emoções. A peristalse também pode ser observada durante a fluoroscopia. As ondas peristálticas podem ser evidentes em radiografias como incisuras na parte inferior do corpo do estômago ou na parte pilórica.

Pregas, similares às pregas gástricas, podem ser demonstradas no início da primeira parte do duodeno. Esta parte do duodeno, todavia, apresenta pregas circulares pouco desenvolvidas, ou mesmo não apresenta estas pregas. Sabe-se que o bulbo duodenal, quando cheio com bário, apresenta um esboço liso, semelhante ao do estômago.

Exceto no início da primeira parte do duodeno, o intestino delgado apresenta uma aparência característica após a ingestão de bário, devido às pregas circulares e às vilosidades, que dão uma aparência peniforme ou flocular à camada de bário. O material começa a entrar no duodeno poucos minutos após ter atingido o estômago; este é freqüentemente esvaziado dentro de seis horas ou menos. O bulbo duodenal geralmente se enche e se esvazia bem depressa.

Jejuno e ílio. A junção duodenojejunal ou a primeira parte do jejuno pode ser freqüentemente identificada. Por outro lado, não se tem uma distinção muito clara entre o jejuno e o ílio, exceto com relação à parte terminal do ílio que, freqüentemente, se apresenta mais homogênea do que com a aparência peniforme. Esta parte do ílio pode também ser facilmente identificada se parte do material tiver entrado no ceco e no cólon ascendente.

Intestino grosso. O intestino grosso pode ser demonstrado através do bário tomado por via oral ou administrado por um enema (v. Fig. 35.13, Cap. 35). O melhor enchimento do intestino grosso é obtido por um enema de bário. Independente do local de administração, o intestino grosso apresenta-se com um revestimento liso, identificado pelos haustros característicos. O contorno e os haustros podem estar acentuados pelo método de duplo contraste (Fig. 35.13D, Cap. 35), no qual, após a evacuação de enema de bário, o ar é injetado através do canal anal para determinar a distensão intestinal, e a mucosa ainda retém uma fina camada de bário.

Quando o enema de bário é administrado, alguma quantidade de bário penetra na parte terminal do ílio. Uma valva efetiva não parece estar presente na junção iliocólica.

Fígado e vias biliares

Fígado. O fígado é opaco aos raios X e bastante responsável pelo contorno do diafragma, como observado em radiografias simples. Suas bordas e superfícies não podem, amiúde, ser observadas distintamente. Todavia, certos isótopos radioativos são concentrados pelo fígado, podendo facilmente ser detectados através de um *scanning* (Fig. 36.1, Cap. 36). Um outro método radiológico é a venografia porta, na qual o meio de contraste é injetado no baço, tanto diretamente, durante uma cirurgia, como percutaneamente. O contraste entra na veia lienal e, então, na veia porta. O fígado torna-se visível através da delineação de ramos intra-hepáticos da veia porta. A forma e posição do fígado podem ser facilmente determinadas, e as posições dos segmentos hepáticos também podem ser observadas.

Vias biliares. Alguns compostos orgânicos iodados, quando dados por via oral ou por via intravenosa, chegam ao fígado. Eles entram na bile e, se a vesícula estiver funcionando normalmente, mantêm a vesícula biliar fortemente radiopaca quando a bile se torna mais concentrada. Este método, conhecido como colecistografia oral ou intravenosa (v. a Fig. 36.7, Cap. 36), é um teste da função da vesícula biliar. O contraste pode também ser injetado no ducto colédoco, tanto diretamente, durante a cirurgia, como através de um tubo previamente colocado no ducto durante a cirurgia (colangiografia operatória e pós-operatória). Estes métodos constituem testes de permeabilidade das vias biliares.

Digno de nota especial é a variabilidade de posição da vesícula biliar, a forma em S do cólon e do ducto cístico, o número e a disposição dos ductos e do trajeto curvo do ducto colédoco. O esvaziamento da vesícula biliar pode ser visualizado durante a fluoroscopia, se for administrada uma dieta gordurosa.

Rins, ureteres e bexiga

O constraste administrado durante a angiografia pode ser momentaneamente concentrado nos rins, podendo acentuar as suas sombras. Outros compostos orgânicos de iodo são empregados por via intravenosa, concentrando-se no rim e sendo por ele excretados (pielografia ou urografia excretora ou intravenosa; v. a Fig. 37.1, Cap. 37). Os cálices, a pelve e o ureter são claramente demonstrados em radiografias sucessivas tomadas durante um período curto de tempo após a administração do composto.

Um contraste pode ser injetado na bexiga (cistografia). Cateteres podem ser introduzidos no ureter e injetar-se um contraste (pielografia retrógrada, ou instrumental). Os cálices, pelve e ureteres podem ser claramente demonstrados por este método. A pielografia excretora, todavia, além de fornecer informação sobre a estrutura dos rins, também mostra o poder excretor destes órgãos.

Cavidade peritoneal

Se ar ou oxigênio é injetado na cavidade peritoneal, de maneira a produzir um pneumoperitônio (Fig. 29.2B, Cap. 29), os contornos diafragmáticos, hepáticos e lienais ficam bem claramente demarcados. Um pequeno grau de pneumoperitônio também se produz ao se testar a permeabilidade das tubas uterinas (Cap. 44). O gás também pode ser injetado no espaço perirrenal para determinação dos contornos renais.

REFERÊNCIAS

1. F. R. Brown and G. Smith, Lancet, *1*:10, 1945.
2. A. E. Barclay, *The Digestive Tract*, Cambridge University Press, London, 2nd ed., 1936.
3. B. McNicholl, Arch. Dis. Childh., *32*:438, 1957.

Parte 6

A PELVE

Donald J. Gray

Introdução

A pelve é a parte do tronco situada abaixo e atrás do abdome. Em muitos manuais, o abdome é considerado como uma parte do tronco abaixo do tórax. Neste caso, ele é subdividido em abdome propriamente dito e pelve, e a cavidade abdominal é subdividida em cavidade abdominal propriamente dita e cavidade pelvina.

A cavidade pelvina, como aqui é definida, é às vezes denominada pelve menor ou cavidade pelvina verdadeira. A parte da cavidade que se localiza entre as fossas ílicas e acima da linha terminal é denominada pelve maior ou falsa cavidade pelvina. A última é melhor considerada como uma parte da cavidade abdominal. A palavra latina *pelvis* significa bacia.

A estrutura esquelética da pelve consiste de um anel ósseo, ao qual se prendem os membros inferiores, estes amplamente cobertos, interna e externamente, por músculos.

Um espaço afunilado no interior da pelve é denominado *cavidade pelvina*. Esta cavidade se encontra separada da cavidade abdominal por um plano oblíquo que passa através das linhas terminais localizadas no sacro, no ílio e na pube (Fig. 40.1). Ela contém a parte inferior do canal alimentar, a bexiga, partes do ureter e do sistema genital. É de capital importância na mulher, porque o feto normalmente passa através dela durante o nascimento.

Embora os outros limites da cavidade pelvina sejam curvos é conveniente descrevê-los como duas paredes laterais, uma parede posterior e um assoalho, sendo que todos eles gradualmente se misturam uns aos outros. Estes limites se encontram cobertos em parte pelo peritoneu e tecido extraperitoneal, o qual contém quantidades variáveis de gordura. Algumas estruturas podem ser vistas através do peritoneu e, outras, palpadas através dele.

LEITURA GERAL

Francis, C. C., *The Human Pelvis*, C. V. Mosby Co., St. Louis, 1952. A small book, devoted exclusively to the anatomy of the male and female pelvis.

Smouth, C. F. V., and Jacoby, F., *Gynaecological and Obstetrical Anatomy and Functional Histology*, Arnold, London, 3rd ed., 1953. A good description of the anatomy of the female pelvis and a pertinent account of the function of the female genital organs. Contains many references.

Waldeyer, W., *Das Becken. Topographisch-anatomisch mit besonderer Berücksichtigung der Chirurgie und Gynäkologie*, Friederick Cohen, Bonn, 1899. A comprehensive account of the anatomy of the pelvis. Many references to classical and other descriptions up to the turn of the century.

40 OSSOS, JUNTURAS E PAREDES DA PELVE

PELVE ÓSSEA

O esqueleto da pelve está formado pelos dois ossos dos quadris, anterior e lateralmente, e pelo sacro e cóccix posteriormente (Figs. 40.1 e 40.2). Na posição anatômica, as espinhas ilíacas ântero-superiores e os tubérculos púbicos estão aproximadamente no mesmo plano frontal. A ponta do cóccix e a borda superior da sínfise da pube encontram-se no mesmo plano horizontal, que é muito mais inferior que o nível do promontório sacral. **A face interna do corpo da pube está voltada mais superior do que posteriormente, e a bexiga urinária repousa sobre ela; a superfície pelvina do sacro encontra-se voltada mais inferiormente do que para diante.**

A pelve menor (pelve verdadeira) apresenta uma abertura pelvina superior, uma cavidade e uma abertura inferior. Cada uma apresenta três diâmetros principais: o ântero-posterior ou conjugado, o oblíquo e o transverso. Alguns dos diâmetros mais importantes estão demonstrados na Fig. 40.3.

Aberturas e cavidades. Abertura superior da pelve. Esta abertura (estreito superior) está no plano das linhas terminais (Fig. 40.1). Tal plano se desloca em direção inferior e para baixo, passando do promontório sacral à sínfise da pube e forma um ângulo de cerca de 48 graus com a horizontal.[1] O *diâmetro ântero-posterior ou conjugado* passa da borda superior da sínfise da pube à parte média do promontório sacral. O *diâmetro conjugado obstétrico* vai da parte posterior da sínfise da pube ao promontório sacral e é ligeiramente menor que o ântero-posterior, constituindo-se na distância mínima entre a sínfise e o promontório. O *diâmetro conjugado diagonal* (Fig. 40.4) é o único diâmetro possível de ser medido *per vaginam*. É a distância entre a borda mais inferior da sínfise da pube e o

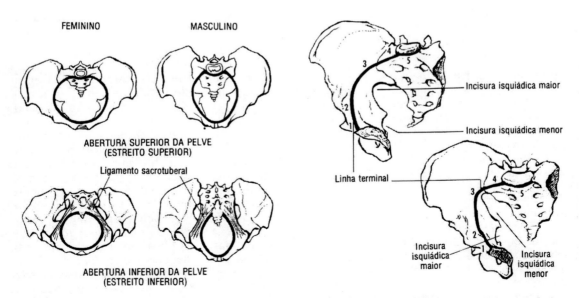

Fig. 40.1 Esqueletos de pelves femininas e masculinas, mostrando a abertura superior da pelve, a inferior e as incisuras isquiádicas. A pelve feminina é do tipo ginecóide (Fig. 40.6). Observe a diferença no tamanho e na forma da incisura isquiádica maior. A linha terminal (arqueada) formada pela (1) crista púbica, (2) linha pectínea, (3) bordo medial do ílio (metade inferior), (4) asa do sacro e (5) promontório. Ela freqüentemente passa abaixo do promontório. Os detalhes dos ossos do quadril e do sacro estão enunciados nos Caps. 18 e 48.

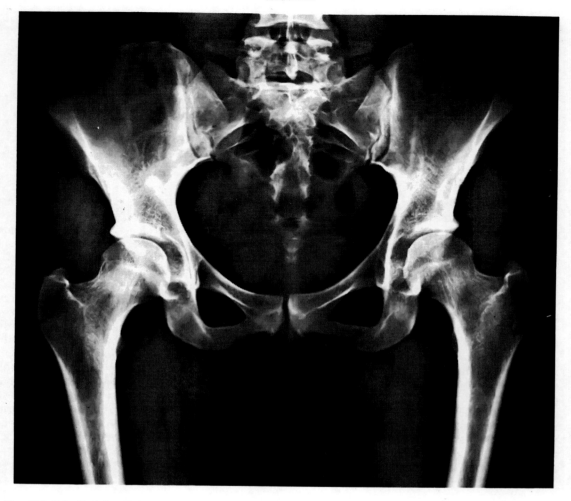

Fig. 40.2 Pelve feminina. Note especialmente os contornos das junturas sacroílicas, o ângulo subpúbico, a curvatura contínua da borda do forame obturatório e o colo do fêmur (linha de Shenton).

promontório sacral. Quando o promontório sacral não pode ser alcançado *per vaginam*, o diâmetro ântero-posterior da abertura superior da pelve é considerado adequado para um parto bem sucedido. Quando se pode palpar o promontório, a pelve é considerada como contraída. O *diâmetro transverso* passa através da parte mais larga da abertura superior da pelve. O *diâmetro oblíquo* estende-se da juntura sacroílica, de um lado, à eminência íliopúbica, do lado oposto.

Cavidade pelvina. A cavidade pelvina passa em direção posterior e inferior, estendendo-se da abertura superior da pelve à abertura inferior. Ela é mais longa atrás que na frente. Seu *diâmetro ântero-posterior ou conjugado* passa da parte média do dorso da sínfise da pube ao centro da superfície pelvina da parte média do sacro. O *diâmetro transverso* passa através da parte mais larga da cavidade; o *oblíquo* estende-se da extremidade mais inferior de uma juntura sacroílica ao centro da membrana obturatória do lado oposto.

Abertura inferior da pelve. Esta abertura *(estreito inferior)* apresenta a forma de um losango e estende-se do ligamento arqueado da pube e do ramo inferior da pube, anteriormente, até a ponta do cóccix, posteriormente. Encontra-se limitada lateralmente pelos túberes isquiádicos e pelos ligamentos sacrotuberais. O *diâmetro ântero-posterior ou conjugado* passa da borda inferior da sínfise da pube à ponta do cóccix. O *diâmetro transverso* estende-se entre os túberes isquiádicos. O *diâmetro oblíquo* estende-se da junção dos ramos isquiádicos e púbicos, de um lado, a um ponto no cruzamento dos ligamentos sacrotuberais e sacrospinhais, do outro lado. O *plano da abertura inferior da pelve* forma um

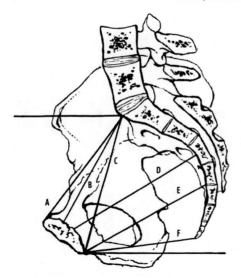

Fig. 40.3 Secção mediana da pelve óssea feminina, mostrando os vários diâmetros e planos. A, diâmetro ânteroposterior da abertura superior da pelve; este diâmetro é o conjugado verdadeiro. Ele se estende da borda superior da sínfise da pube ao promontório sacral. B, conjugada obstétrica, o menor diâmetro através do qual a cabeça fetal pode passar em seu curso através da abertura superior da pelve. C, conjugado diagonal. Esse diâmetro pode ser medido durante o exame vaginal (Fig. 40.4). D, o plano das grandes dimensões pelvinas. E, o plano das menores dimensões pelvinas. Esse plano está ao nível das espinhas isquiádicas. F, o diâmetro ântero-posterior da abertura inferior da pelve. O plano da abertura inferior da pelve freqüentemente determina um ângulo de 10 a 15 graus com a horizontal. Baseado em Smout e Jacoby citados na Introdução à sexta parte da obra.

lóide ou achatada. **Uma pelve que tenha a sua abertura superior em forma de coração é denominada andróide.** Todos os quatro tipos podem ser encontrados em mulheres: a ginecóide é responsável por somente cerca de 50 por cento.[4] Além disso, tais tipos com freqüência se misturam, e a pelve pode ser parcialmente de um tipo e parcialmente de outro.[5]

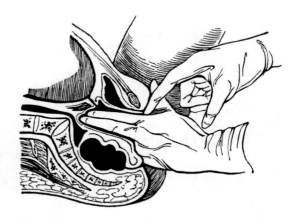

Fig. 40.4 O dedo médio mede o diâmetro conjugado diagonal. O conjugado verdadeiro é cerca de 1 a 2 cm menor que o diagonal, e o conjugado obstétrico é cerca de 0,5 cm menor que o verdadeiro. No método ilustrado, o comprimento indicado sobre o dedo índex dá o conjugado verdadeiro porque o dedo índex é cerca de 1,5 cm mais curto que o médio. Baseado em Smout e Jacoby, citados na Introdução à sexta parte da obra. V. também Moloy.[2]

ângulo de cerca de 10 a 15 graus com a horizontal.

Arco da pube. É formado pela reunião de ramos púbicos e isquiádicos dos dois lados. Estes ramos se encontram na sínfise para formar o *ângulo subpúbico* (Fig. 40.5), que pode ser medido durante um exame físico.

Classificação da pelve. **Dois métodos são usados para se classificar a pelve óssea. Um deles depende da forma da abertura superior da pelve, e o outro depende das medidas de seus diâmetros.** Estas classificações são especialmente aplicáveis na mulher, devido à importância da forma e do tamanho da abertura superior durante o parto.

Uma classificação mais recente,[3] baseada na forma da abertura superior, teve grande aceitação entre os obstetras e radiologistas. **Quatro formas principais de abertura pelvina superior foram reconhecidas (Fig. 40.6). Se a abertura superior se assemelha a um oval longo e estreito, diz-se que a pelve é antropóide; se ele é arredondado, a pelve é ginecóide. Uma abertura superior ovóide, apresentando o seu eixo longo transverso, é platipe-**

A classificação baseia-se nos diâmetros da abertura superior e também distingue quatro tipos principais.[6] Uma pelve que apresente o diâmetro ântero-posterior mais longo que o transverso é chamada *dolicopélica;* se os diâmetros são aproximadamente iguais, a pelve é *mesatipélica; braquipélica,* quando o diâmetro transverso for ligeiramente maior que o ântero-posterior, sendo que, se essa relação aumenta, a pelve é *platipélica.* O índice pelvino é expresso da seguinte maneira:

$$\frac{\text{diâmetro ântero-posterior} \times 100}{\text{diâmetro transverso}}$$

Eixos do canal do parto. O eixo do canal do parto (Fig. 40.7) é uma via seguida pela cabeça do feto no trajeto através da cavidade pelvina, e constitui um guia para a direção da tração de um fórceps obstétrico. Ele se estende, em direção inferior e posterior, no eixo da abertura superior da pelve (em ângulo reto com o plano dessa abertura) até as espinhas isquiádicas, as quais estão ao nível do ângulo uterovaginal. Aqui, o eixo do canal do parto volta-se anterior e inferiormente, quase que num ângulo reto, e continua-se com o eixo da vagina, que é aproximadamente paralelo ao

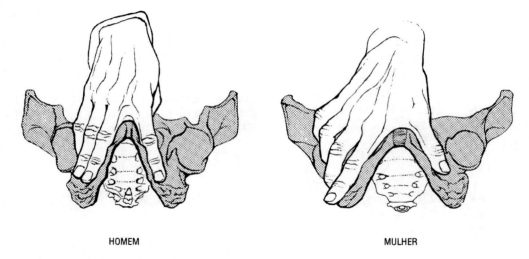

HOMEM　　　　　　　　　　　　MULHER

Fig. 40.5 O ângulo subpúbico na mulher é aproximadamente um ângulo reto; no homem, é consideravelmente menor (cerca de 60 graus). Quando a vagina admite três dedos colocados lado a lado, o ângulo subpúbico é adotado para permitir uma extensão adequada da cabeça fetal após ele ter passado através da abertura inferior.

plano da abertura superior da pelve. Durante o parto, a cabeça fetal (freqüentemente o diâmetro suboccipitobregmático, Fig. 40.8) ocupa sucessivamente o diâmetro transverso da abertura superior da pelve, o diâmetro oblíquo da cavidade, e o diâmetro ânteroposterior da abertura inferior da pelve. (Fig. 40.9).

Pelvimetria radiográfica. Um estudo radiográfico fornece uma informação com relação à forma da pelve em todos os seus planos e torna possível a medida de alguns diâmetros clássicos. A forma da pelve pode ser mais bem determinada por um estudo de radiografias estereoscópicas.

Algumas das medidas feitas em pelvimetria são úteis na predição de dificuldades durante o parto, embora o tamanho da cabeça fetal seja também importante. **As seguintes cinco medidas são especialmente importantes, e elas dependem de medidas radiográficas[7] para sua precisão:**
1. **O diâmetro transverso da abertura superior da pelve.**
2. **O conjugado obstétrico.***
3. **A distância entre as espinhas isquiádicas.**
4. **A distância entre os túberes isquiádicos.**
5. **O diâmetro sagital posterior (a distância entre o ponto médio de uma linha que passe entre os túberes isquiádicos e o ápice do sacro).**

Quando a cabeça fetal apresenta um tamanho médio, espera-se que ocorra uma desproporção:
1. Se o conjugado obstétrico é menor que 10 cm.
2. Se a distância entre as espinhas isquiádicas é menor que 8,5 cm.
3. Se a distância entre os túberes isquiádicos é menor que 8 cm.

A pelvimetria radiográfica está indicada somente numa pequena percentagem de mulheres americanas, freqüentemente nas seguintes circunstâncias:
1. Com evidência clínica de que um ou mais diâmetros são menores que a média ou de que a pelve apresenta uma configuração comum.
2. Quando a cabeça fetal permanece acima do nível da cavidade pelvina verdadeira após o início do trabalho de parto.
3. Nas mulheres nulíparas com apresentação de nádegas.

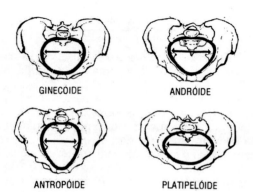

Fig. 40.6 Os quatro tipos de pelves femininas. Baseado na classificação de Caldwel e Moloy.[3]

---

*Este diâmetro da pelve feminina é muito sensível à nutrição, e os números freqüentemente dados são muito baixos, cerca de 13 mm.[8]

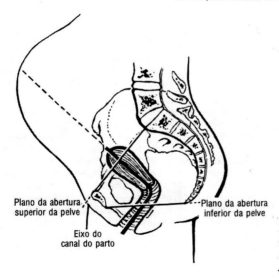

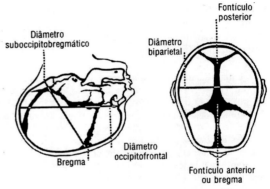

Fig. 40.7 Pelve óssea e eixo do canal do parto. Este eixo, que se curva no ângulo uterovaginal, corresponde ao trajeto tomado pela cabeça fetal na sua passagem através da cavidade pélvica. A linha pontilhada representa a extensão superior e anterior do eixo quando o útero aumenta durante a gravidez. Baseado em Smout e Jacoby, citados na Introdução à sexta parte da obra.

Fig. 40.8 A cabeça fetal à esquerda é vista de cabeça para baixo, de acordo com a posição na pelve. A cabeça fetal à direita é vista superiormente. Alguns diâmetros comuns são determinados aqui: suboccipitobregmático 9,5 cm; occipitofrontal 11,5 cm; biparietal, 9,5 cm. A maior circunferência horizontal mede cerca de 33 a 36 cm. (V. Cap. 52.)

4. Nas mulheres com histórias de dificuldades obstétricas anteriores, fraturas pelvinas ou doenças inflamatórias dos ossos pelvinos.

Embora muitos fatores da pelve óssea possam ser estudados em radiografias posteriores comuns, a forma da abertura superior da pelve pode ser determinada somente a partir de radiografias tiradas de tal maneira que o plano da abertura superior da pelve esteja paralelo ao filme. Os diâmetros da abertura superior da pelve podem ser divididos após terem sido feitas as correções para a distorção. Algumas medidas da pelve óssea podem ser feitas somente numa projeção lateral.

Um feto é, amiúde, evidente radiograficamente cedo durante a gravidez, logo após ter sido iniciada a ossificação dos ossos fetais (v. Fig. 44.9). Muitos dos ossos fetais podem ser obscurecidos pelo sacro em radiografias posteriores, e as incidências oblíquas podem ser necessárias para descartá-los.

Diferenças sexuais.[9] A despeito de termos tais como andróide e ginecóide, relativamente poucas pelves são tipicamente masculinas ou femininas. Na mulher, os ossos são, amiúde, mais finos e mais leves, e a musculatura, com freqüência, não é tão proeminente. A cavidade é menos afunilada. As distâncias entre as espinhas isquiádicas e entre os túberes isquiádicos são maiores, a incisura isquiádica maior é mais ampla, e as superfícies de juntura do sacro com o ílio e com a quinta VL são menores. O ângulo subpúbico aproxima-se de um ângulo reto na mulher, porém é mais agudo no homem (Fig. 40.5).

A abertura superior da pelve masculina é tão variável quanto a feminina.[10] Também no homem as espinhas isquiádicas são mais fortes que as femininas e projetam-se ainda mais no interior da cavidade pelvina.

Tipos anormais de pelve. Uma pelve óssea estreitada é aquela em que um dos diâmetros está significativamente diminuído (de 1,5 a 2 cm). Tal tipo de pelve pode ser o resultado de

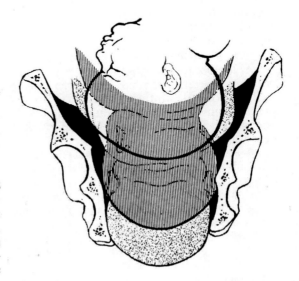

Fig. 40.9 A pelve óssea e a cabeça fetal. Observe como a cabeça gira durante a ocupação inicial da abertura superior da pelve, a seguir da cavidade e, finalmente, da abertura inferior da pelve. Baseado em Smout e Jacoby (após Bumm) citados na Introdução à sexta parte da obra.

uma anomalia congênita, deficiências nutricionais, doença ou traumatismo, sendo que isto freqüentemente interfere com o parto normal.

Uma alta assimilação pelvina é uma anomalia congênita na qual a quinta VL está, pelo menos parcialmente, fundida com o sacro. Nesses tipos, a localização do promontório sacral encontra-se amiúde alterada, e a forma do sacro é comumente anormal.

As deficiências nutricionais, tais como o raquitismo, ocorrendo durante o período de crescimento da pelve, freqüentemente resultam em alterações que se refletem pelo alargamento transversal da pelve, um estreitamento ântero-posterior e um deslocamento anterior do promontório sacral.

As doenças resultantes de curvaturas da coluna vertebral freqüentemente afetam de modo indireto a forma da pelve. Na cifose, o sacro está amiúde estreitado, o que resulta na diminuição do ângulo subpúbico e no diâmetro transverso da abertura superior da pelve. Além disso, é comum o sacro estar inclinado de tal maneira, que o diâmetro ântero-posterior da abertura superior da pelve fica aumentado e, o da abertura inferior, diminuído. Na escoliose, a cavidade pelvina é freqüentemente oblíqua.

Crescimento da pelve óssea. Embora algumas diferenças sexuais estejam presentes nas pelves fetais,[11] nenhuma diferença acentuada é visível no nascimento. Em ambos os sexos, a abertura superior da pelve é ovóide e o seu eixo longo é ântero-posterior. Outras diferenças se apresentam durante a infância e no início da puberdade. As medidas que relacionam a estrutura pelvina global são maiores nos meninos; aquelas relativas à estrutura interna, incluindo a abertura superior da pelve, tendem a ser absolutas ou relativamente maiores nas meninas.[12]

Diferenças sexuais profundas não aparecem até a puberdade, quando a pelve cresce rapidamente, sobretudo em crianças.[13] A pube cresce principalmente da zona de ossificação, na sua superfície sinfisial, e menos a partir do periósteo. Assim, ele aumenta em espessura num plano frontal, e a cavidade pelvina, por esta razão, torna-se alargada anteriormente.[14] O principal crescimento do sacro é, assim, maior em espessura e resulta no alargamento posterior da cavidade. Tais aumentos simultâneos no tamanho anterior e posterior conduzem a uma pelve ginecóide. Nos homens, ao mesmo tempo, os ossos tornam-se mais pesados e, as superfícies articulares do sacro, maiores.

Se durante a puberdade todos os ossos da pelve crescerem uniformemente, a pelve permanecerá antropóide. Uma acentuação do crescimento ginecóide resulta num achatamento ou num tipo platipelóide, enquanto que um crescimento maior posteriormente que anteriormente conduzirá a um tipo andróide.

O crescimento na puberdade está influenciado por hormônios (embora na puberdade precoce a forma da pelve possa não se alterar), porém é também muito sensível a alterações nutricionais e do meio.[15]

JUNTURAS DA PELVE

As junturas da pelve incluem as junturas lombossacral, sacrococcígea e sacroílica, e a sínfise da pube. Os ligamentos sacrospinhais e sacrotuberais estão associados com as junturas da pelve, e o ligamento iliolombar forma uma importante conexão entre a coluna vertebral e a pelve.

Junturas lombossacral e sacrococcígea. A *juntura lombossacral* está formada pelo corpo da quinta vértebra lombar e o sacro. Ela é similar a outras junturas intervertebrais e apresenta um disco intervertebral, junturas de processos articulares e também ligamentos acessórios.

A *juntura sacrococcígea* consiste de um disco intervertebral, entre o sacro e o cóccix, reforçado por *ligamentos sacrococcígeos dorsal, ventral* e *lateral*. Esta juntura com freqüência se torna parcial ou completamente fusionada por osso.

Sínfise da pube. A sínfise da pube (Fig. 40.10) é uma juntura cartilagínea, formada pela união dos corpos dos ossos púbicos no plano mediano. A face sinfisial do corpo de cada osso púbico está coberta por uma fina camada de cartilagem hialina, que está unida à do lado oposto por uma massa de fibrocartilagem, o *disco interpúbico*. Uma fenda sagital encontra-se amiúde presente neste disco após a adolescência, porém não há revestimento sinovial.

O *ligamento púbico superior* consiste de fibras que passam transversalmente através da parte superior da

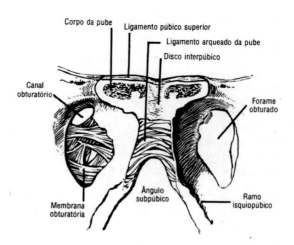

Fig. 40.10 Diagrama da sínfise da pube, seccionada num plano coronal, e a membrana obturatória. Desenho tomado de uma dissecção.

OSSOS, JUNTURAS E PAREDES DA PELVE

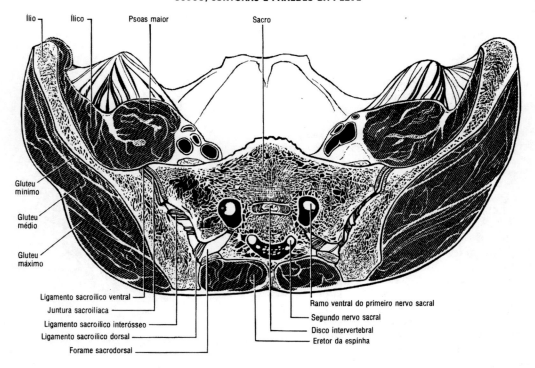

Fig. 40.11 Diagrama das junturas sacroílicas. Desenho tomado de secções horizontais através da parte superior do sacro, imediatamente acima do nível das espinhas ílicas ântero-superiores. A secção foi feita através do disco entre a segunda e a terceira vértebras sacrais e através do primeiro forame sacrodorsal.

juntura. As extensões do tendão de inserção do reto do abdome e da aponeurose do oblíquo externo reforçam a juntura anteriormente. O ligamento arqueado da pube reforça a juntura inferiormente.

Um relaxamento dos ligamentos e um afrouxamento do disco interpúbico ocorrem durante a gravidez (Cap. 44), o que facilita a passagem do feto.

Junturas sacroílicas (Fig. 40.11). São junturas sinoviais, formadas pela união das superfícies auricular, do sacro e do ílio, a cada lado. Estas superfícies são freqüentemente lisas e achatadas, porém costumam se curvar reciprocamente e, amiúde, apresentam elevações e depressões que se reúnem em irregularidades correspondentes da superfície oposta.[16] A grande estabilidade da juntura resulta destas irregularidades quando elas estão presentes.

As facetas supernumerárias costumam estar presentes atrás das superfícies auriculares (Cap. 48). Estas, também, auxiliam na estabilidade da juntura.

A cartilagem hialina cobre a superfície auricular do sacro, porém as colunas de fibrocartilagem separando as ilhotas de cartilagem hialina são encontradas na cobertura da superfície auricular do ílio. Após a terceira década, ambas as superfícies são encontradas ásperas, rugosas e desgastadas.[17]

Uma cápsula articular revestida por membrana sinovial conecta o ílio com o sacro na periferia das superfícies auriculares.

Os *ligamentos sacroílicos interósseos* são os ligamentos mais fortes desta juntura e estão divididos em grupos superior e inferior.[18] Eles se localizam atrás da superfície auricular e encontram-se presos à tuberosidade do sacro e do ílio.

Os *ligamentos sacroílicos ventrais* são feixes finos que conectam a asa e a superfície pelvina do sacro com a parte adjacente do ílio. A substituição de partes ou o total destes ligamentos por osso ocorrem freqüentemente após a quinta década, sobretudo em homens.

Os *ligamentos sacroílicos dorsais* estão presos à tuberosidade e à espinha póstero-inferior do ílio. Eles divergem para se prenderem à crista sacra intermédia e às áreas do sacro adjacentes a esta.

Mecânica da pelve. O peso do corpo é transmitido através do sacro e dos ílios aos fêmures, na posição ereta, e aos túberes isquiádicos na posição sentada. O sacro em forma de cunha tende a ser empurrado para baixo; porém um deslocamento nesta direção e uma conseqüente separação dos ossos do quadril são evitados por irregularidades recíprocas das superfícies auriculares e pelos ligamentos sacroílicos (principalmente os interósseos) e iliolombares.

Os dois ossos púbicos e suas conexões agem anteriormente como uma escora e evitam que as junturas sacroílicas se abram anterior e inferiormente, onde os seus ligamentos são mais fracos.

Aparentemente, muito pouco movimento ocorre na sínfise da pube e nas junturas sacroílicas. Todavia essas junturas são algo mais móvel nas mulheres durante os anos férteis.

O sacro apresenta um movimento angular em torno de um eixo que se encontra mais comumente de 5 a 10 cm na vertical, abaixo do promontório. O promontório move-se para frente 5,6 ±1,4 mm durante as alterações de posições de decúbito para a erecta. Durante a flexão e a extensão do tronco, o movimento é menos constante e ocorre de uma maneira geral em uma variação mais curta. As alterações no movimento são um tanto mais acentuadas durante a gravidez.[19]

Ligamentos sacrotuberais e sacrospinhais. Estes ligamentos convertem as incisuras isquiádicas maior e menor em forames isquiádicos maior e menor, respectivamente.

O *ligamento sacrotuberal* (v. Fig. 40.12) está preso às espinhas ílicas posteriores, à parte lateral e inferior da superfície dorsal do sacro e à borda lateral da parte superior do cóccix. A partir desta ampla inserção, as fibras convergem para se prenderem na borda medial do túber isquiádico. A extensão de algumas destas fibras à borda mais inferior do ramo isquiádico forma o *processo falciforme*.

O *ligamento sacrospinhal* (v. Fig. 40.12) apresenta uma forma triangular e localiza-se anteriormente ao ligamento sacrotuberal. Sua base insere-se na borda lateral da parte inferior do sacro e na parte superior do cóccix. Seu ápice prende-se à espinha isquiádica. O músculo coccígico é mais ou menos co-extensivo com a sua face pelvina.

A borda lateral do ligamento sacrotuberal forma o limite que converte as incisuras isquiádicas em forames, os quais estão separados uns dos outros pelos ligamentos sacrospinhais (Figs. 20.1, Cap. 20, 40.12).

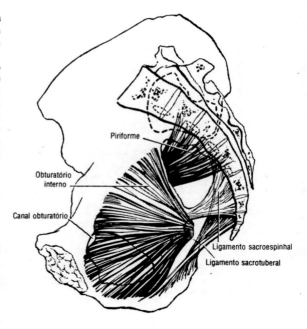

Fig. 40.12 Os músculos e ligamentos da parede pélvica lateral, face pélvica. Baseado em Shellshear e Macintosh.[20]

O forame isquiádico maior dá passagem ao músculo piriforme, aos vasos e nervos gluteus superior e inferior, aos vasos pudendos internos, ao nervo pudendo, ao nervo isquiádico, ao nervo cutâneo posterior da coxa e aos nervos do obturatório interno e quadrado da coxa.

O *forame isquiádico menor* dá passagem ao tendão do obturatório interno, ao nervo do obturatório interno e aos vasos pudendos internos e ao nervo pudendo.

PAREDES DA PELVE

A parede da cavidade pelvina, que apresenta forma um tanto esférica, foi descrita como tendo três planos: um intermédio, um externo e um interno.[20]

O plano intermédio consiste de ossos e ligamentos. Ossos são o sacro, o cóccix e ossos do quadril e, os ligamentos, a membrana obturatória e os ligamentos sacrotuberais e sacrospinhais.

O plano externo compreende os músculos e fáscias superciais ao plano intermédio e inclui os músculos gluteus.

O plano interno compreende as estruturas localizadas na face pelvina do plano intermédio. Ela é formada por músculos e fáscias que se inserem no plano intermédio, pelo peritoneu e por vários vasos sanguíneos, nervos e outras estruturas localizadas entre o peritoneu e a cobertura fascial dos músculos.

Embora a parede da cavidade pelvina seja esférica e contínua, a propósito, de descrição, ela é subdividida em duas paredes laterais, uma parede posterior e um assoalho.

Paredes laterais. Cada parede lateral (Figs. 40.12, 41.2 e 44.1) apresenta como estrutura óssea a parte dos ossos do quadril abaixo da linha terminal. A maior parte da superfície pelvina desta porção óssea está coberta pelo músculo obturatório interno e pela fáscia obturatória. O nervo obturatório e os ramos dos vasos ílicos internos passam em direção anterior e inferior, medialmente ao obturatório interno. Os vasos são a artéria umbilical, os vasos obturatórios, os vasos vesicais superiores e, nas mulheres, os vasos uterinos e vaginais. A parede lateral está cruzada, na sua parte superior, pelo ureter; na sua parte anterior, pelo ligamento redondo, nas mulheres, e pelo ducto deferente nos homens. Nas mulheres, o ovário localiza-se numa ligeira depressão, a fossa ovárica, entre a artéria umbilical obliterada anteriormente e o ureter e os vasos ílicos comuns, posteriormente.

Uma estrutura óssea não existe na junção das paredes lateral e posterior. O espaço entre os ossos do quadril e o sacro nesta região está parcialmente preenchido pelos ligamentos sacrotuberais e sacrospinhais. O último auxilia na divisão do espaço em partes superior e inferior e nos forames isquiádicos maior e menor, respectivamente (v. neste Capítulo).

Parede posterior. A parede posterior é curva, e sua parte superior está voltada para baixo, assim como para a frente. Esta parede está formada pelo sacro e cóccix, cujas partes laterais estão cobertas pelo piriforme e coccígico e pelas fáscias que cobrem tais músculos. O tronco lombossacral, o plexo sacral dos nervos, o plexo venoso sacral e alguns ramos dos vasos ílicos internos estão situados anteriormente ao piriforme. A artéria sacral-mediana e os troncos simpáticos passam em direção inferior sobre o sacro. O glômus coccígico está localizado perto da ponta do cóccix.

Artéria sacral mediana. Origina-se da parte posterior da aorta abdominal, imediatamente acima de sua bifurcação. Freqüentemente tem origem em comum com uma ou ambas 5.ᵃˢ artérias lombares. Ela passa em direção inferior, anteriormente às vértebras lombares inferiores e o sacro, para a superfície pelvina do cóccix, onde termina irrigando o glômus coccígico. Em seu trajeto, ela pode irrigar parte do reto e fornecer pequenos ramos, que se anastomosam com as artérias sacrais laterais.

Glômus coccígico.[21] Comumente chamado corpo coccígico, trata-se de uma pequena massa celular e vascular localizada anteriormente à ponta do cóccix. Recebe os ramos terminais da artéria sacral mediana e contém numerosas anastomoses arteriovenosas. Sua significação funcional é desconhecida.

Assoalho. O assoalho pelvino tem sido definido de vários modos. Alguns autores o definem como o diafragma da pelve, somente, enquanto que outros definem tanto como diafragma da pelve quanto como urogenital. **Parece-nos melhor, todavia, incluirmos todas as estruturas que dão suporte às vísceras abdominais e pelvinas na definição do assoalho pelvino. Estas são o peritoneu, acima, os diafragmas da pelve e urogenital, abaixo, e as diversas estruturas entre o peritoneu e estes diafragmas.**

Estabeleceu-se que as partes do gluteu máximo e do esfíncter externo do ânus deveriam ser incluídas no assoalho.[26] Alguns autores também incluem as vísceras pelvinas acima do diafragma, assim como a pele e a tela subcutânea do períneo.[20]

O peritoneu (Figs. 40.13 e 44.5) atinge o seu nível mais baixo quando ele se reflete da parte anterior do reto sobre a bexiga, no ho-

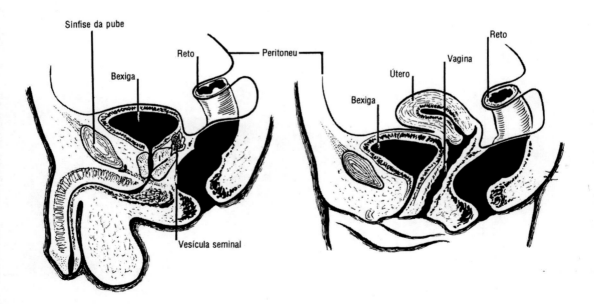

Fig. 40.13 As reflexões peritoneais das vísceras pelvinas.

mem, para formar a escavação retovesical, ou no útero e vagina na mulher para formar a escavação retouterina. As bordas laterais destas escavações são formadas por elevações do peritoneu denominadas pregas retovesical e retouterina, respectivamente. Elas são freqüentemente denominadas pregas sacrogenitais em ambos os sexos. Na mulher, o útero, a vagina, e o ligamento largo estão localizados entre o reto e a bexiga. A reflexão anterior do peritoneu do útero à bexiga forma a escavação uterovesical.

O tecido conjunt : o peritoneu e o diafragma da pelve varia de espessura nas diferentes localizações. Ela contém os vasos sanguíneos que irrigam as vísceras e importantes plexos nervosos que as inervam. Além disso, contém a parte inferior do ureter e a parte terminal do ducto deferente. Os espessamentos localizados, contendo numerosas fibras musculares lisas, formam os ligamentos que auxiliam na fixação dos vários órgãos. Alguns destes ligamentos estão descritos com o diafragma da pelve e fáscia; outros estão descritos com os órgãos aos quais se prendem.

A parte mais inferior do assoalho pélvico apresenta duas aberturas, ambas no plano mediano. A abertura posterior permite que o reto passe através do diafragma da pelve; a anterior para a uretra, no homem, e na mulher, para uretra e vagina, primeiro através da pelve e depois, então, pelo diafragma urogenital.

REFERÊNCIAS

1. A. Y. P. Garnett and J. B. Jacobs, Amer. J. Obstet. Gynec., 31:388, 1936.
2. H. C. Moloy, Clinical and Roentgenologic Evaluation of the Pelvis in Obstetrics, Saunders, Philadelphia, 1951.
3. W. E. Caldwell and H. C. Moloy, Amer. J. Obstet. Gynec., 26:479, 1933.
4. L. H. Garland, Amer. J. Roentgenol., 40:359, 1938.
5. L. H. Garland, cited in reference 4. W. E. Caldwell, H. C. Moloy, and D. A. D'Esopo, Amer. J. Obstet. Gynec., 28:482, 1934.
6. W. Turner, J. Anat., Lond., 20:125, 1885. H. Thoms, Surg. Gynec. Obstet., 64:700, 1937.
7. Personal communication from Charles E. McLennan, M.D. See also C. Nicholson, J. Obstet. Gynaec., Brit. Emp., 45:950, 1938; J. G. H. Ince and M. Young, J. Obstet. Gynaec., Brit. Commonw., 47:130, 1940.
8. C. Nicholson, J. Anat., Lond., 79:131, 1945.
9. G. S. Letterman, Amer. J. phys. Anthrop., 28:99, 1941. S. L. Washburn, Amer. J. phys. Anthrop., 6:199, 1948; Amer. J. phys. Anthrop., 7:425, 1949.
10. W. W. Greulich and H. Thoms, Anat. Rec., 75:289, 1939.
11. B. J. Boucher, Amer. J. phys. Anthrop., 15:581, 1957.
12. E. L. Reynolds, Amer. J. phys. Anthrop., 5:165, 1947.
13. W. H. Coleman, Amer. J. phys. Anthrop., 31:125, 1969.
14. W. W. Greulich and H. Thoms, Yale J. Biol. Med., 17:91, 1944.
15. W. W. Greulich and H. Thoms, Anat. Rec., 72:45, 1938. C. Nicholson, J. Anat., Lond., 79:131, 1945.
16. H. Weisl, Acta anat., 22:1, 1954.
17. G. B. Schunke, Anat. Rec., 72:313, 1938.
18. H. Weisl, Acta anat., 20:201, 1954.
19. H. Weisl, Acta. anat., 23:80, 1955.
20. J. L. Shellshear and N. W. G. Macintosh, Surveys of Anatomical Fields, Grahame, Sydney, 1949.
21. W. H. Hollinshead, Anat. Rec., 84:1, 1942.
22. A. W. Meyer, Calif. west. Med., 27:1, 1927.

41 VASOS SANGUÍNEOS, NERVOS E DRENAGEM LINFÁTICA

VASOS SANGUÍNEOS

Artéria ílica interna

A **artéria ílica interna (hipogástrica)** (Figs. 41.1 e 41.2) fornece a maior parte da irrigação sanguínea da pelve. Ela se origina da ílica comum, anteriormente à articulação sacroílica, ao nível do disco intervertebral, entre a quinta VL e o sacro. Sua origem pode ser marcada na superfície do corpo pelo ponto superior de trissecção da linha que se estende da espinha ílica ântero-superior à sínfise da pube. Apresenta cerca de 4 cm de comprimento.

A artéria ílica interna é cruzada anteriormente pelo ureter. Está separada da articulação sacroílica, posteriormente, pela veia ílica interna e pelo tronco lombossacral. Em sua parte superior, a veia ílica externa e o músculo psoas maior situam-se lateralmente a ela; em sua parte inferior, o nervo obturatório está lateral.

A artéria ílica interna é comumente descrita como dividida em duas partes principais, uma anterior e outra posterior. Todavia, tal divisão pode não ser nítida. Os vários ramos terminais podem estar juntos nas suas origens, porém se originam de várias maneiras diferentes.[1] Os ramos principais, diretos ou indiretos, podem ser divididos em parietais e viscerais. A distribuição mais comum está mostrada na Fig. 41.2. As artérias glúteas superior e inferior às vezes se originam de um tronco comum acima da origem da pudenda interna; os três vasos, outras vezes, originam-se separadamente e, ocasionalmente, originam-se por um ponto comum.

Os ramos parietais incluem a iliolombar, a sacral lateral, a obturatória, a glútea superior, a glútea inferior e a pudenda.

Como ramos viscerais, temos a umbilical, a vesical superior, a artéria do ducto deferente, a vesical inferior, a uterina, a vaginal e a retal média.

RAMOS PARIETAIS

Artéria iliolombar. A artéria iliolombar apresenta um trajeto superior e lateral para a fossa ílica, onde se divide em um *ramo ílico*, que irriga o ilíaco e o ílio, e um *ramo lombar*, que irriga o psoas maior e o quadrado lombar. Ela envia um *ramo espinhal* através do forame intervertebral, entre a quinta VL e o sacro.

Artérias sacrais laterais. Freqüentemente uma superior e outra inferior, elas se originam de um tronco comum. A superior passa medialmente e entra no primeiro ou segundo forame sacral pelvino. A artéria inferior descende anteriormente ao piriforme e nervos sacrais, lateralmente ao tronco simpático, que chega ao cóccix. Ambas as artérias sacrais laterais dão origem a *ramos espinhais* que, após passarem através dos forames sacrais pelvinos e irrigarem o conteúdo do canal sacral, podem emergir através dos forames sacrais dorsais.

Artéria obturatória. Esta artéria, cuja origem é variável,[2] passa em direção anterior e inferior sobre a fáscia obturatória, em direção ao forame obturado. O nervo obturatório está acima; a veia obturatória, abaixo. É cruzada pelo ureter próximo à sua origem. No interior da pelve, dá origem a alguns ramos musculares, *um ramo nutrício* para o ílio e um *ramo púbico*, que ascende na superfície pelvina do ílio. Após passar através da parte superior do forame obturado, ela se divide em *ramos anterior* e *posterior*, que passam em direção anterior e posterior, respectivamente, em torno da borda do forame obturado. Eles se localizam sobre a membrana obturatória, profundamente ao obturatório externo, e irrigam os músculos adjacentes. O posterior dá origem a um *ramo acetabular* que irriga a gordura da fossa acetabular e o ligamento da cabeça do fêmur (ramos epifisiais mediais, Cap. 18).

A artéria obturatória origina-se da epigástrica inferior em cerca de um quinto dos casos (Fig. 33.7). Ela, então, passa tanto para o lado lateral como para o medial, ao ânulo femoral, antes de atingir o forame obturado. Uma artéria obturatória disposta medialmente é suscetível de lesão durante cirurgias para hérnia femoral.

Artéria glútea superior. Passa em direção posterior, freqüentemente entre o tronco lombossacral e o primeiro nervo sacral, e deixa a pelve através do forame isquiádico maior, acima do piriforme. Sua distribuição encontra-se descrita no Cap. 20.

Artéria glútea inferior. Passa em direção posterior, entre o primeiro e segundo ou segundo e terceiro nervos

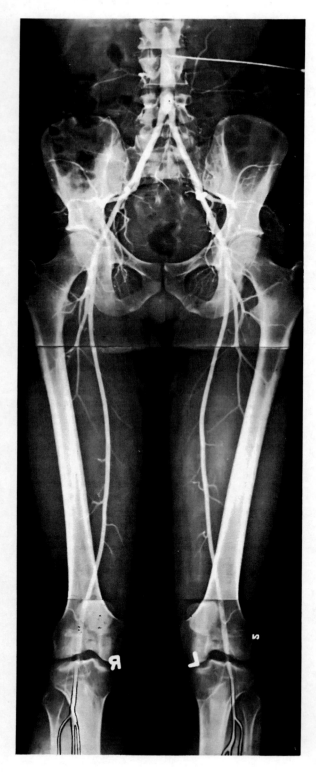
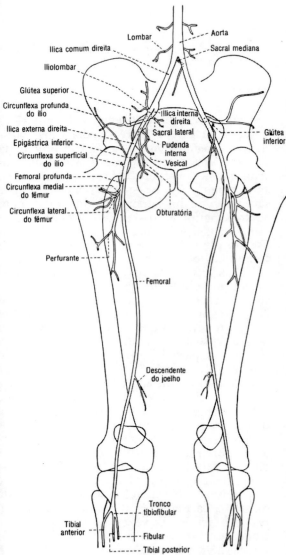

Fig. 41.1 Um aortograma normal lombar inferior num homem de 36 anos de idade. As artérias em torno do joelho são visualizadas durante a exposição feita uns poucos segundos após a exposição inicial. De Angiography, H. L. Abrams, ed., Little, Brown, Boston, 1961; cortesia de S. M. Rogoff, MD.

sacrais, deixando a pelve através do forame isquiádico maior, abaixo do piriforme. Sua distribuição é descrita no Cap. 20.

Artéria pudenda interna. (Fig. 41.3) É maior no homem que na mulher e apresenta um trajeto inferior e lateral em direção à borda inferior do forame isquiádico maior, sendo que deixa a pelve passando entre o piriforme e o coccígico. Após cruzar a parte posterior da espinha isquiádica, onde se encontra medial ao nervo obturatório interno, ela entra no períneo através do forame isquiádico menor. Passa então junto com as veias pudendas internas e os ramos do nervo pudendo, através do canal pudendo, na parede lateral da fossa isquiorretal. Continuando em direção anterior, ela perfura a

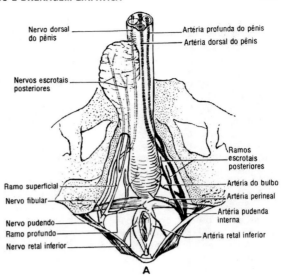

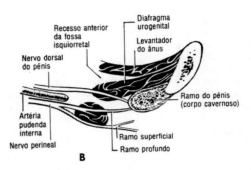

Fig. 41.3 A, artéria pudenda interna e nervo pudendo. Os nervos são mostrados à esquerda. O nervo dorsal do pênis está mais profundamente localizado. As artérias são mostradas à direita. B, uma secção aproximadamente sagital através da parte lateral do períneo.

borda posterior do diafragma urogenital e corre através do espaço perineal profundo, próximo ao ramo inferior da pube. Imediatamente antes de alcançar a sínfise da pube, ela se divide em ramos terminais, as artérias profunda e dorsal do pênis (ou clítoris)

Ramos. Pequenos ramos são distribuídos ao plexo sacral, aos músculos no interior da pelve e aos músculos da região glútea. Além destes, a artéria pudenda interna dá origem à artéria retal inferior, aos ramos escrotal posterior (ou labial), à artéria perineal, à artéria de bulbo do pênis (ou vestíbulo), à artéria uretral e às artérias profunda e dorsal do pênis (ou clítoris).

A *artéria retal inferior* origina-se da pudenda interna no interior do canal pudendo. Ela perfura a fáscia deste canal e divide-se em vários ramos, que atravessam a fossa isquiorretal e irrigam os músculos, fáscia e pele em torno do canal anal.

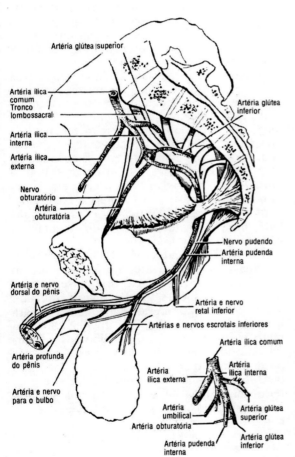

Fig. 41.2 O plexo sacral e os ramos da artéria ilíaca interna observados pelo lado medial. No lado **inferior direito**, observa-se um diagrama do tipo mais comum de ramos da artéria ilíaca interna. A artéria glútea superior origina-se próximo a um tronco comum à parumbilical, pudenda interna e à glútea inferior. A obturatória se origina da glútea inferior, e a retal média (não mostrada) a partir da pudenda interna. As artérias iliolombar e sacral lateral (demonstradas sem dísticos) originam-se da artéria glútea superior.

Os *ramos escrotais* (ou *labiais*) posteriores, em número de dois, perfuram a fáscia perineal superficial e profunda e passam em direção anterior, no espaço perineal superficial, entre o isquiocavernoso e o bulboesponjoso. Eles auxiliam na irrigação destes músculos e, finalmente, distribuem-se no escroto, no homem, e nos lábios maior e menor, na mulher.

A *artéria perineal* passa abaixo do músculo transverso superficial do períneo e irriga o centro tendíneo do períneo e músculos adjacentes.

A *artéria do bulbo do pênis* tem origem da artéria pudenda interna, dentro do espaço perineal profundo. Ela passa medialmente através do diafragma urogenital, perfurando sua face inferior, e irriga o tecido erétil do bulbo do pênis e a glândula bulbouretral.

A *artéria do bulbo do vestíbulo*, após um trajeto similar, irriga o bulbo do vestíbulo, o tecido erétil da vagina e a glândula vestibular maior.

A *artéria uretral* tem origem anterior à da artéria do bulbo e também perfura a fáscia inferior do diafragma urogenital. Penetra no corpo esponjoso do pênis e, finalmente, atinge a glande.

A *artéria profunda do pênis* (ou *clítoris*) um dos dois ramos terminais, perfura a fáscia inferior do diafragma urogenital e penetra no ramo do pênis (ou clítoris). Corre próximo ao centro do corpo cavernoso do pênis (ou clítoris), o qual irriga.

A *artéria dorsal do pênis* (ou *clítoris*), a outra dos dois ramos terminais, também perfura a fáscia inferior do diafragma urogenital. Passa, inicialmente, entre o ramo do pênis (ou clítoris) e a sínfise da pube, então entre as duas camadas do ligamento suspensor do pênis (ou clítoris). Durante o seu trajeto para a frente, abaixo da fáscia profunda do dorso do pênis ou clítoris, o nervo dorsal está lateral e, a veia dorsal profunda, medial. Os seus ramos terminais irrigam a glande e o prepúcio.

RAMOS VISCERAIS

Artéria umbilical. É comumente o primeiro ramo visceral da artéria ílica interna. As artérias umbilicais no feto são os principais canais entre a aorta e a placenta. Após o nascimento, quando termina a circulação através da planceta, a parte de cada artéria entre o seu último ramo e o umbigo se atrofia. O remanescente fibroso, semelhante a um cordão formado a cada lado, é o ligamento umbilical medial (também chamado lateral) (Cap. 42). A porção proximal de cada artéria permanece patente. Ela corre em direção anterior, ao longo da parede lateral da pelve e ao longo da superfície inferolateral da bexiga, e dá origem, comumente, à artéria vesical superior e à artéria do ducto deferente.

Artéria vesical superior. Origina-se amiúde como um único vaso (em cerca de um quinto dos casos), porém mais comumente como dois ou três vasos, a partir da porção patente da artéria umbilical, imediatamente antes do início do ligamento umbilical medial.[3] Ela irriga a parte superior da bexiga e o ligamento umbilical medial, podendo irrigar a parte inferior do ureter.

Artéria do ducto deferente. Origina-se comumente da artéria umbilical, irriga as vesículas seminais e a parte posterior da bexiga e fornece ramos *ureterais* para o ureter; acompanha o ducto deferente até o testículo.

Artéria vesical inferior. Origina-se comumente a partir de um tronco comum da pudenda interna e das artérias glúteas inferiores ou de um ramo destes troncos, e passa medialmente à parte inferior da bexiga. A maior parte de seus ramos estão distribuídos à parte mais inferior da bexiga e à próstata, porém também envia ramos à vesícula seminal, ao ducto deferente e à parte inferior do ureter.

Artéria uterina. Esta artéria (Fig. 44.10, Cap. 44), que é homóloga à artéria do ducto deferente, no homem, amiúde se origina separada da ílica interna; porém, pode às vezes se originar como um tronco comum, juntamente com a artéria vaginal ou com a artéria retal média. Apresenta um trajeto, em direção inferior, para a frente e medialmente, até à borda mais inferior do ligamento largo, onde está lateral ao fórnix lateral da vagina. Passa anteriormente e acima do ureter, ao qual pode enviar um pequeno ramo, e ascende entre as duas camadas do ligamento largo ao longo do corpo do útero. Ao nível da tuba uterina, ela se volta lateralmente e termina como um *ramo ovárico,* anastomosando-se com a artéria ovárica. Além de um número variável de ramos para o útero, ela envia ramos para a parte mais superior da vagina, para a parte medial da tuba uterina *(ramo tubal),* para o ligamento redondo do útero e para o ligamento do ovário.

Artéria vaginal (Fig. 44.10, Cap. 44). Origina-se da artéria uterina, às vezes como vários ramos, e, às vezes, origina-se da ílica interna, juntamente com a artéria uterina. Corre em direção inferior e medialmente para a região lateral da vagina e divide-se em numerosos ramos que são distribuídos às partes anterior e posterior da vagina. Os ramos podem anastomosar-se no plano mediano para formar as artérias ázigos anterior e posterior da vagina. A artéria vaginal também envia pequenos ramos para a bexiga, reto e bulbo do vestíbulo.

Artéria retal média. Dirige-se medialmente para o reto, ao qual seus ramos, na maioria, são distribuídos. Contudo, alguns ramos vão para a próstata, vesícula seminal e ducto deferente. A artéria retal média às vezes se encontra ausente.

CIRCULAÇÃO COLATERAL

A circulação colateral que se desenvolve após a obstrução da artéria ílica interna resulta de anastomoses (1) com ramos da ílica interna oposta, (2) entre ramos parietais e ramos da artéria femoral na coxa (Cap. 21) e (3) entre as artérias retais superior e média. A circulação colateral pode ser demonstrada por arteriografia.[4] Os canais colaterais também irrigam a parte mais inferior do abdome, estando a aorta abdominal obstruída, e o membro inferior, se a artéria femoral estiver também obstruída.

Veia ílica interna

A veia ílica interna (hipogástrica) é um tronco curto, que se une com a ílica externa para formar a veia ílica comum. Localiza-se atrás da artéria ílica interna, sendo cruzada lateralmente pelo nervo obturatório. Suas tributárias correspondem, em geral, a ramos da artéria ílica interna, com exceção das artérias umbilical e da iliolombar. Somente as diferenças entre as tributárias da veia ílica interna e ramos da artéria ílica interna serão discutidas aqui.

As *veias glúteas superior* e *inferior* são, cada uma, freqüentemente dupla, porém é comum se unirem para formar um tronco único antes de se desembocarem na veia ílica interna. A *veia pudenda interna*, que nos homens se origina da parte inferior do plexo prostático, é também dupla. Todavia, também ela, freqüentemente, desemboca na veia ílica interna através de um tronco comum. A *veia dorsal profunda do pênis* (ou *clítoris*) passa através de um plano mediano, entre as artérias dorsais direita e esquerda. Após passar através da fáscia inferior do diafragma urogenital, ela se divide em dois ramos, os quais se esvaziam no plexo prostático, no homem, ou no plexo vesical, na mulher.

Cada uma das vísceras no interior da pelve está circundada por uma rede de veias relativamente grandes, com paredes finas, que apresentam poucas válvulas. Estes plexos se comunicam livremente entre si e dão origem às tributárias viscerais da veia ílica interna. Eles também se comunicam com as tributárias parietais e, desta forma, fornecem vias fáceis para a propagação de infecções. Os plexos são denominados da seguinte forma: *plexo venoso retal, plexo venoso vesical, plexo venoso prostático, plexo venoso uterino* e o *plexo venoso vaginal*. O *plexo venoso sacral*, localizado na superfície pelvina do sacro, não está associado com um órgão, mas permite uma via de passagem do sangue entre as vísceras pelvinas para os sistemas venosos ázigo e vertebral (Cap.31). O material injetado na veia dorsal profunda do pênis foi encontrado nas veias da cabeça, tórax, abdome, pelve, coxas e no sistema venoso vertebral.[5] Durante a histerossalpingografia, o material radiopaco alcançava as veias do útero e era detectado nas veias lombares ascendentes.[6]

NERVOS

A inervação da pelve é derivada, principalmente, de nervos espinhais sacral e coccígico e da parte pelvina do sistema nervoso autônomo.

Cada um dos cinco nervos sacrais e o nervo coccígico se dividem em um ramo dorsal e um ventral no interior do canal sacral.

Os ramos dorsais dos primeiros quatro nervos sacrais passam em direção superior através dos forames sacrais dorsais; enquanto que aqueles do quinto sacral e do coccígico emergem do canal central, através do hiato sacral. A distribuição está descrita na seção sobre o dorso (Cap. 49).

Os ramos ventrais dos primeiros quatro nervos sacrais emergem do canal sacral através dos forames sacrais pelvinos. Os ramos ventrais e o quinto nervo sacral entram na pelve entre o sacro e o cóccix; o do nervo coccígico passa em direção anterior, abaixo do processo transverso rudimentar da primeira parte do cóccix. O ramo ventral do primeiro e segundo nervos sacrais são os maiores. Os dos sacrais inferiores e do coccígico diminuem progressivamente em tamanho de cima para baixo.

Plexo sacral (Fig. 38.8, Cap. 38)

O ramo ventral do quarto nervo sacral apresenta uma divisão superior e outra inferior; a divisão superior e os primeiros três ramos ventrais combinam-se no tronco lombossacral para formar o plexo sacral[8] (Figs. 41.2 e 41.4). As divisões anterior e posterior dos primeiros três ramos foram descritas; porém, como no caso do plexo lombar, são difíceis de demonstrar. Cada ramo que contribui para o plexo sacral conecta-se a um único gânglio do tronco simpático sacral por um ou mais ramos comunicantes.

O plexo sacral localiza-se anteriormente ao piriforme e está separado dos vasos ílicos internos e do ureter, anteriormente, pela fáscia pelvina parietal. Os vasos glúteos superiores freqüentemente passam entre o tronco lombossacral e o ramo ventral do primeiro nervo sacral. Os vasos glúteos inferiores passam entre os ramos ventrais do primeiro e segundo ou segundo e terceiro nervos sacrais. Os vasos pudendos internos passam entre os nervos isquiádico e pudendo.

O plexo sacral apresenta 12 ramos. Sete destes estão distribuídos pelas nádegas e pelo membro inferior; os outros inervam estruturas pertencentes à pelve.

Os ramos que auxiliam na inervação das nádegas e do membro inferior são os seguintes:

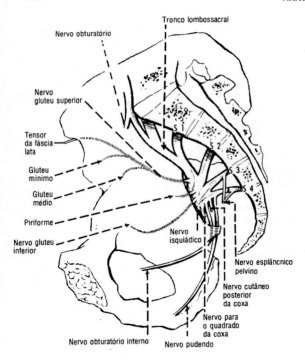

Fig. 41.4 Representação esquemática do plexo sacral. Vários ramos foram omitidos, inclusive os perfurantes cutâneos, ramos para o diafragma pélvico e urogenital, e pequenos ramos para o estômago superior e inferior. Os nervos gluteus superior e inferior e o nervo para o piriforme originam-se da parte posterior do plexo. Um nervo esplâncnico é mostrado originando-se da parte S3 e S4. Baseado em Pitres e Testut.[7]

Nervo gluteu superior (L4 a S1). Passa em direção posterior através do forame isquiádico maior, acima do piriforme. Na região glútea, acompanha os vasos gluteus superiores, onde se encontra distribuído (Cap. 20).

Nervo gluteu inferior (L5 a S2). Passa em direção posterior, através do forame isquiádico maior, abaixo do piriforme. Seus ramos inervam o gluteu máximo.

Nervo do quadrado da coxa (L4 a S1). Este nervo também deixa a pelve abaixo do piriforme e, então, corre em direção inferior, anteriormente ao nervo isquiádico. Após dar um ramo ao gêmeo inferior, ele penetra na face anterior do quadrado da coxa. Também envia um ramo para a juntura do quadril.

Nervo para o obturatório interno (L5 a S2). Passa através do forame isquiádico, abaixo do piriforme. Dá origem a um ramo, que penetra na face posterior do gêmeo superior, e, após cruzar a espinha isquiádica, lateralmente aos vasos pudendos internos, passa através do forame isquiádico menor, surgindo, então, na superfície pelvina do obturatório interno, que o inerva.

Nervo cutâneo posterior da coxa (S1 a S3). Deixa a pelve através do forame isquiádico maior, abaixo do piriforme. Seus ramos e sua distribuição estão descritos no Cap. 20.

Nervo perfurante cutâneo (clunios inferior medial) (S2, 3). Perfura o ligamento sacrotuberal e inerva a tela subcutânea da parte inferior da região glútea. Algumas vezes está ausente.

Nervo isquiádico (L4 a S3). O maior nervo do corpo e consiste de partes fibular e tibial. Deixa a pelve através do forame isquiádico maior, abaixo do piriforme. Em alguns casos, as duas partes dos nervos não se reúnem e deixam a pelve separadamente (Cap. 20). Quando isto ocorre, a porção fibular perfura o piriforme, e a porção tibial passa por baixo dele, sendo que as duas partes permanecem separadas através do seu trajeto. Os ramos do nervo isquiádico estão descritos no Cap. 21.

Os cinco ramos seguintes do plexo sacral estão distribuídos na pelve.

Nervo do piriforme (S1, 2). Penetra na face anterior deste músculo.

Nervo do levantador do ânus e coccígico (S3, 4). Descem através das faces pelvinas destes músculos e os inervam.

Nervo do esfíncter externo do ânus (ramo perineal de S4). Passa tanto através do coccígico como entre este músculo e o levantador do ânus. Passa em direção anterior na fossa isquiorretal, e inerva o esfíncter externo do ânus, assim como a pele circundante e a tela subcutânea.

Nervos esplâncnicos pelvinos[9] (S (2), 3, 4, (5)). Contêm fibras parassimpáticas pré-ganglionares e fibras sensitivas. As fibras passam em direção anterior para tomar parte na formação do plexo hipogástrico inferior. A inervação do cólon sigmóide, que freqüentemente se origina do plexo hipogástrico inferior (v. Cap. 41), deriva-se dos nervos esplâncnicos pelvinos, podendo ter origem diretamente a partir deste nervo, tanto em parte como inteiramente.

Nervo pudendo. **O nervo pudendo (S2, 3, 4) (Figs. 41.2 e 41.3) fornece a maior parte da inervação do períneo.** Contém fibras motoras, sensitivas (inclusive as que trazem estímulos sensitivos e tomam parte em reflexos) e fibras simpáticas pós-ganglionares. Este nervo passa através do forame isquiádico maior, abaixo do piriforme, cruza a parte posterior da espinha isquiádica, onde se coloca medialmente à artéria pudenda interna, e então penetra no períneo, juntamente com esta artéria, através do forame isquiádico menor. Após entrar no canal pudendo, na parede lateral da fossa isquiorretal, ele dá origem (1) ao nervo retal inferior, dividindo-se então em (2) nervo perineal e (3) nervo dorsal do pênis (ou clítoris).

O *nervo retal inferior,* que pode originar-se independentemente do plexo sacral (S3, 4), perfura a parede medial do canal pudendo e divide-se em vários ramos, que atravessam a fossa isquiorretal juntamente com os vasos correspondentes. Eles inervam o esfíncter externo do ânus, a pele em torno do ânus, e o revestimento anal até, superiormente, a linha pectínea.

O *nervo perineal* divide-se em ramos superficial e profundo, enquanto está no canal pudendo. O ramo profundo dá origem a um ou dois ramos, que perfuram a parede medial do canal pudendo e auxiliam na inervação do esfíncter externo do ânus e do levantador do ânus. Ele, então, perfura as fáscias perineais superficial e profunda, penetrando no espaço perineal superficial, onde inerva os músculos bulboesponjoso, isquiocavernoso, transverso superficial do períneo e bulbo do pênis. O ramo superficial divide-se em dois *nervos escrotais (labiais) posteriores*, que estão medial e lateral. Ambos os ramos perfuram a fáscia perineal superficial e profunda e correm em direção anterior com as artérias correspondentes, para se distribuírem, no homem, no escroto ou, na mulher, nos lábios maiores.

O *nervo dorsal do pênis* (ou *clítoris*) perfura a borda posterior do diafragma urogenital, inerva o músculo transverso profundo do períneo e o esfíncter da uretra, sendo que corre em direção anterior sobre a face lateral da artéria pudenda interna. Após perfurar a fáscia inferior do diafragma urogenital, dá origem a um ramo para o corpo cavernoso do pênis (ou clítoris) e, então, passa entre duas camadas do ligamento suspensório do pênis (ou clítoris). Corre em direção anterior, sobre o dorso do pênis (ou clítoris), e dá origem a ramos, que se distribuem à pele, prepúcio e glande.

Plexo coccígico

Os ramos ventrais do quinto nervo sacral e do nervo coccígico perfuram o nervo coccígico e se reúnem à divisão mais inferior do ramo ventral do quarto nervo sacral para formar cordões plexiformes, que constituem o plexo coccígico (ou sacrococcígico). Finos filamentos partem deste plexo para inervar a articulação sacrococcígica, o cóccix e a pele sobre o cóccix.[10]

Parte pelvina do sistema nervoso autônomo[11]

A parte simpática do sistema nervoso autônomo chega a pelve através de duas vias diferentes. Uma delas é a continuação inferior do tronco simpático (Cap. 38), e a outra é uma continuação inferior do plexo aórtico (Cap. 38).

Tronco simpático (Fig. 64.15, Cap.64). A parte sacral do tronco simpático[12] localiza-se sob a superfície pelvina do sacro, medial aos três foramenes sacrais superiores e, freqüentemente, anterior ao quarto. Consiste sobretudo de fibras pré-ganglionares, cujos níveis de origem estão referidos no Cap. 31. Termina, amiúde, formando uma intumescência, o *gânglio ímpar*, com o tronco contralateral, anteriormente ao cóccix. O número de gânglios interpostos ao longo da parte sacral do tronco é variável, porém há comumente três ou quatro. Cada gânglio tende a conectar-se, através de ramos comunicantes, com apenas um nervo espinhal.[13] As fibras destes ramos são pós-ganglionares, e muitas delas estão distribuídas para o membro inferior e períneo com ramos do plexo sacral. Em número variado, as finas fibras *(nervos esplâncnicos sacrais)* passam em direção anterior ao tronco para se juntarem ao plexo hipogástrico inferior.

Plexos autônomos. Após a continuação do plexo aórtico em direção inferior, anteriormente à quinta VL recebe ele algumas fibras dos nervos esplâncnicos lombares inferiores e é chamado de *plexo hipogástrico superior* (ou *nervo pré-sacral*) (Fig. 38.6, Cap. 38). O último plexo divide-se anteriormente ao sacro em duas redes estreitas e alongadas que, às vezes, se reúnem em um tronco e que são denominadas *nervos hipogástricos direito e esquerdo*. Cada nervo ou plexo hipogástrico passa em direção inferior sobre a face lateral do reto (ou do reto e vagina, na mulher). Ao nível da parte inferior da face anterior do sacro, cada nervo hipogástrico se junta com os nervos esplâncnicos pelvinos do lado correspondente para formar os *plexos hipogástricos* (ou *pelvinos*) *inferiores* direito e esquerdo, os quais consistem de redes de nervos intercomunicantes envolvidos em tela conectiva. Pequenos gânglios pelvinos estão dispostos através desta rede.

As subdivisões do plexo hipogástrico acompanham os ramos viscerais das artérias ilíacas internas e inervam os órgãos pelvinos. Embora estas subdivisões sejam denominadas tanto de acordo com o órgão que inervam como de acordo com os vasos que acompanham, elas se intercomunicam livremente e seus ramos são arbitrários.

Vários ramos deixam o plexo hipogástrico inferior a cada lado e inervam o reto. Um ou dois desses ramos acompanham a artéria retal média e constituem o *plexo retal médio,* que auxilia na inervação do reto (Cap. 45). Uma grande parte do plexo hipogástrico inferior forma o *plexo prostático,* que inerva a próstata e parte dos órgãos adjacentes. Ele se continua em direção anterior como os *nervos cavernosos do pênis* (Cap. 47). O *plexo vesical* inerva a bexiga e parte do ureter, ducto deferente e vesícula seminal. O plexo uterovaginal passa juntamente com a artéria uterina entre as camadas do ligamento largo. Inerva o útero, o ovário, a vagina, a uretra e o tecido erétil do vestíbulo. Fibras da parte mais inferior deste plexo continuam-se como *nervos cavernosos da clítoris.*

Componentes funcionais. O plexo hipogástrico inferior contém três tipos de fibras:

1. Fibras simpáticas pós-ganglionares, algumas das quais se originam desde a parte lombar do tronco simpático e descem através do plexo hipogástrico superior, e outras que se originam da parte sacral do tronco.

2. Fibras parassimpáticas pré-ganglionares, que se originam da parte sacral da medula e chegam ao plexo hipogástrico inferior através dos nervos esplâncnicos pelvinos. Inervam o cólon descendente, o cólon sigmóide e as vísceras pelvinas. As fibras que inervam os cólons descendente e sigmóide podem ascender diretamente a estes órgãos; porém, em geral elas ascendem através do plexo, dando, assim, origem a um ramo do nervo hipogástrico.[14] Este ramo dá um outro ramo para o cólon sigmóide e, então, ascende ao longo do cólon descendente, amiúde até a flexura esquerda do cólon.

3. Fibras sensitivas de vários tipos. Algumas levam impulsos de sensações dolorosas e atingem a medula através do nervo esplâncnico lombar. Freqüentemente ascendem ao plexo hipogástrico superior, mas também passam através dos nervos esplâncnicos pelvinos. Outras fibras sensitivas, relacionadas a vários reflexos e com sensações da bexiga, chegam à parte sacral da medula pelos nervos esplâncnicos pelvinos.

É necessário muito mais informação relativa à inervação dos órgãos pelvinos no homem. Os tipos de fibras que chegam a um órgão em particular e as funções destas fibras são incertos em muitos casos.

DRENAGEM LINFÁTICA

Os linfonódios da pelve (Fig. 41.5) são variáveis em tamanho, número e localização. Quatro grupos principais estão localizados na pelve, ou intimamente adjacentes a ela, e recebem a maior parte dos vasos linfáticos desta. São denominados de acordo com as artérias, com as quais se associam, porém a divisão em grupos definitivos é algo arbitrária. Além destes linfonódios em grupos denominados, pequenos outros se localizam no tecido conectivo, ao longo da via de passagem de vários ramos da artéria ílica interna.

Os linfonódios sacrais. Localizam-se na goteira do sacro e recebem vasos a partir de alguns órgãos pelvinos e das regiões do períneo e glútea. Estão amiúde relacionados com uma parte do grupo ílico interno e drenam tanto para este grupo como para os linfonódios ílicos comuns.

Linfonódios ílicos internos. Encontram-se dispostos em torno da ártéria ílica interna e próximos às origens dos ramos desta artéria. Recebem vasos das vísceras pelvinas, do períneo e das nádegas. Seus vasos eferentes drenam para os linfonódios ílicos comuns.

Linfonódios ílicos externos (Fig. 41.6). Encontram-se dispostos em torno da artéria ílica externa. Recebem vasos dos linfonódios inguinais superficiais e profundos, da parte profunda da parede abdominal abaixo do umbigo e de algumas das vísceras pelvinas. Seus vasos eferentes drenam para os linfonódios ílicos comuns.

Linfonódios ílicos comuns (Fig. 41.6). Recebem a drenagem da ílica externa e interna e dos linfonódios sacrais. Drenam no grupo lombar de linfonódios (Fig. 38.5, Cap. 38).

Existem muitas conexões entre os vasos linfáticos que drenam os vários órgãos pelvinos. Devido a estas conexões, nenhum distúrbio na drenagem resulta da retirada do grande número de linfonódios. Além disto, as neoplasias no interior da pelve podem disseminar-se para qualquer órgão pelvino ou abdominal. Em sua maior parte, os vasos linfáticos seguem o trajeto das artérias, porém alguns não o fazem.

Os órgãos pelvinos e os grupos de linfonódios nos quais drenam os seus vasos linfáticos encontram-se reunidos no Quadro 41.1.

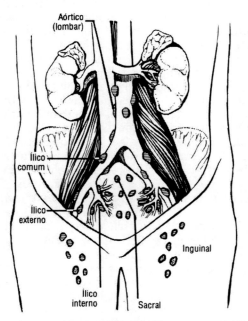

Fig. 41.5 Representação esquemática da posição dos principais linfonódios da pelve. Os linfonódios inguinais são mostrados na Fig. 19.5, Cap. 19.

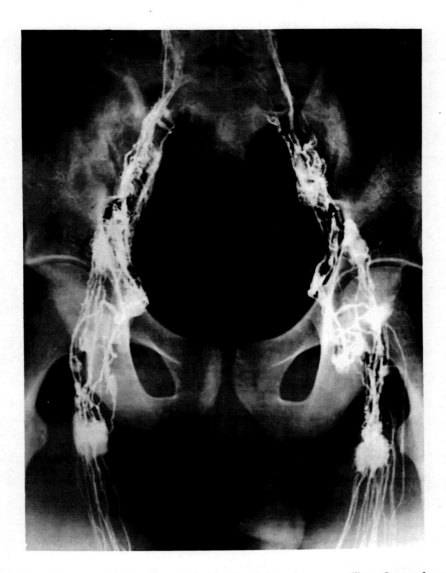

Fig. 41.6 Linfograma ílico normal, mostrando os linfonódios inguinais assim como os ílicos. Os grandes vasos eferentes encontram-se presentes. De The Lymphatics, *Edward Arnold, Ltd, London, 1972; cortesia do Professor J. B. Kinmonth, F. R. C. S., e editor.*

Quadro 41.1 Drenagem linfática dos órgãos pélvicos

Órgãos	Grupos de linfonódios recebendo os vasos que drenam os órgãos pelvinos
Ovário ao longo da artéria ovárica	Lombar
Tuba uterina (exceto parte próxima ao útero) (ao longo da artéria ovárica)	Lombar
Útero	
Parte superior do corpo	Lombar
Parte inferior do corpo	Ílico externo
Cérvix	Ílico externo, ílico interno e sacral
Região próxima à tuba uterina (ao longo do ligamento redondo)	Inguinal superficial
Vagina	
Parte superior (ao longo da artéria uterina)	Ílicas interna e externa
Parte média (ao longo da artéria vaginal)	Ílico interno
Parte inferior	Sacral e ílico comum
Parte abaixo do hímen (com aquelas da vulva e da pele do períneo)	Inguinal superficial
Testículo e epidídimo (ao longo da artéria testicular)	Lombar
Vesícula seminal	Ílico interno e externo
Ducto deferente (porção pelvina)	Ílico externo
Próstata	Principalmente ílico interno; sacral e ílico externo
Escroto	Inguinal superficial
Pênis (clítoris)	
Pele e prepúcio	Inguinal superficial
Glande	Inguinal profundo e ílico externo
Ureter (parte inferior)	Ílico externo e ílico interno
Bexiga	
Face superior e inferolateral	Ílico externo
Base	Principalmente ílico externo; ílico interno
Colo	Sacral e ílico comum
Uretra	
Feminina (ao longo da artéria pudenda interna)	Principalmente ílico interno; ílico externo
Masculina	
Partes prostática e membranácea (ao longo da artéria pudenda interna)	Principalmente ílico interno; ílico externo
Parte esponjosa	Principalmente inguinal profundo; ílico externo
Reto	
Parte superior	Mesentérico inferior
Parte inferior	Sacral, ílico interno, e ílico comum
Canal anal	
Acima da linha pectinada (ao longo das artérias retal inferior e pudenda interna)	Ílico interno
Abaixo da linha pectinada	Inguinal superficial

REFERÊNCIAS

1. F. L. Ashley and B. J. Anson, Amer. J. phys. Anthrop., 28:381, 1941. J. L. Braithwaite, J. Anat., Lond., 86:423, 1952. W. H. Roberts and G. L. Krishingner, Anat. Rec., 158:191, 1967.
2. J. L. Braithwaite, J. Anat., Lond., 86:423, 1952. J. W. Pick, B. J. Anson, and F. L. Ashley, Amer. J. Anat., 70:317, 1942.
3. J. L. Braithwaite, Brit. J. Urol., 24:64, 1952.
4. R. F. Muller and M. M. Figley, Amer. J. Roentgenol., 77:296, 1957.
5. F. A. Beneventi and G. J. Noback, J. Urol., 62:663, 1949.
6. T. N. A. Jeffcoate, J. Obstet. Gynaec., Brit. Emp., 62:244, 1955.
7. A. Pitres and L. Testut, *Les nerfs en schémas*, Doin, Paris, 1925.
8. M. T. Horwitz, Anat. Rec., 74:91, 1939. C. R. Bardeen and A. W. Elting, Anat. Anz., 19:124, 209, 1901.
9. D. Sheehan, J. comp. Neurol., 75:341, 1941.
10. A. Sicard and J. Bruézière, Arch. Anat., Strasbourg, 33:43, 1950.
11. A. H. Curtis, B. J. Anson, F. L. Ashley, and T. Jones, Surg. Gynec. Obstet., 75:743, 1942. F. L. Ashley and B. J. Anson, Surg. Gynec. Obstet., 82:598, 1946. A. A. Pearson and R. W. Sauter, Amer. J. Anat., 128:485, 1970.
12. A. Labbok, Anat. Anz., 85:14, 1937.
13. J. Pick and D. Sheehan, J. Anat., Lond., 80:12, 1946.
14. R. T. Woodburne, Anat. Rec., 124:67, 1956.

42 BEXIGA URINÁRIA, URETER E URETRA

BEXIGA URINÁRIA

A forma, tamanho, posição e relações da bexiga (Fig. 42.1; Figs. 47.2 e 47.3, Cap. 47) variam com a idade e com a quantidade de urina que ela contém. A posição e relações variam também com o sexo, porém não há nenhuma diferença significativa entre as bexigas masculinas e femininas relativamente ao tamanho e forma.

Vesica é, em latim, o termo para bexiga. O substantivo vesícula e o adjetivo vesical são derivados deste.

Posição e forma. A bexiga vazia num adulto vivo é algo arredondada, embora sua circunferência seja alterada por pressões e por inserções de estruturas adjacentes. Localiza-se inteiramente, ou quase inteiramente, no interior da pelve e repousa sobre a pube e na parte adjacente do assoalho da pelve. Está situada ligeiramente mais baixa na mulher que no homem. Com o enchimento, ela gradualmente se eleva no abdome, podendo atingir o nível do umbigo. Durante os estádios precoces de enchimento, seu diâmetro transverso aumenta. No enchimento máximo, o diâmetro longitudinal aumenta até que, na bexiga cheia, os dois diâmetros são quase iguais.[1]

Ao nascer, a bexiga vazia é fusiforme (v. Fig. 44.8), sendo que sua maior parte se localiza no abdome propriamente dito. Seu eixo longo estende-se da parede anterior do abdome, em direção anterior e posterior. Durante a infância, ela gradualmente baixa para a posição observada no adulto e adquire sua forma final.

Partes. A bexiga vazia de um adulto vivo apresenta quatro superfícies ou faces: uma superior, duas inferolaterais e uma posterior. A última é também chamada de *fundo* ou *base* da bexiga. As superfícies superior e inferolaterais encontram-se anteriormente ao *ápice*. As superfícies inferolaterais encontram-se abaixo, no *colo*. A parte da bexiga entre o ápice, anteriormente, e a base, posteriormente, é o *corpo*.

Relações peritoneais. A superfície superior e a parte superior da base da bexiga estão cobertas pelo peritôneu, que se reflete a partir da parede lateral da pelve e da parede abdominal anterior, imediatamente acima da sínfise da pube quando a bexiga está vazia. Quando a bexiga se enche e se eleva na cavidade abdominal, o peritôneu eleva-se da parte mais inferior da parede abdominal anterior, e, desta maneira, a reflexão torna-se mais alta. Atrás, o peritôneu reflete-se sobre o útero, na mulher e, sobre o reto, no homem (Fig. 40.13, Cap. 40).

Relações. A superfície superior da bexiga relaciona-se, através do peritôneu, com as alças do intestino delgado ou com o cólon sigmóide. Na mulher, o corpo do útero está acima da bexiga quando esta se encontra vazia.

As superfícies inferolaterais e a borda arredondada, que apresentam entre si localizam-se adjacentes ao espaço retropúbico. Este espaço, que contém gordura, tecido fibroso frouxo e um plexo venoso, se localiza entre a fáscia umbilical pré-vesical posteriormente, e a fáscia transversa, anteriormente (Cap. 34). Devido à predominância de gordura nesta região, as estruturas aí contidas são coletivamente denominadas *coxim gorduroso retropúbico*. O espaço retropúbico[2] apresenta a forma de um U. A terminação fechada do U localiza-se entre a sínfise da pube e a bexiga, e a terminação aberta

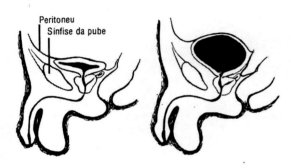

Fig. 42.1 A bexiga, vazia e cheia. Observe que o peritôneu é deslocado da parede abdominal durante o enchimento vesical. Compare com a bexiga ao nascer (Fig. 44.8, Cap. 44).

estende-se em direção posterior, a cada lado da bexiga, para os ligamentos laterais deste órgão. O espaço é limitado acima pela reflexão do peritoneu para a parede abdominal anterior, e, abaixo, pelos ligamentos puboprostáticos. É limitado a cada lado pela fáscia parietal que cobre o levantador do ânus e o obturatório interno. O espaço retropúbico estende-se em direção superior para o umbigo, entre os dois ligamentos umbilicais mediais, e por causa disto é parcialmente abdominal na posição. Seus limites superiores variam de acordo com o nível de reflexão do peritoneu da parede abdominal anterior e, conseqüentemente, com o grau de enchimento da bexiga. A base da bexiga está voltada posterior e ligeiramente para baixo. No homem, ela se encontra intimamente relacionada à vesícula seminal e, na sua parte lateral mais inferior, com a ampola do ducto deferente, imediatamente medial à vesícula seminal, e com o reto, entre as duas ampolas. Na mulher, a base é conectada por um tecido fibroso frouxo com a parede anterior da vagina, abaixo, e com a parte supravaginal da cérvix do útero, acima.

Fixações (Fig. 44.5, Cap. 44). O colo é a parte menos móvel da bexiga e está firmemente ancorado ao diafragma pelvino. No homem, ele se continua com a próstata, embora haja um sulco separando os dois órgãos externamente. O colo da bexiga feminina está mais baixo do que o da masculina e repousa sobre as partes pubococcígeas dos levantadores do ânus.

Três ligamentos auxiliam na fixação da bexiga: (1) o puboprostático medial; (2) o puboprostático lateral; e (3) o ligamento lateral da bexiga. Todos os três são espessamentos localizados da fáscia superior do diafragma pelvino.

O *ligamento puboprostático* (ou *pubovesical medial*) é uma continuação anterior do arco tendíneo da fáscia pelvina. Ele fixa a próstata (ou o colo da bexiga, na mulher) à parte posterior do corpo da pube. Contém feixes de fibras lisas, coletivamente denominados *pubovesicais*.

O *ligamento puboprostático* (ou *pubovesical*) *lateral* é um espessamento menor, que se estende da próstata (ou colo da bexiga, na mulher) ao arco tendíneo da fáscia pelvina.

O *ligamento lateral* passa da base da bexiga (e vesícula seminal, no homem) lateralmente e posteriormente, e se continua na prega retovesical, no homem, e na prega retouterina, na mulher. Esta prega contém os ramos viscerais dos vasos ilíacos internos, o plexo vesical de nervos, o ureter e, no homem, uma parte do ducto deferente. Também contém feixes de fibras musculares lisas, coletivamente denominadas *retovesicais*.

Além destes ligamentos responsáveis por suas fixações, três remanescentes de estruturas fetais estão associados com a bexiga: (1) o ligamento umbilical mediano e (2) os dois ligamentos umbilicais mediais. Nenhum destes ligamentos é importante na fixação da bexiga.

O *ligamento umbilical mediano* é o remanescente do *úraco* e estende-se do ápice da bexiga até o umbigo. A parte do úraco próxima à bexiga freqüentemente mantém o seu lume,[3] que, às vezes, se comunica com o da bexiga.[4] O revestimento epitelial do úraco ocasionalmente dá origem a cistos.[5]

Os *ligamentos umbilicais mediais* (também chamados laterais) são as partes obliteradas das artérias umbilicais. Eles se estendem da altura da bexiga até o umbigo.

O ligamento umbilical mediano e os umbilicais mediais dão origem a pregas de peritoneu denominadas pregas umbilicais medianas e mediais, respectivamente. Estas pregas e as fossas a elas associadas são descritas no Cap. 34.

Interior da bexiga. **O trígono vesical forma um triângulo, aproximadamente eqüilátero, cujos ângulos são formados, inferior e anteriormente, pelo óstio interno da uretra e, superior e posteriormente, pelos dois óstios dos ureteres a cada lado.** A mucosa do trígono é sempre lisa e chata. Quando examinada ao cistoscópio, aparece vermelha, se a bexiga está vazia, e pálida, se está cheia. Em qualquer local, o revestimento da bexiga aparece amarelo-pálido através de um cistoscópio, e está pregueado e enrugado quando a bexiga se encontra vazia.

Uma elevação, a crista interuretérica estende-se entre os dois óstios ureterais, e é uma indicação de um feixe subjacente de fibras musculares. A úvula é uma crista mediana acima e abaixo do óstio uretral interno. É formada por um feixe subjacente de fibras musculares, pelo lobo mediano da próstata ou por ambos. É comum ser mais proeminente em homens idosos. Os ureteres, durante a sua passagem pela camada muscular da bexiga, produzem pregas, que são evidentes no seu interior.

Estrutura. A bexiga apresenta as quatro seguintes camadas:

(1) A *membrana mucosa.*

(2) A *submucosa,* que está ausente na região do trígono.

(3) A *camada muscular.*[6] Os feixes de fibras musculares lisas que formam estas camadas são coletivamente denominados de *músculo detrusor da urina.* Além destes, uma camada angular de músculos está presente na região do trígono, entre o detrusor e a mucosa. As fibras destas camadas que passam entre os óstios dos dois ureteres são responsáveis pela crista interuretérica no interior da bexiga, e um espessamento deles no plano mediano é responsável, pelo menos em parte, pela elevação denominada úvula.

Algumas das fibras do detrusor passam em direção anterior para formar o músculo *pubovesical* a cada lado;

outras passam posteriormente para formar o *retovesical*.

(4) A *camada serosa*, constituída de peritoneu, cobre a superfície superior e a parte superior da base da bexiga. Em toda sua extensão, ela está coberta por uma capa fibrosa.

***Irrigação sanguínea*.**[7] Freqüentemente, duas ou três artérias vesicais superiores originam-se da parte permeável da artéria umbilical e irrigam a parte superior da bexiga. No homem, a base está irrigada pela artéria do ducto deferente. A parte inferior da bexiga, inclusive o colo, está irrigada pela artéria vesical inferior (Cap. 41) e, na mulher, também pela artéria vaginal. Na mulher, a base está provavelmente irrigada pelas artérias vesicais inferior e vaginal.

As veias passam em direção inferior para se reunirem ao plexo prostático (ou vesical) de veias, o qual drena para o interior da veia ílica interna.

***Drenagem linfática*.**[8] Os vasos linfáticos da superfície superior e inferolateral da bexiga passam aos linfonódios ílicos externos. Os vasos da base drenam para os linfonódios ílicos externo e interno. Os vasos do colo passam para os linfonódios sacrais e ílicos comuns.

Inervação (Fig. 42.2). A bexiga está inervada por várias fibras nervosas oriundas dos plexos vesical e prostático, que são extensões anteriores dos plexos hipogástricos inferiores para os lados do colo da bexiga. Estas fibras se ramificam através de toda a parede vesical e incluem as seguintes:

1. Inervação motora da bexiga, a saber, fibras parassimpáticas para o detrusor.

2. Inervação sensitiva da bexiga, a saber, fibras que são estimuladas pelo estiramento do detrusor e que ativam vários reflexos, fibras que são estimuladas pelo estiramento e que dão origem à sensação de plenitude (talvez idênticas às do tipo anterior), e fibras que estão relacionadas com as sensações de queimação ou de espasmo, que podem ser sentidas principalmente na região hipogástrica, e com a sensação de micção imperiosa (como na dor uretral).

3. Fibras simpáticas, a maior parte para inervação dos vasos sanguíneos. Algumas destas fibras podem inervar o músculo detrusor, mas nada têm a ver com a micção. Podem ativar o detrusor de tal maneira que evitam o refluxo do sêmen para a bexiga durante a ejaculação.

Devido à inervação da bexiga ter origem lateralmente ao reto, ela pode ser lesada durante a ressecção do reto. Dificuldades urinárias comumente se seguem a essas cirurgias.[9]

***Mecanismo da micção*.** Uma micção normal foi estudada, através de fluoroscopia e cistometria, no homem e, através de experimentações, em animais inferiores. Infelizmente, o resultado dos estudos experimentais nos animais inferiores não são freqüentemente aplicáveis ao homem.

Os estudos fluoroscópicos e cistométricos apresentam resultados diferentes, sobretudo no que concerne à questão do controle voluntário do detrusor. As medidas das pressões intravesicais por cistometria constituíram-se em informação valiosa no processo de enchimento, enquanto a fluoroscopia[10] tornou possível o estudo do início e seqüência dos eventos durante a micção.

Uma micção normal pode ocorrer somente quando o assoalho pélvico, a parede abdominal e o diafragma estão normais. Antes do início da micção, o diafragma e os músculos da parede abdominal se contraem, aumentando a pressão intra-abdominal e relaxando o músculo pubococcígico. Quando o músculo pubococcígico se relaxa, o colo da bexiga move-se em direção inferior.[11] Este movimento de ação inferior ativa ou inicia a contração do detrusor. Ao mesmo tempo, a contração das fibras longitudinais da uretra, que são contínuas com aquelas do detrusor, encurtam-na e, desta maneira, alargam e abrem o óstio uretral interno. A urina é então expelida da bexiga. A contração do músculo pubococcígico eleva o colo da bexiga; o detrusor e a musculatura uretral relaxam-se, a uretra aumenta de comprimento e o óstio uretral interno se estreita e se fecha, interrompendo-se a micção. O

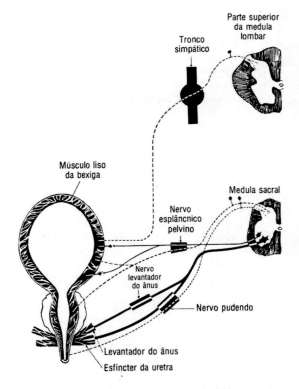

Fig. 42.2 Representação esquemática da inervação da bexiga e de outras estruturas associadas com a micção. As fibras parassimpáticas pré-ganglionares para o músculo liso da bexiga (detrusor da urina) fazem sinapses com células ganglionares na parede da bexiga. Em sua maior parte, as fibras eferentes da bexiga e da uretra (v. texto) passam através dos nervos esplâncnicos pélvicos. Umas poucas fibras da bexiga ascendem através do plexo hipogástrico e atingem a parte lombar superior da medula. A inervação simpática para a bexiga não é mostrada.

Fibras para sensação dolorosa da uretra são mostradas passando pelos nervos esplâncnicos pélvicos e pudendos. As linhas cheias representam fibras motoras para o levantador do ânus e esfíncter da uretra.

músculo liso do detrusor não está sob controle voluntário direto, e a sua contração reflexa não começa até que haja a descida do colo. Se o assoalho pelvino está fixo de forma tal que a bexiga não possa descer (por exemplo, por infiltração neoplásica), o paciente não pode voluntariamente começar ou terminar a micção, o que ocorre automaticamente devido ao reflexo do estiramento do detrusor.

A micção pode ser alterada por uma variedade de desordens neurológicas.[12] Os problemas mais graves são os que resultam do seguinte:

1. Transecção da medula acima dos segmentos sacrais. As sensações e o controle voluntário estão perdidos, porém os arcos reflexos encontram-se intactos — o resultado eventual é uma "bexiga medular" automática.

2. Perda completa da inervação motora (por exemplo, por destruição da parte sacral da medula). Neste caso, nenhum reflexo é possível, e o detrusor atua independentemente e com bastante ineficácia.

3. Perda da inervação sensitiva (por exemplo, após destruição das raízes dorsais dos nervos sacrais). A sensação e os reflexos estão perdidos, e a bexiga torna-se hiperdistendida.

A cistometria pode dar a chave da natureza destas desordens. Por exemplo, se um paciente não evidencia qualquer sensação ou desejo de urinar após uma grande quantidade de líquido ter sido injetada em sua bexiga; por outro lado, se a bexiga se esvazia automática e completamente, faz-se o diagnóstico de bexiga medular.

Radiografia (v. também o Cap. 39). A bexiga pode ser observada radiograficamente após a introdução de uma substância radiopaca na sua cavidade, através de um cateter; ou após injeção intravenosa de uma substância. Quando cheia, a bexiga aparece arredondada.

Cistoscopia e cistometria. O interior da bexiga pode ser observado através de um cistoscópio. Trata-se de um tubo oco que apresenta uma lâmpada elétrica e um espelho em sua extremidade e que é introduzido através da uretra. Vários pontos de referência podem ser identificados, tais como óstio uretral interno, a crista interuretérica, os óstios do ureter e o trígono.

A cistometria é a medida da pressão intravesical após a introdução de um tubo oco similar. As reações à instilação de uma quantidade de líquido medida no interior da bexiga pode fornecer uma informação diagnóstica valiosa.

URETER

O ureter é o tubo que conduz a urina do rim para a bexiga. Consiste de uma porção abdominal (Cap. 37) e uma porção pelvina, cada uma delas apresentando cerca de 12,5 cm de comprimento.

Após entrar na pelve, o ureter passa em direção inferior sobre a parede pelvina lateral, onde está intimamente relacionado ao peritoneu. Encontra-se inicialmente anterior e inferior à artéria ilíaca interna e, então, cruza a face medial da artéria umbilical e dos vasos e nervos obturatórios. Ao nível da espinha isquiádica, ele se volta em direção anterior e medialmente. Atinge a parte posterior da bexiga urinária cerca de 4 cm acima do nível do tubérculo púbico. As relações da parte pelvina diferem nos dois sexos.

No homem, o ureter passa através dos tecidos da prega sacrogenital e, então, daí para o ligamento lateral da bexiga. Nesta região, ele é cruzado em sua face medial pelo ducto deferente. Conforme se aproxima da bexiga, vai se localizando anteriormente à extremidade superior da vesícula seminal, sobre um plano anterior ao ducto deferente.

Na mulher, após entrar na pelve, o ureter está relacionado com a borda livre (posterior) do ovário. Na parte inferior da pelve, o ureter passa primeiro no tecido do ligamento uterossacral e, então, do ligamento cervical lateral, abaixo da parte inferior do ligamento largo. Está acompanhado nesta parte do seu trajeto pela artéria uterina, que o cruza acima e anteriormente. Após atingir um ponto cerca de 2 cm lateral à cérvix do útero, o ureter volta-se medialmente no ligamento lateral da bexiga e corre anterior à borda lateral da vagina, em direção à bexiga. Como resultado do desvio comum da extremidade superior da vagina para um lado (freqüentemente o esquerdo), um ureter mais que o outro está situado anteriormente à vagina. A última relação do ureter com a cérvix do útero e a vagina é responsável por um risco especial em certas cirurgias, tais como a retirada cirúrgica do útero.[14]

Em ambos os sexos, os ureteres estão cerca de 5 cm separados no local onde penetram no dorso da bexiga. Estão incluídos na parede deste órgão por cerca de 2 cm, à medida que passam obliquamente pelo seu interior. Abrem-se por meio de um par de pequenos óstios em fenda, que são os óstios dos ureteres e que estão separados por uma distância de cerca de 2,5 cm, quando a bexiga está vazia, distância que, todavia, pode aumentar para 5 cm ou mais quando a bexiga está distendida. A túnica muscular do ureter continua-se com a da bexiga, e a sua camada longitudinal forma um músculo subjacente ao trígono. O lúmen tem o seu calibre mínimo na parte do ureter envolvida no interior da parede da bexiga.

Os ureteres podem ser examinados radiograficamente após injeção intravenosa de um composto orgânico de iodo, que é excretado pelos rins (pielografia descendente ou excretora), ou após a injeção de um composto orgânico iodado através de um cateter ureteral ligado através de um cistoscópio (pielografia ascendente ou retrógrada). Um ureter bastante distendido pode ser palpado *per rectum* ou *per vaginam*.

A estrutura, a vascularização, a inervação e a drenagem linfática de todo o ureter estão discutidas no Cap. 37.

URETRA

A uretra é um tubo fibromuscular que dá passagem à urina da bexiga para o exterior. No homem, serve também como passagem para o líquido seminal na maior parte do seu trajeto. Encontra-se fechada quando não está dando passagem a nenhum líquido. A uretra masculina e feminina diferem em muitos aspectos.

Uretra masculina

A uretra masculina (Figs. 43.1 e 47.3, Caps. 43 e 47) apresenta cerca de 20 cm de comprimento. Inicia-se no colo da bexiga e estende-se através da próstata, dos diafragmas pelvino e urogenital, da raiz e corpo do pênis até a ponta da glande. Subdivide-se em três partes: prostática, membranácea e esponjosa.

Parte prostática. A parte prostática atravessa a próstata, estendendo-se da base ao ápice deste órgão. Apresenta aproximadamente cerca de 3 cm de comprimento e está algo curvada na direção anteroposterior.[15] Ela é mais dilatável que as partes membranácea e esponjosa. Quando distendida, é a parte mais larga de toda a uretra, e sua cavidade apresenta-se fusiforme. Quando vazia, as paredes anterior e posterior estão em contato e as anterior e lateral pregueiam-se longitudinalmente.

A parede posterior (Fig. 43.3, Cap. 43), freqüentemente denominada "assoalho", é caracterizada por vários pontos. A *crista uretral* é mediana e, às vezes, continua-se com a úvula da bexiga superiormente e, amiúde, estende-se inferiormente na parte membranácea da uretra. O *colículo seminal (verumontanum)* é uma intumescência ovóide da crista, localizada aproximadamente na junção dos terços médio e inferior da parte prostática. No cume do colículo encontra-se a abertura de um divertículo, o *utrículo prostático,* que se estende para o interior da estrutura da próstata por uma curta distância. Acredita-se que este divertículo seja o remanescente das extremidades caudais fundidas dos ductos paramesonéfricos, que formam o útero e a maior parte da vagina na mulher. Os diminutos orifícios dos ductos ejaculatórios estão localizados a cada lado do óstio do utrículo. O *seio prostático* é um sulco a cada lado da crista uretral. Em sua maior parte, os ductos da próstata abrem-se no assoalho deste sulco, porém uns poucos do lobo mediano abrem-se lateralmente à crista uretral.

Parte membranácea. A parte membranácea estende-se em direção inferior e anterior, a partir do ápice da próstata até o bulbo do pênis, e passa através dos diafragmas pelvinos e urogenitais. É a parte mais curta da uretra e, exceto pelo óstio externo, a mais estreita e a menos dilatada. Apresenta de 1 a 2 cm de comprimento e está situada cerca de 2,5 cm atrás da borda mais inferior da sínfise da pube. No interior do diafragma urogenital, é circundada pelo esfíncter da uretra. Imediatamente abaixo do diafragma urogenital, sua parede posterior entra em contato com o bulbo do pênis; a parede anterior, contudo, não é coberta pelo bulbo até passar por uma curta distância abaixo do diafragma. Quando penetra no bulbo, a uretra, então, volta-se em direção anterior, quase que num ângulo reto. Torna-se mais larga, sendo suas paredes mais finas imediatamente abaixo do diafragma urogenital, onde ela é mais passível de se romper durante um traumatismo e também mais capaz de ser penetrada durante a passagem de um instrumento. A mucosa da parte membranácea está pregueada longitudinalmente quando a uretra está vazia.

Parte esponjosa. A parte esponjosa localiza-se no corpo esponjoso. Atravessa o bulbo, o corpo e a glande do pênis. Na primeira parte de seu trajeto, está fixa na posição e é praticamente reta. Quando o lúmen está obstruído, há uma fenda sagital na glande e uma transversal no restante da parte esponjosa. O lúmen é algo mais largo onde a uretra se localiza no bulbo *(fossa intrabulbar).* É mais largo na glande também, onde as porções dilatadas são conhecidas como *fossa navicular (fossa terminal).*

As pequenas aberturas dos ductos das glândulas bulbouretrais estão localizadas sobre a parede inferior da uretra, imediatamente além do início da porção esponjosa. As lacunas uretrais são pequenas depressões na parede, aberturas comumente dirigidas ao óstio externo.

Estrutura. A uretra consiste de uma membrana mucosa e de uma túnica muscular.

A *membrana mucosa* varia em espessura nos diferentes locais de seu trajeto. Varia também em cor. Através de um uretroscópio, aparece vermelha nas partes prostática e membranácea, porém é de um amarelo rosado na parte esponjosa.

Os ductos das pequenas e numerosas *glândulas uretrais* abrem-se na superfície interna da uretra. Alguns ductos se abrem nas lacunas uretrais, porém nem todas as lacunas contêm a abertura de ductos.

A *túnica muscular* das partes prostática e membranácea da uretra continua-se em direção inferior a partir da bexiga, podendo ser considerada uma continuação do músculo detrusor (Cap. 42). As fibras a partir da musculatura do trígono passam em direção inferior sobre a parede posterior da uretra.

Fibras musculares esqueléticas do esfíncter da uretra circundam a parte membranácea.[16] Algumas destas passam em direção superior, ao longo da parede anterior da parte prostática, por uma curta distância.

Irrigação sanguínea. A parte prostática está irrigada principalmente pelas artérias retal média e vesical inferior. A parte membranácea é irrigada pela artéria do bulbo do pênis e, a esponjosa, pela artéria uretral e também por alguns ramos das artérias dorsal e profunda do pênis.

Inervação (Fig. 42.2, Cap. 42). A parte prostática está inervada pelo plexo prostático, que se continua como nervos cavernosos do pênis para inervar a parte membranácea. Ramos do nervo pudendo inervam a parte esponjosa. A distribuição e funções destes nervos ainda não estão estabelecidas.

Drenagem linfática. Os vasos linfáticos das partes prostática e membranácea passam juntamente com os vasos pudendos internos e drenam principalmente para os linfonódios ilícos internos; porém, alguns passam aos ilícos externos. Em sua maior parte, os vasos linfáticos da parte esponjosa passam aos linfonódios inguinais profundos. Alguns, todavia, drenam para os linfonódios ilícos externos.

Ruptura da uretra. Em alguns acidentes que determinam compressão pelvina, a uretra pode romper-se na junção de suas partes prostática e membranácea. As tentativas de urinar então resultam num extravasamento de urina para a tela extraperitoneal em torno da bexiga, e talvez em torno do reto também.

A ruptura da parte membranácea da uretra ocorre mais freqüentemente. A urina extravasada tende a ficar limitada ao espaço perineal superficial, inicialmente; porém, ela pode passar através da fáscia perineal profunda e infiltrar-se no espaço entre as fáscias perineal superficial e profunda e disseminar-se, daí, para o escroto, pênis e parte anterior do abdome.

Exame no indivíduo vivo. A uretra pode ser examinada radiograficamente após a introdução de um material radiopaco adequado em seu lúmen. O revestimento pode ser observado com a ajuda de um uretroscópio. Quando um cateter é passado através de toda a extensão da uretra, ele pode ser palpado na sua parte esponjosa, através da face ventral do pênis; na parte membranácea, através do períneo e, na parte prostática, *per rectum.*

Uretra feminina

A uretra feminina apresenta cerca de 4 cm de comprimento. É bastante distensível e pode ser dilatada cerca de 1 cm sem lesão. Estende-se em direção inferior e ligeiramente para a frente, a partir do colo da bexiga até o *óstio uretral externo,* que está situado entre os lábios menores e anteriormente à abertura da vagina, e também abaixo e atrás da glande da clítoris. As bordas do óstio externo estão ligeiramente evertidas. No seu trajeto, a uretra passa através dos diafragmas pelvino e urogenital. Ela se encontra fechada, exceto durante a passagem de urina. Quando fechada, em seu interior acentuam-se as pregas longitudinais, sendo que a mais proeminente delas localiza-se sobre a parede posterior e é denominada *crista uretral.*

A uretra funde-se com a parede anterior da vagina e pode ser palpada *per vaginam* entre a parede vaginal anterior e a sínfise da pube. Encontra-se presa à pube através de fibras do ligamento pubovesical. Um espessamento da fáscia superior do diafragma urogenital também auxilia na sua fixação.[17]

Estrutura. A uretra consiste de uma membrana mucosa e de uma única túnica muscular.

A *membrana mucosa* contém os óstios de muitas *glândulas uretrais* pequenas e numerosas pequenas depressões, as *lacunas uretrais.* As glândulas ocorrem em quatro grupos, drenando através de 6 a 31 ductos no vestíbulo próximo ao óstio uretral externo.[18] Estes grupos de glândulas correspondem à próstata do homem.

A *túnica muscular*[19] da parte superior da uretra continua-se inferiormente com alguns feixes do músculo detrusor. Ela é fusiforme na parte média da uretra. A parte inferior da uretra não apresenta túnica muscular.

Irrigação sanguínea. A parte superior da uretra é irrigada pela artéria vesical inferior, a parte média pela vesical inferior e uterina e, a parte inferior, pela artéria pudenda interna.

As veias da uretra drenam para o plexo vesical e para a veia pudenda interna.

Drenagem linfática. Os vasos linfáticos correm ao longo da artéria pudenda interna e drenam principalmente para os linfonódios ilícos internos. Alguns passam aos linfonódios ilícos externos.

Inervação. A parte superior da uretra está inervada pelos plexos vesical e uterovaginal. O nervo pudendo inerva a parte inferior. As funções dos componentes autônomos e das fibras sensitivas são incertas.

REFERÊNCIAS

1. H.-J. F. H. von Lüdinghausen, Z. Anat. EntwGesch., 97:757, 1932.
2. L. C. Jacobs and E. J. Caspar, Urol. cutan. Rev., 37:729, 1933.
3. R. C. Begg, J. Anat., Lond., 64:170, 1930.
4. G. Hammond, L. Yglesias, and J. E. Davis, Anat. Rec., 80:271, 1941.
5. M. Douglass, Amer. J. Surg., 22:557, 1933.
6. R. T. Woodburne, J. Urol., 100:474, 1968. S. Gil Vernet, *Morphology and Function of Vesico-Prostato-Urethral Musculature,* Liberia Editrice Canova, Treviso, 1968. J. A. Hutch, *Anatomy and Physiology of the Bladder, Trigone, and Urethra,* Appleton-Century-Crofts, New

7. J. L. Braithwaite, Brit. J. Urol., 24:64, 1952.
8. A. E. Parker, Anat. Rec., 65:443, 1936. T. O. Powell, Surg. Gynec. Obstet., 78:605, 1944.
9. V. F. Marshall, R. S. Pollack, and C. Miller, J. Urol., 55:409, 1946.
10. C. E. Shopfner and J. A. Hutch, Radiol. Clin. N. Amer., 6:165, 1968.
11. S. R. Muellner and F. G. Fleischner, J. Urol., 61:233, 1949. S. R. Muellner, J. Urol., 65:805, 1951. M. Emanuel, Surg. Clin. N. Amer., 45:1467, 1965.
12. J. S. Ritter and A. Sporer, J. Urol., 61:528, 1949. C. C. Prather, *Urological Aspects of Spinal Cord Injuries*, Thomas, Springfield, Illinois, 1949.
13. J. C. Brash, Brit. med. J., 2:790, 1922.
14. J. Hawkins, Ann. R. Coll. Surg. Engl., 15:326, 1954.
15. T. W. Glenister, J. Anat., Lond., 96:443, 1962.
16. H. C. Rolnick and F. K. Arnheim, J. Urol., 61:591, 1949.
17. A. H. Curtis, B. J. Anson, and C. B. McVay, Surg. Gynec. Obstet., 68:161, 1939.
18. J. W. Huffman, Amer. J. Obstet. Gynec., 55:86, 1948; Arch. Surg., 62:615, 1951. R. L. Deter, G. T. Caldwell, and A. I. Folsom, J. Urol., 55:651, 1946.
19. L. Beck, Z. Geburtsh, Gynäk., 169:1, 1969.

43 ÓRGÃOS GENITAIS MASCULINOS

Os órgãos genitais masculinos (Fig. 43.1) compreendem os testículos e epidídimos, que estão situados no escroto; os ductos deferentes *(vasa deferentia)*, que estão contidos nos funículos espermáticos, numa parte de seu trajeto; as vesículas seminais, os ductos ejaculatórios, a próstata, as glândulas bulbouretrais e o pênis. Todos estes órgãos são pares, com exceção da próstata e do pênis, que são ímpares. O escroto e o pênis, que são classificados como órgãos genitais externos, estão descritos no Cap. 47.

Os espermatozóides, que são formados no testículo, são os constituintes essenciais do líquido seminal. Eles passam do testículo para o epidídimo, onde são armazenados. Uma secreção mucóide do epidídimo forma um dos componentes do líquido seminal.

Após a saída do epidídimo, os espermatozóides passam através do ducto deferente e do ducto ejaculatório para o interior da uretra, através da qual chegam ao exterior.

Os componentes restantes do líquido seminal são produzidos na vesícula seminal, próstata, glândulas bulbouretrais e glândulas uretrais. As secreções dessas estruturas, que são algumas vezes denominadas órgãos genitais glandulares acessórios, se esvaziam na uretra.

TESTÍCULO E EPIDÍDIMO

Testículo

Os testículos (Fig. 43.2) são órgãos pares e ovóides. Após a puberdade, produzem esper-

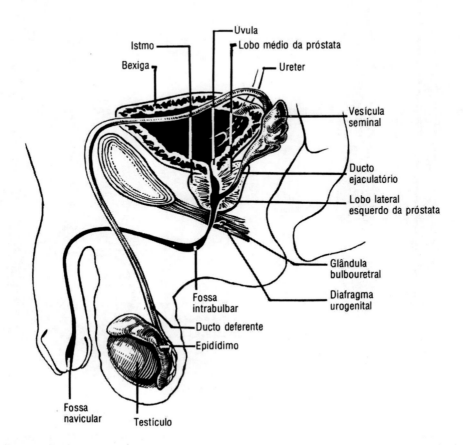

Fig. 43.1 Esquema do sistema genital masculino.

matozóides, e, visto serem em parte glândulas endócrinas, secretam hormônio, que é responsável pelos caracteres sexuais secundários do homem. Encontram-se situados no escroto, e o esquerdo está freqüentemente em nível um pouco mais baixo que o direito. O direito é mais baixo que o esquerdo nos casos de *situs inversus totalis*, e é freqüentemente mais baixo que o esquerdo nas pessoas que usam a mão esquerda. No adulto, cada testículo pesa, em média, 25 g; na maioria dos casos, o direito é mais pesado que o esquerdo.[2] Os testículos podem pesar menos na velhice. A palavra grega para testículos é *orquis;* palavras como orquitis são derivadas desta.

Cada testículo apresenta uma extremidade superior e inferior, superfícies medial e lateral e bordas anterior e posterior. Ambas as superfícies são algo achatadas. A borda posterior está coberta pelo epidídimo e pela parte inferior do funículo espermático.

Estrutura. A *túnica albugínea* é o revestimento mais externo do testículo (Fig. 43.2C). Ela se localiza abaixo da camada visceral da túnica vaginal e consiste, principalmente, de tecido conectivo inelástico e denso. Septos fibrosos delicados passam da sua face mais profunda para o interior e dividem incompletamente o testículo em lobos com forma de cunha, cerca de 250 a 400 cada um, tendo de um a quatro túbulos.[3] As bases das cunhas estão na face profunda da túnica albugínea; os ápices convergem para próximo da borda posterior do testículo, para onde também convergem os septos, e formam o *mediastino do testículo,* que é uma massa de tecido fibroso que se continua com a túnica albugínea.

O parênquima do testículo está localizado no interior dos lóbulos, consistindo de *túbulos seminíferos enrolados* que se assemelham a uma rosca delicada e tortuosa. Estima-se que mais de 800 túbulos estão presentes em cada testículo. Estes túbulos se tornam menos espiralados e enrolados no seu trajeto em direção posterior. Quando se aproximam do mediastino, unem-se para formar cerca de 20 a 30 *túbulos seminíferos retos*. Estes, por sua vez, passam à *rete testis*, uma rede complexa de canais que atravessa o mediastino. Desta rede são for-

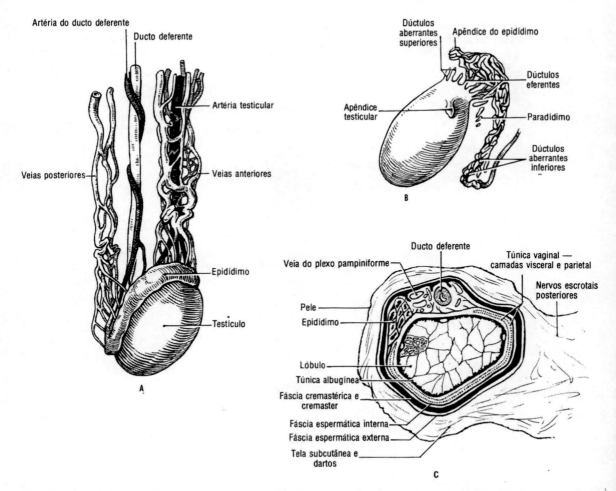

Fig. 43.2 O testículo e epidídimo direitos vistos em suas faces laterais (A), *e em suas faces anteromediais* (B). C, *uma secção horizontal do testículo e escroto direitos. A face posterior é mais superior.*

mados de 15 a 20 canais, os *ductos eferentes*, que entram na cabeça do epidídimo.

As células intersticiais estão localizadas no tecido frouxo sob a túnica albugínea, no septo e no estroma que envolve os túbulos seminíferos enrolados individuais. Eles secretam testosterona, o hormônio sexual masculino.

Epidídimo

O epidídimo (Fig. 43.2) é uma estrutura com a forma de C, que se prende à borda posterior do testículo e sobrepassa a parte adjacente da sua superfície lateral. Os espermatozóides são armazenados aí, até que sejam expelidos. Ele está subdividido em três partes: uma cabeça, um corpo e uma cauda.

Os ductos eferentes do testículo, que são inicialmente retos, tornam-se mais tortuosos após penetrar na cabeça do epidídimo. Neste ponto formam massas em forma de cunha, os *lóbulos* (ou *cones*) *do epidídimo,* cujos ápices estão dirigidos para o testículo. Após um trajeto espiralado, cada ducto se abre na parte oposta da base do lóbulo num tubo ímpar, o *ducto do epidídimo*. Este ducto é bastante enrolado e forma a principal massa do restante do epidídimo. Mede cerca de 6 metros de comprimento.

A *cabeça do epidídimo* é a parte mais superior e maior, que se localiza na extremidade superior do testículo e repousa sobre ele. O *corpo do epidídimo* está preso à borda superior do testículo. Encontra-se separado da parte adjacente da superfície lateral pelo *seio do epidídimo,* um espaço formado por uma invaginação da camada visceral da túnica vaginal nesta região. A *cauda do epidídimo* é a parte mais inferior. Nesta parte o ducto do epidídimo aumenta de espessura e diâmetro e torna-se ducto deferente.

O *apêndice testicular* é um pequeno corpo na extremidade superior do testículo. É freqüentemente séssil, mas pode ser pedunculado. É um remanescente da extremidade superior do ducto paramesonéfrico, sendo homólogo da extremidade fimbriada da tuba uterina feminina.

O *apêndice do epidídimo* é um pequeno apêndice, freqüentemente pedunculado, sobre a cabeça do epidídimo. É considerado um remanescente do mesonefro.

Irrigação sangüínea.[4] O testículo está irrigado pela artéria testicular (Fig. 43.2), que se divide num número variado de ramos. Estes ramos passam à borda posterior do testículo, medialmente ao epidídimo. Eles penetram na túnica albugínea e ramificam-se no tecido conectivo frouxo subjacente, a túnica vasculosa. Pequenos ramos passam ao longo dos septos em direção ao mediastino. A artéria testicular ou um de seus ramos anastomosa-se com a artéria do ducto deferente e com a artéria espermática externa.[5] As veias do testículo passam em direção posterior para a borda posterior, perfuram a túnica albugínea e juntam-se ao plexo pampiniforme.

O epidídimo está irrigado pela artéria testicular ou por um ou mais de seus ramos. Suas veias drenam para o plexo pampiniforme.

Drenagem linfática. Os vasos linfáticos do testículo e epidídimo passam em direção superior junto com os vasos testiculares. Eles drenam para os linfonódios lombares (aórticos).[6]

Inervação.[7] O testículo é inervado pelo plexo testicular, que recebe fibras adicionais do nervo genitofemoral e também, de acordo com evidências clínicas,[8] dos nervos escrotais posteriores. As fibras simpáticas que alcançam o testículo são principalmente vasomotoras. A dor testicular resultante de compressão ou edema é forte, sendo em geral bastante desagradável, especialmente quando aguda. Sob certas condições, pode ser referida na região inguinal ou na parte inferior da parede abdominal.[9]

O epidídimo está inervado por fibras do plexo hipogástrico inferior que se continua ao longo do ducto deferente. A importância da inervação autônoma da musculatura lisa do ducto é incerta.

DUCTO DEFERENTE, VESÍCULA SEMINAL E DUCTO EJACULATÓRIO

Ducto deferente

O ducto deferente *(vas deferens)* (Fig. 43.2) é uma continuação do ducto do epidídimo e leva os espermatozóides do epidídimo para o ducto ejaculatório. Tem início na cauda do epidídimo onde é bastante tortuoso. Torna-se mais reto conforme ascende pelo lado medial do epidídimo próximo à borda posterior do testículo. Aqui ele é circundado pelo plexo pampiniforme de veias e está incorporado ao funículo espermático. Ele se continua em direção superior, a partir da extremidade superior do testículo, para o ânulo inguinal superficial e, nesta parte de seu trajeto, pode ser percebido como um cordão firme quando disposto entre o polegar e o índex. Após passar através do canal inguinal, deixa as outras estruturas do funículo espermático, voltando-se em torno da face lateral da artéria epigástrica inferior e ascendendo anteriormente à artéria ilíaca externa por uma curta distância. Volta-se, então, em direção posterior e ligeiramente para baixo, cruzando os vasos ilícos externos e penetrando na pelve. Continua em direção posterior, sendo coberto medialmente pelo peritoneu, e relaciona-se lateralmente com a artéria umbilical, com os nervos e vasos obturatórios e com os vasos vesicais superiores. Após cruzar a face medial do ureter, volta-se medialmente, em direção inferior, para percorrer a prega sacrogenital. Atinge a face posterior da bexiga e, então, corre em direção inferior e medialmente sobre a face medial da vesícula seminal. Nesta parte, o canal do ducto está alargado e tortuoso, e esta sua porção é denominada *ampola*. O canal é novamente de pequeno calibre próximo à base da próstata, onde o ducto deferente se reúne com o ducto da vesícula seminal para formar o ducto ejaculatório.

O *ducto aberrante inferior* é um tubo estreito e enrolado que freqüentemente se conecta com a primeira parte do ducto deferente, ou com a parte inferior do ducto do epidídimo. Pode apresentar um comprimento de 35 cm, quando desenrolado.

O *ducto aberrante superior* é um tubo estreito e de comprimento variável que se localiza na cabeça do epidídimo e se conecta com a *rete testis*.

O *paradídimo* localiza-se acima da cabeça do epidídimo, na parte anterior do funículo espermático. Consiste de poucos túbulos tortuosos e é considerado como um remanescente do mesonefro.

Estrutura. O ducto deferente é composto por três camadas: uma membrana mucosa, uma túnica muscular e uma adventícia.

Vesícula seminal

As vesículas seminais (Fig. 43.3) são duas bolsas saculares que produzem a grande parte do líquido seminal. Cada vesícula apresenta freqüentemente 5 cm de comprimento, porém podem ser menores. A extremidade dilatada está dirigida lateralmente, em direção superior e posterior. Sua extremidade estrei-

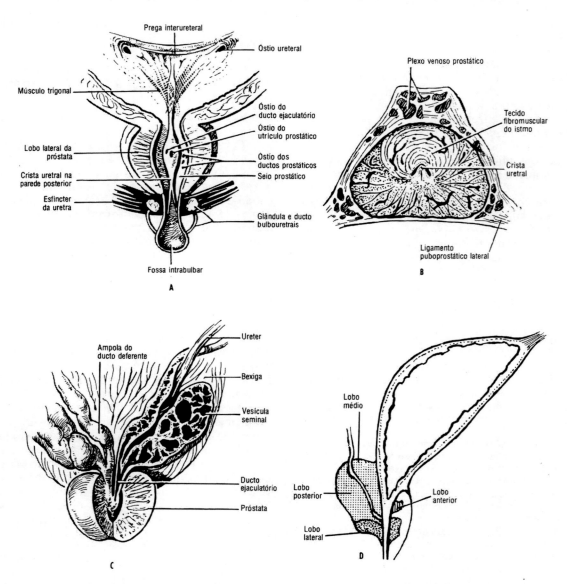

Fig. 43.3 **A**, *uma secção coronal da bexiga e próstata*. **B**, *uma secção horizontal da próstata*. **C**, *vesículas seminais e ductos ejaculatórios*. **D**, *diagrama da próstata de um recém-nascido, mostrando a posição de alguns dos "lobos". Os únicos que persistem no adulto são os lobos laterais. Baseado em O. S. Lowsley.*[13]

tada aproxima-se intimamente da vesícula contralateral. Quando a bexiga está distendida, as vesículas seminais dispõem-se aproximadamente na vertical; porém, quando está vazia, estão mais horizontais.

As vesículas seminais estão envolvidas numa bainha densa, consistindo de músculo liso e tecido fibroso, e acham-se presas à face posterior da bexiga. Suas partes superiores, que estão separadas do reto pela prega retovesical, encontram-se cobertas por peritoneu. Suas partes mais inferiores estão separadas do reto pelo septo retovesical. As partes terminais dos ureteres e da ampola do ducto deferente são mediais às vesículas, e os plexos venosos prostáticos e vesicais são laterais.

Cada vesícula seminal consiste de um tubo enrolado, que dá origem a vários divertículos e que termina superiormente em um fundo cego. Sua extremidade inferior torna-se estreitada e retificada para formar um ducto. Este se reúne com o ducto deferente correspondente, e o tubo resultante desta união é o ducto ejaculatório.

As vesículas seminais podem ser palpadas *per rectum* quando a bexiga está cheia. Quando as vesículas seminais estão cheias, são muito sensíveis a pressão. Cada uma apresenta a capacidade de 1,5 a 3 ml de líquido.

Ducto ejaculatório

O ducto ejaculatório (Fig. 43.3) está formado pela união dos ductos deferentes e do ducto da vesícula seminal. Após penetrar na base da próstata, passa em direção inferior e anterior para entrar na parte prostática da uretra sobre o colículo seminal, imediatamente lateral ao utrículo prostático. (Aberturas dos ductos ejaculatórios freqüentemente aparecem no utrículo, porém eles são considerados secundários.[10]) Em seu trajeto através da próstata, cada ducto ejaculatório se aproxima daquele do lado oposto. Também suas paredes tornam-se mais finas, e ele diminui de tamanho.

Irrigação sanguínea. A artéria do ducto deferente irriga a vesícula seminal e o ducto ejaculatório e acompanha o ducto deferente até o testículo, onde anastomosa com a artéria testicular. Dá origem a ramos para os ductos através de todo o seu trajeto. Os ramos da artéria vesical inferior e da artéria retal média (quando presentes) também auxiliam na irrigação da vesícula seminal e na parte adjacente do ducto deferente.

As veias para o ducto deferente, vesícula seminal e ducto ejaculador reúnem-se nos plexos venosos prostático e vesical.

Drenagem linfática. Os vasos linfáticos do ducto deferente drenam para os linfonódios ílicos externos. Aqueles das vesículas seminais drenam para os linfonódios ílicos externo e interno.

Inervação. O ducto deferente está inervado por fibras autônomas dos plexos hipogástricos superior e inferior. A função destas fibras não é certa, e não está definitivamente conhecido se as fibras sensitivas estão distribuídas com eles. As vesículas seminais acham-se inervadas por nervos dos plexos hipogástricos inferior e prostático. O significado funcional destes nervos também é incerto.

FUNÍCULO ESPERMÁTICO; TÚNICAS DO FUNÍCULO ESPERMÁTICO DO TESTÍCULO E DO EPIDÍDIMO

Funículo espermático

O funículo espermático está formado no ânulo inguinal profundo por estruturas que acompanham o testículo e epidídimo durante a sua descida. Ele se estende através do canal inguinal e no escroto, onde termina junto à borda posterior do testículo. O funículo espermático esquerdo é mais longo nos homens nos quais o testículo esquerdo é mais baixo que o direito.

Abaixo do ânulo inguinal superficial, o funículo espermático localiza-se anteriormente ao adutor longo. Neste ponto a artéria pudenda externa superficial cruza-o anteriormente, e a artéria pudenda externa profunda cruza-o posteriormente.

O funículo espermático contém as seguintes estruturas, todas envolvidas pela continuação, em direção inferior, de tecido extraperitoneal: (1) O ducto deferente, juntamente com a artéria e veia do ducto deferente, que estão intimamente associadas, e o nervo que passa para o epidídimo. O ducto localiza-se na parte posterior do funículo, abaixo do ânulo inguinal superficial, e na parte inferior do funículo, no interior do canal inguinal. (2) A artéria testicular, que se localiza anteriormente ao ducto deferente e está acompanhada pelos nervos do plexo testicular. (3) O *plexo pampiniforme* de veias, que forma a maior parte do funículo espermático. Este plexo está formado pelas veias que drenam os testículos e epidídimos e que ascendem, como um número grande de vasos longitudinais anastomóticos, em direção ao ânulo inguinal profundo, onde o seu número é reduzido para dois ou três. Estas veias, amiúde, se tornam varicosas, mais freqüentemente no lado esquerdo,[11] e este problema resultante é denominado varicocele. (4) Vasos linfáticos.[12] (5) Artéria cremastérica. (6) O ramo genital do nervo genitofemoral. (7) Remanescentes do processo vaginal do peritoneu.

Túnicas do funículo espermático, testículo e epidídimo

As túnicas do funículo espermático, testículos e epidídimos (Fig. 43.2) são derivadas de diversas camadas da parede abdominal (Fig. 33.6, Cap. 33). Elas não são facilmente separáveis uma das outras, tanto no cadáver quanto no indivíduo vivo. Ocasionalmente, uma das túnicas pode ser separada em duas ou mais camadas.

Fáscia espermática interna. É uma túnica interna e fina, derivada da fáscia transversal. Ela forma o revestimento frouxo do funículo espermático e do tecido extraperitoneal associado.

Fáscia cremastérica. Está intimamente presa à face externa da fáscia espermática interna. Pode ser reconhecida pela presença de muitos feixes de fibras muculares esqueléticas, coletivamente denominadas *músculo cremaster*, que se continuam, acima, com o músculo oblíquo interno. O músculo cremaster recebe a sua irrigação da artéria cremastérica e, a sua inervação, do ramo genital do nervo genitofemoral. A contração de suas fibras pode freqüentemente ser obtida através de um estímulo delicado na pele da face medial da coxa (reflexo cremastérico). A sua contração resulta na elevação do testículo e do epidídimo para uma posição mais alta no interior do escroto.

Fáscia espermática externa. É uma túnica fina e externa. Está presa acima aos pilares do ânulo inguinal superficial e prolonga-se com a fáscia que cobre o oblíquo externo.

Túnica vaginal do testículo. Trata-se de uma membrana serosa de dupla camada que envolve a parte anterior e lateral do testículo e epidídimo. Coberta pela fáscia espermática interna, ela se estende por uma distância variável acima do testículo. Durante o desenvolvimento pré-natal, a túnica vaginal continua-se com o peritoneu. Sua conexão se perde, todavia, e a maior parte dela, acima do testículo, desaparece ou se torna reduzida a uma faixa de tecido conectivo localizada na parte anterior do funículo espermático. As camadas da túnica vaginal estão separadas uma da outra por um pequeno espaço, que contém líquido seroso. A acumulação anormal de uma grande quantidade de líquido neste espaço resulta numa condição denominada *hidrocele*. A *camada* interna ou *visceral* da túnica vaginal está firmemente presa à parte anterior e lateral do testículo e epidídimo. Lateralmente, ela passa num espaço estreito entre estes órgãos para formar os *seios do epidídimo*. Posteriormente, reflete-se do testículo e epidídimo como a *camada* mais externa ou *parietal*.

PRÓSTATA E GLÂNDULA BULBOURETRAL

Próstata

A próstata[13] (Fig. 43.3) consiste principalmente de músculo liso e tecido fibroso. Também contém glândulas, e a sua secreção é responsável pelo odor característico do sêmen, e, juntamente com a secreção das vesículas seminais, forma a estrutura do líquido seminal. Está situada na pelve, atrás da sínfise da pube, e nas bordas mediais do músculo pubococcígeo. Ela se continua estruturalmente com a bexiga, que se localiza sobre ela; porém, lateral e posteriormente, um sulco superficial marca a separação entre os dois órgãos. Este sulco é evidente após a retirada de seu interior de um plexo venoso envolto em gordura e tecido conectivo frouxo. O tamanho da próstata é variável; os maiores diâmetros da próstata, considerados em indivíduos sadios, são aproximadamente os seguintes: transverso, 4 cm; vertical 3 cm; anteroposterior, 2 cm.[14]

Partes. O *ápice* é a parte mais inferior da próstata e está localizado cerca de 1,5 cm atrás da borda inferior da sínfise da pube. A *base* está num plano horizontal que passa através da parte média da sínfise. Ela se continua estruturalmente com a parede da bexiga, exceto na sua periferia, onde uma borda estreita forma o assoalho do sulco que a separa da bexiga. O óstio uretral interno está localizado, aproximadamente, na parte média da base. As *superfícies inferolaterais* são convexas e encontram-se separadas da fáscia superior do diafragma pelvino por um plexo de veias. A *superfície anterior* é estreita. Ela está separada da pube pelo coxim gorduroso retropúbico. O ligamento puboprostático (medial) prende-se a sua parte inferior. A ureta deixa a superfície anterior da próstata imediatamente acima, anterior ao ápice. A *superfície posterior* é achatada e triangular e apresenta um sulco mediano mais ou menos proeminente. Sua parte superior relaciona-se com as vesículas seminais e com as extremidades inferiores dos ductos deferentes, e, próximo à base, ela apresenta umas pequenas depressões para entrada dos ductos ejaculatórios. Ela pode ser palpada *per rectum* no indivíduo vivo.

A próstata apresenta os lobos laterais esquerdo e direito e um lobo médio ou mediano. Superficialmente, os *lobos laterais* não estão isolados um do outro. Eles se conectam entre si, anteriormente à uretra, pelo *istmo da próstata*, que consiste principalmente de tecido muscular liso e está desprovido de glândulas. O istmo não é visível do exterior. O *lobo mediano* de tamanho variável é a parte da próstata que se projeta em direção interna, a partir da parte superior da superfície posterior entre o ducto ejaculatório e a uretra. O aumento deste lobo é pelo menos parcialmente responsável pela formação da úvula, que, ao se projetar na parede da bexiga, pode bloquear a passagem da urina. Estruturalmente, o lobo médio é normalmente inseparável dos lobos laterais ou da parede da bexiga.

Fáscia ou bainha da próstata. A fáscia superior do diafragma pelvino reflete-se em direção superior como a fáscia visceral da pelve, para envolver a próstata, e então se continua em direção superior sobre a bexiga (Fig. 47.2, Cap. 47). A parte desta fáscia que cobre a próstata é densa e fibrosa, sendo denominada fáscia (bainha) da próstata. Está situada externamente à cápsula da próstata e separada desta, anterior e lateralmente, pelo tecido conectivo frouxo que contém o plexo prostático de veias. Ela se funde anteriormente com o arco tendíneo da fáscia pelvina, que passa em direção anterior para a pube como o ligamento puboprostático medial. Fibras musculares lisas estão contidas neste ligamento, sendo coletivamente denominadas músculo puboprostático. O ligamento puboprostático lateral (Fig. 47.2, Cap. 47) estende-se da fáscia da próstata lateralmente ao arco tendíneo da fáscia pelvina. Imediatamente abaixo dos ligamentos puboprostáticos, a próstata está intimamente associada com as bordas mediais do músculo pubococcígico. Aqui, fibras musculares estendem-se em direção superior, a partir do músculo pubococcígico, e fundem-se com a fáscia da próstata (*músculo levantador da próstata*). Posteriormente, a fáscia da próstata está separada das túnicas do reto pelo septo retovesical, que se estende em direção superior sobre a face posterior das vesículas seminais e ductos deferentes e que se funde com o peritoneu da prega retovesical.

Estrutura. A *cápsula* da próstata localiza-se no interior da fáscia deste órgão. Numerosos septos passam para o interior a partir da cápsula e, incompletamente, dividem o órgão em cerca de 50 lobos pouco definidos. As fibras musculares esqueléticas do esfíncter da uretra passam em direção superior ao interior da próstata. Elas estão localizadas anteriormente à porção inferior da parte prostática da uretra.

O *tecido musculofibroso* da próstata, especialmente aquele lateral e posterior à uretra, está subdividido por cerca de 50 glândulas tubo-alveolares. Estas drenam para 20 a 30 pequenos *dúctulos prostáticos*, que se abrem no seio prostático, ou próximo a ele, na parede posterior da uretra.

As alterações no nível de andrógenos afetam o tamanho e estrutura da próstata. Ela é pequena no nascimento, porém, na puberdade, rapidamente aumenta de tamanho e, após um ano e meio de rápido crescimento, transforma-se num órgão semelhante ao do adulto. Durante a quinta década, ela comumente diminui de tamanho, e a sua diminuição é acompanhada por uma atrofia da tela glandular. Em alguns homens, todavia, o tecido glandular desenvolve uma hiperplasia, e o tamanho da próstata aumenta com a idade.[15]

Irrigação sanguínea.[16] A principal artéria para a próstata frequentemente tem uma origem comum com a vesical inferior a partir de um dos ramos da artéria ilíaca interna. Alguns de seus ramos se ramificam na fáscia prostática, e as subdivisões resultantes dão origem a ramos que penetram na cápsula e irrigam a porção externa da próstata. A próstata freqüentemente recebe um ramo da artéria retal superior, e, quando a retal média está presente, ela amiúde envia ramos em direção anterior para alcançar este órgão. Os ramos da artéria vesical inferior entram na próstata na sua junção com a bexiga. Estas acompanham a parte prostática da uretra e irrigam as porções adjacentes da próstata.

As veias para a próstata drenam principalmente o plexo prostático, uma rede extensa de vasos de paredes finas que se localizam na fáscia da próstata. Esta rede se junta com o plexo vesical no sulco que, superficialmente, separa a bexiga da próstata, e o plexo combinado drena a veia ilíaca interna.

Drenagem linfática. Em sua maior parte, os vasos linfáticos da próstata passam aos linfonódios ilíacos internos, porém alguns deles entram no grupo ilíaco externo, e outros no grupo sacral.

Inervação. A próstata está inervada pelo plexo prostático, que consiste, sobretudo, de nervos simpáticos. Estas fibras presumivelmente inervam os músculos lisos e vasos sanguíneos no interior deste órgão. Uma inervação parassimpática para a próstata não foi demonstrada conclusivamente. Algumas fibras dolorosas podem estar presentes nos plexos, porém, em geral a inervação sensitiva da próstata é ainda desconhecida.

Glândula bulbouretral

As glândulas bulbouretrais (Fig. 43.2) são duas estruturas arredondadas, de 0,5 a 1,5 cm de diâmetro, situadas a cada lado do plano mediano. Elas estão envoltas na substância do esfíncter da uretra, imediatamente atrás da parte membranácea da uretra. Elas secretam uma substância semelhante ao muco, de função ainda obscura.

Os ductos das glândulas bulbouretrais passam através da fáscia inferior do diafragma urogenital, entram no bulbo do pênis e atravessam sua substância. Após um trajeto de 2,5 a 4 cm, terminam numa abertura na face inferior da parte esponjosa da uretra.

Irrigação sanguínea. As glândulas bulbouretrais são irrigadas pelas artérias do bulbo do pênis.

Drenagem linfática. Os vasos linfáticos drenam para o grupo de linfonódios ilíaco interno.

REFERÊNCIAS

1. M. R. Cholst, Amer. J. Surg., 73:104, 1947.
2. K. S. F. Chang et al., J. Anat., Lond., 94:543, 1960.

3. Ph. C. Sappey, *Traité d'anatomie descriptive*, Battaille, Paris, 1889.
4. R. G. Harrison and A. E. Barclay, Brit. J. Urol., 20:57, 1948.
5. R. G. Harrison, J. Anat., Lond., 83:267, 1949. H. Neuhof and W. H. Mencher, Surgery, 8:672, 1940.
6. L. Wahlquist, L. Hultén, and M. Rosencranz, Acta chir. scand., 132:454, 1966.
7. G. A. G. Mitchell, J. Anat., Lond., 70:10, 1935. D. J. Gray, Anat. Rec., 98:325, 1947.
8. H. H. Woollard and E. A. Carmichael, Brain, 56:293, 1933.
9. H. H. Woollard and E. A. Carmichael, cited in reference 8.
10. S. McMahon, J. Anat., Lond., 72:556, 1938.
11. H. L. Skinner, Ann. Surg., 113:123, 1941.
12. M. Paul, Ann. R. Coll. Surg. Engl., 7:128, 1950.
13. O. S. Lowsley, Surg. Gynec. Obstet., 20:183, 1915. I. E. LeDuc, J. Urol., 42:1217, 1939.
14. R. A. Moore, Amer. J. Path., 12:599, 1936.
15. G. I. M. Swyer, J. Anat., Lond., 78:130, 1944.
16. E. J. Clegg, J. Anat., Lond., 89:209, 1955.

44 ÓRGÃOS GENITAIS FEMININOS

Os órgãos genitais femininos (Figs. 44.1 e 44.2) compreendem os ovários, tubas uterinas, útero, vagina, e órgãos genitais externos. Os ovários e tubas uterinas, pares, e o útero, ímpar, estão situados na cavidade pelvina. A vagina, que é ímpar, localiza-se parcialmente no interior da cavidade pelvina e parcialmente no períneo. Os órgãos genitais externos localizam-se anteriormente e abaixo da pube e são descritos no Cap. 47.

OVÁRIO

Os ovários[1] (Fig. 44.1) são órgãos pares que produzem óvulos após a puberdade. Além disso, parte deles funciona como glândula endócrina, sendo responsável pela produção de dois hormônios principais. Um destes é denominado estrogênio, ou hormônio folicular, e é secretado pelo folículo ovárico. É ele que controla o desenvolvimento das características sexuais secundárias, tais como o aumento dos seios, o depósito de gordura sobre as coxas e nádegas e o crescimento de pêlos púbicos e axilares. Também inicia o crescimento do revestimento do útero durante o ciclo menstrual. A outra secreção endócrina é denominada progesterona, ou hormônio do corpo lúteo, sendo secretada pelo corpo lúteo. É indispensável para a implantação do óvulo fertilizado e pelo desenvolvimento inicial do embrião. A secreção de ambos os hormônios ováricos é controlada pelo hormônio gonadotrófico da parte distal da hipófise. Os ovários são homólogos aos testículos no homem.

Um terceiro hormônio, ou substância semelhante a hormônio, denominada relaxina, é secretada pelo ovário durante a gravidez. Acredita-se que a contração prematura do útero durante a gravidez, em alguns mamíferos, seja responsável pelo relaxamento da articulação sacroílica e da sínfise da pube.

Numa mulher que não tenha dado à luz (nulípara), o ovário está situado na parede lateral da pelve, na altura da espinha ânterosuperior e imediatamente medial ao plano lateral, onde pode ser palpada bimanualmente. Sua posição pode ser alterada por outros órgãos pelvinos, especialmente o útero, ao qual o ovário está preso por ligamento. Quando o útero ascende no abdome durante a gravidez, o ovário é deslocado de sua posição original, à qual freqüentemente retorna após a gravidez.

Antes da primeira ovulação, o ovário é liso e rosa; porém, mais tarde torna-se acinzentado e pregueado, devido às cicatrizes que se seguem à liberação de óvulos de seus folículos. Assemelha-se ele a uma grande amêndoa na forma. Seu tamanho varia com a idade e também com o estádio do ciclo ovárico. Ele é algo maior antes e depois da gravidez. Após a gravidez, mede cerca de 2,5 a 4 cm de comprimento, sendo seu peso médio de 7 g.[4] Na velhice, seu tamanho torna-se reduzido.

Quando o ovário se encontra na sua posição usual, o seu eixo longo é praticamente vertical. Ele apresenta superfícies medial e lateral, extremidades tubal e uterina e bordas mesovárica e livre. Ele se localiza numa depressão, a *fossa ovárica,* que é limitada anteriormente pela artéria umbilical obliterada e, posteriormente, pelo ureter e artéria ílica interna.

A *superfície lateral* está em contato com o peritoneu parietal que reveste a fossa ovárica, estando separada por este peritoneu do tecido extraperitoneal que cobre os vasos obturatórios e nervos. A maior parte da *superfície medial* está coberta pela tuba uterina; em algum ponto esta superfície se relaciona com as alças do ílio.

A *borda mesovárica* ou *anterior* está presa ao mesovário e se defronta com a artéria umbilical obliterada. O *hilo do ovário,* através do qual passam vasos sanguíneos, vasos linfáticos e nervos, está localizado nesta borda. A *borda livre* ou *posterior* está relacionada com a tuba uterina e, atrás desta, com o ureter.

A *extremidade tubal* ou *superior* está intimamente conectada à tuba uterina; o ligamento suspensor do ovário está preso a esta extremidade. A *extremidade uterina* ou *inferior* dá inserção ao ligamento ovárico.

Ligamentos. O *mesovário* é um mesentério curto de dupla camada que se estende, em direção posterior, da camada posterior do ligamento largo à borda mesovárica do ovário. Suas duas camadas estão presas a cada lado de sua borda. *O ligamento suspensor do ová-*

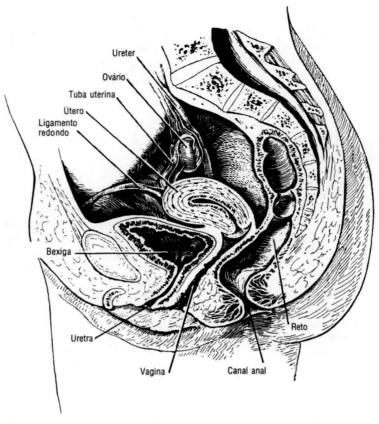

Fig. 44.1 Pelve feminina em secção mediana; parte da parede pelvina lateral direita vista do plano mediano. Modificado de Appleton, Hamilton e Tchaperoff[2], e de Shellshear e Macintosh.[3]

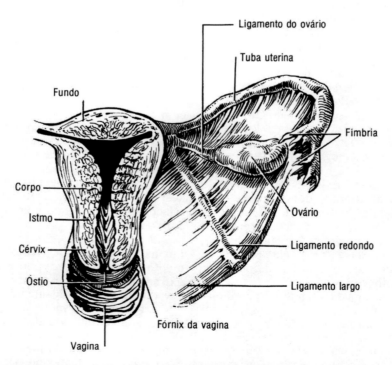

Fig. 44.2 Representação esquemática dos órgãos genitais femininos, visão posterior.

rio ou *ligamento infundíbulo pelvino* estende-se em direção superior sobre os vasos ílicos externos e se perde no tecido conectivo que cobre o psoas maior. Ele contém os vasos ováricos e o plexo ovárico de nervos. O *ligamento ovárico* passa da extremidade uterina do ovário ao corpo do útero, imediatamente abaixo e atrás da tuba uterina. Este é um cordão arredondado que contém algumas fibras musculares lisas.

Estrutura. A estrutura do ovário varia com a idade e com o estádio do ciclo ovárico. Encontra-se coberto por uma camada de células cubóides (epitélio germinativo), que se junta ao mesotélio do mesovário no hilo. A parte do ovário abaixo do epitélio germinativo é costumariamente dividida em córtex e medula.

Irrigação sanguínea. O ovário é irrigado pela artéria ovárica e pelo ramo ovárico da artéria uterina. Após descer pela abertura superior da pelve, a artéria ovárica passa no ligamento suspensor e daí entre as duas lâminas do ligamento largo até atingir o mesovário, no qual passa para atingir o hilo do ovário. O ramo ovárico da artéria uterina passa lateralmente, no ligamento largo, para o mesovário, onde termina anastomosando-se com a artéria ovárica.

As veias do ovário têm início em um plexo que se comunica com o plexo uterino. As duas veias originam-se deste plexo e tornam-se uma única veia no momento em que atingem o abdome (Cap. 38).

Drenagem linfática. Os vasos linfáticos do ovário passam em direção superior, juntamente com os vasos ováricos, e drenam para os linfonódios lombares (ou aórticos).

Inervação.[5] O ovário está inervado pelo plexo ovárico. A maior parte das fibras deste plexo são vasomotoras.

TUBAS UTERINAS

As tubas uterinas (Fig. 44.2), em número de duas, levam os óvulos dos ovários para a cavidade do útero. Elas transmitem espermatozóides em direção oposta, e a fertilização do óvulo ocorre comumente dentro da tuba.

A palavra grega *salpinx,* que significa trompa ou uma tuba, é também usada para se referir às tubas uterinas. Palavras como salpingite, salpingografia e mesosalpinge são derivadas dela.

Cada tuba uterina apresenta cerca de 10 cm de comprimento e está localizada na borda superior e entre as duas lâminas do ligamento largo. Corre lateralmente, do útero até a extremidade uterina do ovário, e passa, então, sobre a borda mesovárica, arqueia-se sobre a extremidade tubal do ovário e termina sobre a superfície medial e borda livre. Está subdividida em quatro partes, que, desde o útero até o ovário, são: uma parte uterina, um istmo, uma ampola e um infundíbulo.

O *infundíbulo* apresenta a forma de um funil. O *óstio abdominal ou pelvino da tuba uterina* está localizado no fundo do funil, sendo que os óvulos entram através deste. Esta abertura permite uma comunicação da cavidade peritoneal com o exterior do corpo. (No homem, não existe tal comunicação, e a cavidade peritoneal é fechada.) O óstio abdominal da tuba mede cerca de 2 mm de diâmetro quando os músculos em torno dela se encontram relaxados. As *fímbrias* são processos finos, irregulares e numerosos, que se projetam das bordas do infundíbulo. Um destes processos, a *fímbria ovárica,* é mais longo que o resto e encontra-se freqüentemente preso à extremidade tubal do ovário.

A *ampola* é a parte mais longa e mais larga da tuba. É ligeiramente tortuosa, e suas paredes são relativamente finas. O *istmo* é mais estreito e apresenta as paredes mais espessas que a ampola. A *parte uterina* localiza-se na parede do útero; ela termina na cavidade do útero como o *óstio uterino.*

Passando medialmente, o lúmen da tuba decresce de tamanho. Seu diâmetro é de cerca de 1 mm no óstio uterino.

Quando um óvulo é liberado do ovário, ele é captado pela fímbria e passa através do óstio abdominal da tuba. Os espermatozóides alcançam o infundíbulo dentro de horas após entrarem na cérvix, e a fertilização ocorre aí. Seja ou não fertilizado o óvulo, seu movimento através da tuba para o útero requer três a quatro dias, sendo provavelmente influenciado tanto por uma ação ciliar das células epiteliais como por uma ação peristáltica da túnica muscular. Um óvulo fertilizado ocasionalmente pode fixar-se na tuba (usualmente a ampola). A tuba uterina é o local mais comum de gravidez ectópica.

O movimento dos espermatozóides e óvulos através de cada tuba depende obviamente de sua permeabilidade, que pode ser determinada radiograficamente após a injeção de material radiopaco através da vagina e do útero (Fig. 44.3). Pode ser também testada soprando-se ar através da mesma via. Se as tubas estão permeáveis, o ar escapa através delas, entrando na cavidade peritoneal. Quando a pessoa se põe de pé, o ar ascende para a face inferior do diafragma (freqüentemente na cúpula direita), onde pode ser demonstrado radiograficamente. O ar nesta localização pode servir como um estímulo doloroso para o diafragma, e o paciente pode apresentar dor na região do ombro (Cap. 31).

Estrutura. Cada tuba uterina apresenta três camadas: uma mucosa, uma túnica muscular e uma serosa. A serosa é o peritoneu do ligamento largo.

Irrigação sanguínea. O ramo tubal da artéria uterina

e os pequenos ramos das artérias ováricas irrigam as tubas uterinas. As veias das tubas apresentam um trajeto similar ao das artérias.

Drenagem linfática. Os vasos linfáticos das tubas uterinas seguem os vasos sanguíneos e drenam para os linfonódios lombares (ou aórticos).

Inervação. As tubas uterinas são inervadas pelo plexo ovárico e pelas fibras a partir do plexo hipogástrico inferior. Algumas das fibras nervosas são sensitivas, outras, autônomas, para inervação da túnica muscular, e

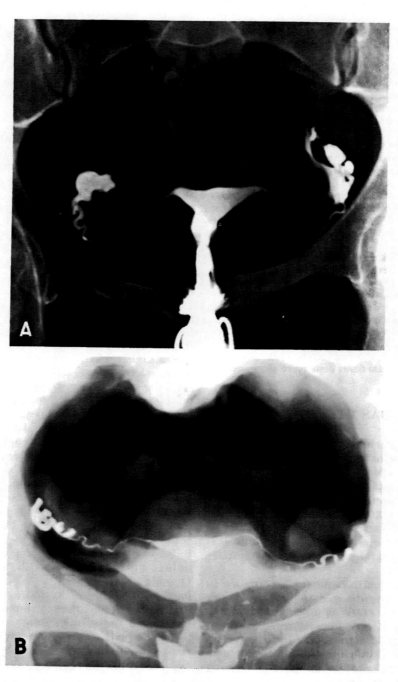

Fig. 44.3 Útero e tubas uterinas. A, histerossalpingograma. Observe a cavidade do útero, as tubas uterinas e a parte de contraste radiopaco bilateral na cavidade peritoneal, assim demonstrando a permeabilidade das tubas. B, histerossalpingograma demonstrando o útero e as tubas uterinas numa visão anterior e superior. Observe a forma de fenda da cavidade uterina nesta visão. Observe também a espessura da cavidade da parede uterina. A, cortesia de Sir Thomas Lodge, The Royal Hospital, Sheffield, England. B, cortesia de Robert A. Arens, M. D., Chicago, Illinois.

ainda outras são vasomotoras para a inervação dos vasos sanguíneos. A importância funcional destas fibras é incerta.

ÚTERO

O útero (Figs. 44.1 e 44.2) é o órgão no qual o óvulo fertilizado normalmente se aninha e no qual se desenvolve e é nutrido até o seu nascimento.[6] A cavidade do útero e da vagina abaixo dele juntos formam "o canal do parto", através do qual o feto passa ao término do seu período de gestação. A tuba uterina abre-se na parte superior da cavidade uterina.

A palavra grega para útero é *hystera*. As combinações que se formam com hyster — ocorrem em histerograma e histerectomia.

O útero varia em forma e tamanho, localização e estrutura. Estas variações dependem da idade e de outras circunstâncias, tais como gravidez.

Nas mulheres nulíparas, as paredes do útero são espessas e musculares. Todo o órgão apresenta a forma de uma pêra invertida, e a sua extremidade estreita, que se dirige para baixo e para trás, forma um ângulo ligeiramente maior que 90 graus com a vagina (ângulo de antiversão, Fig. 44.4). O útero localiza-se no interior da pelve, e o seu eixo longo está aproximadamente no eixo da abertura superior da pelve. Ele não se localiza exatamente no plano mediano, porém está inclinado para um lado ou outro, em geral para a direita. Comumente ele também está ligeiramente torcido.[7] Sua posição, todavia, não é fixa, e ocorrem alterações com o grau de enchimento da bexiga, que se situa abaixo e anterior, e com o grau de enchimento do reto, que está abaixo e posterior. O útero apresenta cerca de 8 cm de comprimento, 4 cm de largura na sua parte superior e uma espessura de 2 cm. Ele está subdividido em fundo, corpo, istmo e cérvix.

Partes e relações. O *fundo* é a parte arredondada do útero que se localiza acima do plano do óstio das tubas uterinas e anteriormente a este plano.

O *corpo* é a principal parte do útero e se estende, em direção inferior e posterior, até uma constricção, o istmo. Ele pode ser palpado bimanualmente (v. neste capítulo). Apresenta duas superfícies e duas bordas ou margens. A *superfície vesical* está separada da bexiga, anterior e inferiormente, pela escavação uterovesical. A *superfície intestinal* está separada do cólon sigmóide superior e posteriormente pela escavação retouterina, que freqüentemente contém algumas alças do ílio. As *margens esquerda* e *direita* relacionam-se com os ligamentos largos respectivos e com as estruturas contidas entre as duas lâminas de cada ligamento.

O *istmo* é a parte estreitada do útero e apresenta cerca de 1 cm ou menos de comprimento. Durante a gravidez, é anexado ao corpo, sendo por isso muitas vezes denominado "segmento uterino inferior". As membranas fetais, todavia, não estão em geral firmemente aderidas a ele. O istmo assemelha-se ao corpo, histologicamente, mas apresenta algumas diferenças na sua musculatura, epitélio e número de glândulas. As alterações que se desenvolvem durante a menstruação não são tão acentuadas como aquelas do corpo.

A *cérvix* estende-se em direção inferior e posterior, a partir do istmo até a abertura no interior da vagina. Ela é a porção de menor mobilidade do útero e se divide em duas partes pela parede anterior da vagina, através da qual ela passa. A *parte supravaginal* está separada da bexiga, anteriormente, por um tecido conectivo frouxo; e pelo reto, posteriormente, pela escavação retouterina. Ela está relacionada lateralmente com o ureter e artéria uterina. A *parte vaginal* estende-se ao interior da vagina. Sua cavidade comunica-se com aquela da vagina através do *óstio do útero* (inicialmente denominado orifício externo). Este óstio é uma pequena fenda deprimida na nulípara; porém, na multípara, ela

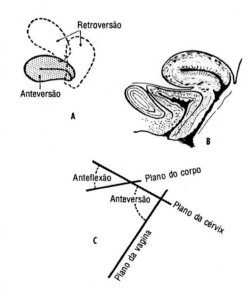

Fig. 44.4 A, *três esboços do útero, mostrando uma posição normal (anteversão) e uma moderada, e um mais extremo grau de retroversão. O último é mais freqüentemente observado com o enchimento da bexiga.* B, *os úteros adultos normais são antevertidos, isto é, fazem um ângulo com a vagina; e são antiflexionados, isto é, flexionam algo sobre si mesmos.* C, *as linhas sólidas indicam os planos e os ângulos de anteversão e anteflexão. Não há posições fixas.*

é maior e de contorno irregular. O óstio apresenta *lábios anterior* e *posterior,* que, em geral, alcançam a parede posterior da vagina.

A *cavidade do útero* é larga, superiormente, no local de entrada das tubas uterinas; porém, vai gradualmente diminuindo de tamanho, à proporção que se estende inferiormente até o istmo. É muito estreita numa secção sagital, porque as paredes anterior e posterior encontram-se quase em contato.

O canal cervical é mais estreito nas extremidades do que no centro. Uma prega vertical está localizada na sua parede anterior, e outra na sua parede posterior. *Pregas palmadas* irradiam-se obliquamente destas, de tal modo que as da parede anterior não se opõem às da parede posterior. Em vez disso, elas se encaixam de tal maneira que fecham o canal. Elas tendem a desaparecer após a gravidez. A cavidade do útero e o canal cervical podem ser vistos radiograficamente após a introdução, através da vagina, de um material radiopaco adequado (histerossalpingografia).

Posição do útero (Fig. 44.4). No adulto, todo o útero se encontra freqüentemente antevertido. Nesta posição, ele se estende para a frente e para cima da extremidade superior da vagina, num ângulo de cerca de 90 graus. O útero está geralmente antiflexionado também; isto é, o corpo pode estar inclinado para a frente, na sua junção com o istmo. Estas posições são facilmente alteráveis, especialmente durante a distensão da bexiga e do intestino. Quando a bexiga está cheia, o útero estende-se em direção superior e posterior (retroversão). Em algumas mulheres, o útero está retrovertido, mesmo quando a bexiga se encontra vazia, e o corpo está inclinado para trás, sobre o istmo (retroflexão).

Fixações e relações peritoneais.[8] (Fig. 44.5). O útero ganha muito de seu suporte por uma inserção direta na vagina. As inserções indiretas e estruturas próximas, tais como o reto, bexiga, diafragma pelvino, pelve óssea, também ajudam no seu suporte.

O peritoneu reflete-se da face posterior da bexiga ao istmo do útero e, daí, passa em direção superior sobre a superfície vesical do

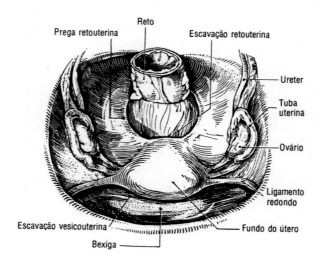

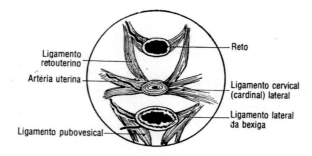

Fig. 44.5 Acima, *a víscera pelvina vista superiormente, com o peritoneu intacto.* Abaixo, *uma representação esquemática de uma secção horizontal ao nível da cérvix. Os ligamentos levam os vasos sanguíneos (indicados somente à esquerda) para os órgãos.*

corpo. Esta reflexão forma a *escavação uterovesical*. Após passar em torno do fundo do útero, o peritoneu dispõe-se, em direção inferior, sobre a superfície intestinal do corpo e sobre a parte posterior da cérvix e parte superior da vagina, da qual ele se reflete sobre a face anterior do reto O recesso formado por esta reflexão é denominado *escavação retouterina*.

O *ligamento largo* (Fig. 44.6) é formado nas bordas laterais do útero por duas lâminas de peritoneu que cobrem as superfícies vesical e intestinal. Ele se estende às paredes laterais da pelve. As duas lâminas continuam-se entre si superiormente, onde envolvem a tuba uterina. Elas estão próximas na altura do útero, porém divergem lateralmente e inferiormente. A lâmina anterior passa anteriormente, para se continuar com o peritoneu que cobre o assoalho e a parede lateral da pelve. A lâmina posterior estende-se em direção posterior à cérvix uterina como a *prega retouterina*. Esta prega forma o limite lateral da escavação retouterina, e, após passar ao longo da face lateral do reto, ela atinge a parede posterior da pelve. O plano do ligamento largo varia com a posição do útero.

O *mesossalpinge* é a parte do ligamento largo entre a tuba uterina e uma linha, ao longo da qual o ligamento largo se reflete para formar o mesovário. Além dos ramos dos vasos ováricos e dos vasos uterinos, ele contém duas estruturas, denominadas epoóforo e paroóforo.[9] O *mesométrio* é a parte do ligamento largo abaixo do mesossalpinge e do mesovário.

<small>O epoóforo consiste de um ducto, que corre paralelamente e abaixo da tuba, e de túbulos, que correm em direção superior da região do ovário para se reunirem com o ducto em um ângulo reto (Fig. 44.7). Este é o remanescente de uma parte do ducto mesonéfrico e de alguns de seus túbulos. O paroóforo localiza-se medialmente ao epoóforo e é um grupo de túbulos muito pequenos. Ele, amiúde, não pode ser reconhecido macroscopicamente no adulto. Ambas as estruturas são importantes somente quando delas se originam cistos.[10]</small>

O ligamento largo engloba entre as suas duas lâminas tecido conectivo frouxo e tecido muscular, coletivamente denominados *paramétrio*. No ponto em que as duas lâminas estão em íntimo contato (próximo ao útero e à tuba uterina), o paramétrio não é abundante; porém, lateralmente e abaixo, onde as lâminas divergem, ele é mais abundante. O ligamento largo também engloba a tuba uterina, o ligamento ovárico, parte do ligamento redondo, a artéria uterina e o plexo venoso, o plexo uterovaginal de nervos e uma parte do ureter.

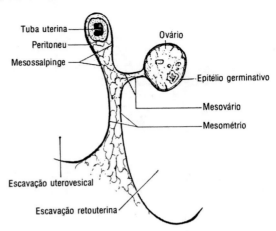

Fig. 44.6 Diagrama de uma secção sagital, mostrando o ligamento largo e as suas relações com o ovário e tuba uterina. A face anterior está ao lado esquerdo do diagrama.

O *ligamento redondo* é uma faixa de tecido fibrosa estreita e achatada, que se prende ao útero imediatamente inferior e anteriormente à entrada da tuba uterina. Ele contém músculo liso próximo a sua inserção. Após passar lateralmente e em direção anterior através da artéria umbilical e dos vasos ilíacos externos, ele contorna a artéria epigástrica inferior. Atravessa, então, o canal inguinal e perde-se na tela subcutânea do lábio maior. No feto, um processo tubular de peritoneu, o *processo vaginal peritoneal*, acompanha o ligamento redondo do canal inguinal. Esta prolongação ocasionalmente permanece no adulto.

A fáscia pelvina e visceral lateral à cérvix e à vagina é consideravelmente espessada e contém numerosas fibras musculares lisas. Parte deste espessamento passa lateralmente, para surgir junto com a fáscia superior do diafragma pelvino, e é denominado *ligamento cervical lateral* (ou *transverso*) ou *cardinal*. A artéria uterina passa sobre a sua face superior. O resto desse espessamento passa em direção posterior na prega retouterina e prende-se à face anterior do sacro. Este é o *ligamento uterossacral*, que pode ser palpado *per rectum*.

Alterações com a idade. Ao nascer, o útero está na altura da abertura superior da pelve. A cérvix é maior que o corpo, e as pregas palmadas se estendem na parte superior da cavidade uterina. A diferença entre o eixo do útero e da vagina é muito pequena (Fig. 44.8). O crescimento do útero é lento até a puberdade, quando ele cresce rapidamente até atingir o tamanho e a forma adulta. Após a menopausa, o útero torna-se menor, mais fibroso e de coloração mais pálida.

Alterações durante a gravidez e após o parto. O ta-

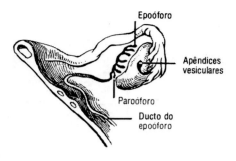

Fig. 44.7 Diagrama de uma secção vertical do ligamento largo, mostrando elementos acessórios no ligamento.

manho do útero aumenta consideravelmente durante a gravidez (Fig. 44.9). O fundo eleva-se acima do nível da sínfise da pube no terceiro mês. Ele atinge o plano supracristal no sexto mês e, no oitavo, o nível da juntura xifesternal. Desce ligeiramente no nono mês, quando a circunferência máxima da cabeça fetal se encaixa abaixo da abertura superior da pelve. Durante este aumento de tamanho do útero, há também um grande aumento no seu peso, e suas paredes tornam-se mais finas.

Após o parto, o útero desenvolve um processo de involução. Ele, gradualmente, reduz em tamanho e peso, até que, após seis ou oito semanas, atinge o seu estado de repouso, no qual passa a apresentar cerca de 1 cm a

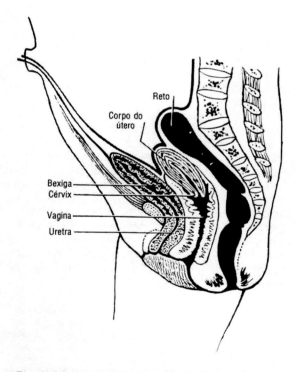

Fig. 44.8 Secção mediana de uma pelve feminina de recém-nascido. Desenho de uma secção. Note a diferença de forma e posição da bexiga comparada com a do adulto (Fig. 42.1). Na criança, a bexiga cheia estende-se até o abdome. Observe também a forma e a posição do útero (Fig. 44.1).

mais em todas as suas dimensões. Está, também, ligeiramente mais pesado, e sua cavidade é algo maior, apresentando os lábios do óstio uterino contorno irregular.

Estrutura. O útero apresenta três camadas: uma mucosa, uma túnica muscular e uma serosa.

A *mucosa* ou *endométrio* difere em estrutura de acordo com o estádio do ciclo menstrual ou uterino. Também desenvolve alterações durante a gravidez. Ela contém numerosas glândulas, que atravessam toda a espessura da lâmina própria ou do estroma endometrial.

Quando um óvulo não é fertilizado, a ovulação freqüentemente se segue à menstruação, que ocorre a cada três ou cinco semanas e coincide com a degeneração do corpo lúteo e com a diminuição do nível de estrogênio e progesterona.

Após o óvulo fertilizado se aninhar na parede do útero, o endométrio é denominado freqüentemente de decídua e está dividido em três partes. A parte do endométrio entre o ovo fertilizado e a cavidade do útero é a *decídua capsularis* (ou *reflexa*), a parte entre o ovo e a porção profunda da parede do útero é a *decídua basal* (ou *serotina*), e o restante do endométrio é a *decídua parietal* (ou *vera*). A placenta forma-se no local da decídua basal.

A *placenta* ocupa, aproximadamente, a metade da parede uterina por volta do quarto mês de gravidez, e, com a gravidez a termo, cerca de um quarto a um terço, quando então pesa cerca de 500 g.

A placenta tem forma, tamanho e grau de irrigação variáveis. Também varia quanto a seu local de formação, sendo formada nos seguintes locais, numa ordem decrescente de freqüência: parede posterior, parede anterior, paredes laterais, segmento uterino inferior, e fundo.

A *túnica muscular* ou *miométrio*[11] forma grande parte da parede do útero. Durante o parto, o funcionamento normal da musculatura uterina é tão importante quanto a forma da pelve óssea e também o tamanho da cabeça fetal. A túnica muscular continua-se com a das tubas uterinas acima e, abaixo, com a da vagina. Feixes de músculo liso da sua parte superficial prendem-se ao útero. Sua parte mais profunda contém numerosos vasos sanguíneos e nervos. Há relativamente menos músculos, porém mais tecido fibroso no istmo e cérvix do que no corpo e fundo.[12]

A *serosa* ou *perimétrio* é formada por peritoneu. Está firmemente aderida ao fundo e ao corpo, exceto nas bordas laterais, e frouxamente presa à parte posterior da cérvix.

Irrigação sanguínea. As artérias uterinas (Fig. 44.10) fornecem a principal irrigação para o útero. Cada artéria passa medialmente sobre a face superior do ligamento cervical lateral, irrigando a cérvix e a parte superior da vagina; então se volta em direção superior, para passar entre as lâminas do ligamento largo, próximo às bordas laterais do corpo, e envia ramos para ambas as superfícies do corpo. As artérias uterinas tornam-se bastante aumentadas durante a gravidez e são tortuosas após o parto.

O sangue retorna do útero através de um plexo venoso que segue a artéria uterina. Uma importante anastomose entre o sistema venoso portal e sistêmico é formada pelas veias que correm abaixo da escavação retouterina e que se conectam com o plexo venoso uterino e com a veia retal superior.[13]

Drenagem linfática. Os vasos linfáticos do fundo e da parte superior do corpo drenam para os linfonódios lom-

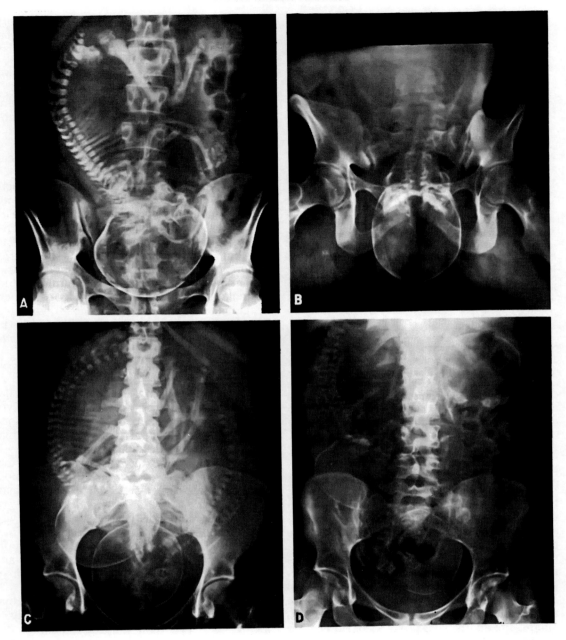

Fig. 44.9 Gravidez. **A**, *feto a termo no útero. Preservação cefálica. Observe as vértebras fetais e as costelas, ossos do membro e do crânio. Os ossos parietais sobrepassam os frontais na sutura coronal.* **B**, *radiografia de uma criança durante o nascimento. Observe que o plano mediano da cabeça da criança coincide com o plano mediano do corpo da mãe neste estado de parto.* **C**, *gêmeos no útero. Ambos em apresentação cefálica. Observe as órbitas e a cavidade nasal da cabeça inferior. O lado direito do corpo da mãe está à direita neste filme.* **D**, *trigêmeos no útero. Dois estão de apresentação cefálica e um de apresentação pelvina.* **A**, *cortesia do Dr. Robert A. Arens, M. D. Chicago, Illinois.* **B**, *cortesia de Robert P. Ball, M. D., Oak Ridge, Tennessee.* **C**, *cortesia de Herbert Pollack, M. D., Chicago, Illinois.* **D**, *de Medical Radiography and Photography; cortesia de Keith P. Bonner, M. D., Toronto, Canadá.*

bares (ou aórticos); os da parte mais inferior do corpo, para os linfonódios ílicos externos; e os da cérvix, para os linfonódios ílico externo e interno e sacral. Alguns vasos da região do útero próximos à entrada da tuba uterina passam junto com o ligamento redondo e drenam para os linfonódios inguinais superficiais.

Inervação. O útero recebe fibras autônomas e sensitivas através dos plexos uterovaginais, que correm ao longo das artérias uterinas. A despeito da extensão deste plexo, não se sabe se a inervação é importante para o funcionamento uterino normal.

O útero é insensível à maior parte dos estímulos,

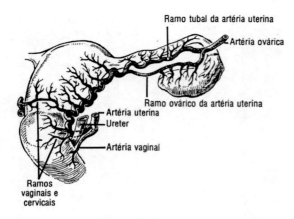

Fig. 44.10 Representação esquemática das artérias ováricas uterina e vaginal vistas posteriormente e um pouco obliquamente. Os ramos cervicais da artéria uterina anastomosam-se através do plano mediano. As anastomoses entre as artérias uterina e ovárica são muito extensas. A artéria vaginal pode originar-se separadamente da artéria ilíaca interna, e a vagina também recebe ramos da artéria vesical inferior.

porém a dor pode ser percebida quando a cérvix é pinçada ou dilatada.[14] Algumas desordens uterinas são dolorosas, e a dor pélvica pode ser percebida em algumas fases do ciclo menstrual. Há algumas evidências de que as fibras relacionadas ascendem e então penetram na medula espinhal através dos nervos esplâncnicos lombares. A ressecção do plexo hipogástrico superior foi executada para aliviar fortes dores deste tipo.

VAGINA

A vagina[15] é o órgão feminino de cópula. É também a extremidade inferior do "canal do parto" e serve como um ducto excretor para os produtos de menstruação. A cavidade da vagina comunica-se com a do útero superiormente, e abre-se no vestíbulo da vagina, inferiormente. A vagina estende-se em direção inferior e para a frente, num plano paralelo ao da abertura superior da pelve. Este plano é de aproximadamente 60 graus da horizontal. No adulto, quando a bexiga está vazia, o eixo da vagina forma um ângulo um pouco menor que 90 graus com o eixo do útero. Todavia, este ângulo aumenta com o enchimento da bexiga e empurra o fundo do útero em direção superior e posterior.

A vagina está altamente dilatada, especialmente na parte acima do diafragma pelvino. Quando a cavidade está vazia, ela apresenta uma forma de H em sua secção transversa na maior parte de sua extensão. Suas paredes anterior e posterior encontram-se em contato abaixo da entrada da cérvix. A *parede anterior*, que está perfurada pela cérvix, apresenta cerca de 7,5 cm de comprimento; a *parede posterior*, 9 cm. Estas paredes são especialmente distensíveis. As *paredes laterais* estão presas, acima, ao ligamento cervical lateral e, abaixo, ao diafragma pelvino. Elas são, por esta razão, mais rígidas.

Um recesso entre a parte vaginal da cérvix e as paredes da vagina é denominado *fórnix da vagina*. Embora seja contínuo em torno da cérvix, ele está freqüentemente subdividido em fórnix anterior, posterior e lateral. O fórnix posterior é o mais profundo, e sua parede relaciona-se ao peritoneu da escavação retouterina.

Na grande maioria das virgens, a abertura da vagina no vestíbulo é parcialmente obstruída por uma prega denominada *hímen*. Esta prega tem tamanho e forma variáveis, porém é, amiúde, anular ou crescente. Ela freqüentemente apresenta uma abertura, porém pode ser cribriforme. Quando falta uma abertura, a prega é denominada um hímen imperfurado. Após ter sido o hímen seccionado ou rompido, pequenos fragmentos arredondados permanecem no local de sua borda inserida. Estes são denominados *carúnculas himenais*.

Relações. Anteriormente, a parte superior da vagina está relacionada com a cérvix. Imediatamente abaixo desta, está separada da bexiga e dos ureteres por tecido conectivo frouxo. Devido ao fato de o útero ser normalmente torcido e a parte superior da vagina conseqüentemente desviada, um dos ureteres fica mais em contato com a parede anterior da vagina que o outro. A uretra funde-se, nos seus dois terços inferiores, à parede vaginal anterior.[16]

Posteriormente, a parte superior da vagina relaciona-se com a escavação retouterina e, abaixo desta, está separada do reto por um tecido conectivo relativamente avascular. A parte inferior da vagina funde-se com o centro tendíneo do períneo.

Lateralmente, a parte superior da vagina prende-se ao paramétrio, formando o ligamento cervical lateral e as duas lâminas do ligamento largo a cada lado deste. O ureter e a artéria uterina também se relacionam com esta parte da vagina. As porções pubococcígicas dos levantadores do ânus envolvem a vagina cerca de 3 cm acima de sua abertura e atuam como um esfíncter. Abaixo do diafragma pelvino, a vagina está relacionada lateralmente com a glândula vestibular maior, o bulbo do vestíbulo e músculo bulboesponjoso.

Estrutura. A vagina apresenta três camadas: uma mucosa, uma túnica muscular e uma túnica fibrosa.

A *mucosa* está revestida por epitélio escamoso estratificado, cuja aparência está sujeita a influências hormonais: este epitélio difere nos diferentes estádios do ciclo ovárico. Esfregaços vaginal e cervical, contendo células descamadas da mucosa do útero, são úteis no diagnóstico de carcinoma do útero em fase inicial.

A mucosa é espessa e está marcada por um número de pregas transversais, que são mais proeminentes na parte mais inferior da vagina. Estas pregas, denominadas *rugas vaginais*, tendem a desaparecer em mulheres idosas e naquelas que tenham tido filhos. Uma prega longitudinal, denominada *coluna anterior de rugas*, delimita a parede anterior; uma prega similar, denominada *coluna posterior de rugas*, delimita a parede posterior. Proeminências adicionais ocorrem na parte inferior da coluna anterior pela *carina* ou *proeminência uretral*, que está formada pela uretra.

A *túnica muscular* consiste de músculo liso. A maior parte das fibras correm longitudinalmente, e alguns dos feixes são contínuos com os feixes mais superficiais do útero. A túnica muscular está formada por fibras musculares esqueléticas (bulbovaginais) da parte pubococcígica do levantador do ânus ao nível do diafragma pelvino.

A *túnica fibrosa* continua-se com a parte da fáscia pelvina visceral que circunda a vagina. Ela contém grandes plexos venosos. Uma túnica serosa cobre a parte superior da parede posterior da vagina.

Irrigação sanguínea. A parte superior da vagina está irrigada por ramos da artéria uterina (Fig. 44.10). A artéria vaginal, que freqüentemente se origina como dois ou três ramos da artéria ílica interna, dá origem a ramos que são distribuídos às partes anterior e posterior da vagina. Eles podem anastomosar-se no plano mediano, para formar dois troncos longitudinais denominados artérias ázigos anterior e posterior da vagina. Os pequenos ramos da artéria do bulbo do vestíbulo atingem a parte inferior da vagina.

O sangue da vagina drena para o plexo venoso vaginal, o qual se comunica com os plexos uterino e vesical.

Drenagem linfática. Os vasos linfáticos da parte superior da vagina passam ao longo da artéria uterina e drenam para os linfonódios ílicos externo e interno; os da parte média passam com a artéria vaginal e drenam para os linfonódios ílicos internos, enquanto aqueles da parte mais inferior passam aos linfonódios sacrais e ílicos comuns. Os vasos linfáticos da parte da vagina adjacente ao hímen passam para os linfonódios inguinais superficiais.

Inervação. Exceto na parte mais inferior, que é inervada pelo nervo pudendo, a vagina é inervada pelo plexo uterovaginal. Este plexo contém fibras autônomas para a inervação de músculo liso, assim como fibras vasomotoras; porém, ambos os tipos são de significação duvidosa. Há pouca sensibilidade na vagina, exceto na sua parte mais inferior.

Exame dos órgãos pelvinos. O exame digital *per vaginam* é feito colocando-se um ou dois dedos na vagina. Em exames bimanuais, as estruturas pelvinas são palpadas entre dedos na vagina, e a outra mão é colocada na parede abdominal anterior.

As seguintes estruturas são palpadas:

Anteriormente, a uretra e a parte vaginal da cérvix; a bexiga, quando distendida, e o corpo do útero (bimanualmente).

Atrás, o reto e qualquer massa presente na escavação retouterina, que é facilmente acessível. Quando o promontório sacral é percebido, o diâmetro conjugado diagonal pode ser medido.

Lateralmente, os ureteres, ligamentos largos deslocados ou aumentados, linfonódios, linfáticos, assim como os ovários e a tuba uterina (bimanualmente).

Um espéculo introduzido na vagina permite a visualização da vagina e da cérvix, a execução de pequenas operações na cérvix, e, sob anestesia, a retirada do útero.

REFERÊNCIAS

1. S. Zuckerman (ed.), *The Ovary*, Academic Press, New York, 1962.
2. A. B. Appleton, W. J. Hamilton, and I. C. C. Tchaperoff, *Surface and Radiological Anatomy*, Heffer, Cambridge, 4th ed. by W. J. Hamilton and G. Simon, 1958.
3. J. L. Shellshear and N. W. G. Macintosh, *Surveys of Anatomical Fields*, Grahame, Sydney, 1949.
4. F. W. Sunderman and F. Boerner, *Normal Values in Clinical Medicine*, Saunders, Philadelphia, 1949.
5. G. A. G. Mitchell, J. Anat., Lond., 72:508, 1938.
6. S. R. M. Reynolds, *Physiology of the Uterus*, Hoeber, New York, 2nd ed., 1949. O. V. St. Whitelock (ed.), Ann. N. Y. Acad. Sci., 75:385, 1959. H. J. Norris, A. T. Hertig, and M. R. Abell (eds.), *The Uterus*, Internat. Acad. Pathol. Monograph No. 14, Williams and Wilkins, Baltimore, 1973.
7. J. C. Brash, Brit. med. J., 2:790, 1922.
8. V. Bonney, J. Obstet. Gynaec., Brit. Emp., 41:669; 1934. A. H. Curtiss, B. J. Anson, and L. E. Beaton, Surg. Gynec. Obstet., 70:643, 1940.
9. G. M. Duthie, J. Anat., Lond., 59:410, 1925.
10. G. H. Gardner, R. R. Greene, and B. M. Peckham, Amer. J. Obstet. Gynec., 55:917, 1948.
11. K. H. Renn, Z. Anat. EntwGesch., 132:75, 1970.
12. H. Schwalm and V. Dubrausky, Amer. J. Obstet. Gynec., 94:391, 1966.
13. E. G. Wermuth, J. Anat., Lond., 74:116, 1939.
14. G. W. Theobald, chap. 8 in K. Bowes (ed.), *Modern Trends in Obstetrics and Gynaecology*, Hoeber, New York, 1956.
15. W. Shaw, Brit. med. J., 1:477, 1947. An account of the surgical anatomy of the vagina.
16. B. H. Goff, Surg. Gynec. Obstet., 87:725, 1948. J. V. Ricci, J. R. Lisa, C. H. Thom, and W. L. Kron, Amer. J. Surg., 74:387, 1947. J. V. Ricci, C. H. Thom, and W. L. Kron, Amer. J.Surg., 76:354, 1948.

45 RETO E CANAL ANAL

RETO

O reto (Fig. 45.1) é a parte do intestino grosso entre o cólon sigmóide e o canal anal. A junção retossigmóidea está arbitrariamente localizada ao nível da parte média do sacro, e pode estar marcada por uma constrição. O reto não é bem delimitado por outros meios a partir do cólon sigmóide, e as alterações nas estruturas que passam de um para outro são bastante graduais. O limite mais inferior do reto está na face superior do diafragma pelvino. A junção anorretal é marcada pelo músculo puborretal, que forma uma alça em torno deste.

O reto apresenta cerca de 15 cm de comprimento. Ele é mais estreito na junção com o cólon sigmóide. Sua parte mais larga, a *ampola do reto*, está localizada imediatamente acima do diafragma pelvino e é capaz de considerável distensão. Quando o reto está vazio, suas paredes anterior e posterior encontram-se em contato.

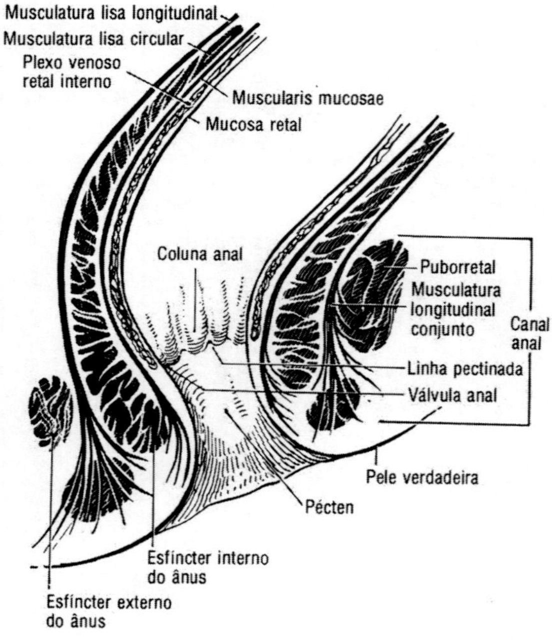

A forma do reto depende de seu estado, cheio ou vazio. Ela também varia com o indivíduo. O reto é muito mais retificado e relativamente maior na criança que no adulto.

O reto está localizado na parte dorsal da cavidade pelvina e segue a curvatura do sacro e do cóccix. A curvatura resultante, ântero-posterior, é denominada *flexura sacral*. Uma outra curvatura ântero-posterior está localizada na junção do reto e do canal anal. Esta curvatura, a *flexura perineal*, apresenta um ângulo de 80 a 90 graus. A alça puborretal adapta-se na sua concavidade (Fig. 45.2). Aqui o músculo puborretal pode ser palpado *per anum*.

Freqüentemente três, e algumas vezes mais, curvaturas laterais estão presentes, e evidenciam-se particularmente durante a distensão do reto. Suas concavidades coincidem com as pregas *semilunares*, *pregas transversais do reto*, que se projetam para o interior. Além da mucosa e da submucosa, estas pregas também contêm parte de uma camada circular interna de músculo liso. Elas variam em localização e em proeminência e podem ser observadas *per anum* com o auxílio de um espéculo. Podem impedir a progressão de instrumentos introduzidos no reto. Suas funções têm sido assunto de muita especulação.

Em sua aparência externa, o reto pode ser distinguido pela ausência de um mesentério e de haustros.[1] Além disso, as tênias do cólon difundem-se sobre o reto para formar uma túnica longitudinal mais completa de músculo liso, que é mais espessa anterior e posteriormente do que lateralmente.

Relações peritoneais. O peritoneu cobre as regiões anterior e laterais da parte superior do reto, apenas a frente da parte média e nada da parte inferior. Nas áreas do reto cobertas por peritoneu, especialmente nas laterais, uma tela frouxa e gordura separam-na da túnica muscular, e, desta forma, uma expansão considerável é permitida. O nível no qual o peritoneu deixa a parte anterior do reto varia com a idade, com o sexo e com o indivíduo. O nível de reflexão no homem é freqüentemente cerca de 7 a 8 cm acima do ânus; na mulher,

Fig. 45.1 Diagrama esquemático de uma secção mediana do reto e do canal anal. Baseado em Morgan e Thompson,[13] e em Walls.[9] A face anterior está no lado esquerdo do diagrama.

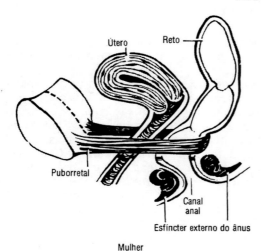

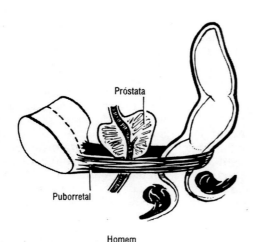

Fig. 45.2 Representações esquemáticas do músculo puborretal.

cerca de 2 cm mais baixo. O peritoneu passa da parte anterior do reto para a bexiga, no homem, e o assoalho desta reflexão é denominado *escavação retovesical*. Abaixo do assoalho da escavação, o septo retovesical, que é uma extensão em direção superior membranácea da fáscia pelvina parietal, separa o reto da próstata e da bexiga (Cap. 46). Na mulher, o peritoneu passa da parte anterior do reto à parte posterior da vagina, e o assoalho desta reflexão é chamado de *escavação retouterina*. O *septo retovaginal* (Cap. 46), similar ao septo retovesical, admite-se estar presente abaixo da escavação retouterina.[2] A *fossa pararretal* está formada pela reflexão do peritoneu desde a parte lateral do reto até a parede posterior da pelve. Ela contém parte do ílio ou do cólon sigmóide, quando o reto está vazio, mas se apresenta obliterada quando o reto está cheio.

Fáscia do reto. A fáscia superior do diafragma pelvino reflete-se em direção superior como fáscia visceral que circunda o reto. A *fáscia retossacral* é uma lâmina avascular que passa em direção posterior e se prende à superfície pelvina do sacro. Duas outras condensações de tecido conectivo, nas quais estão envolvidos as artérias e plexos retais médios, conectam o reto com a fáscia pelvina parietal, cobrindo o sacro ao nível do segundo, terceiro e quarto forames sacrais pelvinos. Estas condensações são denominadas *ligamentos laterais do reto* ou "asas do reto". Elas dividem o espaço potencial (pelvirretal) que circunda o reto e passa por sobre o diafragma pelvino em divisões anterior e posterior.

Relações. Posteriormente, de cima para baixo, o reto se relaciona com o sacro, cóccix e diafragma pelvino. Quando distendido, ele também está relacionado com o plexo sacral e piriforme, o qual está coberto pela fáscia pelvina parietal que contém os ramos dos vasos retais superiores. Além disso, a artéria e veia sacrais medianas, os troncos simpáticos, os vasos sacrais laterais e os linfonódios sacrais encontram-se posteriores ao reto.

Lateralmente, o ílio ou cólon sigmóide relaciona-se com a parte superior do reto; o plexo nervoso hipogástrico inferior e o diafragma pelvino estão relacionados com a parte inferior.

Anteriormente, as relações diferem nos dois sexos. **No homem, a escavação retovesical contém algumas alças de intestino delgado que separa da bexiga a parte superior do reto. A parte inferior relaciona-se com a face posterior da bexiga, face posterior da próstata e, em cada lado da próstata, com as vesículas seminais e os ductos deferentes. Na mulher, a escavação retouterina, que contém parte do intestino delgado, separa a parte superior do reto do útero e da parte superior da vagina.** A parte inferior do reto abaixo da reflexão do peritoneu está relacionada com a parede posterior da vagina.

Estrutura (Fig. 45.1). O reto apresenta quatro camadas, que são similares às do cólon. A mucosa é algo avermelhada na cor e, quando o reto está vazio, apresenta muitas pregas. As tênias do cólon difundem-se sobre o reto para formar uma camada muscular longitudinal externa mais completa, que é mais espessa anterior e posteriormente do que lateralmente. Logo acima da flexura perineal, feixes de músculos lisos passam em direção posterior para o cóccix, como um músculo *retococcígico*, e outros feixes passam em direção à uretra como um músculo *retouretral*.[3]

CANAL ANAL

O canal anal (Fig. 45.1) é anatomicamente definido como a parte do intestino grosso que se estende do nível da face superior do diafragma pelvino até o *ânus*. **Todavia, muitos cirurgiões preferem considerar somente a parte do intestino abaixo da linha pectinada como canal anal, devido às diferenças de inervação de drenagem linfática e venosa, e, em até certo grau, o tipo de epitélio acima e abaixo desta linha.** A parte superior do canal está marcada pelo anel anorretal muscular, que é formado principalmente pela alça puborretal. O canal anal apresenta cerca de 3 cm de comprimento e estende-se em direção inferior e posterior desde a flexura perineal. Sua cavidade nesta flexura é uma fenda pequena e ântero-posterior.

Relações. Ao passar através do diafragma pelvino, o canal anal é circundado pelo músculo levantador do ânus. Abaixo deste diafragma, ele é circundado pelo esfíncter externo do ânus. O centro tendíneo do períneo e o bulbo do pênis ficam anteriores ao canal anal no homem; o centro tendíneo do períneo e a vagina ficam-lhe anteriores na mulher. Em ambos os sexos, o ligamento anococcígeo está posterior e, a fossa isquiorretal, lateral.

Esfíncter externo do ânus.[4] O esfíncter externo do ânus (Figs. 45.1 e 47.5) circunda a parte do canal anal localizada no trígono anal, abaixo do diafragma pelvino. Ele é freqüentemente descrito em três partes, uma subcutânea, uma superficial e uma profunda, porém a subdivisão entre partes superficial e profunda é amiúde artificial.[5]

A *parte subcutânea* circunda a porção mais inferior do canal anal, e suas fibras decussam, ambas anterior e posteriormente ao canal. A *parte superficial* passa em torno da porção superior da parte subcutânea. Ela se prende, atrás, na ponta do cóccix e no *ligamento anococcígeo,* uma lâmina que contém tanto músculo quanto fibras de tecido conectivo e que passa do cóccix ao ânus. Prende-se anteriormente ao centro tendíneo do períneo. A *parte profunda* circunda a parte superior do canal anal. Ela está intimamente associada com o músculo puborretal, posteriormente; anteriormente, algumas de suas fibras passam ao interior do centro tendíneo.

Inervação. O esfíncter externo do ânus é inervado pelos nervos retais inferiores e pelo ramo perineal do quarto nervo sacral.

Ação.. Este músculo está em um estado de contração tônica variável durante o período de vigília, porém seu tono torna-se mínimo durante o sono e aumenta quando a pressão intra-abdominal está aumentada; porém diminui durante o esforço para defecar. Pode-se voluntariamente contrair este músculo.[6]

Interior. A metade superior do canal anal é marcada por uma série de cinco a 10 pregas verticais de mucosa, as *colunas anais*[7] (primeiramente denominadas *retais*), que se mostram bem acentuadas nas crianças, mas fracamente definidas nos adultos. Cada coluna contém uma pequena veia e uma pequena artéria (ramos "terminais" dos vasos retais superiores). Um importante plexo está formado por estas veias, e a sua dilatação resulta em hemorróidas internas. As extremidades inferiores das colunas anais reúnem-se, por uma prega crescente da mucosa, às *válvulas anais*. Um pequeno recesso, o *seio anal*, localiza-se externamente a cada válvula anal. A sinuosa *linha pectinada* marca o limite inferior das válvulas anais em torno da circunferência do canal. A metade inferior do canal anal, da linha pectinada até o ânus, está marcada, de cima para baixo, inicialmente pelo *pécten,* uma zona branca azulada de revestimento, e então pela *orla anal,* cujo revestimento se junta com a pele do ânus. O termo linha branca é empregado para o espaço interesfinctérico, e é freqüentemente considerado sinônimo de pécten, porém tem sido usado para designar a junção entre o pécten e a orla anal. A junção é amiúde muito difícil de se distinguir.

Ductos e glândulas podem abrir-se nos seios anais e formar fístulas. Infecções nestes ductos podem brotar na fossa isquiorretal e formar aí um abscesso. Os abscessos da fossa isquiorretal podem ser drenados através destas fístulas *in ano* para o canal anal.[8]

Estrutura. O canal anal consiste de uma mucosa, de uma submucosa em parte de sua extensão, e de uma túnica muscular.

A *mucosa* apresenta um revestimento epitelial que difere de acordo com o nível.[9] A mucosa do pécten e da orla anal é úmida e rosa, porém não apresenta pêlos e glândulas. A mucosa finalmente se mistura com a pele do ânus, que é pigmentada e contém folículos pilosos e glândulas.

A *submucosa* da metade superior do canal anal contém um plexo de veias (v. adiante). A lâmina muscular da mucosa torna-se espessada ao nível do pécten. Uma íntima aderência do epitélio à lâmina muscular da mucosa, ao nível da borda inferior do esfíncter externo, parece ser responsável por um sulco denominado septo intermuscular anal.[10]

A *túnica muscular*[11] do canal anal consiste de uma túnica circular interna e uma túnica longitudinal externa e de músculo liso. As fibras da túnica longitudinal externa misturam-se com as fibras musculares esqueléticas do músculo puborretal.

A camada circular interna, que se continua em direção inferior a partir do reto, torna-se espessada no canal anal para formar o esfíncter interno do ânus (Fig. 45.1). Este esfíncter se estende do nível do diafragma pelvino até cerca do nível da parte inferior do pécten. Ele determina o grau de dilatação permitida do canal anal.[12]

A túnica longitudinal do reto funde-se com algumas fibras do músculo puborretal. O músculo conjunto[13] assim formado passa em direção inferior no canal anal, entre os esfíncteres interno e externo, e torna-se bastante fibroelástico durante sua descida. Ele se divide em certo número de septos, os quais separam a parte subcutânea do esfíncter externo em feixes circulares de fibras musculares. Alguns destes septos estão inseridos na pele perianal e foram denominados corrugadores da pele anal; não se sabe precisamente se eles enrugam a pele.

Irrigação.[14] O reto e o canal anal são irrigados pela (1) artéria retal superior, (2) as artérias retais médias, (3) as artérias retais inferiores e (4) a artéria sacral mediana.

A *artéria retal superior* (Figs. 35.10 e 35.14, Cap. 35) fornece a maior parte da irrigação para o reto e o canal anal. Ela é uma continuação da artéria mesentérica inferior e divide-se em ramos esquerdo e direito, divisões que perfuram a túnica muscular e passam, em direção inferior, na mucosa das colunas anais até as válvulas anais.

As *artérias retais médias* auxiliam na irrigação da parte inferior do reto e na parte superior do canal anal.

Cada uma das *artérias retais inferiores* se divide em vários ramos que, após atravessarem a fossa isquiorretal, irrigam a parte inferior do canal anal assim como os músculos e pele circundantes.

A *artéria sacral mediana* dá origem a pequenos ramos que irrigam a parte posterior do reto.

A anastomose das várias artérias na parede do intestino é tão extensa que as artérias retais média e inferior podem irrigar todo o reto se se liga a artéria mesentérica inferior.[15]

O plexo venoso submucoso drena em direções opostas, a partir da linha pectinada. Veias acima desta linha drenam, sobretudo, para as veias retais superiores, e daí para o sistema porta (Fig. 38.3, Cap. 38). Como nas veias retais superiores não ocorrem válvulas e como elas se encontram sujeitas a acentuadas alterações de pressão durante esforços de defecação, freqüentemente se tornam varicosas. As varicosidades destas veias são denominadas hemorróidas internas.

Acima do diafragma pelvino, os plexos venosos se anastomosam para formar as veias retais médias esquerda e direita, que se esvaziam nas veias ílicas internas correspondentes. A comunicação entre as veias retais média e a superior forma uma importante anastomose entre os sistemas porta e sistêmico. Na mulher, uma anastomose adicional entre estes dois sistemas é fornecida pela conexão do plexo uterino com a veia retal superior.[16] As veias retais média e inferior apresentam válvulas competentes.

Abaixo da linha pectinada, o plexo submucoso drena para pequenas veias retais inferiores em torno da borda do esfíncter externo. A anastomose destas veias com as veias retais média e superior (através de plexos na parede do intestino) constitui uma outra anastomose importante entre o sistema porta e o sistêmico. As hemorróidas externas, que podem ser muito dolorosas (v. adiante), são varicosidades das veias retais inferiores.

Drenagem linfática.[17] Os vasos linfáticos estão dispostos em três grupos e, em geral, seguem o trajeto dos vasos sanguíneos. Aqueles da parte superior do reto passam para os linfonódios mesentéricos inferiores, enquanto que os da parte mais inferior passam para os linfonódios sacrais, ílico interno e ílico comum. O grupo mais inferior drena em duas direções. Os vasos linfáticos da parte do canal anal acima da linha pectinada drena para os linfonódios ílicos internos; aqueles abaixo desta linha drenam para os linfonódios inguinais superficiais.

Inervação (Fig. 45.3). Os nervos do reto e do canal anal são derivados dos plexos retais superior e médio e dos nervos pudendos, através dos nervos retais inferiores.

Os plexos que inervam o reto e o canal anal a partir da direção inferior até a linha pectinada contêm: (1) fibras parassimpáticas pré-ganglionares, que fazem sinapses com células ganglionares na parede do intestino. Fibras pós-ganglionares, a partir destas células, inervam músculo liso, inclusive aqueles do esfíncter interno do ânus (nenhuma fibra parassimpática está presente no plexo retal superior, Cap. 54); (2) fibras simpáticas pós-ganglionares, sendo algumas vasomotoras e outras que inervam músculos lisos; porém, são de importância funcional duvidosa; (3) fibras sensitivas, cuja maior parte está relacionada com o controle reflexo dos esfíncteres, e outras relacionadas com dor. As fibras sensitivas são estimuladas pela distensão da parede do reto. Elas correm centralmente dos nervos esplâncnicos pelvinos, embora poucas possam ascender juntamente com as fibras simpáticas.

Os nervos retais inferiores inervam a metade inferior do canal e contêm os seguintes elementos: (1) fibras motoras para o esfíncter externo do ânus; (2) fibras vasomotoras; e (3) fibras sensitivas, a maior parte destas conduzindo sensibilidade dolorosa, assim como outras que podem estar envolvidas no controle reflexo dos esfíncteres.

A parte inferior do canal anal é muito sensível,[18]

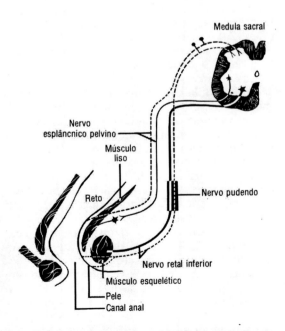

Fig. 45.3 Representação esquemática da inervação do reto e do canal anal. As fibras simpáticas não estão demonstradas. As fibras dos nervos esplâncnicos pelvinos chegam ao intestino através dos plexos descritos no Cap. 41.

porém a parte acima da linha pectinada é relativamente insensível. Em decorrência disto, as hemorróidas internas freqüentemente não são dolorosas. Todavia, a superposição de nervos é tal que as fibras dolorosas se estendem por uma curta distância na parte do canal acima da linha pectinada. Desta maneira, embora a mucosa sobre a parte superior de uma hemorróida interna seja insensível, a que está sobre a parte inferior pode ser bastante sensível.

Continência fecal e mecanismo de defecação. Estudos radiográficos e proctoscópicos de um adulto indicam se o cólon sigmóide contém normalmente material fecal e se o reto está vazio.[19] Embora não se encontre um esfíncter anatômico na junção retossigmóidea, um esfíncter fisiológico está aí presente.

A continência fecal depende de dois fatores: (1) controle cólico, ou o mecanismo através do qual o cólon sigmóide mantém material fecal até a defecação. Este mecanismo envolve uma adaptação plástica a uma massa como resultado de um relaxamento ou de uma diminuição do tono do cólon sigmóide; (2) um controle esfinctérico, ou um controle reflexo dos esfíncteres externo e interno do ânus. O esfíncter externo do ânus apresenta uma variabilidade de tono (v. neste capítulo), porém ele se fadiga rapidamente durante as tentativas para manter a sua compressão. É desejável, por este motivo, que o reto esteja vazio, exceto durante a defecação. O esfíncter externo do ânus é ativado reflexamente por estímulos sensitivos do reto (ele se relaxa durante a defecação, todavia). O controle esfinctérico é auxiliado pelo glúteu máximo (Cap. 20) e pelo puborretal (Cap. 46).

Uma variedade de desordens pode interferir com o controle esfinctérico. Algumas das mais graves são as seguintes: (1) transecção da medula espinhal acima dos segmentos sacrais (os reflexos são mantidos, e o intestino esvazia-se automaticamente); (2) destruição da parte sacral da medula (uma perda de toda inervação motora, e, por esta razão, uma perda do controle esfinctérico); (3) perda de fibras sensitivas, de lesões da raiz dorsal ou ressecções do reto (não são possíveis quaisquer reflexos, e, por esta razão, perde-se o controle esfinctérico).

Os estímulos particularmente responsáveis pela sensação de plenitude ou desejo de defecar são desconhecidos. Todavia, algumas evidências indicam que o cólon sigmóide, que se esvazia através de um movimento de massa, é estimulado reflexamente a partir do reto. Durante os aumentos da pressão intra-abdominal resultantes da contração dos músculos abdominais, os músculos puborretais e os esfíncteres se relaxam, e a musculatura retal se contrai. O relaxamento da alça puborretal auxilia na diminuição do ângulo da flexura perineal. Durante a evacuação, o cólon e o reto movem-se em direção inferior, e o reto torna-se estreito e alongado. A alça puborretal e o esfíncter externo do ânus atuam fechando o canal anal, e o esfíncter externo do ânus completa o fechamento após a passagem de cada massa fecal.

Exame digital. Valiosas informações clínicas são freqüentemente obtidas pela introdução do dedo índex, inicialmente no canal anal e, depois, no reto, e palpando-se as estruturas relacionadas com suas paredes. O dedo encontra uma resistência, primeiro nos esfíncteres e, depois, no puborretal. Embora ambos os esfíncteres possam ser palpados sob anestesia, o esfíncter externo do ânus desce e é um dos que são palpados.[21] Durante o exame digital, o dedo pode, freqüentemente, alcançar a parte mais inferior das pregas transversais do reto.

Anteriormente, no homem, as seguintes estruturas podem ser percebidas: a parte membranácea da uretra, quando cateterizada; a próstata, a fossa retovesical, as vesículas seminais, quando distendidas; a bexiga, quando cheia; as glândulas bulbouretrais, quando aumentadas; e o ducto deferente, quando deslocado ou aumentado. Na mulher, as seguintes estruturas podem ser percebidas: a cérvix e os óstios do útero, a vagina, o corpo do útero, quando retrovertido; a fossa retouterina e, sob certas condições patológicas, o ovário, a tuba uterina e o ligamento largo.

Lateralmente, o tuber isquiádico, a espinha isquiádica e o ligamento sacrotuberal podem ser palpados, assim como os linfonódios ílicos aumentados e estruturas anormais na fossa isquiorretal.

Posteriormente, as superfícies pelvinas do sacro e cóccix podem ser percebidas.

Exame proctoscópico e sigmoidoscópico. O interior do reto e canal anal pode ser examinado com auxílio de um proctoscópio, um instrumento que, quando introduzido *per anum,* pode atingir a parte mais inferior do reto. Se o reto está cheio de ar, como na posição de cócoras, pode se observar a sua mucosa avermelhada, e as veias subjacentes na submucosa são aparentes. O anel anorretal formado pela alça puborretal muscular pode ser observado quando se retira lentamente o proctoscópio. Abaixo deste, podem ser observadas as hemorróidas internas, se presentes. Ainda mais abaixo, outros pontos da parede interna do canal anal podem ser observados (v. Interior, neste capítulo). Um fechamento completo do canal através do esfíncter ocorre após a retirada do proctoscópio.

Com o auxílio de um sigmoidoscópio, a parte mais inferior do cólon sigmóide e da junção retossigmóidea assim como as do reto e do canal anal podem ser estudadas.

REFERÊNCIAS

1. M. R. Ewing, Brit. J. Surg., 39:495, 1952.
2. P. S. Milley and D. H. Nichols, Anat. Rec., 163:443, 1969.
3. M. B. Wesson, J. Urol., 8:339, 1922; Amer. J. Surg., 82:714, 1951.
4. C. Oh and A. E. Kark, Brit. J. Surg., 59:717, 1972.
5. H. Courtney, Surg. Gynec. Obstet., 89:222, 1949.
6. W. F. Floyd and E. W. Walls, J. Physiol., 122:599, 1953.
7. G. Ottaviani, Z. Anat. EntwGesch., 109:303, 1939.
8. G. L. Kratzer and M. B. Dockerty, Surg. Gynec. Obstet., 84:333, 1947. R. M. Burke, D. Zavela, and D. H. Kaump, Amer. J. Surg., 82:659, 1951.
9. E. W. Walls, Brit. J. Surg., 45:504, 1958.
10. E. S. R. Hughes, Aust. N.Z. J. Surg., 26:48, 1956.
11. R. Fowler, Landmarks and Legends of the Anal Canal, chapter 4 in *Congenital Malformations of the Rectum, Anus, and Genito-Urinary Tracts*, F. D. Stephens (ed.), Livingston, Edinburgh, 1963. J. O. N. Lawson, Ann. R. Coll. Surg. Engl., 54:288, 1974.
12. S. Eisenhammer, S. Afr. med. J., 27:266, 1953.
13. F. R. Wilde, Brit. J. Surg., 36:279, 1949. J. C. Goligher, A. R. Leacock, and J.-J. Brossy, Brit. J. Surg., 43:51, 1955. A. G. Parks, Brit. J. Surg., 43:337, 1956. C. N. Morgan and H. R. Thompson, Ann. R. Coll. Surg. Engl., 19:88, 1956. G. L. Stonesifer, Jr., G. P. Murphy, and C. R. Lombardo, Amer. J. Surg., 100:666, 1960.
14. O. Widmer, Z. Anat. EntwGesch., 118:398, 1955. S. Sunderland, Aust. N.Z. J. Surg., 11:253, 1942: A. Faller, Acta anat., 30:275, 1957. N. A. Michels *et al.*, Dis. Colon Rectum, 8:251, 1965.
15. J. C. Goligher, Brit. J. Surg., 37:157, 1949. G. W. Ault, A. F. Castro, and R. S. Smith, Surg. Gynec. Obstet., 94:223, 1952. J. D. Griffiths, Brit. med. J., 1:323, 1961.
16. E. G. Wermuth, J. Anat., Lond., 74:116, 1939.
17. J. B. Blair, E. A. Holyoke, and R. R. Best, Anat. Rec., 108:635, 1950.
18. H. L. Guthie and F. W. Gairns, Brit. J. Surg., 47:585, 1960.
19. E. A. Gaston, Surg. Gynec. Obstet., 87:280, 1948; J. Amer. med. Ass., 146:1486, 1951.
20. R. A. Rendich and L. A. Harrington, Amer. J. Roentgenol., 40:173, 1938.
21. J. C. Goligher, A. G. Leacock, and J.-J. Brossy, Brit. J. Surg., 43:51, 1955.

46 DIAFRAGMA DA PELVE E FÁSCIA DA PELVE

DIAFRAGMA DA PELVE

O diafragma da pelve consiste dos músculos levantadores do ânus e coccígicos e das fáscias que cobrem as suas faces superior e inferior. Estas fáscias são parte da fáscia parietal da pelve, e esta também inclui a fáscia que cobre as paredes lateral e posterior da pelve. A fáscia visceral da pelve está associada com os órgãos.

Os músculos levantadores do ânus são os músculos mais importantes do diafragma da pelve (Figs. 46.1 e 46.2). Os coccígicos são relativamente sem importância.

Levantador do ânus. O levantador do ânus é variável em espessura e força. Ele se dispõe quase horizontalmente no assoalho da pelve.[1] Uma estreita abertura entre as bordas mediais dos músculos esquerdo e direito dão passagem à vagina na mulher e à uretra e ao reto em ambos os sexos. Estes órgãos, assim como os que lhe são imediatamente superiores, recebem importante sustentação destes músculos.

O levantador do ânus está amiúde dividido em três partes (pubococcígica, puborretal e iliococcígica), designadas de acordo com a sua direção e inserções de suas fibras; porém, esta divisão é uma supersimplificação e tende a ignorar importantes relações com a bexiga, próstata e vagina.

A principal parte do levantador do ânus origina-se da parte posterior do corpo da pube e corre em direção posterior, num plano sagital em direção ao cóccix. Este é o músculo *pubococcígico* e apresenta várias inserções. No homem, como este músculo corre em direção posterior, algumas de suas fibras mais mediais se inserem na próstata *(levantador da próstata).* Na mulher, algumas fibras mediais se inserem na uretra e vagina *(pubovaginal),* e outras, juntamente com fibras do músculo contralateral, envolvem a uretra e a vagina *(esfíncter da vagina).* Atrás da uretra, no homem, e da vagina, na mulher, algumas fibras estão inseridas no centro tendíneo do períneo e umas poucas (fibras puboanais) continuam nas paredes do canal anal.

As fibras mais laterais do pubococcígico originam-se do arco tendíneo do levantador do ânus, quando este arco se encontra presente. Elas passam atrás do canal anal e alcançam o ligamento anococcígico.

Uma parte considerável do levantador do ânus, chamada puborretal, passa em direção posterior e une-se com a parte correspondente do músculo contralateral, formando uma faixa muscular atrás da junção anorretal (Fig. 45.2). Algumas das fibras do músculo puborretal se juntam com o esfíncter externo do ânus e com a túnica longitudinal do reto.

O *iliococcígico,* a parte mais posterior do levantador do ânus, é freqüentemente muito pouco desenvolvido e pode ser, sobretudo, aponeurótico. É amiúde deficiente em algumas áreas e, aqui, o diafragma da pelve é formado pela fusão das fáscias superior e inferior. Ele se origina da face pelvina da espinha isquiádica e forma um arco tendíneo do levantador do ânus (ou fáscia obturatória) atrás do nível do canal obturatório. Suas fibras passam obliquamente e inserem-se nos lados do cóccix e no ligamento anococcígico.

Coccígico (isquiococcígico). Está localizado atrás do levantador do ânus. Partes dele ou todo ele, podem estar presentes como faixas tendíneas. Este músculo se origina da face pelvina da espinha isquiádica e se espalha para se inserir nas bordas laterais da parte mais inferior do sacro e na parte mais

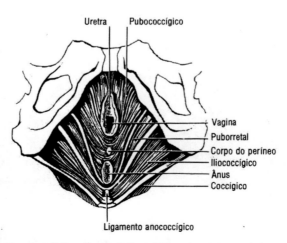

Fig. 46.1 Músculos do diafragma da pelve vistos por baixo, em mulher. Baseado em Milligan e Morgan.[2]

DIAFRAGMA DA PELVE E FÁSCIA DA PELVE

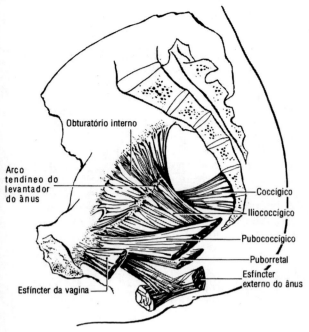

Fig. 46.2 Músculos do diafragma da pelve vistos pela sua face pelvina, mostrando as diferentes partes do levantador do ânus. Observe que o pubococcígico apresenta várias partes — esfíncter da vagina, puborretal e pubococcígico propriamente dito — dependendo da direção e da inserção das fibras. Observe que algumas fibras do puborretal passam em direção ao esfíncter externo do ânus. Estas fibras puboanais são as únicas do levantador do ânus que podem elevar o ânus.

superior do cóccix.

Inervação. O levantador do ânus e o coccígico são inervados por filetes dos ramos ventrais dos terceiro e quarto nervos sacrais, que penetram nestes músculos nas suas faces pelvinas. A parte anterior do levantador do ânus é inervada pelo ramo perineal do nervo pudendo.

Ação. O diafragma da pelve auxilia na sustentação das vísceras pelvinas e resiste aos aumentos da pressão intra-abdominal. Juntamente com a musculatura abdominal anterior, permite ao diafragma funcionar efetivamente em todas as atividades que necessitam de uma pressão intra-abdominal aumentada.

As diferentes partes do levantador do ânus apresentam, ainda, funções adicionais importantes. O levantador da próstata, no homem, e o pubovaginal, na mulher, localizam-se diretamente abaixo da bexiga e estão envolvidos no controle da micção.

O puborretal é responsável pela flexura na junção anorretal, e seu relaxamento durante a defecação permite a retificação desta junção. A alça puborretal, com a qual a cabeça fetal colide durante o parto, dirige a cabeça em direção anterior, na parte mais inferior do canal do parto. Embora o músculo pubococcígico seja capaz de um considerável relaxamento durante o parto, é freqüentemente rompido ou, de outro modo, lesado. A sustentação defeituosa das vísceras pelvinas pode ser uma conseqüência de tais lesões.

Fáscias do diafragma da pelve. Estas fáscias (v. Figs. 47.2, 47.4 e 47.5) são uma parte da fáscia parietal da pelve e estão dispostas em duas camadas.

A *fáscia superior* cobre a superfície pelvina dos levantadores do ânus e dos coccígicos. O *arco tendíneo da fáscia pelvina* é um espessamento desta camada e se estende da espinha isquiádica ao dorso do corpo da pube, próximo à sínfise. Este arco está quase sempre presente, pelo menos na sua parte anterior, onde forma o *ligamento puboprostático (pubovesical) medial*[3] (Cap. 42). A fáscia superior é fina sobre o coccígico, especialmente quando o músculo é extremamente aponeurótico. Ele se funde com o ligamento sacrospinhal e, freqüentemente, passa em direção posterior para cobrir o piriforme, onde se encontra separado deste músculo e de sua delicada fáscia intrínseca pelo plexo sacral.

A *fáscia inferior*, mais fina que a superior, cobre a superfície inferior do levantador do ânus e do coccígico. Ela forma a parede medial da fossa isquiorretal (Cap. 47).

FÁSCIA DA PELVE

A fáscia da pelve[4] (v. Figs. 47.2, 47.4 e 47.5) compreende a fáscia parietal da pelve e a fáscia visceral da pelve.

Fáscia parietal da pelve. Esta fáscia é parte de uma camada geral que reveste a face interna das paredes abdominais e pelvinas (Cap. 33). Sua continuidade com a fáscia transversal e fáscia ílica está freqüentemente interrompida pela fusão destas com o periósteo que cobre as linhas terminais dos ossos do quadril e do dorso do corpo da pube. A fáscia pelvina parietal forma uma parte do assoalho da pelve (as fáscias superior e inferior do diafragma da pelve descritas acima) e cobre as paredes laterais da pelve (fáscia obturatória). Ela cobre a parede posterior de forma incompleta, porque se encontra ausente na porção mediana da face anterior do sacro.

A *fáscia obturatória* é a parte da fáscia

parietal que cobre o músculo obturatório interno. Ela está inserida em torno da borda deste músculo e cobre a sua superfície pelvina. Um espessamento curvo desta fáscia pode estar presente abaixo do canal obturatório. Este espessamento é o *arco tendíneo do levantador do ânus*. Ele representa a linha de fusão da fáscia obturatória com as fáscias superior e inferior do diafragma pelvino, e estende-se da parte posterior do corpo da pube até a espinha isquiádica. Dá origem a uma parte do levantador do ânus. Este arco se encontra amiúde ausente, ou pode apresentar-se em apenas uma parte de sua extensão.

A parte do obturatório interno abaixo do nível da origem do levantador do ânus é extrapelvina, e a fáscia que a cobre forma a parede lateral da fossa isquiorretal. O *canal pudendo* é um túnel numa bainha fascial especial, a fáscia lunata (Cap. 47), que está intimamente relacionado com a fáscia obturatória. Os vasos pudendos internos e o nervo pudendo passam através deste canal.

Fáscia visceral da pelve (v. Fig. 47.3). Esta fáscia está formada por tela extraperitoneal, que serve como envelope para os órgãos e como bainha para os vasos. Ela se localiza entre o peritoneu e a fáscia parietal, continuando-se superiormente com a tela extraperitoneal do abdome. Apresenta estrutura variável, e pode ser membranácea, areolar, ou gordurosa. Engloba os órgãos pelvinos e, onde estes órgãos passam através do assoalho da pelve, ela se continua com a fáscia parietal.

Espessamentos especiais das fáscias parietal e visceral formam uma bainha para vasos sanguíneos e nervos. Algumas destas bainhas são denominadas ligamentos[5] e encontram-se descritas com os órgãos aos quais estão associadas. Podem conter grande número de fibras musculares lisas.[6]

O *septo retovesical* (v. Fig. 47.3) é uma parte membranácea entre o reto e próstata e a bexiga. Ele fornece um plano de clivagem durante a cirurgia. Sua origem é discutida,[7] e a existência de uma membrana similar entre a vagina e o reto *(septo retovaginal)* é freqüentemente negada.[8]

REFERÊNCIAS

1. B. Berglas and I. C. Rubin, Surg. Gynec. Obstet., 97:677, 1953. B. Berglas, Wien med. Wschr., 4:836, 1966.
2. E. T. C. Milligan and C. N. Morgan, Lancet, 2:1150, 1934.
3. A. W. Meyer, Calif. west. Med., 27:1, 1927.
4. D. L. Bassett, *A Stereoscopic Atlas of Human Anatomy*, section VI, The Pelvis, Sawyer's, Portland, Oregon, 1952–62. See also B. Berglas and I. C. Rubin, cited in reference 1.
5. A. H. Curtis, B. J. Anson, F. L. Ashley, and T. Jones, Surg. Gynec. Obstet., 75:421, 1942. B. Berglas and I. C. Rubin, Surg. Gynec. Obstet., 97:667, 1953.
6. R. M. H. Power, Amer. J. Obstet. Gynec., 38:27, 1939.
7. M. B. Wesson, J. Urol., 8:339, 1922. C. E. Tobin and J. A. Benjamin, Surg. Gynec. Obstet., 80:373, 1945.
8. A. H. Curtis, B. J. Anson, and L. E. Beaton, Surg. Gynec. Obstet., 70:643, 1940. J. F. Ricci and C. H. Thom, Quart. Rev. Surg. Obstet. Gynec., 2:253, 1954.

47 REGIÃO PERINEAL E ÓRGÃOS GENITAIS EXTERNOS

REGIÃO PERINEAL

A região perineal (Fig. 47.1) é a parte do tronco abaixo do diafragma da pelve. É um espaço losangular com os mesmos limites que a abertura inferior da pelve (Cap. 40). Os ângulos e os lados ósseos podem ser palpados, porém o ligamento sacrotuberal não pode, amiúde, ser percebido, porque se localiza profundamente à borda do gluteu máximo. A região perineal é mais profunda posterior e lateralmente do que anteriormente. O termo *períneo* está freqüentemente restrito, sobretudo em obstetrícia e ginecologia, a uma região entre os orifícios anal e vaginal.

Uma crista mediana, a *rafe*, corre em direção anterior a partir do ânus. No homem, ela se continua com a rafe do escroto e do pênis. O bulbo da uretra pode ser palpado profundamente à rafe, vários centímetros anteriormente ao ânus. A porção central do períneo, localizada entre o ânus e o bulbo da uretra, é uma indicação superficial do centro tendíneo do períneo.

O *centro tendíneo do períneo* ou *corpo perineal* é uma massa fibromuscular localizada no plano mediano entre o canal anal e o diafragma urogenital, com o qual se funde. Contém fibras colágenas e elásticas, e músculos esquelético e liso. Vários músculos se prendem ao centro tendíneo, pelo menos em parte. Estes são os músculos transversos superficial e profundo do períneo, o bulbo esponjoso, o levantador do ânus (levantador da próstata), o esfíncter externo do ânus e o músculo liso da túnica longitudinal do reto (retouretral, Cap. 45). Além destes músculos, as fáscias superficial e profunda do períneo e as fáscias inferior e superior do diafragma urogenital prendem-se a ele. O centro tendíneo do períneo é de importância capital na mulher, pois que pode ser rompido ou, de outro modo, lesado durante o parto. Desta forma, tal lesão deve ser evitada, e a abertura para a passagem da cabeça fetal é freqüentemente ampliada incisando-se a parede posterior da vagina e a parte adjacente do períneo. Esta operação é denominada episiotomia.

A região perineal é habitualmente dividida em uma região anterior, a urogenital, e uma posterior, a região anal, por uma linha que passa transversalmente através da porção central do períneo, imediatamente anterior aos túberes isquiádicos (Fig. 47.1A). As diferenças entre as regiões urogenitais no homem e na mulher são bastante pronunciadas.

REGIÃO UROGENITAL

NO HOMEM

A região urogenital masculina é perfurada pela uretra. De baixo para cima, ela compreende: (1) pele; (2) a fáscia superficial do períneo; (3) a fáscia profunda do períneo; (4) o espaço perineal superficial, que contém a raiz do pênis e os músculos associados com este, uma parte da uretra e os ramos dos vasos pudendos internos e dos nervos pudendos; (5) a fáscia inferior do diafragma urogenital; (6) o espaço perineal profundo, que contém o diafragma urogenital, as glândulas bulbouretrais e os ramos dos vasos pudendos internos e nervos pudendos; e (7) a fáscia superior do diafragma urogenital.

Fáscia superficial do períneo

A tela subcutânea da região urogenital é denominada fáscia superficial[1] (Figs. 47.1B, 47.2 e 47.3) e consiste de uma camada gordurosa superficial e uma membranácea profunda. Esta camada gordurosa, que contém algumas fibras musculares lisas, continua-se posteriormente com uma camada similar da região anal. Ela perde seu conteúdo de gordura quando passa anteriormente em direção ao escroto, onde a gordura é substituída por um grande número de fibras musculares lisas, as quais auxiliam na formação do dartos. A camada gordurosa é contínua, entre o escroto e as coxas, com a tela subcutânea do abdome.

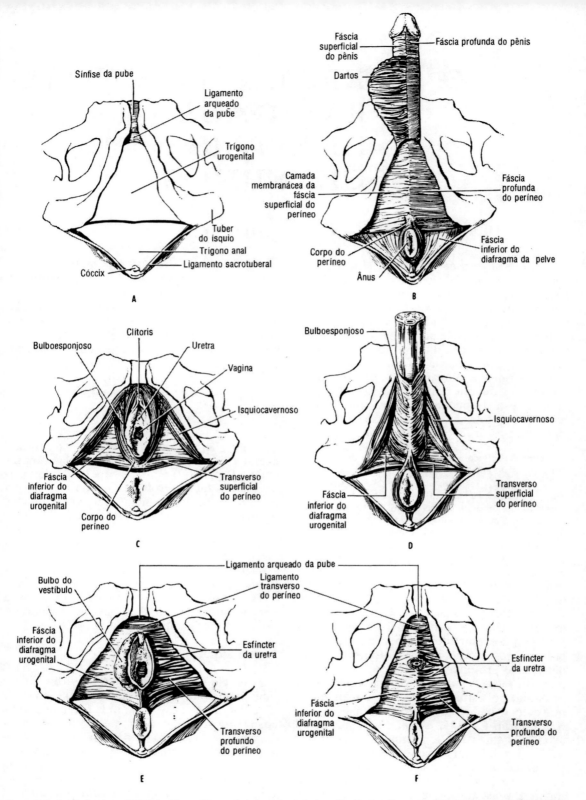

Fig. 47.1 **A**, *limites e subdivisões da região perineal, visão inferior.* **B**, *fáscias da região do períneo masculino, visão inferior. A fáscia superficial foi retirada à direita.* **C**, *músculos do espaço superficial do períneo, feminino, visão inferior, após a retirada das fáscias superficial e profunda do períneo.* **D**, *músculos do espaço superficial do períneo, masculino, visão inferior, após a retirada da fáscia superficial e profunda do períneo.* **E**, *músculos do espaço profundo do períneo, feminino, visão inferior. A fáscia inferior do diafragma urogenital foi retirada à direita.* **F**, *músculos do espaço profundo do períneo, masculino, visão inferior. A fáscia inferior do diafragma urogenital foi retirada à direita.*

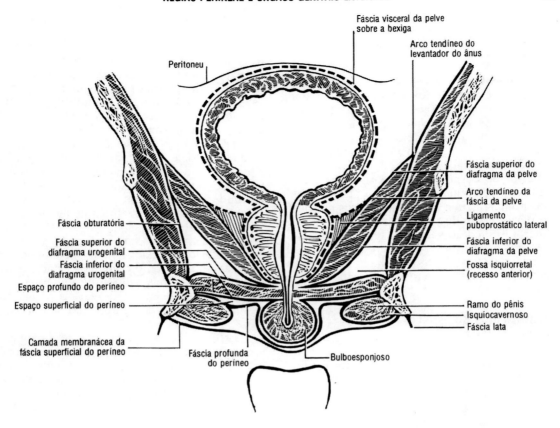

Fig. 47.2 Fáscias da pelve e região urogenital masculina. Secção coronal através da parte prostática da uretra.

A camada membranácea da fáscia superficial do períneo está inserida atrás da borda posterior do diafragma urogenital e no centro tendíneo. Lateralmente, ela se insere no ramo isquiopúbico, ao longo de uma linha na qual se prende também a fáscia lata. Anteriormente, ela se continua no homem com o dartos; porém, lateralmente ao escroto, ela se torna contínua com a camada membranácea da tela subcutânea que cobre as faces anteriores e laterais da metade inferior do abdome. Ela se funde com a rafe perineal, abaixo, e com a rafe do bulbo esponjoso, acima. A camada membranácea da fáscia superficial do períneo está separada da fáscia profunda do períneo por uma fenda rasa que contém gordura, tecido conectivo frouxo e os ramos dos vasos e nervos escrotais posteriores (ou labiais).

Fáscia profunda do períneo

A fáscia profunda do períneo[2] (Figs. 47.1B, 47.2 e 47.3) também está inserida na borda posterior do diafragma urogenital. Lateralmente, ela está inserida no ramo isquiopúbico, imediatamente acima da inserção da camada membranácea da fáscia superficial. Anteriormente, ela se funde com o ligamento suspensor do pênis e continua-se com a fáscia que cobre o oblíquo externo e a bainha do reto.

Músculos do espaço superficial do períneo

O espaço superficial do períneo, ou loja (Figs. 47.1D e 47.2), está limitado inferiormente pela fáscia profunda do períneo e, acima, pela fáscia inferior do diafragma urogenital. Contém os seguintes músculos: o músculo transverso superficial do períneo, o isquiocavernoso e o bulboesponjoso.

Transverso superficial do períneo. Encontra-se comumente pouco desenvolvido. Origina-se da parte mais inferior da superfície interna do ramo do ísquio, adjacente ao tuber, e insere-se no centro tendíneo do períneo. Está inervado pelo ramo perineal do nervo pudendo. Sua ação é insignificante.

Isquiocavernoso. Origina-se da superfície interna do ramo do ísquio, imediatamente abaixo da origem do transverso superficial do períneo. Sua origem envolve o ramo do pênis acima, abaixo e atrás. Ele se espalha para se inserir na face inferior e medial do ramo. Está inervado por ramos perineais do nervo pudendo. O isquiocavernoso pode auxiliar na manutenção da ereção do pênis comprimindo o ramo e, desta maneira, retardando o fluxo de sangue deste órgão.

Bulboesponjoso (bulbocavernoso). Origina-se do centro tendíneo do períneo e da borda mediana, na face inferior do bulbo do pênis. Passa em direção superior e anterior em torno das faces laterais do bulbo. Algumas de suas fibras se inserem na fáscia inferior do diafragma urogenital, outras na face superior do corpo esponjoso e, ainda, outras na fáscia profunda do dorso do pênis. O bulboesponjoso é inervado pelos ramos perineais do nervo pudendo. Atuando em conjunto, os dois músculos servem para expulsar as últimas gotas de urina ou sêmen da uretra. Algumas de suas fibras auxiliam no retardamento do retorno venoso do pênis e, desta maneira, mantêm a ereção.

Os músculos do espaço profundo do períneo

O espaço profundo do períneo, ou loja, está preenchido pelo *diafragma urogenital* (Figs. 47.1F, 47.2 e 47.3), onde as glândulas bulbouretrais estão localizadas, e que consiste de dois músculos, o transverso profundo do períneo e o esfíncter da uretra. O diafragma urogenital está em contato, através de sua fáscia, com a fáscia inferior da parte anterior do diafragma da pelve, superiormente, e está quase horizontal no indivíduo erecto. Encontra-se perfurado pela uretra cerca de 2,5 cm atrás da sínfise da pube.

Transverso profundo do períneo. Origina-se da superfície interna do ramo do ísquio. A maior parte de suas fibras insere-se no centro tendíneo do períneo. Se bem desenvolvido, ele pode fundir-se com a borda posterior do esfíncter da uretra; se fracamente desenvolvido, ele pode estar separado do esfíncter da uretra por um espaço no qual as partes superior e inferior do diafragma urogenital se fundem, exceto no ponto onde elas estão separadas pelas glândulas bulbouretrais. Encontra-se inervado pelo nervo dorsal do pênis. Ele auxilia na fixação do centro tendíneo do períneo.

Esfíncter da uretra. Origina-se da superfície interna do ramo inferior da pube. Suas fibras passam tanto anterior como posteriormente à uretra, e algumas se interdigitam com fibras do lado oposto.[3] Está inervado pelo

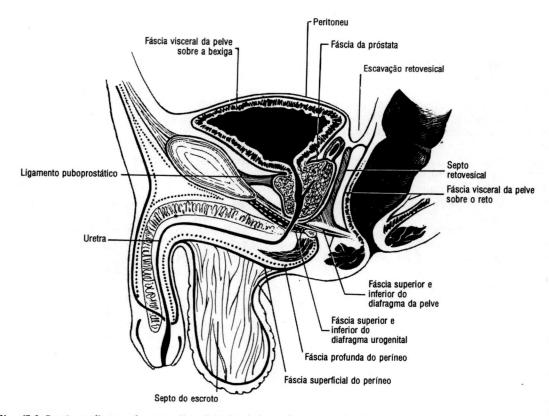

Fig. 47.3 Secção mediana, pelve masculina. A bexiga é mostrada como moderadamente cheia.

nervo dorsal do pênis. Acredita-se que ele se contraia e venha a expelir as últimas gotas de urina da parte membranácea da uretra.

O transverso profundo do períneo e o esfíncter da uretra são cobertos, superiormente, por uma fáscia delicada e relativamente fina denominada *fáscia superior do diafragma urogenital*. Inferiormente, encontram-se cobertos por uma fáscia densa e forte denominada *fáscia inferior do diafragma urogenital* (ou *membrana perineal*, ou *ligamento triangular*). Estas fáscias estão inseridas lateralmente no ramo isquiopúbico, a um nível imediatamente acima do ramo do pênis. No limite posterior da região urogenital, elas se fundem com a camada membranácea da fáscia superficial do períneo e, no plano mediano, com o centro tendíneo do períneo. Anteriormente, fundem-se entre si para formar o *ligamento transverso do períneo*, que está separado do ligamento arqueado da pube por um espaço através do qual a veia dorsal profunda do pênis passa em direção ao plexo prostático.

NA MULHER

A região urogenital feminina[4] difere acentuadamente da região correspondente masculina. Além da uretra, ela contém a extremidade inferior da vagina e os órgãos genitais externos femininos. As fáscias, os espaços fasciais, os músculos, os vasos sanguíneos e os nervos assemelham-se àqueles dos homens, porém sua anatomia encontra-se consideravelmente modificada pela presença dos órgãos genitais.

Fáscia superficial do períneo

A camada gordurosa da fáscia superficial do períneo continua em direção anterior até os lábios maiores, e daí ao monte da pube e a camada gordurosa da tela subcutânea que recobre o abdome.

A camada membranácea profunda da fáscia superficial do períneo (Fig. 47.4) passa através das porções mais profundas dos lábios maiores e continua-se com a camada membranácea da tela subcutânea que cobre o abdome. Está fundida com a rafe do períneo, abaixo; suas inserções posterior e lateral são as mesmas que a dos homens.

Fáscia profunda do períneo

A fáscia profunda do períneo (Fig. 47.4) funde-se anteriormente com o ligamento suspensor da clítoris e

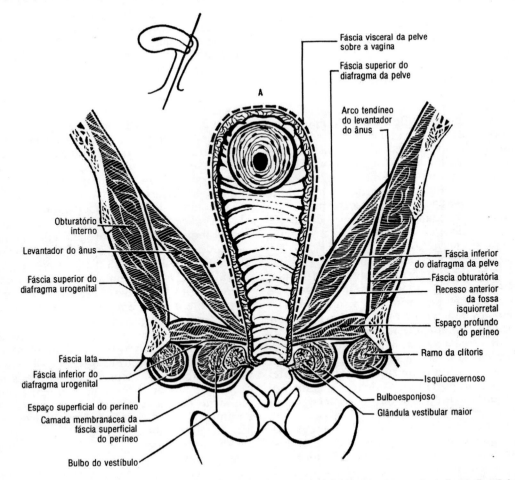

Fig. 47.4 Fáscias da pelve e região urogenital femininas. A pequena figura acima mostra o plano de secção. A indica a parte mais alta da vagina.

continua-se com a fáscia que cobre o oblíquo externo e a bainha do reto. Suas inserções posterior e lateral são também similares às do sexo masculino.

Músculos do espaço superficial do períneo

O espaço superficial do períneo, ou recesso (Fig. 47.1C), contém os seguintes músculos: (1) transverso superficial do períneo, (2) o isquiocavernoso, e (3) o bulboesponjoso. O bulboesponjoso difere especialmente de seu homólogo masculino.

Transverso superficial do períneo. É similar ao correspondente masculino.

Isquiocavernoso. É menor que o homólogo masculino. Em sua origem, a partir da superfície interna do ramo do ísquio, ele envolve o ramo da clítoris. Ele se espraia para se inserir nas faces inferiores e mediais do ramo. Pode auxiliar na manutenção da ereção da clítoris comprimindo o ramo e, desta maneira, retardando o fluxo sanguíneo deste órgão.

Bulboesponjoso (bulbocavernoso). Difere do músculo homólogo masculino, pois está bastante separado do músculo contralateral em razão da presença da parte inferior da vagina. Tem origem do centro tendíneo do períneo e passa em direção anterior, em torno da parte mais inferior da vagina. No seu trajeto, cobre o bulbo do vestíbulo. Encontra-se inserido parcialmente no lado do arco da pube, e parcialmente na raiz e dorso da clítoris. Atuando em conjunto, os dois músculos constritam fracamente a vagina.

Músculo do espaço profundo do períneo

O *diafragma urogenital*[5] (Figs. 47.1E e 47.4) da mulher é muito menos completo que o do homem, em razão de estar quase que dividido em duas metades pela vagina e uretra.

Os músculos do diafragma urogenital feminino, o transverso profundo do períneo e o esfíncter da uretra são normalmente muito menos desenvolvidos que os correspondentes masculinos. São amiúde descritos como um único músculo e designados como transverso profundo do períneo.

Transverso profundo do períneo. Origina-se da superfície interna do ramo do ísquio. Suas fibras mais posteriores inserem-se no centro tendíneo do períneo e, as mais anteriores, na parede lateral da vagina. Eles auxiliam na fixação do centro tendíneo.

Esfíncter da uretra. Origina-se da superfície interna do ramo inferior da pube. A maior parte de suas fibras insere-se na parede lateral da vagina, porém umas poucas passam anteriormente à uretra, e outras podem passar entre a uretra e a vagina. Apesar do nome, este músculo não pode atuar como um esfíncter, porque a uretra e a vagina estão fundidas, e suas fibras, por esta razão, não circundam a uretra; além disso, a secção do nervo perineal, que inerva o esfíncter da uretra, não resulta em incontinência.[6]

A *fáscia inferior do diafragma urogenital* é relativamente forte e densa, porém a *fáscia superior* é indistinta.

REGIÃO ANAL

A tela subcutânea da região anal (Fig. 47.1A) estende-se em direção superior, em ambos os lados do ânus, para preencher a fossa isquiorretal. Esta tela é denominada *corpo adiposo da fossa isquiorretal* e contém muitos septos fibrosos fortes. Ela dá suporte ao canal anal, porém é facilmente deslocada para permitir a passagem de fezes.

Cada fossa isquiorretal (Figs. 47.2, 47.4 e 47.5) é um espaço localizado entre a pele da região anal, inferiormente, e o diafragma da pelve, superiormente. Ao corte coronal, apresenta forma triangular. Sua parede lateral, quase vertical, está formada pela fáscia obturatória, que cobre o obturatório interno, e pela fáscia lunata. O canal pudendo está localizado na parede lateral entre as duas fáscias. A parede superomedial está formada pela fáscia inferior do diafragma da pelve e pelo esfíncter externo do ânus. As paredes lateral e superomedial encontram-se acima, na linha de fusão da fáscia obturatória com a fáscia inferior do diafragma da pelve.

A fossa isquiorretal está limitada anteriormente pela borda posterior do diafragma urogenital e pelo centro tendíneo do períneo. Todavia, um divertículo anterior ao recesso pode ser seguido por uma distância variável entre os diafragmas urogenital e da pelve e, algumas vezes, chega ao espaço retropúbico. Posteriormente, a fossa estende-se além dos limites da região anal, tendo acima o gluteu máximo até o ligamento sacrotuberal.

A *fáscia lunata*[7] tem início no ligamento sacrotuberal e forma a parede medial do canal pudendo. Fascículos irregulares partem dela e seguem em direção medial, através da fossa isquiorretal, para se juntarem à fáscia inferior do diafragma da pelve. Eles dividem incompletamente a fossa em partes superior e inferior (espaços supra e infrategmentar).

Além da gordura isquiorretal, a fossa isquiorretal contém os vasos pudendos internos e o nervo pudendo, que passam sobre a sua parede lateral; os vasos e nervos retais inferiores que cruzam a fossa para atingir a região em torno do ânus; algumas fibras musculares continuam em direção inferior a partir da túnica longitudinal externa do reto; um ramo do nervo cutâneo posterior da coxa; e o nervo cutâneo perfurante.

A fossa isquiorretal é algumas vezes a sede de abscessos que podem fazer conexão com o reto ou com o canal anal. Devido ao

REGIÃO PERINEAL E ÓRGÃOS GENITAIS EXTERNOS

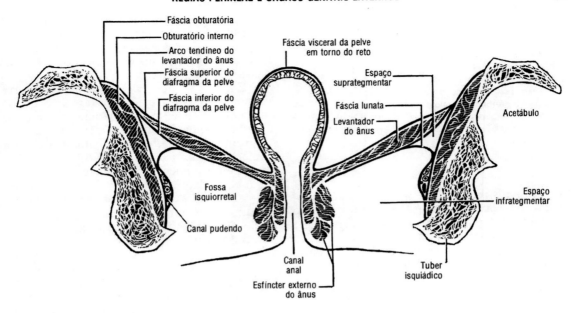

Fig. 47.5 Fossas isquiorretais e diafragma da pelve.

fato de as duas fossas isquiorretais se comunicarem entre si, por trás do canal anal e em torno do esfíncter externo do ânus, um abscesso em uma das fossas isquiorretal pode propagar-se a outra.[8]

Um músculo, o esfíncter externo do ânus, está localizado no trígono anal. É descrito no Cap. 45.

ÓRGÃOS GENITAIS EXTERNOS

NO HOMEM

Os *órgãos genitais externos masculinos* compreendem o escroto e o pênis. O escroto está situado abaixo da região urogenital e anterior a ela. Uma parte do pênis está localizada na região urogenital, e o restante está localizado anteriormente ao escroto.

Escroto

O escroto (Figs. 43.2 e 47.3) é uma bolsa situada atrás do pênis e abaixo da sínfise da pube. Encontra-se dividido em dois compartimentos, cada um dos quais contém um testículo, um epidídimo, e a parte mais inferior do funículo espermático e seus envoltórios. O compartimento esquerdo freqüentemente está um pouco mais baixo que o direito (Cap. 43). O escroto consiste de pele e de dartos subjacentes intimamente associados.

A pele é relativamente fina e contém mais pigmento que a pele que lhe é adjacente. Contém poucos pêlos, porém muitas glândulas sebáceas e sudoríferas. Uma crista mediana, a rafe do escroto, é a indicação superficial da divisão do escroto em dois subcompartimentos. Esta rafe se continua anteriormente com a rafe do pênis e, posteriormente, com a rafe do períneo.

O *dartos* consiste sobretudo de fibras musculares lisas e não contém gordura. Encontra-se firmemente aderido à pele. Ele se continua com a fáscia superficial do períneo e com a fáscia superficial do pênis. Sua parte superficial continua-se em torno do escroto, porém a mais profunda passa em direção interior, na rafe, para formar o septo do escroto, que divide o escroto em dois compartimentos. O dartos está separado por tecido conectivo frouxo da fáscia espermática externa, sobre a qual o escroto se move livremente. Este tecido frouxo é um local comum para coleção de líquido edematoso ou sangue.

O aspecto do escroto varia com o estado de contração ou relaxamento do músculo liso do dartos. Este músculo se contrai sob a influência do frio, exercício, ou estímulo sexual, e o escroto, então, aparece curto e enrugado. Ele se relaxa sob a influência do calor. Perde o seu tono em pessoas idosas, nas quais o escroto é liso e alongado.

Irrigação sanguínea. A parte anterior do escroto é irrigada pelas artérias pudendas externas, enquanto que a parte posterior o é pelos ramos escrotais da artéria pudenda interna. Ramos das artérias testicular e cremastérica, que correm no funículo espermático, auxiliam na irrigação do escroto. As veias acompanham as artérias.

Drenagem linfática. Os vasos linfáticos são especialmente numerosos no escroto. Eles drenam para os linfonódios inguinais superficiais.

Inervação. A parte anterior do escroto é inervada pelo nervo ilioinguinal e pelo ramo genital do nervo genitofemoral. A parte posterior está inervada pelos ramos escrotais medial e lateral do nervo perineal do nervo cutâneo posterior da coxa.

Pênis

O pênis (Figs. 47.3 e 47.6) é o órgão masculino da cópula. Sua ereção e aumento são devidos ao ingurgitamento com sangue. Ele consiste de uma raiz e um corpo.

Raiz do pênis. A raiz do pênis é a parte fixa. Está situada no espaço superficial do períneo, entre a fáscia inferior do diafragma urogenital, superiormente, e a fáscia profunda do períneo, inferiormente. Ela compreende dois ramos e o bulbo do pênis; os três são massas de tecido erétil.

Cada *ramo do pênis* está ligado à parte inferior da superfície interna do ramo do ísquio correspondente, imediatamente anterior ao tuber isquiádico (Fig. 47.2). Ele sulca o ramo inferior da pube ou se situa próximo a este, quando passa em direção anterior, coberto pelo isquiocavernoso, e se reúne com o ramo contralateral. Próximo à borda mais inferior da sínfise da pube, os ramos reunidos voltam-se em direção inferior. A partir de então são denominados corpos cavernosos do corpo do pênis.

O *bulbo do pênis* está localizado entre os dois ramos no espaço superficial do períneo. Superiormente, ele está achatado e preso à fáscia inferior do diafragma urogenital. Inferior e lateralmente, ele é arredondado e está coberto pelo bulboesponjoso. A parte posterior alargada do bulbo é penetrada, superiormente, pela uretra, que se estende em direção anterior na sua substância. Como o bulbo passa em direção anterior, ele se torna mais estreito, e se inclina em direção inferior para se continuar como corpo esponjoso do corpo do pênis.

Corpo do pênis. O corpo do pênis é a parte livre, pendular, coberta com pele. O dorso do pênis é a face que está voltada anteriormente, quando o órgão está flácido, e em direção superior e posterior, quando erecto. A face uretral (ventral) está voltada na direção oposta. Uma crista mediana, a rafe do pênis, está localizada nesta face e continua-se com a rafe do escroto. O corpo do pênis contém dois corpos cavernosos, que são continuações dos ramos, e um único corpo esponjoso, que é a continuação do bulbo.

Os *corpos cavernosos* constituem a principal massa do corpo do pênis e formam o seu dorso e partes laterais. Na junção com a face uretral, eles determinam um sulco mediano largo, onde está situado o corpo esponjoso. Terminam como projeções cegas cobertas pela glande do pênis.

O *corpo esponjoso* é menor que o corpo cavernoso. Ao passar através do corpo do pênis, ele se estreita ligeiramente; porém, na sua extremidade, subitamente se expande para formar a *glande do pênis*, cuja concavidade cobre as terminações cegas dos corpos cavernosos.

A glande do pênis está separada superficialmente do resto do corpo do órgão por uma constrição, o *colo da glande.* A *coroa da glande* é uma borda proeminente adjacente ao

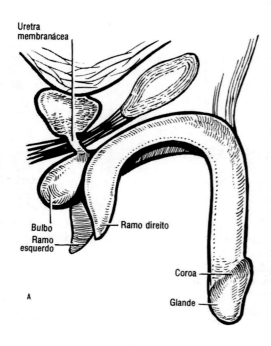

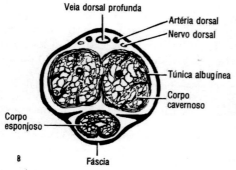

Fig. 47.6 A, *diagrama do pênis.* B, *secção transversa do pênis.*

colo. Uma fenda mediana próxima à ponta da glande é o *óstio externo da uretra*. Uma camada dupla de pele, ou *prepúcio*, passa do colo para cobrir a glande por uma extensão variável. O *frênulo do prepúcio* é uma prega mediana, que passa da camada profunda do prepúcio à parte da face uretral adjacente ao óstio externo da uretra.

Estrutura. A pele do pênis é fina, lisa, elástica e de cor escura. Próxima à raiz do pênis, ela contém alguns pêlos. Está frouxamente presa à tela subcutânea, exceto na glande, que se encontra firmemente aderida ao tecido erétil subjacente. Várias *glândulas prepuciais* pequenas estão localizadas na coroa e no colo da glande. São elas responsáveis pela secreção sebácea denominada esmegma, que apresenta um odor característico.

A tela subcutânea, denominada *fáscia superficial do pênis*, consiste de tela conectiva frouxamente disposta, caracterizada pela presença de algumas fibras musculares lisas e por uma quase completa ausência de gordura. Ela se continua com o dartos do escroto e com a fáscia superficial do períneo.

A *fáscia profunda do pênis* é uma continuação da fáscia profunda do períneo. Ela é forte e membranácea, e envolve ambos os corpos cavernosos e os corpos esponjosos como uma bainha. Ela não se estende à glande, porém, no colo, mistura-se com a bainha fibrosa que envolve os três corpos eréteis.

A *túnica albugínea do corpo cavernoso* é o invólucro fibroso denso que se localiza sobre a fáscia profunda. Suas fibras superficiais apresentam uma direção longitudinal e formam uma bainha que envolve ambos os corpos cavernosos. Suas fibras mais profundas estão dispostas circularmente em torno de cada corpo, e se encontram no plano mediano para formar o *septo do pênis*. Próximo à raiz do pênis, o septo é espesso e completo. Em direção a sua extremidade livre, todavia, ele se torna mais fino e apresenta algumas soluções de continuidade através das quais os corpos cavernosos se comunicam entre si. A *túnica albugínea do corpo esponjoso* é mais fina e mais elástica do que a bainha correspondente em torno do corpo cavernoso.

O corpo cavernoso e o esponjoso, no seu interior, estão divididos em numerosos *espaços cavernosos* através de muitas *trabéculas*, que se estendem a partir da túnica albugínea e formam os septos do pênis. Estas trabéculas correm em todas as direções através do tecido erétil. Elas consistem de fibras elástica, colágenas e musculares lisas e estão atravessadas por artérias e nervos.

Ligamentos.[9] Dois ligamentos inserem-se no pênis próximo à junção do corpo com a raiz. O *ligamento fundiforme* elástico origina-se da parte mais inferior da linha alba e da camada membranácea da tela subcutânea que a cobre. À medida que ele desce, divide-se em parte direita e esquerda, que passam aos lados correspondentes do pênis. Estas se reúnem no lado uretral e passam ao septo do escroto. O *ligamento suspensor*, mais profundo que o fundiforme, origina-se anteriormente à sínfise da pube. Passa em direção inferior, para se prender à fáscia profunda a cada lado do pênis.

Irrigação sanguínea (Figs. 41.2 e 41.3, Cap. 41). A artéria do bulbo do pênis passa através do tecido erétil do bulbo, e então continua-se através do corpo esponjoso. A artéria profunda do pênis, após entrar no bulbo, dá origem a um ramo que passa em direção posterior ao ramo em direção à inserção óssea. Ela, então, passa através do ramo e do corpo cavernoso e irriga a maior parte do tecido erétil deste corpo. A artéria dorsal do pênis corre inferiormente à fáscia profunda sobre o dorso do pênis, entre o nervo dorsal, na sua face lateral, e a veia dorsal profunda, na sua face medial. Seus ramos auxiliam na irrigação do tecido erétil do corpo cavernoso e do corpo esponjoso, e anastomosam-se com ramos da artéria profunda do pênis e da artéria do bulbo. A artéria dorsal fornece a maior parte da irrigação da glande.

Os pequenos ramos das artérias que irrigam o tecido erétil correm nas trabéculas. Muitos destes apresentam um aspecto helicóide e são, por esta razão, denominados *artérias helicinas*. Os capilares têm origem dos pequenos ramos que se abrem nos espaços cavernosos.

A veia dorsal do pênis, ímpar, drena a maior parte do sangue da glande e prepúcio, do corpo esponjoso e dos corpos cavernosos. No seu trajeto, ela se divide em veias esquerda e direita, que drenam para o plexo prostático. A pele e a tela subcutânea são drenadas pela veia dorsal superficial e esvaziam-se na veia safena magna.

Drenagem linfática. Os vasos linfáticos da pele e prepúcio drenam para os linfonódios inguinais superficiais, enquanto que os da glande drenam para os linfonódios inguinais profundo e para o ilíaco externo.

Inervação (Figs. 41.2 e 41.3, Cap. 41). O pênis é inervado pelos (1) nervos dorsais do pênis, que são ramos do nervo pudendo distribuídos sobretudo para a pele e, especialmente, para a glande; (2) os ramos profundos dos nervos perineais, que entram no bulbo, continuam através deste e dos corpos esponjosos e inervam principalmente a uretra; (3) o nervo ilioinguinal, cujos ramos estão distribuídos à pele próxima à raiz; (4) os nervos cavernosos do pênis, que inervam o tecido erétil do bulbo e do ramo, e que se continuam em direção anterior nos corpos esponjosos e corpos cavernosos. Muitas das fibras autônomas dos nervos cavernosos têm sua origem de gânglios simpáticos lombares,[10] e algumas fibras se juntam aos nervos dorsais.

Estas fibras contêm um grande número de fibras sensitivas, que incluem fibras de sensação dolorosa para a pele e uretra, assim como fibras para uma variedade de receptores especiais. Também contêm muitas fibras simpáticas e parassimpáticas relacionadas com o controle da circulação do sangue no pênis.

Mecanismo da ereção.[11] O estímulo de fibras parassimpáticas nos nervos cavernosos produzem uma vasodilatação das artérias helicinas e de outras pequenas artérias nas trabéculas do tecido erétil. O fluxo resultante de sangue nos espaços cavernosos produz uma distensão de ambos os corpos cavernosos e do corpo esponjoso. A saída de sangue desses espaços não ocorre devido à pressão das veias que drenam os corpos eréteis. No término da ejaculação, os estímulos de nervos simpáticos provavelmente produzem uma vasoconstrição das artérias, sendo possível ao sangue entrar nas veias, e o pênis retorna ao seu estado flácido.

NO SEXO FEMININO

Os *órgãos genitais externos femininos* (vulva, pudendo) (Fig. 47.7) compreendem o monte da pube, os lábios maiores, os lábios menores, o vestíbulo da vagina, a clítoris, o bulbo do vestíbulo e as glândulas vestibulares maiores.

Monte da pube

O monte da pube é uma elevação arredondada e mediana anteriormente à sínfise da pube. Ele consiste sobretudo de uma acumulação de gordura. Após a puberdade, a pele de sua superfície encontra-se coberta por pêlos grosseiros.

Lábios maiores

Os lábios maiores são duas pregas alongadas que se dispõem em direção inferior e posterior a partir do monte da pube e que deixam entre si a *rima do pudendo*. Suas faces externas encontram-se cobertas por uma pele pigmentada que contém várias glândulas sebáceas, e são cobertas e sem pêlos. Os lábios maiores são freqüentemente unidos na região anterior pela *comissura anterior*. Eles não se unem posteriormente, porém a projeção anterior do centro tendíneo do períneo na rima do pudendo algumas vezes dá o aspecto de uma *comissura posterior*.[12] A tela subcutânea dos lábios maiores consiste sobretudo de gordura. Ela se continua posteriormente com a tela subcutânea da região urogenital e, anteriormente, com aquelas do monte da pube e do abdome. A fáscia superficial do períneo passa através da parte mais profunda dos lábios maiores e se continua com a camada membranácea da fáscia superficial que cobre o abdome. Os lábios maiores também contêm as terminações dos ligamentos redondos do útero, alguns feixes de fibras musculares lisas, nervos e vasos sanguíneos e linfáticos. **Os lábios maiores são homólogos ao escroto do homem.**

Lábios menores

Os lábios menores são duas pequenas pregas de pele localizadas entre os lábios maiores, a cada lado da abertura da vagina. Eles terminam posteriormente, juntando-se na face medial dos lábios maiores; e nesse ponto, nas virgens, eles estão freqüentemente conectados entre si por uma prega transversa denominada *frênulo dos lábios do pudendo* ou *forquilha*. Anteriormente, cada lábio menor se divide em parte lateral e medial. A parte lateral encontra-se com a outra parte correspondente para formar uma prega sobre a glande da clítoris, denominada *prepúcio da clítoris*. As duas partes mediais unem-se abaixo da clítoris para formar o *frênulo da clítoris*. Os lábios menores estão desprovidos de gordura, e a pele que os cobre é lisa, úmida e de cor rosa. Encontram-se escondidos pelos lábios maiores, exceto nas crianças e em mulheres após a menopausa, quando os lábios maiores contêm uma menor quantidade de gordura e são menores.

Vestíbulo da vagina

O vestíbulo da vagina é uma fenda entre os lábios menores. Ele contém os óstios da vagina, da uretra e os ductos das glândulas vestibulares maiores. O *óstio externo da uretra* está situado atrás da clítoris, em posição imediatamente anterior ao óstio da vagina. É freqüentemente uma fenda mediana, cujas margens estão ligeiramente evertidas. O *óstio da vagina*, maior que o óstio da uretra, é também uma fenda mediana. Seu tamanho e aparência dependem das condições do hímen (v. Vagina, no Cap. 44). Os ductos das glândulas vestibulares maiores, em número de dois, abrem-se a cada lado do óstio da vagina, entre estes e os lábios menores. Aberturas menores para os ductos das glândulas vestibulares menores estão localizadas no vestíbulo entre os óstios da uretra e da vagina. A *fossa navicular* ou *vestibular* é uma depres-

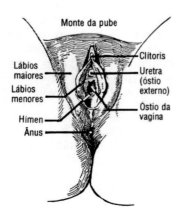

Fig. 47.7 Órgãos genitais externos femininos. Esquemático.

são rasa, situada no vestíbulo entre o óstio da vagina e o frênulo dos lábios.

Clítoris

A clítoris, assim como o pênis, que é o seu homólogo, consiste principalmente de tecido erétil, e é capaz de aumentar de tamanho como resultado do ingurgitamento com sangue. Ao contrário do pênis, não é atravessada pela uretra. Encontra-se localizada posteriormente à comissura anterior dos lábios maiores, e está em grande parte escondida pelos lábios menores.

A clítoris origina-se da pelve óssea através de dois ramos. Cada *ramo da clítoris* está preso à parte mais inferior da superfície interna do ramo isquiádico correspondente, imediatamente anterior ao tuber isquiádico. Ele sulca ou se situa próximo ao ramo inferior da pube, enquanto passa em direção anterior no espaço superficial do períneo, onde é coberto pelo isquiocavernoso e se junta com o ramo contralateral. Próximo à borda mais inferior da sínfise da pube, o ramo conjunto volta-se em direção inferior. Daqui por diante, são denominados *corpos cavernosos*, os quais, em conjunto, formam o *corpo da clítoris*. Os corpos cavernosos estão envolvidos por uma bainha densamente fibrosa e separados entre si por um septo incompleto. A glande da clítoris é uma elevação pequena e arredondada na terminação livre do corpo. Consiste também de tecido erétil e, assim como a glande do pênis, é altamente sensível. O *ligamento suspensor da clítoris* conecta este órgão com a parte anterior da sínfise da pube.

Bulbo do vestíbulo

O bulbo do vestíbulo consiste de duas massas pares e alongadas de tecido erétil, que se localizam lateralmente aos óstios da vagina, sobre a cobertura do músculo bulboesponjoso. Estas massas são alargadas posteriormente, porém se tornam estreitadas anteriormente, onde se unem para formar um fino cordão, que passa ao longo da superfície inferior do corpo da clítoris para a glande. O bulbo do vestíbulo é homólogo ao bulbo do pênis e à parte adjacente do corpo esponjoso.

Glândulas vestibulares maiores

As glândulas vestibulares maiores são dois corpos pequenos, arredondados ou ovóides, localizados imediatamente atrás do bulbo do vestíbulo ou cobertos por suas partes posteriores. O ducto de cada glândula se abre num sulco entre o lábio menor e a borda fixa do hímen. As glândulas vestibulares maiores são homólogas às glândulas bulbouretrais dos homens. Elas se comprimem durante o coito e secretam muco, que serve para lubrificar a extremidade inferior da vagina.

Irrigação sanguínea, drenagem linfática e inervação

Irrigação sanguínea. Os lábios maiores e menores são irrigados pelos ramos labiais anteriores das artérias pudendas externas e pelos ramos labiais posteriores das artérias pudendas internas. Os ramos e corpos cavernosos da clítoris são irrigados pelas artérias profundas da clítoris; a glande é irrigada pelas artérias dorsais da clítoris. O bulbo do vestíbulo e as glândulas vestibulares maiores recebem sua irrigação da artéria do bulbo do vestíbulo e da artéria vaginal anterior.

Drenagem linfática. Os vasos linfáticos dos órgãos genitais externos drenam para os linfonódios inguinais superficiais.

Inervação. Os lábios maiores e menores são inervados pelos nervos labial anterior (ramo do nervo ilioinguinal) e pelos nervos labiais posteriores (ramo do nervo pudendo). O bulbo do vestíbulo é inervado pelo plexo uterovaginal, que se continua com os nervos cavernosos da clítoris. A clítoris também é inervada pelo nervo dorsal da clítoris.

Estes vários nervos incluem (1) fibras sensitivas, algumas das quais conduzem dor e outras que se originam de uma variedade de receptores especiais; (2) fibras autônomas, que inervam numerosos vasos sanguíneos; (3) fibras autônomas, que inervam várias glândulas.

REFERÊNCIAS

1. C. E. Tobin and J. A. Benjamin, Surg. Gynec. Obstet., *79*:195, 1944; Surg. Gynec. Obstet., *88*:545, 1949.
2. D. L. Bassett, *A Stereoscopic Atlas of Human Anatomy*, Sawyer's, Portland, Oregon, 1952-1962. W. H. Roberts, J. Habenicht, and G. Krishinger, Anat. Rec., *149*:707, 1964.
3. H. C. Rolnick and F. K. Arnheim, J. Urol., *61*:591, 1949.
4. A. H. Curtis, B. J. Anson, and F. L. Ashley, Surg. Gynec. Obstet., *74*:709, 1942.
5. A. H. Curtis, B. J. Anson, and C. B. McVay, Surg. Gynec. Obstet., *68*:161, 1939.
6. J. R. Learmonth, H. Montgomery, and V. S. Counseller, Arch. Surg., Chicago, *26*:50, 1933.
7. D. E. Derry, J. Anat., Lond., *42*:107, 1907. G. E. Smith, J. Anat. Lond., *42*:198, 1908. A. R. Barnes, Anat. Rec., *22*:37, 1921.
8. H. Courtney, Surg. Gynec. Obstet., *89*:222, 1949.
9. E. D. Congdon and J. M. Essenberg, Amer. J. Anat., *97*:331, 1955.
10. P. Calabrisi, Anat. Rec., *125*:713, 1956.
11. G. Conti, Acta anat., *14*:217, 1952.
12. F. W. Jones, J. Anat., Lond., *48*:73, 1913.

Parte 7

O DORSO

Ernest Gardner
Donald J. Gray

Introdução

O dorso inclui os músculos, fáscias e ossos das porções posteriores do tronco. O dorso é de máxima importância na postura, no suporte do peso, na locomoção e na proteção da medula espinhal e nervos espinhais.

Os ossos do dorso formam a coluna vertebral que consistem de 24 vértebras móveis pré-sacrais, do sacro e do cóccix.* A coluna vertebral, com seus músculos e junturas, é o eixo do corpo, um pilar capaz de apresentar-se rígido ou flexível. A cabeça gira sobre ela, e os membros superiores estão a ela ligados. Ela envolve completamente e alberga a medula espinhal, e protege parcialmente as vísceras torácicas e abdominais. Transmite o peso do resto do corpo para os membros inferiores e solo quando o indivíduo está de pé.

---

*Uma curta, porém excelente, descrição da coluna vertebral é dada por D. B. Allbrook, E. Afr. med. J., 33:9, 1956. V. também L. A. Hadley, *Anatomico-Roentgenographic Studies of the Spine*, Thomas, Springfield, Illinois, 1964; R. E. M. Browden, S. Abdullah, e M. R. Gooding, Anatomy of the Cervical Spine, Membranes, Spinal Cord, Nerve Roots e Brachial Plexus, in *Cervical Spondylosis*, ed. por Lord Brain e M. Wilkinson, Saunders, Philadelphia, 1967; D. von Tortklus e W. Gehle, *The Upper Cervical Spine*, Grune & Stratton, New York, 1972; e B. S. Epstein, *The Spine*, Lea & Febiger, Philadelphia, 3rd ed., 1969.

48 COLUNA VERTEBRAL

As 24 vértebras móveis pré-sacrais compreendem sete cervicais, 12 torácicas, e cinco lombares. As cinco vértebras imediatamente abaixo da lombar estão fundidas no adulto para formar o sacro. As quatro mais inferiores fundem-se mais tardiamente para formar o cóccix. As vértebras de cada grupo podem freqüentemente ser identificadas por características especiais. Além disso, as vértebras individualmente apresentam características distintas próprias.

A coluna vertebral é flexível porque está composta de muitas partes ligeiramente móveis, as vértebras. Sua estabilidade depende principalmente dos ligamentos e músculos. Alguma estabilidade, todavia, é fornecida pela forma da coluna e das suas partes constituintes. Desde a cabeça até a pelve, a coluna suporta progressivamente mais peso. **As vértebras tornam-se progressivamente maiores, em direção inferior até o sacro, e daí se tornam sucessivamente menores. Cada vértebra acima da última lombar é mais alta do que aquela que está imediatamente acima dela. O comprimento da coluna vertebral mede cerca de dois quintos da altura total do corpo.**

CURVATURAS DA COLUNA VERTEBRAL

A coluna vertebral do adulto apresenta quatro curvaturas sagitais: cervical, torácica, lombar e sacral (Fig. 48.1). Estas são evidentes em radiografias de perfil. As curvaturas torácicas e sacrais são denominadas primárias, porque apresentam a mesma direção da curvatura da coluna vertebral fetal. As curvaturas primárias decorrem da diferença de altura entre as partes anteriores e posteriores dos corpos vertebrais. As curvaturas secundárias cervical e lombar iniciam-se após o nascimento e são devidas, principalmente, à diferença na espessura das partes anteriores e posteriores dos discos intervertebrais. As curvas secundárias são côncavas, posteriormente, e assim compensam as curvaturas primárias que persistem nas regiões torácica e sacral. A curva cervical torna-se proeminente quando a criança começa a suportar e a girar a cabeça, e ambas as curvas, a cervical e a lombar, acentuam-se com o início da postura ereta. A curvatura lombar é mais proeminente na mulher.

O *ângulo lombossacral*, que não é uma das curvaturas, é o ângulo entre o eixo longo da parte lombar da coluna vertebral e do sacro. Ela varia de 130 a 160 graus.[1]

Uma curvatura acentuada da coluna vertebral de concavidade anterior (curvatura primária) é comumente denominada uma *cifose* (corcunda), enquanto que uma de concavidade posterior (curvatura secundária) é denominada *lordose*. Estes termos, todavia, são comumente usados para se referir a curvaturas exageradas que resultem de condições patológicas.

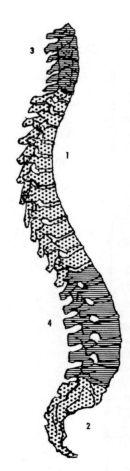

Fig. 48.1 Representação esquemática das curvaturas primárias e secundárias da coluna vertebral. As curvas primárias são (1) a torácica e (2) a sacral. As curvas secundárias são (3) a cervical e (4) a lombar.

Uma curvatura lateral da coluna (para a direita ou esquerda) é denominada *escoliose*. A escoliose pode ser funcional ou estrutural. A escoliose funcional ou fisiológica ocorre na região torácica, porém não está presente até a parte média ou final da infância. Sua concavidade está usualmente voltada para a esquerda, com curvas compensatórias acima e abaixo. Todavia, as curvas que estão invertidas em pessoas canhotas e uma escoliose oposta ocorrem no *situs inversus viscerum*.[2] Tem sido atribuído à desigualdade de ação muscular durante o andar. Todavia, as diferenças de peso entre as duas metades do corpo podem ser também um fator. Algum grau de curvatura lateral e torção está também presente na região lombar.

A escoliose estrutural é anormal. Ela surge durante a infância e torna-se progressivamente mais grave, devido aparentemente a um crescimento desigual de certas vértebras. A deformidade pode ser extremamente pronunciada. Em muitos casos a causa de escoliose estrutural é desconhecida.

COMPONENTES DA COLUNA VERTEBRAL

Partes de uma vértebra

Uma vértebra típica consiste de um corpo, um arco vertebral, e vários processos para conexões musculares e articulares (Fig. 48.2).

Cada vértebra apresenta três processos relativamente curtos ou alavancas (dois processos transversos e um processo espinhoso), e 12 vértebras são conectadas com duas alavancas longas (costelas). Cada alavanca age sobre vários músculos ou feixes de músculos. Assim, várias centenas de feixes atuam sobre toda a coluna vertebral.

O *corpo* da vértebra é a parte que dá força e suporta peso. Ele consiste principalmente de osso esponjoso que contém a medula rubra. A parte compacta nas bordas das superfícies superior e inferior do corpo é o local mais espesso da vértebra e forma um anel (v. epífise anular, neste capítulo). O corpo está separado dos corpos das vértebras, acima e abaixo, por um disco intervertebral. No interior, o anel é formado pelas bordas elevadas, e o osso do corpo é perfurado por forames vasculares de tamanhos variáveis. Esses forames estão presentes também em qualquer ponto do corpo vertebral, especialmente na face posterior, onde alguns bastante grandes servem para dar saída às veias basivertebrais. Algumas destas veias são tão grandes que sulcam o corpo vertebral anterior e posteriormente, como se observa nas radiografias laterais, sobretudo em crianças.

Posteriormente ao corpo está o *arco vertebral*, que, juntamente com a superfície posterior do corpo, forma as paredes do forame vertebral. Estas paredes envolvem e protegem a medula. O arco vertebral é composto de *pedículos* direito e esquerdo e *lâminas* direita e esquerda. As partes mais inferiores das superfícies internas das lâminas freqüentemente mostram espículas ou pontas ósseas (v. adiante). Numa coluna vertebral intacta, um conjunto de forames vertebrais forma o *canal vertebral*. Um *processo espinhoso (espinha)* projeta-se posteriormente de cada arco vertebral, na junção das duas lâminas (Fig. 48.3*A*). Os *processos transversos* projetam-se a cada lado da junção do pedículo e da lâmina (Fig. 48.3*B*). Os *processos articulares superior* e *inferior* a cada lado apresentam as facetas articulares *superior* e *inferior*, respectivamente.

Uma *incisura vertebral* profunda está presente na borda inferior de cada pedículo, e uma incisura rasa na borda superior de cada pedículo. Duas incisuras adjacentes, em conjunto com o corpo interveniente e o disco intervertebral, formam um forame *intervertebral* que dá passagem a um nervo espinhal e a seus vasos.

As radiografias para a demonstração de vértebras são freqüentemente tiradas em incidências posterior e lateral. Na incidência posterior, os processos espinhosos aparecem ovóides ou como sombras algo alongadas e, os pedículos, como sombras ovóides (Fig. 48.4). As distâncias entre os pedículos podem ser medidas, e a espessura do canal vertebral é assim obtida. Os corpos e a sua estrutura esponjosa são claramente visíveis em incidênciais laterais, como o são as áreas translúcidas ocupadas pelos discos intervertebrais. As incidências oblíquas podem ser necessárias para a demonstração dos forames intervertebrais, as junturas entre as facetas articulares e a parte interarticular (Fig. 48.5). Nas incidências posteriores, as vértebras cervicais superiores são obscurecidas pela sombra da mandíbula quando a boca está fechada. O atlas e o áxis, especialmente o dente e as junturas atlanto-axiais, podem ser demonstrados mais claramente numa radiografia obtida através da boca aberta (Fig. 60.9, Cap. 60).

Vértebras cervicais

As vértebras cervicais são aquelas localizadas entre o crânio e o tórax. Caracterizam-se pela presença de um forame em cada processo transverso. Este forame, denominado *forame transverso*, dá passagem à artéria vertebral (exceto na sétima VCe), às veias vertebrais e ao plexo simpático. **A primeira VCe é denominada atlas, e o crânio repousa sobre ela; esta vértebra foi assim deno-**

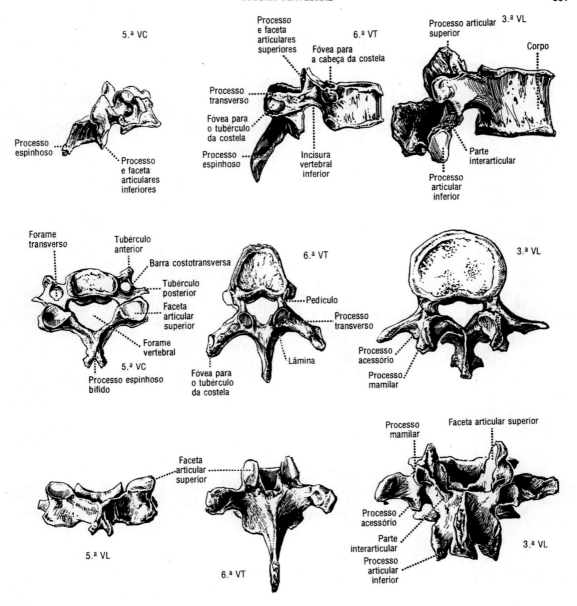

Fig. 48.2 *A quinta VCe, sexta VT e terceira VL vistas lateral, superior e posteriormente.*

minada a partir de Atlas, que, de acordo com a mitologia grega, tem a reputação de suportar a Terra. A segunda VCe é denominada áxis, porque forma um pivô em torno do qual o atlas gira e leva consigo o crânio. O atlas e o áxis são vértebras cervicais especializadas, e a sétima vértebra é transicional. Da terceira até a sexta, as vértebras cervicais são consideradas como típicas.

Atlas. O atlas[4] não apresenta nem espinha nem corpo (Fig. 48.6). Ele consiste de duas massas laterais, conectadas por um arco anterior curto e por um arco posterior longo. O atlas é a mais larga das vértebras cervicais.

O *arco anterior*, cerca da metade do comprimento do posterior, apresenta anteriormente um *tubérculo* para a inserção do ligamento longitudinal anterior. Posteriormente, o arco apresenta uma faceta (*fovea dentis*) para o processo odontóide do áxis. O ligamento transverso do atlas insere-se a cada lado em um tubérculo na junção da superfície posterior com a massa lateral.

O *arco posterior*, que corresponde às lâminas de outras vértebras, apresenta um amplo *sulco para a artéria vertebral* na sua superfície superior. O primeiro nervo cervical também ocupa este sulco. A borda inferior da

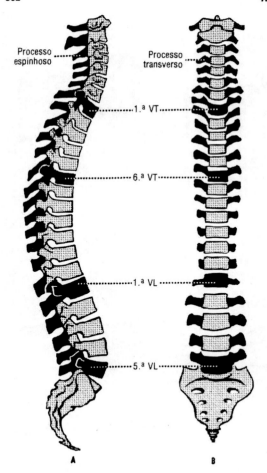

Fig. 48.3 Representação esquemática das posições, comprimentos e direções dos (A) processos espinhosos e (B) processos transversos. As vértebras assinaladas em preto marcam os níveis nos quais ocorrem as alterações nas direções das curvas.

membrana atlanto-occipital posterior, que cobre este sulco, pode tornar-se ossificada e, desta maneira, convertê-lo em um forame para a artéria vertebral e o primeiro nervo cervical.[5] Esta é uma característica familiar e genética.[6] Posteriormente, o arco posterior apresenta um pequeno tubérculo para inserção do ligamento da nuca. O forame intervertebral para o segundo nervo cervical está formado por uma incisura na superfície inferior do arco juntamente com a incisura correspondente do áxis.

Cada *massa lateral* apresenta uma faceta superior, alongada para o côndilo occipital correspondente do crânio, e uma faceta inferior, circular, para juntura com o áxis. As facetas superiores, que permitem os movimentos de flexão da cabeça nas junturas atlanto-occipitais, estão freqüentemente constritadas próximo a sua parte média.

Os processos transversos, que estão relacionados com as veias jugulares internas e com o nervo acessório, são longos, e as suas extremidades correspondem aos tubérculos posteriores dos processos transversos das vértebras cervicais típicas. A ponta de cada um pode ser percebida indistintamente através da pele por uma pressão profunda num ponto médio entre a ponta do processo mastóide e o ângulo da mandíbula (imediatamente abaixo da orelha).

Áxis. O áxis ou *epistrofeu* (Fig. 48.7) é caracterizado pelo *processo odontóide* ou *dente,* que se projeta em direção superior a partir do corpo. O processo odontóide desenvolve-se como o centro do atlas. Ele se articula anteriormente com o arco anterior do atlas. Posteriormente, está amiúde separado do ligamento transverso do atlas por uma bolsa. O ligamento apical ancora a ponta do dente à borda anterior do forame magno; os ligamentos alares prendem este às bordas laterais. Lateralmente ao processo odontóide, o corpo do áxis apresenta a cada lado uma faceta para a superfície inferior da massa lateral do áxis.

A face mais inferior do atlas assemelha-se à de uma vértebra cervical típica. Ela apresenta duas facetas para juntura com o processo articular da terceira VCe. Elas estão dirigidas anterior e inferiormente, similares àquelas das vértebras cervicais inferiores.

O processo espinhoso bífido espesso pode ser palpado imediatamente abaixo da protuberância occipital externa.

O processo transverso do áxis é a menor de todas as vértebras cervicais, e cada um apresenta um tubérculo na extremidade.

Terceira à sexta vértebras cervicais. Cada uma destas vértebras apresenta um corpo pequeno e largo, e um grande forame vertebral triangular (Fig. 48.2). Suas espinhas são curtas (Fig. 48.3), e as extremidades destas são bífidas. As espinhas são freqüentemente palpáveis. Nas junções dos pedículos e lâminas, cada vértebra apresenta pilares, que consistem dos processos articulares superior e inferior. Estes processos apresentam facetas, que estão dispostas algo mais horizontal que verticalmente. As facetas superiores estão dirigidas superior e posteriormente e, as inferiores, inferior e anteriormente.

Cada processo transverso encontra-se perfurado por um forame transverso e termina lateralmente em duas projeções, os *tubérculos (escalenos) anterior* e *posterior.* Estes estão conectados a uma ponte óssea sulcada. Devido ao fato de o tubérculo anterior corresponder à costela torácica, e o tu-

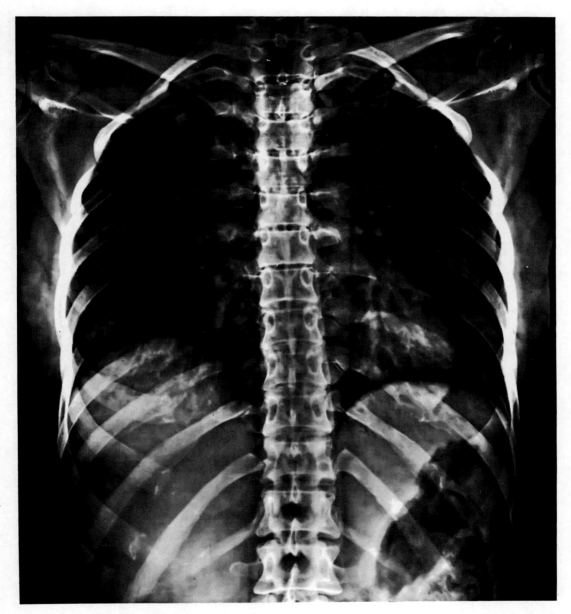

Fig. 48.4 Vértebras torácicas (a sétima VCe e a primeira VL também estão incluídas). Observem-se os corpos, pedículos e processos espinhosos e transversos, e as junturas costotransversais. Cort. de V. C. Johnson, M. D., Detroit, Michigan.

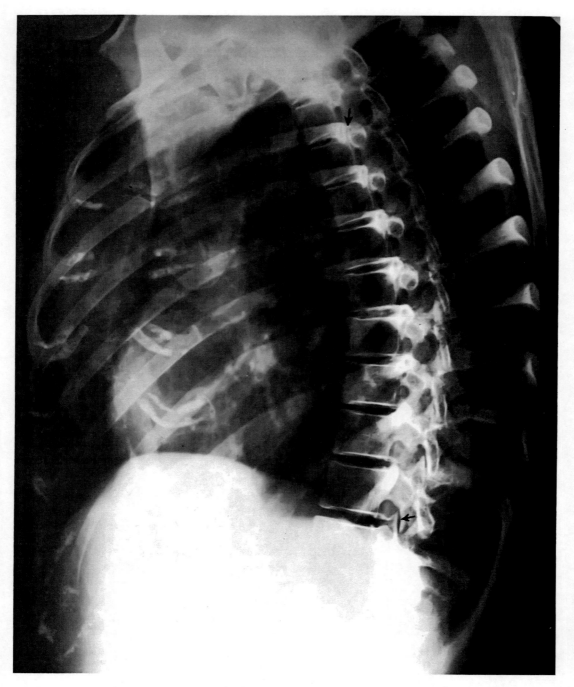

Fig. 48.5 Incidência oblíqua das vértebras torácicas. Observar a juntura costotransversal (seta superior) *e a juntura entre os processos articulares* (seta inferior). *Cort. de Claude Snead, M. D., Oak Park, Illinois.*

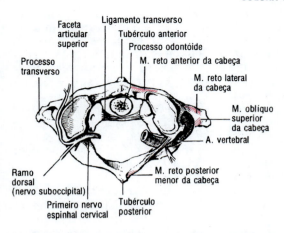

Fig. 48.6 O atlas visto superiormente. As origens musculares e a artéria vertebral estão mostradas no lado direito. Baseado em Frazer.[7]

bérculo posterior ao processo transverso das vértebras torácicas, a ponte de conexão é freqüentemente denominada de barra costotransversa. O tubérculo anterior da sexta VCe é grande, sendo denominado *tubérculo carótico* devido ao fato de a artéria carótida comum poder ser comprimida de encontro a ele. Os sulcos para os ramos ventrais dos nervos espinhais estão localizados nas faces superiores das barras costotransversas. A inclinação do sulco para os nervos está relacionada com a direção dos ramos ventrais. Os sulcos para as terceira e quarta vértebras inclinam-se mais anteriormente. Aqueles das quinta e sexta vértebras se inclinam mais inferiormente.[8] Cada uma das barras costotransversas das cinco vértebras cervicais mais inferiores apresentam freqüentemente um tubérculo escaleno médio, para a inserção de uma parte do escaleno médio.[9]

As bordas mais superiores dos corpos elevam-se posteriormente e, sobretudo, lateralmente, e encontram-se deprimidas anteriormente. As bordas elevadas são com freqüência denominadas processos unciformes.

O primeiro nervo cervical emerge entre o crânio e o atlas, e cada nervo cervical, exceto o oitavo, deixa o canal vertebral acima da vértebra numerada correspondente. O oitavo emerge acima da primeira VT. Os restantes nervos espinhais emergem abaixo da vértebra numerada correspondente. O ramo ventral de cada nervo cervical passa atrás do forame transverso (e, por esta razão, atrás da artéria vertebral) de uma vértebra cervical típica. O ramo dorsal passa em torno da parte anterior do processo articular.

Sétima vértebra cervical. Caracteriza-se por apresentar uma espinha longa que não se bifurca, mas que termina num tubérculo que dá inserção para os ligamentos da nuca. Esta vértebra é conhecida como vértebra proeminente, embora apenas a espinha seja proeminente. Todavia, três espinhas (sexta VCe, sétima VCe e primeira VT) são comumente visíveis, sobretudo se o pescoço está flexionado.[10]

O processo transverso é grande, o processo costal pequeno, o tubérculo anterior está amiúde ausente e o forame transverso pequeno está ausente algumas vezes. O forame dá passagem a pequenas veias, algumas vezes, a uma veia vertebral acessória e, raramente, à artéria vertebral. O processo costal pode desenvolver-se separadamente e formar uma costela cervical (Cap. 60).

Vértebras torácicas

As vértebras torácicas (Figs. 48.4 e 48.5) suportam as costelas e são normalmente em número de 12. Da segunda à oitava, as vértebras torácicas apresentam características similares e podem ser consideradas como típicas. A primeira e as da nona à 12.ª apresentam carac-

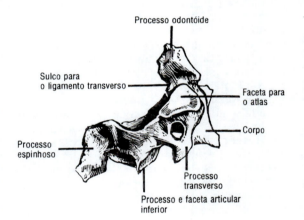

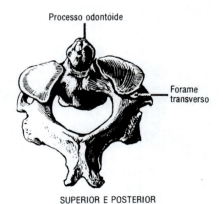

Fig. 48.7 Visão lateral e póstero-superior do áxis.

terísticas especiais que as distinguem das vértebras típicas.

Primeira vértebra torácica. Assemelha-se a uma vértebra cervical. A borda superior de seu corpo está elevada póstero-lateralmente e forma o limite anterior do forame intervertebral para o oitavo nervo cervical.

A cabeça da primeira costela articula-se com a fóvea costal superior, circular e completa, a cada lado do corpo próximo à borda superior. A cabeça da segunda costela articula-se com uma fóvea inferior pequena, na borda inferior, e com a fóvea superior da segunda VT.

O processo espinhoso, que é mais horizontal do que os das vértebras torácicas, pode ser mais proeminente que o da sétima VCe.

Segunda à oitava vértebra torácicas. São as vértebras torácicas típicas (Fig. 48.2). O desenho do corpo tem a forma de um feijão ou de um rim, e o forame vertebral é circular. Uma impressão para a aorta é amiúde evidente lateralmente aos corpos da quinta à sétima ou oitava vértebras.

As fóveas costais superior e inferior de forma semilunar estão localizadas nas bordas superiores e inferiores da junção do corpo e do arco. A fóvea superior maior, juntamente com o disco intervertebral acima e a fóvea costal inferior da vértebra suprajacente, forma um encaixe para a cabeça da costela correspondente (Cap. 27).

Os pedículos são curtos e comprimidos de lado a lado. A lâmina inclina-se para baixo e para trás. Cada uma se sobrepõe à lâmina da vértebra suprajacente. O processo espinhoso, que é longo e delgado, inclina-se em direção inferior e posterior, sobrepondo-se à espinha da vértebra inferior (Fig. 48.3). Ele termina num tubérculo pequeno, facilmente palpável, que se localiza próximo ao nível do disco abaixo da vértebra subjacente. O processo transverso, que se estende lateralmente, para trás e para cima, é longo, arredondado e forte. A fóvea costal transversal, colocada na frente da extremidade em forma de clava de cada processo, articula-se com o tubérculo da costela.

As facetas articulares estão dispostas num plano coronal, e as facetas superiores localizam-se mais anteriormente que as inferiores.

Nona vértebra torácica. Possui somente uma única fóvea costal a cada lado. Cada uma destas fóveas se articula com a metade inferior da cabeça da nona costela. Uma fóvea inferior semilunar pequena está ocasionalmente presente.

Décima vértebra torácica. Apresenta uma fóvea costal semicircular grande para a décima costela, mas não para a décima primeira. A fóvea costal no processo transverso está voltada em direção superior. O processo espinhoso é algumas vezes curto, de tal forma que uma ligeira depressão está localizada atrás dela.[11]*

Décima primeira vértebra torácica. O corpo desta vértebra se assemelha ao de uma vértebra lombar. Fóveas costais circulares, completas, são observadas acima prendendo-se ao pedículo. Não há fóveas costais nos processos transversos.

Décima segunda vértebra torácica. Apresenta fóveas costais circulares completas e estão localizadas principalmente no pedículo. Os processos articulares inferiores assemelham-se àqueles das vértebras lombares. O processo espinhoso é curto e horizontal. Três processos ou tubérculos estão presentes nos locais dos processos transversos: (1) acima, um *processo mamilar;* (2) abaixo, um *processo acessório* (tubérculo inferior); (3) no pedículo, um *processo costal* (tubérculo lateral).[13] Todos esses três processos correspondem a processos similares nas vértebras lombares.

Devido a sua posição de transição, a 12.ª VT, e algumas vezes também a 11.ª, apresentam características tanto de vértebra torácica quanto de lombar. O processo mamilar da 12.ª VT é maior, está num plano diferente da primeira VL e projeta-se em direção posterior atrás do processo articular superior.[14] Semelhante aos outros processos mamilares, ele serve para inserções musculares (Cap. 49). As facetas articulares da 11.ª VT e 12.ª são assimétricas. Freqüentemente, a faceta direita é achatada, enquanto que a esquerda é côncava e se assemelha às facetas articulares lombares.[15] Uma das facetas côncavas geralmente apresenta tal forma que, articulando-se com a faceta da vértebra subjacente, forma uma juntura comparável a um encaixe de carpinteiro.[16]

Esporões ósseos encontram-se amiúde presentes no ligamento flavo que conecta as vértebras torácicas. Estes esporões, que se projetam em direção inferior a partir da lâmina, ocorrem quase que inteiramente nas vértebras torácicas, principalmente na 10.ª.[16,17] Eles foram denominados processos pararticulares.

Vértebras lombares

As vértebras lombares (Figs. 48.8 e 48.9), que são as vértebras entre o tórax e o sacro,

---

*Algumas vezes é o processo espinhoso da 11.ª ou 12.ª VT que é curto.[12]

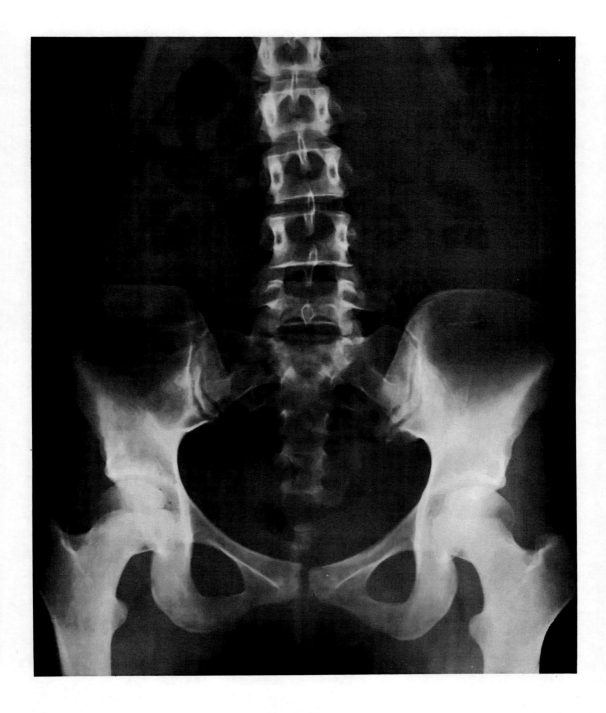

Fig. 48.8 Vértebras lombares e a pelve feminina.

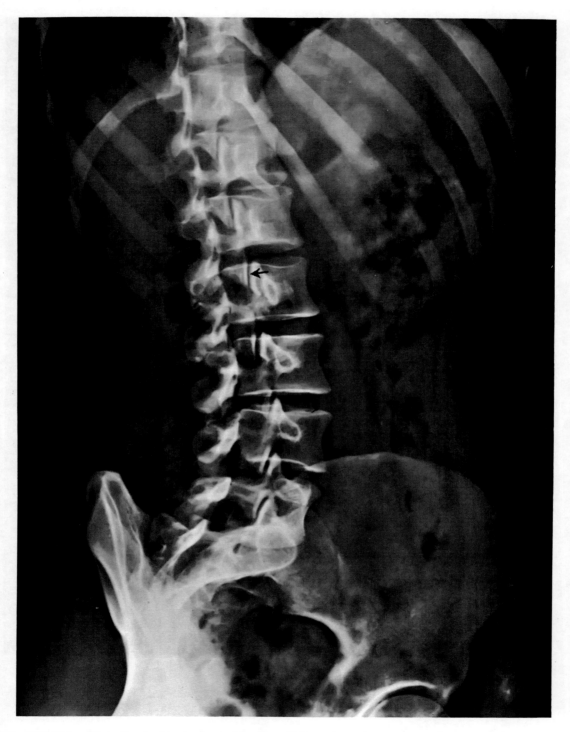

Fig. 48.9 Visão oblíqua das vértebras lombares. Observar a 12.ª costela, muito pequena, as junturas entre os processos articulares das vértebras lombares (a seta indica a juntura entre o processo articular da primeira e segunda VL), e o sacro.

distinguem-se pelo seu grande tamanho, pela ausência de fóveas costais e de forames transversos, pelos seus processos transversos finos e pelo seu processo espinhoso quadrilátero (Fig. 48.2). **Elas são responsáveis em grande parte pela espessura do tronco no seu plano mediano (um terço a um meio em indivíduos magros).**

As vértebras lombares apresentam as seguintes características comuns: os corpos são reniformes; as concavidades estão voltadas para o forame vertebral triangular; os pedículos são curtos e espessos; as lâminas são também curtas, espessas, relativamente desiguais, e estendem-se para baixo além do nível dos pedículos. A parte da lâmina entre os processos articulares superior e inferior é algumas vezes denominada parte interarticular. O processo espinhoso quadrilátero, em forma de machado, estende-se horizontalmente em direção posterior, e suas bordas inferiores estão próximas ao nível da superfície inferior do corpo. As facetas articulares superiores são côncavas medialmente, enquanto que as inferiores são convexas lateralmente. As junturas formadas por elas estão, desta maneira, praticamente no plano sagital. Os *processos mamilares* projetam-se em direção posterior a partir dos processos articulares superiores. Os longos e finos *processos transversos* ou *costais*, que são homólogos às costelas, estendem-se lateralmente e, algumas vezes, posteriormente (Fig. 48.3). Pequenos *processos acessórios* projetam-se em direção inferior a partir da face inferior do processo transverso, na sua junção com os pedículos.

É relativamente fácil distinguir as vértebras lombares e dispô-las em ordem adequada, quando as consideramos em conjunto; porém, é muito mais difícil de se identificar uma vértebra lombar específica, se ela estiver isolada da série.[18] A primeira apresenta os processos acessórios mais distintos, o processo transverso menor e o pedículo mais estreito. A quinta tem um corpo em forma de cunha, processos transversos espessos e rugosos, amplamente separados inferiormente, e uma espinha menor mais arredondada. Da segunda à quarta, os pedículos tornam-se mais espessos, os processos mamilares, menores, a espessura do corpo aumenta e as facetas articulares tornam-se mais variáveis.[19, 20] A assimetria das facetas e os problemas articulares destas e de outras facetas podem ser os fatores nas dores lombares inferiores.

Quinta vértebra lombar. É freqüentemente a maior vértebra. Ela se distingue de processos transversos maciços, fortes, cada um dos quais se prende a todo o pedículo adjacente e ao corpo. O corpo é mais espesso anteriormente que posteriormente, forma esta que está associada com a proeminência do ângulo lombossacral. Os processos articulares inferiores encontram-se amplamente separados um do outro, e as suas facetas estão voltadas anterior e lateralmente. As junturas formadas entre eles e as facetas articulares superiores do sacro estão aproximadamente num plano coronal. Com freqüência, todavia, as facetas são assimétricas, voltando-se aproximadamente para dentro, em um lado, e posteriormente, no outro lado.

Sacro

O sacro (Figs. 48.10 e 48.11) está formado por cinco vértebras*, que se fundem no adulto para formar um osso em forma de cunha, o qual pode ser palpado abaixo na "região inferior do dorso." A fusão é tal que os processos transversos e costais de cada vértebra se reúnem, nas partes correspondentes das vértebras laterais, aos forames intervertebrais, formando os forames sacrais, que se encontram completamente cercados por osso ou cartilagem. O sacro articula-se superiormente com a quinta VL e lateralmente com os ossos do quadril. Ele apresenta faces pelvina e dorsal e duas partes laterais. O centro de gravidade do corpo está cerca de 1 cm atrás do promontório (variando de 0,5 cm, anteriormente, a 4 cm, posteriormente).[22]

A face *pelvina*, côncava e lisa, está voltada inferior e anteriormente. Sua parte mediana, que representa as partes anteriores dos corpos fusionados das cinco vértebras, apresenta-se cruzada por quatro *linhas transversas*. Estas linhas marcam as fusões e indicam os níveis dos discos intervertebrais, cujos remanescentes podem ser vistos em secções sagitais. Quatro pares de *forames sacrais pelvinos* nas extremidades das linhas dão passagem aos ramos ventrais dos primeiros nervos sacrais e dos seus vasos.

A *face dorsal*, rugosa e convexa, dirige-se para trás e para cima. As espinhas das três ou quatro vértebras sacrais superiores estão modificadas para formar uma *crista sacral mediana*, de proeminência variável. A espinha mais superior é freqüentemente a maior; a segunda está amiúde fundida com a terceira, enquanto que a quarta é rudimentar. O sulco sacral a cada lado da crista representa a fusão das lâminas. A fusão dos processos articulares forma as *cristas sacrais intermediárias*, imediatamente laterais ao sulco. Quatro pares de *forames sacrais dor-*

---

*Em algumas raças, o sacro freqüentemente apresenta seis elementos.[21]

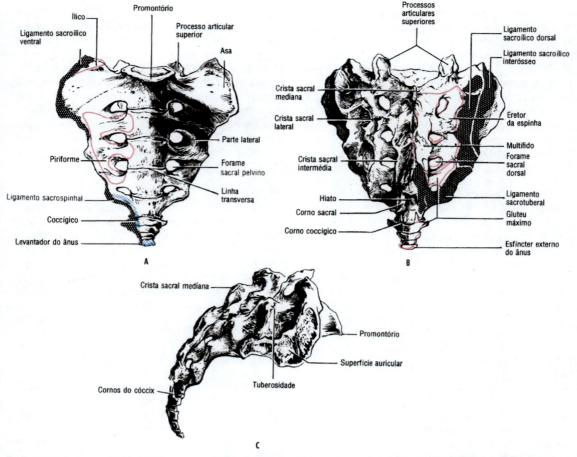

Fig. 48.10 Sacro e cóccix femininos. Faces pelvina (A) e dorsal (B), mostrando as inserções musculares e ligamentares. A parte central da área indicada como origem do eretor da espinha é realmente a origem do multífido, e está coberta pelo eretor da espinha. (C) face lateral, em posição anatômica.

sais, laterais às cristas transversas intermediárias, dão passagem aos ramos dorsais dos nervos sacrais e dos vasos que os acompanham. As cristas sacrais intermediárias projetam-se em direção inferior como *cornos sacrais* (os processos articulares da quinta VS) que limitam o *hiato sacral*. O hiato, imediatamente abaixo da crista mediana, é uma fenda com forma semelhante a de um V invertido, onde não há formação de espinha nem lâmina (da quinta VS) e onde só uma membrana encontra-se presente. Os cornos articulam-se com os cornos coccígicos. O hiato sacral varia muito em profundidade, devido, em parte, ao fato de as lâminas e espinha da quarta VS poderem estar incompletas ou ausentes.

Anestésicos podem ser injetados através do hiato sacral, um procedimento conhecido como anestesia caudal.[23] Difundindo-se em direção superior e extradural, o anestésico tem ação direta sobre os nervos espinhais. A altura até onde ele ascende pode ser controlada pela quantidade injetada e pela posição do paciente. Os anestésicos podem ser também injetados através dos forames sacrais dorsais.

A *parte lateral* ou a massa do sacro é a parte do sacro lateral aos forames. Ela consiste de processos transversos fundidos juntamente com seus elementos costais. Os processos transversos estão marcados por uma série de elevações e formam a *crista sacral lateral*, imediatamente lateral aos forames sacrais dorsais. A parte superior da massa lateral apresenta uma *superfície auricular* irregular, às vezes plana e freqüentemente com a forma de uma orelha, que se articula com o ílio. A *tuberosidade sacral*, na qual se prendem os ligamentos interósseos sacroílicos, limita posteriormente a superfície auricular. Com muita freqüência, estão presentes facetas acessórias abaixo e acima da superfície auricular.[24] Estas facetas, cuja incidência de aparecimento varia com a idade, formam junturas sinoviais com facetas similares no ílio.

A *base* da superfície superior apresenta o

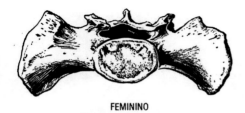
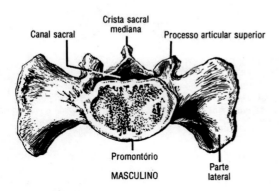

Fig. 48.11 *Sacros feminino e masculino vistos superiormente. A face superior da parte lateral constitui a asa.*

promontório (borda anterior da superfície superior do corpo da primeira VS), o canal sacral, com as *asas* direita e esquerda (superfícies superiores das partes laterais) e dois processos articulares superiores com os processos mamilares. O promontório é a porção sacral das linhas terminais (Fig. 40.1, Cap. 40). Os processos articulares e suas facetas variam como as da quinta VL. O canal sacral, que tem início na base e termina no hiato, está envolvido pelos corpos e arcos modificados. Numa secção transversa, o canal é triangular superiormente, porém se achata ântero-posterior e inferiormente. Quatro grandes aberturas em cada lado se dividem e terminam como forames sacrais dorsais e pelvinos. O canal sacral contém o saco dural e o filamento da dura-máter, a parte mais inferior da cauda eqüina e o filamento terminal.

O ápice do sacro está separado do cóccix por um disco intervertebral. O ápice e o cóccix podem se fundir.

A ausência congênita do sacro (agenesia sacra) é rara e está freqüentemente associada com outras anormalidades esqueléticas. Graus menos graves de falha do desenvolvimento são mais comuns. Eles podem estar associados com deficits neurológicos.

Diferenças sexuais (Fig. 48.11). A curva sagital do sacro do homem é bastante uniforme, enquanto que a da mulher é mais aguda inferiormente. O sacro da mulher é amplo e curto, e a sua superfície pelvina está voltada mais em direção inferior. A superfície auricular do sacro do homem inclui da primeira à terceira VS, enquanto que, na mulher, encontra-se limitada somente pela primeira e segunda VS. As várias diferenças que foram assinaladas não podem, todavia, ser consideradas como uma identificação totalmente positiva do sexo do indivíduo do qual proveio o sacro.

Cóccix

O cóccix[26] localiza-se ligeiramente acima do ânus. Como o sacro, ele tem forma semelhante a cunha e apresenta uma base, um ápice, faces pelvina e dorsal e duas bordas laterais. O cóccix freqüentemente consiste de quatro segmentos (vértebras), algumas vezes cinco, e ocasionalmente três. A primeira apresenta curtos processos transversos, que se conectam com o sacro, e dois *cornos,* que se conectam com os cornos sacrais. O primeiro segmento está amiúde parcialmente, e algumas vezes inteiramente, fundido com o sacro. O segundo segmento, que apresenta cornos rudimentares, pode mover-se sobre o primeiro. Ele mantém este movimento, mesmo se o primeiro está fundido com o sacro, um aspecto importante durante o parto. Os terceiro e quarto segmentos são rudimentares. A juntura entre o segundo e o terceiro segmentos é algumas vezes móvel; e, ocasionalmente, também o é entre o terceiro e o quarto.

DESENVOLVIMENTO[27] E OSSIFICAÇÃO[28] DA COLUNA VERTEBRAL

As vértebras começam a se desenvolver durante o período embrionário como condensações mesenquimais em torno do notocórdio (Fig. 48.12). Posteriormente, as

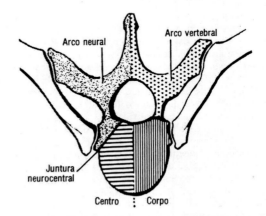

Fig. 48.12 *Representação esquemática do arco neural e do centro* (metade esquerda da figura) *e do arco vertebral e corpo* (metade direita). *Os termos centro e arco neural referem-se especificamente àquelas partes das vértebras ossificadas a partir de centros primários. Os termos arco vertebral e corpo são termos discutidos, geralmente aplicados às vértebras adultas. O corpo da vértebra inclui o centro e parte do arco neural. O arco vertebral, por esta razão, é menos extenso que o arco neural. Observe que a costela se articula com o arco neural e não com o centro.*

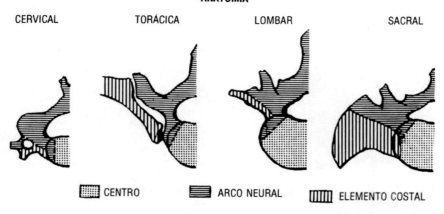

Fig. 48.13 Representação esquemática de secções horizontais das vértebras, mostrando o que se presume ser homologias. Observe que os elementos costais formam uma parte dos processos transversos das vértebras cervicais. Ele forma a costela na região torácica, a maior parte do processo transverso na região lombar e a grande porção da parte lateral do sacro.

condensações mesenquimais condrificam, e a cartilagem assim formada é substituída por osso. O tipo de ossificação está sujeito a uma ampla variação entre os indivíduos e também em regiões diferentes da mesma coluna vertebral.

A maior parte das vértebras começa a se ossificar durante o período fetal, quando dois ou três centros primários de ossificação têm início em cada vértebra cartilagínea (freqüentemente um centro no centro e um em cada metade do arco neural). Embora exista na literatura muitas referências à presença de dois centros em cada metade do arco neural, está claramente estabelecido que há apenas um centro em cada metade.[29]

Ao nascer, a última vértebra sacral e as vértebras coccígicas podem estar inteiramente cartilagíneas, ainda (nesse caso, elas começam a se ossificar durante a infância).

A união começa durante uma fase precoce da infância e ocorre em dois locais: (1) em cada juntura neurocentral pela união dos centros do arco neural e do centro; e (2) na junção dos dois centros dos arcos neurais, posteriormente, de onde a ossificação se propaga para os processos espinhosos. Os arcos neurais das vértebras sacrais e o arco posterior do atlas não se fundem com o seu centro respectivo até uma fase tardia da infância, e eles, às vezes, falham na fusão. Durante uma fase inicial da infância, os elementos costais que se desenvolvem separadamente (cervical e sacro) fundem-se com os corpos das suas vértebras respectivas.

Próximo à puberdade, um centro secundário de ossificação ocorre na borda de cada placa de crescimento (placa de cartilagem hialina nas faces superior e inferior do corpo), o que é denominado uma *epífise anular*. Esta epífise anular freqüentemente se une ao corpo vertebral no início da fase adulta.* A união resulta numa borda característica, elevada, lisa, em torno das bordas das superfícies superior e inferior do corpo vertebral.

Também na época da puberdade, centros secundários freqüentemente aparecem nas cartilagens das pontas dos grandes processos. Tais centros se apresentam em geral unidos precocemente na fase adulta, porém o tempo de fusão é bastante variável. Numa radiografia, uma epífise persistente muitas vezes é tomada por uma fratura.[31]

As vértebras atípicas, atlas,[32] áxis e sacro,[32] mostram características especiais de ossificação. Cerca de 56 a 58 centros primários e secundários foram descritos para o sacro.

HOMOLOGIAS SERIADAS

Numa série ou em séries repetidas de elementos, tais como vértebras, certas homologias podem ser óbvias. Por exemplo, os processos espinhosos são homólogos. Os processos transversos, todavia, são mais difíceis de se classificar como homólogos. Normalmente se aceita que, durante os estados precoces de desenvolvimento, dois processos se formam na região dos processos transversos. No tórax, um processo (elemento costal) se torna uma costela; o outro (elemento transverso) se torna um processo transverso. O processo transverso de uma vértebra cervical é um processo composto: sua parte anterior desenvolve-se do elemento costal e, a posterior, do elemento transverso (Fig. 48.13). O "processo transverso" da vértebra lombar, acredita-se que se desenvolva do elemento costal e, desta maneira, é homólogo a uma costela. Os processos mamilares e acessórios, acredita-se que se desenvolvam dos elementos transversos. A parte lateral do sacro é também composta, sendo desenvolvida a partir de elementos costais e e transversos. As homologias das várias partes dos processos transversos ainda não foram adequadamente verificadas por estudos embriológicos.

VARIAÇÕES[34] E ANOMALIAS

As variações nas vértebras variam segundo raça, sexo e fatores genéticos e ambientais. Por exemplo, as colunas de maior número de vértebras ocorrem com mais freqüência no homem; aquelas com número reduzido ocorrem mais amiúde nas mulheres.

Muitas variações são congênitas e incluem, por exemplo, variações em número, forma e posição (Fig.

---

*Um aumento pequeno, porém significante, na altura dos corpos vertebrais dos homens ocorre entre as idades de 20 e 45 anos. Um aumento na estatura pode, assim, continuar por um tempo maior do que se supõe normalmente.[30]

48.14). Dentre as variações congênitas, as mais destacadas são aquelas que envolvem os números das vértebras. Por exemplo, cerca de todas as colunas apresentam um número modal de 24 vértebras pré-sacrais. Umas poucas apresentam 23 e, algumas, 25. Todavia, em colunas com o número modal há algumas com mais de cinco vértebras lombares (e um decréscimo compensatório no número de vértebras torácicas), e outras com menos de cinco vértebras lombares (e um aumento compensatório no número de vértebras torácicas). O número de vértebras cervicais, todavia, é relativamente estável. Na caracterização de uma variação ou na determinação de um número total de vértebras, as regiões torácicas e lombar devem ser consideradas em conjunto. Uma radiografia somente da parte lombar da coluna vertebral é inadequada para esta consideração.

Algumas raças apresentam muito mais variações na coluna vertebral e maior tendência para um número aumentado de vértebras pré-sacrais.[36] Os africanos orientais apresentam a maior incidência já descrita de variação no número das vértebras; 15 por cento apresentam números diferentes do modal de vértebras pré-sacrais.[37] Os grupos populacionais da América do Norte apresentam 11 por cento de variações, enquanto que os homens apresentam mais vértebras pré-sacrais (25) e, as mulheres, menos (23).[38]

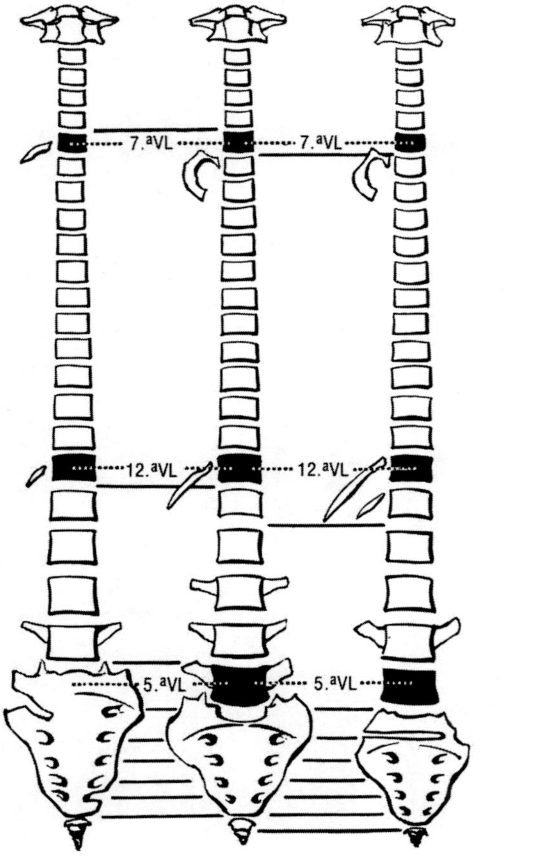

Fig. 48.14 Variações nas vértebras. O desenho do meio mostra a disposição comum das vértebras e a primeira e 12.ª costelas. No desenho da esquerda, que apresenta variações craniais, há 13 costelas. Uma costela cervical articula-se com a sétima VCe, e a 12.ª costela torácica está reduzida em tamanho. A quinta VL está parcialmente incorporada ao sacro (sacralização da quinta VL). Em alguns casos, encontra-se completamente incorporada. Há uma segmentação parcial do segmento sacral mais inferior. O desenho da direita mostra uma variação caudal. A 12.ª costela está com o tamanho aumentado, e há uma pequena costela lombar. Os processos transversos da quarta VL encontram-se aumentados em tamanho, e o da quinta está bastante diminuído. O primeiro segmento sacral está parcialmente separado do resto do sacro (lombarização do primeiro segmento sacro). Algumas vezes ele se encontra completamente separado. O segmento superior do cóccix está incorporado ao sacro. Baseado em Schinz et al.[35]

REFERÊNCIAS

1. W. H. Robinson and H. W. Grimm, Arch. Surg., Chicago, *11*:911, 1925.
2. A. Farkas, J. Bone Jt Surg., 23:607, 1941.
3. G. P. Wagoner and E. P. Pendergrass, Amer. J. Roentgenol., *42*:663, 1939.
4. A. J. E. Cave, J. Anat., Lond., 68:416, 1934.
5. W. F. Ossenfort, Amer. J. phys. Anthrop., 9:439, 1926. B. G. H. Lamberty and S. Zivanović, Acta anat., 85: 113, 1973.
6. S. Selby, S. M. Garn, and V. Kanareff, Amer. J. phys. Anthrop., *13*:129, 1955.
7. Frazer's *Anatomy of the Human Skeleton*, revised by A. S. Breathnach, Churchill, London, 6th ed., 1965.
8. For these and other details on the markings of the cervical vertebrae, see F. W. Jones, J. Anat., Lond., *46*:41, 1911. But for an interpretation of the cause of the differences in slope and for illustration of the relationships, see A. J. E. Cave, J. Anat., Lond., 71:497, 1937.
9. A. J. E. Cave, J. Anat., Lond., 67:480, 1933.
10. L. J. A. Di Dio, Anat. Anz., *120*:210, 1967.
11. E. F. Cyriax, J. Anat., Lond., 56:147, 1922.
12. T. A. Willis, Amer. J. Anat., 32:95, 1923.
13. A. J. E. Cave, J. Anat., Lond., 70:275, 1936.
14. E. B. Kaplan, Surgery, *17*:78, 1945.
15. C. Whitney, Amer. J. phys. Anthrop., 9:451, 1926.
16. P. R. Davis, J. Anat., Lond., 89:370, 1955.
17. H. Nathan, Anat. Rec., *133*:605, 1959.
18. E. Fawcett, J. Anat., Lond., 66:384, 1932.
19. J. F. Brailsford, Brit. J. Surg., *16*:562, 1929. P. N. B. Odgers, J. Anat., Lond., 67:301, 1933.
20. V. Putti and D. Logròscino, Chir. Organi Mov., 23:317, 1938. C. E. Badgley, J. Bone Jt Surg., 23:481, 1941.
21. O. S. Heyns and J. E. Kerrich, Amer. J. phys. Anthrop., 5:67, 1947.
22. B. Åkerblom, *Standing and Sitting Posture*, A.-B. Nordiska Bokhandeln, Stockholm, 1948.
23. Variations of the sacrum that are important in connection with caudal analgesia are described by M. Trotter and G. S. Letterman, Surg. Gynec. Obstet., 78:419, 1944; by G. S. Letterman and M. Trotter, Surg. Gynec. Obstet., 78:551, 1944; and by M. Trotter, Curr. Res. Anesth., 26:192, 1947.
24. M. Trotter, Amer. J. Phys. Anthrop., 22:247, 1937; J. Bone Jt Surg., 22:293, 1940. L. A. Hadley, J. Bone Jt Surg., *34A*:149, 1952.
25. I. M. Zeligs, Arch. Surg., Chicago, *41*:1220, 1940. A. Lichtor, Arch. Surg., Chicago, *54*:430, 1947. J. F. Katz, J. Bone Jt Surg., 35A:398, 1953.
26. A detailed study of the development, ossification, variations, and joints of the coccyx has been published by R. Dieulafé, Arch. Anat., Strasbourg, *16*:41, 1933.
27. E. C. Sensenig, Contr. Embryol. Carneg. Instn., 33:21, 1949; 36:141, 1957.
28. C. R. Noback and G. G. Robertson, Amer. J. Anat., 89:1, 1951.
29. S. Friberg, Acta chir. scand., Suppl. 55, 1939. G. G. Rowe and M. B. Roche, J. Bone Jt Surg., 35A:102, 1953. J. Mutch and R. Walmsley, Lancet, *1*:74, 1956.
30. D. B. Allbrook, Amer. J. phys. Anthrop., *14*:35, 1956.

31. W. Bailey, Amer. J. Roentgenol., *42*:85, 1937.
32. For details of the sequence of ossification in the cervical vertebrae, see D. K. Bailey, Radiology, *59*:712, 1952.
33. E. Fawcett, Anat. Anz., *30*:414, 1907. E. N. Cleaves, Amer. J. Roentgenol., *30*:450, 1937.
34. A.-F. LeDouble, *Traité des variations de la colonne vertébrale de l'homme*, Vigot, Paris, 1912. See also A. H. Schulz and W. L. Straus, Proc. Amer. phil. Soc., *89*:601, 1925, on the numbers of vertebrae in primates. A review of vertebral variations has been published by K. Theiler, Z. KonstLehre, *31*:271, 1952.
35. H. R. Schinz et al., *Roentgen-Diagnostics*, English translation edited by J. T. Case, Grune & Stratton, New York, vols. 1 and 2, 1921.
36. L. R. Shore, J. Anat., Lond., *64*:206, 1930. T. D. Stewart, Amer. J. Phys. Anthrop., *17*:123, 1932.
37. D. B. Allbrook, Amer. J. phys. Anthrop., *13*:489, 1955; E. Afr. med. J., *33*:9, 1956.
38. P. E. Bornstein and R. R. Peterson, Amer. J. phys. Anthrop., *25*:139, 1966.

49 MÚSCULOS, VASOS, NERVOS E JUNTURAS DO DORSO

MÚSCULOS

Os músculos do dorso estão dispostos em dois grupos principais, anterior e posterior. Aqueles da face anterior da coluna vertebral (músculos pré-vertebrais) incluem músculos do pescoço e do abdome; eles são inervados pelos ramos ventrais dos nervos espinhais. **Os músculos da face posterior da coluna vertebral incluem (1) uma camada superficial composta do trapézio e do grande dorsal; o esternoclidomastóideo é também observado na parte posterior do pescoço; (2) uma camada mais profunda, composta do levantador da escápula, os rombóides e os serráteis posteriores; e (3) camadas ainda mais profundas, compreendendo os músculos do dorso propriamente dito, estão inervadas, sobretudo, pelos ramos dorsais.** (O levantador das costelas também pertence a esse grupo e está descrito com o tórax). (Cap. 27)

A tela subcutânea do dorso é espessa e, apesar de seu conteúdo lipídico, também é muito firme. A fáscia do dorso está presa ao plano mediano nos processos espinhosos, ligamentos supra-espinhais e ligamento da nuca. Estendendo-se lateralmente, ela envolve os músculos do dorso, incluindo os superficiais, e continua-se com a fáscia do pescoço, axila, tórax e abdome. Acima, ela se prende à linha superior da nuca e, abaixo, à crista ílica. A parte da fáscia no pescoço é denominada fáscia da nuca; o restante é denominado fáscia toracolombar. O substantivo *nuca* e o adjetivo *nucal*, termos de origem árabe, referem-se atualmente à região posterior do pescoço ou ao seu dorso.

A *fáscia toracolombar (lombar)* estende-se lateralmente aos processos espinhosos das vértebras e forma um retináculo ou camada de retenção para os músculos subjacentes. Na região torácica, ela se prende nos ângulos das costelas. Na região lombar, ela compreende várias bainhas espessas de envoltórios. A cada lado, uma camada posterior forte e brilhante estende-se lateralmente a partir dos processos espinhosos e, na borda lateral do eretor da espinha, ela se divide e envolve o grande dorsal (Fig. 49.10). Entre o grande dorsal e o oblíquo externo forma-se o assoalho do trígono lombar. Abaixo, esta camada alcança a crista ílica e o sacro. Cada ligamento intertransversal da região lombar divide e envolve o quadrado lombar, e, desta forma, constitui as camadas média e anterior da fáscia toracolombar (Fig. 49.10). Estas duas camadas se encontram na borda lateral do quadrado lombar, onde se reúnem com a camada posterior e formam a bainha aponeurótica comum, mais ou menos forte, à qual se prendem o oblíquo interno e o transverso do abdome e com as quais suas fáscias de revestimento se continuam.

O aspecto brilhante da camada posterior é devido a expansões tendíneas sobre o grande dorsal e o póstero-inferior. A aponeurose deste último músculo é praticamente inseparável da camada posterior da fáscia.

Serráteis posteriores.[2] São dois músculos finos, parcialmente membranáceos, inervados pelos ramos ventrais dos nervos espinhais. Eles provavelmente servem de retináculo para os músculos profundos. O *serrátil póstero-superior*, coberto pelo rombóide, estende-se do ligamento da nuca e dos processos espinhosos da última vértebra cervical e de várias vértebras torácicas superiores até as costelas, entre a segunda e a quinta. Inervação: C8 a T3. O *serrátil póstero-inferior*, localizado mais profundamente ao grande dorsal, estende-se dos processos espinhosos das vértebras torácicas inferiores para as quatro costelas inferiores. Inervação: T9 a T11.

Músculos profundos

Estes, os verdadeiros músculos do dorso, formam uma massa complexa de feixes muito pouco definidos e, na sua maior parte, localizam-se nas "goteiras" da coluna vertebral. Com poucas exceções, os músculos são inervados pelos ramos dorsais dos nervos espinhais. Estes músculos podem ser agrupados conforme a direção e inserção dos feixes que os compõem. Os feixes mais superficiais são bastante longos e retos, enquanto os feixes profundos são progressivamente mais curtos e mais oblíquos. **Na região lombar, os músculos profundos formam um grupo medial (transverso espinhal) e um lateral (eretor da espinha).**[3] **Em níveis mais altos, a disposição torna-se bem mais complexa.**

Eretor da espinha e esplênio (Fig. 49.1). Estes músculos formam uma série longitudinal que se estende do sacro até o crânio. O eretor da espinha *(sacrospinhal)* tem início no sacro (Fig. 48.10, Cap. 48), no ílio e nos ligamentos associados. Ele se espessa conforme ascende ao longo dos processos espinhosos lombares, dos quais recebe feixes adicionais. Próximo ao nível da última costela, ele se divide em três colunas, que ascendem pela parte posterior do tórax, onde se inserem em costelas e vértebras. Feixes adicionais também se originam destes ossos e se continuam para o pescoço.

A coluna medial estreita das três localiza-se ao longo dos processos espinhosos e consiste de feixes que se estendem entre as colunas lombar superior e torácica superior *(espinhal do tórax)*. As extensões para o pescoço compreendem o *espinhal do pescoço*, um músculo inconstante que se estende do ligamento da nuca e do processo espinhoso da 7.ª V T, ao processo espinhoso do áxis, e o

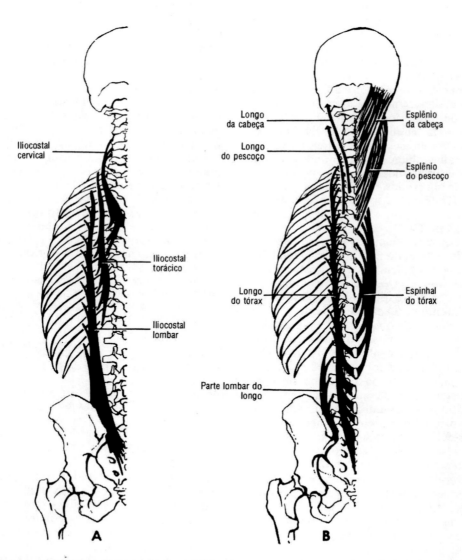

Fig. 49.1 Representação de um diagrama das partes do eretor da espinha e do esplênio. A, as partes do iliocostal; sua separação está exagerada. B, as partes do longo e esplênio, juntamente com o espinhal do tórax. A inserção do esplênio do pescoço não está mostrada. Baseada em Winckler.[1]

espinhal da cabeça, que é comumente considerado uma parte do semi-espinhal da cabeça.

O grupo intermediário, grande e longo, compreende a massa do eretor da espinha. Ele está preso ao processo acessório das vértebras lombares superiores, às costelas e processos transversos das vértebras torácicas (*longo do tórax*) e, como *longo do pescoço*, estende-se dos processos transversos das vértebras torácicas superiores aos tubérculos posteriores dos processos transversos das vértebras cervicais inferiores. Sua parte medial superior, o *longo da cabeça*, origina-se dos processos transversos e articulares das vértebras cervicais inferiores e torácicas superiores, e inserem-se na parte posterior do processo mastóide.

A divisão lateral do eretor da espinha consiste de uma série de feixes ascendentes (*iliocostal lombar, torácico* e *cervical*) que se inserem sucessivamente nos ângulos das costelas e nos processos transversos das vértebras cervicais inferiores. O iliocostal cervical é também conhecido por *costocervical*.

O *esplênio*, um músculo espesso e plano que apresenta disposição espinotransversal, passa obliquamente através da parte posterior do pescoço e cobre os músculos verticais subjacentes (do L. *splenius*, uma bandagem). Ele consiste de duas partes. O *esplênio da cabeça* origina-se da parte anterior do ligamento da nuca e dos processos espinhosos da sétima VCe e das vértebras torácicas superiores. As fibras dirigem-se superior e lateralmente, inserindo-se na porção mastóide do osso temporal e no terço lateral da linha superior da nuca do osso occipital. O músculo origina-se coberto pelo rombóide e trapézio e insere-se coberto pelo esternoclidomastóideo. O *esplênio do pescoço* é lateral ao esplênio da cabeça, origina-se dos processos espinhosos das vértebras torácicas superiores e insere-se nos processos transversos (tubérculos posteriores) das vértebras cervicais superiores.

A direção do eretor da espinha e de suas subdivisões é principalmente superior. Sua divisão longa e o esplênio também se fundem lateralmente, dos processos espinhosos aos processos transversos, e podem ser denominados sistema espinotransverso, em contraste com a próxima camada mais profunda, transverso espinhal.

Transverso espinhal (Fig. 49.2). Encontra-se mais profundamente disposto que o eretor da espinha. Consiste de um grande número de pequenos músculos que passam obliquamente, em direção superior e medialmente, dos processos transversos aos processos espinhosos.

Os feixes musculares mais afastados expandem-se em um número de segmentos (quatro a seis) e compreendem o *semi-espinhal*, que constitui o principal componente do transverso espinhal. O semi-espinhal é assim chamado porque está localizado sobretudo ao longo da metade superior da coluna vertebral. Todavia, o *semi-espinhal do tórax* consiste de feixes que se estendem dos processos transversos das vértebras torácicas inferiores aos processos espinhosos das vértebras torácicas superior e cervical inferior. O *semi-espinhal do pescoço* está coberto pelo semi-espinhal da cabeça. Ele se origina dos processos transversos (e articulares) das vértebras torácicas superiores e inserem-se nos processos espinhosos das vértebras cervicais.

O *semi-espinhal da cabeça* localiza-se em grande parte coberto pelo esplênio e cobre o trígono suboccipital e o semi-espinhal do pescoço. Sua borda medial é livre e acha-se em contato com o ligamento da nuca. Este músculo longo e espesso é responsável pela saliência longitudinal do pescoço, a cada lado da linha média. Ele se origina dos processos transversos (e articulares) das vértebras cervicais inferiores e torácicas superiores, e insere-se na parte medial da área entre as linhas superior e inferior da nuca do osso occipital. A parte superior do músculo é geralmente caracterizada por uma intersecção tendínea imperfeita. Além disso, a porção medial do músculo é comumente mais ou menos livre e consiste das partes musculares superior e inferior com um tendão intermédio. Em decorrência disto, ele é denominado o *biventre cervical*.

O *multifido* consiste de feixes curtos e triangulares que se localizam profundamente ao semi-espinhal. A base de cada trígono compreende muitos fascículos que se dispõem superior e medialmente e convergem em um único fascículo, que se insere no processo espinhoso. Feixes maciços originam-se do sacro e dos processos mamilares das vértebras lombares (e da 12.ª VT), e pequenos feixes procedem do processo transverso das vértebras torácicas e dos processos articulares das vértebras cervicais inferiores. Os feixes cruzam várias vértebras (duas a cinco) quando de sua ascensão para inserir-se nos processos espinhosos. Os feixes mais profundos do grupo são os *rotadores*, que se inserem na lâmina imediatamente acima ou no processo espinhoso imediatamente superior, e assim cruza um ou dois segmentos. Eles se encontram mais bem desenvolvidos na região torácica.

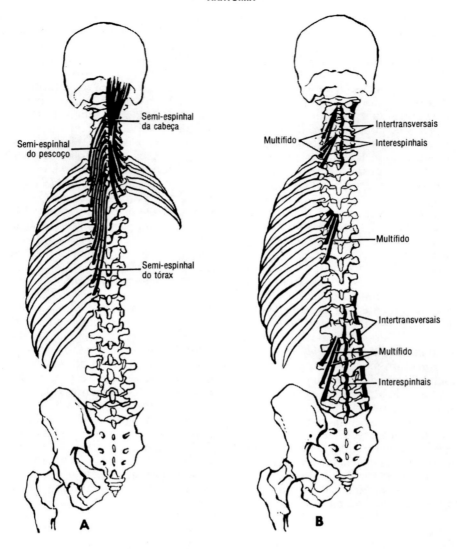

Fig. 49.2 Representação de um diagrama dos músculos transverso espinhal, interespinhal, intertransversais, que estão mostrados somente em parte de cada região. A, o semi-espinhal, cujas partes torácica e cervical não são músculos separados. B, o multifido, interespinhais e intertransversais. A parte sacral do multifido não está mostrada. Baseada em Winckler.[1]

O tamanho dos processos mamilares de uma vértebra varia de acordo com o tamanho do feixe muscular preso a eles. A parte superior do multifido lombar consiste de feixes musculares maciços claramente demarcados. Em razão disto, os processos mamilares das vértebras lombares superiores, especialmente os da 12.ª VT são grandes.[4]

Interespinhais e intertransversais (Fig. 49.2). Estes músculos conectam os processos transversos e processos espinhosos, respectivamente. São pouco desenvolvidos ou ausentes na região torácica, e sua importância decorre sobretudo das classificações nas subdivisões homólogas e devido às homologias de inervação. Assim, a partir da localização e do grupo, podemos ter ramos ventrais, ramos dorsais, ou ambos.[5]

Trígono suboccipital

O trígono suboccipital (Fig. 49.3), na região suboccipital, é limitado pelo reto posterior maior da cabeça e pelos oblíquos inferior e superior da cabeça. Encontra-se coberto pelo semi-espinhal da cabeça e longo da cabeça. O assoalho está formado pela membrana atlanto-occipital posterior e pelo arco posterior do atlas. **O trígono suboccipital contém a artéria vertebral e o nervo suboccipital, que se localizam, ambos, no sulco, na superfí-**

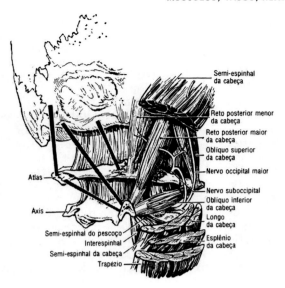

Fig. 49.3 O trígono suboccipital. A maior parte do semi-espinhal da cabeça foi retirada. Observe o nervo occipital maior surgindo da borda inferior do oblíquo inferior. A artéria vertebral e o nervo occipital são observados no trígono, porém a massa de veias pertencentes ao plexo venoso suboccipital foi omitida. Do lado esquerdo, as linhas pretas e espessas indicam esquematicamente as direções e inserções dos músculos que limitam o trígono.

cie posterior do arco posterior do atlas.

A membrana atlanto-occipital posterior conecta o arco posterior do atlas à borda posterior do forame magno. Ela forma um arco sobre a artéria vertebral (Fig. 49.7) e o primeiro nervo cervical. A borda livre deste arco está algumas vezes ossificada.

O espaço subaracnóideo pode ser puncionado introduzindo-se uma agulha na parte posterior do pescoço e penetrando a membrana atlanto-occipital. Este procedimento é denominado punção cisternal.

Músculos suboccipitais. Estes compreendem os retos posteriores maior e menor da cabeça e os oblíquos inferior e superior da cabeça. Eles são inervados principalmente pelo nervo suboccipital. Os músculos suboccipitais podem atuar como extensores e rotadores da cabeça, mas funcionam sobretudo como músculos posturais.

O *reto posterior maior da cabeça* passa do processo espinhoso do áxis à parte lateral da linha inferior da nuca do occipital e à área do osso abaixo da linha.

O *reto posterior menor da cabeça* origina-se do tubérculo posterior do atlas e termina na parte medial da linha inferior da nuca e sobre a área óssea abaixo desta linha.

O *oblíquo inferior da cabeça* estende-se do processo espinhoso do áxis ao processo transverso do atlas.

O *oblíquo superior da cabeça* origina-se do processo transverso do atlas e insere-se na parte lateral da área entre as linhas superior e inferior da nuca.

Inervação e ações dos músculos do dorso[6]

Com exceção de certos músculos intertransversais, os músculos do dorso são inervados pelos ramos dorsais dos nervos espinhais, como acontece também com os levantadores das costelas (Cap. 27).

No que concerne às ações, muito poucos músculos do dorso foram estudados diretamente. Isto é particularmente verdadeiro para os músculos dispostos mais profundamente. Os rotadores, por exemplo, assim são chamados apenas devido a sua direção e inserção, que lhes sugerem fazer rotação. Algumas das ações desses músculos do dorso são mais ou menos auto-evidentes, outras foram determinadas a partir de pacientes com paralisias, e, ainda, outras foram determinadas por eletromiografia (Fig. 49.11). Em muitos aspectos, no entanto, as funções dos músculos do dorso não são conhecidas ou são muito pouco entendidas, particularmente o modo pelo qual são coordenadas.

As funções dos músculos do dorso podem ser resumidas como se segue: nos vários movimentos do tronco, um músculo pode, às vezes, iniciar movimentos e, em outras vezes, estabilizar o tronco. **Quanto mais longitudinal for a disposição dos músculos, mais ele estará relacionado com a flexão ou extensão da coluna vertebral (cabeça), e com a flexão lateral. (A flexão lateral é especialmente importante no equilíbrio do tronco sobre os membros de suporte durante a locomoção.)** O eretor da espinha é o principal extensor; ele é auxiliado pelos músculos suboccipitais, pelo esplênio e pelos semi-espinhais da cabeça. **Quanto mais oblíqua for a disposição de um feixe muscular, mais este estará relacionado com a rotação.** O multífido é o principal rotador do tronco; ele é auxiliado pelos oblíquos externo e interno do abdome; o multífido propriamente dito, todavia, parece ser mais um estabilizador do que um movimentador primário. O esplênio, o semi-espinhal da cabeça e o esternoclidomastóideo são os principais rotadores da cabeça auxiliados pelos músculos suboccipitais. Os esplênios dos dois lados, atuando em conjunto, estendem a cabeça. O esplênio de um lado inclina a cabeça para este lado e volta a face para o mesmo lado, e assim atua com o esternoclidomastóideo do lado oposto. Os movimentos da coluna vertebral estão considerados mais adiante.

Vasos sanguíneos

Artérias

As estruturas do dorso recebem seu suprimento arterial da seguinte forma: (1) no pescoço, a partir de ramos musculares da artéria occipital e de ramos musculares e espinhais da artéria cervical ascendente, vertebral e cervical profunda; (2) no tórax e abdome, a partir de ramos musculares e espinhais das artérias intercostais posteriores, subcostal e lombares; (3) na pelve, da iliolombar e dos ramos sacrais laterais da artéria ílica interna.

Os ramos que irrigam a medula estão descritos no Cap. 50. As partes das artérias vertebral e occipital que passam através da região suboccipital estão descritas abaixo. Maiores detalhes do trajeto de distribuição das várias artérias são dados em seções apropriadas.

Artéria occipital. Esta artéria se origina da carótida externa, na parte superior do pescoço. Seu trajeto pode ser considerado em três porções: anterior, profunda e posterior ao esternoclidomastóideo. A artéria origina-se no trígono carótico anteriormente ao esternoclidomastóideo. Profundamente a este músculo, a artéria occipital ocupa o sulco occipital no osso temporal, medialmente ao processo mastóide. Aqui ela é coberta pelos músculos que se inserem no processo mastóide (esternoclidomastóideo, esplênio da cabeça, longo da cabeça e digástrico). Ela então se localiza sobre o oblíquo superior da cabeça e o semi-espinhal da cabeça. Posteriormente ao esternoclidomastóideo, a artéria occipital atravessa o trapézio, sendo acompanhada pelo nervo occipital maior e dividindo-se em numerosos ramos para o couro cabeludo.

O ramo mais importante da artéria occipital é o seu *ramo descendente*, que fornece uma circulação colateral após a ligadura da artéria carótida externa ou subclávia. Ele se origina sobre o oblíquo superior da cabeça e divide-se em ramos superficial e profundo, que envolvem o semi-espinhal da cabeça. O ramo superficial passa profundamente ao esplênio e anastomosa-se com a artéria cervical transversa. O ramo profundo passa entre o semi-espinhal da cabeça e o pescoço, e anastomosa-se com a artéria cervical profunda proveniente do tronco costocervical.

Os outros ramos da artéria occipital são decritos no Cap. 60.

Artéria vertebral. **A artéria vertebral irriga principalmente a parte posterior do cérebro.** Ela se origina da primeira parte da artéria subclávia e ascende através do foramen transverso das seis vértebras cervicais superiores. Ela, então, passa por trás da massa lateral do atlas e entra na cavidade crânica através do forame magno. O trajeto da artéria vertebral pode ser considerado em quatro partes: cervical (Cap. 60), vertebral (Cap. 60), suboccipital e intracrânica (Cap. 53).

A *parte suboccipital* passa posteriormente em torno da massa lateral do atlas e vai se localizar num sulco sobre a superfície superior do arco do atlas (Fig. 48.6). Aqui, ela forma uma parte do conteúdo do trígono suboccipital (Fig. 49.3) e encontra-se coberta pelo músculo semi-espinhal da cabeça. A artéria vertebral deixa o trígono suboccipital indo em direção anterior, passando pela borda lateral da membrana atlanto-occipital posterior e entrando no canal vertebral. Ele, então, perfura a dura e a aracnóide, e passa através do forame magno. A artéria vertebral forma uma alça entre o atlas e o crânio.

A parte suboccipital da artéria vertebral dá ramos musculares para os músculos suboccipitais e ramos meníngicos que se ramificam na fossa posterior do crânio.

Veias

O sistema venoso vertebral[7] **consiste de uma rede plexiforme de veias, sem válvulas, que estão conectadas superiormente com os seios durais do crânio, abaixo, com veias pelvinas e, no pescoço, e tronco com os sistemas ázigo e cava.** Ele fornece o fluxo sanguíneo em ambas as direções, de acordo com as variações da pressão intratorácica e intra-abdominal (Caps. 31 e 38), e fornece uma via para a propagação de células cancerosas, êmbolos e infecções. Esta rede venosa apresenta três divisões que se intercomunicam:

1. Um grande plexo, que circunda a dura-máter e drena as estruturas do canal vertebral. Este plexo é denominado *plexo venoso vertebral (epidural) interno* (Fig. 50.3, Cap. 50), e se interrompe somente ao nível dos discos intervertebrais e entre as vértebras adjacentes, posteriormente. O plexo venoso é drenado por veias segmentares através de *veias intervertebrais*, que deixam através dos forames intervertebrais e sacropelvinos.

2. Uma rede de veias nos espaços medulares dos corpos vertebrais drenam em direção posterior para a rede crânica e, em direção anterior, lateralmente, para o plexo externo (Fig. 37.6, Cap. 37). As *veias basivertebrais* que partem das superfícies posteriores dos corpos vertebrais podem ser muito grandes (Cap. 48).

3. Um *plexo venoso vertebral externo*, cuja parte anterior está localizada sobre a face anterior dos corpos vertebrais e, a parte

posterior, sobre a face externa dos arcos vertebrais, recebe sangue dos músculos da região do dorso e dos ossos. Ele é drenado por veias segmentares através de veias intervertebrais.

O *plexo venoso suboccipital* é uma parte do plexo externo notável pela sua extensão e complexidade. Localiza-se sobre o trígono suboccipital e no interior deste; recebe as veias occipitais do couro cabeludo, conecta-se com o seio transverso, através das veias emissárias, e comunica-se com as veias vertebrais.

Cada *veia vertebral* é formada por duas raízes que se originam de plexos venosos em torno do forame magno. (Este plexo se conecta superiormente com o plexo basilar.)[8] A vertebral recebe tributárias do plexo venoso suboccipital e dos músculos adjacentes, penetra no forame transverso do atlas e desce através dos forames sucessivos. Durante a primeira parte de seu trajeto, ela forma um plexo em torno da artéria vertebral; porém, a níveis mais inferiores, o plexo forma uma única veia que deixa o forame transverso da sexta VCe e se esvazia na veia braquiocefálica. A veia vertebral recebe veias intervertebrais e musculares através de seu trajeto e, imediatamente antes de terminar, ela recebe as veias cervical profunda e vertebral anterior. A *veia vertebral anterior* é uma pequena veia que acompanha a artéria cervical ascendente. Algumas vezes, uma *veia vertebral acessória* tem origem do plexo na artéria vertebral. Ela desce juntamente com a veia vertebral, porém emerge através do forame transverso da sétima VCe que termina na veia braquiocefálica.

A *veia occipital*, que drena um plexo de veias no couro cabeludo, acompanha a artéria occipital através do trapézio e termina no plexo venoso suboccipital, onde se comunica com a veia cervical profunda. No couro cabeludo, a veia occipital, ou uma de suas tributárias, recebe a veia emissária parietal e as veias emissárias mastóideas (Cap. 53). Ela, algumas vezes, se continua com a artéria occipital e termina na veia jugular interna.

A *veia cervical profunda* começa na região suboccipital e desce entre o esplênio da cabeça e do pescoço. Ela passa em direção anterior, entre o processo transverso da sétima VCe e o colo da primeira costela, e termina na veia vertebral.

Drenagem linfática

A drenagem linfática das estruturas profundas do dorso é feita por vasos e correm principalmente junto com as veias. Os vasos linfáticos da pele do pescoço drenam para os linfonódios cervicais; aqueles do tronco, acima do umbigo, para os linfonódios axilares; e aqueles que se originam abaixo do umbigo drenam para os linfonódios inguinais superficiais.

NERVOS

A inervação do dorso é dada por ramos meníngicos e pelos ramos dorsais dos nervos espinhais.

Ramos meníngicos. Cada nervo espinhal dá origem a um ramo meníngico, ou nervo sinovertebral,[9] que entra novamente no canal vertebral e divide-se em finos filamentos que se anastomosam com os filamentos dos ramos meníngicos adjacentes. Estes ramos contêm fibras vasomotoras e sensitivas que inervam a dura-máter, o ligamento longitudinal posterior, o periósteo e os vasos sanguíneos epidurais e interósseos. Os ramos meníngicos dos três primeiros nervos cervicais dão origem a ramos que ascendem através do forame magno e inervam a dura-máter sobre a parte anterior do assoalho da fossa posterior do crânio.[10]

Ramos dorsais. Os ramos dorsais, que contêm fibras motoras, sensitivas e simpáticas,[11] passam em direção posterior inervam músculos, ossos, junturas e a pele do dorso. A maior parte dos ramos dorsais divide-se em ramos medial e lateral, cada um destes apresentando um trajeto descendente à medida que se dirige dorsalmente.[12] Cada um se anastomosa com os nervos acima e abaixo e forma um plexo na musculatura do dorso.

Na metade superior do tronco, os ramos mediais inervam a pele, enquanto que, na metade inferior, os ramos laterais tornam-se cutâneos. Todavia, o nível desta modificação é variável (v. Ramos Dorsais Torácicos).

Ramos dorsais cervicais. Alças de conexão entre os primeiros três ou quatro nervos cervicais (Fig. 49.3), formam o que se denomina *plexo cervical posterior*. O ramo dorsal do primeiro nervo cervical é conhecido como *nervo suboccipital*. Ele emerge acima do arco posterior do atlas, abaixo da artéria vertebral, e inerva o semi-espinhal da cabeça e o músculo suboccipital. O primeiro nervo cervical freqüentemente não apresenta raiz dorsal; em tais casos, o nervo comumente se anastomosa com o nervo acessório.[13] Mesmo se a raiz dorsal está presente, o ramo dorsal, amiúde, não apresenta distribuição cutânea.

O ramo dorsal do segundo nervo cervical emerge abaixo do oblíquo inferior da cabeça, o qual ele inerva, e então se divide em ramos medial e lateral. O ramo lateral simplesmente inerva os músculos adjacentes, porém o ramo medial maior, denominado o *nervo occipital maior* (Fig. 57.2, Cap. 57), apresenta uma distribuição mais extensa. Ele ascende, coberto pelo semi-espinhal da cabeça e pelo trapézio, e perfura ambos estes músculos. Ele então acompanha a artéria occipital e inerva a pele do couro cabeludo até o vértex.

O ramo medial do ramo dorsal do terceiro nervo cervical dá origem ao *terceiro nervo occipital,* que perfura o trapézio e termina na pele, na parte posterior da cabeça.

Os ramos dorsais C6, C7, e C8, assim como C1, normalmente não apresentam ramos cutâneos.[14] Daí o dermátomo C5 ser adjacente a T1 e, com sobreposição, C4 se encontra com T2.

Ramos torácicos dorsais. Cada ramo passa em direção posterior, inervando os músculos localizados profundamente, e dividindo-se em um *ramo cutâneo lateral* e outro *medial,* que estão separados por feixes do longo do tórax. Os ramos mediais passam em direção posterior e inferior, inervando o eretor da espinha e suas divisões, assim como o periósteo, ligamentos e junturas. Os ramos mediais de T1 a T3 também se tornam cutâneos. Os ramos laterais inervam o levantado das costelas, longo do tórax e o iliocostal torácico. Eles apresentam um trajeto longo em direção inferior, sendo que os mais inferiores (T9 a T12) perfuram o grande dorsal e inervam a pele em direção inferior até a região glútea. Isto pode ser denominado como uma zona transicional, pois tanto os ramos mediais quanto os laterais, de T4 a T8, dão filetes cutâneos.

Ramos dorsais lombares, sacrais e coccígicos. A maior parte dos ramos mediais destes ramos dorsais inerva o eretor da espinha. Os ramos laterais dos ramos dorsais lombares superiores são os *nervos clúnios superiores,* que inervam a pele da nádega. Os ramos laterais dos ramos dorsais lombares inferiores, junto com os primeiros quatro nervos sacrais (e comumente uma contribuição do quinto sacral) formam uma série de alças que compreendem o *plexo sacral dorsal,* imediatamente posterior ao sacro e cóccix.[15] Estas alças dão origem a dois ou três *nervos clúnios médios* que perfuram o gluteo máximo suprajacente e inervam a pele da nádega.

Os ramos dorsais do quinto nervo sacral e coccígico não apresentam ramos medial e lateral. Eles se comunicam (freqüentemente formando um único nervo) e inervam os ligamentos adjacentes e a pele suprajacente.

JUNTURAS

As junturas da coluna vertebral incluem (1) aquelas entre os corpos vertebrais adjacentes, (2) as junturas dos arcos vertebrais, (3) junturas especiais, a atlanto-occipital e a atlanto-axial, (4) as junturas costovertebrais e (5) as junturas sacroílicas, com os ligamentos iliolombares.

Junturas entre os corpos vertebrais

Os corpos das vértebras adjacentes são mantidos juntos por ligamentos longitudinais e por discos intervertebrais (Fig. 49.4).

Ligamentos. O *ligamento longitudinal anterior* é uma faixa bastante ampla de tecido espesso, que passa longitudinal e anteriormente aos corpos vertebrais e discos intervertebrais, e que se funde com o periósteo e o ânulo fibroso, respectivamente. Acima, ele tem uma inserção destacada no tubérculo anterior do atlas. Abaixo, ele se espalha sobre a superfície pelvina do sacro. É comum encontrar-se osso neste ligamento, sobretudo nas bordas dos corpos vertebrais. Esta condição freqüentemente representa uma ossificação em resposta a uma tensão intermitente induzida no ligamento pelo movimento,[16] e é muito comum na convexidade da curvatura lombar. As projeções ósseas denominadas *osteófitos* encontram-se, amiúde, presentes nas bordas das partes anterior e posterior dos corpos vertebrais e se estendem aos ligamentos adjacentes.[17] Estes osteófitos, que são distintos dos processos pararticulares, aumentam em número com a idade.

O *ligamento longitudinal posterior* localiza-se no interior do canal vertebral, na face posterior dos corpos vertebrais e discos intervertebrais. Acima, ele se continua com a membrana tectória e, assim, insere-se no osso occipital. Após um trajeto descendente, estreita-se atrás de cada corpo vertebral; porém, ao nível de cada disco, ele se espalha lateralmente e funde-se com o ânulo fibroso. Inferiormente, ele se continua no canal sa-

MÚSCULOS, VASOS, NERVOS E JUNTURAS DO DORSO

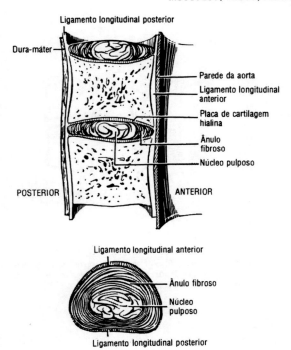

Fig. 49.4 Superior, *uma secção mediana de dois corpos vertebrais e de um disco intervertebral de um adulto jovem*, e inferior, *uma secção horizontal através do disco.*

cral. Este ligamento encontra-se frouxamente inserido nos corpos vertebrais, estando separado deles pelas veias basivertebrais que saem da esponjosa.

Discos intervertebrais.[18] Os discos intervertebrais são coxins elásticos que formam as junturas fibrocartilagíneas entre os corpos das vértebras adjacentes (Fig. 49.4). O disco mais superior está entre a segunda VCe e a terceira e, o mais inferior, no interior do cóccix. A estrutura e a disposição dos discos variam com a idade.[19]

Nos adultos jovens, cada disco intervertebral consiste do núcleo pulposo e do ânulo fibroso, que contém pouco ou nenhum vaso sanguíneo ou nervo, e estão separados dos ossos, acima e abaixo, por duas placas finas de cartilagem hialina. Estas placas cobrem as faces superior e inferior do corpo vertebral. No osso em crescimento, eles formam a zona a partir da qual o corpo vertebral cresce em altura. O núcleo pulposo, que ocupa o centro do disco, é branco, brilhante e semigelatinoso. Ele contém feixes finos de fibras colágenas, células teciduais conectivas, células cartilagíneas e muito material intercelular amorfo. O núcleo é altamente plástico, comporta-se como um fluido e é mantido sob esta forma pelas placas cartilagíneas e pelo ânulo fibroso. O ânulo fibroso consiste de uma série de lamelas de feixes colágenos, que estão dispostas de uma forma espiral. Os feixes nas lamelas adjacentes dispõem-se em ângulos, em relação um ao outro. Acima e abaixo, as fibras dos ânulos são presas à epífise anular (Cap. 48) e às bordas das placas hialinas. As fibras mais externas do ânulo misturam-se com os ligamentos longitudinais; a fibrocartilagem está presente na lamela mais interna. Com o avançar da idade, todo o disco tende a tornar-se fibrocartilagíneo, e as diferenças estruturais entre o núcleo e o ânulo freqüentemente se perdem.

O núcleo pulposo é responsável por várias funções: (1) É um mecanismo de absorção de choque; (2) ele equilibra as tensões; (3) é importante na troca de líquido entre os discos e os capilares nas vértebras; e (4) o eixo de movimento entre duas vértebras adjacentes passa verticalmente através dele. O ânulo fibroso também é responsável por várias funções: (1) Ele mantém os corpos vertebrais unidos e dá estabilidade; (2) ele permite o movimento entre os corpos vertebrais (devido a disposição espiral de suas fibras); (3) ele atua como um ligamento controle; (4) ele mantém o núcleo pulposo; e (5) é um mecanismo de absorção de choque. As placas cartilagíneas hialinas, além de servir como zonas de crescimento para os corpos vertebrais, provavelmente protegem os corpos até uma certa extensão, e também permitem a difusão do líquido entre o disco e os capilares nas vértebras.

Os discos intervertebrais apresentam um alto conteúdo de água, que é máximo no nascimento e diminui com o avançar da idade. As alterações diurnas no conteúdo aquoso provavelmente são responsáveis por uma variação diurna na altura (1 a 2 cm); a altura freqüentemente diminui durante o dia. A diminuição no conteúdo aquoso com a idade, juntamente com outros fatores, resulta num afinamento permanente dos discos e numa diminuição permanente na estatura. Com o avançar da idade, também, as fibras tornam-se grosseiras e hialinizadas.

Os discos estão sujeitos a alterações patológicas que podem ser hérnia do núcleo e compressão das estruturas nervosas adjacentes. As fissuras que se desenvolvem na periferia dos discos cervicais, próximo às bordas dos corpos, foram denominadas junturas uncovertebrais, devido à suposição errônea de que elas fossem junturas sinoviais.[20]

Características especiais. Os discos são responsáveis por cerca de um quarto do comprimento da coluna vertebral. Eles são mais finos na região torácica e mais espessos na região lombar, onde também as desordens discais são mais comuns. Os discos lombares e cervicais são mais espessos anterior que posteriormente e, assim, contribuem para as curvas secundárias destas regiões (Cap. 48).

Como os discos se tornam mais finos com a idade, estas curvaturas estão alteradas. Nos pacientes idosos, por exemplo, a região cervical da coluna vertebral está comumente retificada.

O disco intervertebral forma um dos limites anteriores do forame intervertebral (Fig. 49.5). Os nervos cervicais e torácicos que passam através do forame localizam-se diretamente atrás do disco, numa posição que pode ser comprimida por uma protrusão póstero lateral de um núcleo pulposo herniado. A maior parte dos nervos lombares, todavia, emergem acima do disco (Fig. 50.5, Cap. 50). A diminuição na altura do disco resulta no estreitamento do forame. Tal estreitamento é uma causa potencial de compressão nervosa espinhal.

A *juntura sacrococcígica* consiste de um disco intervertebral entre o sacro e o cóccix, reforçado por *ligamentos sacrococcígicos, dorsal, ventral* e *lateral*. A juntura está amiúde parcial ou totalmente fundida.

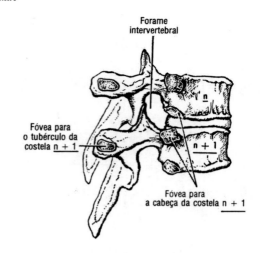

Fig. 49.5 Uma visão lateral de duas vértebras torácicas, mostrando a posição do disco intervertebral e a sua relação com o forame intervertebral.

Junturas dos arcos vertebrais

Os arcos vertebrais estão conectados pelas junturas sinoviais entre os processos articulares, e por ligamentos acessórios que se conectam com as lâminas, os processos transversos e os processos espinhosos.

Junturas entre os processos articulares. São principalmente do tipo plano e permitem deslizamento entre as facetas. A cápsula frouxa, inserida em torno das bordas das facetas, encontra-se inervada por ramos mediais dos ramos dorsais dos nervos espinhais.

Ligamentos acessórios. São os ligamentos flavos, o ligamento da nuca e os ligamentos supra-espinhais, interespinhal e intertransversal.

O *ligamento supra-espinhal* conecta as pontas dos processos espinhosos. É muito pouco desenvolvido na região lombar inferior.[21] A tensão no ligamento pode resultar na formação de pequenos esporões ósseos na ponta dos processos espinhosos, especialmente os das vértebras torácicas. Acima, o ligamento supra-espinhal junta-se com o *ligamento da nuca,* uma membrana triangular que forma um septo fibroso mediano entre os músculos dos dois lados do pescoço (Fig. 49.6). O ligamento da nuca apresenta (1) uma borda superior, presa à crista occipital externa; (2) uma borda anterior, presa aos processos espinhosos das vértebras cervicais; e (3) uma borda livre, posterior, que se estende da protuberância occipital externa ao processo espinhoso da sétima VCe. Em quadrúpedes, o ligamento da nuca é um ligamento elástico que mantém a cabeça.

Os *ligamentos interespinhais* são encontrados entre os processos adjacentes e estão bem desenvolvidos somente na região lombar.

O *ligamento flavo* elástico conecta as bordas das lâminas das vértebras adjacentes. Algumas fibras podem se dispor na face anterior da lâmina. Lateralmente, cada ligamento flavo se estende à cápsula da juntura entre as facetas e, por esta razão, contribui para formar o limite posterior do forame intervertebral. Os dois ligamentos estão separados por um espaço mediano e estreito, através do qual passam as veias que conectam os plexos venosos epidural e extravertebral. Os esporões ósseos estão freqüentemente presentes nos ligamentos flavos que conectam as vértebras torácicas.

Os *ligamentos intertransversais* são insignificantes, exceto na região lombar, onde conectam os processos transversos adjacentes.

Junturas atlanto-occipital e atlanto-axial

Juntura atlanto-occipital. A juntura atlanto-occipital de cada lado é aquela situada entre a faceta articular superior da massa lateral do atlas e o côndilo occipital correspondente. Além disto, esses dois ossos também estão conectados pelas *membranas atlanto-occipitais anterior* e *posterior,* que se estendem dos arcos anterior e posterior do atlas, respectivamente, às bordas anterior e posterior do forame magno (Figs. 49.7 e 49.8). A faceta do côndilo occipital é geralmente reniforme ou com a forma de ampulheta, ocasionalmente bipartida.[23]

Cada juntura atlanto-occipital é do tipo sinovial e apresenta uma cápsula ligamentar revestida por membrana sinovial.

Funcionalmente, as junturas direita e esquerda atuam em conjunto, como uma juntura elipsoidal, sendo o eixo longo de direção transversa. Os movimentos são de flexão e extensão em torno de um eixo transversal, e a inclinação lateral da cabeça em torno de um eixo ânteroposterior.

Juntura atlanto-axial e ligamentos occipito-axiais. As junturas atlanto-axiais são do tipo sinovial e são em número de três: duas laterais e uma mediana. Cada juntura atlanto-axial se une com o processo articular oposto e é uma juntura plana. Ela apresenta uma membrana sinovial e uma cápsula. A cápsula está reforçada, posteriormente, por um ligamento atlanto-axial acessório, que se estende do corpo do áxis, em direção superior, e, lateralmente, até a massa lateral do atlas. A *juntura atlanto-axial mediana* comporta-se como um pivot. Ela é formada

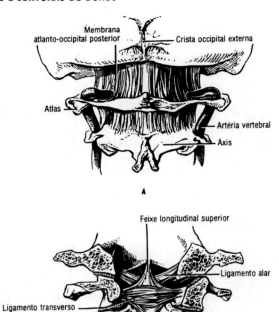

Fig. 49.7 Os ligamentos do atlas e do áxis. A, *uma visão posterior, mostrando as artérias vertebrais.* B, *uma visão posterior, mostrando o interior do canal vertebral após a retirada de porções do crânio e das vértebras.*

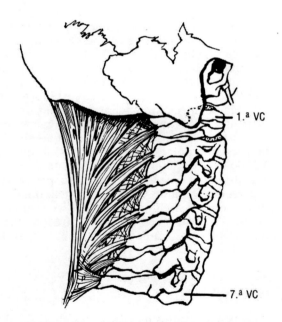

Fig. 49.6 *Ligamento da nuca, face lateral direita. As junturas entre os processos articulares das vértebras cervicais estão indicadas por linhas pontilhadas. Todavia observe que, primeiro, a juntura entre a faceta articular superior do áxis e a massa lateral do atlas e, segundo, a juntura entre a massa lateral do atlas e o côndilo occipital estão localizadas mais anteriormente. Estas duas junturas não correspondem às junturas entre os processos articulares da sétima VCe à segunda VCe. Associado a isto está o fato de que os primeiros dois nervos cervicais emergem atrás destas junturas, respectivamente, enquanto que os nervos restantes emergem anteriormente aos processos articulares. Baseado em Poirier e Charpy.*

pelo (1) arco anterior e o ligamento transverso do atlas, e (2) pelo processo odontóide do áxis. As cavidades sinoviais estão presentes anterior e posteriormente ao processo odontóide, cada uma com o seu próprio ligamento capsular e membrana sinovial (Fig. 49.8).

O termo *ligamento cruciforme (cruzado) do atlas* aplica-se (1) ao *ligamento transverso do atlas* que une as faces mediais das massas laterais (Fig. 48.6), e (2) aos feixes longitudinais que se estendem em direção superior à borda anterior do forame magno e, inferiormente, à parte posterior do corpo do áxis. O ligamento transverso normalmente não se rompe nos enforcamentos judiciais, porém a fratura do áxis ocorre, e a medula espinhal se rompe.[24]

Além do ligamento cruciforme, o áxis conecta-se ao osso occipital pelo (1) *ligamento apical do processo odontóide,* do ápice do processo até à borda anterior do forame magno (Fig. 49.8); (2) pelos *ligamentos alares,* do ápice do processo odontóide ao lado medial de cada côndilo occipital (Fig. 49.7); e (3) pela *membrana tectória,* uma lâmina larga que se estende do ligamento longitudinal posterior do corpo do áxis à superfície superior da parte basilar do osso occipital, anteriormente ao forame magno (Fig. 49.8).

Junturas costovertebrais

As junturas costovertebrais (Cap. 27) consistem das junturas das cabeças das costelas com os corpos vertebrais, e as junturas costotransversas, entre os tubérculos das costelas e os processos transversos das vértebras.

Juntura sacroílica e ligamentos iliolombares

Os pesos da cabeça, dos membros superiores e do tronco são transmitidos através do sacro e do ílio ao fêmur, quando de pé, e aos túberes isquiádicos, quando sentado. A força e a estabilidade desta região são devidas à configuração óssea, à disposição dos ligamentos sacroílicos e aos fortes ligamentos que conectam as vértebras lombares inferiores e os ílios.

A *juntura sacroílica* é uma juntura sinovial plana, formada pela união das superfícies auriculares do sacro e do ílio. Ela se encontra descrita com as junturas da pelve (Cap. 40).

Os *ligamentos iliolombares* são vários ligamentos fortes (Figs. 49.9 e 49.10), dispostos de tal forma, que contribuem para a estabilidade da região lombossacral. Estes ligamentos incluem: (1) o ligamento iliolombar superior, cuja parte medial é o ligamento in-

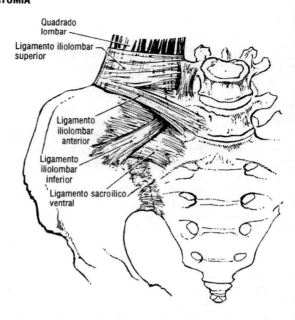

Fig. 49.9 Ligamentos iliolombar e sacroílico ventral. Os ligamentos iliolombares posterior e vertical não estão mostrados. Baseado em Shellshear e Macintosh.[25]

tertransversal entre a quarta e quinta VL. Assim como os outros ligamentos intertransversais lombares, ele se estende lateralmente, para se dividir em torno do quadrado lombar em camadas média e anterior da fáscia toracolombar. Na sua extensão lateral, o ligamento também alcança o ílio e, desta forma, é um ligamento iliolombar, assim como um ligamento intertransversal; (2) os ligamentos iliolombares anterior e posterior, que se estendem dos processos transversos da quinta VL ao sacro e ao ílio; (3) o ligamento iliolombar inferior, que se estende do processo transverso da quinta VL à fossa ílica, onde se funde com o ligamento sacroílico ventral (suas fibras apresentam uma direção diferente); (4) um ligamento iliolombar vertical variado.

Movimentos da coluna vertebral

Os movimentos da coluna vertebral são de flexão (inclinação para frente) e extensão (inclinação para trás), ambos no plano mediano; a flexão lateral (inclinação para o lado), para a direita ou esquerda, num plano coronal; e uma rotação em torno do eixo longitudinal. A natureza precisa dos eixos destes movimentos no ser vivo é muito difícil de determinar. Os estudos radiológicos fornecem dados valiosos.

Cada tipo de movimento descrito pode ocorrer em três regiões móveis da coluna ver-

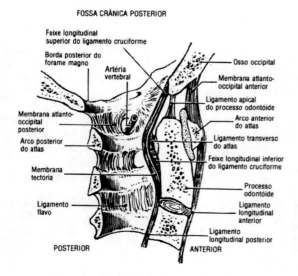

Fig. 49.8 Secção mediana do atlas e áxis. Baseada em Poirier e Charpy.

tebral: cervical, torácica e lombar.[26] O eixo de cada tipo de movimento aparentemente corre através do núcleo pulposo, porém se modifica durante o movimento. Durante o movimento, as facetas articulares deslizam umas sobre as outras. Sua disposição é tal que a flexão lateral é automaticamente acompanhada por algum grau de rotação. Durante cada metade de um ciclo no andar, uma rotação ocorre numa direção acima da sexta à oitava VT e na direção oposta, abaixo destas vértebras.[27]

A extensão do movimento varia de acordo com a região e com o indivíduo, sendo extraordinária em alguns indivíduos, como, por exemplo, acrobatas e contorcionistas. A extensão é limitada pelo espessamento e compressibilidade dos discos vertebrais e pelos músculos e ligamentos. Durante a flexão da coluna vertebral, os discos estreitam-se anteriormente e alargam-se posteriormente, e, na parte inferior da região cervical, há um deslocamento anterior de cada vértebra sobre a imediatamente inferior. As alterações opostas ocorrem na extensão. As regiões lombar e cervical são as mais móveis. A extensão pode ocorrer em um grau maior do que a flexão, especialmente na região lombar.[28] Durante a flexão completa, a coluna lombar pode ficar retificada ou ligeiramente côncava.[29]

A flexão e a extensão da cabeça ocorrem principalmente nas junturas atlanto-axial e atlanto-occipital e, em menor extensão, nas outras junturas cervicais.[30] A extensão na juntura atlanto-occipital é mais livre do que a flexão, e ambas apresentam maior grau de amplitude do que a juntura atlanto-axial.

O crânio e o atlas, em conjunto, giram sobre um eixo nas três junturas atlanto-axiais, tendo como eixo o processo odontóide. Eles funcionam como uma juntura esferóide. Os detalhes do movimento, entretanto, continuam em discussão.[31] Após cerca de 45 graus de rotação, uma rotação adicional ocorre entre as vértebras cervicais remanescentes (por um total de cerca de 90 graus).

Músculos. Os principais flexores da coluna vertebral são os músculos pré-vertebrais, o reto do abdome, iliopsoas, escalenos, o esternoclidomastóideo. Estes músculos atuam bilateralmente e flexionam o tronco contra uma resistência. A flexão também pode ser causada pela gravidade, e a sua intensidade e extensão são controladas pelos eretores da espinha. Os eretores da espinha são os principais extensores da coluna vertebral. No início da extensão, a partir de uma posição de total flexão, o gluteu máximo e os músculos posteriores da coxa são importantes extensores.

A flexão lateral ou a inclinação lateral do tronco é realizada pelos músculos oblíquos de um lado da parede abdominal, auxiliados pelo quadrado lombar e o psoas maior. A atividade do eretor da espinha relaciona-se com a extensão durante a inclinação lateral.[32] A flexão lateral do pescoço é realizada pelas extensões que passam em direção superior ao músculo eretor da espinha e pelo semi-espinhal da cabeça e esplênio da cabeça, auxiliados, talvez, pelo esternoclidomastóideo e trapézio.

Qualquer músculo que passe em direção oblíqua no dorso pode tomar parte na rotação, auxiliado na região toracolombar pelos músculos oblíquos da parede abdominal.

Os músculos do dorso são relativamente inativos quando estamos na posição ereta em repouso.[33] Eles servem, principalmente, como suportes laterais. O eretor da espinha controla o ato de inclinação para frente e atua de uma maneira poderosa no retorno da posição ereta (extensão), sendo auxiliado pelo gluteu máximo e os músculos da região posterior da coxa. De uma maneira surpreendente, durante a flexão total, quando tentamos tocar o solo com as pontas dos dedos sem inclinar o joelho, o eretor da espinha relaxa-se quando um certo grau de flexão é obtido (Fig. 49.11). O esforço é, então, realizado inteiramente pelos ligamentos. Na reversão do movimento, o eretor da espinha é a princípio ina-

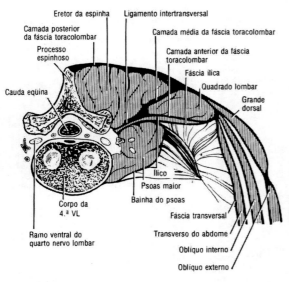

Fig. 49.10 Secção horizontal através dos músculos do dorso, ao nível do corpo da quarta VL. Observe as camadas média e anterior da fáscia toracolombar, formada pela divisão do ligamento iliolombar superior (v. Fig. 49.9) e incluindo o quadrado lombar.

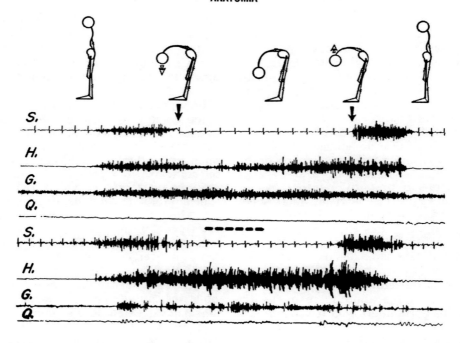

Fig. 49.11 Eletromiogramas durante a posição ereta e durante a flexão do tronco e quadril. Na posição ereta, nenhuma atividade foi registrada a partir do sacrospinhal; (S), músculos posteriores da coxa (H), ou quadríceps da coxa (Q). As curtas deflexões verticais em S são as deflexões registradas no eletrocardiograma. Com a inclinação para frente, a atividade aparece no sacrospinhal, nos músculos da região posterior da coxa e no gastrocnêmio (G). A atividade no sacrospinhal terminal na total flexão, reaparece com a extensão do tronco e retorna a uma posição ereta. Os quatro registros superiores são de um mesmo indivíduo; os quatro inferiores, de outros. Da Fig. 2 H. Portnoy and F. Morin, American Journal Physiology, 186:122, 1956. De acordo com permissão dos autores e dos publicadores.

tivo, sendo a fase inicial da extensão realizada pelos músculos posteriores da coxa e pelo gluteu máximo. O eretor da espinha, então, subitamente reassume sua atividade. Levantando um peso ou movendo-se rapidamente de uma inclinação a uma total posição flexionada, o que não só é desvantajoso do ponto de vista mecânico, mas potencialmente perigoso do ponto de vista de lesões musculares, ligamentares, ou dos discos intervertebrais.

Além de atuarem como movimentadores primários, e atuarem paradoxalmente, os músculos do dorso apresentam importantes funções posturais e sinérgicas. Quando se está numa posição ereta, apoiando-se num só pé, por exemplo, o eretor da espinha contrai-se e auxilia na manutenção do equilíbrio. Durante o andar, as contrações alternadas destes músculos podem ser facilmente percebidas à medida que o peso passa de um pé para o outro.

Os músculos do dorso prontamente entram em espasmo reflexo após lesões ou inflamações das estruturas do dorso. Um espasmo pode se agravar e ser extremamente doloroso.

REFERÊNCIAS

1. G. Winckler, Arch. Anat., Strasbourg, 31:1, 1948.
2. J. Satoh, Okajimas Folia anat. jap., 46:65, 1969; 47:19, 1970.
3. B. Jonsson, Z. Anat. EntwGesch., 130:177, 1970.
4. P. N. B. Odgers, J. Anat., Lond., 67:301, 1933. For a study of the multifidus, see O. Kuran, Rev. Fac. med. Univ. Istanbul, 19:193, 1956.
5. A. J. E. Cave, J. Anat., Lond., 71:497, 1937. W. Langenberg and S. Jüschke, Z. Anat. EntwGesch., 130:255, 1970. T. Sato, Z. Anat. EntwGesch., 143:143, 1974.
6. E. Cyriax, J. Anat., Lond., 67:178, 1932. B. Åkerblom, Standing and Sitting Posture, A.-B. Nordiska Bokhandeln, Stockholm, 1948. W. F. Floyd and P. H. S. Silver, Lancet, 1:133, 1951; J. Anat., Lond., 85:433, 1951. P. H. S. Silver, J. Anat. Lond., 88:550, 1954. J. Joseph, Man's Posture: Electromyographic Studies, Thomas, Springfield, Illinois, 1960. J. M. Morris, G. Benner, and D. B. Lucas, J. Anat., Lond., 96:509, 1962. R. L. Waters and J. M. Morris, J. Anat. Lond., 111:191, 1972. E. W. Donisch and J. V. Basmajian, Amer. J. Anat., 133:25, 1972.
7. O. V. Batson, Amer. J. Roentgenol., 78:195, 1957. H. J. Clemens, Die Venensysteme der menschlichen Wirbelsäule, Walter de Gruyter, Berlin, 1961. M. H. von Lüdinghausen, Münch. med. Wschr., 110:20, 1968.
8. E. Stolic and D. Mrvaljevic, C. R. Ass. Anat., 55:1027, 1970.
9. G. Lazorthes and J. Gaubert, C. R. Ass. Anat., 43:488, 1956. D. L. Stilwell, Jr., Anat. Rec., 125:139, 1956. H. E. Pedersen, C. F. J. Blunck, and E. Gardner, J. Bone Jt Surg., 38A:377, 1956. J. Molinsky, Acta anat., 38:96, 1959. H. C. Jackson, R. K. Winkelman, and W. H. Bickel, J. Bone Jt Surg., 48A:1272, 1966.
10. D. L. Kimmel, Neurol., 11:800, 1961.

11. R. Dass, Anat. Rec., *113*:493, 1952.
12. H. M. Johnston, J. Anat., Lond., *43*:80, 1908. A. J. E. Cave, J. Anat., Lond., *71*:497, 1937.
13. A. A. Pearson, R. W. Sauter, and G. R. Herrin, Amer. J. Anat., *114*:371, 1964. G. Ouaknine and H. Nathan, J. Neurosurg., *38*:189, 1973.
14. A. A. Pearson, R. W. Sauter, and J. J. Bass, Amer. J. Anat., *112*:169, 1963. A. A. Pearson, R. W. Sauter, and T. F. Buckley, Amer. J. Anat., *118*:891, 1966. See also reference 12.
15. M. T. Horwitz, Anat. Rec., *74*:91, 1939.
16. D. Allbrook, J. Bone Jt Surg., *39B*:339, 1957.
17. H. Nathan, J. Bone Jt Surg., *44A*:243, 1962.
18. J. R. Armstrong, *Lumbar Disc Lesions*, Livingstone, Edinburgh, 2nd ed., 1958. E. J. Eyring, Clin. Orthop., *67*:16, 1969. A. F. DePalma and R. H. Rothman, *The Intervertebral Disc*, Saunders, Philadelphia, 1970.
19. A. Peacock, J. Anat., Lond., *86*:162, 1952. R. Walmsley, Edinb. med. J., *60*:341, 1953.
20. G. Töndury, Z. Anat. EntwGesch., *112*:448, 1943. E. E. Payne and J. D. Spillane, Brain, *80*:571, 1957. See also M. C. Hall, *Luschka's Joint*, Thomas, Springfield, Illinois, 1965.
21. P. M. Rissanen, Acta orthopaed. scand., Suppl. 46, 1960.
22. H. V. Vallois, C. R. Soc. Biol., Paris, *93*:1339, 1925.
23. A. J. E. Cave, J. Anat., Lond., *68*:416, 1934.
24. F. Wood-Jones, Lancet, *1*:53, 1913. V. Vermooten, Anat. Rec., *20*:305, 1921.
25. J. L. Shellshear and N. W. G. Macintosh, *Surveys of Anatomical Fields*, Grahame, Sydney, 1949.
26. S. N. Bakke, Acta radiol., Stockh., Suppl. 13, 1931.
27. G. G. Gregerson and O. B. Lucas, J. Bone Jt Surg., *49A*:247, 1967.
28. P. Wiles, Proc. R. Soc. Med., *28*:647, 1935. J. F. Elward, Amer. J. Roentgenol., *42*:91, 1939. J. F. Brailsford, *The Radiology of Bones and Joints*, Churchill, London, 5th ed., 1953.
29. J. J. Keegan, J. Bone Jt Surg., *35A*:589, 1953. D. Allbrook, J. Bone Jt Surg., *39B*:339, 1957.
30. J. W. Fielding, J. Bone Jt Surg., *39A*:1280, 1957. M. Hohl and H. R. Baker, J. Bone Jt Surg., *46A*:1739, 1964.
31. S. Werne, Acta orthopaed. scand., Suppl. 23, 1957; *28*:165, 1959.
32. J. E. Pauly, Anat. Rec., *155*:223, 1966.
33. J. Joseph, cited in Reference 6. J. V. Basmajian, *Muscles Alive*, Williams & Wilkins, Baltimore, 3rd ed., 1974.

50 MEDULA ESPINHAL E MENINGES

MEDULA ESPINHAL

A *medula espinhal*, que mede 45 cm de comprimento, estende-se desde o forame magno, onde se continua com a medula oblonga, até a parte superior da região lombar. **A medula espinhal termina mais freqüentemente ao nível do disco entre a primeira e a segunda VL, porém varia desde o disco da 12.ª VT e primeira VL ou entre a segunda e a terceira VL.**[1] Abaixo deste nível, o canal vertebral é ocupado pelas meninges e pelas raízes nervosas espinhais. Um cordão fibroso, fino e brilhante, o *filamento terminal*, continua-se em direção inferior, a partir da medula espinhal, como uma prolongação da pia-máter. Ele se funde com a dura-máter no ápice do saco dural e continua-se com este como o filamento da dura-máter (v. adiante). O filamento terminal apresenta cerca de 15 a 20 cm de comprimento. O canal central continua-se no seu interior por uma distância variável. O filamento terminal deriva da porção da medula espinhal inferior ao segundo segmento coccígeo (31.º segmento) no embrião. Esta porção se diferencia, permanecendo apenas um cordão fibroso.[2] Subseqüentemente, um crescimento diferencial conduz a uma terminação progressivamente mais alta da medula espinhal. O nível do adulto é atingido cerca de dois meses após o nascimento.[3]

A medula espinhal é quase cilíndrica, porém ligeiramente achatada em direção ântero-posterior. Apresenta uma *intumescência cervical* e outra *lombar* aos níveis de entrada dos nervos provenientes dos membros. A extremidade inferior da medula apresenta uma forma cônica e é denominada *cone medular*. O filamento terminal desce do ápice do cone.

Atrás, através de toda a sua extensão, a medula espinhal apresenta um sulco longitudinal, o *sulco mediano posterior*. Os filamentos da *raiz dorsal* penetram lateralmente a este sulco em intervalos regulares (Fig. 50.1). Um número variável de pequenas artérias e veias, derivadas dos vasos espinhais posteriores e bulbares, encontra-se presente na superfície posterior da medula.

Anteriormente, através de toda a sua extensão, a medula espinhal apresenta a *fissura mediana anterior*, ocupada pela artéria espinhal anterior e pequenas veias. Os filamentos das *raízes ventrais* deixam a face ânterolateral da medula em intervalos regulares.

As fissuras e sulcos da medula espinhal continuam-se superiormente com os correspondentes da medula oblonga.

A parte da medula espinhal à qual se prendem um par de raízes dorsais e um par de raízes ventrais é denominada um segmento de medula. Cada raiz dorsal apresenta uma dilatação ovóide, o *ganglioespinhal*, que se loca-

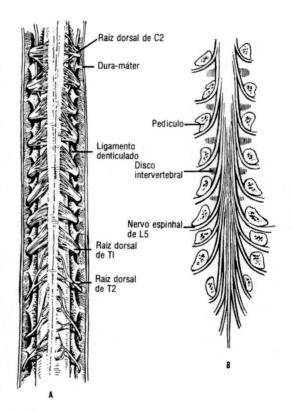

Fig. 50.1 **A**, as raízes dorsais das partes cervical e torácica superior da medula espinhal. Observe que os filamentos são mais numerosos nas raízes dorsais cervicais inferiores do que nas raízes cervicais superiores ou torácicas superiores. **B**, a cauda eqüina, após a retirada dos arcos vertebrais. Observe como os nervos lombares passam próximo aos pedículos, acima dos discos intervertebrais. Modificado de Hovelacque.[4]

liza próximo ao forame intervertebral ou no interior deste. Distalmente ao gânglio, cada raiz dorsal se reúne com a raiz ventral correspondente, formando o nervo espinhal. **O primeiro par de nervos espinhais emerge entre o atlas e o crânio, e os nervos cervicais remanescentes, exceto o oitavo, deixam o canal vertebral acima da vértebra numerada correspondente. O oitavo emerge abaixo da sétima VCe. Daí por diante, os nervos passam abaixo de sua vértebra numerada correspondente.** Há, então, oito pares de nervos espinhais cervicais, 12 torácicos, cinco lombares e cinco sacrais. Normalmente, há apenas um par de nervos coccígeos. Se houver outros adicionais, estes são rudimentares.

O termo *cauda eqüina* refere-se ao conjunto de raízes espinhais que descem da parte inferior da medula e ocupam o canal vertebral abaixo da medula (Fig. 50.1B). O termo decorre da semelhança dessa reunião de raízes com a cauda de um cavalo.

Os filamentos que se originam da face lateral da parte superior cervical da medula (a meio caminho entre as raízes dorsal e ventral) formam a parte espinhal do nervo acessório. Estes filamentos ascendem através do forame magno e reúnem-se com os filamentos do nervo acessório originários da medula oblonga.

Estrutura. A medula espinhal apresenta essencialmente a mesma disposição em toda a sua extensão. A substância cinzenta, em forma de uma letra *H*, modifica-se de acordo com o local, devido às diferenças em números e tipos do seu conteúdo celular. As células são mais numerosas nas intumescências cervical e lombar, pois que estas regiões inervam os membros. A substância branca, de maneira similar difere muito pouco na sua disposição em toda a medula, e está contida no interior de três funículos, em cada lado (Fig. 50.2). O canal central continua-se superiormente com o da medula oblonga e, desta forma, com o quarto ventrículo. Abaixo, ele se encontra, amiúde, um tanto alargado (ventrículo terminal), imediatamente antes de se afunilar no interior do filamento terminal, onde ele termina. Em crianças, o canal central, na porção eqüina da medula, está freqüentemente bifurcado;[5] no adulto, encontra-se freqüentemente obliterado em vários níveis, por células de revestimento que proliferam.

Irrigação sanguínea (Fig. 50.3). **A irrigação arterial é dada por três canais arteriais longitudinais, que se estendem da medula oblonga ao cone medular, um deles na posição mediana anterior e os outros dois dispostos póstero-lateralmente. Todos os três canais estão reforçados por "nutridoras medulares", que são ramos das artérias segmentares.**[6]

O canal anterior é a *artéria espinhal anterior*, formada pela união de dois ramos da artéria vertebral. Em

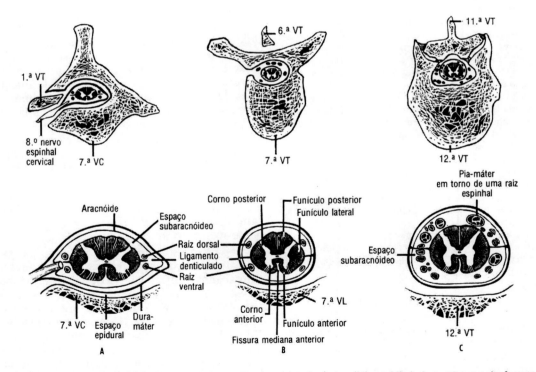

Fig. 50.2 Representação diagramática dos três níveis da coluna vertebral e medula espinhal. A, secção através do corpo da sétima VCe; a medula espinhal (ao nível do segundo segmento torácico) está mostrada abaixo. Observe a borda livre do ligamento denticulado. B, secção do corpo da sétima VT; a medula espinhal (cerca do 10.º segmento torácico) está mostrada abaixo. Observe que a este nível (entre a emergência de raízes adjacentes) o ligamento denticulado está preso a ambas as bordas. C, uma secção através do corpo da 12.ª VT; a medula espinhal (sacral superior ou lombar inferior) está mostrada abaixo.

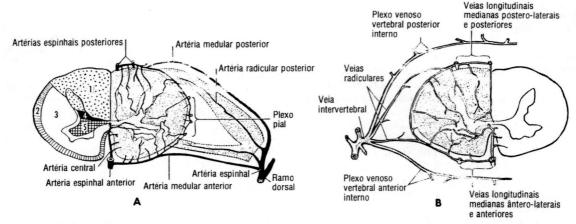

Fig. 50.3 **A,** *irrigação arterial, e* **B,** *drenagem venosa da medula espinhal. (1) área irrigada pelo plexo posterior; (2) a área irrigada pelas partes lateral e ventral dos plexos piais; (3) a área de irrigação comum pela artéria central e pelas partes lateral e ventral piais do plexo pial; (4) a área de irrigação comum pela artéria central e pelo plexo posterior; (5) a área irrigada pela artéria central. Baseada em Gillilan.*[6,9]

seu trajeto na fissura mediana anterior, encontra-se reforçada por artérias medulares. A artéria espinhal anterior dá ramos centrais (sulcais) que irrigam, aproximadamente, os quatro quintos anteriores da medula.

As duas *artérias espinhais posteriores*, que são derivadas das artérias vertebrais ou das artérias cerebelares póstero-inferiores, formam comumente canais plexiformes a cada lado da dura-máter.[7] Estes canais são reforçados pelas *artérias medulares*.

A irrigação segmentar de reforço da medula espinhal é obtida através de artérias medulares, que são derivadas primariamente dos ramos espinhais das artérias cervicais ascendente e profunda, vertebral, intercostal posterior e sacral lateral. Estas artérias medulares (nutridores medulares) estão presentes sobretudo onde a necessidade de irrigação é maior, principalmente nas intumescências. Há uma média de oito anteriores e 12 posteriores. Uma artéria particularmente grande encontra-se amiúde presente no lado esquerdo, em geral entrando nos níveis torácicos de nove a 11 e voltando-se em direção inferior para a intumescência lombar. Uma outra região importante é a formada pela junção da medula oblonga com a medula, região para a qual ramos da artéria occipital também contribuem.[8]

As raízes ventrais e dorsais são irrigadas por ramos radiculares que, freqüentemente, não alcançam a medula.

As veias que drenam a medula,[9] juntamente com os plexos venosos vertebrais internos, drenam para as veias intervertebrais (Fig. 50.3). Estas, por sua vez, drenam para veias segmentares.

Características regionais

Características funcionais. A medula espinhal contém os tratos motores descendentes e os tratos sensitivos ascendentes. Além disso, os diferentes níveis medulares apresentam funções diferentes, mais ou menos específicas. As intumescências cervical e lombar, por exemplo, contêm os neurônios que inervam os membros.

Fibras nervosas especiais com origem na parte cervical da medula formam a parte espinhal do nervo acessório. Além disso, células importantes que inervam o diafragma estão localizadas na parte cervical da medula espinhal. A lesão desta parte da medula espinhal é perigosa, devido a sua interferência com a respiração.

A representação autônoma é derivada das partes torácicas e lombar superior da medula, como também da parte sacral. Esta última é de representação parassimpática. A parte sacral da medula é, por esta razão, um importante centro para o controle da micção e da defecação. A lesão do cone medular ou da cauda eqüina comumente determina distúrbios da função intestinal e vesical.

Características morfológicas e topográficas. A medula espinhal varia na forma de acordo com o nível. Ela apresenta intumescência cervical e lombar no ponto de entrada dos nervos que vão inervar os membros. A medula espinhal é quase cilíndrica, sendo ligeiramente achatada na direção ânteroposterior, especialmente na região cervical.*

As relações dos níveis de inserção das raízes espinhais para os níveis vertebrais, quando comparadas com os níveis de emergência dos nervos espinhais, são importantes. O nível de entrada das raízes é mais alto que o nível de emergência através do forame intervertebral (Fig. 50.4). A discrepância é maior na região lombossacral. A correlação entre os níveis de entrada e os níveis de emergência varia bastante.[11]

---

*A média máxima de espessura da medula cervical é de 14 mm; o diâmetro ântero-posterior, 6,5 a 9 mm.[10]

A maneira pela qual as raízes se prendem à medula difere de acordo com a região. O comprimento das raízes aumenta de cima para baixo. As da região lombossacral não são apenas as mais longas, mas são também

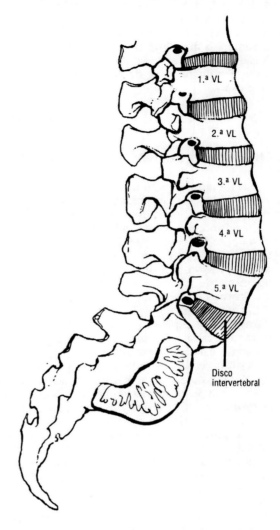

Fig. 50.5 *A emergência dos nervos espinhais lombar direito através dos forames intervertebrais. O desenho mostra os tamanhos relativos dos forames intervertebrais lombares e nervos espinhais. Baseado em Danforth e Wilson.*[13]

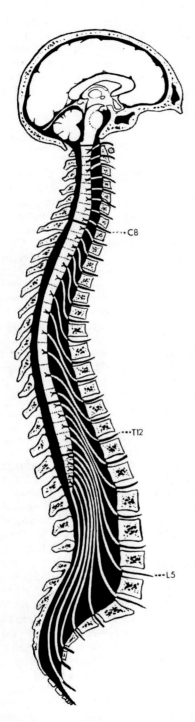

Fig. 50.4 *Representação em um diagrama do encéfalo e da medula espinhal mostrando a relação da medula, nervos espinhais e vértebras. O encéfalo está mostrado no plano mediano. As raízes dorsal e ventral estão mostradas como nervos isolados emergindo de cada segmento. Modificado de Gardner.*[12]

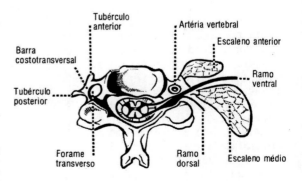

Fig. 50.6 *Face superior da quarta VCe, mostrando as relações do nervo cervical.*

as mais espessas. **Os nervos espinhais lombares aumentam em tamanho de cima para baixo, enquanto que os forames intervertebrais lombares diminuem em diâmetro. Assim, o quinto nervo lombar é o mais espesso, e o seu forame é o mais estreito (Fig. 50.5).**[13] **Esta relação aumenta a possibilidade de o nervo ser comprimido no caso de hérnia de um núcleo pulposo.**

Na região cervical, cada raiz espinhal passa através de um forame intervertebral, que é realmente um canal de cerca de 4 mm de comprimento, enquanto que os gânglios espinhais e os nervos se localizam fora deste forame, na goteira ou sulco do processo transverso (Fig. 50.6). Em outros locais, os gânglios espinhais e os nervos freqüentemente se localizam no interior dos forames.

MENINGES

Dura-máter espinhal

A medula espinhal, como o encéfalo, está coberta e bem protegida por três meninges. O revestimento mais externo, a *dura-máter espinhal*, é um tubo fibroso, denso e resistente, que se estende do forame magno até o sacro e o cóccix. No forame magno, ele se continua com a dura-máter do encéfalo. É ligeiramente aderente às bordas do forame[14] e aos corpos da segunda e terceira VCe. Imediatamente abaixo do forame magno, a dura-máter é espessa e vascular. Na parte inferior do canal vertebral, ela se estreita rapidamente e termina em um fundo cego na altura do nível da segunda VS (inferior ao nível da metade da segunda VS na metade dos casos[15]). Ela se prolonga como *o filamento da dura-máter* até a parte posterior do cóccix, onde se mistura com o periósteo.

A dura-máter está separada das paredes do canal vertebral pelo espaço epidural ou extradural, que contém uma quantidade de gordura semifluida e muitas veias de paredes finas. Estas veias, que constituem os plexos venosos vertebrais internos, são comparáveis à posição dos seios venosos da dura-máter encefálica, pois estes se localizam entre o periósteo que reveste o canal vertebral e a dura-máter. (A parte externa da dura-máter encefálica serve como periósteo.) A gordura epidural estende-se para o interior, ocupa o forame intervertebral e evagina-se ao longo das vértebras.[16] Devido a sua natureza semifluida na temperatura corporal, a gordura é facilmente comprimida para dentro ou para fora do canal vertebral, de acordo com as variações das pressões intratorácica e intra-abdominal. Por esta razão, o canal vertebral não é um canal rígido e fechado. Suas veias podem levar, em maior ou menor volume, sangue, de acordo com as relações de pressão intratorácica e intra-abdominal (Caps. 31 e 38). A analgesia caudal envolve a injeção de uma solução de anestésicos no hiato sacral (Cap. 48), de tal forma que ela se difunde em direção superior no espaço epidural.

Quando cada raiz espinhal se aproxima de um forame intervertebral, ela penetra num prolongamento, em forma de funil ou tubular, de dura-máter, a *bainha dural*.[17] Na altura da posição do gânglio espinhal, as bainhas das raízes ventrais e dorsais misturam-se e formam uma única bainha, que se continua com o epineuro do nervo espinhal. Algumas raízes (especialmente as cervicais inferiores e as torácicas superiores) descem intraduralmente e, então, encontram-se freqüentemente anguladas quando se voltam rapidamente para cima, para o forame intervertebral.[18]

O *espaço subdural* é um espaço potencial entre a aracnóide e a superfície profunda da dura-máter. Ele contém somente uma camada de líquido da espessura capilar. O espaço prolonga-se para dentro das bainhas durais e comunica-se com os vasos linfáticos dos nervos.

Aracnóide espinhal

É uma membrana bastante delicada e transparente que forma um envoltório frouxo e amplo para a medula espinhal. Acima, ela se continua com a aracnóide encefálica através do forame magno. Abaixo, ela termina junto com o saco dural e é perfurada pelo filamento terminal. A cada lado, ela se prolonga com as bainhas durais como revestimentos tubulares para as raízes espinhais, porém somente por uma curta distância.

O espaço subaracnóideo, que contém líquido cerebrospinhal, é um amplo espaço entre a aracnóide e a pia-máter. Uns poucos feixes de tecido conectivo cruzam o espaço subaracnóideo, e uma variável condensação fibrosa, septo subaracnóideo, estende-se posteriormente, a partir da medula, no plano mediano. O espaço subaracnóideo está parcialmente subdividido pelos ligamentos denticulados.

Punção lombar.[19] Devido ao fato de a medula espinhal terminar ao nível da segunda VL, enquanto que o espaço subaracnóideo se continua até o nível da segunda VS, uma agulha pode ser introduzida abaixo do ponto de terminação da medula, e pode-se retirar líquido cerebrospinhal. Antes de o líquido ser retirado, sua pressão pode ser medida. O líquido retirado pode ser examinado em busca de bactérias ou outras células, pode ser submetido a testes sorológicos e químicos e pode ser substituído por uma solução de determinado agente anestésico. O líquido pode também ser substituído por contraste, tal como um gás ou um óleo iodado, e o espaço subaracnóideo pode ser visualizado radiograficamente.

Pia-máter espinhal

A pia-máter espinhal consiste de tecido reticular e fibras colágenas. O tecido reticular reveste intimamente a medula e passa, em direção posterior, na fissura mediana anterior. Forma o septo mediano posterior e outros septos incompletos. Também forma um revestimento para as radículas, prolonga-se em torno delas e continua-se com o tecido reticular da aracnóide. As fibras colágenas localizam-se externamente ao tecido reticular e formam uma rede de feixes. Esta rede contém os vasos da superfície da medula, é interrompida pela inserção das radículas e dá origem a feixes colágenos que cruzam o espaço subaracnóideo. Os feixes mais externos correm longitudinalmente e, no plano mediano, anteriormente, formam uma faixa brilhante, a *linea splendem*, que envolve a artéria espinhal anterior. Abaixo, as fibras longitudinais reúnem-se no filamento terminal.

A cada lado, a camada colágena envia um septo fino e longitudinal lateralmente. A borda lateral deste *ligamento denticulado* (Fig. 50.2) é livre, exceto por uma série de processos semelhantes a dentes (freqüentemente, 21 de cada lado) que se fundem com a dura-máter e a aracnóide e auxiliam na fixação da medula. O processo mais superior está ao nível do forame magno. Cada um dos processos remanescentes está preso no espaço entre as duas bainhas durais adjacentes, o mais inferior estando abaixo da bainha para o último nervo torácico. Os dois ligamentos denticulados continuam-se inferiormente no filamento terminal.

A inserção do ligamento denticulado na medula espinhal está cerca de meio caminho entre as zonas de inserção das raízes dorsal e ventral. Esta inserção é um ponto de referência para vários procedimentos cirúrgicos.

REFERÊNCIAS

1. J. H. Needles, Anat. Rec., 63:417, 1935. A. F. Reimann and B. J. Anson, Anat. Rec., 88:127, 1944. The types and levels of endings, and the relation of the segments of the cord to the bodies and spinous processes of the vertebrae are graphically presented by R. Louis, Bull. Ass. Anat., 54:272, 1970.
2. G. L. Streeter, Amer. J. Anat., 25:1, 1919.
3. A. J. Barson, J. Anat., Lond., 106:489, 1970.
4. A. Hovelacque, *Anatomie des nerfs craniens et rachidiens et du système grand sympathique chez l'homme*, Doin, Paris, 1927.
5. R. G. Lendon and J. L. Emery, J. Anat., Lond., 106:499, 1970.
6. L. A. Gillilan, J. comp. Neurol., 110:75, 1958. H. Garland, J. Greenberg, and D. G. F. Harriman, Brain, 89:645, 1966. R. A. Henson and M. Parsons, Quart. J. Med., 36:205, 1967. R. Djindjian et al., *Angiography of the Spinal Cord*, Masson, Paris, 1970. G. F. Dommisse, J. Bone Jt Surg., 56B:225, 1974.
7. C. Maillot and J.-G. Koritké, C. R. Ass. Anat., 55:837, 1970..
8. G. Lazorthes et al., C. R. Ass. Anat., 52:786, 1967. See also references 6 and 7.
9. L. A. Gillilan, Neurology, 20:860, 1970.
10. R. M. Lowman and A. Finkelstein, Radiology, 39:700, 1942. E. C. Porter, Amer. J. Roentgenol., 76:270, 1956. Diameters of the vertebral canal at various levels are given by B. S. Wolf, M. Khilnani, and L. Malis, J. Mt Sinai Hosp., 23:283, 1956; A. Delmas and H. Pineau, C. R. Ass. Anat., 51:282, 1966; J. Minne et al., C. R. Ass. Anat., 56:1081, 1972.
11. R. W. Reid, J. Anat., Lond., 23:341, 1889. E. Hintzsche and P. Gisler, Schweiz. Arch. Neurol. Psychiat., 35:287, 1935. See especially R. Louis, reference 1.
12. E. Gardner, *Fundamentals of Neurology*, Saunders, Philadelphia, 6th ed., 1975.
13. M. S. Danforth and P. D. Wilson, J. Bone Jt Surg., 7:109, 1925.
14. L. C. Rogers and E. E. Payne, J. Anat., Lond., 95:586, 1961.
15. M. Trotter, Curr. Res. Anesth., 26:192, 1947.
16. R. R. Macintosh and W. W. Mushin, Anaesthesia, 2:100, 1947.
17. H. Swanberg, Med. Rec., N.Y., 87:176, 1915. R. Frykholm, J. Neurosurg., 4:403, 1947; Acta chir. scand., 101:457, 1951. S. Kubik, Acta anat., 63:324, 1966. The meningeal-neural relationships in the intervertebral foramen are described by S. Sunderland, J. Neurosurg., 40:756, 1974.
18. H. Nathan and M. Feuerstein, J. Neurosurg., 32:349, 1970.
19. R. R. Macintosh, *Lumbar Puncture and Spinal Analgesia*, Livingstone, Edinburgh, 2nd ed., 1957.
20. J. W. Millen and D. H. M. Woollam, Brain, 84:514, 1961. *Idem, The Anatomy of the Cerebrospinal Fluid*, Oxford University Press, London, 1962.

51 ANATOMIA DE SUPERFÍCIE DO DORSO

Algumas das características da anatomia de superfície do dorso estão mostradas na Fig. 51.1.

Os processos espinhosos das vértebras são palpáveis num sulco mediano do dorso, um sulco que se torna proeminente no pescoço devido à presença do semi-espinhal da cabeça, a cada lado, e na região lombar pelo eretor da espinha. **Os processos espinhosos da 6.ª e 7.ª VCe e da primeira VT são freqüentemente proeminentes e palpáveis e tornam-se mais conspícuos pela flexão do pescoço e tronco.**

A protuberância occipital externa é palpável em adultos (porém, não em crianças) no plano mediano, onde a parte posterior da cabeça se junta com a parte posterior do pescoço. A concavidade situada abaixo acha-se ao nível do atlas. O processo espinhoso do atlas é palpável cerca de 5 cm abaixo da protuberância occipital externa, embora estes processos espinhosos da terceira a quinta VCe sejam obscurecidos pelo ligamento da nuca.

Os processos espinhosos torácicos são freqüentemente palpáveis. O processo espinhoso da 10.ª (a 11.ª) é amiúde mais curto que os outros, de tal maneira que uma ligeira depressão é observada sobre esta. Na região torácica, o processo espinhoso de cada vértebra se estende ao nível do corpo da vértebra abaixo; na região torácica média, o processo espinhoso pode alcançar o disco abaixo da vértebra subjacente. Uma linha horizontal entre os ângulos inferiores da escápula cruza o processo espinhoso da 7.ª VT.

Os processos espinhosos lombares estão situados nos sulcos entre os amplos músculos

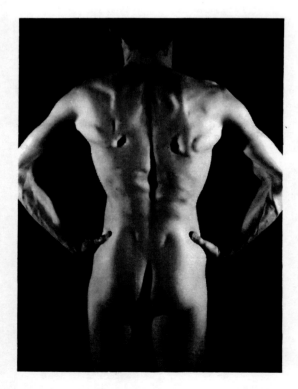
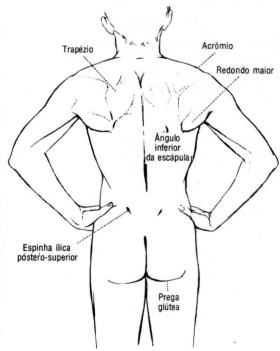

Fig. 51.1 Alguns pontos de referência da superfície do dorso. Cort. de J. Royce Ph. D. (citado na Introdução à segunda parte), e Davis, Philadelphia.

eretores da espinha, a cada lado do plano mediano. O processo espinhoso da 5.ª VL encontra-se freqüentemente destacado por uma reentrância. **Um plano horizontal entre os pontos mais altos da crista ílica (plano supracristal) passa através da parte inferior do processo espinhoso da quarta VL, ou imediatamente abaixo dele. O plano é, por esta razão, usado como um ponto de referência durante a punção lombar. Uma agulha introduzida neste plano penetra no espaço subaracnóideo, numa profundidade de 4 a 6 cm (menos que 2,5 cm nas crianças), e se continua em direção anterior, quando entra no disco entre a quarta e a quinta VL.**

Os processos espinhosos do sacro não são facilmente distinguidos. Cada espinha ílica póstero-superior está comumente assinalada por uma reentrância. Uma linha que conecta as duas espinhas ílicas cruza o processo espinhoso da segunda VS.

O hiato sacral pode facilmente ser palpado, assim como o cóccix móvel abaixo dele.

O corpo de cada vértebra acima da última lombar é ligeiramente mais alto que o da vértebra suprajacente. Numa avaliação aproximada, todavia, pode-se atribuir 2,5 cm à altura de uma vértebra pré-sacral e de seu disco.

Parte 8

CABEÇA E PESCOÇO

Ronan O'Rahilly

Introdução

As vértebras cervicais e a parte posterior do pescoço já foram descritas. O primeiro Cap. desta parte se relaciona com o crânio e osso hióide. Nos Caps. restantes, a cabeça e o pescoço serão considerados da forma como são descritos geralmente, porém não exclusivamente de cima para baixo, iniciando-se com o encéfalo, orelha e olho e terminando com a boca, nariz, faringe e laringe.

Uma atenção particular é dirigida aos seguintes atlas:

R. C. Truex e C. E. Kellner, *Detailed Atlas of the Head and Neck*, Oxford University Press, New York, 1948. Este trabalho compreende desenhos regionais coloridos de dissecções da cabeça e pescoço. O último terço do livro consiste de uma série de cortes coronais e horizontais.

O. F. Kampmeier, A. R. Cooper, e T. S. Jones. *A Frontal Section Anatomy of the Head and Neck*, University of Illinois Pres, Urbana, 1957. Uma série de 20 fotografias de tamanho natural de secções coronais, separadas por 1 cm.

R. Aubaniac e J. Porot, *Radio-anatomie générale de la tête*, Masson. Paris, 1955. Desenhos e radiografias chaves de secções coronais, sagitais e horizontais através da cabeça, feitas com intervalo de 1 cm. As referências aos atlas de anatomia radiológica do crânio são fornecidas no final do Cap. 52.

J. Symington, *An Atlas Illustrating the Topographical Anatomy of the Head, Neck and Trunk*, Oliver e Boyd, Edinburgh, reimpresso em 1956. Esta série de desenhos de tamanho natural de cortes horizontais inclui uma dúzia pertencendo à cabeça e pescoço.

A cabeça e o pescoço, juntos, compreendem uma área bastante complicada. Incluído nesta área encontra-se um número importante de estruturas, cujas doenças formam assunto de algumas especialidades médicas e cirúrgicas: neurologia e neurocirurgia (encéfalo e nervos), oftalmologia (olho), otologia (orelha), rinolaringologia (nariz e garganta), odontologia e cirurgia oral (dentes e estruturas associadas). Uma grande quantidade de informações relativas às bases anatômicas destas especialidades está disponível, e uma introdução a esta importante literatura pode ser obtida pelo estudante através das monografias especializadas citadas nos Caps. a seguir.

52 CRÂNIO E OSSO HIÓIDE

O esqueleto da cabeça e do pescoço consiste do crânio, do osso hióide e das vértebras cervicais. As partes ósseas devem ser revistas durante todo o estudo da cabeça e do pescoço. As vértebras já foram descritas (Cap. 48), e o crânio e o osso hióide serão discutidos neste capítulo.

CRÂNIO

O crânio fornece (1) uma caixa para o encéfalo, (2) cavidades para os órgãos de sensação especial (visão, audição, equilíbrio, olfação e gustação), (3) aberturas para a passagem de ar e comida, e (4) os dentes e maxilares para a mastigação.

O crânio consiste de uma série de ossos, os quais, em sua maior parte, estão unidos em junturas imóveis. Um osso, a mandíbula ou maxilar inferior, move-se livremente, estando conectado com o resto do crânio através de uma juntura sinovial, a juntura temporomandibular. Alguns dos ossos do crânio são pares, enquanto que outros são ímpares. Os ossos do crânio são constituídos por lâminas *externa* e *interna* de substância compacta, e uma camada esponjosa média, denominada *díploe*. A lâmina interna é mais fina e mais frágil do que a externa. O crânio é coberto revestido por periósteo, sua camada de cobertura é denominada *pericrânio* e, a de revestimento, *endocrânio* (ou camada endosteal da dura-máter).

O termo *cranium* (do Grego, crânio) restringe-se, algumas vezes, ao significado do crânio sem a mandíbula. A palavra *calvária* (calvarium é incorreto) freqüentemente se refere à parte superior do crânio, excluindo-se os ossos da face.

Alguns ossos do crânio delimitam a cavidade crânica, na qual estão situados o encéfalo e as suas membranas de cobertura (meninges). Estes ossos são o frontal, o etmóide, o esfenóide, o occipital, o temporal e o parietal; os dois últimos são pares.

Além de uma porção do osso frontal, o esqueleto da face está composto de vários ossos pares (nasais, lacrimais, zigomáticos e maxilas), juntamente com a mandíbula. Um outro osso ímpar, o vômer, e dois ossos pares, os palatinos e as conchas nasais inferiores, estão dispostos mais profundamente.

Os vários ossos devem ser identificados num crânio com auxílio das Figs. 52.1 a 52.3 e 52.9.

As junturas imóveis entre a maior parte dos ossos do crânio são denominadas suturas. Estas apresentam a aparência de linhas irregulares nos crânios de adultos jovens. A tela conectiva entre os ossos é freqüentemente denominada *ligamento sutural*. Uma sutura, todavia, compreende várias camadas.[1] Muito embora o crescimento da calvária ocorra nas suturas, a expansão do crânio é devida, primariamente, ao crescimento do encéfalo. Com o passar da idade, muitas suturas se obliteram por fusão óssea entre os ossos adjacentes. O fechamento das suturas, todavia, não é um critério real de idade.[2] Além disso,

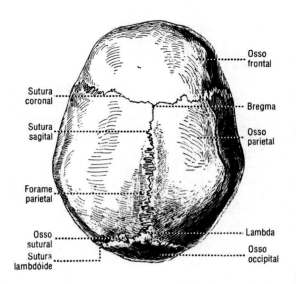

Fig. 52.1 Vista superior do crânio. Observe que algumas porções da sutura são mais denteadas que outras.

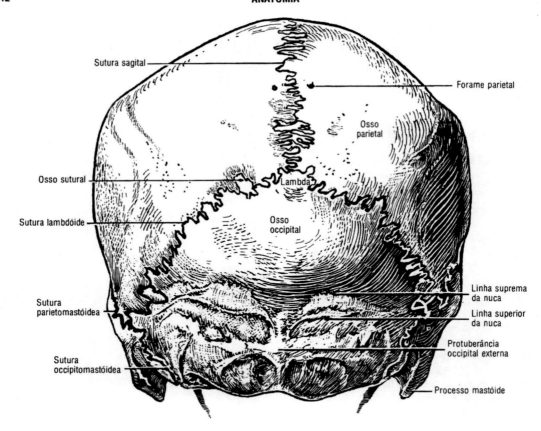

Fig. 52.2 Vista posterior do crânio. Ossos suturais são mostrados, e o local mais freqüente de ocorrência desses ossículos variáveis é ao longo da sutura lambdóide.

uma sinostose prematura pode ocorrer anormalmente, enquanto que, por outro lado, um fechamento retardado é encontrado no cretinismo e na hidrocefalia.

Áreas ósseas circunscritas, denominadas *ossos suturais*,[3] são observadas freqüentemente em algumas suturas (Fig. 52.2).

Embora tenha-se afirmado o contrário, a posição das suturas parece ser "determinada pelo encontro de cada osso, e não independentemente", como se julgava a partir de experiências em ratos intra-útero.[4] Muitas suturas são visíveis radiograficamente,[5] porém o fechamento assim avaliado não é contemporâneo com o fechamento determinado anatomicamente.[6]

Para facilitar a descrição, o crânio está orientado de tal forma, que as bordas inferiores da órbita e as bordas superiores dos meatos acústicos externos estão no mesmo plano horizontal, denominado *plano orbitomeático*.

O plano orbitomeático foi aceito como padrão num congresso de antropologia em Frankfurt, em 1884. Falando-se estritamente, ele passa pelas margens superiores dos meatos acústicos externos e na borda inferior da órbita esquerda. O plano orbitomeático corresponde, de forma bastante aproximada, com o plano horizontal natural do crânio, isto é, com o sujeito na posição anatômica e o seu olhar dirigido para um espelho vertical, onde ele fixa suas pupilas.[7]

A descrição que se segue está bastante relacionada com o crânio como um todo. Para um estudo separado de cada osso do crânio, trabalhos mais detalhados devem ser consultados.[8] Um bom exemplar de um crânio seco não danificado, bem preparado para estudo, deve ser cuidadosamente examinado em conjunto com a descrição que segue.

O crânio apresenta cerca de 85 forames, canais e fissuras nomeados normalmente. Alguns destes são de pouca importância, e a atenção deve ser dirigida, primeiro, para as aberturas através das quais os nervos crânicos, ou alguns de seus ramos, passam. As aberturas para (1) a medula espinhal e as artérias vertebrais, (2) as veias jugulares internas e (3) as artérias carótidas internas devem ser identificadas antes de se prosseguir.

Estas aberturas podem ser vistas claramente na face inferior do crânio (v. Fig. 54.2). Elas são denominadas (1) forame magno, uma abertura muito grande (cerca de

35 mm de comprimento), ovóide, mediana, próxima à parte posterior do crânio; (2) o forame jugular a cada lado, em linha com a parte anterior do forame magno, a cerca de 30 mm do plano mediano; e (3) o canal carótico a cada lado, imediatamente anterior ao forame jugular.

Anatomia radiológica

A anatomia radiológica do crânio é um estudo altamente especializado, e os detalhes, quando necessários, devem ser procurados nas publicações adequadas.[9]

As incidências mais freqüentemente usadas em radiografias da cabeça são as laterais esquerda e direita (Fig. 52.4), a póstero-anterior (testa e nariz contra o filme, Fig. 52.5) e a ântero-posterior *(occiput* contra o filme, como na posição de Towne; Fig. 52.6). Incidências adicionais incluem uma póstero-anterior especial (mento contra o filme e o nariz afastado do filme, como na projeção de Water; Fig. 52.7A, Cap. 52) para mostrar alguns dos seios paranasais.

Áreas de calcificação podem ser encontradas normalmente na comissura habenular, no corpo pineal, nos plexos corióides dos ventrículos laterais, ou na foice do cérebro.

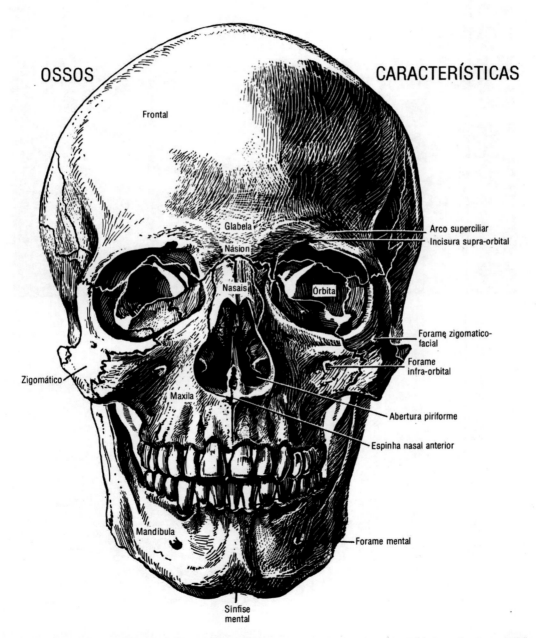

Fig. 52.3 Vista anterior do crânio. Observe que a incisura supra-orbital, o forame infra-orbital e o forame mental estão localizados, aproximadamente, numa linha vertical.

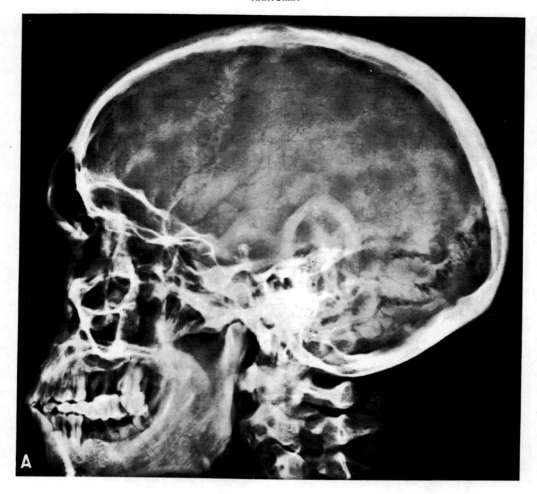
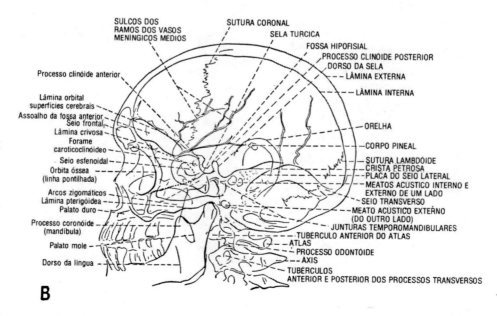

*Fig. 52.4 Cabeça. Radiografia lateral e diagrama chave. De I. Meschan, **Normal Radiographyc Anatomy**, Saunders, Philadelphia, 2nd ed., 1959, cort. do autor.*

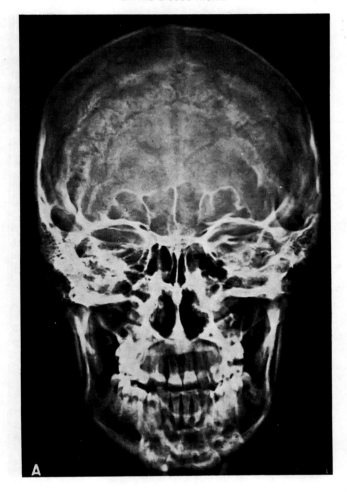
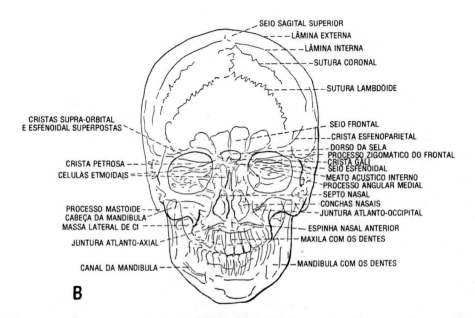

Fig. 52.5 Cabeça. Radiografia póstero-anterior e diagrama chave. De Meschan, citado com a Fig. 52.4, cort. do autor.

ANATOMIA

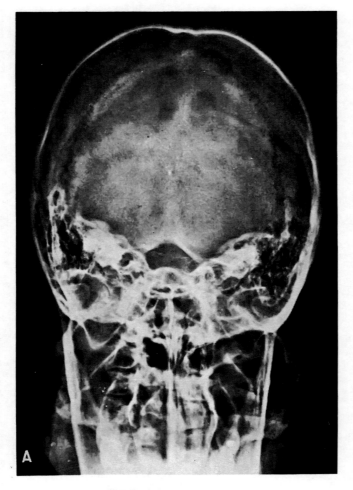

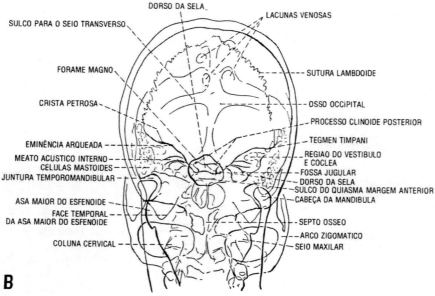

Fig. 52.6 Cabeça. Radiografia ântero-posterior (projeção de Towne) e diagrama chave. Nesta projeção, na qual o indivíduo se encontra de pé e com a parte posterior da cabeça repousando sobre o filme, uma linha que une o ângulo lateral do olho à protuberância occipital externa está perpendicular ao filme. O raio central é dirigido ligeiramente, em direção caudal, a partir da testa, à protuberância occipital externa. De Meschan, citado com a Fig. 52.4, cort. do autor.

Vista superior do crânio (Fig. 52.1)

O crânio é geralmente ovóide, quando observado de cima, e mais amplo posterior que anteriormente. Podem ser identificados quatro ossos: anteriormente, o frontal; posteriormente, o occipital; e, entre esses, os parietais direito e esquerdo. Esses ossos estão unidos por sutura.

A sutura entre os dois ossos parietais é denominada *sutura sagital* (L., na seta). A situada entre os parietais e o frontal é a *sutura coronal* (do L., coroa), e aquela entre o parietal e o occipital é a *lambdóide* (do G., a letra L). A intersecção das suturas sagital e coronal é denominada *bregma* e, no feto e na criança, é o local de uma área membranácea, o fontículo anterior. A intersecção da sagital e da lambdóide é denominada *lambda*. O *vértex* ou o ponto mais alto do crânio localiza-se sobre a sutura sagital, próximo ao seu ponto médio, e está situado uns poucos centímetros atrás do bregma. A *eminência parietal* é a porção mais convexa de cada osso parietal. Uns poucos centímetros anteriormente ao lambda, uma minúscula abertura vascular, o *forame parietal*, encontra-se algumas vezes em um ou em ambos os lados da sutura sagital. Este forame dá passagem a uma veia emissária. Raramente ele pode ser muito grande.[10]

Vista posterior do crânio (Fig. 52.2)

A parte posterior do crânio é composta de partes dos ossos parietais, do osso occipital e das partes mastóideas dos ossos temporais. As suturas sagital e lambdóide encontram-se no *lambda,* o que pode ser algumas vezes percebido com uma depressão *in vivo*. A extremidade inferior da sutura lambdóide encontra-se com as *suturas parietomastóidea* e *occipitomastóidea* a cada lado, num ponto conhecido como *astérion*. A sutura occipitomastóidea separa o osso occipital da porção mastóidea do temporal. Uma abertura vascular, o *forame mastóideo*, encontra-se freqüentemente próximo a esta sutura e dá passagem a uma veia emissária.

A *protuberância occipital externa* é uma projeção mediana, mais ou menos entre o lambda e o forame magno. Ela é palpável *in vivo* e está geralmente localizada um pouco abaixo da parte mais proeminente da região posterior da cabeça; por esta razão, ela não pode ser observada quando o crânio é visto de cima. O seu centro é denominado *ínion*. A cada lado, uma borda curva, a *linha superior da nuca,* arqueia-se lateralmente, a partir da protuberância. Ela marca o limite superior do pescoço. As *linhas supremas da nuca,* quando presentes, localizam-se 1 cm acima das linhas superiores da nuca, que são mais arqueadas.

VISTA ANTERIOR DO CRÂNIO
(Figs. 52.3 e 52.5)

A vista anterior do crânio apresenta fronte, as órbitas, a proeminência da face, o nariz ósseo externo, as maxilas e a mandíbula.

Fronte

O *osso frontal* forma o esqueleto da fronte. Abaixo, a cada lado do plano mediano, ele se articula com os ossos nasais. A intersecção do frontal e os dois ossos nasais é denominada *násion*. A região acima do násion, entre os supercílios, é denominada *glabela*. O *arco superciliar* é uma elevação que se estende lateralmente a cada lado, a partir da glabela. As duas metades do osso frontal estão separadas, até 6 anos de idade, pela sutura frontal. Em alguns crânios, a linha de separação persiste na vida adulta e é conhecida como *sutura metópica*.[11]

Órbitas

As órbitas são duas cavidades ósseas nas quais estão situados os olhos. Elas estão descritas em detalhes no Cap. 55. Na sua junção com a face, cada órbita apresenta bordas superior, lateral, inferior e medial.

A *borda* superior ou *supra-orbital* é formada pelo osso frontal. Sua porção medial é caracterizada pela *incisura supra-orbital* (ou *forame,* em alguns crânios) e aloja o nervo e vasos supra-orbitais. Medialmente à incisura, a borda está cruzada pelo nervo e vasos supratrocleares. Lateralmente, a borda supra-orbital termina no *processo zigomático do osso frontal,* que pode ser facilmente palpado *in vivo*. Em cada borda supra-orbital, o osso frontal volta-se abruptamente em direção posterior, como parte *orbital* que forma a maior parte do teto da órbita correspondente.

A borda lateral está formada pelos ossos zigomático e frontal. A borda inferior está formada pela maxila e o zigomático. A borda medial da órbita, que não é bem definida, como os outros limites, está formada pelas maxilas, lacrimal e frontal.

Abaixo da borda inferior da órbita, a maxila apresenta uma abertura, o *forame infra-orbital,* que dá passagem ao nervo e artéria infra-orbitais.

Proeminência da face

A proeminência da face está formada pelo *osso zigomático (malar)* (Fig. 52.7). O osso zigomático está situado na borda inferior e lateral da órbita e repousa sobre a maxila. Ele apresenta (1) uma superfície lateral na face, (2) uma superfície orbital, que contribui para a parede lateral da órbita, e (3) uma superfície temporal localizada na fossa temporal. Um *processo frontal*, que se articula com o processo zigomático do osso frontal, e um *processo temporal*, que se articula com o processo zigomático do osso temporal. Na face lateral, o osso zigomático está perfurado pelo pequeno *forame zigomaticofacial* para o nervo do mesmo nome.

Nariz ósseo externo

A parte óssea do nariz externo está formada pelos ossos nasais e pelas maxilas e termina anteriormente por uma *abertura piriforme*. A parte mole do nariz externo apresenta um arcabouço cartilagíneo que se prende à abertura piriforme através de tecido fibroso. As duas aberturas estão limitadas superiormente pelos ossos nasais e, lateral e inferiormente, pelas maxilas. Através da abertura, a *cavidade nasal* pode ser vista, dividida pelo septo nasal em porções direita e esquerda, cada uma das quais é freqüentemente denominada cavidade nasal. A porção anterior do *septo nasal* está composta de cartilagem; a parte posterior, de osso (etmóide e vômer). Cada parede lateral da cavidade nasal apresenta três ou quatro placas curvas de ossos denominadas *conchas* (ou *turbinados*); os espaços abaixo de cada uma são denominados *meatos*. No plano mediano, a borda inferior da abertura piriforme apresenta uma *espinha nasal anterior*, um esporão ósseo agudo formado pela junção das duas maxilas.

Os *ossos nasais* localizam-se entre os processos frontais das maxilas e encontram-se um com o outro medialmente. Ele se articula com o osso frontal superiormente, enquanto suas bordas inferiores se prendem às cartilagens nasais.

Maxilas e mandíbula

Maxilas. O maxilar está composto de duas maxilas. **O crescimento das maxilas é responsável pelo alongamento vertical da face entre os seis e 12 anos de idade.**

Cada maxila (Fig. 52.8) consiste de (1) um corpo, que contém o seio maxilar; (2) um *processo zigomático*, que se estende lateralmente e se articula com o osso zigomático; (3) um *processo frontal*, que se projeta em direção superior e se articula com o osso frontal; (4) um *processo palatino*, que se estende horizontalmente para se encontrar com o do lado oposto e formar a grande parte do esqueleto do palato; e (5) um *processo alveolar*, que contém os dentes superiores.

O *corpo da maxila* é piramidal e apresenta (1) uma *face nasal* ou base, contribui para a parede lateral da cavidade nasal; (2) uma *face orbital*, que forma a maior parte do assoalho da órbita; (3) uma *face infratemporal*, que forma a parede anterior da fossa infratemporal; e (4) uma *face anterior*, que está coberta pelos músculos faciais. Cerca de 1 cm abaixo da borda infra-orbital, a superfície anterior da maxila apresenta o *forame infra-orbital* (algumas vezes, múltiplos[12]), que dá passagem à artéria e nervo infra-orbitais.

Os dentes superiores estão situados nos processos alveolares das maxilas. As bordas verticais correspondem às raízes dos dentes que são freqüentemente observados anteriormente ao osso. As duas maxilas estão unidas no plano mediano, na *sutura intermaxilar*. A porção das maxilas que suporta os

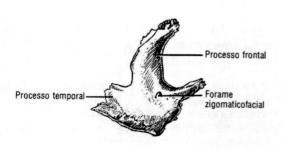

Fig. 52.7 Superfície lateral do zigomático direito. As superfícies orbital e temporal não podem ser vistas nesta projeção. Os processos frontal e temporal articulam-se com os processos zigomáticos dos ossos frontal e temporal, respectivamente.

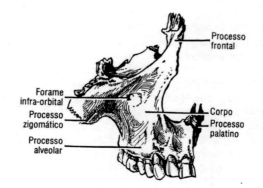

Fig. 52.8 Superfície anterior da maxila direita. A maxila consiste de um corpo e quatro processos: zigomático, frontal, palatino e alveolar.

dentes incisivos é algumas vezes denominada *premaxila*.

Mandíbula. Os dentes inferiores estão situados na *parte alveolar da mandíbula*. Aproximadamente abaixo do segundo dente pré-molar, a mandíbula apresenta o *forame mental*, que dá passagem ao nervo e vasos mentais. A *sínfise do mento* é a região mediana da mandíbula onde se fundem as duas metades da mandíbula fetal. A mandíbula é descrita em detalhe mais adiante.

VISTA LATERAL DO CRÂNIO
(Figs. 52.4 e 52.9)

A vista lateral do crânio inclui algumas porções do osso temporal e as fossas temporal e infratemporal.

Algumas características do osso temporal

O osso temporal compreende as partes escamosa, timpânica, estilóide, mastóide e petrosa (Fig. 52.10). Certas características destas partes são aqui consideradas, e as restantes são apresentadas juntamente com a face inferior do crânio (v. adiante) e com a cavidade crânica (v. adiante).

1. Parte escamosa. O osso parietal articula-se inferiormente com a parte escamosa do temporal *(sutura escamosa,* Fig. 52.21A). Da porção escamosa, o *processo zigomático (zigoma)* projeta-se em direção anterior para se reunir ao osso zigomático, dessa maneira completando o arco zigomático, que é facilmente palpável *in vivo.* **A borda superior do arco corresponde ao limite inferior do hemisfério cerebral,** e dá inserção à fáscia temporal. A borda inferior e a superfície profunda do arco dão origem ao músculo masseter.

A borda inferior do arco zigomático, dirigido posteriormente, apresenta o *tubérculo da raiz do zigoma,* para inserção do ligamento lateral da juntura temporomandibular. Posteriormente ao tubérculo, a cabeça da mandíbula está alojada na fossa mandibular.

O *meato acústico (auditivo) externo,* situado por trás da cabeça da mandíbula, dirige-se do exterior para o tímpano (mem-

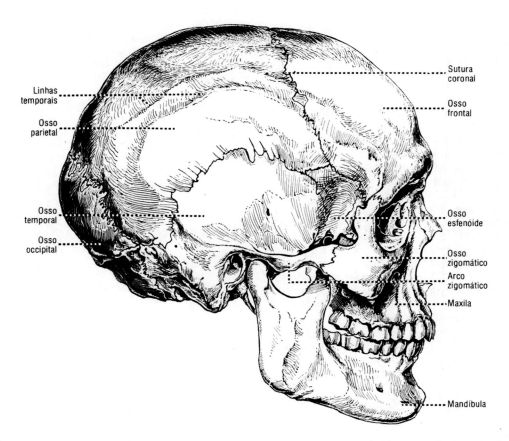

Fig. 52.9 Vista lateral do crânio. Observe o ptérion, que é uma área onde o parietal, o frontal, a asa maior do esfenóide e a parte escamosa do temporal se aproximam uns dos outros. A fossa temporal está limitada pelas linhas temporais, acima, e pelo arco zigomático, abaixo.

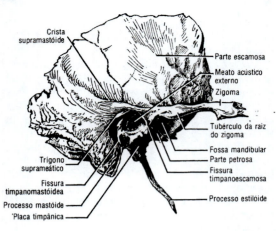

Fig. 52.10 Face lateral do osso temporal direito. O processo estilóide apresenta-se longo, de uma maneira incomum, neste crânio.

brana timpânica). Apresenta cerca de 3 cm de comprimento, porém o terço lateral é cartilagíneo e, por esta razão, não se encontra num crânio seco. O teto e a parte adjacente da parede posterior do meato ósseo estão formados pela parte escamosa do temporal,* enquanto que as outras paredes são formadas pela parte timpânica. A extremidade medial do meato, *in vivo*, está separada pela membrana timpânica da cavidade timpânica (orelha média), que é um espaço no osso temporal. Num crânio seco, olhando-se para o interior do meato, observa-se a parede medial da orelha média, porque a parede lateral (a membrana timpânica) foi removida.

Uma pequena depressão, o *trígono suprameático*, localiza-se imediatamente acima e atrás do meato acústico externo. **O antro mastóideo, uma das cavidades do osso temporal, localiza-se 1 cm medialmente ao trígono supra-meático.** O trígono corresponde à parte mais superior da concha auricular.

2. *Parte timpânica*. O assoalho e a parede anterior do meato acústico externo estão formados por uma peça curva do osso temporal denominada *placa timpânica*. No crânio de criança, esta placa é simplesmente um *ânulo timpânico* incompleto.

3. *Parte estilóide*. O *processo estilóide*, uma fina projeção de comprimento variável (algumas vezes de até 8 cm;[13] Fig. 52.10 e Fig. 60.9*B*, Cap. 60), estende-se em direção inferior e anterior sob a cobertura da placa timpânica. O osso hióide no pescoço está suspenso do crânio pelo ligamento estilohióideo a cada lado. O processo estilóide dá origem a três músculos (estiloglosso, estilofaríngico, e estilo-hióideo), e dá inserção para o ligamento estilomandibular. Lateralmente, o processo está coberto pela glândula parótida. Sua parte inferior pode permanecer como um osso separado através de toda a vida, e um processo alongado pode conter uma juntura cartilagínea.[14] O processo estilóide desenvolve-se a partir da cartilagem do segundo arco faríngico.

4. *Parte mastóide*. A porção posterior do osso temporal é denominada parte mastóide, a qual se funde com a porção escamosa. **No adulto, a parte mastóide geralmente contém um número de espaços aéreos, as células mastóideas, que se comunicam com a orelha média através do antro mastóideo.** A parte mastóide do temporal está caracterizada por um *processo mastóide* de projeção inferior, facilmente percebido *in vivo*. **Os processos mastóides dos dois lados da cabeça estão em linha com o forame magno.** Os processos estão ausentes durante o nascimento e desenvolvem-se gradualmente durante a infância. Cada processo dá inserção a vários músculos (Fig. 52.11). A parte anterior do processo mastóide está separada da placa timpânica pela *fissura timpanomastóidea*, que dá passagem ao ramo auricular do vago.

5. *Parte petrosa*. A parte petrosa está localizada profundamente, sendo descrita adiante neste capítulo.

---

*Algumas expressões abreviadas, tais como temporal escamoso e temporal petroso para as partes escamosas e petrosas, respectivamente, do osso temporal, são de uso comum, e seria pedante recusar o emprego delas.

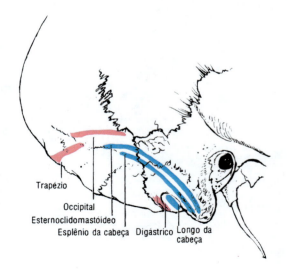

Fig. 52.11 Face lateral da região occipitomastóidea do crânio, mostrando as inserções musculares.

Fossa temporal

A *linha temporal,* na qual se prende a fáscia temporal, tem início no processo zigomático do osso frontal. Ela forma um arco em direção posterior através dos ossos frontal e parietal, a uma distância variável da sutura sagital.[15] A parte posterior indistinta da linha temporal une-se a uma crista, no osso temporal, denominada crista supramastóidea. A porção média da linha temporal é freqüentemente dupla, e a linha inferior indica o limite do músculo temporal.

A fossa temporal, na qual está localizado o músculo temporal, é limitada por uma linha temporal, acima, e pelo arco zigomático, abaixo. Seu assoalho, que dá origem ao músculo temporal, está composto de partes do parietal, frontal, asa maior do esfenóide e parte escamosa do temporal. A área onde estes quatro ossos de aproximam é conhecida como *ptérion* (Fig. 52.9). **O ptérion cobre o ramo anterior da artéria meníngica média na face interna do crânio, e corresponde também à impressão do sulco lateral do cérebro. O centro do ptérion está cerca de 4 cm acima do ponto médio do arco zigomático e, aproximadamente, a mesma distância atrás do processo zigomático do frontal.**

Na parede anterior da fossa temporal, o osso zigomático apresenta um pequeno *forame zigomaticotemporal* para o nervo do mesmo nome.

Fossa infratemporal

O espaço entre o arco zigomático e o resto do crânio é atravessado pelo músculo temporal e pelos vasos e nervos temporais profundos. Através deste espaço, a fossa temporal comunica-se com a fossa infratemporal situada abaixo. A fossa infratemporal é um espaço de forma irregular atrás da maxila. Medialmente a sua comunicação com a fossa temporal, o teto da fossa infratemporal é formado pela *superfície infratemporal da asa maior do esfenóide* (Fig. 52.18). Medialmente, a fossa infratemporal está limitada pela *lâmina lateral do processo pterigóide* do esfenóide (Fig. 52.12); lateralmente, ela está limitada pelo ramo e processo coronóides da mandíbula.

A fossa infratemporal contém a parte inferior do temporal e os músculos pterigóideos lateral e medial; a artéria maxilar seus ramos, e o plexo venoso pterigóideo; os nervos mandibular, maxilar e corda do tímpano.

Acima da superfície posterior da maxila, entre esta e a asa maior do esfenóide, a fossa infratemporal comunica-se com a órbita através da *fissura orbital inferior*. Esta fissura se continua posteriormente com a *fissura pterigomaxilar,* uma fenda localizada entre a lâmina lateral do processo pterigóide e a maxila. A fossa infratemporal comunica-se com a fossa pterigopalatina através da fissura pterigomaxilar, que dá passagem à artéria maxilar. A *fossa pterigopalatina* é assim chamada porque se localiza entre (1) as lâminas do processo pterigóide do esfenóide e (2) o osso palatino. Ela está localizada abaixo do ápice da órbita e contém a artéria e nervo maxilares e o gânglio pterigopalatino. A fossa comunica-se com a cavidade nasal através do forame esfenopalatino. Abaixo da fissura pterigomaxilar, a lâmina lateral do processo pterigóide parece se encontrar com o *túber da maxila;* porém, na realidade, está separada dele através do *processo piramidal do osso palatino.*

As comunicações que acabaram de ser descritas estão resumidas no Quadro 52.1.

Os limites das aberturas tanto da fossa infratemporal quanto da fossa pterigopalatina estão indicados no Quadro 52.2.

VISTA INFERIOR DO CRÂNIO
(Figs. 52.13 e 52.14)

As características dessa vista do crânio serão consideradas de trás para frente.

Osso occipital (Fig. 52.15)

A superfície inferior da base do crânio está formada, posteriormente, pelo osso oc-

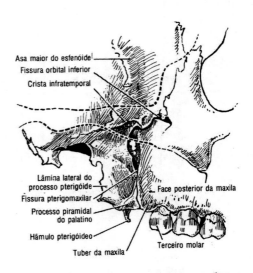

Fig. 52.12 Parede medial da fossa infratemporal direita. A mandíbula foi retirada. O arco zigomático é mostrado como se fosse transparente; suas bordas estão indicadas por linhas pontilhadas.

Quadro 52.1 Resumo de comunicações com a fossa infratemporal

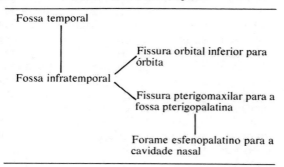

cipital e continua-se anteriormente com o esfenóide. O osso occipital consiste de quatro partes, dispostas em torno do forame magno: (1) uma parte escamosa posterior, (2) uma parte lateral a cada lado, e (3) uma parte basilar anteriormente. Estas quatro porções, separadas ao nascimento, se fundem aproximadamente aos seis anos.

O *forame magno* está localizado ao mesmo nível e a meia distância dos processos mastóides. Através deste forame, a fossa crânica posterior comunica-se com o canal vertebral e o encéfalo continua-se com a medula espinhal. O forame contém a junção entre a medula oblonga e a medula espinhal, uma pequena porção (as tonsilas) do cerebelo, ocasionalmente; as meninges, as raízes espinhais dos nervos acessórios, os ramos meníngicos, do primeiro ao terceiro nervos cervicais, as artérias vertebrais e seus plexos simpáticos, as artérias espinhais derivadas da vertebral e alguns ligamentos (ligamento do ápice do dente, ligamento cruciforme do atlas e membrana tectória). As bordas anterior e posterior do forame dão inserção às membranas atlanto-occipitais correspondentes. O ponto médio da borda anterior do forame magno é denominado *básion*.

1. Parte escamosa. A parte escamosa do osso occipital localiza-se parcialmente na base e parcialmente na parte posterior do crânio, e a linha de demarcação é a *protuberância occipital externa* e as linhas superiores da nuca. A *crista occipital externa*, à qual se prende o ligamento da nuca, estende-se da protuberância ao forame magno. Aproximadamente a meia distância da crista, a *linha inferior da nuca* estende-se lateralmente para cada lado. A *linha superior da nuca* dá inserção à gálea aponeurótica e a vários músculos (trapézio, occipital, esplênio da cabeça, esternoclidomastóideo). Alguns músculos estão inseridos nas áreas entre as linhas superior e inferior da nuca, e outros anteriormente às linhas inferiores (Fig. 52, 15 neste capítulo).

2. Parte lateral (condilar). As partes laterais do osso occipital apresentam os *côndilos occipitais*, duas grandes protuberâncias lateralmente ao forame magno. Os côndilos articulam-se com as massas laterais do atlas, e, através deles, o peso da cabeça é transmitido à coluna vertebral. Os côndilos occipitais estão ao nível do palato duro. Atrás de cada côndilo encontra-se a *fossa condilar*, freqüentemente perfurada por uma abertura *(canal condilar)* que dá passagem a uma veia emissária.

Uma curta passagem, denominada *canal do hipoglosso*[16] e freqüentemente bipartida,[17] permanece oculta acima da parte anterior de cada côndilo (Fig. 52.16, *seta*). Ela dá passagem ao nervo hipoglosso e a alguns pequenos vasos.

O *processo jugular* estende-se lateral-

Quadro 52.2 Limites e aberturas das fossas infratemporal e pterigopalatina

Face	Limites e aberturas da fossa infratemporal	Limites da fossa pterigopalatina	Aberturas da fossa pterigopalatina
Superior	Superfície infratemporal da asa maior do esfenóide	Corpo do esfenóide e processo orbital do palatino	Fissura orbital inferior da órbita
Inferior	Aberta	Encontro das paredes anterior e posterior	Canal palatino maior (e, às vezes, o menor) para o palato
Anterior	Superfície posterior da maxila e fissura orbital inferior	Superfície posterior da maxila	Nenhuma
Posterior	Aberta	Lâmina lateral do processo pterigóide e asa maior do esfenóide	Forame redondo para a fossa média do crânio Canal pterigóideo para o forame lácero Canal palatovaginal para a coana
Medial	Lâmina lateral do processo pterigóide e fissura pterigomaxilar	Lâmina perpendicular do palatino	Forame esfenopalatino para a cavidade nasal
Lateral	Ramo e processo coronóide da mandíbula	Aberto	Fissura pterigomaxilar para a fossa infratemporal

mente, a partir de cada côndilo, ao osso temporal, apresentando uma borda anterior e côncava denominada *incisura jugular*. Esta incisura forma o limite posterior do *forame jugular*, uma grande abertura entre o occipital e a parte petrosa do temporal. O processo transverso do atlas localiza-se imediatamente abaixo do processo jugular (Fig. 52.16).

3. **Parte basilar.** A parte basilar do occipital *(basioccipital)* é uma barra ampla de osso que se articula com o esfenóide; a união é cartilagínea até próximo à puberdade, quando ocorre a fusão óssea (12 a 16 anos na mulher; 13 a 18 anos no homem;[18] Fig. 52.23). A faringe (constritor superior e rafe da farínge) está inserida no *tubérculo faríngico*, uma elevação mal definida de cerca de 1 a 1,5 cm e situada anteriormente ao forame magno. **O tubérculo faríngico pode ser considerado como um ponto de divisão entre a faringe, anteriormente, e os ossos e músculos do pescoço, posteriormente.** O longo da cabeça insere-se a cada lado, anteriormente ao tubérculo faríngico. Uma abertura denteada, o *forame lácero*, é vista a cada lado da parte basilar do occipital. Ele se encontra fechado por cartilagem *in vivo*.

Osso temporal (Figs. 52.10, 52.17 e 52.24)

A palavra têmpora e temporal são derivadas do Latim *tempus*, tempo, e são usadas

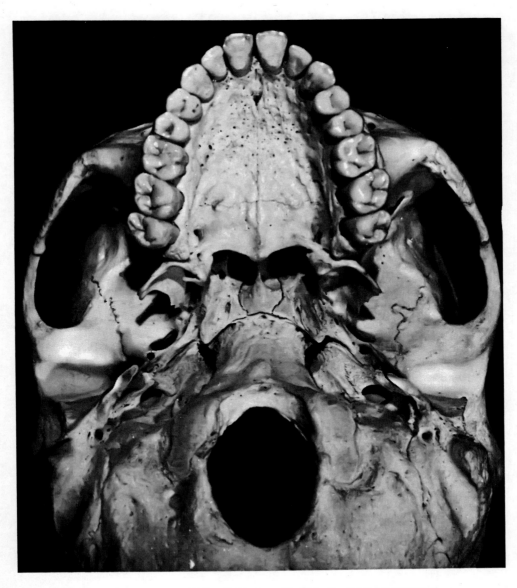

Fig. 52.13 Fotografia da base do crânio. V. a Fig. 52.14 para a identificação das várias estruturas.

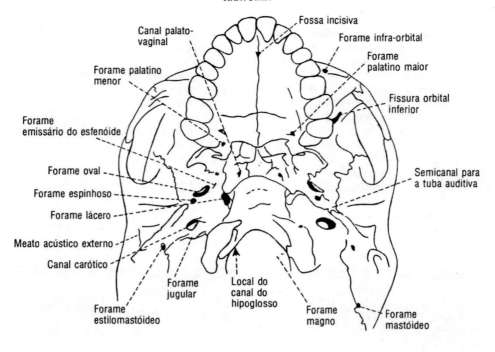
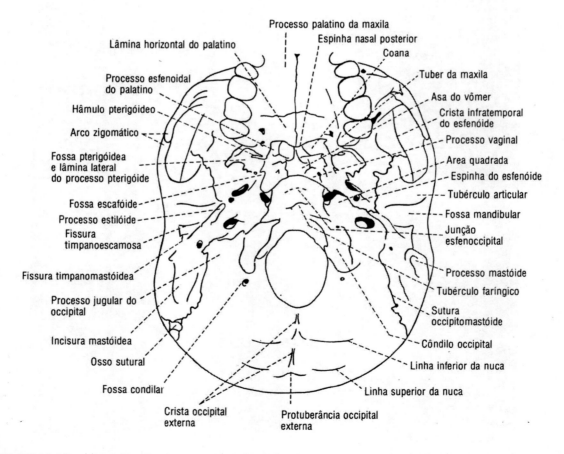

Fig. 52.14 A base do crânio. Chaves para a Fig. 52.13. O desenho superior mostra, principalmente, os forames e canais.

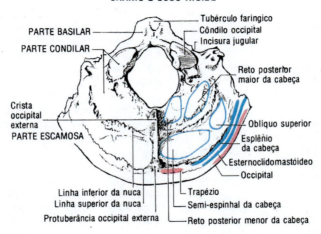

Fig. 52.15 Face inferior do osso occipital. As quatro principais partes do osso podem ser vistas em torno do forame magno: uma basilar, duas laterais e uma escamosa. As inserções musculares estão indicadas no lado esquerdo do osso. As inserções para o reto lateral da cabeça (lateral ao côndilo occipital), reto anterior da cabeça (lateral ao tubérculo farÍngico) e o rafe fibroso da faringe (para o tubérculo farÍngico) não estão mostrados.

devido aos cabelos grisalhos que, geralmente, aparecem primeiro nesta área.

Todas as divisões do osso temporal (petrosa, mastóide, placa timpânica, processo estilóide e escamosa) podem ser identificadas na face inferior da base (Fig. 52.17). Os limites do osso temporal podem ser seguidos num crânio. **O osso temporal é importante, particularmente, porque ele contém as porções interna e média da orelha.** O resumo de algumas características do osso temporal já foi apresentado na vista lateral do crânio (v. anteriormente) e elas devem ser lidas novamente, em conjunto com a descrição a seguir.

1. Parte escamosa (v. também anteriormente). A parte escamosa é uma lâmina óssea fina, disposta verticalmente no lado do crânio. Ela apresenta uma superfície cerebral, medialmente, e uma superfície temporal, lateralmente.

O *processo zigomático (zigoma)* estende-se em direção anterior, a partir da parte escamosa, para se articular com o processo temporal do osso zigomático e, desta maneira, formando o *arco zigomático.* O dirigido posteriormente é considerado como dividido em duas raízes. A raiz anterior continua-se com o *tubérculo articular,* uma elevação lisa, situada anteriormente a uma concavidade profunda conhecida como *fossa mandibular.* **A fossa mandibular e o tubérculo articular são fundamentalmente porções da**

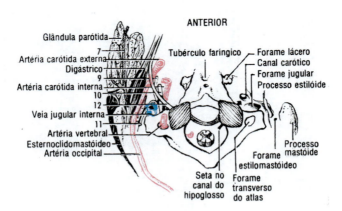

Fig. 52.16 Face inferior da base do crânio com o atlas em posição. O espaço anterior ao ligamento transverso do atlas é para o processo odontóide do áxis. O processo transverso do atlas localiza-se imediatamente atrás do forame jugular e imediatamente abaixo do processo jugular do osso occipital. O nono, o 10.º e o 11.º nervos crânicos emergem através do forame jugular, que se localiza atrás do canal carótico (ocupado pela artéria carótida interna). O 12.º nervo crânico, todavia, emerge mais medialmente que os três anteriores, através do canal do hipoglosso (seta). O sétimo nervo crânico, contrastando, "mantém-se um tanto isolado" e emerge através do forame estilomastóideo, disposto mais lateralmente. Baseado em Von Lanz e Wachsmuth e em Shellshear e Macintosh.

porção escamosa do temporal. Suas bordas dão inserções às cápsulas da juntura temporomandibular. A cabeça da mandíbula ocupa a fossa mandibular, quando a boca está fechada, e repousa sobre o tubérculo articular quando a boca está aberta (Fig. 58.5, B e C, adiante). Um disco articular interpõe-se, todavia, entre a base do crânio e a cabeça da mandíbula.

A raiz posterior do arco zigomático une-se com a *crista supramastóidea*. A porção da raiz posterior imediatamente anterior ao meato acústico externo é denominada *tubérculo pós-glenóide*.

2. Parte timpânica. A parte timpânica do osso temporal consiste de uma lâmina timpânica curva, que se funde posteriormente com as partes mastóides e petrosas e forma uma bainha para o processo estilóide. A sua face superior forma o assoalho e a parede anterior do meato acústico externo. Sua superfície anterior está separada da cabeça e do colo da mandíbula (e a cápsula) por uma porção da glândula parótida. Na fossa mandibular, a lâmina timpânica está separada da parte escamosa do temporal pela fissura timpanoescamosa. A parte medial desta fissura está geralmente ocupada por uma porção do *tegmen timpani* (uma parte da porção petrosa do osso temporal) que forma a parede ânterolateral da parte óssea da tuba auditiva. A fissura é, por esta razão, dividida em *fissura petroescamosa*, anteriormente, e *fissura petrotimpânica*, posteriormente (Fig. 52.17). A última dá saída à corda do tímpano do crânio.

3. Parte estilóide. A parte estilóide do osso temporal consiste do processo estilóide, que já foi descrito anteriormente.

O *forame estilomastóideo*, através do qual emerge o nervo facial do osso temporal, localiza-se entre os processos estilóide e mastóide.

4. Parte mastóide (v. também anteriormente). A porção mastóide está situada posteriormente às partes escamosa e timpânica, funde-se medialmente com a parte petrosa, a partir da qual se desenvolve. Abaixo, ela dá origem ao *processo mastóide* proeminente, que apresenta uma *incisura mastóidea* na sua face medial, para a origem do ventre posterior do músculo digástrico. A incisura mastóidea conduz anteriormente ao forame estilomastóideo, através do qual emerge do crânio o nervo facial. Medialmente à incisura, há amiúde um *sulco para a artéria occipital*. As inserções musculares para o processo mastóide estão mostradas na Fig. 52.11.

5. Parte petrosa. A parte petrosa do osso temporal apresenta a forma de uma pirâmide de três lados. Ela contém a orelha interna e contribui para os limites da orelha média. Sua base, dirigida lateralmente, funde-se com as outras partes do osso temporal. O seu ápice está dirigido medialmente para frente, entre o esfenóide, lateralmente, e o occipital, medialmente. As três superfícies são: (1) anterior, (2) posterior, ambas as quais estão voltadas para a cavidade crânica (v. adiante), e (3) a superfície inferior, que aqui será considerada.

A *fossa jugular*, uma depressão situada medialmente ao processo estilóide, forma um

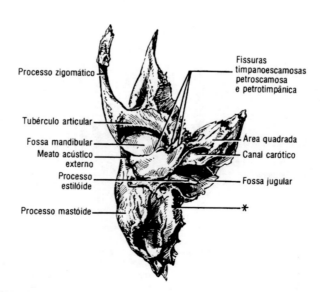

Fig. 52.17 Face inferior do osso temporal direito. Para a posição deste osso na base do crânio, Fig. 52.13. A área assinalada com asterisco articula-se com a área correspondente (v. a Fig. 52.22) do processo jugular do osso occipital.

dos limites do *forame jugular*. O forame jugular está localizado entre a incisura jugular do occipital e a fossa jugular da parte petrosa do temporal. **O forame jugular está relacionado com o canal carótico, anteriormente, com o processo transverso do atlas, posteriormente, com o processo estilóide, lateralmente, e com o canal do hipoglosso, medialmente (Fig. 52.16).** A veia jugular interna (e o forame) são freqüentemente maiores no lado direito da cabeça. Ela dá passagem às seguintes estruturas:

Posterior do forame: a veia jugular interna, uma continuação do seio sigmóideo. A veia encontra-se dilatada no seu início para formar seu bulbo superior, o qual está alojado numa concavidade, a fossa jugular, da parte petrosa do osso temporal.
Parte média: nervos glossofaríngico, vago e acessório.
Parte anterior: o seio petroso inferior, que é um tributário da veia jugular interna.

O assoalho da fossa jugular separa o bulbo superior da veia jugular interna da orelha média (cavidade timpânica). Uma diminuta abertura, o *canalículo mastóideo*, está localizada na parede lateral do forame jugular e dá passagem ao ramo auricular do vago. Uma outra pequena abertura, o *canalículo timpânico*, encontra-se próximo à crista entre o forame jugular e a abertura do canal carótico; ela dá passagem ao nervo timpânico (ramo do glossofaríngico para a cavidade timpânica.

O *canal carótico*,[19] um túnel na parte petrosa do temporal, dá passagem à artéria carótida interna para a cavidade crânica. **A extremidade inferior do canal carótico encontra-se imediatamente anterior ao forame jugular e, desta maneira, a artéria carótida interna entra na base do crânio anteriormente à saída da veia jugular interna.** O canal está intimamente relacionado com a orelha interna, e as batidas da artéria durante o excitamento ou após exercício podem ser, algumas vezes, ouvidas como um som trovejante na cabeça. O canal carótico dá passagem à artéria carótida interna e ao seu plexo simpático associado.

A *área quadrada* da parte petrosa do temporal localiza-se entre o canal carótico e o forame lácero. Ela dá origem ao músculo levantador do véu palatino. O *forame lácero* (compare com a palavra lacerada) é uma abertura denteada entre a parte petrosa e o temporal, o corpo e a asa maior do esfenóide, e a porção basilar do occipital. Ela está fechada por cartilagem *in vivo* e se relaciona inferiormente com a porção cartilagínea da tuba auditiva. Da sua borda anterior, o *canal pterigóideo* passa em direção anterior para a fossa pterigopalatina. O canal dá passagem a um nervo formado pela união do nervo petroso profundo (do plexo simpático carótico) com o nervo petroso maior no forame lácero. O canal pterigóideo abre-se anteriormente na parede posterior da fossa pterigopalatina.

O sulco entre a área quadrada, medialmente, e a asa maior do esfenóide, lateralmente, está ocupado *in vivo* pela parte cartilagínea da tuba auditiva. A extremidade póstero-lateral do sulco continua-se com dois semicanais para dentro do osso temporal. Estes conduzem à orelha média (cavidade timpânica). A inferior é a parte óssea da tuba auditiva; a superior e menor está ocupada pelo músculo tensor do tímpano.

Várias "linhas convencionais" transversas foram descritas na base do crânio. É instrutivo, por exemplo, considerar algumas das características situadas medialmente ao meato acústico interno, a fossa mandibular e ao tubérculo articular, respectivamente:
Linha transversa posterior:
　　Meato acústico externo (borda posterior)
　　Forame estilomastóideo
　　Forame jugular
　　Côndilo occipital e canal do hipoglosso
　　Forame magno (borda anterior)
Linha transversa média:
　　Fossa mandibular e cabeça da mandíbula
　　Fissuras petrotimpânica e petroscamosa
　　Espinha do esfenóide
　　Junção das partes óssea e cartilagínea da tuba auditiva
　　Tubérculo faríngico
Linha transversa anterior:
　　Tubérculo articular
　　Forame oval
　　Tuba auditiva
　　Forame lácero
　　Junção esfenoccipital

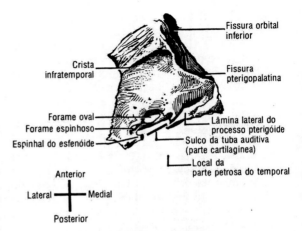

Fig. 52.18 Superfície infratemporal da asa maior do esfenóide. Esta área deve ser identificada num crânio intacto.

Esfenóide

O osso esfenóide (v. também adiante) consiste de um corpo e três pares de processos ou "asas": as asas maiores, as asas menores, e os processos pterigóides. Todas as porções, exceto as asas menores, podem ser identificadas na face inferior do crânio. A asa maior e o processo pterigóide são descritos aqui.

Asa maior. A *superfície infratemporal da asa maior do esfenóide* (Fig. 52.18) está localizada lateralmente à extremidade superior da lâmina lateral do processo pterigóide e forma o teto da fossa infratemporal. Ela dá origem à cabeça superior do músculo pterigóideo lateral. Encontra-se voltada para baixo e é grosseiramente pentagonal. Anteriormente, ela se encontra delimitada pela fissura orbital inferior. Lateralmente, está separada da superfície temporal da asa maior por uma *crista infratemporal* de desenvolvimento variável. Medialmente, ela se continua com a superfície lateral da lâmina lateral do processo pterigóide. Póstero-lateralmente, ela se articula com a parte escamosa do temporal próximo ao tubérculo articular. Póstero-medialmente, apresenta duas aberturas na fossa crânica média. A anterior e maior é o *forame oval*, que dá passagem ao nervo mandibular e a alguns pequenos vasos.[20] A posterior e menor abertura é o *forame espinhoso*, que dá passagem aos vasos meníngicos médios e ao ramo meníngico do nervo mandibular. Este forame é assim chamado devido ao desenvolvimento variável do esporão ósseo agudo, a *espinha do esfenóide*, que se encontra atrás dele. A espinha relaciona-se ao nervo auriculotemporal, lateralmente, e à corda do tímpano, medialmente. Ela dá inserção ao tensor do véu palatino e aos ligamentos esfenomandibular e pterigoespinhal. Ocasionalmente, há uma pequena abertura (*canalículo inonimado*) atrás do forame oval para a passagem do nervo petroso menor. Com freqüência, uma pequena abertura, o *forame emissário esfenóide*, encontra-se ântero-medialmente ao forame oval. A veia que passa através dele se conecta com o seio cavernoso e o plexo pterigóideo. O ligamento pterigoespinhal pode estar ossificado.[21]

Medialmente ao forame oval e ao forame espinhoso, o esfenóide está separado da parte petrosa do temporal por um sulco para a parte cartilagínea da tuba auditiva. Daí, na base do crânio, o nervo mandibular e a artéria meníngica média se localizarem sobre a face lateral da tuba (Fig. 58.3C, Cap. 58).

Processo pterigóide. Os processos pterigóides estendem-se em direção inferior a cada lado das asas maiores do esfenóide. Eles se localizam atrás das maxilas e separam as fossas infratemporais das coanas. Cada um consiste de uma lâmina pterigóidea lateral e medial, separada entre si pela *fossa pterigóidea*. Embora seja facilmente evidente apenas em crânios jovens, as extremidades inferiores das lâminas medial e lateral são separadas umas das outras pelo processo piramidal do osso palatino. A lâmina medial articula-se com o tuber da maxila, isto é, a porção da maxila atrás do último molar.

A borda posterior da *lâmina medial do processo pterigóide* dá inserção à parte cartilagínea da tuba auditiva, à fáscia faringobasilar e ao constritor superior da faringe. Sua extremidade inferior é prolongada como um fino processo, o *hâmulo pterigóideo*, no qual o ligamento pterigomandibular encontra-se preso. A extremidade superior da borda posterior da lâmina medial do processo pterigóide se divide e engloba uma depressão, a *fossa escafóide*, da qual se origina uma parte do tensor do véu palatino. O músculo desce na fossa pterigóidea e inclina-se em torno do hâmulo para passar medialmente ao palato mole. A *lâmina lateral do processo pterigóide* dá origem, pelas suas superfícies medial e lateral, a porções dos músculos pterigóideos lateral e medial, respectivamente.

Coanas e palatos ósseos

Coanas. **As cavidades nasais continuam-se com a cavidade da nasofaringe através das coanas.** Estas são duas grandes aberturas acima da borda posterior do palato ósseo. Medialmente, elas estão separadas uma da outra pelo *vômer*, que, neste ponto, forma parte posterior do septo nasal. Lateralmente, cada uma está limitada pela lâmina medial do processo pterigóide. Superiormente, elas estão limitadas pela junção do vômer com cada lâmina medial, imediatamente abaixo do corpo do esfenóide. Esta porção do vômer é denominada *asa* e se encontra com o *processo vaginal* de cada lâmina medial do processo pterigóide. (Um pequeno canal vascular, o canal *vomerovaginal*, pode estar presente na junção.) O processo vaginal é coberto anteriormente por uma porção (*processo esfenoidal*) do osso palatino. (Um pequeno *canal palatovaginal* pode ser identificado nesta junção.)

Palato ósseo. **O palato ósseo, ou esqueleto do palato duro, localiza-se no teto da boca e no assoalho da cavidade nasal.** Ele está formado pelos *processos palatinos da maxila*, anteriormente, e pelas *lâminas horizontais dos ossos palatinos*, posteriormente. Estes quatro processos estão unidos pela *sutura cruci-*

forme.[22] O *toro palatino* é uma elevação óssea mediana que se encontra ocasionalmente no palato.[23] Algumas vezes, as duas metades do palato não se juntam no plano mediano (fenda palatina). O palato ósseo está coberto inferiormente pelo muco perióstico da boca.

Anteriormente, atrás dos dentes incisivos, há uma depressão, a *fossa incisiva*, através da qual os nervos nasopalatinos saem do nariz através de um número variável de *canais* e *forames incisivos*.[24] A borda posterior do palato ósseo dá inserção ao palato mole (aponeurose palatina). No plano mediano, a borda posterior apresenta a *espinha nasal posterior*. Póstero-lateralmente, o palato ósseo apresenta uma abertura a cada lado, o *forame palatino maior*. Esta é a extremidade inferior do *canal palatino maior*, e dá passagem ao nervo palatino maior e aos vasos da fossa pterigopalatina. Um ou mais *forames* e *canais palatinos menores* são encontrados atrás do maior e contêm o nervo palatino menor e vasos.

Cada osso palatino apresenta a forma de um L e consiste de (1) uma lâmina perpendicular, que está colocada na parte posterior da face medial da maxila, e (2) uma *lâmina horizontal*, que se projeta medialmente para encontrar com a do lado oposto e formar a porção posterior do palato ósseo. Na junção das duas lâminas, um *processo piramidal* projeta-se posterior e lateralmente e separa a maxila do processo pterigóide do osso esfenóide (Fig. 52.12). Duas pequenas projeções *(processos orbital e esfenoidal)* projetam-se para cima do topo da lâmina perpendicular e auxiliam na delimitação do *forame esfenopalatino*.[25]

CAVIDADE CRÂNICA

A cavidade crânica aloja o encéfalo e as meninges, algumas partes dos nervos crânicos e vasos sanguíneos. Ela é coberta pela calvária (Fig. 52.19), e o seu assoalho (Fig. 52.20) é formado pela superfície superior da base do crânio. **O assoalho da cavidade crânica encontra-se divido em três "andares" por duas proeminências ósseas a cada lado, a saber: a borda posterior ("crista esfenoidal") da asa menor do esfenóide anteriormente, e a borda superior ("crista petrosa") da parte petrosa do temporal, posteriormente. Os três andares são conhecidos como fossas crânicas anterior, média e posterior.** A anterior está num nível mais alto, a posterior, no mais baixo. O assoalho da fossa é irregular e reflete algumas características do encéfalo; as impressões dos giros cerebrais são evidentes nas fossas anterior e média. O endocrânio encontra-se firmemente aderente à base e continua-se com o pericrânio através dos vários forames e fissuras.

Calvária (Fig. 52.19)

A calvária ou abóbada do crânio, forma o teto da cavidade crânica. Sua superfície externa já foi descrita neste capítulo. Em crânios jovens, sua superfície interna apresenta as suturas coronal, sagital e lambdóide, e uma porção da sutura escamosa (entre o parietal e a parte escamosa do temporal) pode ser incluída. Além disso, em crânios jovens, acidentes *(impressões digitais)* que correspondem às circunvoluções (giros) do cérebro podem ser visíveis. Estes acidentes podem

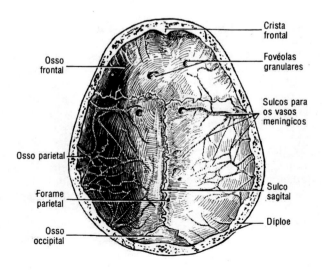

Fig. 52.19 Face interna da calvária.

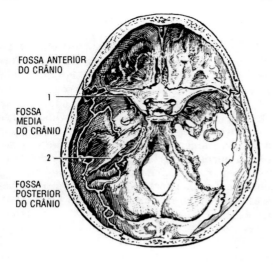

Fig. 52.20 Vista superior da base do crânio. O osso temporal direito foi retirado e é mostrado na Fig. 52.24. Observe a cabeça da mandíbula no lado direito. Os detalhes dos ossos esfenóide e occipital estão apresentados na Fig. 52.22. Observe que o assoalho da cavidade crânica está dividido em três "andares" por duas cristas ósseas proeminentes, a cada lado. Os andares são conhecidos como fossas crânicas anterior, média e posterior. Essas cristas são formadas pelas (1) asas menores do esfenóide e (2) pela borda superior da parte petrosa do osso temporal a cada lado.

também ser detectados radiograficamente[26] (Fig. 52.21).

No plano mediano, um *sulco sagital* raso dirige-se para trás na superfície interna da calvária. Ele se torna progressivamente mais largo em sua direção posterior e aloja o seio sagital superior. Várias depressões, as *fovéolas granulares*, encontram-se a cada lado do sulco sagital.[27] Elas alojam as lacunas laterais e as granulações aracnóideas (Cap. 53), e são mais numerosas e mais evidentes nos pacientes idosos.

Um ou mais *forames parietais* podem ser encontrados, correspondendo àqueles observados na sua vista externa. Eles dão passagem às veias emissárias. A superfície interna da calvária é caracterizada por sulcos vasculares numerosos, que alojam vasos meníngicos. Os maiores estão nos ossos parietais e destinam-se aos ramos dos vasos meníngicos médios. Os ramos terminais da artéria meníngica média estão separados do osso pelas veias que os acompanham.[28] Sulcos mais profundos com bordas agudas são para as veias diplóicas.[29]

Fossa anterior do crânio
(Fig. 52.20)

A fossa anterior do crânio aloja os lobos frontais dos hemisférios cerebrais. O seu as-

soalho está composto de porções de três ossos: etmóide, frontal e esfenóide.

A *crista galli* é um processo mediano que se estende em direção superior a partir do etmóide. Juntamente com a crista frontal, anteriormente a ela, a crista dá inserção a uma prega de dura-máter, a foice do cérebro. Uma pequena fossa anterior à crista, entre os ossos etmóide e frontal, em geral termina cegamente e é conhecida como *forame cego*. É raro ele dar passagem a uma veia, a partir da mucosa nasal, para o seio sagital superior. Posteriormente e a cada lado da crista galli, a *lâmina crivosa* do etmóide está caracterizada por várias pequenas aberturas. Elas dão passagens aos filamentos dos nervos olfatórios da mucosa nasal para os bulbos olfatórios. A lâmina crivosa sustenta os bulbos olfatórios. O etmóide articula-se posteriormente com o *jugo esfenoidal*, a parte do corpo do esfenóide que forma o teto do seio esfenoidal. O etmóide está descrito com a cavidade nasal (Cap. 62).

Lateralmente, a maior parte da fossa anterior do crânio está formada pelas *lâminas orbitais do osso frontal*. Cada lâmina é convexa e apresenta impressões dos sulcos e giros cerebrais. Elas formam o teto da órbita e dos seios etmoidais (e a parte inferior do frontal). A lâmina orbital articula-se posteriormente com a *asa menor do esfenóide*, porém a sutura pode estar obliterada. A asa menor apresenta uma borda posterior aguda, algumas vezes denominada "crista esfenoidal" que cobre a fossa média do crânio e se projeta no sulco lateral dos hemisférios cerebrais. Ele termina medialmente no *processo clinóide anterior*, que dá inserção a uma prega de dura-máter chamada tenda do cerebelo.

Fossa média do crânio

O assoalho da fossa média do crânio assemelha-se a uma borboleta e compreende uma parte mediana menor e uma parte lateral expandida a cada lado.

Parte mediana da fossa média do crânio. O osso esfenóide (Fig. 52.22) consiste de um corpo e três pares de processo: as asas maiores (aliesfenóides), as asas menores orbitoesfenóides) e os processos pterigóides. Os processos pterigóides são encontrados na face inferior do crânio (v. anteriormente), porém as outras porções do osso esfenóide contribuem para a fossa média do crânio. A porção mediana da fossa é formada pelo corpo do esfenóide.

O *corpo do esfenóide* é mais ou menos cubóide. Ele apresenta por esta razão: (1) su-

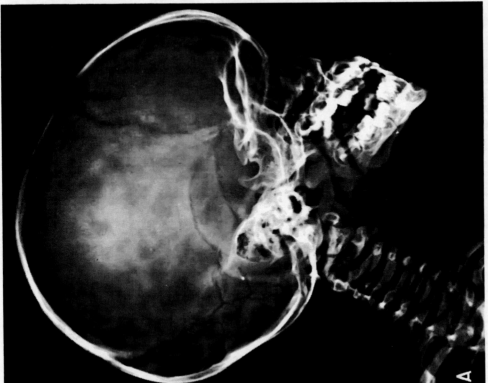
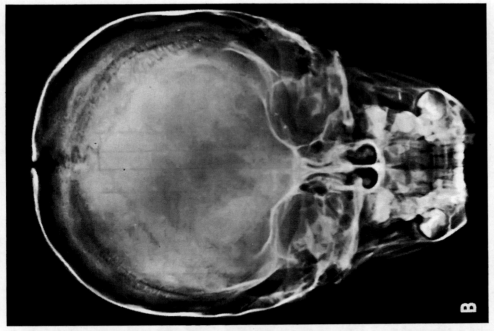

Fig. 52.21 Cabeça de uma criança. A, radiografia lateral do crânio de uma criança entre um e dois anos de idade. Há duas falanges adultas abaixo do corpo da mandíbula. Observa-se claramente como as suturas são definidas, incluindo-se as escamosas. As "impressões digitais" são claramente visíveis na região parietal. Observe também os dentes e o seu grande tamanho em relação à mandíbula. As sincondroses neurocentrais são visíveis e pequenas, e os dentes superiores estão muito próximos às vértebras. Observe o grande molar permanente, que ainda não irrompeu, a cada lado na mandíbula. Ambos os filmes são cortesia de E. S. Gurdjian, M. D., e J. E. Webster, M. D., Department of Neurosurgery, Wayne State University College of Medicine, Detroit, Michigan.

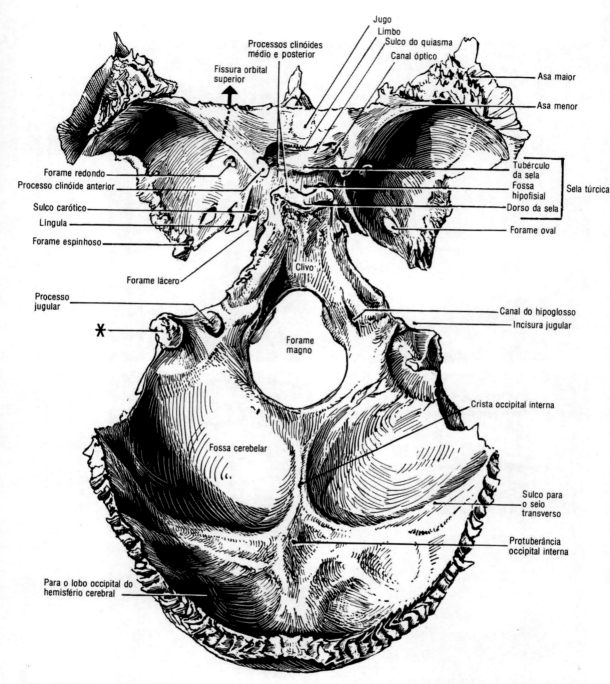

Fig. 52.22 Face superior dos ossos occipital e esfenóide. Estes dois elementos, separados por cartilagem em criança, unem-se por ossos na época da puberdade. O corpo, as asas maiores pares, e os pares de asas menores do esfenóide podem ser identificados, porém os processos pterigóides não podem ser vistos nesta incidência. Observe a linha crescente de aberturas na asa maior: fissura orbital superior (seta), forame redondo, forame oval e forame espinhoso. Destas aberturas, somente as últimas duas podem ser vistas na face inferior da base (Figs. 52.14 e 52.18). As quatro principais partes do osso occipital podem ser observadas em torno do forame magno: uma basilar, duas laterais e uma escamosa. A área assinalada com um asterisco articula-se com a área correspondente (v. Fig. 52.17) no osso temporal. Note-se a ampla abertura entre a asa maior do esfenóide e a parte basilar do osso occipital. Em condições intactas, esta abertura é ocupada pela parte petrosa do osso temporal. A área apical no ponto de junção dos três ossos, todavia, permanece cartilagínea e, num crânio seco, é conhecida como um forame lácero.

perfícies laterais, com as quais as asas maiores e os processos pterigóides se fundem; (2) uma superfície anterior, que contribui para o teto do nariz; (3) uma superfície inferior, que contribui para o teto da faringe; (4) uma superfície posterior, que se funde com o occipital, no adulto; e (5) uma superfície superior sobre a qual a hipófise ou glândula pituitária está alojada. Cada asa menor se prende à parte superior e anterior do corpo do esfenóide por duas raízes, entre as quais se localiza o canal óptico.

A parte mediana da fossa média do crânio (Fig. 52.23) está limitada anteriormente pelo *limbo esfenoidal*. O limbo é a borda anterior de um sulco raso, de área transversa, o *sulco do quiasma* que conduz para o interior do canal óptico a cada lado. O quiasma óptico não repousa no sulco, todavia, localiza-se a uma curta distância acima dele. O *canal óptico*, dirigido para frente lateralmente, dá passagem ao nervo óptico e à artéria oftálmica para a órbita. Ele está limitado pelo corpo do esfenóide e as duas raízes da asa menor.

Atrás do sulco do quiasma, a superfície superior do corpo do esfenóide é denominada *sela túrcica*. A sela está limitada anteriormente pelo *tubérculo da sela*, que é o limite posterior do sulco do quiasma. Posteriormente, está limitada pelo *dorso da sela*, uma lâmina quadrada de osso que se projeta para cima e apresenta um *processo clinóide posterior*, a cada lado. Os dois processos dão inserção à tenda do cerebelo. A cavidade da sela aloja a hipófise ou a glândula pituitária e é denominada *fossa hipofisial*.[30] Ela forma o teto dos seios esfenoidais. Ocasionalmente, um vestígio de tecido notocordal pode ser encontrado sob a dura, sobre o dorso da sela. A sela varia consideravelmente em tamanho, forma e inclinação.[31]

O *sulco carótico* é raso no lado do corpo do esfenóide lateral à fossa hipofisial. Ele começa no forame lácero, dirige-se superiormente, depois para frente e, finalmente, outra vez para cima, medial ao processo clinóide anterior. **O sulco carótico contém a artéria carótida interna, envolvida no seio cavernoso.** Em muitos crânios, um *processo clinóide médio* origina-se próximo a cada extremidade do tubérculo da sela. Em alguns casos, o processo clinóide médio une-se por osso a um processo clinóide anterior correspondente, e assim toma parte numa abertura (*forame caroticoclinóide*) para a artéria carótida interna.

Um canal mediano pequeno (*canal craniofaríngico*) encontra-se raramente entre o centro do assoalho da fossa hipofisial e a face inferior do corpo do esfenóide (atrás da borda posterior do vômer e anterior à junção esfenoccipital). Ele é freqüentemente descrito como um vestígio do desenvolvimento da adeno-hipófise (bolsa craniofaríngica); mas, atualmente, afirma-se que "não há relação direta entre os dois" e que o canal é um conduto vascular formado durante a osteogênese.[32]

Parte lateral da fossa média do crânio. A parte lateral da fossa média do crânio está formada pela asa maior do esfenóide, juntamente com as partes escamosa e petrosa do temporal. Ela aloja o lobo temporal do hemisfério cerebral. Encontra-se limitada anteriormente pela borda posterior aguda da asa menor do esfenóide, e, posteriormente, pelas bordas proeminentes superiores da parte petrosa do temporal. Estas duas cristas estão intimamente relacionadas aos seios venosos (esfenoparietal e petroso superior, respectivamente).

A *fissura orbital superior* é uma fenda entre as asas maiores e menores do esfenóide. Ela dá passagem a vários nervos importantes (o oculomotor, troclear e abducente), incluindo os ramos do nervo oftálmico (que é uma divisão do trigêmio). Ela está descrita em detalhe com a órbita (Cap. 55, Fig. 55.5).

O *forame redondo* está localizado imediatamente abaixo da extremidade medial da fissura orbital superior. Ele dá passagem ao nervo maxilar a partir do gânglio trigeminal para a fossa pterigopalatina. O forame é comumente mais oval que redondo, e mais um canal que um forame.[33] O *forame oval* encontra-se atrás do forame redondo. Ele dá passagem ao nervo mandibular, que vai do gânglio trigeminal à fossa infratemporal, onde já foi observado na superfície inferior da

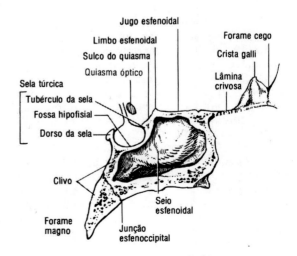

Fig. 52.23 Secção mediana através da base do crânio, para ilustrar a terminologia de algumas características importantes das fossas crânicas.

base. Um *forame emissário do esfenóide* pode estar presente medialmente ao forame oval. O *forame espinhoso*, para os vasos meníngicos médios, está posterior e lateral ao forame oval. Um sulco para os vasos estende-se lateralmente e em direção anterior a partir do forame espinhoso. Após uma curta distância, o sulco divide-se em sulcos anterior e posterior, que alojam os ramos anterior e posterior dos vasos. O sulco anterior continua-se no ptérion e, então, arqueia-se em direção superior e posterior através do parietal. No ptérion o sulco pode ser convertido num túnel, aumentando, assim, a possibilidade de lesão vascular quando o crânio é traumatizado. O sulco posterior passa em direção posterior, através da parte escamosa do temporal, e também alcança o parietal.

A fissura orbital superior, forame redondo, forame oval e o forame espinhoso estão dispostos num crescente sobre a asa maior do esfenóide (Fig. 52.22). Destas quatro aberturas, todavia, somente as últimas duas podem ser vistas na superfície inferior da base.

Deve ser observado que a asa maior do esfenóide apresenta (1) uma face cerebral na fossa média do crânio, (2) uma face orbital, que forma a maior porção da parede lateral da órbita, (3) uma face temporal na fossa temporal, e (4) uma face maxilar na fossa infratemporal.

Os limites do osso temporal nas fossas média e posterior do crânio estão mostrados na Fig. 52.20 e devem ser seguidos no crânio. A face anterior da parte petrosa do temporal (Fig. 52.24) apresenta medialmente a *impressão do trigêmio* próxima ao ápice do osso. O gânglio trigeminal localiza-se numa depressão rasa. O nervo abducente inclina-se em direção anterior através do ápice da parte petrosa do osso temporal, medial ao gânglio trigeminal. Uma elevação arredondada, a *eminência arqueada*, pode ser encontrada na face anterior da parte petrosa do temporal. Ele indica a posição do canal semicircular anterior subjacente. Anteriormente à eminência arqueada, um canal ou *hiato do nervo petroso maior* continua-se como um sulco para o forame lácero. O nervo petroso menor localiza-se lateralmente ao maior e pode ocupar um pequeno sulco. A parte lateral da face anterior da parte petrosa do temporal serve de teto para a cavidade timpânica, antromastóideo e tuba auditiva. É conhecida como *tegmen timpani*. Sua parte anterior volta-se em direção inferior na fissura timpanoescamosa, onde pode ser identificada na face inferior do crânio.

O *forame lácero* já foi observado na superfície inferior da base. Na fossa média do

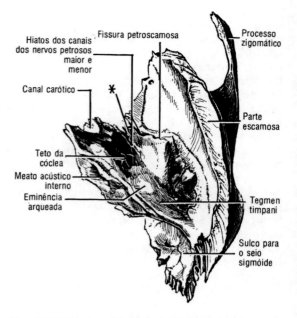

Fig. 52.24 Face superior do osso temporal direito. Para a posição deste osso na base do crânio, v. a Fig. 52.20. O asterisco indica a porção da parte petrosa (tegmen timpani) que está voltada em direção inferior na fissura timpanoescamosa. A impressão do trigêmio, que aloja o gânglio trigeminal, está situada imediatamente no ápice do osso e da abertura do canal carótico.

crânio, ele é visto entre a parte petrosa do temporal e esfenóide. Seu tamanho depende da extensão anterior de ossificação no ápice da parte petrosa do temporal. O canal carótico abre-se no forame, e a artéria carótida interna cruza o forame para alcançar o sulco carótico do esfenóide. A parede lateral do forame é formada por um esporão *(língula)* do osso esfenóide de desenvolvimento variável. A parte inferior do forame lácero está ocupada por cartilagem e dá passagem somente a pequenos vasos. A artéria carótida interna localiza-se acima da cartilagem, e o forame contém vários pequenos nervos (petroso profundo e petroso maior, que se unem para formar o nervo do canal pterigóideo).

O osso temporal consiste de quatro partes no nascimento: escamosa, timpânica, petromastóidea e estilóide.

Fossa posterior do crânio

A fossa posterior do crânio aloja o cérebro posterior: cerebelo, ponte e medula oblonga. Ela é formada de porções do esfenóide, temporal (Fig. 52.24), parietal e occipital (Fig. 52.22). A fossa posterior está limitada superiormente por uma prega ampla de dura-máter, a tenda do cerebelo, que se interpõe entre os lobos occipitais do hemisfério cerebral, acima, e o cerebelo, abaixo. Ela se insere na borda superior da parte petrosa do temporal e nos lábios do sulco transverso na superfície interna do occipital.

A porção mais inferior da fossa posterior do crânio apresenta o *forame magno*, que já foi descrito neste capítulo. Um pouco acima da borda da parte anterior do forame magno, o *canal do hipoglosso*, a cada lado, dá passagem ao nervo hipoglosso. O canal está algumas vezes dividido. O *tubérculo jugular* é uma elevação acima do canal do hipoglosso e entre o forame jugular e o forame magno. Ele está freqüentemente sulcado pelos 9.º, 10.º e e 11.º nervos cranianos.

Anteriormente ao forame magno, a parte basilar do osso occipital ascende para se encontrar com o corpo do esfenóide, com o qual se funde na época da puberdade (v. neste capítulo e Fig. 52.23). Esta superfície óssea em declive, denominada *clivo* (Fig. 52.23), está relacionada com a ponte e a medula oblonga. Ela se continua superiormente com o dorso da sela. O seio petroso inferior localiza-se entre a parte basilar do occipital e a parte petrosa do temporal.

Atrás do forame magno, uma crista mediana, a *crista occipital interna*, dirige-se superiormente para a protuberância occipital interna. Uma prega mediana de dura-máter, a foice do cerebelo, prende-se a ela e interpõe-se entre os dois hemisférios cerebelares. A protuberância occipital interna, com freqüência ligeiramente maior que a externa, dá inserção à foice do cérebro, à tenda e à foice do cerebelo. Nesta região terminam o seio sagital superior e o seio reto, e os seios transversos direito e esquerdo têm início. A disposição na confluência dos seios é variável (Fig. 53.22, Cap. 53).

Cada seio transverso se localiza no *sulco para o seio transverso*, que se dispõe lateralmente a partir da protuberância occipital interna. Cada seio transverso, então, volta-se em direção inferior, e assim é conhecido como seio sigmóide. O *sulco para o seio sigmóide* pode-se dirigir medialmente e para frente, em direção ao forame jugular, o qual já foi considerado (v. neste capítulo). O forame dá passagem aos seios sigmóide e petroso inferior, e aos nervos glossofaríngico, vago e acessório. O seio sigmóide continua-se com a veia jugular interna fora do crânio. A parte superior do seio sigmóide está amplamente relacionada com o antro mastóideo. As aberturas vasculares (*canal condilar* e *forame mastóideo*) podem estar presentes ao nível do sulco sigmóide ou próximo a ele. A *fossa cerebelar*, a cada lado, localiza-se entre os sulcos transverso e sigmóide e o forame magno. Os lobos occipitais dos hemisférios cerebrais estão alojados acima dos seios transversos, em duas fossas sobre o osso occipital.

A face posterior da parte petrosa do temporal apresenta uma abertura conspícua, o *meato acústico (auditivo) interno*.[34] Ele se localiza quase que diretamente medial ao meato acústico externo. O meato interno, com cerca de 1 cm de comprimento, dá passagem aos nervos facial e vestibulococlear para a orelha interna, e também aos vasos labirínticos.

Uma depressão discreta (*fossa subarqueada*), contendo uma prega dural e alguns vasos,[35] pode ser encontrada lateral e superiormente ao meato acústico interno.

Atrás do meato acústico interno, uma depressão, denominada *aqueduto do vestíbulo*, pode ser observada. Ela dá passagem ao ducto endolinfático da orelha interna (Fig. 54.8, Cap. 54).

Na junção das faces posterior e inferior da parte petrosa do temporal, diretamente abaixo do meato acústico interno, uma incisura denominada *canalículo coclear* pode ser identificada. Ela aloja o aqueduto da cóclea ou o ducto perilinfático.

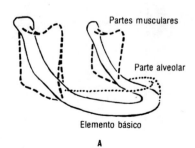

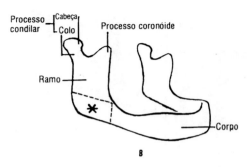

Fig. 52.25 Esquemas da mandíbula. A mostra as partes muscular e alveolar adicionadas a um elemento básico. B mostra as principais porções estruturais. A área assinalada com asterisco pode ser classificada como uma parte tanto do ramo quanto do corpo do osso. A está baseada em Symons.

MANDÍBULA

A mandíbula, ou maxilar inferior, é o osso maior e mais forte da face. Ele apresenta um corpo e um par de ramos (Fig. 52.25). A região de junção, atrás e abaixo do terço inferior do dente molar, é descrita por alguns como uma parte do ramo e, por outros, como uma parte do corpo. Esta região está marcada pelo *ângulo da mandíbula,* que pode ser facilmente percebido *in vivo.* A sua maior proeminência, dirigida lateralmente, é denominada *gônion.*

O ângulo da mandíbula, que apresenta o valor médio de 125 graus, varia desde 110 a 140 graus.

A maxila e a mandíbula[36] incluem uma parte alveolar adicionada ao elemento básico (Fig. 52.25). Estas partes são, pelo menos parcialmente, separadas por um sulco.[37] Na maxila, a parte alveolar depende da presença do dente, enquanto que, na mandíbula, a porção inferior da parte alveolar é independente da presença de dente, e persiste numa mandíbula edêntula.[37]

Corpo da mandíbula

O corpo da mandíbula (Fig. 52.26) tem a forma de U e apresenta uma superfície externa e interna, uma borda superior ou parte alveolar e uma borda inferior ou base.

A *superfície externa* é geralmente caracterizada por uma crista mediana, pouco desenvolvida, que marca a linha de fusão das duas metades da mandíbula como *sínfise do mento.* Ela se estende inferiormente numa elevação triangular denominada *protuberância mental,* cuja base está limitada, a cada lado, pelo *tubérculo mental.* Mais lateralmente, com freqüência abaixo do segundo pré-molar,[38] o *forame mental* pode ser facilmente observado. O nervo e os vasos mentais emergem do forame amiúde em direção supe-

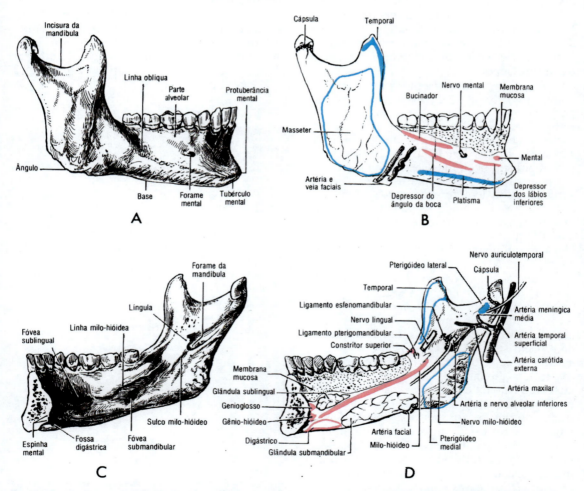

Fig. 52.26 A e B, face lateral direita da mandíbula. C e D, face medial da metade direita da mandíbula. A e C mostram as principais características estruturais. B e D mostram as inserções e relações. B e D estão baseadas em Frazer's Anatomy of the Human Skeleton.

rior, posterior e lateralmente.[39] A *linha oblíqua* é uma crista pouco pronunciada que se dirige para trás e para cima, desde o tubérculo mental à borda anterior do ramo.

A borda superior do corpo da mandíbula é denominada *parte alveolar* e contém os dentes inferiores nas cavidades ou *alvéolos*. A borda da parte alveolar é o *arco alveolar*. A parte alveolar está totalmente coberta com a membrana mucosa da boca.

A borda inferior da mandíbula é denominada *base*. A *fossa digástrica* é uma depressão irregular na base, ou atrás desta, próxima à sínfise. Em direção posterior, cerca de 4 cm anterior ao ângulo da mandíbula, a base pode apresentar um discreto sulco para a artéria facial. A pulsação da artéria pode ser percebida comprimindo-a contra a base da mandíbula.

A *superfície interna* está caracterizada por uma elevação irregular, a *espinha mental*, na parte posterior da sínfise. Ela pode consistir de uma a quatro partes, denominadas *tubérculos genianos*, que dão origem aos músculos gênio-hióideo e genioglosso. Mais posteriormente, a *linha milo-hióidea* pode ser distinguida como uma crista oblíqua que corre em direção posterior e superior, acima da fossa digástrica, para um ponto atrás do terceiro molar. Ela dá origem ao músculo milo-hióideo. A *fóvea submandibular* localiza-se abaixo da linha milo-hióidea e aloja uma parte da glândula submandibular. A *fóvea sublingual* localiza-se mais anteriormente, acima da linha milo-hióidea, e aloja a glândula sublingual. A extremidade anterior do sulco milo-hióideo alcança o corpo da mandíbula abaixo da extremidade posterior da linha milo-hióidea.

Ramo da mandíbula

O ramo da mandíbula (Fig. 52.26) é mais ou menos uma lâmina óssea quadrilátera que apresenta superfícies lateral e medial, e bordas anterior, superior e posterior. O ramo e seus músculos inseridos estão em contato com a parte lateral da faringe.

A *superfície lateral* é achatada e dá inserção ao masseter. A *superfície medial* está caracterizada pelo *forame da mandíbula*, que se dirige inferior e anteriormente pelo canal da mandíbula, o qual dá passagem aos nervos e vasos alveolares inferiores. O forame está limitado medialmente por uma projeção[40] denominada *língula*, à qual se insere o ligamento esfenomandibular. O *canal da mandíbula* corre até o plano mediano e, deste modo, dá origem a um canal lateral que se abre no forame mental. O *sulco milo-hióideo* começa atrás da língua e corre, em direção inferior e para diante, para a fossa submandibular. Ele contém o nervo e vasos milo-hióideos. Abaixo e atrás do sulco milo-hióideo, a superfície medial é irregular e dá inserção ao músculo pterigóideo medial.

A borda superior côncava do ramo é a *incisura mandibular*.[41] Ela está limitada anteriormente pelo *processo coronóide*, no qual se insere o temporal. O *processo condilar* limita a incisura mandibular, posteriormente, e compreende a cabeça e colo da mandíbula. A *cabeça (côndilo)*, coberta com fibrocartilagem, articula-se diretamente com o osso temporal para formar a juntura temporomandibular. O eixo longo da cabeça está dirigido medial e ligeiramente para trás. A extremidade da cabeça da mandíbula pode ser percebida *in vivo*. O *colo* dá inserção ao ligamento lateral, lateralmente, e a inserção do músculo pterigóideo lateral, anteriormente.

A borda anterior aguda do ramo pode ser percebida pelo interior da boca. Ela se continua com a linha oblíqua. A borda posterior arredondada está intimamente relacionada com a glândula parótida.

A mandíbula aparece bilateralmente no embrião, imediatamente externa à cartilagem

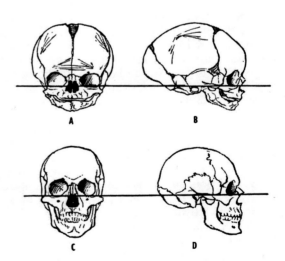

Fig. 52.27 O crescimento do crânio. Crânios (A e B) de recém-nascidos e (C e D) adultos, faces anterior e lateral. A escala usada aqui para o crânio de adulto é a metade do neonatal. As linhas horizontais indicam o plano orbitomeático. Observe que, no crânio do recém-nascido, embora a calvária pareça maior, a região facial (especialmente abaixo da linha horizontal) é relativamente pequena. A maxila, a mandíbula, as cavidades nasais e os seios paranasais são também pequenos. Observe a proximidade entre as órbitas e os dentes. No adulto, todavia, a linha horizontal mais ou menos determina a bissecção da altura do crânio. Observe os fontículos em A e B. Baseado, principalmente no trabalho de J. C. Brash.

do primeiro arco faríngico. A união óssea entre as metades da mandíbula tem lugar durante o primeiro ano pós-natal. Uma cartilagem secundária no processo condilar é responsável pela maior parte do crescimento, em comprimento, da mandíbula.

DESENVOLVIMENTO DO CRÂNIO

Os ossos do crânio estão formados no mesênquima em torno do encéfalo em desenvolvimento. Em resumo, a calvária e porções da base ossificam-se por ossificação intramembranácea, enquanto que a maior parte da base se desenvolve na ossificação endocondral (para formar o *condrocrânio*) precocemente na vida fetal para, subseqüentemente, desenvolver uma ossificação endocondral. Porções do condrocrânio, todavia, mantêm a sua estrutura cartilagínea, a saber: a porção frontal do septo nasal e o forame lácero.

Os seguintes ossos do crânio ossificam-se por via intramembranácea: frontal, parietal, parte escamosa do temporal, vômer, lacrimal, nasal, palatino, a maior parte dos processos pterigóides e as asas maiores do esfenóide, zigomático, maxila e mandíbula. Os seguintes ossos ossificam-se por via endocondral: a maior parte do occipital, as partes petrosa e mastóide do temporal, corpo e asas menores do esfenóide, etmóide e concha nasal inferior.

Crânio neonatal (Fig. 52.27, A e B)

No nascimento, a porção do crânio acima do plano orbitomeático é muito maior do que a porção abaixo. A primeira está relacionada com o crescimento do encéfalo, olhos e os órgãos de audição e equilíbrio; a segunda, com os dentes, língua, região respiratória da cavidade nasal e seios maxilares. No adulto, a porção superior do crânio, embora ainda um pouco maior que a inferior, não cresceu aproximadamente o bastante em tamanho. O crescimento do crânio está intimamente associado com o do encéfalo e olhos (até dois anos), os dentes (até dois anos e, novamente, entre seis e 12 anos) e os músculos da mastigação (12 a 18 anos). As radiografias de crânio de crianças estão reproduzidas na Fig. 52.21.

Fontículos (Fig. 52.27, A e B)

Os *fontículos*, ou *fontanelas*, são áreas membranáceas temporárias que ligam fendas entre os ângulos ou bordas de alguns ossos em ossificação no crânio. Freqüentemente, seis fontículos estão normalmente presentes no nascimento, situados nos ângulos dos ossos parietais. Os fontículos anterior e posterior são ímpares e estão localizados no bregma e lambda, respectivamente. Os fontículos esfenoidal e mastóideo são pares e estão localizados no ptérion e astérion, respectivamente. Os fontículos acessórios podem ocasionalmente ser encontrados em muitos locais, particularmente ao longo da sutura sagital.[42]

O fontículo anterior é o maior. Ele comumente pulsa (devido às artérias cerebrais) e é facilmente palpável numa criança. Diminui de tamanho no período pós-natal e oblitera-se, freqüentemente, na idade de dois anos. O fontículo anterior pode ser usado (1) para determinar durante o parto, pela palpação através da vagina, a posição da cabeça fetal numa apresentação de vértex; (2) para estimar a pressão intracrânica normal numa criança; (3) para determinar o grau de desenvolvimento do crânio; e (4) para obter uma amostra de sangue do seio sagital superior subjacente.

CRESCIMENTO DO CRÂNIO

O crescimento do crânio[43] processa-se por três métodos. (1) A cartilagem é substituída por osso. Isto ocorre na vida fetal, na base e, após o nascimento, na junção esfenoccipital, nos processos condilares da mandíbula e no septo nasal. (2) O crescimento tem lugar em suturas. Isto ocorre na calvária e na parte superior da face durante a vida fetal, e por vários anos (cerca de sete) após o nascimento. É responsável em grande parte pelo aumento do tamanho da cabeça. (3) Deposição superficial, associada com a reposição superficial internamente, que tem lugar na face durante a infância e adolescência (aproximadamente entre sete a 21 anos).

Uma análise no crescimento do crânio em um dado indivíduo indica se o crescimento está sendo feito de uma maneira descontínua, isto é, por fases. Além disso, os padrões de crescimento variam de um indivíduo para outro.

OSSO HIÓIDE

O osso hióide localiza-se na porção anterior do pescoço entre a mandíbula e a laringe, ao nível da terceira VCe. Ele não se articula com qualquer outro osso, mas está preso ao crânio pelo ligamento estilo-hióideo. O osso hióide apresenta um corpo e um par de cornos maiores e um par de cornos menores (Fig. 52.28).

A face anterior do *corpo* está voltada anterior e superiormente. A face posterior está

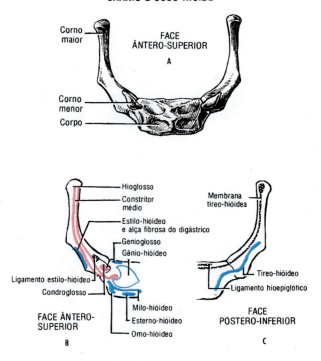

Fig. 52.28 O osso hióide. A, face ântero-superior, mostrando as principais partes do osso. B, face ântero-superior da metade direita do osso, mostrando inserções. C, face póstero-inferior da metade direita do osso, mostrando inserções. B e C estão baseados em Frazer.

separada da membrana tireo-hióidea por uma bolsa.

Cada *corno maior* se projeta posterior e superiormente a partir do lado do corpo do osso, ao qual se une por uma juntura cartilagínea ou, mais tarde, por fusão óssea. **Quando o pescoço está relaxado, os dois cornos maiores podem ser pinçados *in vivo*, entre os dedos indicador e polegar, e o osso hióide pode, então, mover-se de um lado para o outro.** As pontas dos cornos maiores estão cobertas pelo músculo esternoclidomastóideo.

Cada *corno menor* é uma projeção pequena, em direção superior, que se prende à junção do corpo e do corno maior correspondente. O ligamento estilo-hióideo prende-se à ponta do corno menor e está algumas vezes ossificado. Os cornos menores estão presos ao corpo do osso por tecido fibroso e aos cornos maiores, cornos, algumas vezes, por junturas sinoviais.

O osso hióide desenvolve-se de cartilagens do segundo e terceiro arcos faríngicos. Ele se ossifica a partir de três pares de centros, alguns dos quais aparecem imediatamente antes e, outros, após o nascimento. O osso hióide tem pouca significação funcional.[44]

REFERÊNCIAS

1. J. J. Pritchard, J. H. Scott, and F. G. Girgis, J. Anat., Lond., 90:73, 1956.
2. R. Singer, J. forensic Med., 1:52, 1953. See also S. T. Brooks, Amer. J. phys. Anthrop., 13:567, 1955, and L. Dérobert and G. Fully, Ann. Méd. lég., 40:154, 1960.
3. L. Hess, Hum. Biol., 18:61, 1946.
4. F. Girgis and J. J. Pritchard, Anat. Soc. G. B. and Ireland, April, 1955. See also M. L. Moss, Acta anat., 44:263, 1961.
5. A. Crocellà, Arch. ital. Anat. Embriol., 60:201, 1955. J. B. Christensen, E. Lachman, and A. M. Brues, Amer. J. Roentgenol., 83:615, 1960.
6. E. Lachman, Amer. J. Roentgenol., 79:721, 1958.
7. R. Bjerin, Acta odont. scand., 15:1, 1957.
8. M. Augier, *Squelette céphalique*, in P. Poirier and A. Charpy, *Traité d'anatomie humaine*, Masson, Paris, vol. 1, fascicle 1, division 1, 1931. The standard works on variations are A.-F. LeDouble, *Traité des variations des os du crâne de l'homme*, Vigot, Paris, 1903, and *Traité des variations des os de la face de l'homme*, Vigot, Paris, 1906.
9. W. Bergerhoff, *Atlas of Normal Radiographs of the Skull*, Springer, Berlin, 1961. L. E. Etter, *Atlas of Roentgen Anatomy of the Skull*, Thomas, Springfield, Illinois, 1955. G. S. Schwarz and C. R. Golthamer, *Radiographic Atlas of the Human Skull*, Hafner, New York, 1965. R. Shapiro and A. H. Janzen, *The Normal Skull. A Roentgen Study*, Hoeber, New York, 1960.
10. R. O'Rahilly and M. J. Twohig, Amer. J. Roentgenol., 67:551, 1952.
11. L. Hess, Hum. Biol., 17:107, 1945. J. Torgersen, Acta radiol., Stockh., 33:1, 1950.
12. A. Riesenfeld, Amer. J. phys. Anthrop., 14:85, 1956.
13. T. Dwight, Ann. Surg., 46:721, 1907. W. Arendt, Beitr.

ges. Arb. Orthopäd., 6:1, 1959. S. M. Kaufman, R. P. Elzay, and E. F. Irish, Arch. Otolaryng., Chicago, 91:460, 1970.
14. J. Frommer, C. W. Monroe, and B. Spector, Anat. Rec., 142:305, 1962, abstract.
15. A. Riesenfeld, Amer. J. phys. Anthrop., 13:599, 1955.
16. B. E. Ingelmark, Acata anat., suppl. 6 = 1 ad vol. 4:1, 1947.
17. M. A. Kirdani, Amer. J. Roentgenol., 99:700, 1967.
18. B. Ingervall and B. Thilander, Acta odont. scand., 30:349, 1972. B. Melsen, Acta anat., 83:112, 1972.
19. D. K. von Brzezinski, Anat. Anz., 113:164, 1963.
20. S. Sunderland, Aust. N.Z. J. Surg., 8:170, 1938.
21. K. S. Chouke, Amer. J. phys. Anthrop., 4:203, 1946, and 5:79, 1947. J. Priman and L. E. Etter, Med. Radiogr. Photogr., 35:2, 1959.
22. J.-K. Woo, Amer. J. phys. Anthrop., 7:385, 1949.
23. J.-K. Woo, Amer. J. phys. Anthrop., 8:81, 1950. B. Vidić, J. dent. Res., 45:1511, 1966.
24. A. W. Meyer, Anat. Rec., 49:19, 1931.
25. V. Nikolić, Acta anat., 68:189, 1967.
26. D. Macaulay, Brit. J. Radiol., 24:647, 1951.
27. A. Mayet and S. Heil, Anat. Anz., 128:454, 1971.
28. F. W. Jones, J. Anat., Lond., 46:228, 1912.
29. I. M. Thompson, Canad. med. Ass. J., 16:1194, 1926.
30. For the radiographic mensuration and the growth of the hypophysial fossa, see R. M. Acheson and M. Archer, J. Anat., Lond., 93:52, 1959.
31. J. Bull, Acta radiol., Stockh., 46:72, 1956.
32. L. B. Arey, Anat. Rec., 106:1, 1950.
33. S. Jovanović and V. Radojević, Bull. Acad. serbe Sci. méd., 23:19, 1958.
34. A. H. Amjad, A. A. Scheer, and J. Rosenthal, Arch. Otolaryng., Chicago, 89:709, 1969.
35. M. Bošković, Acta med. iugoslavica, 12, suppl. 1, 1958 (translated into English, 1962).
36. N. B. B. Symons, Brit. dent. J., 94:231, 1953.
37. G. Inke in G.-H. Schumacher (ed.), Morphology of the Maxillo-Mandibular Apparatus, Thieme, Leipzig, 1972.
38. H. G. Tebo and I. R. Telford, Anat. Rec., 107:61, 1950. A. P. S. Sweet, Dent. Radiogr., 32:28, 1959.
39. R. Warwick, J. Anat., Lond., 84:116, 1950. M. F. A. Montagu, Amer. J. phys. Anthrop., 12:503, 1954.
40. R. Depreux, Arch. Anat. path., 6:92, 1958, and 8:42, 1960.
41. M. R. Simon and M. L. Moss, Acta anat., 85:133, 1973.
42. F. L. Adair and R. E. Scammon, Amer. J. Obstet. Gynec., 14:149, 1927.
43. J. H. Scott, Dento-facial Development and Growth, Pergamon, Oxford, 1967. D. H. Enlow, The Human Face, Hoeber, New York, 1968.
44. W. Lesoine, Z. Laryng. Rhinol., 49:461, 1970.

53 ENCÉFALO, NERVOS CRÂNICOS E MENINGES

ENCÉFALO

O sistema nervoso em geral foi descrito no Cap. 5. As divisões do encéfalo estão resumidas aqui, no Quadro 53.1. O presente capítulo limita-se a uma rápida descrição da estrutura macroscópica do encéfalo, uma explanação sobre os ventrículos e alguns comentários gerais sobre os nervos crânicos, meninges e vascularização. Todos estes tópicos devem ser considerados durante um curso de anatomia macroscópica, enquanto detalhes posteriores, incluindo a maior parte das estruturas internas do encéfalo, são geralmente reservados para um curso especial de neuroanatomia, para o qual livros-textos especiais são empregados.

Quadro 53.1 Divisões do encéfalo

Divisões	Cavidades
Prosencéfalo	
Telencéfalo	Dois ventrículos laterais
Diencéfalo*	Terceiro ventrículo
Mesencéfalo*	Aqueduto
Rombencéfalo	
Metencéfalo	Quarto ventrículo e parte do canal central
Cerebelo	
Ponte*	
Mielencéfalo*	

*Estas divisões compreendem o tronco cerebral.

ESTRUTURA MACROSCÓPICA DO ENCÉFALO

O encéfalo, que representa cerca de 2 por cento do peso corporal, recebe cerca de um sexto do débito cardíaco e um consumo de um quinto do oxigênio utilizado pelo corpo em repouso.

O encéfalo compreende, de baixo para cima, o rombencéfalo, o mesencéfalo e o prosencéfalo.

Na sua emergência do encéfalo, os dois primeiros nervos crânicos estão associados com o prosencéfalo; o terceiro e quarto, com o mesencéfalo; e, os do quinto ao 12.º, com o rombencéfalo (o quinto nervo, com a ponte; os do sexto ao oitavo, com a junção entre a ponte e a medula oblonga; e os do nono ao 12.º com a medula oblonga).

O cérebro posterior, ou rombencéfalo, consiste da medula oblonga, ponte e cerebelo.

Medula oblonga
(Fig. 53.1)

A parte mais superior da medula espinal se expande, passa através do forame magno e torna-se medula oblonga. Esta, anteriormente, sobre a parte basilar do osso occipital, separada parcialmente do osso pelas artérias vertebrais direita e esquerda, que ascendem e se unem para formar a basilar. Posteriormente, a medula oblonga encontra-se toda coberta pelo cerebelo.

A metade inferior da medula oblonga contém a continuação do canal central da medula espinal que, na metade superior da medula oblonga, se alarga para se tornar o quarto ventrículo.

A medula oblonga apresenta uma *fissura mediana anterior*, cuja parte inferior está interrompida pela *decussação das pirâmides*, onde cerca de dois terços das fibras piramidais descendentes cruzam o plano mediano. A porção da medula oblonga adjacente à parte superior da fissura mediana anterior a cada lado é denominada *pirâmide*. Ela contém as fibras do *trato piramidal (corticospinal)*. Lateralmente a cada pirâmide, encontramos uma elevação denominada *oliva*. Ela é composta, principalmente, de substância cinzenta. A oliva está limitada medialmente por um *sulco ântero-lateral* e, lateralmente, por um *sulco póstero-lateral*.

O *nervo hipoglosso (12.º crânico)* emerge da medula oblonga entre a pirâmide e a oliva, enquanto que o *nervo acessório (11.º crânico)*, o *nervo vago (10.º crânico)* e o *glossofaríngico (9.º crânico)* emergem póstero-lateralmente à oliva.

A face dorsal da medula oblonga apresenta um *sulco mediano posterior*. A cada lado, dois tratos provenientes da medula espinal (o *fascículo grácil*, medialmente, e o *fascículo cuneiforme*, lateralmente) terminam em eminências conhecidas como *tubérculos*

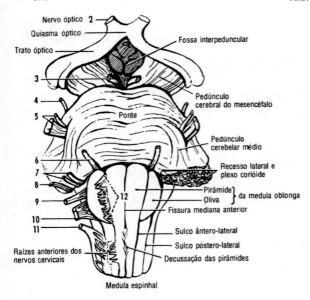

Fig. 53.1 O tronco cerebral, face anterior, mostrando os nervos crânicos (indicados por números).

grácil e *cuneiforme*, pela ordem. Mais superiormente, a parte inferior do quarto ventrículo está limitada lateralmente pelo *pedúnculo cerebelar inferior*, que compreende fibras que conectam a medula oblonga e a medula espinhal com o cerebelo.

A medula oblonga contém centros nervosos muito importantes associados com funções tais como respiração e circulação.

Ponte (Fig. 53.1)

A ponte localiza-se entre a medula oblonga e o mesencéfalo, e é bem destacada. Está situada anteriormente ao cerebelo e assemelha-se, superficialmente, com uma ponte que une os dois hemisférios cerebelares (daí o seu nome). Como visto anteriormente, as fibras transversas da ponte formam o *pedúnculo cerebelar médio*, a cada lado, e entram no cerebelo. O pedúnculo médio compreende realmente as fibras que conectam um hemisfério cerebelar com o hemisfério cerebelar contralateral.

A parte anterior da ponte repousa sobre a parte basilar do osso occipital e sobre o dorso da sela. A ponte apresenta um sulco longitudinal, anteriormente, que está amiúde ocupado pela artéria basilar.

O *nervo vestibulococlear (8.º crânico)*, o *nervo facial (7.º crânico)* e o *nervo abducente (6.º crânico)* emergem num sulco entre a ponte e a medula oblonga. Mais superiormente, o *nervo trigêmio (5.º crânico)* emerge lateralmente à ponte com uma grande raiz sensitiva e uma pequena raiz motora.

A parte posterior da ponte forma o assoalho da parte superior do quarto ventrículo (Fig. 53.2), que está limitada lateralmente pelos *pedúnculos cerebelares superiores*. Cada pedúnculo superior compreende fibras que conectam o cerebelo com o mesencéfalo. O assoalho do quarto ventrículo será discutido mais tarde (v. neste capítulo).

O *nervo trigêmio (5.º crânico)* é grande e complexo. Ele é sensitivo para a região facial, dentes, língua e cavidade nasal, e é motor para os músculos da mastigação. Ele emerge lateralmente à ponte como *raiz motora* e *sensitiva*, geralmente com algumas fibras acessórias ou intermediárias.[1] As duas porções procedem da fossa crânica posterior à média, passando abaixo da inserção da tenda do cerebelo, na parte petrosa do osso temporal, e também passando freqüentemente abaixo do seio petroso superior.[2] A raiz sensitiva se expande no *gânglio trigeminal* grande e achatado *(semilunar)*, que contém as células de origem da maior parte das fibras sensitivas. O gânglio cobre o forame lácero, e as raízes do nervo ocupam uma impressão sobre a superfície anterior da parte petrosa do osso temporal próximo ao seu ápice. A maior parte do gânglio está situada dentro da cavidade da dura conhecida como cavo trigeminal (Fig. 53.17). O gânglio dá origem a três grandes divisões: os nervos oftálmico, maxilar e mandibular. A raiz motora, que contém tanto fi-

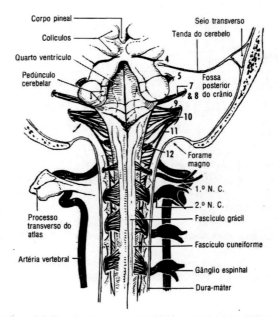

Fig. 53.2 Face posterior do tronco cerebral e a parte superior da medula espinhal, após a retirada do cerebelo. A artéria vertebral a cada lado está indicada, juntamente com alguns dos nervos crânicos e espinhais.

bras proprioceptivas quanto fibras motoras, continua-se abaixo do gânglio e reúne-se com o nervo mandibular.

O gânglio pode ser "bloqueado" passando-se uma agulha através da incisura mandibular e do forame oval,[3] e injetando-se um anestésico. A raiz sensitiva pode ser seccionada na fossa crânica média, para alívio da neuralgia do trigêmio (tique doloroso).

Cerebelo (Figs. 53.4 e 53.7)

O cerebelo está situado na parte posterior do tronco encefálico, ao qual está preso por três pedúnculos cerebelares a cada lado. Os pedúnculos inferiores conectam o cerebelo com a medula oblonga; o médio conecta-o com a ponte e, o superior, com o mesencéfalo. O cerebelo está localizado na fossa crânica posterior. Ele compreende uma porção mediana, denominada *vermis,* e duas partes laterais conhecidas como *hemisférios cerebelares.* Assim como os hemisférios cerebrais, o cerebelo apresenta um córtex de substância cinzenta. O *córtex cerebelar* é pregueado, formando *folhas* que estão separadas umas das outras por *fissuras.* O cerebelo está conectado através de tratos com o córtex cerebral e com a medula espinhal. Ele é importante na coordenação de atividades musculares.

Mesencéfalo (Fig. 53.1)

O cérebro médio ou mesencéfalo conecta o rombencéfalo com o prosencéfalo. Ele está localizado na incisura tentorial da dura-máter (Fig. 53.16). Consiste de uma parte ventral, os pendúnculos cerebrais, e uma parte dorsal, o teto.

Os *pedúnculos cerebrais* são dois grandes feixes que convergem a partir dos hemisférios cerebrais, e cada um se continua com a faixa de substância branca denominada cápsula interna. A porção anterior de cada pedúnculo é denominada *crus cerebri (base do pedúnculo),* enquanto que a porção posterior é o *tegmento.* A parte mais superior de cada pedúnculo está cruzada pelo trato óptico correspondente. Os tratos ópticos direito e esquerdo emergem do quiasma óptico, que está formado pela junção dos dois nervos ópticos. A depressão atrás do quiasma, e limitada pelos tratos ópticos e pedúnculos cerebrais, é denominada fossa interpeduncular (Fig. 53.5).

A *fossa interpeduncular* contém, da direção anterior para a posterior, o seguinte: (1) o túber cinéreo e a haste infundibular da hipófise, (2) os corpos mamilares e (3) a substância perfurada posterior.

O *nervo oculomotor (3.º crânico)* emerge na borda superior da ponte e na borda medial do pedúnculo cerebral correspondente.

O *teto,* ou parte posterior do mesencéfalo, consiste de quatro elevações conhecidas como colículos *superiores* e *inferiores (corpos quadrigêmios* (Fig. 53.2). Os colículos superiores estão relacionados com as funções visuais e, os inferiores, com as funções auditivas. O corpo pineal prende-se ao prosencéfalo acima do colículo superior.

O *nervo troclear (4.º crânico)* decussa e emerge da face dorsal do mesencéfalo, abaixo do colículo inferior correspondente (Fig. 53.2).

O mesencéfalo é atravessado pelo aqueduto, um canal que conecta o 4.º ventrículo com o 3.º (Fig. 53.9).

A medula oblonga, a ponte, o mesencéfalo e o diencéfalo (a parte do prosencéfalo adjacente ao mesencéfalo) são coletivamente conhecidos como tronco encefálico (Fig. 53.1).

Prosencéfalo

O cérebro anterior, ou prosencéfalo, compreende uma pequena parte, o diencéfalo, e uma porção maciça, o telencéfalo.

Diencéfalo. O termo diencéfalo aplica-se à parte do cérebro que delimita quase completamente o terceiro ventrículo. Uma pequena porção do terceiro ventrículo, todavia, é telencefálica.

O diencéfalo inclui (1) os tálamos, (2) os corpos geniculados medial e lateral, (3) o corpo pineal e as habênulas, e (4) o hipotálamo.

Os *tálamos* são duas grandes massas de substância cinzenta situadas a cada lado do terceiro ventrículo. Cada tálamo inclui muitos núcleos e funciona como um centro de correlação sensitiva importante.

Os *corpos geniculados medial* e *lateral* são duas elevações a cada lado dos colículos, aos quais estão conectados. Eles se localizam cobertos pela porção posterior do tálamo.

O *corpo pineal,* ou *epífise,* está localizado abaixo do esplênio do corpo caloso (Fig. 53.18A) e está coberto por uma camada da tela corióide do terceiro ventrículo. As áreas calcificadas são freqüentemente encontradas no corpo pineal, e, desta forma, o órgão é freqüentemente visível em radiografias (Fig. 52.4).

O termo *hipotálamo* é restrito funcionalmente à parte anterior do assoalho e à parte inferior das paredes laterais do terceiro ventrículo. Esta região está relacionada com funções autónomas e neuroendocrinológicas.

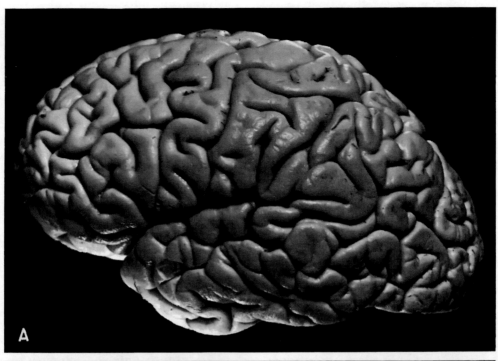
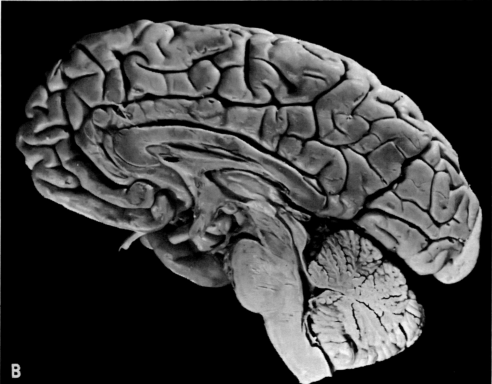

Fig. 53.3 Fotografias do encéfalo. A, vista lateral esquerda. Na maior parte das pessoas que usam a mão direita, o hemisfério cerebral esquerdo é dominante, no sentido de que ele está relacionado com o controle de muitas funções. B, vista medial da metade direita do encéfalo. A aracnóide e a pia-máter foram removidas de ambos os espécimes. Para identificação das várias características, v. a Fig. 53.4. De Gardner.

ENCÉFALO, NERVOS CRÂNICOS E MENINGES

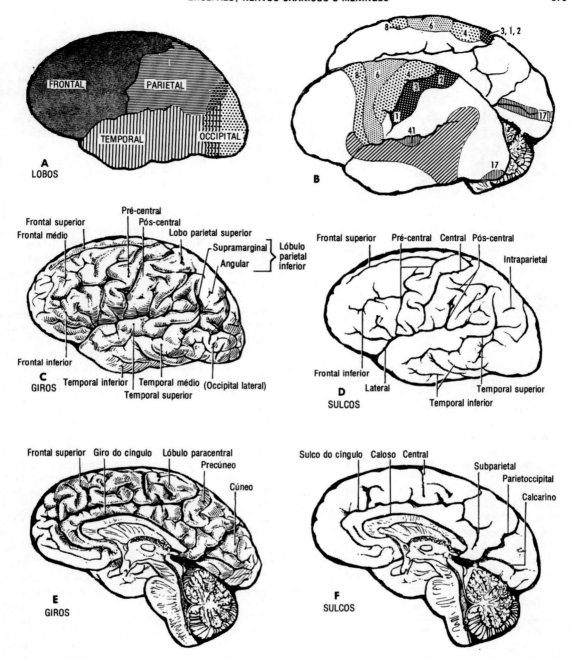

Fig. 53.4 Características dos hemisférios cerebrais. Compare com a Fig. 53.3. A mostra algumas áreas funcionais nas vistas lateral e medial. As áreas motoras estão marcadas com 4, 6 e 8. As áreas receptivas primárias estão marcadas com 1, 2, 3, 17 e 41. Estes números se referem ao sistema de Brodmann. A área indicada por linhas diagonais é a região envolvida na afasia. C mostra os giros e D os sulcos, em vista lateral esquerda. E mostra os giros, e F os sulcos, na vista medial do hemisfério direito.

Anatomicamente, todavia, algumas áreas adjacentes são em geral incluídas no termo hipotálamo: o quiasma óptico, o *tuber cinéreo* (uma faixa de substância cinzenta à qual está inserida a haste infundibular da hipófise), a hipófise e os *corpos mamilares* (duas pequenas massas cobertas de substância branca) (Fig. 53.5).

Telencéfalo. O termo telencéfalo é virtualmente sinônimo de *hemisférios cerebrais* (Figs. 53.4 e 53.7; 53.3 e 53.6). O termo *cérebro*, todavia, refere-se tanto ao encéfalo, como um todo, ou simplesmente ao prosencéfalo juntamente com o mesencéfalo. Cada hemisfério contém uma cavidade conhecida como ventrículo lateral.

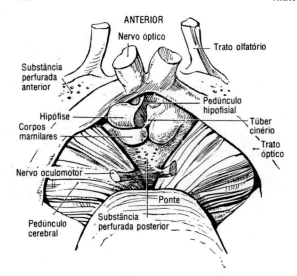

Fig. 53.5 Visão em close-up da fossa interpeduncular e da região adjacente, face ântero-inferior. A metade esquerda da hipófise foi retirada. Baseada na transparência colorida de Bassett, A Stereoscopic Atlas of Human Anatomy, seção 1, carretel 4, vistas 5 e 6.

Vistos superiormente, os hemisférios cerebrais cobrem outras partes do encéfalo, impedindo a sua visualização. Cada hemisfério apresenta uma superfície súpero-lateral, uma medial e uma inferior. Os hemisférios cerebrais direito e esquerdo estão parcialmente separados um do outro pela *fissura longitudinal*, que é ocupada por uma prega de dura-máter, a foice do cérebro. O *corpo caloso* (Fig. 53.18A; Fig. 63.4, Cap. 63), encontrado na profundidade da fissura longitudinal, é um feixe de fibras que conecta os hemisférios. Ele forma o teto da parte central e do corno anterior do ventrículo lateral de cada lado. Curva-se sagitalmente e consiste, de frente para trás, do *rostro, joelho, tronco* e *esplênio*.

Cada hemisfério apresenta *pólos frontal, occipital* e *temporal*. Estes pólos estão localizados, respectivamente, nas fossas crânicas anterior, posterior e média, e encontram-se, respectivamente, relacionados com os ossos frontal e occipital e com a asa maior do esfenóide.

A substância cinzenta da superfície de cada hemisfério é denominada *córtex cerebral*. Ela se encontra preguada ou convolucionada em *giros*, que estão separados uns dos outros pelos *sulcos*. O padrão é variável, e é necessário remover a pia-aracnóide para a identificação individual dos giros e sulcos.

O *sulco lateral* começa na superfície inferior do encéfalo. Ele se estende lateralmente e, ao chegar à superfície súpero-lateral do hemisfério, dirige-se em posteriormente, entre os (1) lobos parietal e frontal e o (2) lobo temporal. (O *ramo posterior* sendo referido aqui, e pequenos *ramos, anterior* e *ascendente,* originam-se do tronco do sulco lateral quando este sulco atinge a superfície súpero-lateral do hemisfério.) Uma porção do córtex cerebral denominada ínsula localiza-se profundamente ao sulco lateral.

Nos problemas de fala (afasia), uma porção do lobo frontal e uma porção maior do lobo temporal, adjacentes aos sulcos laterais, estão amiúde envolvidos. O envolvimento ocorre freqüentemente do lado esquerdo do encéfalo (Fig. 53.4B).

O *sulco central* tem início na superfície medial do hemisfério e, ao atingir a superfície súpero-lateral, desce entre os lobos frontal e parietal. A área do córtex imediatamente anterior ao sulco central é conhecida como área motora e está relacionada com a atividade muscular, sobretudo a metade oposta do corpo. O controle contralateral pode ser demonstrado por estimulação artificial desta área, particularmente da região conhecida como *giro pré-central* ou área 4, tendo como resultado movimentos na metade oposta do corpo. Além disso, o corpo está representado numa posição invertida na área motora, isto é, a estimulação da parte superior da área motora dá origem, predominantemente, a movimentos do membro superior; e a estimulação da parte inferior, a movimentos do membro inferior oposto; a estimulação da parte média, a movimentos da cabeça e pescoço. A área do córtex imediatamente atrás do sulco central (o *giro pós-central*) é uma área receptiva primária importante, para a qual se projetam vias aferentes por meio de sinapses no tálamo.

O córtex de cada hemisfério cerebral está dividido arbitrariamente em lobos frontal, parietal, occipital e temporal. O *lobo frontal* encontra-se limitado pelos sulcos central e lateral. Ele se localiza na fossa crânica anterior. O *lobo parietal* estende-se do sulco central, anteriormente, até uma linha arbitrária, posteriormente (entre um sulco acima, o *sulco parieto-occipital,* e uma indentação abaixo, a *incisura occipital*). O *lobo occipital* localiza-se atrás desta linha. O *lobo temporal* situa-se anteriormente a esta linha e abaixo do sulco lateral. Ele se localiza na fossa crânica média. Os sulcos e giros característicos destes lobos estão demonstrados nas Figs. 53.4 e 53.7. O *sulco calcarino* está localizado na superfície medial do lobo occipital, mas pode se estender à superfície súpero-lateral do hemisfério. Quando o cerebelo é deslocado, parte de cada um dos quatro lobos pode ser vista também nas superfícies medial e inferior do hemisfério. O lobo occipital está relacionado especialmente com a visão.

Os *nervos olfatórios (1.º nervo crânico)* são grupos de filamentos nervosos que, ao deixar o nariz e passar através da base do crânio (lâmina crivosa do etmóide), terminam nos bulbos olfatórios. Cada *bulbo olfatório* localiza-se sobre a face inferior do lobo frontal correspondente e dá origem a um *trato olfatório* (Fig. 53.7) que passa em direção posterior e está inserido no cérebro.

Os *nervos ópticos (2.º crânico)* deixam as órbitas através dos canais ópticos e se unem para formar o *quiasma óptico* (Fig. 53.5.). O quiasma dá origem aos *tratos ópticos* direito e esquerdo, que passam em direção posterior e em torno dos pedúnculos cerebrais. O quiasma óptico e a fossa interpeduncular estão contidos no interior de anastomoses arteriais muito importantes, conhecidas como círculo arterial. A haste infundibular da neuro-hipófise emerge do tuber cinéreo, na fossa interpeduncular, anterior aos corpos mamilares. A área imediatamente ântero-lateral a cada trato óptico é perfurada por ramos das artérias cerebrais anterior e média, e é conhecida como *substância perfurada anterior.*

O termo *gânglio da base,* ou *núcleos da base,* é usado para certas massas de substância cinzenta encontradas no interior da substância branca do hemisfério cerebral. Estes núcleos são o corpo estriado, o núcleo subtalâmico e o claustro. O corpo amigdalóide é freqüentemente incluído e, algumas vezes, também o tálamo.

O *corpo estriado* compreende os *núcleos caudado* e *lentiforme.* O núcleo caudado protrunde-se para o interior dos ventrículos laterais e apresenta uma cabeça, um corpo e uma cauda. Ele apresenta uma forma raqueada, sendo, por esta razão, freqüentemente visto duas vezes em um mesmo corte. A *cabeça* localiza-se anteriormente, atrás do joelho do corpo caloso; o *corpo* estende-se em direção posterior, acima do tálamo e lateralmente a este; e a *cauda* do núcleo curva-se em direção inferior e para frente no interior do lobo temporal para terminar no *corpo amigdalóide.* O *núcleo lentiforme* localiza-se lateralmente à cabeça do núcleo caudado e do tálamo. Anteriormente, ele se conecta com a cabeça do núcleo caudado por faixas de substância cinzenta, daí o nome corpo estriado para os dois núcleos. A parte lateral do núcleo lentiforme, conhecida como *putamen,* está relacionada lateralmente com o *claustro* e a ínsula. As duas partes mediais do núcleo lentiforme são conhecidas como *globo pálido.*

A *cápsula interna* tem uma faixa larga de substância branca situada entre (1) o núcleo lentiforme, lateralmente, e (2) a cabeça do núcleo caudado e o tálamo, medialmente. A cápsula interna consiste de uma *perna anterior* (entre os núcleos lentiforme e caudado), um *joelho,* uma *perna posterior* (entre o núcleo lentiforme e o tálamo) e *partes retrolentiformes* e *sublentiformes* (atrás e abaixo do núcleo lentiforme, respectivamente).

As fibras da cápsula interna, dispostas em direção superior, difundem-se nos hemisférios para tomar uma disposição, em forma de leque, denominada *coroa radiada.* As fibras da coroa interseccionam-se com as do corpo caloso.

TOPOGRAFIA CRANIOCEREBRAL
(Fig. 53.8)

Uma variação considerável ocorre nas relações exatas do encéfalo com o crânio, de tal forma que somente é possível uma localização aproximada das partes do encéfalo sobre a superfície do corpo.[4]

O limite inferior do hemisfério cerebral localiza-se acima dos supercílios, arco zigomático, do meato acústico interno e da protuberância occipital externa. **Assim os hemisférios se localizam acima do plano orbitomeático. Uma porção considerável do cerebelo, todavia, localiza-se abaixo do nível deste plano.**

O sulco central tem início 1 cm atrás do vértex, isto é, atrás do ponto médio de uma linha sobre a cabeça entre o násion, e o ínion. O sulco passa em direção inferior, anterior e lateralmente, por cerca de 10 cm, em direção a um ponto médio do arco zigomático. O sulco faz cerca de três quartos de um ângulo reto com o plano mediano.

O sulco lateral, sob a superfície lateral do hemisfério, estende-se do ptérion, em direção posterior e geralmente superior, para terminar abaixo da eminência parietal. O pólo temporal do hemisfério, do ponto de vista de anatomia de superfície, estende-se por um ângulo formado entre o sulco lateral e o arco zigomático.

VENTRÍCULOS

Os ventrículos (Fig. 53.9) serão descritos de cima para baixo, isto é, na ordem em que são numerados. Os dois ventrículos laterais comunicam-se com o terceiro ventrículo através de um forame interventricular a cada lado. O terceiro ventrículo comunica-se com o quarto ventrículo através do aqueduto. O quarto ventrículo continua-se com o canal central da medula oblonga e da medula espinhal, e abre-se através de aberturas no espaço subaracnóideo.

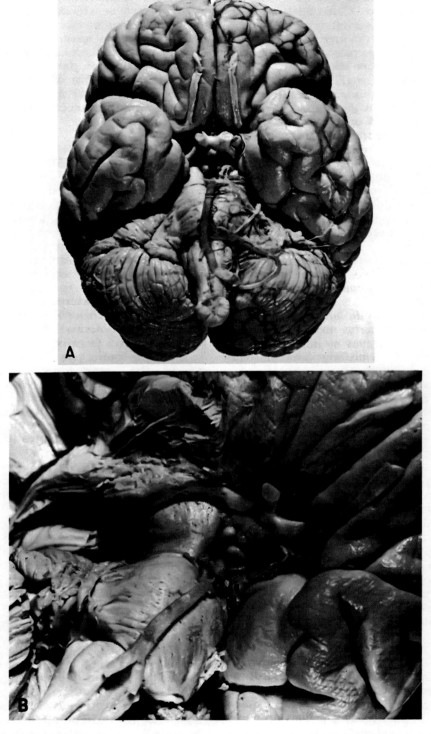

Fig. 53.6 Fotografias da vista inferior do encéfalo. Em A, a aracnóide e a pia-máter foram retiradas da metade direita do cérebro. Em B, a maior parte dos nervos crânicos foi retirada, assim como um dos bulbos olfatórios. O lobo temporal direito foi seccionado para expor o trato óptico direito. Para identificação dos vários acidentes v. Fig. 53.7. De Gardner.

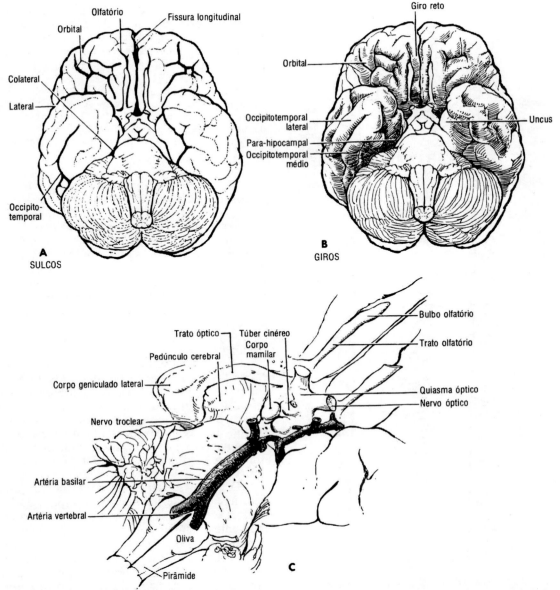

Fig. 53.7 Vista inferior do encéfalo. Compare a Fig. 53.6. A mostra os sulcos. B mostra os giros. C é uma visão aumentada do tronco cerebral. A área acima e à direita é anterior, e a que fica abaixo e à esquerda é posterior.

A neuróglia que reveste os ventrículos do encéfalo e o canal central da medula espinhal é denominada *epêndima*. Geralmente não é ciliada no adulto. Nos ventrículos, as franjas vasculares de pia-máter, conhecidas como *tela corióide*, invaginam seu revestimento de epêndima modificado e projeta-se nas cavidades ventriculares. Esta combinação de tela vascular e epêndima cuboidal é denominada *plexo corióide** (Fig. 53.18). Os plexos são invaginados nas cavidades do terceiro e do quarto ventrículos laterais e estão relacionados com a formação de líquido cerebrospinal.

O termo "barreira hematoencefálica" refere-se aos tecidos que se interpõem entre o sangue e o líquido cerebrospinhal. Estes incluem o endotélio capilar, várias camadas homogêneas e fibrilares (identificadas por microscopia eletrônica) e o epêndima do plexo corióide. Os principais elementos na barreira parecem ser as junções tensas entre as células ependimais.

---

*Um *i* adicional é usado como característica das formas latinas (plexo corióideo, tela corióidea), embora se possa usar plexo coróide.

ANATOMIA

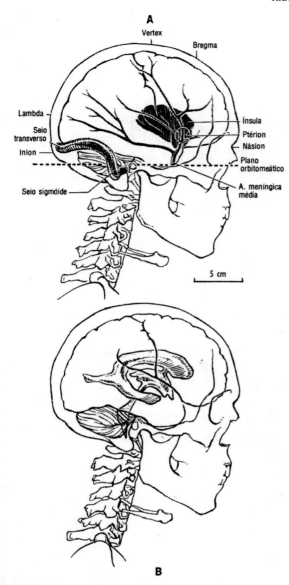

Fig. 53.8 A, *anatomia de superfície das estruturas intracrânicas*. B, *anatomia de superfície dos ventrículos*. A é baseado parcialmente em Mettler.

Ventrículos laterais

Cada ventrículo lateral é uma cavidade no interior do hemisfério cerebral que se comunica com o terceiro ventrículo através do forame interventricular. A porção do ventrículo lateral anterior ao forame é denominada como sua primeira parte ou corno anterior. Atrás desta está a parte central do ventrículo. As porções anterior, média e posterior da parte central estão numeradas, respectivamente, em partes segunda, terceira e quarta. A quarta parte do ventrículo divide-se em quinta parte ou corno posterior, e numa sexta parte ou corno inferior. Os cornos anterior, posterior e inferior encontram-se nos lobos frontal, occipital e temporal do hemisfério cerebral, respectivamente (Fig. 53.8).

O corno anterior, a parte central e o corno inferior mostram uma curva característica do ventrículo lateral tanto no feto quanto no adulto. O corno posterior desenvolve-se na metade da vida fetal como uma extensão posterior, e é altamente variável de tamanho no adulto.

O *corno anterior* do ventrículo lateral encontra-se limitado, inferiormente, pelo rostro; anteriormente, pelo joelho, e superiormente pelo tronco do corpo caloso. Lateralmente, encontra-se limitado pela cabeça protrusa do núcleo caudado. Medialmente está separado do ventrículo lateral do lado oposto por uma separação fina e vertical, o *septo pelúcido*. Ocasionalmente, o septo contém um espaço *(cavidade do septo pelúcido)* entre as suas duas lâminas.

A *parte central* do ventrículo lateral localiza-se abaixo do tronco do corpo caloso e sobre o tálamo e corpo do núcleo caudado. Medialmente, os dois ventrículos laterais estão separados um do outro pela porção posterior do septo pelúcido.[†] No ângulo entre os cornos posterior e inferior divergentes, o assoalho da cavidade apresenta uma elevação triangular, o *trígono colateral*, associada com um sulco subjacente (geralmente o *sulco colateral*).

O *corno posterior* variável adelgaça-se em direção posterior no lobo occipital do hemisfério. Os dois cornos posteriores são comumente assimétricos, e a porção posterior de um corno pode parecer uma vesícula separada, como em alguns casos.[5] Acima, e sobre o lado lateral, cada corno posterior está limitado por uma camada de fibras (o *tapetum*) derivadas do tronco e do esplênio do corpo caloso. Medialmente, duas elevações podem se projetar lateralmente no corno posterior. A elevação superior *(bulbo do corno posterior)* é produzida por fibras *(fórceps maior)* derivadas do esplênio. A inferior *(calcar avis)* está associada com o sulco *(sulco calcarino)* na porção externa do hemisfério.

O *corno inferior* estende-se em direção inferior e para frente atrás do tálamo e no lobo temporal do hemisfério. Ele está limitado lateralmente por fibras (o tapetum) derivadas do corpo caloso. Inferiormente, a ca-

---

[†] Os detalhes de algumas outras relações, por exemplo, o fórnix, devem ser procurados em textos de neuroanatomia.

ENCÉFALO, NERVOS CRÂNICOS E MENINGES

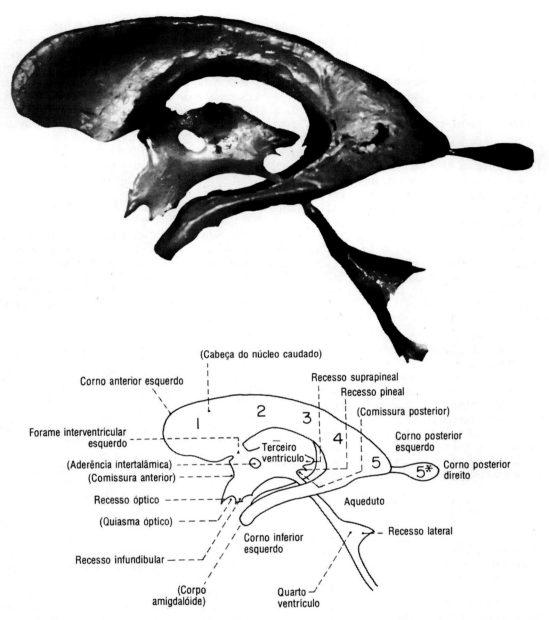

Fig. 53.9 Preparação dos ventrículos cerebrais, vista lateral esquerda. No encéfalo, o corno posterior direito é consideravelmente mais longo que o esquerdo. O diagrama chave indica as estruturas sólidas relacionadas em parêntese. Cort. de David Tompsett, M. D., Royal College of Surgeons of England, London.

racterística mais marcante é uma elevação conhecida como *hipocampo*, parcialmente coberta pelo plexo corióide. Superiormente, a cauda do núcleo caudado corre em direção anterior para terminar no núcleo amigdalóide.

O plexo corióide de cada ventrículo lateral está invaginado ao longo de uma linha curva conhecida como *fissura corióide* (Fig. 53.18). A fissura estende-se do forame interventricular, anteriormente, e de modo arqueado em torno da extremidade posterior do tálamo, até a extremidade do corno inferior. O plexo corióide do ventrículo lateral está praticamente confinado à parte central e ao corno inferior. Encontra-se mais bem desenvolvido na junção da parte central com o corno inferior, onde é conhecido como *glomos corióideo*. Áreas calcificadas (corpos amiláceos) ocorrem freqüentemente nos glomos. Estes vasos e plexos são derivados da artéria carótida interna (artéria corióidea anterior) e das artérias cerebrais posteriores (artérias corióideas posteriores). No forame interventricular, os plexos corióides dos dois ventrículos laterais continuam-se um com o outro e com o do terceiro ventrículo.

Terceiro ventrículo

O terceiro ventrículo é uma fenda estreita entre os dois tálamos. Por uma área variável, os tálamos encontram-se amiúde aderentes entre si, dando origem à *aderência intertalâmica (massa intermédia).* O assoalho do ventrículo é formado pelo hipotálamo. Anteriormente, o assoalho está cruzado pelo quiasma óptico. A parede anterior está formada pela *lâmina terminal,* uma lâmina delicada que conecta o quiasma óptico com o corpo caloso. O teto fino consiste de epêndima coberto por duas camadas de pia (conhecidas como *velum interpositum*).

O terceiro ventrículo comunica-se com os ventrículos laterais através dos forames interventriculares. Cada *forame interventricular* está situado na porção superior e anterior do terceiro ventrículo, anteriormente ao limite do tálamo, e no local da evaginação do hemisfério cerebral no embrião. A partir daí, um sulco raso, o sulco hipotalâmico, pode se dirigir posteriormente para o aqueduto. O sulco marca o limite entre o tálamo, superiormente, e o hipotálamo, inferiormente.

O terceiro ventrículo apresenta vários recessos (Figs. 53.9 e 53.11): (1) o *recesso óptico* acima do quiasma ótico, (2) o *recesso infundibular* no infundíbulo da hipófise, (3) um recesso algumas vezes encontrado anteriormente aos corpos mamilares, (4) o *recesso pineal* no pedículo do corpo pineal e (5) o *recesso suprapineal.* Além disso, incisuras são produzidas no contorno do terceiro ventrículo pelas comissuras anterior e posterior (feixes de fibras brancas que cruzam o plano mediano anterior e posteriormente ao terceiro ventrículo, respectivamente) e pelo quiasma óptico.

Os plexos corióides do terceiro ventrículo invaginam-se no teto do ventrículo a cada lado do plano mediano (Fig. 53.18*B*). Nos forames interventriculares, eles se continuam com aqueles dos ventrículos laterais. Seus vasos (artérias corióideas posteriores) são derivados da artéria cerebral posterior.

O *aqueduto* é um canal estreito, no mesencéfalo, que conecta o terceiro e quarto ventrículos. Ele apresenta cerca de 1 cm de comprimento e é mais largo em sua porção central.[6]

Quarto ventrículo

O quarto ventrículo é uma cavidade rombóide (Fig. 53.2) localizada na porção posterior da ponte e da medula oblonga. Acima, ele se estreita para se tornar contínuo com o aqueduto do cérebro. Abaixo, ele se estreita e conduz ao canal central da medula oblonga, que, por sua vez, se continua com o canal central da medula espinhal. Lateralmente, a porção mais larga do ventrículo prolonga-se a cada lado como *recesso lateral* (Fig. 53.1). Os pedúnculos cerebelares superior e inferior formam os limites laterais do ventrículo.

O limite anterior ao assoalho *(fossa rombóide)* do quarto ventrículo é formado superiormente pela ponte e, inferiormente, pela medula oblonga (Fig. 53.2). Ele está relacionado direta ou indiretamente aos núcleos de origem dos últimos oito nervos cranianos. Um *sulco mediano* divide o assoalho em metades direita e esquerda. Cada metade é dividida por um sulco longitudinal (o *sulcus limitans*) em porções medial (basal) e lateral (alar). A porção medial, conhecida como *eminência medial,* cobre alguns núcleos motores, por exemplo, aqueles do abducente e do hipoglosso. Os núcleos do abducente, todavia, são cobertos por fibras motoras do nervo facial, as quais formam uma alça de direção posterior em torno deste e numa elevação do assoalho do ventrículo *(colículo facial).* A área lateral ao sulco limitante cobre alguns núcleos aferentes, por exemplo, aqueles da parte vestibular do nervo vestibulococlear.

A porção mais inferior do assoalho do quarto ventrículo apresenta a forma de uma ponta de pena e, por esta razão, é algumas vezes referida como *calamus scriptorius.* Esta porção do assoalho contém importantes centros respiratório, cardíaco, vasomotor e da deglutição.

O limite posterior ou teto do quarto ventrículo é extremamente fino, e é recoberto pelo cerebelo (Fig. 53.18*A*). Ele consiste de camadas de substância branca *(véus medulares superior* e *inferior),* revestidos por epêndima e que se estendem entre os dois pedúnculos cerebelares superiores e os dois inferiores. A porção mais inferior do teto apresenta uma abertura, a *abertura*[7] *mediana* do quarto ventrículo, através da qual a cavidade ventricular está em comunicação direta com o espaço subaracnóideo. As extremidades dos recessos laterais apresentam aberturas similares, as *aberturas laterais.* Existem poucas dúvidas de que as várias aberturas sejam aberturas verdadeiras e não artefatos. As aberturas mediana e laterais é a única forma através da qual o líquido cerebrospinhal formado nos ventrículos passa para o espaço subaracnóideo. Na possibilidade de uma oclusão das aberturas, os ventrículos tornam-se distendidos (hidrocéfalo).

Os plexos corióides do quarto ventrículo invaginam-se do teto do ventrículo a cada lado do plano mediano. Uma prolongação de cada plexo se protrunde através da abertura lateral correspondente (Fig. 53.1). Os vasos para os plexos são derivados dos ramos cerebelares das artérias vertebral e basilar.

VENTRICULOGRAFIA E PNEUMOENCEFALOGRAFIA[8]
(Figs. 53.10 e 53.11)

Na ventriculografia, o gás (ar, oxigênio ou hélio) é injetado diretamente no ventrículo lateral através de um buraco de trepanação no crânio. O gás se espalha através dos ventrículos, os quais aparecem relativamente radiotransparentes nas radiografias. A maior parte do gás é absorvida em poucos dias.

Na pneumoencefalografia, o gás é injetado no espaço subaracnóideo tanto por punção lombar quanto cisternal. A partir do espaço subaracnóideo espinhal, o gás passa através do forame magno para a cisterna cerebelo-medular (Fig. 53.2), e daí para (1) o quarto ventrículo, aqueduto, ventrículos laterais e terceiro ventrículo; e (2) para as cisternas pontina e interpeduncular, e para o espaço subaracnóideo em torno dos hemisférios cerebrais, particularmente nos vários sulcos (é raramente possível, todavia, identificarem-se sulcos individuais).

O valor diagnóstico do uso de meio de contraste nos ventrículos depende da deformidade do padrão ventricular produzido por quase toda lesão expansiva ou constritora cerebral. A localização de um tumor, por exemplo, é facilitada por este tipo de radiografia.

LÍQUIDO CEREBROSPINHAL[9]

O líquido cerebrospinhal (LCE) pode ser examinado através de uma punção lombar (Cap. 50). O volume total do líquido é de cerca de 100 a 150 ml, e a sua pressão está em torno de 150 ml de solução salina (variação normal: 70 a 180) em decúbito lateral. A pressão é várias vezes mais alta na região lombar, quando sentado, porém é aproximadamente atmosférica no forame magno e negativa nos ventrículos. Um aumento anormal na quantidade e pressão do líquido cerebrospinhal é denominado hidrocéfalo. É causado comumente pela obstrução do fluxo do líquido.

Geralmente se sustenta que o líquido cerebrospinhal é formado, principalmente, pelos plexos corióides. O trajeto do líquido cerebrospinhal está mostrado na Fig. 53.12. As vilosidades e granulações aracnóideas (v. adiante) parecem ser responsáveis pela drenagem do líquido cerebrospinhal nos seios venosos da dura-máter crânica e veias espinhais.

As funções do líquido cerebrospinhal não se apresentam inteiramente claras. O líquido atua como um amortecedor fluido para a proteção da tecido nervoso. Ele também compensa as alterações de volume sanguíneo no interior do crânio, permitindo que o conteúdo crânico permaneça num volume sempre constante. Foi estabelecido (doutrina de Monroe-Kellie) que nenhum elemento do conteúdo crânico (encéfalo, sangue ou líquido cerebrospinhal) pode aumentar, exceto às expensas de outros.

HIPÓFISE

A hipófise ou glândula pituitária (Fig. 53.13) é um importante órgão endócrino. Trata-se de um corpo ovóide, cuja principal porção está situada na fossa hipofisial do osso esfenóide, onde ela geralmente permanece após a retirada do cérebro. A principal porção está conectada ao cérebro através do infundíbulo (Fig. 53.5; Fig. 63.4, Cap. 63). O diafragma da sela (Fig. 53.15A) forma um teto dural para a maior parte da hipófise e é perfurada pelo infundíbulo. Anterior ao infundíbulo, a face superior da glândula está relacionada diretamente com a aracnóide e a pia,[10] e o espaço subaracnóideo se estende aqui para baixo do diafragma.[11] A glândula está envolvida na sua fossa por uma cápsula fibrosa que se funde com o endósteo.[12]

A hipófise está relacionada acima com o quiasma óptico; abaixo, com o seio venoso intercavernoso e o seio esfenoidal (através do qual ela pode ser atingida por via nasal[13]); e lateralmente ao seio cavernoso e às estruturas contidas no seu interior (Fig. 53.23). Os tumores hipofisiais, determinando uma compressão do quiasma, comumente levam a déficits visuais (p. e., anopsia temporal superior).

Terminologia da hipófise.[14] A hipófise* é mais bem dividida, em bases embriológicas, em duas principais porções: a adeno-hipófise e a neuro-hipófise (Fig. 53.13A). A *adeno-hipófise* compreende a *parte infundibular (parte tuberal)*, a *parte intermédia* e a *parte distal*.

A *neuro-hipófise* compreende a *eminência mediana*, a *haste infundibular* e o *processo infundibular (lobo neural)*. A eminência mediana é freqüentemente classificada também como uma parte do túber cinéreo. O

---

*Os termos "lobos anterior e posterior" são evitados porque não estão bem definidos. Muitos fisiologistas incluem a parte intermédia no lobo posterior, enquanto que muitos anatomistas, juntamente com a *Nomina Anatomica*, incluem-na no lobo anterior.

584 ANATOMIA

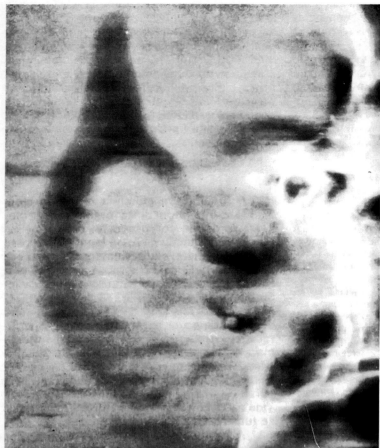

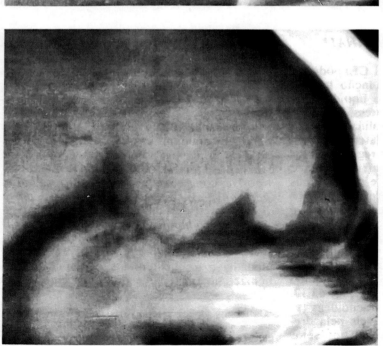

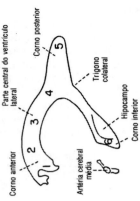

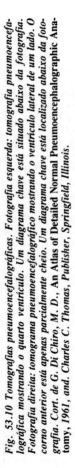

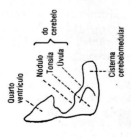

Fig. 53.10 Tomografias pneumoencefalográficas. Fotografia esquerda: tomografia pneumoencefalográfica mostrando o quarto ventrículo. Um diagrama chave está situado abaixo da fotografia. Fotografia direita: tomograma pneumoencefalográfico mostrando o ventrículo lateral de um lado. O corno anterior está apenas parcialmente cheio. Um diagrama chave está localizado abaixo da fotografia. Cort. de G. Di Chiro, M. D., An Atlas of Detailed Normal Pneumoencephalographic Anatomy, 1961, and. Charles C. Thomas, Publisher, Springfield, Illinois.

ENCÉFALO, NERVOS CRÂNICOS E MENINGES

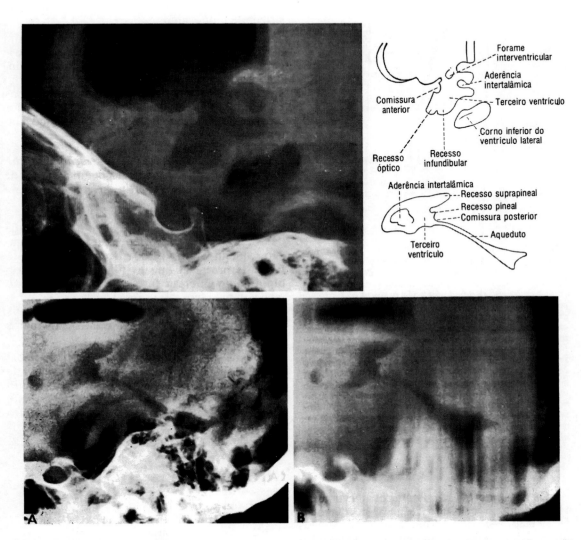

Fig. 53.11 Pneumoencefalograma e um tomograma. Figura superior esquerda: pneumoencefalograma mostrando o enchimento da porção anterior do terceiro ventrículo. Um diagrama chave está situado à direita. Figura inferior esquerda: pneumoencefalograma mostrando um enchimento da porção posterior do terceiro ventrículo e também do aqueduto. Inferior direita: tomografia no plano mediano. Um diagrama chave está localizado acima da fotografia. Cort. de G. Chiro, M. D., An Atlas of Detailed Normal Pneumoencephalographic Anatomy, *1961, and Charles C. Thomas, Publisher, Springfield, Illinois.*

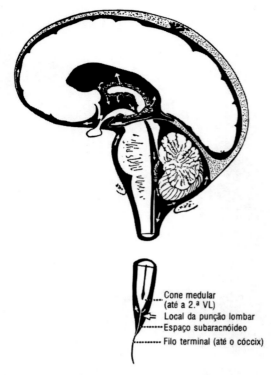

Fig. 53.12 O trajeto do líquido cerebrospinhal. Os ventrículos e o espaço subaracnóideo estão demonstrados em preto; a dura-máter foi omitida. As setas conduzem dos plexos corióides dos ventrículos laterais e do terceiro ventrículo em direção ao aqueduto. O líquido formado nos ventrículos laterais passa através dos forames interventriculares e junta-se ao produzido no terceiro ventrículo. O líquido, então, passa através do aqueduto e junta-se com o formado no quarto ventrículo. Ele, então, passa através das aberturas mediana (ocupada por uma seta na Figura) e lateral no teto do quarto ventrículo. Da cisterna cerebelomedular, (abaixo do cerebelo e atrás da medula oblonga) o líquido (setas) passa, (1) em direção superior, em torno do encéfalo e, (2) em direção inferior, em torno da medula espinhal. Uma granulação aracnóidea está representada na parte superior da figura. Observe que uma punção lombar é executada na parte do espaço subaracnóideo abaixo da terminação da medula espinhal. Baseado principalmente em Rasmussen.

termo *infundíbulo (pedículo neural)* é utilizado para eminência mediana e para a haste infundibular. O termo *pedúnculo hipofisial* refere-se à parte infundibular e ao infundíbulo (Fig. 53.13B).

Considerações funcionais. A adeno-hipófise, que se desenvolve como um divertículo da região bucofaríngica, é uma glândula endócrina, cuja parte distal secreta uma variedade de hormônios.

A neuro-hipófise desenvolve-se como um divertículo do assoalho do terceiro ventrículo. Estritamente falando, não é uma glândula endócrina, porém é considerada como armazenadora de neurossecreções produzidas pelo hipotálamo e levadas em direção inferior através dos axônios do trato supra-óptico hipofisial.

Irrigação sanguínea[15] ***e inervação***[16] ***da hipófise.*** A hipófise é irrigada por uma série de artérias hipofisiais a partir das carótidas internas (Fig. 53.13C).

A manutenção e a regulação da atividade da adeno-hipófise são dependentes da irrigação sanguínea através do sistema porta hipofisial. É provável que as fibras nervosas do hipotálamo liberem fatores de liberação no leito capilar do infundíbulo e que esta substância seja, então, levada pelos vasos portais para a parte distal da glândula, onde elas atuam.

A neuro-hipófise recebe sua principal inervação a partir do hipotálamo, através de fibras conhecidas coletivamente como *trato hipotálamo-hipofisial* (Fig. 53.13D). Este trato contém dois grupos de fibras: o *trato supra-óptico hipofisial* e *trato túbero-hipofisial*.

NERVOS CRÂNICOS

Os nervos crânicos, isto é, os nervos que se prendem ao encéfalo (Fig. 53.1, Quadro 64.1, Cap. 64), são em número de 12 de cada lado. Eles estão numerados e nomeados como a seguir. (Os números dos Capítulos se referem aos locais onde são estudados os nervos específicos, e os números das Figuras referem-se às ilustrações nas quais eles são apresentados.)

1. Nervo olfatório
    (Cap. 62; Fig. 62.4)
2. Nervo óptico
    (Cap. 55; Figs. 53.5, 55.7B)
3. Nervo oculomotor
    (Cap. 55; Fig. 55.7B)
4. Nervo troclear
    (Cap. 55; Fig. 55.7A)
5. Nervo trigêmio
    (Cap. 53; Fig. 53.23)
    (1) Nervo oftálmico
        (Cap. 55; Fig. 55.6)
    (2) Nervo maxilar
        (Cap. 60; Fig. 58.7)
    (3) Nervo mandibular
        (Cap. 58; Fig. 58.9)
6. Nervo abducente
    (Cap. 55; Figs. 55.5, 55.7B)
7. Nervo facial
    (Caps. 54, 57; Figs. 54.7, 57.5A)
8. Nervo vestibulococlear

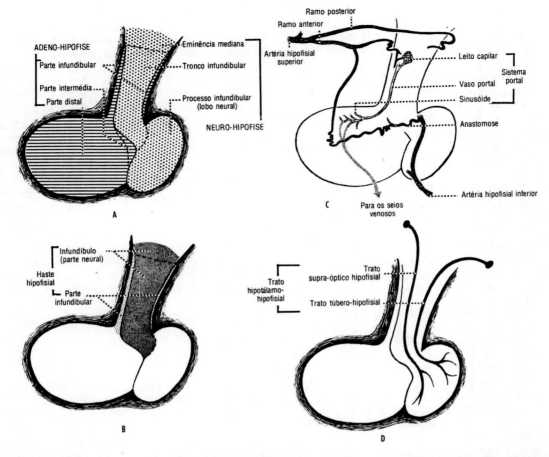

Fig. 53.13 Hipófise humana. A e B ilustram a terminologia. C mostra a irrigação. As artérias do pedúnculo hipofisial terminam em alças capilares, que drenam para os vasos portais hipofisiais. Estes, ao atingir a parte distal, drenam para os sinusóides, que entram nos seios venosos em torno da glândula. D é uma representação esquemática do trato hipotálamo-hipofisial.

(Cap. 54; Fig. 54.9)
9. Nervo glossofaríngico
   (Cap. 60; Figs. 60.17 a 60.19)
10. Nervo vago
    (Cap. 60; Figs. 60.18, 60.20 e 60.21)
11. Nervo acessório
    (Cap. 60; Fig. 60.22)
12. Nervo hipoglosso
    (Cap. 60; Figs. 60.18, 60.23)

Componentes funcionais

Alguns dos nervos crânicos são exclusiva ou totalmente aferentes (1, 2 e 8); outros são totalmente eferentes (3, 4, 6, 11 e 12); e, ainda, outros são mistos, isto é, contêm tanto fibras aferentes quanto eferentes (5, 7, 9 e 10). As fibras eferentes dos nervos crânicos originam-se no interior do encéfalo de grupos de células nervosas denominados núcleos motores. As fibras aferentes originam-se fora do encéfalo a partir de grupos de células nervosas, geralmente contidas em um gânglio ao longo do trajeto do nervo. Os prolongamentos centrais destas células nervosas então penetram no encéfalo, onde terminam em grupos de células nervosas denominados núcleos sensitivos. As fibras dos nervos crânicos começam a adquirir sua bainha de mielina durante o período fetal.

Os quatro tipos funcionais de fibras encontradas nos nervos espinhais (v. Cap. 5) estão presentes também em alguns dos nervos crânicos: aferente somática, aferente visceral, eferente visceral e eferente somática. Estes quatro tipos são denominados "geral". Em alguns nervos crânicos, todavia, os componentes que são "especiais" para os nervos crânicos estão presentes. As fibras aferentes especiais compreendem fibras auditivas, vestibulares, olfatórias, gustatórias e reflexas viscerais (as três primeiras são comumente classificadas como somáticas, e as três últimas como viscerais). As fibras eferentes especiais (que são classificadas como viscerais) são aquelas dos músculos esqueléticos, segundo se sabe ou se pensa sejam elas derivadas dos arcos faríngicos (músculos da mastigação, músculos faciais, músculos da faringe e laringe, esternoclidomastóideo e trapézio).

Os nervos crânicos do ponto de vista dos seus principais componentes funcionais podem ser grupados como a seguir:

Nervos olfatório, óptico e vestibulococlear (1, 2 e 8) pertencendo a órgãos do sentido especial (aferente especial).

Nervos oculomotor, troclear, abducente e hipoglosso (3, 4, 6, 12) inervam os músculos esqueléticos de regiões específicas da cabeça (bulbos oculares no caso de 3, 4 e 6; língua, no caso do 12). O terceiro nervo também contém fibras parassimpáticas para a musculatura lisa do esfíncter da pupila e para os músculos ciliares (eferente visceral geral).

O nervo trigêmio (5) contém fibras motoras para os músculos da mastigação (eferentes viscerais especiais) e fibras sensitivas para as várias partes da cabeça, como, por exemplo, face, cavidade nasal, língua e dentes (aferente somático geral).

Os nervos facial, glossofaríngico, vago e acessório (7, 9 e 10) contêm vários tipos de componentes. Estes são, principalmente:

(a) Fibras motoras para os músculos da expressão facial (7) e os músculos da faringe e laringe (9 e 10) (eferente visceral especial); muitas das fibras para a faringe e laringe são derivadas do 11.º (ramo interno) e passam através do 10.º nervo (daí o 11.º ser "acessório" do vago).

(b) Fibras secretoras parassimpáticas para as glândulas lacrimais e salivares (nervo intermédio do 7), glândulas salivares (9) e algumas glândulas associadas com os sistemas respiratório e digestivo (10) (eferente visceral geral); o 10.º nervo também inerva a maior parte dos músculos lisos dos sistemas respiratório e digestivo, assim como o músculo cardíaco.

(c) As fibras gustatórias (o nervo intermédio do 7; e também 9 e 10) (aferente visceral especial).

(d) Fibras da membrana mucosa da língua e faringe (daí o nome glossofaríngica) e muitas dos sistemas respiratório e digestivo (aferente visceral geral) estão contidas no nono e 10.º nervos.

A parte espinhal do 11.º nervo inerva o esternoclidomastóideo e o trapézio, dois músculos de desenvolvimento bastante discutido.

Gânglios parassimpáticos associados com os nervos crânicos

Os gânglios ciliar, pterigopalatino (esfenopalatino), ótico e o submandibular estão associados com alguns dos nervos crânicos. Nestes gânglios, as fibras parassimpáticas fazem sinapses, enquanto que as simpáticas e outras fibras simplesmente passam através deles. As principais características dos gânglios estão resumidas no Quadro 64.4, Cap. 64.

MENINGES

O encéfalo, como a medula espinhal, está envolto por três membranas ou meninges: a dura-máter, a aracnóide e a pia-máter (Fig. 53.14). As duas últimas são conhecidas como leptomeninges.

PAQUIMENINGE OU DURA-MÁTER

A parte da paquimeninge, ou dura-máter, que envolve o encéfalo é freqüentemente descrita como consistindo de duas lâminas: uma externa endosteal e uma interna (meníngica). As duas lâminas são indistinguíveis exceto ao longo de certas faixas onde elas são separadas por seios venosos. A *lâmina endosteal* ou endocrânica (Cap. 52) é aderente à face interna dos ossos crânicos, particularmente nas suturas e na base do crânio.[17] Nas suturas e nos vários forames do crânio, a lâmina endosteal continua-se com o pericrânio. Nos forames, a lâmina endosteal fornece bainhas para os nervos crânicos. A *lâmina meníngica* é revestida internamente por células achatadas. A dura crânica continua-se no forame magno com a dura espinhal.[18]

Processos da dura-máter

A lâmina meníngica envia quatro processos internamente: a foice do cérebro, a tenda do cerebelo, a foice do cerebelo e o diafragma da sela (Fig. 53.15).

1. A foice do cérebro. Este processo, em forma de foice, localiza-se na fissura longitudinal entre os dois hemisférios cerebrais. Ele se insere anteriormente na crista galli e se funde posteriormente com a tenda do cerebelo. A borda superior convexa da foice divide-se, para envolver o seio sagital superior, e está presa à face interna do crânio (ossos frontal, parietal e occipital). A borda inferior, côncava da foice contém o seio sagital inferior e encontra-se livre (Fig. 53.14C); ela se localiza superiormente e, mais ou menos, segue a curvatura do corpo caloso.

2. Tenda do cerebelo (tentório do cerebelo). Este processo sustenta os lobos occipitais dos hemisférios cerebrais que cobrem o cerebelo. Sua borda interna, côncava, é livre e, juntamente com o dorso da sela do osso esfenóide, forma o limite da incisura do tentório (Fig. 53.16), que é ocupada em grande parte pelo mesencéfalo. A borda convexa externa envolve o seio transverso, posteriormente, e prende-se à face interna do crânio (ossos occipital e parietal). Mais anteriormente, esta borda envolve o seio petroso superior e está presa à borda superior da parte petrosa do temporal. Próximo ao ápice da parte petrosa do temporal, as duas bordas da tenda se cruzam. A borda livre passa superiormente e está presa ao processo clinóide anterior a cada lado; a borda inserida passa inferiormente e se prende ao processo clinóide posterior. Após as duas bordas se cruzarem, a área triangular da dura entre elas forma o teto do seio cavernoso, que é perfurado pelos nervos troclear e oculomotor. O teto continua-se medialmente com o diafragma da sela.

Devido ao cruzamento das bordas da tenda, suas superfícies superior e inferior tornam-se lateral e súpero-medial, nesta ordem, anteriormente onde, junto com o corpo do osso esfenóide, elas envolvem o seio cavernoso.

A *incisura da tenda* (Fig. 53.16) apresenta as seguintes relações. A ponta do úncus (a parte do lobo temporal acima da qual o trato óptico desaparece da vista) localiza-se sobre o seio cavernoso e está próxima ao nervo oculomotor, que perfura o teto do seio. O mesencéfalo, circundado pelo espaço subaracnóideo, localiza-se na incisura tentorial. Diversas veias, as artérias comunicantes posterior e cererebral posterior, o corpo pineal e o esplênio do corpo caloso, todos se localizam no interior do espaço subaracnóideo. Uma porção do cerebelo freqüentemente passa através desta incisura. **Lesões intracrânicas expansivas podem determinar hérnia do encéfalo, a partir de um compartimento dural a outro, através da incisura do tentório, e pode ocorrer uma distorção do mesencéfalo.**[19]

Próximo ao ápice da parte petrosa do temporal, a lâmina meníngica de dura-máter da fossa crânica posterior se protrunde em direção anterior e lateral, como uma luva de três dedos, abaixo do seio petroso superior e da lâmina meníngica da dura da fossa média do crânio. O recesso dural assim formado denomina-se *cavo trigeminal*[20] (Fig. 53.17), porque contém as raízes do nervo trigêmio,

juntamente com a maior parte do nervo mandibular e gânglio trigêmio (Fig. 53.23). O cavo funde-se anteriormente com a parede lateral do seio cavernoso.

3. Foice do cerebelo. Este processo, em forma de foice, se localiza abaixo da tenda. Sua borda superior prende-se à face inferior da tenda. Sua borda posterior contém o seio occipital e está presa ao osso occipital. A borda anterior é livre e se projeta entre os hemisférios cerebelares.

4. Diafragma da sela. Este processo, cir-

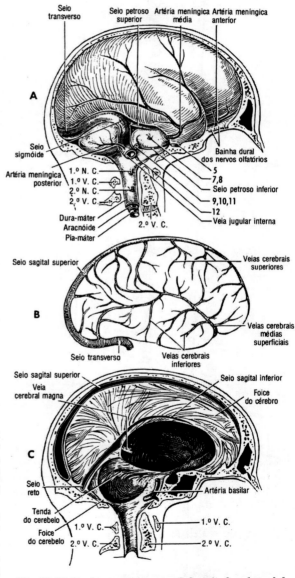

Fig. 53.14 Meninges e vasos associados. A, face lateral do saco dural intacto. B, veias cerebrais como as observadas através da aracnóide após a retirada da dura-máter. C, processos da dura-máter após a retirada do encéfalo e da medula espinal. A está baseado em Strong e Elwyn.

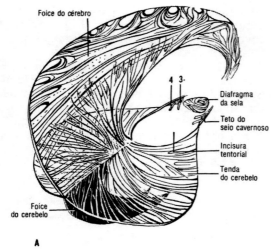

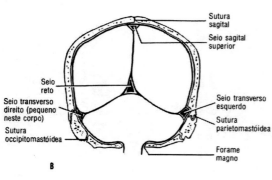

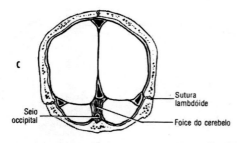

Fig. 53.15 Processos da dura-máter. A, como observado na face lateral direita e também superior e posteriormente. B, uma secção coronal através do forame magno. C, uma secção coronal cerca de 1,5 cm atrás da mostrada em B.

cular e horizontal, forma o teto dural para a sela túrcica. Ele cobre a hipófise e apresenta uma abertura para o infundíbulo. O quiasma óptico localiza-se parcial ou completamente acima do diafragma.[22]

Inervação da dura-máter[23]

A dura-máter, como o couro cabeludo, é inervada pelos nervos trigêmio e cervicais; as fibras autônomas, provavelmente, vão sobretudo para os vasos. A dura-máter da fossa anterior do crânio é inervada pelo nervo oftálmico através de ramos dos nervos etmoidais anterior e posterior. A da fossa média é inervada por ramos meníngicos dos nervos maxilares e mandibular. A dura da fossa posterior recebe ramos meníngicos do vago e do hipoglosso, e ambos contêm fibras espinhais (primeiro e segundo nervos cervicais) e também ramos meníngicos do primeiro a terceiro nervos cervicais que passam através do forame magno.[24] A tenda é inervada pelos ramos tentoriais do nervo oftálmico, que também inervam a foice cerebral e os seios venosos relacionados.[25] **O encéfalo propriamente dito normalmente é praticamente insensível, e as cefaléias são em geral de origem vascular (intra ou extracrânicas) ou de origem dural.**

Vasos meníngicos

A dura é irrigada pelos ramos anteriores e posteriores de várias artérias (por exemplo, carótida interna, vertebral) e pela artéria meníngica média, ramo da maxilar. Os vasos meníngicos são nutridores para os ossos do crânio.

Artéria meníngica média. **É clinicamente o ramo mais importante da artéria maxilar porque, nos traumatismos do crânio, a lesão deste vaso pode determinar uma hemorragia extradural.** Ela surge na fossa infratemporal, profundamente ao ramo da mandíbula (Fig. 58.3C, Cap. 58). Ela penetra na cavidade crânica através do forame espinhoso do osso esfenóide. Na fossa média do crânio (Fig. 53.14A), corre em direção anterior e lateral, por uma distância variável, num sulco na parte escamosa do osso temporal. Num ponto variável,[26] divide-se em um ramo frontal e em outro parietal. O ramo frontal pode localizar-se num canal ósseo e, conseqüentemente, ser em particular suscetível a lacerações quando se fratura o crânio. Todavia, a artéria meníngica média pode ser rompida num traumatismo de crânio, mesmo na ausência de uma fratura de crânio. A hemorragia resultante entre o crânio e a dura-máter pode determinar sintomas e sinais de compressão cerebral (por exemplo, uma paralisia contralateral), tornando necessária uma trepanação.

Um ramo meníngico acessório pode-se originar tanto da artéria maxilar quanto da artéria meníngica média. Ela entra na fossa média do crânio através do forame oval e irriga o gânglio trigeminal e a dura-máter.

Anatomia de superfície (Fig. 53.8). **A artéria meníngica média divide-se, em um ponto variável, numa linha que conecta o ponto médio do arco zigomático com a extremidade posterior do ptérion. O ramo frontal passa em direção superior e anterior ao ptérion,[27] e, então, em direção superior e posterior para o vértex. O ramo parietal passa em direção posterior e superior em direção ao lambda.**

Ramos. Os ramos da artéria meníngica média originam-se na fossa média do crânio. Eles contribuem

ENCÉFALO, NERVOS CRÂNICOS E MENINGES

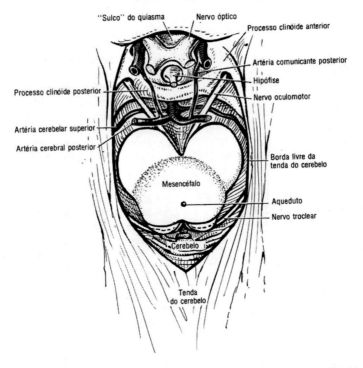

Fig. 53.16 A incisura tentorial, face superior. O dorso da sela (entre os dois processos clinóides posteriores) é o limite anterior da incisura.

para a irrigação do gânglio do trigêmio, da cavidade timpânica *(artéria timpânica superior)* e da órbita. (Um ramo anastomótico[28] passa através da fissura orbital superior e une-se com o ramo meníngico recorrente da artéria lacrimal.) Os ramos terminais, que se encontram separados do osso pelas veias que os acompanham,[29] são os seguintes:

1. O *ramo frontal*, que sulca os ossos parietal e esfenóide e que irriga a porção anterior da dura-máter. Ele pode estar contido em um canal ósseo numa parte do seu trajeto.

2. O *ramo parietal*, ocasionalmente duplo, sulca os ossos temporal e parietal e irriga a porção posterior da dura-máter.

Veias meníngicas. As veias meníngicas, que na realidade são em número de seis, localizam-se na dura-máter e a drenam (Fig. 53.19). Comunicam-se com as *lacunas laterais* que estão situadas na dura-máter a cada lado do seio sagital superior.[30] As lacunas são redes venosas complicadas que, parcialmente, ocupam as fovéolas granulares da face interna da calvária. As granulações aracnóideas projetam-se nas lacunas. As lacunas recebem veias meníngicas, diplóicas e emissárias e comunicam-se com o seio sagital superior. Elas podem, também, receber algumas veias cerebrais.

LEPTOMENINGES

As leptomeninges (Fig. 53.18) são freqüentemente descritas como duas membranas, a aracnóide e a pia-máter, porém estão unidas por trabéculas de tecido conectivo, em cujo interior (espaço subaracnóideo) circula o líquido cerebrospinhal.[31] **A aracnóide e a pia são melhor consideradas como um único tecido, e o espaço subaracnóideo pode ser considerado como um espaço no interior das leptomeninges.**

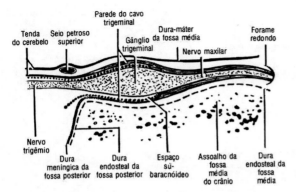

Fig. 53.17 Secção vertical esquemática mostrando o cavo trigeminal. A extremidade anterior da secção está à direita. A borda superior ("crista petrosa") da parte petrosa temporal pode ser identificada aproximadamente abaixo do seio petroso superior. V. também a Fig. 53.23.

Aracnóide

A aracnóide envolve frouxamente o encéfalo e está separada da dura-máter por um espaço subdural potencial. Ela se aprofunda na fissura longitudinal, mas não nos sulcos. Encontra-se coberta por células achatadas.

Em algumas áreas da base do encéfalo, a aracnóide e a pia estão amplamente separadas por espaços conhecidos como *cisternas subaracnóideas* (Fig. 53.18A).[32] A *cisterna cerebelomedular (cisterna magna)* continua-se inferiormente com o espaço subaracnóideo em torno da medula espinhal. Ela pode ser puncionada por uma agulha inserida na membrana atlanto-occipital posterior (punção cisternal). A *cisterna pontina* está localizada anteriormente à ponte e contém a artéria basilar. As *cisternas interpedunculares* e *quiasmáticas* localizam-se acima da ponte e entre os lobos temporais. A cisterna interpeduncular contém o círculo arterial. A *cisterna da fossa* ou *sulco lateral* está situada imediatamente anterior a cada lobo temporal. A *cisterna da veia cerebral magna* localiza-se entre o esplênio do corpo caloso e o cerebelo. Ela contém a veia cerebral magna, e se conecta, em torno do tronco cerebral (através da *cisterna ambiens*), com a cisterna interpeduncular.

O espaço subaracnóideo comunica-se com o quarto ventrículo através de uma abertura e continua-se com o espaço perineural, que se encontra em torno dos nervos olfatório e óptico.

Na região de muitos seios venosos durais, a aracnóide se apresenta, externamente, com um grande número de projeções microscópicas, denominadas *vilosidades aracnóideas*, que se acredita estejam relacionadas com a absorção do líquido cerebrospinhal. As *granulações aracnóideas*[33] são, provavelmente, dilatações das vilosidades aracnóideas e são visíveis a olho desarmado. Elas aparecem como pequenas elevações que se projetam em alguns dos seios venosos, principalmente o seio sagital superior (Fig. 53.19) e o transverso, e também nas lacunas laterais encontradas a cada lado do seio sagital superior. As lacunas e as granulações aracnóideas que se projetam em seu interior localizam-se parcialmente em depressões, denominadas fovéolas granulares, na face interna da calvária. As granulações aparecem inicialmente durante a infância. São, provavelmente, também responsáveis pela absorção do L.C.E., embora alguns autores as considerem patológicas.

Pia-máter

A pia-máter cobre o encéfalo e penetra entre os giros dos hemisférios cerebrais e entre as folhas do cerebelo. Ela forma a tela corióide dos ventrículos. Consiste de fibras reticulares e elásticas, cobertas superficialmente pelos vasos cerebrais no interior do espaço subaracnóideo.

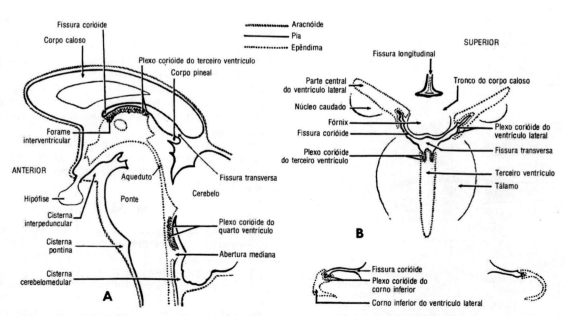

Fig. 53.18 Esquemas mostrando a disposição das leptomeninges e do epêndima, a neuróglia revestindo os ventrículos e o canal central. Os plexos corióides consistem de pia vascular (tela corióide) e epêndima. A, uma secção mediana através do tronco cerebral. B, uma secção coronal através prosencéfalo. Os cornos inferiores e os ventrículos laterais, que estão situados nos lobos temporais dos hemisférios cerebrais, estão demonstrados na parte mais inferior do desenho.

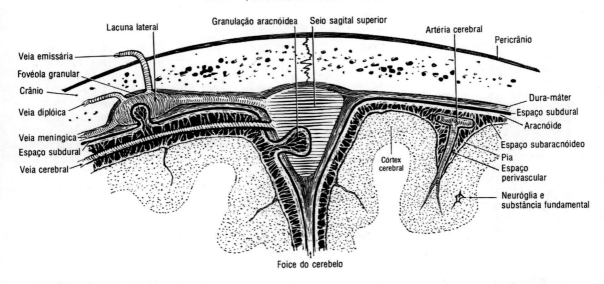

Fig. 53.19 Secção coronal esquemática através da calvária e do encéfalo subjacente. O neurônio é representado (fora de escala) na parte inferior direita, de tal forma que as suas relações com os vasos sanguíneos adjacentes possam ser apreciadas.

IRRIGAÇÃO SANGUÍNEA DO ENCÉFALO

ARTÉRIAS DO ENCÉFALO

O encéfalo está irrigado por duas artérias carótidas internas e por duas artérias vertebrais. As primeiras irrigam principalmente os lobos frontal, parietal e temporal e, as últimas, os lobos temporal e occipital, juntamente com o mesencéfalo e o rombencéfalo. Na superfície inferior do encéfalo, as quatro artérias formam uma anastomose, o círculo arterial.

É importante que se entenda que, em muitos dos mamíferos domésticos usados experimentalmente, a irrigação do encéfalo difere consideravelmente daquela encontrada em primatas.

Os tecidos que se interpõem entre o sangue e os neurônios incluem (1) uma parede vascular; (2) uma lâmina interna e (3) outra externa de uma *bainha perivascular* leptomeníngica, separadas uma da outra por um *espaço perivascular* (Fig. 53.19), que se encontra, provavelmente, em continuidade com o espaço subaracnóideo; e (4) a neuróglia e a substância fundamental do encéfalo.[34] As lâminas interna e externa da bainha perivascular fundem-se ao nível das arteríolas e vênulas. A bainha gradualmente desaparece e, ao nível capilar, é substituída por uma bainha de neuróglia. As células capilares endoteliais formam uma camada contínua e se unem por *tight junctions*. Estas células capilares com sua membrana basal externamente aplicada formam a barreira hematoencefálica, que é o principal fator na limitação dos movimentos de substâncias do sangue para o encéfalo.

As artérias cerebrais, acredita-se que estejam envolvidas na produção de muitos tipos de cefaléia.

ARTÉRIA CARÓTIDA INTERNA (PARTES PETROSA, CAVERNOSA E CEREBRAL)

A parte cervical da artéria carótida interna (Cap. 60) penetra no canal carótico, na porção petrosa do osso temporal. A porção petrosa da artéria inicialmente ascende e, então, curva-se para frente e medialmente. Ela se encontra intimamente relacionada com a cóclea, orelha média, tuba auditiva e gânglio do trigêmio. As direções subseqüentes das partes petrosas, cavernosas e cerebral dos vasos encontram-se amiúde numeradas de 5 a 1, como a seguir (Fig. 53.24, fig. *central*):

5. No forame lácero, a parte petrosa da artéria carótida interna ascende para um ponto medial à língula do osso esfenóide.

4. A artéria, então, penetra no seio cavernoso, porém está coberta por um revestimento endotelial do seio (Fig. 53.23). Daí este ser denominado a parte cavernosa da artéria. No seio, o vaso passa em direção anterior, lateralmente à sela túrcica.

3. Ela, então, ascende e perfura o teto dural do seio entre os processos clinóides anterior e médio.

2. A parte cerebral da artéria carótida interna então se volta em direção posterior, no espaço subaracnóideo, abaixo do nervo óptico. A inclinação em forma de U, convexa para frente, formada pelas partes 2, 3 e 4, é denominada sifão carótico.[35]

1. A artéria finalmente ascende e, na extremidade medial do sulco lateral, divide-se em artérias cerebral anterior e média.

A artéria carótida interna e seus ramos, incluindo-se as artérias cerebrais, estão envoltos e inervados pelo plexo simpático derivado do gânglio cervical superior. O sangue que penetra no encéfalo através de uma artéria carótida interna é distribuído quase que totalmente para o hemisfério ipsilateral, e é drenado predominantemente pela veia jugular interna do mesmo lado.[36]

Quando a circulação colateral é potencialmente boa, uma artéria carótida interna pode ser obstruída completamente sem sintomas residuais. Os efeitos de oclusão numa grande artéria do encéfalo depende da extensão da circulação colateral dada pelas artérias comunicantes anterior e posterior, pela extensão da circulação colateral entre as artérias cerebrais nas leptomeninges, pela ausência de doença vascular e pelo nível da pressão sanguínea.

Ramos da artéria carótida interna (Fig. 53.24). A artéria carótida interna não dá nenhum ramo no pescoço. Na cavidade crânica, todavia, ela irriga a hipófise, a órbita e a maior parte do encéfalo.

As artérias oftálmica, comunicante posterior e corióidea anterior são ramos do sifão carótico.

A *artéria oftálmica* está descrita com a órbita. Um dos seus ramos (a artéria nasal dorsal) anastomosa-se com ramos da artéria facial, e uma outra (a artéria lacrimal) anastomosa-se com a artéria meníngea média. As anastomoses, assim, estabelecem comunicações entre as artérias carótidas externa e interna.*

A *artéria comunicante posterior* é um vaso delgado que conecta a carótida interna com a artéria cerebral posterior e, desta maneira, toma parte do círculo arterial. Ela pode ser muito pequena ou estar ausente em um ou em ambos os lados.

A *artéria corióidea anterior*[38] origina-se da artéria carótida interna, próximo a sua terminação. Ela passa em direção posterior, ao longo do trato óptico, e entra na fissura corióidea. Embora a sua distribuição seja variável, ela dá numerosos pequenos ramos para o interior do cérebro, inclusive para o plexo corióide do ventrículo lateral. A artéria corióidea anterior é um local freqüente de trombose.

Os ramos terminais da carótida interna são as artérias cerebrais anterior e média.

1. A *artéria cerebral anterior*,[39] o menor ramo terminal, passa medialmente acima do quiasma óptico e penetra na fissura longitudinal do cérebro. Neste ponto, ela se conecta com a artéria do lado oposto através da artéria comunicante anterior (que é freqüentemente dupla e que, algumas vezes, dá origem a uma artéria cerebral anterior mediana[40]). Ela, então, corre sucessivamente em direção anterior, superior e posterior, freqüentemente repousando sobre o corpo caloso.[41] O seu trajeto preciso é assunto de considerável variação.[42] A artéria termina por se voltar em direção superior na superfície medial do hemisfério, imediatamente anterior ao sulco parietoccipital.

2. **A *artéria cerebral média*, o maior ramo terminal da artéria carótida interna, é considerada freqüentemente como a continuação deste vaso.** Ela passa lateralmente no sulco lateral e dá origem a numerosos ramos sobre a superfície da ínsula.[43]

Os seus ramos (Fig. 53.24) irrigam as áreas motoras e pré-motoras e as áreas sensitivas e auditivas. A oclusão da artéria cerebral média determina uma paralisia contralateral (hemiplegia) e um deficit sensitivo. A paralisia é menos acentuada no membro inferior (território da artéria cerebral anterior). Quando o lado dominante (freqüentemente o esquerdo) é envolvido, há também distúrbios de fala (afasia).

A distribuição geral[44] das artérias cerebrais está mostrada na Fig. 53.20

Os principais ramos da artéria carótida interna estão resumidos no Quadro 53.2.

ARTÉRIA VERTEBRAL (PARTE INTRACRÂNICA) E ARTÉRIA BASILAR

As artérias vertebral e basilar e seus ramos[46] irrigam a parte superior da medula espinhal, o tronco cerebral, o cerebelo e grande parte da porção póstero-inferior do córtex cerebral. Os ramos para o tronco cerebral são funcionalmente artérias terminais.

Artérias vertebrais

A artéria vertebral, um ramo da subclávia, apresenta um trajeto complicado, que pode ser considerado como contendo quatro partes: cervical, vertebral, suboccipital e intracrânica. A parte suboccipital da artéria vertebral (Cap. 49) perfura a dura e a aracnóide, e passa através do forame magno (Fig. 53.2). A parte intracrânica de cada artéria vertebral ascende medialmente na frente da medula oblonga e, aproximadamente na borda inferior da ponte, as duas vértebras se unem para formar a artéria basilar (Fig. 60.26). As duas artérias vertebrais são freqüentemente de tamanhos desiguais, sendo a esquerda maior que a direita.

---

*A eficácia desta circulação colateral parece clara numa mulher de 48 anos, na qual as artérias carótidas de ambos os lados foram ligadas; um ano após, "ela retornou ao seu trabalho como professora na escola da paróquia... e apresentou uma visão excelente em ambos os olhos".[37]

Quadro 53.2 Principais ramos da artéria carótida interna

Parte	Ramos principais
Cervical	Nenhum ramo denominado
Petrosa	Ramos caroticotimpânicos

Cavernosa	Tronco meningo-hipofisial[45]
	  Ramo tentorial
	  Ramo meníngico
	  Artéria hipofisial inferior
	  Ramo cavernoso

Cerebral	Artéria hipofisial superior Artéria oftálmica Artéria comunicante posterior Artéria corióidea anterior Artéria cerebral anterior Artéria cerebral média

Ramos da parte intracrânica da artéria vertebral. A artéria vertebral, que dá origem a ramos musculares e espinhais no pescoço, irriga sobretudo a parte posterior do encéfalo, diretamente, e, o que é de grande importância, através da basilar.

1. A *artéria espinhal anterior* (Cap. 50) apresenta um trajeto descendente anteriormente à medula oblonga e une-se com o vaso do lado oposto, para formar um tronco mediano que contribui para a irrigação da medula oblonga e da medula espinhal.

2. A *artéria inferior e posterior do cerebelo*,[47] que é freqüentemente o maior ramo da vertebral, pode estar ausente. Ela passa em direção posterior em torno da oliva, entre as raízes do nervo hipoglosso, e, então, posteriormente às raízes dos nervos vago e glossofaríngeo. Ela dá origem a ramos para a medula oblonga, plexo corióide do quarto ventrículo e cerebelo. Após um trajeto tortuoso, divide-se, no cerebelo, em ramos lateral e medial.

A *artéria espinhal posterior* (Cap. 50) é freqüentemente um ramo da artéria inferior e posterior do cerebelo, mas ela pode proceder diretamente da vertebral. Ela desce sobre a face lateral da medula oblonga e contribui para a irrigação da medula espinhal.

Artéria basilar

A artéria basilar é formada pela união das artérias vertebrais direita e esquerda. Ela tem início, aproximadamente, na borda inferior da ponte e termina na borda superior, dividindo-se em duas artérias cerebrais posteriores (Fig. 53.26). Do seu trajeto, ela passa através da cisterna pontina e localiza-se freqüentemente, num sulco longitudinal na parte anterior da ponte. Ela se curva, amiúde, em direção a um lado. A artéria basilar é assim denominada pela sua íntima relação com a base do crânio.

Ramos da artéria basilar (Fig. 53.24). Os ramos da artéria basilar estão distribuídos à ponte, cerebelo, orelha interna e hemisférios cerebrais.

1. *Ramos pontinos* que irrigam a ponte.

2. As *artérias pares anteriores* e *inferiores do cerebelo* passam em direção posterior, sobre a superfície inferior do cerebelo, e anastomosam-se com as artérias posteriores e inferiores do cerebelo, ramos da vertebral. Encontram-se elas intimamente relacionadas com os nervos facial e vestibulococlear. Irrigam o cerebelo e a ponte.

As *artérias labirínticas (auditivas internas)* pares podem se originar tanto da artéria basilar quanto da artéria cerebelar inferior, mais comumente da última. Sua posição é bastante variável.[49] Cada uma penetra no meato acústico correspondente e se distribui na orelha interna.

3. As *artérias cerebelares superiores* pares passam lateralmente, abaixo dos nervos oculomotor e troclear, e distribuem-se pela superfície superior do cerebelo. Ocorrem anastomoses entre as várias artérias cerebelares.

4. As artérias cerebrais posteriores, em número de duas, são os ramos terminais da basilar. Elas irrigam a maior parte dos lobos temporal e occipital (Fig. 53.20). Estão conectadas com a carótida interna correspondente através da artéria comunicante posterior; ocasionalmente a cerebral posterior origina-se como um ramo da carótida interna (uma disposição referida como uma trifurcação da carótida interna). A cerebral posterior corre em direção posterior, acima da artéria cerebelar superior e paralelamente a ela, da qual está separada pelos nervos oculomotor e troclear. As artérias cerebrais posteriores estão distribuídas, principalmente, pelas superfícies inferior e medial dos lobos temporal e occipital (Fig. 53.20). Elas estão envolvidas por um plexo simpático derivado dos plexos carótidos internos e/ou vertebral. Dentre os ramos das artérias cerebrais posteriores, encontram-se os *ramos corióideos posteriores,* que irrigam o plexo corióide dos ventrículos laterais e terceiro ventrículo.[50]

ANASTOMOSES DAS ARTÉRIAS CEREBRAIS

Os ramos das três artérias cerebrais do córtex cerebral apresentam importantes anastomoses entre si na superfície do encéfalo.

O sistema arterial encefálico, por esta razão, não é estritamente terminal. Todavia, na possibilidade de uma oclusão, estas anastomoses microscópicas não são capazes de fornecer uma circulação vicariante para o tecido cerebral isquêmico. As anastomoses estão "praticamente sempre situadas nas áreas limítrofes das três principais artérias cerebrais, formando uma comunicação entre as duas artérias que se originam das duas artérias cerebrais principais diferentes".[51]

CÍRCULO ARTERIAL
(Fig. 53.21)

O círculo arterial[52] é uma anastomose poligonal importante entre as quatro artérias que irrigam o encéfalo: as duas vertebrais e as duas carótidas internas. Ele está formado pela cerebral posterior, comunicante posterior, carótida interna, cerebral anterior e artéria comunicante anterior. O círculo forma um meio importante de circulação colateral na eventualidade de uma obstrução;[53] porém, normalmente, há pouca mistura das diversas correntes sangüíneas,[54] exceto, talvez, durante os movimentos da cabeça. As variações no tamanho dos vasos que constituem o círculo são muito comuns.[55] A ausência de uma ou de ambas as artérias comunicantes posteriores é freqüentemente observada. A artéria comunicante anterior pode ser dupla. Os vários componentes do círculo fornecem numerosos pequenos ramos para o encéfalo.

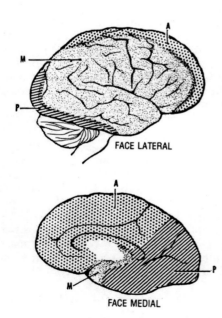

Fig. 53.20 Os territórios aproximados irrigados pelas artérias cerebrais. Face lateral (acima) e face medial (abaixo) do hemisfério cerebral direito. A, M, e P são, respectivamente, para as artérias cerebrais anterior, média e posterior. Baseado em Beevor.

DRENAGEM VENOSA

Veias do encéfalo

As veias do encéfalo[56] apresentam paredes finas e estão desprovidas de válvulas. Elas perfuram as camadas aracnóideas e meníngicas da dura-máter e se abrem nos seios venosos da dura.

As seguintes veias[57] não são puramente corticais, porém as superfícies dos hemisférios são drenadas por elas:

1. Veias cerebrais superiores. Drenam para o seio sagital superior. (As maiores veias, situadas posteriormente, estão dirigidas para frente, isto é, contra o fluxo de sangue nos seios.)

2. Veia cerebral média superficial. Segue o sulco lateral, envia *veias anastomóticas superior* e *inferior* para os seios sagitais superior e transverso, respectivamente, e termina no seio cavernoso.

3. Veias cerebrais inferiores. Drenam a face inferior dos hemisférios e reúnem-se com os seios próximos.

Veia basal. A veia basal está formada pela união de várias veias, inclusive aquelas que acompanham as artérias cerebrais anterior e média. Ela passa em torno do pedúnculo e termina na veia cerebral magna.

Veia cerebral magna. A veia cerebral magna ímpar (Fig. 53.14) encontra-se formada entre o esplênio e o corpo pineal pela união das duas veias cerebrais internas. Ela recebe, direta ou indiretamente, um número de vasos a partir do interior dos hemisférios cerebrais e também das veias basais.[58] Ela termina no seio reto.

O termo *fissura transversa* (Fig. 53.18) é usado para uma fenda abaixo do esplênio do corpo caloso.[59] A camada da pia-máter situada imediatamente sobre a face inferior do corpo caloso ascende sobre a parte posterior do esplênio e corre em direção anterior sobre a face superior do corpo caloso. A camada da pia-máter imediatamente sob o teto do terceiro ventrículo passa em direção posterior e cobre o corpo pineal e os colículos. A fissura transversa é o espaço extracerebral entre as duas lâminas de pia-máter. Ela contém as veias cerebrais internas.

Seios venosos da dura-máter[60]
(Fig. 53.22)

O sangue que parte do encéfalo drena para seios situados entre as lâminas meníngicas e endosteal da dura-máter. Os seios apresentam paredes finas e estão desprovidos de válvulas; são revestidos por endotélio, que se continua com o das veias. Eles drenam, finalmente, para as veias jugulares internas.

Seio sagital superior (Fig. 53.14B, C). O único seio, o seio sagital superior ímpar, localiza-se na borda convexa da foice do cé-

ENCÉFALO, NERVOS CRÂNICOS E MENINGES

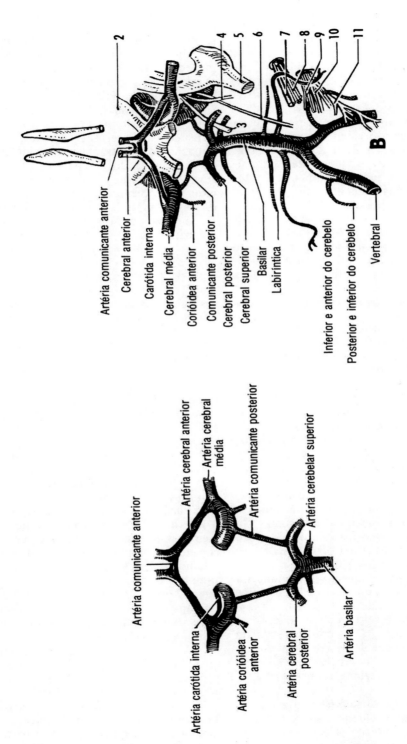

Fig. 53.21 O círculo arterial e as origens das artérias cerebrais. A, o círculo arterial típico. As variações são freqüentes. B, as relações típicas dos nervos crânicos com as artérias intercrânicas, face superior. Os números indicam nervos crânicos. Baseado em Padget.

rebro. Ele tem início anteriormente à crista galli, onde é raro ele poder receber uma pequena veia a partir da cavidade nasal. O seio corre em direção posterior, num sulco sobre os ossos frontal, occipital e parietal. Próximo à protuberância occipital interna, ele, com freqüência, entra num lago comum com o seio reto, ou se divide em ramos direito e esquerdo, que se unem com os ramos correspondentes do seio reto e formam os seios transversos direito e esquerdo, respectivamente.[61.] O seio sagital superior recebe as veias cerebrais superiores e comunica-se com as *lacunas laterais* na dura adjacente (Fig. 53.19). Os seios e as lacunas estão parcialmente invaginados pelas granulações aracnóideas. As lacunas recebem veias meníngicas e diplóicas, e podem ser consideradas como áreas de fusão destes e de outros vasos.

Anatomia de superfície do seio sagital superior. O seio sagital superior estende-se desde acima da raiz do nariz, por sobre a calvária, no plano mediano, até a protuberância occipital externa.

Confluência dos seios. A confluência dos seios (torcular) é a região onde o seio sagital superior e o seio reto terminam, e onde têm início os seios transversos direito e esquerdo. Ela está situada próximo à protuberância occipital interna. Vários tipos de confluências ocorrem (Fig. 53.22*B*), e os sulcos na face interna do crânio não são necessariamente uma indicação da capacidade dos seios individuais.[62] A dominância, no sentido de que um seio transverso apresenta uma maior capacidade que o do lado oposto, é comum, e, nas dominâncias do lado direito, é mais freqüente que nas do lado esquerdo. As assimetrias na região occipital, todavia, não estão aparentemente relacionadas com o uso de mãos direita e esquerda.[63] O seio occipital (ou seios) são canais variáveis que se originam próximo à borda do forame magno e drenam para a confluência.[64]

Seio sagital inferior. O seio sagital inferior ímpar repousa sobre a borda côncava da foice do cérebro. Ela termina no seio reto.

Seio reto. O seio reto ímpar localiza-se na junção da foice do cérebro com a tenda do cerebelo.[65] Ele recebe a veia magna do cérebro e algumas veias cerebelares. Corre em direção posterior e inferior e reúne-se na confluência.

Seios transversos. O seio tranverso a cada lado se origina na confluência sobre a protuberância occipital interna. Cada seio transverso se curva lateralmente e em direção anterior, na borda convexa da tenda do cerebelo, e, ao atingir a parte petrosa do temporal, torna-se um seio sigmóide (Fig. 53.14*A*).

As veias emissárias conectam os seios transversos com os plexos venosos suboccipitais (Cap. 49).

Anatomia de superfície do seio transverso (Fig. 53.8). Cada seio transverso se estende da protuberância occipital externa, lateralmente e com a sua convexidade voltada para cima, até a base do processo mastóide. **O seio transverso marca o limite entre o hemisfério cerebral correspondente e o cerebelo.**

Seios sigmóides. O seio sigmóide (inicialmente incluído como uma parte do seio transverso ou lateral) a cada lado é uma continuação do seio transverso, onde este último deixa a tenda do cerebelo. O seio sigmóide curva-se, em direção inferior e medialmente, num sulco profundo sobre a parte mastóide do osso temporal. No forame jugular, torna-se contínuo com o bulbo superior da veia jugular interna.

Anatomia de superfície do seio sigmóide (Fig. 53.8). Cada seio sigmóide se estende da base do processo mastóide, em direção inferior, até próximo à borda posterior do processo, acerca de 1 cm de sua ponta.

Seio cavernoso (Fig. 53.23). O seio cavernoso estende-se da fissura orbital superior, anteriormente, até o ápice da porção petrosa do temporal, posteriormente. Ele compreende um ou mais[66] canais venosos[67] (ou, particularmente no recém-nascido, um plexo), que se localizam nos compartimentos do periósteo dural (ou endósteo meníngico Fig. 53.23),[68] limitados pelo corpo do osso esfenóide e pelas duas superfícies da porção anterior da tenda do cerebelo. O compartimento abre-se anteriormente na fissura orbital superior. **Além dos principais canais venosos do seio cavernoso, o compartimento contém a artéria carótida interna e o seu plexo simpático, e o nervo abducente. Também no compartimento, mas situados na parede lateral do seio, encontram-se os nervos oculomotor, troclear e oftálmico.** Estes nervos estão separados do sangue do seio pelo endotélio. Acredita-se que as pulsações da artéria carótida interna possam auxiliar na expulsão de sangue dos seios. O nervo maxilar está envolvido na dura lateral ao seio cavernoso.

A parte anterior do cavo trigeminal funde-se com a parte inferior e posterior da parede lateral do seio. O seio cavernoso recebe a veia oftálmica superior, a veia cerebral média superficial e o seio esfenoparietal. Ele se comunica com o seio transverso e a veia jugular interna através do seio petroso superior e inferior. Ele se comunica também com a veia facial, através da veia oftálmica superior; com o plexo pterigóideo, através da veia emissária; e com o seio cavernoso oposto,

ENCÉFALO, NERVOS CRÂNICOS E MENINGES

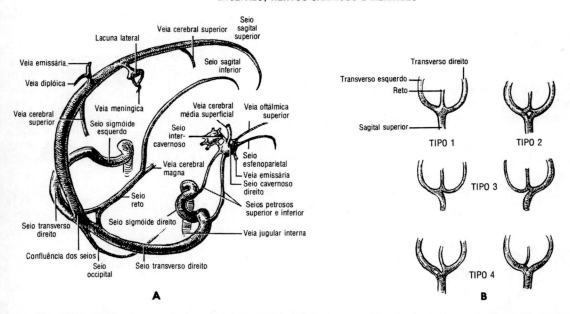

Fig. 53.22 Os seios venosos da dura-máter. A, vista lateral direita e, também, de cima e de trás (como na Fig. 53.15A). B, esquemas mostrando os principais tipos de confluência dos seios. No tipo 1, os seios sagital superior e reto drenam para um lago comum. No tipo 2, estes dois seios se bifurcam. No tipo 3, o seio reto se bifurca. No tipo 4, o seio sagital superior bifurca-se. B está baseado em Browning.

através dos seios intercavernosos.

Seios esfenoparietal, petroso superior e petroso inferior. A localização destes seios pode ser observada a partir da Fig. 53.22. Os seios petrosos inferiores direito e esquerdo estão conectados pelo plexo basilar no dorso da sela.

Veias diplóicas

As veias diplóicas[70] localizam-se em canais na díploe do crânio (Fig. 53.19). Estão dilatadas em intervalos ao longo do seu trajeto, possuem paredes finas e apresentam-se desprovidas de válvulas. Elas se desenvolvem após o nascimento. A maior está situada no osso occipital. As comunicações ocorrem entre as veias do couro cabeludo, veias diplóicas, veias meníngicas e os seios venosos da dura-máter.

Veias emissárias

As veias emissárias (Fig. 53.19) conec-

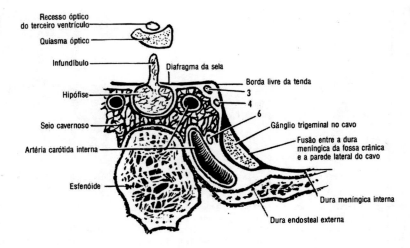

Fig. 53.23 Uma secção coronal através do seio cavernoso. Baseado em Truex e Kellner. V. também a Fig. 53.17. Em muitos casos, todavia, a trabeculação é negligenciada, ou mesmo não existe (Bedford[68]).

tam os seios venosos da dura com as veias do couro cabeludo ou com as veias profundas abaixo da base do crânio. Elas passam através de pequenas aberturas especiais (por exemplo, forames parietal, mastóideo e emissário esfenoidal) ou por algumas das grandes aberturas importantes do crânio (por exemplo, forame lácero, canal do hipoglosso, canal carótico). A direção do fluxo sangüíneo nas veias emissárias é freqüentemente para fora do encéfalo.

ANGIOGRAFIA CEREBRAL
(Figs. 53.24 a 53.26)

A angiografia cerebral[71] é a demonstração radiográfica dos vasos sanguíneos do encéfalo. Praticamente todos os vasos visualizados se localizam na superfície dos hemisférios. Além disso, no caso do encéfalo, as artérias e veias não correm lado a lado. Os vasos cerebrais anterior e médio (e freqüentemente o posterior) podem se tornar radiopacos pela injeção percutânea de um composto iodado na artéria carótida comum ou interna. A arteriografia carótida é de valor no diagnóstico de tumo-

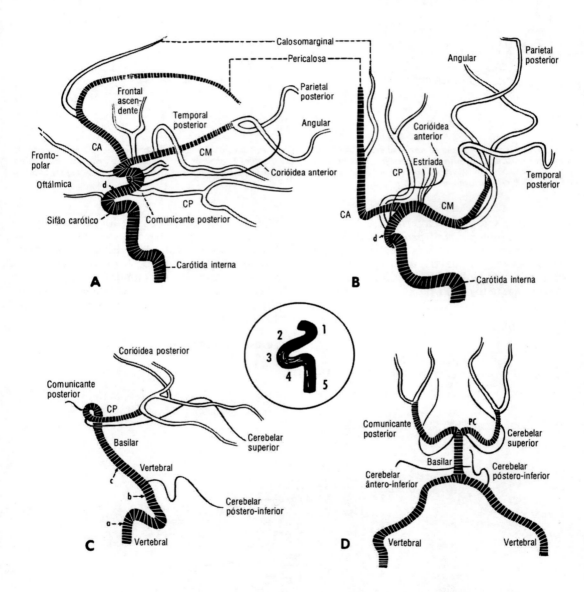

Fig. 53.24 As principais artérias do encéfalo, como se observa em angiografia. Compare com as Figs. 53.25 e 53.26. As principais artérias estão sombreadas. A e B são arteriogramas caróticos em projeções lateral e ântero-posterior, respectivamente. A carótida interna perfura a dura em B. A figura central mostra, numa visão lateral, as porções numeradas da carótida interna como descritas no texto. C e D são arteriogramas vertebrais em projeções lateral e axial medial (frontoccipital), respectivamente. Em C, a é o local do forame transverso do atlas, b é o forame magno, e c é a junção das artérias vertebrais direita e esquerda, isto é, o início da artéria basilar. Abreviações: CA, cerebral anterior; CM, cerebral média; CP, cerebral posterior. Baseado praticamente em Greitz e Lindgren.

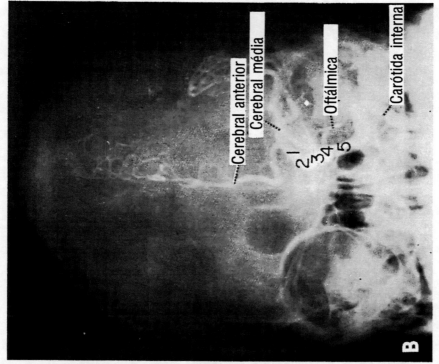
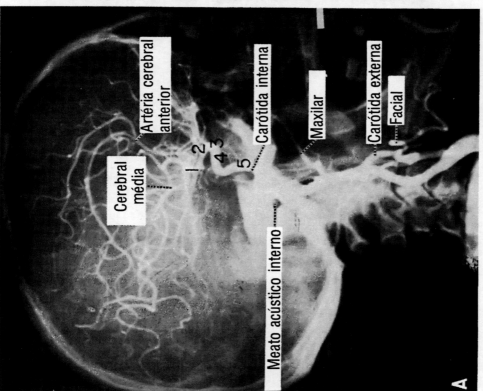

Fig. 53.25 Arteriogramas caróticos internos in vivo. A, visão lateral. B, visão póstero-anterior. Os números de 1 a 5 referem-se a porções da artéria carótida interna como descritas no texto. As partes 2, 3 e 4 constituem o sifão carótico. Cort. de E. S. Gurdjian, M. D., e J. E. Webster, M. D., Department of Neurosurgery, Wayne State University School of Medicine, Detroit, Michigan.

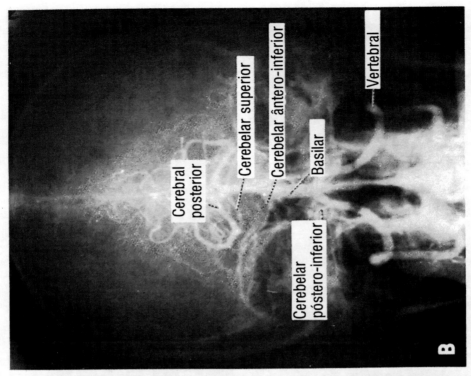
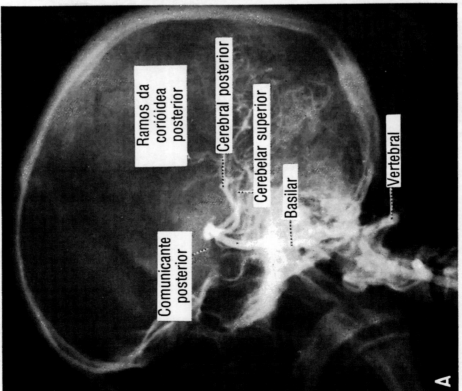

Fig. 53.26 Arteriogramas vertebrais in vivo. A, visão lateral. B, visão póstero-anterior. Cort. de E. S. Gurdjian, M. D., e J. E. Webster, M. D., Department of Neurosurgery, Wayne State University School of Medicine, Detroit, Michigan.

res cerebrais, particularmente aqueles dos dois terços anteriores do hemisfério, pois um processo expansivo pode determinar o deslocamento da artéria cerebral média e da cerebral anterior. É também utilizada na detecção de alterações vasculares, tais como aneurismas. O arteriograma é obtido cerca de 2 segundos após o início da injeção. Em cerca de 2 segundos, o sangue passa para as veias do encéfalo, e um flebograma (venograma) pode ser obtido. Após cerca de mais 2 segundos, o sangue passa para os seios venosos da dura-máter, e pode-se obter um sinograma.

A angiografia vertebral pode ser feita através de injeção percutânea na artéria vertebral, entre os dois processos cervicais ou entre o crânio e o atlas. Alternativamente, o contraste pode ser instilado através de um cateter passado através da artéria braquial à artéria subclávia, ou através da femoral à aorta.

REFERÊNCIAS

1. J. Provost and J. Hardy, Neuro-chirurgie, 16:459, 1970. K. Gudmundsson, A. L. Rhoton, and J. G. Rushton, J. Neurosurg., 35:592, 1971.
2. A. E. Coates, J. Anat., Lond., 68:428, 1934.
3. W. H. Sweet and J. G. Wepsic, J. Neurosurg., 40:143, 1974.
4. L. P. Rowland and F. A. Mettler, J. comp. Neurol., 89:21, 1948.
5. G. Lazorthes and J. Poulhès, C. R. Ass. Anat., 35th reunion, 1948.
6. D. H. M. Woollam and J. W. Millen, Brain, 76:104, 1953. See also G. Flyger and U. Hjelmquist, Anat. Rec., 127:151, 1957.
7. K. Peter, Z. Anat. EntwGesch., 106:398, 1937. J. T. Wilson, J. Anat., Lond., 71:423, 1937. M. L. Barr, Brain, 71:281, 1948. W. Hewitt, J. Anat., Lond., 94:549, 1960.
8. L. M. Davidoff and C. G. Dyke, The Normal Encephalogram, Lea & Febiger, Philadelphia, 3rd ed., 1951. G. Di Chiro, An Atlas of Detailed Normal Pneumoencephalographic Anatomy, Thomas, Springfield, Illinois, 1961.
9. H. Davson, Physiology of the Cerebrospinal Fluid, Churchill, London, 1967. T. H. Milhorat, Hydrocephalus and the Cerebrospinal Fluid, Williams & Wilkins, Baltimore, 1972.
10. S. Sunderland, J. Anat., Lond., 79:33, 1945.
11. H. Ferner, Z. Anat. EntwGesch., 121:407, 1960.
12. At least in the cow (W. H. Boyd, Anat. Rec., 137:437, 1960).
13. S. Radojević, S. Jovanović, and N. Lotrić, Arch. Anat. path., 17:274, 1969.
14. D. McK. Rioch, G. B. Wislocki, and J. L. O'Leary, Res. Publ. Ass. nerv. ment. Dis., 20:3, 1940.
15. F. Morin, Arch. ital. Anat. Embriol., 45:94, 1940. G. P. Xuereb, M. M. L. Prichard, and P. M. Daniel, Quart. J. exp. Physiol., 39:199 and 219, 1954. J. P. Stanfield, J. Anat., Lond., 94:257, 1960.
16. G. W. Harris, Neural Control of the Pituitary Gland, Arnold, London, 1955.
17. A. E. Walker, Anat. Rec., 55:291, 1933.
18. L. C. Rogers and E. E. Payne, J. Anat., Lond., 95:586, 1961.
19. S. Sunderland, Brit. J. Surg., 45:422, 1958. H. F. Plaut, Vertebral and Carotid Angiograms in Tentorial Herniations, Thomas, Springfield, Illinois, 1961.
20. H. S. Burr and G. B. Robinson, Anat. Rec., 29:269, 1925. R. D. Lockhart, J. Anat., Lond., 62:105, 1927. L. Schwadron and B. C. Moffett, Anat. Rec., 106:131, 1950.
21. M. Hasan and A. C. Das, Acta anat., 74:624, 1969.
22. G. E. de Schweinitz, Trans. ophthal. Soc. U.K., 43:12, 1923.
23. J. Grzybowski, Arch. Anat., Strasbourg, 14:387, 1932. B. X. Ray and H. G. Wolff, Arch. Surg., Chicago, 41:813, 1940. W. Penfield and F. McNaughton, Arch. Neurol. Psychiat., Chicago, 44:43, 1940.
24. D. L. Kimmel, Neurol., 11:800, 1961, and Chicago med. Sch. Quart., 22:16, 1961.
25. W. Feindel, W. Penfield, and F. McNaughton, Neurol., 10:555, 1960.
26. S. B. Chandler and C. F. Derezinski, Anat. Rec., 62:309, 1935.
27. G. Galli and E. Reggiani, Boll. Soc. med.-chir. Modena, 58:75, 1958.
28. L. A. Gillilan, Arch. Ophthal., N.Y., 65:684, 1961.
29. F. W. Jones, J. Anat., Lond., 46:228, 1912.
30. J. Browder, A. Browder, and H. A. Kaplan, Anat. Rec., 176:329, 1973.
31. A. Alvarez-Morujo, Acta anat., 74:10, 1969.
32. C. E. Locke, and H. C. Naffziger, Arch. Neurol. Psychiat., Chicago, 12:411, 1924. B. Liliequist, Acta radiol., 46:61, 1956. J. Lang, Acta anat., 86:267, 1973.
33. W. E. LeGros Clark, J. Anat., Lond., 55:40, 1920. F. Kiss and J. Sattler, Anat. Anz., 103:273, 1956.
34. L. Bakay, The Blood-Brain Barrier, Thomas, Springfield, Illinois, 1956.
35. W. Platzer, Fortschr. Röntgenstr., 84:200, 1956.
36. H. A. Shenkin, M. H. Harmel, and S. S. Kety, Arch. Neurol. Psychiat., Chicago, 60:240, 1948.
37. W. B. Hamby, Intracranial Aneurysms, Thomas, Springfield, Illinois, 1952.
38. L. H. Herman, O. U. Fernando, and E. S. Gurdjian, Anat. Rec., 154:95, 1966. J. Furlani, Acta anat., 85:108, 1973.
39. D. S. Ahmed and R. H. Ahmed, Anat. Rec., 157:699, 1967. W. Firbas and H. Sinzinger, Acta anat., 83:81, 1972.
40. A. G. Baptista, Neurol., 13:825, 1963.
41. R. Dufour et al., C. R. Ass. Anat., 44:258, 1958.
42. A. A. Morris and C. M. Peck, Amer. J. Roentgenol., 74:818, 1955.
43. B. A. Ring, Acta radiol., Stockh., 57:289, 1962. K. K. Jain, Canad. J. Surg., 7:134, 1964.
44. C. E. Beevor, Phil. Trans., 200B:1, 1909.
45. D. Parkinson, Canad. J. Surg., 7:251, 1964. C. Manelfe, M. Tremoulet, and J. Roulleau, Neuro-chir., 18:581, 1972.
46. J. S. B. Stopford, J. Anat., Lond., 50:131 and 255, 1916.
47. B. S. Wolf, C. M. Newman, and M. T. Khilnani, Amer. J. Roentgenol., 87:322, 1962.
48. W. J. Atkinson, J. Neurol. Psychiat., 12:137, 1949.
49. J. C. Watt and A. N. McKellop, Arch. Surg., Chicago, 30:336, 1935.
50. J. R. Galloway and T. Greitz, Acta radiol., Stockh., 53:353, 1960.
51. H. M. Vander Eecken, Anastomoses between the Leptomeningeal Arteries of the Brain, Thomas, Springfield, Illinois, 1959. See also L. A. Gillilan, J. comp. Neurol., 112:55, 1959.
52. D. H. Padget, in W. E. Dandy, Intracranial Arterial Aneurysms, Comstock, Ithaca, New York, 1944. A. G. Baptista, Acta neurol. scand., 40:398, 1964.
53. C. J. Dickinson, Brit. med. J., 1:858, 1961.
54. L. Rogers, Brain, 70:171, 1947. R. A. Kuhn, J. Amer. med. Ass., 175:769, 1961.
55. G. Lazorthes and A. Gouazé, C. R. Ass. Anat., 53:1, 1968, and 55:826, 1970.
56. C. Johansson, Acta radiol., Stockh., Suppl. 107, 1954. O. Hassler, Neurol., 16:505, 1966.
57. G. Di Chiro, Amer. J. Roentgenol., 87:308, 1962.
58. M. Banna and J. R. Young, Brit. J. Radiol., 43:126, 1970.
59. A. Bouchet, A. Goutelle, and G. Fischer, Arch. Anat., Strasbourg, 49:453, 1966.
60. J. G. Waltner, Arch. Otolaryng., Chicago, 39:307, 1944.
61. H. Browning, Amer. J. Anat., 93:307, 1953. A. Elmohamed and K.-J. Hempel, Frankfurt. Z. Path., 75:321, 1966.
62. B. Woodhall, Laryngoscope, St Louis, 49:966, 1939.
63. W. E. LeGros Clark, Man, 34:35, 1934.
64. A. C. Das and M. Hasan, J. Neurosurg., 33:307, 1970.
65. G. Leutert and E. Lais, Anat. Anz., 120:18, 1967.
66. H. Viallefont, R. Paleirac, and C. Boudet, Bull. Soc. franç. Ophtal., 72:208, 1959.
67. H. T. Green, Amer. J. Anat., 100:435, 1957.
68. M. A. Bedford, Brit. J. Ophthal., 50:41, 1966. R. Mercier et al., C. R. Ass. Anat., 55:877, 1970. P. Patouillard and G. Vanneuville, Neuro-chir., 18:551, 1972.
69. W. R. Henderson, J. Anat., Lond., 100:95, 1966.
70. G. Jefferson and D. Stewart, Brit. J. Surg., 16:70, 1928.
71. A. Ecker, The Normal Cerebral Angiogram, Thomas, Springfield, Illinois, 1951. T. Greitz and E. Lindgren, in H. L. Abrams (ed.), Angiography, Little, Brown, Boston, vol. 1, 1961.

LEITURA SUPLEMENTAR

Blinkov, S. M., and Glezer, I. I. (trans. by B. Haigh), *The Human Brain in Figures and Tables*, Basic Books, New York, 1968.

Bossy, J., *Atlas du système nerveux. Aspects macroscopiques de l'encéphale*, Éditions Offidoc, Paris, 1972.

Brodal, A., *The Cranial Nerves*, Blackwell, Oxford, 2nd ed., 1965.

Davson, H., *Physiology of the Cerebrospinal Fluid*, Churchill, London, 1967.

Ford, D. H., and Schadé, J. P., *Atlas of the Human Brain*, Elsevier, Amsterdam, 2nd ed., 1971. This is one of many good atlases of the human brain.

Gardner, E., *Fundamentals of Neurology*, Saunders, Philadelphia, 6th ed., 1975. An up-to-date introduction to the nervous system.

Kaplan, H. A., and Ford, D. H., *The Brain Vascular System*, Elsevier, Amsterdam, 1966.

Lazorthes, G., *Vascularisation et circulation cérébrales*, Masson, Paris, 1961.

Purves, M. J., *The Physiology of the Cerebral Circulation*, Cambridge University Press, London, 1972.

de Ribet, R.-M., *Les nerfs crâniens*, Doin, Paris, 1952.

Stephens, R. B., and Stilwell, D. L., *Arteries and Veins of the Human Brain*, Thomas, Springfield, Illinois, 1969.

54 A ORELHA

As orelhas são órgãos vestibulococleares, isto é, estão relacionadas com o equilíbrio e a audição.

A palavra *orelha* é derivada do Latim *auris*, daí auricular significa pertencendo à orelha. A palavra grega para orelha é *ous*, *otos*, e daí o estudo da orelha e de suas doenças ser denominado otologia. A palavra latina *audire* significa ouvir, daí auditivo significar pertencendo ao sentido da audição. Acústica é derivada da palavra grega correspondente.

Cada orelha compreende três porções (Fig. 54.1): externa, média e interna. A orelha externa consiste da aurícula e do meato acústico externo. A orelha média, ou cavidade timpânica, é um espaço aéreo no qual estão localizados os ossículos do ouvido. A orelha interna compreende uma série de espaços cheios de líquidos, complexos, conhecidos como labirinto. Os componentes da orelha média e interna estão localizados no osso temporal. O osso temporal, que já foi descrito (Cap. 52), deve ser revisto em conjunto com o estudo da orelha.

ORELHA EXTERNA

A orelha externa conduz o som em direção aos componentes da orelha média e interna e protege estas porções de lesão externa.

A orelha está descrita no Cap. 57.

Meato acústico externo

O meato acústico (auditivo) externo, com cerca de 25 mm ou mais de comprimento, estende-se desde a concha até a membrana do tímpano. A parte lateral do canal é totalmente cartilagínea; a porção medial mais longa é óssea. A cartilagem do meato continua-se com a da orelha. A parte cartilagínea do meato é ligeiramente côncava anteriormente; um espéculo pode ser introduzido mais facilmente, por esta razão, quando a orelha é puxada em direção posterior. O meato está revestido pela pele da orelha e, em sua parte cartilagínea, ele apresenta folículos pilosos e glândulas sebáceas e ceruminosas. As glândulas ceruminosas[1] são túbulos simples e enovelados que se assemelham às glândulas sudoríferas apócrinas da axila. O cerume, ou cera da orelha, é uma mistura de secreções das glândulas sebáceas e ceruminosas. A pele do meato está intimamente aderente ao pericôndrio ou periósteo, um fato que explica a forte dor de um furúnculo no interior do meato. O meato está relacionado, anterior e inferiormente, com a glândula parótida; acima e abaixo, com o recesso epitimpânico e com as células aéreas mastóideas. O meato está ligeiramente estreitado (1) na junção das suas partes cartilagínea e óssea e (2) próximo a sua extremidade medial ou *istmo*. O meato serve como proteção e como um amplificador de pressão.

Inervação sensitiva e irrigação sangüínea da orelha externa

A inervação sensitiva da orelha externa (Fig. 57.6) é proveniente sobretudo do nervo auriculotemporal (5.º crânico) e do plexo cervical (nervo auricular magno, C2, 3). A região da concha recebe provavelmente contribuições também do 7.º, 9.º e 10.º nervos crânicos. A irrigação da orelha externa é principalmente a partir das artérias auricular posterior e temporal superficial (da carótida externa).

Membrana do tímpano

A *membrana do tímpano*, ou tambor da orelha (Fig. 54.2), apresenta cerca de 1 cm de

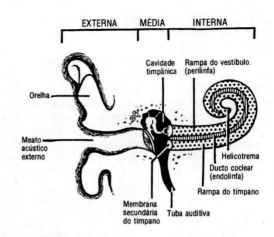

Fig. 54.1 Esquema mostrando a estrutura básica da orelha. A membrana do tímpano e os ossículos do ouvido não estão nomeados. Observa-se a base do estribo fechando a janela do vestíbulo, e a membrana secundária do tímpano fechando a janela da cóclea.

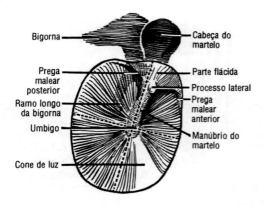

Fig. 54.2 Membrana do tímpano direita. Face lateral. Uma linha imaginária passa em direção inferior sobre o manúbrio do martelo e uma outra, em ângulo reto a esta, é usada para determinar os quadrantes da membrana do tímpano. O umbigo está aproximadamente oposto ao promontório da orelha média. A cabeça do martelo e o corpo, e o ramo curto da bigorna, estão no recesso epitimpânico, acima do nível da membrana do tímpano. Compare com a Fig. 63.12A, Cap. 63.

diâmetro e forma um septo entre o meato acústico externo e a cavidade do tímpano. Sua superfície lateral está coberta por epiderme, e a sua superfície medial pela membrana mucosa da orelha média. A base fibrosa média[2] da membrana, exceto ânterosuperiormente, prende-se à lâmina timpânica do osso temporal. Esta porção maior da membrana é denominada sua *parte tensa*. A base fibrosa, todavia, é mais fina na porção ântero-superior da membrana, e esta parte, limitada pelas *pregas maleares anterior* e *posterior*, é denominada *parte flácida*.

A membrana do tímpano está localizada obliquamente no meato (Fig. 54.1). Sua superfície lateral é côncava, e o centro da cavidade é denominado *umbigo*. **O manúbrio e o processo lateral do martelo estão presos à superfície medial da membrana do tímpano, e esta superfície se encontra intimamente relacionada com a corda do tímpano. As incisões através da membrana são freqüentemente feitas no seu quadrante póstero-inferior, desta maneira evitando-se os ossículos e a corda do tímpano.** A membrana do tímpano é altamente sensível (os nervos 5.º e 10.º cranicos inervam a sua superfície lateral; e o 9.º inerva a sua superfície medial).

A membrana do tímpano está voltada lateralmente, em direção anterior e inferior, "como se captasse sons refletidos do solo conforme se avança" (J. C. B. Grant); este método mnemônico é útil para se lembrar que as paredes anterior e inferior dos meatos são maiores que as posteriores e superiores.

Exame da orelha externa (otoscopia)

O meato acústico externo e a membrana do tímpano podem ser examinados *in vivo* por meio de um espéculo, denominado otoscópio ou auriscópio.

A orelha é puxada em direção posterior e para cima, de forma a retificar a parte cartilagínea do meato. A membrana do tímpano normal apresenta uma cor pérola acinzentada e reflete um "cone de luz" no seu quadrante ântero-inferior (Fig. 63.12A, Cap. 63). Algumas estruturas da orelha média podem geralmente ser identificadas através da membrana do tímpano: manúbrio e o processo lateral do martelo, as pregas maleares anterior e posterior e, ocasionalmente, o ramo longo da bigorna. **As relações profundas da membrana do tímpano são as seguintes: quadrante ântero-inferior:** canal carótico. **Quadrante ântero-superior:** óstio timpânico da tuba auditiva. **Quadrante póstero-superior:** ramo longo da bigorna, estribo e a janela do vestíbulo. Quadrante póstero-inferior: promontório e janela da cóclea.

ORELHA MÉDIA

A orelha média consiste, em sua totalidade, de um espaço aéreo, a cavidade timpânica (Fig. 54.3), no osso temporal. A cavidade contém os ossículos do ouvido (Fig. 54.4) e está em comunicação com (1) as células aéreas mastóideas e o antro mastóideo através do ádito, e com (2) a nasofaringe por meio da tuba auditiva. A membrana mucosa da orelha média cobre as estruturas da cavidade timpânica. Ela apresenta um epitélio cuboidal que, na parte cartilagínea da tuba auditiva, se torna do tipo respiratório, isto é, pseudo-estratificado colunar ciliado. A cavidade timpânica e a tuba auditiva desenvolvem-se como um recesso da faringe embrionária.

Limites (Fig. 54.5)

Parede lateral ou membranácea. A cavidade timpânica está limitada lateralmente

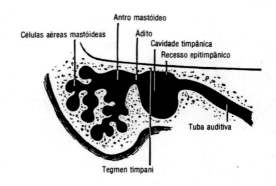

Fig. 54.3 Esquema da cavidade timpânica dos espaços aéreos com os quais ela se comunica. Face lateral.

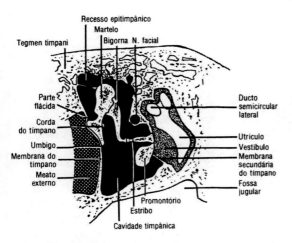

Fig. 54.4 Seção vertical esquemática através da orelha, baseada em várias secções feitas em ângulo reto ao eixo longo da parte petrosa do osso temporal. Baseado em Wolff, Bellucci e Eggston.

pela membrana do tímpano. Todavia, **uma parte da cavidade timpânica está situada acima do nível da membrana e é conhecida como ático, ou recesso epitimpânico**. A principal porção é freqüentemente denominada *mesotímpano* e, a porção superior, *recesso hipotimpânico*. **O recesso epitimpânico contém a cabeça do martelo e o corpo e o ramo curto da bigorna. Ele se comunica com o ádito.** Uma pequena bolsa da cavidade timpânica se localiza entre a parte flácida da membrana e o colo do martelo. As paredes lateral e medial da cavidade timpânica encontram-se separadas somente por 2 a 6 mm.

Teto ou parede tegmentar. A cavidade timpânica está limitada superiormente por uma porção da parte petrosa do temporal, denominada *tegmen timpani*. O tegmen coloca-se entre a orelha média e a fossa crânica média.

Assoalho ou parede jugular. A orelha média está limitada inferiormente pela *fossa jugular*, na qual está alojado o bulbo superior da veia jugular interna.

Parede anterior ou carótica. Anteriormente, a cavidade timpânica se comunica com o *semicanal* para o *músculo tensor do tímpano* (que se dispõe em direção posterior sobre a parede medial) e, abaixo deste, com a nasofaringe, por meio da tuba auditiva. A tuba está descrita com a parede (Cap. 63). Abaixo da abertura da tuba, a orelha média está relacionada com a parte anterior do *canal carótico,* no qual se aloja a artéria carótida interna.

Parede posterior ou mastóidea. Posteriormente, a cavidade timpânica se comunica com o *ântro mastóideo* por meio do *aditus ad antrum.* Abaixo, o ádito é uma pequena projeção, a *eminência piramidal (pirâmide)* que contém o músculo estapédio.[3]

A porção mastóidea do osso temporal apresenta uma disposição variável das células

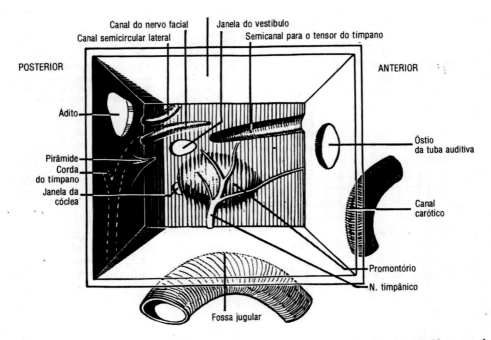

Fig. 54.5 Visão altamente esquemática da parede medial da cavidade timpânica direita, face lateral. Observe o plexo timpânico sobre o promontório. Baseado em Maisonnet e Coudane.

aéreas no adulto. Na maior parte dos casos, a grande parte do processo mastóide está oca (mastóide penumática); porém, em alguns casos, uma quantidade considerável de osso compacto (mastóide diplóica) pode estar presente. As células aéreas comunicam-se entre si e com o antro mastóideo, encontrando-se revestidas por um mucoperiósteo que inclui uma camada de epitélio escamoso, mas nenhuma glândula. Vários grupos de células aéreas foram descritas.[4] A penumatização pode envolver também outros locais, por exemplo, o arco zigomático e o ápice da porção petrosa do temporal.

Parede medial ou labiríntica (Fig. 54.5). A parede medial apresenta as seguintes características, de cima para baixo: (1) a *proeminência do canal semicircular lateral* e a *proeminência do canal para o nervo facial*; (2) a *janela do vestíbulo (janela oval)*, obstruída pela base do estribo, e o *processo cocleariforme*, uma proeminência óssea acima da janela; (3) o *promontório*, formado pelo giro basal da cóclea e coberto pelo plexo timpânico; (4) a janela da cóclea (janela redonda), obstruída pela membrana mucosa da orelha média.

O *plexo timpânico*[5] dos nervos localiza-se no promontório. Está formado principalmente pelo nervo timpânico (ramo do 9.º crânico), que dá origem a fibras sensitivas para a orelha média e a fibras secretomotoras para a glândula parótida. As últimas emergem como o nervo petroso menor e fazem sinapses no gânglio ótico (Fig. 58.10).

Ossículos do ouvido, junturas e músculos

Ossículos. Os ossículos do ouvido (Fig. 54.6) são três pequenos ossos[6] denominados o martelo, (maleo), a bigorna (íncus) e o estribo (estapédio), respectivamente. A membrana mucosa da orelha média envolve os ossículos.

Martelo. O martelo apresenta uma cabeça, um colo, um manúbrio e dois processos. O *cabo* ou *manúbrio* e o *processo lateral* estão envolvidos numa camada fibrosa da membrana do tímpano, enquanto que a *cabeça* se localiza no recesso epitimpânico. O *processo anterior* conecta-se, pelo *ligamento anterior*, à fissura petrotimpânica e daí ao ligamento esfenomandibular.

Bigorna. A bigorna apresenta um corpo e dois ramos ou pilares. O *corpo* e o *ramo curto* estão localizados no recesso epitimpânico. O *ramo longo* localiza-se paralelo ao manúbrio do martelo e atrás dele. Sua extremidade inferior *(processo lenticular)* projeta-se medialmente para se articular com o estribo.

Estribo. O estribo apresenta uma cabeça

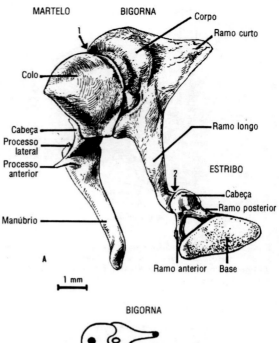

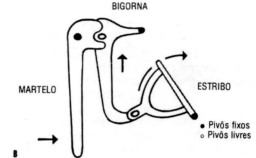

Fig. 54.6 Os ossículos do ouvido direito. Face medial. A, desenho mostrando os processos e as junturas (1, incudomalear; 2, incudostapedial). B, diagrama mostrando a ação do tipo alavanca dos ossículos. A propósito de ilustração, os movimentos (indicados por setas) têm sido mostrados com aqueles que tomam parte em um plano. Os pivôs fixos estão presos às paredes ósseas da cavidade timpânica. A está baseado numa fotografia do Atlas de Bassett, secção 2, 1954, carretel 62, visão 7. B está baseado em Guelke e Keen.

e uma base, unidas por dois pilares ou ramos. A *base* ou pedal está presa pelo ligamento anular à borda da janela do vestíbulo. Uma ossificação anormal entre a base do estribo e a borda da janela (otosclerose, Cap. 49) determina surdez.

Junturas. As *junturas incudomalear* e *incudostapedial* são do tipo sinovial: a primeira é uma juntura selar e a segunda, uma esferóide. As junturas possuem cápsulas elásticas[7] e um aparelho ligamentar complicado, e apresentam cartilagens intra-articulares.[8] A junção estapediovestibular é tanto uma juntura fibrosa *(sindesmose timpanoestapedial)* quanto uma juntura sinovial.[9] A cadeia dos ossículos do ouvido atua como um sistema de alavancas (Fig. 54.6B).

Músculos. O *tensor do tímpano* origina-se principalmente da porção cartilagínea da tuba auditiva. Ele penetra num semicanal acima da tuba. Seu tendão volta-se lateralmente em torno do processo cocleariforme e insere-se no manúbrio do martelo. O músculo está inervado pelo nervo mandibular[10] e pelo plexo timpânico[11] (a partir do 5.º crânico), e talvez por fibras autônomas. Ele desloca o manúbrio do martelo medialmente e, desta maneira, produz tensão na membrana do tímpano; daí seu nome.

O *estapédio* é um pequeno músculo localizado na eminência piramidal, na parede posterior da cavidade timpânica. Seu tendão passa através de um óstio no ápice da eminência e insere-se sobre o colo do estribo (daí o seu nome), e freqüentemente na cápsula incudostapedial.[12] O músculo está inervado pelo 7.º nervo crânico. Ele desloca o estribo lateralmente e, talvez, gira a bigorna.[13]

Tanto o tensor do tímpano quanto o estapédio atenuam a transmissão sonora através da orelha média. Eles também tomam parte em atividades não acústicas, por exemplo, em movimentos faciais, no bocejo e na deglutição.

Inervação sensitiva e irrigação sangüínea da orelha média

A inervação sensitiva é dada por meio do nervo auriculotemporal (5.º crânico) e timpânico (9.º crânico), e pelo ramo auricular do vago. A principal irrigação da orelha média é proveniente da carótida externa (artéria estilomastóidea, ramo da artéria auricular posterior) e da artéria maxilar (artéria timpânica anterior). Muitos pequenos vasos contribuem.[14]

CONSIDERAÇÕES FUNCIONAIS

O funcionamento da orelha média não está bem esclarecido. A membrana do tímpano, que fecha a cavidade timpânica cheia de ar, é colocada em movimento por ondas sonoras que se chocam contra ela. As vibrações da membrana são convertidas em movimentos intensificados do estribo por meio de uma ação do tipo alavanca dos ossículos do ouvido. A cadeia de ossículos atua como um transformador mecânico e transmite o sinal para a janela do vestíbulo, deixando a janela da cóclea livre para a execução de movimentos compensatórios na direção oposta.[15] O principal eixo de rotação dos ossículos possivelmente passa entre (1) um ponto abaixo do processo anterior do martelo e (2) o ramo curto do estribo. Realmente os ossículos parecem apresentar dois pivôs móveis (junturas incudomalear e incudostapedial) e três pivôs fixos (processo anterior do martelo, ramo curto da bigorna e bordas inferior e posterior do estribo) (Fig. 54.6*B*).[16] Em uso normal, todavia, o martelo e a bigorna "vibram como um corpo rígido".[17] Os movimentos do estribo na janela do vestíbulo foram comparados ao bater do pé enquanto o calcanhar permanece no chão.

As vibrações sonoras são transmitidas para a orelha interna (1) pelos ossículos do ouvido e janela do vestíbulo, (2) pelo ar, na cavidade timpânica, e pela janela da cóclea, e (3) como resultado de uma condução óssea, isto é, através dos ossos do crânio. O primeiro método normalmente predomina em importância. Os defeitos na condução através dos ossículos resultam numa surdez parcial. A dificuldade na audição de sons transmitidos pelo ar pode ser corrigida por um aparelho de audição.

NERVO FACIAL

O nervo facial ou 7.º crânico (Fig. 54.7) apresenta um trajeto complicado no osso temporal, onde dá origem a muitos dos seus ramos. Ele está descrito aqui devido a sua íntima relação topográfica com a orelha média.

O nervo facial consiste de uma grande parte, que inerva os músculos da expressão facial, e de uma pequena parte, denominada nervo intermédio,[18] que contém fibras gustatórias para os dois terços anteriores da língua,

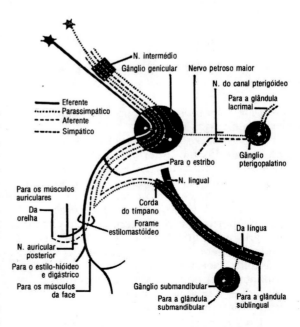

Fig. 54.7 Esquema do nervo facial e dos seus componentes.

fibras secretomotoras para as glândulas lacrimal e salivar, e algumas fibras dolorosas. As duas porções do nervo facial deixam o encéfalo na borda inferior da ponte (ângulo cerebelopontino) e, juntamente com o nervo vestibulococlear, penetram no meato acústico interno. O nervo facial prossegue lateralmente no meato e, então, entra no *canal facial* do osso temporal.[19] Acima do promontório, na parede medial da orelha média, o nervo se dilata para formar o *gânglio genicular (facial)*[20] (Fig. 54.9), que contém as células de origem das suas fibras gustatórias. O nervo facial então se volta agudamente em direção posterior, descrevendo uma curva denominada *genículo (joelho)*. O nervo, então, passa em direção inferior atrás da orelha média (Fig. 54.5) e sai do crânio através do forame estilomastóideo. Nas crianças, o processo mastóide está muito pouco desenvolvido, e, por esta razão, o nervo facial é muito superficial na sua saída do crânio. Finalmente, o nervo facial entra na glândula parótida, forma o plexo parotídico e dá origem aos ramos terminais para os músculos faciais (Fig. 57.5A).

Em seu trajeto, o nervo facial atravessa sucessivamente (1) a fossa crânica posterior, (2) o meato acústico interno, (3) o canal facial no osso temporal e (4) a glândula parótida e a face.

Anatomia de superfície

O principal ponto de divisão do nervo facial na glândula parótida localiza-se 0,5 cm atrás do ramo da mandíbula e cerca de 3 cm acima do ângulo deste osso.[21]

Ramos do nervo facial

No meato acústico interno, o meato facial comunica-se com o nervo vestibulococlear.

No canal facial, o gânglio genicular dá origem a vários ramos:

1. O nervo petroso maior. Este nervo passa em direção anterior, num sulco em direção ao forame lácero. Daí ele se reúne com o nervo petroso profundo (do plexo simpático sobre a artéria carótida interna) para formar o *nervo do canal pterigóideo,* que corre em direção anterior no canal pterigóideo e chega ao gânglio pterigopalatino. **O nervo petroso maior contém fibras secretomotoras para as glândulas lacrimal e nasal e, talvez, fibras vasodilatadoras para as artérias meníngicas médias.** Ele também contém um número de fibras aferentes (estando as células de origem no gânglio genicular); sua distribuição e função mostram-se incertas, porém algumas dessas fibras podem ser responsáveis pela sensibilidade geral da mucosa nasal. Outras acredita-se, com base em alguns trabalhos, que sejam fibras gustatórias a partir dos dois terços anteriores da língua e a partir do palato mole.

2. Ramo comunicante. Este se junta ao nervo petroso menor (Cap. 60).[22]

3. Nervo petroso externo. Este ramo inconstante pode se reunir ao plexo simpático sobre a artéria meníngica média.

Também do canal facial, mas com origem no nervo facial, quando este desce, procedem vários ramos:

4. Nervo para o estapédio. Inerva o músculo estapédio.

5. Corda do tímpano. A corda do tímpano penetra na cavidade timpânica (embora coberta por uma reflexão da membrana mucosa), passa medial à membrana do tímpano e o manúbrio do martelo (isto é, entre o martelo e a bigorna) e, novamente, entra no osso temporal. Ela deixa o crânio através da fissura petrotimpânica e desce na fossa infratemporal. Medial ao músculo pterigóideo lateral, **reúne com o nervo lingual e juntos se distribuem aos dois terços anteriores do lado e do dorso da língua.** A corda do tímpano contém *(a)* fibras associadas com o paladar[24] dos dois terços anteriores da língua e do palato mole (os corpos celulares estão nos gânglios geniculares), e *(b)* fibras vasodilatadoras e secretoras pré-ganglionares, que fazem sinapses no gânglio submandibular, com fibras pós-ganglionares então inervando as glândulas submandibular, sublingual e lingual. Abaixo da base do crânio, a corda do tímpano se comunica com o gânglio ótico. É possível que, através deste meio, o nervo facial envie fibras secretoras à glândula parótida.[25]

Imediatamente abaixo da base do crânio, o nervo facial dá origem a vários ramos:

6. Ramos musculares. Passam para o estilo-hióide e o ventre posterior do digástrico.

7. Ramos comunicantes. Estes passam para o 9.º e 10.º nervos cranianos, ramo auricular do 10.º e nervos auriculotemporal, auricular magno e occipital menor.

8. Nervo auricular posterior. Este nervo acompanha a artéria auricular posterior e inerva os músculos da orelha (os músculos auriculares anterior e superior, todavia, são inervados por ramos temporais do nervo facial), juntamente com o occipital. Ele também envia fibras sensitivas para a orelha.

9. Ramos terminais. Na glândula parótida (Cap. 58), o nervo facial freqüentemente se divide em dois troncos principais (temporofacial e cervicofacial), cujos ramos se anastomosam entre si de uma maneira variável[26] para formar o *plexo parótico (pes anserinus)*. Os ramos terminais emergem da glândula cobertos pela sua superfície lateral e irradiam-se em direção anterior na face, comunicando-se com alguns ramos terminais do nervo trigêmio. Eles inervam os músculos auriculares anterior e superior, o frontal, o orbicular do olho, o bucinador, o orbicular da boca e outros músculos da expressão facial, inclusive o platisma.

Os ramos terminais são variáveis em sua disposição, mas comumente são classificados como *temporal, zigomático* (que se une com o nervo infra-orbital para formar o plexo), *bucal*, que inerva o bucinador e outros músculos da boca; *ramo marginal da mandíbula* e *cervical* (dispondo-se profundamente ao platisma e inervando-o). Numerosas anastomoses ocorrem entre estes ramos.

Os ramos do nervo facial estão resumidos no Quadro 54.1.

Os ramos terminais do nervo facial contêm fibras aferentes, assim como fibras motoras.[27] As fibras aferentes, acredita-se que sejam proprioceptivas dos músculos da expressão facial e/ou relacionadas com a dor profunda na pele, músculo e ossos da face.

Exame

O nervo facial é testado principalmente com relação aos músculos faciais. O paciente é solicitado a mostrar seus dentes, inflar suas bochechas, assoviar, enrugar sua testa ao olhar para cima, franzir os supercílios e fechar firmemente os olhos.

Quadro 54.1 Ramos do nervo facial

Região	*Ramos*
No meato acústico interno	Comunica com o 8.º nervo craniano
No canal facial, a partir do gânglio genicular	Nervo petroso maior
	Ramo comunicante ao plexo timpânico
	Nervo petroso externo
No canal facial, além do gânglio genicular	Nervo para o estapédio
	Corda do tímpano
Abaixo da base do crânio	Ramos estilo-hióideo e digástrico
	Ramos comunicantes, por exemplo, com o 9.º e 10.º nervos cranianos
	Nervo auricular posterior
Na face	Ramos temporais
	Ramos zigomáticos
	Ramos bucais
	Ramo marginal da mandíbula
	Ramo do pescoço

O lacrimejamento é examinado irritando-se a mucosa nasal com vapores de amônia. A sensibilidade aos sons é verificada por um instrumento chamado audiômetro. O paladar dos dois terços anteriores da língua é examinado colocando-se substâncias doces, salgadas, ácidas e acres (por exemplo, açúcar, sal, vinagre e quinina) em cada metade da língua protraída; pede-se então ao paciente, que escreva o nome de cada substância testada.

Paralisia facial

A paralisia de toda a musculatura facial de um lado resulta somente da lesão do núcleo facial (na ponte) ou do nervo facial. As lesões unilaterais num nível mais alto (supranuclear) poupam o orbicular do olho e o frontal, porque a porção do núcleo facial relacionada com estes músculos é controlada por fibras provenientes do córtex cerebral de ambos os lados.

Embora as lesões centrais das vias motoras descendentes venham a abolir o controle voluntário dos músculos faciais inferiores, tais músculos podem, ainda, tomar parte em respostas reflexas emocionais, como, por exemplo, sorrir. Por outro lado, em certas condições, as respostas emocionais podem ser perdidas quando um controle voluntário é mantido.

O nervo facial, no canal facial, pode ser envolvido por uma infecção a partir da orelha média, na exposição cirúrgica das células aéreas mastoídeas, ou na chamada paralisia facial idiopática (paralisia de Bell). Nestas paralisias, cujas lesões estão situadas abaixo do nível do núcleo facial no encéfalo (isto é, do tipo infranuclear), a musculatura, tanto da parte superior quanto da parte inferior da face, está afetada. A característica mais conspícua da paralisia facial unilateral é o deslocamento da boca produzido por uma contração sem oposição dos músculos do lado não afetado (Fig. 57.4B). O canto da boca cai, e o lado afetado não pode tomar parte no sorriso, assovio, ou sopro. O sulco nasolabial é menos pronunciado. A pálpebra superior cai, a pálpebra inferior está evertida, o olho não pode ser fechado, o piscar não ocorre e os olhos estão facilmente suscetíveis a inflamações (conjuntivite). As rugas da testa tornam-se reduzidas.

O nível da lesão do nervo facial é deduzido dos efeitos que dependem de os ramos específicos estarem ou não intactos.[28] Assim, (1) se o nervo petroso maior está envolvido, há uma diminuição do lacrimejamento quando é processado o exame; (2) se o nervo para o estribo é afetado, pode resultar uma sensibilidade dolorosa a sons (hiperacusia); (3) se a corda do tímpano está implicada, pode haver uma perda da sensibilidade gustatória nos dois terços anteriores da língua; (4) se o ramo para o digástrico está alterado, a mandíbula e a língua se desviam para o lado são, quando há uma abertura máxima da boca.

ORELHA INTERNA

A orelha interna está localizada no interior da parte petrosa do osso temporal.[29] Ela consiste de uma série complexa de espaços cheios de líquido, o labirinto membranáceo, alojado no interior de uma cavidade disposta de maneira similar, o labirinto ósseo. A termi-

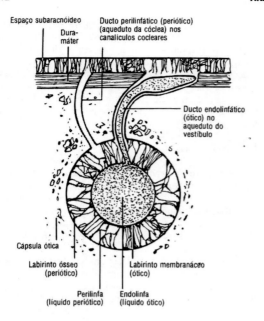

Fig. 54.8 Esquema mostrando a disposição básica e a terminologia da orelha interna. É questionável se o aqueduto da cóclea se comunica com o espaço subaracnóideo.

nologia é muito confusa, e um esquema simplificado é dado na Fig. 54.8.

A cóclea funciona como o órgão essencial da audição. Aquelas porções (utrículo e ductos semicirculares) da orelha interna, ao contrário da cóclea constituem o aparelho vestibular. O equilíbrio, todavia, é mantido pela visão e pelos impulsos proprioceptivos, assim como pelo aparelho vestibular.

Labirinto ósseo

O labirinto ósseo compreende uma camada de osso denso (cápsula ótica), na parte petrosa do temporal, e um espaço perilinfático circundado por este osso. O termo labirinto ósseo, todavia, é utilizado por alguns autores somente para o espaço perilinfático; por outros, somente para o osso que o circunda. O espaço está revestido pelo endósteo, é cruzado em muitos locais por trabéculas delicadas e contém perilinfa, um líquido semelhante ao líquido cerebrospinhal na composição, mas que apresenta um alto teor de proteína. O espaço perilinfático do labirinto ósseo compreende uma série de cavidades contínuas: a cóclea, o vestíbulo e os canais semicirculares (Fig. 54.9).

1. Canais semicirculares. Há três canais semicirculares: *anterior, posterior* e *lateral*. Os eixos dos canais anterior e posterior, embora dispostos em planos verticais, estão em ângulo reto entre si (Fig. 54.10).[30] O canal lateral é horizontal quando a cabeça está flexionada cerca de 30 graus.

2. Vestíbulo. O termo vestíbulo, nas terminologias oficiais, é utilizado para incluir os canais semicirculares. Num sentido mais limitado, todavia, o vestíbulo é a parte média do labirinto ósseo, e está localizado imediatamente medial à cavidade timpânica (Fig. 54.4). Ele contém o utrículo e o sáculo do labirinto membranáceo, alojados nos *recessos elíptico* e *esférico*, respectivamente. A janela do vestíbulo, situada lateralmente, está fechada pela base do estribo. Fissuras irregulares *(fissula ante fenestram)* estendem-se lateralmente do vestíbulo em direção à cavidade timpânica. O *aqueduto do vestíbulo* dá passagem ao ducto endolinfático e à tela perilinfática[31] (Fig. 54.8). A localização do aqueduto do vestíbulo pode ser identificada no crânio por uma fenda na superfície posterior da parte petrosa do temporal, atrás do meato acústico.

3. Cóclea (Fig. 54.11). A cóclea, assim denominada a partir de sua semelhança com uma casca de caracol, é um tubo helicóide de cerca de 2,5 giros. A base da cóclea repousa sobre a extremidade lateral no meato acústico interno. O giro basal forma o promontório da orelha média. O ápice da cóclea está dirigido ântero-lateralmente (Fig. 54.9)

A cóclea possui um centro ósseo, o *mo-*

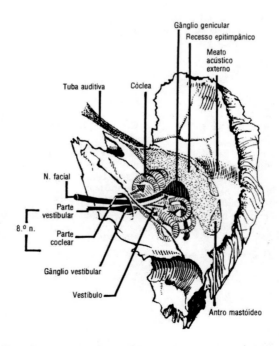

Fig. 54.9 Osso temporal direito visto de cima. O labirinto ósseo, a cavidade timpânica e os espaços aéreos com os quais eles se comunicam estão demonstrados como se os ossos circundantes fossem transparentes.

A ORELHA

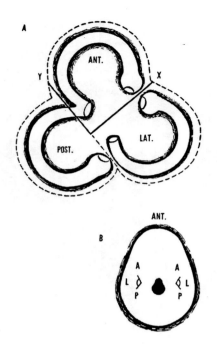

Fig. 54.10 A, esquema demonstrando as posições relativas dos canais semicirculares na orelha direita. Desenhe este diagrama num cartão. Corte ao longo das linhas interrompidas, dobre o canal anterior para cima, fora do plano da página ao longo da linha X. Então, dobre o canal posterior em direção lateral, ao longo da linha Y. B, esquema da base do crânio, visto de cima, mostrando os planos do canal semicircular. A está baseado em Lithgow.

uma incisura na superfície inferior da parte petrosa do temporal, anteriormente ao lado medial da fossa jugular e diretamente abaixo do meato acústico interno. Aceita-se freqüentemente que o aqueduto da cóclea conecta a rampa do tímpano com o espaço subaracnóideo (Fig. 54.8), muito embora isto seja duvidoso. A endolinfa, o sangue e o líquido cerebrospinhal foram sugeridos como fonte de pe-

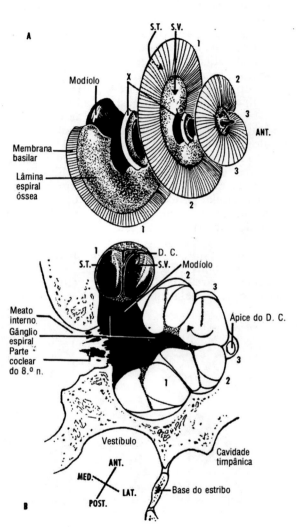

Fig. 54.11 Cóclea. A, modíolo, lâmina espiral óssea e membrana basilar da orelha direita, face lateral. Os giros basal, médio e apical da cóclea estão marcados por 1, 2 e 3, respectivamente. Os giros estão separados um do outro por um septo espiral ósseo, que não está demonstrado; ele está preso ao modíolo em X. Observe que as fibras da membrana basilar apresentam um aumento geral em comprimento desde os giros basais até os apicais da cóclea; o reverso serve para a espessura da lâmina espiral óssea. Uma seta está colocada no helicotrema. SD, o local da rampa do tímpano; SV, o local da rampa do vestíbulo. B, secção horizontal através da cóclea. Uma seta está colocada no helicotrema. D. C., ducto coclear; S. T., rampa do tímpano; S. V., rampa do vestíbulo. A está modificado de Bast e Anson; B está baseado em Wolff, Bellucci e Eggston.

díolo, que dá passagem ao nervo coclear e contém o gânglio espiral (Fig. 54.11). Uma fita helicoidal, a *lâmina espiral óssea*, projeta-se do modíolo como a aba de um parafuso. O ducto coclear estende-se desta lâmina à parede da cóclea. Assim, o espaço na cóclea é dividido pela lâmina espiral e o ducto coclear em duas porções, a rampa do vestíbulo, anteriormente, e a rampa do tímpano, posteriormente. No ápice da cóclea, o modíolo e o ducto coclear terminam num fundo cego, e as duas rampas comunicam-se entre si, sendo esta comunicação denominada *helicotrema* (Fig. 54.1). A *rampa do vestíbulo* começa no vestíbulo (daí seu nome), e a *rampa do tímpano* termina num fundo cego próximo à janela da cóclea, que está fechada pela membrana secundária do tímpano.[32]

O *ducto perilinfático*, ou *aqueduto da cóclea*, está situado num canal ósseo, o *canalículo coclear*.* A localização do canalículo coclear pode ser identificada, no crânio, por

---

*Há uma confusão terminológica. Alguns usam aqueduto da cóclea como sinônimo de canalículo coclear. Além disso, alguns usam aqueduto do vestíbulo como sinônimo de ducto endolinfático.

rilinfa. A perilinfa é provavelmente reabsorvida nos capilares do ligamento espiral (Fig. 54.13).

Labirinto membranáceo

O labirinto membranáceo (Fig. 54.2) localiza-se no interior do labirinto ósseo e contém a endolinfa, um líquido que difere da perilinfa na sua composição. A endolinfa é provavelmente secretada por células especializadas do labirinto membranáceo, por exemplo, na estria vascular (Fig. 54.13) ou no saco endolinfático (Fig. 54.12).[33] A parede do labirinto membranáceo é composta por tecido fibroso revestida por epitélio, principalmente do tipo escamoso simples. O labirinto membranáceo consiste de uma série de cavidades contínuas: o ducto coclear, o sáculo e utrículo, e os ductos semicirculares.

1. Ductos semicirculares. A disposição dos três ductos semicirculares é similar à dos canais semicirculares e é denominada de forma similar. Cada ducto está situado excentricamente, no seu canal correspondente, à parede convexa à qual está preso.[34] A extremidade de cada ducto está dilatada para formar a ampola. Cada *ampola* possui uma *crista ampular* (Fig. 54.12), que consiste de células ciliares neuroepiteliais cobertas por uma *cúpula* gelatinosa. As células ciliares

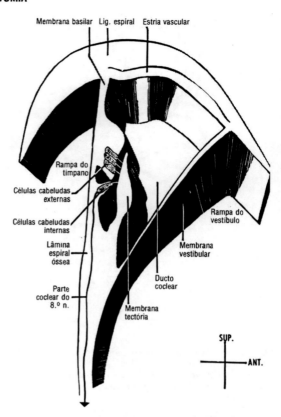

Fig. 54.13 Diagrama de uma secção transversa através do ducto coclear. Baseado em Stöhr.

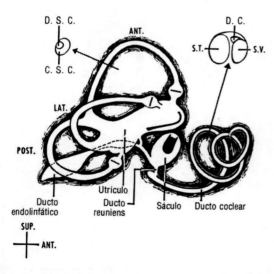

Fig. 54.12 Diagrama do labirinto membranáceo. Os ductos semicirculares anterior, lateral e posterior estão indicados; observe suas ampolas. As linhas pretas ou áreas nas ampolas, no utrículo e sáculo, e no ducto coclear, indicam os locais do neuroepitélio (cristas ampulares, máculas, e órgãos espirais, respectivamente). Duas secções transversas, que mostram a relação do labirinto ósseo com o membranáceo, estão mostradas acima. D. S. C., ducto semicircular; S. C., canal semicircular; D. C., ducto coclear; S. D. rampa do tímpano; S. V., rampa do vestíbulo.

estão intimamente relacionadas com fibras do nervo vestibular. A cúpula pode ser curvada pela pressão (devido ao movimento) da endolinfa, e isto, de algum modo, estimula as terminações nervosas em torno das células ciliares. No homem, todavia, a secção do nervo vestibular causa somente um distúrbio transitório da postura porque a sensibilidade musculoarticular e a visão são mais importantes para a postura do que o labirinto. A tose parece estar associada a estimulação dos ductos semicirculares porém outros fatores também estão envolvidos.

2. Utrículo e sáculo. O utrículo e o sáculo localizam-se no vestíbulo e encontram-se em comunicação pelos ductos utricular e sacular.* O utrículo recebe as cinco aberturas dos canais semicirculares; os ductos anterior e posterior apresentam uma abertura em comum. O sáculo continua-se com o ducto coclear por meio do *ductus reuniens.* O utrículo e o sáculo cada qual apresenta um espessa-

---

*O termo *ducto utriculossacular* não é utilizado aqui, é utilizado para o ducto utricular por aqueles que relacionam o ducto endolinfático como originando diretamente do sáculo.

mento, denominado *mácula* (Fig. 54.12), que consiste de células ciliares neuroepiteliais cobertas por uma *membrana* gelatinosa *otolítica*. A membrana contém cristais do carbonato de cálcio *(otólitos* ou *otocônios)*. As máculas são estimuladas por gravidade, porém muitos autores sustentam o fato de que o sáculo pode não apresentar função vestibular.

O *ducto endolinfático* origina-se dos ductos utricular e sacular e é transmitido para o aqueduto do vestíbulo. O ducto termina no *saco endolinfático* (Fig. 54.12), que está localizado sobre a cobertura da dura-máter na superfície posterior da parte petrosa do temporal.[35]

3. Ducto coclear. O ducto coclear *(rampa média)*, de cerca de 32 mm de comprimento,[35] passa do sáculo ao ápice da cóclea, onde termina em fundo cego (Fig. 54.1). Ele se estende da lâmina espiral óssea à parede da cóclea (Fig. 54.11). Sua parede posterior é formada pela *membrana basilar*, que se prende à parede da cóclea por um espessamento do endósteo, o *ligamento espiral* (Fig. 54.13). A membrana basilar separa o ducto coclear da rampa do tímpano. A parede anterior do ducto coclear é a fina *membrana vestibular*, que o separa da rampa do vestíbulo. A "parte coclear" compreende as membranas vestibular e basilar, junto com as estruturas do ducto coclear. Ambas as membranas, vestibular e basilar, estendem-se da lâmina espiral óssea ao endósteo (ligamento espiral) da parede da cóclea. Uma porção do ligamento espiral, a *estria vascular*, pode ser a fonte da secreção de endolinfa. O ducto e o saco endolinfático, e talvez também a estria vascular, podem ser os locais de absorção da endolinfa.

O *órgão espiral*[37] o órgão da audição, localiza-se sobre a membrana basilar (Fig. 54.13). Ele contém células ciliares neuroepiteliais que se prendem anteriormente a uma massa gelatinosa, denominada *membrana tectória*. Diz-se que a membrana basilar contém 24.000 fibras; as fibras em geral aumentam de comprimento,[38] enquanto a membrana se torna menos rígida desde a base até o ápice da cóclea. Freqüentemente se diz que a membrana basilar vibra, talvez atuando como um ressonador; porém, atualmente, é sabido que as fibras da membrana não estão sob tensão. Além disso, sugeriu-se que a membrana tectória seja um vibrador.

Os principais componentes da orelha interna juntamente com as suas aberturas estão resumidos no Quadro 54.2.

Inervação e irrigação sangüínea da orelha interna

O nervo de sensibilidade especial da orelha interna é o vestibulococlear. Além disso, a orelha interna recebe fibras simpática e parassimpática. A orelha interna é irrigada pela artéria labiríntica, um ramo tanto da artéria ântero-inferior do cerebelo quanto da basilar. O sangue é drenado principalmente para os seios petrosos.

NERVO VESTIBULOCOCLEAR

O nervo vestibulococlear (acústico ou auditivo) ou 8.º crânico[39] emerge entre a ponte e a medula oblonga, no ângulo cerebelopontino e atrás do nervo facial. Ele compreende fibras aferentes da orelha interna. O nervo passa lateralmente através do meato acústico interno, no qual ele recebe uma comunicação do nervo facial.

O nervo vestibulococlear contém dois grupos de fibras:

1. A *parte vestibular* (ou nervo), rela-

Quadro 54.2 Componentes da orelha interna e suas aberturas

Labirinto ósseo	*Labirinto membranáceo*
3 CANAIS SEMICIRCULARES	3 DUCTOS SEMICIRCULARES
VESTÍBULO 5 aberturas para os canais semicirculares	UTRÍCULO 5 aberturas dos ductos semicirculares
aqueduto do vestíbulo contendo o ducto endolinfático	SÁCULO
janela do vestíbulo obstruída pela base do estribo	ducto e saco endolinfáticos originando-se via ductos utricular e sacular
CÓCLEA canalículo coclear contendo o ducto perilinfático (aqueduto da cóclea) janela da cóclea fechada pela membrana do tímpano secundária	DUCTO COCLEAR em continuidade com o sáculo via ductus reuniens

cionada com o equilíbrio que se distribui à mácula do utrículo e sáculo, e às cristas ampulares dos ductos semicirculares. As fibras vestibulares originam-se de células bipolares, nos *gânglios vestibulares,* que estão situadas no meato acústico interno. Os ramos do nervo perfuram a extremidade lateral ou *fundo* do meato acústico interno, desta forma alcançando o labirinto. O sáculo parece receber fibras cocleares, assim como vestibulares.[40]

2. A *parte coclear* (ou nervo), relacionada com a audição, está distribuída às células ciliares do órgão espiral. Tem lugar uma anastomose vestibulococlear. As fibras cocleares perfuram o fundo do meato acústico interno, desta forma atingindo o modíolo da cóclea. As fibras originam-se em células bipolares no *gânglio espiral* (Fig. 54.11), que está alojado no canal espiral no modíolo.[41] Os processos periféricos das células ganglionares estão distribuídos ao órgão espiral através de uma lâmina espiral óssea (Fig. 54.13).

Exame

O exame do nervo vestibulococlear necessita de testes separados das funções vestibulares e cocleares. Lesões irritativas produzem efeitos funcionais exagerados, enquanto lesões destrutivas resultam numa perda de função.

Os sintomas e sinais que podem sugerir doença da parte vestibular incluem uma sensação de vertigem ou perda do sentido de posição. Os testes da função labiríntica dependem da observação da resposta da estimulação labiríntica induzida por uma rotação rápida do corpo ou por irrigação do meato acústico externo com água quente e fria, alternadamente.

O principal sintoma e sinal da doença da parte coclear do 8.º nervo é a surdez. A surdez pode ser testada numa orelha achando-se a distância máxima que permite ouvir o tic-tac de um relógio enquanto o meato externo oposto é obstruído com um pedaço de algodão. **Quando se encontra uma surdez, é importante determinar se ela é devida a (1) uma lesão da cóclea ou do nervo coclear (surdez nervosa), ou a (2) doença da orelha média (doença de condução).**

Uma surdez nervosa parcial, na qual a apreciação sobretudo das altas freqüências está perdida, ocorre na maioria das pessoas idosas.

Uma lesão irritativa do nervo vestibular pode produzir as sensações de zumbido na orelha (tinidos).

CONSIDERAÇÕES FUNCIONAIS

Os detalhes do mecanismo de funcionamento da orelha interna são muito pouco compreendidos. Como mencionado com relação à orelha média (v. anteriormente), as vibrações da perilinfa podem ocorrer a partir (1) de movimentos da membrana do tímpano e dos ossículos do ouvido, (2) de ondas aéreas que atingem a janela da cóclea, e (3) de vibrações das paredes do labirinto ósseo. O movimento do estribo na janela do vestíbulo resulta em movimentos da membrana secundária do tímpano na janela da cóclea (Fig. 54.1).[42] As vibrações na perilinfa afetam o ducto coclear e são responsáveis pela motilidade relativa entre as membranas basilar e tectória; as células ciliares dos órgãos espirais são estimuladas.

A doença das paredes da orelha interna (otoscierose) pode envolver a janela do vestíbulo, limitando os movimentos do estribo e, desta maneira, determinando uma surdez de condução. Desde que a cóclea seja normal, uma nova abertura pode ser feita (fenestração) da orelha média à orelha interna. Uma janela cirúrgica que substitui a janela do vestíbulo é feita no canal semicircular lateral, assim restabelecendo uma via sonora para o labirinto.

O equilíbrio é mantido pela visão, por impulsos proprioceptivos e pelo aparelho vestibular. O equilíbrio do labirinto depende da percepção de (1) aceleração e movimentos lineares numa velocidade constante (órgãos otolíticos), e (2) de uma aceleração angular (canais semicirculares e órgãos otolíticos).[43]

REFERÊNCIAS

1. E. T. Perry, *The Human Ear Canal,* Thomas, Springfield, Illinois, 1957.
2. C. D. Schneck and S. Kendall, Anat. Rec., *157*:317, 1967, abstract.
3. W. Platzer, Mschr. Ohrenheilk, Laryng.-Rhinol., *95*:553, 1961.
4. G. P. Stelter, T. H. Bast, and B. J. Anson, Quart. Bull. Northw. Univ. med. Sch., *34*:23, 1960.
5. G. Portmann and E. Puig, Rev. Laryng., Paris, *70*:1, 1949. K. M. Rushton, J. Laryng., *71*:100, 1957.
6. I. C. Heron, Amer. J. phys. Anthrop., 6:11, 1923. I. de Vincentiis and A. Cimino, Riv. Biol., Perugia, *49*:181, 1957.
7. M. Harty, Z. mikr.-anat. Forsch., *71*:24, 1964.
8. D. Wolff and R. J. Bellucci, Ann. Otol., etc., St Louis, *65*:895, 1956.
9. H. Engström, Acta anat., 6:283, 1948. E. A. Bolz and D. J. Lim, Acta otolaryng., Stockh., *73*:10, 1972.
10. R. Girardet, Arch. Anat., Strasbourg, *43*:121, 1960.
11. M. Lawrence, Ann. Otol., etc., St. Louis, *71*:705, 1962.
12. G. Djupesland and H. E. Gronas, Canad. J. Otolaryng., 2:119, 1973.
13. G. Salomon and A. Starr, Acta neurol. scand., *39*:161, 1963.
14. C. T. Nager and M. Nager, Ann. Otol., etc., St Louis, *62*:923, 1953.
15. H. G. Kobrak, *The Middle Ear,* University of Chicago Press, 1959.
16. R. Guelke and J. A. Keen, J. Physiol., *116*:175, 1952.
17. I. Kirikae, *The Structure and Function of the Middle Ear,* University of Tokyo Press, 1960.
18. A. L. Rhoton, S. Kobayashi, and W. F. Hollinshead, J. Neurosurg., *29*:609, 1968.
19. D. R. Haynes, Ann. R. Coll. Surg. Engl., *16*:175, 1955, G. Botros, Ann. Otol., etc., St Louis, *66*:173, 1957. B. J. Anson, D. G. Harper, and R. L. Warpeha, ibid., *72*:713, 1963.
20. G. M. Hall, J. L. Pulec, and A. L. Rhoton, Arch. Otolaryng., *90*:568, 1969.
21. L. J. McCormack, E. W. Cauldwell, and B. J. Anson, Surg. Gynec. Obstet., *80*:620, 1945.
22. B. Vidic and P. A. Young, Anat. Rec., *158*:257, 1967. B. Vidic, ibid., *162*:511, 1968.
23. B. J. Anson, J. A. Donaldson, and B. B. Shilling, Ann. Otol., etc., St Louis, *81*:616, 1972. M. Maurizi, E. de Campora, and A. Frenguelli, Il Valsalva, *48*:186, 1972.

24. Y. Zotterman and H. Diamant, Nature, Lond., *183*:191, 1959.
25. H. Diamant and A. Wiberg, Acta otolaryng., Stockh., *60*:255, 1965.
26. R. A. Davis et al., Surg. Gynec. Obstet., *102*:385, 1956. E. Nesci and P. Motta, Anat. Anz., *131*:82, 1972.
27. C. P. G. Wakeley and F. H. Edgeworth, J. Anat., Lond., *67*:420, 1933.
28. K. Tschiassny, Ann. Otol., etc., St Louis, *62*:677, 1953.
29. For special methods of removing and studying the temporal bone, see Trans. Amer. Acad. Ophthal. Otolaryng., *62*:601, 1958.
30. J. D. Lithgow, J. Laryng., *35*:81, 1920.
31. B. J. Anson et al., Laryngoscope, St Louis, *74*:945, 1964. Y. Ogura and J. D. Clemis, Ann. Otol., etc., St Louis, *80*:813, 1971.
32. M. Harty, Z. mikr.-anat. Forsch., *70*:484, 1963.
33. L. Citron, D. Exley, and C. S. Hallpike, Brit. med. Bull., *12*:101, 1956.
34. M. Harty, J. Laryng., *62*:36, 1948.
35. B. J. Anson, R. L. Warpeha, and M. J. Rensink, Ann. Otol., etc., St Louis, *77*:583, 1968.
36. M. Hardy, Amer. J. Anat., *62*:291, 1938. J. A. Keen, J. Anat., Lond., *74*:524, 1940.
37. D. Wolff, Arch. Otolaryng., *56*:588, 1952.
38. E. G. Wever, Ann. Otol., etc., St Louis, *47*:37, 1938.
39. C. C. D. Shute, Proc. R. Soc. Med., *44*:1013, 1951.
40. M. Hardy, Anat. Rec., *59*:403, 1934.
41. D. Wolff, Amer. J. Anat., *60*:55, 1936.
42. L. M. Sellers, Laryngoscope, St Louis, *71*:237, 1961.
43. O. Lowenstein, Brit. med. Bull., *12*:114, 1956.

LEITURA SUPLEMENTAR

Anson, B. J., and Donaldson, J. A., *Surgical Anatomy of the Temporal Bone and Ear*, Saunders, Philadelphia, 2nd ed., 1973. Largely an atlas of detailed illustrations and photomicrographs of the ear.

Bast, T. H., and Anson, B. J., *The Temporal Bone and the Ear*, Thomas, Springfield, Illinois, 1949. The internal ear and the middle ear are described on a developmental basis.

Dallos, P., *The Auditory Periphery. Biophysics and Physiology*, Academic Press, New York, 1973.

Silverstein, H., *Atlas of the Human and Cat Temporal Bone*, Thomas, Springfield, Illinois, 1972. Photographs and photomicrographs of horizontal sections.

Vidić, B., and O'Rahilly, R., *An Atlas of the Anatomy of the Ear*, Saunders, Philadelphia, 1971. Color slides and key drawings.

Wolff, D., Bellucci, R. J., and Eggston, A. A., *Surgical and Microscopic Anatomy of the Temporal Bone*, Hafner, New York, 1971. Photomicrographs of serial sections of temporal bones cut in horizontal and vertical planes.

55 A ÓRBITA

ÓRBITA ÓSSEA

As órbitas (Figs. 55.1 e 55.2) são duas cavidades ósseas que contêm os olhos; juntamente com os seus músculos associados, nervos, vasos sanguíneos, corpo adiposo da órbita[1] e grande parte do aparelho lacrimal. Cada órbita apresenta a forma grosseira de uma pêra, ou de uma pirâmide de quatro lados, com o seu *ápice*, posteriormente e o seu *ádito (base)* anteriormente. A base apresenta cerca de 35 mm de altura por 40 mm de largura. Os lados da órbita são denominados teto, parede lateral, assoalho e parede medial. O periósteo das paredes continua-se com a dura-máter. **Cada órbita se relaciona (1) acima com a fossa anterior do crânio e freqüentemente com o seio frontal; (2) lateralmente à fossa temporal anteriormente e com a fossa crânica média posteriormente, (3) abaixo com o seio maxilar, e (4) medialmente com as células aéreas etmoidais e geralmente com o seio esfenoidal.** A órbita comunica-se com a cavidade crânica através de várias aberturas.

Bordas

A margem da órbita é facilmente palpável *in vivo*. Ela está formada principalmente por três ossos (frontal, zigomático e maxila), separados por três suturas (Fig. 55.2A). O lacrimal também contribui para a sua formação. A margem pode estar dividida em quatro partes contínuas (supra-orbital, lateral, infra-orbital e medial), cada uma destas é freqüentemente referida individualmente como uma borda.

Borda supra-orbital. A borda supra-orbital está formada pelo osso frontal e, na junção dos seus dois terços laterais com o terço medial, apresenta a *incisura supra-orbital* palpável. A incisura está fechada *in vivo* por tecido fibroso que, algumas vezes, se ossifica. O forame, se fechado por tecido fibroso grosso, dá passagem ao nervo e ao vaso supra-orbital para a fronte. Mais medialmente, uma *incisura frontal* pode ser observada; ela dá passagem a ramos dos nervos e vasos supratrocleares. Somente a parte medial da borda supra-orbital está coberta pelo supercílio. Lateralmente, o supercílio corre acima da borda.

Borda lateral. A borda lateral está formada pelo processo zigomático do frontal e o processo frontal do zigomático. Esta borda é côncava em direção anterior, desta forma aumentando a extensão do campo visual no lado temporal. Um pequeno *tubérculo orbital* no osso zigomático dá inserção ao ligamento palpebral lateral e pode ser palpável *in vivo*.[2]

Borda infra-orbital. A borda infra-orbital está formada pelo osso zigomático e pela maxila. Uma sutura infra-orbital pode ser visível na maxila, em sua origem. Ela indica a linha de fechamento do canal infra-orbital. O *forame infra-orbital* se abre de 0,5 a 1 cm abaixo da borda[3] e dá passagem ao nervo e artéria do mesmo nome para a face.

Borda medial. A borda medial está formada pela maxila, lacrimal e frontal. A borda

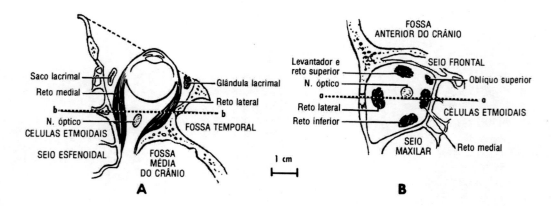

Fig. 55.1 A, uma secção horizontal através da órbita ao nível da rima palpebral. Observe que o olho se projeta anteriormente a uma linha interrompida que liga o nariz à borda lateral da órbita. A linha bb indica o plano de seação de B. B, uma secção coronal através da órbita. A linha aa indica o plano de secção de A. A está baseada em Truex e Kellner, B em Kampmeier, Cooper e Jones.

A ÓRBITA

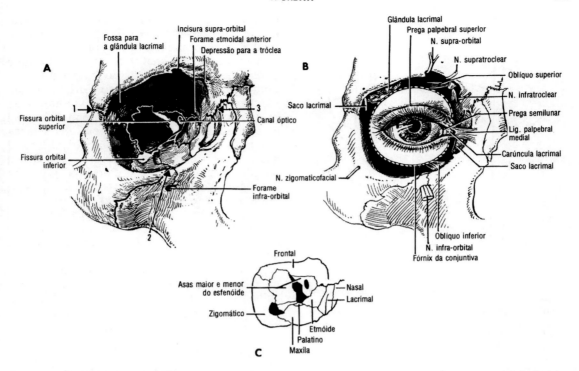

Fig. 55.2 A, face anterior da órbita óssea direita. Os números 1, 2 e 3 indicam as três principais suturas que separam os três principais ossos da borda da órbita. Observe também a sutura infra-orbital na maxila (acima do forame infra-orbital); eles indicam a linha de fechamento do canal infra-orbital. B, anatomia de superfície do olho direito e órbita. Compare a Fig. 56.5, Cap. 56. C, diagrama mostrando os ossos que formam as paredes da órbita.

infra-orbital pode ser seguida em direção superior, continuando-se com a *crista lacrimal anterior* no processo frontal da maxila. A borda supra-orbital pode ser seguida em direção inferior até a *crista lacrimal posterior* sobre o osso lacrimal. A *fossa para o saco lacrimal* está formada pela expansão da borda medial da órbita (maxila e lacrimal), entre as cristas lacrimal anterior e posterior. A fossa se continua em direção inferior através do assoalho da órbita como o *canal nasolacrimal*. O canal está formado lateralmente pela maxila e, medialmente, pelo osso lacrimal e a concha nasal inferior. Ele dá passagem ao ducto nasolacrimal do saco lacrimal para o meato inferior da cavidade nasal. A crista lacrimal anterior dá inserção ao ligamento palpebral medial e ao orbicular do olho; a crista posterior à parte lacrimal do orbicular, ao septo orbital e ao ligamento medial de contenção (Fig. 55.4).

Paredes

A órbita possui quatro paredes (Fig. 55.2, *A* e *C*), que podem ser modeladas em papelão.[4]

Teto ou parede superior. De forma triangular, a parede superior está formada pela lâmina orbital do osso frontal e pela asa menor do esfenóide. A *fossa para a glândula lacrimal* está no ângulo ântero-lateral do teto. A *fóvea troclear* é uma pequena fossa no ângulo ântero-medial do teto. Ela indica a inserção da polia do músculo oblíquo superior e está, algumas vezes, marcada por uma *espinha*. **O canal óptico encontra-se situado na parte extrema posterior do teto. Ele se localiza entre as duas raízes da asa menor do esfenóide e dá passagem ao nervo óptico e as suas coberturas meníngicas, juntamente com a artéria oftálmica, a partir da fossa média do crânio.**

Parede lateral. A parede lateral é de forma triangular. **As paredes laterais das duas órbitas estão dispostas, aproximadamente, em ângulo reto** (Fig. 55.3). A parte posterior da parede lateral está marcada acima e abaixo pelas fissuras orbitais superior e inferior. Esta parede está formada pelo osso zigomático e a asa maior do esfenóide, juntamente com uma pequena porção do osso frontal. A parede lateral apresenta vários pequenos forames (um ou dois para o nervo zigomático e um para o ramo orbital da artéria meníngica média). **A fissura orbital superior comunica-se com a fossa média do crânio. Ela se localiza entre as**

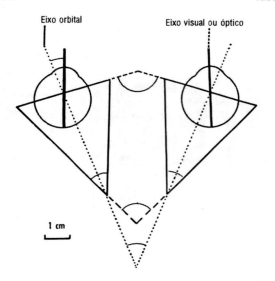

Fig. 55.3 Secção horizontal em diagrama através das órbitas mostrando os ângulos formados pelas paredes. As linhas pontilhadas indicam os eixos longitudinais das órbitas. Os eixos visuais aqui são mostrados diretamente em direção a um objeto distante, e são aproximadamente paralelos. Baseado em Whitnall.

asas maior e menor do esfenóide, e está fechada lateralmente pelo osso frontal.[5] Sua parte medial, mais larga, dá passagem aos nervos cranianos 3, 4 e 6, aos três ramos do nervo oftálmico e às veias oftálmicas (Fig. 55.5). A *fissura orbital inferior* comunica-se com as fossas infratemporal e pterigopalatina. Ela se localiza entre a asa maior do osso esfenóide, superiormente, e a maxila e o osso palatino, inferiormente. Encontra-se amiúde limitada anteriormente pelo osso zigomático. Ela dá passagem sobretudo ao nervo maxilar ou infra-orbital, ao nervo zigomático e à artéria infra-orbital.

O *músculo orbital* consiste de fibras musculares lisas que fecham incompletamente a fissura orbital inferior.[6]

Assoalho ou parede inferior. A parede inferior, de forma triangular, estende-se posteriormente apenas em dois terços da profundidade da órbita. Ela está formada pela maxila e pelos ossos zigomático e palatino. Ela apresenta o *sulco* e o *canal infra-orbitais*, que dão passagem ao nervo e à artéria do mesmo nome, da fissura orbital inferior para o forame infra-orbital. O canal nasolacrimal foi mencionado junto com a borda medial. O músculo oblíquo inferior origina-se do ângulo ântero-medial do assoalho da órbita, imediatamente lateral à abertura do canal nasolacrimal.

Parede medial. A parede medial, de forma quadrilátera, é a mais fina da órbita e está quase paralela ao plano mediano. Assim, as paredes mediais das duas órbitas são praticamente paralelas entre si (Fig. 55.3). A parede medial está formada pelos ossos etmóide (lâmina orbital), lacrimal e frontal, juntamente com uma pequena parte do corpo do esfenóide. Se a fossa para o saco lacrimal é considerada como uma porção expandida da borda medial da órbita, então a parede medial está limitada anteriormente pela crista lacrimal posterior. Os *forames etmoidal anterior* e *posterior* são pequenos orifícios na junção da parede medial com o teto da órbita. Eles dão passagem aos nervos e artérias do mesmo nome para a fossa anterior do crânio.

A dura-máter da fossa média do crânio passa através do canal óptico e se divide em duas lâminas, que envolvem o ânulo tendíneo comum entre elas (Fig. 55.4). A lâmina externa é o periósteo que reveste a órbita, conhecido como periórbita. Ele pode ser destacado facilmente. A lâmina interna forma a bainha externa do nervo óptico e se continua com a fáscia bulbar (Cap. 56).

NERVO OFTÁLMICO

O nervo oftálmico (primeira divisão do trigêmio) é um nervo aferente que inerva o bulbo do olho e a conjuntiva, o saco e a glândula lacrimal, a mucosa nasal e o seio frontal, o nariz externo, a pálpebra superior, a fronte e o couro cabeludo. Ele se origina do gânglio trigeminal e se localiza na dura da parede lateral do seio cavernoso.

Ramos

O nervo oftálmico divide-se, próximo à fissura orbital superior, em três ramos: lacri-

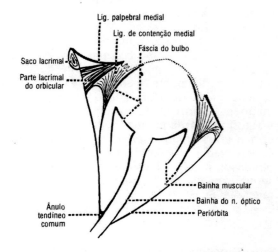

Fig. 55.4 Secção horizontal em diagrama da órbita direta, mostrando a fáscia. Observe as bainhas dos retos e o tecido conectivo (ligamento de contenção) entre estas bainhas e as paredes das órbitas. Baseado em Whitnall.

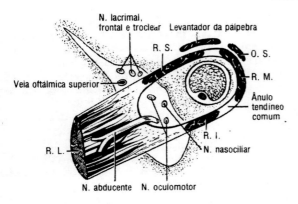

Fig. 55.5 Fissura orbital superior e canal óptico. Face anterior. Observe que o canal óptico e a parte adjacente da fissura estão envolvidos pelo ânulo tendíneo comum, no qual se originam os quatro retos. As estruturas que passam através do ânulo tendíneo comum, todas se localizam inicialmente no interior do cone formado pelos músculos do bulbo. Os nervos lacrimal, frontal e troclear, todavia, entram na órbita acima do ânulo e localizam-se, por esta razão, acima do cone muscular. O nervo óptico e a artéria oftálmica não estão numerados. Compare com a Fig. 55.7. Baseado em Wolff e Whitnall.

mal, frontal e nasociliar. **Estes três nervos passam através da fissura orbital superior (Fig. 55.5) e atravessam a órbita, onde eles dão origem a ramos (Fig. 55.6).**

Nervo lacrimal. O nervo lacrimal penetra na órbita através da fissura orbital superior, acima dos músculos do bulbo do olho. Ele passa ao longo da borda superior do reto lateral e termina na parte anterior da órbita, dando ramos para a glândula lacrimal, conjuntiva e pele da pálpebra superior. O nervo lacrimal comunica-se na órbita com o nervo zigomático, e, por este meio, algumas fibras secretoras são levadas até a glândula lacrimal.

Nervo frontal. O nervo frontal entra na órbita através da fissura orbital superior, acima dos músculos do bulbo do olho, e passa diretamente em direção anterior sobre o levantador da pálpebra superior.

Ramos. Num ponto extremamente variável, o nervo frontal se divide em nervos supra-orbital e supratroclear.

O *nervo supra-orbital* é a continuação direta do frontal. Ele deixa a órbita através da incisura supra-orbital ou forame e se distribui para a testa e couro cabeludo, pálpebra superior e seio frontal.

O *nervo supratroclear,* bem menor, deixa a órbita na extremidade medial da borda supra-orbital. Ele inerva a testa e a pálpebra superior.

Nervo nasociliar. **O nervo nasociliar é o nervo sensitivo para o olho.** Ele entra na órbita através da fissura orbital superior, no interior do cone formado pelos músculos do bulbo. Ele está, portanto, num plano mais inferior que os nervos lacrimal e frontal. Localiza-se entre as duas divisões do nervo oculomotor. Apresenta um trajeto anterior abaixo do reto superior e cruza o nervo óptico com a artéria oftálmica. No lado medial da órbita, ele se localiza entre o oblíquo superior e o reto medial. Continua-se como nervo etmoidal anterior.

Ramos. O nervo nasociliar dá origem a:

1. Um *ramo comunicante* para o gânglio ciliar.

2. Um ou dois *nervos ciliares longos* (carreando fibras simpáticas para o dilatador da pupila e fibras aferentes da úvea e córnea).

3. O *nervo infratroclear* para as pálpebras, pele do nariz e saco lacrimal.

4. O *nervo etmoidal posterior,* freqüentemente ausente, para os seios esfenoidal e etmoidal.

5. O *nervo etmoidal anterior,* que é considerado como uma continuação do nasociliar. O nervo etmoidal anterior passa através do forame do mesmo nome e entra na fossa anterior do crânio. Ele, então, chega à cavidade nasal e divide-se em *ramos nasais internos,* que inervam as paredes da cavidade nasal. Um dos ramos chega à pele do nariz como *ramo nasal externo.*

No seu trajeto, o nasociliar, juntamente com a sua continuação, o nervo etmoidal anterior, atravessa sucessivamente a fossa média do crânio, a órbita, a fossa anterior do crânio, a cavidade nasal e a face externa do nariz.

Exame

A área da pele inervada pelo nervo oftálmico (Fig. 57.6B) é testada para a sua sensibilidade através do uso

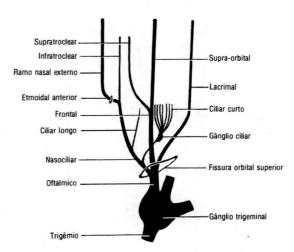

Fig. 55.6 Esquema dos principais ramos no nervo oftálmico. Face superior.

de um algodão e de um alfinete. Soprando-se a córnea, ou tocando-a com um pedacinho de algodão, o resultado é "fechamento dos olhos" devido a uma contração bilateral dos músculos orbiculares dos olhos. Isto é o denominado reflexo corneal. O nervo aferente do arco reflexo inclui o nervo nasociliar, e o nervo eferente é o nervo facial.

VASOS OFTÁLMICOS

Artéria oftálmica

A artéria oftálmica[7] (Fig. 55.7B) é o principal vaso da órbita. (A infra-orbital, uma continuação da maxilar, também contribui para a irrigação desta região.) É um ramo da parte cerebral da carótida interna e origina-se medialmente ao processo clinóide anterior. Ela passa em direção anterior e lateralmente, através do canal óptico, abaixo do nervo óptico. Na órbita, ela se encontra localizada entre o reto lateral e o nervo óptico. Volta-se, então, medialmente, com freqüência entre o reto superior e o nervo óptico, porém algumas vezes, abaixo do nervo. Na parede medial da órbita, ela então se volta em direção anterior entre o oblíquo superior e o reto medial. Está acompanhada, inicialmente, pelo nasociliar e então pelo nervo infratroclear. Próximo à parte anterior da órbita, divide-se em artéria supratroclear e dorsal do nariz.

Ramos. **Os mais importantes dos numerosos ramos da artéria oftálmica são a artéria central, as ciliares posteriores e a ciliar anterior (derivada dos ramos musculares).**

1. A *artéria central da retina*[8] perfura a face ínfero-medial do nervo óptico e, desta forma, alcança a retina, onde se divide de uma maneira variável em ramos temporal superior e inferior, e nasais superior e inferior. Ela se anastomosa com as artérias ciliares,[9] porém **seus ramos terminais são virtualmente artérias terminais.**

2. As duas *artérias ciliares posteriores longas* perfuram a esclera e irrigam o corpo ciliar e a íris.

3. As várias *artérias ciliares posteriores curtas* perfuram a esclera e irrigam a corióide.

4. A *artéria lacrimal* corre em direção anterior, ao longo da borda superior do reto lateral, e irriga a glândula lacrimal, a conjuntiva e pálpebras. Ela dá origem: *(a) a um ramo meníngico recorrente*, que passa em direção posterior através ou próximo da fissura orbital superior e que se anastomosa com a artéria meníngica média. **Esta anastomose ocorre entre as artérias carótidas interna e externa:** ela pode ser grande, e, em alguns ca-

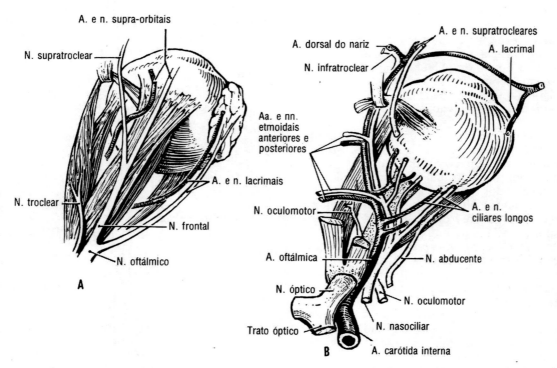

Fig. 55.7 Órbita direita vista de cima. **A,** *mostrando os três nervos que entram na órbita acima do cone muscular (v. Fig. 55.5). Em* **B,** *o levantador e o reto superior foram retirados, mostrando a artéria e os nervos que entram na órbita no interior dos cones dos músculos (v. Fig. 55.5).*

sos, a lacrimal (ou mesmo a oftálmica[10]) pode ser um ramo da meníngica média. *(b)* Duas *artérias palpebrais laterais*, que contribuem para os arcos nas pálpebras superior e inferior.

5. *Ramos musculares* dão origem às *artérias ciliares anteriores*, que perfuram a esclera dando as *artérias conjuntivais anteriores*, e que irrigam a íris (Fig. 56.7).

6. A *artéria supra-orbital* pode ou não[11] passar através da incisura supra-orbital ou forame supra-orbital, e irriga a pálpebra superior e o couro cabeludo.

7. A *artéria etmoidal posterior* pode estar presente.

8. A *artéria etmoidal anterior* acompanha o nervo do mesmo nome através do canal etmoidal anterior para a fossa anterior do crânio, cavidade nasal e nariz externo.

9. As duas *artérias palpebrais mediais* contribuem para os arcos das pálpebras superior e inferior e dão origem às *artérias conjuntivais posteriores* (Fig. 55.7).

10. A *artéria supratroclear* cruza a borda supra-orbital e irriga a fronte e o couro cabeludo.

11. A *artéria dorsal do nariz* deixa a órbita acima do ligamento palpebral medial. Ela irriga a raiz do nariz e o saco lacrimal, e anastomosa-se com ramos da artéria facial. **Este constitui um outro exemplo de uma anastomose entre as artérias carótidas interna e externa.**

Veias oftálmicas

A órbita é drenada pelas veias oftálmicas superior e inferior, que não apresentam válvulas. Elas estabelecem importantes comunicações com a veia facial, com o plexo pterigóideo e com o seio cavernoso. A *veia oftálmica superior* está formada próximo à raiz do nariz pela união das veias supra-orbital e angular **(daí a possibilidade da propagação de uma infecção superficial da face para o seio cavernoso).** Ela acompanha a artéria oftálmica, recebe as tributárias correspondentes, passa através da fissura orbital superior e termina no seio cavernoso. A *veia central da retina* freqüentemente entra no seio cavernoso diretamente; porém, ela pode se juntar com uma das veias oftálmicas. A *veia oftálmica inferior* começa como um plexo no assoalho da órbita e termina, direta ou indiretamente, no seio cavernoso. A úvea está drenada por quatro veias, denominadas *veias vorticosas* (Fig. 55.7), que perfuram a esclera obliquamente e terminam nas veias oftálmicas.

NERVOS OCULOMOTOR, TROCLEAR E ABDUCENTE

Nervo oculomotor

O nervo oculomotor (3.º crânico), assim chamado porque é o principal nervo motor dos músculos oculares, inerva todos os músculos do bulbo do olho, exceto o oblíquo superior e o reto lateral. Ele parte do tronco cerebral medialmente ao pedúnculo cerebral. Passa entre as artérias cerebral posterior e cerebelar superior, e corre em direção anterior, na cisterna interpeduncular, no espaço subaracnóideo, sobre o lado lateral da artéria comunicante posterior. Ele perfura a dura lateral ao processo clinóide posterior (onde pode formar um sulco) e atravessa o seio cavernoso. Divide-se em uma parte superior e outra inferior, que passa pela fissura orbital superior no interior do ânulo tendíneo comum.

A *divisão superior* inerva o reto superior e o levantador da pálpebra superior. A *divisão inferior* inerva o reto medial, o reto inferior e o oblíquo inferior. **Uma comunicação parassimpática do ramo para o oblíquo inferior junta-se ao gânglio ciliar. Esta comunicação contém as fibras motoras para o esfíncter da pupila e músculo ciliar.**

O nervo oculomotor contém fibras motoras, proprioceptivas, parassimpáticas (pré-ganglionares) e simpáticas (pós-ganglionares). **Ao focalizar os olhos num objeto próximo, os nervos oculomotores estão envolvidos na adução (reto medial), acomodação (músculo ciliar) e miose (esfíncter da pupila).**

Exame. A paralisia do nervo oculomotor resulta em ptose (paralisia do levantador, e abdução (ação sem oposição do reto lateral e oblíquo superior) do bulbo do olho. Pode também haver uma limitação do movimento, visão dupla (diplopia), dilatação da pupila (midríase; devido a uma paralisia do esfíncter) e incapacidade para acomodação (ciclopegia; devido a paralisia no músculo ciliar).

Nervo troclear

O nervo troclear (4.º crânico) inerva somente o músculo oblíquo superior do bulbo do olho e é assim denominado devido à tróclea ou polia do músculo. As fibras do nervo troclear a cada lado decussam através do plano mediano e, então, emergem da parte posterior do tronco cerebral, abaixo do colículo inferior correspondente. É o único nervo motor, crânico ou espinhal, que se origina da face dorsal do sistema nervoso central. O nervo é muito longo e fino. Ele passa lateralmente e volta-se em direção anterior em torno do pedúnculo cerebral, entre a artéria cerebral posterior e a cerebelar superior. Corre abaixo da borda livre da tenda do cerebelo e perfura a dura-máter. Passa em direção anterior na parede lateral do seio cavernoso, cruza o nervo oculomotor e passa pela fissura orbital superior. Ele então se localiza acima do levantador da pálpebra superior e entra na face superior do oblíquo superior.

Exame. Quando o olho do paciente está em adução, pede-se que ele olhe para baixo. A diplopia e a limitação do movimento são assim encontradas, se o músculo oblíquo superior está paralisado.

Nervo abducente

O nervo abducente (6.º crânico) inerva somente o músculo reto lateral do bulbo do olho, e é assim denominado a partir do seu papel na abdução do olho. O nervo emerge do tronco cerebral entre a ponte e a medula oblonga. Corre em direção superior, anterior e ligeiramente lateral através da cisterna pontina, cruzando sempre posteriormente a artéria ântero-inferior do cerebelo. Ele perfura a dura-máter abaixo do processo clinóide posterior e cruza (algumas vezes perfura) o seio petroso inferior. **Ele então se volta agudamente para frente, quase que em ângulo reto, cruza a borda superior da porção apical da parte petrosa do temporal.** Sua localização é abaixo do ligamento petroclinóideo (entre o dorso da sela e a parte petrosa do temporal).[12] Ele corre em direção anterior no seio cavernoso, sobre a face lateral (e então sobre a face ínfero-lateral) da artéria carótida interna. Atravessa a fissura orbital superior no interior do ânulo tendíneo comum e penetra na face medial do reto lateral.

Semelhante ao nervo troclear, o nervo abducente contém fibras motoras, proprioceptivas e simpáticas (pós-ganglionares).

Exame. Se o músculo reto lateral está paralisado, o paciente é incapaz de abduzir o olho além de um ponto médio da rima palpebral. A diplopia está presente quando se tenta olhar lateralmente.

O nervo abducente, talvez devido ao estiramento contra a borda superior aguda da parte petrosa do temporal,[13] está afetado em quase toda lesão cerebral que é acompanhada por aumento da pressão intracrânica, e daí ter sido denominado "o mais fraco dos conteúdos crânicos". O envolvimento do nervo abducente isolado, por esta razão, não apresenta valor de localização.

Gânglio ciliar
(Fig. 55.8)

O gânglio ciliar é "o gânglio periférico do sistema parassimpático do olho".[14] Ele está situado em direção à parte posterior da órbita, lateral ao nervo óptico, medial ao músculo reto lateral e anterior ou lateral à artéria oftálmica. Ele é muito pequeno. O gânglio está freqüentemente conectado com o nervo nasociliar através de ramos comunicantes (raiz sensitiva). Os *nervos ciliares curtos* são ramos numerosos do gânglio e são distribuídos ao bulbo do olho. Algumas fibras aferentes do olho (corióide, íris, e córnea) passam pelos nervos ciliares curtos e através do gânglio ciliar, e chegam ao nervo nasociliar. As fibras conectadas com o gânglio são geralmente descritas como suas raízes. Uma raiz ou raízes parassimpáticas (motoras) provêm do nervo oculomotor para o músculo oblíquo inferior. (As fibras parassimpáticas no nervo oculomotor são os axônios das células em uma das partes do núcleo oculomotor no mesencéfalo.) Estas fibras fazem sinapse no gânglio e são as únicas fibras que o fazem. **As fibras pós-ganglionares passam para os nervos ciliares curtos e inervam o músculo ciliar e o esfíncter da pupila.** As fibras simpáticas são derivadas do plexo carótico interno e chegam ao gânglio tanto diretamente quanto por intermédio do nervo nasociliar; é raro ser encontrada uma raiz simpática separada. Estas fibras são pós-ganglionares (origem no gânglio cervical superior). Elas simplesmente passam através do gânglio ciliar e, **por meio dos nervos ciliares curtos, inervam o dilatador da pupila, o músculo orbital, os músculos palpebrais ou tarsais, os vasos sangüíneos do bulbo do olho.**

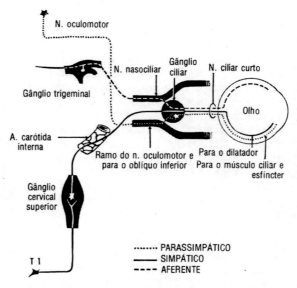

Fig. 55.8 Esquema do gânglio ciliar e suas conexões. Face lateral.

MÚSCULOS DO BULBO DO OLHO

Os principais músculos que movem o bulbo (os músculos oculares ou extrínsecos do olho) são os quatro retos e os dois oblíquos (Fig. 55.9). Estes seis músculos esqueléticos estão inseridos na esclera principalmente por um tendão brilhante. Com exceção do oblíquo inferior, todos eles se originam da parte posterior da órbita.

Músculos retos. Os quatro retos têm origem a partir de um ânulo tendíneo comum, que circunda o canal óptico e uma parte da fissura orbital superior (Fig. 55.5). Todas as estruturas que entram na órbita através do canal óptico e da parte adjacente da fissura orbital superior localizam-se inicialmente no interior do cone dos retos. Os quatro músculos, então, correm em direção anterior próximo às paredes da órbita e encontram-se inseridos na porção anterior da esclera. (Compare os músculos oblíquos inseridos na porção posterior da esclera.) O reto lateral origina-se da parte do ânulo tendíneo comum que se espalha na fissura orbital superior. (A origem contínua é algumas vezes descrita como compreendendo duas cabeças.)

Os retos lateral e medial localizam-se no mesmo plano horizontal, enquanto que os retos superior e inferior se localizam no mesmo plano vertical (Fig. 55.10B).

Músculos oblíquos. O *oblíquo superior* origina-se do osso esfenóide acima do canal óptico ou medial a ele. Passa em direção anterior entre o teto e a parede medial da órbita, acima do reto medial. Seu tendão, por conseguinte, atinge um anel cartilagíneo hialino conhecido como *tróclea* ou polia, que se prende ao osso frontal. O tendão passa através da tróclea e então se volta abruptamente lateralmente, em direção posterior e inferior, e insere-se na face póstero-lateral da esclera, em grande parte coberto pelo reto superior. A tróclea indica a "origem funcional" do músculo e, daí a sua inserção, o oblíquo superior localiza-se no mesmo plano vertical que o músculo oblíquo inferior (Fig. 55.10B).

O *oblíquo inferior* tem origem na parte anterior da órbita, numa depressão na superfície superior da maxila, lateral ao canal nasolacrimal. O músculo passa lateralmente e em direção posterior abaixo do reto inferior. Ele então se volta em direção superior, coberto pelo reto lateral, e insere-se na face pósterolateral da esclera.

Inervação dos músculos do bulbo do olho

Todos os três nervos crânicos inervam os músculos do bulbo e entram na órbita através da fissura orbital superior. O oblíquo superior está inervado pelo nervo troclear, o reto lateral pelo abducente, e os retos superior, medial e inferior, juntamente com o oblíquo inferior, estão inervados pelo nervo oculomotor. **Eles podem ser resumidos pela fórmula: OS_4, RL_6, o restante.$_3$**

Ações dos músculos do bulbo do olho

O olho está delicadamente suspenso na fáscia e no corpo adiposo da órbita (Fig. 55.4). Freqüentemente, o bulbo e a fáscia bulbar movem-se juntos sobre o corpo adiposo da órbita. O bulbo do olho desenvolve pouca mudança de posição, porém oscila o suficiente em torno de um centro de movimento cerca de 2 mm atrás do centro matemático do bulbo. A posição de repouso dos olhos é tal que o olhar está voltado em dire-

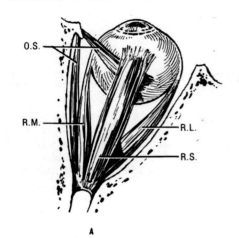

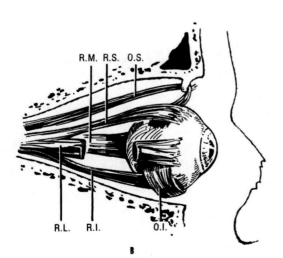

Fig. 55.9 Músculos do bulbo do olho. A, face superior. B, face lateral. O nervo óptico foi omitido. Observe que os dois músculos oblíquos passam abaixo dos retos correspondentes. A está baseado em Krimsky; B, em Cogan.

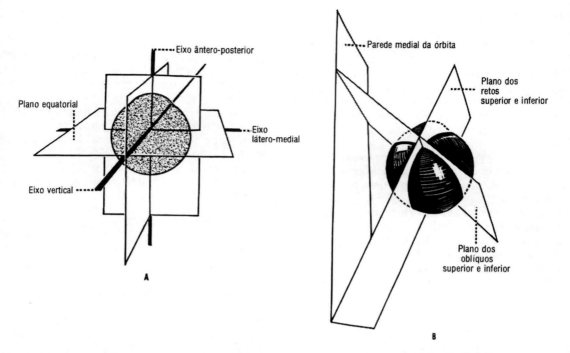

Fig. 55.10 Eixos do bulbo e órbita. Face superior. Em B, os planos dos músculos do bulbo do olho direito estão indicados. Os retos lateral e medial localizam-se num plano horizontal (paralelo a esta página), que não está mostrado. A está baseado em Krimsky; B, em Cogan.

ção anterior (a posição primária). Os músculos evitam a protrusão do bulbo do olho.[15] O equilíbrio é mantido por todos os músculos do bulbo do olho, e um dos músculos nunca atua só. Realmente, talvez todos os músculos participem em cada movimento dos olhos. Os movimentos dos olhos são desenvolvidos por um aumento no tono de um grupo de músculos e numa diminuição do tono dos músculos antagonistas.[16] Os movimentos próprios da cabeça são também importantes na visão.

Os movimentos do bulbo do olho resumem-se comumente naqueles que têm lugar em torno dos três eixos primários dispostos entre si em ângulos retos (Fig. 55.10A). O centro da córnea move-se lateralmente (abdução) ou medialmente (adução) em torno de um eixo vertical (isto é, súpero-inferior), e em direção superior (elevação) ou em direção inferior (depressão) em torno de um eixo látero-medial. Estes dois eixos estão localizados no plano equatorial do olho. Além disso, em combinação com outros movimentos, o olho pode girar em torno do eixo ântero-posterior, de tal maneira que a parte superior (12 horas) da córnea se move lateralmente (extorção) ou medialmente (intorção). O reto e o oblíquo inferiores são responsáveis pela extorção; o reto e o oblíquo superiores,[17] pela intorção. Os retos lateral e medial são puramente abdutor e adutor, nesta ordem; as ações dos outros quatro músculos são mais complicadas, e estão mostradas no Quadro 55.1 e nas Figs. 55.11 e 55.12.

A paralisia de um músculo do bulbo é notada por (1) limitação do movimento do olho no campo de ação do músculo paralisado, (2) a produção de duas imagens que estão separadas num ponto máximo quando se tentar usar um músculo paralisado.

Quadro 55.1 Principais ações dos músculos superior e inferior do bulbo do olho

Músculo	Olho abduzido	Olho numa posição primária	Olho aduzido
Oblíquo superior	Intorção	Depressão Abdução Intorção	Depressão
Oblíquo inferior	Extorção	Elevação Abdução Extorção	Elevação
Reto superior	Elevação	Elevação Adução Intorção	Intorção
Reto inferior	Depressão	Depressão Adução Extorção	Extorção

A ÓRBITA

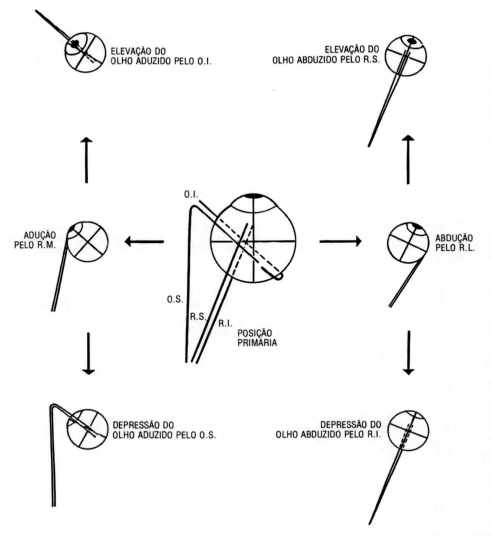

Fig. 55.11 Esquema mostrando as ações dos músculos do bulbo direito, face superior. O diagrama central mostra a posição primária. Os três diagramas à esquerda mostram o olho aduzido; os três à direita, o olho abduzido. Para interpretar o esquema, comece na posição primária e siga as setas.

Os movimentos normal e anormal dos olhos são complexos. Os dois olhos podem mover-se numa mesma direção, por exemplo, para a direita através do reto lateral direito e reto medial esquerdo. Porém, os olhos podem também se mover em direções opostas, por exemplo, na convergência.

Resumo dos músculos do bulbo do olho
(Fig. 55.12)

Inervação: OS_4, RL_6, restante$_3$. Os quatro retos estendem-se da parte posterior da órbita até à parte anterior da esclera. Desta maneira, R. L. e R. M. abduzem e aduzem, respectivamente, enquanto que R. S. e R. I. elevam e deprimem, respectivamente. A tróclea do O. S. serve como a sua origem funcional. Daí, os dois oblíquos pode-se dizer que se estendem da parte frontal da órbita à parte posterior da esclera. Desta maneira, O. S. e O. I. apresentam uma tendência para deprimir e elevar, respectivamente.

Além disso, devido ao seu trajeto lateral, os eixos dos dois retos (R. S. e R. I.) coincidem com o eixo ântero-posterior do olho abduzido (R. L.). Nesta posição, R. S. e R. I. elevam e deprimem, respectivamente, enquanto que O. I e O. S. não o fazem. Ao contrário, os eixos dos dois oblíquos (O. I e O. S.) coincidem com o eixo ântero-posterior do olho aduzido (R. M.). Nesta posição, O. I. e O. S. elevam e deprimem, respectivamente, enquanto que R. S. e R. I. não o fazem.

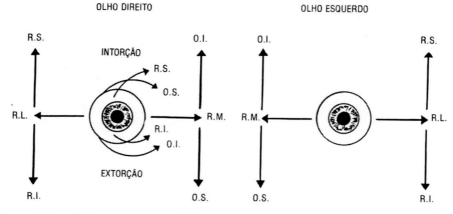

Fig. 55.12 Esquema resumindo os músculos responsáveis pelos movimentos verticais dos olhos abduzidos e aduzidos, face anterior. As setas devem ser seguidas numa seqüência estrita; primeiro, uma seta aducente ou uma abducente, e então somente uma seta levantadora ou depressora. Para o olho direito, uma indicação dos músculos responsáveis pela intorção e extorção foi incluída.

NERVO ÓPTICO

O nervo óptico (2.º crânico) é o nervo da visão. Ele apresenta cerca de 5 cm de comprimento e se estende desde o quiasma óptico até o bulbo do olho. **Com relação ao desenvolvimento, o nervo óptico pode ser considerado como um trato de fibras que conecta a retina (derivado do cérebro) com o cérebro. Cerca de 90 por cento[18] das fibras do nervo óptico são aferentes e originam-se na camada de células ganglionares da retina.** As fibras, que são os axônios das células ganglionares, localizam-se internamente na retina e convergem para o disco óptico. Elas então perfuram os estratos restantes da retina, a corióide e a lâmina crivosa da esclera e recebem bainhas de mielina. As fibras no nervo óptico não possuem neurilema.

O nervo óptico passa em direção posterior e medialmente a partir do bulbo do olho de uma forma sinuosa. Na órbita, ele se localiza no interior do cone formado pelos retos. Ele está cruzado superiormente pela artéria oftálmica e nervo nasociliar. Ele está perfurado ínfero-medialmente pela artéria e veia centrais da retina, e estes vasos alcançam o disco óptico correndo no interior do nervo óptico.

O nervo óptico deixa a órbita e ganha a fossa média do crânio, passando através do canal óptico. O canal está relacionado medialmente com o seio esfenoidal ou com as células aéreas etmoidais. **O nervo óptico está relacionado inferiormente com a artéria carótida interna e artéria oftálmica, e com a hipófise. O nervo termina no quiasma óptico, onde decussam as fibras mediais.** (As fibras que decussam são aquelas provenientes do lado medial ou nasal da retina e representam, desta maneira, o lado lateral ou temporal do campo visual.) Do quiasma, as fibras continuam-se nos tratos ópticos para os corpos geniculados laterais e o mesencéfalo. O nervo óptico está envolvido na órbita por três bainhas, que são contínuas com as três meninges, e uma prolongação do espaço subaracnóideo está presente.

Exame

Seguem-se os testes mais comumente usados com relação à visão: oftalmoscopia (Cap. 56), teste da acuidade visual e verificação dos campos visuais (grosseiramente através de um dedo e, mais precisamente, através de um instrumento denominado perímetro).

PÁLPEBRAS

As pálpebras (Fig. 55.13) são duas pregas musculofibrosas, móveis, dispostas anteriormente a cada órbita. Elas protegem o bulbo e descansam o olho da luz. A pálpebra superior, mais extensa e mais móvel que a inferior, encontra-se com esta última nos *ângulos* medial e lateral *(cantos)* do olho (Fig. 56.5). *Epicanto* é uma prega de pele que cobre o canto medial em alguns povos, principalmente os orientais, que podem também apresentar uma "prega mongólica" de pele sobre a parte inferior da pálpebra superior. Estas pregas são devidas a uma inserção menos extensa do músculo levantador.[19] A *rima palpebral* é a abertura limitada pelas pálpebras superior e inferior. É a boca do saco da conjuntiva e varia em tamanho de acordo com o grau de "abertura do olho". Quando o olho "está fechado" a rima é simplesmente uma fenda, e a córnea está comple-

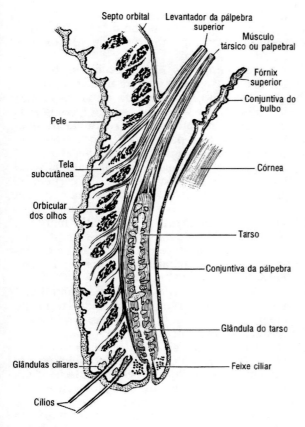

Fig. 55.13 Diagrama da secção sagital através da pálpebra superior.

tamente coberta pela pálpebra superior (Fig. 56.2).

A borda livre de cada pálpebra possui duas ou três fileiras de pêlos denominadas *cílios*. As *glândulas ciliares* próximas são tanto sebáceas quanto sudoríferas. A infecção de uma glândula ciliar pode resultar num hordéolo. Próximo a sua extremidade medial, a borda livre de cada pálpebra apresenta uma abertura, o ponto lacrimal. A extremidade medial da pálpebra superior e inferior delimita uma área denominada *lago lacrimal*, cujo assoalho apresenta uma pequena massa cárnea, a *carúncula lacrimal* (Fig. 56.5). A carúncula localiza-se numa prega de conjuntiva denominada prega semilunar ou dobra semilunar.

Estrutura. Cada pálpebra consiste de uma série de camadas (Fig. 55.13). De frente para trás, no caso da pálpebra superior, estas são:

1. Pele e tela subcutânea. A pele da pálpebra é muito fina. **A tela subcutânea freqüentemente não contém gordura, e líquido pode facilmente ali se acumular.**

2. O plano muscular inclui porções dos músculos orbicular e levantador.

A *parte palpebral do músculo orbicular dos olhos* (Cap. 57) origina-se do ligamento palpebral medial, passa através da pálpebra, e forma a rafe palpebral lateral. Um pequeno feixe próximo à borda de cada pálpebra é denominado *feixe ciliar*. A pálpebra pode ser excisada cirurgicamente numa porção anterior e posterior ao longo do plano da tela submuscular.

O *levantador da pálpebra superior* (Fig. 55.14) origina-se na órbita a partir da asa menor do esfenóide, acima do canal óptico. Ele passa em direção anterior, acima do reto superior, e termina numa aponeurose. Esta se expande em direção inferior na pálpebra superior e insere-se principalmente na *(a)* pele da parte superior (que é alcançada passando-se através de fibras do orbicular) e anterior à placa tarsal, e *b)* à borda superior da lâmina do tarso por meio do músculo társico superior. A pálpebra inferior não apresenta levantador ou depressor especial. O levantador é inervado pelo nervo oculomotor; o músculo do tarso apresenta inervação simpática. O levantador eleva a pálpebra superior, desta maneira descobrindo a córnea e uma porção da esclera. O seu antagonista é o orbicular. **A paralisia do levantador resulta na queda (ptose) da pálpebra superior.**

3. Uma camada fibrosa compreende o septo orbital e o tarso.

O *septo orbital (fáscia palpebral)* é uma membrana fibrosa fina presa a toda a borda da órbita, onde ela se prende à periórbita. Ela se estende ao levantador na pálpebra superior e ao tarso na pálpebra inferior.

Um tarso reforça cada pálpebra. Ele consiste de um *tecido fibroso* denso, juntamente com algumas fibras elásticas. Cada tarso é extensivamente escavado (ou talvez sulcado posteriormente) pelas glândulas társicas do tipo sebáceas. As glândulas podem ser vistas como estrias amarelas através da conjuntiva. As extremidades lateral e medial dos tarsos superior e inferior estão presas às bor-

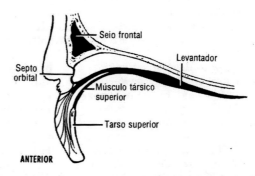

Fig. 55.14 Levantador da pálpebra superior. Secção sagital através da pálpebra e teto da órbita. Baseado em Whitnall.

das da órbita pelos *ligamentos palpebrais medial* e *lateral*. O ligamento medial apresenta uma borda inferior proeminente que pode ser vista e percebida através da pele evertendo-se as pálpebras lateralmente *in vivo*. **O ligamento palpebral medial está disposto anteriormente na parte superior do saco lacrimal, ao qual ele serve de guia (Fig. 55.2B)**. Ele se prende à crista lacrimal anterior e é freqüentemente descrito como se dividindo para envolver a fossa lacrimal.

Os *músculos* superior e inferior *do tarso* são feixes finos de músculos lisos encontrados nas pálpebras superior e inferior, respectivamente. O músculo superior do tarso conecta o levantador com a borda superior do tarso. O músculo inferior do tarso é muito pouco desenvolvido. Ambos os músculos são inervados por fibras simpáticas. Eles alargam a rima palpebral. **Uma lesão do tronco simpático pode resultar na ptose da pálpebra superior (síndrome de Horner, Cap. 60).**

4. Membrana mucosa. As mucosas das pálpebras são denominadas parte palpebral da conjuntiva (v. abaixo). Na borda livre de cada pálpebra ela se continua com pele. Para examinar a conjuntiva palpebral da pálpebra superior, a pálpebra deve ser evertida em torno de um dedo ou de um aplicador de algodão.

Inervação sensitiva das pálpebras. As pálpebras superior e inferior são inervadas principalmente pelos nervos supra e infra-orbitais, respectivamente; isto é, pela primeira e segunda divisões do nervo trigêmio, respectivamente.

CONJUNTIVA

A conjuntiva (Figs. 55.13 e 56.2) é uma membrana mucosa fina que reveste a parte posterior das pálpebras e a parte anterior do bulbo. O *saco da conjuntiva* é o espaço capilar, revestido pela conjuntiva, entre as pálpebras e o bulbo (Fig. 56.2). A rima palpebral é a emergência do saco da conjuntiva, e ela varia de tamanho de acordo com o grau em que o "olho está aberto". A fim de descrição, a conjuntiva está dividida em partes palpebral e bulbar.

Conjuntiva da pálpebra. **A conjuntiva da pálpebra reveste a parte posterior das pálpebras. Ela contém as aberturas dos canalículos lacrimais e, como resultado, o saco da conjuntiva basicamente se comunica com o meato nasal inferior. A conjuntiva da pálpebra é vermelha e muito vascularizada; ela é examinada em casos de suspeita de anemia.** Os *fórnix* superior e inferior da conjuntiva são fundos de saco formados pela reflexão da conjuntiva das pálpebras superior e inferior, respectivamente, para o bulbo do olho. O fórnix superior recebe as aberturas dos ductos das glândulas lacrimais.

Conjuntiva do bulbo. **A conjuntiva do bulbo é transparente e, desta maneira, permite que a esclera seja percebida como "o branco dos olhos". Ela é incolor, exceto quando seus vasos estão dilatados como resultado de uma inflamação. Sua parte periférica é frouxa e, desta forma, permite movimentos livres do bulbo do olho. Sua parte central continua-se no limbo com o epitélio anterior da córnea.** A *prega semilunar,* ou *dobra semilunar,* é uma prega de conjuntiva no ângulo medial do olho, profundamente à carúncula lacrimal. Esta prega intercepta os corpos estranhos na córnea e os transfere para a região da carúncula lacrimal. Ela não corresponde à membrana nictitante dos pássaros.[20]

Inervação da conjuntiva. A conjuntiva é inervada pelos nervos infratroclear, lacrimal e ciliar. A maior parte das fibras termina em terminações nervosas livres.[21]

Irrigação sangüínea da conjuntiva (Fig. 56.7). **Os vasos da conjuntiva do bulbo são claramente visíveis *in vivo*, e a circulação deles pode ser estudada microscopicamente.**[22] A conjuntiva do bulbo é irrigada (1) por um arco palpebral periférico (periférico ao tarso), do qual as artérias conjuntivais posteriores emergem e se voltam em torno do fórnix; (2) artérias ciliares anteriores, que se originam de ramos dos retos, passam em direção anterior, dão origem às artérias conjuntivais anteriores e se reúnem no círculo arterial maior da íris. As artérias conjuntivais anterior e posterior formam um plexo em torno da córnea. A conjuntiva da pálpebra é irrigada pelo arco palpebral marginal da pálpebra.

Os vasos superficiais do plexo pericorneal, derivados da conjuntiva posterior, mostram-se dilatados ao se esfregarem as pálpebras, ou pela ação do vento, ou nas afecções superficiais da córnea. **Nas conjuntivites, a conjuntiva do bulbo torna-se vermelho-tijolo. Essa vermelhidão aumenta em direção aos fórnix e não desaparece sob pressão; os vasos movem-se com a conjuntiva.**

Os vasos profundos do plexo pericorneal derivados da conjuntiva anterior estão dilatados em doenças da porção profunda da córnea, íris ou corpo ciliar. **O resultado de tal dilatação é uma faixa rosa "de injeção ciliar". A vermelhidão desaparece com pressão, porém os vasos não se movem com a conjuntiva.**

Aparelho lacrimal

O aparelho lacrimal compreende (1) a glândula lacrimal e seus ductos, e (2) as vias lacrimais: o canalículo lacrimal e o saco lacrimal, e o ducto nasolacrimal (Fig. 55.15).

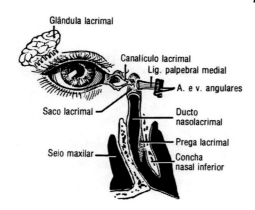

Fig. 55.15 *Diagrama do aparelho lacrimal.*

Glândula lacrimal. A glândula lacrimal está alojada numa fossa no ângulo ânterolateral do teto da órbita (osso frontal). Ela repousa sobre o reto lateral e o levantador. A principal parte da glândula, limitada anteriormente pelo orbicular e pelo septo orbital, é denominada *parte orbital*. Um processo, denominado *parte palpebral* da glândula, projeta-se na parte lateral da pálpebra superior, onde ela repousa sobre o fórnix superior da conjuntiva. As duas partes continuam-se entre si em torno da borda lateral da aponeurose do levantador. As glândulas lacrimais acessórias são encontradas próximo ao fórnix superior.

A glândula lacrimal é drenada por meio de uma dezena de *ductos lacrimais* que atravessam, todos, a parte palpebral da glândula, abrindo-se no fórnix superior da conjuntiva.

As lágrimas[23] são secretadas pelas glândulas lacrimal e lacrimal acessória. Cerca da metade da quantidade das lágrimas secretadas se evapora, e o restante é drenado para o saco lacrimal. As lágrimas mantêm a parte anterior do olho úmida, evitando desta maneira, o ressecamento do epitélio anterior da córnea.

As fibras secretoras para a glândula lacrimal são derivadas do nervo petroso maior (um ramo do facial) e do nervo do canal pterigóideo. As fibras fazem sinapses no gânglio pterigopalatino[24] e são levadas à glândula, (1) como ramos orbitais do gânglio, (2) por um filamento dado por nervos zigomático e lacrimal. As fibras simpáticas provenientes do gânglio cervical superior chegam à glândula através da artéria e nervo lacrimais.

Canalículo lacrimal. Os canalículos lacrimais, um em cada pálpebra, apresentam cerca de 1 cm de comprimento. Cada um tem início no *ponto lacrimal*, que está situado numa pequena *papila*, e eles podem ser observados evertendo-se a pálpebra (Fig. 56.6, Cap. 56). Cada canalículo apresenta uma volta em seu trajeto (onde uma dilatação ou *ampola* pode ser encontrada) e se desemboca no saco lacrimal. As lágrimas entram nos canalículos pelo menos parcialmente por capilaridade. A parte lacrimal do orbicular dos olhos talvez desempenhe um papel na drenagem das lágrimas.[25]

Saco lacrimal. O saco lacrimal, cerca de 1 a 1,5 cm de comprimento, continua-se com a extremidade superior do ducto nasolacrimal. Ele está alojado numa fossa na borda medial da órbita (osso lacrimal e maxila). A parte superior do saco está coberta anteriormente pelo ligamento palpebral medial (Fig. 55.2*B*). Os canalículos lacrimais abrem-se nas paredes laterais do saco, usualmente por meio de um seio comum. A fossa para o saco é limitada pelas cristas lacrimais anterior e posterior, às quais se prende a fáscia lacrimal, formando um teto e uma cobertura lateral para o saco. O saco está relacionado posteriormente à parte lacrimal do orbicular dos olhos e, medialmente, às células aéreas etmoidais e ao meato médio. Os vasos angulares estão situados ântero-medialmente ao saco.

Ducto nasolacrimal. O ducto nasolacrimal, de cerca de 2 cm de comprimento, estende-se da extremidade inferior do saco lacrimal ao meato nasal inferior. O lume do ducto é freqüentemente irregular, e várias pregas de aparência valvular podem ser encontradas. A abertura do ducto no meato é algumas vezes marcada por uma prega da membrana mucosa denominada *prega lacrimal*. O ducto nasolacrimal está situado no canal ósseo formado pelo osso lacrimal, pela maxila e pela concha nasal inferior.

REFERÊNCIAS

1. M. Neiger, Acta anat., Suppl. 39, 1960.
2. L. J. A. DiDio, Anat. Rec., *142*:31, 1962.
3. P. Keros and G. Nemanić, Folia morph., *15*:79, 1967.
4. R. O'Rahilly, Anat. Rec., *141*:315, 1961.
5. C. D. Ray, Amer. J. phys. Anthrop., *13*:309, 1955.
6. C. Vermeij-Keers, Z. Anat. EntwGesch., *141*:77, 1973.
7. S. S. Hayreh, Brit. J. Ophthal., *46*:212, 1962, and Brit. J. Surg., *50*:938, 1963. S. S. Hayreh and R. Dass, Brit. J. Ophthal., *46*:65 and 165, 1962.
8. S. Singh and R. Dass, Brit. J. Ophthal., *44*:193 and 280, 1960.
9. K. C. Wybar, Brit. J. Ophthal., *40*:65, 1956.
10. J. Brucher, Radiol., *93*:51, 1969. See also O. F. Gabriele and D. Bell, Radiol., *89*:841, 1967.
11. N. Kato and H. Outi, Okajimas Folia anat. jap., *38*:411, 1962.
12. K. M. Houser, Arch. Otolaryng., Chicago, *16*:488, 1932.
13. E. Wolff, Brit. J. Ophthal., *12*:22, 1928.
14. L. Devos and R. Marcelle, Arch. Anat., Strasbourg, *27*:277, 1939.
15. B. Tengroth, Acta ophthal., Kbh., *38*:698, 1960.
16. G. M. Breinin and J. Moldaver, Arch. Ophthal., *54*:200, 1955. A Björk and E. Kugelberg, Electroenceph. clin. Neurophysiol., *5*:595, 1953. G. M. Breinin, Amer. J. Ophthal., *72*:1, 1971.

17. R. S. Jampel, Arch. Ophthal., Chicago, 75:535, 1966.
18. J. R. Wolter and R. R. Knoblich, Brit. J. Ophthal., 49:246, 1965.
19. B. T. Sayoc, Amer. J. Ophthal., 42:298, 1956.
20. E. P. Stibbe, J. Anat., Lond., 62:159, 1928. But see also T. Arao and E. Perkins, Anat. Rec., 162:53, 1968.
21. D. R. Oppenheimer, E. Palmer, and G. Weddell, J. Anat., Lond., 92:321, 1958.
22. E. H. Bloch, Anat. Rec., 120:349, 1954. R. Landesman et al., Amer. J. Obstet. Gynec., 66:988, 1953.
23. E. R. Veirs, The Lacrimal System. Clinical Application, Grune & Stratton, New York, 1955.
24. S. L. Ruskin, Arch. Ophthal., Chicago, 4:208, 1930.
25. But see J. A. Brienen and C.A.R.D. Snell, Ophthalmologica, 159:223, 1969.

LEITURA SUPLEMENTAR

Duke-Elder, S., and Wybar, K. C., *The Anatomy of the Visual System*, vol. 2 of S. Duke-Elder (ed.), *System of Ophthalmology*, Kimpton, London, 1961. A superb work of reference for the orbit and the eye.

Whitnall, S. E., *The Anatomy of the Human Orbit and Accessory Organs of Vision*, Oxford University Press, London, 2nd ed., 1932. The classical study of the orbit.

Wolff, E., *The Anatomy of the Eye and Orbit*, Lewis, London, 6th ed. revised by R. J. Last, 1968. A well-known and well-illustrated text.

56 O OLHO

O olho (L., *oculus* = óculos; grego, *oftalmos*) (Fig. 56.1) ocupa um terço ou menos da cavidade da órbita. Ele mede 24 mm de diâmetro.[1] Compreende porções de duas esferas: cinco sextos posteriores e um sexto anterior. O nervo óptico emerge do bulbo do olho, um pouco medial ao pólo posterior do bulbo. Os pontos médios das duas pupilas ficam separados por cerca de 60 mm. O diâmetro ântero-posterior do bulbo pode ser maior (como na miopia) ou menor (como na hipermetropia) que o normal (emetropia).

Alguns termos de referência podem ser mais facilmente entendidos comparando-se o olho com a terra girando de uma tal maneira que um dos pólos fique disposto anteriormente e o outro, posteriormente. Os *pólos anterior* e *posterior* do bulbo são os pontos centrais das curvaturas corneal e escleral, respectivamente. O eixo ântero-posterior ou geométrico conecta os dois pólos. O *equador* é uma linha imaginária em torno do bulbo, em qualquer ponto eqüidistante dos dois pólos. Daí o equador estar num plano coronal. Um *meridiano* é qualquer linha imaginária sobre o bulbo de um pólo ao outro, cortando o equador em ângulo reto. Os dois meridianos opostos formam um círculo, cujo plano é descrito como meridional. Daí as secções meridionais através do olho poderem ser horizontal, sagital ou oblíqua.

TÚNICAS DO OLHO

O *bulbo do olho* apresenta três revestimentos concêntricos (Fig. 56.2): (1) uma túnica externa, de proteção, que é fibrosa e compreende a córnea e a esclera; (2) uma túnica média, que é vascular pigmentada e compreende a íris, o corpo ciliar e a corióide; e (3) uma túnica interna, denominada retina.

TÚNICA FIBROSA EXTERNA

Córnea

A córnea[2] é a parte anterior e transparente da túnica externa do olho. Ela apresenta 0,5 mm de espessura no centro[3] e 1 mm na periferia. Seu conteúdo principal, a substância própria, continua-se com a esclera. A transparência da substância própria da córnea depende de sua desidratação, e acredita-se que seja mantida pelo seu epitélio de revestimento. Quando a córnea não é uma parte da esfera mas se apresenta mais curvada em um meridiano que noutro, esta condição é denominada astigmatismo. Todavia, **a maior parte da refração feita pelo olho tem lugar na super-**

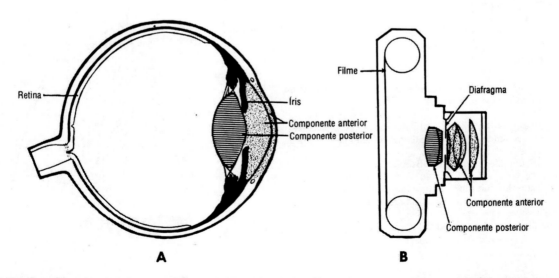

Fig. 56.1 Diagrama mostrando a comparação entre a óptica do (A) olho e (B) uma câmara miniatura moderna. Observe que, em cada caso, a parte refringente consiste de dois componentes: (1) um anterior (córnea e humor aquoso, no caso do olho) e (2) um posterior (lente, no caso do olho), em cada caso separados por um diafragma da íris. As lentes desta câmara apresentam uma distância focal de 5 cm e uma abertura que varia de f2-f22. O sistema de lentes do olho apresenta uma distância focal de 2 cm e uma abertura que varia de f2,5-f11. Deve ser observado, todavia, que a imagem não é impressa como num filme, porém é codificada e transmitida de modo semelhante ao que ocorre na televisão.

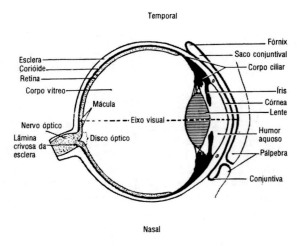

Fig. 56.2 Secção horizontal do bulbo do olho. Observe as três túnicas e o eixo visual.

fície da córnea e não nas lentes.

O *limbo* da córnea compreende a região das junções conjuntivocorneal e esclerocorneal (Fig. 56.3). A periferia da córnea freqüentemente apresenta um anel esbranquiçado *(arco senil)* em pessoas idosas, devido a degeneração gordurosa.[4]

A córnea é avascular e é nutrida por permeabilidade da periferia ao longo da substância própria. **Encontra-se inervada pelo nervo oftálmico (ramo do quinto crânico) por meio de seus ramos ciliares.** As terminações nervosas livres no epitélio anterior são responsáveis pelas sensações de dor, tato e, talvez, calor e frio.[5] Os nervos da córnea são os ramos aferentes do reflexo corneal (fechamento das pálpebras quando se estimula a córnea).

A córnea consiste, num sentido ântero-posterior, de (1) epitélio anterior (contínuo com o da conjuntiva), (2) lâmina limitante anterior, (3) substância própria (tela conectiva), (4) lâmina limitante posterior e (5) mesotélio (com freqüência e inapropriadamente denominado endotélio).

O epitélio anterior, a substância própria, o mesotélio e os nervos da córnea podem ser vistos *in vivo* através da lâmpada de fenda, um instrumento que compreende um microscópio estereoscópico montado num tripé, juntamente com o sistema de iluminação com uma abertura do tipo fenda no seu diafragma.

Esclera

A esclera é a parte posterior e opaca da túnica externa do olho. A parte anterior da esclera pode ser vista, através da conjuntiva, como "o branco dos olhos". A esclera consiste de uma rede de fibras colágenas. Externamente, conecta-se frouxamente à fáscia do bulbo pelo tecido episcleral e recebe os tendões dos músculos do bulbo do olho. Além disso, apresenta-se perfurada pelas artérias e nervos ciliares e pelas veias vorticosas. Posteriormente, a esclera está perfurada pelo nervo óptico. A parte da esclera semelhante a uma peneira através da qual passam as fibras nervosas é denominada *lâmina crivosa*. Fibras da esclera formam uma bainha para o nervo óptico, e esta bainha se continua com a dura-máter.

Na inflamação da córnea (ceratite), da íris e do corpo ciliar (iridociclite), os vasos ciliares anteriores tornam-se dilatados (injeção ciliar) no tecido episcleral. Estes vasos não se movem ao mover-se a conjuntiva. Por outro lado, numa inflamação de conjuntiva (conjuntivite), os vasos conjuntivais posteriores (da pálpebra) tornam-se dilatados (v. Cap. 55).

A fáscia do bulbo[6] é uma membrana fibrosa fina que envolve o bulbo desde próximo à borda da córnea, anteriormente, até o nervo óptico, posteriormente. A fáscia do bulbo está perfurada pelos tendões dos músculos do

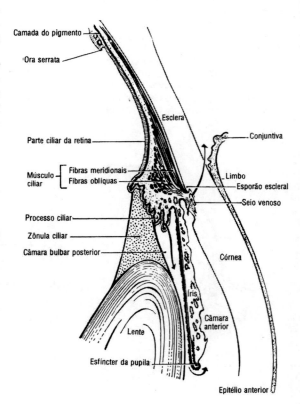

Fig. 56.3 Secção meridional para mostrar a região ciliar e o ângulo iridocorneal. As redes trabeculares podem ser vistas entre o seio venoso e o ângulo iridocorneal. As quatro setas indicam a formação e drenagem do humor aquoso. Uma linha estreita anterior ao epitélio pigmentado da íris indica a posição aproximada do dilatador da pupila.

bulbo do olho e enviam uma reflexão tubular em torno de cada um destes músculos (Fig. 56.4). O bulbo está suspenso pela união das bainhas do reto inferior e oblíquo inferior. O corpo adiposo da órbita encontra-se fora da fáscia do bulbo. Após a retirada cirúrgica de um olho, a fáscia do bulbo forma um receptáculo para a prótese.

O bulbo do olho está marcado internamente na junção esclerocorneal por um ligeiro sulco. A esclera projeta-se parcialmente para trás do sulco, a fim de formar uma protrusão denominada *esporão escleral* (Fig. 56.3). Próximo ao esporão, situa-se um canal denominado *seio venoso da esclera*. Este seio corre em torno do olho e se apresenta freqüentemente dividido numa parte de seu trajeto. Está separado do ângulo iridocorneal por uma rede de trabéculas e espaços,[7] que podem ser vistos *in vivo* através de uma lâmpada de fenda. **O humor aquoso, formado pelos processos ciliares (v. adiante), filtra-se através dos canais que passam da câmara anterior para o seio venoso.**[9] **O seio está revestido por endotélio e drena, através das *veias aquosas*, para os plexos esclerais.**[10] O seio contém tanto sangue (sob condições de estase venosa) quanto humor aquoso.[11]

O *ângulo iridocorneal* (entre a íris e a córnea), conhecido também como ângulo da câmara anterior do bulbo, ou *ângulo de filtração*, é muito importante fisiológica e patologicamente. Ele pode ser examinado *in vivo* através de um instrumento especial, denominado gonioscópio, que compreende um microscópio corneal e uma lente de contato especial.

TÚNICA MÉDIA OU VASCULAR

A túnica média ou vascular do olho, freqüentemente denominada *úvea*, compreende a corióide, o corpo ciliar e a íris, no sentido póstero-anterior.

Corióide

A corióide é uma camada amarronzada que reveste grande parte da esclera. Ela contém células pigmentadas *(lâmina supra-corióidea)*, artérias (a partir das ciliares curtas posteriores) e veias (para a veia vorticosa) *(lâmina vascular)* e capilares *(lâmina coriocapilar)*, próximo à membrana basal da camada pigmentada da retina *(lâmina basal)*.

Corpo ciliar

O corpo ciliar é um espessamento da túnica vascular. Ele está situado anteriormente à ora serrata da retina (Fig. 56.3), conecta a corióide com a íris e contém o músculo ciliar e os processos ciliares.

O *músculo ciliar* compreende dois grupos principais de fibras musculares lisas (Fig. 56.3): *(a)* fibras meridionais ou longitudinais, que se estendem do esporão escleral anteriormente à lâmina supracorióidea posteriormente; e *(b)* fibras oblíquas que penetram na base dos processos ciliares. O músculo ciliar está inervado por fibras parassimpáticas através dos nervos ciliares (e também por fibras simpáticas). Os detalhes da arquitetura e ação do músculo são discutidos. **Quando ele se contrai, o corpo ciliar se move para a frente. Presume-se que isto diminua a tensão sobre as fibras da zônula ciliar (v. neste capítulo). A parte central da lente então se torna mais curva (sobretudo anteriormente), e o olho pode ser focalizado sobre objetos próximos, um processo conhecido como acomodação.** O tono do músculo ciliar pode ser abolido pela atrofia.

Os *processos ciliares*, cerca de 70 em número, estão dispostos meridionalmente em um círculo atrás da íris (Fig. 56.4). Eles podem ser considerados como espessamentos localizados, esbranquiçados, da lâmina vascular.

O corpo ciliar está revestido pela *parte ciliar da retina*, consistindo de duas camadas do epitélio, cuja mais externa se encontra densamente pigmentada.

Íris

A íris é um diafragma circular pigmentado, que se localiza anteriormente à lente, mais ou menos no plano coronal. Sua borda periférica, ou raiz, se prende ao corpo ciliar, enquanto que a borda central é livre e limita uma abertura conhecida como pupila. A pupila mostra-se preta porque os raios de luz refletidos da retina são refratados pela lente e córnea, e voltam à fonte de luz. A borda central corresponde à margem do cálice óptico embrionário. A íris divide o espaço entre a córnea e a lente em uma câmara bulbar anterior e outra posterior (Fig. 56.3). **A *câmara bulbar anterior* apresenta-se limitada pela córnea e íris, e por porções da esclera, corpo ciliar e lente. A câmara bulbar posterior está limitada pela íris, processos ciliares, zônula ciliar e lente. Ambas as câmaras encontram-se preenchidas por humor aquoso.**

A superfície anterior[12] da íris apresenta escavações denominadas *criptas*, e também uma franja irregular denominada *colarete* (Fig. 56.5). O colarete assinala a linha de inserção da membrana pupilar no feto.

O *ligamento pectinado* da íris compreende algumas fibras, no ápice do ângulo iridocorneal, que, em geral, estão pouco desenvolvidas e são raramente encontradas.[13] As fibras preenchem os *espaços do ângulo iridocorneal*.

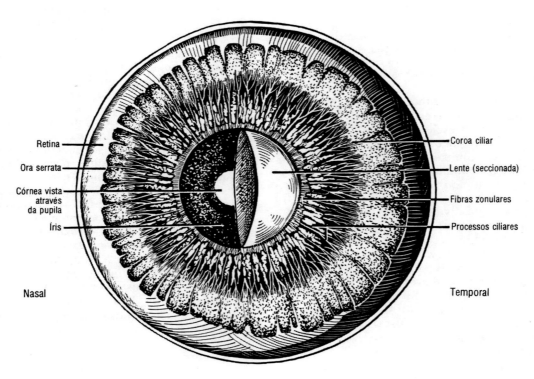

Fig. 56.4 A metade anterior do olho direito vista por trás. A coroa ciliar é a porção do corpo ciliar situada entre a ora serrata e o processo ciliar. Baseado em Wolff.

Um defeito de uma parte da íris é denominado um coloboma.

O *estroma* da íris contém fibras colágenas, espaços teciduais[14], vasos, nervos, células pigmentadas (cromatófaros) e o esfíncter das pupilas.

O *esfíncter das pupilas* está na parte posterior do estroma próximo à pupila. Ele consiste de músculo liso, porém se desenvolve do ectoderma. Encontra-se inervado por fibras parassimpáticas através dos nervos ciliares. Sua contração resulta na constrição da pupila (miose). **A íris se contrai reflexamente quando a luz atinge a retina (reflexo luminoso) e durante a focalização de um objeto próximo (reação de acomodação).** A via para o reflexo luminoso envolve a retina, o nervo óptico, o mesencéfalo, o nervo oculomotor, o gânglio ciliar, os nervos ciliares curtos e o esfíncter da pupila. **Uma gota de atropina colocada no olho anula as ações do músculo ciliar e do esfíncter da pupila, que estão sob controle parassimpático.** O resultado é uma incapacidade de acomodar, e também uma dilatação da pupila devido a uma superação do dilatador desta. Assim, a atropina é utilizada no exame do olho.

A cor da íris depende da disposição e do tipo do pigmento e da textura do estroma. O estroma contém pouco ou nenhum pigmento nas íris cinza e azul, enquanto os melanóforos são numerosos nas íris castanhas. A cor azul é devida à difração e origina-se de modo similar a um céu azul. "É a cor de uma emulsão nebulosa num fundo escuro" (A. Vogt). Em termos de hereditariedade, o castanho é dominante e, o azul, recessivo. O pigmento é um pouco menor no nascimento; por esta razão as íris dos recém-nascidos são geralmente azuis. Nos albinos, o pigmento está ausente tanto do estroma quanto do epitélio, e a cor rosa da íris é devida ao sangue.

O *dilatador da pupila* consiste de fibras musculares lisas derivadas, provavelmente, de células mioepiteliais que formam uma parte do epitélio pigmentado subjacente e, desta forma, de origem ectodérmica. **O dilatador da pupila está inervado por fibras simpáticas (raízes de C8 a T4[15] através dos nervos ciliares).** A contração resulta na dilatação da pupila (midríase).

A *parte irídica da retina* consiste de duas camadas de epitélio pigmentado e está derivada da parte mais anterior do cálice óptico embrionário.

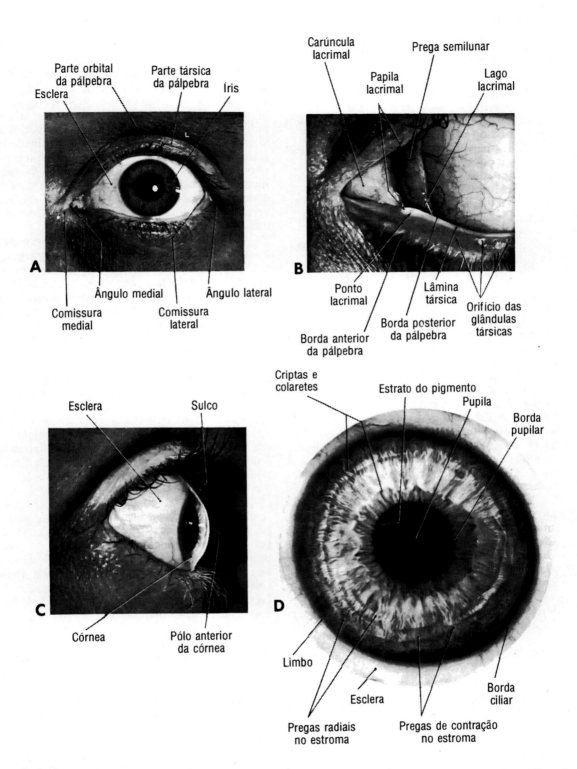

Fig. 56.5 Fotografias do olho in vivo. *Cort. de Mr. H. L. Gibson, Eastman Kodak Company; de* **Medical Radiography and Photography**, 28:*123, 1952.*

Inervação autônoma do olho

A inervação autônoma do olho pode ser resumida a seguir:

1. **Parassimpática (sinapses no gânglio ciliar):**
   Esfíncter da pupila (v. neste capítulo);
   Músculo ciliar (v. neste capítulo).
2. **Simpática (sinapses no gânglio cervical superior);**
   Dilatador da pupila (v. neste capítulo);
   Orbital (fibras musculares lisas na região da fissura orbital inferior, Cap. 5);
   Músculo társico superior (musculatura lisa na pálpebra, Cap. 55);
   Vasos sangüíneos da corióide e retina.

TÚNICA NERVOSA INTERNA OU RETINA

A túnica interna do olho, ou *retina*,[16] contém receptores especiais sobre os quais é projetada uma imagem invertida dos objetos observados. Há ainda desacordo no modo como se processa a inversão da imagem na retina. **Como resultado de um cruzamento parcial das fibras nervosas no quiasma óptico, a retina de cada olho está conectada tanto com a área visual direita quanto com a esquerda do telencéfalo.** A retina tem a forma de uma esfera cujo segmento anterior foi retirado. A borda é irregular em seu contorno, sendo denominada ora serrata.

A *ora serrata* (Figs. 56.3, 4) é uma franja denteada que marca a terminação anterior da retina propriamente dita. Em sua maior parte, as camadas celulares tanto terminam como se tornam mais finas e se fundem na ora serrata. A continuação mais fina da retina anteriormente, a ora serrata, constitui as partes ciliares e irídicas da retina (v. anteriormente). A degeneração cística é freqüentemente observada na ora serrata.

Estratificação da retina

A retina apresenta dois estratos (1) um estrato externo, pigmentado, e (2) um estrato cerebral,* interno, transparente, que consiste de várias camadas.

Estrato do pigmento. O estrato do pigmento se desenvolve da lâmina externa do cálice óptico e está aderente à corióide. Ele contém grânulos de um pigmento denominado fuscina. Nos albinos, todavia, os grânulos não têm cores.

Estrato cerebral. O estrato cerebral desenvolve-se de uma lâmina invertida do cálice óptico. Ele apresenta uma coloração vermelho-purpúrea no vivo, um olho adaptado ao escuro, devido à presença da púrpura visual nos bastonetes. **O estrato cerebral da retina pode-se destacar patologicamente (ou no curso de cortes histológicos da camada do pigmento ao longo de um plano que indica a cavidade da vesícula óptica no embrião.** O estrato cerebral da retina consiste essencialmente de três grupos de neurônios.

Mácula e disco óptico. Duas áreas especiais da retina necessitam de menção particular: a mácula e o disco óptico. A *mácula* ou mancha amarela *(mácula lútea)* é uma área pigmentada da retina no lado temporal do disco óptico. Ela apresenta uma fóvea, a *fóvea central*, na qual encontramos uma depressão central ou *fovéola*, que está situada lateralmente e, freqüentemente, próxima ao nível da borda inferior do disco óptico.[17] A fóvea é avascular e é nutrida através da corióide. **Cones estão presentes na fovéola, porém não ocorrem bastonetes, e cada cone neste local está conectado com apenas uma única célula ganglionar. A fovéola desempenha um papel na visão detalhada, isto é, quando o objeto é observado especificamente.** A linha que reúne o objeto observado e a fovéola indica o *eixo visual* do olho.

O *disco óptico*, ou ponto cego, não apresenta receptores e consiste simplesmente de fibras do nervo óptico. Por esta razão, é insensível à luz. Está situada no lado nasal do pólo posterior do olho e da fóvea central. Normalmente é plano e não forma uma papila. **Próxima ao seu centro, todavia, uma depressão de tamanho variável está presente;**[18] é denominada "escavação fisiológica".

Irrigação sanguínea da retina

A parte externa do estrato cerebral inclui os bastonetes e cones, e é nutrida pela lâmina coriocapilar da corióide, enquanto que a parte interna é irrigada pela artéria central da retina, um ramo da oftálmica. A artéria central passa no nervo óptico e no disco óptico, divide-se em ramos superior e inferior, os quais se dividem em ramos temporal e nasal. Os ramos da artéria central não se anastomosam entre si nem com quaisquer outros vasos. **Funcionalmente, a artéria central é uma artéria terminal, isto é, não há comunicações diretas entre arteríolas e vênulas, a junção é feita somente através da rede capilar.** A oclu-

---

*Deve ser destacado que, até recentemente, o termo estrato cerebral era aplicado apenas às camadas mais internas (de 5 a 10 em número) derivadas da lâmina invertida do cálice ótico.

são da **artéria central** resulta em **cegueira**. As veias da retina mais ou menos seguem as artérias, e a veia central termina no seio cavernoso.

Exame da retina (oftalmoscopia)

O fundo de olho (Fig. 56.6) é a porção posterior do interior do bulbo do olho observada na oftalmoscopia, isto é, através do uso de um oftalmoscópio.

As três túnicas do olho estão resumidas no Quadro 56.1.

MEIO DIÓPTRICO DO OLHO

O aparelho dióptrico ou refringente do olho compreende a córnea, o humor aquoso, a lente e o corpo vítreo. A maior parte do poder óptico do olho é dada pela superfície an-

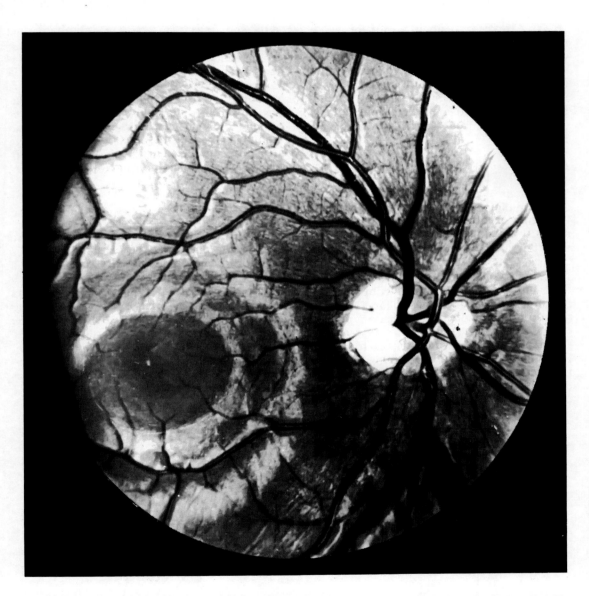

Fig. 56.6 Fundo de olho in vivo. A fotografia tirada com a câmara de fundo de Carl Zeiss, Oberkochen. Observe o disco óptico do lado direito da fotografia. O componente esbranquiçado de sua cor (rosada) é devido à lâmina crivosa. A borda lateral do disco é mais aguda que a medial. Os vasos da retina se irradiam sobre o fundo a partir do disco. As artérias apresentam um filete luminoso ao longo de sua parte média. As veias são mais escuras e maiores que as artérias. A veia central está lateral à artéria central do disco. A mácula, situada lateralmente (do lado esquerdo da fotografia) ao disco óptico, apresenta-se com uma área oval escura (vermelho). A fovéola aparece aqui com um ponto esbranquiçado na mácula. As estriações são devidas às fibras nervosas na retina, e podem ser vistas prosseguindo-se em direção inferior e medialmente, e superiormente e medialmente, em direção ao disco. Cort. do Dr. Hans Littmann e Carl Zeiss, Inc.

terior da córnea. A córnea já foi descrita (v. anteriormente).

Humor aquoso

O humor aquoso preenche as câmaras bulbares anterior e posterior do olho. Sua composição é aproximadamente aquela do plasma sem proteínas. Ele é formado, provavelmente, pelos processos ciliares[19] e passa à câmara bulbar posterior, e depois através da pupila, para a câmara bulbar anterior (Fig. 56.3). Atravessa o ângulo iridocorneal e o seio venoso e, desta forma, alcança as veias ciliares. **Uma interferência na reabsorção resulta no aumento da pressão intra-ocular (glaucoma).** A pressão intra-ocular, normalmente[20] cerca de 15 (8 a 21) mm de mercúrio, pode ser calculada a partir de medidas da compressibilidade da córnea anestesiada (tonometria).

Lente

A lente[21] do olho é biconvexa e apresenta um diâmetro de 1 cm. Apresenta superfícies anterior e posterior, separadas por uma borda arredondada, denominada *equador*. A superfície posterior é mais convexa que a anterior.

A lente consiste de: (1) uma *cápsula*, que forma um envelope elástico com o qual se fundem as fibras da zônula ciliar; (2) um *epitélio*, do tipo cubóide e confinado à parte anterior da lente; e (3) as *fibras da lente*, que são faixas longas derivadas do epitélio. A estrutura laminada da lente é devida a uma contínua deposição de fibras na região do equador. Assim, a lente cresce ligeiramente durante toda a vida. Sua parte central (núcleo) é mais dura do que a parte externa (córtex). A lente absorve a maior parte da luz violeta e torna-se amarela com a idade. **Também se torna mais dura com a idade, e, como resultado, o poder de acomodação está diminuído (presbiopia). Este defeito pode ser corrigido pelo uso de lentes convexas.** Uma opacidade do cristalino é denominada catarata.

A *zônula ciliar* (Fig. 56.3), ou *ligamento suspensor da lente*, prende a cápsula da lente ao corpo ciliar e à retina[22.] As fibras da zônula são finas e viscosas e delimitam uma série de espaços.

Quando se está observando objetos distantes, acredita-se que as fibras elásticas da lâmina supracorióidea tracione o corpo ciliar, o qual, por sua vez, mantém as fibras zonulares sob tensão. Isto resulta na tensão da cápsula da lente e as curvaturas da lente estão no mínimo. O mecanismo mais ou menos oposto de acontecimentos tem lugar quando se observam objetos mais próximos (acomodação, v. anteriormente).

Corpo vítreo

O corpo vítreo é uma massa gelatinosa transparente que preenche os quatro quintos posteriores do bulbo e encontra-se aderente à ora serrata. Sua composição é semelhante à do humor aquoso, porém ele contém uma rede de fibrilas colágenas e um mucopolissacarídeo, denominado ácido hialurônico. O *canal hialóideo* estende-se do disco óptico à lente. Ele se inclina para baixo no corpo vítreo. O canal assinala o local da artéria hialóidea no feto. O movimento de partículas (possivelmente hemácias) no corpo vítreo é

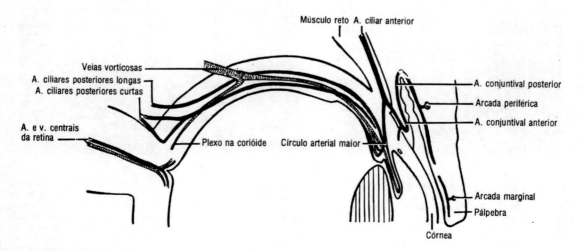

Fig. 56.7 Irrigação sanguínea do olho. Baseado em Wolff.

Quadro 56.1 Túnicas do olho

Túnica	Partes componentes					
Externa	Córnea			Esclera		
Média	Íris { Camadas uveais da íris Camada pigmentada externa Camada pigmentada interna }	Parte irídica da retina	Corpo ciliar	{ Camadas uveais do corpo ciliar Camada pigmentada externa Camada interna }	Parte ciliar da retina	Corióide { Estrato do pigmento Estrato cerebral } Parte óptica da retina
Interna						

visto algumas vezes como moscas volantes (*muscae volitantes*).

INERVAÇÃO SENSITIVA GERAL E IRRIGAÇÃO SANGUÍNEA DO OLHO

As fibras sensitivas da córnea, íris e corpo ciliar alcançam o nervo nasociliar (ramo do oftálmico) através dos nervos ciliares curtos e longos. O olho recebe a sua irrigação (Fig. 56.7) da artéria oftálmica através da artéria central da retina, das artérias ciliares posteriores longas e curtas e das artérias ciliares anteriores (dos ramos musculares da oftálmica). As veias drenam para o seio cavernoso através das veias oftálmicas. As veias do olho acompanham as artérias, exceto aqueles vasos correspondentes às artérias ciliares posteriores, que são as veias vorticosas.

REFERÊNCIAS

1. H.-L. Thiel, v. Graefes Arch. Ophthal., 156:590, 1955.
2. S. Duke-Elder and E. S. Perkins (eds.) *The Transparency of the Cornea*, Blackwell, Oxford, 1960.
3. G. von Bahr, Amer. J. Ophthal., 42:251, 1956.
4. J. A. Pratt-Johnson, Amer. J. Ophthal., 47:478, 1959.
5. P. P. Lele and G. Weddell, Brain, 79:119, 1956. But see D. R. Kenshalo, J. app. Physiol., 15:987, 1960.
6. L. T. Jones, Trans. Amer. Acad. Ophthal. Otolaryng., 72:755, 1968.
7. M. Flocks, Arch. Ophthal., 56:708, 1956. N. Ashton, A. Brini, and R. Sith, Brit. J. Ophthal., 40:257, 1956.
8. H. M. Burian, A. E. Braley, and L. Allen, Arch. Ophthal., 53:767, 1955.
9. J. Speakman, Brit. J. Ophthal., 43:129, 1959, and 44:513, 1960. A. Bill and C. I. Phillips, Exp. Eye Res., 12:275, 1971.
10. K. W. Ascher, *The Aqueous Veins*, Thomas, Springfield, Illinois, 1961.
11. R. Smith, Brit. J. Ophthal., 40:358, 1956.
12. V. Eskelund, *Structural Variations of the Human Iris and Their Heredity*, Nyt Nordisk, Copenhagen, 1938.
13. L. Allen, H. M. Burian, and A. E. Braley, Arch. Ophthal., 53:799, 1955.
14. E. Gregersen, *Studies on the Spongy Structure of the Iris and its Imbibition with the Aqueous Humour*, Munksgaard, Copenhagen, 1960.
15. B. S. Ray, J. C. Hinsey, and W. A. Geohegan, Ann. Surg., 118:647, 1943.
16. S. L. Polyak, *The Retina*, University of Chicago Press, 1941.
17. J. Fison, Brit. J. Ophthal., 40:234, 1956.
18. D. Snydacker, Amer. J. Ophthal., 58:958, 1964.
19. H. Davson, *Physiology of the Ocular and Cerebrospinal Fluids*, Churchill, London, 1956.
20. W. Leydhecker, K. Akiyama, and H. G. Neumann, Klin. Mbl. Augenheilk., 133:662, 1958.
21. J. Nordmann, *Biologie du cristallin*, Masson, Paris, 1954.
22. C. McCulloch, Trans. Amer. ophthal. Soc., 52:525, 1955.

LEITURA SUPLEMENTAR

Adler's Physiology of the Eye. Clinical Application, Mosby, St. Louis, 5th ed. by R. A. Moses, 1970. An attractive text on the functional aspects.

Davson, H., *The Eye*, Academic Press, New York, 4 vols., 1969–.

Davson, H., *The Physiology of the Eye*, Churchill, London, 3rd ed., 1972. Includes visual optics.

Duke-Elder, S., and Wybar, K. C., *The Anatomy of the Visual System*, vol. 2 of S. Duke-Elder (ed.), *System of Ophthalmology*, Kimpton, London, 1961. A superb work of reference for the orbit and the eye.

Kestenbaum, A., *Applied Anatomy of the Eye*, Grune & Stratton, New York, 1963. A brief although detailed account of applied anatomy, with many schematic drawings and regrettable terminology.

Wolff, E., *The Anatomy of the Eye and Orbit*, Lewis, London, 6th ed. revised by R. J. Last, 1968. A well-known and well-illustrated text.

57 COURO CABELUDO, ORELHA E FACE

COURO CABELUDO

CAMADAS DO COURO CABELUDO

O couro cabeludo (Fig. 57.1) consiste de cinco camadas, cujas três primeiras estão intimamente conectadas e se movem como uma unidade. Um método mnemônico útil é o fato de as letras iniciais dos nomes das camadas formarem a palavra "SCALP" (que, no inglês, significa couro cabeludo):

1. A pele *(skin),* freqüentemente apresenta numerosos pêlos longos.
2. Tela subcutânea densa *(close subcutaneous tissue)* constituída de um estrato adiposo, avascular, e de um estrato mais profundo, membranáceo e vascular. O último contém grande vaso sanguíneo e nervos. **O couro cabeludo abre-se quando seccionado, e os vasos sanguíneos não se contraem, o que resulta em uma considerável perda sanguínea, que deve ser estancada por pressão.**
3. Aponeurose (gálea aponeurótica) e músculo occipitofrontal. A *gálea aponeurótica (aponeurose epicrânica)* é uma camada de tecido fibroso que cobre a calvária entre o occipital, o auricular superior e o frontal dos dois lados. Ela está presa à protuberância occipital externa, à linha suprema da nuca, e se estende sobre a fáscia temporal para alcançar o arco zigomático. Ela é sensível à dor.
4. Tecido subaponeurótico frouxo *(loose subaponeurotic tissue)* contendo as veias emissárias. Esta camada permite movimentos livres das três primeiras camadas e é facilmente rompida em feridas profundas do couro cabeludo. **A camada de tecido subaponeurótico foi denominada uma "área perigosa", pois a infecção pode se difundir facilmente neste tecido, e também devido à possibilidade de propagação da infecção a partir do couro cabeludo, através das veias emissárias, para as estruturas intracranianas.**
5. Pericrânio, isto é, o periósteo externo do crânio. O pericrânio apresenta poucas qualidades osteogenéticas, de tal forma que uma regeneração muito escassa tem lugar se não se repõe um pedaço de osso. O crânio é insensível e o pericrânio, relativamente, também o é.

INERVAÇÃO E IRRIGAÇÃO SANGUÍNEA DO COURO CABELUDO

Os nervos e vasos sanguíneos do couro cabeludo (Fig. 57.2) chegam a ele a partir de regiões inferiores e ascendem até a sua segunda camada. Daí, os retalhos cirúrgicos do couro cabeludo devem ser seccionados de tal forma que permaneçam ligados na profundidade.

Inervação sensitiva

A inervação sensitiva do couro cabeludo, no sentido ântero-posterior, é dada pelo oftálmico (nervos supratroclear, supra-orbital), maxilar (ramo zigomaticotemporal) e mandibular (nervo auriculotemporal), divisões do quinto nervo craniano e pelo plexo cervical (nervo occipital menor) e ramos dorsais (occipital maior e terceiro occipital) dos nervos espinhais cervicais. **Os territórios trigeminal e**

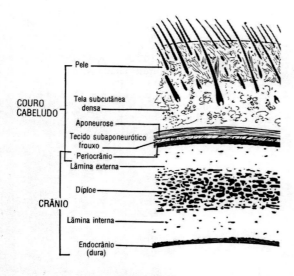

Fig. 57.1 Secção através do couro cabeludo e do crânio.

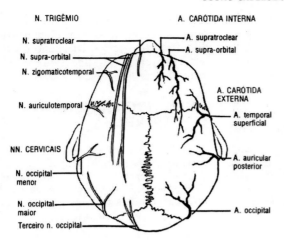

Fig. 57.2 *Inervação e irrigação sanguínea do couro cabeludo. Visão superior. Neste caso o território trigêmio se estende atrás do vértex da cabeça. Para fins de simplificação, as anastomoses arteriais abundantes não foram mostradas. Baseado no Atlas de Grant.*

cervical distribuem-se comumente e igualmente em superfície.

Suprimento arterial

O suprimento arterial do couro cabeludo é parcialmente dado pelas carótidas internas (artérias supratrocleares e supra-orbital), mas principalmente pela carótida externa (artérias temporal superficial, auricular posterior e artéria occipital). As anastomoses são abundantes, de tal forma que porções parcialmente destacadas do couro cabeludo podem ser recolocadas com sucesso. As veias correm paralelas às artérias.

Artéria temporal superficial. A artéria temporal superficial é um do ramos terminais da carótida externa. Ela se origina na glândula parótida, atrás do colo da mandíbula. Ela cruza o processo zigomático do osso temporal e se divide em ramos frontal e parietal. O nervo auriculotemporal acompanha a artéria temporal superficial e está posterior a ela. **As pulsações da artéria podem ser percebidas facilmente sobre o processo zigomático.**

Artéria auricular posterior. A artéria auricular posterior origina-se da carótida externa, na parte superior do pescoço, e corre em direção superior e posterior, coberta pela glândula parótida. Ela termina entre o processo mastóide e a parte posterior da orelha, dividindo-se em ramos auricular e occipital. O ramo occipital irriga o couro cabeludo acima e atrás da orelha.

Artéria occipital. A artéria occipital origina-se da carótida externa, na parte superior do pescoço. Corre em direção superior e posterior. Ela se localiza, inicialmente, anterior; a seguir, profundamente; e, finalmente, posterior ao músculo esternoclidomastóideo. Após a sua emergência da cobertura do músculo esternoclidomastóideo, ela perfura o trapézio, sendo acompanhada pelo nervo occipital maior, e divide-se em numerosos ramos occipitais sobre o couro cabeludo. Estes ramos, de aparência muito tortuosa, são acompanhados por ramos do nervo occipital maior. A veia occipital termina variavelmente nas veias vertebral, auricular posterior, jugular externa ou jugular interna.

MÚSCULOS DO COURO CABELUDO

Epicrânio

O epicrânio (Fig. 57.4C) consiste principalmente do occipitofrontal.

Occipitofrontal. O occipitofrontal apresenta dois ventres occipitais (occipital) e dois ventres frontais (frontal) unidos por uma aponeurose intermediária, a gálea aponeurótica.

O *occipital* tem origem a cerca dos dois terços laterais tanto da linha superior da nuca quanto da linha suprema da nuca sobre o osso occipital, e da parte mastóide do temporal. Ele termina na gálea. O *frontal* não apresenta inserções ósseas. Ele se origina da gálea aponeurótica e termina em músculos adjacentes, na pele da raiz do nariz e ao longo do supercílio.

O occipitofrontal está inervado pelo nervo facial.

O occipital, tracionando a gálea, fornece um suporte para o frontal. Uma ação alternada do occipital e do frontal move o couro cabeludo para frente e para trás. Os dois músculos frontais elevam os supercílios, como na surpresa. Eles são antagonistas dos músculos orbiculares do olho.

ORELHA

A orelha é uma porção do ouvido externo. Ela consiste de placas de cartilagem elástica coberta por pele. Apresenta um número de depressões, cuja mais profunda é denominada *concha auricular*. A borda da orelha é denominada a *hélix*. Os nomes das principais depressões e elevações da orelha estão dados na Fig. 57.3. O lóbulo da orelha que não apresenta cartilagem consiste de tecido fibroso e gordura. Ele é utilizado algumas vezes como fonte de sangue para contagem de células sanguíneas. A inervação sensitiva da orelha (Fig. 57.6*B*) é derivada do auriculotemporal, occipital menor e nervo auricular magno. As fibras vagais chegam à orelha através do nervo auriculotemporal, e acredita-se que o nervo facial contribua para a inervação do meato acústico externo. Embora a pele da orelha não apresente terminações nervosas organizadas, pode-se perceber neste local tato, dor, frio e calor.[2] A irrigação é derivada das artérias temporal superficial e auricular posterior.

MÚSCULOS (DO PAVILHÃO) DA ORELHA

Vários músculos intrínsecos sem importância foram descritos para a orelha.[3] Três músculos intrínsecos, anterior, superior e posterior, conectam a orelha com a fáscia lateral do crânio (Fig. 57 4*C*). Todos os músculos auriculares são inervados pelo nervo facial.

FACE

A altura de corpo do adulto é freqüentemente sete vezes e meia o comprimento da cabeça, medido do vértex da cabeça ao mento. A altura de uma criança de 1 ano, todavia, é somente de quatro vezes o comprimento da cabeça.

As pálpebras (Cap. 55), o nariz (Cap. 62) e os lábios (Cap. 61) estão descritos mais adiante.

MÚSCULOS DA EXPRESSÃO FACIAL

Os músculos da expressão facial[4] apresentam em comum: (1) uma localização mais superficial e uma inserção, ou influência, sobre a pele; (2) grande variabilidade no grau de desenvolvimento e na forma e tensão; e (3) uma inervação pelo nervo facial. A dissecção dos músculos faciais torna-se difícil em decorrência de os músculos adjacentes estarem freqüentemente fundidos, as fibras de tensão estarem freqüentemente interdigitadas, e também porque estão inseridas na pele por feixes finos e isolados.

Os músculos da expressão facial podem ser agrupados como (1) músculos do couro cabeludo e da orelha (v. anteriormente), (2) músculos em torno do ádito da órbita, (3) músculos do nariz, (4) os músculos da boca e (5) o platisma (Cap. 60).

Os músculos em torno do ádito da órbita (Fig. 57.4*A*)

Neste grupo estão incluídos o orbicular do olho e um feixe associado denominado corrugador do supercílio.

Orbicular do olho. O orbicular do olho é um esfíncter elíptico fino, plano,[5] que envolve o ádito da órbita. Ele consiste de três partes: orbital, palpebral e lacrimal.

A *parte orbital* prende-se à borda medial da órbita (osso frontal e maxila) e ao ligamento palpebral medial. Suas fibras podem formar elipses completas, talvez sem interrupções laterais; porém, isto é questionável.

A *parte palpebral* está contida nas pálpebras. Suas fibras se originam do ligamento palpebral medial e passam lateralmente, em torno da lâmina társica e do septo orbital de cada pálpebra. As fibras pré-társicas das duas pálpebras formam um tendão comum (ligamento palpebral lateral) que se insere no tubérculo orbital do osso zigomático.[6] As fibras pré-septais interdigitam-se para formar a rafe

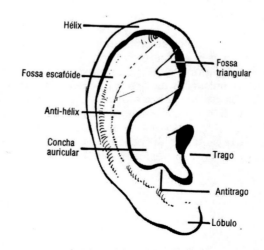

Fig. 57.3 Aspecto lateral da orelha direita, apresentando os principais pontos de referência.

palpebral lateral. O pequeno feixe próximo à borda de cada pálpebra é denominado *feixe ciliar*.

A *parte lacrimal* (Fig. 55.4) localiza-se atrás do saco lacrimal. Ela se origina da crista do osso lacrimal, passa através da lâmina társica de cada pálpebra e insere-se principalmente na rafe palpebral lateral.

Ações. O orbicular protege o olho da luz intensa e de lesões. A parte palpebral une as pálpebras levemente, como no piscar e durante o sono. O fechamento forte das pálpebras é executado com a cooperação da parte orbital, enquanto que a pele da fronte, têmpora e bochecha é dirigida ao ângulo médio das pálpebras. Isto resulta em pregas radiadas da pele no ângulo lateral das pálpebras, o que se torna permanente em pessoas idosas (pés-de-galinha). Um defeito da parte lacrimal do orbicular sobre o saco lacrimal é discutido. O levantador da pálpebra superior (descrito com a órbita) e o frontal são os antagonistas do orbicular. **A paralisia do orbicular resulta na queda da pálpebra inferior (ectrópio) e o constante derramamento de lágrimas (epífora) como ocorre na paralisia facial.**

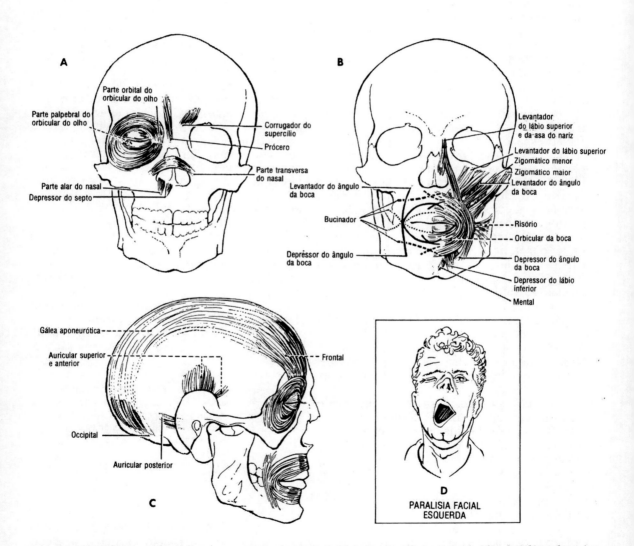

Fig. 57.4 Músculos da expressão facial. A, aspecto anterior, demonstrando músculos em torno do ádito da órbita e do nariz. B, músculos da boca; na metade direita destas faces, o trajeto das fibras que constituem o orbicular da boca é demonstrado esquematicamente. C, aspecto lateral, mostrando músculos do couro cabeludo e da orelha. (O orbicular do olho e orbicular da boca estão demonstrados, porém não apresentam dísticos.) Em A, B e C, as linhas-guias não quebradas indicam as inserções ósseas do músculo. D, resultado de uma paralisia facial do lado esquerdo, devido a uma lesão do nervo facial na sua emergência do crânio. Pediu-se ao paciente que fechasse fortemente os olhos e abrisse a boca. Observe o desvio dos lábios, a forma triangular característica da boca e uma falha no fechamento do olho afetado. De uma fotografia de Pitres e Testut.

Músculos do nariz

Este grupo compreende o prócero, o nasal e depressor do septo, como mostra a Fig. 57.4A. A parte alar do nasal auxilia na abertura das narinas, uma ação que se torna proeminente quando a respiração se torna difícil.

Músculos da boca (Fig. 57.4B)

Este grupo compreende o risório, o depressor do ângulo da boca, o zigomático maior, o levantador do ângulo da boca, o zigomático menor, o levantador do lábio superior, o levantador do lábio superior e da asa do nariz e o depressor do lábio inferior. Estes oito músculos estão inseridos na pele do ângulo da boca. Também incluídos no grupo estão o bucinador, o orbicular da boca, os músculos incisivos superior e inferior, e o mental.

Bucinador. O bucinador é um músculo fino, quadrilátero, que ocupa a parte posterior do espaço entre a maxila e a mandíbula. Ele se origina dos processos alveolares da maxila e da mandíbula, e da rafe pterigomandibular (que o separa do constritor superior da faringe). Ele está inserido de uma maneira complexa no orbicular da boca e nos lábios inferior e superior. O músculo está coberto pela fáscia bucofaríngica e é perfurado pelo dueto parotídeo. Sua superfície profunda está revestida pela membrana mucosa da boca. Uma fenda entre as fibras maxilares e aquelas do rafe pterigomandibular dá passagem ao tendão do tensor do véu palatino.

Ações. O bucinador mantém constante a forma da bochecha, desta maneira evitando o seu dobramento e a conseqüente lesão pelos dentes. Também se diz que está relacionado com o assovio e com o sopro. É ativo no sorrir.[7]

Orbicular da boca. O orbicular da boca é um esfíncter complexo que contém fibras de outros músculos faciais, assim como fibras próprias dos lábios. As fibras mais profundas são derivadas sobretudo do bucinador. Mais superficialmente, o levantador e o depressor do ângulo da boca entram nos lábios. As fibras próprias dos lábios passam obliquamente da pele para a membrana mucosa.

Ações. O orbicular da boca fecha os lábios e também pode fazer a sua protrusão.

Inervação dos músculos da expressão facial

Todos os músculos da expressão facial se desenvolvem no embrião a partir do segundo arco faríngico e são inervados pelo nervo facial.

NERVO FACIAL (PARTE FACIAL)

O nervo facial (sétimo crânico) foi descrito em detalhe (Cap. 54). Ele inerva todos os músculos da expressão facial. **No seu trajeto, o nervo facial passa sucessivamente (1) a fossa crânica posterior, (2) o meato acústico interno, (3) o canal facial, no osso temporal, e (4) a glândula parótida e a face.**

Ramos. Os ramos relacionados com a face e o couro cabeludo (Fig. 57.5A).

1. O *nervo auricular posterior* origina-se imediatamente abaixo da base do crânio. Ele acompanha a artéria auricular posterior e inerva a maior parte do músculo da orelha juntamente com o occipital. Também envia fibras sensitivas para a orelha.

2. Os ramos terminais do nervo facial originam-se na glândula parótida e formam o *plexo parotídico*. Os ramos emergem da glândula sob a cobertura de sua superfície lateral e irradiam-se em direção anterior na face, comunicando-se com os ramos terminais do nervo trigêmio. Inervam os músculos auriculares anterior e superior, o frontal, o orbicular da boca, o orbicular do olho, o bucinador e os outros músculos da expressão facial, inclusive o platisma.

Os ramos terminais são variáveis em sua disposição, porém são comumente classificados como *temporal,* vários *zigomáticos* (que se unem com o nervo infra-orbital para formar um plexo), *bucal* (inervando o bucinador e outros músculos da boca), *ramo marginal da mandíbula*[6] e *cervical* (localizando-se profundamente e inervando o platisma). Numerosas anastomoses entre estes ramos são comuns.

Os ramos terminais do nervo facial contêm tanto fibras aferentes quanto fibras motoras. Acredita-se que as fibras aferentes sejam proprioceptivas a partir dos músculos da expressão facial e/ou relacionadas com a dor profunda da pele, músculo e ossos da face.

VASOS FACIAIS (PARTE FACIAL)

Artéria facial

A artéria facial é um ramo da carótida externa. Após um trajeto curto no pescoço (parte cervical, Cap. 60), a artéria facial passa em torno da borda inferior da mandíbula, da borda anterior do masseter, e prossegue em direção superior e para a frente, sobre a face (parte facial, Fig. 57.5B). Ela termina no ângulo medial do olho, anastomosando-se com

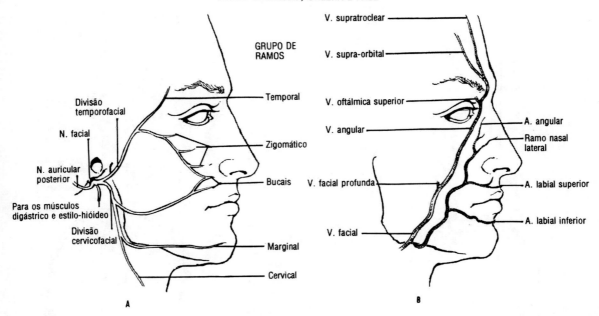

Fig. 57.5 A, representação esquemática do nervo facial na face. Embora as variações sejam numerosas e freqüentes, duas principais divisões (temporofacial e cervicofacial), juntamente com as anastomoses entre elas, são geralmente encontradas. Para simplificar, o intricado plexo parotídico foi omitido. B, vasos faciais na face. Observe que a veia está posterior à artéria, mais superficial que esta e não tão tortuosa quanto ela.

ramos da artéria oftálmica. A artéria facial é muito tortuosa e toma parte em numerosas anastomoses, incluindo algumas através do plano mediano. Estas últimas auxiliam na circulação colateral após a ligadura das artérias carótidas comuns ou externas de um lado.

Ramos da parte facial da artéria facial. A artéria facial irriga os lábios e o nariz externo através dos seguintes ramos:

1. *Artéria labial inferior* (freqüentemente dupla em cada lado), que penetra no orbicular da boca, irrigando pele, músculos e membrana mucosa do lábio inferior e anastomosa-se com a do lado oposto.

2. *Artéria labial superior,* maior e mais tortuosa que a inferior, apresenta um trajeto e uma distribuição similares no lado superior. Ela fornece ramos septais e alares para o nariz. **A hemorragia é controlada comprimindo-se ambas as partes de um lábio cortado entre o índex e o polegar.**

3. *Ramo nasal lateral,* que irriga a asa e o dorso do nariz.

4. *Artéria angular,* que é a terminação da facial. No ângulo medial do olho, ela se anastomosa com os ramos dorsal nasal e palpebral da artéria oftálmica e, desta maneira, **estabelece uma comunicação, em última análise, entre as artérias carótidas externa e interna.**

Veia facial

A *veia facial* encontra-se localizada atrás da artéria facial e apresenta um trajeto retificado através da face. Ela começa no ângulo medial de um olho, como *veia angular,* pela união das veias supra-orbital e supra-troclear. Ela se comunica livremente com a veia oftálmica superior e, desta maneira, com o seio cavernoso. A veia facial desce atrás da artéria facial e freqüentemente termina, direta ou indiretamente, na veia jugular interna. Na bochecha, a veia facial recebe a *veia facial profunda* a partir do plexo pterigóideo. Suas outras tributárias correspondem a ramos da artéria facial. A veia facial não apresenta válvulas. **Devido às suas conexões com o seio cavernoso e com o plexo pterigóideo, e à conseqüente possibilidade de propagação de infecção, o território da veia facial em torno do nariz e do lábio superior é freqüentemente denominado "área perigosa" da face.**

Os vasos conhecidos primariamente como veias faciais anterior e posterior são atualmente denominados veias facial e retromandibular (v. Fig. 60.6, Cap. 60). Algumas vezes a veia retromandibular, ou uma divisão desta, conecta-se com a veia facial, em cujo caso o vaso comum assim formado (que se esvazia na jugular interna) foi durante muito tempo conhecido como *veia facial comum.*

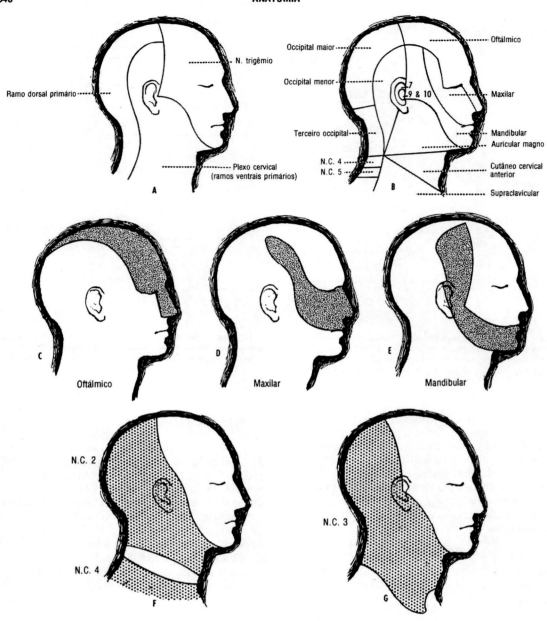

Fig. 57.6 Inervação cutânea da cabeça e pescoço. A, mostrando "a linha vértex-orelha-mento" e as três principais áreas de inervação cutânea. B, mostrando os territórios cutâneos aproximados de alguns dos nervos individuais. O quarto e o quinto nervos cervicais indicam as áreas inervadas pelos ramos dorsais destes nervos cervicais respectivos. C, D, E mostram os territórios dos nervos oftálmicos, maxilar e mandibular, respectivamente, como dado por Corning. F, G, mostrando os territórios dos nervos cervicais de 2 e 4. Observe a sobreposição dos territórios e nervos adjacentes.

INERVAÇÃO CUTÂNEA DA CABEÇA E DO PESCOÇO

A inervação sensitiva da face (Fig. 57.6) é feita totalmente através de ramos do nervo trigêmio, e, aquela da parte anterior do pescoço, através do plexo cervical; a da parte posterior da cabeça e do pescoço, através de ramos dorsais dos nervos cervicais. A "linha vértex-orelha-mento" (Fig. 57.6A) indica o limite aproximado entre as áreas de inervação crânica e espinhal.

Inervação crânica

As três principais divisões do nervo trigêmio são os nervos oftálmico, maxilar e mandibular. Eles se separam antes de emergir da base do crânio. A partir daí, seus trajetos se diferenciam bastante, e, como resultado, suas distribuições cutâneas podem ser examinadas separadamente. Isto é amiúde feito examinando-se a sensibilidade na testa, na proeminência da bochecha e no mento. Outros nervos crânicos (10 e 7) contribuem para a orelha e meato acústico externo.

Inervação espinhal

A inervação espinhal da pele pode ser considerada de dois modos (Fig. 5.2, Cap. 5): (1) a área de distribuição pode ser mapeada para cada nervo espinhal, incluindo tanto seu ramo ventral quanto o dorsal (Fig. 57.6, F, e G); (2) devido ao fato de os ramos ventrais se combinarem para formar plexos (por exemplo, o plexo cervical), neste caso os ramos individuais se reagrupam para constituir os nervos conhecidos do corpo (por exemplo, nervo occipital menor), a área de distribuição pode ser mapeada para cada nervo conhecido (Fig. 57.6B). Os nervos conhecidos freqüentemente contêm fibras de mais de um nervo espinhal; assim, o occipital menor contém fibras dos nervos cervicais dois e três. No caso dos métodos de mapeamento de áreas de nervos cutâneos, observou-se que havia uma sobreposição na distribuição dos nervos adjacentes. Além disso, uma considerável sobreposição ocorria entre as áreas cutâneas e inervadas pelos nervos crânicos (5, 10 e 7) e espinhais (N. C. 2, 3).[9]

REFERÊNCIAS

1. G. Lazorthes and G. Bastide, C. R. Ass. Anat., 43:479, 1957.
2. D. C. Sinclair, G. Weddell, and E. Zander, J. Anat., Lond., 86:402, 1952.
3. G. Winckler, Arch. Anat., Strasbourg, 43:237, 1960.
4. G. S. Lightoller, J. Anat., Lond., 60:1, 1925; 62:319, 1928.
   E. Huber, *Evolution of Facial Musculature and Facial Expressions*, Johns Hopkins Press, Baltimore, 1931.
5. G. Winckler, Arch. Anat., Strasbourg, 24:183, 1937.
6. L. T. Jones, Amer. J. Ophthal., 49:29, 1960.
7. C. L. Isley and J. V. Basmajian, Anat. Rec., 176:143, 1973.
8. E. Alajmo and T. Ricci, Il Valsalva, 41:223, 1965.
9. D. Denny-Brown and N. Yanagisawa, Brain, 96:783, 1973.

58 REGIÕES PAROTÍDICA, TEMPORAL E INFRATEMPORAL

A região parotídica (Fig. 60.3C, Cap. 60) compreende a glândula parótida e o seu leito. As áreas ósseas que formam parte do leito da glândula incluem o ramo da mandíbula, anteriormente, o processo estilóide, medialmente, e o processo mastóide, posteriormente. Estas estruturas, juntamente com algumas inserções musculares, sulcam a glândula parótida. A região parotídica é limitada posteriormente pelo esternoclidomastóideo e, inferiormente, pelo digástrico.

A região temporal é aquela lateral à cabeça (a têmpora).

A região infratemporal encontra-se abaixo da região temporal e medial ao ramo da mandíbula. O músculo masseter, todavia, é convenientemente descrito com esta região, embora ele esteja na face lateral do ramo da mandíbula.

Os limites ósseos das fossas temporal, infratemporal e pterigopalatina (Cap. 52) devem ser revistos neste momento.

GLÂNDULA PARÓTIDA

A glândula parótida[1] é a maior das três grandes glândulas pares (parótida, submandibular e sublingual) que, com as numerosas glândulas pequenas na língua, lábios, bochechas, palato, constituem as glândulas salivares (Fig. 58.1). A secreção combinada de todas estas glândulas é denominada saliva.

A glândula parótida é uma glândula tubuloalveolar composta e puramente do tipo serosa. Sua estrutura é lobulada, amarelada, de forma irregular. Ela ocupa o espaço entre o esternoclidomastóideo e a mandíbula.

Anatomia de superfície

A glândula parótida está localizada abaixo do arco zigomático, inferior e anterior ao meato acústico externo, anteriormente ao processo mastóide, sobre o masseter e atrás do ramo da mandíbula. Sua extremidade inferior ou ápice encontra-se abaixo e atrás do ângulo da mandíbula. Uma relação muito íntima entre a glândula parótida e a mandíbula é enfatizada pela dor na mastigação, que ocorre quando há uma inflamação virótica da glândula parótida (caxumba).

Relações

A glândula parótida está envolvida no interior de uma bainha (fáscia parotídica), derivada superficialmente da camada de revestimento da fáscia cervical profunda e, profundamente, da fáscia que cobre o masseter. Uma extensão fascial separa a parótida da glândula submandibular.[2]

A glândula parótida tem a forma grosseira de uma pirâmide invertida, com três ou quatro lados (Fig. 58.2A). Ela apresenta um ápice, uma base e superfícies lateral, anterior e posterior. A superfície posterior é algumas vezes considerada como duas superfícies: posterior e medial.

O *ápice* localiza-se entre o esternoclidomastóideo e o ângulo da mandíbula. A *base* (fase superior) está relacionada com a raiz do zigoma e com o colo da mandíbula. Os vasos temporais superficiais emergem da base juntamente com o nervo auriculotemporal.

A *superfície lateral (superficial)* está caracterizada por linfonódios envolvidos na

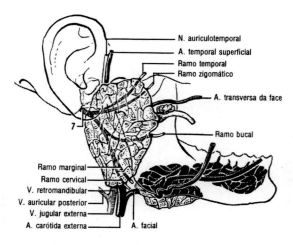

Fig. 58.1 Um diagrama mostrando a localização das três principais glândulas salivares e seus ductos: parótida, submandibular e sublingual. Observe também a glândula parótida acessória acima do ducto parotídico. Embora os detalhes do plexo parotídico de nervos não tenha sido mostrado, os principais ramos do nervo facial estão indicados.

glândula. Esta superfície encontra-se coberta por pele.

A sua *superfície anterior* é sulcada pelo ramo da mandíbula e pelo músculo masseter (Fig. 58.2B). Assim, ela apresenta lábios lateral e medial. O lábio lateral freqüentemente apresenta uma porção destacada, conhecida como *glândula parótida acessória* (Fig. 58.1). O ducto parotídico, o ramo do nervo facial e a artéria transversa da face emergem por baixo do lábio lateral. O lábio medial da superfície anterior pode passar entre os dois músculos pterigóideos, e a artéria maxilar emerge desta parte da glândula.

A *superfície posterior* relaciona-se ao meato acústico externo. Ela está sulcada pelo (1) processo mastóide, pelos músculos esternoclidomastóideos e digástricos, e (2) pelo processo estilóide e os músculos que aí se inserem. A segunda parte da superfície posterior é freqüentemente descrita como *superfície medial*.[3] Anteriormente ao processo estilóide, a borda medial da glândula relaciona-se com a artéria carótida interna. A borda medial faz contato com a parede lateral da faringe. A parte da glândula mais ou menos atrás do processo estilóide relaciona-se com a veia jugular interna e com os últimos quatro nervos cranicos. Esta porção da glândula é perfurada pelo nervo facial, superiormente, e pela artéria carótida externa, inferiormente.

As seguintes estruturas localizam-se parcialmente no interior da glândula parótida, da superfície até a profundidade:

1. O nervo facial entra na superfície posterior da glândula e forma o plexo parotídico (pés anserinos) no interior da glândula.

A glândula parótida consiste de uma porção superficial e de uma porção profunda ("lobo"), ou camada, disposta em torno dos ramos do nervo facial,[4] conectada por um[5] ou mais istmos.[6] A tarefa de excisão cirúrgica da glândula parótida (por exemplo, por um tumor) permanece como um procedimento delicado, pois pode haver uma lesão do nervo facial ("o ponto crítico da cirurgia da parótida") que deve ser mínima.

2. As veias temporal, superficial e maxilar entram na glândula parótida juntamente com as artérias correspondentes, e se unem no interior da glândula para formar a veia retromandibular. Esta última emerge próximo ao ápice da glândula e contribui de uma maneira variável para a formação da veia jugular externa (Fig. 60.6, Cap. 60). A última tem início imediatamente abaixo, ou, ocasionalmente, no interior da glândula parótida.

3. A artéria carótida externa entra na superfície posterior da glândula, inferiormente, e freqüentemente dá origem à artéria auricular posterior no interior da glândula. Este último vaso, então, emerge da superfície posterior. **A carótida externa divide-se, no interior da glândula, em seus ramos terminais:** (a) a artéria temporal superficial, que dá origem à artéria transversa da face, e então emerge da base da glândula; e (b) à artéria maxilar, que emerge do lado medial da superfície anterior e corre para a frente, profundamente ao colo da mandíbula.

Ducto parotídico. O ducto parotídico, de

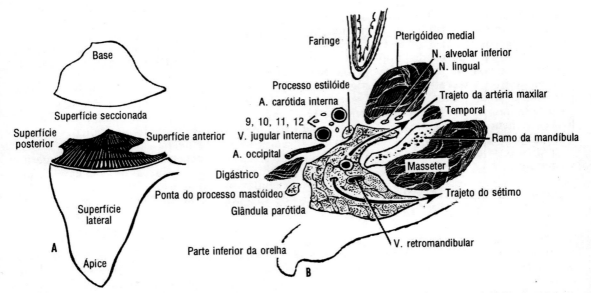

Fig. 58.2 A, *diagrama da face lateral da glândula parótida, em secção horizontal, mostrando as superfícies e os planos de secção de B.* B, *secção horizontal através da glândula parótida e estruturas adjacentes ao nível do atlas.* B *é baseado em Truex e Kellner, e em Parsons.*

cerca de 5 cm de comprimento, emerge por baixo da superfície lateral da glândula. Ele se continua em direção anterior sobre o masseter e, após se voltar medialmente, mais ou menos em ângulo reto, ele perfura o corpo adiposo da bochecha e o músculo bucinador. Após um curto trajeto entre o bucinador e a membrana mucosa da boca, **o ducto parotídico abre-se na cavidade oral, no lado oposto à coroa do segundo molar superior.** A abertura pode ser assinalada por uma projeção denominada *papila parotídica* (Fig. 61.1A, Cap. 61). O ducto parotídico pode ser percebido *in vivo* palpando-se com um dedo no interior da boca.

Com relação à anatomia de superfície, o ducto parotídico corresponde a metade posterior de uma linha desde (1) a junção da asa do nariz com a face a (2) uma distância de um dedo acima do ângulo da mandíbula.[7]

O tipo de ramificação do ducto parotídico pode ser examinado radiologicamente após a injeção de um meio radiopaco (óleo iodado) na abertura do ducto. Este método é denominado sialografia. (V. a Fig. 58.5A.)

Inervação da glândula parótida
(Fig. 58.10)

Cada uma das glândulas salivares é inervada tanto por fibras parassimpáticas quanto simpáticas. No caso das glândulas parótidas, fibras secretomotoras parassimpáticas, pré-ganglionares, passam através dos nervos glossofaríngico, timpânico e petroso menor para alcançar o gânglio ótico, onde fazem sinapses. As fibras pós-ganglionares, então, passam à glândula parótida através do nervo auriculotemporal. Devido às comunicações entre os nervos facial e glossofaríngico, (por exemplo, entre a corda do tímpano e o gânglio ótico), é possível que o nervo facial também envie fibras secretoras para as glândulas parótidas. Realmente, **as fibras secretoras para cada uma das três principais glândulas salivares podem passar tanto pelo nervo facial quanto pelo glossofaríngico.**[8] A inervação simpática para a glândula salivar inclui fibras vasomotoras.[9]

ARTÉRIA TEMPORAL SUPERFICIAL

A artéria temporal superficial, o menor ramo terminal da artéria carótida externa, origina-se na glândula parótida, atrás do colo da mandíbula. Ela cruza o arco zigomático e divide-se em ramos parietal e frontal (Fig. 60.15C, Cap. 60). O nervo auriculotemporal acompanha a artéria temporal superficial e está posterior a ela. As pulsações da artéria podem ser percebidas de encontro ao arco zigomático. As anastomoses entre as várias artérias do couro cabeludo são muito livres, de tal maneira que porções parcialmente destacadas do couro cabeludo podem ser recolocadas com sucesso. Quando um retalho lateral do couro cabeludo é feito cirurgicamente, a incisão tem a forma de uma ferradura com a sua convexidade superior, de tal forma que o retalho contenha intacta a artéria temporal superficial.

Ramos. A artéria temporal superficial dá origem a ramos para a glândula parótida, orelha e fossa temporal, além da artéria transversa da face.

A *artéria transversa da face* origina-se na glândula parótida e corre em direção anterior, através do masseter, entre o arco zigomático, acima, e o ducto parotídico, abaixo, acompanhada por ramos zigomáticos do nervo facial. Ela irriga a glândula parótida e o ducto, o masseter e a pele, e anastomosa-se com ramos da artéria facial.

Os ramos terminais da artéria temporal superficial são os seguintes:

1. O *ramo frontal* irriga os músculos e pele da região frontal. É muito tortuoso. Ele se anastomosa com ramos da artéria oftálmica.

2. O *ramo parietal* irriga a pele e os músculos auriculares.

MÚSCULOS DA MASTIGAÇÃO
(Figs. 58.3 e 58.4)

Os músculos da mastigação são (1) masseter, (2) temporal, (3) pterigóideo medial e (4) pterigóideo lateral. Eles se desenvolvem do mesoderma do arco mandibular e estão inervados pelo nervo mandibular (raiz motora), uma divisão do trigêmio.

O corpo adiposo da bochecha[10] dispõe-se sobre o bucinador e o masseter, e possui várias extensões. Ele, assim como o bucinador, está perfurado pelo ducto parotídico. O corpo adiposo da bochecha contribui para o arredondado da bochecha das crianças. Sugeriu-se que ele evitaria que as bochechas fossem sugadas para o interior durante os fenômenos de sucção da criança.

Masseter

O masseter está coberto (Fig. 58.3F) pela fáscia massetérica. É um músculo quadrilátero, espesso, que se origina da borda inferior e da superfície medial do arco zigomático e que se insere na face lateral do ramo da mandíbula. Pode ser dividido parcialmente em porções superficiais, média e profunda.[11]

Inervação. Um ramo (nervo massetérico) do tronco anterior do nervo mandibular chega à superfície profunda do músculo passando através da incisura mandibular.

Ação. O masseter é um poderoso levantador da mandíbula. Ele pode ser palpado durante o ranger dos dentes.

Fossas temporal e infratemporal

A *fossa temporal* está limitada pela linha temporal, pelo processo frontal do osso zigomático e pelo arco zigomático. Ela se comunica com a fossa infratemporal profundamente ao arco zigomático. O músculo temporal origina-se do assoalho da fossa temporal e, passando por baixo do arco zigomático, penetra na fossa infratemporal.

A *fossa infratemporal* está limitada anteriormente pela superfície posterior da maxila; superiormente, pela superfície infratemporal da asa maior do esfenóide (Fig. 52.18, Cap. 52); medialmente, pela lâmina lateral do processo pterigóide (Fig. 52.12, Cap. 52); e, lateralmente, pelo ramo e pelo processo coronóide da mandíbula. **A fossa infratemporal contém uma parte do temporal, a maior parte dos dois músculos pterigóideos, a artéria maxilar e o plexo pterigóideo, e os nervos mandibulares e corda do tímpano.**

O *plexo venoso pterigóideo* está localizado parcialmente entre o temporal e o pterigóideo lateral, e parcialmente entre os dois músculos pterigóideos. Suas numerosas tributárias incluem (1) à veia facial profunda, que se conecta com a veia facial, e (2) as veias que passam através do forame emissário do esfenóide e o forame oval e se conectam com o seio cavernoso.

A *fáscia temporal* cobre o músculo temporal acima do arco zigomático. Sua parte superior é fina e aponeurótica. Prende-se acima na linha temporal superior. Inferiormente, ela consiste de duas lâminas, que são presas às bordas superiores do arco zigomático. Elas estão separadas inferiormente por tela gordurosa. Sua superfície profunda dá inserção ao temporal.

Temporal

O temporal (Fig. 58.3*E*) é um músculo com forma de leque que se localiza na fossa temporal. Ele se origina do assoalho da fossa, abaixo da linha temporal inferior (ossos frontal, parietal, esfenóide, temporal e, algumas vezes, o zigomático), e da superfície profunda da fáscia temporal. As origens crânicas e fascial (aponeurótica) dão ao músculo uma disposição bipenada. O tendão de inserção passa profundamente ao arco zigomático e insere-se no processo coronóide (superfície medial, ápice e borda anterior) e na borda anterior do ramo da mandíbula.

Inervação. Ramos temporais profundos do tronco anterior do nervo mandibular.

Ação. O temporal mantém a postura mandibular em repouso e eleva a mandíbula na oclusão molar. As fibras posteriores puxam a cabeça da mandíbula em direção posterior, a partir dos tubérculos articulares à fossa mandibular durante o fechamento da boca.

Pterigóideo medial

O pterigóideo medial (Fig. 58.13*B*) localiza-se na face medial do ramo da mandíbula. Ele possui duas cabeças de origem. A maior, a cabeça profunda, origina-se da superfície medial da lâmina lateral do processo pterigóide e do processo piramidal do osso palatino. A cabeça superficial origina-se do processo piramidal do palatino e do tuber da maxila. As duas cabeças envolvem a cabeça inferior do pterigóideo lateral e se unem. O músculo passa em direção inferior e posterior para se inserir na superfície medial da mandíbula, próximo a seu ângulo.

Inervação. Um ramo do nervo mandibular.

Ação. Ele atua como sinergista do masseter na elevação da mandíbula. Os pterigóideos lateral e medial, atuando em conjunto, fazem a protrusão da mandíbula.

Pterigóideo lateral

O pterigóideo lateral (Fig. 58.3*D*) ocupa a fossa infratemporal. Ele apresenta duas cabeças de origem. A cabeça superior origina-se da superfície infratemporal e da crista da asa maior do osso esfenóide. A maior, a cabeça inferior, origina-se da superfície lateral da lâmina lateral do processo pterigóide. O músculo passa em direção posterior, e as fibras convergem para se inserir na cápsula da juntura temporomandibular, no disco articular[12] e numa fossa na parte anterior do colo da mandíbula.

Inervação. Um ramo do tronco anterior do nervo mandibular, que pode provir dos nervos massetéricos ou bucais.

Ação. O pterigóideo lateral, devido a sua inserção no disco articular, é o principal músculo que faz a protração da mandíbula. Além disso, quando a boca está aberta, ele evita que haja um deslocamento posterior do disco articular e da cabeça da mandíbula. A boca

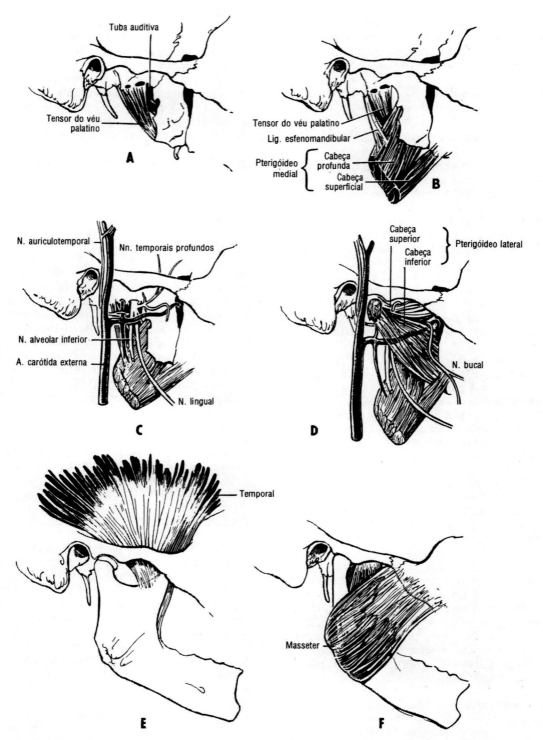

Fig. 58.3 Seis planos sucessivamente mais superficiais na região infratemporal. A, parede medial da fossa infratemporal (compare com a Fig. 52.12) e tensor do véu palatino. B, músculo pterigóideo medial. C, nervo mandibular e artéria maxilar. A corda do tímpano e a artéria meníngica média não apresentam dísticos. D, o músculo pterigóideo lateral. A segunda parte da artéria maxilar está mostrada profundamente à cabeça inferior do pterigóideo lateral; ela é freqüentemente superficial. Observe o nervo bucal, emergindo entre as cabeças do pterigóideo lateral, e o nervo massetérico acima da cabeça superior do músculo. Nesta visão, a cabeça da mandíbula é mostrada na fossa mandibular, porém a mandíbula foi seccionada no colo. E, temporal. Observe as fibras anteriores presas à borda anterior do ramo da mandíbula. F, observe as fibras profundas que passam diretamente em direção inferior.

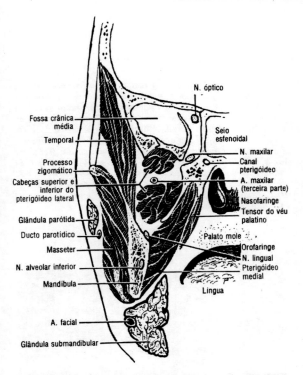

Fig. 58.4 Secção coronal através do ramo da mandíbula. Observe os quatro músculos da mastigação e suas relações. Baseado em Truex e Kellner.

abre-se pelo movimento rotacional dos músculos pterigóideo e digástrico.[13] Fatores alternativos, ou complementares, na abertura da boca são o relaxamento do músculo da mastigação e a gravidade. Em outras palavras, de acordo com a última teoria, os músculos da mastigação são antigravitacionais ou músculos posturais. As duas cabeças podem atuar independentemente.[14]

JUNTURA TEMPOROMANDIBULAR
(Figs. 58.5 e 58.6)

A juntura temporomandibular[15] é uma juntura sinovial entre (1) o tubérculo articular, a fossa mandibular e o tubérculo pós-glenóide[16] do osso temporal, acima, e (2) a cabeça da mandíbula, abaixo. As superfícies articulares são cobertas com tecido fibroso avascular, que pode conter um número variável de células cartilagíneas. Um disco articular divide a juntura em dois compartimentos. **A juntura é lateralmente subcutânea e, medialmente, relaciona-se com a espinha do esfenóide e forame espinhoso; anteriormente, com o pterigóideo lateral e, posteriormente, com a glândula parótida, o nervo auriculotemporal e os vasos temporais superficiais.**

A frouxa *cápsula articular* insere-se no tubérculo articular, na fissura timpanoescamosa e nas bordas da fossa mandibular entre estas duas inserções (Fig. 58.6D). Abaixo, prende-se ao colo da mandíbula. Anteriormente, recebe uma parte da inserção do pterigóideo lateral. Uma porção do colo da mandíbula, posteriormente, é intracapsular.

O *disco articular*[17] é uma lâmina oval de tecido fibroso (algumas vezes contendo áreas de fibrocartilagem), cuja circunferência se conecta à cápsula articular. Atrás, ele se perde em fibras elásticas e num plexo venoso retroauricular.[18] Anteriormente, o disco está ancorado ao tendão do pterigóideo lateral. O disco está fortemente inserido ao côndilo, de tal forma que ele segue a mandíbula nos movimentos de deslizamento. O disco divide a juntura em dois compartimentos separados: um superior, entre o osso temporal e o disco, e um inferior, entre o disco e a mandíbula. A superfície superior do disco é côncavo-convexa e, a inferior, côncava. O disco é de espessura irregular,[19] porém raramente perfurado.

Uma membrana sinovial separada reveste a cápsula em cada um dos dois compartimentos da juntura, porém não cobre nem as superfícies articulares, nem o disco articular. A membrana apresenta pregas e vilosidades.

O *ligamento lateral (temporomandibular)* estende-se do tubérculo, sobre a raiz do zigoma, até a superfície lateral do colo da mandíbula.

O *ligamento esfenomandibular* é uma faixa fina que se localiza medial à juntura. Ele se estende do processo anterior e ligamento do martelo, lábios da fissura petrotimpânica e da espinha do osso esfenóide à língula da mandíbula.[20] Relaciona-se lateralmente com o músculo pterigóideo lateral e com o nervo auriculotemporal, superiormente, e, então, com os vasos maxilar e o colo da mandíbula; inferiormente, com o nervo e vasos alveolares inferiores e uma porção da glândula parótida. Ele se relaciona medialmente com a faringe, acima, e com o músculo pterigóideo medial, abaixo. O ligamento esfenomandibular aparentemente se desenvolve da bainha de cartilagem do primeiro arco faríngico.

O *ligamento estilomandibular* estende-se entre o processo estilóide, acima, e o ângulo e borda superior do ramo da mandíbula, abaixo.

Inervação e irrigação sanguínea. Os ramos dos nervos auriculotemporal e massetérico e/ou temporal, profundo do mandibular inervam a juntura.[21] A irrigação é derivada das artérias temporal superficial e maxilar, ramos da carótida externa.

MOVIMENTOS DA MANDÍBULA
(Fig. 58.5, *B* e *C*)

Os movimentos da mandíbula são contro-

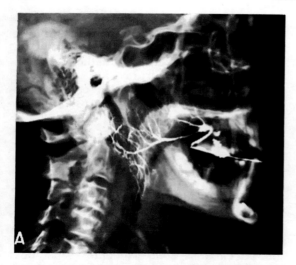

Fig. 58.5 Regiões parotídica, temporal e infratemporal. A, um sialograma parotídico in vivo. Óleo iodado foi injetado através do ducto parotídico. Pode-se observar que a glândula parótida ocupa uma área extensa. B e C, são radiografias mostrando a juntura temporomandibular, (B) com a boca fechada e (C) com a boca aberta. Quando a boca está aberta, a cabeça da mandíbula desliza ligeiramente para a frente na fossa mandibular. A área oval negra atrás da cabeça da mandíbula é o meato acústico externo. A, cort. de Robert S. Sherman, M. D., New York. B e C, cort. de Mr. John A. Hill, Radiografista Superintendente, Birkenhead General Hospital, Birkenhead, England.

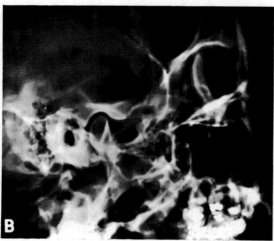
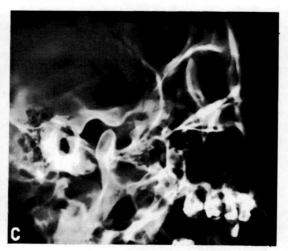

lados mais pelo trabalho de músculos do que pela forma das superfícies articulares ou dos ligamentos. Os movimentos são característicos para cada indivíduo e dependem do tipo, numa maneira similar que dá ao indivíduo um andar característico. Os principais movimentos da mandíbula são depressão, elevação (oclusão), protrusão (protração), retração, movimento lateral e circundução.

Os principais fatores responsáveis por estes movimentos estão resumidos a seguir:

Depressão: pterigóideo lateral, digástrico, gravidade.

Elevação: temporal, masseter, pterigóideo medial.

Protrusão: pterigóideos lateral e medial, masseter.

Retração: temporal (fibras posteriores).

Movimento lateral: temporal e masseter (ipsilateral), pterigóideos lateral e medial (contralateral).

A juntura temporomandibular é a única juntura normal que pode ser deslocada sem a ação de uma força externa. O deslocamento da mandíbula é quase sempre bilateral e o deslocamento é anterior. A cabeça da mandíbula pode escapar em direção anterior para a fossa infratemporal, quando a boca está aberta, isto é, quando a cabeça está situada sobre o tubérculo articular. A redução é acompanhada pela depressão da parte posterior da mandíbula e elevação do mento.

ARTÉRIA MAXILAR

A artéria maxilar (antes denominada maxilar interna), o maior ramo terminal da carótida externa, origina-se na glândula parótida, atrás do colo da mandíbula. Ela apresenta uma extensa distribuição às maxilas e mandíbula, aos músculos da mastigação, ao palato e ao nariz. O seu trajeto pode ser considerado em três partes: mandibular, pterigóidea e pterigopalatina.

1. A *parte mandibular* corre em direção

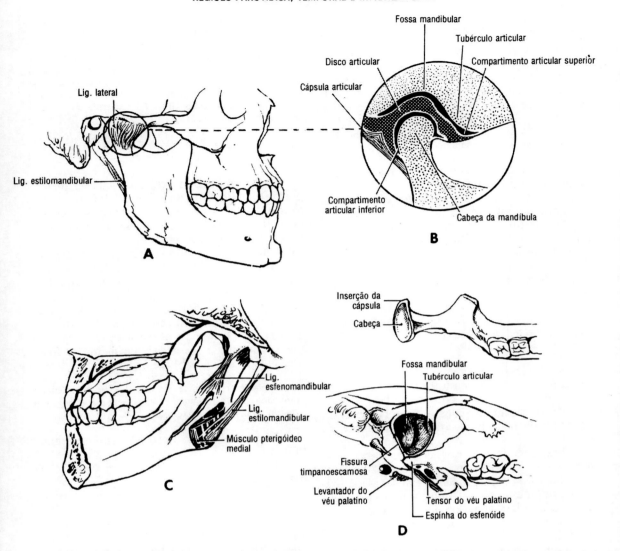

Fig. 58.6 A juntura temporomandibular. A, face lateral. B, face lateral após a retirada parcial da cápsula. C, face medial. D, face superior do processo condilar da mandíbula e face inferior da fossa mandibular e tubérculo articular. Observe a inserção da cápsula em ambos os desenhos, e as origens do levantador e tensor do véu palatino nos dois inferiores. Baseado em Sicher e Tandler.

anterior, entre o colo da mandíbula e o ligamento esfenomandibular. Ela passa ao longo da borda inferior do músculo pterigóideo lateral. A maior parte dos ramos da primeira e segunda partes da artéria maxilar acompanham os ramos do nervo mandibular.

2. A *parte pterigóidea* corre em direção anterior e superior, coberta pelo temporal. Ela se localiza tanto superficial quanto profundamente (Fig. 58.3D) até a cabeça inferior do músculo pterigóideo lateral.[22] Em sua localização superficial, ela está disposta entre o temporal e o pterigóideo lateral; em sua localização profunda, ela se situa entre o pterigóideo lateral e os ramos do nervo mandibular. Os ramos da segunda parte da artéria maxilar irrigam os músculos da mastigação e o bucinador.

3. A *parte pterigopalatina* da artéria maxilar passa entre as cabeças superior e inferior do pterigóideo lateral (Fig. 58.4) e, então, através da fossa pterigopalatina. Ela irriga, em parte, a órbita, face, dentes superiores, palato, cavidade nasal, seios paranasais e a nasofaringe. O seu ramo mais importante é a artéria esfenopalatina. Os nervos que acompanham os ramos da terceira parte da artéria maxilar são derivados do nervo maxilar, tanto diretamente quanto através do gânglio pterigopalatino.

A *veia maxilar* está formada pela união dos vasos do plexo pterigóideo (v. anteriormente). Ela acompanha a primeira parte da artéria maxilar e se une com a veia temporal superficial para formar a veia retromandibular.

Ramos da primeira parte. Estes ramos irrigam principalmente a membrana do tímpano, a dura, o crânio e os dentes inferiores.

1. e 2. As *artérias auricular profunda* e *timpânica anterior* irrigam a membrana do tímpano.

3. **A artéria meníngica média é clinicamente o ramo mais importante da maxilar** (Fig. 58.3C). Ela ascende entre o ligamento esfenomandibular e o pterigóideo lateral, e localiza-se no interior do tensor do véu palatino. Passa entre as duas raízes do nervo auriculotemporal e localiza-se atrás do nervo mandibular. Ela entra na cavidade crânica, passando através do forame espinhoso do esfenóide (Cap. 53).

4. Um *ramo meníngico acessório* pode originar-se tanto[23] da artéria maxilar quanto da artéria meníngica média. Ele passa através do forame oval.

5. A *artéria alveolar inferior* desce entre o ligamento esfenomandibular do ramo da mandíbula. O nervo correspondente localiza-se anteriormente a este, e ambos entram no canal da mandíbula através do forame da mandíbula. A artéria alveolar inferior irriga a membrana mucosa da bochecha, o mento e os dentes inferiores.

Ramos da segunda parte. Estes ramos irrigam principalmente os músculos da mastigação e estão denominados de acordo com eles: *temporal profundo anterior* e *posterior*, *pterigóideo*, *massetérico* e *bucal*.

Ramos da terceira parte. Esta parte da artéria apresenta uma distribuição extensa que inclui os dentes superiores, porções da face e da órbita, o palato e a cavidade nasal.

1. *Artéria alveolar superior posterior* desce na fossa infratemporal, na superfície posterior da maxila, e irriga os dentes molares e pré-molares.

2. A *artéria infra-orbital* origina-se na fossa pterigopalatina, penetra na órbita através da fissura orbital inferior, e corre ao longo do sulco e canal infra-orbitais, e através do forame infra-orbital. Além da órbita, ela irriga a pálpebra inferior, o saco lacrimal, o lábio superior e a bochecha.

As *artérias alveolares superiores anterior* e *média* enviam ramos dentais para o canino e os dentes incisivos.

3. A *artéria palatina descendente* desce através da fossa pterigopalatina e canal palatino maior, e dá origem às *artérias palatinas maior* e *menor* para o palato.

4. A *artéria do canal pterigóideo*, que frequentemente se origina de uma das artérias palatinas, corre em direção posterior através do canal pterigóideo.

5. Um *ramo faríngico* corre em direção posterior, através do canal palatovaginal, e distribui-se ao teto do nariz e faringe.

6. A *artéria esfenopalatina* pode ser considerada como uma terminação da maxilar. Ela penetra na cavidade nasal através do forame esfenopalatino. Ela irriga as conchas nasais, meatos e seios paranasais, e termina sobre o septo nasal. A artéria esfenopalatina é importante nos sangramentos nasais (epistaxe).

NERVO MAXILAR
(Fig. 58.7)

O nervo maxilar (segunda divisão do trigêmio) origina-se do gânglio trigeminal e localiza-se na dura-máter lateral ao seio cavernoso. Ele passa através do forame redondo e entra na fossa pterigopalatina (onde pode ser "bloqueado" passando-se uma agulha através da incisura mandibular e injetando-se um anestésico local). Então, como nervo infra-orbital, ele chega à órbita através da fissura orbital inferior. Termina na face, passando através do forame infra-orbital. Por esta razão, **em seu trajeto, o nervo maxilar atravessa sucessivamente a fossa crânica média, a fossa pterigopalatina, a órbita e a face.**

Exame. A área da pele inervada pelo nervo maxilar é examinada, para sensibilidade, através do uso de algodão e de um alfinete (Fig. 57.6D, Cap. 57).

Ramos. O nervo maxilar dá os seguintes ramos:

1. Um *ramo meníngico* se origina na fossa crânica média.

2. Ramos comunicantes são enviados ao gânglio pterigopalatino.

3. *Ramos alveolares superiores posteriores* emergem através da fissura pterigopalatina, entram em canais na parte posterior da maxila e inervam o seio maxilar, as bochechas, as gengivas e os dentes molares e pré-molares. Eles tomam parte no plexo dental superior.

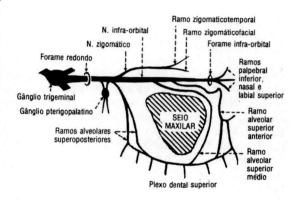

Fig. 58.7 Esquema do nervo maxilar. Face lateral.

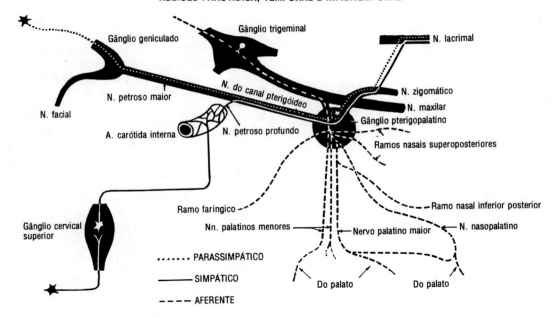

Fig. 58.8 *Esquema do gânglio pterigopalatino e suas conexões. Face lateral.*

4. O *nervo zigomático* entra na órbita através da fissura orbital inferior e se divide, na parede lateral da órbita, em: *(a)* um *ramo zigomaticotemporal,* que perfura o osso zigomático e inerva a pele da região temporal; e *(b)* um *ramo zigomaticofacial,* que perfura o osso zigomático e inerva a pele da face suprajacente. O nervo zigomático comunica-se, na órbita, com o nervo lacrimal, e, por este meio, provavelmente as fibras secretoras são enviadas à glândula lacrimal (Fig. 58.8). Ramos diretos do maxilar para o nervo lacrimal também têm sido descritos.[24]

5. O *nervo infra-orbital,* considerado como uma continuação do maxilar, penetra na órbita através da fissura orbital inferior e ocupa sucessivamente o sulco, canal e forame infra-orbital. Ele termina na face dividindo-se em vários ramos: *palpebral inferior* (para a conjuntiva e pele da pálpebra inferior), *nasal* (para a pele do nariz) e *labial superior* (para a membrana mucosa da boca e pele do lábio). Um *ramo alveolar superior médio* comumente origina-se do nervo infra-orbital, corre pela parede anterior, lateral ou posterior do seio maxilar, e passa à parte pré-molar do plexo dental superior.[25] O *ramo alveolar superior anterior* origina-se do nervo infra-orbital, no canal infra-orbital, que, por ser um canal sinuoso,[26] desce ao longo da parede anterior do seio maxilar. Ele toma parte no plexo dental superior e dá origem a ramos para os caninos e incisivos. Os seus filetes terminais emergem próximo ao septo nasal e inervam o assoalho do nariz. O plexo dental superior está localizado, em parte, sobre a superfície posterior da maxila e, em parte, nos canais ósseos nas faces lateral e anterior da maxila.[27] Ele está formado pelos nervos alveolares anterior e posterior, e, quando presente, pelo médio também.

Os ramos dos nervos maxilar e infra-orbital estão resumidos no Quadro 58.1.

GÂNGLIO PTERIGOPALATINO
(Fig. 58.8)

O gânglio pterigopalatino (esfenopalatino) está situado na fossa pterigopalatina, lateral ao forame esfenopalatino, abaixo do nervo maxilar, anterior ao canal pterigóideo e atrás da concha nasal média. O gânglio pode ser injetado através da incisura da mandíbula e da fossa pterigopalatina. As fibras conectadas ao gânglio geralmente são descritas como suas raízes. Uma raiz parassimpática (motora) chega através do nervo petroso maior e do nervo do canal pterigóideo. Essas fibras, derivadas do nervo facial, fazem sinapses com o gânglio e são, provavelmente, as únicas fibras que o fazem. As fibras pós-ganglionares passam à glândula lacrimal (através dos nervos maxilar, zigomático e lacrimal e também através dos ramos orbitais do gânglio, que passam através da fissura orbital inferior). As fibras parassimpáticas também passam às glândulas nasais e palatina. Uma raiz simpática, derivada do plexo carotídico interno, passa através do nervo petroso profundo e do nervo do canal pterigóideo. Estas fibras são

Quadro 58.1 Resumo dos ramos dos nervos maxilar e infra-orbital

Localização	Ramos
Na fossa crânica média	Ramo meníngico

Na fossa pterigopalatina	Ramos comunicantes (nervos pterigopalatinos) para o gânglio pterigopalatino
	Ramos alveolares superiores posteriores
	Nervo zigomático
	  Ramo zigomaticotemporal
	  Ramo zigomaticofacial

No canal infra-orbital	Ramo alveolar superior médio Ramo alveolar superior anterior
Na face	Ramos palpebrais inferiores Ramos nasais Ramos labiais superiores

pós-ganglionares (originando-se do gânglio cervical superior). Elas simplesmente passam através do gânglio pterigopalatino e se distribuem juntamente com as fibras parassimpáticas.

A raiz aferente ou sensitiva consiste de fibras que conectam o gânglio pterigopalatino com o nervo maxilar. Essas fibras alcançam o gânglio a partir da periferia (órbita, cavidade nasal, palato e nasofaringe) através dos ramos do gânglio pterigopalatino, que são fibras predominantemente do nervo maxilar. Estes ramos são referidos a seguir:

1. *Ramos orbitais* passam ao periósteo da órbita e aos seios etmoidal posterior e esfenoidal.
2. *Ramos nasais superiores posteriores* inervam a cavidade nasal.
3. O *nervo nasopalatino* passa através do forame esfenopalatino, desce ao longo do septo nasal e alcança o palato duro passando através do forame incisivo mediano.
4. Os nervos palatinos descem através dos canais palatinos. O *nervo palatino* maior dá origem aos ramos nasais inferiores posteriores e emerge através do forame palatino maior, inervando o palato. Ele pode apresentar fibras do nervo facial, assim como do nervo maxilar. Os *nervos palatinos* menores emergem através dos forames palatinos menores e inervam o palato mole e a tonsila.
5. O ramo *faríngico* passa em direção posterior através do canal palatovaginal e inerva a mucosa do teto da faringe e o seio esfenoidal.

Os nervos nasal, nasopalatino e palatino contêm, além das fibras sensitivas, fibras secretoras para as glândulas nasal e palatina, e também fibras vasomotoras. Além disso, os nervos palatinos contêm algumas fibras associadas com a gustação; estas alcançam o nervo facial através do nervo petroso maior.

NERVO MANDIBULAR
(Figs. 58.3C e 58.9)

O nervo mandibular (a terceira divisão do trigêmio) origina-se do gânglio trigeminal e, juntamente com a raiz motora do nervo trigêmeo, passa através do forame oval para a fossa infratemporal (onde ele pode ser "bloqueado" passando-se uma agulha através da incisura da mandíbula e injetando-se um anestésico local). Quando passa através da base do crânio, o nervo mandibular se reúne com a raiz motora. O tronco assim constituído se divide quase imediatamente num número de ramos que podem ser classificados em divisão anterior e posterior. O nervo mandibular se relaciona, na base do crânio, com a artéria meníngica média, posteriormente; com o músculo pterigóideo lateral, lateralmente; e com o tensor do véu palatino, medialmente.

Exame. Pesquisam-se, na área da pele inervada pelo nervo mandibular, as sensibilidades através do uso de algodão e um alfinete (Fig. 57.6E, Cap. 57). Os músculos da mastigação são examinados palpando-se o temporal e o masseter enquanto o paciente trinca os dentes.

Ramos. Dois ramos originam-se de um tronco único do nervo mandibular: (1) um *ramo meníngico (nervo espinhoso)*, que acompanha a artéria meníngica média em direção superior através do forame espinhoso; e (2) um *nervo para o pterigóideo medial*, que se diz comumente inervar também o tensor do tímpano e o tensor do véu palatino através do gânglio ótico.

A divisão anterior do nervo mandibular compreende vários pequenos ramos:

1. O *nervo bucal* passa entre as duas cabeças do pterigóideo lateral e torna-se, temporariamente, envolvido na borda anterior do temporal.[28] Seus ramos se difundem na superfície lateral do bucinador. Ele envia fibras sensitivas à pele e à membrana mucosa da bochecha, da gengiva[29] e, talvez, também aos

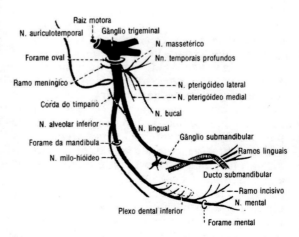

Fig. 58.9 Esquema do nervo mandibular. Face lateral.

dois primeiros molares e pré-molares.[30] Alguns de seus ramos se unem com aqueles dos ramos bucais do nervo facial.

2. O *nervo massetérico* passa acima do pterigóideo lateral, atrás do temporal, e através da incisura da mandíbula para inervar o masseter.

3. Vários *nervos temporais profundos* inervam o temporal.

4. O *nervo para o pterigóideo lateral* inerva este músculo.

A divisão posterior do nervo mandibular é principalmente sensitiva. Ela dá origem ao nervo auriculotemporal e divide-se em nervos lingual e alveolar inferior.

1. O *nervo auriculotemporal* origina-se geralmente por duas raízes que envolvem a artéria meníngica média. O nervo se fragmenta imediatamente em vários ramos,[31] cujo maior se dirige posteriormente, profundamente ao pterigóideo lateral e entre o ligamento esfenomandibular e o colo da mandíbula. Ele está intimamente relacionado com a glândula parótida e passa em direção superior, atrás da juntura temporomandibular. Cruza o zigoma e localiza-se atrás da artéria temporal superficial. Seus ramos terminais estão distribuídos ao couro cabeludo.

O nervo auriculotemporal recebe comunicações do gânglio ótico (carreando fibras secretoras do nervo glossofaríngico para a glândula parótida). E ele inerva a glândula parótida, juntura temporomandibular, a membrana do tímpano, a orelha externa e o couro cabeludo.

A dor proveniente de dentes ou da língua é amiúde referida à distribuição do nervo auriculotemporal na orelha.

2. O *nervo lingual* desce medial ao pterigóideo lateral e, neste ponto, reúne-se à corda do tímpano, um ramo do nervo facial que contém fibras associadas com o paladar. O nervo lingual está localizado anteriormente ao nervo alveolar inferior (com o qual algumas vezes se comunica) e passa entre o pterigóideo medial e o ramo da mandíbula. Ele então se localiza coberto pela membrana mucosa da boca, sendo palpado contra a mandíbula cerca de 1 cm abaixo e atrás do terceiro molar. Logo após, cruza a superfície lateral do hioglosso, passa profundamente ao milo-hióideo e se localiza acima do ducto submandibular. Ele cruza em direção inferior sobre a face lateral do ducto e passa em direção superior no seu lado medial, dispondo-se sobre o genioglosso.

Prossegue em direção anterior ao longo do lado da língua e inerva esta estrutura com fibras sensitivas. Seus ramos terminais se comunicam com aqueles do nervo hipoglosso.

Além da comunicação da corda do tímpano, o nervo lingual dá origem a ramos para o istmo da garganta, o gânglio submandibular e a membrana mucosa sobre a face lateral e dorso dos dois terços anteriores da língua, e também inervando a membrana mucosa da boca, as gengivas e os primeiros dentes

3. O *nervo alveolar inferior* desce anteriormente à artéria do mesmo nome, profundamente ao pterigóideo lateral. Ele passa entre o ligamento esfenomandibular e o ramo da mandíbula, e então através do forame e canal da mandíbula. **Acima de sua entrada no forame da mandíbula, o nervo alveolar inferior pode ser "bloqueado" por via intra-oral com um anestésico local.**

O nervo alveolar inferior dá os seguintes ramos: (1) o *nervo milo-hióideo*, origina-se imediatamente antes do nervo alveolar inferior entre o forame da mandíbula. Ele perfura o ligamento esfenomandibular, corre ao longo de um sulco sobre o ramo da mandíbula e se localiza sobre a superfície inferior do milo-hióideo; inerva o milo-hióideo e o ventre anterior do digástrico. (2) Os *ramos dentais inferiores* originam-se no canal da mandíbula, a partir do plexo dental inferior, e inervam os dentes inferiores. (3) *Ramos gengivais* para as gengivas. (4) O *nervo mental* emerge através do forame mental e inerva a pele do mento e do lábio inferior. (5) O *ramo incisivo* (como a parte terminal do nervo alveolar inferior, após ele dar origem ao nervo mental, é assim denominado) forma um plexo que inerva o canino (algumas vezes) e os dentes incisivos e, freqüentemente, também o incisivo do lado oposto.[32]

GÂNGLIO ÓTICO
(Fig. 58.10)

O gânglio ótico está situado na fossa infratemporal, imediatamente abaixo do forame oval, medialmente ao nervo mandibular, lateralmente ao tensor do véu palatino, anteriormente à artéria meníngica média e posteriormente ao músculo pterigóideo medial. As fibras conectadas com o gânglio são geralmente descritas como suas raízes. A raiz parassimpática (motora) é o nervo petroso menor. Estas fibras pré-ganglionares, derivadas do nervo glossofaríngico, fazem sinapses no gânglio e são as únicas fibras que o fazem. As fibras pós-ganglionares passam ao nervo auriculotemporal. Elas são fibras secretoras para a glândula parótida. Uma raiz simpática é derivada do plexo da artéria meníngica média. Estas fibras são pós-ganglionares (originando-se no gânglio cervical superior). Elas simplesmente passam através do gânglio ótico

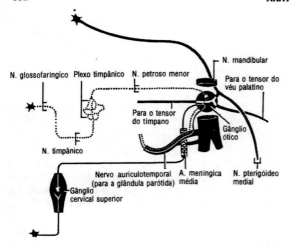

Fig. 58.10 Esquema do gânglio ótico e suas conexões. Face lateral. Observe as fibras parassimpáticas (linhas pontilhadas) e simpáticas (linhas estreitas, contínuas).

e, através do nervo auriculotemporal, inervam os vasos sanguíneos da glândula parótida. Uma raiz eferente assim chamada provém do nervo para o músculo pterigóideo medial. Essas fibras meramente passam através do gânglio e são comumente descritas como para inervar o tensor do tímpano e o tensor do véu palatino. Algumas fibras gustatórias provenientes dos dois terços anteriores da língua podem passar através do gânglio ótico, quando ele é alcançado por uma comunicação a partir da corda do tímpano, e quando ele dá origem a uma comunicação para o nervo do canal pterigóideo.

REFERÊNCIAS

1. S. Rauch, *Die Speicheldrüsen des Menschen*, Thieme, Stuttgart, 1959.
2. G R. L. Gaughran, Ann. Otol., etc., St Louis, 70:31, 1961.
3. F. G. Parsons, J. Anat., Lond., 45:239, 1911.
4. H. Brünner, Anat. Anz., 110:327, 1962.
5. G. L. McWhorter, Anat. Rec., 12:149, 1917. R. A. Davis et al., Surg. Gynec. Obstet., 102:385, 1956.
6. J. McKenzie, J. Anat., Lond., 82:183, 1948. D. H. Patey and I. Ranger, Brit. J. Surg., 45:250, 1957.
7. H. Oppenheim and M. Wing, Arch. Otolaryng., 71:80, 1960.
8. F. L. Reichert, Arch. Neurol. Psychiat., Chicago, 32:1030, 1934.
9. A. Kuntz and C. A. Richins, J. comp. Neurol., 85:21, 1946.
10. R. E. Scammon, Anat. Rec., 15:257, 1919. G. R. L. Gaughran, Anat. Rec., 129:383, 1957. C. Argenson et al., C. R. Ass. Anat., 56:1185, 1972.
11. J. D. B. MacDougall, Brit. dent. J., 98:193, 1955.
12. M. R. Porter, J. prosthet. Dent., 24:555, 1970.
13. R. J. Last, Proc. R. Soc. Med., 47:571, 1954.
14. P. G. Grant, Amer. J. Anat., 138:1, 1973. J. A. McNamara, Amer. J. Anat., 138:197, 1973.
15. B. G. Sarnat (ed.), *The Temporomandibular Joint*, Thomas, Springfield, Illinois, 2nd ed., 1964.
16. T. R. Murphy, Brit. dent. J., 118:163, 1965.
17. B. Thilander, Acta odont. Scand., 22:135, 1964.
18. W. Zenker, Z. Anat. EntwGesch., 119:375, 1956.
19. L. A. Rees, Brit. dent. J., 96:125, 1954.
20. J. Cameron, J. Anat., Lond., 49:210, 1915. J. Bossy and L. Gaillard, Acta anat., 52:282, 1963. J. G. Burch, J. prosthet. Dent., 24:621, 1970.
21. B. Thilander, Trans. roy. Sch. Dent., Stockh. Umeå, 2, 1961.
22. Z. Križan, Acta anat., 41:319 and 42:71, 1960. C. Skopakoff, Anat. Anz., 123:534, 1968.
23. J. J. Baumel and D. Y. Beard, J. Anat., Lond., 95:386, 1961.
24. T. H. Evans, Amer. J. Ophthal., 47:225, 1959.
25. M. J. T. Fitzgerald, J. Anat., Lond., 90:520, 1956. W. L. McDaniel, J. dent. Res., 35:916, 1956. W. Graf and G. Martensson, Acta otolaryng., Stockh., 47:114, 1957. M. F. Gaballah, M. T. Rakhawy, and Z. H. Badawy, Acta anat., 86:151, 1973.
26. F. W. Jones, J. Anat., Lond., 73:583, 1939.
27. M. J. T. Fitzgerald and J. H. Scott, Brit. dent. J., 104:205, 1958.
28. E. G. Sloman, J. Amer. dent. Ass., 26:428, 1939.
29. P. Dziallas, Z. Anat. EntwGesch., 120:466, 1958.
30. D. Stewart and S. L. Wilson, Lancet, 2:809, 1928.
31. J. J. Baumel, J. P. Vanderheiden, and J. E. McElenney, Amer. J. Anat., 130:431, 1971.
32. C. Starkie and D. Stewart, J. Anat., Lond., 65:319, 1931. A. Brunetti, Stomatologia, Milano, 29:85, 1931.

59 REGIÃO SUBMANDIBULAR

A região submandibular é aquela coberta pelo corpo da mandíbula e entre a mandíbula e o osso hióide. Ela contém as glândulas submandibular e sublingual, os músculos supra-hióideos, o gânglio submandibular, e a artéria lingual. Os nervos lingual (Cap. 58) e hipoglosso (Cap. 60) e a artéria facial (Caps. 57 e 60) são discutidos em outros tópicos.

Glândula submandibular

A glândula submandibular é uma das três grandes glândulas salivares pares. Ela é predominantemente do tipo seroso. A glândula compreende uma grande parte superficial, o corpo, e um pequeno processo profundo. **As duas partes continuam-se em torno da borda posterior do milo-hióideo** (Fig. 59.1A).

Anatomia de superfície. A glândula submandibular localiza-se parcialmente acima e parcialmente abaixo da metade posterior da base da mandíbula. Em geral, a glândula é dificilmente palpável.

Relações. **O *corpo* da glândula está localizado no interior e abaixo do trígono digástrico, e também se encontra parcialmente coberto pela mandíbula.** A glândula apresenta três superfícies: inferior, lateral e medial (Fig. 59, 1B). A *superfície inferior* está coberta pela pele, platisma e fáscia, e relacionada com a veia facial e linfonódios submandibulares. A *superfície lateral* relaciona-se com a fóvea submandibular na superfície medial da mandíbula, e também com o músculo pterigóideo medial. A *superfície medial* relaciona-se com o milo-hióideo, o hipoglosso e o digástrico. As superfícies inferior e medial estão cobertas pela fáscia cervical.

O *processo profundo* da glândula submandibular localiza-se entre o milo-hióideo, lateralmente, e o hioglosso, medialmente, e entre o nervo lingual, acima, e o nervo hipoglosso, abaixo (Fig. 59.3).

Ducto submandibular. O ducto submandibular, de cerca de 5 cm de comprimento, emerge do processo profundo da glândula (Fig. 59.1A). Ele se continua entre o milo-hióideo e o hioglosso, onde está cruzado lateralmente pelo nervo lingual, e passa então entre a glândula sublingual e o genioglosso. Os ramos terminais do nervo lingual ascendem do lado medial do ducto. **O ducto submandibular se abre por intermédio de um a três orifícios da cavidade oral, sobre a papila sublingual, ao lado do frênulo da língua.**

Os ramos do ducto submandibular podem ser examinados radiologicamente após a injeção de um meio radiopaco (óleo iodado) na abertura do ducto. Este método é denominado sialografia.

Inervação e irrigação sanguínea. A glândula submandibular é inervada por fibras parassimpáticas, secretomotoras, derivadas principalmente do gânglio submandibular (Fig. 59.4). As fibras pré-ganglionares são derivadas da corda do tímpano, um ramo do facial, e chega ao gânglio através do nervo lingual. As fibras pós-ganglionares chegam à glândula diretamente do gânglio. Devido à presença de uma comunicação entre os nervos glossofaríngico e facial, é possível que a glândula submandibular seja inervada por fibras associadas destes dois nervos crânicos. As fibras simpáticas também inervam a glândula e parecem ser secretomotoras.[1]

Glândula sublingual

A glândula sublingual é a menor das três principais glândulas salivares pares, e é predominantemente do tipo mucoso. Ela se relaciona (Fig. 59.1C) superiormente com a membrana mucosa (prega sublingual) do assoalho da boca; inferiormente com o milo-hióideo, anteriormente com a glândula do lado oposto, posteriormente com o processo profundo da glândula submandibular, lateralmente com a fóvea sublingual, na superfície medial da mandíbula, e medialmente com o genioglosso, do qual está separada pelo ducto submandibular e nervo sublingual.

Ductos sublinguais. Os ductos sublinguais, em número de 10 a 30 aproximadamente, abrem-se, na maioria das vezes, separadamente na cavidade oral, sobre a prega sublingual (Fig. 59.1A); porém, alguns se abrem no ducto submandibular.

Inervação. A glândula sublingual está inervada por fibras parassimpáticas secretomotoras, derivadas principalmente do gânglio submandibular (Fig. 59.4). As fibras pré-

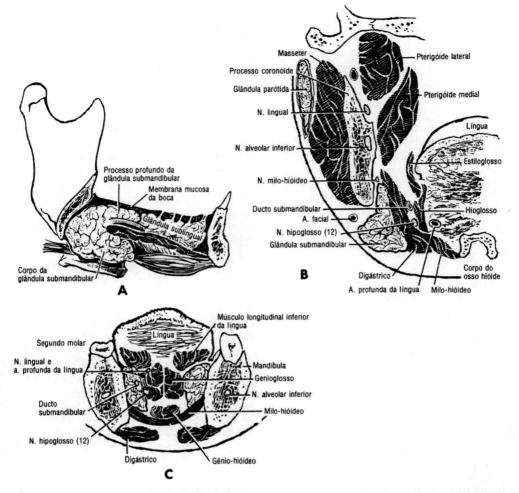

Fig. 59.1 As glândulas submandibular e sublingual. A, face lateral direita, após a retirada de uma parte da mandíbula. B, secção coronal através do ramo da mandíbula e osso hióide para mostrar as relações da glândula submandibular. C, secção coronal através do corpo da mandíbula para mostrar as relações da glândula sublingual. Baseado em Kampmeir, Cooper e Jones.

ganglionares provêm da corda do tímpano, um ramo do nervo facial, e chegam ao gânglio através do nervo lingual. As fibras pós-ganglionares se juntam no nervo lingual e daí alcançam a glândula sublingual. Em virtude da presença de uma comunicação entre os nervos glossofaríngeo e facial, é possível que a glândula sublingual seja inervada por fibras associadas de ambos os nervos cranicos.

Músculos supra-hióideos

Os músculos supra-hióideos (Figs. 59.2 e 60.7) conectam o osso hióide ao crânio. Eles compreendem o digástrico, o estilo-hióideo, o gênio-hióideo e o milo-hióideo. O genioglosso e o hioglosso são descritos com a língua (Cap. 61).

Digástrico (Fig. 60.3, *C* e *D*). O digástrico consiste de dois ventres unidos por um tendão intermediário. O *ventre posterior* origina-se da incisura mastóidea do osso temporal e dirige-se anterior e inferiormente para o osso hióide. O *ventre anterior*, mais curto, prende-se à fossa digástrica na borda inferior da mandíbula, próximo a sua sínfise. Ele está dirigido posterior e inferiormente. O tendão intermédio está preso ao corpo e ao corno maior do osso hióide através de fibras aponeuróticas provenientes da fáscia cervical. Ele comumente passa através do músculo estilo-hióideo.

O ventre posterior do digástico e o estilo-hióideo estão cruzados superficialmente pela veia facial, pelo nervo auricular magno e pelo ramo cervical do nervo facial. As artérias carótidas interna e externa, a veia jugular interna, os três últimos nervos crânicos e o tronco sim-

REGIÃO SUBMANDIBULAR

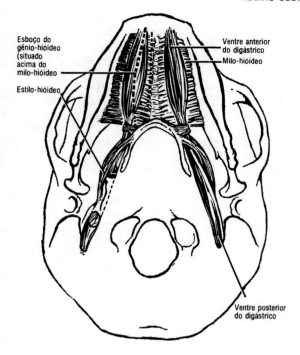

Fig. 59.2 Face inferior do crânio e osso hióide, mostrando os músculos supra-hióideos. Uma porção do ventre posterior do músculo digástrico foi retirada no lado direito do corpo, desta maneira deixando parecer a origem do músculo estilo-hióideo a partir do processo estilóide. O esboço do músculo gênio-hióideo também está indicado neste lado. A maior parte dos músculos supra-hióideos está mostrada novamente na Fig. 60.7. Baseado em von Lanz e Wachsmuth.

pático localizam-se profundamente ao ventre posterior e ao estilo-hióideo.

Inervação. O ventre anterior é inervado pelo ramo milo-hióideo do nervo alveolar inferior e, o posterior, pelo nervo facial.

Ação. O digástrico puxa o mento em direção posterior e inferior durante a abertura da boca, desta maneira auxiliando o pterigóideo lateral na rotação da mandíbula para uma posição de boca aberta. Os ventres anteriores apóiam o osso hióide.[2]

Estilo-hióideo (Fig. 60.7). Trata-se de um músculo fino, localizado ao longo da borda superior do ventre posterior do digástrico. Ele se origina da parte posterior do processo estilóide e insere-se no osso hióide, na junção entre o corpo e o corno maior. O estilo-hióideo comumente é dividido, próximo à sua inserção, pelo tendão do digástrico.

Inervação. Nervo facial.

Ação. O estilo-hióideo desloca o osso hióide para trás e alonga o assoalho da boca. A posição ântero-posterior do osso hióide é determinada pelo estilo-hióideo, pelo gêniohióideo e pelos músculos infra-hióideos.

Milo-hióideo (Fig. 59.3). Está localizado acima do ventre anterior do digástrico. Ele se origina da linha milo-hióidea, na superfície interna da mandíbula; estende-se do último dente molar quase até a sínfise mental. As fibras encontram-se dirigidas para o plano mediano, onde terminam, na maior parte das vezes, sobre uma rafe tendínea, mediana. As fibras posteriores, todavia, inserem-se no corpo do osso hióide. Os dois músculos milo-hióideos em conjunto formam o assoalho muscular *(diafragma oral)* abaixo da parte anterior da boca. O milo-hióideo parcialmente cobre o hioglosso.

Inervação. Ramo milo-hióideo do nervo alveolar inferior.

Ação. Os dois milo-hióideos formam o diafragma muscular que suporta a língua. A contração do milo-hióideo eleva o assoalho da boca e, desta forma, faz com que este se torne mais raso.[4] Ele eleva a língua, e os dentes são mantidos em oclusão; produz um aumento de pressão na língua, forçando-a em direção posterior, como ocorre durante a deglutição. Os milo-hióideos forçam tanto sólidos quanto líquidos da orofaringe para a laringofaringe.[5]

Gênio-hióideo (Figs. 59.5; 63.4, Cap. 63). O gênio-hióideo está situado acima do milo-hióideo. Ele se origina do tubérculo mental inferior, atrás da sínfise da mandíbula, e insere-se na parte anterior do corpo do osso hióide. Ele está em contato ou fundido com o músculo do lado oposto (Fig. 59.1C).

Inervação. Um ramo do nervo hipoglosso. Este ramo consiste de fibras do primeiro (e talvez do segundo) nervo cervical.

Ação. O gênio-hióideo faz a protrusão do hióide, desta forma encurtando o assoalho da boca.

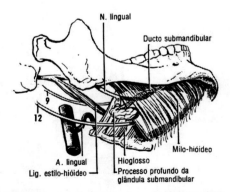

Fig. 59.3 Relações dos músculos milo-hióideo e hioglosso. O nervo lingual, o processo profundo da glândula submandibular, o ducto submandibular e o nervo hipoglosso passam profundamente à borda posterior do milo-hióideo. O gânglio submandibular está mostrado preso ao nervo lingual. O nervo glossofaríngico, o ligamento estilo-hióideo e a artéria lingual passam profundamente à borda posterior do hioglosso.

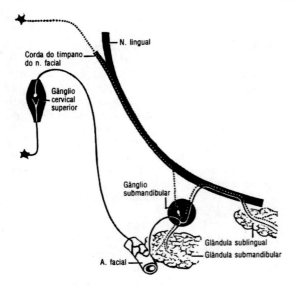

Fig. 59.4 Esquema do gânglio submandibular e suas conexões. Aspecto lateral. Observe as fibras parassimpáticas (linhas pontilhadas) e as simpáticas (linhas estreitas, contínuas).

Gânglio submandibular (Fig. 59.4)

O gânglio submandibular está situado na superfície lateral do músculo hioglosso, medial ao milo-hióideo, abaixo do nervo lingual, acima do ducto submandibular e do nervo hipoglosso. O gânglio está suspenso ao nervo lingual por vários ramos comunicantes. As fibras que se conectam com o gânglio são geralmente descritas como suas raízes. Uma raiz parassimpática (motora) provém do nervo lingual. Estas fibras pré-ganglionares, derivadas da corda do tímpano, fazem sinapse no gânglio, e são as únicas fibras a fazê-lo. As fibras pós-ganglionares passam à glândula submandibular, para a qual elas são secretoras, através dos ramos glandulares do gânglio submandibular. Alguns dos ramos se juntam ao nervo lingual e chegam às glândulas sublingual e lingual. Porções do gânglio submandibular podem ser encontradas na glândula submandibular. Uma raiz simpática deriva-se do plexo da artéria facial. Estas fibras são pós-ganglionares (originando-se no gânglio cervical superior). Elas simplesmente passam através do gânglio submandibular e são distribuídas juntamente com as fibras parassimpáticas. Assim, o gânglio submandibular é essencialmente uma estação sináptica para as fibras secretomotoras pré-ganglionares do nervo facial.

Artéria lingual (Fig. 59.5)

A artéria lingual origina-se da parte anterior da carótida externa, ao nível ou acima do osso hióide. Seu trajeto pode ser considerado em três partes: posterior, profundo e anterior ao músculo hioglosso, respectivamente. A *primeira parte* da artéria lingual está localizada principalmente no trígono carótico e forma

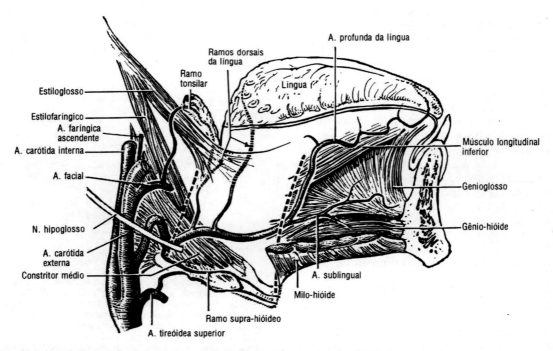

Fig. 59.5 Artéria lingual. As linhas interrompidas indicam as bordas do músculo hioglosso retirado.

uma alça sobre o constritor médio da faringe. A alça está cruzada pelo nervo hipoglosso. A *segunda parte* da artéria passa profundamente ao hioglosso e corre ao longo da borda superior do osso hióide. Ela se localiza sobre o constritor médio. A *terceira parte* da artéria, artéria profunda da língua, está descrita abaixo.

Ramos. A artéria lingual dá os seguintes ramos: (1) um *ramo supra-hióideo*, que se anastomosa com o do lado oposto; (2) *ramos dorsais da língua* para o dorso da língua; (3) a *artéria sublingual* para a glândula sublingual; (4) a *artéria profunda da língua (artéria ranina)*, a terminação da lingual, que ascende entre o genioglosso e o músculo longitudinal inferior da língua. Ela passa ao longo da superfície inferior da língua e anastomosa-se com a do lado oposto.

REFERÊNCIAS

1. J.-E. Laage-Hellman and B. C. R. Strömblad, J. appl. Physiol., *15*:295, 1960.
2. S. Carlsöö, Acta anat., 26:81, 1956.
3. R. J. Last, Int. dent. J., 5:338, 1955.
4. R. J. Last, Proc. R. Soc. Med., 47:571, 1954.
5. J. Whillis, J. Anat., Lond., *80*:115, 1946.

60 O PESCOÇO

ESTRUTURAS SUPERFICIAIS DO PESCOÇO

ESTERNOCLIDOMASTÓIDEO E TRAPÉZIO

Esternoclidomastóideo. O esternoclidomastóideo *(cleid* — refere-se à clavícula*)* ou, mais simplesmente, esternomastóideo, estende-se obliquamente no pescoço, desde a juntura esternoclavicular até o processo mastóide (Figs. 60.2 e 60.3*B*). Ele apresenta duas cabeças de origem: uma arredondada, tendínea e esternal, com origem na parte anterior do manúbrio (Fig. 26.2); outra achatada, clavicular, que se origina da superfície superior do terço medial da clavícula (Figs. 11.2 e 13.3). A cabeça clavicular varia bastante em largura, e um espaço de tamanho variável encontra-se entre as duas cabeças. O músculo insere-se na superfície lateral do processo matóide (Fig. 52.11) e na metade lateral ou nos dois terços da linha superior da nuca, no osso occipital (Fig. 52.15).

O esternomastóideo é cruzado pelo platisma, pela veia jugular externa e pelos nervos auricular magno e transverso do pescoço. O esternomastóideo cobre os grandes vasos do pescoço, o plexo cervical e uma porção de vários outros músculos (esplênio, digástrico, levantador da escápula, escalenos, esterno-hióideo, esternotireóideo e omo-hióideo), e a cúpula da pleura.

O esternomastóideo é "o músculo-chave" do pescoço porque ele divide a área quadrilátera lateral do pescoço em trígonos anterior e posterior (Fig. 60.3*B*).

Trapézio. O trapézio (Fig. 13.2) origina-se do terço medial da linha superior da nuca, da protuberância occipital externa, do ligamento da nuca, dos processos espinhosos das últimas vértebras e de todas as vértebras torácicas, assim como também do ligamento supra-espinhal. As fibras originadas do osso occipital e do ligamento da nuca inserem-se na borda posterior e superior do terço lateral da clavícula. O restante das fibras se insere no acrômio e na espinha da escápula, como foi descrito com o membro superior (Cap. 13).

Inervação do esternoclidomastóideo e do trapézio. Ambos os músculos são inervados principalmente pelo nervo acessório (11.º nervo craniano).

Há também uma inervação (talvez proprioceptiva,[1] assim como motora) proveniente dos ramos ventrais dos nervos cervicais (esternoclidomastóideo. C2, 3; trapézio, C3, 4).

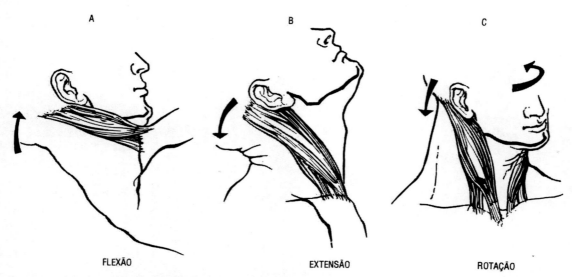

Fig. 60.1 Ações do esternoclidomastóideo. **A**, *flexão a partir de uma posição em decúbito.* **B**, *extensão.* **C**, *flexão lateral e rotação contralateral da face.*

O PESCOÇO

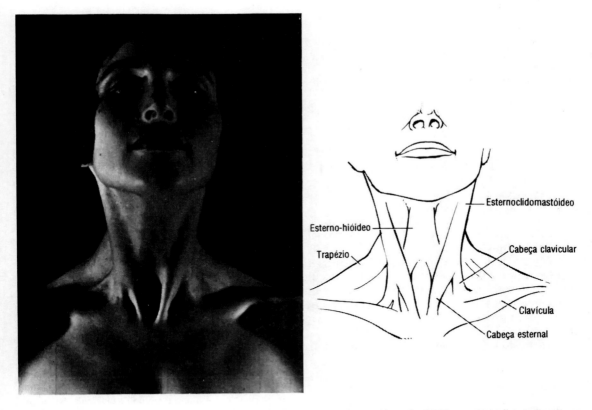

Fig. 60.2 Anatomia de superfície do pescoço. Os músculos esternoclidomastóideos, incluindo-se suas cabeças de origem esternal e clavicular, são claramente visíveis. A cada lado, o trígono anterior do pescoço está limitado pela borda anterior do esternoclidomastóideo, pela linha mediana anterior do pescoço e pela borda inferior da mandíbula. De J. Royce, Ph. D., Surface Anatomy, Davis, Philadelphia, 1965; cort. do autor e do publicante.

Ações do esternoclidomastóideo e do trapézio. O trapézio eleva e gira a escápula, como foi explicado na secção do membro superior. O trapézio é provavelmente o único músculo do pescoço que pode ser relaxado.[2]

Os músculos esternoclidomastóideos, atuando em conjunto, inclinam a cabeça para frente contra uma resistência (Fig. 60.1A). Embora os esternoclidomastóideos tracionem a parte cervical da coluna vertebral para frente em flexão, suas fibras posteriores provavelmente estendem as junturas atlantooccipitais (Fig. 60.1B). Em qualquer caso, os esternoclidomastóideos são ativos durante a extensão destas junturas.[3] Os esternoclidomastóideos são de importância na respiração somente quando a freqüência de ventilação está elevada e os músculos originários de inspiração estão operando em desvantagem. Quando um dos músculos se contrai, a cabeça inclina-se lateralmente em direção a este lado, e a face gira para o lado oposto (Fig. 60.1C). Na rotação sem resistência, os esternoclidomastóideos estão usualmente ativos somente ao término do movimento.

O espasmo do esternoclidomastóideo, que pode ter como origem várias causas, produz uma rigidez do pescoço (torcicolo).

A flexão da cabeça é executada ordinariamente por gravidade e desenvolvida por um relaxamento regulado dos músculos extensores. A flexão ativa é feita principalmente pelos músculos esternoclidomastóideos e longo da cabeça. Os esternoclidomastóideos são os principais flexores, e suas ações são mais bem observadas quando a pessoa está deitada em decúbito dorsal e eleva a cabeça (Fig. 60.1A).

TRÍGONOS DO PESCOÇO

O pescoço, quando visto lateralmente (Fig. 60.3B), apresenta um esboço grosseiramente quadrilátero que contém os seguintes limites:
Superior: borda inferior da mandíbula e uma linha que vai do ângulo da mandíbula ao processo mastóide.
Inferior: face superior da clavícula

Anterior: linha mediana anterior do pescoço.
Posterior: borda anterior do trapézio.
Esta área está dividida pelo músculo esternoclidomastóideo em dois trígonos, um anterior, na frente do músculo, e um posterior, atrás.

TRÍGONO POSTERIOR DO PESCOÇO

Os limites do trígono posterior do pescoço são os seguintes:
Inferior: face superior do terço intermédio da clavícula.
Posterior: borda anterior do trapézio.
Anterior: borda posterior do esternoclidomastóideo.

O trígono posterior está cruzado pelo ventre inferior do omo-hióideo, e este músculo foi usado para dividir o trígono posterior em duas pequenas áreas, a saber, os trígonos occipital e supraclavicular, como mostra a Fig. 60.3C.

Teto do trígono posterior. O teto do trígono posterior está formado pela camada de revestimento da fáscia e pelo platisma. A fáscia está perfurada pela veia jugular interna e pelos nervos supraclaviculares.

Conteúdo do trígono posterior (Fig. 60.4B). **Os mais importantes elementos do trígono posterior são o nervo acessório, os linfonódios, o plexo braquial e a terceira parte da artéria subclávia.** O nervo acessório cruza o ponto médio do trígono posterior e localiza-se sobre o levantador da escápula. Ele está localizado no teto fascial do trígono, enquanto que o plexo braquial se localiza profundamente à lâmina de revestimento e à lâmina pré-vertebral da fáscia. Outros elementos do trígono posterior incluem o nervo dorsal da escápula para o rombóide, o nervo torácico longo para o serrátil anterior, o nervo para o subclávio, o nervo supra-escapular e a artéria transversa do pescoço.

O plexo braquial (Figs. 13.7 a 13.9), formado pelos ramos ventrais dos quatro nervos cervicais inferiores (C5, 6, 7 e 8) e o primeiro nervo torácico, deve ser revisto neste momento (Cap. 13). Os nervos que formam o plexo estão dispostos entre o escaleno anterior e o escaleno médio. O plexo braquial encontra-se no trígono posterior do pescoço, abaixo de uma linha, a partir da borda posterior do esternoclidomastóideo, ao nível da cartilagem cricóide, até o ponto médio da clavícula. **Nesta área, o plexo pode ser "bloqueado" pela injeção de um anestésico local entre a primeira costela e a pele acima da clavícula.** O bloqueio do plexo braquial é útil cirurgicamente porque ele mantém insensível todas as estruturas profundas do membro superior e da pele distais ao ponto médio do braço.

Assoalho do trígono posterior. O assoalho do trígono posterior (Fig. 60.4A) está formado pelo esplênio da cabeça, pelo levantador da escápula, pelo escaleno médio e posterior e pela primeira digitação do serrátil anterior. Estes músculos estão cobertos pela lâmina pré-vertebral da fáscia. Algumas vezes uma pequena parte do semi-espinhal da cabeça é visível superiormente no ápice do trígono.

Nervo acessório (ramo externo)

O nervo acessório (11.º crânio) compreende a porção crânica e espinhal; ambas passam pelo forame jugular, onde trocam fibras ou se unem por uma curta distância. As duas porções separam-se abaixo do forame, e a porção crânica (ramo interno) reúne-se ao vago e juntamente com ele se distribui (Cap. 60).

O ramo externo do nervo acessório corre em direção posterior e inferior, para se distribuir ao esternoclidomastóideo e ao trapézio. Ele cruza o processo transverso do atlas e passa profundamente ao processo estilóide e ao ventre posterior do digástrico. Freqüen-

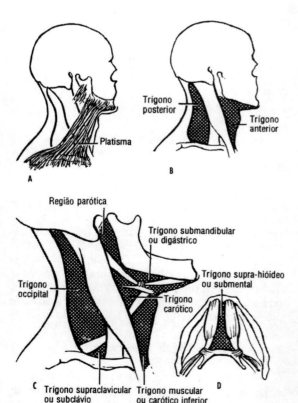

Fig. 60.3 Trígonos do pescoço. A, mostrando o platisma, que forma uma parte do teto de ambos os trígonos anterior e posterior. B, mostrando as subdivisões gerais pelo esternoclidomastóideo em trígonos anterior e posterior. C e D, mostrando as pequenas divisões dos trígonos.

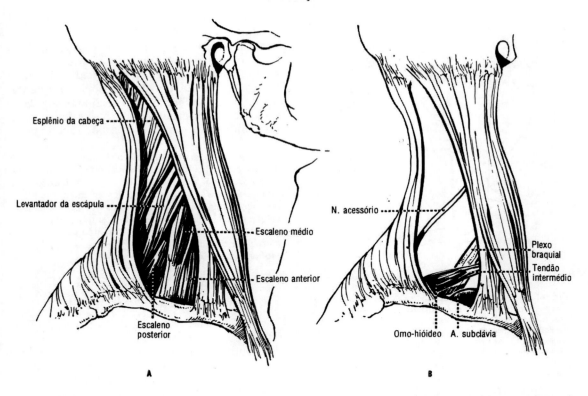

Fig. 60.4 Trígono posterior do pescoço. **A,** *assoalho.* **B,** *conteúdo principal. O plexo braquial encontra e segue o trajeto da artéria subclávia, porém ele se localiza um pouco mais posterior e lateralmente.* A porção da terceira parte da artéria subclávia mostrada aqui é o local para compressão.

temente perfura a superfície profunda do esternoclidomastóideo, porém algumas vezes permanece profundamente a este músculo. Ele inerva o esternoclidomastóideo e comunica-se com os ramos do segundo nervo cervical. **Acima do ponto médio da borda posterior do esternoclidomastóideo, o nervo acessório cruza o trígono posterior do pescoço obliquamente, localizando-se sobre o levantador da escápula e relacionando-se com os linfonódios (Fig. 60.4B).** Ele se comunica com os ramos do segundo e terceiro nervos cervicais. Cerca de 5 cm acima da clavícula, passa profundamente à borda anterior do trapézio e forma um plexo com os ramos do quarto e terceiro nervos cervicais. Ele inerva o trapézio.

O ramo externo do nervo acessório é examinado pedindo-se ao paciente que eleve os ombros (trapézio) e, então, girando sua cabeça (esternoclidomastóideo).

Ramos superficiais do plexo cervical

O *plexo cervical* **está localizado profundamente na parte superior do pescoço, coberto pela veia jugular interna e pelo esternoclidomastóideo.** Ele está formado pelos ramos ventrais dos quatro primeiros nervos cervicais (Cap. 60). Os ramos superficiais ou cutâneos do plexo (Fig. 60.5) são os nervos occipital menor, auricular magno e transverso do pescoço (C2, 3), e os nervos supraclaviculares (C3, 4). **Todos estes ramos superficiais emergem próximo ao ponto médio da borda posterior do esternoclidomastóideo.**

Nervo occipital menor. O nervo occipital menor faz a volta em torno do nervo acessório, ascende ao longo da borda posterior do esternoclidomastóideo, corre atrás da orelha e inerva a pele da face lateral da cabeça e da superfície crânica da orelha.

Nervo auricular magno. O nervo auricular magno passa em torno da borda posterior do esternoclidomastóideo (onde é ocasionalmente palpável como um pequeno nódulo[5]) e ascende obliquamente através deste músculo até a glândula parótida, onde se divide para inervar a pele sobre a glândula e sobre o processo mastóide, juntamente com as duas superfícies da orelha.

Nervo transverso do pescoço. O nervo transverso do pescoço passa em torno do ponto médio da borda posterior do esternoclidomastóideo e cruza este músculo profun-

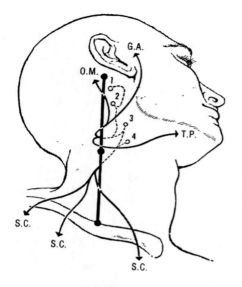

Fig. 60.5 Esquema dos ramos cutâneos do plexo cervical. A linha vertical indica a borda posterior do esternoclidomastóideo, e os ramos do plexo emergem no ponto médio de sua borda. A. M., nervo auricular magno; O. M. nervo occipital menor; S. C. nervos supraclaviculares; T. P., nervo transverso do pescoço. Os números 1, 2, 3 e 4 indicam os quatro primeiros nervos cervicais. Baseado em von Lanz e Wachsmuth.

damente ao platisma. Ele se divide em ramos que inervam a pele lateral e anterior do pescoço.

Nervos supraclaviculares. Emergem como um tronco comum abaixo da borda posterior do esternoclidomastóideo. O tronco divide-se em *nervos supraclaviculares anterior, médio* e *posterior,* que descem, cobertos pelo platisma, no trígono posterior, cruzam a clavícula superficialmente e inervam a pele do ombro até o plano mediano.

Veia jugular externa (Fig. 60.6)

A veia jugular externa drena grande parte da face e do couro cabeludo, e também contém uma fração significante de sangue cerebral. Ela começa imediatamente abaixo ou, ocasionalmente, no interior da glândula parótida. Ela está formada mais freqüentemente pela união da veia auricular posterior e da veia retromandibular, porém seu modo de formação é altamente variável.[6] Ela corre em direção inferior e posterior, cruzando obliquamente o esternoclidomastóideo, coberta pelo platisma. Ela perfura a fáscia no trígono posterior do pescoço e termina na subclávia ou, algumas vezes, na veia jugular interna. Seu tamanho varia inversamente com aquele de outras veias do pescoço. Ela apresenta duas válvulas que, todavia, não evitam a regurgitação de sangue.

Anatomia de superfície. A veia jugular externa estende-se em direção inferior e posterior a partir do ângulo da mandíbula até o ponto médio da clavícula. **Ela é freqüentemente visível sobre o esternoclidomastóideo** e pode ser mais proeminente ao se fazer qualquer indivíduo soprar com a boca fechada.

Tributárias. As tributárias, que variam bastante na disposição, incluem as *veias retromandibular* e *auricular posterior,* e comunicações com a veia jugular interna. Uma *veia jugular anterior* pode descer anteriormente no pescoço, voltar-se lateralmente, passar profundamente ao esternoclidomastóideo, e, então, entrar tanto na jugular externa quanto na subclávia. Um arco jugular inconstante pode conectar as veias jugulares anteriores direita e esquerda acima do esterno.

TRÍGONO ANTERIOR DO PESCOÇO

Os limites do trígono anterior (Fig. 60.3B) são os seguintes:
Superior: borda inferior da mandíbula e uma linha que vai desde o ângulo da mandíbula até o processo mastóide.

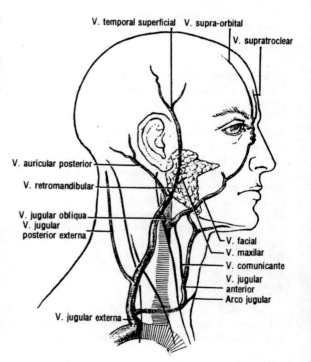

Fig. 60.6 Esquema das veias superficiais da cabeça e pescoço. Somente um tipo está mostrado; porém, deve-se evidenciar que a disposição destas veias é altamente variável. As veias jugular interna, subclávia e braquiocefálica não apresentam dísticos. V. também a Fig. 57.5B para os vasos faciais.

Anterior: a linha mediana anterior do pescoço.
Posterior: borda anterior do esternoclidomastóideo.

O trígono anterior está cruzado pelo digástrico e estilo-hióideo e pelo ventre superior do omo-hióideo. Dependendo destes músculos, vários esquemas foram propostos para subdividir o trígono anterior numa série de pequenos trígonos. Os nomes e limites das quatro principais áreas são os seguintes:

1. Trígono digástrico (submandibular). Este está limitado pela borda inferior da mandíbula e pelos dois ventres do digástrico. O termo trígono submandibular também foi usado para a área limitada pela borda inferior da mandíbula, ventre posterior do digástrico, osso hióide e a linha mediana anterior do pescoço.

2. Trígono submental (supra-hióideo). Esta área está limitada pelo corpo do osso hióide e pelo ventre anterior do digástrico a cada lado (Fig. 60.3B). Esta, por sua vez, se estende através da linha mediana anterior do pescoço. O músculo milo-hióideo forma o seu assoalho.

3. Trígono carótico. **O trígono carótico está limitado pelo ventre posterior do digástrico, ventre superior do omo-hióideo, e pela borda anterior do esternoclidomastóideo.**

4. Trígono muscular (carótico inferior). Esta área está limitada pelo ventre superior do omo-hióideo, borda anterior do esternoclidomastóideo e linha mediana anterior do pescoço. O esterno-hióideo e o esternotireóideo formam o seu assoalho.

Teto do trígono anterior

O teto do trígono anterior está formado pela fáscia e pelo platisma. O ramo cervical do nervo facial e o nervo transverso do pescoço localizam-se profundamente ao platisma.

Platisma. O platisma (Fig. 60.3A) é uma camada muscular quadrilátera que se estende sobre a face anterior e lateral do pescoço, e está localizado na tela subcutânea, isto é, superficial à fáscia cervical. Ele se origina da tela subcutânea e da pele sobre a parte superior do deltóide e do peitoral maior. Insere-se principalmente sobre a borda inferior da mandíbula, mas também na pele e músculos em torno da boca. Além disso, suas fibras mais anteriores podem cruzar o plano mediano e decussar com aquelas do lado oposto. O platisma é extremamente variável no seu grau de desenvolvimento; todavia, em algumas pessoas, pode contrair um ou ambos os platismas voluntariamente.[7] Ele forma uma parte do teto dos trígonos anterior e posterior do pescoço.

O platisma é inervado pelo ramo cervical do nervo facial.

O platisma eleva e traciona, em direção anterior, a pele do pescoço e do ombro e diminui a concavidade entre a mandíbula e a parte lateral do pescoço. Desta maneira, ele provavelmente alivia a pressão sobre as veias subjacentes.[8]

Assoalho e conteúdos do trígono anterior

O assoalho do trígono digástrico está formado pelo milo-hióideo e hioglosso. Os principais constituintes são a glândula submandibular, a artéria facial (profunda à glândula) e a veia facial (superficial à glândula). Posteriormente, na região parotídica, porções da glândula parótida e a artéria carótida externa são encontradas. A artéria carótida interna, a veia jugular interna e os nervos glossofaríngico e vago estão situados mais profundamente.

O assoalho do trígono carótico está formado por partes do tireo-hióideo, hioglosso e dos constritores inferior e médio da faringe. **O principal conteúdo inclui porções das artérias carótidas comum, externa e interna, e a veia jugular interna, todas cobertas pela borda anterior do esternoclidomastóideo.** Alguns dos ramos da artéria carótida externa (artérias tireóidea superior, lingual e facial), as tributárias correspondentes da veia jugular interna e porções dos últimos três nervos crânicos estão também presentes no trígono carótico. A laringe e a faringe e os nervos laríngicos interno e externo estão profundamente dispostos nesta área.

Músculos infra-hióideos

Os músculos infra-hióideos (Fig. 60.7) são quatro músculos em forma de fita que prendem o osso hióide ao esterno, à clavícula e à escápula. Eles estão dispostos (1) num plano superficial, que compreende o esterno-hióideo e o omo-hióideo, e (2) num plano profundo, que compreende o esternotireóideo e tireo-hióideo.

Esterno-hióideo. O esterno-hióideo origina-se da parte posterior do manúbrio e/ou da extremidade medial da clavícula. Ele se insere na borda inferior do corpo do osso hióide.

Omo-hióideo. O omo-hióideo consiste de dois ventres unidos por um tendão intermediário. O ventre inferior origina-se da borda superior da escápula, próximo à incisura supra-escapular, e, ocasionalmente, do ligamento supra-escapular.[9] O ventre inferior,

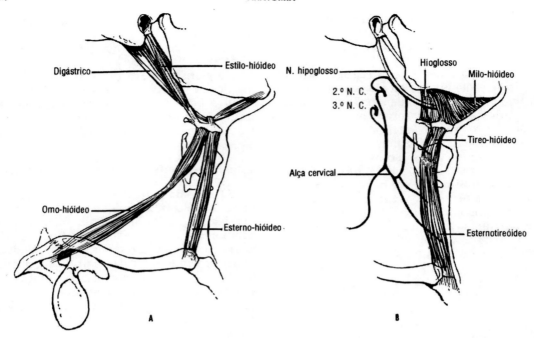

Fig. 60.7 *Músculos supra-hióideo e infra-hióideo.* A *mostra os músculos mais superficiais,* B, *os músculos mais profundos. O gênio-hióideo não está mostrado (v. Fig. 63.4). Os músculos supra-hióideos também estão mostrados na Fig. 59.2. Os músculos infra-hióideos estão inervados principalmente pela alça cervical, como mostrado em* B.

então, passa em direção anterior e superior, coberto pelo esternoclidomastóideo, para terminar no tendão intermédio. Daí o ventre superior passa em direção superior para se inserir na borda inferior do corpo do osso hióide. O tendão intermédio situado profundamente ao esternoclidomastóideo, prende-se ao manúbrio e à primeira cartilagem costal por um feixe fascial, e também está preso à clavícula.

Esternotireóideo. O esternotireóideo está coberto pelo esterno-hióideo. Ele se origina da parte posterior do manúbrio e, variavelmente, a partir das cartilagens costais superiores. Insere-se numa linha oblíqua sobre a lâmina da cartilagem tireóide.

Tireo-hióideo. O tireo-hióideo pode ser considerado como uma continuação superior do esterno-hióideo. Ele se origina da linha oblíqua da cartilagem tireóide e está inserido na borda inferior do corno maior do osso hióide.

Inervação. O esterno-hióideo, o omo-hióideo, e o esternotireóideo são inervados pela alça cervical (Cap. 60) e sua raiz superior. O tireo-hióideo é inervado diretamente por um ramo do nervo hipoglosso. Acredita-se todavia, que todas as fibras para os músculos infra-hióideos sejam derivadas basicamente dos primeiros três nervos cervicais.

Ações. Os músculos infra-hióideos atuam como um grupo para deprimir a laringe, o osso hióide e o assoalho da boca, ou para determinar uma resistência a sua elevação, de acordo com as circunstâncias. O nível vertical do osso hióide é determinado pelo milo-hióideo e pelos infra-hióideos. A posição ântero-posterior do osso hióide é determinada pelo estilo-hióideo, pelo gênio-hióideo e pelos músculos infra-hióideos.[10]

Os músculos infra-hióideos mostram uma atividade quando a boca está aberta contra uma resistência.[11]

O omo-hióideo provavelmente alivia a pressão no ápice dos pulmões e sobre a veia jugular interna (a qual se prende à camada fascial e conecta o tendão intermédio à clavícula).

ESTRUTURAS PROFUNDAS DO PESCOÇO

As vértebras cervicais devem ser estudadas em conjunto com as estruturas profundas do pescoço (Cap. 48 e Figs. 60.8 e 60.9).

A parte inferior do pescoço é a região de junção entre o tórax e os membros superiores.

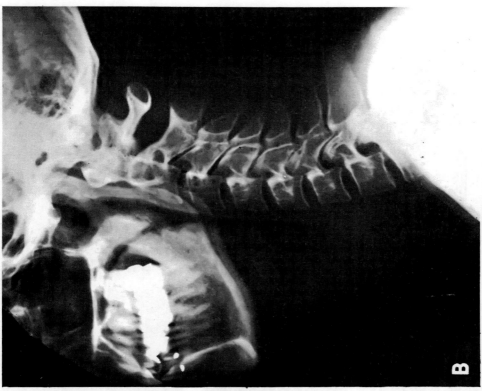
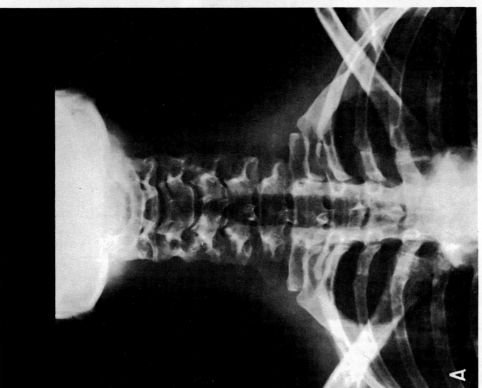

Fig. 60.8 Vértebras cervicais. A, radiografia ântero-posterior. Observe a área translucente formada pela laringe e pela traquéia. B, radiografia lateral. Observe os arcos anterior e posterior do atlas, a curva das vértebras cervicais e as inclinações das facetas articulares. Observe também as obturações metálicas nos dentes.

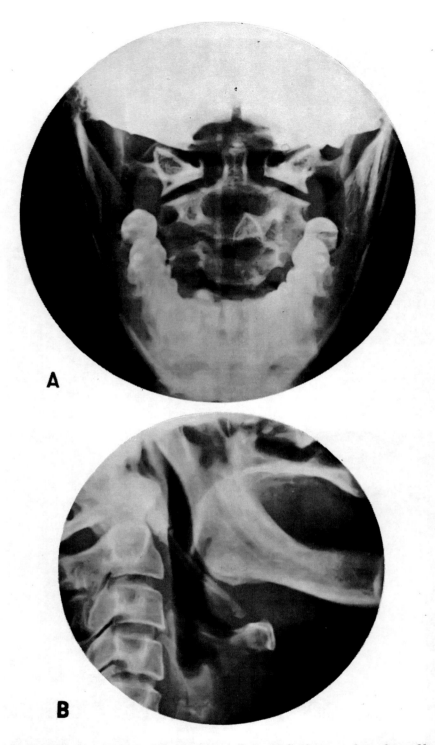

Fig. 60.9 Vértebras cervicais. A, as primeiras três vértebras cervicais visualizadas com a boca aberta. Observe a juntura atlanto-axial a cada lado do processo odontóide. Observe também o forame magno acima, o processo estilóide e o processo transverso do atlas lateralmente, o processo espinhoso do áxis, com a forma de um V invertido. B, radiografia lateral mostrando um processo estilóide excepcionalmente longo. Observe o osso hióide e a mandíbula sem dentes. Ambos os filmes são cortesia do Departamento de Radiologia da Universidade de Rochester da Faculdade de Medicina e Dentista e Odontologia, Rochester, New York.

A *abertura superior (estreito)* do tórax é um espaço reniforme limitado pela primeira vértebra torácica, pelas primeiras costelas, suas cartilagens costais, e pelo manúbrio esternal. O pescoço comunica-se com a cavidade do tórax através dessa abertura. As principais estruturas que passam através da abertura superior do tórax (Fig. 60.10) são vasos (tronco braquiocefálico e a artéria carótida comum esquerda, artéria subclávia esquerda, e as duas artérias torácicas internas); nervos (frênico, vago, recorrente laríngico e tronco simpático), traquéia e esôfago, cúpula da pleura e ápice do pulmão e timo.

O *ápice da axila* corresponde ao espaço limitado pela borda superior da escápula, borda externa da primeira costela e a superfície posterior da clavícula. O pescoço comunica-se com a região axilar através desse espaço. As principais estruturas que passam através do espaço são o plexo braquial e a artéria e veia axilares. Os vasos axilares mudam de nome para subclávios quando eles se localizam medialmente à borda externa da primeira costela.

TIMO

O timo, que foi descrito com o tórax (Cap. 31), possui uma parte cervical anterior e lateral à traquéia, atrás do esterno-hióideo e esternotireóideo. Ele se conecta por feixes fibrosos com os tecidos em torno da glândula tireóidea.

GLÂNDULA TIREÓIDEA

A glândula tireóidea é uma glândula endócrina situada no pescoço, diante da 5.ª à 7.ª VCe. Ela se desenvolve principalmente como um divertículo mediano a partir do assoalho da faringe.

Os envoltórios imediatos da glândula tireóidea são (1) uma *cápsula* fibrosa, intimamente aderente à glândula subjacente, e (2) uma *bainha* (a assim chamada "falsa cápsula"), derivada da lâmina pré-traqueal da fáscia cervical profunda. A lâmina anterior da bainha envolve os músculos infra-hióideos, enquanto que a lâmina posterior envolve a traquéia e esôfago e os nervos recorrentes laríngicos.

A glândula tireóidea, vista anteriormente, apresenta a forma grosseira de um *H* ou *U*. Ela consiste de dois lobos, direito e esquerdo, conectados por um istmo (Figs. 60.11 a 60.13). Os lobos movem-se livremente. Cada *lobo* apresenta um ápice, uma base e três superfícies. O *ápice*, orientado em direção superior e posterior, localiza-se num espaço entre o esternotireóideo e o constritor inferior da faringe. A *base* está dirigida inferior e medialmente. A *superfície lateral* está coberta pelos músculos infra-hióideos (esternotireóideo, esterno-hióideo e omo-hióideo). A *superfície medial* está relacionada com a laringe (músculos cricotireóideos) e traquéia, com a faringe (constritor inferior) e esôfago, e com os ner-

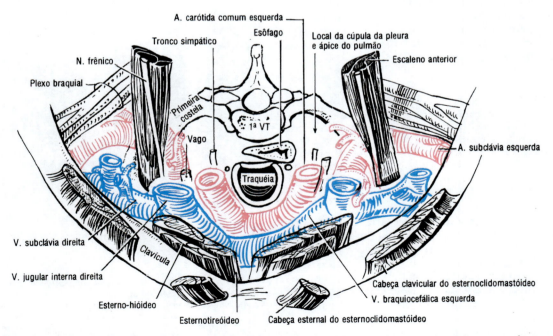

Fig. 60.10 As principais estruturas que cruzam a abertura superior do tórax (v. texto). Além dos vários vasos, observe os nervos laríngicos recorrentes e o ducto torácico. Baseado em von Lanz e Wachsmuth.

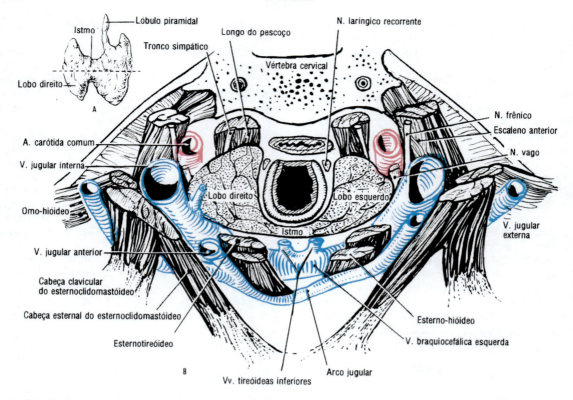

Fig. 60.11 A, a glândula tireóidea, face anterior. A linha horizontal indica o plano de secção mostrado em B. B, uma secção horizontal para mostrar as relações da glândula tireóidea. Baseado em von Lanz e Wachsmuth.

vos laríngicos externo e recorrente. A *superfície posterior* (Fig. 60.11B) está relacionada com a bainha carótica e seus conteúdos (e também com os músculos pré-vertebrais e tronco simpático) e, medialmente, com as glândulas paratireóideas.

Para se palpar um lobo *in vivo*, o lobo direito por exemplo, o mento do paciente é elevado (objetivando-se trazer a laringe para frente) e girado para a direita (a fim de se relaxar o esternoclidomastóideo direito). A cartilagem tireóidea é pressionada para a direita pelo polegar direito, e o lobo direito da glândula, juntamente com o esternoclidomastóideo e a bainha carótica, é preso entre o polegar direito, anteriormente e entre os dedos restantes da mão esquerda, posteriormente.[12]

O *istmo* é uma faixa variável do tecido glandular que une as partes inferiores dos lobos direito e esquerdo. *O istmo geralmente cobre os segundo, terceiro e quarto anéis da traquéia*, porém está na maioria das vezes ausente. Uma anastomose entre as artérias tireóideas superiores direita e esquerda tem lugar ao longo da borda superior do istmo. O *lobo piramidal (lóbulo)* é uma porção inconstante da glândula tireóidea que se estende em

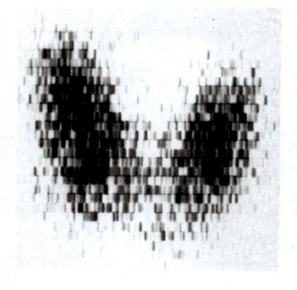

Fig. 60.12 Cintigrafia (cintigrafia radioisotópica) mostrando a glândula tireóidea in vivo. *Os lobos direito e esquerdo, conectados pelo istmo, são claramente visíveis. De F. H. DeLand, M. D., e H. N. Wagner, M. D.,* Atlas of Nuclear Medicine, *volume 3,* Reticuloendothelial System, Liver, Spleen and Thyroid, *Saunders, Philadelphia, 1972; cort. dos autores.*

direção superior a partir do istmo, e pode se prender ao osso hióide pelo tecido fibroso ou muscular. Quando uma faixa muscular está presente, ela é conhecida geralmente como *levantador da glândula tireóidea*, embora nem todos os músculos estejam inseridos no lobo piramidal como tal.[13]

Cada lobo anatômico da glândula tireóidea é composto por um grande número de pequenos lobos estruturais, que são discos irregulares da tela. Cada lobo estrutural consiste de muitos lóbulos; um *lóbulo* é constituído de 20 a 40 vesículas ou *folículos*, mantidos unidos por fina tela conectiva. Cada lobo recebe sua própria artéria.[14]

Irrigação sangüínea (Figs. 60.13 e 60.14). A glândula tireóidea é um órgão altamente vascular que se dilata com facilidade, por exemplo, durante a menstruação e a gravidez. É irrigada principalmente pelas artérias tireóideas superior e inferior.

1. A artéria tireóidea superior é um ramo tanto da carótida interna quanto da comum (v. adiante).
2. A artéria tireóidea inferior é um ramo do tronco tireocervical da subclávia (v. adiante).
3. A artéria tireóidea ima é um ramo inconstante do tronco braquiocefálico, da artéria carótida comum direita, do arco aórtico, ou de outra fonte. Ela ascende para a borda inferior do istmo, onde se bifurca em vários ramos.

O principal tronco venoso é bastante variável. As veias tireóideas formam um plexo na superfície da glândula e anteriormente à traquéia. As veias tireóideas superior e média drenam este plexo a cada lado para a veia jugular interna. As veias tireóideas inferiores formam um plexo anteriormente à traquéia e drenam para as veias braquiocefálicas.

Drenagem linfática. Os vasos linfáticos[15] drenam, (1) em direção superior, para os linfonódios cervicais profundos inferiores e, (2) em direção inferior, para os linfonódios paratraqueais. Os vasos linfáticos do istmo drenam em direção superior para os linfonódios pré-laríngicos e, em direção inferior, para os linfonódios pré-traqueais.

Inervação. Ramos do simpático cervical (vasoconstritor)[16] e do vago (de função obscura) chegam à glândula tireóidea.

Considerações adicionais. Um aumento não-neoplásico e não-inflamatório da glândula tireóidea é denominado um **bócio**. O bócio é endêmico em algumas regiões do globo, onde o solo e a água apresentam-se deficientes em iodo.

Porções do ducto tireoglosso podem permanecer formando cistos,[17] fístulas ou o lobo piramidal. O local de origem do ducto está formado pelo forame ceco na língua. Porções da tireóide em desenvolvimento podem se destacar e formar glândulas tireóideas acessórias. **Tecido tireóideo acessório pode ser encontrado em qualquer ponto ao longo do trajeto do ducto tireoglosso e também no tórax.**

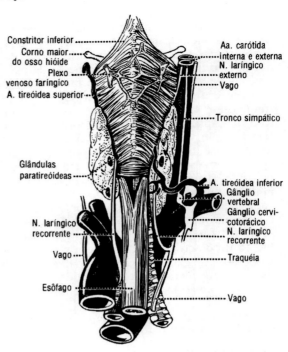

Fig. 60.14 A porção inferior da faringe e a porção superior do esôfago. Face posterior. Para simplificar a ilustração, algumas estruturas foram desenhadas somente de um lado, por exemplo, a artéria tireóidea superior no lado esquerdo da peça, e a artéria tireóidea inferior do lado direito. Baseado principalmente em von Lanz e Wachsmuth.

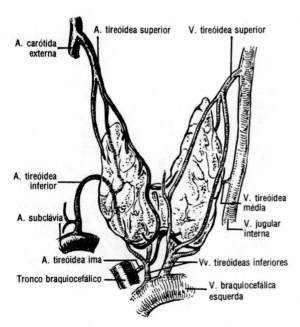

Fig. 60.13 A irrigação da glândula tireóidea. Para simplificar as ilustrações, somente as artérias foram mostradas do lado direito da peça, e somente as veias do lado esquerdo. Além disso, a maior parte dos pequenos vasos anastomóticos foram omitidos.

GLÂNDULAS PARATIREÓIDEAS

As glândulas paratireóideas são órgãos endócrinos e essenciais à vida. Elas são pequenas, de coloração amarelo-rosado ou amarronzado, e localizam-se mais freqüentemente na metade medial da superfície posterior de cada lobo da glândula tireóidea (daí decorrer o nome). O maior diâmetro de cada uma mede somente cerca de 6 mm. Elas variam de 2 a 6 em número, e o número mais freqüente é 4.[18] Elas geralmente se localizam fora da cápsula da glândula tireóidea, porém têm posição variável.[19] Possuem cápsulas de tecido conectivo delicado e septos, mas não apresentam lobos distintos. De acordo com a posição, as glândulas paratireóideas são amiúde denominadas *superior* e *inferior* a cada lado. A superior é comumente dorsal e, a inferior, ventral aos nervos laríngicos recorrentes.[20] Linfonódios, lobos de gordura ou tecido tireóideo acessório podem ser confundidos com as glândulas paratireóideas. A demonstração microscópica do tecido paratireóideo é o único meio certo de identificação.

Irrigação sangüínea. A irrigação é feita a partir de ramos da tireóidea inferior.

PARTES CERVICAIS DA TRAQUÉIA E DO ESÔFAGO

Traquéia

A traquéia é caracterizada por uma série de anéis incompletos de cartilagem hialina (Figs. 60.10 e 53.11). Estes anéis se localizam parcialmente no pescoço e parcialmente no tórax. A traquéia continua-se acima com a laringe e divide-se abaixo em brônquios principais direito e esquerdo. **Estende-se do nível da 6.ª VCe à 6.ª ou 7.º VT** *in vivo.*

A parte cervical da traquéia (Fig. 60.11) está relacionada anteriormente com o arco venoso jugular, esterno-hióideo e esternotireóideo, com o istmo da glândula tireóidea (que cobre geralmente o segundo, terceiro e quarto anéis da traquéia), com as veias tireóideas inferiores (que formam o plexo), com o timo, a artéria tireóidea ima e, na criança, com o tronco braquiocefálico imediatamente acima da incisura jugular do esterno. A traquéia relaciona-se posteriormente com o esôfago e com os nervos laríngicos recorrentes e, lateralmente, com os lobos da glândula tireóidea e com as artérias carótidas comuns. Ela está suprida principalmente pelos vasos tireóideos inferiores e pelos nervos laríngicos recorrentes.

A traqueostomia, uma operação que é uma abertura artificial feita na traquéia, é algumas vezes necessária devido a uma **obstrução respiratória**, por exemplo, aquela causada por um espasmo da glote em razão de um corpo estranho na laringe. De emergência, uma toalha enrolada é colocada abaixo dos ombros, e a cabeça é estendida e mantida segura por um assistente. Uma incisão vertical é feita na pele, desde a incisura tireóidea da cartilagem tireóide até um ponto imediatamente acima da incisura jugular do manúbrio esternal. A incisão, mantida estritamente mediana, é aprofundada, e o terceiro e o quarto anéis da traquéia são incisados. **Para os não-cirurgiões, todavia, é preferível a cricotireotomia** (Cap. 63).

Esôfago

A parte superior do esôfago localiza-se no pescoço, enquanto que a porção mais inferior se localiza no tórax (Cap. 28) e abdome (Cap. 35). Constituindo-se em um tubo muscular que conecta a faringe, superiormente, com o estômago, inferiormente, **o esôfago estende-se desde o nível da cartilagem cricóide (6.ª VC) até próximo da 11.ª VT. Ele apresenta várias constrições, uma das quais no pescoço, adjacente e parcialmente devida ao constritor inferior da faringe,**[21] **cerca de 15 cm do incisivo superior. Esta é a parte mais estreita do esôfago.** As camadas musculares externa e interna da porção superior do esôfago consiste de músculo esquelético que se prende pelo tendão cricoesofágico à parte posterior da lâmina da cartilagem cricóide. As fibras cricofaríngicas do constritor inferior da faringe atuam como um esfíncter para o esôfago (Fig. 60.14).

A parte cervical do esôfago, cerca de um quinto de todo o seu comprimento, está relacionada anteriormente com a traquéia e os nervos recorrentes; posteriormente, com o longo do pescoço e a coluna vertebral e, lateralmente, com os lobos da glândula tireóidea e artérias carótidas comuns. A traquéia cobre a borda direita do esôfago, enquanto que a borda esquerda se projeta lateralmente a partir da parte posterior da traquéia (Fig. 60.14). Assim, a parte cervical do esôfago pode ser exposta cirurgicamente com mais facilidade do lado esquerdo. O esôfago é irrigado sobretudo pelos vasos tireóideos[22] e inervado pelos nervos laríngicos recorrentes.

Independente de radiografias (Fig. 28.4, Cap. 28), o esôfago pode ser examinado *in vivo* através do uso de um tubo iluminado, eletricamente denominado esofagoscópio. Tecido pode ser obtido por biópsia, e um corpo estranho pode ser retirado por esofagoscopia.

ARTÉRIAS CARÓTIDAS COMUM EXTERNA E INTERNA

As principais artérias da cabeça e pescoço (Figs. 60.15C e 60.16) são as artérias carótidas comuns direita e esquerda, cada uma das quais se divide em (1) uma carótida externa, que irriga as estruturas externas do crânio, assim como a face e grande parte do pescoço, e (2) uma carótida interna, que irriga as estruturas no interior da cavidade crânica e da órbita.

O termo carótida provém do grego, onde significa sono pesado. O achado de que a compressão das artérias carótidas poderia resultar num sono profundo ou estupor data da antiguidade. Em pessoas livres de doenças cerebrovasculares, todavia, uma compressão carótica unilateral raramente resulta em síncope ou em alterações na pulsação da artéria radial no pulso.[23]

As artérias carótidas comum e interna a cada lado localizam-se numa fenda limitada (1) pelas vértebras cervicais e seus músculos inseridos, (2) pela faringe, esôfago, laringe, traquéia e glândula tireóidea, e (3) pelo esternoclidomastóideo, juntamente com alguns dos músculos supra e infra-hióideos.

Artéria carótida comum

A artéria carótida comum direita origina-se no ponto de divisão do tronco braquiocefálico (atrás da juntura esternoclavicular direita), enquanto que a artéria carótida comum esquerda é um ramo do arco da aorta. A artéria esquerda, por esta razão, apresenta uma porção torácica antes de atingir o pescoço atrás da juntura esternoclavicular esquerda.

Ocasionalmente, a carótida comum esquerda pode se originar do tronco braquiocefálico; raramente os troncos braquiocefálicos direito e esquerdo podem estar presentes, ou a carótida comum direita pode se originar diretamente do arco da aorta.[24]

A artéria carótida comum na maioria das vezes não dá origem a ramos no pescoço, porém a artéria tireóidea superior pode originar-se dela. Além disso, a artéria carótida comum direita pode dar origem à artéria tireóidea ima.

Cada artéria carótida comum se divide freqüentemente ao nível da borda superior da lâmina da cartilagem tireóide, isto é, ao nível da 4.ª VCe, ocasionalmente uma vértebra mais acima ou mais abaixo. O ponto de divisão é geralmente 3 cm ou menos abaixo da borda inferior da mandíbula.[25] Uma dilatação, o seio carótico,[26] geralmente se encontra na carótida interna ou nas artérias carótidas comum e interna, próximo ao ponto da divisão.

Circulação colateral. Freqüentemente, é possível manter-se uma circulação colateral adequada após a ligadura de uma artéria carótida comum, porém os sinais de distúrbios cerebrais podem ocorrer. As principais vias (Fig. 60.24) são: (1) fora do crânio, entre as artérias tireóideas superior e inferior (subclávia), e entre o ramo descendente da occipital e a cervical profunda (subclávia); (2) no interior da cavidade crânica, as artérias vertebrais podem tomar o lugar da carótida comum.

Relações superficiais. A artéria carótida comum é cruzada pelo omo-hióideo ao nível da cartilagem cricóide (6.ª VCe) (Fig. 60.15C). Abaixo deste músculo, a artéria está disposta profundamente coberta pelo esterno-tireóideo, esterno-hióideo, esternoclidomastóideo e platisma. Em sua parte superior, a

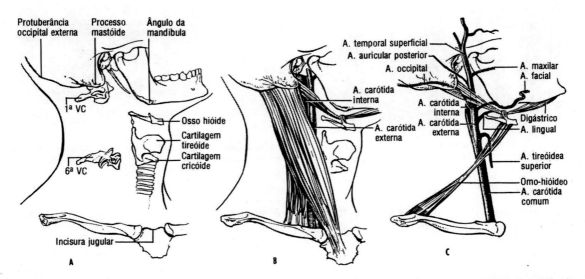

Fig. 60.15 Diagramas que ilustram a localização das artérias carótidas no pescoço. A, importantes pontos de referências ósseas no pescoço. B, o esternoclidomastóideo e os grandes vasos subjacentes. Observe a veia jugular interna no espaço entre as cabeças do esternoclidomastóideo abaixo. C, as artérias carótidas. Observe os ramos da artéria carótida externa.

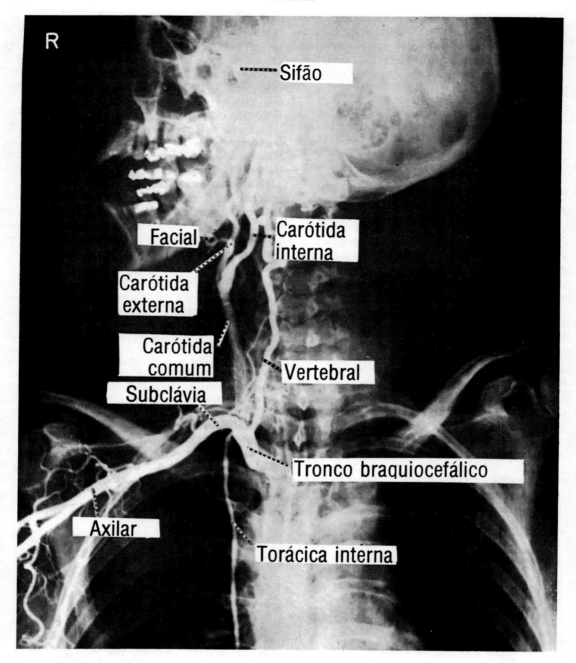

Fig. 60.16 Arteriografia subclávia e carótida in vivo. Cort. de E. S. Gurdjian, M. D., e J. E. Webster M. D., Department of Neurosurgery, Wayne State University School of Medicine, Detroit, Michigan.

carótida comum localiza-se coberta pela borda anterior do esternoclidomastóideo. A raiz superior da alça cervical localiza-se superficialmente à artéria, freqüentemente fora da bainha carótida. O ramo esternoclidomastóideo da artéria tireóidea superior, e as veias tireóideas superior e média cruzam a carótida comum. A veia jugular interna localiza-se na face lateral. A glândula tireóidea sobrepõe-se à artéria ânteromedialmente.

Relações profundas. A artéria está relacionada posteriormente com o tronco simpático, músculos pré-vertebrais e com os processos transversos das vértebras cervicais (da 4.ª à 6.ª VCe). **A carótida comum pode ser** comprimida contra os processos transversos das vértebras cervicais pressionando-se medialmente e posteriormente com o polegar. (O tubérculo carótico da 6.ª VCe está cerca de 4 cm acima da juntura esternoclavicular.) Abaixo do nível do tubérculo carótico, a artéria carótida comum localiza-se no espaço entre o escaleno anterior e o longo do pescoço, anterior à artéria vertebral e ao tronco simpático; a carótida comum é cruzada pela artéria tireóidea inferior e, do lado esquerdo, pelo ducto torácico. O vago está pósterolateral. A faringe e o esôfago, e a laringe e a traquéia, estão mediais à artéria, como está também o nervo laríngico recorrente.

Artéria carótida externa

A artéria carótida externa estende-se do nível da borda superior da lâmina da cartilagem tireóide a um ponto atrás do colo da mandíbula, a meio caminho entre a ponta do processo mastóide e ângulo da mandíbula. Ela se divide no interior da glândula parótida em artérias temporal superficial e maxilar.

A carótida externa é a princípio geralmente ântero-medial à carótida interna. Conforme ela ascende, ela se inclina em direção posterior e chega a dispor-se lateralmente à carótida interna.

Circulação colateral. Uma circulação colateral adequada pode freqüentemente ser mantida após a ligadura da artéria carótida externa. As principais vias estão entre os grandes ramos da carótida externa (tireóidea superior, lingual, facial e occipital) e os ramos correspondentes do lado oposto.

Relações superficiais. A artéria carótida externa começa no trígono carótico, onde ela está parcialmente coberta pelo esternoclidomastóideo e cruzada pelo nervo hipoglosso e veias lingual e facial. A carótida externa passa profundamente ao ventre posterior do digástrico e do estilo-hióideo (Fig. 60.15C). Ela penetra na substância da glândula parótida, onde está cruzada pelo nervo facial ou seus ramos (Fig. 58.1).

Relações profundas. Os constritores da faringe e o nervo laríngico superior (ou interno e externo) localizam-se medialmente.

As seguintes estruturas encontram-se parcialmente entre as artérias carótidas externa e interna: o processo estilóide (Fig. 60.18) ou o ligamento estilo-hióideo, os músculos estilóides, o nervo glossofaríngico e o ramo faríngico do vago, e uma porção da glândula parótida.

Ramos. Os ramos da artéria carótida externa são geralmente os seguintes.

1. A *artéria tireóidea superior* (Fig. 60.13) origina-se tanto da parte anterior da carótida externa como da carótida comum. A sua origem está abaixo do nível da ponta do corno maior do osso hióide e coberta pelo esternoclidomastóideo. Ela corre em direção inferior e para frente no trígono carótico e passa profundamente ao omo-hióideo, esterno-hióideo e esternotireóideo. Ela se localiza sobre o constritor inferior e relaciona-se com o nervo laríngico externo. No ápice do lobo correspondente da glândula tireóidea, ela se divide nos ramos glandulares.

Os ramos da artéria tireóidea superior incluem *(a)* um *ramo infra-hióideo*, que se anastomosa com o do lado oposto; *(b)* um *ramo esternoclidomastóideo*, freqüentemente um ramo direto da carótida externa, que passa através da bainha carótica e entra no esternoclidomastóideo; *(c)* a *artéria laríngica superior*, freqüentemente um ramo direto da carótida externa, que acompanha o nervo laríngico interno, passa profundamente ao tireo-hióideo, e perfura a membrana tireo-hióidea para irrigar a laringe; *(d)* um *ramo cricotireóideo*, que se anastomosa com o do lado oposto; *(e)* vários *ramos glandulares*, um dos quais se anastomosa com o do lado oposto ao longo da borda superior do istmo.

2. A *artéria lingual* (Fig. 59.5) origina-se da parte anterior da carótida interna ao nível, ou ligeiramente acima, do osso hióide. Ela pode originar-se juntamente com a artéria facial. Seu trajeto pode ser considerado em três partes: posterior, profundo e anterior ao músculo hioglosso, respectivamente.

A *primeira parte* da artéria lingual localiza-se principalmente no trígono carótico e forma uma alça sobre o constritor médio da faringe. A alça é cruzada pelo nervo hipoglosso.

A *segunda parte* da artéria passa profundamente ao hioglosso e corre ao longo da borda superior do osso hióide. Ela repousa sobre o constritor médio.

A *terceira parte* da artéria, denominada *artéria profunda da língua*, ascende entre o genioglosso e o músculo longitudinal inferior da língua. Ela corre ao longo da superfície inferior da língua e anastomosa-se com a do lado oposto.[27]

A primeira parte da artéria lingual dá origem ao *ramo supra-hióideo*, que se anastomosa com a do lado oposto. Os ramos da segunda e terceira partes da artéria lingual já foram descritos (Cap. 59).

3. A artéria *facial* (inicialmente denominada *maxilar externa*) origina-se da parte anterior da carótida externa, na maioria das vezes juntamente com a lingual (como o *tronco lingofacial*). Ela ascende no trígono carótico e penetra num sulco sobre a borda posterior da glândula submandibular. Ela então se volta em direção inferior e para frente, entre a glândula submandibular e o músculo pterigóideo medial. Depois ela se volta em torno da borda inferior da mandíbula

e na borda anterior do masseter, seguindo em direção superior e para frente, na face. Ela termina no ângulo medial do olho, anastomosando-se com ramos da artéria oftálmica. A artéria facial é muito tortuosa e toma parte em numerosas anastomoses. Seu trajeto pode ser considerado em duas porções: cervical e facial.

A *parte cervical da artéria facial* (Fig. 59.5 e 58.1) está coberta na sua origem pelo platisma. A artéria ascende profundamente ao digástrico e ao estilo-hióideo, para alcançar a parte posterior da glândula submandibular. Ela se localiza inicialmente sobre o constritor médio e superior da faringe e, então, sobre a superfície lateral da glândula submandibular. O constritor superior separa-a da tonsila.

A *parte facial da artéria facial* (Fig. 57.5B) tem início onde a artéria facial se volta em torno da borda inferior da mandíbula, na borda anterior do masseter (Fig. 52.26B). Ela irriga os músculos da expressão facial e apresenta uma relação variável com eles. A veia facial localiza-se atrás da artéria e apresenta um trajeto retificado através da face.

A parte cervical da artéria facial dá origem aos seguintes ramos:

(a) A *artéria palatina ascendente*, que ascende e acompanha levantada do véu palatino, passa sobre a borda superior do constritor superior e irriga o palato mole, assim como parte da faringe.

(b) O *ramo tonsilar* (Fig. 59.5), o principal vaso da tonsila, perfura o constritor superior e termina na tonsila.

(c) *Ramos glandulares* que irrigam a glândula submandibular.

(d) A *artéria submental*, que corre em direção anterior sobre os músculos milo-hióideos e irriga os músculos adjacentes.

A parte facial da artéria facial dá origem às artérias labiais inferior e superior e ao ramo nasal lateral terminando com artéria angular. Estes vasos já foram descritos (Cap. 57).

4. A *artéria occipital* (Fig. 60.15C) origina-se da parte posterior da carótida externa. Seu trajeto pode ser considerado em três porções: anterior, profunda e posterior ao esternoclidomastóideo, respectivamente.

(a) No trígono carótico, o nervo hipoglosso passa em torno da artéria occipital na sua origem (Fig. 60.18). A artéria passa em direção posterior e superior, profundamente à borda inferior do ventre posterior do digástrico. Ela cruza a artéria carótida interna, a veia jugular interna e os últimos três nervos crânicos.

(b) Profundamente ao esternoclidomastóideo, a artéria occipital ocupa o sulco occipital do osso temporal, medialmente ao processo mastóide. Aí a artéria está coberta pelos músculos que se prendem ao processo mastóide (esternoclidomastóideo, esplênio da cabeça, longo da cabeça e digástrico). Ela então se localiza sobre o oblíquo superior da cabeça e o semi-espinhal da cabeça.

(c) Posterior ao esternoclidomastóideo, a artéria occipital perfura o trapézio, está acompanhada pelo nervo occipital maior, e divide-se em ramos para o couro cabeludo.

A artéria faríngica ascendente algumas vezes se origina da occipital. Independente disto, a occipital dá origem aos *ramos esternoclidomastóideo, meníngicos* e *occipital* e a um importante ramo descendente. **O ramo descendente fornece a principal circulação colateral após a ligação da artéria carótida externa ou da subclávia.** Ele se origina sobre o oblíquo superior da cabeça e divide-se em ramos superficial e profundo, os quais envolvem o semi-espinhal da cabeça. O ramo superficial passa profundo ao esplênio e anastomosa-se com o ramo superficial da artéria cervical transversa. O ramo profundo passa entre o semi-espinhal da cabeça e o semi-espinhal do pescoço e anastomosa-se com a artéria cervical profunda do tronco costocervical (Fig. 60.24).

5. A *artéria auricular posterior* origina-se do dorso da artéria carótida externa e imediatamente acima do ventre posterior do digástrico. Ela corre em direção superior e posterior, superficial ao processo estilóide e coberta pela glândula parótida. Termina entre o processo mastóide e a orelha, dividindo-se em ramos auricular e occipital. Além disso, ela dá origem à *artéria timpânica posterior*.

6. A *artéria faríngica ascendente* é um pequeno vaso que se origina do lado medial da parte inferior da artéria carótida externa. Ela ascende entre a artéria carótida interna e a parede da faringe. Pode originar-se como um ramo da artéria occipital. Os ramos da artéria faríngica ascendente são irregulares e inconstantes: *ramos faríngicos* e *meníngicos* e a *artéria timpânica inferior* (para a parede da cavidade timpânica).

7 e 8. A *artéria temporal superficial* e a *artéria maxilar já foram descritas (Cap. 58).*

Os ramos da artéria carótida externa estão resumidos no Quadro 60.1.

Artéria carótida interna (parte cervical)

A artéria carótida interna começa ao nível da borda superior da lâmina da cartilagem tireóide. **Ela penetra no crânio através do canal carótico do osso temporal e termina na**

Quadro 60.1 Resumos dos ramos da artéria carótida externa

Face	Ramos
Anterior	1. Tireóideo superior
	2. Lingual
	3. Facial
Posterior	4. Occipital
	5. Auricular posterior
Medial	6. Faríngico ascendente
Terminal	7. Temporal superficial
	8. Maxilar

fossa crânica média, divindo-se em artérias cerebrais anteriores e médias.

O *seio carótico*[29] (Fig. 60.17) é uma dilatação mais ou menos em forma de fuso da artéria carótida interna, ou das artérias carótidas comum e interna próximo ao ponto de divisão. É mais evidente *in vivo*. A parede do seio contém presso-receptores (baro-receptores) que são estimulados por alterações da pressão sanguínea.

O *corpo carótico*[30] é uma pequena estrutura que se localiza no ângulo da bifurcação da artéria carótida comum, freqüentemente medial (isto é, profundo) às artérias carótidas externa e interna. Ele provavelmente funciona como um quimiorreceptor, sendo estimulado pela anoxemia. O resultado é um aumento na pressão sanguínea, na freqüência cardíaca e nos movimentos respiratórios. O corpo carótico pode ser uma glândula endócrina.[31]

A artéria carótida interna não dá nenhum ramo no pescoço. Seu trajeto pode ser considerado em quatro partes: cervical, petrosa, cavernosa e cerebral. As três últimas partes já

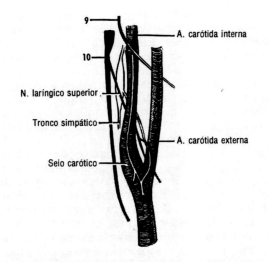

Fig. 60.17 Seio carótico e sua inervação pelos nervos glossofaríngico e vago, a partir do tronco simpático.

foram descritas (Cap. 53). As flexuosidades na parte cervical são comuns.[32]

Relações superficiais. A artéria carótida interna origina-se no trígono carótico, onde ela está parcialmente coberta pelo esternoclidomastóideo e cruzada pelo nervo hipoglosso. A carótida interna passa profundamente ao ventre posterior do digástrico e do estilo-hióideo (Fig. 60.15C), e está cruzada pelas artérias auricular posterior e occipital. Mais superiormente, a carótida interna está relacionada superficialmente com o processo estilóide, com os músculos que nele se inserem e com o nervo glossofaríngico e o ramo faríngico do vago. A artéria carótida externa está no início geralmente ântero-medial[33] ou anterior (mais comumente ântero-lateral ou lateral) à artéria carótida interna; num ponto mais superior, ela se torna lateral. A veia jugular interna e o vago localizam-se predominantemente em posição lateral à artéria carótida interna. Na base do crânio, todavia, a veia localiza-se posteriormente à artéria, estando separada pelos últimos quatro nervos crânicos (Fig. 52.16).

Relações profundas. A artéria carótida interna localiza-se posteriormente sobre o gânglio cervical superior e o tronco simpático, sobre a lâmina pré-vertebral da fáscia e os músculos pré-vertebrais, e sobre os processos transversos das vértebras cervicais superiores (da 1.ª à 3.ª VCe). Medialmente, a artéria está relacionada com a parede da faringe, sobretudo quando a artéria é tortuosa,[34] e com os nervos laríngicos interno e externo.

ANATOMIA DE SUPERFÍCIE DAS ARTÉRIAS CARÓTIDAS

A linha das artérias carótidas estende-se em direção superior desde (1) a juntura esternoclavicular, ao longo da borda anterior do esternoclidomastóideo, a (2) um ponto médio entre a ponta do processo mastóide e o ângulo da mandíbula (Fig. 60.15B). O ponto 2 está na altura do processo transverso do atlas e aproximadamente medial ao lóbulo da orelha. As partes mais superiores das carótidas externa e interna estendem-se em direção superior a um ponto atrás do colo da mandíbula. A artéria carótida comum esquerda apresenta também uma parte torácica. **Cada artéria carótida comum é cruzada pelo omo-hióideo correspondente oposto à cartilagem cricóide (6.ª VCe), e é o local para compressão. A carótida comum divide-se freqüentemente ao nível da borda superior da lâmina da cartilagem tireóide,** e o ponto de divisão é geralmente 3 cm ou menos abaixo da borda inferior da mandíbula. **A pulsação das artérias carótidas comum e externa** é palpável ao longo da borda anterior do esternoclidomastóideo. A artéria tireóidea superior origina-se abaixo do nível da ponta do corno maior do osso hióide; as artérias lingual e facial originam-se ao nível do hióide ou imediatamente acima dele.

NERVO GLOSSOFARÍNGICO
(Figs. 60.18 e 60.19)

O nervo glossofaríngico (9.º crânico) é **aferente da língua e da faringe (daí o seu nome), e eferente para o estilofaríngico e para a glândula parótida.** Ele emerge da medula oblonga e repousa sobre o tubérculo jugular no osso occipital. Passa através da parte média do forame jugular, onde apresenta dois gânglios: um *superior (jugular)* e um *inferior (petroso)*. Estes dois gânglios contêm os corpos celulares das fibras aferentes. O nervo glossofaríngico passa, então, entre a veia jugular interna e a artéria carótida interna. Ele desce anterior a este último vaso, profundo ao processo estilóide e aos músculos estilói-

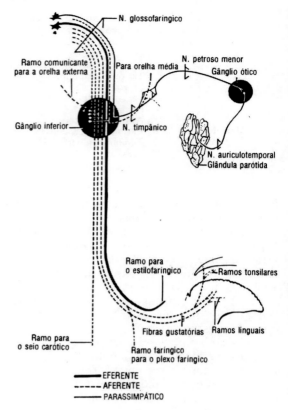

Fig. 60.19 Esquema do nervo glossofaríngico.

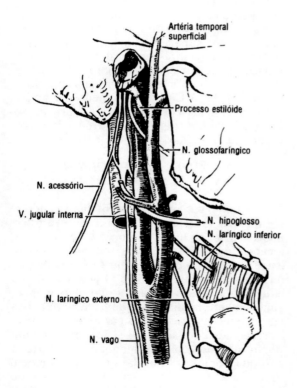

Fig. 60.18 Os últimos quatro nervos crânicos abaixo da base do crânio. Observe o nervo glossofaríngico passando entre as artérias carótidas; o vago descendo entre a veia jugular interna e as artérias carótidas interna e comum; o nervo acessório cruzando a veia jugular interna; e o nervo hipoglosso, superficial aos grandes vasos e passando em torno da origem da artéria occipital. Observe que a artéria maxilar corre em direção anterior, profundamente ao colo da mandíbula.

deos. **Ele se curva em direção anterior em torno do estilofaríngico,** corre profundamente à borda posterior do hioglosso (Fig. 59.3) e passa entre os constritores superior e médio da faringe.

Ramos. O nervo glossofaríngico dá origem aos seguintes ramos:

1. O *nervo timpânico* contém fibras secretomotoras e vasodilatadoras para a glândula parótida. Ele parece[35] originar-se do gânglio inferior do glossofaríngico. Passa através do canalículo timpânico (entre o forame jugular e o canal carótico) para alcançar a cavidade timpânica. Neste ponto, ele se divide em ramos que formam o plexo timpânico sobre o promontório, na parede medial da cavidade timpânica (Fig. 54.5). O plexo dá ramos para a membrana mucosa da cavidade timpânica, para as células aéreas mastóideas e para a tuba auditiva.[36] Algumas fibras do plexo se reúnem para formar o *nervo petroso menor*, que contém fibras secretomotoras para a glândula parótida. O nervo petroso menor entra num pequeno canal no osso temporal. Na sua emergência óssea, ele passa através do forame oval ou no canalículo inominado adjacente e atinge o gânglio ótico.

Neste ponto têm origem fibras pós-ganglionares que são conduzidas à glândula parótida através do nervo auriculotemporal (Fig. 60.19).

2. O *ramo comunicante* une-se ao ramo auricular do vago. Uma comunicação entre o glossofaríngico e o nervo facial ocorre algumas vezes.

3. O *ramo para o seio carótico* (Fig. 60.17) descende na face lateral da artéria carótida interna e inerva o seio carótico e o corpo carótico com fibras aferentes provenientes de presso-receptores e quimiorreceptores presentes nestas estruturas. O ramo carótico freqüentemente se junta com filetes provenientes do vago e do tronco simpático.

4. O *ramo* ou ramos *faríngicos* unem-se, no constritor médio, com os ramos faríngicos do vago e com filetes do tronco simpático. Eles inervam, através de fibras sensitivas gerais, a membrana mucosa da faringe.

5. O *ramo* motor *do estilofaríngico* é proveniente do glossofaríngico quando o nervo cruza este músculo.

6. *Ramos tonsilares* inervam, através de fibras sensitivas gerais, a membrana mucosa das tonsilas e do palato mole.

7. *Ramos linguais* inervam, através de fibras gustatórias e sensitivas gerais, o terço posterior da língua e as papilas calciformes.

Exame do nervo glossofaríngico. Testa-se a sensação gustatória no terço posterior da língua (Cap. 61).

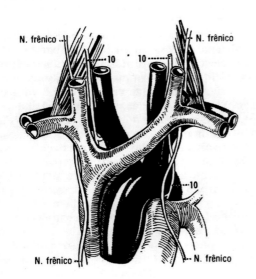

Fig. 60.20 O trajeto dos nervos vago e frênico, e as suas relações com os grandes vasos. Face anterior. Observe os diferentes níveis de origem dos nervos laríngicos recorrentes direito e esquerdo. O músculo escaleno anterior está retirado a cada lado. A terminação do ducto torácico do lado esquerdo do corpo está mostrada.

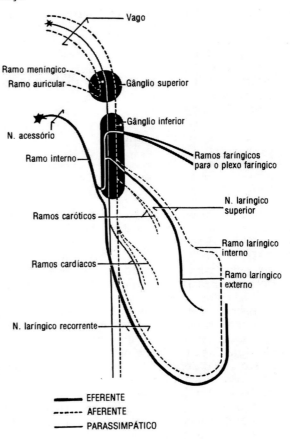

Fig. 60.21 Esquema do nervo vago.

NERVO VAGO
(Figs. 60.18, 20 e 21)

O nervo vago (10.º crânico) é predominantemente aferente. Ele apresenta uma extensa distribuição (do latim *vagus,* ao acaso) na cabeça e pescoço, e no tórax e abdome. Ele apresenta fibras aferentes e eferentes para a faringe e laringe. Do pescoço em direção inferior, o vago intercomunica-se livremente com gânglios simpáticos e ramos simpáticos.

O vago emerge da medula oblonga e passa através da parte média do forame jugular. No forame, ele apresenta um *gânglio superior (jugular)* e, abaixo do forame, um *gânglio inferior (nodoso).* Estes gânglios contêm os corpos celulares de fibras aferentes e apresentam numerosas conexões (com os nervos crânicos 7, 9, 11 e 12; nervos cervicais 1 e 2, e com o simpático). Abaixo do gânglio inferior, o vago recebe o ramo interno do nervo acessório, cujas fibras se distribuem juntamente com os ramos do vago.

O vago desce no interior da bainha carótica, entre a veia jugular interna e, sucessivamente, as artérias carótidas interna e comum. O vago direito passa entre a veia jugular interna e a primeira parte da artéria subclávia. O vago esquerdo passa entre a artéria carótida comum esquerda e a primeira parte da artéria subclávia. O trajeto subseqüente e a distribuição de ambos os nervos vagos foram discutidos anteriormente (Caps. 31 e 38).

Ramos na cabeça e pescoço. O vago dá origem aos seguintes ramos:

Os primeiros dois ramos originam-se do gânglio superior, no qual estão localizadas as células de origem e suas fibras.

1. O *ramo meníngico* origina-se do gânglio superior e inerva a dura da fossa crânica posterior. Ele contém fibras espinhais (N. C. 1, 2). A estimulação das artérias meníngicas, dos seios venosos ou da dura-máter na fossa posterior produz dor, que é referida na distribuição cutânea dos nervos crânicos 9 e 10 e no primeiro nervo cervical.

2. O *ramo auricular* origina-se do gânglio superior e recebe uma comunicação do glossofaríngico. Ele passa pelo canalículo mastóideo da parede lateral da fossa jugular, comunica-se com o nervo facial e passa através da fissura timpanomastóidea. Ele inerva a superfície crânica da orelha, o assoalho do meato acústico externo e a porção adjacente da membrana do tímpano.

Os próximos três ramos originam-se tanto do gânglio inferior quanto do tronco do nervo vago. Imediatamente abaixo do gânglio, o tronco recebe o ramo interno do nervo acessório.

3. **Os ramos faríngicos**, vários em número, são os principais nervos motores para a faringe e palato mole. Em sua maior parte, as fibras derivam-se do ramo interno do nervo acessório. Os ramos faríngicos originam-se do gânglio inferior do vago e passam entre as artérias carótidas externa e interna. Eles se dividem em ramos que, juntamente com os ramos do glossofaríngico e do simpático, formam o plexo do faríngico sobre os constritores da faringe. O plexo inerva os músculos da faringe (exceto o estilofaríngico) e do palato mole (exceto o tensor do véu palatino).

4. O *nervo laríngico superior* origina-se do gânglio inferior do vago (Fig. 60.18). Ele desce ao longo da face lateral da faringe atrás da artéria carótida interna e medial a ela. Ele se divide em um nível variável em um ramo interno grande e um externo menor.

O *ramo interno*, comumente denominado *nervo laríngico interno*, é aferente da membrana mucosa da laringe. A área da mucosa inervada estende-se desde a epiglote até a parte posterior da língua, em direção inferior até as pregas vocais. A estimulação do nervo laríngico interno resulta em sensações do tato e dor.[37] O nervo perfura a mebrana tireohióidea acima da artéria laríngica superior e divide-se em ramos terminais. Um filete nervoso é enviado para o músculo aritenóideo transverso; porém, questiona-se se estas fibras são motoras ou proprioceptivas (Cap. 63). O nervo laríngico interno termina enviando ramos para o nervo laríngico recorrente. A anastomose pode ter lugar atrás da substância do cricoaritenóideo[38] ou nela, e a conexão pode perfurar o constritor inferior da faringe.[39]

O *ramo externo*, comumente denominado *nervo laríngico externo,* desce coberto pelo músculo esternotireóideo e localiza-se profundamente à artéria tireóidea superior. Ele perfura o constritor inferior da faringe e penetra no cricotireóideo, invervando ambos os músculos.

5. Os *nervos depressores* ou *ramos caróticos* são ramos inconstantes que auxiliam o nervo glossofaríngico na inervação do seio carótico e do corpo carótico.

6. Um número variável de *ramos cardíacos* tem origem do vago, no pescoço e no tórax. Eles são freqüentemente classificados em grupos superior, médio e inferior, porém sua disposição é bastante variável. Eles se encontram intimamente relacionados e freqüentemente se reúnem com ramos cardíacos dos gânglios simpáticos. Os ramos cardíacos também se originam dos nervos laríngicos recorrentes. Eles todos procedem ao plexo cardíaco (Cap. 31).

7. O *nervo laríngico recorrente* inerva a membrana mucosa da laringe, abaixo das pregas vocais, e todos os músculos da laringe, exceto cricotireóideo. Na maior parte, suas fibras são derivadas da parte crânica do nervo acessório. O nervo laríngico recorrente origina-se a níveis diferentes nos dois lados do corpo (Fig. 60.20), uma disposição que se correlaciona com o desenvolvimento dos arcos aórticos no embrião. (Raramente o nervo pode passar diretamente para a laringe sem recorrer.[40]) O nervo direito origina-se anteriormente à primeira parte da artéria subclávia e passa em torno deste vaso. O nervo esquerdo origina-se no tórax, sobre o lado esquerdo do arco da aorta, e passa em torno deste vaso atrás da inserção do ligamento arterioso. Ambos os nervos recorrentes ascendem no interior de um sulco, ou próximo a ele, entre a traquéia e o esôfago (todavia, o nervo pode estar lateral à traquéia), medial ao lobo correspondente da glândula tireóidea. Na altura do primeiro ou do segundo anel da traquéia, o nervo recor-

rente dá origem a um ramo sensitivo para a laringofaringe.[41] O nervo recorrente pode estar intimamente relacionado com a glândula tireóidea, porém provavelmente nunca envolvido na sua substância glandular normal. Todavia, **há um perigo considerável de lesão do nervo recorrente em cirurgias na glândula tireóidea.**[42] **O nervo laríngico recorrente está intimamente relacionado com a artéria tireóidea inferior, porém as relações são variáveis:** o nervo ou os seus ramos podem ser posteriores ou anteriores, ou situarem-se entre os ramos da artéria. Além disso, as disposições nos dois lados do corpo são raramente similares. Antes de entrar na laringe, o nervo divide-se em dois ou mais ramos, porém a disposição das fibras[43] nestes ramos é variável; o ramo para o cricoaritenóideo posterior é dado no interior da laringe.[44] O nervo recorrente passa profundamente à borda inferior do constritor inferior da faringe, juntamente com a artéria laríngica inferior, e entra na laringe atrás da juntura cricotireóidea. Ele se comunica com o nervo laríngico interno.

O termo *nervo laríngico inferior* é freqüentemente usado para a porção terminal do nervo laríngico recorrente.

Os ramos do nervo laríngico recorrente são: ramos cardíacos para o plexo cardíaco, comunicações para o simpático, ramos traqueal e esofágico (para a membrana mucosa e a musculatura), ramos para o constritor inferior e vários ramos terminais para a laringe (de 4 a 12).

A lesão dos nervos laríngicos recorrentes resulta numa afonia e desconforto respiratório, já conhecidos dos gregos nos primeiros séculos a.C. A paralisia é do tipo neurônio motor inferior, flácida, e seguem-se uma atrofia, fibrose e contratura. Os efeitos nas cordas vocais da lesão do nervo laríngico recorrente estão discutidos adiante (Cap. 63).

Os ramos do vago na cabeça e pescoço estão resumidos no Quadro 60.2.

Exame do vago. As fibras acessórias (ramo interno) nos ramos faríngicos do vago podem ser testadas pedindo-se ao paciente que diga "ah". A úvula deve deslocar-se para trás no plano mediano. Na paralisia vagal unilateral, a úvula torna-se desviada em direção ao lado normal. O estado dos músculos laríngicos deve ser observado através de laringoscopia.

NERVO ACESSÓRIO
(Fig. 60.22)

O nervo acessório (11.º crânico) é formado pela união da porção crânica e espinhal. As raízes crânicas emergem da face lateral da medula oblonga, abaixo das raízes do vago. As raízes espinhais emergem da face lateral da medula espinhal (inferiormente, até um nível entre o 3.º nervo cervical e o 7.º). Suas células de origem estão na substância cinzenta da medula. As raízes espinhais se unem para formar um tronco que ascende no canal vertebral, freqüentemente se comunicando com o 1.º nervo cervical[45] e passando através do forame magno. Ambas as porções, a crânica e a espinhal, atravessam o forame jugular, onde trocam fibras ou se unem por uma curta distância.

Abaixo do forame jugular, a *porção crânica* ou *bulbar*, ou *ramo interno*, junta-se ao vago imediatamente abaixo do gânglio inferior do vago. A porção crânica contém fibras motoras para os músculos esqueléticos e é melhor considerada como uma parte do vago.[46] Através dos ramos faríngico e laríngico recorrente do vago, ele se distribui ao palato mole, aos constritores da faringe e à laringe. Algumas

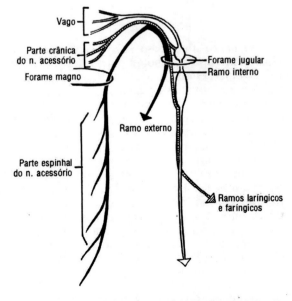

Fig. 60.22 Esquema dos nervos vago e acessório. Os gânglios superior e inferior do vago não estão com dísticos, nem o pequeno ramo a partir da parte crânica do nervo acessório para o gânglio superior.

Quadro 60.2 Resumo dos ramos do nervo vago na cabeça e pescoço

Parte	Ramos
Do gânglio superior	1. Ramo meníngico
	2. Ramo auricular
Do gânglio inferior ou a partir do tronco vago	3. Ramos faríngicos
	4. Nervo laríngico superior
	(a) Ramo ou nervo laríngico interno
	(b) Ramo ou nervo laríngico externo
	5. Nervos depressores ou ramos caróticos (inconstantes)
Do tronco vago	6. Ramos cardíacos
	7. Nervo laríngico recorrente direito

fibras podem entrar nos ramos cardíacos do vago.

A *porção espinhal*, ou *ramo externo*, do **nervo acessório distribui-se ao esternoclidomastóideo e ao trapézio**. Ele corre em direção posterior, freqüentemente superficial à veia jugular interna. Cruza o processo transverso do atlas e é cruzado pela artéria occipital (o ramo esternoclidomastóideo superior a acompanha). O nervo acessório desce profundamente ao processo estilóide e ao ventre posterior do digástrico. Ele freqüentemente perfura a superfície profunda do esternoclidomastóideo porém algumas vezes permanece profundamente a este músculo. Ele inerva o esternoclidomastóideo e comunica-se com ramos do 2.º nervo cervical. **Acima do ponto médio da borda posterior do esternoclidomastóideo, o nervo acessório cruza o trígono posterior do pescoço obliquamente (Fig. 60.4B), dispondo-se sobre o levantador da escápula e em relação com os linfonódios.** Ele se comunica com ramos do 2.º e 3.º nervos cervicais. Cerca de 5 cm acima da clavícula, ele passa profundamente à borda anterior do trapézio e forma um plexo com ramos do 3.º e 4.º nervos cervicais. Ele inerva o trapézio.

Exame do nervo acessório. A parte espinhal é testada pedindo-se ao paciente que eleve os ombros (trapézio) e, então gire a cabeça (esternoclidomastóideo). Para o exame da parte crânica do nervo acessório, v. sobre o título de Vago.

NERVO HIPOGLOSSO
(Fig. 60.23)

O **nervo hipoglosso (12.º crânico) é principalmente o nervo motor para a língua**. Suas raízes emergem da medula oblonga entre a pirâmide e a oliva. As raízes se unem para formar dois feixes, que perfuram a dura e passam através do canal do hipoglosso do osso occipital. Os feixes se unem no interior ou abaixo do canal. O canal e o nervo estão situados mediais ao forame jugular e ao seu conteúdo (Fig. 52.16). **O nervo hipoglosso desce atrás da artéria carótida interna e dos nervos glossofaríngico e vago.** Ele, então, desce entre a artéria carótida interna e a veia jugular interna, anteriormente ao vago e profundamente ao ventre posterior do digástrico. **O nervo hipoglosso forma uma alça em direção anterior em torno da artéria occipital** (Fig. 60.18) e do ramo esternoclidomastóideo inferior e recebe um ramo do plexo faríngico. **Ele cruza as artérias carótida interna, carótida externa e lingual**. Localiza-se sobre o hioglosso e passa profundamente ao digástrico e ao

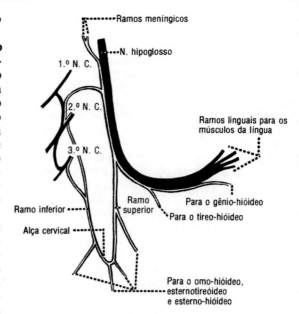

Fig. 60.23 Esquema do nervo hipoglosso.

milo-hióideo. Sobre o hioglosso, ele se localiza abaixo do ducto submandibular e do nervo lingual (Fig. 59.3). Divide-se em ramos terminais que continuam em direção anterior entre o milo-hióideo e o genioglosso, o qual se comunica com o nervo lingual. Os nervos hipoglosso direito e esquerdo podem se unir.[47]

Ramos. As fibras de alguns dos ramos do nervo hipoglosso são próprias do nervo (de origem intracrânica), enquanto que outras fibras são simplesmente provenientes dos nervos cervicais (de origem espinhal).

Os ramos meníngicos, a raiz superior da alça cervical, o nervo do tireo-hióideo, e outro gênio-hióideo são compostos de fibras do 2.º ou 1.º nervos cervicais.

1. Os *ramos meníngicos* apresentam um trajeto superior através do canal do hipoglosso e inervam a dura da fossa crânica posterior.

2. A *raiz superior da alça cervical (ramo descendente do nervo hipoglosso)* conecta o nervo hipoglosso com a alça cervical (v. adiante). Ele tem localização superficial ou se situa na substância da bainha carótica. A alça e sua raiz superior inervam os músculos infra-hióideos (Fig. 60.7B).

3. O *ramo tireo-hióideo* origina-se no trígono carótico. Ele inerva o músculo tireo-hióideo.

4. Os ramos *linguais terminais* inervam os músculos extrínsecos (estiloglosso, gênio-

hióideo, genioglosso) e os músculos intrínsecos da língua. Comunicações plexiformes ocorrem entre os ramos terminais dos nervos lingual e hipoglosso.

Exame do nervo hipoglosso. Pede-se ao paciente que faça a protrusão de sua língua. Uma lesão de um dos nervos hipoglosso resulta no desvio da língua protrusa em direção ao lado afetado. A protrusão é devida ao genioglosso e à musculatura intrínseca do lado normal; o desvio é devido, provavelmente, ao peso produzido pela metade paralisada.[48]

ARTÉRIA SUBCLÁVIA
(Fig. 60.24)

A principal artéria que leva sangue para o membro superior é conhecida por vários nomes (subclávia, axilar e braquial) nas diferentes partes de seu trajeto. O território irrigado pela artéria subclávia estende-se até o telencéfalo, parede abdominal e dedos. A *artéria subclávia esquerda* origina-se diretamente do arco da aorta, enquanto que a subclávia direita é um ramo do tronco braquiocefálico. A artéria subclávia esquerda, por esta razão, apresenta uma porção torácica. Raramente a artéria subclávia direita se origina do arco da aorta e passa atrás do esôfago.

O trajeto de cada artéria subclávia pode ser considerado em três porções: a primeira parte estende-se desde a origem do vaso até a borda medial do escaleno anterior, a segunda localiza-se atrás deste músculo, e a terceira passa da borda lateral do músculo à borda externa da primeira costela, onde a subclávia é denominada artéria axilar.

A veia subclávia, que é continuação da axilar, passa anteriormente ao escaleno anterior e une-se na borda medial deste músculo, com a jugular interna para formar a veia braquiocefálica. A veia subclávia, por esta razão, é coextensiva com somente as segunda e terceira partes da artéria subclávia. Além disso, ela raramente se origina acima do nível da clavícula.

A *primeira parte* da artéria subclávia direita e a porção cervical da primeira parte da artéria subclávia esquerda formam um arco de direção superior e lateral atrás da juntura esternoclavicular. As principais relações são as seguintes. Anteriormente: com o esternoclidomastóideo, esterno-hióideo e esternotireóideo; veia jugular interna, ducto torácico (somente o lado esquerdo); vago, ramos cardíacos do vago e do simpático, alça subclávia (que envolve a artéria subclávia), nervo frênico esquerdo (lado esquerdo somente). Posteriormente: com o ápice do pulmão, cúpula da pleura, membrana suprapleural; tronco simpático e gânglio cervical inferior, nervo laríngico recorrente direito (que passa em torno da artéria subclávia direita).

A **segunda parte da artéria subclávia, que normalmente se estreita entre os escalenos,[49] estende-se por uma distância variável (até 4 cm, porém comumente cerca de 2 cm) acima da clavícula.** As principais relações são as seguintes. Anteriormente: com o escaleno anterior, esternoclidomastóideo; nervo frênico di-

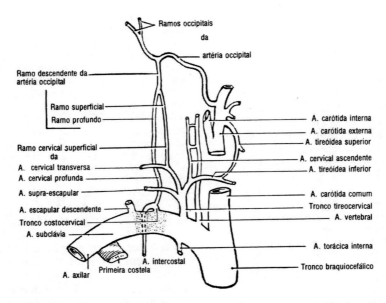

Fig. 60.24 A artéria subclávia e seus ramos: vertebral, torácica interna, tronco tireocervical, tronco costocervical e escapular descendente. A segunda parte da artéria subclávia está sombreada. Várias anastomoses com outros vasos estão também mostradas.

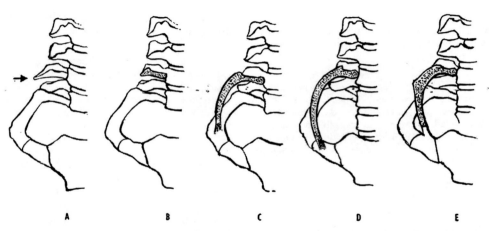

Fig. 60.25 Costelas cervicais. A, um processo transverso longo incomum da 7.ª VCe (setas). B, uma pequena costela cervical com cabeça, colo e tubérculo. C, uma costela cervical que está limitada à primeira costela; em outros casos, ela pode terminar livremente. D, uma costela cervical que chega à primeira cartilagem costal. E, uma costela cervical que chega ao manúbrio esternal, como fazem as costelas torácicas superiores. De von Lanz e Wachsmuth.

reito (somente o lado direito, e separado pelo escaleno anterior); veia subclávia (separada pelo escaleno anterior). Posteriormente: com o ápice do pulmão, cúpula da pleura, membrana suprapleural; escaleno médio.

A *terceira parte* **é mais superficial, e suas pulsações podem ser percebidas com uma pressão profunda. Ela está localizada principalmente no trígono supraclavicular, onde repousa sobre a primeira costela (Fig. 13.7). Pode ser comprimida contra a primeira costela, pressionando-se em direção inferior, posterior e medialmente no ângulo (Fig. 60.4B) entre a clavícula e a borda posterior do esternoclidomastóideo. (A borda posterior do esternoclidomastóideo é suficiente como ponto de referência superficial da borda lateral do escaleno anterior.) Ela também pode ser ligada convenientemente neste local, e a circulação colateral para o membro superior é geralmente adequada após a ligadura de qualquer das três partes da artéria subclávia.** As principais relações são as seguintes. Anteriormente: com a veia jugular externa e algumas de suas tributárias; clavícula e subclávio; veia subclávia. Posteriormente: com o tronco inferior do plexo braquial; escaleno médio.

Compressão neurovascular.[50] **As compressões anormais dos vasos subclávios ou axilares e/ou plexo braquial produzem uma série de sinais e sintomas que podem ser denominados "síndromes compressivas neurovasculares" do membro superior.** As características que podem incluir dor, parestesias, formigamento, fraqueza, descoloração, edema, ulceração e gangrena, podem ser produzidas também por outras causas.

O feixe neurovascular para o membro superior é mais freqüentemente comprimido: (1) no espaço entre o escaleno anterior e o escaleno médio (Fig. 60.32B), onde a compressão pode ser produzida ou acentuada por uma costela cervical (v. abaixo) ou por sua extensão fibrosa, ou ainda por variações na inserção dos músculos escalenos; (2) no espaço entre a primeira costela e a clavícula (Fig. 13.13); (3) no ponto em que o feixe neurovascular é cruzado pelo peitoral menor e se relaciona com o processo coracóide (Fig. 13.7). A compressão nestes três locais é acentuada, respectivamente, por (1) manutenção de uma inspiração profunda enquanto o pescoço está totalmente estendido; (2) colocação dos ombros em direção inferior e para trás; (3) colocação das mãos na parte posterior da cabeça (comumente denominada "hiperabdução" dos braços). Todavia, deve ser enfatizado que, mesmo nas pessoas normais, um desses três procedimentos pode resultar na diminuição do pulso radial. Além disso, outros fatores, tais como a redução da massa muscular e a redução do tono nas pessoas de meia-idade, podem ser causas precipitantes de compressão de uma das síndromes neurovasculares.

Costela cervical (Fig. 60.25). A cabeça, o colo e o tubérculo de uma costela mesenquimal ou cartilagínea estão presentes na 7.ª VCe no feto. No adulto, embora um processo transverso longo incomum seja freqüente, uma costela cervical separada é rara. Quando presente, uma costela cervical pode terminar livremente, pode unir-se à primeira costela torácica, prender-se à primeira cartilagem costal (por tela conectiva, cartilagem ou osso), ou possuir uma cartilagem costal que chegue ao manúbrio. Uma costela cervical óssea pode ser detectada radiograficamente.

Ramos. Os ramos da artéria subclávia[51] (Fig. 60.24) originam-se geralmente da primeira parte da artéria, isto é, mediais ao escaleno anterior, com exceção do (1) tronco costocervical do lado direito, que freqüentemente se origina da segunda parte, e (2) da artéria escapular descendente, que pode surgir tanto da segunda quanto da terceira parte. Os ramos da artéria subclávia são as artérias vertebral, torácica interna e escapular descendente, e os troncos tireocervical e costo-cervical. Os primeiros três ramos originam-se praticamente juntos na borda medial do escaleno anterior e anteriormente à cúpula da pleura.

1. A *artéria vertebral* (Fig. 60.26), apesar de seu nome, irriga principalmente a parte posterior do encéfalo. Ela se origina da primeira parte da subclávia, isto é, medial ao escaleno anterior. Raramente a artéria vertebral esquerda pode originar-se do arco da aorta[52] ou do tronco braquiocefálico. A artéria vertebral ascende através do forame transverso das primeiras seis vértebras cervicais, corre atrás da massa lateral do atlas (Fig. 48.6) e entra na cavidade crânica através do forame magno. Na borda inferior da ponte, ela se une com o vaso do lado oposto para formar a artéria basilar (que se divide nas duas artérias cerebrais posteriores). O trajeto da artéria vertebral pode ser considerado em quatro partes: cervical, vertebral, suboccipital e intracrânica. A cervical e a vertebral estão consideradas aqui; as partes suboccipital e intracrânica já foram descritas (Caps. 49 e 53).

(a) A *parte cervical da artéria vertebral* ascende atrás da carótida comum num espaço piramidal entre o longo do pescoço e o escaleno anterior (Fig. 60.32B). A veia vertebral, a tributária do braquiocefálico, localiza-se anteriormente. A artéria vertebral está cruzada pela artéria tireóidea inferior no lado esquerdo do ducto torácico. Encontra-se intimamente relacionada com o gânglio cervical inferior e localiza-se anteriormente aos ramos ventrais dos 7.º e 8.º nervos cervicais e ao processo transverso da 7.ª VCe. Os ramos musculares são enviados para os músculos profundos do pescoço.

(b) A *parte vertebral da artéria vertebral* ascende através dos forames transversos (da 6.ª VCe à 1.ª, ocasionalmente de uma vértebra mais alta ou mais baixa[53]), anterior aos ramos ventrais dos nervos cervicais (C6 à C2). Ela está acompanhada por um plexo venoso e por filetes simpáticos. Os ramos espinhais são enviados à medula espinhal e às vértebras. Estes ramos entram no canal vertebral juntamente com as raízes dos nervos espinhais; eles formam um plexo coberto pelo ligamento longitudinal posterior.[54]

2. A *artéria torácica interna* localiza-se inicialmente sobre a cúpula pleural, encontrando-se coberta pelas veias subclávia e jugular interna. Está cruzada obliquamente pelo nervo frênico. Seu trajeto posterior está descrito com o tórax (Cap. 27).

3. O *tronco tireocervical* origina-se da primeira parte da artéria subclávia e divide-se quase que imediatamente em três ramos: o tireóideo inferior, o cervical transverso e a artéria supra-escapular. Uma simples trifurcação, todavia, ocorre em menos de metade dos casos.

(a) A *artéria tireóidea inferior* (Fig. 60.14) ascende anteriormente ao escaleno anterior e forma de um arco medialmente anterior aos vasos vertebrais e situado atrás da bainha carótica. Ela cruza tanto por trás quanto anteriormente os troncos simpáticos, ao nível da 7.ª VCe ou 1.ª VT, e pode estar relacionada ao gânglio cervical médio. Suas relações anteriores são com a bainha carótica e seu conteúdo, e com o tronco simpático; o gânglio cervical médio está próximo à artéria. Posteriormente, a artéria tireóidea inferior relaciona-se ao escaleno anterior, aos vasos vertebrais e ao longo do pescoço. A relação dos nervos laríngicos recorrentes é variável: e o nervo ou os seus ramos podem estar posteriores ou anteriores aos ramos da artéria tireóidea inferior ou entre estes ramos. Ao atingir a parte inferior da superfície posterior do lobo da glândula, a artéria tireóidea inferior perfura a bainha da glândula e se divide em vários ramos glandulares.

Os ramos da artéria tireóidea inferior são os seguintes:

A *artéria cervical ascendente* sobe sobre o processo transverso das vértebras cervicais junto e medialmente

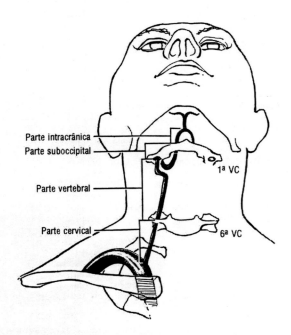

Fig. 60.26 O trajeto da artéria vertebral. A artéria vertebral, ramo da subclávia, apresenta partes cervical, vertebral, suboccipital e intracrânica. Ela se une com a do lado oposto para formar a artéria basilar. A artéria basilar divide-se em artérias cerebrais posteriores direita e esquerda.

ao nervo frênico. Ela dá ramos para as vértebras e medula espinhal.

A *artéria laríngica inferior* acompanha o nervo laríngico recorrente. Ela passa profundamente à borda do constritor inferior e irriga a laringe.

Os *ramos traqueal, faríngico* e *esofágico* irrigam as estruturas indicadas pelos seus nomes.

Os *ramos glandulares* terminais estão distribuídos para as glândulas tireóidea e paratireóidea. Um ramo anastomosa-se com o do lado oposto ao longo da borda inferior do istmo (Fig. 60.13).

(b) A *artéria supra-escapular (escapular transversa)* origina-se freqüentemente do tronco tireocervical e termina sobre a superfície dorsal da escápula, onde toma parte em anastomoses em torno deste osso. Ela a princípio passa lateralmente através do escaleno anterior e do nervo frênico. Cruza, então a artéria subclávia e os feixes do plexo braquial e corre posterior e paralelamente com a clavícula e a subclávia. Alcança a borda superior da escápula, onde se anastomosa com outros vasos relacionados com este osso. A artéria supra-escapular dá: um *ramo supra-esternal*, que cruza a clavícula e irriga a pele sobre a parte anterior do tórax; um *ramo acromial*, que perfura o trapézio e irriga a pele sobre o acrômio; e *ramos articulares* para as junturas esternoclavicular, acromioclavicular e escapuloumeral.

(c) A *artéria transversa do pescoço*, ou *artéria cervical transversa*, origina-se freqüentemente do tronco tireocervical, comumente junto com a artéria supra-escapular. Ela passa lateralmente através do escaleno anterior e do nervo frênico, porém a um nível mais alto que a artéria supra-escapular. Ela, então, cruza os troncos do plexo braquial no trígono posterior do pescoço e passa profundamente ao trapézio, o qual irriga (como *artéria cervical superficial*). Ela se anastomosa com o ramo superficial do ramo descendente da artéria occipital. Alternativamente, na borda anterior do levantador da escápula, a artéria cervical transversa pode dividir-se em ramos superficial e profundo. Neste caso, o último vaso toma o lugar da artéria escapular descendente, que é em geral um ramo direto da subclávia.

4. O *tronco costocervical* origina-se da parte posterior da primeira (do lado esquerdo do corpo) ou segunda (do lado direito) parte da artéria subclávia. Ela se arqueia em direção posterior sobre a cúpula pleural para atingir o colo da primeira costela, onde se divide em artérias cervical profunda e intercostal suprema.

A *artéria cervical profunda* passa em direção posterior, freqüentemente entre o processo transverso da 7.ª VCe e o colo da primeira costela. Ela ascende, então, entre o semi-espinhal da cabeça e o semi-espinhal do pescoço e anastomosa-se com o ramo profundo do ramo descendente da artéria occipital. Ela dá um ramo espinhal para o canal vertebral. A artéria cervical profunda pode originar-se diretamente da subclávia.

A *artéia intercostal suprema* descende atrás da pleura, anteriormente aos colos das duas primeiras costelas. Ela comumente dá origem às duas primeiras artérias intercostais posteriores, isto é, às artérias para os dois primeiros espaços intercostais.

5. A *artéria escapular descendente (escapular dorsal)* comumente se origina da subclávia (segunda ou terceira parte),[55] porém pode ser o ramo profundo da artéria cervical transversa. Como um ramo direto da subclávia, a artéria escapular dorsal geralmente passa tanto entre os troncos superior e médio quanto entre os troncos médio e inferior do plexo braquial. Ao atingir a borda medial da escápula, a artéria escapular dorsal desce juntamente com o nervo dorsal da escápula e dá origem a ramos para o músculo rombóide.

Os ramos da artéria subclávia estão resumidos no Quadro 60.

CÚPULA DA PLEURA

A *cúpula da pleura*[56] *(pleura cervical)* (Fig. 60.32A) é a continuação da pleura costal e mediastinal sobre o ápice do pulmão. Ela tem início na abertura superior do tórax, isto é, ao longo da borda interna escavada da primeira costela (Fig. 13.3), e projeta-se em direção superior à raiz do pescoço. Seu limite superior é o colo da primeira costela (ao nível do processo espinhoso da 7.ª VCe), ou cerca de 3 cm acima do terço medial da clavícula. A cúpula está coberta por um espessamento fascial denominado *membrana suprapleural*, que está reforçado por feixes presos às bordas internas da primeira costela e das vértebras (corpos da 7.ª VCe e 1.ª VT, processo transverso da 7.ª VCe).[57] O *escaleno mínimo (escaleno pleural)* não se encontra constantemente presente (v. adiante).

A cúpula e o ápice do pulmão estão relacionados anteriormente com a artéria subclávia e seus ramos, o escaleno anterior, a veia subclávia e os nervos frênico e vago; posteriormente, com o tronco simpático, o primeiro nervo torácico e a artéria intercostal superior; lateralmente, com o escaleno mé-

Quadro 60.3 Resumos dos ramos da artéria subclávia

Ramos da artéria subclávia	Ramos
1. Artéria vertebral	
Parte cervical	Ramos musculares
Parte vertebral	Ramos espinhais
Parte suboccipital	V. Cap. 49
Parte intracrânica	V. Cap. 53
2. Artéria torácica interna	V. Cap. 27
3. Tronco tireocervical	
(a) Artéria tireóidea inferior	Artéria cervical ascendente
	Artéria laríngica inferior
	Ramos traqueais, faríngicos e esofágicos
	Ramos glandulares
(b) Artéria supra-escapular	Ramo supra-esternal
	Ramo acromial
	Ramos articulares
(c) Artéria cervical transversa	Artéria cervical superficial
4. Tronco costocervical	Artéria cervical profunda
	Artéria intercostal suprema
	Artérias intercostais posteriores
5. Artéria escapular descendente ou dorsal	

dio; e medialmente com tronco braquiocefálico, veia braquiocefálica direita e a traquéia do lado direito do corpo, e com a artéria subclávia esquerda e veia braquiocefálica esquerda, à esquerda. A cúpula e o ápice ocupam a parte inferior do espaço piramidal entre os escalenos e o longo do pescoço.

Anatomia de superfície da cúpula e ápice pulmonar. Seu limite está indicado por uma linha curva desde a juntura esternoclavicular até a junção dos terços medial e médio da clavícula. O pico da curva deve estar cerca de 3 cm acima do terço medial da clavícula. A cúpula e o ápice encontram-se inteiramente cobertos pelo esternoclidomastóideo.

TRONCO SIMPÁTICO
(PARTE CERVICAL)
(Fig. 60.27)

A inervação simpática das várias estruturas da cabeça e do pescoço origina-se dos dois primeiros segmentos da parte torácica da medula espinhal e, algumas vezes, também do oitavo segmento cervical. As fibras pré-ganglionares saem através das raízes ventrais e passam através dos ramos comunicantes para a parte torácica do tronco simpático. Elas, então, ascedem para a parte cervical do tronco simpático, onde fazem sinapses e de onde fibras pós-ganglionares são distribuídas para os vasos sanguíneos, para músculos lisos e glândulas da cabeça e pescoço.

A parte cervical do tronco simpático consiste de três ou quatro gânglios conectados por cordões intervenientes. As fibras pós-ganglionares que deixam o tronco o fazem através de ramos comunicantes; estes ramos variam em número e disposição e podem conter gânglios e células ganglionares através de seu trajeto.[58] As fibras pós-ganglionares também saem em ramos que são enviados diretamente aos vasos sanguíneos adjacentes, e em ramos que vão diretamente para algumas vísceras.

A anatomia de superfície do tronco simpático é semelhante à da artéria carótida (v. anteriormente).

A interrupção da parte cervical do tronco simpático corta os impulsos do gânglio cervical superior e é seguida por um grupo de sinais característicos (síndrome de Horner): constrição da pupila (miose decorrente de uma ação parassimpática sem oposição), queda da pálpebra superior (ptose, em razão da paralisia da musculatura lisa) e uma ilusão de que o olho está deprimido (endoftalmo), vermelhidão e aumento da temperatura da pele (vasodilatação) e ausência de sudação (anidrose). É provável que as fibras pré-ganglionares para o olho e órbita sejam derivadas principalmente do primeiro nervo torácico. (A

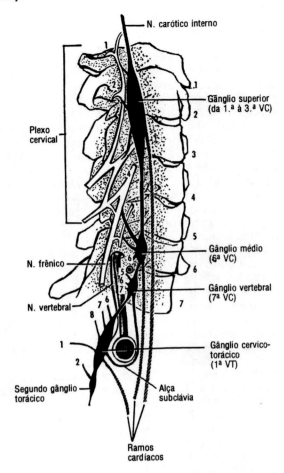

Fig. 60.27 O tronco simpático direito no pescoço, face lateral. Somente os primeiros cinco nervos cervicais estão demonstrados. Os números do lado direito do desenho referem-se aos nervos cervical e torácico para os quais são enviados ramos comunicantes (fibras pós-ganglionares). Os números do lado direito referem-se às vértebras cervicais. As artérias subclávia (uma secção transversa) e vertebral estão mostradas, mas não apresentam dísticos.

variação[59] é de C8 a T4.) As fibras, provavelmente, entram na porção superior do gânglio cervicotorácico através de uma via paravertebral.[60] A secção do tronco simpático abaixo do primeiro gânglio torácico deixa os olhos perfeitamente normais.

A injeção de anestésico local na proximidade do gânglio cervicotorácico "bloqueará" os gânglios cervicais e os três ou quatro gânglios torácicos superiores (bloqueio do gânglio estrelado).[61] Este método é utilizado principalmente para espasmos vasculares ou oclusões envolvendo o cérebro ou o membro superior.

Gânglios cervicais

1. Gânglio cervical superior. Estende-se da 1.ª VCe à 2.ª ou 3.ª. Localiza-se atrás da artéria carótida interna e anteriormente ao músculo longo da cabeça.

O gânglio cervical superior dá origem a ramos comunicantes (fibras pós-ganglionares) para os nervos cervicais superiores (de C1 a C3 ou C4) e aos quatro últimos nervos crânicos. Também dá origem a ramos para o corpo carótico e seio carótico, para o plexo faríngico, e daí para a faringe e laringe, e a nervos cardíacos cervicais para o coração (Cap. 31). Vários ramos têm origem e formam um plexo na adventícia da artéria carótida externa.[62] Os ramos do plexo continuam-se ao longo dos ramos da artéria carótida externa, e alguns finalmente chegam às glândulas salivares. Finalmente, um ramo bastante grande (algumas vezes vários ramos) continua-se em direção superior a partir do gânglio. Este ramo é denominado *nervo carótico interno*,[63] e acompanha a artéria carótida interna. Como a artéria ascende através da base do crânio, o nervo dá origem a ramos que formam o plexo carótico interno. Este plexo dá origem a filetes para o nervo timpânico (ramos caroticotimpânicos), para o nervo petroso maior (para formar um nervo do canal pterigóideo que se conecta ao gânglio pterigopalatino), para vários nervos crânicos (3, 4, 5, e 6) e para o gânglio ciliar. Além disso, ele forma plexos subsidiários ao longo dos ramos da artéria carótida interna, por exemplo, a cerebral anterior e média. Todos os ramos do plexo consistem de fibras pós-ganglionares. Os que são enviados ao gânglio ciliar são fibras dilatadoras para a pupila.

2. Gânglio cervical médio. O gânglio cervical médio é extremamente variável e freqüentemente está fundido tanto com o gânglio superior quanto com o vertebral.[64] Está freqüentemente ao nível da 6.ª VCe, acima do arco formado pela artéria tireóidea inferior.

Ele dá ramos pós-ganglionares para alguns dos nervos cervicais (por exemplo, C4 a C6), um ramo para o coração e pequenos ramos que formam um plexo ao longo da artéria tireóidea inferior.

3. Gânglio vertebral. O gânglio vertebral encontra-se comumente ao nível da 7.ª VCe. Ele repousa em geral anteriormente à artéria vertebral e abaixo do arco formado pela artéria tireóidea inferior, porém pode estar intimamente relacionado com este último vaso. Os gânglios vertebral e médio estão freqüentemente presentes e juntos no tronco simpático.[65]

O gânglio dá ramos pós-ganglionares para alguns dos nervos cervicais (por exemplo, C6) e daí para o plexo braquial para inervação do membro superior. São também enviados ramos para o plexo ao longo da artéria vertebral. Cordões conectam o gânglio vertebral com o cervicotorácico ou com o gânglio cervical inferior. Estes cordões passam a cada lado da artéria vertebral e constituem uma parte do tronco simpático. Um cordão adicional passa em torno da primeira parte da artéria subclávia para formar a alça subclávia. Esta alça contribui com fibras para o plexo sobre a *artéria subclávia*.

4. Gânglio cervicotorácico (estrelado). Apresenta dois componentes: o cervical inferior e o primeiro gânglio torácico (e, ocasionalmente, o segundo e o terceiro). Os dois componentes podem aparecer completamente fundidos ou também parcial ou inteiramente separados.[66] O gânglio cervicotorácico está geralmente ao nível da 7.ª VCe à 1.ª VT, e disposto anteriormente ao 8.º nervo cervical e 1.º nervo torácico. Ele se localiza atrás da artéria vertebral e anterior ao processo transverso da 7.ª VCe e o colo da primeira costela.

O gânglio cervicotorácico recebe ramos pré-ganglionares a partir do primeiro nervo torácico, ou do primeiro e segundo. Ele dá ramos pós-ganglionares para os nervos cervicais inferiores e torácicos superiores (C6 a 8, e T1 e, freqüentemente, T2). Estas fibras entram no plexo braquial e se distribuem para o membro superior. Elas dão origem ao ramo, ou ramos cervicotorácicos para o coração, e a um número variável de ramos para as artérias subclávia e vertebral.

As fibras provenientes dos gânglios vertebral e cervicotorácico para a artéria vertebral forma um *plexo vertebral* que acompanha a artéria, entra na cavidade crânica e se distribui ao longo da artéria basilar. Discute-se se o plexo sobre a artéria cerebral posterior é derivado principalmente do plexo sobre a artéria basilar ou sobre o plexo carótico interno. As fibras no plexo vertebral são principalmente pós-ganglionares, e muitas alcançam os nervos cervicais inferiores (por exemplo, C5 a C7)[67] através de pequenos ramos do plexo. Pequenos grupos de células ganglionares estão presentes no plexo vertebral.

Algumas das fibras provenientes dos gânglios vertebral e cervicotorácico ascendem separadamente do plexo e formam um *nervo vertebral*, que está localizado posteriormente à artéria vertebral e ascende ao nível do áxis ou atlas. As fibras pós-ganglionares no seu interior são fornecidas para os nervos cervicais[68] e também enviam ramos para as meninges espinhais.[69]

VEIA JUGULAR INTERNA
(Fig. 60.28)

A veia jugular interna drena o encéfalo, o pescoço e a face. Ao nível de seu bulbo supe-

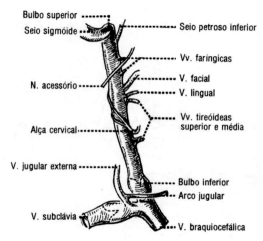

Fig. 60.28 A veia jugular interna e suas tributárias. Observe as válvulas nas terminações das veias subclávia e jugular interna; estas são as últimas válvulas antes de o sangue chegar ao coração. Do Atlas de Grant.

rior, todavia, a veia jugular interna está quase que livre de sangue extracerebral.

A veia jugular interna tem início no forame jugular, na base do crânio, e é uma continuação do seio sigmóide. Uma dilatação na sua origem é conhecida como *bulbo superior,* uma estrutura similar ao corpo carótico que está geralmente presente próximo da parede do bulbo ou no interior desta.[70] A veia desce na bainha carótica e termina atrás do extremo medial da clavícula, unindo-se com a veia subclávia para formar a veia braquiocefálica. A jugular interna possui uma valva bicúspide.[71] Uma dilatação próxima a sua terminação é conhecida como *bulbo inferior.*

A anatomia de superfície é similar às das artérias carótidas (v. anteriormente). **A veia jugular interna desce atrás do colo da mandíbula para um espaço entre as cabeças esternal e clavicular do esternoclidomastóideo** (Fig. 60.15B). Uma pulsação da veia jugular interna, devida a uma contração do átrio direito do coração, é freqüentemente demonstrável na parte inferior do pescoço.

Relações superficiais. O esternoclidomastóideo sobrepõe-se à parte superior e cobre a parte inferior da veia jugular interna. Outras relações superficiais incluem o ventre posterior do digástrico, o ventre superior do omo-hióideo e outros músculos infra-hióideos. Também superficiais encontram-se o nervo facial, o nervo acessório, usualmente a raiz inferior da alça cervical, e a veia jugular anterior. **Os linfonódios cervicais profundos localizam-se ao longo do trajeto da veia jugular interna.**

Relações profundas. Incluem os processos transversos das vértebras cervicais, o levantador da escápula, o escaleno médio, o plexo cervical, o escaleno anterior, o nervo frênico, o ducto torácico, o tronco tireocervical e a primeira parte da artéria subclávia e a cúpula da pleura. As artérias carótida interna e comum acompanham a veia jugular interna medialmente, e o vago localiza-se atrás, entre a veia e as artérias. **Na base do crânio, a artéria carótida interna localiza-se anteriormente à veia jugular interna (o canal carótico localiza-se anterior ao forame jugular), e os dois vasos estão separados neste ponto pelos quatro últimos nervos crânicos (Fig. 52.16 e 58.2B).**

Tributárias. As tributárias, que são variáveis, incluem as veias faríngica, lingual, tireóidea superior e média, e o seio petroso inferior. Além disso, o *ducto linfático direito* ou, do lado esquerdo, o *ducto torácico* abrem-se comumente na veia jugular interna, ou na junção entre a veia jugular interna e a subclávia.

DUCTO TORÁCICO E DRENAGEM LINFÁTICA DA CABEÇA E PESCOÇO

Ducto torácico

Quando o ducto torácico (Fig. 60.29) deixa o tórax (Cap. 31), ele forma um arco de direção lateral ao nível da 7.ª VCe. O ducto passa anteriormente ao tronco simpático esquerdo, artéria vertebral esquerda e nervo frênico esquerdo e escaleno anterior (separado pela lâmina pré-vertebral da fáscia). O ducto está disposto atrás da artéria carótida comum esquerda, do vago e da veia jugular interna (Fig. 60.29B). Ele recebe o tronco jugular esquerdo e termina anteriormente à primeira parte da artéria subclávia esquerda, abrindo-se em um dos seguintes pontos: na jugular interna esquerda, no ângulo entre a jugular interna esquerda e a subclávia esquerda, na subclávia esquerda ou na veia braquiocefálica esquerda.[72] O ducto apresenta um par de válvulas na sua terminação. **O ducto torácico recebe a linfa da maior parte do corpo, incluindo o lado esquerdo da cabeça e do pescoço.** Alguns de seus tributários, todavia, por exemplo, o tronco cervical transverso esquerdo, freqüentemente se abrem independentemente na junção venosa.

Ducto linfático direito (Fig. 60.30B). Este ducto, de cerca de 1 cm de comprimento, está raramente presente como uma estrutura única; os principais vasos que se unem para formá-lo, e que são os seguintes: jugular direita, subclávia direita e troncos broncomediastinais direitos, freqüentemente se abrem

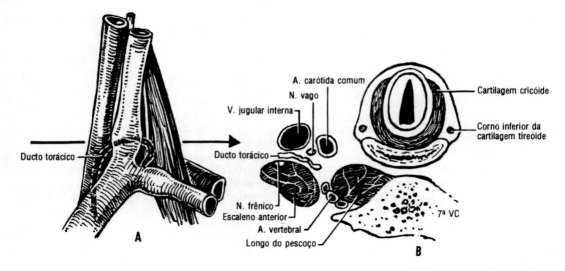

Fig. 60.29 A, a terminação do ducto torácico. B, uma secção horizontal na qual o arco formado pelo ducto torácico é observado entre o músculo escaleno anterior, posteriormente, e a veia jugular interna e artéria carótida comum, anteriormente.

separadamente na jugular interna direita e/ou na veia subclávia direita. **O ducto linfático direito recebe a linfa do lado direito da cabeça e pescoço, do membro superior direito e do lado direito do tórax.**

Drenagem linfática da cabeça e pescoço

Linfonódios cervicais. Todos os vasos linfáticos da cabeça e pescoço drenam para os linfonódios os cervicais profundos, tanto (1) diretamente dos tecidos quanto (2) indiretamente, após passar por um grupo de linfonódios.

Vários grupos de linfonódios formam um "colar pericervical" (Fig. 60.30A) na junção da cabeça com o pescoço: *occipital, retroauricular (mastóide), parotídico, submandibular, bucal (facial) e submental.* Os tecidos superficiais da cabeça e do pescoço drenam para estes grupos e também para os linfonódios cervicais superficiais. Assim, o couro cabeludo drena para vários linfonódios do colar pericervical; a orelha, para os linfonódios retroauriculares e parotídicos; as pálpebras e a bochecha, para os parotídicos e submandibulares; o nariz externo, para o submandibular; os lábios, para o submandibular (e no caso de lábio inferior para os linfonódios submentais).

Linfonódios cervicais superficiais. **Os linfonódios cervicais superficiais se encontram (1) no trígono posterior, ao longo do trajeto da veia jugular externa, e (2) no trígono anterior, ao longo do trajeto da veia jugular anterior.** Os tecidos superficiais do pescoço drenam para os linfonódios occipital, submandibular e submental, e para os linfonódios cervical profundo e superficial.

Linfonódios cervicais profundos (Fig. 60.30B). **Os linfonódios cervicais profundos incluem vários grupos. O principal grupo forma uma cadeia ao longo da veia jugular interna coberta, em sua maior parte, pelo esternoclidomastóideo.** Com finalidade descritiva, o grupo está freqüentemente subdividido em um grupo superior e inferior, ou superior, médio e inferior. O *linfonódio jugulodigástrico* localiza-se sobre a veia jugular interna ao nível do corno maior do osso hióide, isto é, imediatamente abaixo do ventre posterior do digástrico. Ele recebe numerosos aferentes a partir do terço posterior da língua e da tonsila palatina; apresenta importância devido ao fato de estar freqüentemente aumentado nos casos de carcinomas de alguns desses órgãos. O *linfonódio júgulo-omo-hióideo* localiza-se sobre a veia jugular interna, imediatamente sobre o tendão intermédio do músculo omo-hióideo. Ele recebe aferências diretamente da língua e também indiretamente através dos linfonódios submental, submandibular e cervical profundo superior.

Um grupo de linfonódios profundos deixa a região da veia jugular interna acima e descem através do trígono posterior, juntamente com o nervo acessório. Estes linfonódios drenam principalmente para um grupo que se encontra no ângulo da artéria cervical transversa, a qual, por sua vez, drena, em direção anterior, para linfonódios inferiores sobre a veia jugular interna. Os linfonódios ao longo da artéria cervical transversa, que são freqüentemente denominados linfonódios supraclaviculares, podem

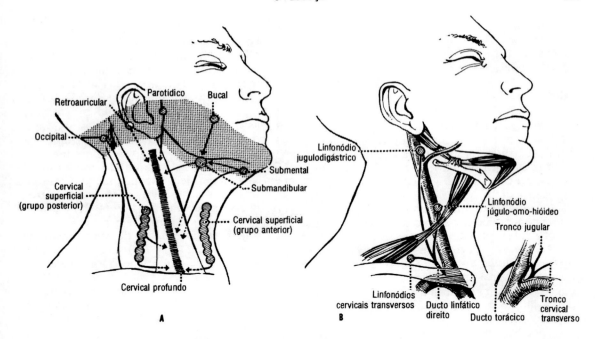

Fig. 60.30 A drenagem linfática da cabeça e pescoço. As setas indicam a direção da drenagem. A, grupos superficiais de linfonódios cervicais. A faixa ampla, sombreada, indica "o colar pericervical" de linfonódios. Cada círculo representa um grupo de linfonódios. B, os linfonódios cervicais profundos. A pequena figura no lado inferior direito mostra um dos muitos tipos que podem ser encontrados no lado esquerdo do corpo.

estar envolvidos, presumivelmente por extensão retrógrada, em carcinomas do tórax e do abdome.

Outros grupos de linfonódios que estão localizados profundamente no pescoço incluem os *linfonódios pré-laríngicos, pré-traqueal, paratraqueal* e *retrofaríngico*. Estes tomam parte na drenagem de algumas das estruturas mais profundas da cabeça e pescoço. Assim, a orelha média drena para os linfonódios cervicais profundos superiores e retrofaríngicos; a cavidade nasal e os seios paranasais, para o submandibular, retrofaríngico e cervical profundo superior; o palato e a tonsila, para o cervical profundo superior; a língua, para o submental, submandibular e cervicais profundos superior e inferior (Cap. 61); a laringe, para os cervicais profundos superior e inferior e para o retrofaríngico; e a glândula tireóidea para o cervical profundo inferior, pré-laríngico, pré-traqueal e paratraqueal.

Os vasos eferentes a partir dos linfonódios cervicais profundos a cada lado formam o *tronco jugular*. O tronco do lado esquerdo comumente se junta ao ducto torácico; o do lado direito termina na junção das veias jugular interna com a veia subclávia, ou no ducto linfático direito, quando este vaso está presente.

PLEXO CERVICAL

Os ramos ventrais dos quatro primeiros nervos cervicais unem-se para formar o plexo cervical, enquanto que os quatro inferiores, juntamente com grande parte do primeiro torácico, se reúnem para formar o plexo braquial. Cada um dos ramos ventrais recebe um ou mais ramos comunicantes a partir dos gânglios cervicais no tronco simpático. Estes ramos comunicantes contêm fibras pós-ganglionares. Os ramos ventrais do 3.º ao 7.º nervo cervical localizam-se nos sulcos das barras costotransversas da 3.ª à 7.ª VCe.[73]

O plexo cervical, formado pelos ramos ventrais dos quatro nervos cervicais superiores, está localizado anteriormente ao levantador da escápula e escaleno médio, coberto pela veia jugular interna e pelo esternoclidomastóideo. **O plexo cervical está disposto como uma série irregular de alças (Fig. 60.27), a partir da qual se originam os ramos. Esta disposição resulta na inervação de áreas cutâneas através de ramos de mais de um nervo espinhal.** Os ramos inervam a pele da parte posterior da cabeça, do pescoço (Fig. 57.6*B*) e do ombro, e também alguns músculos do pescoço, juntamente com o diafragma. **Os ramos cutâneos (Cap. 58) emergem todos próximo ao ponto médio da borda posterior do esternoclidomastóideo (Fig. 60.5). Eles podem comunicar-se entre si e com os ramos dorsais também, e com alguns nervos crânicos. Os ramos do plexo cervical estão resumidos no Quadro 60.4.

Alça cervical

A alça cervical *(alça do hipoglosso)* é uma alça que se localiza superficialmente na bainha carótica (ou na substância desta) e que é formada por fibras do 1.º ao 3.º nervos cervicais, ou 2.º e 3.º (Figs. 60.7B e 60.23). Ela apresenta uma *raiz superior* (o assim chamado *ramo descendente do nervo hipoglosso*) que a conecta com o nervo hipoglosso (v. anteriormente), porém consiste de fibras do 2.º ou 1.º nervo cervical, e uma *raiz inferior (nervo cervical descedente)*, que a conecta com ramos provenientes do 2.º e 3.º nervos cervicais. A raiz inferior freqüentemente passa lateral (ocasionalmente medial) à veia jugular interna. A alça e a sua raiz superior inervam os músculos infra-hióideos; o tireohióideo, todavia, recebe as suas fibras cervicais diretamente do nervo hipoglosso.

Nervo frênico

O **nervo frênico inerva o diafragma e as membranas serosas do tórax e abdome. Ele tem origem principalmente do 4.º nervo cervical** (Fig. 60.27). Mais comumente ele apresenta duas raízes de origem, uma raiz principal do 4.º nervo cervical e uma raiz acessória, a partir do 5.º nervo cervical.[74] Ocasionalmente, pode apresentar uma raiz proveniente do 3.º nervo cervical. As fibras provenientes do 5.º nervo cervical algumas vezes chegam ao frênico através do nervo para o subclávio, por esta razão denominado nervo frênico acessório (v. abaixo).

O nervo frênico é formado na borda lateral do escaleno anterior. Ele então corre verticalmente em direção inferior através da parte anterior deste músculo (Fig. 60.10), coberto pela veia jugular interna e esternoclidomastóideo. Está situado atrás da fáscia pré-vertebral, e é cruzado pelas artérias cervicais transversa e supra-escapular (Fig. 60.32B). Ele é acompanhado medialmente pela artéria cervical ascendente (um ramo da artéria tireóidea inferior). Ele passa entre a artéria e veia subclávias (Fig. 60.20) e cruza a artéria torácica interna látero-medialmente. Seu trajeto em direção ao diafragma está descrito com o tórax (Cap. 31). O frênico contém fibras aferentes assim como fibras eferentes.

Em seu trajeto no pescoço, o nervo frênico esquerdo cruza a primeira parte da artéria subclávia esquerda, enquanto que o nervo direito cruza a segunda parte da artéria subclávia direita.

A secção cirúrgica do nervo frênico no escaleno anterior é algumas vezes executada para auxiliar, por exemplo, no colapso de um pulmão. O diafragma torna-se paralisado e, desta maneira, eleva-se no lado da interrupção.

Um *nervo frênico acessório* está presente aproximadamente em um terço dos casos. Ele se origina variavelmente a partir do plexo braquial (por exemplo, através do nervo para o subclávio), do cervical (por exemplo, através da raiz inferior da alça), ou passando através de um dos ramos cardíacos dos gânglios simpáticos cervicais. Suas fibras são derivadas de um ou mais nervos espinhais a partir de C3 a T1.

MÚSCULOS ESCALENOS

Os escalenos (Figs. 60.32, 60.33) são principalmente o anterior, o médio e o posterior.

Escaleno anterior. O escaleno anterior (exceto na sua inserção) localiza-se inteiramente coberto pelo esternoclidomastóideo. Ele se origina dos tubérculos anteriores dos processos transversos das vértebras cervicais inferiores (da 3.ª à 6.ª VCe) e insere-se no tubérculo escaleno da borda interna da primeira costela (e na parte adjacente da superfície superior) (Fig. 26.9). **A artéria subclávia passa atrás do escaleno anterior, enquanto que o nervo frênico se localiza sobre o músculo.**

Escaleno médio. O escaleno médio origina-se dos tubérculos posteriores[75] dos processos transversos das vértebras cervicais (mais freqüentemente da 1.ª à 7.ª VCe) e insere-se na impressão sobre a superfície inferior da primeira costela (v. Fig. 26.9). **O plexo braquial emerge entre o escaleno anterior e o escaleno médio.**

Quadro 60.4 Resumo dos ramos do plexo cervical

Ramos superficiais:	
Occipital menor	
Auricular magno	N. C. 2, 3
Transverso do pescoço (cervical cutâneo anterior)	
Supraclaviculares	N. C. 3, 4
Ramos profundos:	
Para o esternoclidomastóideo	N. C. 2, 3
Trapézio	
Levantador da escápula	N. C. 3, 4
Escalenos	
Músculos pré-vertebrais	N. C. 1 a 4
Músculos infra-hióideos pela alça cervical	N. C. 1 a 3
Diafragma pelo nervo frênico	N. C. 3 a 5
Comunicações com os nervos crânicos (10, 11 e 12) e com o simpático	

O PESCOÇO

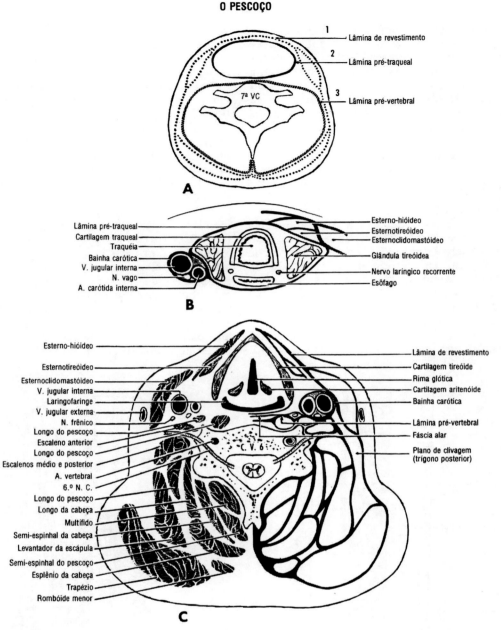

Fig. 60.31 Secções horizontais ilustrando a fáscia cervical. A apresenta a disposição geral das três lâminas. B mostra a lâmina pré-traqueal ao nível da 7.ª vértebra. C mostra as três lâminas ao nível da 6.ª VCe. Em C, os músculos estão indicados do lado esquerdo e as fáscias, do lado direito. C está baseado em Truex e Kellner.

Escaleno posterior. O escaleno posterior, freqüentemente ausente ou fundido com o médio, origina-se dos tubérculos posteriores dos processos transversos das vértebras cervicais inferiores (da 4.ª à 6.ª VCe) e insere-se na superfície externa da segunda costela.

Escaleno mínimo (escaleno pleural). O escaleno mínimo,[76] quando presente, estende-se do processo transverso da 7.ª VCe (ou 6.ª e 7.ª VCe) à borda interna da primeira costela e, freqüentemente, também à cúpula da pleura. No seu local podem ocorrer (ou ele pode dar origem a) expansões fibrosas associadas com a membrana suprapleural.

Um espaço piramidal ocorre entre os escalenos, lateralmente, e o longo do pescoço, medialmente. A pleura e o ápice do pulmão projetam-se em direção superior neste espaço (Fig. 60.32A).

Inervação dos músculos escalenos. Através de ramos dos ramos ventrais dos nervos cervicais.

Ações. Os escalenos flexionam a parte cervical da coluna vertebral lateralmente. Os escalenos atuam como músculos inspiratórios em pessoas normais, mesmo durante uma respiração quieta. Eles se tornam ativos durante esforços expiratórios voluntários moderadamente severos e podem ser importantes no tossir e no espirrar.[77]

FÁSCIA CERVICAL[78]

As descrições das fáscias variam em detalhes devido a sua disposição ser complexa e variável, e devido aos diferentes aspectos serem produzidos de acordo com a técnica usada, por exemplo, dissecção macroscópica, exame microscópico das secções, injeção de líquidos ou um estudo de propagação de infecções. Além disso, o grau de condensação necessária antes de uma tela conectiva ser designada como uma lâmina fascial é arbitrário.

A fáscia cervical "permite um escorregamento que possibilita às estruturas moverem-se e passarem umas sobre as outras sem dificuldade, como na deglutição, e permite a torção do pescoço sem que ele estale como um colar de manila — além disso, uma frouxidão, a qual proporciona vias mais fáceis para os vasos e nervos chegarem a seus destinos".[79]

A fáscia do pescoço (Fig. 60.31) é geralmente descrita como compreendendo três lâminas: a de revestimento, a pré-traqueal e a pré-vertebral.

1. A *lâmina de revestimento* prende-se posteriormente à protuberância occipital externa e à linha superior da nuca, e ao ligamento da nuca e aos processos espinhosos das vértebras cervicais. Suas outras inserções ósseas são o processo mastóide, a borda inferior da mandíbula, o arco zigomático, o processo estilóide (através de ligamento estilomandibular), o osso hióide, o acrômio, a clavícula e o manúbrio esternal. A lâmina de revestimento circunda o trapézio e serve de teto para o trígono posterior do pescoço (envolvendo o omo-hióideo), envolve o esterno-

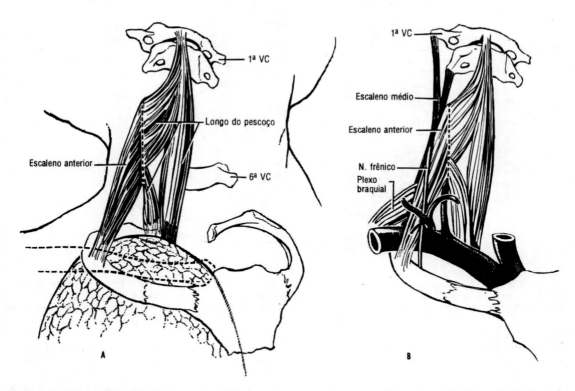

Fig. 60.32 A, a cúpula da pleura, o escaleno anterior e o longo do pescoço. Face anterior e ligeiramente do lado direito. Observe que a cúpula se projeta em direção superior entre o escaleno e o longo do pescoço, eleva-se cerca de 3 cm acima do terço medial da clavícula (linha interrompida). B, a terceira parte da artéria subclávia e o plexo braquial, entre o escaleno anterior e o escaleno médio; o tronco inferior do plexo localiza-se atrás da artéria. O nervo frênico, que desce quase que verticalmente sobre o músculo escaleno anterior obliquamente disposto, está limitado inferiormente, na parte anterior deste músculo, pelas artérias cervical transversa e supra-escapular (sem dísticos). Observe o trígono limitado pelo escaleno anterior lateralmente, pelo longo do pescoço medialmente, e pela primeira parte da artéria subclávia, inferiormente. O tubérculo carótico da 6.ª VCe localiza-se no ápice. A artéria vertebral (sem dístico) ascende através do trígono para alcançar o forame transverso da 6.ª VCe. A está baseado em von Lanz e Wachsmuth.

clidomastóideo e serve de teto para o trígono anterior, onde cobre os músculos infra-hióideos. Imediatamente acima do esterno, a lâmina de revestimento divide-se em duas folhas, que se prendem à parte anterior e posterior do manúbrio, respectivamente. O espaço entre estas duas folhas é denominado *espaço supra-esternal*. Ele contém as cabeças esternais do esternoclidomastóideo, o arco venoso jugular e um linfonódio ocasional. Acima, a lâmina de revestimento forma uma bainha para as glândulas parótidas e submandibular.

2. A *lâmina pré-traqueal* limita-se à parte anterior do pescoço, porém é mais extensa do que sugere o seu nome. Ela se localiza abaixo do osso hióide e prende-se às linhas oblíquas da cartilagem tireóide e à cartilagem cricóide. Ela envolve a glândula tireóidea, formando sua bainha e reveste os músculos infra-hióideos e as vias aéreas e alimentares. As infecções a partir da cabeça e pescoço podem disseminar-se anteriormente à traquéia e posteriormente ao esôfago e alcançar o mediastino superior, no tórax. Acima, a lâmina pré-traqueal, atrás do esôfago, continua-se com a fáscia bucofaríngica que cobre os músculos constritores da faringe e o bucinador.

3. A *lâmina pré-vertebral* prende-se à base do crânio e aos processos transversos das vértebras cervicais. Ela cobre os músculos pré-vertebrais, os escalenos (e o nervo frênico) e os músculos profundos do dorso. Ela cobre, por esta razão, o assoalho do trígono posterior do pescoço. Anteriormente à artéria subclávia, ela se prolonga lateralmente, com bainha axilar que reveste o plexo braquial além dos vasos. Anteriormente aos corpos das vértebras cervicais, uma camada adicional, a *fáscia alar*, encontra-se entre as lâminas pré-traqueal e pré-vertebral. Ela se prende aos processos transversos.

A *bainha carótica* é uma condensação da fáscia que envolve as artérias carótida comum e interna, a veia jugular interna e o nervo vago. Ela se funde com as três lâminas da fáscia cervical.

MÚSCULOS PRÉ-VERTEBRAIS

Os músculos pré-vertebrais (Figs. 60.32 e 60.33) são os longos da cabeça e pescoço, e os retos anterior e lateral da cabeça.

Longo da cabeça (Fig. 60.33). O longo da cabeça cobre o fascículo oblíquo superior do longo do pescoço. Ele se origina dos processos transversos (tubérculos anteriores) das vértebras cervicais inferiores (da 3.ª à 6.ª) e insere-se na superfície inferior da parte basilar do osso occipital.

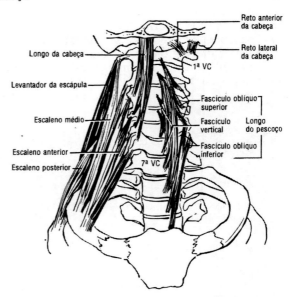

Fig. 60.33 Os músculos escaleno e pré-vertebral. Os três principais músculos escalenos estão mostrados no lado direito do corpo juntamente com o levantador da escápula e o longo da cabeça. Observe que o escaleno anterior e o longo da cabeça se originam das mesmas vértebras, porém correm em direções opostas. O longo do pescoço está mostrado no lado esquerdo do corpo, juntamente com os retos anterior e lateral da cabeça. Observe que cerca de $2^{1/2}$ vértebras torácicas são visíveis acima do nível da incisura jugular do manúbrio esternal.

Longo do pescoço (longo cervical) (Figs. 60.32 e 60.33). O músculo a cada lado consiste de fascículos vertical e oblíquo. O primeiro estende-se dos corpos das vértebras torácicas superiores e cervicais inferiores aos corpos das vértebras cervicais superiores. Os fascículos oblíquos inferiores originam-se dos corpos das vértebras torácicas superiores aos processos transversos (tubérculos anteriores) das vértebras cervicais inferiores. Os fascículos oblíquos superiores estendem-se do processo transverso (tubérculos anteriores) das vértebras cervicais superiores ao arco anterior do atlas. Os músculos longo do pescoço dos dois lados estão separados por uma lacuna, na qual é visível o ligamento longitudinal anterior da coluna vertebral.

Reto anterior da cabeça. Estende-se do processo transverso e da massa lateral do atlas à parte basilar do osso occipital.

Reto lateral da cabeça. Estende-se do processo transverso do atlas ao processo jugular do osso occipital.

Inervação. Todos os músculos pré-vetebrais são inervados por ramos a partir de ramos ventrais dos nervos cervicais.

Ações. O longo do pescoço flexiona a parte cervical da coluna vertebral, e é ativo durante o falar, tossir e engolir;[80] os outros músculos pré-vertebrais flexionam a cabeça. Os músculos pré-vertebrais, juntamente com o esternoclidomastóideo, atuam em conjunto e como antagonistas dos músculos superiores profundos do dorso.

REFERÊNCIAS

1. K. B. Corbin and F. Harrison, Brain, 62:191, 1939.
2. G. Weddell, B. Feinstein, and R. H. Pattle, Brain, 67:178, 1944.
3. G. Causey and D. Slome, Anat. Soc. G. B. and Ireland, Feb., 1954. O. Machado de Sousa, J. Furlani, and M. Vitti, Electromyogr. clin. Neurophysiol., 13:93, 1973.
4. E. J. M. Campbell, J. Anat., Lond., 89:378, 1955.
5. A. Thévenard and H. Berdet, Pr. méd., 66:529, 1958.
6. S. Brown, Amer. J. phys. Anthrop., 28:213, 1941. M. Jansky, B. Plucnar, and Z. Svoboda, Acta anat., 37:298, 1959.
7. J. A. Pires de Lima, J. Anat., Lond., 59:108, 1924.
8. O. Machado de Sousa, Folia clin. biol., 33:42, 1964.
9. C. L. Langsam, Amer. J. phys. Anthrop., 28:249, 1941.
10. R. J. Last, Proc. R. Soc. Med., 47:571, 1954.
11. J. D. B. MacDougall and B. L. Andrews, J. Anat., Lond., 87:37, 1953.
12. F. H. Lahey, J. Amer. med. Ass., 86:813, 1926.
13. J. Cayotte and A. Brulé, Recueil des travaux du laboratoire d'anatomie de Nancy, 1952.
14. N. Johnson, Aust. N.Z. J. Surg., 23:95, 1953, and Brit. J. Surg., 42:587, 1955.
15. J.-P. Lassau, G. Hidden, and J. Hureau, Arch. Anat. path., 15:107, 1967.
16. W. J. Cunliffe, Acta anat., 46:135, 1961.
17. A. H. Bill, Surg. Clin. N. Amer., 36:1599, 1956. J. B. Dalgaard and P. Wetteland, Acta chir. scand., 111:444, 1956.
18. E. Hintzsche, Anat. Anz., 84:18, 1937. J. R. Gilmour, J. Path. Bact., 46:133, 1938. A. D. Vail and F. C. Coller, Missouri Med., 63:347, 1966.
19. A. J. Walton, Brit. J. Surg., 19:285, 1931.
20. L. J. Pyrtek and R. L. Painter, Surg. Gynec. Obstet., 119:509, 1964.
21. C. Zaino et al., The Pharyngoesophageal Sphincter, Thomas, Springfield, Illinois, 1970.
22. A. L. Shapiro and G. L. Robillard, Ann. Surg., 131:171, 1950. LaV. L. Swigart et al., Surg. Gynec. Obstet., 90:234, 1950.
23. E. S. Gurdjian et al., Neurology, 8:818, 1958.
24. J. D. Liechty, T. W. Shields, and B. J. Anson, Quart. Bull. Northw. Univ. med. Sch., 31:136, 1957.
25. D. K. McAfee, B. J. Anson, and J. J. McDonald, Quart. Bull. Northw. Univ. med. Sch., 27:226, 1953.
26. G. Muratori, Anat. Anz., 119:466, 1966.
27. H.-J. Hübner, Anat. Anz., 122:133, 1968.
28. H. Pakula and J. Szapiro, J. Neurosurg., 32:171, 1970.
29. D. Sheehan, J. H. Mulholland, and B. Shafiroff, Anat. Rec., 80:431, 1941. J. D. Boyd, Anat. Anz., 84:386, 1937.
30. W. E. Adams, The Comparative Morphology of the Carotid Body and Carotid Sinus, Thomas, Springfield, Illinois, 1958.
31. P. N. Karnauchow, Canad. med. Ass. J., 92:1298, 1965.
32. H. Metz et al., Lancet, 1:424, 1961.
33. A. Faller, Schweiz. med. Wschr., 76:1156, 1946. H.-J. Hübner, Anat. Anz., 121:489, 1967.
34. J. Cairney, J. Anat., Lond., 59:87, 1924.
35. G. Godlewski and J. Bossy, Bull. Ass. Anat., 57:325, 1973.
36. B. Cochet, Arch. Anat., Strasbourg, 40:1, 1967.
37. J. H. Ogura and R. L. Lam, Laryngoscope, St Louis, 63:947, 1953.
38. F. Lemere, Anat. Rec., 54:389, 1932.
39. T. F. M. Dilworth, J. Anat., Lond., 56:48, 1921.
40. G. R. Stewart, J. C. Mountain, and B. P. Colcock, Brit. J. Surg., 59:379, 1972.
41. H. Pichler and A. Gisel, Laryngoscope, St Louis, 67:105, 1957.
42. W. H. Rustad, The Recurrent Laryngeal Nerves in Thyroid Surgery, Thomas, Springfield, Illinois, 1956. P. Blondeau, J. Chir., Paris, 102:397, 1971. P. Vuillard, Arch. Anat. path., 19:449, 1971.
43. S. Sunderland and W. E. Swaney, Anat. Rec., 114:411, 1952.
44. A. F. Williams, J. Laryng., 68:719, 1954. Pichler and Gisel, Laryngoscope, St Louis, 67:105, 1957.
45. G. Ouaknine and H. Nathan, J. Neurosurg., 38:189, 1973.
46. A. A. Pearson, R. W. Sauter, and G. R. Herrin, Amer. J. Anat., 114:371, 1964.
47. W. Platzer, Arch. Psychiat. Nervenkr., 199:372, 1959.
48. G. A. Bennett and R. C. Hutchinson, Anat. Rec., 94:57, 1946.
49. S. Sunderland and G. M. Bedbrook, Anat. Rec., 104:299, 1949.
50. L. M. Rosati and J. W. Lord, Neurovascular Compression Syndromes of the Shoulder Girdle, Grune & Stratton, New York, 1961.
51. E. H. Daseler and B. J. Anson, Surg. Gynec. Obstet., 108:149, 1959. I. G. Schraibman, Leech, 27:35, 1957.
52. H. Maisel, S. Afr. med. J., 32:1141, 1958.
53. R. H. Bell, LaV. L. Swigart, and B. J. Anson, Quart. Bull. Northw. Univ. med. Sch., 24:184, 1950.
54. R. S. Harris and D. M. Jones, J. Bone Jt Surg., 38B:922, 1956.
55. D. F. Huelke, Anat. Rec., 132:233, 1958, and 142:57, 1962.
56. A. Hafferl, Die Anatomie der Pleurakuppel, Springer, Berlin, 1939.
57. G. R. L. Gaughran, Anat. Rec., 148:553, 1964.
58. T. Skoog, Lancet, 2:457, 1947.
59. B. S. Ray, J. C. Hinsey, and W. A. Geohegan, Ann. Surg., 118:647, 1943.
60. L. T. Palumbo, Surgery, 42:740, 1957.
61. D. C. Moore, Stellate Ganglion Block, Thomas, Springfield, Illinois, 1954.
62. E. Gardner, Arch. Surg., Chicago, 46:238, 1943.
63. A. Kuntz, H. H. Hoffman, and L. M. Napolitano, Arch. Surg., 75:108, 1957.
64. M. Wrete, J. Anat., Lond., 93:448, 1959.
65. R. F. Becker and J. A. Grunt, Anat. Rec., 127:1, 1957.
66. R. W. Jamieson, D. B. Smith, and B. J. Anson, Quart. Bull. Northw. Univ. med. Sch., 26:219, 1952.
67. S. Sunderland and G. M. Bedbrook, Brain, 72:297, 1949.
68. S. A. Siwe, Amer. J. Anat., 48:479, 1931. H. H. Hoffman and A. Kuntz, Arch. Surg., 74:430, 1957.
69. D. L. Kimmel, J. comp. Neurol., 112:141, 1959.
70. S. R. Guild, Ann. Otol., etc., St Louis, 62:1045, 1953.
71. H. T. Weathersby, Anat. Rec., 124:379, 1956, abstract.
72. D. A. Jdanov, Acta anat., 37:20, 1959. P. Kinnaert, J. Anat., Lond., 115:45, 1973.
73. F. W. Jones, J. Anat., Lond., 46:41, 1912.
74. V. Fontes, C. R. Ass. Anat., 42:518, 1956.
75. B. S. Nat, J. Anat., Lond., 58:268, 1924. A. J. E. Cave, J. Anat., Lond., 67:480, 1933.
76. L. Lazorthes and A. Haumont, C. R. Ass. Anat., 39:312, 1953.
77. E. J. M. Campbell, J. Anat., Lond., 89:378, 1955.
78. G. R. L. Gaughran, Ann. Otol., etc., St Louis, 68:1082, 1959, and 70:31, 1961.
79. S. E. Whitnall, The Study of Anatomy, Arnold, London, 4th ed., 1939.
80. F. P. Fountain, W. L. Minear, and R. D. Allison, Arch. phys. Med., 47:665, 1966.

61 BOCA, LÍNGUA E DENTES

CAVIDADE DA BOCA

A cavidade da boca (do L. *os, oris*, boca) é revestida por uma membrana mucosa, cujo epitélio é do tipo escamoso estratificado. Embora o epitélio seja queratinizado, as células cornificadas são encontradas somente no dorso da língua, no palato duro e nas gengivas. Os esfregaços bucais podem ser usados para determinação cromossômica do sexo. A temperatura é comumente verificada colocando-se um termômetro clínico na cavidade da boca. A temperatura normal é de 37ºC ou 98,6ºF. A variação normal está aproximadamente entre 36 a 37,5ºC. Todos devem estar familiarizados com a respiração artificial boca a boca ou boca-nariz, que se faz com o pescoço da vítima totalmente estendido e puxado para cima.[1] A cavidade da boca compreende uma porção externa menor, o vestíbulo, uma porção interna maior, a cavidade bucal propriamente dita.

VESTÍBULO

O vestíbulo é um espaço situado entre os lábios e as bochechas, externamente, e os dentes e as gengivas, internamente. O assoalho e o teto do vestíbulo são formados por reflexões da membrana mucosa dos lábios e bochechas para as gengivas. O vestíbulo apresenta umas pequenas aberturas para as glândulas labiais. **O ducto parotídico abre-se no vestíbulo, na altura do segundo molar superior.** Quando os dentes estão em contato, o vestíbulo comunica-se com a cavidade oral propriamente dita somente por um espaço variável entre os últimos molares e o ramo da mandíbula.

CAVIDADE BUCAL PROPRIAMENTE DITA

A cavidade bucal propriamente dita (Figs. 61.1 e 61.2) é limitada anteriormente e a cada lado pelos arcos alveolares, dentes e gengivas. Ela se comunica posteriormente com a orofaringe através de uma abertura denominada istmo das fauces (orofaríngico), que está marcado a cada lado pelos arcos palatoglossos. O teto da cavidade bucal é o palato. O assoalho está amplamente ocupado pela língua, que é mantida por músculos e outros tecidos moles nos espaços entre as metades do corpo da mandíbula. Estas estruturas moles são coletivamente denominadas *assoalho da boca*. Elas incluem particularmente os dois músculos milo-hióideos, que formam o *diafragma oral*. A superfície inferior da língua está conectada com o assoalho da boca por uma prega mediana da membrana mucosa, denominada *frênulo da língua* (Fig. 61.1*B*). **A extremidade inferior do frênulo apresenta uma elevação a cada lado, a papila sublingual, na qual se abre o ducto submandibular.** A glândula sublingual produz uma elevação, a *prega sublingual,* na membrana mucosa, a cada lado do frênulo. Em sua maior parte, os ductos sublinguais se abrem na prega sublingual.

LÁBIOS E BOCHECHAS

Os lábios são duas pregas móveis, musculofibrosas, que limitam a abertura da boca. Elas se encontram lateralmente no ângulo da boca. A parte mediana do lábio superior está marcada externamente por um sulco raso, o *filtro*. A face interna de cada lábio conecta-se à gengiva correspondente por uma prega mediana da membrana mucosa, o *frênulo do lábio*. Os lábios estão cobertos com pele e contêm os músculos orbiculares da boca e as glândulas labiais; encontram-se revestidos pela membrana mucosa. **O lábio leporino é mais comumente encontrado no lábio superior e numa posição paramediana. Ele está freqüentemente associado com fenda palatina.**

As bochechas são similares na estrutura e contêm as glândulas da bochecha e bucais. *O corpo adiposo da bochecha* está sobre os músculos bucinador e masseter. O ducto parotídico perfura o corpo adiposo e o bucinador, e abre-se ao nível do segundo dente molar superior. A junção entre as bochechas e os lábios pode estar marcada externamente, a cada lado, pelo *sulco nasolabial,* que se estende em direção inferior e lateralmente desde o nariz até o ângulo da boca.

PALATO

O palato constitui o teto da boca e o assoalho da cavidade nasal. Ele se estende em direção posterior de tal maneira que forma uma divisão parcial entre as porções bucal e nasal da faringe (Fig. 63.4). O palato está arqueado tanto transversalmente quanto ântero-posteriormente. Ele consiste de duas partes: os dois terços anteriores, ou palato duro, e o terço posterior, ou palato mole.

Palato duro

O palato duro encontra-se ao nível do áxis, no adulto, e mais alto nas crianças. Ele está caracterizado por uma estrutura óssea, o *palato ósseo*, que é formado pelos processos palatinos das maxilas, anteriormente, e pelas lâminas horizontais do palatino, posteriormente (Fig. 63.2). O palato ósseo está coberto superiormente pela membrana mucosa da cavidade nasal e, inferiormente, pelo mucoperiósteo do palato duro. O mucoperiósteo contém vasos sangüíneos e nervos e, posteriormente, um grande número de *glândulas palatinas* do tipo mucoso. O seu epitélio é escamoso e estratificado, queratinizado e altamente sensível ao tato. O mucoperiósteo apresenta uma *rafe* mediana que termina anteriormente na *papila incisiva*. Várias *pregas palatinas transversas*, ou *rugas*,[2] se estendem lateralmente e auxiliam a prender o alimento contra a língua durante a mastigação. Uma protuberância óssea mediana, o *toro palatino*, está às vezes presente na face inferior do palato duro.

Palato mole

O palato mole, ou *véu palatino*, é uma prega fibromuscular móvel, suspensa da borda posterior do palato duro. Ele forma uma divisão parcial entre a nasofaringe, acima, e a orofaringe, abaixo. Tem função no fechamento do istmo faríngico durante a deglutição e a fala. Encontra-se coberto principalmente por epitélio escamoso estratificado, e numerosas glândulas palatinas[3] estão presentes na sua face anterior. Folículos linfáticos também podem estar presentes.[4] Posteriormente ocorrem papilas gustatórias.[5] A borda inferior livre do palato mole apresenta, no plano mediano, uma projeção de comprimento variável, a *úvula* (Fig. 61.1A). **O palato mole continua-se lateralmente com duas pregas, denominadas arcos palatoglosso e palatofaríngico.**

O palato mole e as pregas palatofaríngicas podem ser considerados como justapostos entre a nasofaringe (considerada como a porção posterior da cavidade nasal) e a orofaringe. Estas duas cavidades estão separadas por uma abertura, o istmo faríngico, limitado anteriormente pela borda posterior do palato mole, lateralmente pela prega palatofaríngica e, posteriormente, pela crista faríngica.[6] Estudos mais recentes no ser vivo, todavia, demonstraram que o istmo faríngico está situado acima da crista faríngica e bem acima do nível do arco do atlas durante a fala.[7]

Vasos e nervos sensitivos do palato. O palato apresenta "um suprimento arterial extra-

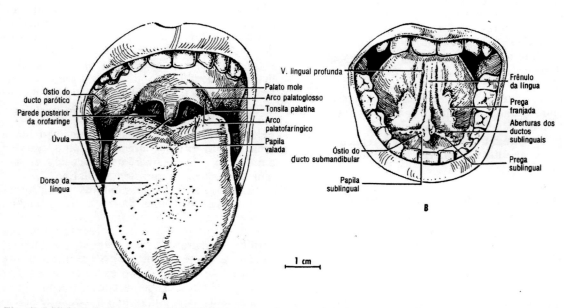

Fig. 61.1 Visão da boca aberta. A, com a língua protrusa. B, com a elevação do ápice da língua. Estes desenhos servem de diagrama-chave para a Fig. 61.2, na página oposta.

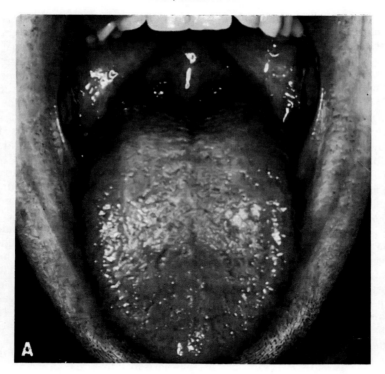

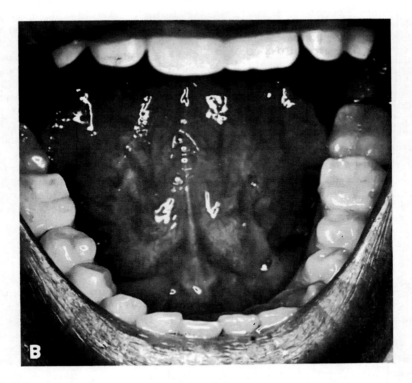

Fig. 61.2 Cavidade da boca de um homem jovem. Em A, a língua está protrusa. Em B, a língua está elevada e seu ápice localiza-se atrás dos incisivos superiores. Para a identificação das várias características, v. a Fig. 61.1. Transparências coloridas estereoscópicas destas figuras podem ser encontradas em D. L. Bassett, A Stereoscopic Atlas of Human Anatomy, Sawyer's Inc., Portland, Oregon, 1954, section 2, reel 70, views 5 and 4. Cort. de David L. Bassett, M. D., University of Washington, Seattle, Washington. Copyright 1954, Sawyer's Inc., U.S.A.

vagante". A principal fonte a cada lado é a artéria palatina maior, um ramo da artéria palatina descendente que é ramo da maxilar. Os nervos sensitivos, ramos do gânglio pterigopalatino, incluem os nervos palatino e nasopalatino. As fibras nervosas provavelmente pertencem ao nervo maxilar.

Músculos do palato mole. Os músculos do palato mole são o palatoglosso, palatofaríngico, músculo da úvula, levantador do véu palatino e tensor do véu palatino.

O *palatoglosso* ocupa a prega palatoglossa. Ele se origina da aponeurose palatina e insere-se lateralmente na língua.

O *palatofaríngico* ocupa a prega palatofaríngica. Ele se origina da borda posterior do palato ósseo e da aponeurose palatina. No palato mole, ele se dispõe em dois feixes, medial e lateral, separados pelo levantador do véu palatino.[8] Esses feixes se unem, e o palatofaríngico assim se insere na borda posterior da cartilagem tireóide *(palatotireóideo)* e na face lateral da faringe e do esôfago *(palatofaríngico propriamente dito).*

O *músculo da úvula* origina-se da espinha nasal posterior dos ossos palatinos e da aponeurose palatina. Ele se insere na membrana mucosa da úvula.

O *levantador do véu palatino* origina-se[9] da superfície inferior da parte petrosa do osso temporal, anteriormente ao canal carótico, da bainha carótica e da cartilagem da tuba auditiva. Ele se insere na aponeurose palatina e no músculo do lado oposto. Os levantadores e os palatofaríngicos formam, respectivamente, uma alça superior presa ao crânio e uma alça inferior presa à laringe.

O *tensor do véu palatino* origina-se da fossa escafóide, na raiz da lâmina medial do processo pterigóide, a partir da espinha do osso esfenóide, e da crista entre estas inserções. Ele termina num tendão que passa em torno do hâmulo pterigóideo da lâmina medial do processo pterigóide, passa através de uma fenda na origem do bucinador e insere-se na aponeurose palatina. As fibras mais profundas do tensor simplesmente conectam o hâmulo pterigóideo com a parede cartilagínea e membranácea da tuba auditiva. A *aponeurose palatina* é uma expansão dos dois terços anteriores do palato mole ao qual todos os músculos do palato se prendem. Ela está formada por uma expansão tendínea do tensor e presa à borda posterior do palato duro.

Inervação dos músculos do palato mole. Com exceção do tensor, diz-se geralmente de todos os músculos do palato mole que são inervados, através do plexo faríngico, por fibras derivadas do ramo interno do nervo acessório. Outras contribuições mencionadas por outros autores incluem os nervos crânicos 7,[10] 9 e 12. O tensor parece ser inervado em grande parte pelo nervo mandibular (talvez através do ramo para o pterigóideo medial e através do gânglio ótico).

Ações dos músculos do palato mole. O palatoglosso aproxima as pregas palatoglossas, assim isolando a cavidade bucal da cavidade faríngica. O palatofaríngico aproxima as pregas palatofaríngicas, e então separa a orofaringe da nasofaringe. O músculo da úvula eleva a úvula. O levantador do véu palatino eleva o palato mole e o desloca em direção posterior, durante a fonação e durante a sucção de líquidos. O levantador não é somente o principal movimentador do palato mole, porém (devido a sua íntima relação com a tuba auditiva) é também o principal levantador da faringe.[11] O tensor do véu palatino tensiona o palato mole durante o sopro e talvez seja responsável pela abertura da tuba auditiva.[12] Ele tem pequena relação com a fala, mas é ativo durante a deglutição.[13]

LÍNGUA

CARACTERÍSTICAS GERAIS DA LÍNGUA
(Figs. 61.1 a 61.3)

A língua (L. *lingua,* grego *glossa*) é um órgão muscular no assoalho da boca. **Encontra-se presa por músculos ao osso hióide, à mandíbula, ao processo estilóide e à faringe.** A língua é importante na gustação, mastigação, deglutição e fala. Ela é composta principalmente de músculo esquelético e encontra-se parcialmente coberta por uma membrana mucosa. A língua apresenta (1) um ápice e uma borda, (2) um dorso, (3) uma superfície inferior e (4) uma raiz (Fig. 61.3, *B* e *C*).

1. Ápice. O ápice, ou ápex, da língua comumente repousa sobre os dentes incisivos.

Borda. A borda da língua relaciona-se a cada lado com as gengivas e os dentes.

2. Dorso. O dorso da língua (Fig. 61.3*A*) está situado parcialmente na cavidade bucal e parcialmente na orofaringe. Ele apresenta uma forma convexa e relaciona-se com o palato. Está caracterizado por um sulco em forma de **V**, o *sulco terminal,* que passa em direção lateral e anterior a cada lado a partir de uma pequena depressão, o forame cego. O **sulco terminal pode ser tomado convenientemente como o limite entre (a) a parte oral, ou dois terços anteriores, e (b) a parte faríngica, ou terço posterior, da língua.** O *forame cego* freqüentemente está ausente[14] e indica o local de origem do ducto tireoglosso no embrião.

Parte oral. O dorso da parte oral da língua pode apresentar um *sulco mediano* raso. A membrana mucosa é geralmente rosa e úmida, e parece aveludada em razão da presença de numerosas e diminutas papilas. O "saburro", ou "língua saburrosa", não apresenta nenhuma relação com distúrbios digestivos e comumente é devido a tabagismo, a infecções respiratórias, febre ou infecção oral.[15]

As *papilas linguais* são projeções da lâmina própria ou cório da membrana mucosa coberta com epitélio. Encontram-se quatro tipos principais: *(a)* As *papilas filiformes*, as mais estreitas e mais numerosas, são projeções cônicas com pontas agudas. Elas estão localizadas abundantemente no dorso da parte oral da língua. *(b)* As *papilas fungiformes* apresentam, cada uma, uma cabeça vermelha, arredondada, e uma base estreita; freqüentemente contêm calículos gustatórios. Elas são encontradas principalmente no ápice e na borda da língua. *(c)* As *papilas valadas* (conhecidas inicialmente como *circunvaladas*) são as maiores. Elas variam em número de três a 14 (talvez dependendo de fatores hereditários[16]), e estão dispostas em forma de V adiante do sulco terminal. Cada papila valada tem a forma de um castelo redondo, circundado por um fosso profundo, limitado na sua periferia por um muro ou *vallum*. Os ductos das glândulas serosas abrem-se no sulco, e os calículos gustatórios são encontrados na papila e no *vallum*. Os calículos gustatórios das papilas valadas atrofiam-se com a idade,[17] todavia, aparentemente há pouca ou nenhuma

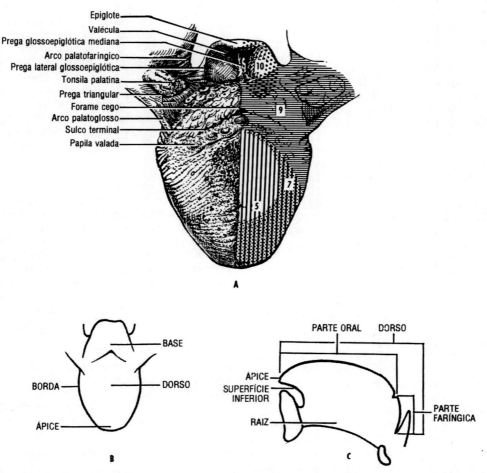

Fig. 61.3 **A**, *dorso da língua mostrando a inervação sensitiva de um lado. Os números referem-se aos nervos crânicos.* **B** *e* **C**, *diagramas mostrando as partes da língua.*

diminuição da sensibilidade gustatória com a idade.[18] *(d)* As *papilas folhadas* da língua consistem de sulcos e cristas inconstantes próximos à parte posterior da borda.

Parte faríngica. O dorso da parte faríngica da língua está voltado posteriormente, enquanto que o da parte oral está voltado superiormente. **A base da língua constitui a parede anterior da orofaringe e pode ser inspecionada somente com o uso de um espelho ou através de uma pressão inferior da língua com uma espátula.** A membrana mucosa sobre a base está desprovida de papilas visíveis, contendo numerosas glândulas serosas, e é irregular em razão da presença de folículos linfáticos na submucosa subjacente. Estes folículos são coletivamente denominados *tonsilas linguais*. A submucosa também contém glândulas mucosas. A membrana mucosa continua-se com as que cobrem as tonsilas palatinas e a faringe. Posteriormente, ela se reflete sobre a parte anterior da epiglote (como a *prega glossoepiglótica mediana*) e sobre a parede lateral da faringe (como *prega glossoepiglótica lateral,* ou *faringoepiglótica*). **O espaço a cada lado da prega glossoepiglótica mediana é denominado *valécula da epiglote*.**

3. *Superfície inferior.* A superfície inferior da língua (Figs. 61.1*B* e 61.2*B*) está situada somente na cavidade oral. Ela é fina, lisa, desprovida de papilas, e de cor purpúrea. Encontra-se presa ao assoalho da boca por uma prega mediana de membrana mucosa, o *frênulo da língua.* Um frênulo curto dá origem à condição de língua presa, porém é raramente um fator importante na articulação defectiva. A veia profunda da língua pode ser vista através da membrana mucosa a cada lado do frênulo. Uma prega franjada da membrana mucosa, a *prega fimbriada;* localiza-se sobre a face lateral da veia. As *glândulas linguais anteriores* estão envolvidas na musculatura da língua a cada lado, próximas à superfície inferior e um pouco atrás do ápice. Elas são do tipo misto, isto é, tanto serosas quanto mucosas, e os seus diminutos ductos abrem-se na superfície inferior da língua.

4. *Raiz.* A raiz da língua é a parte que repousa sobre o assoalho da boca (os músculos gênio-hióideo e milo-hióideo). Ela está presa por músculos à mandíbula e ao osso hióide. O termo "raiz" da língua, todavia, é algumas vezes utilizado para a parte faríngica do órgão, sendo a parte oral chamada de "corpo" da língua. **Os nervos, vasos e músculos intrínsecos entram na língua ou a deixam através de sua raiz, que não está coberta de membrana mucosa.**

MÚSCULOS DA LÍNGUA[19]

Os músculos que compõem a língua compreendem fibras peculiares a ela, os músculos intrínsecos, e também fibras que se originam de partes próximas, os músculos extrínsecos. Todos os músculos da língua são bilaterais, e aqueles de um lado estão parcialmente separados dos outros do lado oposto por um septo mediano, que não é uma parede divisionária fibrosa, porém um complicado entrecruzamento de músculos transversos.[20]

Músculos intrínsecos

Os músculos intrínsecos da língua estão dispostos em vários planos. Eles são geralmente classificados como *longitudinais superior* e *inferior, transverso* e *vertical*.

Músculos extrínsecos

Os músculos extrínsecos da língua (Fig. 61.4) são o genioglosso, o hioglosso, o condroglosso, o estiloglosso e o palatoglosso.

Genioglosso. O genioglosso é um músculo em forma de leque, disposto verticalmente e em contato com o do lado oposto medialmente (Fig. 59,1*C*). Ele constitui o corpo da parte posterior da língua. Origina-se da espinha mental (e da área adjacente[21]), atrás da sínfise da mandíbula. Ele se insere na face inferior da língua e anteriormente ao corpo do osso hióide.

Hioglosso. O hioglosso é um músculo plano, quadrilátero, que está completamente coberto pelo milo-hióideo. Ele se origina do corno maior e do corpo do osso hióide. Passa em direção superior e anterior para se inserir na face lateral e inferior da língua. **O nervo glossofaríngico, o ligamento estilo-hióideo e a artéria lingual (segunda parte) passam profundamente à borda posterior do hioglosso** (Fig. 59.3).

Condroglosso. O condroglosso é uma alça variável entre o osso hióide e o dorso da língua.

Estiloglosso. O estiloglosso origina-se da parte anterior do processo estilóide e do ligamento estilomandibular. Ele se insere na face lateral e inferior da língua.

Palatoglosso. O palatoglosso foi descrito com os músculos do palato mole (Cap. 60).

Inervação dos músculos da língua

Todos os músculos da língua (exceto o palatoglosso, como foi visto neste capítulo), são

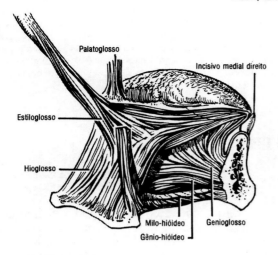

Fig. 61.4 *Músculos extrínsecos da língua, face lateral direita. A maior parte da metade direita da mandíbula e do músculo milo-hióideo foi retirada.*

inervados pelo nervo hipoglosso (Cap. 60). As aferências proprioceptivas provavelmente passam pelo hipoglosso, em vez de passarem pelo nervo lingual.[22]

Ações dos músculos da língua

A forma da língua depende de seus músculos intrínsecos e extrínsecos. A posição da língua depende de seus músculos extrínsecos e também dos músculos presos ao osso hióide.

O genioglosso é principalmente um depressor da língua. Sua parte posterior traciona a língua para frente, isto é, a protruz. O hioglosso e o estiloglosso tracionam a língua para trás.

A inserção dos genioglossos na mandíbula evita que a língua caia para trás e obstrua a respiração. Os anestesistas mantêm a língua puxada para frente puxando a mandíbula para frente.

IRRIGAÇÃO SANGUÍNEA DA LÍNGUA

A principal artéria para a língua é a lingual (Fig. 59.5), um ramo da carótida externa. Os ramos que irrigam a língua são principalmente os ramos dorsais linguais (para a parte faríngica) e a artéria profunda da língua (Cap. 59).

A língua é drenada pelas (1) *veias linguais*, que atuam como veias satélites para a artéria lingual e que recebem várias *veias dorsais linguais;* e (2) pela *veia profunda da língua* ou *veia ranina*, que corre em direção posterior, coberta pela membrana mucosa lateralmente ao frênulo (onde ela pode ser vista *in vivo*), e que, após cruzar a superfície lateral do hioglosso, se une com a veia *sublingual* (da glândula salivar sublingual) para for-

mar a *veia satélite do nervo hipoglosso*. Esta última termina na facial, lingual ou na jugular interna. Todas estas veias terminam, direta ou indiretamente, na veia jugular interna.

DRENAGEM LINFÁTICA DA LÍNGUA

A **drenagem linfática**[23] **é importante devido à disseminação precoce do carcinoma da língua**. A drenagem é processada através dos linfonódios submentais, submandibular e cervical profundo (incluindo o jugulodigástrico e o jugulo-omo-hióideo). A disposição é mostrada na Fig. 61.5. Comunicações extensas ocorrem através do plano mediano.

INERVAÇÃO SENSITIVA DA LÍNGUA
(Fig. 61.3A)

Os dois terços anteriores da língua estão inervados pelo (1) nervo lingual (do mandibular) para a sensibilidade geral, e (2) pela corda do tímpano (um ramo do facial que corre através do nervo lingual) para o paladar.

O terço posterior da língua e as papilas valadas são inervados pelo ramo lingual do nervo glossofaríngico tanto para as sensações gerais quanto para as gustatórias. Outras contribuições provêm do ramo lingual do nervo facial (gustação) e, próximo à epiglote, do ramo la-

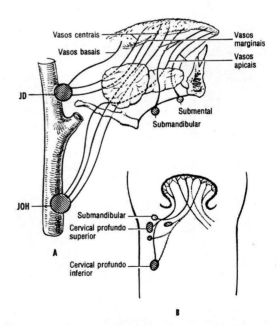

Fig. 61.5 *Drenagem linfática da língua. A, face lateral direita. As glândulas salivares submandibular e sublingual não apresentam dísticos. Os círculos pontilhados indicam os locais de grupos de linfonódios. JD, jugulodigástrico; JOH, jugulo-omo-hióideo. B, secção coronal esquemática. A é de Rouvière. B é de Jamieson e Dobson.*

ríngico interno do vago (sensibilidade geral e gustação). **Daí os nervos crânicos relacionados com a gustação serem o 7.º, 9.º e o 10.º.**

Tem-se afirmado que todos os impulsos relacionados com a gustação da parte anterior da língua passam através do nervo lingual à corda do tímpano, e daí para o nervo intermédio do nervo facial.[24] Alguns autores acreditam que, em algumas pessoas, as fibras gustatórias deixem a corda do tímpano, passem através do gânglio ótico e nervo petroso maior, e daí cheguem ao nervo intermédio.[25]

DENTES

O estudo dos dentes, estritamente falando, é objetivo da odontologia (do grego *odous, odontos*), enquanto que a especialidade relacionada com o diagnóstico e tratamento das doenças dos dentes e estrutura associada é "dentisteria" (do latim *dens, dentis*, dente). Para muitos outros pormenores necessários ao estudo da clínica odontológica, incluímos uma descrição dos dentes individuais, e livros especiais estão citados no fim deste capítulo.

Funções dos dentes

As principais funções dos dentes são (1) "cortar e reduzir os alimentos durante a mastigação", e (2) ajudar "a própria sustentação dos arcos dentais cooperando para o desenvolvimento e proteção dos tecidos que os mantêm" (Wheeler).

ESTRUTURA DOS DENTES
(Fig. 61.6)

Cada dente é composto de um tecido conectivo especializado, a polpa, coberta por três outros tecidos calcificados: a dentina, o esmalte e o cemento. A desintegração localizada de um ou mais tecido dental é denominada cárie. O cálculo dental, ou "tártaro", freqüentemente encontrado sobre os dentes, é uma camada de sais de cálcio derivados da saliva.

O *periodôncio (membrana peridental; ligamento peridental)* põe em conexão o cemento do dente com o osso alveolar, assim estabelecendo uma juntura fibrosa entre o dente e o seu alvéolo. O termo peridental é, algumas vezes, utilizado num sentido mais geral para incluir o cemento, o ligamento peridental, a gengiva e o osso alveolar. O periodôncio pode ser considerado como um periósteo alveolar modificado, porém apresenta mais qualidades de um ligamento do que de uma membrana.

As *gengivas* são compostas de um tecido fibroso denso, coberto por uma membrana mucosa oral (que inclui epitélio escamoso estratificado queratinizado).

PARTES DE UM DENTE
(Fig. 61.6)

A **coroa anatômica** é a parte do dente coberta por esmalte, enquanto que a **coroa clínica** é a parte que se projeta no interior da cavidade oral. A maior parte da coroa torna-se exposta com o passar dos anos.

A **raiz** de um dente é a parte coberta por cemento. O colo é a parte da raiz que está adjacente à coroa. Alguns dentes (por exemplo, molares) apresentam mais de uma raiz. Os dentes são mantidos nos maxilares nas partes conhecidas como *processos alveolares*. Cada dente repousa num receptáculo ósseo ou *alvéolo*.

Cada dente possui uma cavidade ocupada pela polpa. A **cavidade pulpar** compreende uma *câmara pulpar*, na coroa, e um ou mais *canais radiculares*, nas raízes. Cada canal radicular se abre por um ou mais *forames apicais* na ponta da raiz. Os nervos e vasos sanguíneos e linfáticos que inervam e irrigam a polpa entram no dente e dele saem através deste forame apical.

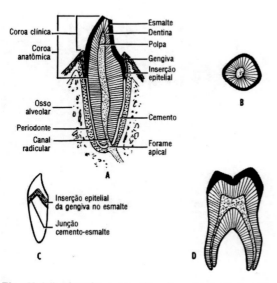

Fig. 61.6 A, desenho esquemático de uma secção longitudinal de um incisivo superior permanente e seus tecidos de suporte. B, secção transversa da coroa de um incisivo mostrando o esmalte, a dentina e a polpa. C, visão lateral (aspecto mesial) de um incisivo mostrando a área de inserção epitelial e a linha de junção cemento-esmalte. D, secção longitudinal de um molar mostrando a bifurcação da cavidade pulpar.

TIPOS DE DENTES

Os dentes são classificados como incisivos, caninos, pré-molares e molares.

Incisivos. Os incisivos seccionam, isto é, cortam a comida através de suas bordas cortantes. A superfície lingual da coroa é triangular, e o ápice do triângulo, dirigido para a raiz, freqüentemente apresenta uma elevação denominada *cíngulo*. Os dois incisivos de um lado de cada maxilar são distinguidos como (1) *medial (central)* e (2) *lateral*. Os quatro incisivos superiores acham-se na porção pré-maxilar da maxila. Dentes supranumerários são algumas vezes encontrados entre os incisivos superiores ou atrás destes. Os incisivos laterais superiores são extremamente variáveis e freqüentemente aparecem com tamanho reduzido. Os incisivos inferiores podem apresentar acavalgamento.

Caninos. Os caninos são assim chamados porque são proeminentes nos cães. Eles são algumas vezes denominados "cúspides", ou "dentes oculares". Os caninos são dentes longos, e cada um apresenta uma cúspide proeminente na sua coroa. São amiúde os últimos dentes decíduos perdidos. Assim como os incisivos, eles auxiliam no corte do alimento. Os caninos são importantes também na manutenção da expressão facial natural.

Pré-molares. Os pré-molares, algumas vezes denominados "bicúspides," são os dentes que substituem os molares decíduos. Cada um freqüentemente apresenta dois *tubérculos* ou *cúspides* em sua coroa. Os pré-molares auxiliam na trituração do alimento, porém suas coroas não são tão complexas como as dos molares.

Molares. Os molares (do latim *molar, mos*) trituram e moem o alimento. Eles possuem de três a cinco *tubérculos* ou *cúspides* em suas coroas, porém as cúspides desgastam-se com o uso de tal forma, que seu esmalte se perde e a substância subjacente (dentina) pode se tornar exposta. Cada molar superior geralmente apresenta três raízes, e cada molar inferior, duas. **As raízes dos molares superiores estão intimamente relacionadas com o assoalho do seio maxilar. Daí uma infecção da polpa poder determinar uma sinusite, ou uma sinusite poder causar uma dor referida aos dentes.** Os molares permanentes não apresentam predecessores decíduos. Os primeiros molares são freqüentemente os dentes molares. O terceiro molar é conhecido como o "dente do siso" *(dens serotinus)*. Os terceiros molares são altamente variáveis na forma e posição, e podem faltar ou ficar inclusos.

TERMINOLOGIA DENTAL
(Fig. 61.7)

Devido à curvatura dos arcos dentais, um sistema especializado de nomenclatura é empregado para descrever as superfícies dos dentes. O termo "dentes anteriores" é utilizado para os incisivos e caninos; o termo "dentes posteriores" é usado para os pré-molares e molares. **Em sua maior parte, os dentes, no adulto, são "sucessionais", isto é, eles sucedem a um número correspondente de dentes de leite. Os molares permanentes, todavia, são "acessionais", isto é, eles estão adicionados atrás dos dentes de leite durante o desenvolvimento.**

(1) Mesial e distal

A **superfície mesial** é medial nos dentes anteriores, porém anterior nos dentes posteriores.

A **superfície distal** é lateral nos dentes anteriores, porém posterior nos dentes posteriores.

No caso de dois dentes adjacentes no arco dental, as superfícies mesial e distal adjacentes podem ser chamadas *contíguas, aproximadas* ou *superfícies de contato*. Em cada arco dental, as porções das coroas clínicas adjacentes que realmente se tocam entre si são denominadas *áreas de contato*. O espaço entre dois dentes contíguos e que circunscreve sua área de contato é denominado *espaço interdental*.

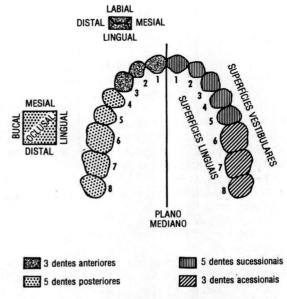

Fig. 61.7 Terminologia dental. Esquema dos dentes permanentes superiores, vistos de baixo.

(2) Vestibular e lingual

A *superfície vestibular*, isto é, a superfície que está voltada para o vestíbulo da cavidade bucal, é *labial* (está voltada para os lábios) nos dentes anteriores, porém é *bucal* (está voltada para as bochechas) nos dentes posteriores.

A *superfície lingual* é a que está voltada para a língua.

(3) Mastigatória ou oclusal

A *superfície mastigatória* ou *oclusal* de um dente é a superfície que está em contato com o seu oposto no outro maxilar quando eles estão fechados. Nos dentes anteriores, as faces oclusais são simplesmente bordas estreitas.

DENTIÇÃO PRIMÁRIA OU DECÍDUA
(Figs. 61.8 e 61.9)

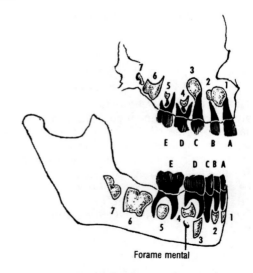

Fig. 61.8 Face lateral direita da maxila e mandíbula de uma criança de 5 anos mostrando as posições dos dentes decíduos e permanentes.

Nenhum dente funcionante está presente na cavidade bucal no nascimento. Os *dentes primários ou decíduos* ("dentes de leite") aparecem na cavidade bucal entre os seis meses e os 2 anos e meio de idade. Os primeiros dentes a surgir são os incisivos mediais inferiores, em torno dos seis meses. Os dentes inferiores freqüentemente precedem os superiores na erupção.

Os dentes decíduos são em número de 20, isto é, cinco em cada quadrante: dois incisivos, um canino e dois molares (I.2; C.1; M.2). Aos dentes de cada quadrante pode-se convenientemente dar letras de A, mesialmente, a E, distalmente:

E D C B A	A B C D E
E D C B A	A B C D E

Por meio deste esquema, o incisivo lateral inferior direito, por exemplo, pode ser indicado como B̄|. De uma maneira similar, o primeiro molar esquerdo pode ser designado como |D̲.

No método alternativo, aos dentes são simplesmente dadas as letras de A (E|) a J (|E) e então de K (|Ē) a T (Ē|).

Os dentes decíduos são menores e mais brancos que os dentes permanentes.

O termo "erupção" é usado clinicamente para o aparecimento de um dente na cavidade bucal. A ordem usual de erupção é A, B, D, C, E. O movimento de um dente, todavia, começa no momento de sua formação radicular e continua através de todo o período da vida do dente. A emergência através da gengiva é simplesmente um incidente num processo contínuo e complexo.

Em torno dos 12 anos de idade, todos os dentes decíduos já foram mudados, sobretudo em virtude da reabsorção de suas raízes, associadas com a erupção dos dentes permanentes.

Vários dados relativos aos dentes decíduos estão resumidos no Quadro 61.1.

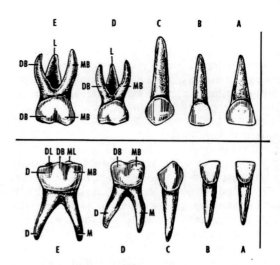

Fig. 61.9 Superfícies vestibulares dos dentes decíduos direitos. D, distal; DB, distobucal; DL, distolingual; L, lingual; M, mesial; MB, mesiobucal; ML, mesiolingual. Baseado em Wheeler.

Quadro 61.1 Dados dentais

A. DENTES DECÍDUOS

A calcificação começa durante o quarto mês de vida intra-uterina (na seqüência A, D, B, C, E).

A extensão de calcificação ao nascer:

cúspides	face oclusal	1/3 da coroa	2/3 da coroa	2/3 da coroa
similares nos dentes superiores			

O esmalte das coroas se completa durante o primeiro ano.

A erupção dos dentes na cavidade da boca (idade média em anos):

2½	1½	1¾	1	½
similares nos dentes superiores				

As raízes se completam cerca de 1 a 1 1/2 ano após a erupção.

A reabsorção das raízes começa cerca de 5 anos após a erupção.

A reabsorção das raízes termina, e as coroas são substituídas entre os 5 e 15 anos.

Número comum de cúspides dos dentes decíduos:

4-5	2-4	1	–	–
5	4	1	–	–

Número usual de raízes dos dentes decíduos:

3	3	1	1	1
2	2	1	1	1

B. DENTES PERMANENTES

A calcificação começa (em anos; N = nascimento)

7-9	3	B	2	2	½	1	⅓
8-10	3	B	2	2	½	⅓	⅓

O esmalte das coroas se completa (em anos):

12-16	7-8	3	6-7	5-6	6-7	4-5	4-5
similar nos dentes superiores							

Os dentes surgem na cavidade bucal (idade média em anos):

*	12	7	12	11	11	8	7
*	12	7	11	11	10	7	6

*O terceiro molar, altamente variável, pode surgir desde os 17 anos em diante, ou nunca.

As raízes se completam cerca de 2 ou 3 anos após a erupção.

Número comum de cúspides:

3	4	4-5	2	2	1	–	–
4-5	4-5	5	2-3	2	1	–	–

Número usual de raízes:

1-3	3	3	1-2	1-2	1	1	1
1-2	2	2	1	1	1	1	1

Tipo freqüente de inervação dos dentes:

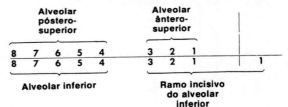

Inervação adicional das gengivas, osso alveolar e periodôncio:

(a) Face vestibular—

Alveolar póstero-superior					Ramo labial do infra-orbital		
8	7	6	5	4	3	2	1
8	7	6	5	4	3	2	1
Bucal				Mentoniano			

(b) Face lingual—

Palatino maior					Nasopalatino		
8	7	6	5	4	3	2	1
8	7	6	5	4	3	2	1
Lingual							

DENTIÇÃO PERMANENTE
(Figs. 61.10 e 61.11)

Os *dentes "permanentes"* começam a aparecer na cavidade bucal por volta dos 6 anos e substituem os dentes decíduos em torno dos 12 anos. Os dentes permanentes são em número de 32, isto é, oito em cada quadrante: dois incisivos, um canino, dois pré-molares e três molares (I.2; C.1; P.2; M.3). Os dentes em cada quadrante podem convenientemente ser numerados de 1, mesialmente, a 8, distalmente:

```
8 7 6 5 4 3 2 1 | 1 2 3 4 5 6 7 8
─────────────────┼─────────────────
8 7 6 5 4 3 2 1 | 1 2 3 4 5 6 7 8
```

Por meio deste esquema, o primeiro molar inferior direito, por exemplo, pode ser indicado como $\overline{6|}$. De modo similar, o canino superior esquerdo pode ser designado como $\underline{|3}$.

Uma alternativa para este "sistema simbólico" é o assim chamado "sistema universal", no qual os dentes são simplesmente numerados de 1 ($\underline{8|}$) a 16 ($\underline{|8}$) e daí de 17 ($\overline{|8}$) a 32 ($\overline{8|}$).[26]

Os primeiros cinco dentes em cada quadrante são "sucessionais", isto é, eles são precedidos por cinco dentes decíduos. O último cai com a erupção dos dentes permanentes. Os molares permanentes, todavia, não apresentam predecessores decíduos e podem, por esta razão, ser denominados "acessionais." **O primeiro dente permanente a surgir é o sexto dente no arco (primeiro molar), em torno dos 6 anos, antes de qualquer um dos dentes decíduos ter sido perdido. Daí ser conhecido como o molar dos 6 anos. O segundo molar adjacente é conhecido, por uma razão similar, como o molar dos 12 anos.** O terceiro molar é altamente variável quanto a seu tempo de erupção e, algumas vezes, permanece incluso, isto é, sua coroa encontra-se dirigida para o lado do segundo molar. O tempo médio de erupção de um dente é em geral de alguns meses mais cedo nas meninas. A ordem de erupção é variável, porém os dentes aparecem[27] comumente na seguinte seqüência: 6 e 1; 2; 4, 3, 5, 7; 8.

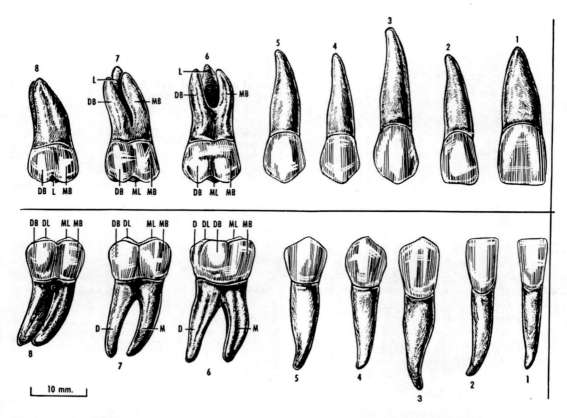

Fig. 61.10 Superfícies vestibulares dos dentes permanentes direitos. **B,** *bucal;* **D,** *distal;* **DB,** *distobucal;* **DL,** *distolingual;* **L,** *lingual;* **M,** *mesial;* **MD,** *mesiobucal;* **ML,** *mesiolingual. Baseado em Wheeler.*

Em medicina legal e em arqueologia, os dentes e os ossos são utilizados para se estimar a idade do indivíduo.[28]

Vários dados pertinentes aos dentes permanentes são sumarizados no Quadro 61.1.[29] Quanto à inervação,[30] v. também o nervo mandibular (Cap. 58).

ALINHAMENTO E OCLUSÃO
(Fig. 61.11)

Os dentes estão dispostos em dois *arcos* ou *arcadas*, uma em cada maxilar. Os arcos inferiores são móveis. O modo pelo qual os dentes estão dispostos num arco é denominado o seu "alinhamento".

O termo "oclusão" é usado para qualquer relação funcional estabelecida com os dentes superiores e inferiores quando estes entram em contato entre si. "Oclusão cêntrica" é a soma das relações articulares formadas entre os dentes superiores e inferiores quando os maxilares estão fechados e as cabeças das mandíbulas estão repousando na fossa mandibular do crânio. A oclusão normal depende do desenvolvimento normal e da forma normal da dentição.[31] Uma oclusão anormal é denominada má oclusão. A ortodontia é o ramo da clínica odontológica que cuida da prevenção e correção da má oclusão e de outras anomalias posicionais dos dentes e maxilares.

EXAME CLÍNICO E ANATOMIA RADIOLÓGICA DOS DENTES

No exame dos dentes, o número e, tanto quanto possível, os tipos de dentes presentes devem ser observados. Os dentes devem ser inspecionados individualmente quanto a descolorações, cavidades, obturações, defeitos de esmalte, erosão, abrasão, mobilidade e oclusão. A cor e a forma das gengivas devem ser observadas, e os lábios, língua e a mucosa bucal, examinados. As anomalias dos dentes incluem ausência congênita, a presença de dentes supernumerários e a fusão de dentes.

Excetuando-se as obturações metálicas (Fig. 60.18), o esmalte é a porção mais radiopaca de um dente (Fig. 61.12). A dentina e o cemento são de igual radiopacidade. A cavidade pulpar e o periodôncio são ambos radiolucentes. O osso alveolar não é tão radiopaco quanto o dente. Ele apresenta uma rede de trabéculas ósseas (osso esponjoso) limitada por uma camada estreita de osso cortical, a *lâmina dura*, que forma o alvéolo dental. A parte do osso alveolar entre os dois dentes adjacentes é denominada *septo interdental*.

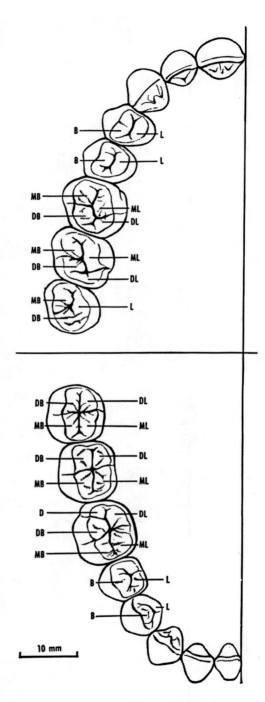

Fig. 61.11 Aspecto oclusivo dos dentes permanentes superiores (acima) *e inferiores* (abaixo) *do lado direito. As abreviações são as mesmas da Fig. 61.10. Baseado em Wheeler.*

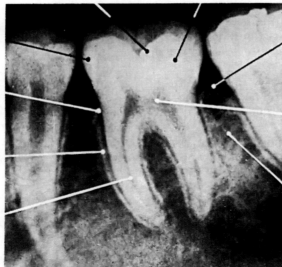
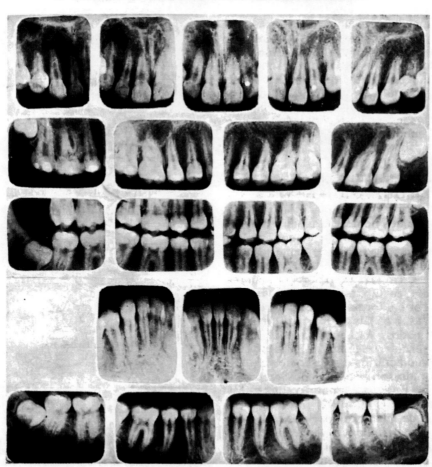

Fig. 61.12 Dentes. A, aumento de uma radiografia do lado direito da mandíbula de um adolescente, mostrando os tecidos dental e periodontal normais. B, 20 radiografias intra-orais de dentes permanentes. Os dentes superiores estão mostrados nas três primeiras colunas; os inferiores, nas três colunas inferiores. Os dentes estão sendo vistos como eles apareceriam no interior da cavidade bucal, isto é, os dentes do lado oposto estão reproduzidos no lado esquerdo da página. A convenção é comum em radiografia dental. De J. O. McCall e S. S. Wald, Clinical Dental Roentgenology, Saunders, Philadelphia, 4th ed., 1957; cort. dos autores.

REFERÊNCIAS

1. J. O. Elam et al., J. Amer. med. Ass., *172*:812, 1960.
2. L. Lysell, Acta odont. scand., *13*, suppl. 18, 1955.
3. K. Paulsen and L. Kleine, Z. Anat. EntwGesch., *139*:195, 1973.
4. M. J. Knapp, Oral Surg. oral Med. oral Path., 29:155, 1970.
5. E. R. Lalonde and J. A. Eglitis, Anat. Rec., *140*:91, 1961.
6. F. W. Jones, J. Anat., Lond., *74*:147, 1940.
7. J. S. Calnan, Brit. J. plast. Surg., 5:286, 1955.
8. J. Whillis, J. Anat., Lond., 65:92, 1930.
9. R. F. Rohan and L. Turner, J. Anat., Lond., *90*:153, 1956.
10. W. Moritz, Z. Anat. EntwGesch., *109*:197, 1939. S. Podvinec, J. Laryng., 66:452, 1952.
11. J. F. Bosma, Ann. Otol., etc., St Louis, 62:51, 1953.
12. F. Korner, Z. Anat. EntwGesch., *111*:508, 1942.
13. W. E. M. Wardill and J. Whillis, Surg. Gynec. Obstet., 62:836, 1936.
14. C. F. Marshall, J. Anat., Lond., 29:234, 1895.
15. I. S. L. Loudon, Brit. med. J., *1*:18, 1956.
16. J. N. Spuhler, Cold Spr. Harb. Symp. quant. Biol., *15*:175, 1950.
17. L. B. Arey, M. J. Tremaine, and F. L. Monzingo, Anat. Rec., *64*:9, 1935.
18. E. Byrd and S. Gertman, Geriatrics, *14*:381, 1959.
19. S. Abd-el-Malek, J. Anat., Lond., *73*:201, 1939.
20. R. Dabelow, Morph. Jb., *91*:33, 1951.
21. G. A. Doran and H. Baggett, Acta anat., 83:403, 1972.
22. A. K. Adatia and E. N. Gehring, J. Anat., Lond., *110*:215, 1971.
23. J. K. Jamieson and J. F. Dobson, Brit. J. Surg., 8:80, 1920.
24. B. Krarup, Neurology, 9:53, 1959.
25. H. G. Schwartz and G. Weddell, Brain, *61*:99, 1938.
26. N. J. Paquette, Dent. Survey, 1960.
27. K. Koski and S. M. Garn, Amer. J. phys. Anthrop., *15*:469, 1957.
28. For reprints of several papers on the ages of calcification and eruption of teeth, see T. D. Stewart and M. Trotter (eds.), *Basic Readings on the Identification of Human Skeletons: Estimation of Age*, Wenner-Gren Foundation, New York, 1954. See also A. E. W. Miles, Proc. R. Soc. Med., *51*:1057, 1958.
29. For dates of eruption see E. M. B. Clements, E. Davies-Thomas, and K. G. Pickett, Brit. med. J., *1*:1421, 1953; R. S. Nanda, Amer. J. Orthodont., *46*:363, 1960. For calcification in the deciduous teeth see B. S. Kraus, J. Amer. dent. Ass., 59:1128, 1959.
30. The innervation of the gums is based on D. Mongkollugsana and L. F. Edwards, J. dent. Res., *36*:516, 1957.
31. S. Friel, Int. J. Orthod., *13*:322, 1927.

LEITURA SUPLEMENTAR

Jenkins, G. N., *The Physiology of the Mouth*, Blackwell, Oxford, 3rd ed., 1966.

Manley, E. B., Brain, E. B., and Marsland, E. A., *An Atlas of Dental Histology*, Blackwell, Oxford, 2nd ed., 1955.

Orban's *Oral Histology and Embryology*, ed. by H. Sicher and S. N. Bhaskar, Mosby, St. Louis, 7th ed., 1972.

Scott, J. H., and Symons, N. B. B., *Introduction to Dental Anatomy*, Livingstone, Edinburgh, 6th ed., 1971.

Wheeler, R. C., *An Atlas of Tooth Form*, Saunders, Philadelphia, 4th ed., 1969.

Wheeler, R. C., *Dental Anatomy, Physiology and Occlusion*, Saunders, Philadelphia, 5th ed., 1974.

62 NARIZ E SEIOS PARANASAIS

NARIZ

O termo nariz inclui o nariz externo, visível na face, e a cavidade nasal, que se estende consideravelmente para trás. A palavra nariz vem do latim *nasus*; daí nasal significar pertencer ao nariz. A palavra grega para nariz é *rhis, rhinos*, daí derivando uma série de palavras (por exemplo, rinoceronte). Assim, o estudo do nariz e de suas doenças é denominado rinologia.

As funções da nariz são (1) responder pelo olfato, (2) fornecer uma via aérea para respiração, (3) filtrar, aquecer e umedecer o ar inspirado, isto é, condicionar o ar, e (4) libertar a si próprio de substâncias estranhas extraídas do ar.

NARIZ EXTERNO

O nariz externo apresenta uma *extremidade* ou *ápice* livre, que se prende à parte da fronte através de uma *raiz* ou *ponte* do nariz. A borda arredondada entre o ápice e a raiz é o dorso do nariz. O nariz externo está perfurado inferiormente por duas *narinas*. Cada narina é limitada medialmente pelo septo nasal e lateralmente pelas *asas* do nariz. A parte superior do nariz externo está presa aos ossos nasal e frontal e às maxilas. A parte inferior apresenta uma estrutura de cartilagem hialina. Esta consiste de uma *cartilagem do septo nasal* e inclui expansões laterais denominadas *cartilagens laterais*.[1] A cartilagem alar[2] maior (Fig. 62.2*B*) dispõe-se abaixo de cada cartilagem lateral, e podem ser encontradas várias pequenas cartilagens. Um grau variável de fusão pode ser observado entre as diferentes cartilagens do nariz. Os músculos do nariz externo foram mencionados juntamente com a face (Cap. 57). A principal irrigação do nariz externo é proveniente de ramos das artérias facial e oftálmica. A inervação cutânea provém de ramos dos nervos oftálmico e maxilar.

CAVIDADE NASAL

RELAÇÕES E ABERTURAS

A cavidade nasal estende-se das narinas, anteriormente, às coanas, posteriormente. Ela se relaciona superiormente com o seio frontal, com a fossa anterior do crânio e com o seio esfenoidal e a fossa média do crânio. Abaixo, ela está separada da cavidade bucal através do palato duro. **Posteriormente, a cavidade nasal comunica-se com a nasofaringe, que, em muitos aspectos, pode ser considerada como uma porção posterior da cavidade nasal** (Cap. 63). Lateralmente, ela se relaciona ao exterior, anteriormente, e, mais posteriormente, com a órbita, seios maxilar e etmoidal e com as fossas pterigopalatina e pterigóidea.

A *abertura piriforme* do nariz está limitada superiormente pelos ossos nasais e, lateralmente e inferiormente, pelas maxilas (Fig. 52.3, Cap. 52).

As *coanas* (aberturas posteriores) estão limitadas medialmente pelo vômer; inferiormente, pela lâmina horizontal do osso palatino; lateralmente, pela lâmina medial do processo pterigóide, e superiormente pelo corpo do esfenóide (coberto pela asa do vômer) e pela lâmina do processo pterigóide (Figs. 52.13 e 52.14, Cap. 52). As coanas são maiores que as narinas.

As aberturas que conduzem ao interior e ao exterior da cavidade são: as narinas, as coanas, as aberturas dos seios maxilares, frontais, esfenoidais e etmoidais, e os ductos nasolacrimais. Num crânio seco, o forame esfenopalatino, o canal incisivo e os forames da lâmina crivosa do etmóide também se abrem na cavidade nasal, porém eles se apresentam cobertos por uma membrana mucosa *in vivo*.

A cavidade nasal encontra-se dividida em metades direita e esquerda (inicialmente denominadas *fossas nasais*) por uma divisão mediana, o septo nasal. O termo cavidade nasal refere-se tanto a toda a cavidade como a uma de suas metades, dependendo do seu contexto. Cada metade apresenta um teto, um assoalho e paredes medial e lateral.

LIMITES

Teto

O teto é formado, da frente para trás, pelas cartilagens nasais e pelos seguintes ossos: nasal, frontal, lâmina crivosa do etmóide e corpo do esfenóide, coberto por partes do vômer e palatino. A parte etmoidal (Fig. 62.1) é mais ou menos horizontal; as partes dianteira e de trás inclinam-se inferiormente. O teto é muito estreito no sentido látero-lateral.

Assoalho

O assoalho da cavidade nasal é liso, quase horizontal no sentido ântero-posterior, e côncavo no sentido látero-lateral. Ele é mais largo que o teto. Está formado pelo processo palatino da maxila, anteriormente, e pela lâmina horizontal do osso palatino, posteriormente. Dispõe-se ele entre as cavidades nasal e bucal.

Parede medial ou septo nasal

A parede medial (Fig. 62.2B) é uma divisão entre as duas metades da cavidade nasal.

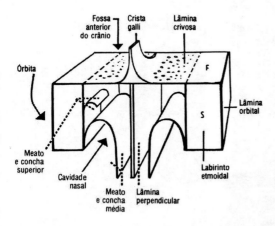

Fig. 62.1 Esquema do osso etmóide, visto de trás. Observe os dois labirintos etmoidais unidos pela lâmina crivosa. A lâmina perpendicular, que forma a parte superior do septo nasal, dispõe-se em ângulo reto à lâmina crivosa disposta horizontalmente. A superfície lateral de cada labirinto forma uma parte da parede medial da órbita e é denominada a lâmina orbital do etmóide. F indica a porção do labirinto preenchida pelo osso frontal; S é a porção completada pelo esfenóide. O labirinto etmoidal contém as células etmoidais conhecidas coletivamente como seio etmoidal. Modificado do Atlas de Grant.

O *septo nasal* está formado, no sentido ântero-posterior, por (1) cartilagem do septo (destruída em um crânio seco), (2) pela lâmina perpendicular do etmóide, e (3) pelo vômer. Na região do ápice do nariz, o septo é completado por pele e tela subcutânea e pelas cartilagens alares maiores. (Esta é a parte *membranácea* ou *móvel* do septo, ou *coluna*, ou, ainda, *columela*.) **O septo está freqüentemente desviado para um ou outro lado.**

O *órgão vomeronasal* é uma pequena bolsa que se abre na parte anterior e inferior do septo nasal. Ele é encontrado freqüentemente no adulto e foi detectado *in vivo*.[3]

Parede lateral

A parede lateral (Fig. 62.2A), irregular e complexa, está formada por partes dos ossos nasal, maxila, lacrimal, etmóide (labirinto e conchas), concha nasal inferior, palatino (lâmina perpendicular) e esfenóide (lâmina medial do processo pterigóide). **A parede lateral está caracterizada pela projeção medial das conchas nasais e dos meatos subjacentes. As conchas supremas (inconstantes) superior e média são porções do etmóide, enquanto que a concha inferior é um osso separado.**

O pequeno espaço acima e atrás da concha superior é denominado **recesso esfenoetmoidal** e recebe as aberturas do seio esfenoidal. Freqüentemente, uma **concha suprema** e um **meato supremo** (Fig. 62.3A) encontram-se presentes nesta região.

O espaço coberto pela **concha superior** é o **meato superior;** ele recebe as aberturas do grupo posterior das células etmoidais e, num crânio seco, o forame esfenopalatino.

O **meato médio** localiza-se coberto pela **concha média** e continua-se anteriormente com uma depressão denominada átrio. O átrio está localizado acima do *vestíbulo* (a parte da cavidade nasal adjacente às narinas) e é limitado acima por uma crista (o *agger nasi*). **O meato médio recebe as aberturas dos seios maxilar e frontal** e do grupo anterior das células etmoidais. A *bula etmoidal* (Fig. 62.3C) é uma elevação do labirinto etmoidal que se projeta medialmente da parede lateral ao meato médio. Ela cobre algumas das células etmoidais anteriores que se abrem no seu interior. O *hiato semilunar* é uma fenda curva abaixo da bula e anterior a ela. Ele recebe a abertura do seio maxilar. O *infundíbulo etmoidal* é uma passagem estreita que corre em direção superior e anterior, a partir do hiato semilunar, e que recebe as aberturas do seio frontal e algumas das células etmoidais anteriores. Estes seios, todavia, podem abrir-se

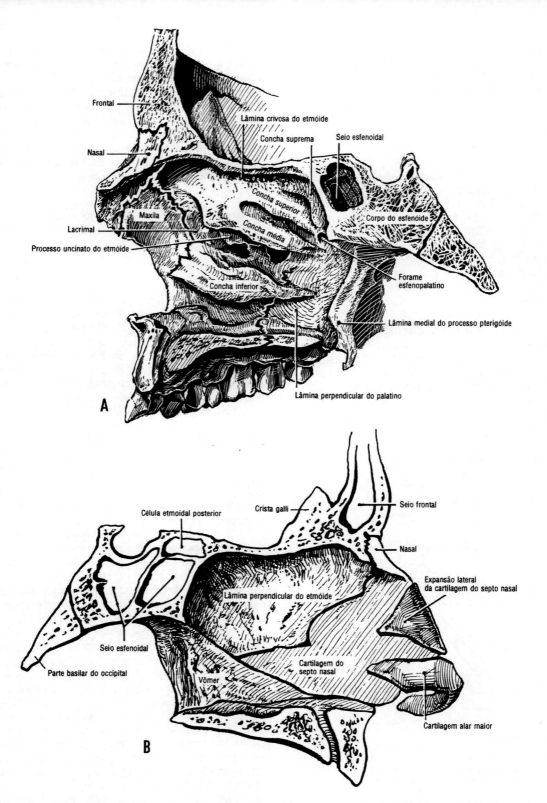

Fig. 62.2 A, face medial da estrutura óssea da parede lateral da cavidade nasal direita. Observe que o limite lateral da abertura piriforme está formado pelo osso nasal e pela maxila, e que os da coana estão formados pela lâmina medial do processo pterigóide do osso esfenóide. Observe também a linha de junção esfenoccipital. B, face lateral da parede medial (septo nasal) da cavidade nasal direita. O limite inferior da contribuição etmoidal a esta parede varia consideravelmente. A cartilagem do septo nasal prende-se ao vômer e à maxila de tal modo que movimentos consideráveis são possíveis sem deslocamento. As cartilagens estão baseadas em Schaeffer e Aymard.

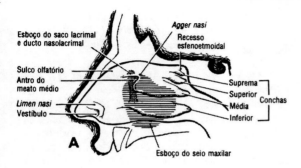

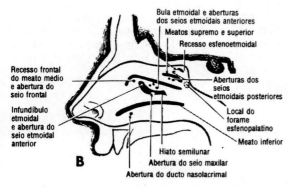

Fig. 62.3 Face medial da parede lateral da cavidade nasal direita. A, mostrando as quatro conchas. Cada meato está denominado de acordo com a concha que forma o seu teto. Em B, as conchas foram retiradas. O seio frontal pode abrir-se (1) no recesso frontal (como mostrado aqui), ou (2) no infundíbulo etmoidal.

no *recesso frontal* do meato médio anteriormente ao infundíbulo.

A **concha nasal inferior** é um osso separado que se localiza ao longo da parte inferior da parede lateral da cavidade nasal a cada lado do corpo. Sua borda inferior é livre, enquanto que a borda superior se articula com os ossos maxila, lacrimal, etmóide e palatino. O *meato inferior,* **entre a concha inferior e o osso palatino, recebe a terminação do** *ducto nasolacrimal.* O canal ósseo no qual o ducto se localiza está limitado pela maxila, pelo lacrimal e pela concha inferior. O ducto apresenta-se em alguns casos protegido em sua terminação por uma *prega lacrimal* da membrana mucosa.

SUBDIVISÕES E MEMBRANA MUCOSA

A cavidade nasal pode ser dividida em vestíbulo, uma região respiratória e uma região olfatória.

1. Vestíbulo. O vestíbulo (Fig. 62.3A) é uma discreta dilatação no interior da abertura de cada narina. Ele se encontra revestido extensamente por pele e apresenta pêlos e glândulas sebáceas sudoríferas. O vestíbulo está limitado superior e posteriormente por uma crista (o *limen nasi*), sobre a qual a pele se continua com a mucosa nasal. A junção entre o vestíbulo e a região respiratória propriamente dita encontra-se estreitada.

2. Região respiratória. A região respiratória apresenta-se coberta por uma membrana mucosa intimamente aderente ao periósteo ou ao pericôndrio subjacente, assim constituindo um mucoperiósteo ou um mucopericôndrio, respectivamente. Ele se continua com a pele do vestíbulo, com a membrana mucosa da nasofaringe e dos seios paranasais, com o revestimento do ducto nasolacrimal e daí com a conjuntiva.

O terço anterior da cavidade nasal está relativamente inativo, no que concerne à drenagem, enquanto que os dois terços posteriores constituem uma área de ativo movimento ciliar, onde uma rápida drenagem se faz, em direção posterior e inferior, para a nasofaringe.[5]

A mucosa nasal é altamente vascular e, particularmente sobre a concha (com grande aumento de sua área de superfície), aquece e umidifica o ar que entra. Como é importante para a olfação, a assim chamada região respiratória da cavidade nasal tem também um significado olfatório. A concha inferior, devido ao fato de conservar calor e umidade, foi considerada como "um aparelho deacondicionamento de ar".[6] A lâmina própria ou a submucosa sobre as conchas nasais média e inferior caracterizam-se por grandes espaços venosos (ou corpos tumefatos), freqüentemente observados colapsados. Estes espaços estão conectados a arteríolas por anastomoses arteriovenosas.[7] Os espaços podem tornar-se congestionados de sangue durante um resfriado (coriza) ou, algumas vezes, durante a menstruação.[8] O revestimento das conchas apresenta-se estendido consideravelmente *in vivo,* de tal forma que os canais respiratórios têm a forma de fenda (Fig. 62.6).

3. Região olfatória. A região olfatória da cavidade nasal está limitada pela concha nasal superior e pelo terço superior do septo nasal.[9] Encontra-se inervada por feixes de fibras nervosas denominadas coletivamente nervo olfatório. Estes feixes perfuram a lâmina crivosa do osso etmóide e terminam no bulbo olfatório.

Nervo olfatório

A membrana mucosa da região olfatória da cavidade nasal apresenta uma cor amarelada (devido ao pigmento), em vez de uma tonalidade rósea. A mucosa possui um espessamento de epitélio colunar pseudo-estratificado não-ciliado, o qual inclui células olfatórias, que são neurônios bipolares. Seus dendritos alcançam a superfície, onde se dilatam e dão origem a diminutos processos. Seus axônios não-mielinizados (de direção central) são as fibras nervosas olfatórias da lâmina própria. **As fibras nervosas estão dispostas em feixes, cerca de 20 em número, que passam através dos forames da lâmina crivosa do osso etmóide; são coletivamente conhecidas como nervo olfatório (primeiro crânico).** As fibras nervosas entram no bulbo olfatório, onde fazem sinapses. A degeneração das fibras nervosas olfatórias aumenta com a idade.

Os filamentos nervosos, coletivamente denominados *nervos terminais*,[11] podem ser encontrados entre o bulbo olfatório e a crista galli. Eles passam através da lâmina crivosa e se distribuem à mucosa da cavidade nasal. Seu significado é obscuro.

Exame. O nervo olfatório é testado fechando-se a narina de um paciente e apresentando substâncias-testes (pimenta ou óleo de alho) à outra narina.

INERVAÇÃO SENSITIVA GERAL E IRRIGAÇÃO SANGUÍNEA

Inervação

Os nervos da sensibilidade geral são derivados das duas primeiras divisões do nervo trigêmio (Fig. 62.4, *A*, *B* e *C*). Embora não sejam encontradas terminações nervosas organizadas na concha inferior, aí podem ser percebidos tato, calor, dor e frio.[12] Os nervos para a porção anterior da cavidade nasal são provenientes do nervo etmoidal anterior (através do nasociliar) do oftálmico. Os nervos para a porção posterior e maior da cavidade provêm dos ramos nasal, nasopalatino e palatino do gânglio pterigopalatino. Estas fibras são derivadas do nervo maxilar e, talvez, também do facial.

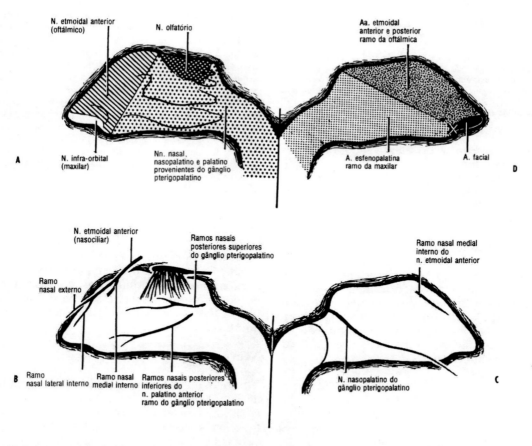

Fig. 62.4 Inervação e irrigação da cavidade nasal direita. A mostra os principais territórios nervosos sobre a parede lateral; os da parede medial são similares. Independente da região olfatória, a principal inervação da cavidade nasal provém dos nervos oftálmico e maxilar, o último através do gânglio pterigopalatino. B e C mostram os nervos nas paredes lateral e medial, respectivamente. D mostra os principais territórios arteriais na parede medial; os da parede lateral são similares. No septo nasal, o ponto X é o local de anastomose entre o ramo septal da artéria labial superior (ramo da facial) e os ramos septais da artéria esfenopalatina. Esta é a principal área onde ocorrem sangramentos nasais.

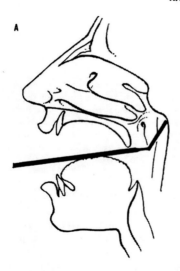
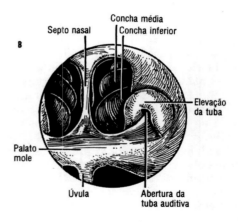

Fig. 62.5 Rinoscopia posterior. A mostra a colocação do espelho na nasofaringe. B mostra detalhe das estruturas vistas no espelho (compare com a Fig. 63.12B, Cap. 63).

A anestesia das paredes da cavidade nasal pode ser obtida por injeções através da incisura mandibular e da fossa pterigopalatina (nervo maxilar e gânglio pterigopalatino), e ao longo da parede medial da órbita (nervo nasociliar).

A principal inervação simpática e parassimpática da cavidade nasal é proveniente de ramos do gânglio pterigopalatino, porém as fibras simpáticas também são conduzidas ao longo das paredes das artérias. As fibras parassimpáticas do nervo facial (nervo intermédio) passam através do nervo petroso maior para o gânglio pterigopalatino, onde fazem sinapses. As fibras pós-ganglionares do gânglio são de função vasodilatadora e secretora. As fibras simpáticas, presumivelmente dos segmentos torácicos superiores da medula espinal, fazem sinapse no gânglio cervical superior. Fibras pós-ganglionares passam através do plexo carótico interno, profundamente ao nervo petroso e ao nervo do canal pterigóideo, para alcançar o gânglio pterigopalatino. Elas são provavelmente sobretudo vasoconstritoras.

Irrigação sanguínea e drenagem linfática

As artérias mais importantes para a cavidade nasal são a esfenopalatina (um ramo da maxilar) e a etmoidal anterior[13] (um ramo da oftálmica (Fig. 64.4D). Na grande maioria, os casos de sangramento a partir do nariz (epistaxe) ocorrem na junção do ramo septal da artéria labial superior com o ramo septal da artéria esfenopalatina. As veias formam um plexo abaixo da mucosa e geralmente acompanham as artérias. Os vasos linfáticos drenam para os linfonódios cervicais profundos.

Foi demonstrado em gato que a tinta da Índia pode passar facilmente do espaço subaracnóideo para os linfáticos da mucosa nasal, provavelmente através das bainhas perineurais do nervo olfatório.[14] Resultados semelhantes foram obtidos no coelho.[15]

EXAME DA CAVIDADE NASAL (RINOSCOPIA)

A cavidade nasal pode ser examinada no vivo tanto através da narina (rinoscopia anterior) como através da faringe (rinoscopia posterior).

Rinoscopia anterior. Na rinoscopia anterior, a parte anterior da cavidade nasal é inspecionada inserindo-se um espéculo nasal através da narina. Por este meio, as conchas e os meatos médio e inferior, o septo nasal e o assoalho do nariz podem ser observados.

Rinoscopia posterior. Na rinoscopia posterior, a parte posterior da cavidade nasal é inspecionada através das coanas inserindo-se um espelho pós-nasal (Fig. 62.5) através da boca e faringe. A borda posterior do septo nasal, formada pelo vômer, é um ponto de referência proeminente, e a abertura da tuba auditiva pode ser identificada (Fig. 63.12B, Cap. 63).

SEIOS PARANASAIS

Os seios paranasais são cavidades encontradas no interior dos ossos maxila, frontal, esfenóide e etmóide. Suas paredes, compostas de osso compacto, estão revestidas por um mucoperiósteo que se continua com a mucosa respiratória da cavidade nasal e é similar no tipo (epitélio colunar pseudo-estratificado ciliado). Glândulas mistas estão presentes. Os seios paranasais são inervados por ramos dos nervos oftálmico e maxilar. Os seios desenvolvem-se a partir da cavidade nasal, de onde todos eles são drenados, direta ou indiretamente, para o interior da cavidade (Fig. 62.6). A drenagem é feita através de uma ação ciliar e, também, talvez por sucção no ato de assoar o nariz.[16] A infecção nasal (rinite), tal como ocorre durante um resfriado, pode disseminar-se para o revestimento dos seios, produzindo assim uma sinusite. Os seios paranasais são muito pequenos no nascimento, porém aumentam bastante durante a puberdade e a fase adulta. O grau de desenvolvimento dos seios individualmente é muito variável. A significação funcional[17] dos seios paranasais permanece obscura.

Transiluminação e radiografia. A informação sobre a clareza dos seios maxilares pode ser obtida num quarto escuro através de uma luz pequena e forte colocada no interior da boca, observando-se os seios através da face. Os seios paranasais podem ser examinados radiograficamente com a injeção de um meio radiopaco ou sem ela (Fig. 62.7) (óleo iodado).

Seio maxilar (Fig. 62.7A)

O seio maxilar, o maior dos seios paranasais, está situado no corpo da maxila. Ele é freqüentemente descrito com a forma de uma pirâmide (Fig. 62.8) deitada de lado, cuja base é medial e apresentando o ápice como o processo zigomático da maxila; porém, a base da pirâmide é freqüentemente superior. A parede medial é a parede lateral da cavidade nasal. O teto é o assoalho da órbita. O assoalho é o processo alveolar da maxila. **O assoalho do seio maxilar está freqüentemente de 0,5 a 1 cm abaixo do nível do assoalho da cavidade nasal, e apresenta elevações produzidas pelos primeiros e segundos dentes molares. Os dentes relacionados com o assoalho do seio variam dos três molares a molares, pré-molares e canino. Uma sinusite maxilar é freqüentemente acompanhada de dor de dente.** A parede posterior separa o seio maxilar da fossa infratemporal e pterigopalatina. A parede anterior está relacionada à face. Cristas e septos nas paredes dos seios são freqüentes.[19] **Uma infecção pode disseminar-se facilmente entre o seio frontal ou as células etmoidais anteriores, cavidade nasal, dentes e seio maxilar.** O seio maxilar está inervado pelos nervos alveolares superior, anterior e posterior e infra-orbital.

O seio maxilar drena por uma ou mais aberturas no meato médio da cavidade nasal através do hiato semilunar.

A abertura situa-se em geral no terço posterior do hiato.[20] Ela é freqüentemente um canal curto, em vez de um orifício,[21] e pode estar disposta horizontal, vertical ou obliquamente.[22] Está localizada também na parte ântero-superior da parede medial do seio e pode freqüentemente ser canalizada *in vivo* através das narinas. Uma abertura acessória é amiúde encontrada, na maioria das vezes atrás e abaixo da principal abertura. Embora a principal abertura pareça maior no maxilar desarticulado, ela se estreita no estado intacto pelos ossos circundantes (etmóide, palatino, lacrimal e concha nasal inferior) e pela membrana mucosa. A drenagem do seio maxilar é efetuada por uma atividade ciliar, envolvendo uma motilidade espiral centrada na abertura,[23] e pela pressão negativa produzida no seio durante a inspiração.[24]

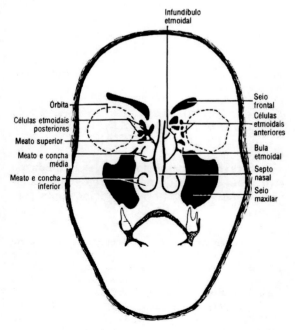

Fig. 62.6 Esquema coronal da cavidade nasal mostrando as conchas e os meatos e um tanto dos seios paranasais. O tamanho das vias nasais está baseado num laminograma instrutivo produzido por Proetz.

NARIZ E SEIOS PARANASAIS

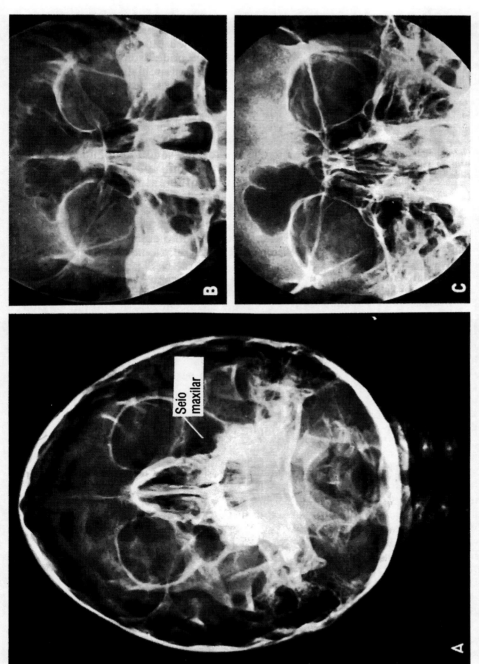

Fig. 62.7 Seios paranasais. A, visão póstero-anterior (projeção de Water) mostrando os seios maxilares. O raio central passa da parte posterior da cabeça (próximo ao lambda) ao nariz. O nariz está alguns centímetros acima do filme, e o mento repousa sobre o filme. B e C são projeções póstero-anteriores (projeção de Caldwell) mostrando os seios frontais. A testa e o nariz repousam sobre o filme, e o mento está ligeiramente elevado. Uma linha do ângulo lateral do olho ao meato acústico externo fica perpendicular ao filme. O raio central passa da parte posterior da cabeça à glabela e encontra-se angulado de modo ligeiramente caudal. Em B, uma linha horizontal branca, entre as órbitas e a borda anterior (linha do esfenoidal) do sulco do quiasma. Em C, o seio frontal de um lado é extremamente pequeno. As linhas brancas horizontais cruzam as porções superiores da órbita; são as bordas posteriores (crista esfenoidal) das asas menores do esfenóide. A, de I. Meschan, citado com a Fig. 52.4. B, cort. de Eastman Kodak Company, Rochester, New York. C, de Earl L. Warren, M. D., Paterson, New Jersey.

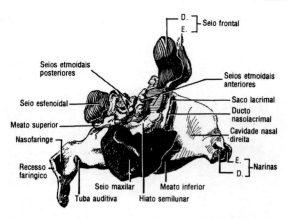

Fig. 62.8 Desenho de um molde da cavidade nasal e dos seios paranasais. Face lateral direita. Observe as faces orbital, facial e infratemporal do seio maxilar. Uma descrição desse modelo foi publicada.[18]

Seio etmoidal

O seio etmoidal[25] compreende numerosas pequenas cavidades (de quatro a 17 em cada lado) no labirinto etmoidal, entre a órbita e a cavidade nasal. As partes do seio são denominadas células etmoidais. Suas paredes são completadas pelos ossos frontal, maxila, lacrimal, esfenóide e palatino, e a sua tendência a ser encontrado parcialmente nos ossos adjacentes foi graficamente descrita como "a luta dos etmóides" (Seydel). Segundo suas aberturas, as células etmoidais podem ser classificadas em (1) grupo anterior e (2) grupo posterior, que drenam para o (1) meato médio e para o (2) meato superior e supremo, respectivamente.

Seio frontal (Fig. 62.7, B e C)

O seio frontal pode ser considerado como uma célula etmoidal anterior que invadiu o osso frontal (após o nascimento). Ele se encontra separado do lado oposto por um septo ósseo que está freqüentemente desviado para o lado. O seio varia bastante e freqüentemente é de diferentes tamanhos nos dois lados do corpo. A forma da fronte *in vivo* virtualmente não dá indicação do tamanho do seio. O seio na maioria das vezes se estende em direção posterior no teto da órbita.[26] Em muitos casos, ele pode estar relacionado intimamente com a órbita, e, assim, também com a fossa anterior do crânio (Fig. 55.14). **O seio frontal se abre no meato médio, diretamente ou através de uma passagem** (do *ducto frontonasal*, que pode ou não se continuar com o infundíbulo etmoidal[27]), em uma das seguintes localizações: (1) anterior ao meato médio (recesso frontal), anterior ao infundíbulo etmoidal ou acima dele, ou (2) no infundíbulo etmoidal. O seio frontal é inervado pelo nervo supra-orbital, ramo do oftálmico.

Seio esfenoidal (Fig. 62.2)

O **seio esfenoidal está situado no corpo do osso esfenóide.** Seu tamanho é extremamente variável,[28] e ele pode estender-se ao osso occipital.[29] O seio esfenoidal abre-se por um orifício na parte superior de sua parede anterior, no recesso esfenoetmoidal da cavidade nasal. Ele pode ser freqüentemente canalizado *in vivo* através das narinas. O seio esfenoidal está dividido em partes direita e esquerda (cada uma destas sendo denominada um seio esfenoidal) por um septo ósseo, que se apresenta freqüentemente desviado para um lado.[30] A parede anterior do seio é formada por duas lâminas finas, curvas *(conchas esfenoidais)*, que se encontram amiúde lesadas ou destruídas quando o crânio é desarticulado. O seio esfenoidal relaciona-se posteriormente à ponte e à artéria basilar; superiormente, ao quiasma óptico (acima do sulco do quiasma) e nervos ópticos, e à hipófise; anteriormente, à cavidade nasal; inferiormente, à cavidade nasal e à nasofaringe; e, lateralmente, ao nervo óptico, ao seio cavernoso, à carótida interna e aos nervos oftálmico e maxilar. O seio esfenoidal está inervado principalmente por ramos do nervo maxilar.

REFERÊNCIAS

1. J. L. Aymard, J. Anat., Lond., *51*:293, 1917. J. M. Converse, Ann. Otol., etc., St Louis, *64*:220, 1955. M.-J. Peyrus, Lyon méd., *200*:871, 1958.
2. G. W. Drumheller, Anat. Rec., *176*:321, 1973.
3. S. J. Pearlman, Ann. Otol., etc., St Louis, *43*:739, 1934.
4. R. I. Williams, Trans. Pacif. Cst oto-ophthal. Soc., *36*:339, 1955. W. Bachmann and U. Legler, Acta otolaryng., Stockh., *73*:433, 1972.
5. A. Hilding, Arch. Otolaryng., Chicago, *15*:92, 1932. W. Messerklinger, Arch. klin. exp. Ohr.-, Nas.-, u. Kehlk-Heilk., *195*:138, 1969. R. Naessen, J. Laryng., *84*:1231, 1970.
6. V. E. Negus, Brit. med. J., *1*:367, 1956.
7. W. F. Harper, J. Anat., Lond., *83*:61, 1949, abstract. J. D. K. Dawes and M. M. L. Prichard, J. Anat., Lond., *87*:311, 1953. R. Tiedemann, Arch. Ohr.-, Nas.-, u. KehlkHeilk., *172*:257, 1958. D. Temesrekasi, Z. mikrosk. anat. Forsch., *80*:219, 1969.
8. J. N. Mackenzie, Johns Hopk. Hosp. Bull., 9:10, 1898. T. H. Holmes, H. Goodell, S. Wolf, and H. G. Wolff, *The Nose. An Experimental Study of Reactions within the Nose in Human Subjects during Varying Life Experiences*, Thomas, Springfield, Illinois, 1950.
9. R. Naessen, Acta otolaryng., Stockh., *70*:51, 1970.
10. C. G. Smith, J. comp. Neurol., *77*:589, 1942.
11. O. Larsell, Ann. Otol., etc., St Louis, *59*:414, 1950.
12. J. A. Harpman, Brit. med. J., *2*:497, 1951.
13. G. Weddell *et al.*, Brit. J. Surg., *33*:387, 1946.
14. J. M. Yoffey and C. K. Drinker, J. Anat., Lond., *74*:45, 1939.
15. W. M. Faber, Amer. J. Anat., *62*:121, 1937.
16. Z. W. Colson, Laryngoscope, St Louis, *58*:642, 1948.

Proetz disagrees.
17. P. L. Blanton and N. L. Biggs. Amer. J. Anat., 124:135, 1969. N. L. Biggs and P. L. Blanton, J. Biomech., 3:255, 1970.
18. C. M. Jackson and C. E. Connor, Ann. Otol., etc., St Louis, 26:585, 1917. See also G. H. Schumacher, H. J. Heyne, and R. Fanghänel, Anat. Anz., 130:132 and 143, 1972.
19. S. Jovanovic, N. Lotric, and V. Radoiévitch, C. R. Ass. Anat., 47th reunion: 401, 1962.
20. O. E. Van Alyea, Arch. Otolaryng., Chicago, 24:553, 1936. A summary of this author's work on the paranasal sinuses can be found in O. E. Van Alyea, Nasal Sinuses. An Anatomic and Clinical Consideration, Williams & Wilkins, Baltimore, 2nd ed., 1951.
21. E. Simon, Arch. Otolaryng., Chicago, 29:640, 1939.
22. M. C. Myerson, Arch. Otolaryng., Chicago, 15:80, 1932.
23. A. C. Hilding, Ann. Otol., etc., St Louis, 53:35, 1944.
24. J. McMurray, Arch. Otolaryng., Chicago, 14:581, 1931.
25. O. E. Van Alyea, Arch. Otolaryng., Chicago, 29:881, 1939.
26. S. Jovanovic, Acta anat., 45:133, 1961.
27. K. A. Kasper, Arch. Otolaryng., Chicago, 23:322, 1936.
28. F. W. Dixon, Ann. Otol., etc., St Louis, 46:687, 1937. O. E. Van Alyea, Arch. Otolaryng., Chicago, 34:225, 1941. J. C. Haley, Med. Rec., S. Antonio, 42:693, 1948. J. C. Peele, Laryngoscope, St Louis, 67:208, 1957.
29. G. Hammer and C. Rådberg, Arch. Ohr.-, Nas.-, u. Kehlk-Heilk., 173:278, 1958.
30. G. Hammer and C. Rådberg, Acta radiol., Stockh., 56:401, 1961.

LEITURA SUPLEMENTAR

Proetz, A. W., *Essays on the Applied Physiology of the Nose*, Annals Publishing Co., St Louis, 2nd ed., 1953. An interesting functional account.

Schaeffer, J. P., *The Nose, Paranasal Sinuses, Nasolacrimal Passageways, and Olfactory Organ in Man*, Blakiston's Son & Co., Philadelphia, 1920. A classical text on the anatomy and development.

Terracol, J., and Ardouin, P., *Anatomie des fosses nasales et des cavités annexes*, Maloine, Paris, 1965. A detailed account of the nose and paranasal sinuses, including their development.

63 FARINGE E LARINGE

FARINGE

A *faringe*[1] é a parte do sistema digestivo situada atrás das cavidades nasal e oral e atrás da laringe. Ela pode ser convenientemente dividida, por esta razão, em partes nasal, oral e laríngica: (1) nasofaringe, (2) orofaringe e (3) laringofaringe (Fig. 63.1). A faringe estende-se da base do crânio, em direção inferior, até a borda inferior da cartilagem cricóide (ao nível da 6.ª VCe), onde ela então se continua com o esôfago. A faringe é um tubo composto de túnicas fibrosa e muscular e revestido por uma membrana mucosa.

A faringe atua como um canal comum tanto para a deglutição quanto para a respiração, e as vias aéreas e alimentares cruzam-se na faringe (Fig. 63.2). No paciente anestesiado, a passagem de ar através da faringe é facilitada pela extensão da cabeça.[2]

A faringe relaciona-se acima com o corpo do esfenóide e porção basilar do osso occipital; abaixo, ela se continua com o esôfago. Anteriormente, abre-se nas cavidades nasal e oral e na laringe; atrás, relaciona-se com a lâmina pré-vertebral da fáscia, com os músculos pré-vertebrais e com as seis vértebras cervicais superiores. Lateralmente, ela se relaciona ao processo estilóide e aos músculos estilóideos, ao músculo pterigóideo medial, à bainha carótica e à glândula tireóidea, e comunica-se com a tuba auditiva. As Figs. 63.3 e 63.4 mostram aspectos gerais da faringe.

Cistos e fístulas cervicais laterais constituem características anormais freqüentemente encontradas no pescoço; a sua origem de desenvolvimento ainda se encontra em considerável discussão.

SUBDIVISÕES DA FARINGE

Nasofaringe

A nasofaringe, geralmente incluída como uma parte da faringe, pode, em muitos aspectos, ser considerada uma porção posterior da cavidade nasal.[3] Mais precisamente, a parte anterior da nasofaringe assemelha-se à cavidade nasal, enquanto que a parte posterior (além das aberturas da tuba) é comparável à orofaringe.[4] Tanto a cavidade nasal quanto a nasofaringe são componentes funcionais do sistema respiratório. A nasofaringe comunica-se com a orofaringe através do *istmo faríngico (hiato nasofaríngico)*, que está limitado pelo palato mole, arcos palatofaríngicos e parede posterior da faringe. O istmo está fechado por ação muscular durante a deglutição.[5] As coanas formam a junção entre a nasofaringe e a

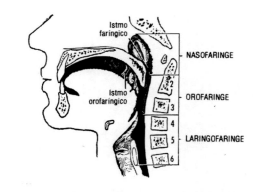

Fig. 63.1 *Disposição geral das principais partes da faringe. Secção mediana.*

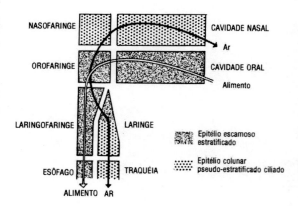

Fig. 63.2 *Esquema das cavidades respiratória e digestiva na cabeça e pescoço. Observe que a faringe atua como um canal comum, tanto para respiração quanto para deglutição, e que as vias aéreas e alimentares entrecruzam-se. Em geral, as vias condutoras de ar são revestidas com epitélio colunar pseudo-estratificado ciliado, enquanto as passagens que deixam passar tanto alimento como alimento com ar são revestidas por epitélio escamoso estratificado. Modificado de Braus.*

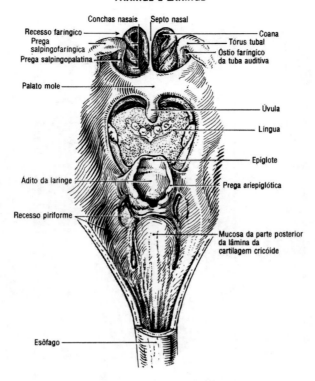

Fig. 63.3 Face posterior da parede anterior da faringe. Observe as várias cavidades com as quais a faringe se comunica: cavidade nasal, tuba auditiva, cavidade oral, laringe e esôfago.

cavidade nasal propriamente dita. Semelhante à cavidade nasal, a cavidade nasofaríngica nunca está obliterada, porque suas paredes (com exceção do palato mole) são praticamente imóveis.

Teto e parede posterior. O *fórnix*, ou teto, e a parede posterior da nasofaringe formam uma superfície em declive, contínua, que se localiza abaixo do corpo do esfenóide e da parte basilar do osso occipital (Fig. 63.5).

Tonsila faríngica. Uma massa de tecido linfóide, denominada tonsila faríngica (tonsila nasofaríngica, mais precisamente), está embebida na membrana mucosa da parede posterior da nasofaringe. As tonsilas nasofaríngicas aumentadas são denominadas "adenóides" e podem determinar obstrução respiratória, levando a uma respiração pela boca persistente e a um crescimento inadequado da face,[6] embora sua correlação seja negada. As tonsilas crescem durante a infância, porém involuem após a puberdade.

Tal qual a nasofaringe como um todo, a tonsila nasofaríngica está coberta por epitélio ciliar colunar pseudo-estratificado, que, todavia, pode ser substituído, no adulto, por epitélio escamoso estratificado. Sua superfície está caracterizada por um número de ductos glandulares.[7] A *bolsa faríngica* é uma fossa mediana intimamente relacionada à tonsila nasofaríngica.[8] A *hipófise faríngica*[9] é uma estrutura mediana, localizada na mucosa ou periósteo, que se assemelha histologicamente à adeno-hipófise e apresenta uma origem de desenvolvimento similar (da bolsa craniofaríngica do embrião).

Parede lateral. Cada parede lateral da nasofaringe está marcada por um *óstio faríngico da tuba auditiva*. O óstio está localizado[10] cerca de 1 a 1,5 cm: (1) abaixo do teto da faringe, (2) anterior à parede posterior da faringe, (3) acima do nível do palato e (4) atrás da concha nasal inferior e septo nasal.

A tuba auditiva pode ser cateterizada através de uma narina. A abertura encontra-se limitada acima e atrás pela *elevação tubal (tórus tubal)*, que é produzida pela cartilagem da tuba. Pregas da membrana mucosa descem a partir da elevação para o palato (*prega salpingopalatina*) e para o lado da parede lateral da faringe (*prega salpingofaríngica*). Uma outra prega (o *tórus do levantador*), produzida pelo levantador do véu palatino, desce da boca da tuba ao palato mole. O levantador foi descrito como "saindo da tuba", porém este aspecto é visto somente com a elevação do palato, enquanto que o óstio faríngico da tuba surge como uma fenda vertical quando

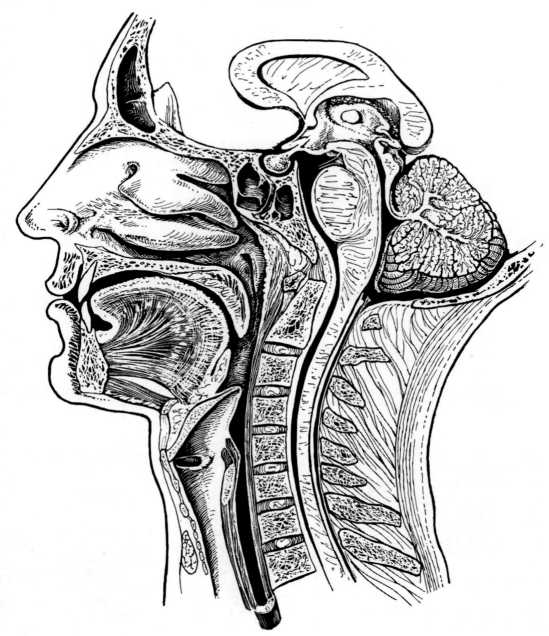

Fig. 63.4 Secção sagital da cabeça e pescoço, quase que no plano mediano. Uma porção do cérebro foi incluída. As várias estruturas mostradas nesta ilustração forneceram dísticos em outras figuras. Observe a hipófise, o corpo caloso, o septo pelúcido, a glândula pineal, o terceiro ventrículo, o aqueduto, o quarto ventrículo, a ponte, o cerebelo e a medula espinhal; a 7.ª VCe e a 1.ª VT; os seios frontal e esfenoidal, as conchas nasais, o palato e a abertura da tuba auditiva; os músculos genioglosso e gênio-hióideo; e as várias estruturas que limitam as cavidades nasal e oral, a faringe e a laringe; a traquéia e o esôfago.

em repouso. **A parte da cavidade faríngica atrás da elevação da tuba é denominada *recesso faríngico*.** Ele se estende em direção póstero-lateral entre o longo da cabeça, medialmente, e o levantador do véu palatino, lateralmente. O tecido linfóide que freqüentemente é encontrado na membrana mucosa do recesso é coletivamente denominado *tonsila tubal*.

Tuba auditiva. **A *tuba auditiva* (faringotimpânica)**[12] **conecta a nasofaringe à cavidade timpânica** (Fig. 63.6). Ela equilibra a pressão do ar externo e do ar contido na cavidade timpânica. **As infecções podem disseminar-se

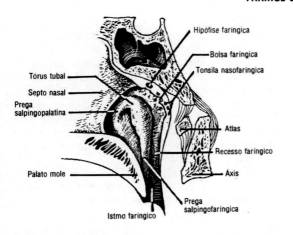

Fig. 63.5 Vista medial da parede lateral direita da nasofaringe. Para orientação, compare com a Fig. 63.4.

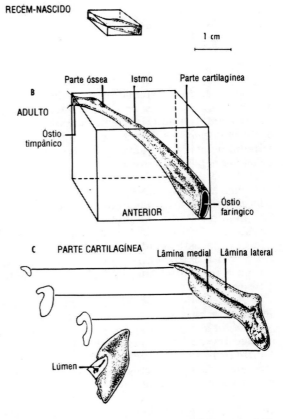

Fig. 63.6 Face anterior da tuba auditiva. A, no recém-nascido, B, no adulto. C, a parte cartilagínea da tuba, juntamente com o esboço de várias secções transversas. Baseada em Graves e Edwards.

da faringe à orelha média através da tuba. Esta se estende posterior, lateral e superiormente, apresentando cerca de 3 a 4 cm de comprimento. Ela consiste de (1) uma parte cartilagínea, os dois terços ântero-mediais, e de (2) uma parte óssea, o terço póstero-lateral. As duas partes encontram-se numa região estreita e ligeiramente angulada, denominada *istmo*.

A tuba auditiva desenvolve-se do recesso tubotimpânico, que provavelmente se origina próximo ao local da primeira bolsa faríngica do embrião.

1. A *parte cartilagínea* da tuba auditiva é um divertículo da faringe. Ela se localiza sobre a face inferior da base do crânio, num sulco entre a asa maior do esfenóide e a parte petrosa do osso temporal (Fig. 52.13, Cap. 52). A cartilagem, do tipo elástico, é uma lâmina sulcada que se completa abaixo por tecido conectivo. A membrana mucosa desta parte da tuba compreende, principalmente, epitélio ciliado pseudo-estratificado. A tuba está relacionada lateralmente ao tensor do véu palatino, ao nervo mandibular e à artéria meníngica média; medialmente, ela se relaciona com o levantador do véu palatino e com o recesso faríngico.

A parte cartilagínea da tuba permanece fechada (devido, talvez, a sua tela elástica[13]), **exceto durante o bocejo e a deglutição, pois, neste momento, sua abertura evita uma pressão excessiva na orelha média.** O mecanismo de abertura (se passivo ou muscular e, se muscular, o músculo que o produz, por exemplo, o tensor do véu palatino) encontra-se em discussão. A tuba pode tornar-se bloqueada por edema de sua membrana mucosa, como no resfriado.

Quando se atinge uma grande altitude, subindo-se uma montanha ou voando num avião, o ar torna-se menos denso (diminuição da pressão atmosférica), e o ar no interior da cavidade timpânica se expande, forçando lateralmente a membrana do tímpano. Na ausência de deglutição, a alta pressão de ar na orelha média pode forçar a tuba auditiva a se abrir com um "clique". Ao descer, as alterações pressoras são revertidas e, neste momento, as sensações pressoras são percebidas na orelha, e a audição pode ficar temporariamente prejudicada. As pressões a cada lado da membrana podem ser facilmente equilibradas por deglutição ou bocejo, os quais produzem a abertura da tuba auditiva.

2. A *parte óssea* da tuba auditiva é uma prolongação anterior da cavidade timpânica. Ela ocupa um semicanal na parte petrosa do temporal e pode ser considerada como uma porção da área pneumática do osso temporal.[14] Pode ser encontrada sobre a superfície inferior de um crânio seco entre a parte petrosa do temporal e a crista voltada inferiormente do *tegmen timpani*. Esta parte da tuba está revestida por um mucoperiósteo, que inclui normalmente epitélio cubóide ou acha-

tado, não-ciliado. Ela está relacionada superiormente ao semicanal do tensor do tímpano; ântero-lateralmente, à parte timpânica do osso temporal e, póstero-medialmente, ao canal carótico.

Orofaringe

A orofaringe estende-se do palato mole, acima, à borda superior da epiglote, abaixo. Ela se comunica anteriormente com a cavidade oral pelo *istmo das fauces (orofaríngica)* e é limitada, acima, pelo palato mole; lateralmente, pelos arcos palatoglossos e, abaixo, pela língua (Fig. 63.1). Esta região está caracterizada por um *anel linfático*, composto principalmente pela tonsila nasofaríngea, acima, pelas tonsilas palatinas, lateralmente, e pelas tonsilas linguais, inferiormente. Freqüentemente se admite que este tecido atue como uma barreira para a disseminação de infecções, porém a função do anel linfático é realmente obscura.[15]

A membrana mucosa da epiglote reflete-se sobre a base da língua (como *prega glossoepiglótica mediana*) e à parede lateral da faringe (como *prega glossoepiglótica lateral* ou *prega faringoepiglótica*). **O espaço a cada lado da prega glossoepiglótica mediana é denominado** *valécula epiglótica*.

Posteriormente, a orofaringe está relacionada aos corpos da segunda e terceira vértebras cervicais.

Cada *parede lateral* da orofaringe está caracterizada por *arcos* divergentes *palatoglosso* e *palatofaríngico* (freqüentemente denominados *pilares anteriores* e *posteriores das fauces*, respectivamente). Os arcos são produzidos por dois músculos subjacentes: o palatoglosso e o palatofaríngico. O recesso triangular entre os dois arcos é denominado fossa tonsilar e aloja a tonsila palatina (Fig. 63.1). O termo indefinido *fauces* é usado para incluir o istmo orofaríngico, os arcos, a fossa tonsilar e a tonsila.

Tonsilas palatinas. Uma *tonsila* é uma massa de tecido linfóide que contém centros reacionais ou germinais (folículos linfáticos secundários) relacionados a uma superfície epitelial na faringe. A significação funcional das tonsilas é incerta. **As tonsilas palatinas,[16] referidas simplesmente como tonsilas, são duas massas de tecido linfóide localizadas a cada lado da orofaringe. Cada uma está alojada na** *fossa tonsilar*, **limitada pelos arcos palatoglosso e palatofaríngico e pela língua.** A tonsila apresenta uma superfície medial livre e uma superfície lateral profunda.

A *superfície medial* (Fig. 63.7A) freqüentemente apresenta uma *fenda intratonsilar* em geral, porém inadequadamente, denominada *fossa supratonsilar*. A projeção da tonsila em direção medial não oferece uma boa indicação do tamanho do órgão. Certamente é difícil de se ter uma idéia dos limites normais de variação de tamanho porque a tonsila é muito freqüentemente encontrada hipertrofiada como resultado de uma inflamação. A super-

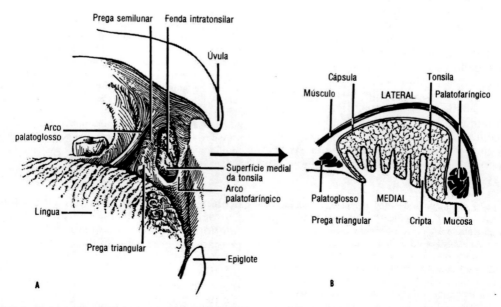

Fig. 63.7 **A,** *diagrama da tonsila palatina direita e da tela circundante. Face medial.* **B,** *secção horizontal através da tonsila (em grande aumento) no plano da seta. Baseada em Fetterolf.*

fície medial também apresenta certo número de depressões que conduzem a túbulos cegos da mucosa, denominados *criptas tonsilares*[17] (Fig. 63.7*B*). As criptas são fendas revestidas com epitélio escamoso estratificado, profundamente aos quais estão os folículos linfáticos.

A *superfície lateral* da tonsila encontra-se coberta por uma cápsula fibrosa, que está relacionada lateralmente a uma bainha da fáscia faringobasilar, a veia paratonsilar, o músculo constritor superior e/ou o palatofaríngico,[18] o músculo pterigóideo medial e a região do ângulo da mandíbula. A artéria carótida interna está freqüentemente situada uns poucos centímetros pósterolateralmente à tonsila. As tonsilas não são deglutidas porque elas estão fortemente presas por (1) uma conexão fibrosa (ligamento suspensor) entre a parte anterior da cápsula tonsilar e a língua, e (2) pela inserção parcial do palatoglosso e do palatofaríngico na cápsula tonsilar.

A tonsila está irrigada pela artéria carótida externa, sobretudo (não inteiramente) pelo ramo tonsilar da facial, que perfura o constritor superior e penetra na parte inferior da superfície lateral da tonsila (hilo). Uma hemorragia após tonsilectomia é proveniente da veia palatina externa (paratonsilar), um vaso variável que desce do palato mole, lateralmente à cápsula tonsilar, perfura o constritor superior e termina na veia facial. Os linfáticos drenam para os linfonódios cervicais profundo e superiores, particularmente para o linfonódio jugulodigástrico. A tonsila está inervada por ramos do nervo glossofaríngico e do gânglio pterigopalatino.

Imediatamente após a puberdade, as tonsilas dão início a uma involução.[19] Uma redução conspícua no tamanho das tonsilas ocorre em torno da idade de 30 anos para cima. Os componentes linfáticos e conectivos desaparecem, e osso, cartilagem e cistos podem ser encontrados em qualquer tempo.

Laringofaringe

A laringofaringe estende-se da borda superior da epiglote à borda inferior da cartilagem cricóide, onde ela se continua com o esôfago. Anteriormente, ela apresenta o ádito da laringe e, posteriormente, as cartilagens aritenóide e cricóide. Posteriormente, a laringofaringe está relacionada aos corpos da 4.ª à 6.ª VCe.

O *recesso*[20] ou *fossa piriforme* é a parte da cavidade da laringofaringe situada a cada lado do ádito da laringe (Fig. 63.3). Ele se localiza entre a membrana tireo-hióidea e a cartilagem tireóide, lateralmente, e a prega ariepiglótica e as cartilagens aritenóide e cricóide, medialmente. Encontra-se limitado, acima, pelo osso hióide e, abaixo, pela borda inferior da cartilagem cricóide. Os ramos do nervo laríngico interno e dos vasos laríngicos superiores estão cobertos pela membrana mucosa do recesso piriforme. **Corpos estranhos podem alojar-se neste recesso.**

ESTRUTURA DA FARINGE

A faringe consiste de quatro túnicas principais, de dentro para fora:

1. Túnica mucosa. A túnica mucosa continua-se com as túnicas das tubas auditivas e com aquelas das cavidades nasal, oral e laríngica. O epitélio é ciliado colunar pseudo-estratificado na nasofaringe; escamoso estrastificado, na oro e laringofaringe; e estratificado colunar, na junção entre esses dois tipos. Glândulas mistas encontram-se presentes.

2. Túnica fibrosa. A túnica fibrosa está espessada acima, formando a *fáscia faringobasilar (aponeurose faríngica),* que está descrita como se prendendo à base do crânio, à tuba auditiva e à borda posterior da lâmina medial do processo pterigóide; ao ligamento pterigomandibular e à extremidade posterior da linha milo-hióidea da mandíbula; ao osso hióide e às cartilagens cricóide e tireóide. A fáscia faringobasilar serve para limitar as deformações da nasofaringe e desta forma, auxiliar na manutenção de sua permeabilidade. Posteriormente, a túnica fibrosa consiste de uma rafe mediana que se prende, acima, ao tubérculo faríngico, sobre a parte basilar do osso occipital.

3. Túnica muscular. A túnica muscular compreende duas camadas de músculo esquelético (v. abaixo).

4. Túnica fascial. A túnica fascial consiste de *fáscia bucofaríngica,* que cobre os músculos bucinador e faríngicos e que se mistura, acima, com a fáscia faringobasilar.

MÚSCULOS DA FARINGE

A parede da faringe está composta principalmente de duas camadas musculares. A externa, circular, compreende três constritores (Fig. 63.8). A camada interna, sobretudo longitudinal, consiste de dois levantadores: o estilofaríngico e o palatofaríngico. **Os constritores apresentam seus pontos fixos anteriormente, onde se prendem a ossos ou a cartilagens, enquanto eles se expandem posteriormente e sobrepassam um sobre outro, de baixo para cima, terminando numa rafe tendínea mediana.** A sobreposição foi comparada com aquela observada quando três potes de alimentos são colocados um no interior do outro (A. L. McGregor); a parede anterior de cada um é, todavia, deficiente. A parede muscular da faringe está revestida pela fáscia bucofaríngica e forrada pela fáscia faringobasilar.

Constritor inferior. O constritor inferior[21] origina-se do arco da cartilagem cricóide

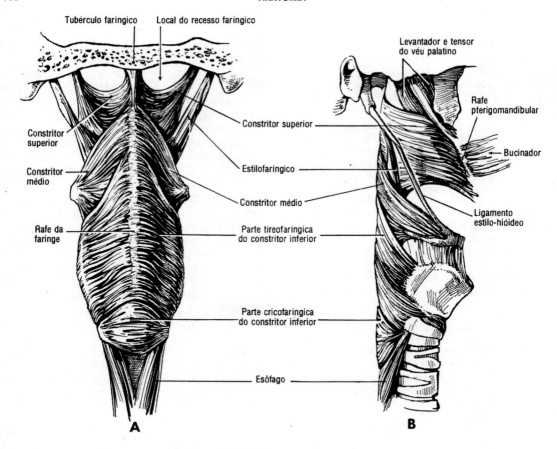

Fig. 63.8 Músculos da faringe. A, face posterior. B, face lateral direita.

(parte cricofaríngica) e do corno inferior e linha oblíqua da cartilagem tireóide *(parte tireofaríngica)*. A separação em duas partes, todavia, freqüentemente não é clara. As fibras cricofaríngicas têm direção horizontal e continuam-se com as fibras circulares do esôfago. Elas atuam como um esfíncter[22] ou "pinça" (C. Jackson) e, juntamente com as fibras circulares mais superiores do esôfago, evitam que o ar penetre neste órgão. O esfíncter cricofaríngico relaxa-se subitamente durante a deglutição.[23] As fibras tireofaríngicas ascendem obliquamente, decussam posteriormente na rafe mediana e sobrepassam o constritor médio. Elas atuam na propulsão. As fibras cricofaríngicas encurtam, enquanto que as fibras tireofaríngicas alongam as pregas vocais da laringe.[24] **Um divertículo faríngico pode formar-se posteriormente através das partes do constritor inferior (ou, algumas vezes, abaixo deste músculo).**

As camadas musculares externa e interna da porção superior do esôfago consistem de músculos esqueléticos que estão presos (pelo *tendão cricoesofágico*) à parte posterior da lâmina da cartilagem cricóide.[25]

Constritor médio. O constritor médio origina-se do ângulo entre os cornos maior e menor do osso hióide e do ligamento estilo-hióideo. Suas fibras divergem em direção posterior e terminam na rafe mediana; as mais inferiores descem cobertas pelos constritores inferiores, e as mais superiores ascendem e sobrepassam o constritor superior.

Constritor superior. O constritor superior origina-se (1) da parte lateral da língua e da membrana mucosa da língua; (2) da linha milo-hióidea da mandíbula; (3) do rafe pterigomandibular; e (4) do hâmulo pterigóideo, mas não da borda posterior da lâmina medial do processo pterigóide.[26] As fibras curvam-se em direção posterior para terminar na rafe mediana e numa aponeurose que se prende ao tubérculo faríngico sobre a parte basilar do osso occipital. Uma fenda ocorre entre a borda superior do músculo e a base do crânio.

Palatofaríngico. O palatofaríngico ocupa

a prega palatofaríngica. Ele se origina da borda posterior do palato ósseo e da aponeurose palatina. No palato mole ele se encontra disposto em dois feixes, medial e lateral, separados pelo levantador do véu palatino.[27] Os feixes se unem, e todo o músculo encontra-se inserido na borda posterior da cartilagem tireóide (*palatotireóideo*) e na face lateral da faringe e do esôfago (*palatofaríngico propriamente dito*). O *salpingofaríngico* estende-se da cartilagem da tuba auditiva às paredes da faringe.

Estilofaríngico. O estilofaríngico origina-se da face medial do processo estilóide. Ele desce entre os constritores superior e médio, e então passa coberto pelo constritor médio. Ele se expande, para terminar lateralmente na faringe na borda posterior da cartilagem tireóide, tornando-se contínuo com o palatofaríngico.

Algumas estruturas chegam ao palato e à faringe relacionadas com as bordas dos constritores. Entre o constritor superior e o crânio: o levantador do véu palatino, a tuba auditiva, a artéria palatina ascendente. Entre os constritores superior e médio: o nervo glossofaríngico e o estilofaríngico. Entre os constritores médio e inferior: o nervo laríngico interno e a artéria laríngica superior. Entre o constritor inferior e o esôfago: o nervo laríngico recorrente e a artéria laríngica inferior.

Inervação dos músculos da faringe

Os constritores, o palatofaríngico e o salpingofaríngico são inervados através do plexo faríngico, a partir do ramo faríngico do vago, que se acredita seja constituído sobretudo de fibras provenientes da parte crânica do nervo acessório. O plexo faríngico está situado principalmente sobre o constritor médio. O constritor inferior também recebe ramos provenientes dos nervos laríngicos externo e recorrente. O estilofaríngico está inervado pelo nervo glossofaríngico, que passa em torno da face lateral do músculo.

Ações dos músculos da faringe

Os constritores fazem a constrição da parede da faringe sobre o seu conteúdo e eles são ativos na deglutição.[28] O estilofaríngico é freqüentemente considerado como principal levantador da faringe e da laringe, porém o levantador do véu palatino também é importante.[29] O salpingofaríngico tem provavelmente pouco efeito sobre a tuba auditiva, porém auxilia na elevação das paredes da faringe durante a deglutição.[30] A principal ação em que os músculos da faringe se combinam é a deglutição.

DEGLUTIÇÃO

Deglutição[31] **é um ato complexo, neuromuscular, onde os alimentos são transferidos da boca, através da faringe e do esôfago, para o estômago.** A palavra "bolo" é utilizada para a massa de alimento (sólida ou mesmo líquida) que é deglutida de uma vez. **A deglutição é comumente considerada em três estádios, ocorrendo (1) na boca, (2) na faringe e (3) no esôfago**, respectivamente, e ela envolve uma ativação consecutiva das paredes das três cavidades. Uma fase faríngica, geralmente completado em menos de um segundo, é a mais rápida e a mais complexa fase da deglutição. "Uma sucessão de esforços coordenados da faringe na deglutição" prossegue "num padrão consistente, uma vez iniciado o reflexo", e é "independente da ação mecânica do bolo".[31] A dificuldade na deglutição é denominada disfagia.

Alguns músculos se contraem concorrentemente para iniciar o ato.[32] Por uma ação voluntária, a língua passa o bolo quase que verticalmente, em direção inferior, entre as pregas palatofaríngicas aduzidas. O bolo não penetra na nasofaringe pela contração do palato mole. Conforme o bolo passa através da orofaringe, as paredes da faringe são elevadas abruptamente, e o osso hióide e a laringe são elevados num ponto máximo. Durante a deglutição, o vestíbulo da laringe está fechado,[33] porém a epiglote aparentemente adota uma posição variada. (Registros conflitantes foram publicados.[31]) O bolo é freqüentemente desviado lateralmente, pela epiglote e pelas pregas ariepiglóticas, para um dos canais alimentares laterais (o recesso piriforme da laringofaringe) ou para ambos. Depois a laringofaringe é elevada, atrás do vestíbulo obliterado da laringe, pelos músculos hióideos e laríngicos. O esfíncter, formado pela parte cricofaríngica do constritor inferior, pela parte oblíqua da cricotireóideo[34] e pelas fibras circulares mais superiores do esôfago, abrem-se abruptamente, e o bolo penetra no esôfago.

A *crista faríngica* é uma elevação ou barra da parede posterior da faringe abaixo do nível do palato mole. É produzida por fibras musculares transversas (*esfíncter palatofaríngico*) que tracionam a parede posterior para frente durante a deglutição, mas não normalmente durante a fala.[35] As fibras são derivadas do constritor superior[36] ou do palatofaríngico.[37] A crista faríngica pode algumas vezes ser observada num indivíduo vivo quando da elevação do palato mole durante o esforço ou a deglutição. Ela também marca o local da mudança da mucosa do tipo respiratório ou nasal (sobre a superfície superior do palato) para o tipo faríngico.

INERVAÇÃO E IRRIGAÇÃO DA FARINGE

A inervação motora, e a maior parte da sensitiva da faringe, é dada através do *plexo faríngico*. Este plexo, situado principalmente sobre o constritor médio, está formado pelos ramos faríngicos do vago e nervo glossofaríngico, juntamente com o ramo simpático mais profundamente localizado[38] do gânglio cervical superior. As fibras motoras deste plexo são provenientes do 11.º nervo crânico, mas são trazidas pelo vago e contribuem para a inervação de todos os músculos da faringe e palato mole, exceto o estilofaríngico (9.º nervo crânico) e o tensor do véu palatino (5.º nervo crânico). As fibras sensitivas do plexo são derivadas do glossofaríngico[39] e inervam a maioria de todas as três partes da faringe.

A faringe está irrigada principalmente pelas artérias faríngica ascendente e tireóidea inferior, ambas derivadas da carótida externa. Plexos venosos são encontrados abaixo da túnica mucosa[40] e sobre o dorso da faringe, externamente. Os vasos linfáticos drenam para os linfonódios cervicais profundos.

LARINGE

A orelha, o nariz e a garganta são freqüentemente estudados em conjunto, a partir de um ponto de vista clínico, sob a denominação geral de otorrinolaringologia. A palavra garganta é usada para as partes do pescoço anteriores à coluna vertebral, especialmente a faringe e a laringe. O estudo específico da laringe é denominado laringologia.

A laringe é um órgão que conecta a parte inferior da faringe com a traquéia. Ela serve (1) como uma válvula para guardar as passagens aéreas, especialmente durante a deglutição, (2) para a manutenção de uma via aérea permeável e (3) para a vocalização.

A laringe, no adulto, apresenta cerca de 5 cm de comprimento no sexo masculino, sendo um pouco menor no sexo feminino. O maior tamanho no homem é devido principalmente ao crescimento maior da laringe após a puberdade. A laringe é anteriormente superficial (Fig. 63.9) e está relacionada posteriormente com a laringofaringe, com a lâmina pré-vertebral da fáscia e com os músculos pré-vertebrais e os corpos das vértebras cervicais (da 3.ª à 6.ª VCe). Lateralmente, a laringe está relacionada com a bainha carótica e seu conteúdo, com os músculos infra-hióideos, esternoclidomastóideo e com a glândula tireóidea.

A laringe é elevada (particularmente pelo palatofaríngico) durante a extensão da cabeça e durante a deglutição.

CARTILAGENS DA LARINGE

As cartilagens da laringe são: tireóide, cricóide, epiglote, aritenóide, corniculada e cuneiforme. As três primeiras são ímpares e, as três últimas, pares. A tireóide, a cricóide e a aritenóide são compostas de cartilagem hialina e podem desenvolver calcificação e/ou ossificação endocondral, tornando-se assim visíveis radiograficamente (Fig. 63.10). A ossificação da cartilagem tireóide comumente começa em torno dos 20 anos em diante na borda posterior de cada lâmina; não é possível estimar a idade, todavia, a partir da extensão de osssificação.[41] As outras cartilagens consistem de cartilagens elásticas (como também os ápices e processos vocais das aritenóides).

Cartilagem tireóide (Fig. 63.11). A cartilagem tireóide compõe-se de duas placas, denominadas *lâminas,* que se fundem anteriormente mas que divergem posteriormente. As bordas anteriores das lâminas fundidas inferiormente, divergem superiormente (para formar a *incisura tireóidea superior*). **Além disso, as lâminas produzem uma elevação mediana denominada proeminência laríngica ("pomo de Adão"), que é palpável e freqüentemente visível no ser vivo.** O ângulo formado pelas duas lâminas é aproximadamente um ângulo reto no homem e, algumas vezes, um pouco maior na mulher. No homem, o ângulo tireóideo é mais agudo; a proeminência laríngica, mais evidente; as pregas vocais, mais longas; e, a voz, um pouco mais profunda no tom. A borda posterior de cada lâmina prolonga-se superior e inferiormente como cornos. O *corno superior* está preso à ponta do corno maior do osso hióide. O *corno inferior* apresenta medialmente uma faceta para a juntura com a cartilagem cricóide. A superfície lateral de cada lâmina é cruzada por uma *linha oblíqua,* à qual se prendem o constritor inferior da faringe, o esternotireóideo e o tireo-hióideo.

Cartilagem cricóide (Fig. 63.11). A cartilagem cricóide tem a forma de anel de sinete. Ela apresenta uma placa posterior, denominada *lâmina,* e uma parte anterior estreita, ou *arco.* A cada lado da borda superior da lâmina ocorre uma faceta para a juntura com cartilagem aritenóide correspondente. Uma depressão, a cada lado, da supefície posterior da lâmina dá inserção ao músculo cricoaritenóideo posterior e, no plano mediano, uma crista dá inserção ao esôfago (tendão crico-esofágico). **A borda inferior da cartilagem cri-**

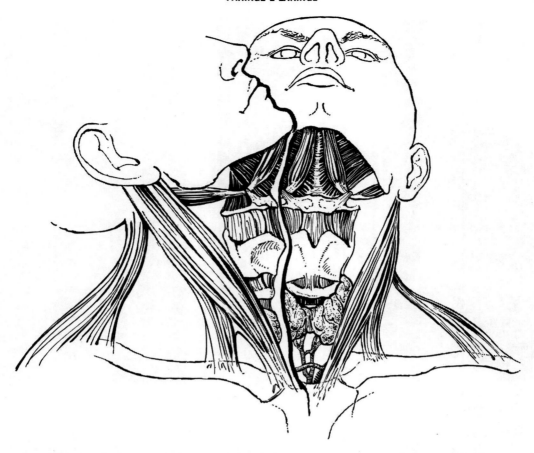

Fig. 63.9 Desenhos das estruturas na linha mediana anterior do pescoço ou próximo a ela. Estas incluem (1) a sínfise mental; (2) o diafragma oral *(músculos milo-hióideos) cruzados pelos músculos digástricos;* (3) o osso hióide *(e as anastomoses medianas entre os ramos supra-hióideos das artérias lingual direita e esquerda, e entre os ramos infra-hióideos das artérias tireóideas direita e esquerda);* (4) o ligamento tireo-hióideo mediano *da membrana tireo-hióidea;* (5) a proeminência laríngica *formada pela cartilagem tireóide* (6) o ligamento cricotireóideo *(e a anastomose mediana entre os ramos cricotireóideos das artérias tireóideas superiores direita e esquerda);* (7) a cartilagem cricóide; (8) o ligamento cricotraqueal; (9) a traquéia e o istmo da glândula tireóidea *(e a anastomose mediana entre os ramos glandulares das artérias tireóideas superiores direita e esquerda);* (10) o plexo formado pelas veias tireóideas inferiores; (11) o arco jugular *unindo as veias jugulares anteriores direita e esquerda;* (12) ocasionalmente, pequenas porções do tronco braquiocefálico *(e seu ramo inconstante, a artéria tireóidea ima),* a veia braquiocefálica esquerda *e o* timo *(principalmente na infância);* e (13) a incisura jugular *do manúbrio esternal. Os músculos infra-hióideos foram retirados para esta ilustração. A* glote *(não vista) está aproximadamente no nível do ponto médio da borda anterior da cartilagem tireóide.*

cóide delimita o término da faringe e laringe, e o início do esôfago e traquéia. A borda inferior conecta-se ao primeiro anel da traquéia pelo ligamento cricotraqueal. Lateralmente, a cartilagem cricóide apresenta uma faceta para a juntura com o corno inferior da cartilagem tireóide. **A cartilagem cricóide está ao nível da 6.ª VCe, e o seu arco é palpável** *in vivo.*

Cartilagens aritenóides (Fig. 63.11*B*). As cartilagens aritenóides articulam-se com a borda superior da cartilagem cricóide. Cada uma apresenta a forma de uma pirâmide de três lados e também um *ápice* superior e uma *base* inferior. O ápice curva-se em direção posterior e medialmente, e dá apoio às cartilagens corniculadas. Dois processos projetam-se da base. O *processo vocal* estende-se para frente e dá inserção ao ligamento vocal. O *processo muscular* estende-se lateralmente e dá inserção aos músculos tireoaritenóideo e cricoaritenóideo lateral e posterior. A superfície medial da aritenóide está coberta por uma membrana mucosa da laringe. A superfície posterior dá inserção ao músculo aritenóideo transverso. A superfície ântero-lateral dá inserção aos músculos vocal e tireoaritenóideo, e ao ligamento vestibular.

Cartilagens corniculadas. Constituem-se num par de nódulos que está localizado sobre os ápices das cartilagens aritenóides e nas

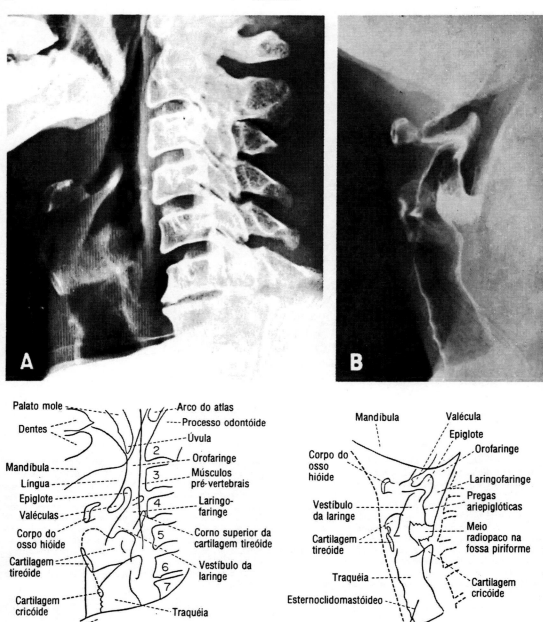

Fig. 63.10 Laringe. Radiografia lateral mostrando a laringe in vivo e diagramas-chaves. Em B, a membrana mucosa da faringe, laringe e traquéia foram revestidas com meio radiopaco. A, cort. de Sir. Thomas Lodge, F. F. R., The Royal Hospital, Sheffield England. B, de Medical Radiography and Photography; cort. da Eastman Kodak Company, Rochester, New York.

pregas ariepiglóticas da membrana mucosa.

Cartilagens cuneiformes. São pares inconstantes de bastonetes situados na prega ariepiglótica, anteriormente às cartilagens corniculadas (v. Figs. 63.12C e 63.17, Cap. 63).

Cartilagem epiglótica (Fig. 63.11). A *epiglote*[43] consiste de uma cartilagem em forma de folha, praticamente toda coberta por membrana mucosa. **Está situada atrás da raiz da língua, do corpo do osso hióide e anteriormente ao ádito da laringe.** A cartilagem epiglótica apresenta depressões, nas quais se alojam glândulas, e forames através dos quais

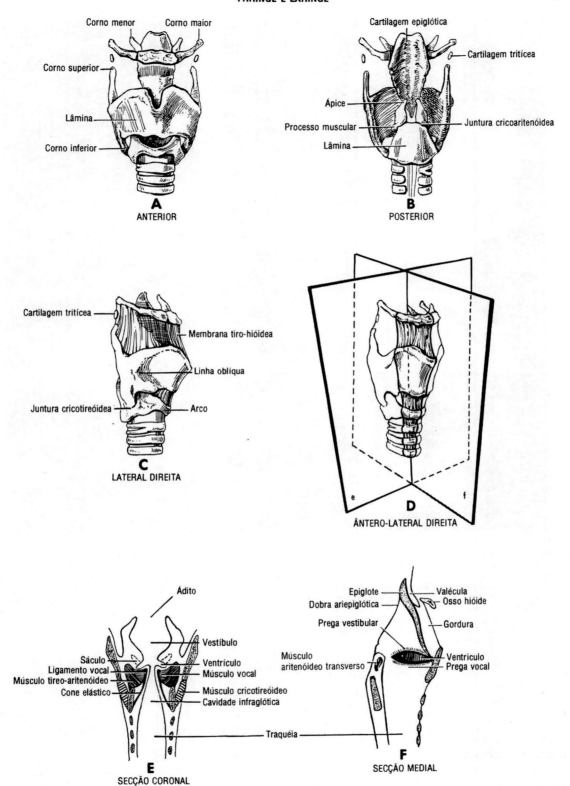

Fig. 63.11 A laringe: (A) *anterior,* (B) *posterior e* (C) *faces laterais direitas das cartilagens;* (D) *face ântero-lateral direita mostrando os planos de secção dos dois próximos diagramas;* (E) *secção coronal e* (F) *secção mediana. Observe as cartilagens tireóide e cricóide, de A a F, o osso hióide e a cartilagem epiglote, de A a D e em F, e a cartilagem aritenóide em B. Baseado principalmente em von Lanz e Wachsmuth.*

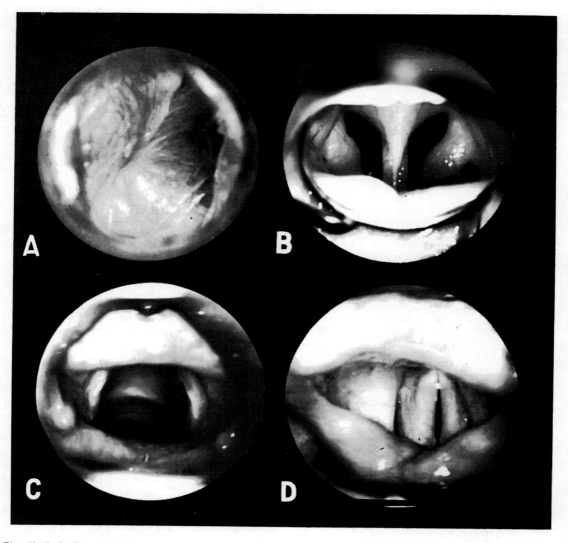

Fig. 63.12 Orelha, nariz e garganta in vivo. *A, membrana do tímpano direito vista através de um espéculo. Observe o manúbrio, o processo lateral do martelo e o cone de luz. Compare com a Fig. 54.2. B, a nasofaringe e as cavidades nasais vistas por um espelho colocado na parede faríngica posterior. Observe a borda posterior do septo nasal, as conchas nasais inferiores e (do lado direito da ilustração) o óstio da tuba auditiva. Compare com a Fig. 62.5. C, a laringe em inspiração, como é observada no espelho colocado na parede faríngica posterior. Observe a epiglote, a prega ariepiglótica e a cartilagem cuneiforme (do lado esquerdo da ilustração), pregas vestibular e vocal e a traquéia. Compare com a Fig. 63.17. D, a laringe em fonação, como observado no espelho. Observe as pregas vestibulares e vocais; estas últimas estão, no momento, aproximadas. Todas as fotografias são cort. de Paul H. Holinger, M. D., Chicago, Illinois.*

passam nervos e vasos sanguíneos. A extremidade superior da cartilagem é ampla, enquanto que a extremidade inferior, o *caule (pecíolo),* está apontada para a parte posterior da cartilagem tireóide encontrando-se presa nela. A parte anterior da epiglote está separada pelo coxim gorduroso do ligamento tireóideo mediano. Papilas gustatórias são freqüentes na superfície posterior da epiglote e nas superfícies ântero-laterais da aritenóide.[44] A parte inferior da superfície posterior da epiglote projeta-se posteriormente (e forma o *tubérculo epiglótico*).

JUNTURAS DA LARINGE

Juntura cricotireóidea. A juntura cricotireóidea a cada lado é uma juntura sinovial entre a parte lateral da cartilagem cricóide e o corno inferior da cartilagem tireóide. O principal movimento é a rotação da cartilagem tireóide em torno de um eixo horizontal que passa através das junturas dos dois lados. Alguns movimentos de deslizamento podem também ocorrer.

Juntura cricoaritenóidea. A juntura cricoaritenóidea a cada lado é uma juntura sinovial

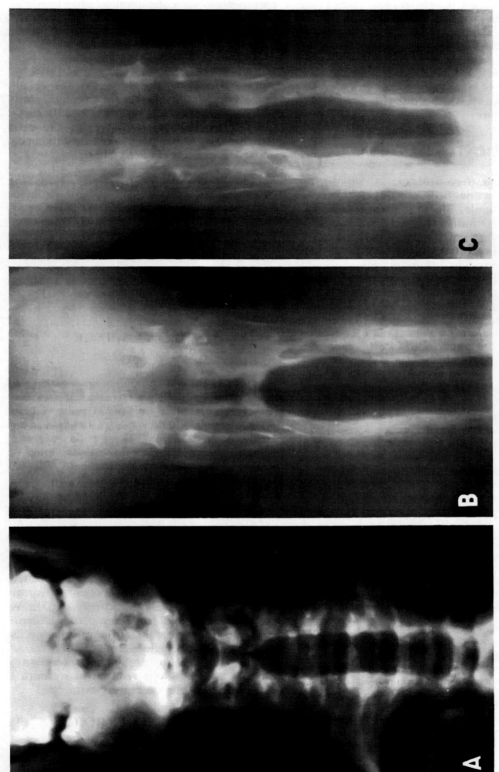

Fig. 63.13 Tomografias ântero-posteriores da laringe in vivo. A, tomografia da laringe durante a fonação. As cavidades da laringe e traquéia (e também porções do recesso piriforme) aparecem radiolucentes (preto) devido ao ar que elas contêm. Observe o vestíbulo, pregas vestibulares, ventrículo e as pregas vocais da laringe, e compare com a Fig. 63.11E. B e C, tomogramas de uma laringe (B) durante a fonação e (C) em repouso. Observe a aproximação das pregas vocais em B, e a sua separação em C. O osso hióide e a cartilagem tireóide podem ser identificados como áreas radiopacas a cada lado. A, cort. do Tenente A. V. Headley, Medical Department, U. S. Navy.

entre a borda superior da lâmina da cartilagem cricóide e a base da cartilagem aritenóide na região de seu processo muscular. Fortes fibras ligamentosas prendem a aritenóide e evitam, por assim dizer, que "ela caia no interior da laringe" (J. C. B. Grante). As cartilagens aritenóides deslizam[45] e giram[46] sobre a cricóide nas junturas. Quando os processos vocais são deslocados lateral ou medialmente, a rima da glote é aberta ou fechada, respectivamente.

LIGAMENTOS DA LARINGE

Membrana tireo-hióidea. A membrana tireo-hióidea conecta a cartilagem tireóide com o osso hióide. Ela se prende à borda *superior do osso hióide* (Fig. 63.11F), e uma bolsa interpõe-se entre a membrana e a parte posterior do corpo do hióide. A parte mediana é espessada *(ligamento tireo-hióideo mediano).* A membrana é perfurada a cada lado pelo nervo laríngico interno e pelos vasos laríngicos superiores. A borda posterior da membrana a cada lado *(ligamento tireo-hióideo lateral)* é espessada e conecta a ponta do corno superior da cartilagem tireóide com a ponta do corno maior do osso hióide. Um pequeno nódulo *(cartilagem tritícea)* pode ser encontrado na borda posterior da membrana (Fig. 63.11C).

Ligamento cricotireóideo (Fig. 63.9). O ligamento cricotireóideo conecta o arco da cartilagem cricóide com a tireóide e com os processos vocais das cartilagens aritenóides. A terminologia destes ligamentos ou membrana varia de um autor para outro. O termo *cone elástico (membrana cricovocal)* (Fig. 63.11E) é utilizado para as fibras elásticas que se estendem em direção superior da cartilagem cricóide aos ligamentos vocais (v. abaixo).

Na obstrução respiratória aguda uma cricotireotomia é preferível à traqueostomia (Cap. 60) para os não-cirurgiões.[47] Um travesseiro é colocado abaixo das escápulas, a cabeça é moderadamente estendida e o espaço cricotireóideo, palpável. As cartilagens tireóide e cricóide são fixas entre o polegar e o dedo médio da mão esquerda, enquanto que o dedo mínimo é usado para marcar o ligamento cricotireóideo. O instrumento de escolha é uma tesoura de ponta longa e fina e um dilatador de igual tamanho. A pele sobre o espaço cricotireóideo é pinçada e seccionada transversalmente por cerca de 1 cm, sendo o ligamento cricotireóideo então perfurado e dilatado transversalmente, e uma cânula apropriada e inserida. Após a cricotireotomia, uma traqueostomia é executada dentro de 24 a 48 horas, se ainda for necessária uma abertura.

Ligamento vocal. O ligamento vocal a cada lado estende-se da cartilagem tireóide, anteriormente, ao processo vocal da cartilagem aritenóide, posteriormente. Este ligamento pode ser considerado como borda superior do cone elástico. Ele é composto de fibras elásticas e coberto pelas fibras vocais da membrana mucosa (Fig. 63.11F).

Ligamento vestibular (ventricular). O ligamento vestibular a cada lado é uma faixa indefinida situada acima do ligamento vocal. Ele se estende da cartilagem tireóide, anteriormente, à superfície ântero-lateral da cartilagem aritenóide, posteriormente. Ele está coberto frouxamente pela prega vestibular da membrana mucosa (Fig. 63.11F).

Ligamentos da epiglote. A epiglote está presa ao osso hióide (ligamento hioepiglótico), ao dorso da língua *(prega glossoepiglótica mediana),* à face lateral da faringe *(pregas glossoepiglóticas laterais* ou *faringoepiglóticas)* e à cartilagem tireóide *(ligamento treoepiglótico).* A depressão acada lado entre as pregas glossoepiglótica mediana e lateral é denominada *valécula epiglótica.* A tela elástica conectada com a face lateral da cartilagem epiglótica, cuja borda mais superior forma a base da prega ariepiglótica é denominada *membrana quadrangular.*

ÁDITO DA LARINGE
(Fig. 63.3)

O *ádito* da laringe comunica a laringofaringe com a cavidade da laringe. Ele está disposto obliquamente e em grande parte voltado posteriormente. Ele se encontra limitado anteriormente pela borda superior da epiglote, pelas pregas ariepiglóticas, a cada lado, e, abaixo e atrás, pela prega interaritenóide. A Fig. 63.12C mostra uma fotografia do ádito. As pregas ariepiglóticas contêm os músculos ariepiglóticos e as cartilagens corniculada e cuneiforme. O ádito relaciona-se lateralmente ao recesso piriforme da laringofaringe a cada lado (Fig. 63.3). As pregas ariepiglóticas contêm os músculos ariepiglóticos e as cartilagens corniculada e cuneiforme. O ádito relaciona-se lateralmente ao recesso piriforme da laringofaringe a cada lado (Fig. 63.3). As pregas ariepiglóticas fornecem canais alimentares laterais que conduzem inferiormente às faces laterais da epiglote, através dos recessos piriformes, e ao esôfago. O fechamento do ádito protege as vias respiratórias contra a invasão de alimentos e corpos estranhos.

CAVIDADE DA LARINGE
(Fig. 63.11E)

A cavidade da laringe está dividida em três porções (vestíbulo, ventrículos e a parte entre estes e a cavidade infraglótica) por dois pares de pregas horizontais, a vestibular e a vocal (Fig. 63.11*F*).

Vestíbulo

O vestíbulo da laringe estende-se do ádito às pregas vestibulares. Ele está limitado anteriormente pela parte posterior da epiglote; a cada lado pelas pregas ariepiglóticas e, atrás, pela interaritenóidea.

Ventrículos

O ventrículo *(seio)*[48] da laringe, a cada lado, estende-se da prega ventricular, acima, à prega vocal, abaixo. Cada ventrículo se assemelha a uma canoa colocada de lado, e os dois ventrículos se comunicam através da porção mediana da cavidade laríngica. Os ventrículos permitem movimento livre das pregas vocais. Eles estão revestidos por epitélio colunar estratificado.

Sáculo. O sáculo da laringe *(apêndice do ventrículo)* é um divertículo que se estende em direção superior a partir da parte anterior de cada ventrículo. A secreção das glândulas mistas no sáculo lubrifica as pregas vocais, daí o sáculo ser denominado "reservatório de óleo" das pregas vocais. O tecido linfático encontra-se na parede do sáculo.[50] Os sáculos são altamente variáveis em tamanho[51] e podem perfurar a membrana tireo-hióide.

Pregas vestibulares (ventriculares). As duas pregas vestibulares (Fig. 63.11, *E* e *F*), ou "as falsas cordas vocais", estendem-se da cartilagem tireóide, anteriormente, à região das cartilagens cuneiformes, posteriormente. Cada uma consiste de tela elástica juntamente com gordura, glândulas mucosas e músculos, e elas contêm um ligamento ventricular que se estende do ângulo da cartilagem tireóide à cartilagem aritenóide, acima do processo vocal. A *rima do vestíbulo* é um espaço entre as duas pregas. As pregas vestibulares têm função protetora e normalmente não afetam a produção da voz. As duas pregas provavelmente se encontram durante a deglutição.

Glote. **A glote compreende os processos e pregas vocais, juntamente com o espaço e a rima da glote, entre eles.**

Pregas vocais (Fig. 63.11, *E* e *F*). As duas pregas vocais, ou "cordas vocais verdadeiras", são anteparos musculomembranáceos móveis, de cor branco-pérola, localizados abaixo das pregas ventriculares e medialmente a elas. Estendem-se do ângulo da cartilagem tireóide, anteriormente, até o processo vocal das cartilagens aritenóides, posteriormente. Cada uma contém o ligamento vocal, que consiste de tecido elástico derivado de cone elástico. O músculo vocal, que é uma parte do músculo tireoaritenóideo, forma o corpo da prega vocal.

Rima da glote. **A rima da glote é a parte mais estreita da cavidade laríngica** e pode ser vista, através de uma rima vestibular ampla, por laringoscopia. A membrana mucosa de cada ligamento vocal apresenta um epitélio escamoso estratificado, não-queratinizado (e também colunar pseudo-estratificado[52]), firmemente preso inferiormente; devido ao fato de ser avascular, tem a coloração branca. As pregas vocais controlam a corrente de ar que passa através da rima, daí serem importantes na produção da voz.

A parte anterior mais longa da rima da glote *(parte intermembranácea)* está localizada entre as pregas vocais, enquanto que sua porção posterior mais curta *(parte intercartilagínea)* está situada entre as cartilagens aritenóides (Fig. 63.15, *A* e *B*). A forma e o tamanho da rima são alterados pelos movimentos das aritenóides (Fig. 63.16). A rima se abre durante a inspiração e se estreita na expiração. Durante uma respiração em repouso, todavia, o lúmen da laringe permanece bem aberto, e as pregas vocais estão voltadas em direção superior sobre os ventrículos.[53] Na fonação, as pregas vocais estão dispostas inferiormente através das vias aéreas e se aproximam. A rima é então simplesmente uma fenda. Uma rima da glote quiescente apresenta cerca de 2,5 cm no homem, e menos de 2 cm na mulher.

Na anatomia de superfície, a rima da glote está aproximadamente ao nível do ponto médio da borda anterior da cartilagem tireóide.

Cavidade infraglótica

A cavidade infraglótica é a porção mais baixa da cavidade laríngica e se estende da rima da glote até a traquéia, abaixo. Ela está limitada pelo ligamento cricotireóideo e pela face interna da cartilagem cricóide. Quando as pregas vocais são aproximadas, a cavidade infraglótica apresenta a forma de uma cúpula, cujo teto está formado pelo cone elástico coberto de mucosa.

FECHAMENTO DA LARINGE

Há três níveis ou terços na laringe[54] **que podem ser fechados por músculos esfinctéricos: (1) o ádito (esfíncter ariepiglótico), que se fecha durante a deglutição e protege as vias respiratórias contra invasão de alimentos; (2) as pregas vestibulares, cujo fechamento prende o ar inferiormente, e torna possível um aumento da pressão intratorácica (como na tosse), ou da pressão intra-abdominal (como na micção e na defecação); e (3) as pregas vocais, cujas aproximações ocorrem na fonação.**

MEMBRANA MUCOSA DA LARINGE

A mucosa da laringe continua-se com a da laringofaringe, acima, e com a da traquéia, abaixo. Ela é aderente à borda posterior da epiglote e sobre os ligamentos vocais; porém, é de tal forma frouxa nos outros locais, que pode tornar-se elevada anormalmente por um líquido submucoso, como num edema da laringe. **O edema não se propaga, inferiormente, além do nível das pregas vocais, pois fica limitado, pela forte inserção da mucosa, aos ligamentos vocais.** O epitélio é escamoso estratificado na parte superior do vestíbulo (incluindo-se as pregas ariepiglóticas) e sobre os ligamentos vestibular[5] e vocal; noutros locais, inclusive nos ventrículos, ele é ciliado colunar pseudo-estratificado. As glândulas mucosas são numerosas.

INERVAÇÃO SENSITIVA DA LARINGE

A mucosa da laringe recebe sua inervação sensitiva a cada lado principalmente pelo ramo laríngico interno do nervo laríngico superior, que inerva a laringe até as pregas vocais. Este nervo também contém fibras secretoras para as glândulas mucosas da laringe e, provavelmente, fibras proprioceptivas. A parte inferior da laringe pode receber fibras sensitivas através do nervo laríngico recorrente. Fibras simpáticas chegam à laringe através dos nervos laríngicos recorrente e superior e ao longo das artérias.

MÚSCULOS DA LARINGE

Músculos extrínsecos

Os músculos extrínsecos da laringe são aqueles que movem a laringe como um todo. Eles podem ser classificados como levantadores e depressores. Os levantadores incluem o tireo-hióideo, o estilo-hióideo, o milo-hióideo, o digástrico, o estilofaríngico e o palatofaríngico. Os depressores incluem o omo-hióideo, o esterno-hióideo e o esternotireóideo.

Músculos intrínsecos

Os principais músculos intrínsecos da laringe são o cricotireóideo, o cricoaritenóideo posterior, o cricoaritenóideo lateral, o aritenóideo transverso, o tireoaritenóideo, o vocal e o aritenóideo oblíquo (Fig. 63.14). Todos são pares, com exceção do aritenóideo transverso. Outros feixes musculares, que algumas vezes recebem nomes especiais, têm muito pouca importância prática. Os músculos da laringe são ricamente inervados através dos nervos e possuem numerosos fusos musculares.[56]

Embora os músculos laríngicos sejam complexos, eles podem ser classificados em (1) um grupo esfinctérico ou adutor, que fecha a laringe, e (2) um par de dilatadores ou abdutores (os cricoaritenóideos posteriores) que a abrem.

Cricotireóideo (Fig. 63.14A). O mais superficial dos músculos laríngicos, o cricotireóideo, recebe uma inervação diferente dos outros. Ele se origina da superfície lateral do arco da cricóide e insere-se em forma de leque na borda inferior da lâmina da cartilagem tireóide (parte reta do cricotireóideo) e na borda anterior do corno anterior (parte oblíqua do cricotireóideo). O cricotireóideo é inervado pelo nervo laríngico externo. Os músculos dos dois lados atuam sobre as junturas cricotireóideas e deslocam a cartilagem tireóide para baixo e/ou a cricóide para cima, assim alongando, tensionando e aduzindo as pregas vocais. Outras ações também são descritas.[57]

Cricoaritenóideo posterior (Fig. 63.14B). O cricoaritenóideo posterior origina-se da parte posterior da lâmina da cricóide e insere-se no processo muscular da aritenóide. Ele desloca para baixo o processo muscular e,

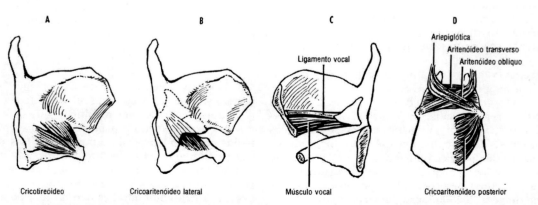

Fig. 63.14 Músculos intrínsecos da laringe. A e B, faces lateral e direita das cartilagens tireóide e cricóide. C, face medial da metade direita das cartilagens tireóide e cricóide. D, face posterior da aritenóide e da cricóide.

desta maneira, gira o processo vocal lateralmente, resultando numa abertura da rima da glote (Fig. 63.15A e B). Ele é o único abdutor das pregas vocais como um todo.

Cricoaritenóideo lateral (Fig. 63.14B). O cricoaritenóideo lateral estende-se do arco da cricóide ao processo muscular da aritenóide. Ele se apresenta, amiúde, inseparável do músculo tireoaritenóideo. Ele desloca o processo muscular em direção anterior e, desta forma, gira o processo vocal medialmente, resultando no fechamento da rima da glote, como na fonação.

Aritenóideo transverso (interaritenóideo) (Fig. 63.14D). Este músculo conecta as superfícies mediais das duas cartilagens aritenóides. As fibras, assim, aproximam as aritenóides, auxiliando desta forma, no fechamento da rima da glote, como na fonação (Fig. 63.16B).

Tireoaritenóideo[58] (Fig. 63.11E). É um músculo variável, situado parcialmente na face lateral do cone elástico. Ele se origina da superfície medial da lâmina da cartilagem tireóide e do cone elástico. Ele se insere na superfície ântero-lateral e no processo muscular da cartilagem aritenóide. Algumas de suas fibras se estendem à borda lateral da cartilagem epiglótica. Sua ação é discutida.

Vocal (músculo vocal) (Fig. 63.14C e 63.11E). O músculo vocal localiza-se medial ao tireoaritenóideo, com o qual se funde. Ele se origina do ângulo entre as lâminas da cartilagem tireóide e se insere no processo vocal da cartilagem aritenóide. Ele não se prende ao ligamento vocal.[59] A disposição precisa das fibras é complexa[60] e encontra-se em discussão. O músculo é talvez responsável pelas variações locais na tensão da prega vocal durante a fonação e o cantar.

Aritenóideo oblíquo (Fig. 63.14D). Este músculo conecta o processo muscular de uma das cartilagens aritenóides com o ápice da cartilagem oposta. Algumas das fibras se continuam com a prega ariepiglótica (como o *músculo ariepiglótico*), e algumas destas podem alcançar a epiglote. O aritenóideo oblíquo e o ariepiglótico fecham o ádito da laringe durante a deglutição.

Resumo dos músculos intrínsecos

Três músculos originam-se da cartilagem cricóide: cricotireóide, que passa em direção posterior para a lâmina e corno inferior da cartilagem tireóide; o cricoaritenóideo lateral, que se estende em direção posterior para o processo muscular; e o cricoaritenóideo posterior, que se estende lateralmente para o processo muscular (Fig. 63.14). Dois músculos, intimamente relacionados entre si conectam as cartilagens tireóide e aritenóide: o tireoaritenóideo e o vocal (Fig. 63.15). Dois músculos unem as cartilagens aritenóides: o aritenóideo oblíquo e o transverso.

INERVAÇÃO MOTORA DA LARINGE

Todos os músculos intrínsecos, com exceção do cricotireóideo, são inervados pelo nervo laríngico recorrente do vago.

O cricotireóideo é inervado pelo ramo laríngico interno do nervo laríngico superior do

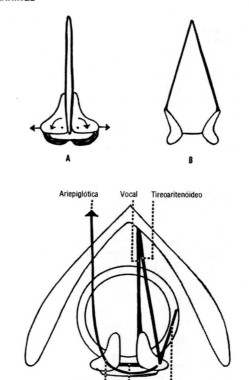

Fig. 63.15 Esquema simplificado os músculos intrínsecos da laringe, como observados de cima. A mostra o músculo cricoaritenóideo (sombreado). As setas indicam (1) a rotação lateral das cartilagens aritenóides (eixos oblíquos em torno) e (2) o deslizamento lateral associado das cartilagens aritenóides. B mostra a abdução resultante das pregas vocais. C mostra as inserções dos adutores.

vago. Diz-se que ele recebe fibras adicionais, todavia, provenientes do nervo laríngico recorrente. **Acredita-se que as fibras para os vários músculos laríngicos alcancem o vago através do ramo interno do nervo acessório. O aritenóideo transverso recebe fibras adicionais do ramo laríngico interno do nervo laríngico superior.**[62] Se estas fibras são motoras[63] ou proprioceptivas,[64] isto é assunto em discussão.

Uma lesão no nervo laríngico recorrente pode ocorrer a partir de um tumor ou aneurisma aórtico, ou de um trauma durante uma cirurgia de tireóide. Esta última forma mencionada de lesão depende da "variabilidade mais do que da vulnerabilidade" do nervo (Berlin).

A secção unilateral do nervo laríngico recorrente resulta em uma paralisia de todos os músculos intrínsecos da laringe, com exceção do cricotireóideo. A prega vocal move-se medialmente (freqüentemente para uma posição paramediana) devido à ação do cricotireóideo. É algumas vezes estabelecido que o abdutor (cricoaritenóideo posterior) está paralisado primeiro porque as fibras adutoras do nervo recorrente são "mais resistentes", porém há muita dúvida ainda sobre isto. A voz é rouca, embora este efeito possa ser mascarado pela prega não atingida, que cruza o plano mediano para se encontrar com a outra paralisada. Na paralisia bilateral dos nervos laríngicos recorrentes, as pregas vocais estão amiúde paramedianas ou medianas (fenda glótica), a voz é reduzida a um sussurro rouco, e a dificuldade respiratória é evidente. A secção de ambos os recorrentes e do nervo laríngeo externo (o último inervando o cricotireóideo) conduz ao que é denominado posição intermediária ou cadavérica (intermediária entre as posições paramedianas e abduzidas).[65]

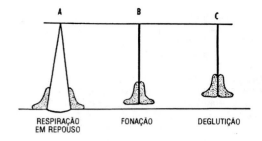

Fig. 63.16 Três posições das pregas vocais. A, durante a respiração em repouso, as pregas estão em uma ligeira abdução. B, durante a fonação, a ação dos adutores opõe-se aos cricoaritenóideos posteriores. C, durante a deglutição, a ação dos adutores não é oposta.

AÇÕES GERAIS DOS MÚSCULOS DA LARINGE

Os músculos intrínsecos da laringe podem ser classificados funcionalmente como a seguir:
1. **Adutor externo e tensor:**
    cricotireóideo
2. **Adutores internos ou esfíncteres:**
    cricoaritenóideo lateral,
    aritenóideo transverso
    tireo-aritenóideo,
    vocal,
    aritenóideo oblíquo
3. **Abdutor interno ou dilatador:**
    cricoaritenóideo posterior.

O que se segue é um resumo simplificado das ações dos músculos da laringe.[67] Os músculos da laringe, incluindo-se o tireoaritenóideo, são responsáveis pelo alargamento da fenda glótica (abdução), como na respiração, ou pelo seu fechamento (adução), como na fonação (Fig. 63.16). Após o fechamento da glote, as pregas vocais podem ser estiradas e alongadas. A abdução é feita somente pelos cricoaritenóideos posteriores, que se estendem lateralmente do dorso da cartilagem cricóide aos processos musculares e giram as cartilagens aritenóides lateralmente (Fig. 63.15,A e B). A adução é feita pelos cricoaritenóideos laterais, que se estendem em direção posterior do arco da cartilagem cricóide aos processos musculares, girando as cartilagens aritenóides medialmente (Fig. 63.15C). Quando as pregas vocais são aduzidas, a fenda que ocorreria posteriormente entre as duas cartilagens aritenóides é fechada pela contração dos aritenóideos transversos. As pregas vocais aduzidas são alongadas e colocadas sob tensão pelos músculos cricotireóideos.

VOCALIZAÇÃO

A fala[67] compreende (1) a expiração de ar dos pulmões pelo diafragma e músculos abdominais e intercostais; (2) a vibração do ar (fonação) contra as pregas vocais, a tensão e posição das pregas controladas pela ação muscular; e (3) ressonância e articulação nas cavidades nasal, oral e faríngica, auxiliadas pelos músculos labial, lingual e palatinos.

Os tons produzidos pela laringe apresentam a característica fundamental dos tons e sons emanados pela boca. Noutras palavras, a laringe é um órgão produtor de tons que fornece um som modificado na voz pelas várias câmaras de ressonância situadas acima e abaixo dela. Os ressonadores superiores (bocal, faringe e nariz) são importantes órgãos da fala, como podem ser observados a partir de circunstâncias em que, após a retirada da laringe, o esôfago pode servir como fonte de som para a produção da fala, embora não ocorra o controle do tom e do volume.

As ações dos músculos intrínsecos da laringe não estão inteiramente claras. Todavia, geralmente se acredita que o cricotireóideo e o vocal alterem o comprimento em tensão das pregas vocais e sejam responsáveis na produção dos vários tons.

O desenvolvimento cerebral para a fala está em geral ligado com o desenvolvimento das preferências manuais; porém, atualmente, "o hemisfério esquerdo é de hábito dominante para a fala, independente da dominância."[68] As pessoas que usam a mão direita, o que ocorre em 90 a 95 por cento da população da América e da Inglaterra, são consideradas determinadas em grande parte por hereditariedade.[69] Outros exemplos de dominância lateral são as preferências de olho e as preferências de pé.

A tosse e o espirro são reflexos respiratórios nos quais a glote é inicialmente fechada e, então, aberta abruptamente, de tal forma que uma explosão de ar é forçada através da boca e do nariz. O soluço é um reflexo inspiratório no qual um tipo de respiração em estacato é produzido por contrações súbitas do diafragma, sendo a glote parcial ou totalmente fechada. O riso é produzido por expiração espasmódica, sendo muitas vezes acompanhado de fonação ("ha, ha").

INERVAÇÃO E IRRIGAÇÃO SANGUÍNEA DA LARINGE

A inervação sensitiva e motora da laringe foi dada (v. neste capítulo). **Em resumo, o nervo laríngico interno inerva a mucosa até as pregas vocais. O nervo laríngico externo inerva o constritor inferior da faringe e o cricotireói-**

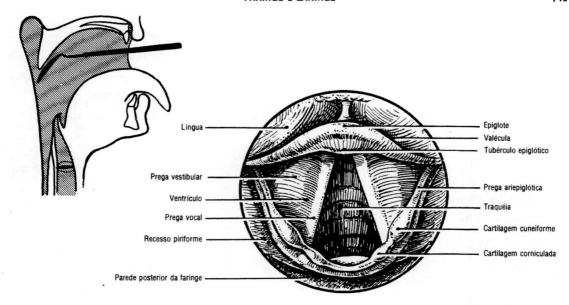

Fig. 63.17 Laringoscopia indireta. A, mostrando a colocação do espelho na laringe. B, detalhes das estruturas observadas no espelho durante a respiração. Compare a Fig. 63.12C. Os anéis cartilagíneos da parte superior da traquéia podem ser observados através de uma glote aberta.

deo. O nervo laríngico recorrente inerva todos os músculos laríngicos, exceto o cricotireóideo, e também inerva a mucosa abaixo do nível das pregas vocais.

A laringe é irrigada pelas artérias laríngicas superior[70] e inferior, derivadas, respectivamente, das artérias tireóideas superior e inferior. Elas acompanham, respectivamente, os nervos laríngicos interno e recorrente. As veias acompanham as artérias, e os linfáticos terminam nos linfonódios cervicais profundos.[71]

EXAME DA LARINGE
(LARINGOSCOPIA)
(Fig. 63.12C e D, deste Capítulo)

A laringe pode ser examinada *in vivo* através de um espelho (laringoscopia indireta) ou de um instrumento tubular (laringoscopia direta).

Laringoscopia indireta (Fig. 63.17). A luz fornecida por uma lâmpada é refletida na boca de um paciente através de espelho côncavo, com uma abertura central através da qual o examinador observa. Um espelho laríngico angulado, aquecido e orientado com a sua superfície refletora em direção inferior e para frente, é colocado contra a face anterior da úvula. A luz ilumina o espelho laríngico, no qual uma imagem da laringe pode ser vista. As pregas vocais tornam-se aproximadas (Fig. 63.16) quando o paciente diz "eh".

Laringoscopia direta. Este método é parte de uma endoscopia peroral, isto é, o exame direto da laringofaringe, esôfago e estômago, ou da laringe, traquéia e brônquios. Tal exame é feito através de tubos que contêm uma fonte de iluminação.

REFERÊNCIAS

1. J. F. Bosma and S. G. Fletcher, Ann. Otol., etc., St Louis, 70:953, 1961 and 71:134, 1962.
2. H. Ruben, N. Bentzen, and S. K. Saev, Lancet, 1:849, 1960.
3. F. W. Jones, J. Anat., Lond., 74:147, 1940.
4. K. Leela, R. Kanagasuntheram, and F. Y. Khoo, J. Anat., Lond., 117:333, 1974.
5. J. S. Calnan, Brit. J. plast. Surg., 5:286, 1955. R. Astley, J. Laryng., 72:325, 1958.
6. R. D. Emslie, M. Massler, and J. D. Zwemer, J. Amer. dent. Ass., 44:506, 1952.
7. L. B. Arey, Amer. J. Anat., 80:203, 1947.
8. G. M. Dorrance, Arch. Otolaryng., Chicago, 13:187, 1931.
9. R. H. Melchionna and R. A. Moore, Amer. J. Path., 14:763, 1938. J. D. Boyd, J. Endocr., 14:66, 1956. P. McGrath, J. Anat., Lond., 112:185, 1972.
10. A. Mangiaracina, Arch. Otolaryng., Chicago, 35:649, 1942.
11. F. Y. Khoo, R. Kanagasuntheram, and K. B. Chia, Arch. Otolaryng., Chicago, 86:456, 1967.
12. C. S. Simkins, Arch. Otolaryng., Chicago, 38:476, 1943. G. O. Graves and L. F. Edwards, Arch. Otolaryng., Chicago, 39:359, 1944. J. Terracol, A. Corone, and Y. Guerrier, *La trompe d'Eustache*, Masson, Paris, 1949.
13. S. R. Guild, Ann. Otol., etc., St Louis, 64:537, 1955.
14. A. Schwartzbart, Ann. Otol., etc., St Louis, 67:241, 1958.
15. J. Hochfilzer, Laryngoscope, St Louis, 58:712, 1948.
16. G. Fetterolf, Amer. J. med. Sci., 144:37, 1912. D. Brown, J. Anat., Lond., 63:82, 1928.
17. D. Kassay and A. Sandor, Arch. Otolaryng., Chicago, 75:144, 1962.
18. T. W. Todd and R. H. Fowler, Amer. J. Anat., 40:355, 1927.
19. G. Kelemen, Ann. Otol., etc., St Louis, 52:419, 1943.
20. H. P. Schugt, Arch. Otolaryng., Chicago, 31:626, 1940.
21. A. Birmingham, J. Anat., Lond., 33:10, 1898. H. Brunner, Arch. Otolaryng., Chicago, 56:616, 1952. Y. Guerrier and Ngo-Van-Hien, C. R. Ass. Anat., 39:279, 1952.
22. O. V. Batson, Ann. Otol., etc., St Louis, 64:47, 1955. See also C. Zaino et al., *The Pharyngoesophageal Sphincter*, Thomas, Springfield, Illinois, 1970.
23. F. E. Fyke and C. F. Code, Gastroenterology, 29:23, 1955.

F. J. Ingelfinger, Physiol. Rev., 38:533, 1958.
24. W. Zenker, Z. Anat. EntwGesch., 121:550, 1960.
25. A. Birmingham, J. Anat., Lond., 33:10, 1898. M. E. Sauer, Anat. Rec., 109:691, 1951.
26. R. Locchi and J. M. de Castro, Rev. sudamer. Morf., 1:44, 1943. M. C. Oldfield, Brit. J. Surg., 29:197, 1941.
27. J. Whillis, J. Anat., Lond., 65:92, 1930.
28. J. V. Basmajian and C. R. Dutta, Anat. Rec., 139:561, 1961.
29. J. F. Bosma, Ann. Otol., etc., St Louis, 62:51, 1953.
30. J. K. McMyn, J. Laryng., 55:1, 1940.
31. V. E. Negus, Proc. R. Soc. Med., 36:85, 1942, and J. Laryng., 58:46, 1943. G. H. Ramsey et al., Radiol., 64:498, 1955. M. Atkinson et al., J. clin. Invest., 36:581, 1957. J. F. Bosma, Physiol. Rev., 37:275, 1957. A. W. Hrycyshyn and J. V. Basmajian, Amer. J. Anat., 133:333, 1972.
32. R. W. Doty and J. F. Bosma, J. Neurophysiol., 19:44, 1956.
33. G. M. Ardran and F. H. Kemp, Brit. J. Radiol., 29:205, 1956.
34. Y. Guerrier and Ngo-Van-Hien, C. R. Ass. Anat., 39:279, 1952.
35. J. Calnan, Plast. reconstr. Surg., 13:275, 1954.
36. J. Whillis, J. Anat., Lond., 65:92, 1930.
37. F. W. Jones, J. Anat., Lond., 74:147, 1940. R. H. Townshend, J. Laryng., 55:154, 1940.
38. G. Laux and J.-B. Prioton, C. R. Ass. Anat., 43:466, 1957.
39. O. V. Batson, Arch. Otolaryng., Chicago, 36:212, 1942.
40. R. Kanagasuntheram, W. C. Wong, and H. L. Chan, J. Anat., Lond., 104:361, 1969.
41. J. A. Keen and J. Wainwright, S. Afr. J. lab. clin. Med., 4:83, 1958.
42. B. R. Fink, Anesthesiol., 39:325, 1973, and 40:58, 1974; Acta otolaryng., Stockh., 77:295, 1974.
43. G. Leutert and W. Kreutz, Z. mikr.-anat. Forsch., 72:96, 1964.
44. G. J. Romanes, Anat. Soc. G. B. and Ireland, July, 1953.
45. W. M. Maue and D. R. Dickson, Arch. Otolaryng., Chicago, 94:432, 1971.
46. C. A. R. D. Snell, Koninl. nederl. Akad. Wetensch. Proc., 50:1370, 1947. B. Sonesson, Z. Anat. EntwGesch., 121:292, 1959. W. W. Sullivan, M. E. Sauer, and G. Corssen, Tex. Rep. Biol. Med., 18:284, 1960.
47. D. S. Ruhe, G. V. Williams, and G. O. Proud, Trans. Amer. Acad. Ophthal. Otolaryng., 64:182, 1960.
48. P. Lacoste, C. R. Ass. Anat., 47:418, 1962.
49. A. O. Freedman, Arch. Otolaryng., Chicago, 28:329, 1938.
50. B. F. Kingsbury, Amer. J. Anat., 72:171, 1943.
51. E. N. Broyles, Ann. Otol., etc., St Louis, 68:461, 1959.
52. J. A. Holliday, Laryngoscope, St Louis, 81:1596, 1971.
53. G. M. Ardran, F. H. Kemp, and L. Manen, Brit. J. Radiol., 26:497, 1953.
54. J. J. Pressman and G. Kelemen, Physiol. Rev., 35:506, 1955.
55. E. S. Hopp, Laryngoscope, 65:475, 1955.
56. M. F. Lucas Keene, J. Anat., Lond., 95:25, 1961.
57. A. Mayet and K. Mündnich, Acta anat., 33:273, 1958. V. E. Negus, Proc. R. Soc. Med., 40:849, 1947.
58. E. M. Josephson, Arch. Otolaryng., Chicago, 6:139, 1927.
59. A. Mayet, Acta anat., 24:15, 1955. J. van den Berg and J. Moll, Z. Anat. EntwGesch., 118:465, 1955. B. Schlosshauer and K.-H. Vosteen, Z. Anat. EntwGesch., 120:456, 1958. M. Gajo and A. Gellert, Anat. Anz., 126:59, 1970.
60. F. Wustrow, Z. Anat. EntwGesch., 116:506, 1952. L. Gomez Oliveros, Bull. Ass. Anat., 49:127, 1964.
61. A. Mayet, Anat. Anz., 103:340, 1956.
62. T. F. M. Dilworth, J. Anat., Lond., 56:48, 1921. D. D. Berlin and F. H. Lahey, Surg. Gynec. Obstet., 49:102, 1929. M. Nordland, Surg. Gynec. Obstet., 51:449, 1930.
63. P. H. Vogel, Amer. J. Anat., 90:427, 1952.
64. A. F. Williams, J. Laryng., 65:343, 1951.
65. V. E. Negus, Proc. R. Soc. Med., 40:849, 1947. O. H. Meurman, Acta otolaryng., Stockh., 38:460, 1950.
66. J. J. Pressman and G. Kelemen, Physiol. Rev., 35:506, 1955.
67. M. C. Oldfield, Brit. J. Surg., 35:173, 1947.
68. W. Penfield and L. Roberts, Speech and Brain-Mechanisms, Princeton University Press, 1959.
69. W. R. Brain, Lancet, 2:837, 1945, and Speech Disorders, Butterworth, London, 1961.
70. L. M. Speiden, G. Tucker, and R. Soulen, Canad. J. Otolaryng., 1:219, 1972.
71. L. W. Welsh, Ann. Otol., etc., St Louis, 73:569, 1964.

LEITURA SUPLEMENTAR

Tucker, G. F., *Human Larynx. Coronal Section Atlas*, Armed Forces Institute of Pathology, Washington, D.C., 1971.

Parte 9

EPÍLOGO

Ernest Gardner
Donald J. Gray
Ronan O'Rahilly

64 RESUMO DA IRRIGAÇÃO SANGUÍNEA E INERVAÇÃO DO CORPO

A finalidade deste capítulo é descrever a continuidade de algumas grandes artérias e nervos que passam por mais de uma região.

IRRIGAÇÃO SANGUÍNEA

A irrigação dos membros está resumida nas Figs. 64.1[1] e 64.2.[2] Embora a irrigação da cabeça e do pescoço não possa ser descrita rapidamente, características importantes estão mostradas nas Figs. 53.21 (Cap. 53), 60.16 (Cap. 60), 60.18 (Cap. 60), 60.24 (Cap. 60) e 60.26 (Cap. 60). As principais características dos grandes vasos do tronco estão mostradas nas Figs. 29.7, 29.8 e 38.1 (Caps. 29 e 38).

INERVAÇÃO

O resumo a seguir é sobre os principais nervos periféricos dos membros, os nervos crânicos, os gânglios crânicos parassimpáticos e o tronco simpático. Descrições rápidas dos déficits motores e sensoriais resultantes de lesões de nervos periféricos e de alguns nervos crânicos também estão incluídas.[3]

Membro superior

Plexos cervical e braquial. Os ramos ventrais dos quatro nervos cervicais superiores unem-se para formar o plexo cervical (Figs. 13.9 e 60.5, Caps. 13 e 60), enquanto que os quatro inferiores, juntamente com grande parte do ramo ventral do primeiro nervo torácico, se reúnem para formar o plexo braquial (Figs. 13.8 e 13.9, Cap. 13).

O plexo cervical está localizado anteriormente ao levantador da escápula e ao escaleno médio, coberto pela veia jugular interna e pelo esternoclidomastóideo. Seus ramos inervam a pele do dorso da cabeça, pescoço e ombro, e alguns músculos do pescoço. Além disso, o diafragma encontra-se inervado pelo nervo frênico, que comumente apresenta duas raízes de origem: uma raiz principal, proveniente de C4, e uma raiz acessória, proveniente de C5 (através do plexo braquial). O seu trajeto no tórax está descrito no Cap. 31.

O plexo braquial está situado parcialmente no pescoço e parcialmente na axila (junção cervicobraquial). Ele se localiza a princípio entre o escaleno anterior e o escaleno médio, e então no trígono posterior do pescoço. O plexo desce entre a concavidade dos dois terços mediais da clavícula e acompanha a artéria axilar na axila. Os ramos terminais do plexo surgem na borda ínfero-lateral do peitoral menor.

A disposição comum, porém não invariável, dos ramos é a seguinte. Os ramos ventrais do quinto e sexto nervos cervicais unem-se para formar o tronco superior; o ramo ventral do sétimo permanece isolado como tronco médio, e os ramos do oitavo e do primeiro torácico formam o tronco inferior. Cada tronco, então, se divide numa divisão anterior e noutra posterior (para a parte anterior e posterior do membro, respectivamente). A divisão anterior dos troncos superior e médio une-se para formar o fascículo lateral, a divisão anterior do tronco inferior forma o fascículo medial, e as três divisões posteriores formam o fascículo posterior. Os ramos terminais originam-se desses três fascículos.

O plexo braquial é assim composto, sucessivamente, de (1) ramos e troncos ventrais, que se localizam no pescoço em relação com a artéria subclávia (o tronco inferior localiza-se sobre a primeira costela, atrás da clavícula); (2) divisões que se localizam atrás

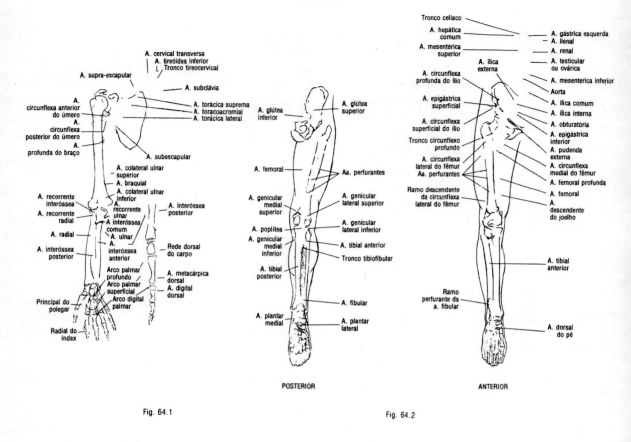

Fig. 64.1 As artérias do membro superior. Uma secção sagital (direita inferior) está baseada em Grant.

Fig. 64.2 As artérias do membro inferior.

da clavícula; e (3) fascículos e ramos, que se localizam na axila em relação com a artéria axilar. Os ramos do plexo braquial (Cap. 13) incluem ramos dos ramos ventrais, ramos dos troncos e ramos dos fascículos. Os ramos importantes dos fascículos são os ramos terminais, que serão revistos abaixo.

As lesões do plexo braquial são de grande importância. Algumas podem ocorrer como parte de uma síndrome de compressão neurovascular, na qual fraqueza, dor e distúrbios sensitivos e vasculares do membro superior são subseqüentes a uma compressão anormal, na junção cervicobraquial, dos vasos subclávio ou axilar, do plexo braquial, ou de ambos (Cap. 60). As lesões "do tipo superior", aquelas do sexto e quinto nervos cervicais ou do tronco superior, são produzidas quando o braço é puxado para baixo e a cabeça, para cima. Após tal lesão, o membro superior tende a manter-se numa rotação medial, numa posição referida como "mão de garçon". As lesões do tipo superior ocasionalmente ocorrem durante o parto (paralisia do nascimento, paralisia obstétrica). As lesões "do tipo inferior", aquelas do oitavo nervo cervical e primeiro nervo torácico ou do tronco inferior, são produzidas quando o braço é tracionado para cima. Os músculos curtos da mão são afetados, o que resulta uma "mão em garra" (v. neste capítulo).

Nervo axilar (Fig. 64.3). Um ramo terminal (C5,6) do fascículo posterior do plexo braquial passa através do espaço quadrangular, inerva a juntura do ombro, o redondo menor, e o deltóide, e dá origem ao nervo cutâneo lateral superior do braço.

Secção do nervo. Perde-se a sensibilidade numa pequena parte da pele sobre o deltóide. O deltóide fica paralisado. O supra-espinhal ainda pode abduzir o braço, embora comumente não o faça no nível horizontal. O redondo menor fica paralisado, e a rotação lateral do braço encontra-se diminuída (porém não perdida, pois o infra-espinhal está intacto).

Nervo radial (Fig. 64.3) Um ramo terminal (C5 a T1) do fascículo posterior do plexo braquial deixa a axila, passa em torno do úmero, perfura o septo intermuscular lateral, desce entre o braquial e o braquiorradial e, ao nível ou abaixo do epicôndilo lateral, divide-se em ramos superficial e profundo. O nervo radial inerva o tríceps, o anconeu, o braquiorradial, o extensor radial longo do carpo (e freqüentemente o curto), dá origem aos nervos cutâneos posterior do antebraço e posterior do braço, e dá ramos para o braquial e para a juntura do cotovelo. O ramo profundo, que freqüentemente inerva o extensor radial curto do carpo, perfura e inerva o supinador. Sua continuação, o nervo interósseo posterior, inerva outros músculos do antebraço e junturas da mão. O ramo superficial desce profundamente no braquiorradial e emerge na tabaqueira anatômica, onde dá origem aos seus ramos digitais.

Secção do nervo. Vários níveis importantes devem ser considerados. Se a lesão ocorre na axila, todos os músculos inervados pelo nervo radial ficam paralisados. Perde-se a extensão do antebraço, a flexão está enfraquecida, e a perda da extensão do punho conduz a uma queda deste (Fig. 64.6). Além disso, a extensão das falanges proximais não ocorre, a abdução e adução da mão mostram-se diminuídas e os movimentos do polegar, prejudicados. As alterações sensitivas são pequenas e sem importância devido a sobreposição de nervos adjacentes ser considerável.

Quando a lesão ocorre no braço (por exemplo, no sulco radial), a perda motora é similar à resultante de uma lesão na axila, com exceção de que o tríceps não está afetado, ou pelo menos apenas diminuído.

Se a lesão ocorre na fossa cubital (ou envolve o ramo profundo do nervo radial no colo do rádio), os músculos que estendem o punho são relativamente inatingidos. Assim, a perda da extensão nas junturas metacarpofalângicas e os movimentos do polegar estão prejudicados, mas não ocorre a queda da mão. Se a supinação apresentar-se-á ou não enfraquecida, isto depende do nível da lesão. Quando a lesão ocorre na fossa cubital e engloba o ramo superficial do nervo radial, uma área de perda de sensibilidade pode ser encontrada no dorso da mão.

Se o nervo interósseo posterior é seccionado após, ele dá origem ao supinador, somente os movimentos do polegar estarão prejudicados (abdução, extensão, oposição). O efeito sobre o dedo índex pela perda de ação do extensor do índex pode não ser muito grande.

As fibras do nervo radial regeneram-se muito bem, talvez melhor que as fibras de qualquer outro nervo.

Nervo musculocutâneo (Fig. 64.4) Trata-se de um ramo terminal ($C^{5 \, a \, 7}$) do fascículo lateral que perfura o coracobraquial e desce entre o bíceps e o braquial. Ele inerva estes três músculos, dá ramos aferentes para a juntura do cotovelo e continua-se como nervo cutâneo lateral do antebraço.

Secção do nervo. O nervo não é, na maior parte das vezes, envolvido isoladamente. Quando o é, a principal alteração motora é uma grave fraqueza na flexão do antebraço (paralisia do braquial e bíceps) e uma fraqueza na supinação (bíceps). Uma alteração sensitiva sem importância ocorre na área de distribuição cutânea.

Nervo mediano (Fig. 64.4) Originando-se

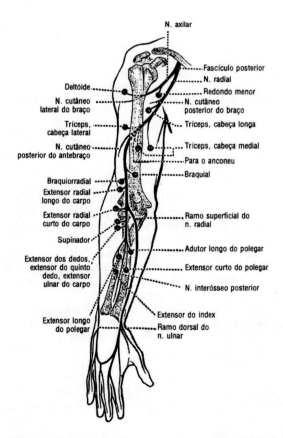

Fig. 64.3 Representação esquemática da seqüência de ramos musculares dos nervos axilar e radial. O círculo preto em cada caso representa um músculo; somente a parte proximal do ramo do anconeu está mostrada. As seqüências de ramos musculares são as comumente encontradas.[4]

dos fascículos medial e lateral (C5 a T1), ele desce como uma parte do feixe neuromuscular do braço, passa profundo à aponeurose bicipital, entre as cabeças do pronador redondo, e desce na superfície profunda do flexor superficial dos dedos. Ele não dá origem a ramos no braço, porém inerva todos os músculos da parte anterior do antebraço, exceto o flexor ulnar do carpo e a parte medial do flexor profundo dos dedos. Ele fornece filetes sensitivos à juntura do cotovelo e, mais distalmente, um ramo cutâneo para a palma da mão. Ele entra na mão através do canal cárpico, inerva o abdutor curto do polegar, o oponente, a cabeça superficial do flexor curto do polegar e os dois lumbricais laterais, dando então origem aos seus ramos digitais. O nervo mediano e o seu ramo interósseo inervam as junturas radiocárpica e cárpica; os ramos digitais inervam as junturas dos dedos. As fibras motoras para os músculos intrínsecos da mão são provenientes sobretudo do primeiro segmento torácico da medula espinal.

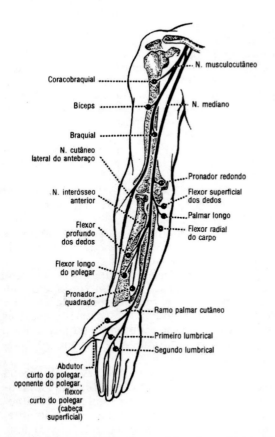

Fig. 64.4 Representação esquemática da seqüência de ramos muscular e cutâneo dos nervos musculocutâneo e mediano. O círculo preto em cada caso representa um músculo ou grupo de músculos. As seqüências de ramos musculares são as comumente encontradas.[5]

Secção do nervo. Independente do nível de lesão, a alteração sensitiva importante é na distribuição dos ramos digitais. A anestesia e a perda de propriocepção muscular e articular impõem um grave *handicap* ao uso adequado da mão.

Quando o nervo mediano é seccionado acima do cotovelo, a flexão do cotovelo pode estar alterada apenas ligeiramente, embora a pronação esteja perdida. A flexão e a abdução da mão mostram-se prejudicadas. A flexão das junturas interfalângicas está perdida nos dois dedos laterais e prejudicada nos dois dedos mediais. (O nervo ulnar inerva a parte medial do profundo.) Os movimentos do polegar sofrem bastante, especialmente a oposição. A oposição pode não estar totalmente perdida, todavia, porque mais músculos do que o comum podem estar inervados pelo nervo ulnar, e estes músculos intactos podem compensar em parte os paralisados.

Se o nervo mediano é seccionado na altura do punho, somente os músculos intrínsecos do polegar (com os defeitos relacionados acima) estarão afetados. A alteração sensitiva permanece a mesma.

As alterações dolorosas (por exemplo, causalgias) são comuns após lesões do nervo mediano, especialmente se a lesão é incompleta ou por esmagamento. A recuperação após lesões no nervo mediano é raramente tão completa quanto após as lesões do nervo radial.

Nervo ulnar (Fig. 64.5). Um ramo terminal (C7 a T1) fascículo do medial (com uma raiz do lateral) desce com o feixe neurovascular, perfura o septo intermuscular medial e desce atrás do epicôndilo medial, entre as duas cabeças do flexor ulnar do carpo. Ele fornece filetes sensitivos à juntura do cotovelo, inerva o flexor ulnar do carpo e a parte medial do flexor profundo dos dedos, e desce no antebraço sobre o profundo. Ele dá origem a um ramo dorsal para a parte posterior da mão, contribui com um ramo variável para a palma da mão, penetra na palma da mão lateralmente ao psiforme e medialmente ao hâmulo do hamato, dá origem aos seus ramos digitais e inerva os músculos hipotenares, o palmar curto, os interósseos, os dois lumbricais mediais, o adutor do polegar e a cabeça profunda do flexor curto do polegar. O nervo ulnar inerva as junturas radiocárpica e cárpica; os ramos digitais inervam as junturas dos dedos. As fibras motoras para os músculos intrínsecos da mão originam-se do primeiro segmento torácico da medula espinal.

Secção do nervo. A anestesia e a perda de propriocepção muscular e articular ocorrem na porção ulnar da mão e na parte ante-

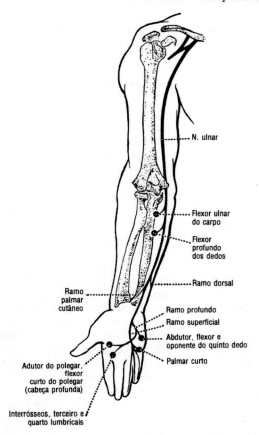

Fig. 64.5 Representação esquemática da seqüência dos ramos muscular e cutâneo do nervo ulnar. O círculo preto em cada caso representa um músculo ou grupo de músculos. As seqüências de ramos musculares são as comumente encontradas.[6]

rior e posterior do quarto e quinto dedos. A recuperação após lesão dos nervos ulnar raramente é completa.

Se o nervo ulnar é seccionado acima do cotovelo, a adução da mão está prejudicada e a flexão das junturas interfalângicas distais dos dois dedos estão perdidas. (As junturas proximais são controladas pelo nervo mediano.) O principal déficit motor é devido a uma paralisação dos músculos da mão. Os interósseos (e os dois lumbricais mediais) estão paralisados, os dedos não podem ser aduzidos ou abduzidos, e a adução do polegar está perdida. As falanges proximais não podem ser flexionadas (especialmente aquelas do quarto e quinto dedos), e elas estão, em decorrência disto, hiperestendidas pela falta de ação oposta dos extensores longos. As falanges média e distal não podem ser estendidas (especialmente aquelas do quarto e quinto dedos), e as do segundo e terceiro dedos estão hiperflexionadas devido a uma falta de ação oposta dos flexores longos. A condição que resulta é conhecida como *mão em garra* (Fig. 64.6). A garra é menos marcada nos dois dedos mediais devido ao fato de o músculo profundo para estes dedos estar paralisado.

Quando o nervo ulnar é seccionado no punho (sem lesão dos tendões circundantes), os flexores longos inervados por estes estão intactos. Conseqüentemente, a garra é mais acentuada.

Se ambos os nervos, mediano e ulnar, são seccionados acima do cotovelo, a garra é mínima porque todos os flexores longos estão paralisados. Com a regeneração do nervo, os flexores longos se recuperam inicialmente. A musculatura intrínseca da mão está ainda paralisada, e o resultado é uma mão em garra. Isto é característico de lesões altas, combinando lesões do mediano e ulnar nas quais a garra está de início ausente, porém se desenvolve durante a recuperação.

A incapacidade a partir de uma lesão combinada é muito grande, independente do nível, devido às alterações sensitivas importantes e às paralisias de todos os músculos intrínsecos da mão.

Quando os nervos periféricos são seccionados, a pele denervada torna-se morna e seca, devido à perda das fibras vasomotoras e uma conseqüente vasodilatação e redução da sudação. Assim, as áreas de determinação em que estejam ausentes as glândulas sudoríferas consistem em um teste para as alterações sensitivas,[7] e é um método importante de se perceberem as lesões dos nervos nas mãos.

Distribuição cutânea e em dermátomos. Quando o ramo ventral do nervo espinhal entra num plexo e se reúne com outros ramos, seu componente funicular finalmente penetra em vários nervos que emergem do plexo. Assim, como um princípio geral, qualquer nervo espinhal contribui para vários nervos periféricos, e cada nervo periférico contém fibras derivadas de vários nervos espinhais (Cap. 5). A distribuição do nervo cutâneo para o membro superior está mostrada na Fig. 64.7, e a distribuição em dermátomo está mostrada nas figuras no interior da capa da frente.

Membro inferior

Plexo lombossacral. Os ramos ventrais dos nervos lombares entram no músculo psoas maior e se combinam de uma maneira variável para formar o plexo lombar (Figs. 38.8, 38.9 e 41.4; Caps. 38 e 41). Os ramos do segundo ao quarto são freqüentemente descritos como formadores do plexo lombar. Todavia, a parte inferior do quarto ramo e todo o quinto entram no plexo sacral (o tronco combinado é conhecido como tronco lombossacral), e os dois plexos são comumente conhecidos como o plexo lombossacral. O ramo ventral do quarto lombar é então o único ramo ventral comum a ambos os plexos.

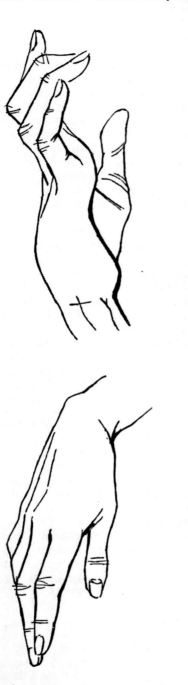

Fig. 64.6 Superior, *mão em garra, desenhada de um paciente com uma lesão do nervo ulnar e, provavelmente, com uma lesão do nervo mediano no punho.* Inferior, *queda da mão, desenhado de uma paciente com uma lesão do nervo radial. Ambos os pacientes tratavam-se com os Drs. J. L. Posch e R. D. Larsen, Detroit, Michigan.*

Além disso, os ramos do primeiro nervo lombar (Cap. 38) estão comumente descritos com o plexo lombar. Este fornece ramos diretos (L1 a L4) ao quadrado lombar, ao psoas maior e ao psoas menor. Os ramos maiores para os membros inferiores encontram-se revistos abaixo.

O ramo ventral do quarto nervo sacral divide-se em uma parte superior e outra inferior; a parte superior e os três primeiros ramos ventrais combinam-se com o tronco lombossacral para formar o plexo sacral, que se localiza anteriormente ao músculo piriforme. O plexo sacral apresenta 12 ramos. Cinco são distribuídos à pelve (Cap. 41). Dos sete restantes, que auxiliam na inervação das nádegas e membros inferiores, os nervos glúteus e isquiádicos são os mais importantes e encontram-se resumidos abaixo.

Nervo femoral (Cap. 21; Fig. 64.8). Um ramo do plexo lombar (L3 a 4) origina-se na substância do psoas maior, desce no sulco entre o psoas e o ílico e entra na coxa atrás do ligamento inguinal, lateral aos vasos femorais. Ele inerva a pele da face anterior e medial da coxa, a face ântero-medial da perna, ílico, pectíneo, sartório e quadríceps da coxa e as junturas coxo femoral e do joelho.

Secção do nervo. A secção completa do nervo femoral acima do nível da origem de seus ramos é incomum. Quando isto ocorre, a sensibilidade está prejudicada ou perdida nas faces anterior e medial da coxa, e numa pequena faixa ao longo da face ântero-medial da perna, do joelho até o calcanhar.

Os principais sinais motores são representados pela paralisia do quadríceps da coxa. A perna não pode ser estendida, e a flexão da coxa pode estar prejudicada. É possível ao paciente ficar de pé e ser capaz de andar adequadamente ao nível do chão, porém encontra dificuldade para subir ou descer escadas.

As lesões do nervo femoral mais comumente envolvem um ou mais ramos dos nervos. Os sinais então variam de acordo com o ramo lesado.

Nervo obturatório (Cap. 21; Fig. 64.8). Um ramo do plexo lombar (L3, 4) origina-se na substância do psoas maior. Ao deixar a face medial do músculo, ele alcança o forame obturado, onde se divide em ramos anterior e posterior, sendo que as continuações destes passam, pela ordem, anterior e posteriormente ao adutor curto. O nervo e os seus ramos inervam o obturatório externo, o adutor longo e curto, uma parte do adutor magno, o grácil, ocasionalmente o pectíneo, a pele da face medial da coxa (algumas vezes alcançando a perna) e as junturas coxofemo-

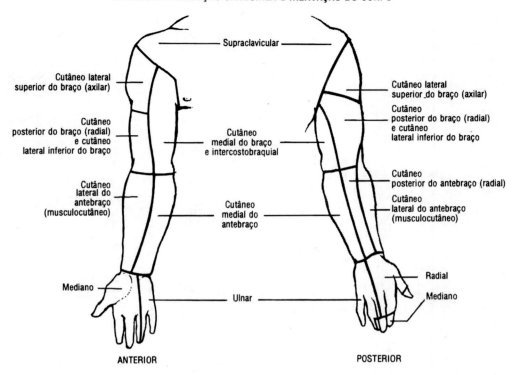

Fig. 64.7 Áreas aproximadas de distribuição nervosa cutânea para o membro superior. Estes diagramas não mostram sobreposições ou variações. Por exemplo, na área do braço inervada pelo nervo cutâneo posterior do braço, ela também recebe fibras do nervo cutâneo posterior do antebraço.

ral e do joelho.

Secção do nervo. O resultado é uma perda sensitiva insignificante na face medial da coxa. A principal incapacidade motora é uma acentuada diminuição da adução. Durante o andar, os abdutores sem ação oposta tendem a desviar o membro lateralmente.

Nervo gluteu superior (Cap. 20). Trata-se de um ramo do plexo sacral (L4, 5, S1) que passa através do forame isquiádico maior, acima do piriforme, acompanha os ramos da artéria glútea superior e inerva o gluteu médio, o gluteu mínimo, o tensor da fáscia lata e a juntura do quadril.

Secção do nervo. Não há alteração sensitiva. A perda motora característica é evidenciada pela claudicação do gluteu médio. A flexão da coxa está diminuída e, a rotação medial, gravemente prejudicada.

Nervo gluteu inferior (Cap. 20). Ramo do plexo sacral (L5, S1, 2), ele passa através do forame isquiádico maior, abaixo do piriforme, e inerva o gluteu máximo.

Secção do nervo. Este nervo quase nunca é injuriado sem lesão acompanhada do nervo cutâneo posterior da coxa ou do nervo isquiádico ou, ainda, de ambos. Não há alteração sensitiva devido a uma paralisia do gluteu máximo, a extensão da coxa e do tronco está prejudicada, e o déficit pode passar despercebido durante o andar comum.

Nervo isquiádico (Cap. 20; Fig. 64.8). Ramo do plexo sacral (L4 a S3), ele deixa a pelve através do forame isquiádico maior, freqüentemente abaixo do piriforme. Ele desce coberto pelo gluteu máximo, entre o trocanter maior e o tuber isquiádico, e entra na coxa atrás do adutor magno. Ele se divide em nervos tibial (L4 a S4) e fibular comum (L4 a S2), no terço inferior da coxa, e inerva os músculos da pata do ganso e a parte extensora do adutor magno.

O *nervo tibial* desce na fossa poplítea e envia ramos para o tríceps sural, plantar, poplíteo, tibial posterior e juntura do joelho, e ramos cutâneos para a panturrilha. Ele então desce juntamente com a artéria tibial posterior, inerva o sóleo e os músculos profundos da panturrilha, dando ramos cutâneos para o calcanhar e planta do pé e um filete para a juntura do calcanhar; finalmente, divide-se em nervos plantares medial e lateral. O nervo plantar medial inerva o adutor do primeiro dedo, o flexor curto dos dedos e as junturas társicas; dá ramos cutâneos para a planta do pé e, então, divide-se em nervos digitais plantares, que inervam o flexor curto do hálux, o primeiro lumbrical e a pele e junturas dos quatro dedos mediais. O nervo plantar lateral inerva o quadrado da planta e o abdutor do quinto dedo, e dá origem a ramos cutâneos para a planta do pé. Seus ramos terminais são (1) superficial, para a pele e junturas do quarto e quinto dedos e para o flexor curto do quinto dedo, e (2) profundo, para o adutor do hálux, interósseo, segundo ao quarto lumbricais e para as junturas társicas.

O *nervo fibular comum* desce na fossa poplítea até o colo da fíbula. Na fossa, ele envia ramos para a juntura do joelho e um nervo cutâneo para a panturrilha. Um dos seus ramos terminais, o *nervo fibular pro-*

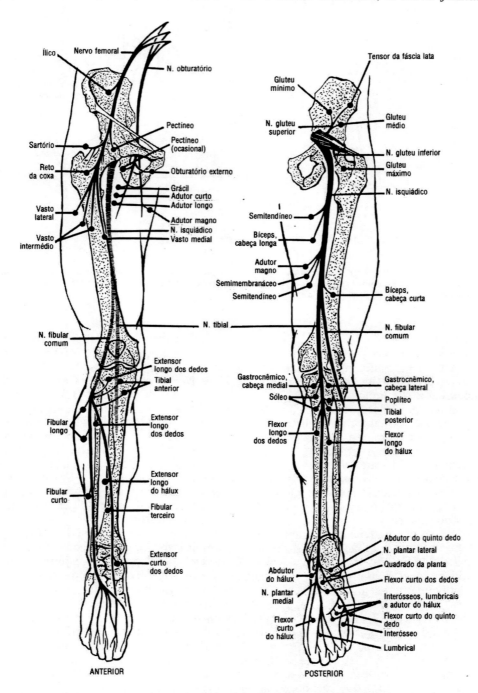

Fig. 64.8 A seqüência de ramos do nervo isquiádico e dos seus ramos tibial e fibular comum é a comumente encontrada.[8] As seqüências dos ramos do femoral e do nervo obturatório estão baseadas em Pitres e Testut.[9]

fundo, desce sobre a membrana interóssea juntamente com a artéria tibial anterior. Ele inerva o tibial anterior, o extensor longo do hálux, o extensor longo dos dedos, o fibular terceiro e a juntura do calcanhar. Seus ramos terminais no pé inervam as junturas társicas, o extensor curto dos dedos e, em parte, a pele e as junturas do primeiro e segundo dedos. O outro ramo terminal, o *nervo fibular superficial*, desce anteriormente à fíbula, inerva os fibulares longo e curto (e, algumas vezes, o extensor curto dos dedos) e torna-se cutâneo no terço inferior da perna. Ele desce superficial ao retináculo extensor e, então, divide-se em seus ramos terminais, que dão filetes cutâneos e articulares para os cinco dedos.

Secção do nervo isquiádico. A secção completa do nervo isquiádico é incomum. Nas lesões incompletas, o componente fibular é aproximadamente sempre o mais severamente lesado. Se a lesão é na parte superior da coxa ou na região glútea, o gluteu inferior ou nervo cutâneo posterior da coxa, ou ambos, podem também estar envolvidos. Numa secção isquiádica completa, grande parte da perna está paralisada. A extensão na coxa está prejudicada, assim como a flexão no joelho; todos os movimentos no pé e no calcanhar estão perdidos. A perda da dorsiflexão do calcanhar e a eversão do pé resultam numa postura do pé em que este fica pendurado para baixo, numa posição eqüinovara*. Esta condição é conhecida também como pé caído. Há perda de sensibilidade abaixo do joelho, exceto nas áreas inervadas pelos nervos safeno e obturatório. O paciente é capaz de se pôr de pé, porém o seu andar é peculiar em virtude da flexão na coxa, que está aumentada, de forma a elevar o pé caído do chão.

Se o nervo isquiádico está completamente seccionado na parte média da coxa, os nervos para a pata de ganso estão amiúde poupados, e a flexão no joelho é aproximadamente normal, a extensão no quadril está também poupada.

A recuperação de uma lesão isquiádica é lenta e raramente completa.

Secção do nervo tibial. Uma perda sensitiva importante ocorre na planta do pé e nas faces plantares dos dedos. Dependendo do nível da lesão, os déficits sensoriais podem ocorrer na parte inferior da perna. A sensibilidade da planta do pé é importante na postura e locomoção, e estas funções estão prejudicadas. Úlceras tróficas podem ocorrer.

A extensão da lesão motora depende do nível da lesão. Se a lesão está na fossa poplítea, todos os músculos da panturrilha estão paralisados, assim como os músculos intrínsecos do pé (exceto o extensor curto dos dedos). A flexão plantar do pé e dedos está ausente; o fibular longo por si só não pode determinar uma flexão plantar normal. A inversão está prejudicada (perda do tibial posterior). No andar, é difícil de se elevar o calcanhar do chão e o andar é arrastado. A atrofia dos pequenos músculos do pé leva a um aumento da concavidade do arco plantar (pés cavos). Uma posição calcaneovaga do pé se desenvolve, devido a uma ação sem oposição dos evertores e dorsiflexores.

Se o nervo tibial está lesado na parte inferior da perna, abaixo do nível da origem dos ramos musculares, somente os músculos intrínsecos do pé estão envolvidos. Devido ao fato de os flexores longos estarem intactos, podem desenvolver-se dedos em garra. As lesões sensitivas são os principais defeitos. Nas lesões incompletas do nervo tibial, os pequenos músculos do pé estão freqüentemente mais afetados que os outros músculos.

Secção do nervo fibular comum. Este nervo é mais susceptível a lesão do que qualquer outro ramo do nervo isquiádico. Nos pacientes presos ao leito, a tensão no nervo devida ao peso de cobertores nas pontas dos dedos voltados para cima tem sido causa conhecida de quedas do pé, que podem resultar também de pressão de uma imobilização na extremidade superior da fíbula. A recuperação é lenta.

As alterações sensitivas são no dorso do pé e face lateral da perna. A dorsiflexão e eversão do pé não ocorrem, e resulta uma queda do pé. (V. Secção do Nervo Isquiádico.) Os dedos não podem ser estendidos. Quando o pé é colocado no chão no início de uma fase erecta, ele escorrega devido aos dorsiflexores paralisados não poderem fazer uma flexão plantar adequada.

Secção do nervo fibular profundo. Uma área pouco importante de alteração sensitiva ocorre entre o primeiro e o segundo dedos. Os dorsiflexores do pé e os extensores dos dedos estão paralisados, e resultam a queda

---

*Em talípedes (pé torto), as deformidades são classificadas como eqüinos (pé plantar flexionado), calcâneo (pé dorsiflexionado), valgo (calcanhar virado lateralmente), ou varo (calcanhar voltado medialmente). Assim, eqüinovaro denota que o calcanhar está elevado e voltado medialmente. De maneira similar, calcaneovalgo significa que a parte anterior do pé está elevada e o calcanhar voltado lateralmente. Esta condição é conhecida também como pé caído. Há perda de sensibilidade abaixo do joelho, exceto nas áreas inervadas pelos nervos safeno e obturatório. O paciente é capaz de se pôr de pé, porém o seu andar é peculiar em virtude da flexão na coxa, que está aumentada de forma a elevar o pé caído do chão.

do pé e um andar arrastado. A inversão está algo prejudicada, e os fibulares tendem a everter o pé durante a dorsiflexão. Pé valgo pode desenvolver-se. Se o nervo é seccionado na parte inferior da perna, abaixo do nível de origem dos ramos musculares, somente o extensor curto dos dedos está paralisado. A extensão do primeiro dedo está prejudicada.

Secção do nervo fibular superficial. A sensibilidade está prejudicada ou perdida no dorso do pé e face lateral da parte inferior da perna. Se a lesão é mais alta na perna, os fibulares longo e curto estão paralisados. Não há queda do pé, porém não ocorre a eversão do mesmo. Conseqüentemente, o pé está invertido durante a dorsiflexão. Uma posição eqüinovara pode desenvolver-se.

Distribuição cutânea e em dermátomos. A distribuição cutânea do nervo para o membro inferior está mostrada na Fig. 64.9, e a distribuição em dermátomos está mostrada, em

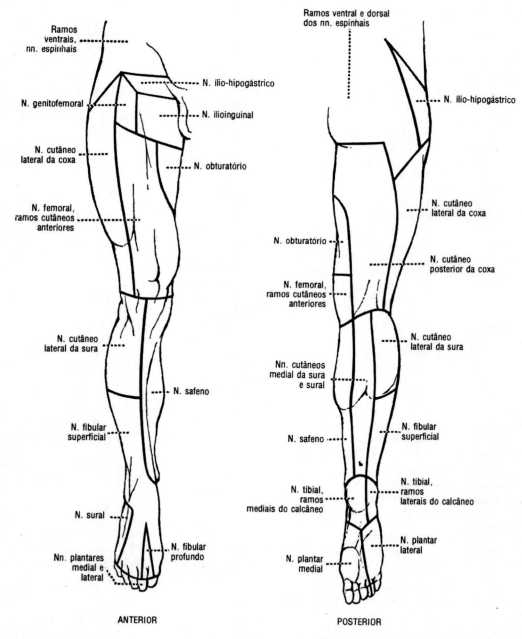

Fig. 64.9 A distribuição dos nervos cutâneos para o membro inferior. Nem sobreposições, nem variações estão mostradas.

números, no interior da capa.

Nervos crânicos

Os nervos crânicos são numerados e nomeados no Quadro 64.1, que resume as principais características de cada um. Características adicionais dos nervos trigêmio e facial, pertencentes às suas interrelações e complexa distribuição, estão apresentadas abaixo. O nono, 10.º e 11.º nervos apresentam também relações funcionais e topográficas complexas e, no caso do 10.º, uma distribuição extensa; estes nervos estão descritos abaixo.

Nervo trigêmio. O nervo trigêmio é sensitivo para a face, metade anterior do couro cabeludo, dentes, boca, cavidade nasal, seios paranasais e motor para os músculos da mastigação. Ele se prende à face lateral da ponte por uma raiz motora e sensitiva. A raiz sensitiva expande-se no gânglio trigeminal, que dá origem a três grandes divisões: a oftálmica, a maxilar e a mandibular. A raiz motora, que também contém fibras aferentes dos músculos da mastigação, junta-se à divisão mandibular. A inserção das raízes do trigêmio na ponte ocorre numa área denominada ângulo cerebelopontino. Neste local, os processos expansivos (por exemplo, tumores) geralmente envolvem vários ou todos os nervos ali localizados, a saber: o trigêmio, o facial, o vestibulococlear e, algumas vezes, também o vago e o glossofaríngico.

Os ramos do nervo trigêmio estão resumidos na Fig. 64.10 e no Quadro 64.2. O nervo oftálmico (primeira divisão, Cap. 55) corre em direção anterior, na dura da parede lateral do seio cavernoso, e divide-se em nervos lacrimal, frontal e nasociliar, que penetram na órbita através da fissura orbital superior. O nervo nasociliar é o membro aferente do reflexo corneal (Cap. 55); o membro eferente é o nervo facial. O nervo maxilar (segunda divisão, Cap. 58) localiza-se na dura-máter, lateralmente ao seio cavernoso. Ele passa através do forame redondo e entra na fossa pterigopalatina. Então, como nervo infra-orbital, chega à órbita através da fissura orbital inferior e termina na face emergindo através do forame infra-orbital. O nervo mandibular (terceira divisão, Cap. 58), juntamente com a raiz motora, passa através do forame oval para a fossa infratemporal. Desta maneira ele se reúne com a raiz motora e daí se divide em ramos que são classificados em divisão anterior e posterior.

O reflexo mandibular é o fechamento reflexo da boca quando os músculos são rapidamente estirados por uma percussão na parte anterior da mandíbula. Os impulsos aferentes dos músculos são levados pelo nervo mandibular e raiz motora ao núcleo mesencefálico do nervo trigêmio. Os impulsos eferentes a partir do núcleo motor do trigêmio deixam a raiz motora e chegam aos músculos através do nervo mandibular.

Nervo facial. O nervo facial apresenta uma grande parte, que inerva os músculos da expressão facial, e uma pequena parte, o nervo intermédio, que contém fibras gustativas para os dois terços anteriores da língua e fibras secretomotoras para as glândulas lacrimal e salivar. O nervo facial apresenta um trajeto complicado no osso temporal. As suas duas partes, que estão inseridas na face lateral do tronco cerebral na junção bulbopontina (no ângulo cerebelopontino), entram no meato acústico interno juntamente com o oitavo par. O nervo facial, então, entra no canal facial, expande-se no gânglio genicular e volta, de forma aguda, em direção posterior. Ele contorna em direção inferior a orelha média e emerge do crânio no forame estilomastóideo. Ele, finalmente, penetra na estrutura da glândula parótida, onde dá origem aos seus ramos terminais para os músculos faciais. Os ramos do nervo facial estão resumidos na Fig. 64.10 e no Quadro 64.3.

A destruição do nervo facial, em qualquer ponto ao longo do seu trajeto desde o tronco cerebral até a glândula parótida, determinará uma paralisia facial no lado afetado. A lesão pode ser localizada determinando-se se houve distúrbios além da paralisia facial. Se a lesão ocorre entre o tronco cerebral e o gânglio genicular, os sinais são paralisia facial, perda de lacrimejamento no olho correspondente e perda da sensação gustativa dos dois terços anteriores do lado correspondente da língua. Além disso, haverá uma hiperacusia ipsilateral. (Os sons parecerão mais altos em decorrência de não estar presente o efeito amortecedor do estapédio.) O oitavo e quinto nervos também podem estar envolvidos.

Se o nervo facial está afetado na orelha média, sinais similares estão presentes, exceto o lacrimejamento, que se apresenta normal. (O nervo petros maior, que leva fibras secretomotoras para a glândula lacrimal, tem sua origem no gânglio genicular.) Se o nervo afetado está distal ao nível da corda do tímpano, a gustação também será poupada.

Em todos os casos de paralisia completa do nervo facial unilateral, o reflexo corneal deste lado está ausente.

Nervos glossofaríngico, vago e acessório. Este complexo de nervos está preso à face lateral da medula oblonga e na porção superior

Quadro 64.1 Sumário dos nervos cranianos

Nervo	Origem do encéfalo	Emergência crânica	Células de origem	Componentes principais	Principais funções
1. Olfatório	Bulbo olfatório	Lâmina crivosa	Mucosa nasal	Aferente visceral ou somático especial	Olfato
2. Óptico	Quiasma óptico	Canal óptico	Retina (células ganglionares)	Aferente somático especial	Visão
3. Oculomotor	Mesencéfalo, na borda medial do pedúnculo cerebral	Fissura orbital superior	Mesencéfalo	Eferente somático	Movimentos dos olhos
			Mesencéfalo	Eferente visceral geral (parassimpático)	Miose e acomodação
4. Troclear	Mesencéfalo, abaixo do colículo inferior	Fissura orbital superior	Mesencéfalo	Eferente somático	Movimentos dos olhos
5. Trigêmio	Face lateral da ponte	Fissura orbital superior, forame redondo e forame oval	Ponte	Eferente visceral especial	Principais movimentos da mandíbula
			Gânglio trigeminal	Aferente somático geral	Sensibilidade da cabeça
6. Abducente	Borda inferior da ponte	Fissura orbital superior	Ponte	Eferente somático	Movimentos dos olhos
7. Facial	Borda inferior da ponte	Forame estilomastóideo	Ponte	Eferente visceral especial	Expressão facial
			Ponte	Eferente visceral geral (parassimpático)	Secreção de lágrimas e saliva
			Gânglio genicular	Aferente visceral especial	Gustação
8. Vestibulococlear	Borda inferior da ponte	Não sai do crânio	Gânglio vestibular	Aferente somático especial	Equilíbrio
			Gânglio espiral	Aferente somático especial	Audição
9. Glossofaríngico	Medula oblonga, lateral à oliva	Forame jugular	Medula oblonga (núcleo ambíguo)	Eferente visceral especial	Elevação da faringe
			Medula oblonga (núcleo dorsal)	Eferente visceral geral (parassimpático)	Secreção de saliva

Quadro 64.1 (Cont.) Sumário dos nervos cranianos

Nervo	Origem do encéfalo	Emergência crânica	Células de origem	Componentes principais	Principais funções
			Gânglio inferior	Aferente visceral geral	Sensibilidade da língua e faringe; reflexos viscerais
			Gânglio inferior	Aferente visceral especial	Gustação
			Gânglio inferior	Aferente somático geral	Sensibilidade na orelha externa e média
10. Vago	Medula oblonga, lateral à oliva	Forame jugular	Medula oblonga (núcleo ambíguo)	Eferente visceral especial	Movimentos da laringe
			Medula oblonga (núcleo dorsal)	Eferente visceral geral (parassimpático)	Movimentos e secreção das vísceras torácica e abdominal
			Gânglio inferior	Aferente visceral geral	Sensibilidade da faringe, laringe e vísceras torácica e abdominal. Também reflexos viscerais
			Gânglio inferior	Aferente visceral especial	Gustação
			Gânglio superior	Aferente somático geral	Sensibilidade na orelha externa
11. Acessório	Medula oblonga, lateral à oliva	Forame jugular	Medula oblonga (núcleo ambíguo)	Eferente (?) visceral especial	Movimentos da faringe e laringe
			Medula espinhal (cervical)	Eferente (?) visceral especial	Movimentos da cabeça e ombro
			Medula oblonga (núcleo dorsal)	Eferente visceral geral	Movimentos e secreção das vísceras torácica e abdominal
12. Hipoglosso	Medula oblonga, entre a pirâmide e a oliva	Canal do hipoglosso	Medula oblonga	Eferente somático	Movimentos da língua

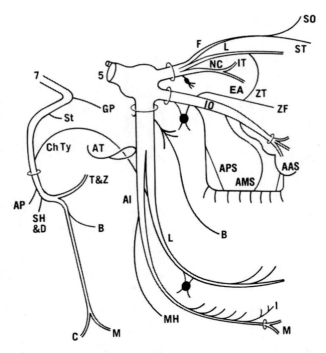

Fig. 64.10 Representação esquemática dos nervos facial e trigêmio e de seus ramos. Os ramos para os quais as abreviações se referem estão relacionados nos Quadros 64.2 e 64.3.

Quadro 64.2 Ramos do nervo trigêmio mostrados na Fig. 64.10

Abreviação	Nervo
	Nervo oftálmico
F	Nervo frontal
SO	Nervo supra-orbital
ST	Nervo supratroclear
L	Nervo lacrimal
NC	Nervo nasociliar
	Ramo comunicante para o gânglio ciliar
IT'	Nervo infratroclear
EA	Nervo etmoidal anterior
IO	*Nervos maxilar e infra-orbital*
	Ramos comunicantes para o gânglio peterigopalatino
APS	Ramos alveolares póstero-superiores
Z	Nervo zigomático
ZT	Ramo zigomaticotemporal
ZF	Ramo zigomaticofacial
AMS	Ramo alveolar médio superior
AAS	Ramo alveolar ântero-superior
	Nervo mandibular
B	Nervo bucal
AT	Nervo auriculotemporal
AI	Nervo alveolar inferior
MH	Nervo milo-hióideo
M	Nervo mental
I	Ramo incisivo
L	Nervo lingual
	Ramos comunicantes para o gânglio submandibular

da parte cervical da medula espinhal. Suas fibras motoras para os músculos esqueléticos originam-se do núcleo ambíguo da medula oblonga e da coluna nuclear equivalente na medula espinhal. Suas inter-relações e os ramos destes nervos estão mostrados na Fig. 64.11. (V. também Fig. 60.18, Cap. 60.)

O *nervo glossofaríngico* passa através da parte média do forame jugular, onde apresenta dois gânglios, um superior e um inferior. Ele, logo após, passa entre a veia jugular interna e a artéria carótida interna, passando anteriormente a este último vaso, voltando-se em direção anterior e passando entre os constritores superior e médio da faringe. Seus ramos contêm fibras secretomotoras para a glândula parótida, fibras aferentes do seio carótico e corpo carótico, fibras sensitivas da membrana mucosa da faringe, tonsila, palato mole e parte posterior da língua, fibras gustatórias do terço posterior da língua e fibras motoras para o estilofaríngico. Os componentes funcionais do nervo glossofaríngico estão mostrados na Fig. 60.19 (Cap. 60). As lesões irritativas do nervo glossofaríngico (neuralgia glossofaríngica) determinam dor na parte lateral da garganta (especialmente na região da tonsila) e no meato acústico interno. As lesões destrutivas são caracterizadas, principalmente, por perdas ipsilaterais, por reflexo do engasgamento (perda da porção sensitiva do arco reflexo) e perda ipsilateral da sensação gustatória sobre o terço posterior da língua.

O *nervo vago* também passa através da parte média do forame jugular, onde ele apresenta um gânglio superior e um inferior.

Quadro 64.3 Ramos do nervo facial mostrados na Fig. 64.3

Abreviação	Nervo	
PM	Nervo petroso maior	
St	Nervo para o estapédio	No canal facial
CT	Corda do tímpano	
SHeD	Ramos estilo-hióideo e digástrico	Abaixo da base do crânio
AP	Nervo auricular posterior	
TeZ	Ramos temporal e zigomático	
B	Ramos bucais	Na face
M	Ramo marginal da mandíbula	
C	Ramo cervical	

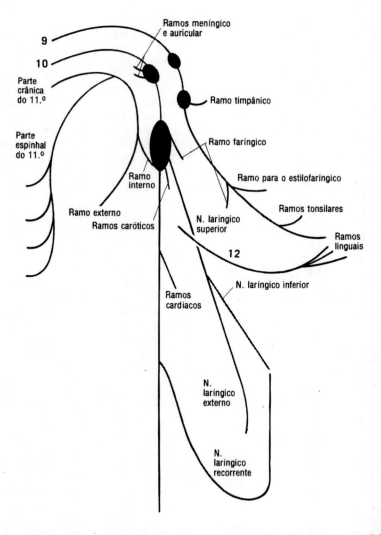

Fig. 64.11 Representação esquemática dos principais ramos dos nervos glossofaríngico, vago e acessório na cabeça e pescoço.

Abaixo do gânglio inferior, o vago junta-se ao ramo interno do nervo acessório. Ele, então, desce no interior da bainha carótica, entra no tórax (Cap. 31), contribui para os plexos pulmonares e, juntamente com o vago do lado oposto, forma o plexo esofágico. Na parte inferior do esôfago, o plexo reúne-se nos troncos vagais anterior e posterior, que descem através do hiato esofágico do diafragma para as superfícies anterior e posterior do estômago, respectivamente (Cap. 38). Cada tronco, todavia, contém fibras tanto do nervo vago direito quanto do esquerdo. O trajeto geral do nervo vago está mostrado na Fig. 64.12. Ramos específicos estão mostrados na Fig. 64.11, e os componentes funcionais nas Figs. 31.8, 38.7 e 60.21, Caps. 31, 38 e 60.

Os ramos vagais na cabeça e pescoço são (1) cardíaco (parassimpático) (Cap. 31); (2) sensitivo (da meninge, do meato acústico externo e da membrana mucosa da laringe); e (3) gustatório (da epiglote e base da língua). As fibras do nervo acessório que estão distribuídas pelo vago são motoras para os músculos da (1) faringe (exceto o estilofaríngico), (2) do palato mole (exceto o tensor do véu palatino) e (3) da laringe. A inervação motora da laringe é feita principalmente pelos nervos laríngicos recorrentes (todos os músculos da laringe exceto o cricotireóideo). O laríngico recorrente direito origina-se anteriormente da artéria subclávia direita e contorna este vaso, enquanto que o nervo esquerdo se origina do lado esquerdo do arco da aorta e passa em torno deste vaso. O nervo laríngico recorrente também inerva o esôfago. As fibras motoras para os músculos estriados do esôfago são provavelmente de origem vagal em vez de origem acessória.

Os ramos cardíacos originam-se no tórax, e contribuições são dadas aos plexos pulmonares e esofágicos. No abdome, o tronco vagal anterior dá origem a ramos hepáticos e a vários ramos gástricos e celíacos. O tronco vagal posterior do mesmo modo, apresenta um grande número de ramos celíacos e gástricos. As fibras vagais que entram no plexo celíaco passam através de ramos dos plexos mesentérico superior e celíaco para alcançar o estômago, pâncreas, fígado, intestino delgado e intestino grosso até a flexura cólica esquerda.

A secção do vago pode apresentar relativamente pouco efeito sobre as vísceras devido à extensa mistura de fibras a partir de ambos os nervos vagos. O principal efeito, se a lesão ocorre na base do crânio, é uma paralisia ipsilateral dos músculos laríngicos. O reflexo do engasgamento está também ausente ipsilateralmente, devido a uma lesão das fibras motoras. A úvula desvia-se para o lado normal, especialmente ao se elevar quando o paciente diz "ah". A deglutição está severamente prejudicada.

O *nervo acessório* está formado pela união do ramo crânico e espinhal. Ambas as porções atravessam o forame jugular, onde trocam algumas fibras. A porção crânica ou ramo interno se reúne com o vago ao nível, ou imediatamente abaixo, do gânglio inferior e distribui-se ao palato mole, faringe e laringe. A porção espinhal, ou ramo externo, corre em direção posterior, perfura a superfície profunda do esternoclidomastóideo e inerva este músculo; então, cruza o trígono posterior do pescoço obliquamente para inervar o trapézio.

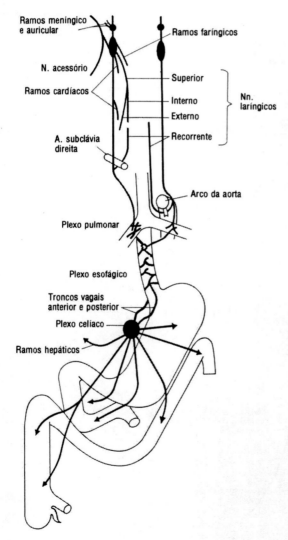

Fig. 64.12 Representação esquemática da distribuição dos nervos vagos.

É importante observar as relações topográficas íntimas dos nervos glossofaríngico, vago e acessório no interior e imediatamente abaixo do forame jugular, juntamente com o nervo hipoglosso, que passa através do canal do hipoglosso, medialmente ao forame jugular. Uma lesão expansiva nesta região, como, por exemplo, um tumor, pode envolver os quatro nervos.

SISTEMA NERVOSO AUTÔNOMO

Sistema parassimpático

Fibras parassimpáticas pré-ganglionares são provenientes do tronco cerebral através do terceiro, sétimo, nono, 10.º e 11.º nervos crânicos, e a partir da porção sacral da medula através da segunda e terceira ou terceiro e quarta raízes ventrais, ou de todas as três. As fibras parassimpáticas do nervo acessório são distribuídas através do vago, e as células ganglionares estão no interior do órgão a ser inervado ou próximas a ele. (O que também é verdade para as células ganglionares das fibras parassimpáticas sacrais.)

As fibras parassimpáticas nos nervos terceiro, sétimo e nono crânicos terminam nos gânglios parassimpáticos crânicos, a saber, o ciliar, pterigoplatino, ótico e submandibular. As conexões destes gânglios estão mostradas na Fig. 64.13 e resumidas no Quadro 64.4.

Sistema simpático

As fibras pré-ganglionares simpáticas são oriundas de níveis torácicos e lombares supe-

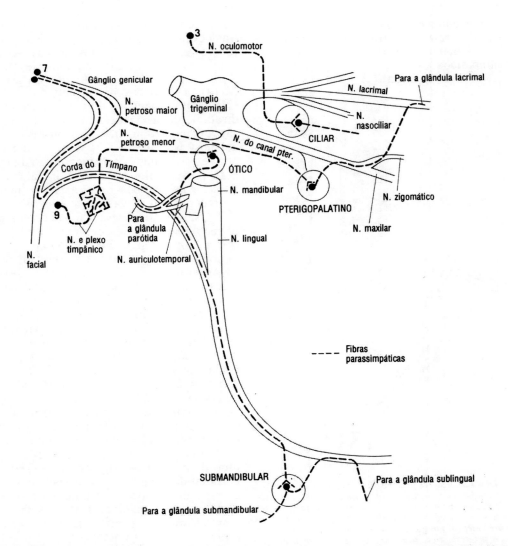

Fig. 64.13 Representação esquemática das conexões dos gânglios parassimpáticos crânicos. V. também Quadro 64.4.

ANATOMIA

Quadro 64.4 Gânglio parassimpático associado com os nervos crânicos

Gânglio	Página	Figura	Localização	Raiz parassimpática	Raiz simpática	Principal distribuição
Ciliar		55-8	Lateral ao nervo óptico	Nervo oculomotor	Plexo carótico interno	Músculo ciliar e esfíncter da pupila Dilatador da pupila e músculos társicos
Pterigo-palatino		58-8	Na fossa pterigopalatina	Nervo petroso maior (7) e nervo do canal pterigóideo	Plexo carótico interno	Glândula lacrimal
Ótico		58-10	Abaixo do forame oval	Petroso menor (9)	Plexo sobre a artéria meníngica média	Glândula parótida
Submandibular	666	59-40	Sobre o hipoglosso	Corda do tímpano (7) através do nervo lingual	Plexo sobre a artéria facial	Glândulas submandibular e sublingual

riores da medula espinhal. Estas fibras passam através das raízes ventrais dos nervos espinhais, e a maior parte delas alcança os troncos simpáticos adjacentes e gânglios através dos ramos comunicantes. Muitas destas fazem sinapse nos gânglios dos troncos, outras continuam e alcançam gânglios de plexos pré-vertebrais através dos nervos esplâncnicos; e, ainda, outras fazem sinapses em *gânglios acessórios* ou *intermediários* (Fig. 64.14). Das fibras pós-gânglionares que se originam nos gânglios do tronco, algumas vão diretamente às vísceras adjacentes e vasos sanguíneos. A maioria das outras retornam aos nervos espinhais e ramos dorsal e ventral através dos ramos comunicantes. Algumas fibras pós-ganglionares, todavia, alcançam o dorso e as porções proximais dos membros acompanhando os vasos sanguíneos.

Os gânglios acessórios ocorrem principalmente nas regiões cervical, torácica inferior e lombar superior. As simpatectomias lombares ou toracolombares podem não ser completamente bem-sucedidas, devido a estes gânglios acessórios e suas conexões não serem comumente afetados pela cirurgia.

Tronco e gânglio simpático. Os troncos simpáticos são feixes nervosos longos, um em cada lado da coluna vertebral; eles se estendem da base do crânio ao cóccix (Fig. 64.15). Cada um comumente apresenta de 21 a 25 gânglios de tamanhos variáveis, porém um número maior já foi registrado. A composição do simpático e a natureza geral dos seus ramos está esquematicamente representada na Fig. 64.16. Esta figura também mostra que as fibras sensitivas (provavelmente, sobretudo dolorosas) se originam de vísceras torácicas, abdominais, e algumas pélvicas passam através dos troncos simpáticos. Elas alcançam os nervos espinhais através dos ramos comunicantes e penetram na medula espinhal através das raízes dorsais.

A parte cervical do tronco simpático

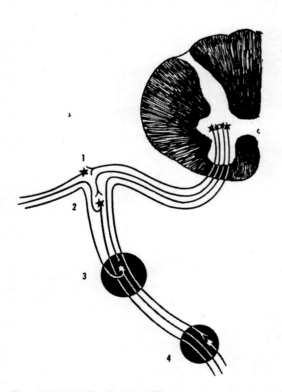

Fig. 64.14 Localizações das células ganglionares simpáticas. As células ganglionares podem formar gânglios acessórios (1) nos nervos espinhais ou nos ramos ventrais, ou (2) em ramos comunicantes, as células ganglionares também estão presentes (3) nos gânglios do tronco simpático e (4) nos gânglios pré-vertebrais, tais como o esplâncnico, o celíaco ou o mesentérico superior.

consiste de três ou quatro gânglios conectados por cordões intervenientes. O gânglio cervical superior (Cap. 60) localiza-se atrás da artéria carótida interna, anterior ao músculo longo da cabeça, e estende-se do nível da primeira à segunda ou terceira VCe. O gânglio cervical médio (Cap. 60) é bastante variável e freqüentemente se funde tanto com o superior quanto com o gânglio vertebral. Ele, na maior parte das vezes, se localiza imediatamente acima do arco formado pela artéria tireóidea inferior, ao nível da sexta VCe. O gânglio vertebral (Cap. 60) comumente se localiza anteriormente à artéria vertebral, próximo ao nível da sétima VCe. A alça da subclávia passa anteriormente à artéria subclávia e conecta-se com os gânglios cervicotorácicos e vertebral. O gânglio cervicotorácico (estrelado) apresenta duas partes: a cervical inferior e a primeira torácica (ocasionalmente, também a segunda e a terceira). Estes gânglios podem estar completamente fundidos. A massa ganglionar localiza-se freqüentemente ao nível da sétima VCe e primeira VT, anteriormente ao oitavo cervical e primeiro torácico, ao processo transverso da sétima VCe e ao colo da primeira costela, e atrás da artéria vertebral.

Os troncos simpáticos entram no tórax a partir do pescoço, descendo anteriormente às cabeças das costelas e vasos intercostais posteriores e aos nervos que os acompanham, entrando no abdome e perfurando os pilares do diafragma ou passando atrás dos ligamentos arqueados mediais. No tórax, cada tronco freqüentemente apresenta 11 ou 12 gânglios separados de tamanho variável (ocasionalmente, 10 ou 13), incluindo o cervicotorácico descrito acima. Cada gânglio apresenta de um a quatro ramos comunicantes.

No abdome e pelve, os dois troncos simpáticos descem sobre a coluna vertebral, adjacentes ao músculo psoas maior. O tronco direito localiza-se atrás da veia cava inferior; o esquerdo, ao lado da aorta. Os troncos continuam-se na pelve, onde se localizam sobre a superfície pelvina do sacro, mediais aos três forames pelvinos superiores e, comumente, anteriores ao quarto. Eles terminam por se unir anteriormente ao cóccix para formar um gânglio ímpar.

Na região lombar, os dois troncos estão raramente simétricos, e os gânglios são de tamanho, número e posição irregulares. De três a cinco gânglios estão freqüentemente presentes, porém pode haver de dois a seis, e, ocasionalmente, um tronco está alongado numa massa ganglionar. As variações são tais que, para se fazer a identificação de um gânglio específico, há muita dificuldade. Quando o primeiro gânglio lombar está presente, ele se localiza entre os pilares do diafragma e a coluna vertebral e, freqüentemente, passa despercebido. Cada gânglio lombar envia dois ou mais ramos comunicantes a dois ou mais nervos espinhais.

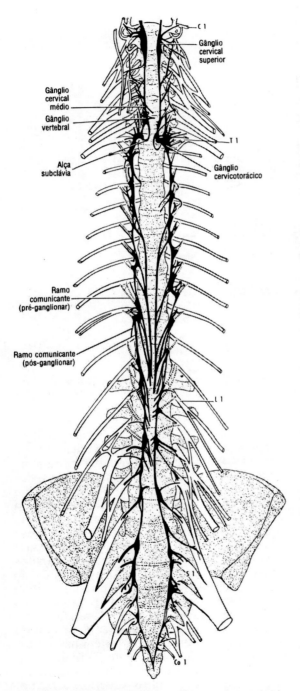

Fig. 64.15 Os troncos simpáticos. Os ramos comunicantes pré-ganglionares estão mostrados como linhas interrompidas; os ramos pós-ganglionares, mostrados em preto sólido. Baseado em Pick e Sheehan.[11]

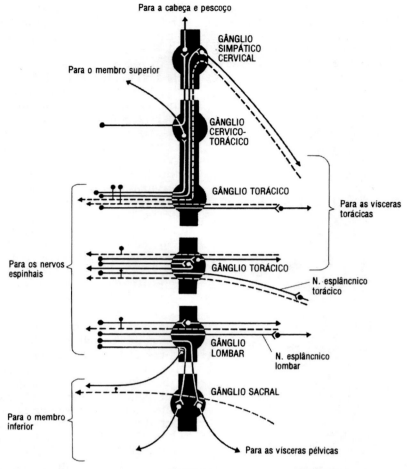

Fig. 64.16 Componentes funcionais do tronco simpático, com representação esquemática dos níveis de origem das fibras pré-ganglionares e locais das células ganglionares. Fibras sensitivas das vísceras (principalmente fibras dolorosas) estão mostradas como linhas interrompidas.

Na pelve, o número de gânglios é variável; porém, comumente, há três ou quatro. Cada gânglio tende a conectar-se, através de ramos comunicantes, com apenas um nervo espinhal.

Gânglios pré-vertebrais. Os gânglios pré-vertebrais são encontrados nos plexos pré-vertebrais, que são formados por ramos do nervo vago e troncos simpáticos. Ao lado de um número variável de gânglios cardíacos no plexo cardíaco, os principais gânglios pré-vertebrais ocorrem no abdome. Eles são nomeados de acordo com o plexo com o qual estejam associados. A medula da supra-renal é comparável a um gânglio simpático cujas células são inervadas por fibras simpáticas pré-ganglionares.

Cabeça e pescoço. As fibras pré-ganglionares para a cabeça e pescoço originam-se dos primeiros um ou dois segmentos da parte torácica da medula e partem, principalmente, da primeira raiz ventral torácica. As fibras pré-ganglionares entram no tronco simpático e fazem sinapse nos gânglios cervicais simpáticos. A perda da inervação simpática para a cabeça e pescoço resulta na síndrome de Horner (miose, ptose moderada, uma enoftalmia moderada, perda de sudorese e uma pele morna — todas do lado da lesão) (Cap. 60). Algumas fibras pré-ganglionares podem partir através das raízes ventrais do oitavo cervical. Fibras que controlam a sudação na face provavelmente parte desde a segunda raiz torácica ventral. A secção desta raiz (ou dos ramos comunicantes) resulta numa face seca deste lado, porém não necessariamente numa síndrome de Horner.

Membro superior. As fibras simpáticas que chegam ao membro superior o fazem, principalmente, através do plexo braquial. As fibras pré-ganglionares originam-se, aproximadamente, do segundo ao nono ou 10.º segmentos torácicos e chegam ao tronco simpático através das raízes e ramos ventrais apropriados. Elas ascendem no tronco e fazem sinapse nos gânglios simpáticos (principalmente no cervicotorácico e no vertebral). As fibras pós-ganglionares, então, passam através dos ramos comunicantes aos ramos ventrais que formam o plexo braquial. Um ramo intratorácico que conecta o primeiro e o segundo nervos torácicos (e, algumas vezes, um entre o segundo e terceiro nervos) fornece uma via adicional para as fibras simpáticas para o plexo braquial. Finalmente, um número de fibras pós-ganglionares (principalmente do gânglio cervicotorácico) acompanha a artéria subclávia e se distribui aos vasos do ombro.

Tórax. As fibras pré-ganglionares para o coração e vasos coronários originam-se dos quatro a seis segmentos superiores da parte torácica da medula e fazem sinapse nos gânglios correspondentes, assim como nos gânglios cervicais. Fibras pós-ganglionares são distribuídas através dos nervos cardíaco, cervical, cervicotorácico e torácico.

Fibras pré-ganglionares a partir da árvore brônquica e dos vasos pulmonares originam-se dos quatro a seis segmentos torácicos superiores. Fibras pós-ganglionares provenientes dos gânglios correspondentes são distribuídas por ramos diretos dos plexos pulmonares e nervos cardíacos torácicos.

Fibras pré-ganglionares para a aorta originam-se dos segmentos torácicos superiores e aquelas para o esôfago, do segmento inferior. Fibras pós-ganglionares chegam à aorta através de ramos diretos e, ao esôfago, através de ramos diretos e por meio dos nervos esplâncnicos maiores.

As fibras pré-ganglionares para as paredes torácica e abdominal originam-se de todos os segmentos torácicos, e as fibras pós-ganglionares são distribuídas pelos ramos dorsal e ventral e pelos ramos meníngicos dos nervos espinhais.

Abdome e pelve. As fibras pré-ganglionares para as vísceras abdominais originam-se da metade inferior da medula e dos segmentos lombares superiores. Elas passam através do tronco simpático e através dos nervos esplâncnicos, e fazem sinapse nos gânglios pré-vertebrais. As fibras pré-ganglionares para as vísceras pelvinas originam-se nos segmentos lombares superiores e descem nos troncos simpáticos para os gânglios lombar e sacral. As fibras pós-ganglionares são distribuídas pelos plexos hipogástrico e associado.

Membro inferior. As fibras pré-ganglionares originam-se dos segmentos torácicos inferiores e lombares superiores. Elas penetram no tronco simpático e descem aos gânglios lombar e sacral, dos quais fibras pós-ganglionares entram nos nervos lombar e sacral. Algumas fibras pós-ganglionares acompanham a artéria ilíaca comum, e seus ramos inervam os vasos na pelve e porção superior da coxa.

REFERÊNCIAS

1. For variations in arteries of the upper limb, see L. Dubreuil-Chambardel, *Variations des artères du membre supérieur*, Masson, Paris, 1926; B. Adachi, *Das Arterien System der Japaner*, Kaiserlich-Universität zu Kyoto, 1928; J. A. Keen, Amer. J. Anat., *108*:245, 1961. See also reference 22, page 121. The nerve supply of the arteries of the upper limb is described by J. Pick, Anat. Rec., *130*:103, 1958.
2. For variations in arteries of the lower limb, see B. Adachi, and J. A. Keen, cited above. A concise anatomical review of the nerve supply of the blood vessels of the lower limb has been published by G. M. Wyburn, Scot. med. J., *1*:201, 1956. For angiograms of collateral circulation with obstruction of the femoral artery, see R. F. Muller and M. M. Figley, Amer. J. Roentgenol., 77:296, 1957.
3. Based particularly upon the following accounts: *Aids to the Investigation of Peripheral Nerve Injuries*, Med. res. Coun. (War) Memor. No. 7, London, revised 2nd ed., 1943; H. J. Seddon (ed.), *Peripheral Nerve Injuries*, Spec. Rep. Ser. med. Res. Coun., Lond., no. 282, 1954; W. Haymaker and B. Woodhall, *Peripheral Nerve Injuries*, Saunders, Philadelphia, 2nd ed., 1953; H. Seddon, *Surgical Disorders of the Peripheral Nerves*, Churchill Livingstone, Edinburgh, 1972.
4. S. Sunderland, J. comp. Neurol., *85*:93, 1946.
5. S. Sunderland and L. J. Ray, J. comp. Neurol., *85*:191, 1946.
6. S. Sunderland and E. S. R. Hughes, J. comp. Neurol., *85*:113, 1946.
7. E. Moberg, J. Bone Jt Surg., *40B*:454, 1958.
8. S. Sunderland and E. S. R. Hughes, J. comp. Neurol., *85*:205, 1946.
9. A. Pitres and L. Testut, *Les nerfs en schémas*, Doin, Paris, 1925.
10. S. Sunderland, Brit. J. Surg., *41*:300, 1953.
11. J. Pick and D. Sheehan, J. Anat., Lond., *80*:12, 1946.

GLOSSÁRIO DE EPÔNIMOS

Embora os epônimos devam ser evitados, eles são de uso comum e amiúde o estudante procura conhecer o seu significado. Este glossário fornece uma lista dos epônimos anatômicos, muitos dos quais são utilizados comumente. A fonte principal foi J. Dobson, *Anatomical Eponyms*, Livingstone, Edinburgh, 2nd ed., 1962. As informações biográficas sobre os cientistas cujos nomes entraram neste glossário são fornecidas por Dobson, que também indica as publicações nas quais as estruturas são descritas. Adotamos entradas separadas para distinguir dois ou mais especialistas com o mesmo nome (por exemplo, Meckel, Petit).

Adão, pomo de — proeminência laríngica
Addison, plano de — plano transpilórico
Alberran, glândula de — a porção do lobo mediano da próstata imediatamente subjacente à úvula da bexiga urinária
Albini, nódulos de — os nódulos sobre as margens das valvas mitral e tricúspide
Alcock, canal de — canal pudendo
Allen, fossa de — uma fossa no colo do fêmur
Ammon, corno de, (*cornu ammonis*) — hipocampo
Arantius, corpos de (*corpora arantii*) — nódulos das valvas aórtica e pulmonar
   canal venoso de (*canalis arantii*) — ducto venoso
Arnold, nervo de — ramo auricular do vago
Auerbach, gânglios de — gânglios no plexo mientérico
   plexo de — plexo mientérico

Ball, válvulas de — válvulas anais
Bartholin, ductos de — ductos sublinguais que desembocam no ducto submandibular
   glândulas de — glândulas vestibulares maiores
Bauhin, glândulas de — glândulas linguais anteriores
   válvula de — valva ileocecal
Bell, músculo de — feixes musculares dos óstios uretéricos até a úvula, limitando o trígono da bexiga urinária
Bell, nervo de — nervo torácico longo
Bellini, ductos de — orifícios dos túbulos coletores do rim
   túbulos de — túbulos coletores do rim
Bertin, colunas de — colunas renais
   ligamento de — ligamento iliofemoral
Bichat, ligamento de — parte inferior do ligamento sacroilíaco dorsal, algumas vezes conhecido como ligamento ílico transverso

Bigelow, ligamento de — ligamento iliofemoral
Billroth, cordões de — disposição da polpa vermelha no baço
Blandin, glândulas de — glândulas linguais anteriores
Botallo, ducto de — *ductus arteriosus* (ducto arterial)
   forame de — forame oval do coração
   ligamento de — ligamento arterial
Bourgery, ligamento de — ligamento poplíteo oblíquo
Bowman, cápsula de — cápsula glomerular
   glândulas de — glândulas serosas na membrana mucosa olfatória
   membrana de — lâmina limitante anterior da córnea
Breschet, ossos de — ossos supra-esternais
Broca, circunvolução de — giro frontal inferior do hemisfério cerebral esquerdo
Brödel, linha avascular de — a linha de divisão no rim, entre as áreas irrigadas pelos ramos anterior e posterior da artéria renal
Brodie, bolsa de — bolsa do tendão semimembranáceo
Bruch, membrana de — lâmina basal da corióide
Brücke, músculo de — fibras meridionais do músculo ciliar
Brunn, ninhos celulares de — massas de células epiteliais na uretra masculina
Brunner, glândulas de — glândulas duodenais
Buck, fáscia de — fáscia profunda do pênis
Burns, ligamento de — margem falciforme da fáscia lata no hiato safeno
   espaço de — espaço fascial acima da incisura jugular do esterno

Calot, triângulo de — triângulo cisto-hepático
Camper, fáscia de — camada superficial da tela subcutânea do abdome
Chassaignac, espaço ou **bolsa de** — espaço re-

tromamário entre a camada profunda da tela subcutânea e o peitoral maior
tubérculo de — tubérculo carótico da sexta vértebra cervical
Choppart, juntura de — juntura transversa do tarso
Civinini, forame de — forame pterigoespinhoso
Cleland, ligamentos cutâneos de — ligamentos cutâneos dos dedos
Cloquet, canal de — canal hialóideo
    glândula de — linfonódios do ânulo femoral
    septo de — septo femoral
Colles, fáscia de — camada membranácea da fáscia perineal superficial
    ligamento de — ligamento inguinal reflexo
Cooper, ligamento de — (1) ligamento pectíneo; (2) ligamento suspensor da mama
Corti, gânglio de — gânglio espiral
    órgão de — órgão espiral
Cowper, glândulas de — glândulas bulbouretrais
Cruveilhier, nervo de — nervo vertebral
    plexo de — plexo formado pelos ramos dorsais dos três primeiros nervos espinhais — "plexo cervical posterior"

Deaver, janelas de — partes livres de gordura do mesentério limitadas pelas arcadas vasculares adjacentes à margem mesentérica do intestino
Denonvillier, fáscia de — septo retovesical
Descemet, membrana de — lâmina limitante posterior da córnea
Dorello, canal de — forame formado pela união do ligamento petroclinóideo cruzando a incisura na junção petroesfenoidal; contém o nervo abducente
Douglas, prega de — prega retouterina
    linha de — linha arqueada da camada posterior da bainha do reto abdominal
    fundo de saco de — escavação retouterina
Dupuytren, fáscia de — fáscia palmar

von Ebner, glândulas de — glândulas serosas próximas às papilas valadas
Edinger-Westphal, núcleo de — parte do núcleo oculomotor no mesencéfalo
Ellis, músculo de — músculo corrugador da pele do ânus
Eustáquio, tuba de — tuba auditiva (estritamente sua parte cartilagínea)

Falópio, canal ou **aqueduto de** — canal facial
    ligamento ou **arco de** — ligamento inguinal
    tuba de — tuba uterina
Ferrein, pirâmides de — raios medulares do rim
Flack, nódulo de — nó sinoatrial
Flood, ligamento de — ligamento glenoumeral superior
Folius, processo de (processus folii) — processo anterior do martelo
Fontana, espaços de — espaços do ângulo iridocorneal
Frankenhauser, gânglio de — plexo de nervos uterovaginal
Frankfort, plano de — plano orbitomeático

Gärtner, ducto de — ducto longitudinal do epoóforo
Galeno, veia de — veia magna do cérebro
Gasser, gânglio de — gânglio trigeminal
Gerdy, ligamento de — ligamento suspensor da axila
Gerlach, tonsila de — tonsila tubal
Gerota, cápsula ou **fáscia de** — fáscia renal
Gimbernat, ligamento de — ligamento lacunar
Giraldès, órgão de — o paradídimo
Glaser, fissura de — fissura petrotimpânica
Glisson, cápsula de — cápsula fibrosa do fígado
Golgi, aparelho ou **complexo de** — sistema citoplasmático de organelas membranáceas ou lipocôndrios
    corpúsculos de — terminações proprioceptivas dos tendões
    -Mazzoni, corpúsculos de — terminações nervosas corpusculares
de Graaf, folículo de — folículo vesicular do ovário
Gruber, ligamento de — ligamento petroclinóideo
Grynfeltt, triângulo de — triângulo limitado pela borda posterior do oblíquo interno, borda anterior do quadrado lombar e, acima, pela 12.ª costela
Guerin, válvula de — uma prega da membrana mucosa na fossa navicular da uretra
Guthrie, músculo de — o esfíncter da uretra

Haller, *ductulus aberrans* **de** — divertículo do canal do epidídimo
    camada de — lâmina vascular da corióide
    rede de — *rete testis*
Hannover, espaços de — espaços zonulares
Harris, linhas de — linhas transversas nos ossos longos próximos das epífises, algumas vezes visualizadas radiograficamente
Hartmann, ponto crítico de — o local no intes-

tino grosso onde a artéria sigmóidea mais inferior se anastomosa com a artéria retal superior

Hasner, válvula de — prega lacrimal

Havers, canais de — espaços no osso compacto

  glândulas ou **pregas de** — coxins ou franjas sinoviais da membrana sinovial constituídas principalmente de gordura intra-articular

  lamelas de — camadas ósseas circundando um canal haversiano

  sistema de — um canal haversiano e suas lamelas vizinhas, a unidade estrutural do osso (osteon)

Heister, válvula de — pregas espirais do ducto cístico

Henle, ligamento de — expansão lateral da borda lateral do reto abdominal, juntamente com a fáscia transversal e a aponeurose do transverso; forma o limite medial do ânulo femoral

  alça de — a porção em alça do túbulo renal

  espinha de — espinha suprameática

Herófilo, torcular de — confluência dos seios

Hesselbach, fáscia de — fáscia crivosa

  ligamento de — ligamento interfoveolar; um espessamento da fáscia transversal (e possivelmente do tecido extraperitoneal em volta dos vasos epigástricos inferiores) estendendo-se da borda interna do ânulo inguinal profundo, para cima, ao longo dos vasos epigástricos inferiores, para a linha arqueada

  triângulo de — triângulo inguinal

Heubner, artéria de — um ramo recorrente da artéria cerebral anterior

Hey, ligamento de — margem falciforme da fáscia lata no hiato safeno

Highmore, antro de — seio maxilar

  corpo de — *mediastinum testis*

Hilton, linha de — linha branca no canal anal

His, feixe de — fascículo atrioventricular

Horner, músculo de — parte lacrimal do orbicular do olho

Houston, prega ou **válvula de** — a prega média das três pregas transversais retais

Humphrey, ligamento de — ligamento meniscofemoral anterior

Hunter, canal de — canal do adutor

Huschke, forame de — fenda no anel timpânico em desenvolvimento

Hyrtl, poro de — forame pterigoalar

Jackson, membrana de — uma prega peritoneal ou aderência entre o cécum e o cólon ascendente e a parede abdominal direita

Jacobson, nervo de — nervo timpânico do glossofaríngico

  órgão de — órgão vomeronasal

Keith e Flack, nódulo de — nó sinuatrial

Kent, feixe de — fascículo atrioventricular

Kerckring, válvulas de — pregas circulares do intestino

Kiesselbach, área de — local, no nariz, da junção entre os ramos septais das artérias labial superior e esfenopalatina

Koch, nódulo de — nó sinuatrial

Krause, glândulas de — glândulas lacrimais acessórias próximas ao fórnice superior da conjuntiva

Kupffer, células de — células estreladas fagocitárias revestindo os sinusóides do fígado

Labbé, veia de — veia anastomótica inferior do cérebro

Langer, linhas de — linhas de clivagem da pele

Langerhans, ilhotas de — ilhotas pancreáticas

Langley, gânglio de — porções do gânglio submandibular na glândula submandibular

Leydig, células de — células intersticiais do testículo

Lieberkühn, glândulas, criptas ou **folículos de** — glândulas intestinais

Lieutaud, trígono de — trígono da bexiga urinária

Lisfranc, juntura de — as junturas tarsometatársicas

  ligamento de — ligamento interósseo entre o segundo metatársico e o osso cuneiforme medial

  tubérculo de — tubérculo do escaleno na primeira costela

Lister, tubérculo de — tubérculo dorsal do rádio

Listing, plano de — plano equatorial do olho

Littre, glândulas de — glândulas uretrais

Lockwood, ligamento de — cápsula do bulbo do olho formada pelas bainhas musculares

Louis, ângulo de — ângulo esternal

Lower, tubérculo de — tubérculo intervenoso

Ludwing, gânglio de — um gânglio associado com o plexo cardíaco

Luschka, forame de — abertura lateral do quarto ventrículo

  glomo ou **glândulas de** — glomo coccígico

  nervo de — (1) nervo etimoidal posterior; (2) algumas vezes utilizado para designar o nervo sinuvertebral

  tonsila de — tonsila nasofaríngica

Macewen, triângulo de — triângulo su-

prameático

Mackenrodt, ligamento de — ligamento cardinal ou cervical lateral (transverso) do útero

Magendie, forame de — abertura mediana do quarto ventrículo

Maier, seio de — canal comum no qual desembocam os canalículos lacrimais

Maissiat, bandelette de — trato iliotibial

Malpighi, canal de — ducto longitudinal do epoóforo
    cápsula de — cápsula lienal
    camada de — zona germinativa da epiderme
    corpúsculos ou **corpos de** — corpúsculos lienais

Marcille, triângulo de — triângulo limitado pela margem medial do psoas maior, margem lateral da coluna vertebral e, abaixo, pelo ligamento iliolombar; contém o nervo obturatório

Marshall, prega de — prega da veia cava esquerda
    veia de — veia oblíqua do átrio esquerdo

Mayo, veia de — a veia pré-pilórica

McBurney, ponto de — um local reputado de sensibilidade máxima na apendicite, "entre 4 e 5 cm da espinha ílica ântero-superior direita, e uma linha até o umbigo"

Meckel, cavidade de — cavo trigeminal
    gânglio de — gânglio pterigopalatino

Meckel, divertículo de — divertículo do íleo

Meibômio, glândulas de — glândulas társicas

Meissner, corpúsculos de — terminações nervosas sensitivas especializadas na pele
    plexo de — plexo submucoso

Mercier, barra de — prega interuretérica

Merkel, corpúsculos ou **discos de** — uma forma de terminação nervosa sensitiva encontrada principalmente na pele

Moll, glândulas de — glândulas ciliares sudoríferas

Monro, forame de — forame interventricular do encéfalo

Montgomery, tubérculos ou **glândulas de** — glândulas sebáceas aumentadas projetando-se da superfície da aréola da mama

Morgagni, colunas de — colunas anais
    forame de — (1) forame cego da língua; (2) forame ou triângulo esternocostal
    hidátide de — *appendix testis* (apêndice do testículo)
    lacuna de — lacuna uretral
    seio de — (1) intervalo entre o constritor superior e a base do crânio; (2) ventrículo da laringe

Müller, fibras de — fibras radiais na retina
    músculo de — (1) músculo társico ou palpebral; (2) músculo orbital; (3) fibras circulantes do músculo ciliar

Nélaton, linha de — uma linha projetada estendendo-se da espinha ílica ântero-superior para o túber do ísquio

Nissl, corpos, grânulos ou **substância de** — substância cromidial citoplasmática dos neurônios (retículo endoplasmático irregular)

Nuck, canal de — processo vaginal do peritoneu permeável no sexo feminino

Nuhn, glândulas de — glândulas linguais anteriores

O'Beirne, esfíncter de — fibras musculares circulares na junção do cólon sigmóide e reto

Oddi, esfíncter de — fibras musculares esfinctéricas em volta da terminação do ducto colédoco

Pachioni, corpos de — granulações aracnóideas

Pacini, corpúsculos de — corpúsculos lamelados

Passavant, crista ou **barra de** — crista faríngica

Pawlik, triângulo de — uma área sobre a parede anterior da vagina em contato com a base da bexiga e distinguível pela ausência de rugas vaginais

Pecquet, cisterna de — cisterna do quilo

Petit, ligamentos de — ligamentos urerossacrais

Petit, espaços de — espaços zonulares

Petit, triângulo de — um "triângulo da hérnia lombar" entre a crista do ílio e as margens dos músculos oblíquo externo e grande dorsal

Peyer, nódulos de — folículos linfáticos solitários
    placas de — folículos linfáticos agregados no íleo

Poupart, ligamento de — ligamento inguinal

Prussak, espaço ou **fundo de saco de** — parte do recesso epitimpânico entre a parte flácida da membrana timpânica e o colo do martelo

Purkinje, fibras de — fibras musculares cardíacas do sistema de condução, localizadas abaixo do endocárdio

Ranvier, nódulos de — interrupções das bainhas de mielina das fibras nervosas

Reil, ilha de — ínsula do hemisfério cerebral

Reisseisen, músculo de — fibras musculares

lisas dos brônquios menores
Reissner, membranas de — membrana vestibular
Remak, fibras de — fibras nervosas não mielinizadas
   gânglio de — gânglio autônomo
Retzius, cavo de — espaço retropúbico (pré-vesical)
   veias de — veias retroperitoneais
Riolan, anastomose de — (1) comunicação arterial intermesentérica entre as artérias mesentéricas superior e inferior; (2) a parte da artéria marginal conectando as artérias cólicas esquerda e média; (3) o mesocólon; (4) o arco do mesocólon
   músculo de — (1) feixe ciliar da parte palpebral do orbicular do olho; (2) músculo cremaster
Rivinus, ductos de — ductos menores da glândula sublingual
   incisura de — incisura do anel timpânico
Robert, ligamento de — ligamento menisco-femoral posterior
Rolando, fissura de — sulco central do hemisfério cerebral
Rosenmüller, fossa de — recesso faríngico
   órgão de — epoóforo
Rosenthal, veia de — veia basal do cérebro
Ruffini, corpos ou **corpúsculos de** — terminações nervosas sensitivas especializadas encontradas principalmente nos tecidos profundos

Santorini, cartilagem de — cartilagem corniculada
   carúncula de — óstio do ducto pancreático acessório do duodeno
   ducto de — ducto pancreático acessório
Sappey, plexo de — plexo de linfáticos na aréola da mama
   veias de — plexo venoso no ligamento falciforme do fígado
Sattler, camada de — lâmina vascular da corióide
Scarpa, canais de — canais incisivos menores
   fáscia de — lâmina membranácea da tela subcutânea do abdome
   gânglio de — gânglio vestibular
   nervo de — nervo nasopalatino
   triângulo de — trígono femoral
Schlemm, canal de — seio venoso da esclera
Schneider, membrana de — mucosa nasal
Schwalbe, invaginação de — depressão entre o arco tendíneo do levantador do ânus e a parede lateral da pelve
   anel de — borda anterior do anel da córnea
Schwann, bainha de — neurilema
Sertoli, células de — células de sustentação do testículo
Sharpey, fibras de — fibras de tecido conjuntivo penetrando no osso a partir do periósteo e do tendão
Shenton, linha de — uma linha curva contínua vista radiograficamente e formada pela margem do forame obturado (ramo superior da púbis) e colo do fêmur
Shrapnell, membrana de — parte flácida da membrana timpânica
Sibson, fáscia de — membrana suprapleural
   músculo de — músculo escaleno mínimo
Skene, glândulas ou **túbulos de** — as glândulas parauretrais do sexo feminino
Spieghel, linha de — linha semilunar dos músculos da parede abdominal
   lobo de — lobo caudado do fígado
Stensen, canais de — canais incisivos maiores
   ducto de — ducto parotídico
Stilling, canal de — canal hialóideo
Stroud, pécten ou **área pectinada de** — pécten do canal anal
Sudeck, ponto crítico de — o local no intestino grosso onde a artéria sigmóidea mais inferior se anastomosa com a artéria retal superior
Sylvius, aqueduto de — aqueduto do mesencéfalo
   fissura de — sulco lateral do hemisfério cerebral
   iter de — aqueduto do mesencéfalo

Tawara, nódulo de — nó atrioventricular
Tenon, cápsula de — fáscia do bulbo do olho
Tebésio, forames de (foramina thebesii) — orifícios das veias mínimas do coração
   válvula de — válvula do seio coronário
   veias de — veias mínimas do coração
Toldt, fáscia de — fixação dos planos fasciais atrás do corpo do pâncreas
Traube, espaço de — área semilunar na parede torácica sobre a qual o estômago é timpânico à percussão
Treitz, fáscia de — fáscia atrás da cabeça do pâncreas
   músculo ou **ligamento de** — músculo suspensor do duodeno
Treves, prega avascular de — prega ileocecal
Trolard, veia de — veia anastomótica superior do cérebro

Valsalva, seios de — os seios da aorta
Varólio, ponte de — ponte do pedúnculo cerebral
Vater, ampola de — ampola hepatopancreática
   -Pacini, corpúsculos de — corpúsculos lamelados
   tubérculo de — papila maior do duodeno

Verga, ventrículo de (*cavum vergae*) — extensão posterior da cavidade do septo pelúcido

Vesálio, forame de (*foramen vesalii*) — forame emissário esfenoidal

    Os Versalii ou *vesalianum* — uma tuberosidade separada da base do quinto osso metatársico

Vidiano (*Guido Guidi* ou *Vidus Vidius*), **nervo de** — nervo do canal pterigóideo

Vieussens, anel de — alça subclávia

Virchow-Robin, espaços de — espaços perivasculares no cérebro e medula espinhal

Waldeyer, órgão de — paradídimo
    anel de — anel linfático da faringe

Weber, ponto de — um ponto próximo do promontório do sacro que é o centro de gravidade do corpo

Weibrecht, fibras ou **retináculo de** — fibras retinaculares do colo do fêmur
    forame oval de — uma fenda na cápsula da juntura do ombro entre os ligamentos glenoumerais
    ligamento de — corda oblíqua da juntura radioulnar proximal

Wharton, ducto de — ducto submandibular

Wilkie, artéria de — artéria supraduodenal

Willis, círculo de — círculo arterial do cérebro

Winslow, forame de — forame epiplóico
    ligamento de — ligamento poplíteo oblíquo
    pâncreas de — processo uncinado do pâncreas

Wirsung, ducto de — ducto pancreático

Wolfring, glândulas de — glândulas lacrimais acessórias

Wood, músculo de — abdutor do quinto osso metatársico

Worm, ossos de — ossos suturais

Wrisberg, cartilagem de — cartilagem cuneiforme
    gânglio de — gânglio cardíaco
    ligamento de — ligamento meniscofemoral posterior
    nervo de — (1) nervo cutâneo medial do braço; (2) nervo intermediário do facial

Zeis, glândulas de — glândulas ciliares sebáceas

Zinn, anel de — ânulo tendíneo comum da órbita
    zônula de — zônula ciliar

Zuckerkandl, corpos de — corpos pares paraórticos próximos da origem da artéria mesentérica inferior

ÍNDICE ALFABÉTICO

Os números em **negrito** referem-se a locais onde o assunto é abordado mais extensamente. Os números em *itálico* referem-se a localizações fora do texto (legendas, quadros, dísticos, notas etc.).

A

Abdome, *282*
- anatomia de superfície, 419
- anatomia radiológica
-- bexiga, 424
-- canal alimentar, 422-424
-- cavidade peritoneal, 425
-- duodeno, 424
-- estômago, 424
-- fígado, 424
-- ílio, 424
-- intestino grosso, 424
-- jejuno, 434
-- métodos de estudo principais, 422
-- rins, 424
-- ureteres, 424
-- vias biliares, 424
-- visão geral do, 422, *423*
- articulação xifesternal, 419
- bainha do reto, 345, *347*
- canal inguinal
- ânulo inguinal
--- profundo, 347
--- superficial, 347
-- assoalho, 347
-- diagramas do, *350*
-- funículo espermático, **347**, 349
-- músculos, 348
-- nos homens, 347
-- nas mulheres, 347
-- parede anterior do, 347
-- parede posterior do, 347
-- secções sagitais através do, *351*
-- trígono inguinal, 348
- cavidade abdominal, 342
- crista ílica, 419
- desenvolvimento
-- do apêndice, 364
-- do baço, 364
-- do cécum, 364
-- do estômago, 364
-- do fígado, 364
-- do intestino, 364
-- do pâncreas, 364
- drenagem linfática
-- direções, 353
- estrias gravídicas, 342
- exame físico
-- ausculta, 422
-- inspeção, 421
-- palpação, 421
-- percussão, 422
-- planos e pontos de referência
--- planos laterais direito e esquerdo, 419
--- plano supracristal, 419
--- plano transpilórico, 403
--- plano transtubercular, 419
--- ponto inguinal médio, 419
--- regiões da parede abdominal, 419, *420*
-- reflexo cremastérico, 422
- fáscia toracolombar, 355
- fossa epigástrica ("boca do estômago"), 419
- linha alba, 345, *346*, 419
- linhas albicantes, 342
- localização, 342
- órgãos contidos no, 342
- parede abdominal
-- anterolateral
--- músculos
---- bainha do reto, 345
---- linha alba, 345
---- oblíquo externo, 343, *344*
---- oblíquo interno, 344
---- piramidal, 345
---- reto do abdome, 345
---- transverso do abdome, 344, *345*
--- camadas, 342, 349
-- estruturas na
--- ânulo inguinal profundo, 420
--- ânulo inguinal superficial, 420
--- canal inguinal, 420
--- ligamento inguinal, 420
-- expansões, 342
-- face posterior da, *349*
-- hérnias ventrais, 342, **350**
-- músculos da, *346*
-- ações dos, 345
-- nervos
--- ílio-hipogástrico, 353
--- ilioinguinal, 353
--- toracoabdominais, 353
---- distribuição cutânea, 353, *354*
---- trajeto dos, *353*
-- peritoneu (v. Peritoneu)
-- posterior
--- composição, 354
--- inserção do peritoneu à, *360*
--- músculos, 355
---- iliopsoas, 354
---- psoas menor, 356
---- quadrado lombar
----- ação, 356
----- inervação, 356
--- vasos sanguíneos
---- artéria circunflexa profunda do ílio, 353
---- artéria epigástrica inferior, 347, *349*, 352
---- artéria epigástrica superior, 352
---- artéria musculofrênica, 352
- resumo, 773
- topografia, *420*
- trígono vertebrocostal, 355
- tubérculo púbico, 419
- umbigo, 354, 419
- vísceras abdominais (v. Vísceras)
-- apêndice, 421
-- baço, 421
-- bexiga, 421
-- cécum, 421
-- cólon, 421
-- duodeno, 421
-- estômago, 420
-- fígado, 421
-- ílio, 421
-- jejuno, 421
-- peritoneu, 421
-- rim, 421
-- útero, 421
-- vasos sanguíneos, 421
-- vesícula biliar, 421
Abdução, *26*
- horizontal, 107
Acetábulo, *217*
Ácido hialurônico, 20
Acne (v. Glândulas sebáceas)
Acrômio, 78
Adolescência, *57*
- e maturação do esqueleto, 15
Adução, *26*
- horizontal, 107
Agenesia sacra, 511
Alça tenar, 143
Altura do indivíduo sentado (comprimento combinado da cabeça e do tronco), 58
Ampola hepatopancreática, 376
Anastomoses (v. Vasos sanguíneos), 42
Anatomia
- atlas, 7
- cintilográfica, 3
- de superfície, 3
-- da artéria femoral, *248*
-- da coxa, 248-250
-- da glândula parótida, 650
-- da glândula submandibular, 663
-- do diafragma, 332
-- do fígado, 388
-- do membro inferior, 248-251
- dissecação regional, 3
- do coração (v. Coração)
- do desenvolvimento, 3
- endoscópica, 3
- e suas subdivisões, 3
- etimologia, 3
- história da, 5-7
- interesse primordial da, 3
- literatura, 7-8
- livros, 7-8
- macroscópica, 3
- microscópica (ou histologia), 3
- na Grécia, a.C., 5-6
- no Império Romano A.D., 6
- nos séculos XIV, XV, XVI, XVII, XVIII, XIX, 6-7
- o corpo humano, 3
- pediátrica, 3
- periódicos, 8
- radiológica, 3
-- aspectos gerais, 65
-- do fígado, 424
- termos de posição e direção, 4-5
Angiocardiografia, na investigação de anomalias congênitas do coração, 337
Angiocardiogramas, *301, 302*
Angiografia
- cerebral, 603
- vertebral, 603
Angiograma do sistema ázigos, *322*
Angiologia, 39
Ângulo de torção umeral, *81*
Anidrose, 54
Antebraço
- artérias do
-- radial, 137, 159
-- ulnar, 137, 159
- borda posterior da ulna, 159

ÍNDICE ALFABÉTICO

- cabeça da ulna, 159
- cabeça do rádio, 158
- disposição dos músculos e nervos, *130*
- extensão do (reflexo tricipital), 123
- extensor do, 129
- fáscia do, 130, 140
- flexão do (reflexo bicipital), 123
- flexores do, 129
- músculos do
  - - da região anterior do
    - - - grupo profundo
      - - - - flexor longo do polegar, 131
      - - - - flexor profundo dos dedos, 131
      - - - - pronador quadrado, 132
    - - - grupo superficial
      - - - - flexor superficial dos dedos, 131
      - - - - flexor ulnar do carpo, 130
      - - - - palmar longo, 130
      - - - - pronador redondo, 130
  - - da região posterior do
    - - - grupo profundo
      - - - - abdutor longo do polegar, 133
      - - - - extensor curto do polegar, 134
      - - - - extensor do índex, 134
      - - - - extensor longo do polegar, 134
      - - - - supinador, 133
    - - - grupo superficial
      - - - - anconeu, 133
      - - - - braquiorradial, 132
      - - - - extensor do dedo mínimo, 133
      - - - - extensor dos dedos, 132
      - - - - extensor radial curto do carpo, 132
      - - - - extensor radial longo do carpo, 132
      - - - - extensor ulnar do carpo, 133
  - - disposição básica dos, *122*
  - - grupo anterior, 130
  - - grupo posterior, 130
- nervos do
  - - cutâneo lateral, 124
  - - cutâneo medial do, 114
  - - cutâneo posterior, 124
  - - disposição básica dos, *122*
  - - mediano, 135-136, 159
  - - radial, 136, 159
  - - ulnar, 136, 159
- olécrano da ulna, 158
- processo coronóide, 159
- processo estilóide do rádio, 158
- supinador do, 129
- veia mediana do, 99
- veias profundas do, 99
- veias superficiais, disposição das, 159

Ânulo
- femoral, 207
- inguinal
  - - profundo, 347
  - - superficial, 347
  - - - bordas do, delimitação das, 349

Ânus
- esfincter externo do (v. Canal anal)

Aorta
- abdominal
  - - circulação colateral, 408
  - - compressão, 405
  - - divisão, 405
  - - ramos
    - - - classificação, 405
    - - - parietais, 405
    - - - viscerais, 406
  - - relações, 405
  - - trajeto, 405
- arco da, 319, 332
- "botão aórtico", 319
- - ramos
  - - - artéria carótida comum esquerda, 320
  - - - artéria subclávia esquerda, 320
  - - - tronco braquiocefálico, 319
  - - - variações, 320
  - - relações, 319
- ascendente, 319, 332
- - ramos, 319
- coartação da, 319
- descendente, 319
- elasticidade, 319
- fibras sensitivas da, 319

- istmo da, 319
- raiz da, 319
- relações recíprocas da traquéia, dos brônquios, do esôfago e da, 276
- seios da, 319
- torácica
  - - ramos
    - - - parietais, 320
    - - - viscerais, 320
  - - trajeto da, 340
  - - do coração, 337
  - - normal lombar inferior, *440*

Aparelho
- lacrimal, 630, *631*
  - - canalículo lacrimal, 631
  - - ducto nasolacrimal, 631
  - - glândula lacrimal, 631
  - - saco lacrimal, 631

Apêndice
- comprimento, 381
- desenvolvimento, 364
- espasmo, 382
- inflamação, 382
- mucosa do, 381
- origem, 381
- ponto de sensibilidade máxima à pressão, 382
- posição, 382
- relações comuns do, *382*

Aponeuroses
- bicipital, 122
- do transverso do abdome, 349
- extensora da mão, 146
- formação das, 29
- glútea, 202
- palmar, 140
  - - curso das fibras na, *142*
- plantar, 184, 231, *239*
- superfícies das, 28
- "tricipital" (v. Músculo tríceps braquial), 123

Aracnóide, 34
- cisternas subaracnóideas, 593
- espaço subaracnóideo, 593
- espinhal (v. Meninges)
- granulações aracnóideas, 593
- vilosidades aracnóideas, 593

Arcadas pancreaticoduodenais, 393

Arcos
- coracoacromial, 116
- da aorta
  - - ramos
    - - - artéria carótida comum esquerda, 320
    - - - artéria subclávia esquerda, 320
    - - - tronco braquiocefálico, 319
    - - - variações nos, 320
  - - do pé, *242, 243*
  - - início e desenvolvimento no indivíduo, 242
  - - longitudinais, componentes ósseos dos, *243*
- plantar, 235
  - - artérias digitais plantares, 235, *236*
  - - artérias metatársicas plantares, 235
- venoso dorsal, 196
- venoso plantar, 196, 235

Área de superfície corporal (v. Corpo)
Aréola, 102
Artérias
- auricular posterior, 643
- axilar, 158
  - - anastomose arterial
    - - - principais vasos participantes, 115
  - - artéria subclávia, 114
  - - circulação colateral, 115
  - - denominações, 114
  - - divisão, 114-115
  - - função, 114
  - - importância, 114
  - - ramos
    - - - artéria circunflexa anterior do úmero, 115
    - - - artéria circunflexa posterior do úmero, 115
    - - - artéria subescapular, 115

- - - artéria torácica lateral, 115
- - - artéria torácica superior ou suprema, 115
- - - artéria toracoacromial, 115
- basilar
  - - ramos, 596, *600*
- braquial, 40, 158 (v. Artérias do braço)
- bronquiais, 294
- carótidas
  - - anatomia de superfície das, 685
  - - comuns, 332
  - - - circulação colateral, 681
  - - - compressão das, 681, 683
  - - - direita, 681
  - - - divisão, ponto de, 681
  - - - esquerda, 320, 681
  - - - externa, 681
  - - - interna, 681
  - - - pulsação das, 685
  - - - relações
    - - - - profundas, 682
    - - - - superficiais, 681
  - - - seio carótico, 681
  - - externa
    - - - circulação colateral, 683
    - - - divisão, 633
    - - - estruturas, 683
    - - - pulsação da, 685
    - - - ramos, 683, *685*
    - - - relações
      - - - - profundas, 683
      - - - - superficiais, 683
    - - - corpo carótico, 685
    - - - estruturas, 683
    - - - obstrução, 595
    - - - parte cervical, 684
    - - - partes, 594
    - - - ramos, 595, *596*
    - - - relações
      - - - - profundas, 685
      - - - - superficiais, 685
    - - - seio carótico, 685
    - - - inervação, *685*
    - - - trajeto, 685
  - - no pescoço, localização das, *681*
  - - central, 638
  - - oclusão da, 639
- circunflexa
  - - anterior do úmero, 115
  - - da escápula, 115
  - - do ílio, 406
  - - posterior do úmero, 115
- colateral média, 125
- colateral radial, 125
- colateral ulnar inferior, 125
- colateral ulnar superior, 125
- cólicas
  - - direita, 408
  - - esquerda, 408
  - - médias, 408
- conjuntivais, 630, *640*
- coronárias
  - - direita, 310
  - - esquerda, 311
- da bexiga urinária, 452
- da medula espinhal, 531, *532*
- da parede abdominal, 352-353
- da planta do pé, *236*
- da retina, 638
- das tubas uterinas, 467
- da uretra, 455
- do braço
  - - braquial
    - - - anatomia de superfície, 125
    - - - divisão, 125
    - - - ramos, 125
    - - - situação, 124
    - - - variações, 125
- do cone, 310
- do couro cabeludo, 643
  - - anastomoses entre as, 652
- do cremaster, 353
- do dorso
  - - occipital, 520
  - - vertebral, 520

ANATOMIA

- - do pé, 236
- - do duodeno, 376
- - do encéfalo
- - anastomoses, 596
- - círculo arterial, 597, *598*
- - em angiografia, *600*
- - do epidídimo, 459
- - do escroto, 491
- - do estômago, 372
- - do fígado, 389
- - do intestino grosso, 380
- - do mesentério, 377
- - do nó sinusal, 310
- - do pâncreas, 394
- - do pênis, 493
- - dorsal do pé
- - pulsações da, 251
- - ramos, 235
- - dorsal do pênis, 493
- - dos rins, 399, **401**
- - do testículo, 459
- - elásticas, 40
- - epigástrica inferior, 406
- - anastomoses, 353
- - origem, 352
- - ramos, 353
- - epigástrica superior, *347,* 352
- - anastomoses, 352
- - facial
- - parte cervical da, 684
- - parte facial da, 684
- - ramos da parte facial da, 647
- - trajeto, 646
- - femoral
- - anatomia de superfície da, *248*
- - ramos
- - - a. circunflexa lateral, 213
- - - a. circunflexa medial, 213
- - - a. circunflexa superficial do ílio, 212
- - - a. descendente do joelho, 213
- - - a. femoral profunda, 213
- - - aa. pudendas externas, 213
- - - a. epigástrica superficial, 212
- - frênicas inferiores, 405
- - gástrica
- - direita, 407
- - esquerda, 407
- - gastroduodenal, 407
- - glútea inferior, 439
- - localização, 204
- - ramos, 204
- - glútea superior, 439
- - localização, 204
- - ramos, 204
- - gonadais, 406
- - helicinas, 493
- - hepática
- - comum, 388, 407
- - - divisão, 407
- - própria, 407
- - hipofisiais, 587, *588*
- - ilíais, 377, 408
- - ílicas
- - comuns
- - - direita, 405
- - - divisão, 406
- - - esquerda, 405
- - externas, 406
- - interna
- - circulação colateral, 442
- - - ramos
- - - - parietais
- - - - - artéria glútea inferior, 439
- - - - - artéria glútea superior, 439
- - - - - artéria iliolombar, 439
- - - - - artéria obturatória, 439
- - - - - artéria pudenda interna, 441
- - - - - artérias sacrais laterais, 439
- - - - - plexo sacral e os, *441*
- - - - viscerais
- - - - - artéria do ducto deferente, 442
- - - - - artéria retal média, 442
- - - - - artéria umbilical, 442
- - - - - artéria uterina, 442
- - - - - artéria vaginal, 442
- - - - - artéria vesical inferior, 442
- - - - - artéria vesical superior, 442
- - iliocólica, 408
- - iliolombar, 439
- - intercostais posteriores
- - origem, 266
- - ramos
- - - artéria brônquica direita, 266
- - intercostal suprema
- - distribuição, 266
- - origem, 266
- - trajeto, 266
- - interóssea
- - anterior, 137
- - comum, 137
- - posterior, 137
- - jejunais, 377, 408
- - lienal
- - trajeto, **395**, 407
- - lingual, 711
- - partes, 666, 683
- - ramos, 667
- - trajeto, 666
- - lombares, 405
- - mamária interna (v. torácica interna)
- - maxilar
- - parte mandibular, 656
- - parte pterigóidea, 657
- - parte pterigopalatina, 657
- - ramos, 658
- - trajeto, 656
- - meníngica média
- - anatomia de superfície, *581,* 591
- - importância clínica, 591
- - ramos, 592
- - mesentérica
- - inferior, 408
- - superior
- - - localização, 407
- - - origem, 407
- - metacárpicas
- - digitais, 150
- - dorsais, 150
- - musculares, 40
- - musculofrênica, 352
- - nutrícias, 12
- - obturatória, 210, 439
- - occipital, 643
- - trajeto, 684
- - oftálmica
- - ramos, 622-623
- - ovárica, 406, 467
- - palatinas, 708
- - pancreaticoduodenais, 394, 407
- - para a próstata, 463
- - plantar lateral, 235
- - plantar medial
- - ramos, 235
- - poplítea
- - ramos
- - - a. média do joelho, 214
- - - a. sural superficial, 214
- - - aa. tibiais anterior e posterior, 215
- - relações com o tibial anterior, *226*
- - pressão diastólica, 40
- - pressão sanguínea, 40
- - pressão sistólica, 40
- - profunda do braço, 125
- - profunda do pênis, 493
- - pudenda interna
- - ramos
- - - artéria do bulbo do pênis, 442
- - - artéria do bulbo do vestíbulo, 442
- - - artéria dorsal do pênis (ou clítoris), 442
- - - artéria perineal, 442
- - - artéria profunda do pênis (ou clítoris), 442
- - - artéria retal inferior, 441
- - - artéria uretral, 442
- - - escrotais (ou labiais) posteriores, 442
- - trajeto, 441
- - pulmonares, 294
- - direita, 318
- - esquerda, 318
- - ramos, 318
- - punção de, 42
- - radial
- - origem, 137
- - pulsações, 137
- - ramos
- - - arco palmar profundo, 150
- - - a. digitais dorsais, 150
- - - a. principal do polegar, 150
- - - a. radial do índex, 150
- - - a. recorrente radial, 137
- - situação, 137
- - - cárpico dorsal, 149
- - - cárpico palmar, 137, 149
- - - palmar superficial, 137, 149
- - trajeto, 137
- - recorrente interóssea, 137
- - recorrente ulnar, 137
- - renais, 406
- - retais, 479
- - superior, 408, 479
- - sacrais
- - laterais, 439
- - medianas, 406, 437, 479
- - segmentares do rim, 401
- - sigmóidea, 408
- - subclávia (v. Artéria axilar), 114, 158
- - compressão neurovascular, 692
- - esquerda, 320, 332
- - nomenclatura, 691
- - primeira parte da, 691
- - ramos, *691,* 692-694
- - relações, 691, 692
- - segunda parte da, 691
- - terceira parte da, 692
- - trajeto, 691
- - subcostais, 266
- - subescapular, 115
- - supra-renais
- - médias, 406
- - número, 403
- - origem, 403
- - tipos de disposição das, 403
- - temporal superficial, 643
- - pulsações da, 652
- - ramos, 652
- - terminais, 42
- - testiculares, 406
- - tibial anterior
- - localização, 223
- - ramos
- - - a. maleolar anterior lateral, 224
- - - a. maleolar anterior medial, 224
- - - a. recorrente tibial anterior, 224
- - - a. recorrente tibial posterior, 224
- - tibial posterior
- - ramos
- - - calcaneares, 229
- - - circunflexo da fíbula, 229
- - - a. fibrilar, 229
- - - maleolares laterais, 229
- - - maleolar medial, 229
- - - terminais, 229
- - tireóideas, 678
- - ima, 320
- - superior
- - ramos, 683
- - torácica interna (mamária interna)
- - origem, 265
- - ramos
- - - artéria epigástrica superior, 266
- - - artéria musculofrênica, 266
- - - artéria pericardiofrênica, 265
- - - costal lateral, 265
- - - intercostais anteriores, 265
- - - mamários, 265
- - - perfurante, 265
- - torácica lateral, 115
- - torácica superior ou suprema, 115
- - toracoacromial, 115
- - toracodorsal, 115
- - ulnar
- - origem, 137
- - pulsações, 137
- - ramos

ÍNDICE ALFABÉTICO

--- arco palmar superficial, 150
--- cárpico dorsal, 138, **150**
--- cárpico palmar, 138, 150
--- a. interóssea anterior, 137
--- a. interóssea comum, 137
--- a. interóssea posterior, 137
--- palmar profundo, 150
--- a. recorrente interóssea, 137
--- a. recorrente ulnar, 137
- situação, 137
- - veias satélites, 137
- - uterinas, 472, *474*
- vertebrais
- - ramos da parte intracrânica das, 596
- - trajeto, 693
Arteriografia
- carótida
- - na detecção de alterações vasculares, 603
- - no diagnóstico de tumores cerebrais, 603
- subclávia e carótida *in vivo*, 682
Arteriogramas
- caróticos internos, *601*
- vertebrais, *602*
Arteríolas, 41
Articulação (v. Junturas), 18
- do ombro (glenoumeral) (v. Ombro, articulação do)
- esferóide (v. Juntura esternoclavicular)
Artrite, 18
Artrologia, 18
Árvore brônquica, 285
- movimento da
- - durante a inspiração, 296
- - na inspiração profunda, 296
Astenia, 254
Atlas
- arco anterior, 501
- arco posterior, 501
- ligamentos, *525*
- processo espinhoso do, 536
- secção mediana do, *526*
- sulco para a artéria vertebral, 501, *505*
Átrios, localização dos, 302
Aurícula, 304
Axila
- ápice, 108, 677
- base, 108
- limites da, *109*
- linfonódios axilares, 109
- nervos, 109
- vasos axilares, 677
- veia cefálica, 109
Áxis ou apistrofeu
- corpo do, 502
- ligamentos, 525
- processo odontóide ou dente, 502, *505*
- processo transverso do, 502
- secção mediana do, *526*
Azia, 276

B

Babinski, reflexo de, 235
Baço
- anatomia de superfície, 395
- desenvolvimento, 364
- drenagem linfática, *373*, 395
- drenagem venosa, 394
- eixo do, na posição de decúbito, 395
- estrutura
- - polpa branca ("corpúsculos lienais"), 395
- - polpa vermelha, 395
- inervação, 395
- irrigação sanguínea, *372*
- - artéria lienal, 395
- localização, 394
- palpação, 395
- peso do, 60
- relações
- - peritoneais
- - - ligamentos, 395
- - superfície cólica, 395

- - superfície diafragmática, 395
- - superfície gástrica, 395
- - superfície renal, 395
- - superfície visceral, 395
- retirada do, 395
Bainha
- - femoral, 206-207
- - canal femoral, 207
- musculotendínea, *108*, 116
- sinovial digital, 131
- sinoviais flexoras, 141, *143*
- tendíneas sinoviais (v. Tendões)
Bell, paralisia de, 611
Bexiga urinária
- - cistografia, 425
- base
- - na mulher, 451
- - no homem, 451
- "bexiga medular", 453
- camadas
- - membrana mucosa, 451
- - muscular, 451
- - serosa, 452
- - submucosa, 451
- - cheia, *450*
- - cistometria, 453
- - cistoscopia, 453
- coxim gorduroso retropúbico, 450
- drenagem linfática, 452
- fixações
- - colo
- - - na mulher, 451
- - - no homem, 451
- - ligamentos
- - - lateral, 451
- - - puboprostático (ou pubovesical medial), 451
- - - umbilicais mediais, 451
- - - umbilical mediano, 451
- - forma, 450
- - hiperdistendida, 453
- - inervação
- - - fibras simpáticas, 452
- - - lesão durante ressecção do reto, 452
- - - motora, 452
- - - sensitiva, 452
- - infiltração neoplásica, 453
- - interior da
- - - crista interuretérica, 451
- - - trígono vesical
- - - - mucosa do, 451
- - irrigação sanguínea
- - - na mulher, 452
- - - no homem, 452
- - mecanismo da micção
- - - contração do músculo pubococcígico, 452
- - - controle voluntário do detrusor, 452
- - - estudos fluoroscópicos e astométricos, 452
- - micção normal, 452
- - músculo detrusor da urina, 451
- - partes
- - - colo, 450
- - - corpo, 450
- - - fundo ou base, 450
- - posição
- - - na mulher, 450
- - - no homem, 450
- - radiografia, 453
- - relações, 450
- - relações peritoneais, 450
- - seção coronal da, *460*
- - vazia, *450*
Bíceps
- tendão do, 116
Bile, 385
- constituintes da, na precipitação e formação de cálculos biliares (colelitíase), 393
Boca
- aberta, *706*
- assoalho da, 705
- cavidade da
- - bochechas (v. Bochechas)

- - cavidade bucal propriamente dita
- - - comunicações, 705
- - de um homem jovem, *707*
- - lábios (v. Lábios)
- - - limites, 705
- - epitélio, 705
- - esfregaços bucais, 705
- - palato (v. Palato)
- - respiração artificial, 705
- - temperatura, 705
- - vestíbulo
- - - aberturas, 705
- - - assoalho do, 705
- - - teto do, 705
- músculos da, 646
Bochecha
- corpo adiposo da, 652, 705
- sulco nasolabial, 705
Bolsas, 30
- anserina (intertendínea tibial), 209
- infrapatelar profunda, 212
- infrapatelar subcutânea, 212
- intertendínea tibial (anserina), 209
- pré-patelar subfascial, 212
- pré-patelar subtendínea, 212
- radial, 142
- subacromial, 116
- subcoracóide, 116
- subdeltóidea, 107, 116
- ulnar, 142
- omental (bursa omental)
- - bordas da, 363
- - parede posterior da, *363*
- - recessos
- - - inferior, 363
- - - lienal, 363
- - - superior, 363
"Botão aórtico", 319
Braço
- artérias do
- - braquial
- - - anatomia de superfície, 125
- - - divisão, 125
- - - localização, 124
- - - no cotovelo, 125
- - - ramos
- - - - a. colateral ulnar inferior, 125
- - - - a. colateral ulnar superior, 125
- - - - musculares, 125
- - - - nutrício para o úmero, 125
- - - - a profunda do braço, 125
- - - - variações, 125
- - circulação colateral, 125
- - direito, linfangiograma normal do, *100*
- - junturas do
- - juntura do cotovelo
- - - juntura umerorradial, 127
- - - juntura umeroulnar, 127
- - - juntura radioulnar proximal
- - - juntura trocóide, 128
- - músculos do
- - anteriores
- - - braquial, 122
- - - bíceps braquial, 122
- - - coracobraquial, 122
- - - disposição básica, *122*
- - posterior
- - - tríceps braquial, 123
- nervos do
- - cutâneo lateral superior, 114
- - cutâneo medial, 124
- - disposição básica, *122*
- - mediano, 124
- - musculocutâneo, 123
- - radial
- - - ramos
- - - - musculares, 124
- - - - nervo cutâneo lateral inferior do braço, 124
- - - - nervo cutâneo posterior do antebraço, 124
- - - - nervo cutâneo posterior do braço, 124
- - - - ramo profundo do nervo radial, 124
- - - - ramo superficial do nervo radial, 124

ANATOMIA

- - ulnar, 124
- relações no, 126
- Bregma (v. Crânio, ossos do)
- Broncografia do tórax, 337
- Broncogramas
  - laterais, 292
  - oblíquos, 291
  - póstero-anteriores, 290
- Brônquios
  - principais
  - - direito
  - - - comprimento, 277
  - - drenagem linfática, 279
  - - esquerdo
  - - - brônquios lobares, 277, 279
  - - - comprimento, 279
  - - inervação, 279
  - - irrigação sanguínea, 279
  - ramos das artérias pulmonares, 293
  - relações recíprocas da traquéia, do esôfago, da aorta e dos, 276
  - vias pulmonares, 293
- "Bulhas cardíacas", 313
- áreas de audibilidade máxima, 334, 335
- área de máxima intensidade das, 334

C

Cabeça
- ao nascimento, 58
- circunferência da, 58
- doenças, 540
- drenagem linfática da, 698-699
- esqueleto
  - - crânio (v. Crânio)
  - - osso hióide (v. Osso hióide)
- fibras pré-ganglionares, 772
- inervação cutânea da, 648
- longo da, 703
- na maturidade, 58
- radiografia
  - - ântero-posterior (projeção de Towne), 546
  - - lateral, 544
  - - póstero-anterior, 545
- reto anterior da, 703
- reto lateral da, 703
- veias superficiais da, 672

Cabelos, diâmetro no couro cabeludo, 51

Caixa torácica
- movimentos da
  - - eixos de movimento, 271
  - - músculos da respiração, 272-273
  - - volume torácico, 271

Calcâneo (os calcis)
- direito, 193, 194, 223, 224
- eminência retrotroclear, 191
- estrutura, 190
- face articular do cubóide, 191
- juntura talocalcanear, 191
- ossificação, 192
- processos, 191
- sulco para o tendão do flexor longo do hálux, 191
- túber do, 191

Calcanhar
- aponeurose plantar, 184
- túber do calcâneo, 184

Cálculos
- biliares
  - - constituintes da bile na precipitação e formação de (colelitíase), 393
  - - radiopacos, 392
- renais
  - - obstrução por, 402
  - - tamanho, 399

Caldwell, projeção de, 727
Calo ósseo, 11
Calvária
- em crânios jovens, 559
- face interna da, 559
- forames parietais, 560
- fovéolas granulares, 560
- giros (circunvoluções) cerebrais, 559
- impressões digitais, 559

- sulco sagital, 560
- superfície externa, 559
Camadas da superfície do corpo, disposição das, 50
Canais
- adutor (ou subsartorial)
  - - limites, 208
  - - localização, 208
- alimentar
  - - caracterização, 367
  - - desenvolvimento do, 364, 365
  - - durante o nascimento, 374
  - - partes do, 357
  - - radiografias, 442
- anal
  - - comprimento, 478
  - - definição anatômica, 478
  - - drenagem linfática, 479
  - - esfíncter externo do ânus, 476, 477, 491
  - - ação
    - - - durante o período de vigília, 478
    - - - durante o sono, 478
  - - inervação, 478
  - - partes, 478
  - - esfíncter interno do ânus
  - - grau de dilatação do, 479
  - - estrutura
    - - - mucosa, 478
    - - - submucosa, 478
    - - - túnica muscular, 478
  - - exame digital, 480
  - - exame proctoscópico, 480
  - - exame sigmoidoscópico, 480
  - - fossa isquiorretal, abscessos da, 478
  - - inervação do
    - - - conteúdo dos plexos da, 479
    - - - infecções em ductos, 478
    - - interior
    - - - colunas anais, 478
    - - - hemorróidas internas, 478, 479
    - - - - exame, 480
    - - - linha pectinada, 478
    - - - orla anal, 478
    - - - pécten ou linha branca, 478
    - - - seio anal, 478
    - - - válvulas anais, 478
  - - irrigação
    - - - artéria retal superior, 479
    - - - artéria sacral mediana, 479
    - - - artérias retais inferiores, 479
    - - - artérias retais médias, 479
  - - parte superior do, 478
  - - relações, 478
  - - secção mediana do, 476
  - - septo intermuscular anal, 478
  - - septos corrugadores da pele anal, 479
- condilar, 552
- do hipoglosso, 552
- do parto (v. Órgãos genitais femininos), 469
  - - eixos do, 431, 433
- femoral
  - - e hérnias, 207
  - - importância cirúrgica, 207
- gástrico, 372
- nasolacrimal, 619
- nutrícios, 12
- óptico, 619, 621
- preferenciais, 53
- sacral (v. Sacro)
- subsartorial (v. Canal adutor)
Canalículo lacrimal, 631, 639
"Canela", osso da (v. Tíbia), 250
Capilares (v. Vasos sanguíneos), 41
- linfáticos, 43
- preferenciais, 41
- pressão nos, 41
Cápsula articular, 21
Capítulo, 82
Capuz do joelho (v. Patela)
Carcinoma mamário, metástases, 103
Cardiopatia congênita (v. Coração)
Carina, 277
Caroteno (v. Cútis)

Carpo
- articulação, 92
- extensor radial curto do, 132, 152
- extensor radial longo do, 132, 152
- extensor ulnar do, 133, 152
- flexor radial do, 152
- flexor ulnar do, 152
- junturas do, 152
- ossículos acessórios, 95
- ossos
  - - da fileira distal, 92
  - - da fileira proximal, 92
  - - secção frontal esquemática do, 151
Cartilagem
- adulta, 16, 17
- articular, 21
- desgaste da, 23
- radiografia, 68
- calcificada, 16
- costais (v. Tórax), 261
- elástica, 17
- hialina, 10, 17
- semilunares (v. Meniscos)
- trirradiada, na ossificação do quadril, 170
Caspa (v. Glândulas sebáceas)
Catarata, 640
Cateterização cardíaca, 337
"Cauda axilar", 101, 331
Cavidade
- articular, absorção pela (v. Junturas), 22
- crânica
  - - assoalho, 559
  - - calvária (v. Calvária)
  - - endocrânio, 559
  - - fossas crânicas, 559
  - - glenóide, 76, 78
  - - superfície articular da, 116
- medular (ou da medula óssea), 11
- nasal (v. Nariz)
  - - coanas, 558
  - - palato ósseo (ou esqueleto do palato duro)
  - - - forame esfenopalatino, 559
  - - - forames palatinos, 559
  - - - formação, 558
  - - - ossos palatinos, 559
  - - - sutura cruciforme, 558
  - - - toro palatinos, 559
- peritoneal (v. Peritoneu)
  - - anatomia radiológica
  - - - permeabilidade das tubas uterinas, 425
  - - - pneumoperitônio, 425
- pleural, 280
- timpânica (v. Orelha média)
- torácica (v. Tórax)
Caxumba, 650
Cécum
- desenvolvimento, 364
- fossas em torno do, 363
- irrigação, 381
- localização, 380
- no adulto, 381
- no embrião, 381
- pregas em torno do, 363
- recessos
  - - em torno do, 363
  - - iliocecal inferior, 364
  - - iliocecal superior, 364
  - - retrocecal, 364
- relações
  - - anteriores, 381
  - - comuns, 382
  - - posteriores, 381
Células
- carcinomatosas na mama, 102
- ciclo vital, 56
- ganglionares simpáticas, 770
- gliais (neuróglias), 32
- hepáticas, 388
- multipolares, 36
- nervosas (neurônios), 32
- neurilemal, 34
Centros de ossificação pós-natais nos

ÍNDICE ALFABÉTICO

membros
- épocas de aparecimento, 70

Cerebelo, 32
- atividades musculares, coordenação de, 574
- córtex cerebelar, 574
- disposição anatômica do, 33
- foice do, 590
- hemisférios cerebelares, 574
- situação, 574
- tenda do
- - incisura da
- - - relações, 590, 592
- vermis, 574

Cérebro (v. Encéfalo)
- foice do, 560
- hemisférios cerebrais, 576 (v. Prosencéfalo)
- líquido cerebrospinal (v. Líquido)

Cérvix, 61
- secção horizontal do útero ao nível da, 470

Choque da ponta ou ponto de pulsação máxima (v. Coração)

Ciclo mitótico rítmico, na epiderme humana, 50

Ciclopegia, 623

Cinerradiografia, 68
- do coração, 337

Cíngulo
- do membro superior
- - movimentos do
- - - deslocamentos da escápula, 119-120
- escapular, 72, 73

Cintigrafia
- do fígado, 386

Circulação
- colateral, 42
- fetal, 314, 315
- - modificações ao nascimento, 315, 316
- porta, 389
- pós-natal, 315
- pulmonar (v. Tórax), 39
- sistêmica (v. Tórax), 39
- venosa, representação esquemática, 40, 200

Cisterna
- do quilo, 324
- linfática, 323

Clavícula
- articulação, 73
- conexões entre a escápula e a, 117
- direita, vista de frente e de cima, e por baixo, 73
- inserções musculares, ligamentares e fasciais da, 73
- ossificação, 75-76

Clítoris
- corpo da, 495
- frênulo da, 494
- glande da, 495
- ligamento suspensor da, 495
- origem, 495
- prepúcio da, 494
- ramo da, 495
- tecido erétil, 495

Clivagem, linha de, 50

Cóccix
- feminino, 510
- forma, 511
- localização, 511
- segmentos (vértebras), 511

Cóclea (v. também Orelha interna)
- aqueduto da (ducto perilinfático), 613
- canalículo coclear, 613
- ducto coclear, 613, 614
- helicotrema, 613
- modíolo, 612

Colecistectomia, 390

Colecistograma, 392

Colelitíase (v. Cálculos biliares e Biles)

Coloboma, 636

Cólon
- ascendente, 362, 382
- atividade muscular do, 380

- descendente, 362, 383
- flexuras cólicas, 382, 383
- inervação do, 381
- irrigação arterial intrínseca do, 380
- "movimentos de massa", 380
- neoplasias do
- - disseminação, 380
- sigmóide, 362
- - cheio, 383
- junção retossigmóide, 383
- mesocólon sigmóide, 383
- vazio e curto, 383
- tênias do, 476, 477
- transverso, 383
- mesocólon transverso, 383
- nervos, 383
- vasos linfáticos, 383
- vasos sanguíneos, 383

Coluna vertebral
- ângulo lombossacral, 499
- componentes da
- - cóccix, 511
- partes de uma vértebra, 500
- sacro, 509-511
- vértebras cervicais, 500-505
- vértebras lombares, 506-509
- vértebras torácicas, 505-506
- comprimento, 499
- curvaturas da
- - em radiografias, 499
- - primárias
- - - cifose (corcunda), 499
- - - sacral, 499
- - - torácica, 499
- - secundárias
- - - cervical, 499
- - - lombar, 499
- - - lordose, 499
- desenvolvimento, 511
- escoliose
- - estrutural, 500
- - funcional ou fisiológica, 500
- - fatores determinantes de, 500
- - no situs inversus viscerum, 500
- estabilidade, 499
- fáscia toracolombar
- - camadas, 515
- flexibilidade, 499
- junturas
- - atlanto-axial
- - - ligamentos occipito-axiais, 525
- - atlanto-occipital
- - - atuação, 525
- - - movimentos, 525
- - costovertebrais, 526
- - dos arcos vertebrais
- - - entre os processos articulares, 524
- - - ligamentos acessórios, 524
- - entre os corpos vertebrais
- - - discos intervertebrais (v. Discos), 523
- - - ligamentos, 522
- - sacroílica, 526
- - ligamentos iliolombares, 526
- - movimentos, 526-528 (v. Movimentos)
- - músculos
- - - da face anterior (pré-vertebrais), 515
- - - da face posterior, 515
- - - serráteis posteriores, 515
- - ossificação
- - - início, 512
- - - tipo de, 512
- - vértebras
- - - características, 499

Composto orgânico iodado, na radiografia, 68

Comprimento
- ao nascer, 58
- combinado da cabeça e do tronco (altura do indivíduo sentado), 58
- durante a meninice, 58
- na puberdade, 58
- vértice-calcâneo, e altura pós-natal de um indivíduo, 57 (v. Corpo)
- vértice-nádegas (VN), para estabeleci-

mento da idade do feto, 57 (v. Corpo)

Condroblasto, 16

Condrócitos, 16

Conjuntiva
- conjuntivite, 630
- da pálpebra, 630
- do bulbo ("o branco dos olhos"), 630
- inervação da, 630
- irrigação sanguínea da, 630, 640
- saco da, 630

Conjuntivite, 630, 634

Continência fecal
- desordens que podem interferir com o controle esfinctérico, 480
- fatores que incluem na, 480

Contratura (v. Músculos esqueléticos), 26

Coração, 60
- anastomoses, 312
- anatomia
- - externa, 303-304
- - interna dos átrios
- - - direito, 304, 305
- - - esquerdo, 306
- - - septo interatrial, 305
- - interna dos ventrículos
- - - direito, 305, 306
- - - esquerdo, 308
- - - septo interventricular, 307
- - radiológica, 303
- - de superfície
- - - choque da ponta ou ponto de pulsação máxima, 332, 334
- angiocardiografia na investigação de anomalias congênitas do, 337
- angiocardiogramas, 301, 302
- aortografia, 337
- aurícula, 7
- base do, 304
- "bulhas cardíacas", 313, 334
- cateterização cardíaca, 337
- ciclo cardíaco
- - diástole, 313
- - relações de tempo e valores dos fenômenos no, 313
- - sístole, 313
- cinerradiografia, 337
- circulação do sangue através dos compartimentos do, 300
- da criança, 303
- desenvolvimento do e dos vasos sanguíneos, 314
- divisão
- - átrio, 299
- - ventrículo, 299
- - do recém-nascido, 303
- dor cardíaca, 313
- drenagem linfática, 312
- drenagem venosa
- - seio coronário
- - - tributárias, 312
- - veias
- - - cardíacas anteriores, 312
- - - mínimas do coração, 312
- durante a inspiração, 339, 340
- eletrocardiograma (ECG ou EKG), 314
- endocárdio, 300
- epicárdio, 300
- esqueleto cardíaco, 308
- "estreito", 303
- faces, 304
- fascículo (feixe) atrioventricular, 310
- fibras musculares, 309
- fluoroscopia, 337
- forma
- - na expiração máxima, 339
- - na inspiração máxima, 339
- função primária, 39
- e grandes vasos, 338
- inervação
- - fibras autônomas
- - - nervos
- - - - cardíacos cervicais, 313
- - - - cardíacos torácicos, 313
- - - - cervicotorácicos, 313
- - fibras sensitivas, 313

ANATOMIA

- irrigação sanguínea
-- anomalias, 311
-- artérias coronárias
--- direita, 310
--- esquerda, 311
--- variações, 311
- localização, 299
- "longo", 303
- malformações congênitas
-- grupos principais, 316
-- manifestações clínicas, 316
- "marcapasso" do, 309
- massagem cardíaca, 314
- miocárdio, 300
-- musculatura dos átrios, 308
-- musculatura dos ventrículos, 308
-- na expiração, 303
-- na inspiração, 303
-- na projeção oblíqua anterior direita, 338, 339
- na projeção oblíqua anterior esquerda, 338, 339
- nas projeções laterais, 338, 339
- nó
-- atrioventricular, 309
-- sino-atrial (sinusal), 309
-- no período embrionário, 314
- "oblíquo", 303
- orientação, 302
- óstios atrioventriculares, 302
- posição, 339, 340
- ápice, 300
-- batimento do ápice (ponto de pulsação máxima), 301
-- movimentos do diafragma na, 303
-- no cadáver, 300
-- no ser vivo, 300
- radiografia, 337
- silhueta cardíaca, 339
- sistema de condução, 309-310
- e a sombra cardiovascular, 337
- sopros, 314
- tamanho
-- área da superfície do coração como índice do, 300
-- determinação do, no indivíduo vivo, 300
- diâmetros cardíacos
--- longitudinal, 300
--- transverso, 300
--- transverso máximo, 300
--- tabelas, 300
- telerradiografia, 337
- "transverso", 303
- tronco arterial, 311
- valvas, 306, 307
-- aórtica, 300
-- atrioventriculares direita e esquerda, 300
-- pulmonar, 300
-- semilunares, 311
- variações
-- da forma e da posição de acordo com a postura, 339
-- idade, 303
-- no tamanho, forma e posição, 303
-- postura, 303
-- respiração, 303
-- tipo corpóreo, 303
- vasos coronários, 311
- ventrículos, frequência dos, 309
- volume do, 340
Corda oblíqua (v. Membrana interóssea)
Cordão umbilical (v. Umbigo)
Cório (derme)
- espessura, 49
- estruturas, 49
Corióide
- lâminas, 635
Córnea
- arco senil, 634
- espessura, 633
- estrutura, 634
- inervação, 634
- inflamação da (ceratite), 634

- limbo da, 634
- refração do olho, 633
- substância própria, 633
Corpo
- área de superfície
-- ao nascimento, 58
-- na maturidade, 58
-- como um todo, 57-61
- comprimento
-- do embrião, 58
-- do feto, 58
-- vértice-calcâneo a termo, 58
- partes do, 58-61
-- cabeça, 58
-- coração, 60
-- membros, 59
-- modificações, 58
-- músculos, 60
-- órgãos endócrinos, 61
-- sistema digestivo, 60-61
-- sistema genital, 61
-- sistema nervoso, 60
-- sistema respiratório, 61
-- sistema urinário, 61
-- sistemas e órgãos, 59-61
-- tecidos linfóides, 60
-- tronco, 58-59
-- vísceras, 60
- peso
-- ao nascimento, 57
-- do adulto, 57
-- do recém-nascido a termo, 57
- iridociclite, 634
- músculos ciliar, 635
- parte ciliar da retina, 635
- processos ciliares, 635
Corpúsculos lamelares (de Vater e/ou Pacini), 54
Córtex
- cerebelar, 32
- cerebral, 32
Costelas
- anomalias esqueléticas, 260
- bifurcadas, 336
- cervicais, 336, 692
-- no adulto, 692
-- no feto, 692
- óssea, radiografia, 692
- contagem das, 255
- décima, 260
- 11.ª
-- comprimento, 261
- 12.ª, 260
- falsas, 256
- flutuantes, 258
- fotografia das, 258
- junturas das cabeças das, 270
- movimentos das, 272
- primeira
-- cabeça, 260
-- colo, 260
-- corpo, 260
-- inserções musculares e ligamentares, 261
-- localização, 260
-- sulco da artéria subclávia, 260
-- sulco da veia subclávia, 260
-- tubérculo para o músculo escaleno anterior, 260
-- vista inferior e superior, 260
-- representação esquemática das, 259
- segunda
-- tuberosidade do músculo serrátil anterior, 260
- sétima direita, 259
- supernumerárias, 258
- típicas
-- ângulo costal, 259
-- canal adutor (ou subsartorial), 207-208
-- cútis da, 206
-- fáscia da (fascia lata), 206
-- hiato safeno (fossa ovalis), 206
-- nervo cutâneo posterior da, 205
-- parte média da, secção horizontal, 206
-- quadrado da, 203

- região anterior da
-- músculos
--- articular do joelho, 212
--- iliopsoas, 211
--- quadríceps da coxa, 211-212
--- sartório, 212
-- nervos
--- cutâneo lateral da coxa, 214
--- femoral
---- ramos, 213
---- safeno, 213
--- ramo femoral do nervo genitofemoral, 214
-- vasos femorais
--- artéria femoral
---- ramos, 212
---- via femoral, 213
---- tributárias, 213
- região medial da
-- músculos
--- ações, 210
--- adutor curto, 210
--- adutor longo, 210
--- adutor magno, 210
--- grácil, 210
--- inervação, 210
--- pectíneo, 209
-- nervos
--- obturatório
---- ramos, 210
--- obturatório acessório, 210
-- vasos
--- artéria obturatória, 210
- região posterior da
-- músculos
--- bíceps da coxa, 208-209
--- do jarrete, 208, 209
--- profundos
---- flexor longo do hálux, 227
---- flexor longo dos dedos, 227
---- poplíteo, 227
---- tibial posterior, 228
--- semimembranáceo, 209
--- semitendíneo, 209
--- superficiais
---- gastrocnêmio, 226
---- plantar, 227
---- sóleo, 226
---- tríceps sural, 226
-- nervos
--- cutâneo posterior da (v. Nervos)
--- isquiádico
---- ramos, 209
---- tibial
---- ramos, 229
--- retináculo flexor, 228
-- vasos
--- artéria tibial posterior
---- ramos, 228
--- vias tibiais posteriores (venae comitantes), 229
- rotadores laterais da (v. Região glútea, músculos da)
- trígono femoral, 207, 208
- valga, 172
- vara, 172
Cotovelo, 158
- de adultos, 84, 85
- de criança, 85
- disposição das vias superficiais na parte anterior do, 99
- juntura do
-- anastomose em torno da, 125
-- inervação, 128
-- secção frontal, 127
-- secção sagital através da parte umeroulnar da, 127
-- membrana sinovial do, 128
- veia mediana do, 99, 127
Couro cabeludo
- camadas do
-- "área perigosa", 642
- inervação sensitiva, 642
- irrigação sanguínea do
-- suprimento arterial, 643

ÍNDICE ALFABÉTICO

- músculos do
- - epicrânio, 643
- secção através do, *642*

Coxa
- anatomia de superfície, 248-250
- endocrânio (ou camada endostial da dura-máter), 541
- fornecimento, 541
- fossa anterior do
- - assoalho, 560
- - *crista galli*, 560
- - lobos frontais dos hemisférios cerebrais, 560
- fossa média do
- - assoalho, 560
- - forame lácero
- - - língula, 564
- - - tamanho, 564
- - parte lateral da
- - - limites, 563
- - parte mediana da, 560
- - - limites, 563
- fossa posterior do
- - cérebro posterior, 564
- - clivo, *563*, 565
- - forame magno, 565
- - fossa cerebelar, 565
- - meato acústico (auditivo) interno
- - - aqueduto do vestíbulo, 565
- - - fossa subarqueada, 565
- - seios transversos, 565
- linhas transversas
- - anterior, 557
- - média, 557
- - posterior, 557
- neonatal, *567*, 568
- nervos (v. Nervos cranianos)
- no adulto, 568
- no fim da vida fetal e na pós-natal, 58
- no período embrionário, 58
- ossificação (v. Desenvolvimento)
- osso temporal (v. Osso)
- ossos do
- - cavidade crânica, 541
- - díploe, 541
- - eminência parietal, 547
- - forame parietal, 547
- - identificação, *541, 542, 543, 549*
- - lâminas, 541
- - ossificação dos
- - - fontículos (fontanelas), 568
- - - por via endocondral, 568
- - - por via intramembranácea, 568
- - suturas
- - - astérion, 547
- - - bregma, 547
- - - coronal, 547
- - - fechamento, 541, 542
- - - forame mastóideo, 547
- - - fusão óssea, 541
- - - lambda, 547
- - - lambdóide, 547
- - - ligamento sutural, 541
- - - metópica, 547
- - - occipitomastóidea, 547
- - - ossos suturais, 542
- - - parietomastóidea, 547
- - - posição das, 542
- - - sagital, 547
- - pericrânio, 541
- - plano orbitomeático, 542
- - protuberância occipital externa
- - - ínion, 547
- - - linha superior da nuca, 547
- - topografia craniocerebral, 578
- - vértex, 547
- - vista anterior, *543*
- - - fronte, 547
- - - mandíbula, 549
- - - maxilas, 548
- - - nariz ósseo externo, 548
- - - órbitas, 547
- - - proeminência da face, 548
- - vista inferior do, *553, 554*
- - - osso occipital (v. Osso)
- - vista lateral do
- - - fossa infratemporal, 551
- - - fossa temporal, 551
- - - osso temporal, 549-550
- - vista posterior, *542, 547*
- - vista superior, *541, 547*
- - ossos, 547

Crânio (caixa encefálica) (v. Encéfalo), 32
- aberturas
- - canal carótico, 543
- - forame jugular, 543
- - forame magno, 542
- abóbada do (v. Calvária)
- anatomia radiológica
- - áreas de calcificação, 543
- - incidências, 543
- base do, *560*
- constituição, 541
- crescimento do, 567
- - análise no, 568
- - métodos, 568
- - descrição, 542
- desenvolvimento do
- - ossificação endocondrial, 568
- - ossificação intramembranácea, 568
- - de uma criança, radiografia, *561*
- diâmetro do, 58
- - cabeça, 259
- - colo, 259
- - corpo, 259
- verdadeiras, 256

"Cravo" (comedão) (v. Glândulas sebáceas)
Cremaster, artéria do, 353
Cricotireotomia, 680, 744
Cristas papilares, 51
Crupe (v. Laringe)
Cubóide
- face articular do, 191
- "processo calcanear", 191
- tuberosidade do, 192

Cuneiformes (v. Ossos cuneiformes)
Cútis (pele)
- ao nascimento, 59
- camadas da, 49
- composição, 49
- diagrama da inervação da, *54*
- espessura da, 49
- estruturas especializadas da
- - glândulas sebáceas, 52
- - glândulas sudoríferas, 51
- - pêlos, 51
- glabra, 51, 54
- inervação, 53
- - área de distribuição de um nervo, 53
- irrigação sanguínea, 53
- - ao nascer, 60
- peso da
- - na maturidade, 60
- pigmentação da, nas partes genitais externas, axilas e aréolas, 59
- pigmentos encontrados na, 50
- e tela subcutânea, 59-60
- temperatura normal da, 49

D

Dartos, 491
Deambulação
- centro de gravidade durante a, 246
- ciclo de, 245
- distúrbios da, 244
- estabilização, 246
- inclinação pélvica, 246
- movimentos
- - abdução e adução, 246
- - flexão e extensão, 246
- - rotação, 246

Dedos
- aponeurose dorsal, 132
- aponeurose extensora do quarto, *146*
- bainhas sinoviais dos, 161
- do pé, 231
- - fórmula digital, 231
- extensor dos, 132
- fórmula digital, 139
- flexor longo dos, 227
- flexor profundo dos, 131
- hálux, 231
- impressões digitais como meio de identificação do indivíduo, 140
- junturas dos, 152
- ligamentos interdigitais ou natatórios, 140
- mínimo
- - eminência hipotenar, 139
- - extensor do, 133
- - falange distal, 194
- - falange média, 194
- - sesamóide interfalângico, 195
- movimentos de translação, 155
- movimentos dos, teste dos, *154, 155*
- músculos do
- - abdutor do
- - - ação, 145
- - - inervação, 145
- - - inserção, 144
- - - origem, 144
- - flexor curto do
- - - ação, 145
- - - inervação, 145
- - oponente do
- - - ação, 145
- - - inervação, 145
- plexímetro, na percussão do tórax, 333
- plexor ou percussor, na percussão do tórax, 333
- principais movimentos, 154
- retináculo flexor
- - fibras retinaculares, 140
- - inserções principais, 140
- rotação dos, *154*

Defecação
- controle reflexo da, 380
- mecanismo de, 480

Deglutição
- estádios, 737
- observação à fluoroscopia, 276
- velocidades na passagem do alimento pelo esôfago, 276

Dentes
- alinhamento, 717
- anatomia radiológica dos, 717, *718*
- anomalias dos, 717
- cálculo dental ou "tártaro", 712
- espaço interdental, 713
- estrutura dos
- - cemento, 712
- - dentina, 712
- - esmalte, 712
- - gengivas, 712
- - periodôncio, 712
- - polpa, 712
- exame clínico dos, 717
- funções dos, 712
- movimento de um, 714
- na determinação da idade do indivíduo, 717
- oclusão
- - anormal, 717
- - cêntrica, 717
- - normal, 717
- - ortodontia, 717
- partes de um
- - cavidade pulpar, 712
- - coroa anatômica, 712
- - coroa clínica, 712
- - raiz, 712
- permanentes
- - aparecimento, 716
- - dados dentais, *715*
- - direitos, superfícies vestibulares dos, *716*
- - esquema, 716
- - número, 716
- - ordem de erupção, 716
- - primários ou decíduos ("dentes de leite")
- - - aparecimento, 714

- - dados dentais, *715*
- - direitos, superfícies vestibulares dos, *714*
- - erupção dos, 714
- - esquema dos, 714
- - número, 714
- - terminologia dental
- - superfícies
- - - contíguas, aproximadas ou de contato, 713
- - - distal, 713
- - - lingual, 714
- - - mastigatória ou oclusal, 714
- - - mesial, 713
- - - vestibular, 714
- - tipos de
- - - caninos, 713
- - - incisivos
- - - - inferiores, 713
- - - - superiores, *712,* 713
- - - molares, 713
- - - pré-molares, 713
Depressões lineares, 12
Dermatologia, 49
Dermátono, 34
Derme (v. Cório)
Desenvolvimento
- hiperplasia, 56
- hipertrofia, 56
- modificações pré e pós-natais, 56
Desenvolvimento e crescimento
- bibliografia para estimativa do, 63
- cessação, 56
- o corpo como um todo, 57-61
- e diagnóstico de uma moléstia ou incapacidade, 56
- mudanças no corpo, 56
- padrões normais de, 62-63, *62*
- variações
- - fatores responsáveis pelas, 63
Desmossomas, 50
Desvio valgo (v. Hálux)
Diafragma (v. Músculos)
- anatomia de superfície, 332
- cúpulas diafragmáticas, 336
- da pelve (v. Pelve)
- da sela, 590
- oral, 705
- pelvino, *491*
- posição do, influência na posição do coração, 303
- urogenital
- - da mulher, 490
- - do homem, 488
- - fáscias do, 489
Diartroses (v. Junturas sinoviais), 18
Diástole (v. Coração)
Diencéfalo (v. Encéfalo), 32
Diferenciação (v. Desenvolvimento), 56
Digestão
- da gordura, auxílio dos sais biliares na absorção e, 388
- enzimática, 372
- no intestino delgado, 373
- produtos da, 367
Díploe, 11
Diplopia, 623
Discos
- articular da juntura radioulnar distal, 151
- embrionário, 56
- epifisiais, 11
- intervertebrais, 261
- - ânulo fibroso
- - - funções, 523
- - alterações patológicas, 523
- - características especiais, 523
- - forame intervertebral, 524
- - nos adultos jovens, 523
- - nos pacientes idosos, 524
- - núcleo pulposo
- - - funções, 523
- - secção, *523*
Disostose clidocranial, 76
Dissecação regional, 3

Diverticulum ilei, 377
Doenças respiratórias
- estudo das, 295
Dor cardíaca, 313
Dorso
- anatomia de superfície
- - características, 536
- - processos espinhosos
- - - das vértebras, 536
- - - do sacro, 537
- - - lombares, 536
- - - torácicos, 536
- - protuberância occipital externa, 536
- drenagem linfática, 521
- fáscia do, 515
- importância, 498
- músculos
- - ações, 519
- - da face anterior da coluna vertebral (pré-vertebrais), 515
- - da face posterior da coluna vertebral, 515
- - funções, 519
- - funções posturais e sinérgicas, 528
- - inervação, 519
- - inflamações, 528
- - interespinhais, 518
- - intertransversais, 518
- - lesões, 528
- - profundos
- - - eretor da espinha (sacrospinhal), 516
- - - - colunas, 516
- - - - direção do, 517
- - - - divisão lateral do, 517
- - - - espinhal do pescoço, 516
- - - - espinhal do tórax, 516
- - - - longo da cabeça, 517
- - - - longo do pescoço, 517
- - - - partes do, diagrama das, *516*
- - - espênio
- - - - da cabeça, 517
- - - - do pescoço, 517
- - - - partes do, diagrama das, *516*
- - - transverso espinhal
- - - - multífido, 517
- - - - rotadores, 517
- - - - semi-espinhal
- - - - - da cabeça, 517
- - - - - do pescoço, 517
- - - - - do tórax, 517
- - trígono suboccipital
- - - assoalho, 518
- - - conteúdo, 518
- - - espaço subaracnóideo
- - - punção cisternal, 519
- - - músculos suboccipitais
- - - - ação dos, 519
- - - - oblíquo inferior da cabeça, 519
- - - - oblíquo superior da cabeça, 519
- - - - reto posterior maior da cabeça, 519
- - - - reto posterior menor da cabeça, 519
- nervos do
- - ramos
- - - dorsais
- - - cervicais, 521
- - - coccígicos, 522
- - - lombares, 522
- - - sacrais, 522
- - - torácicos dorsais, 522
- - - meníngicos, 521
- ossos do
- - coluna vertebral (v. Coluna vertebral)
- - superfície do, pontos de referência da, *536*
- tela subcutânea do, 515
- vasos sanguíneos
- - artérias
- - - occipital
- - - - ramos, 520
- - - vertebral
- - - - partes, 520
- - veias
- - - basivertebrais, 520
- - - cervical profunda, 521
- - - intervertebrais, 520

- - - occipital, 521
- - - plexo venoso suboccipital, 521
- - - plexo venoso vertebral externo, 520
- - - plexo venoso vertebral (epidural) interno, 520
- - - vertebral, 521
Drenagem linfática
- da mama, *101,* 102
- linfogramas normais, *199*
- linfonódios
- - inguinais, 200
- - poplíteos, 200
- vasos linfáticos coletores
- - profundos, 198
- - superficiais, 198
- vasos superficiais da perna, 200
Ducto
- aberrante
- - inferior, 460
- - superior, 460
- coclear, 613, *614,* **615**
- colédoco, 376
- - ampola hepatopancreática, 391
- - esfíncter do, 376, 391
- - e exposição cirúrgica, 391
- - irrigação sanguínea, 393
- - parte intraduodenal do, 391
- - relações, 391
- - trajeto, no indivíduo vivo, 391
- deferente *(vas deferens)*
- - ampola, 460
- - canal do, 459
- - drenagem linfática, 461
- - ducto aberrante inferior, 460
- - ducto aberrante superior, 460
- - estrutura, 460
- - inervação, 461
- - início, 459
- - irrigação sanguínea, 461
- - paradídimo, 460
- - ejaculatório, 460
- - irrigação sanguínea, 461
- - trajeto através da próstata, 461
- hepáticos
- - direito, 391
- - esquerdo, 391
- - irrigação sanguínea, 393
- lactífero, 102
- linfático direito
- - linfa, 698
- - vasos, 697
- nasolacrimal
- - abertura do no meato, 631
- - localização, 631
- - lume do, 631
- onfolomesentérico
- - remanescente do, 377
- pancreático, 376, *391,* 394
- - acessório, 376
- - - disposição, 391
- - disposição dos, *391*
- parotídico
- - anatomia de superfície, 652
- - palpação, 652
- - papila parotídica, 652, *707*
- - tipo de ramificação do, 652
- - trajeto, 652
- semicirculares, 614
- sublinguais, 663
- submandibular
- - ramos do, 663
- - sialografia, 663
- torácico, 412
- - arranjo comum do, *324*
- - ducto linfático direito, 697
- - extremidade superior do, com ampola terminal, *325*
- - terminação do, *698*
- - variações no, 324
- vitelointestinal, 365
- - remanescente do, 377
Duodeno
- ampola hepatopancreática, 376
- anatomia radiológica, 424
- anomalias

INDICE ALFABETICO

- - atresias (descontinuidade do lúmen), 376
- - estenose (completa ou incompleta), 376
- comprimento, 374
- drenagem linfática, 376
- ducto colédoco, 376
- ducto pancreático, 376
- ducto pancreático acessório, 376
- flexura duodenojejunal, 375
- forma, 374
- fossas em torno do, 363
- inervação, 376, 378
- irrigação sanguínea, 372, 376
- músculo suspensor do, 375
- papila maior do, 376
- papila menor do, 376
- peristalse, 374
- - durante a fluoroscopia, 424
- posição, 375
- pregas em torno do, 363, 364
- primeira parte do
- - parte livre (bulbo duodenal), 371, 375
- - relações, 375
- quarta parte, 375
- recessos
- - em torno do, 363
- - mesentérico parietal, 364
- - retroduodenal, 364
- relações peritoneais, 375, 376
- segunda parte, 375
- terceira parte, 375
Dupuytren, classificação de (v. Queimaduras)
Dura-máter, 34
- espinhal (v. Meninges)
- inervação, 591
- processos da
- - diafragma da sela, 590
- - - quiasma óptico, 591
- - foice do cerebelo, 590
- - foice do cérebro, 589
- - tenda do cerebelo (tentório do cerebelo), 590
- seios venosos da
- - cavernoso, 599
- - - comunicações, 600
- - - conteúdo, 600
- - confluência dos, 598
- - esfenoparietal, 603
- - petrosos, 603
- - reto, 598
- - sagital inferior, 598
- - sagital superior, 597
- - - anatomia de superfície do, 598
- - sigmóides, 598
- - - anatomia de superfície dos, 599
- - transversos
- - - anatomia de superfície dos, 598
- vasos meníngeos
- - artéria meníngica média
- - - anatomia de superfície, 591
- - - importância clínica, 591
- - - ramos, 592
- - veias meníngicas, 592

E

Écran fluorescente (v. Fluoroscopia), 67
Ectrópio, 645
Eletrocardiograma (ECG ou EKG), 314
Eletromiografia
- auxiliar diagnóstico para distúrbios neurológicos ou musculares, 28
- para determinação da ação de um músculo, 28
Eletromiograma (EMG), 28, 528
Embrião, 56
Embriologia, 3
Eminência
- hipotenar, 139
- - íliopúbica, 165
- retrotroclear (v. Calcáneo)
- tenar, 139
Encéfalo (cérebro)
- aprendizagem e fala, 33
- "barreira hematoencefálica", 580
- cefaléias, 591
- cerebelo, 32
- córtex cerebelar, 32
- divisões, 572
- drenagem venosa, 597-603
- estrutura macroscópica do, 572
- fotografias do, 575
- funções, 33
- hemisférios, 32
- hérnia do, 590
- - divisões e subdivisões, 32
- irrigação sanguínea do, 34
- artérias
- - - anastomoses, 596
- - basilar
- - - - ramos, 596, 600
- - - carótida interna (partes petrosa, cavernosa e cerebral), 594
- - - - obstrução, 595
- - - - ramos, 595, 596
- - - - cefaléia, 594
- - - círculo arterial, 597, 598
- - - vertebral
- - - - partes, 595
- - - - ramos da parte intracrânica da, 596
- medula oblonga (v. Medula oblonga)
- mesencéfalo, 572
- ponte
- - cavo trigeminal, 573, 590, 592
- - gânglio trigeminal
- - - bloqueio, 574
- - - divisões, 573
- - - localização, 573
- - - nervos, 573
- - parte anterior da, 573
- - parte posterior da, 573
- prosencéfalo, 572
- rombencéfalo, 572
- vasos sanguíneos do, demonstração radiográfica, 603
- veias do
- - basal, 597
- - cerebrais inferiores, 597
- - cerebrais superiores, 597
- - cerebral magna, 597
- - cerebral média superficial, 597
- - diplóicas, 603
- - emissárias, 603
- - ventrículos, 578
- - anatomia de superfície dos, 581
- - aqueduto, 583
- - epêndima, 580
- - formação de líquido cerebrospinal, 580
- - laterais
- - - corno anterior, 581
- - - corno inferior, 581
- - - corno posterior, 581
- - - fissura corióide, 582
- - - glomos corióideas, 582
- - - hipocampo, 582
- - - parte central dos, 581
- - - septo pelúcido, 581
- - plexo corióide, 580, 582, 583
- - preparação dos, 582
- - quarto
- - - aberturas, 583
- - - - oclusão das, 584
- - - calamus scriptorius, 583
- - - limites, 583
- - - plexos coróides do, 584
- - - recesso lateral, 583
- - - teto do (ou limite posterior), 583
- - - vírus medulares, 583
- - - tela corióide, 580
- - terceiro
- - - aderência intertalâmica, 583
- - - incisuras, 583
- - - lâmina terminal, 583
- - - recessos, 583
- - - plexos corióides do, 583
- - tomografias pneumoencefalográficas, 585
- - valor diagnóstico do uso de meio de contraste nos, 584
- - ventriculografia, 584
- vista inferior do, 579, 580
Endocárdio (v. Coração)
Endomísio (v. músculos esqueléticos), 24
Endoneuro, 34
Endósteo, 11
Enterite, 373
Epicárdio (v. Coração), 298
Epiderme
- ciclo mitótico rítmico, 50
- destruição de uma área da, 50
- espessura, 50
Epidídimo
- apêndice do, 459
- drenagem linfática, 459
- ducto do, 459
- e espermatozóides, 459
- inervação, 459
- irrigação sanguínea, 459
- lóbulos do, 459
- partes do
- - cabeça do, 459
- - cauda do, 459
- - corpo do, 459
- - seio do, 459
- secreção mucóide do, 457
- túnicas do, 462
Epífora, 645
Epiglote
- ligamentos da, 744
- valécula da, 710
Epimísio (v. músculos esqueléticos), 24
Epineuro, 34
Epíploon (v. Peritoneu)
Episiotomia (v. Períneo)
Epistrofeu (v. Áxis)
Epônimos, 4
Eponíquio (v. Unhas), 53
Epoóforo, 471
Ereção, mecanismo da, 493
Escafóide, exame de fratura do, 160
Escápula (ou osso do ombro)
- abaixamento da, 120
- acrômio, 78
- ângulos, 78
- centros epifisiais, 79
- determinação do lado ao qual pertence, 76
- conexões entre a clavícula e a, 117
- direita
- - inserções musculares e ligamentares, 77, 78, 80
- - face dorsal, 77
- - vistas lateral e medial, 79
- elevação da, 120
- espinha da, 78
- extremidade medial da, 331
- fusão com o corpo, 79
- incisura da, 77
- ligamento
- - transverso inferior da, 117
- - transverso superior da, 117
- movimento da para a frente, 120
- ossificação, 78
- na posição anatômica, 331
- rotação da, 120
Esclera
- "brancos dos olhos", 634
- esporão escleral, 635
- fibras, 634
- seio venoso da, 635
- tela episcleral, 634
Escroto
- aspecto do, 491
- camadas do, 348
- dartos, 491
- divisão, 491
- drenagem linfática, 492
- inervação, 492
- irrigação sanguínea, 491-492
- localização, 491
- em pessoas idosas, 491
- rafe do, 491

ANATOMIA

Esfigmomanometria, 124
Esfíncteres, função principal, 367
Esmegma, 493
Esôfago (ou "goela")
- anatomia radiológica, 276, 335-336
- "azia", 276
- camada muscular do, 275
- cavidade do, 368
- comprimento, 275
- constrições, 680
- deglutição, 276
- drenagem linfática, 275
- dor, 275, **276**
- esfíncter esofágico, 367
- estimulação dolorosa da parte inferior do, 368
- exame *in vivo*, 680
- função, 275
- hérnia (hiatal) esofágica, 368
- inervação, 275, 680
- início, 275
- irrigação sanguínea, 275, 368, 680
- junção gastroesofágica ou cardioesofágica, 367
- - inervação, 368
- localização, 275
- mecanismo de fechamento entre o estômago e o, 368
- mecanismo esfinctérico normal, 367
- níveis vertebral e esternal na posição ereta, 275
- partes
- - abdominal, 275, 367-368
- - cervical, 275, 367
- - - exposição cirúrgica, 680
- - - relações, 680
- - inferior, 680
- - superior, 680
- - torácica, 275-276, 367
- relações recíprocas da traquéia, dos brônquios, da aorta e do, 276
- secção diagramática horizontal do, 277
- segmento esfinctérico, 367
- velocidades na passagem do alimento pelo, no processo de deglutição, 276
Esofagoscopia, 680
Espaços
- "articular radiológico" (v. Cartilagem articular), 21, 68
- quadrangular, 108, *109*
- retromamário (tecido areolar), 102
- subaracnoídeo, 34
- - punção cisternal, 519
- subfrênicos (subdiafragmático), 364
- sub-hepático, 364
- triangular, 108, 109
Esqueleto
- apendicular, 10
- axial, 10
- cardíaco, 308
- do palato duro (v. Cavidades nasais)
- do pé, 183
- do tórax (v. Tórax)
- maturação do
- - avaliação da, para diagnosticar distúrbios endócrinos e nutricionais, 15
- - períodos de, 15
- - e radiografia da mão, 96
- - à radiologia, 70
- - peso do
- - ao termo, 60
- - durante a adolescência, 60
- - radiologia do, 68-70
Espinha ilíaca (v. Ílio)
Espirro, 748
Estenose pilórica hipertrófica congênita, 368
Estereorradiografia, 67
Estereoscópio, 68
Esterno, ângulo do, 331
Estímulos elétricos, para determinação da ação de um músculo, 27
Estômago
- abertura
- - cárdica, 368

- - pilórica (piloro), 368
- anatomia radiológica, 424
- antro pilórico, 368
- após a ingestão de bário, *370, 371*
- "boca do" (fossa epigástrica), 254, 256
- canal
- - gástrico, 372
- - pilórico, 368
- câncer do
- - metástases, 373
- capacidade, 369
- cobertura peritoneal da superfície anterior do, 369
- contorno da forma da, *369*
- corpo do, 368
- curvaturas, 368
- desenvolvimento, 364
- de uma criança, 374
- digestão enzimática, 372
- drenagem linfática
- - plexos linfáticos, 373
- esfíncter pilórico, 368
- - função, 372
- estenose pilórica hipertrófica congênita, 368
- estrutura, 372
- estudos radiológicos, 369
- fibras em "alça" do, 368
- forma, 368
- função, 372
- fundo do
- - mucosa do, 368
- gastroscopia, 372
- incisura angular
- - radiografias, 368
- inervação, 373, *374*
- irrigação sanguínea
- - artérias, 372
- - veias, 373
- localização das glândulas, *368*
- mecanismo de fechamento entre o esôfago e o, 368
- movimentos peristálticos
- - duração, 372
- mucosa do, exame, 372
- paredes, 369
- partes do, *368*
- - cárdica, 368
- - pilórica, 368
- posição, 369
- quimo, 372
- reflexo gastrileal, 374
- relações
- - peritoneais, 369
- - sensação de fome, 373
- - suco gástrico, 372
- superfície
- - anterior, 369
- - posterior, 369
- vazio, mucosa do, 372
- veia pré-pilórica, 368
Estrato
- basal, 50
- córneo, 50
- reticular da derme, 50
Estriações citoplásmicas (tonofibrilas), 50
Estrias gravídicas, 342
Estrogênio (ou hormônio folicular), 465
Expiração
- controle muscular da, 272
- músculos da, 272

F

Fabela, *181*, 226
Face
- esqueleto, 541
- inervação sensitiva da, 648
- músculos da expressão facial
- - inervação dos, 646
- - músculos da boca, 646
- - músculos do nariz, 646
- - músculos em torno do ádito da órbita, 644-645
- nervo facial (v. Nervo)

- proeminência da
- - forame zigomaticofacial, 548
- - osso zigomático (malar), 548
- - processos, 548
- - superfícies, 548
- vasos faciais
- - artéria facial
- - - ramos da parte facial da, 647
- - - trajeto, 646
- - veia facial (v. Veia)
Falanges
- distais, 96, **97**
- - base, 194
- - extremidade, 194
- do hálux, 194
- do pé, 194
- médias, 96, **97**
- - base, 194
- - cabeças das, 160, 194
- - corpo, 194
- - incidência de pêlos nas, 139
- - ossificação, 97, 195
- ossos sesamóides
- - interfalângico, 195
- - metatarsofalângico, 195
- proximais, 96, **97**
- - base, 194
- - cabeças das, 160, 194
- - corpo, 194
Faringe
- ação, 730
- bolsa faríngica, 731
- divisão, 730
- estrutura
- - túnicas
- - - fascial, 735
- - - fibrosa, 735
- - - mucosa, 735
- - - muscular, 735
- hipófise faríngica, 731
- inervação, 737
- irrigação, 738
- músculos
- - ações dos, 737
- - constritor inferior, 735
- - constritor médio, 736
- - constritor superior, 736
- - estilofaríngico, 737
- - inervação, 737
- - palatofaríngico, 736
- partes da, disposição geral das principais, 730
- relações, 730
- subdivisões
- - laringofaringe, 735
- - nasofaringe
- - - fórnix ou teto, 731
- - - parede lateral (v. Tuba auditiva)
- - - recesso faríngico, 732
- - - tonsila nasofaríngica ("adenóides"), 731
- - orofaringe
- - - arcos, 734
- - - comunicações, 734
- - - limites, 734
- - - relações, 734
- - - tonsilas palatinas, 734
- - - - irrigação, 735
- - - - superfície lateral, 735
- tubérculo faríngico, 553
Fáscia
- antebraquial, 130
- axilar, 104
- cervical
- - bainha carótica, 703
- - descrições, 702
- - funções, 702
- - ilustração da, *701*
- - lâmina
- - - de revestimento, *701*, 702
- - - pré-traqueal, *701*, 702
- - - pré-vertebral, *701*, 703
- - clavipeitoral, 104
- - e sua relação com a bainha axilar, *104*
- - cremastérica, 462

ÍNDICE ALFABÉTICO

- crivosa, 206
- da pelve, 483-484, *487*
- da perna, 222
- da próstata, 463
- e difusão de material purulento, 30
- do antebraço, 130
- do diafragma da pelve, 483
- do diafragma urogenital, 489, 490
- do dorso, 515
- do pé, 231
- do reto, 477
- do ser vivo, 30
- endotorácica, 262, 280
- espermática externa, 350, 462
- espermática interna, 462
- frenicopleural, 283
- inervação, 30
- lata, 202
- - tensor da, 203
- lunata, 484, 490
- peitoral, 104
- profunda do períneo, 487
- renal, *401*, 402
- retossacral, 477
- subsartorial, 206
- superficial do períneo, 485
- temporal, 653
- toracolombar, *355*, 515

Fêmur (osso da coxa)
- ângulo de inclinação, 172, *174*
- ângulo de torção femoral, 171, 172
- cabeça do, 172
- - anteversão da, vista por cima, *174*
- - suprimento sanguíneo da, 174
- calcar femorale, 174
- colo do, 171, 172
- comprimento, 171
- corpo do, 173
- coxa valga, 172
- coxa vara, 172
- diáfise do, 172
- direito
- - extremidade superior de, *176*
- - fixações musculares, *175*, *176*
- - vista anterior, *171*
- - vista posterior, *172*
- - vistas medial e lateral, *173*
- epífises do, *181*
- esquerdo
- - fotografia da metade posterior do, *178*
- estrutura, 174
- extremidades superior e inferior, 177
- face posterior de um, *177*
- irrigação sanguínea, 174
- linhas
- - áspera, 173
- - epifisiais, posições usuais das, *177*
- - intertrocantérica, 172
- - pectínea, 173
- na posição anatômica, 171
- no indivíduo vivo, 171
- orientação dos vasos do, *174*
- ossificação, 175
- platimeria, 172
- radiografia, *178*
- toro cervical, 174
- trocanter maior
- - crista intertrocantérica, 173
- - faces, 172
- - fossa trocantérica, 172
- trocanter menor, 173

Feto, 56

Fibras
- de Purkinje, 310
- motoras (eferentes), 34
- musculares
- - cardíacas, 24
- - - no adulto, 309
- - - no embrião, 309
- - comprimento, 29
- - esqueléticas (ou estriadas), 24
- - lisas, 24
- pós-ganglionares, 37
- pré-ganglionares, 37
- - para a aorta, 328
- - para a árvore brônquica e vasos pulmonares, 328
- - para as glândulas sudoríparas, 328
- - para o coração e vasos coronários, 328
- - para o esófago, 328
- - para os músculos eretores dos pêlos das paredes torácica e abdominal, 328
- - para os vasos sanguíneos, 328
- - puboanais, 482
- - sensitivas (aferentes), 34
- - da aorta, 319

Fibrilação (v. músculos esqueléticos), 25
Fibrocartilagem, 17
Fíbula
- ápice (ou processo estilóide), 181
- bordas, 182
- cabeça da, 181
- corpo, 181
- direita, *187*
- - fixações musculares e ligamentosas, *185*, *186*
- - vista anterior, 183
- epífise para a extremidade inferior da, *188*
- faces, 182
- fossa maleolar, 183
- linhas epifisiais, posições usuais das, *186*
- maléolo lateral, 182
- ossificação, 183
- partes superiores da, 225

Fígado
- anatomia
- - de superfície
- - - na adolescência, 388
- - - na infância, 388
- - - no lado direito, 388
- - - nos indivíduos gordos com o tórax largo, 388
- - - nos indivíduos magros com o tórax estreito, 388
- - radiológica
- - - *scanning*, 424
- - - venografia porta, 424
- aos raios X, 388
- área nua do, 386
- bile, 385
- cintigrafia do, *386*
- circulação porta, *389*
- desenvolvimento, 364
- drenagem linfática, 389
- estrutura, 388
- estudo de tecido hepático obtido por biópsia através de uma punção com agulha, 388
- função, 388
- inervação
- - plexo hepático, 389
- irrigação
- - artérias, 389
- - veias, 389
- ligamento
- - redondo, fissura para o, 385
- - venoso, fissura para o, 385
- lobos, 385
- metades do
- - plano de divisão ("plano principal ou fissura limitante principal"), 385
- no nascimento, 385
- e as partes do canal alimentar, *357*
- pedículo hepático, *390*, 393
- peso do, 61
- no adulto, 385
- porta do, 385
- posição no ser vivo, 385
- pregas peritoneais
- - ligamentos
- - - coronário, 387
- - - falciforme
- - - - lâminas, 388
- - - triangulares, 387
- - omento menor, 387
- - punção transtorácica no, 388
- - ramos, 385
- relações
- - peritoneais
- - - no embrião, 387
- - - pregas peritoneais, 387
- - superfície diafragmática, 386
- - superfície visceral, 386
- remoção, 389
- secreção endócrina, 385
- segmentos hepáticos, 386
- superfícies
- - anterior, *388*
- - de corte ou de ruptura, 388
- - diafragmática
- - - faces, 385
- - visceral ou inferior, *388*
- - - lobos, 385

Flebograma (venograma), 603
Flexura
- cervical, 59
- lombar, 59

Fluoroscopia (radioscopia) (v. Raios X)
- do coração, 337
- do tórax, 335
- écran fluorescente, 67
- imagem fluoroscópica ou radioscópica, 67
- vantagens, 67

Fonação (v. Sistema respiratório), 47
Fontículos (fontanelas) (v. Crânio)
Forame
- epiplóico, 363
- isquiádico maior, disposição das estruturas que emergem do, *203*
- magno, 32
- nutrícios, 12
- obturado, 170
- vasculares, 12

Formação reticular (v. Encéfalo), 32
Fórmula digital, 139
- anterior do crânio (v. Crânio)
- crânicas (v. Cavidade crânica)
- cubital
- coronóide, 82
- - assoalho da, 127
- - conteúdo da, 127
- - limite superior da, 127
- - do olécrano, 82
- epigástrica ("boca do estômago"), 254, 256
- infraclavicular, 331
- infratemporal
- - aberturas, *552*
- - comunicações, 551, *552*
- - conteúdo, 551, 653
- - limites, 551, *552*, 653
- isquiorretal (v. Região anal)
- jugular, assoalho da, 557
- média do crânio (v. Crânio)
- poplítea
- - assoalho, 214
- - direita, *214*
- - - estruturas na, *215*
- - limites
- - - inferiores, 214
- - - superiores, 214
- - nervos
- - - fibrilar comum (poplíteo lateral)
- - - - ramos, 215
- - - tibial (poplíteo medial)
- - - - ramos, 215-216
- - - teto, 214
- - vasos
- - - artéria poplítea
- - - - ramos, 214-215
- - - veias poplíteas
- - - - tributárias, 215
- - posterior do crânio (v. Crânio)
- temporal
- - assoalho, 551
- - comunicações, 653
- - forame zigomaticotemporal, 551
- - limites, 551, 653
- - linha temporal, 551
- - ptérion, 551

Fratura metafisária, 21

Frêmito vocal, 333
Fronte
- osso frontal
- - arco superciliar, 547
- - glabela, 547
- - násion, 547
- - sutura metópica, 547
Funículo espermático, **347**, 349
- estruturas
- - artéria cremastérica, 461
- - artéria testicular, 461
- - ducto deferente, 461
- - plexo pampiniforme de veias, 461
- - ramo genital do nervo genitofemoral, 461
- - remanescentes do processo vaginal do peritoneu, 461
- - vasos linfáticos, 461
- formação, 461
- túnicas, *458*, 462
- - fáscia cremastérica, 462
- - fáscia espermática externa, 462
- - fáscia espermática interna, 462
- - vaginal do testículo, 462

G

Gânglios
- aórtico-renais, 415
- celíacos, 415
- cervicais
- - bloqueio, 695
- - gânglio cervicotorácico (estrelado), 696
- - gânglio vertebral, 696
- - médio, 696
- - superior, 695
- cervicotorácico ou estrelado, 327
- injeção de anestésico local, 695
- ramos, 696
- ciliar
- - esquema do e suas conexões, *624*
- - fibras, 624
- - localização, 624
- - nervos ciliares curtos, 624
- da base, 32
- do tórax, 327-328
- esplâncnico, 329
- intermediários ou acessórios, 37
- lombares
- - primeiro, 414
- - ramos
- - - viscerais, 414
- ótico
- - esquema do e suas conexões, *662*
- - fibras, 661
- - localização, 661
- parassimpáticos crânicos, 769, 770
- pré-vertebrais, 772
- pterigopalatino (esfenopalatino)
- - esquema do, *659*
- - fibras, 659
- - localização, 659
- - ramos, 660
- simpáticos, 413, 770
- submandibular
- - e conexões, *666*
- - fibras, 666
- - localização, 666
- vertebral
- - ramos, 696
Gastroscopia, 372
Glândulas
- acessórios (v. Mama)
- adrenais, 403
- alveolares, 102
- apócrinas, 51
- - bulbouretral
- - drenagem linfática, 463
- - ductos, 463
- - irrigação sanguínea, 463
- ceruminosas, 52, 605
- écrinas, 51
- endócrinas, 46
- exócrinas, 46

- lacrimal
- - ductos lacrimais, 631
- - fibras, 631
- - lágrimas, 631
- - parte orbital, 631
- - parte palpebral, 631
- linguais, 710
- mamária (v. Mama)
- - após a menopausa, 102
- - desenvolvimento no embrião, 102
- - inervação, 102
- - irrigação sanguínea, 102
- - masculina, 102
- paratireóideas
- - diâmetro, 680
- - inferior, 680
- - irrigação sanguínea, 680
- - localização, 680
- - número, 680
- - superior, 680
- parótida
- - acessória, 651
- - anatomia de superfície, 650
- - ápice, 650
- - base, 650
- - ducto parotídico (v. Ducto), 651
- - estrutura, 650
- - estruturas localizadas no interior da, 651
- - forma, 650
- - inervação da, 652, *662*
- - - fibras, 652
- - inflamação virótica da (caxumba), 650
- - relações, 650
- - superfície anterior, 651
- - superfície lateral (superficial), 650
- - superfície posterior, 651
- pituitária (v. Hipófise)
- prepuciais, 493
- salivares, *650*
- sebáceas
- - desenvolvimento, 52
- - sem ducto ou endócrinas (v. Vísceras)
- - características, 47-48
- - localização, 48
- sublingual
- - ductos sublinguais, 663
- - inervação, 663, 666
- - relações, 663, *664*
- submandibular
- - anatomia de superfície, 663
- - ducto submandibular, 663
- - inervação, 663
- - irrigação sanguínea, 663
- - relações, 663, *664*
- sudoríferas ou sudoríparas, 51
- supra-renais, 61
- - adrenais, 403
- - desenvolvimento, 403
- - drenagem venosa, 403
- - direita, 403
- - epinefrina, 403
- - esquerda
- - forma, 403
- - relações, 403
- - estrutura
- - córtex, 403
- - medula, 403
- - hormônios, 403
- - inervação, 403
- - irrigação sanguínea, 403
- - localização, 403
- - norepinefrina, 403
- - peso das, 61
- - radiografias, 403
- - sistema cromafim
- - - corpos paraórticos (paragânglios), 403
- - tecido cortical acessório, 403
- - tecido cromafim acessório, 403
- - tecido medular, 403
- - tecido supra-renal acessório, 403
- - variações, 403
- - veias supra-renais, 403
- társicas, 52

- tireóidea
- - bócio, 679
- - cintigrafia, *678*
- - considerações adicionais, 679
- - drenagem linfática, 679
- - envoltórios imediatos, 677
- - face anterior, *678*
- - forma, 677
- - inervação, 679
- - irrigação sanguínea, 679
- - lesão do nervo recorrente em cirurgias na, 689
- - lobos
- - - anatômico, 679
- - - ápice, 677
- - - base, 677
- - - estrutural, 679
- - - istmo, 678
- - - palpação *in vivo*, 678
- - - piramidal, 678
- - - superfícies, 677
- - - peso da, 61
- - vestibulares maiores
- - - durante o coito, 495
- - - localização, 495
Glaucoma, 640
Glômus coccígico, 437
Gónadas, irrigação, *407*
Gonioscópio, 635
Gravidade, centro de, 59
Gravidez
- ectópica, 467
- feto a termo no útero, *473*
- gêmeos no útero, *473*
- radiografia de uma criança durante o nascimento, *473*
- trigêmeos no útero, *473*

H

Hálux
- articulação tarsometatarsiana do, 240
- desvio valgo, 194
- extensor longo do, 223
- falanges do
- - proximal, 194
- - - pêlos sobre a, 231
- - flexor longo do, 227
- juntura metatarsofalângica do, 242
- sulco para o tendão do flexor longo do, 191
- valgo, 242
Hâmulo do hamato, 93
Haustros (v. Intestino grosso)
Haversianos, sistemas, 13
Hemangiomas, 53
Hemisférios cerebrais (v. Prosencéfalo)
Hemoglobina reduzida (v. Cútis)
Henle, ligamento de, 349
Hérnia
- diafragmática, 264
- do encéfalo, 590
- femoral, 207
- (hiatal) esofágica, 368
- impulso da, na palpação, 422
- inguinais
- - direta
- - - causa primária, 352
- - - saco de uma, 352
- - indireta
- - - camadas de uma, 352
- - - congênitas, diagramas de, *352*
- - - incidência, 352
- - intra-abdominal ou retroperitoneal, 364
- - laterais, 350
- - medianas, 350
- - ventrais, 350
Hiato
- aórtico, 264
- esofágico, 264
- hérnias de, 265
- sacral, 534
- safeno (*fossa ovalis*), 206
- - topografia da região do, no indivíduo vivo, 206

INDICE ALFABETICO

Hidrocefalia, 58
Hidrocele, 462
Hidrogênio, peróxido de, no clareamento de cabelos escuros, 52
Hilo
- artérias do, à radiografia, 294
- disposição das estruturas do, nos pulmões direito e esquerdo, 286
Hímen (v. Vagina)
Hiperestenia, 254
Hiperplasia (v. Desenvolvimento), 56
Hipertrofia (v. Desenvolvimento), 56
Hipófise
- adeno-hipófise
- - considerações funcionais, 587
- - hormônios, 587
- - partes, 584
- diafragma da sela, 584
- inervação, 587
- irrigação sanguínea, 587, 588
- neuro-hipófise
- - eminência mediana, 584
- - haste infundibular, 584
- - neurossecreções, 587
- - processo infundibular (lobo neural), 584
- - trato hipotálamo-hipofisial, 587
- pedúnculo hipofisial, 587
- relações, 584
- terminologia da, 584
- tumores hipofisiais, 584
Hiponíquio (v. Unhas), 53
Hipotálamo (v. Sistema nervoso autônomo), 36
Histerossalpingografia, 443
Histerossalpingograma, 468
Histogênese, 56
Histologia (ou anatomia microscópica), 3
Halócrino (v. Glândulas sebáceas), 52
Hormônios
- interações recíprocas, 48
- mecanismo de ação, 48
- tróficos ou trópicos, 48
Horner, síndrome de, 285, 695, 772

I

Idade
- esquelética ou óssea, 60
- menstrual, 57
- pós-ovulatória, 57
Ílio
- anatomia radiológica, 424
- asa ou ala, 165
- corpo, 165
- crista ílica
- - tubérculo da, 165
- diferenças entre o jejuno e o, 376
- eminência iliopúbica, 165
- espinha ílica
- - ântero-superior, 165
- - póstero-inferior, 166
- - ântero-inferior, 166
- - póstero-superior, 165
- face
- - glútea do, 165
- - sacropelvina, 166
- fossa ílica, 166
- incisura isquiádica maior, 166
- irrigação, 377
- junturas sacroílicas, 166
- linha glútea
- - anterior, 166
- - inferior, 166
- peristalse, 374
- reflexo gastrileal, 374
- relações, 377
- sulco pré-auricular, 166
- tuberosidade ílica, 166
Imagem fluoroscópica ou radioscópica (v. Fluoroscopia)
Impressões digitais, como meio de identificação do indivíduo, 140
Incisura
- cardíaca, 287
- da escápula, 77
- espinoglenoidal, 77
- isquiádica
- - maior, 166, 167
- - menor, 167
- jugular, 331
- troclear, 90
- ulnar, 89
Índex, extensor do, 134
Infância, 57
- e maturação do esqueleto, 15
Infecção
- hematogênica, 12
- metafisária, 21
Insuficiência
- ativa (v. Músculos esqueléticos), 26
- passiva (v. Músculos esqueléticos), 26
Insulina (v. Pâncreas)
Intestino
- delgado, 61, 371
- - aparência após ingestão de bário, 424
- - aspecto radiográfico após a ingestão de bário, 374
- - bulbo duodenal, 371, 374
- - camadas do, 375
- - câncer do
- - - metástases, 378
- - característica peniforme do, 371, 374
- - "cólicas", 378
- - comprimento, 374
- - estrutura, 374
- - inervação, 378
- - linfa do, 378
- - mucosa, superfície da, 374
- - numa autópsia, 374
- - pregas circulares, 374
- - vasos linfáticos na parede do, 378
- - desenvolvimento, 364
- - inicial defeituoso, 365
- - período fetal inicial, 366
- enterite, 373
- grosso, 61
- - absorção de água, 380
- - anatomia radiológica, 424
- - apêndice (v. Apêndice)
- - apêndices epiplóicos, 378
- - camadas do, 375
- - canal anal (v. Canal anal)
- - características, 378, 379
- - cécum (v. Cécum)
- - demonstrado por um enema de bário, 378, 379
- - drenagem linfática, 380
- - estrutura, 378
- - função, 379
- - haustros, 378
- - inervação, 380
- - irrigação, 380
- - movimentos do, 379
- - neoplasias do cólon, 380
- - propriedades, 379
- - radiografias simples, 378
- - reto (v. Reto)
- - secreção de muco, 380
- - *taenia coli*, 378, 382
- - - posições, 378
- - hérnia interna, 365
- - herniado, 365
- - má rotação, 365
- - movimentos intestinais, 374
- - não-rotação, 365
- - rotação do
- - - ducto vitelointestinal, 365
- - - eixo de, 366
Íris
- bordas, 635
- câmaras bulbares, 635
- colarete, 635
- coloboma, 636
- contração, 636
- cor da, 636
- criptas, 636
- espaços do ângulo iridocorneal, 635
- estroma da, 636
- humor aquoso, 635
- iridociclite, 634
- ligamento pectinado da, 635
- melanóforos, 636
- nos albinos, 636
- parte irídica da retina, 636
- pupila, 635
- - constrição das (miose), 636
- - dilatação da (midríase), 636
- - dilatador da, 636
- - esfíncter das, 636
- - - sob ação da atrofina no exame do olho, 636
- reação de acomodação, 636
Ísquio
- corpo do, 167
- faces, 167
- incisura isquiádica maior, 167
- incisura isquiádica menor, 167
- ligamento
- - sacro-espinhal, 167
- - sacrotuberal, 167
- ramo do, 167
- túber isquiádico (tuberosidade isquiádica), 167
Istmo faríngico, 706

J

Jejuno
- anatomia radiológica, 424
- diferenças entre o íleo e o, 376
- irrigação, 377
- peristalse, 374
- relações, 377
Joanetes, 242
Joelho
- articular do, 212
- de criança, vista lateral, 181
- extensão brusca do, 212
- fletido, vista lateral, 180
- juntura do (v. Juntura do joelho)
- ligamentos extracapsulares
- - colateral fibrilar, 219
- - colateral tibial, 219
- ligamentos intra-articulares
- - cruzados anterior e posterior, 219
- pneumoartrografia do, 181
- valgo (em x), 212
- vista ântero-posterior do, 180
- xerorradiografia do, 180
Junturas
- acromioclavicular (v. Ombro, juntura do), 157
- aspectos estruturais e funcionais, 18
- carpometacárpicas, 152-153
- cartilagíneas, 18
- condilar, 19
- costotransversais, 503, 504
- da coluna vertebral (v. Coluna vertebral)
- da laringe (v. Laringe)
- de cartilagem hialina, 18
- do braço (v. Braço, junturas)
- do cotovelo, 127
- - direito
- - - ligamentos da, 128
- - do joelho
- - - cápsula articular, 218
- - - corte frontal da, 220
- - - corte sagital da, 220
- - - direito fletido, vista anterior da, 218
- - - inervação, 220
- - - membrana sinovial, 220
- - - movimentos na, 220-221
- - - músculos, 221
- - - superfícies articulares da, 218
- - do ombro (glenoumeral), 116
- - - cápsula da, 108, 116
- - - movimentos da, 117-119
- - do ouvido, 608
- - do punho
- - - mediocárpia, 151
- - - pisopiramidal, 151
- - - radiocárpica, 151
- - - radioulnar distal, 150

ANATOMIA

- do quadril
- - cápsula da, 216
- - - após a remoção do fêmur, 217
- - - disposição da porção posterior da, 217
- - corte frontal da, 217
- - inervação, 217
- - ligamentos
- - - da cabeça do fêmur, 217
- - - iliofemoral, 216
- - - isquiofemoral, 217
- - - pubofemoral, 216
- - movimentos na
- - - abdutores e adutores, 218
- - - flexores e extensores, 218
- - - movimentos da coxa, 217
- - - movimentos do tronco, 217
- - - rotadores, 218
- - ossos da, 216
- - planos musculares em torno da, 204
- dos dedos, 152
- do tórax
- - costocondrais, 271
- - costovertebrais, 268
- - - costotransversas, 270
- - - das cabeças das costelas, 270
- - esternocostais (esternocondrais), 271
- - intercondrais, 271
- - junturas do esterno
- - - manubrioesternal, 271
- - - xifesternal, 271
- - movimentos nas, 271-272
- - do tornozelo (talocrural)
- - cápsula articular, 237
- - inervação, 238
- - - durante a dorsiflexão, 237
- - - membrana sinovial, 237
- - ligamentos da, 237
- - movimentos na
- - - dorsiflexão, 238
- - - eixo do movimento, 238
- - - flexão plantar, 238
- - - músculos, 238
- - secção frontal da, 238
- - elipsóide, 19
- em dobradiça ou ginglimo, 19
- em pivô ou trocóide, 19
- esferóide ou enartrose, 19
- esternoclavicular
- - articulação esferóide, 117
- - cápsula fibrosa, 117
- - ligamento costoclavicular, 117
- - ligamento interclavicular, 117
- - ligamentos esternoclaviculares anterior e posterior, 117
- - superfícies articulares, 117
- fibrocartilagíneas, 18
- fibrosas, 18
- interfalângicas, 97, 240
- - inervação, 153, 242
- - movimentos, 242
- - músculos que controlam os movimentos nas, 153
- intermetatársicas, 240
- intertársicas
- - calcaneocubóidea, 239
- - cuneocubóidea, 240
- - cuneonavicular, 240
- - inervação, 240
- - intercuneiforme, 240
- - movimentos nas
- - - eixos de um movimento nas, 240
- - - eversão, 240
- - - inversão, 240
- - - músculos, 240
- - subtalar (talocalcanear), 239
- - talocalcaneonavicular, 239
- irrigação e inervação, 22
- manubrioesternal, 257
- mediocárpica
- metacarpofalângicas, 97
- - disposições ligamentares, 153
- - do polegar, 152
- - inervação, 153
- - músculos que controlam os movimentos nas, 153
- - pressão, com rotação nas, 154
- - metatarsofalângica, 190, 240
- - inervação, 242
- - movimentos, 242
- e mudanças de temperatura, umidade ou pressão, 22
- pisopiramidal
- - ligamento piso-hamático, 151
- - ligamento pisometacárpico, 151
- plana, 19
- radiocárpica
- - ligamento
- - - colateral radial, 151
- - - colateral ulnar, 151
- - - radiocárpico dorsal, 151
- - - radiocárpico palmar, 151
- radioulnar distal
- - disco articular, 151
- - movimentos, 151
- radioulnar proximal (v. Braço junturas do)
- sacrococcígea, 524
- sacroilíacas, 166
- selar, 19
- sindesmose tibiofibrilar
- - ligamentos
- - - tibiofibrilar, 236
- - - transverso, 236
- sinoviais
- - características gerais, 18
- - desenvolvimento das, 23
- - diagramas esquemáticos das, 19
- - estalidos ou ruídos nas, 21
- - estrutura, 20
- - função, 20
- - irrigação e inervação de, diagrama esquemático, 22
- - lubrificação, 20
- - movimentos
- - - ativos, 19
- - - grau dos, 20
- - - passivos e acessórios, 20
- - - - no exame e diagnóstico de distúrbios musculares e articulares, 20
- - tipos de, 19
- - uso-destruição (desgaste e estragos, atrito), 23
- talocalcanear (v. Junturas intertársicas), 191
- talocrural (v. Juntura do tornozelo)
- társica, 185
- tarsometatársicas, 183, 240
- temporomandibular
- - compartimentos, 655
- - deslocamento da, 656
- - disco articular, 655
- - inervação, 655
- - irrigação sanguínea, 655
- - ligamentos, 655
- - relações, 655
- - superfícies articulares, 655
- trocóide (v. Braço, junturas do)
- umerorradial, 127
- umeroulnar, 127
- xifesternal, 256, 331

K

Krause, terminação de, 54

L

Lábios
- conteúdo, 705
- frênulo do, 705
- glenoidal, 116
- leporino, 705
- maiores, 494
- - comissura posterior, 494
- - rima do pudendo, 494
- menores
- - em mulheres após a menopausa, 494
- - frênulo da clítoris, 494
- - frênulo dos lábios do pudendo ou for-
tos nas, 153
- quilha, 494
- - nas crianças, 494
- - nas virgens, 494
- - pele, 494
- - prepúcio da clítoris, 494
Lacunas, 13
Lágrimas, 631
Lâmina
- alar, 37
- basal, 37
- cartilagínea epifisial, 12
- muscular da mucosa (muscularis mucosae), 46
- própria, 46
Lanugem (lanugo), 51, 59
Laringe
- ádito da
- - fechamento do, 744
- - limites, 744
- - relações, 744
- anterior, 741
- cartilagens
- - aritenóides, 739
- - corniculadas, 739
- - cricóide, 738
- - cuneiformes, 740
- - epiglótica, 740
- - tireóide ("pomo de Adão"), 738
- cavidade da
- - cavidade infraglótica, 745
- - ventrículos
- - - pregas vestibulares (ventriculares), 745
- - sáculo, 745
- - vestíbulo, 745
- cricotireotomia, 744
- crupe, 61
- exame da (v. Laringoscopia)
- faces laterais, 741
- fechamento da, 745
- glote, 745
- inervação, 748
- inervação sensitiva da, 746
- irrigação sanguínea, 749
- junturas
- - cricoaritenóidea, 742
- - cricotireóidea, 742
- - ligamentos
- - - cricotireóideo, 744
- - - da epiglote, 744
- - membrana tireo-hióidea, 744
- - vestibular (ventricular), 744
- - vocal, 744
- - membrana mucosa da, 746
- músculos
- - ações gerais dos, 748
- - extrínsecos, 746
- - inervação, 747
- - intrínsecos
- - - aritenóideo oblíquo, 747
- - - aritenóide transverso (interaritenóideo), 747
- - - cricotireóideo, 746
- - - cricoaritenóideo lateral, 747
- - - cricoaritenóideo posterior, 746
- - - resumo dos, 747
- - - tireoaritenóideo, 747
- - - vocal, 747
- no adulto, 738
- posterior, 741
- pregas vocais, 745
- radiografia, 740
- relações, 738
- rima da glote, 745
- secções, 741
- tamanho
- - nas mulheres, 61
- - nos homens, 61
- tomografias ântero-posteriores da, 743
- utilidade, 738
- vocalização, 748
- direta, 749
- indireta, 749
Leito
- (lago) capilar (v. Capilares), 41

ÍNDICE ALFABÉTICO

- ungueal (v. Unhas), 53
Ligamentos
- anococcígeo, 482
- anular, 128
- arqueado mediano, 264
- calcaneocubóideo plantar (ou ligamento plantar curto), 239
- calcaneofibrilar, 237
- calcaneonavicular, 184
- capsulares, 21
- colateral, 21
- - radial, 127, 151
- - ulnar, 127, 151
- coracoclavicular (v. Ombro, juntura do)
- - ligamento conóide, 117
- - ligamento trapezóide, 117
- coracoumeral, 116
- costoclavicular, 74, 117
- costocoracóide, 104
- cruzados do joelho (intra-articulares), 21
- cutâneos, 140
- da bexiga urinária, 451
- da cabeça do fêmur (redondo), 217
- da juntura do cotovelo direito, 128
- da laringe (v. Laringe)
- da patela, 175, 211
- da pelve, 435
- da pelve superior, 434
- de Henle, 349
- do atlas, 525
- do áxis, 525
- do fígado, 385
- do pé, 239
- do pênis, 493
- do útero, 471
- escapulares
- - ligamento coracoacromial, 117
- - ligamento transverso inferior da escápula, 117
- - ligamento transverso superior da escápula, 117
- esternoclavicular anterior, 117
- esternoclavicular posterior, 117
- esternopericárdicos, 298
- extracapsulares, 21
- extracapsulares do joelho
- - colateral fibrilar, 219
- - colateral tibial, 219
- falciforme, 360
- frenicolienal, 395
- gastro-hepático (v. Peritoneu)
- gastrolienal (gastroesplênico), 395
- glenoumerais, 116
- hepatoduodenal (v. Peritoneu)
- iliofemoral, 216
- iliolombares, 526
- iliopúbico, 349
- inguinal
- - diagramas do, 350
- - estruturas que descem atrás do, 207
- - e músculo oblíquo externo, 349
- interclavicular, 117
- interdigitais ou natatórios, 140
- intra-articulares, 21, 219
- - cruzados anterior e posterior, 219
- isquiofemoral, 217
- lacunar, 349
- laterais do reto, 477
- lieno-renal, 395
- meniscofemoral, 220
- metacárpio transverso profundo, 153
- metatársico transverso superficial, 140
- pectinado da íris, 635
- pectíneo, 349
- piso-hamático, 151
- pisometacárpico, 151
- plantar
- - curto, 239
- - longo, 184, 239
- poplíteo arqueado, 227
- pubofemoral, 216
- puboprostático (pubovesical) medial, 483
- pulmonar, 283
- quadrado, 128

- radiocárpico
- - dorsal, 151
- - palmar, 151
- reflexo, 350
- sacro-espinhal, 167, 436
- sacrotuberais, 167, 436
- suspensores, 102
- suspensor da axila, 104
- talofibular, 237
- tibiofibulares anterior e posterior, 236, 237
- transverso do períneo, 489
- transverso do úmero, 116
Lineae albicantes, 49
Linfa, 43-44, 100
- circulação da, 44
- fluxo da, 44
Linfadenite (v. Linfonódios), 44
Linfangiograma
- axilar normal (lado esquerdo), 100
- normal do braço direito, 100
Linfedema (v. Linfa), 44
Linfócitos, 44
Linfograma ílico normal, 447
Linfogramas, 199
Linfonódios, 43
- axilares
- - apicais, 100
- - centrais, 100
- - laterais, 100, 101
- - peitorais, 100, 101
- - posteriores ou subescapulares, 100
- broncopulmonares, 322
- cervicais
- - "colar pericervical", 698
- - profundos, 698
- - - tronco jugular, 699
- - superficiais, 698
- cubitais ou supratrocleares, 99
- "da cava", 323
- da pelve
- - ílicos comuns, 446, 447
- - ílicos externos, 446, 447
- - ílicos internos, 446, 447
- - inguinais, 446, 447
- - posição dos principais, 446
- - sacrais, 446
- da veia cava, 312
- das raízes e hilos pulmonares, 322
- deltopeitorais, 99
- diâmetro, 44
- do tórax, 322
- - parietais
- - - frênicos (diafragmáticos), 267
- - - intercostais, 267
- - - paraesternais (torácicos internos), 267
- - viscerais, 267, 322
- - - estrutura, 44
- - - ílicos, 412
- - - inguinais, 200
- - - jugulodigástrico, 698
- - - jugulo-omo-hióideo, 698
- - lombares
- - - conexões, 412
- - mediastinais, 323
- - no mesentério, 378
- - paraesternais, 102
- - poplíteos, 200
- - pulmonares, 322
- - traqueais (paratraqueais), 323
- - traqueobrônquicos, 322
Língua
- ápice (ou ápex) da 708
- base da, 710
- borda da, 708
- características gerais da, 708
- carcinoma da, 711
- corpo da, 710
- dorso da
- - características, 708
- - e a inervação sensitiva de um lado, 709
- - forame cego, 709
- - parte faríngica, 710
- - parte oral, 709
- - sulco terminal, 709

- drenagem linfática da, 711
- forma da, 711
- frênulo da, 705, 707
- funções, 708
- glândulas linguais, 710
- inervação sensitiva da, 711-712
- irrigação sanguínea da
- - artéria lingual, 711
- - veias, 711
- músculos da
- - ações dos, 711
- - extrínsecos
- - - condroglosso, 710
- - - estiloglosso, 710
- - - genioglosso, 710
- - - hioglosso, 710
- - - palatoglosso, 710
- - inervação dos, 710
- - intrínsecos, 710
- papilas, 709
- raiz da, 710
- superfície inferior, 710
- tonsilas linguais, 710
Língula, 287, 288
Linha
- alba, 345, 346
- albicantes, 342
- "articular radiológica", 70
- áspera do fêmur, 173
- de clivagem, 50
- de flexão na mão, 140
- do músculo sóleo, 179
- epifisial superior do úmero, 116
- intertrocantérica, no fêmur, 172
- pectínea do fêmur, 173
- trapezóidea, 74
Líquido
- cerebrospinal (LCE)
- - e doenças neurológicas, 34
- - doutrina de Monroe-Kellie, 584
- - drenagem do, 584
- - funções do, 584
- - hidrocéfalo, 584
- - para exame citológico e químico do conteúdo, 34
- - pressão do, 34, 584
- - punção lombar, 584
- - trajeto do, 584, 587
- - volume total do, 584
- sinovial (v. Membrana sinovial), 20
"Lobinho" (cisto sebáceo), 52
Locomoção
- abdução e adução, 245, 246
- distúrbios da deambulação, 244
- rotação entre o fêmur e a pelve, 245
- tipos de, 244
- tipo de andar, 244
Lúnula ("meia-lua") (v. Unhas), 53
Luxação, 118

M

Macicez, 333
Maioridade e maturação do esqueleto, 15
Maléolo medial (v. Tíbia)
Mama
- aréola, 102
- base da, 331
- "cauda axilar", 101
- células carcinomatosas, 102
- crescimento, 102
- drenagem linfática, 101, 102
- - papel na propagação de tumores malignos, 102
- ducto lactífero, 102
- durante a puberdade, na mulher, 102
- espaço retromamário (tecido areolar), 102
- glândula mamária
- - localização, 101
- glândulas acessórias (polimastia), 102
- localização, 101
- metástases de carcinoma mamário, 103
- papila da, 102
- - inervação, 102

ANATOMIA

- - nos homens, 331
- posição do corpo da, 331
- seios lactíferos, 102
- tumores mamários, 101
Mandíbula (ou maxilar inferior)
- ângulo da, 566
- cabeça da (côndilo), 567, 656
- canal da, 567
- colo da, 567
- corpo da
  - borda inferior do, 567
  - - borda superior do, 567
  - - fóvea sublingual, 567
  - - fóvea submandibular, 567
  - - linha milo-hióidea, 567
  - - linha oblíqua, 567
  - - protuberância mental, 566
  - - sínfise do mento, 566
  - - superfície externa, 566
  - - superfície interna, 567
- deslocamento da, 656
- esquemas da, 565
- face lateral direita da, 566
- forame da, 567
- forame mental, 549
- gônion, 566
- inserção do genioglosso na, 711
- língula, 567
- movimentos da
  - - principais fatores responsáveis pelos, 656
- no embrião, 567
- parte alveolar da, 549
- ramo da
  - - borda anterior do, 567
  - - borda superior do, 567
  - - incisura mandibular, 567
  - - secção coronal através do, 655
  - - sulco milo-hióideo, 567
  - - superfície lateral, 567
  - - superfície medial, 567
- sínfise do mento, 549
- união óssea entre as metades da, 568
Manúbrio, 331
Mão
- abdução da, 152
- adução da, 152
- aponeurose palmar, 140, 142
- arcabouço esquelético, 139
- artérias da
  - - anteriores, 150
  - - do dorso da, 150
  - - radial, 149
  - - ulnar, 150
- aspectos gerais da, 139
- atividades da
  - - beliscão, 139
  - - manipulação precisa, 139
  - - movimento livre, 139
  - - preensão, 139
- bainhas sinoviais flexoras, 141, 143
- cabeças dos metacárpicos, 161
- cútis do dorso da, 139
- de adultos, 86
- de criança, 88
- dedos
  - - anular, 139
  - - índex, 139
  - - médio, 139
  - - mínimo, 139
  - - polegar, 139
- direita
  - - ossos da, 94, 95
- dorso da
  - - artérias do, 150
  - - cútis do, 139
  - - fáscia do, 140
- drenagem do sangue das, 98
- em várias posições, 87
- em várias vistas, 88
- escafóide, 160
- "espaços" fasciais da palma, 140
- fáscia da, 140
- hâmulo do hamato, 160
- importância funcional da, 139

- inervação anterior da, 147
- junturas da
  - - carpometacárpicas, 152
  - - interfalângicas, 153
  - - metacarpofalângicas, 153
- lado medial arredondado do piramidal, 160
- linhas de flexão, 140
- movimentos da, 153-155
  - - abdução, 154
  - - adução, 154
  - - beliscão, 155
  - - especializado de oposição, 139, 153, 154
  - - extensão, 154
  - - flexão, 154
  - - manipulação precisa, 155
  - - preensão, 154
- músculos da
  - - músculos do dedo mínimo
    - - - abdutor do, 144
    - - - flexor curto do, 144
    - - - oponente do, 144
  - - músculos do polegar
    - - - abdutor curto do polegar, 143
    - - - adutor do polegar, 144
    - - - flexor curto do polegar, 143
    - - - oponente do polegar, 143
    - - - primeiro interósseo dorsal, 143
    - - - primeiro interósseo palmar, 143
  - - extrínsecos
    - - - abdutores, 152
    - - - adutores, 152
    - - - extensores, 152
    - - - flexores, 152
    - - - funções nos movimentos de preensão, 152, 154
  - - interósseos
    - - - ação, 146
    - - - disposição dos, 145
    - - - dorsais, 145-146
    - - - inervação, 146
    - - - palmares, 145
  - - intrínsecos da, diagramas esquemáticos, 148
  - - lumbricais
    - - - disposição dos, 145
    - - - inserção, 145
    - - - origem, 145
- nervos da
  - - mediano, 147
  - - radial, 149
  - - ulnar, 149
- pisiforme
  - - posição do, 160
- posição
  - - de função, 139
  - - de repouso, 139
  - - em Z, 146, 147
- pregas interdigitais, 140
- radiografia da no estudo da maturação do esqueleto, 96
- rede venosa dorsal, 98
- trapézio, 160
- tubérculo dorsal do rádio, 160
- unhas, 140
Massagem cardíaca, 314
Mastigação, músculos da (v. Músculos)
Maturidade
- nas meninas, 57
- nos meninos, 57
- períodos da vida antes da, 56, 57
Maxila
- corpo da
  - - faces, 548
  - - crescimento das, 548
  - - direita, superfície anterior, 548
  - - forame infra-orbital, 548
  - - maxilar, 548
  - - premaxila, 549
  - - processos, 548
  - - sutura intermaxilar, 548
Mecanismo sesamóide
- hálux valgo, 242
- joanetes, 242

- na juntura metatarsofalângica do hálux, 242
Mecônio, 61
Mediastino
- anterior, 273
- estruturas mediastinais
  - - imagens especulares das, 286, 287
  - - sustentação das, 273
- médio, 273
- posterior, 273
- superior, 273
Mediastinoscopia, 273
Medula
- espinhal
  - - características
    - - - funcionais, 532
    - - - morfológicas, 532
    - - - topográficas, 532
  - - cauda eqüina, 531
  - - cone medular, 530
  - - disposição, 34
  - - dura-máter, 530
  - - espaço subaracnóideo
    - - - radiografia, 535
  - - espessura, média máxima de, 532
  - - estrutura
    - - - disposição, 531
    - - - substância branca, 531
    - - - substância cinzenta, 531
  - - fissuras, 530
  - - forma, 530
  - - funções, 34
  - - hiato sacral
    - - - palpação, 537
  - - intumescências, 530
  - - irrigação sanguínea
    - - - canais arteriais longitudinais, 531-532
    - - - irrigação arterial, 532
    - - - irrigação segmentar de reforço 532
    - - - veias
    - - - - plexos venosos vertebrais internos, 532
  - - lesão na parte cervical da, 532
  - - líquido cerebrospinhal, 535
  - - níveis da, 531
  - - punção lombar, 534
  - - ponto de referência durante a, 537
  - - raízes
    - - - dorsais das partes cervical e torácica superior da, 530
    - - - espinhais, 532
    - - - - comprimento das, 533
    - - - - da região lombossacral, 533
    - - - - dorsal, 33
    - - - - ventral, 33
  - - segmento de medula, 530
  - - substância branca, 33
  - - substância cinzenta, 33
  - - sulcos, 530
- oblonga
  - - centros nervosos, 573
  - - fissura mediana anterior, 572
  - - nervos cranicos, 572
  - - oliva, 572
  - - pirâmide, 572
  - - sulcos, 572
- óssea
  - - flava, 14
  - - gordurosa, exame microscópico, 14
  - - rubra, 14
Meios de contraste
- radiolúcidos, 67
- radiopacos, 67
Meissner, terminação de, 54
Melanina (v. Cútis)
Melanóide (v. Cútis)
Membrana
- interóssea
  - - corda oblíqua, 138
  - - fibras, 138
- mucosa, 46
- sinovial (v. Junturas sinoviais), 20
Membro
- inferior, 59
  - - anatomia de superfície do, 248-251

ÍNDICE ALFABÉTICO

- - - coxa, 248-250
- - - pé, 251
- - - perna, 250-251
- - - quadril, 248-250
- - - tornozelo, 251
- - aparecimento no embrião, 163
- - artérias, 754
- - cíngulo do, 163
- - comprimento (medida clínica), 249
- - especialização, 163
- - inervação, 757
- - introdução, 163
- - leituras gerais, 163
- - medição clínica, 166
- - movimentos do, 244
- - nomes latinos e equivalentes em português das partes do, 163
- - ossos do
- - - falanges, 194-195
- - - fêmur ou osso da coxa, 171-175
- - - fíbula, 179-183
- - - metatarso, 192-194
- - - osso do quadril, 164-171
- - - patela ou capuz do joelho, 175-176
- - - sesamóides, 195
- - - tarso, 183-191
- - - tíbia, 176-179
- - pelve óssea, 163
- - resumo, 773
- - retorno do sangue do, 198
- - segmentos, 163
- - superfície do, características, 249, 250
- - vasos linfáticos, representação esquemática dos, 200
- - superior, 59
- - anatomia de superfície do
- - - antebraço, 158
- - - braço, 157
- - - mão, 160
- - - ombro, 157
- - artérias, 754
- - cíngulo do, movimento, 119
- - clavícula, 73-76
- - drenagem linfática, 101
- - escápula, 76-78
- - inervação, 753-757
- - introdução, 72
- - leitura suplementar, 72
- - músculos e tendões que podem ser identificados pela inspeção, 157, 158
- - nervos do, 109-114
- - nomes latinos e equivalentes em português das partes do, 72
- - ossos do, 73-97
- - - carpo, 92-96
- - - clavícula, 73-76
- - - escápula, 76-79
- - - falanges, 96-97
- - - metacarpo, 96
- - - rádio, 83-89
- - - ulna, 89-92
- - - úmero, 79-83
- - resumo, 772
- - úmero, 79-81
- Meninges, 34
- - aracnóide espinhal
- - - espaço subaracnóideo, 534
- - dura-máter espinhal
- - - analgesia caudal, 534
- - - bainha dural, 534
- - - dura-máter espinhal, 534
- - - espaço epidural ou extradural, 543
- - - espaço subdural, 534
- - - filamento da, 454
- - - gordura epidural, 534
- - leptomeninges
- - - aracnóide (v. Aracnóide), 592
- - - disposição das, 593
- - - pia-máter, 593
- - paquimeninge ou dura-máter
- - - lâminas, 589
- - - pia-máter espinhal
- - - ligamento denticulado, 535
- - - *linea splendem*, 535
- - - e vasos associados, 590

Meniscos (cartilagens semilunares)
- intra-articulares, 22
- lateral, **219**, 220
- ligamento
- - meniscofemoral, 220
- medial, **219**, 220
Merkel, terminação de, 54
Mesencéfalo (v. Encéfalo), 32
- aqueduto, 574
- colículos, 574
- distorção do, 590
- fossa interpeduncular, 574
- localização, 574
- nervo oculomotor, 574
- nervo troclear, 574
- pedúnculos cerebrais, 574
- teto do, 574
Mesentério, 362
- camadas, 377
- drenagem linfática, 377
- fixação do no adulto, 366
- inserções mesentéricas, 366
- irrigação, 377
- largura, 377
- linfonódios, 378
- padrão vascular mesentérico, 378
- quilo, 377
- raiz do, 377
Mesocólon
- sigmóide (pelve)
- - linha de inserção, 383
- - recesso intersigmóide, 383
- transverso, 383
- - inserções do, 362
- - lâminas, 394
- - secção sagital da formação do, 362
Mesométrio, 471
Mesossalpinge, 471
Mesotendão (v. Tendões), 131, 142
Metacarpo
- centro endocondral, 96
- centros epifisiais, 96
- colar periostal, 96
- ossificação, 96
- osso do
- - peculiaridades, 96
Metáfise, 11, 68
Metatársicos
- base, 192
- cabeça, 193
- corpo, 192
- ossificação, 188, 194
- primeiro, 194
- quarto, 194
- quinto, 194
- segundo, 194
- terceiro, 194
Metatarso, ossos do (v. Metatársicos)
Metencéfalo (v. Encéfalo), 32
Método
- anatômico, para determinação da ação de um músculo, 27
- clínico, para determinação da ação de um músculo, 28
Micção
- desordens neurológicas, 453
- mecanismo da (v. Bexiga urinária)
Microcefalia, 58
Midríase (v. Íris), 623
Mielencéfalo (v. Encéfalo), 32
Migração caudal da traquéia, brônquios e pulmões, 61
Miocárdio (v. Coração)
Miofibrilas (v. Músculos esqueléticos), 29
Miose (v. Íris)
Monroe-Kellie, doutrina de, 584
Monte da pube (v. Pube)
Movimentos
- da árvore brônquica, 296
- da caixa torácica
- - de "alça de balde", 271, 272
- - de "braço de bomba", 271, 272
- - papel na alteração da pressão endotorácica, 296
- da coluna vertebral

- - eixo de cada tipo de, 527
- - eletromiogramas, 528
- - extensão, 526, **527**
- - flexão, 526, **527**
- - músculos
- - - ação, 527
- - - na posição ereta em repouso, 527
- - regiões dos, 526
- da juntura radioulnar distal, 151
- da mandíbula (v. Mandíbula)
- das costelas, 272
- das mãos, 153-155
- "de massa" (v. Cólon)
- de preensão
- - funções dos músculos extrínsecos nos, 152, 154
- de translação dos dedos, 155
- do bulbo do olho, 626, 627
- do cíngulo do membro superior (v. Cíngulo do membro superior)
- do diafragma
- - importância na circulação do sangue, 264
- - papel na alteração da pressão endotorácica, 296
- do intestino grosso, 379
- do membro inferior
- - fase de estação, 245
- - fase de oscilação, 245
- do ombro (v. Ombro, movimentos do)
- do pé, 238
- - eixos oblíquos de, 241
- do polegar, 153
- do tornozelo, 238
- - eixos oblíquos de, 241
- dos dedos, teste dos, 154, 155
- dos olhos
- - músculos responsáveis pelos movimentos verticais, 628
- dos rins durante a respiração, 398
- escapulares e glenoumerais combinados, 120
- intestinais, 374
- na deambulação
- - abdução e adução, 245, 246
- - flexão e extensão, 246
- - rotação, 246
- na juntura do cotovelo
- - extensão, 128
- - flexão, 128
- na juntura do quadril, 217-218
- - abdutores e adutores, 218
- - flexores e extensores, 218
- - rotadores, 218
- na juntura do tornozelo (v. Juntura do tornozelo)
- na juntura mediocárpica, 152
- na juntura radiocárpica, 152
- na juntura radioulnar
- - pronação, 128
- - supinação, 128
- nas junturas do cotovelo e radioulnar proximal
- - ângulo de carregar, 128
- - músculos
- - - extensor do antebraço, 29
- - - flexores do antebraço, 129
- - - supinador, 129
- nas junturas interfalângicas, 242
- nas junturas intertársicas (v. Junturas intertársicas)
- nas junturas metatarsofalângicas, 242
- peristálticos (v. Estômago)
- respiratórios, 296
Mudanças de temperatura, umidade ou pressão, e efeitos nas junturas, 22
Musculatura
- facial
- - lesões, 611
- - paralisia facial idiopática (paralisia de Bell), 611
- - paralisia facial unilateral, 611
Músculos
- abdutor do dedo mínimo
- - inervação, 233

- - inserção, 233
- - origem, 233
- abdutor do hálux
- - ação, 233
- - inervação, 233
- - inserção, 233
- - origem, 233
- abdutor do quinto osso metatársico, 233
- abdutor longo do polegar
- - ação, 134
- - inervação, 134
- - inserção, 133
- - origem, 133
- adutor
- - curto
- - - ação, 210
- - - inervação, 210
- - longo
- - - ação, 210
- - - inervação, 210
- - magno
- - - ação, 210
- - - inervação, 210
- - - porção adutora, 210
- - - porção extensora ou isquiocondilar, 210
- adutor do hálux
- - ação, 234
- - origem, 234
- - porções, 234
- anconeu, 80
- - ação, 133
- - inervação, 133
- - inserção, 133
- - origem, 133
- arcos axilares, 105
- articular do joelho, 212
- atuantes nos movimentos da juntura do tornozelo, 238
- atuantes nos movimentos nas junturas intertársicas, 240
- aumento e crescimento, 60
- bíceps, 129
- bíceps braquial
- - aponeurose bicipital, 122
- - inserção, 122
- - na abdução, 119
- - na adução, 119
- - na flexão do braço, 119
- - origem, 122
- - porção curta ou medial do, 122
- - porção longa ou lateral do, 122
- - ação, 123
- - inervação, 123
- - tendões de origem, 122
- - bíceps da coxa
- - porção longa, 208
- - porção curta, 208
- - braquial
- - ação, 123
- - inervação, 123
- - inserção, 123
- - origem, 122
- - braquiorradial
- - ação, 132
- - inervação, 132
- - inserção, 132
- - origem, 132
- - bucinador
- - ações, 646
- - bulboesponjoso (bulbocavernoso), 488, 490
- ciliar
- - ação, 635
- - arquitetura, 635
- - atrofia do, 635
- - atropina no exame do olho, 636
- - inervação, 635
- - condroepitroclear, 105
- - coracobraquial, 122
- - ação, 123
- - inervação, 123
- - inserção, 122
- - origem, 122
- - cremaster

- - inervação, 462
- - irrigação, 462
- - reflexo cremastérico, 462
- - da boca
- - bucinador
- - - ações, 646
- - - orbicular da boca
- - - - ações, 646
- - da coluna vertebral, 515
- - da expiração, 272
- - da expressão facial, 644-646, 645
- - da faringe (v. Faringe)
- - da laringe (v. Laringe)
- - da língua (v. Língua)
- - da mastigação
- - - exame, 660
- - - masseter, 652
- - - - ação, 653
- - - - inervação, 653
- - - pterigóideo lateral
- - - - ação, 653
- - - - inervação, 653
- - - pterigóideo medial
- - - - ação, 653
- - - - inervação, 653
- - - temporal
- - - - ação, 653
- - - - inervação, 653
- - da parede torácica, 262-265
- - da planta do pé, 232-235
- - - camadas, 233
- - - disposição, 232
- - - dissecção, 232
- - da região peitoral, 104-105
- - - inserção, 104
- - - variações e músculos ocasionais, 105
- - da respiração, 272-273
- - das pálpebras
- - - levantador da pálpebra superior
- - - - inervação, 629
- - - - paralisia do, 629
- - - orbicular dos olhos, 629
- - - deltóide, 26, 78, 80, 104
- - - - ação, 107
- - - - função, 107
- - - - inervação, 107
- - - - na abdução do braço, 119
- - - - na extensão do braço, 119
- - - - origem, 107
- - detrusor da urina, 451
- - diafragma
- - - ação, 264
- - - anomalias congênitas
- - - - duplicações, 265
- - - - lingüetas acessórias, 265
- - - - persistência do canal pleuroperitoneal, 265
- - - desenvolvimento, 265
- - - forma
- - - - orifícios
- - - - - hiato aórtico, 265
- - - - - hiato esofágico, 265
- - - - - forame da veia cava inferior, 265
- - - hérnias
- - - - adquiridas, 265
- - - - congênitas, 265
- - - - de hiato, 265
- - - - diafragmáticas, 264, 265
- - - hiatos
- - - - aórtico, 264
- - - - esofágico, 264
- - - inervação, 264
- - - ligamento arqueado mediano, 264
- - - movimentos do, importância na circulação do sangue, 264
- - - parte costal, 264
- - - parte esternal
- - - - no cadáver, 264
- - - - trígono esternocostal, 264
- - - parte lombar ou vertebral, 264
- - - pilares, 264
- - - posição
- - - - ereta, 265
- - - - fase média da respiração, 265
- - - - lateral (decúbito lateral), 265

- - - supina, 265
- - relações, 264
- - respiração abdominal (diafragmática), 272
- - soluços, 264
- - tendão, 263
- - trígono vertebrocostal, 264
- - dilatador da pupila
- - - contração, 636
- - - inervação, 636
- - do bulbo do olho
- - - ações, 625, 626, 627
- - - equilíbrio, 626
- - - inervação, 625
- - - oblíquos, 625
- - - paralisia, 626
- - - resumo dos, 627
- - - retos, 625
- - - "do chute", 221
- - do couro cabeludo
- - - epicrânio
- - - - occipital, 643
- - - - occipitofrontal, 643
- - do dedo mínimo (v. Dedo)
- - do diafragma da pelve, 482
- - do dorso
- - - profundos, 515-518
- - do dorso do pé, 232
- - do espaço superficial do períneo
- - - bulboesponjoso (bulbocavernoso), 488, 490
- - - isquiocavernoso, 487, 490
- - - transverso superficial do períneo, 487, 490
- - do jarrete (v. Coxa)
- - - ações, 209
- - do nariz, 646
- - do ombro, 106-108
- - - espaços triangular e quadrangular, 108, 109
- - do ouvido, 609
- - do palato mole (v. Palato mole)
- - do pé, 231-235
- - do polegar (v. Polegar, músculos do)
- - dorsoepitrocleares, 105
- - dos membros, inervação segmentar
- - - membro inferior, 113
- - - membro superior, 113
- - eretor da espinha, 516-517
- - eretor do pêlo, 52
- - escalenos
- - - ações, 702
- - - anterior, 700
- - - inervação dos, 701
- - - médio, 700
- - - mínimo (escaleno pleural), 701
- - - posterior, 701
- - esfíncter da uretra, 488, 490
- - esplênio
- - - da cabeça, 517
- - - do pescoço, 517
- - esqueléticos, 24
- - - ações e funções, 25
- - - agonistas, 26, 27
- - - antagonistas, 26, 27
- - - características gerais, 24
- - - desnervação do, 25
- - - em atividade, 29
- - - em repouso, 29
- - - estrutura, 29
- - - fixadores, 26, 27
- - - força total desempenhada, 25
- - - função, 29
- - - inervação e vascularização, 25
- - - mecânica dos, 26
- - - origem e inserção, 24-25
- - - reflexos e tono muscular, 29
- - - sinergistas, 26, 27
- - - teste dos
- - - - eletromiografia, 28
- - - - estímulos elétricos, 27
- - - - método anatômico, 27
- - - - método clínico, 28
- - - - palpação, 27
- - - estapédio, 609

ÍNDICE ALFABÉTICO

- esternal, 105
- esternoclidomastóideo (v. Pescoço), 109
- esternocostal (v. transverso do tórax), 263
- extensor curto do polegar
- - ação, 134
- - inervação, 134
- - inserção, 134
- - origem, 134
- extensor curto dos dedos
- - ação, 232
- - divisão, 232
- - inervação, 232
- - origem, 232
- extensor do dedo mínimo
- - ação, 133
- - inervação, 133
- - inserção, 133
- - origem, 133
- extensor do índex
- - inserção, 134
- - origem, 134
- - "tabaqueira anatômica", 134, *135*
- extensor dos dedos
- - ação, 133
- - divisão, 132
- - inervação, 133
- - origem, 132
- extensor longo do hálux
- - ação, 223
- - inserção, 223
- extensor longo do polegar
- - ação, 134
- - inervação, 134
- - inserção, 134
- - origem, 134
- extensor longo dos dedos
- - ação, 223
- - inserção, 223
- - origem, 222
- extensor radial curto do carpo
- - ação, 132
- - inervação, 132
- - inserção, 132
- - origem, 132
- extensor radial longo do carpo
- - ação, 132
- - inervação, 132
- - inserção, 132
- - origem, 132
- extensor ulnar do carpo
- - ação, 133
- - inervação, 133
- - inserção, 133
- - origem, 133
- extensores do antebraço, 80
- fibular curto
- - ação, 225
- - inervação, 224
- - situação, 224
- fibular longo
- - ação, 224
- - inervação, 224
- - inserção, 224
- - origem, 224
- fibular terceiro
- - inserção, 223
- - origem, 223
- flexor curto do dedo mínimo
- - inserção, 234
- - oponente do dedo mínimo, 234
- - origem, 234
- flexor curto do hálux
- - inervação, 234
- - inserção, 234
- - origem, 234
- flexor curto dos dedos
- - inervação, 233
- - inserção, 233
- flexor longo do hálux
- - ação, 228
- - origem, 227
- flexor longo do polegar
- - ação, 132
- - inervação, 132
- - origem, 132

- - tendão de inserção, 132
- flexor longo dos dedos
- - ação, 227
- - origem, 227
- flexor profundo dos dedos
- - ação, 132
- - inervação, 132
- - inserção, 131
- - músculo lumbrical, 132
- - origem, 131
- - tendões, 131
- flexor radial do carpo
- - ação, 130
- - inervação, 130
- - inserção, 130
- - origem, 130
- flexor superficial dos dedos
- - ação, 131
- - inervação, 131
- - inserção, 131
- - origem, 131
- flexores
- - retináculo dos, 161
- flexor ulnar do carpo
- - ação, 131
- - inervação, 131
- - inserção, 131
- - origem, 130
- gastrocnêmio
- - irrigação sanguínea, 226
- - porção lateral, 226
- - porção medial, 226
- gêmeos superior e inferior
- - ação, 204
- - inervação, 203
- - inserção, 203
- - origem, 203
- gluteu
- - máximo
- - - ação, 202
- - - inervação, 202
- - - inserção, 202
- - - origem, 202
- - médio
- - - ação, 202
- - - inervação, 202
- - - inserção, 202
- - - origem, 202
- - - paralisia do, 203
- - mínimo
- - - ação, 202
- - - inervação, 202
- - - inserção, 202
- - - origem, 202
- grande dorsal
- - ação, 106
- - inervação, 106
- - na adução do braço, 119
- - na extensão do braço, 119
- - origem, 106
- - trígono lombar, 106
- hipotenares, 145
- iliococcígico
- - fibras, 482
- - origem, 482
- iliopsoas
- - ação, 211
- - fáscia do, 356
- - ílico, 211
- - inervação, 211
- - origem, 354
- - psoas maior, 211
- - psoas menor, 211
- infra-espinhal, 108
- infra-hióideos
- - ações, 674
- - esterno-hióideo, 673
- - esternotireóideo, 674
- - inervação, 674
- - omo-hióideo, 673
- - tireo-hióideo, 674
- intercostais externos
- - fibras, 262
- - inervação, 262
- - inserção, 262
- - membranas intercostais externas, 262

- intercostais internos
- - inervação, 263
- - inserção, 263
- - membranas intercostais internas, 263
- intercostais íntimos, 263
- interespinhais, 518
- interósseos dorsais e plantares
- - ação, 234
- - disposição dos, no pé direito, *234*
- - inervação, 234
- - origem, 234
- intertransversais, 518
- intrínsecos da mão, paralisia dos, 285
- isquiocavernoso, 487, 490
- levantador da escápula
- - ação, 106
- - inervação, 106
- levantador da próstata, 463
- levantador do ânus
- - arco tendíneo do, 484
- - partes
- - - iliococcígico, 482
- - - músculo pubococcígico, 482
- - - puborretal, 482
- levantadores das costelas
- - inervação, 262
- - inserção, 262
- - origem, 262
- longo da cabeça, 703
- longo do pescoço (longo cervical), 703
- lumbricais (v. Músculo flexor profundo dos dedos)
- - ação, 234
- - do pé direito, disposição dos, 233
- - inervação, 234
- - origem, 233
- - oblíquo externo, 343, *344*
- - aponeurose do
- - - pilares, 349
- - fibras, *343*
- - inervação, 344
- - e ligamento inguinal, 349
- - oblíquo interno
- - - acessório, 344
- - - aponeurose do, 349
- - - e cremaster, 349
- - - inervação, 344
- - - origem, 344
- - obturatório externo
- - - ação, 204
- - - inervação, 204
- - - inserção, 203
- - - origem, 203
- - obturatório interno
- - - ação, 204
- - - inervação, 203
- - - inserção, 203
- - - origem, 203
- - ocasionais, 105
- - orbicular da boca
- - - ações, 646
- - orbicular do olho, 644
- - - ações, 645
- - - paralisia do, 645
- - orbital, 620
- - palmar longo
- - - ação, 130
- - - inervação, 130
- - - inserção, 130
- - - origem, 130
- - pectíneo, 209
- - - ação, 210
- - - inervação, 210
- - peitoral maior
- - peitoral maior, *26*
- - - ação, 104
- - - inervação, 104
- - - na adução do braço, 119
- - peitoral menor
- - - ação, 105
- - - inervação, 104
- - peniforme, 24
- - piramidal, 345
- - piriforme
- - - ações, 204

ANATOMIA

- - inervação, 203
- - inserção, 203
- - origem, 203
- plantar
- - inervação, 227
- - origem, 227
- poplíteo
- - ação, 227
- - ligamento poplíteo arqueado, 227
- - origens, 227
- posteriores superficiais, *105*
- pré-vertebrais, 703
- - ações, 703
- - inervação, 703
- pronador quadrado, 84
- - ação, 132
- - inervação, 132
- - inserção, 132
- - origem, 132
- pronador redondo, 129
- - ação, 130
- - inervação, 130
- - inserção, 130
- - origem, 130
- psoas menor, 356
- pubococcígico
- - contração do, na micção, 452
- - lesões durante o parto, 483
- - na mulher, 482
- - no homem, 482
- puboprostático, 463
- puborretal
- - palpação, 476
- - representações esquemáticas, *477*
- quadrado da coxa
- - ação, 204
- - inervação, 203
- - inserção, 203
- quadrado da planta (flexor acessório)
- - inervação, 233
- - inserção, 233
- quadrado lombar
- - ação, 356
- - inervação, 356
- quadríceps da coxa
- - ação, 212
- - inervação, 212
- - reto da coxa ("músculo do chute"), 211, 212
- - vasto
- - - intermédio, 211
- - - lateral, 211
- - - medial, 211
- redondo maior
- - ação, 108
- - inervação, 108
- - na adução do braço, 119
- - origem, 108
- redondo menor
- - ação, 108
- - inervação, 108
- - tendão de inserção, 108
- reto anterior da cabeça, 703
- retococcígico, 477
- reto do abdome
- - bainha do
- - - camadas, 345
- - - formação da, 345
- - função principal, 346
- - inervação, 345
- - secção sagital do, *347*
- *reto lateral da cabeça*, 703
- *reto-uretral*, 477
- *rombóide maior*, *106*
- *rombóide menor*, *106*
- *rotadores laterais da coxa* (v. Região glútea, músculos da)
- sartório
- - ação, 212
- - inervação, 212
- semimembranáceo
- - tendão de inserção, 209
- semitendíneo, 209
- serráteis posteriores, *515*
- serrátil anterior

- - *ação, 105*
- - *inervação, 105*
- - *paralisia do, 105*
- *sóleo, 197, 227*
- - linha do, 179
- - tendão do, 226
- - subclávio, 74
- - ação, 105
- - inervação, 105
- - subcostais, *262*, 263
- - subescapular
- - - ação, 108
- - - inervação, 108
- - - na rotação do braço, 119
- - - origem, 108
- - - tendão de inserção, 108
- - suboccipitais, *519*
- - superficiais do dorso, 105-106
- - - ação, 133
- - - inervação, 133
- - - inserção, 133
- - - origem, 133
- - supinador, 80, 129
- - supra-espinhal
- - - ação, 107
- - - funções na abdução, 119
- - - inervação, 107
- - - origem, 107
- - - paralisia, 108
- - - tendão de inserção, 107
- - supra-hióideos
- - - digástrico
- - - - ação, 665
- - - - inervação, 665
- - - - ventres, 664
- - - estilo-hióideo
- - - - ação, 665
- - - - inervação, 665
- - - gênio-hióideo
- - - - ação, 665
- - - - inervação, 665
- - - milo-hióideo
- - - - ação, 665
- - - - inervação, 665
- - suspensor do duodeno, 375
- - tenares, na manipulação precisa, 155
- - tensor da fáscia lata
- - - ação, 203
- - - inervação, 203
- - - inserção, 203
- - - origem, 203
- - tensor do tímpano, 607, 609
- - tibial anterior
- - - ação, 222
- - - inserção, 222
- - - origem, 222
- - - ramos da artéria poplítea e suas relações com o, *226*
- - tibial posterior
- - - ação, 228
- - - localização, 228
- - - tendão do, 228
- - transverso do abdome, 344, *345*
- - - aponeurose do, 349
- - - fáscia transversal, 344, 349
- - - inervação, 345
- - - origem, 344
- - transverso do tórax (esternocostal), 263
- - transverso espinhal
- - - semi-espinhal
- - - - da cabeça, 517
- - - - do pescoço, 517
- - - - do tórax, 517
- - transverso profundo do períneo, 488, 490
- - transverso superficial do períneo, 487, 490
- - trapézio
- - - ação, 106
- - - inervação, 106
- - - inserção, 105
- - triangular ou fusiforme, 24
- - tríceps, 80, 90, 129
- - tríceps braquial
- - - ação, 123

- - "aponeurose tricipital", 123
- - inervação, 123
- - inserção, 123
- - planos superficial e profundo, *123*
- - porção lateral, 123
- - porção longa, 123
- - porção medial, 123
- - tríceps sural
- - ação, 226
- - reflexo do tornozelo, 227
- - voluntários, 24

N

Nádega (v. Região glútea)
Nariz
- cavidade nasal
- - abertura periforme, 720
- - anestesia das paredes da, 725
- - assoalho, 721
- - infecção, 726
- - coanas (aberturas posteriores), 720
- - drenagem linfática, 725
- - esquema coronal, *726*
- - exame da (rinoscopia), 725
- - fossas nasais, 720
- - inervação, 724
- - irrigação, *724*, 725
- - membrana mucosa, 723
- - nervo olfatório (v. Nervo)
- - parede lateral
- - - bula etmoidal, 721
- - - conchas nasais, 721, 723
- - - estrutura óssea da, face medial da, *722*
- - - face medial da, *723*
- - - formação, 721
- - - hiato semilunar, 721
- - - infundíbulo etmoidal, 721
- - - meatos, 721
- - - recesso esfeno-etmoidal, 721
- - parede medial ou septo nasal, 721
- - região olfatória, 723
- - região respiratória, 723
- - relações, 720
- - seios paranasais
- - - projeção de Caldwell, *727*
- - - projeção de Water, *727*
- - - radiografia, 726
- - - seio esfenoidal (v. Seio)
- - - seio etmoidal (v. Seio)
- - - seio frontal (v. Seio)
- - - seio maxilar (v. Seio)
- - - sinusite, 726
- - - transiluminação, 726
- - septo nasal, 720
- - - formação, 721
- - - órgão vomeronasal, 721
- - teto, 721
- - vestíbulo, 723
- externo
- - asas do, 720
- - cartilagens, 720
- - cavidade nasal, 548
- - conchas (ou turbinados), 548
- - espinha nasal anterior, 548
- - extremidade ou ápice, 720
- - inervação cutânea, 720
- - irrigação sanguínea, 720
- - meatos, 548
- - narinas, 720
- - ossos nasais, 548
- - parte mole, 548
- - parte óssea, 548
- - raiz ou ponte do, 720
- - funções do, 720
- - músculos do, 646
Nefrolitíase, 399
Nefrons (v. Rins)
Nervos
- abducente
- - exame, 624
- - fibras, 624
- - na lesão cerebral, 624
- acessório

ÍNDICE ALFABÉTICO

- - células de origem, 689
- - esquema do, *689*
- - exame do, 690
- - porção crânica (ou bulbar, ou ramo interno), 689
- - porção espinhal (ou ramo externo), 690
- - ramo externo, 670, *767*
- - - exame, 671
- alveolar inferior, 661
- - bloqueio, 661
- - ramos, 661
- auriculotemporal, 661
- axilar (circunflexo), 158
- - nível do, 114
- - ramos musculares do, *755*
- - seção do, 754
- bucal, 660
- cavernosos da clítoris, 445
- cavernosos do pênis, 445
- cervicais
- - alça cervical, 700
- - nervo frênico, 700
- clúnios, 522
- - crânicos, 36, 763-768
- - aferentes, 588
- - componentes funcionais, 588-589
- - eferentes, 588
- - fibras
- - - aferentes, 588
- - - bainha de mielina, 588
- - - eferentes, 588
- - - tipos funcionais de, 588
- - gânglios parassimpáticos associados com os, 589, *770*
- - mistos, 588
- - nomeação, 587
- - numeração, 587
- - sumário dos, *764, 765*
- cutâneo lateral da coxa, 417
- cutâneo lateral do antebraço, 123
- cutâneo lateral inferior do braço, 124
- cutâneo lateral superior do braço, 114
- cutâneo medial do antebraço, 114
- cutâneo medial do braço, 114
- cutâneo posterior da coxa, 209, 444
- - ramos, 205
- cutâneo posterior do antebraço, 124, 136
- cutâneo posterior do braço, 124
- cutâneos, 54
- - para o membro inferior, 762
- da fossa poplítea (v. Fossa poplítea)
- da região glútea (v. Região glútea)
- "depressor aórtico", 319
- digitais dorsais, 136, 149, 224
- digitais palmares, 148, 149
- do abdome, 353, 412-418
- do dorso, 521-522 (v. Dorso)
- do esfíncter externo do ânus, 444
- do levantador do ânus e coccígeo, 444
- do membro superior, 109-114
- do pé, 235
- do piriforme, 444
- do quadrado da coxa, 444
- escapular dorsal, 106, 110, **111**
- espinhais, 34
- - distribuição, 35
- - secção, 36
- esplâncnico
- - imo, 329, 413
- - lombares, 414
- - maior, 329, 413
- - menor, 329, 413
- - pelvino, 444
- - torácicos, 413
- facial (sétimo crânico), 763
- - anatomia de superfície, 610
- - descrição, 609
- - destruição do, 763
- - esquema do e dos seus componentes, *609*
- - exame do
- - - lacrimejamento, 611
- - - paladar dos dois terços anteriores da língua, 611
- - - sensibilidade aos sons, 611
- - gânglio genicular (facial), 610

- - genículo (joelho), 610
- - infecção, 611
- - lesões, 611, 763
- - nível da lesão do, 611
- - paralisia, 611, 763
- - paralisia facial idiopática (paralisia de Bell), 611
- - ramos do, 610, *611*, 646, *766, 767*
- - - comunicante, 610
- - - corda do tímpano, 610
- - - musculares, 610
- - - nervo auricular posterior, 610
- - - nervo para o estapídio, 610
- - - nervo petroso externo, 610
- - - nervo petroso maior, 610
- - - terminais, 610
- - - - disposição, 611
- - - - exame, 611
- - - - fibras, 611
- - - - plexo parótico *(pes anserinus)*, 611
- - - representação esquemática do, *647*
- - trajeto, 609, **610**, 646
- - femoral, 418
- - lesões, 758
- - secção do, 758
- fibular comum (poplíteo lateral)
- - ramos
- - - comunicante fibular, 215
- - - nervo cutâneo lateral da sura, 215
- - secção do, 761
- fibular profundo
- - ramos, 224
- - secção do, 761
- fibular superficial (musculocutâneo), 225
- - ramos
- - - cutâneos, distribuição dos, 225
- - - musculares, 225
- - - nervo cutâneo dorsal intermédio, 225
- - - nervo cutâneo dorsal medial, 225
- - secção do, 762
- - frênicos, 413
- - acessórios, 111, 326, 700
- - componentes funcionais dos, 326
- - direito, 326
- - dor, 326
- - esquerdo, 326
- - origem, 325
- - relações com os grandes vasos, *687*
- - secção cirúrgica, 700
- - secção ou lesão dos, 326
- - trajeto, *687*, 700
- - frontal
- - ramos
- - - nervo supra-orbital, 621
- - - nervo supratroclear, 621
- genitofemoral, 418
- glossofaríngico, 763
- - esquema do, *686*
- - exame do, 687
- - gânglios, 686
- - ramos, 686-687, *767*
- gluteus
- - anatomia de superfície dos, *248*
- - inferior, 204, 444
- - - secção do, 759
- - superior, 204, 444
- - - secção do, 759
- - hipoglosso
- - distribuição, 690
- - esquema do, *690*
- - exame do, 691
- - ramos, 690-691
- ílio-hipogástrico, 353, 417
- ilioinguinal, 353, 417
- intercostais, 102
- intercostobraquial, 114
- interósseo anterior (v. Nervo mediano), 132
- interósseo posterior, 124, 137
- isquiádico, 444
- - anatomia de superfície do, 248
- - artéria satélite do, 204
- - divisão, 759
- - fibular, 205
- - ramos, 209, *760*

- - secção do, 761
- - tibial, 205
- - laríngico recorrente
- - - direito, 327
- - - esquerdo
- - - - lesões do, 327
- - - - lesão no, 747
- - - - relações, no adulto, 327
- - lingual, 661
- - lombares
- - - primeiro
- - - - divisão, 417
- - - mandibular
- - - - bloqueio, 660
- - - - divisão anterior do, 660
- - - - divisão posterior do, 661
- - - - esquema do, *660*
- - - - exame na área da pele inervada pelo, 660
- - - - ramos, 660
- - - - relações, 660
- - - - trajeto, 660
- - - maxilar
- - - - esquema do, *658*
- - - - exame da área da pele inervada pelo, 658
- - - - ramos, 658, *660*
- - - - trajeto, 658
- - - mediano, 112, 124, 158
- - - - divisão, 147
- - - - lesões no, 149
- - - - nervo interósseo anterior, 136
- - - - ramos, 136, *756*
- - - - secção do, 756
- - - musculocutâneo (v. Nervo fibular superficial), 112-114, 123
- - - - ramos, *756*
- - - - secção do, 755
- - - nasociliar
- - - - ramos, 621
- - - - trajeto, 621
- - - obturatório
- - - - acessório, 210, 418
- - - - ramos, 210
- - - - secção do, 759
- - - oculomotor
- - - - ação, 623
- - - - ciclopegia, 623
- - - - diplopia, 623
- - - - divisões, 623
- - - - exame, 623
- - - - midríase, 623
- - - - paralisia do, 623
- - - oftálmico
- - - - exame, 621
- - - - ramos
- - - - - nervo frontal, 621
- - - - - nervo lacrimal, 621
- - - - - nervo nasociliar, 621
- - - olfatório
- - - - exame, 724
- - - - fibras nervosas, 724
- - - óptico
- - - - desenvolvimento, 628
- - - - exame, 628
- - - - fibras, 628
- - - - relações, 628
- - - para o obturatório interno, 444
- - - para o subclávio, 111
- - - peitorais
- - - - laterais, 114
- - - - mediais, 114
- - - - perfurante cutâneo, 444
- - - periféricos
- - - - aspectos característicos dos, 36
- - - - distribuição, 35
- - - - irrigação, 36
- - - - ramos dos, 36
- - - - secção, 36
- - - - trajeto ou distribuição, 36
- - - plantar
- - - - lateral, 236
- - - - medial, 235
- - - poplíteo
- - - - lateral (v. Fibular comum)

- - medial (v. Tibial)
- pudendo
- - nervo dorsal do pênis (ou clítoris), 445
- - nervo perineal, 444
- - nervo retal inferior, 444
- radial (musculoespiral), 114, 123, 124, 158
- - lesão do, 758
- - ramos
- - - profundo
- - - - e fraturas, 137
- - - - - inervação, 137
- - - superficial ou continuação do nervo radial, 136
- - secção do, 755
- simpáticos, 413
- subescapulares
- - inferiores, 114
- - superiores, 114
- supra-escapular, 77, 107, 111
- tibial (poplíteo medial)
- - ramos
- - - calcaneares mediais, 229
- - - nervo cutâneo dorsal lateral, 216
- - - nervo cutâneo medial da sura, 216
- - - nervo interósseo da perna, 216
- - - nervo sural, 216
- - - terminais, 230
- - secção do, 761
- torácicos
- - componentes funcionais de um, 267
- - longo, 110, 111
- - primeiro, ramo ventral do, 269
- - ramos
- - - dorsais, 268
- - - ventrais
- - - - nervo subcostal, 270
- - - - nervos especiais, 269
- - - - nervos intercostais típicos, 268
- - - - nervos toracoabdominais, 270
- - toracoabdominais, 412
- - distribuição cutânea dos, 353, 354
- - trajeto dos, 353
- toracodorsal, 106, 114
- trigêmio, 763
- - ramos, 766
- troclear
- exame, 624
- - fibras, 623
- ulnar, 80, 91, 112, 124, 158
- - lesões, 149, 758
- - ramos, 136, 149, 757
- - secção do, 756
- vagos
- - componentes funcionais, 327, 328
- - direito
- - - ramos, 327
- - distribuição, 687, 768
- - esquema do, 687, 689
- - esquerdo
- - - ramos, 327
- - exame do, 689
- - ramos, 327, 767, 768
- - - na cabeça e pescoço, 688-689
- - relações com os grandes vasos, 687
- - secção, 768
- - trajeto, 687
- - troncos, 413
- - vestibulococlear
- - causas da surdez, 616
- - exame do, 616
- - lesões, 616
- - parte coclear (ou nervo), 616
- - parte vestibular (ou nervo), 615
- - surdez, teste da, 616
- - zumbidos (tinidos), 616
Neuróglias (v. Sistema nervoso), 32
Neurônios (células nervosas), 32
Nó
- atrioventricular, 309
- sino-atrial (sinusal), 309
Nódios hemais
- estrutura, 44
- função, 44
- localização, 44

Nuca
- ligamento da, 525
- linhas da, 552
- - supremas da, 547
Núcleos
- caudado, 32
- lentiforme, 32

O

Oftalmoscopia (v. Retina, exame da)
Olécrano, 89
Óleo iodado, na radiografia, 68
Olho
- bulbo do
- - ângulo iridocorneal ou ângulo de filtração, 634, 635
- - diâmetro ântero-posterior do, 633
- - eixos do, 626
- - equador, 633
- - fáscia do, 634
- - gonioscópio, 635
- - meridiano, 633
- - movimentos, 626, 627
- - músculos
- - - ações, 625, 626, 627
- - - equilíbrio, 626
- - - inervação, 625
- - - oblíquos, 625
- - - paralisia, 626
- - - resumo dos, 627
- - - retos, 625
- - pólos do, 633
- - secção horizontal do, 634
- - - na retirada cirúrgica de um olho, 635
- - diâmetro, 633
- - direito, metade anterior, 636
- - fotografias do in vivo, 637
- - fundo de, in vivo, 639
- - gânglio ciliar (v. Gânglio)
- - inervação autônoma do, 638
- - inervação sensitiva geral, 641
- - irrigação sanguínea do, 640, 641
- - meio dióptrico do
- - - córnea, 640
- - - corpo vítreo
- - - - composição, 640
- - - humor aquoso, 640
- - - lente
- - - - estrutura, 640
- - - - poder de acomodação, 640
- - - - superfícies, 640
- - - nervo óptico
- - - - desenvolvimento, 628
- - - - exame, 628
- - - - fibras, 628
- - - - relações, 628
- - pontos médios das pupilas, 633
- - posição de repouso, 625
- - pressão intra-ocular, 640
- - túnicas do, 641
- - - fibrosa externa
- - - - córnea, 633
- - - - esclera, 634
- - - média ou vascular (úvea)
- - - - corióide, 635
- - - - corpo ciliar, 635
- - - - íris, 635
- - - nervosa interna ou retina (v. Retina)
Ombro
- articulação do
- - arco coracoacromial, 116
- - cápsula articular, 108, 116
- - ligamento
- - - coracoumeral, 116
- - - glenoumerais, 116
- - - transverso do úmero, 116
- - - linha epifisial superior do úmero, 116
- - localização, 116
- - membrana sinovial, 116
- - tendão do bíceps, 116
- - de adulto, 74
- - de criança, 76
- - direito, radiogramas de, 119
- - junturas do, 116-117

- - conexões entre a clavícula e a escápula
- - - juntura acromioclavicular, 117
- - - ligamento coracoclavicular, 117
- - inervação, 117
- - ligamentos escapulares
- - - ligamento coracoacromial, 117
- - - ligamento transverso inferior da escápula, 117
- - - ligamento transverso superior da escápula, 117
- - movimentos da
- - - abdução, 117, 118
- - - adução, 118
- - - circundação, 118
- - - extensão, 118
- - - flexão, 118
- - - músculos abdutores, 118-119
- - - músculos adutores, 119
- - - músculos extensores, 119
- - - músculos flexores, 119
- - - músculos rotadores, 119
- - - rotação, 118
- - secção frontal através da, 116
- - movimentos do, 117-120
- - movimentos da juntura do ombro, 117-119
- - músculos do, 106-108
- - osso do (v. Escápula)
Ombro e braço
- acrômio, 157
- artéria
- - axilar, 158
- - braquial, 158
- - subclávia, 158
- - cabeça do úmero, 157
- - escápula, 157
- nervo
- - axilar, 158
- - mediano, 158
- - radial, 158
- - ulnar, 158
- plexo braquial, 158
- processo coracóide, 157
- pulso braquial, 158
Ondas
- eletromagnéticas (v. raios X), 65
- pulsatória (v. pulsação), 40
Órbitas
- bordas, 547
- corpo adiposo da, 635
- eixos da, 626
- fissura orbital superior, 621
- forame infra-orbital, 547
- incisura supra-orbital, 547
- músculo orbital, 620
- músculos em torno do ádito da, 644-645
- nervo abducente
- - exame, 624
- - fibras, 624
- - na lesão cerebral, 624
- nervo oculomotor
- - ação, 623
- - ciclopegia, 623
- - diplopia, 623
- - divisões, 623
- - exame, 623
- - midríase, 623
- - paralisia do, 623
- nervo oftálmico
- - exame, 621
- - ramos
- - - nervo frontal, 621
- - - nervo lacrimal, 621
- - - nervo nasociliar, 621
- nervo troclear
- - exame, 624
- - fibras, 623
- olhos, 547
- óssea
- - bordas
- - - infra-orbital, 618
- - - lateral, 618
- - - medial, 618
- - - supra-orbital, 618
- - canal óptico, 619, 621

ÍNDICE ALFABÉTICO

- - conteúdo, 618
- - direita, face anterior, *619*
- - paredes
- - - assoalho ou parede inferior, 620
- - - lateral, 619
- - - medial, 620
- - - teto ou parede superior, 619
- - relações, 618
- - pálpebras
- - borda livre, 629
- - carúncula lacrimal, 629
- - conjuntiva (v. Conjuntiva)
- - epicanto ("prega mongólica"), 628
- - estrutura, 629-630
- - função, 628
- - glândulas ciliares
- - - infecção, 629
- - lago lacrimal, 629
- - músculos
- - - levantador da pálpebra superior, 629
- - - orbicular dos olhos, 629
- - ptose, 629, 630
- - rima palpebral, 628
- - superior
- - inervação sensitiva das, 630
- - levantador da, *629*
- - - secção sagital através da, *629*
- - processo zigomático do osso frontal, 547
- - secção através da ao nível da rima palpebral, *618*
- - vasos oftálmicos
- - artéria oftálmica
- - - ramos, 622-623
- - vias oftálmicas, 623
Orelha
- depressões, 643
- direita, *644*
- estrutura básica da, *605*
- externa
- - exame da (otoscopia)
- - - identificação de algumas estruturas da orelha média, 606
- - - membrana do tímpano
- - - - normal, 606
- - - - relações profundas da, 606
- - otoscópio ou auriscópio, 606
- - inervação sensitiva, 605
- - irrigação sanguínea, 605
- - lesão externa, 605
- - meato acústico externo
- - - cartilagem do, 605
- - - cerume ou cera, 605
- - - estreitamento, 605
- - - função, 605
- - - glândulas ceruminosas, 605
- - - pele do, 605
- - - relações, 605
- - membrana do tímpano (ou tambor da orelha)
- - base fibrosa da, 606
- - - direções, 606
- - - direita, *606*
- - - incisões através da, 606
- - - localização, 606
- - - parte flácida, 606
- - - parte tensa, 606
- - - pregas, 606
- - - sensibilidade, 606
- - - superfícies, 606
- - - umbigo, 606
- - hélix, 644
- - inervação sensitiva da, 644
- - interna
- - - aparelho vestibular, 612
- - - cóclea, 612
- - - componentes da e suas aberturas, *615*
- - - considerações funcionais, 616
- - - disposição básica, *612*
- - - doença das paredes da (otosclerose), 616
- - - inervação
- - - - nervo vestibulococlear
- - - - - causas da surdez, 616
- - - - - exame do, 616
- - - - - lesões, 616

- - - - parte coclear (ou nervo), 616
- - - - parte vestibular (ou nervo), 615
- - - - surdez, teste da, 616
- - - - zumbidos na orelha, 616
- - - irrigação sanguínea, 615
- - labirinto
- - - equilíbrio do, 616
- - - membranáceo, 611
- - - - diagrama do, *614*
- - - - ducto coclear, *614*, 615
- - - - ductos semicirculares, 614
- - - - endolinfa, 614
- - - - parede do, 614
- - - - sáculo, 614
- - - - utrículo, 614
- - - ósseo, 611
- - - - cápsula ótica, 612
- - - - espaço perilinfático
- - - - - canais semicirculares, 612, *613*
- - - - - cóclea, 612, *613*
- - - - - vestíbulo, 612
- - - localização, 611
- - - mecanismo de funcionamento da, 616
- - - terminologia, *612*
- - - irrigação, 644
- - - lóbulo da, 644
- - média
- - - cavidade timpânica
- - - - ático ou recesso epitimpânico, 607
- - - - comunicações, 606
- - - - conteúdo, 606
- - - - direita, parede medial da, *607*
- - - - epitélio cuboidal, 606
- - - - espaços aéreos, *606*
- - - - limites
- - - - - assoalho ou parede jugular, 607
- - - - - parede anterior ou carótica, 607
- - - - - parede lateral ou membranácea, 606
- - - - - parede medial ou labiríntica
- - - - - - características, 608
- - - - - - plexo timpânico dos nervos, 608
- - - - - parede posterior ou mastóidea, 607
- - - - - teto ou parede tegmentar, 607
- - - - mesotímpano, 607
- - - - paredes da, 607
- - - - recesso hipotimpânico, 607
- - - - considerações funcionais, 609
- - - - inervação sensitiva, 609
- - - - membrana mucosa da, 606
- - - - nervo facial (v. Nervo)
- - - transmissão de vibrações sonoras para a orelha interna, 609
- - osso temporal, 605
- - pavilhão da
- - - músculos do, 644
- - - pele da, 644
Organogênese, 56
Órgãos
- cavitários, estrutura dos (v. Vísceras), 46
- endócrinos, 61
- genitais externos
- - no homem
- - - escroto, 491
- - - pênis (v. Pênis), 492
- - no sexo feminino, 494-495
- - - bulbo do vestíbulo, 495
- - - clítoris, 495
- - - drenagem linfática, 495
- - - glândulas vestibulares maiores, 495
- - - inervação, 495
- - - irrigação sanguínea, 495
- - - lábios maiores, 494
- - - lábios menores, 494
- - - monte da pube, 494
- - - vestíbulo da vagina, 494
- genitais femininos, 47, 465-475
- - visão posterior, *466*
- genitais masculinos, 47, 457-463
- pélvicos (v. Pelve)
- retroperitoneais, 359
- urinários, 47
Os
- calcis (v. Calcâneo)
- tibiale (v. Ossículos acessórios)

- tibiale externum (v. Ossículos acessórios)
- trigonum, 186, *188*
Ossículos
- acessórios (v. Carpo)
- - localização, 192
- - os tibiale externum, 192
- - os trigonum, 192
- - sesamóides, 192
- - do ouvido (v. Ouvido), 608
Ossos
- acessórios ou supernumerários, 11
- arquitetura, 13
- aspecto radiográfico dos, interpretação do, 60
- aspectos médico-legais e antropológicos, 16
- e atrofia, 16
- e avaliação da estatura, no cadáver, 16
- calcinado, 13
- capitato, 92, **95**
- central, 95
- contornos e acidentes dos, 11-12
- crescimento, 14
- cuneiformes, 191
- curtos, 11
- da canela (v. Tíbia)
- da mão direita, *94, 95*
- descalcificação, 13
- desenvolvimento, 14
- e determinação da raça e cadáveres, 16
- do crânio, 541-569
- do metatarso (v. Metatársicos)
- do pé direito, *191*
- do quadril
- - ao nascimento, *171*
- - articulação, 164
- - de adulto, abduzido, *169*
- - de criança, abduzido, *169*
- - direito
- - - vista anterior, *164*
- - - vista ínfero-lateral, *165*
- - - vista lateral, *164*
- - - vista medial, *165, 166*
- - - vista póstero-lateral, *167*
- - elementos componentes
- - - acetábulo, 170
- - - forame obturado, 170
- - - ílio, 165-166
- - - ísquio, 166-170
- - - pube, 170
- - na puberdade, 171
- - orientação correta do osso na posição anatômica, 164
- - orientação dos, *174*
- - ossificação, 170
- - posição anatômica, *168*
- - rotação lateral máxima, *168*
- - rotação medial máxima, *168*
- do tórax, *255*
- do tornozelo (v. Tálus)
- dureza do, 13
- escafóide (navicular), 92, 94, **95**
- - tubérculos do, 93
- esfenóide
- - asa maior
- - - canalículo inominado, 558
- - - crista infratemporal, 558
- - - espinha do esfenóide, 558
- - - faces, 564
- - - forame emissário esfenóide, 558
- - - forame espinhoso, 558
- - - forame oval, 558
- - - superfície infratemporal, *557*, 558
- - canal craniofaríngico, 563
- - coanas
- - - canal palatovaginal, 558
- - - canal vomerovaginal, 558
- - vômer, 558
- - corpo do, 560
- - face superior, *562*
- - - lâmina medial do, 558
- - - lâmina lateral do, 558
- - - hâmulo pterigóideo, 558
- - - fossa pterigóidea, 558

ANATOMIA

- - - fossa escafóide, 558
- - processo pterigóide
- - sela túrcica
- - - dorso da, 563
- - - fossa hipofisial, 563
- - - tubérculo da, 563
- - - superfícies, 563
- esponjoso ou reticular, 11
- esterno
- - corpo, 255
- - de crianças, 257
- - inserções musculares, 256
- - manúbrio
- - - ângulo esternal, 255
- - - incisura jugular, 255
- - - incisuras claviculares, 255
- - processo xifóide
- - - bífido, 256
- - - fossa epigástrica ("boca do estômago"), 256
- - - juntura xifesternal, 256
- - - no adulto, 256
- - - perfurado, 256
- - - tomograma do, 257
- - estrutura microscópica do, 13
- etmóide
- - esquema do, 721
- - extremidades dos, 12
- - forma, 13
- fósseis, estudo e interpretação dos, 16
- frontal
- - arco superciliar, 547
- - glabela, 547
- - násion, 547
- - processo zigomático do, 547
- - sutura metópica, 547
- - hamato, 92, **95**
- - hâmulo do, 93
- - heterotópico, 10
- - hióide, 665
- - corno maior, 569
- - corno menor, 569
- - corpo, 568
- - localização, 568
- - no pescoço, 550
- - origem, 569
- - ossificação, 569
- - e hipertrofia, 16
- - inervação, 12
- - irregulares, 11
- - lamelar, 13
- - longos, 10
- - diagramas esquemáticos do desenvolvimento de, 14
- membranáceos (dermais ou de revestimento), 14
- na determinação da idade de cadáver, 16
- na determinação do sexo de cadáver, 16
- navicular (v. sesamóide)
- occipital
- - côndilos, 552
- - crista occipital externa, 552
- - face inferior do, 555
- - face superior, 562
- - forame jugular, 553
- - forame lácero, 553
- - forame magno, 552
- - incisura jugular, 553
- - partes
- - - basilar, 553, 565
- - - escamosa, 552
- - - lateral (condilar), 552
- - processo jugular, 552
- - protuberância occipital externa, 552
- - tubérculo faríngeo, 553
- palatinos
- - lâminas, 559
- - piramidal, 92, **95**
- - pisiforme, 92, 93, **95**
- - planos, 11
- - pneumáticos, 11
- - e raios X, 13
- - semilunar, 92, 94, **95**
- - senis, 16
- - sesamóides, 11, 97

- - fabela, 226
- temporal
- - arco zigomático
- - - bordas, 549
- - - tubérculo da raiz do zigoma, 549
- - canal carótico
- - - extremidade inferior, 557
- - - relações, 557
- - canal pterigóideo, 557
- - características
- - - parte escamosa, 549, 555
- - - parte estilóide, 550, 556
- - - parte mastóide, 550, 556
- - - parte petrosa, 550, 556
- - - parte timpânica, 550, 556
- - - face inferior do, 556
- - - face lateral, 550
- - - face superior do, 564
- - - visto de cima, 612
- - - divisões, 555, 556
- - - eminência arqueada, 564
- - - fissura petroescamosa, 556
- - - fissura petrotimpânica, 556
- - - forame estilomastóideo, 556
- - - forame jugular
- - - - canalículo mastóideo, 557
- - - - canalículo timpânico, 557
- - - - localização, 557
- - - - relações, 557
- - - forame lácero, 557
- - - importância, 555
- - - impressão do trigêmeo, 564
- - - limites, 555
- - - nas fossas média e posterior do crânio, 564
- - - mastóide diplóica, 608
- - - mastóide pneumática, 608
- - - meato acústico (auditivo) externo, 549
- - - antro mastóideo, 550
- - - placa timpânica, 550
- - - trígono suprameático, 550
- - - partes no nascimento, 564
- - - porção mastóidea do, 607
- - - processo zigomático (zigoma), 549
- - - sutura escamosa, 549
- - *tegmen timpani*, 556, 564
- - teoria trajetorial, 13
- tipos de, 10-11
- - trapézio, 92, **95**
- - tubérculos do, 93
- - trapezóide, 92, **95**
- variações
- - comuns, 16
- - individuais, 16
- - vascularização, 12
- - vida de um, 13
- zigomático (malar), 548
Osteoblastos, 14
Osteócitos, 14
Osteóide, 14
Osteologia, 10
Osteônios, 13
Otoscopia (v. Orelha externa)
Ouvido
- junturas do
- - incudomalear, 608
- - incudostapedial, 608
- - músculos do
- - - atuação, 609
- - - estapédio, 609
- - - tensor do tímpano, 609
- - ossículos do
- - - bigorna, 608
- - - estribo
- - - surdez, 608
- - - martelo (maleo)
- - - - cabo ou manúbrio, 608
- - - - processos, 608
Ovário
- antes da primeira ovulação, 465
- após a puberdade, 465
- bordas
- - livre ou posterior, 465
- - mesovárica ou anterior, 465
- drenagem linfática, 467

- estrutura
- - epitélio germinativo, 467
- - variação, 467
- - extremidade tubal ou superior, 465
- - extremidade uterina ou inferior, 465
- - fossa ovárica, 465
- - hilo do, 465
- - hormônios
- - - atuação, 465
- - - estrogênio (ou hormônio folicular), 465
- - - progesterona (ou hormônio do corpo lúteo), 465
- - - relaxina, 465
- - - secreção dos, controlada pelo hormônio gonadotrófico da parte distal da hipófise, 465
- - idade adulta, 61
- - inervação, 467
- - irrigação sanguínea, 467
- - ligamentos
- - - infundíbulo pelvino, 467
- - - mesovário, 465
- - - ovárico, 467
- - - suspensor do ovário, 465
- - localização, 465
- - na nulípara, 465
- - óvulos, 465
- - peso
- - - ao nascimento, 61
- - - médio, 465
- - superfície lateral, 465
- - superfície medial, 465
- - tamanho, 465
Ovulação, 57
Oxi-hemoglobina (v. Cútis)

P

Pacini, terminação de, 54
Palato (v. Cavidades nasais)
- duro
- - formação, 706
- - mucoperiósteo
- - - rafe, 706
- - palato ósseo, 706
- - toro palatino, 706
- - glândulas palatinas, 706
- mole (véu palatino)
- - arco palatofaríngico, 706
- - arco palatoglosso, 706
- - formação, 706
- - função, 706
- - músculos do
- - - ações dos, 708
- - - inervação dos, 708
- - - levantador do véu palatino, 708
- - - músculo da úvula, 708
- - - palatofaríngico, 708
- - - palatoglosso, 708
- - - tensor do véu palatino, 708
- - pregas palatofaríngicas, 706
- - úvula, 706
- nervos sensitivos do, 706
- ósseo, 706
- pregas palatinas transversas ou rugas, 706
- vasos do, 706
Palma
- compartimento central da, 141
- "espaços" fasciais da, 140
Palpação, para determinação da ação de um músculo, 27
Pálpebras (v. Órbita)
Pâncreas
- anomalias, 394
- anular, 394
- arcadas pancreaticoduodenais, 393
- cabeça, 393
- cauda do, 393
- corpo, 393, **394**
- desenvolvimento, 364
- dividido, 394
- drenagem linfática, 373
- ducto pancreático acessório, 391, 394
- ductos pancreáticos, 391, 394

ÍNDICE ALFABÉTICO

- estrutura
- - porção endócrina da, 394
- - porção exócrina do, 394
- função, 394
- incisura pancreática, 393
- inervação, 394
- insulina, 394
- irrigação sanguínea, 372, 394
- processo uncinado, 393
- relações
- - anteriores, 394
- - peritoneais, 376, 394
- - posteriores, 394
- - tuber omental, 394
Panturrilha
- músculos da, na oscilação para a frente, 244
- músculos profundos da, origens dos, 225
Papilas
- dérmicas, 49, 51
- mesodérmica, 51
Paradídimo, 460
Paralisia vagal unilateral, 689
Parametrio, 471
Parede abdominal (v. Abdome)
Parede torácica
- artérias, representação diagramática das, 263
- drenagem linfática
- - linfonódios
- - - parietais
- - - - frênicos (diafragmáticos), 267
- - - - intercostais, 267
- - - - paresternais (torácicos internos), 267
- - - viscerais, 267, **322**
- - fáscia endotorácica, 262
- - músculos
- - - camada externa
- - - - intercostais externos, 262
- - - - levantadores das costelas, 262
- - - camada interna, 263
- - - - intercostais íntimos, 263
- - - - subcostais, 263
- - - - transverso do tórax (esternocostal), 256, 263
- - - camada média
- - - - intercostais internos, 263
- - diafragma
- - - ação, 264
- - - anomalias congênitas, 265
- - - desenvolvimento, 265
- - - forma
- - - - orifícios, 264-265
- - - hérnias diafragmáticas, 265
- - - inervação, 264
- - - movimentos do, 264
- - - parte costal, 264
- - - parte esternal, 264
- - - parte lombar ou vertebral, 264
- - - posição do, 265
- - - relações, 264
- - - soluços, 264
- - disposição, 262
- - intercostais, 262
- - representação diagramática dos, 263
- nervos, representação diagramática dos, 263
- nervos torácicos
- - nervos intercostais, 266
- - ramos
- - - dorsais, 268
- - - ventrais
- - - - nervo subcostal, 270
- - - - nervos especiais, 269
- - - - nervos intercostais típicos, 268
- - - - nervos toracoabdominais, 270
- vasos sanguíneos
- - artérias
- - - circulação colateral, 266
- - - intercostais posteriores
- - - - ramos, 266
- - - intercostal suprema, 266
- - - subcostais, 266
- - - torácica interna (mamária interna)

- - - - ramos, 265-266
- - vasos intercostais, 266
- - veias
- - - circulação venosa, 267
- - - intercostais posteriores, 267
- - - subcostais, 267
- - - torácicas internas, 266
- - - veias de retorno lateral, 267
Parênquima mamário, 102
Paroóforo, 471
Patela (ou capuz do joelho)
- bolsas, 212
- direita, 179
- faces, 175
- ligamento da, 175
- luxação da, 212
- ossificação, 176
Pé
- anatomia de superfície, 251
- aponeurose plantar, 231
- arcos do, 242
- - transverso, 184
- caído, 761
- cavo, 243
- chato (pes planus), 242
- de criança, 188
- dedos
- - fórmula digital, 231
- - hálux, 231
- - médio, 231
- - direito
- - interósseos dorsais do, disposição dos, 234
- - interósseos plantares do, disposição dos, 234
- - ossos do, 191, 193
- - - fixações musculares e ligamentosas, 192
- - - vista medial, 193
- - retináculos extensores, 223
- - distúrbios do, 183
- - do indivíduo vivo, 185
- - dorsiflexionado, 761
- - dorso do
- - - artérias do, 236
- - - músculos do
- - - - extensor curto dos dedos, 232
- - - pele do, 231
- - - pêlos no, 231
- eixos oblíquos de movimentos do, 241
- "espaços" fasciais do
- - subaponeurótico, 231
- - subcutâneo, 231
- - esqueleto do, 183
- - esquerdo, vista posterior do, 190
- - face medial do, 185
- - falanges do, 194
- - fáscia do, 231
- - funções do, 231
- - impressões plantares, 242
- - ligamentos do, 239
- - linhas de flexão, 231
- - músculos do, 231-235
- - nervos do
- - - fibulares profundo e superficial, 235
- - - plantar lateral, 235
- - - plantar medial, 235
- - - safeno, 235
- - - sural, 235
- - ossos sesamóides, 189
- - planos, 242
- - planta do
- - - artérias da, 236
- - - fáscia da, 231
- - - músculos da
- - - - camadas
- - - - - primeira
- - - - - - abdutor do dedo mínimo, 233
- - - - - - abdutor do hálux, 233
- - - - - - flexor curto dos dedos, 233
- - - - - quarta
- - - - - - interósseos dorsais e plantares, 234
- - - - - segunda
- - - - - - lumbricais, 233

- - - - - quadrado da planta (flexor acessório), 233
- - - - terceira
- - - - - adutor do hálux, 234
- - - - - flexor curto do dedo mínimo, 234
- - - - - flexor curto do hálux, 234
- - pele da, 231
- - reflexo cutâneo plantar (reflexo de Babinski), 235
- - tela subcutânea na, 231
- plantar flexionado, 761
- rede venosa dorsal do, 196
- tendões do, 239
- - bainhas sinoviais dos, 231, 232
- torto ou talípede, 243, 761
- valgo, 761
- varo, 761
- vasos do
- - arco plantar, 235
- - artéria dorsal do pé
- - - ramos, 235
- - artéria plantar lateral, 235
- - artéria plantar medial
- - - ramos, 235
- - veias
- - - profundas
- - - - arco venoso plantar, 235
- - - - digitais plantares, 235
- - - - metatársicas plantares, 235
- - - - superficiais, 235
- - veias do, disposição das válvulas, 198
- vista dorsoplantar do, 189
- vista lateral do, 189, 190
Pedículo
- hepático, 390, 393
- renal (v. Rins)
Pele (v. Cútis)
- "-de-galinha", 52
- inervação espinhal da
- - mapeamento de áreas de nervos cutâneos, 649
- - modos de consideração da, 649
Pêlos
- atuação, 52
- axilares, 59
- brancos, 51
- crescimento, 52
- desenvolvimento no feto, 51
- embranquecimento súbito, 51
- funções, 51
- grisalhos (canície), 51
- haste de um, 51
- número por unidade de área, 51
- pigmentados, 51
- púbicos, 59
- raiz, 52
Pelve
- aberturas
- - inferior
- - - diâmetro ântero-posterior ou conjugado, 430
- - - diâmetro oblíquo, 430
- - - diâmetro transverso, 430
- - - plano da, 430
- - superior da
- - - diâmetro ântero-posterior ou conjugado, 429
- - - diâmetro conjugado diagonal, 429
- - - diâmetro conjugado obstétrico, 429
- - - diâmetro oblíquo, 430
- - - diâmetro transverso, 430
- - - formas principais
- - - - andróide, 431, 432
- - - - antropóide, 431, 432
- - - - braquipélica, 431
- - - - determinação radiográfica, 433
- - - - dolicopélica, 431
- - - - ginecóide, 431, 432
- - - - mesatipélica, 431
- - - - platipélica, 431
- - - - platipelóide ou achatada, 431, 432
- ângulo subpúbico
- - na mulher, 432
- - no homem, 432
- aortograma normal lombar inferior, 440

- arco da pube
- - ângulo subpúbico, 431
- artéria sacral mediana, 437
- assoalho, 437
- canal do parto
- - cabeça fetal, posição na, 432, *433*
- - eixos do, 431, *433*
- cavidade pelvina, 430
- - diâmetro ântero-posterior ou conjugado, 430
- - limites da, 428
- - pelve maior ou falsa cavidade pelvina, 428
- classificação
- - métodos para, 431
- crescimento
- - do sacro, 434
- - ginecóide, 434
- - na puberdade, 434
- diafragma da
- - fáscias do, 483
- - músculos
- - - ação, 483
- - - face pelvina, *483*
- - - inervação, 483
- - - coccígico (isquiococcígico), 482
- - - levantador do ânus, 482
- diferenças sexuais
- - na mulher, 433
- - no homem, 433
- dor pélvica no ciclo menstrual, 474
- drenagem linfática
- - linfograma ílico normal, 447
- - linfonódios
- - - ílicos comuns, 446, *447*
- - - ílicos externos, 446, *447*
- - - ílicos internos, 446, *447*
- - - inguinais, 446, *447*
- - - posição dos, *446*
- - - sacrais, 446
- esqueleto da, 429
- estrutura esquelética da, 428
- estruturas pelvinas
- - palpação, 475
- exame dos órgãos pelvinos, 475
- fáscias da, *487*
- - lunata, 484
- - obturatória, 483
- - parietal da, 483
- - visceral da, 484
- feminina, *430*
- - esqueleto de, *429*
- - fáscias da, *489*
- - secção mediana da, *431, 466*
- - e vértebras lombares, *507*
- - fetal, 434
- glômus coccígico, 437
- histerossalpingografia, 443
- importância na mulher, 428
- índice pelvino, 431
- inervação das nádegas e do membro inferior
- - nervo cutâneo posterior da coxa, 444
- - nervo do quadrado da coxa, 444
- - nervo gluteu inferior, 444
- - nervo gluteu superior, 444
- - nervo isquiádico, 444
- - nervo para o obturatório interno, 444
- - nervo perfurante cutâneo (clunios inferior medial), 444
- junturas
- - lombossacral, 434
- - sacrococcígica, 434
- - sacroílicas, 435
- - diagrama das, *435*
- - sínfise da pube, 434
- - - diagrama da, *434*
- ligamentos
- - sacroílicos dorsais, 435
- - sacroílicos interósseos, 435
- - sacroílicos ventrais, 435
- - sacrospinhal, 436
- - sacrotuberal, 436
- maior (ou falsa cavidade pelvina), 428
- masculina

- - esqueleto de, *429*
- - secção mediana, *488*
- - mecânica da, 435
- menor (pelve verdadeira)
- - diâmetros, 429, *431*
- nervos
- - pudendo, 444
- - ramos, 443
- órgãos pélvicos
- - drenagem linfática, *448*
- - óssea, 163, **429-434**
- paredes da
- - laterais, 436
- - planos, 436
- - posterior, 437
- passagem do feto, 435
- pelvimetria radiográfica
- - determinação da forma da abertura superior da, 433
- - desproporção da cabeça fetal, 432
- - forma da pelve e medida de alguns diâmetros clássicos, 432
- - indicações, 432
- - medidas, 432
- - utilidade na predição de dificuldades durante o parte, 432
- peritoneu
- - escavação retouterina, 438
- - escavação retovesical, 438
- - escavação uterovesical, 438
- - plexo coccígico, 445
- - plexo sacral
- - localização, 443
- - ramos, 443, 444
- radiografias estereoscópicas, 432
- ressecção do plexo hipogástrico superior para alívio de dor pélvica, 474
- resumo, 773
- sacro
- - alterações no movimento durante a gravidez, 436
- - movimento angular, 436
- - promontório, 436
- sistema nervoso autônomo
- - plexos autônomos
- - - plexo hipogástrico
- - - - componentes funcionais, 445-446
- - - - subdivisões, 445
- - - plexo prostático, 445
- - - plexo retal médio, 445
- - - plexo uterovaginal, 445
- - - plexo vesical, 445
- - tronco simpático, 445
- superfície pelvina do sacro, 429
- tipos anormais de
- - alta assimilação pelvina, 434
- - estreitada, 433
- - por deficiências nutricionais, 434
- - por doenças resultantes de curvaturas da coluna vertebral
- - cifose, 434
- vasos sanguíneos
- - artéria ílica interna
- - - divisão, 439
- - - origem, 439
- - - ramos
- - - - parietais, 439-442
- - - - viscerais, 442-443
- - plexos, 443
- - veia dorsal profunda do pênis (ou clítoris), 443
- - veia ílica interna, 443
- - veias glúteas, 443
- vísceras pelvinas, *470*
- - reflexões peritoneais das, *437*
Pelvimetria radiográfica (v. Pelve)
Pênis
- cópula, 492
- corpo do
- - corpos cavernosos do, 492
- - corpo esponjoso, 492
- - corpos cavernosos do, 492
- - diagrama do, *492*
- - drenagem linfática, 493
- - ejaculação, término da, 494

- ereção e aumento, 492
- esmegma, 493
- estrutura
- - espaços cavernosos, 493
- - fáscia profunda do, 493
- - fáscia superficial do, 493
- - glândulas prepuciais, 493
- - pele, 493
- - trabéculas, 493
- - túnica albugínea do corpo cavernoso, 493
- - túnica albugínea do corpo esponjoso, 493
- fáscias do, 493
- glande do
- - colo da, 492
- - coroa da, 492
- - inervação, 493
- - irrigação sanguínea, 493
- ligamentos
- - fundiforme, 493
- - suspensor, 493
- mecanismo da ereção, 493
- prepúcio, frênulo do, 493
- raiz do
- - bulbo, 492
- - localização, 492
- - ramos, 492
- - secção transversa do, *492*
Pericárdio, 46
- ausência congênita de, 298
- cavidade do, 298
- corte sagital através do, representação diagramática de um, *298*
- dor pericárdica, 299
- fibroso
- - ligamentos esternopericárdicos, 298
- - relações, 298
- - função, 298
- - inervação, 299
- - irrigação sanguínea, 299
- - reflexões pericárdicas, imagens especulares das, 299
- seio oblíquo do, 299
- seio transverso do, 299
- seroso
- - lâmina parietal, no embrião, 298
- - lâmina visceral ou epicárdio, 298
Pericôndrio, 16
Perimísio (v. músculos esqueléticos), 24
Períneo
- centro tendíneo do (corpo perineal)
- - episiotomia, 485
- - fáscias, 485
- - importância na mulher, 485
- - lesão durante o parto, 485
- - músculos, 485
- corpo perineal (ou centro tendíneo do), 485
- espaço profundo do
- - diafragma urogenital da mulher, 490
- - diafragma urogenital do homem, 488
- - - feminino, *486*
- - - masculino, *486*
- espaço superficial do (ou loja)
- - músculos
- - - bulboesponjoso (bulbocavernoso), 488
- - - feminino, *486*
- - - isquiocavernoso, 487
- - - masculino, *486*
- - - transverso superficial do períneo, 487
- - fáscia profunda do, 487, 489
- - fáscia superficial do, 485, 489
- - fáscias da região do, masculina, *486*
- feminino
- - músculos do espaço superficial do, *486*
- - inervação do, 444
- - ligamento transverso do, 489
- masculino
- - músculos do espaço superficial do, *486*
- rafe, 485
Perineuro, 34
Período
- embrionário, 56, **57**

ÍNDICE ALFABÉTICO

- - e maturação do esqueleto, 15
- fetal, 56, **57**
- - e maturação do esqueleto, 15
- pós-natal, 57
- pré-natal, 56
Perióstco, 11
Peristalse, 374
Peritoneu, 46
- cavidade peritoneal
- - na mulher, 359
- - no homem, 359
- - permeabilidade das tubas uterinas, teste para, 359
- - subdivisões da
- - - compartimento inframesocólico, 362
- - - compartimento supramesocólico, 362
- - desenvolvimento do
- - disposição geral do, 359-364
- - epiploon, 359
- - fáscia umbilical pré-vesical, 361
- - fáscia vesicoumbilical, 361
- - forame epiplóico, 363
- - fossas menores, 363
- - funções, 359
- - grande saco (cavidade peritoneal), 359
- - pregas
- - - inferiores, 360
- - - superior, 360
- - hérnia intra-abdominal ou retroperitoneal, 364
- - inervação, 359
- - inserção do, à parede abdominal posterior, *360*
- - inserções do, às vísceras abdominais vistas por trás, *361*
- - omento, *358,* 359
- - - maior, 362
- - - menor
- - - - camadas do, 369
- - - - ligamento gastro-hepático, 362
- - - - ligamento hepatoduodenal, 362
- - órgãos retroperitoneais, 359
- - parietal, 359
- - - incisão através do, 359
- - pequeno saco (ou bolsa omental)
- - - parede anterior, 363
- - - parede posterior, 363
- - prega peritoneal, 359
- - pregas menores, 363
- - recessos peritoneais menores, 363
- - superfície do, 359
- - terminologia, 359
- - visceral, 359
Perna
- anatomia de superfície, 250-251
- "canela", 250
- cútis da, 222
- direita
- - parte inferior da, secção horizontal através da, 229
- - parte superior da, secção horizontal através da, 229
- drenagem linfática da, 198-201
- fáscia da, 222
- meio da, secção horizontal, 222
- membrana interóssea, 230
- região anterior da
- - músculos
- - - dorsiflexão plantar, 222
- - - eversão, 222
- - - extensor longo do hálux, 223
- - - extensor longo dos dedos, 222
- - - fibular terceiro, 223
- - - flexão plantar, 222
- - - inversão, 222
- - - tibial anterior, 222
- - nervos
- - - fibular profundo
- - - - ramos, 224
- - retináculos extensores
- - - inferior, 223
- - - superior, 223
- - vasos
- - - artéria tibial anterior, 223
- - - - ramos, 224

- região lateral da
- - músculos
- - - fibular curto, 224
- - - fibular longo, 224
- - nervos
- - - fibular superficial (musculocutâneo)
- - - - ramos, 225
- - retináculos fibulares, 225
- tela subcutânea da, 222
- vasos superficiais da, 200
- veia anterior da, 196
Perspiração
- de origem emocional, 51
- insensível, 51
Pescoço
- anatomia de superfície do, *669*
- características anormais no, 730
- doenças, 540
- drenagem linfática do, 698-699
- esqueleto, 541
- esternoclidomastóideo
- - ações do, *668, 669*
- - cabeça clavicular, 668
- - cabeça esternal, 668
- - espasmo do, 669
- - inervação, 668
- - inserção, 668
- - estruturas
- - - profundas, 674
- - - superficiais, 668
- - fáscia do, 702
- - inervação cutânea do, *648*
- - longo do, 703
- - músculos infra-hióideos (v. Músculos)
- - plexo cervical (v. Plexo)
- - torcicolo, 669
- - trapézio
- - - ações, 669
- - - inervação, 668
- - - origem, 668
- - trígonos
- - - anterior do
- - - - assoalho do, 673
- - - - conteúdos do, 673
- - - - limites, *670,* 672
- - - - teto do
- - - - - platisma, 673
- - - - trígono carótico, 673
- - - - trígono digástrico (submandibular), 673
- - - - trígono muscular (carótico inferior), 673
- - - - trígono submental (suprahióideo), 673
- - - posterior
- - - - assoalho do, 670, *671*
- - - - conteúdo, 670, *671*
- - - - divisão, 670
- - - - limites do, 670
- - - - nervo acessório, 670
- - - - plexo braquial (v. Plexo)
- - - - teto do, 670
- - - - veia jugular externa (v. Veia)
Peso corporal (v. Corpo)
- sustentação do, pontos principais da, 242
Pia-máter espinhal (v. Meninges), 34, 593
Pielonefrite, 398
Placenta, locais de formação, 472
Plano
- frontal ou coronal, 5
- horizontal, 5
- mediano, 4
- sagital, 5
Platimeria, 172
Platisma, 104
Pleura, 46
- anatomia de superfície, 332
- cervical (v. Pleura, cúpula da), 694
- costal
- - nas crianças, 281
- - no indivíduo adulto, 281
- - trajeto da borda anterior da, 281
- cúpula da (pleura cervical)
- - afecções do pulmão e da pleura na, 285

- - anatomia de superfície, 695
- - e ápice do pulmão, 283
- - distribuição, 694
- - membrana suprapleural, 694
- - relações, 694
- de frente, *283*
- diafragmática, 280, **283**
- espessamento da, 280
- extensão completa da, 280
- irritação da, 280
- mediastinal, 280, **281, 283**
- parietal
- - anatomia radiológica, 280
- - disposição geral da, 280-285
- - drenagem linfática, 280
- - inervação, 280
- - irrigação sanguínea, 280
- - por trás, *283*
- - pulmonar (v. Visceral)
- - reflexões pleurais, diagrama das, *284*
- - relações, *285*
- - visceral ou pulmonar
- - - anatomia radiológica, 280
- - - drenagem linfática, 280
- - - irrigação sanguínea, 280
Plexo
- aórtico
- - constituição, 415
- - torácico, 330
- autônomo, 414
- braquial, 158, 753
- - bloqueio, 670
- - composição, 110
- - disposição comum, 110, *111, 112*
- - fascículos, 109
- - lesões do, 110
- - localização, 670
- - nervos
- - - axilar (circunflexo), 114
- - - mediano, 112
- - - musculocutâneo, 112
- - - radial (musculoespinhal), 114
- - - ulnar, 112
- - no pescoço, 109
- - pós-fixado, 109
- - prefixado, 109
- - ramos dos fascículos
- - - do fascículo lateral, 111
- - - do fascículo medial, 111
- - - do fascículo posterior, 111
- - ramos dos ramos ventrais dos nervos do, 110
- - ramos dos troncos, 111
- - relações do e vasos axilares, *110*
- cardíaco, 329
- celíaco
- - ramos, 415
- cervical, 753
- - disposição, 699
- - distribuição das fibras nervosas nas raízes de origem, *112*
- - formação, 699
- - localização, 671
- - ramos do, 699, *700*
- - - superficiais
- - - - nervo auricular magno, 671, *672*
- - - - nervo occipital menor, 671, *672*
- - - - nervo transverso do pescoço, 671, *672*
- - - - nervos supraclaviculares, 672
- coccígeo, *416,* 445
- corióide, 580, 582, 583
- da bainha do reto abdominal, 103
- da palma da mão, 99
- do dorso da mão, 99
- esofágico, 329
- faríngico, 737
- frênico, 415
- gástrico, 415
- hepático, 389, 393, 415
- hipogástrico, 445
- - superior, 415
- intermesentérico, 415
- lienal, 415
- linfático cutâneo dos dedos, 99

- lombar
  - - conexões, 416
  - - formação, 416
  - lombossacral, 416, 757
  - - inferior, 416
  - - superior, 415
  - mientérico, 46
  - ovárico, 415, 467
  - pampiniforme, 459
  - patelar, 214
  - pericorneal, 630
  - perilobular, 102
  - pré-vertebral
  - - formação, 414
  - - localização, 415
  - prostático, 445, 463
  - pulmonares, 294, 329
  - renal, 415
  - retal
  - - médio, 445
  - - superior, 416
  - sacral, 205
  - - localização, 443
  - - ramos, 443
  - - - nervo do esfíncter externo do ânus, 444
  - - - nervo do levantador do ânus e coccígico, 444
  - - - nervo do piriforme, 444
  - - - nervos esplâncnicos pelvinos, 444
  - - representação esquemática do, 444
  - subareolar, 102
  - subfrênico, 103
  - subpapilar da derme, 53
  - subperitoneal, 103
  - subsartorial, 214
  - supra-renal, 415
  - testicular, 415
  - uretérico, 415
  - uterovaginal, 445, 475
  - venoso pterigóideo, 653
  - vertebral, 410
  - - sangue, fluxo do, 410
  - vesical, 445
- Pneumoencefalografia, 584
- Pneumoencefalograma, 586
- Pneumoperitoneu, 282
- Pneumotórax, 282
- Polegar
- eminência tenar, 139
- junturas
  - - carpometacárpica do, 143, 152
  - - metacarpofalângica do, 143, 152
  - - movimentos do, 153
  - músculos do
  - - abdutor curto do
  - - - ação, 143
  - - inervação, 143
  - - abdutor longo do, 133
  - - adutor do
  - - - ação, 144
  - - - inervação, 144
  - - extensor curto do, 134
  - - extensor longo do, 134
  - - flexor curto do
  - - - ação, 143
  - - - inervação, 143
  - - flexor longo do, 132
  - - intrínsecos do, 143
  - - oponente do
  - - - ação, 143
  - - - inervação, 143
- Polimastia, 102
- Posição em Z, 146, 147
- Posições radiográficas, 67
- Postura
- distúrbios da, 244
- grau de atividade muscular nas fases da, 244
- linha da gravidade
- distribuição do peso corporal, 244
- oscilação
- - na posição ereta, 244
- - lateral, 244
- - para a frente, 244

- - períodos de imobilidade
- - atividade muscular nos, 244
- - posição ereta
- - junturas do quadril e do joelho, 244
- - linha de gravidade, 244
- - posição ortostática, 244
- Preensão
- com rotação nas junturas metacarpofalângicas, 154
- - em disco, 139
- - em gancho, 139
- - esférica, 139
- Pregas interdigitais (v. Mão)
- Prepúcio
- - da clítoris, 494
- - frênulo do, 493
- Presbiopia, 640
- Pressão
- - de pulsação, 40
- - diastólica, 40
- - sistólica, 40
- Primeira meninice, 57
- Processo
- - "calcanear", 191
- - coracóide, 78, 157
- - coronóide, 90, 159
- - estilóide (v. Ulna), 89, 92
- - - do rádio, 158
- - fibular, 191
- - lateral do tálus, 185
- - posterior do tálus, 185
- - supracondilar, 80
- - xifóide (v. Osso esterno)
- Proctoscópio, 480
- Proeminências lineares, 12
- Progesterona (hormônio do corpo lúteo), 465
- Prosencéfalo (v. Encéfalo), 32
- - diencéfalo
- - - corpo pineal (ou epífise), 574
- - - corpos geniculados medial e lateral, 574
- - - hipotálamo, 574
- - - tálamos, 574
- - telencéfalo
- - - hemisférios cerebrais, 576
- - - - cavidade, 576
- - - - coroa radiada, 578
- - - - corpo caloso, 577
- - - - córtex cerebral, 577
- - - - fissura longitudinal, 577
- - - - giros, 577
- - - - limite inferior dos, 578
- - - - lobos, 577
- - - - núcleos da base, 578
- - - - pólos, 577
- - - - pólo temporal dos, 578
- - - - sulcos, 577
- Próstata
- - e alterações no nível de andrógenos, 463
- - atrofia da tela glandular, 463
- - bloqueio da passagem de urina, 463
- - de um recém-nascido, 460
- - diâmetros, 462
- - drenagem linfática, 463
- - dúctulos prostáticos, 463
- - estrutura
- - - cápsula da, 463
- - - do líquido seminal, 462
- - - tela musculofibrosa, 463
- - fáscia ou bainha da, 463
- - hiperplasia, 463
- - inervação, 463
- - irrigação sanguínea, 463
- - istmo da, 463
- - lobos, 462
- - localização, 462
- - músculo levantador da, 463
- - músculo puboprostático, 463
- - palpação, 462
- - partes, 462
- - secção da, 460
- - secreção, 462
- - tamanho, 462
- Prurido, 53

"Pseudo-epífises", 96
Ptose, 629, 630
Pube
- canal obturatório, 170
- corpo, 170
- crista obturatória, 170
- crista púbica, 170
- face interna do corpo da, 429
- linha pectínea, 170
- monte da
- - após a puberdade, 494
- sínfise da, 170
- sulco obturatório, 170
- tubérculo púbico, 170
Puberdade, aparecimento da menstruação (menarca), 57
Pulmões
- adulto, superfície de um, 285
- alteração de volume, 295
- alvéolos
- - parede de um, 289
- anatomia de superfície
- - fissura horizontal, 332
- - fissura oblíqua, 332
- anatomia radiológica, 293, 335-336
- ápice do
- - anatomia de superfície, 695
- - relações, 694
- árvore brônquica, 285
- aspectos anatômicos
- - ápice, 286
- - brônquios segmentares, 289
- - bordas
- - - anterior, 287
- - - inferior, 287
- - - posterior, 287
- - faces
- - - costal, 286
- - - diafragmática, 286
- - - medial, 286
- - lobos, 288
- - raiz dos, 289
- - segmentos broncopulmonares, 289, 293
- - - importância clínica dos, 293
- - - pulmão direito, 293
- - - pulmão esquerdo, 293
- brônquios principais, 285
- capacidade vital, 295
- colapsado, volume de um, 295
- coloração, 285
- de feto, 285
- de recém-nascido, 285
- desenvolvimento do sistema respiratório, 295
- difusão, 295
- direito, 285
- - broncograma lateral, 292
- - broncograma oblíquo, 291
- - broncograma póstero-anterior, 290
- - drenagem linfática do, 323
- - imagens especulares do, 286
- - segmentos broncopulmonares, 293
- drenagem linfática, 294
- endurecido por embalsamação, 285
- esquerdo, 285
- - broncograma lateral, 292
- - broncograma oblíquo, 291
- - broncograma póstero-anterior, 290
- - drenagem linfática do, 323
- - imagens especulares do, 287
- - língua, 288
- - segmentos broncopulmonares, 293
- fetais e circulação sanguínea, 315
- fissuras
- - horizontal, 289
- - oblíqua, 288
- fluxo de ar através dos, 295
- fluxo sanguíneo nos capilares pulmonares, 295
- função, 295
- hilo
- - disposição das estruturas do, nos, 286
- - impressões cadavéricas, 286
- inervação

ÍNDICE ALFABÉTICO

- - fibras
- - - autônomas, 294
- - - sensitivas, 294-295
- irrigação sanguínea
- - artérias
- - - bronquiais, 294
- - - - padrões e anomalias das, 294
- - - pulmonares, 294
- - veias
- - - bronquiais, 294
- - - pulmonares, 294
- - - - variações em tamanho e número, 294
- movimentos respiratórios, 296
- peso dos, 61
- poder de retração dos, 296
- radiografia
- - linhas de divisão, 336
- raiz do
- - principais estruturas da, 289
- - relação na, 289
- relações, 285
- sadios, 285
- variações
- - fissura supranumerária, 293
- - lóbulo da veia ázigos, 293
- - ventilação, 295
- volumes pulmonares primários
- - volume circulante, 295
- - volume de reserva expiratória, 295
- - volume de reserva inspiratória, 295
- - volume residual, 295
Pulsação, 40
Punho
- junturas do
- - mediocárpica, 151
- - membrana sinovial da, 151
- - pisopiramidal, 151
- - radiocárpica, 151
- - radioulnar distal, 150
- secções horizontais através do, 141
Pupilas (v. Íris)
Purkinje, fibras de, 310

Q

Quadril
- anatomia de superfície do, 248-250
- ossos do (v. Ossos do quadril)
Queimaduras
- classificação de Dupuytren, 49
- níveis dos graus de, 49
- e superfície corporal comprometida, 49
Queratina (v. Epiderme), 50, 53
Quilo, ou gordura emulsionada, 43, 377
Quilovoltagem, nos raios X, 65
Quimo, 372

R

Rádio
- articulação, 84
- cabeça do, 158
- colar periostal, 89
- direito, 90
- - inserções musculares e ligamentares, 91, 92
- linhas epifisiais do, 89
- ossificação, 89
- processo estilóide do, 158
- tubérculo dorsal do, 160
- tuberosidade do, 84
Radiodiagnóstico, 65
Radiografia
- biplana, 67
- do coração, 337
- do tórax
- - seqüência de inspeção para o exame de uma
- - - diafragma, 336
- - - esôfago, 336
- - - hilos, 336
- - - parede torácica, 336
- - - pleuras, 336
- - - pulmões, 336

- - - sombra cardiovascular, 336, 337
- - - traquéia, 336
- posições, 67
Radiograma (radiografia) (v. Raios X), 65
- de adulto, 70
- de criança, 69
- de feto, 69
- de um ombro direito durante abdução, 119
Radiologia
- caracteres gerais de uma juntura, 68
- caracteres gerais de um osso longo, 68
- do esqueleto, 68-70
Radiopacidade, 65, 66
Radioscopia (fluoroscopia) (v. Raios X)
"Raios duros" (v. Raios X), 65
Raios gama, 65
Raios X
- absorção, 65
- comprimento de onda dos, 65
- histórico, 65
- meios de contraste, 67
- natureza, 65
- ondas eletromagnéticas, 65
- processos especiais
- - cinerradiografia, 68
- - estereorradiografia, 67
- - tomografia, 68
- - xerorradiografia, 68
- propriedades dos
- - efeito fluorescente, 65
- - efeito fotográfico, 65
- - efeitos penetrantes, 65
- qualidade, 66
- qualidade e quantidade da radiação X, 65
- quantidade ou dosagem, 66
- roentgens, 66
- tubo de, diagrama, 66
Raízes espinhais ventrais e dorsais (v. Medula espinhal)
Ramo, 12
Raquianestesia, 34
Recém-nascido, 56
Recesso
- costodiafragmático, 283
- costomediastinal, 280, 283
- intrapericárdico, 283
- retroesofágico, 275, 283, 285
- saciforme, 151
Rede venosa dorsal (v. Mãos)
Reflexo
- bicipital (flexão do antebraço), 123
- cutâneo plantar (reflexo de Babinski)
- de Babinski (reflexo cutâneo plantar), 235
- tricipital (extensão do antebraço), 123
Região
- anal
- - fáscia lunata, 490
- - fossa isquiorretal
- - - conteúdo, 490
- - - corpo adiposo da, 490
- - - forma, 490
- - - limites, 490
- - - sede de abcessos, 490
- - tela subcutânea da, 486, 490
- glútea
- - "aponeurose glútea", 202
- - disposição dos vasos e nervos, 202
- - fáscia da, 202
- - injeções intramusculares, 202
- - músculos da
- - - gluteu
- - - - máximo, 202
- - - - médio, 202
- - - - mínimo, 202
- - - rotadores laterais da coxa
- - - - ações dos, 204
- - - - gêmeos superior e inferior, 203
- - - - obturatório externo, 203
- - - - obturatório interno, 203
- - - - piriforme, 203
- - - - quadrado da coxa, 203
- - - - tensor da fáscia lata, 203

- - nádega, pele da, 202
- - nervos
- - - cutâneo posterior da coxa
- - - - ramos
- - - - - femoral, 205
- - - - - gluteus, 205
- - - - - perineais, 205
- - - - - sural, 205
- - - gluteu inferior, 204
- - - gluteu superior, 204
- - - isquiádico
- - - - fibular, 205
- - - - tibial, 205
- - vasos
- - - artéria glútea inferior
- - - - ramos, 204
- - - artéria glútea superior
- - - - ramos, 204
- - - veias
- - - - glúteas, 204
- infratemporal, 650, 654, 656
- parotídica, 650, 656
- perineal
- - divisão, 485
- - limites, 485, 486
- - períneo (v. Períneo)
- - subdivisões, 486
- - posterior da coxa (v. Coxa)
- - submandibular, 663-667
- - temporal, 650, 656
- - urogenital
- - - na mulher
- - - - anatomia, 489
- - - - espaço profundo do períneo, 490
- - - - espaço superficial do períneo, 490
- - - - fáscias da, 489
- - - - fáscia profunda do períneo, 489
- - - - fáscia superficial do períneo, 489
- - - no homem
- - - - espaço profundo do períneo, 488
- - - - espaço superficial do períneo, 487
- - - - fáscias da, 487
- - - - fáscia profunda do períneo, 487
- - - - fáscia superficial do períneo, 485
Relaxina (v. Ovário)
Respiração
- artificial
- - ciclo inspiração forçada expiração passiva, 297
- - métodos de
- - - boca-a-boca, 296
- - - boca-nariz, 296
- - - pressão pelo braço elevado, 297
- - para crianças, 297
- freqüência respiratória média, 295
- média do volume de ar que penetra ou sai do trato respiratório em cada, 296
- músculos da
- - fase inspiratória, 272
- - na expiração, 272
- volume da, 295
Ressonância
- timpânica, 333
Retina
- estratificação da
- - disco ótico, 638
- - estrato cerebral, 638
- - estrato do pigmento, 638
- - mácula, 638
- exame da (oftalmoscopia)
- - fundo de olho, 639
- - oftalmoscópio, 639
- forma, 638
- inversão da imagem na, 638
- irrigação sanguínea da, 638
- ora serrata
- - degeneração cística na, 638
Retináculo
- dos extensores, 134, 135
- dos musculos flexores, 161
- fibulares (v. Perna)
- flexor (v. Dedos), 228
Reto
- ampola do, 476
- anel anorretal, 480

- aparência externa, 476
- "asas do", 477
- comprimento, 476
- continência fecal, 480
- curvaturas, 476
- drenagem linfática, 479
- escavação retouterina, 477
- escavação retovesical, 477
- espaço pelvirretal, 477
- estrutura, 477
- exame digital
- - estruturas que podem ser percebidas na mulher através do, 480
- - estruturas que podem ser percebidas no homem através do, 480
- exame proctoscópico, 480
- exame sigmoidoscópico, 480
- fáscia retossacral, 477
- flexura perineal, 476
- flexura sacral, 476
- forma do, 476
- fossa pararretal, 477
- inervação do
- - conteúdo dos plexos da, 479
- irrigação
- - artéria retal superior, 479
- - artéria sacral mediana, 479
- - artérias retais inferiores, 479
- - artérias retais médias, 479
- - junção anorretal, 476
- - ligamentos laterais do, 477
- - limites, 476
- - localização, 476
- - mecanismo de defecação, 480
- - mucosa do, 477
- - músculo
- - - puborretal
- - - palpação, 476
- - - representações esquemáticas, 477
- - retococcígeo, 477
- - reto-uretral, 477
- pregas
- - observação *per anum*, 476
- - semilunares, 476
- - transversais do, 476
- - relações, 477
- - relações peritoneais
- - - na mulher, 476-477
- - - no homem, 476-477
- - secção mediana do, *476*
- - septo retovaginal, 477
- - septo vesical, 477
- - tênias do cólon, 476, 477
- - túnica longitudinal do, 479
- - vazio, 476
Retorno venoso, 198
Rigidez cadavérica (v. Músculos esqueléticos), 29
Rima do pudendo, 494
Rinoscopia, *725*
- anterior, 725
- posterior, 725
Rins
- abscessos perinefréticos, 402
- adulto
- - lobulação do, 401
- - anatomia de superfície
- - flutuante, 398
- - movimentos dos, durante a respiração, 398
- - na posição de decúbito, 397
- - na posição erecta, 397
- - níveis de ambos os, 397
- - anatomia radiológica
- - contraste, 424
- - determinação dos contornos renais, 425
- - pielografia ou urografia excretora ou intravenosa, 425
- artérias segmentares dos, 401
- ausência, 401
- balanço iônico do sangue, 399
- cálculos renais (nefrolitíase), 399
- - tamanhos, 399
- cálices maiores, 399

- cólica renal, 399, 402
- - causa, 402
- - dor de uma, 403
- comprimento, 397
- crista urogenital, 401
- distribuição arterial, 399
- doente, 397
- drenagem linfática, 399
- duplicação renal, 401
- ectópicos, 401
- eixos longos, 397
- em ferradura, 401
- espaço perinefrético, 402
- estrutura
- - adultos, evidência de lobulação em, 399
- - composição, 399
- - corpúsculo renal, 399
- - córtex, 399
- - glomérulo, 399
- - lobos, 399
- - - no feto, 399
- - nefrons
- - - extremidades dos, 399
- - pirâmides renais, 399
- - septo ou coluna renal, 399
- fáscia renal, *401*, 402
- glândulas supra-renais (v. Glândulas)
- gordura
- - pararrenal, 402
- - perinefrética (perirrenal), 402
- inervação, 400
- irrigação sanguínea, 399, *400, 407*
- localização, 397
- localização iliolombar, 402
- malformações, 401
- pedículo renal
- - estruturas no, disposição topográfica das, 402
- - relações, 401
- pelve renal
- - divisão, 398
- pelvino, 401
- pielografia intravenosa, 397, *398*
- pielonefrite, 398
- policístico, 401
- radiografias simples, 397, *398*
- relações, *398*
- - anteriores, 397
- - acima, 397
- - com os grandes vasos, *398*
- - peritoneais, 397
- - posteriores, 397
- retirado do corpo, 401
- secção coronal do, *399*
- seio renal, 397, **398**
- urina, 399
- variação na ramificação dos ureteres, 401
- variações, 401
- vascularização, 401
- vasos renais, 397, **399**
- vasos linfáticos, 400
- vias renais, *400*, 401
- - anel venoso circum-aórtico, 402
- - anômalas, 402
Riso, 748
Roentgens (v. Raios X)
Rombencéfalo (v. Encéfalo), 32
Rotação dos dedos, *154*
Ruffini, terminação de, 54

S

Saco lacrimal
- fossa para o, 631
- relações, 631
Sacro
- ápice do, 511
- articulações, 509
- ausência congênita do (agenesia sacra), 511
- canal sacral
- - asas, 511
- - conteúdo, 511

- - secção transversa, 511
- centro de gravidade do corpo, 509
- cornos sacrais, 510
- crista sacral mediana, 509
- cristas sacrais intermediárias, 509
- diferenças sexuais, 511
- face dorsal, 509, *510*
- face pelvina, 509, *510*
- forames sacrais dorsais, 509
- forames sacrais pelvinos, 509
- hiato sacral
- - anestesia caudal, 510
- massa do, 510
- processos espinhosos do, 537
- tuberosidade sacral, 510
- vértebras
- - fusão, 509
Sáculo (v. Orelha interna)
Sais metálicos e fluoroscopia, 65
Saliva (v. Sistema digestivo), 47, 61, 650
Sangue
- circulação do, 39
- - através dos compartimentos do coração, *300*
Sarcolema (v. Músculos esqueléticos), 29
Sebo, 52
Seborréia, 52
Segmentos
- broncopulmonares, 386
- hepáticos, 386
Segunda meninice, *57*
Seios
- esfenoidal
- - conchas esfenoidais, 728
- - inervação, 728
- - partes, 728
- - relações, 728
- - tamanho, 728
- etmoidal
- - aberturas, 728
- - células etmoidais, 728
- - frontal
- - inervação, 728
- lactíferos, 102
- maxilar
- - abertura, 726
- - assoalho, 726
- - - dentes relacionados com o, 726
- - drenagem do, 726
- - oblíquo do pericárdio, 299
- - paranasais (v. Nariz)
- - transverso do pericárdio, 299
Selênio, na xerorradiografia, 68
Septicemia (v. Junturas), 22
Septos
- corrugadores da pele anal, 479
- femoral, 207
- intermuscular anal, 478
- interventricular, *307*
- pelúcido, 581
- retovesical, 484
- retovaginal, 477, 484
- vesical, 477
Sialografia, 663
Sigmoidoscópio, 480
Silhueta cardíaca, 339
Sindesmose tibiofibrilar (v. Junturas)
Síndromes
- compressivas neurovasculares, 692
- de Horner, 285, 695, 772
Sinograma, 603
Sinóvia (v. Junturas sinoviais), 18
Sinusite, 726
Sinusóides (v. Vasos sanguíneos), 41
Sistema
- ázigos, 321
- - angiografia do, *322*
- - angiogramas do, *322*
- circulatório
- - ausculta
- - - áreas de, *334*
- - - bulhas cardíacas, 334
- - diagrama esquemático, *39*
- - inspeção, 334
- - palpação, 334

ÍNDICE ALFABÉTICO

- - - *thrills*, 334
- - percussão, 334
- cromafim (v. Glândulas supra-renais)
- da veia ázigos, *40*, 41
- da veia porta, *40*, 41
- digestivo (v. Vísceras), 60-61
- - funções, 46
- - funções específicas de cada órgão do, 47
- - glândulas que pertencem ao, 46-47
- endócrino (glândulas sem ducto) (v. Vísceras)
- genital, 61
- - masculino, *457*
- haversianos, 13
- linfático, 43-44
- - tecidos linfáticos ou linfóides, 43, **44**
- - vasos linfáticos, 43
- muscular, 24-31
- nervoso, 60
- - autônomo, 36-37, **769-773**
- - - constituição, 36
- - funções, 37
- - central, 32
- - - e atividade muscular, 26
- - desenvolvimento, 37
- - periférico, 32, 34-36
- - substância branca, 32
- - substância cinzenta, 32
- parassimpático, 37, 769
- porta, 42, 408
- - anastomoses, 373, 409
- - hipofisial, 587
- respiratório (v. Vísceras), 61
- - ausculta
- - - estenose ou obstrução parcial da árvore traqueobrônquica, 333
- - - estetoscópio, 333
- - - respiração broncovesicular, 333
- - - respiração calma, 333
- - - respiração pueril, 333
- - - respiração "vesicular", 333
- - - ressonância vocal, 333
- - constituição, 47
- - desenvolvimento do, 295
- - dificuldade na respiração (dispnéia), 333
- - freqüência respiratória, 333
- - inspeção, 332
- - palpação, 333
- - percussão, 333
- simpático, 37, 769
- urinário, 61
- urogenital (v. Vísceras)
- - órgãos genitais femininos, 47
- - órgãos genitais masculinos, 47
- - órgãos urinários, 47
- vertebral, *40*, 41
Sístole (v. Coração)
Soluço, 264, 748
Sombra cardiovascular
- coração e a, 337
- margens da
- - composição das, *337*
- - direita, 337
- - esquerda, 339
- mudanças na forma da, em várias manobras respiratórias, *340*
- tipos, *337*
- - oblíquo, 339
- - transverso, 339
- - vertical, 339
Sopros no coração, 314
Striae gravidarum, 49
Submucosa (v. Vísceras)
Suco gástrico, 372
Sudorese (v. Glândulas sudoríferas), 51
Sulfeto
- de cádmio, na fluoroscopia, 67
- de zinco, na fluoroscopia, 67
Suturas do crânio (v. Crânio)

T

"Tabaqueira anatômica" (v. Músculo extensor do índex), 89, 94
- tendões, 161
Taenia coli, 378, *382*
Tálamos (v. Encéfalo), 32
Talípede (v. Pé torto)
Tálus
- cabeça do, 186
- colo do, 186
- corpo do
- - face maleolar lateral, 185
- - face maleolar medial, 185
- - faces, 186
- - sulco vertical para o tendão do músculo flexor longo do hálux, 186
- - tróclea, 185
- de adulto, *194*
- de recém-nascido, *194*
- direito, *193*, *224*
- juntura talocalcanear, 191
- os trigonum, 186, *188*
- ossificação endocondral, 192
- palpação das várias partes do, 251
- processo lateral do, 185
- processo posterior do, 185
- suprimento sanguíneo, 186
- sustentáculo do, 184, 191
Tarso
- canal do, 239
- face inferior, 183
- face superior, 183
- juntura társica, 185
- ossos
- - calcâneo, 183
- - cubóide, 183
- - cuneiforme
- - - intermédio, 183
- - - lateral, 183
- - - medial, 183
- - navicular, 183
- - tálus, 183
- seio do, 183, 239
Tatuagens, 50
Tecidos
- areolar (espaço retromamário), 102
- cavernoso (v. Vasos sanguíneos), 41
- linfáticos ou linfóides, 43, **44**
- - ação dos, 44
- linfóides, 60
- periarticulares, 22
Tegumento comum (v. Cútis), 49
Tela subcutânea, 59-60
- aumento da, 59
- da nádega, 202
- do tórax, 104
- na planta do pé, 231
- vista geral, *49*
Telencéfalo (v. Encéfalo), 32
Telerradiografia do coração, 337
Tendões
- bainhas tendíneas sinoviais, 29, *30*
- de Aquiles (*tendo Achillis*), 226
- inervação, 29
- vascularização, 29
Teratologia, 3
Terminação
- de Krause, 54
- de Meissner, 54
- de Merkel, 54
- de Pacini, 54
- de Ruffini, 54
Terminologia anatômica, 4
Testículos
- apêndice testicular, 459
- após a puberdade, 457
- células intersticiais, 459
- dor, 459
- drenagem linfática, 459
- ductos eferentes, 459
- espermatozóides, 457
- estrutura
- - túnica albugínea, 458
- inervação
- - plexo testicular, 459
- irrigação sanguínea, 459
- líquido seminal, 457
- - componentes do, 457
- mediastino do, 458
- no período pré-natal, 61
- parênquima do, 458
- peso, 458
- - no adulto, 61
- *rete testis*, 458
- *situs inversus totalis*, 458
- testosterona, 459
- túbulos seminíferos enrolados, 458
- túbulos seminíferos retos, 458
- túnicas do, 462
Testosterona, 459
Tetania (v. Músculos esqueléticos), 25
Thrills, 334
Tíbia (ou osso da canela)
- bordas, 179
- comprimento, 176
- corpo, 177, 179
- direita, *184*
- - fixações musculares e ligamentosas, *185*, *186*
- - vista anterior, 183
- epífises da, *181*, *188*
- extremidades, 177
- faces, 179
- grau de torção tibial, 177
- linhas epifisiais da, posições usuais das, *186*
- localização, 176
- maléolo medial, 179
- ossificação, 179
- partes superiores da, *225*
- tuberosidade da, 179
Timo, 273, 677
- do adulto, 324
- drenagem linfática, 325
- peso do
- - ao nascimento, 325
- - na puberdade, 325
- porção cervical do, 324
- porção torácica do, 324
- suprimento sanguíneo, 325
Tímpano (v. Orelha externa)
Tomografia, 68
- do tórax, 337
- pneumoencefalográficas, 585
Tomograma, *586*
Tonofibrilas (estriações citoplásmicas), 50
Tórax
- e abdome, *282*
- abertura superior (estreito) do
- - estruturas que passam através da, 677
- anatomia de superfície
- - linhas de referência
- - - axilar anterior, 331
- - - axilar posterior, 331
- - - escapular, 331
- - - esternal lateral, 331
- - - mamilar, 331
- - - medioaxilar, 331
- - - medioclavicular, 331
- - - paresternal, 331
- - - paravertebral, 331
- - órgãos internos
- - - coração, 332
- - - diafragma, 332
- - - pleura, 332
- - - pulmões, 332
- - - traquéia, 332
- - - vasos sanguíneos, 332
- - planos de referência, 331
- anatomia radiológica
- - coração
- - - métodos especiais
- - - - angiocardiografia, 337
- - - - aortografia, 337
- - - - cateterização cardíaca, 337
- - - - cinerradiografia, 337
- - - métodos radiográficos
- - - - fluoroscopia, 337
- - - - radiografia, 337
- - - - telerradiografia, 337
- - - métodos principais
- - - - fluoroscopia, 335

- - - radiografia
- - - - critérios para a avaliação da qualidade de uma, 335
- - - - seqüência de inspeção para o exame de uma, 336
- - - - técnicas com altas voltagens, 335
- arcabouço esquelético, 254
- astenia, 254
- ausculta
- - estenose ou obstrução parcial da árvore brônquica, 333
- - estetoscópio, 333
- - respiração
- - - "broncovesicular", 333
- - - calma, 333
- - - pueril, 333
- - - "vesicular", 333
- - ressonância vocal, 333
- broncografia, 337
- cartilagens costais
- - ângulo infrasternal (subcostal), 254
- - margem costal, 254
- cavidade torácica
- - abertura torácica inferior, 254
- - abertura torácica superior, 254
- - volume da, 254
- - de um adulto, 281
- - deformidades do, 333
- - dextrocardia, 336
- - diâmetros ântero-posterior e transverso, 59
- - diâmetros torácicos, 254
- - diferenças entre os dois lados do, 336
- - drenagem linfática
- - - ducto torácico
- - - arranjo comum do, 324
- - - drenagem feita pelo, 324
- - - extremidade superior do, com ampola terminal, 325
- - - variações no, 324
- - linfonódios
- - - parietais, 322
- - - viscerais, 322-324
- - vasos linfáticos
- "em funil", 256
- entre a infância e a puberdade, 254
- esqueleto do
- - costelas
- - - cartilagens costais, 261
- - - décima, 260
- - - 11.ª, 260-261
- - - 12ª., 260-261
- - - falsas, 256
- - - flutuantes, 258
- - - fotografia das, 258
- - - ossificação, 261
- - - primeira
- - - - inserções musculares e ligamentares, 261
- - - - vista inferior e superior, 260
- - - representação esquemática das, em vista posterior, 259
- - - segunda, 260
- - - sétima direita
- - - - face interna da, 259
- - - - vistas inferior e posterior, 259
- - - supernumerárias, 258
- - - típicas, 259
- - - verdadeiras, 256
- - esterno
- - - corpo, 255
- - - de criança, 257
- - - inserções musculares, 256
- - - juntura manubrioesternal, 257
- - - manúbrio, 255
- - - ossificação
- - - - centro de, 256
- - - - na época do nascimento, 256
- - - - na vida embrionária, 256
- - - processo xifóide, 256
- - - variações
- - - - ossículos suprasternais, 256
- - - - "tórax em funil", 256
- - vértebras torácicas
- - - discos intervertebrais, 261

- exame físico, 332
- - sistema circulatório
- - - ausculta
- - - - bulhas cardíacas, 334
- - - inspeção, 334
- - - palpação, 334
- - - percussão, 334
- - sistema respiratório
- - - ausculta, 333
- - - inspeção, 332
- - - palpação, 333
- - - percussão, 333
- - expansão, 332
- - forma do, 254
- gânglios
- - cervicotorácico ou estrelado, 327
- - fibras pré-ganglionares
- - - para a aorta, 328
- - - para a árvore brônquica e vasos pulmonares, 328
- - - para as glândulas sudoríferas, 328
- - - para o coração e vasos coronários, 328
- - - para o esôfago, 328
- - - para os músculos eretores dos pêlos das paredes torácica e abdominal, 328
- - - para os vasos sanguíneos, 328
- - ramos
- - - comunicantes, 328
- - - viscerais
- - - - nervo esplâncnico imo, 329
- - - - nervo esplâncnico maior, 329
- - - - nervo esplâncnico menor, 329
- hiperestenia, 254
- índice torácico, 254
- inspeção, 332
- introdução, 254
- junturas do (v. Junturas)
- lado direito do, 254
- leitura geral, 254
- mediastino
- - anterior, 273
- - médio, 273
- - posterior, 273
- - superior, 273
- nervos
- - frênicos
- - - acessórios, 326
- - - componentes funcionais dos, 326
- - - direito, 326
- - - dor, 326
- - - esquerdo, 326
- - - origem, 325
- - - secção ou lesão dos, 326
- - vagos
- - - componentes funcionais, 327, 328
- - - direito
- - - - ramos, 327
- - - esquerdo
- - - - ramos, 327
- - - ramos, 327
- - no adulto, 254
- - no nascimento, 254
- - ossos do, 255
- - palpação, 333
- - percussão, 333
- - - macicez, 333
- - - ressonância, 333
- - plexos autônomos
- - - plexo aórtico torácico, 330
- - - plexo cardíaco, 329
- - - plexo esofágico, 329
- - - plexos pulmonares, 329
- - ramos simpáticos, composição, 329
- - resumo, 773
- - situs viscerum inversus, 336
- - tela subcutânea do, 104
- - tomografia, 337
- - troncos simpáticos, 327-328
- - - composição do, 329
- - vasos sanguíneos
- - - circulação pulmonar
- - - - artérias pulmonares
- - - - - direita, 318

- - - - esquerda, 318
- - - tronco pulmonar, 318
- - - veias pulmonares, 318
- - circulação sistêmica
- - - anastomoses, 321
- - - aorta, 319
- - - sistema venoso vertebral, 321
- - - veias
- - - - braquiocefálicas, 320
- - - - cava inferior, 321
- - - - cava superior, 321
- - - - do sistema ázigos, 321
- - - - representação diagramática das, 320
- - - vias de retorno venoso, 321
- vista oblíqua do, 278
- volume do, 271-272
Tornozelo
- anatomia de superfície, 251
- de adulto, 188
- de criança, 188
- disposição dos tendões, atrás do, 228
- eixos oblíquos de movimentos do, 241
- esquerdo
- - vista ântero-posterior do, 182
- juntura do (v. Junturas)
- osso do (v. Tálus)
- tendões do
- - bainhas sinoviais dos
- - - atrás do maléolo medial, 231
- - - disposição comum das, 232
- - - na frente do tornozelo, 231
- vista lateral do, 182
Tosse, 748
Towne, projeção de 546
Traquéia
- anatomia de superfície, 332
- anatomia radiológica, 277
- anéis, 276
- bifurcação da, 61
- caracterização, 680
- carina, 277
- comprimento, 277
- divisão, 680
- drenagem linfática, 277
- elasticidade, 277
- inervação, 277, 680
- início, 276
- irrigação sanguínea, 277, 680
- irritação, 277
- mobilidade, 276
- na broncoscopia, 277
- níveis vertebral e esternal na posição ereta, 275
- nível de bifurcação da, 338
- no cadáver, 277
- no indivíduo em posição ereta, 277
- posição da, na palpação, 333
- relações, 277, 680
- relações recíprocas dos brônquios do esôfago, da aorta e da, 276
- secção diagramática horizontal da, 277
- traqueostomia, 680
Traqueostomia, 680
Trato iliotibial, 206
Trígono
- da ausculta, 105, 106
- deltopeitoral, 104
- esternocostal (v. Músculo diafragma), 264
- femoral
- - assoalho, 207, 208
- - localização, 207
- - teto, 207
- inguinal (v. Abdome, canal inguinal)
- lombar (v. Músculo grande dorsal)
- suboccipital, 518-519
- vertebrocostal, 264, 355
Tronco
- braquiocefálico, 332
- celíaco
- - divisão, 406
- cerebral
- - face anterior, 573
- - face posterior, 573
- - durante o período fetal, 58

ÍNDICE ALFABÉTICO

- encefálico (v. Encéfalo), 32, 574
- lombossacral, 416
- pulmonar
- - trajeto do, 332
- simpático, 413, **770**, *771*
- - componentes funcionais do, *772*
- - parte cervical
- - - gânglios, 695
- - - inervação, 695
- - - interrupção da, 695
Tuba auditiva (faringotimpânica)
- cateterização, 731
- desenvolvimento, 733
- face anterior da, *733*
- infecções, 732
- mecanismo de abertura da, 733
- óstio faríngico da, 731
- parte cartilagínea, 733
- parte óssea, 733
Tubas uterinas
- determinação da permeabilidade das, 467, *468*
- drenagem linfática, 468
- estrutura, 467
- fertilização do óvulo, 467
- fímbria ovárica, 467
- fímbrias, 467
- gravidez ectópica, 467
- histerossalpingograma, *468*
- inervação, 468
- irrigação sanguínea, 467
- localização, 467
- lúmen das, 467
- movimento do óvulo para o útero, 467
- movimento dos espermatozóides através das, 467
- óstio abdominal ou pelvino das, 467
- partes
- - ampola, 467
- - infundíbulo, 467
- - istmo, 467
- - uterina, 467
- permeabilidade das, teste para, 359
- teste da permeabilidade das, 425
Túber
- do calcâneo, 191
Tubérculo
- conóideo, 74
- infraglenoidal, 78
- supraglenoidal, 78
Tuberosidade
- da tíbia, 179
- da ulna, 90
- deltóidea, 80
- do cubóide, 184, 192
- do navicular, 191
- do rádio, 84
- ílica, 166
- isquiádica (túber isquiádico), 167
Tubo neural (v. Sistema nervoso), 37
Túbulos seminíferos, 61
Tumores mamários, 101
Túnicas
- do epidídimo, 462
- do funículo espermático, 462
- do testículo, 462
- externa (adventícia), 42
- fibrosa, 46
- íntima, 42
- média, 42
- muscular, 46
- própria, 46
- serosa, 46
- vaginal do testículo
- - camada externa ou parietal, 462
- - camada interna ou visceral, 462
- - seios do epidídimo, 462

U

Úlcera (v. Cútis), 51
Ulna
- articulação, 89
- borda posterior da, 159
- cabeça da, 159

- - circunferência articular da, 92
- centros epifisiais, 92
- colar periostal, 92
- direita, *93*
- - inserções musculares e ligamentares, *91, 92*
- - vista anterior, *89*
- extremidade superior da, *134*
- olícrano, 89, 158
- ossificação, 92
- processo estilóide, 92
- tuberosidade da, 90
Umbigo
- anomalias congênitas
- - classificação, 354
- antes do nascimento, 354
- no adulto, 354
- secção do cordão umbilical, 354
Úmero
- ângulo de torção umeral, *81*
- articulação, 79
- cabeça do, 157
- colar periostal, 83
- colo anatômico, 79, *108*, 116
- colo cirúrgico, 80
- côndilo, 80
- direito, *81, 82, 83*
- fusão com o corpo, 83
- ligamento transverso do, 116
- linha epifisial superior do, 116
- linhas epifisiais do, *83*
- ossificação, 83
- superfície articular, 127
- tróclea, 80
- tubérculo maior do, 157
Unhas
- crescimento da, 53
- função, 52
- manchas brancas, 53
- no feto, 52
- secção sagital, *53*
- zona córnea da, 52
Ureter
- anatomia radiológica
- - pielografia retrógrada ou instrumental, 425
- comprimento, 402
- direito, 402
- distendido, palpação, 454
- dor, 402
- durante as histerectomias, 402
- esquerdo, 402
- estreitamento do, 402
- irrigação sanguínea, 402
- membrana mucosa, 402
- na mulher, 453
- na pelve, 453
- no homem, 453
- pielografia ascendente ou retrógrada, 454
- pielografia descendente ou excretora, 453
- e retirada cirúrgica do útero, 453
- trajeto pelvino na mulher, 402
- urina, 402
- variações, 403
Uretra
- esfíncter da, 488, 490
- feminina
- - crista uretral, 455
- - drenagem linfática, 455
- - estrutura
- - - membrana mucosa, 455
- - - túnica muscular, 455
- - glândulas uretrais, 455
- - inervação, 455
- - irrigação sanguínea, 455
- - lacunas uretrais, 455
- - trajeto, 455
- - fibras para sensação dolorosa da, *452*
- masculina
- - colículo seminal (*verumontanum*), 454
- - crista uretral, 454
- - drenagem linfática, 455
- - estrutura

- - - membrana mucosa, 455
- - - túnica muscular, 455
- - exame no indivíduo vivo, 455
- - fossa intrabulbar, 454
- - fossa navicular, 454
- - glândulas bulbouretrais, 454
- - inervação, 455
- - irrigação sanguínea, 455
- - lacunas uretrais, 454
- - parte esponjosa, 454
- - parte membranácea, 454
- - parte prostática, 454
- - rutura da, 455
- - utrículo prostático, 454
- óstio externo da, 493
- parte prostática da, secção coronal, *487*
Urina, 399
Útero
- alterações
- - com a idade, 471
- - durante a gravidez e após o parto, 471
- - ao nascimento, 471
- - após a menopausa, 471
- - após o parto, 472
- - canal cervical, 470
- - radiografia (histerossalpingografia), 470
- "canal do parto", 469
- carcinoma do, em fase inicial, esfregaços vaginal e cervical no diagnóstico de, 475
- cavidade do, 470
- - radiografia (histerossalpingografia), 470
- corpo do, palpação bimanual, 422
- decídua
- - basal (ou serotina), 472
- - capsularis (ou reflexa), 472
- - parietal (ou vera), 472
- degeneração do corpo lúteo, 472
- diminuição do nível de estrogênio e progesterona, 472
- dor, 474
- dor pélvica no ciclo menstrual, 474
- drenagem linfática, 472
- eixo do, 471, *472*
- epoóforo, 471
- esboços do, mostrando uma posição normal (anteversão) e uma moderada, e um mais extremo grau de retroversão, *469*
- escavação retouterina, 471
- escavação uterovesical, 471
- estado de repouso, 472
- estrutura
- - mucosa ou endométrio, 472
- - serosa ou perimétrio, 472
- - túnica muscular ou miométrio, 472
- feto a termo no, *473*
- fixações, *471*
- gêmeos no, *473*
- histerossalpingograma, *468*
- inervação, 473
- irrigação sanguínea, 472, *474*
- ligamento cervical lateral ou cardinal, 471
- ligamento largo, 471
- - secção vertical, *472*
- - e suas relações com o ovário e tuba uterina, *471*
- ligamento redondo, 471
- ligamento uterossacral, palpação, 471
- localização, 469
- medidas, 469
- mesométrio, 471
- mesossalpinge, 471
- óstio do
- - lábios, 470
- - na multípara, 469-470
- - na nulípara, *469*
- ovulação, 472
- paramétrio, 471
- paredes do, nas nulíparas, 469
- paroóforo, 471
- partes, 469

- - cérvix, 469
- - corpo
- - - palpação bimanual, 469, **475**
- - fundo, 469
- - istmo, 469
- - - alterações durante a menstruação, 469
- - margens, 469
- - "segmento uterino inferior", 469
- - superfície intestinal, 469
- - superfície vesical, 469
- - placenta
- - locais de formação, 472
- - posição do
- - no adulto, *469*, 470
- - retroflexão, 470
- - retroversão, 470
- - prega retouterina, 471
- - processo vaginal peritoneal
- - - no adulto, 471
- - - no feto, 471
- - relações peritoneais, 470
- - ressecção do plexo hipogástrico superior para alívio de dor pélvica, 474
- - trigêmeos no, *473*
- - variações, 469
Utrículo (v. Orelha interna)

V

Vagina
- cavidade da
- cópula, 474
- drenagem linfática, 475
- ductos das glândulas vestibulares maiores, 494
- eixo da, no adulto, 474
- esfíncter da, 482
- esfregaços vaginal e cervical no diagnóstico de carcinoma do útero em fase inicial, 475
- espéculo introduzido na, 475
- estrutura
- - mucosa, 474
- - - pregas, 475
- - túnica fibrosa, 475
- - túnica muscular, 475
- - forma, 474
- - fórnix da, 474
- - fossa navicular ou vestibular, 494
- - função, 474
- - hímen
- - - carúnculas himenais, 474
- - - imperfurado, 474
- - inervação, 475
- - irrigação sanguínea, 475
- - óstio da, 494
- - parede anterior, 474
- - parede posterior, 474
- - paredes laterais, 474
- - plexo uterovaginal, 475
- - relações, 474
- - vestíbulo da
- - - óstio externo da uretra, 494
Válvulas (v. Vasos sanguíneos), 42
Vas aberrans, 320
Vasa vasorum, **42**, 43
Vasos
- circunflexos da escápula, 108
- circunflexos posteriores do úmero, 108
- da região glútea (v. Região glútea)
- direções dos, nos ossos, 12
- do pé (v. Pé, vasos do)
- linfáticos
- - do membro inferior, *200*
- - lombares, 412, *413*
- - - drenagem, 412
- sanguíneos
- - artéria axilar, 114-115
- - estrutura, 42-43
- - tipos
- - - anastomoses, 42
- - - artérias, 40
- - - artérias terminais, 42
- - - capilares, 41

- - - sinusóides, 41
- - - tecido cavernoso, 41
- - - veias, 41
- - - vênulas, 41
- - veia axilar, 115-116
- superficiais da perna, 200
Vater e/ou Pacini, corpúsculos de (v. Corpúsculos lamelares)
Veias
- abdominais, 408
- - circulação colateral, 410
- axilar
- - início, 115
- - origem, 99
- - tributárias, 116
- - veia braquiocefálica, 116
- - veia cefálica, 116
- - veia subclávia, 116
- - veias toracoepigástricas, 116
- ázigos, 41, 410
- - tributárias, 321
- basílica, 98, 125
- - início, 98
- braquiocefálica, 116, 332
- bronquiais, 294
- cardíacas anteriores, 312
- cava
- - inferior, 410
- - - formação, 410
- - - obstrução, 322
- - - tributárias, 410
- - - variações, 410
- - superior
- - - obstrução, 321
- cefálica, 98, 116
- - acessória, 98
- - início, 98
- - porção antebraquial, 98
- - porção braquial, 98
- centrais do fígado, 389
- circulação venosa, representação esquemática da, *200*
- circuncaval, 410
- comunicantes (v. Veias perfurantes)
- da bexiga urinária, 452
- da língua, 711
- da retina, 639
- da uretra, 455
- das tubas uterinas, 468
- defletida, 410
- digitais dorsais, 98
- do dorso, 520-521
- do duodeno, 376
- do encéfalo (v. Encéfalo)
- do epidídimo, 459
- do escroto, 492
- do estômago, 373
- do fígado, 389
- do intestino grosso, 380
- do mesentério, 377
- do ovário, 467
- do pâncreas, 394
- do pé, disposição das válvulas, 198
- do pênis, 493
- do testículo, 459
- dorsal do pênis, 493
- do útero, 472
- dos rins, 400, **401**
- facial
- - "área perigosa da face", 647
- - comum, 647
- - localização, 647
- - tributárias, 647
- frênicas
- - inferiores, 410
- glúteas superior e inferior, 204
- gonadais, 410
- hemiázigos, 410
- - tributárias, 321
- hemiázigos acessória
- - tributárias, 321
- hepáticas, 42, 410
- hepáticas curtas, 389
- ílicas
- - comuns, 410

- - externa, 410
- - interna, 410
- - - tributárias, 443
- intercostais posteriores, 267
- jugular externa, 98
- - anatomia de superfície, 672
- - tributárias, 672
- jugular interna, 116
- - anatomia de superfície, 697
- - bulbos, 697
- - início, 697
- - pulsação, 697
- - relações profundas, 697
- - relações superficiais, 697
- - tributárias, 697
- lienal
- - radiologia, 408
- lombares, 410
- maxilar, 658
- mediana do antebraço, 99
- mediana do cotovelo, 99, 127
- - uso para colheita de sangue, injeções endovenosas, transfusões e introdução de cateteres no cateterismo cardíaco, 99
- meníngicas, 592
- mesentéricas
- - superior
- - - radiologia, 408
- mínimas do coração, 312
- metatársicas plantares, 235
- obstrução de, 322
- oftálmicas, 623
- ovárica, 410
- para a próstata, 463
- perfurantes ou comunicantes
- - atípicas, 197
- - diretas, 197
- - indiretas, 198
- - mistas, 197
- poplíteas
- - tributárias, 215
- porta, 41, 389
- - formação, 408
- - obstrução, 409
- pós-caval, 410
- pré-pilórica, 368
- pressão nas, 41
- profundas, 41, 98, **99**
- - do antebraço, 99
- - femoral, 196, *198*
- - origem, 196
- - poplítea, 196, *198*
- - válvulas, 196
- pulmonares, 294
- - tributárias, 318
- renais, *400*, 401, 410
- - anel venoso circum-aórtico, 402
- - anômalas, 402
- retais
- - hemorróidas externas, 479
- - hemorróidas internas, 478, **479**, 480
- - retorno venoso, 198
- retrocava, 410
- subclávia (v. Veia axilar), 99, 691
- subcostais, 267
- superficiais, 41
- - arco venoso dorsal, 196
- - digitais dorsais, 196
- - disposição anatômica, 98
- - disposição das, na parte anterior do cotovelo, 99
- - disposições comuns das, no membro superior, *98*
- - do antebraço
- - - disposição das, 159
- - - visualização das válvulas das, 99
- - do membro inferior, representação simplificada das, 197
- - metatársicas dorsais, 196
- - rede venosa dorsal do pé, 196
- - safena magna, 196, *197, 198*
- - arco venoso posterior, 196
- - - tributárias anônimas, 196
- - - válvulas, 196

ÍNDICE ALFABÉTICO

- - - veia anterior da perna, 196
- - - veia safena acessória, 196
- - - veias varicosas, 196
- - safena parva
- - - válvulas, 196
- supra-renais, 403, 410
- testicular, 410
- tibiais posteriores *(venae comitantes)*, 229
- tireóideas, 679
- torácicas internas, 266
- varicosas, 196
- venogramas normais, *198*
- vorticosas, *622,* 623
Velo (v. Pêlos), 51
Venae comitantes (v. Veias), 41
Venografia intra-óssea, 321
Ventriculografia, 584
Ventrículos (v. Encéfalo)
Vênulos, 41
Vernix caseosa (verniz caseoso), 52, 59
Vértebras
- anomalias, 512
- características, 499
- cervicais, *675, 676*
- - atlas, 500, **501**
- - áxis ou epistrofeu, 501, **502,** *505*
- - características, 500
- - sétima, 505
- - - características, 505
- - - vértebra proeminente, 505
- - terceira à sexta
- - corpo, 502
- - - forame vertebral triangular, *501,* 502
- - corpo de cada, 537
- - epífise anular, 500
- - homologias seriadas, 512
- - características comuns, 509
- - dores lombares inferiores, 509
- - ordenação, 509
- - e a pelve feminina, *507*
- - processos, 509
- - quinta, 509
- - visão oblíqua das, *508*
- ossificação
- - características especiais de, 512
- - epífise anular, 512
- - tempo de fusão, 512
- - união, 512
- partes de uma
- - arco vertebral
- - - lâminas, 500
- - - pedículos, 500
- - canal vertebral, 500
- - corpo, 500
- - espículas ou pontas ósseas, 500
- - forame intervertebral, 500
- - incisura vertebral, 500

- - processos
- - - articulares, 500
- - - espinhoso (espinha), 500, *502*
- - - transversos, 500, *502*
- - - - percepção da ponta de cada um dos, 502
- - processos espinhosos das, 536
- - tamanho dos, 518
- radiografias para a demonstração de
- - incidências, 500
- - torácicas
- - - esporões ósseos, 506
- - características, *503, 504,* 505
- - décima, 506
- - décima primeira, 506
- - décima segunda
- - - posição de transição, 506
- - - processos ou tubérculos, 506
- - discos intervertebrais, 261
- - nona, 506
- - primeira, 506
- - segunda à oitava, 506
- - variações nas, 512, *513*
- - números das vértebras, 313
- - tendências raciais, 513
Vesícula biliar
- anatomia de superfície, 390
- ausência congênita, 390
- cálculos biliares radiopacos, *392*
- colecistograma, *392*
- colo, 390
- corpo, 390
- drenagem linfática, 393
- ducto cístico, 390
- dupla, 390
- esvaziamento da, durante a fluoroscopia, 424
- forma, 390
- fundo, 390
- irrigação sanguínea, 393
- localização, 390
- relações, 390
- retirada da, 391
- tamanho, 390
- trato biliar, distensão e espasmo do, 393
- visualização radiográfica, *392,* 393
Vesícula seminal
- capacidade, 461
- disposição, 461
- drenagem linfática, 461
- e ductos ejaculatórios, *460*
- inervação, 461
- irrigação sanguínea, 461
- líquido seminal, 460
- palpação, 461
Vestíbulo (v. também Orelha interna)
- aqueduto do, 612
- conteúdo, 612

Vias biliares
- anatomia radiológica
- - colangiografia, 424
- - colicistografia oral ou intravenosa, 424
- ausência relativa de músculo, 390
- drenagem linfática, 393
- ductos
- - colédoco, 391
- - hepáticos, 391
- funções das, 391
- importância cirúrgica, 390
- inervação, 393
- testes de permeabilidade das, 424
- vesícula biliar, 390-391
Vínculos (mesotendões), 131, 142
Vísceras, 60
- abdominais
- - após a morte, 357
- - conservadas, 357
- - estruturas palpadas em indivíduos normais durante o exame físico do abdome, 357-358
- - estudos radiológicos e mobilidade das, em indivíduos vivos, 357
- - exame das, 358
- - inserções do peritoneu às, *361*
- - posição das, 357
- - posições normais, 357
- - relação geral das, *357, 358*
- - divisão, 46
- - glândulas sem ductos (endócrinas), 47-48
- - localização, 46
- - sistema
- - digestivo, 46
- - respiratório, 47
- - urogenital, 47
Vocalização, 748

W

Water, projeção de, *727*

X

Xerografia, 68
Xerorradiografia, 68

Z

Zigoto, 56
Zona
- córnea (v. Epiderme), 50
- - da unha, 52-53
- "de vacinação", 99